仲景方药古今应用

（第 2 版）

主编 吕志杰

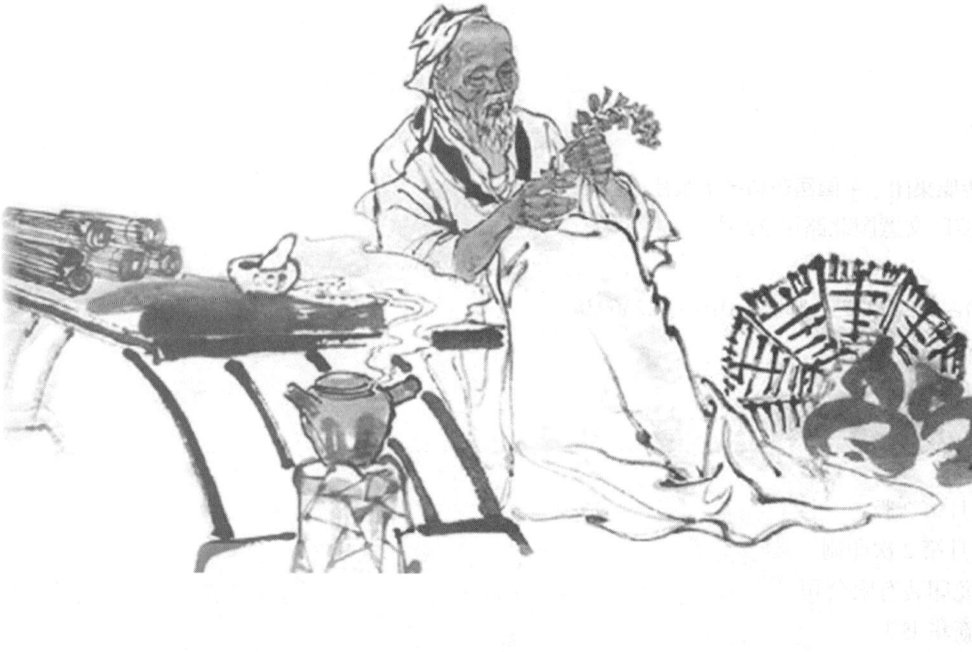

中国健康传媒集团
中国医药科技出版社

图书在版编目（CIP）数据

仲景方药古今应用 / 吕志杰主编 . — 2 版 . — 北京 : 中国医药科技出版社，2016.8

ISBN 978-7-5067-8473-3

Ⅰ. ①仲…　Ⅱ. ①吕…　Ⅲ. ①仲景学说 - 方剂学 - 研究　Ⅳ. ① R289

中国版本图书馆 CIP 数据核字（2016）第 100544 号

美术编辑　陈君杞

出版　**中国健康传媒集团**｜中国医药科技出版社

地址　北京市海淀区文慧园北路甲 22 号

邮编　100082

电话　发行：010 - 62227427　邮购：010 - 62236938

网址　www.cmstp.com

规格　889 × 1194mm 1/16

印张　58

字数　1505 千字

版次　2016 年 8 月第 2 版

印次　2018 年 8 月第 2 次印刷

印刷　三河市万龙印装有限公司

经销　全国各地新华书店

书号　ISBN 978-7-5067-8473-3

定价　198.00 元

吕志杰简历

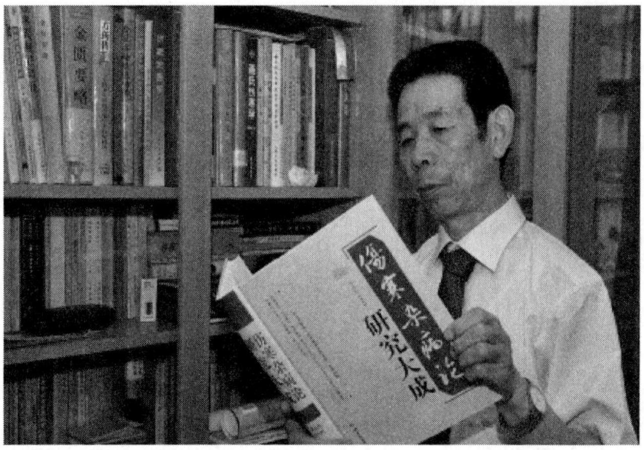

吕志杰，1952年5月生。河北省文安县人。河北中医学院教授、主任医师、研究生导师。1977年毕业于河北新医大学中医系，毕业后留校任教；转年调入河北中医学院附属医院内科，任住院医师、主治医师；1988年调入河北中医学院《金匮要略》教研室任教20余年。兼任中华中医药学会仲景学说分会委员、中华中医药学会内科分会心病常务委员。几十年来潜心治学，在临床、教学、著作及科研等方面取得了成绩，主研并获奖的省厅级科技成果4项；参编高等中医院校各类教材5种。业绩更为突出的三点是：

热心临床。在医院内科工作10年，好用经方治病，对热性病与心脑血管等脏腑疾病的诊治积累了经验。由于妇科病与内科病常相兼而发生，故对妇人常见病的诊治也有经验。

专心教学。1988年从事《金匮要略》教学以来，专心教学，努力提高教学效果，以培养优秀人才为己任。正常上好课之余，主动开展学术讲座、十几年开设选修课。为提高自身理论联系实际的能力，长期坚持临床及带教。

精心著述。几十年如一日，在临床、教学之余潜心读书，注重写作。现已发表论文上百篇。出版的著作：参编学术著作十几部；独自编著、主编11部。2010年至2014年，先后连续出版《伤寒杂病论研究大成》《中医经典名医心悟选粹》《经方新论》《仲景医学心悟八十论》《张锡纯活用经方论》5部。近两年又将2000年主编出版的《仲景方药古今应用》修订再版，即将面世。

上述持之以恒取得的业绩，引起国内外同行的重视，2012年退休后被海南省中医院聘为特聘专家；2014年被列入全国《名老中医之路续编》第四辑；2015年春节前后应邀赴美国讲学。

吕志杰的人生目标：视中医事业如同生命，生命不息，坚持临床，著述不止。

《仲景方药古今应用》再版内容提要

中国医药学源远流长，博大精深。在其发展过程中，医圣张仲景撰著的《伤寒杂病论》起到了承前启后的历史作用，开创了中医学将理论、治法、处方、用药融会贯通的辨证论治思想体系。后世将《伤寒杂病论》分为《伤寒论》与《金匮要略方论》两本书。今编著《仲景方药古今应用》一书，力图从整体上探索张仲景的学术思想，特别是医圣处方用药的规律，以及古今医家对仲景方药的临床应用。

《仲景方药古今应用》第1版在2000年出版，十四年之后修订再版。再版说明如下：在体例上正编第1版分为上编《经方用药与单方治验》、下编《经方串解与验案精选》、附文及附录等，第2版正编分为上部《经方用药法律与单方治验》、下部《经方诠释类解与验案精选》、附翼及附录等。修订后体例变化不大，但在内容上则作了系统修订，特别是《上部》的“经方用药”与《下部》之“验案精选”，其删除、增补等修改的内容为60%～70%，且上部之每一章之前增加了“概述”内容。附翼重新选录了第1版《附文》之部分内容，更新了部分内容，增加了第2版特邀的国医大师、名医教授以及中青年才俊参编者研究仲景医学的医案医论。在上部之“单方治验”、下部之“验案精选”、附翼之部分作者的医案医论之前、之中、之后加了许多“编者按”。

总之，本书对仲景医学的研究，既有理论探讨，又有实践应用，理论与实践紧密结合。这不仅是中医院校本科生、研究生、初步临床医生以及中高端人才学习和研究仲景医学思想的参考书，并且是学习和研究《中药学》《方剂学》以及从事内、妇、儿、外、皮肤、五官等临床各科工作者的参考书。本书再版精益求精地编著，博而不繁，详而有要。全书通读可也，作为工具书亦可也。

编 委 会

为《中医方药大辞典》修订、再版而题

振兴中医学术，

光大祖国文化！

李今庸题

乙未季夏時年九十有一

爲《仲景方藥古今應用》題

學習醫聖精神
弘揚仲景學術
振興中醫事業

楊醫亞
于庚辰年仲夏

幽微經意窮千載，更向三墳問古音。執筆不知花甲歲，心壇猶抱墨丁襟。人間難得螢分藥，燈亦唯求醫聖心。自許百年揚國粹，相攜同道力同任。

右錄河北中醫學院教授主任醫師
呂志傑君甲午抒懷一首

江南墨徒湯鐘音書

陈　序

我与吕志杰教授相识时间不长，但他对中医事业的热爱和敬业精神感人至深。记得首次认识吕教授是在2010年由国家中医药管理局主办，我们海南省中医院等几家单位承办的“第九期全国经方临床运用高级研修班”上。该班在海内外享有盛誉，前8期均在广州举办，来海口办班是走出广州的第一站。记得当时，主办方邀请的知名专家有12位，吕教授是其中之一。由于他理论联系实践的讲座倍受欢迎，故特邀吕教授来我院查房、讲座，并为他颁发了特聘专家聘书。2012年，吕教授退休后就特聘来我院工作，每周坚持出专家门诊、查房，并将自己刚出版的《经方新论》在我院进行了长达3个月的讲座，同时，为了提高学习效果，还把他的新书赠予每一位听课者。2013、2014年，他又将自己的《仲景医学心悟八十论》《张锡纯活用经方论》带上我院讲堂，让广大医务工作者获益匪浅。在我院迎来建院60周年（1954~2014年）之际，吕教授还欣然提笔赠词：“弘扬中医优势，再创医院辉煌”，可见其对海南中医的深情厚谊。几年来，吕教授把这种情感融入行动，一心一意投入工作，为我院的建设发展付出了辛劳，他这种“壮心未与年俱老，老树春深更着花”的奉献精神令人感佩，他那良好的医德医术更为后学者树立了榜样！

2015年10月，吕教授把他2000年主编出版的《仲景方药古今应用》与修订、再版的部分书稿交给我，说是请我写个序文。我平时少写序文，然心想：吕教授为了自己一生钟爱的中医事业呕心沥血，已经工作了大半辈子，如今已退休，本可颐享天伦，但赴聘来琼，助力于海南中医事业，感其真诚，我能有机会为吕教授做点事，心里自然十分高兴。翻开眼前的书稿，现代名医大家李今庸教授与杨医亚、刘渡舟、李培生、夏锦堂三位先生为本书的题词、序文，以及内容提要、编写说明、绪论、目录和《附翼》之目录、导言等，映入眼帘，仔细阅读、品味，崇敬之情油然而生，实为他渊博的知识、精心的谋划、严谨的创作所折服！屈指一算，2000年《仲景方药古今应用》第一版出版时，他才不到50岁，就组织了全国老中青同道编著了近200万字之巨著。今虽已退休，但仍笔耕不辍，又对全书进行系统修改而再版。吕教授如此“热爱中医如同自己的生命”（见于《伤寒杂病论研究大成·编写说明》），“生命不息，坚持临床，著述不止”（《经方新论》缘起）的奋斗精神，着实令人肃然起敬！

吕教授于再版编写说明讲了五点，前四点立足于专业，第五点论述的是“仲景精神”。我想，吕教授不仅精于专业，而且还是“仲景精神”的践行者、传承者、传播者，他主编的《仲景方药古今应用》再版发行，定会成为广大读者学以致用的好书，其学术价值将无可估量。

吕教授于编写说明的最后，有一首饱含深情的“甲午抒怀”，其末句是：“相协同道力同任。”我认为这句话为双关语：一是体恤全体编委会成员同心协力，不辞辛苦，精益求精；二是倡导中医同道携手并肩，同心同德，共图伟业！作为海南省中医院院长，我不仅要感谢吕教授以及众多像他一样为海南中医付出了心意、辛苦的国内外名医专家们，支持吕教授以再版的《仲景方药古今应用》为基础，继续在海南举办学术讲座，还想借吕教授的“甲午抒怀”向业界吁请：为了海南人民的健康、为了海南中医事业，真诚欢迎更多像吕教授这样的国内外名医贤达来我院传经送宝、收徒授业、坐诊送医，进行工作指导。真诚欢迎国内外同道莅临海南省中医院，走进美丽的海南岛。“请到天涯海角来，这里四季春常在”，南国杏林花正开。

陈少仕

2015 年 12 月于海口

刘　序

中华民族是世界文明古国之一。中国之文化，上下五千年，丰富多彩，光辉灿烂，历史悠久。

中医药学是我国古代文化遗产的一部分。上古神农尝百草而著《本草经》，创药物治病之法；商朝伊尹据《神农本草》著《汤液经法》，开方剂组合之源；到了东汉末年，张仲景“勤求古训，博采众方”，以辨为纲，拉紧方证，而著《伤寒杂病论》，“论”，即辨也。

张仲景乃是神农学派的传人，也是中医中流砥柱伟大人物。中医迄今长盛不衰而不坠于地者，赖有仲景之书也。

仲景祖述岐黄之学，发明汤液之旨，首创辨证论治，独领风骚，为中医之魂也。

仲景之方，我们叫“经方”。经方者，乃古之圣贤留传于世的传薪之作。经方药少而精，疗效惊人，有鬼斧神工之力，起死回生之妙。其方义隽永，药味精当，耐人寻味，不可思议。经方的实践性、科学性、创造性有无穷无尽的潜力，有待后来人去发掘提高，去弘扬光大。

吕志杰教授，学贯古今，才识出众，组织同道老、中、青三代人，撰写了《仲景方药古今应用》一书。此书上溯神农、黄帝；下逮张仲景、陶弘景诸家。法于古而鉴于今，始于中而验于西，有案有例，创新颇多，使人爱不释手，不胜欢欣鼓舞，故愿为之序。

劉渡舟

2000年2月

于北京中医药大学

李 序

堪称中医药学之宗者，乃《黄帝内经》《黄帝八十一难经》《神农本草经》《伤寒杂病论》也。

东汉医家张仲景，“勤求古训，博采众方，撰用《素问》《九卷》《八十一难》《阴阳大论》《胎胪药录》，并平脉辨证，为《伤寒杂病论》”。是仲景之书祖经方而集其大成也。

方书之祖始于仲景，方之有解始于成无已也。此端以开，厥后名贤辈出，谓当踵事增华，析微阐奥，使经方大明于世，宁不快哉？

吕志杰教授，为后起之秀，联系同道群贤，共同编著成《仲景方药古今应用》一书。观之洋洋两百万言，“博而不繁，详而有要，综核究竟，直窥渊海”。其用心之良苦，可钦可佩！其成就之伟然，可祝可贺！阅之上编，以药物为纲，以方剂为目，以单方治验为例；读之下编，将全部经方，比类相从，贯通串解，附古今验案；看之附文，乃诸名医、教授平生医论之佳作；最后附录，为药物、方剂、中医与西医病名之索引等。全书设计、思路、结构、体例都科学合理，是学习和研究仲景学说，提高临床各科学术水平的一本好的参考书。

吾耄耋之年，得见如此上乘佳作，喜庆之余，自当乐为之序，略表欣慰之心。

李培生

2000 年 3 月

于湖北中医学院

夏　序

张仲景总结汉以前的医学成就，著成《伤寒杂病论》(《伤寒论》《金匮要略》)，确立了辨证论治的原则，奠定了中医临床医学的坚实基础。自古以来，一直被尊为医方之祖、经典著作。后世医家从不同角度阐发经文奥义，成为研究仲景学说的重要文献。

吕志杰老师等广泛收集古今医家有关仲景方药的应用与研究，以及编著者的心得体会，编著《仲景方药古今应用》一书。这部书的编写，凝聚着大家的共同心血，编委们多次讨论编写大纲、拟定编写计划、协商修改事宜，并广泛征求学术顾问、主审之意见，集思广益，付诸实施，数易书稿，可谓精雕细刻矣！

全书分上编、下编、附文及附录等。上编论药，分别论述仲景书中所用药物的功效、用法、用量、经方运用与单方治验。下编论方，对书中所用方剂，分原方辑录、方药用法、方证释义、临床应用、实验研究、验案精选、类方串解等内容进行编撰。综观此书，资料丰富，体例新颖，论点明确，论证精当。尤其是上编“经方运用”部分，颇费功夫；下编“类方串解”部分，颇多创意，所选现代医案，在明确西医病名的同时，按中医理论辨证论治，这对于指导临床，肯定能起到很好的作用。

总之，这部书理论联系实际，辨证结合辨病，继承中有发扬，发掘中有创新，是一部对临床、教学、科研很有参考价值和实用价值的杰作。鉴于其对发展中医学术所作出的贡献，乃欣然命笔而为之序。

夏錦堂

2000 年 2 月

于河北医科大学中医学院

夏序

《仲景方药古今应用》修订、再版编写说明

我主编的《仲景方药古今应用》于2000年出版，14年之后决定修订再版。再版修订的具体情况说明如下。

一、《仲景方药古今应用》第1版体例与内容

第1版主体内容正编分为上编、下编，后为附文。

上编《仲景用药与单方治验》。把《伤寒论》与《金匮要略方论》(简称《金匮》)应用的165味药物(修订后第2版核实：165味药，其中135味首载于《本经》；23味首载于《别录》；7味首载于仲景书。需要说明，这165味药包括酒、苦酒、粥三者，而七种水不在其中)，按功效归类分为16章，每章每味药的论述分设如下6个项目：①基原与药材。②用法与用量。③《神农本草经》(简称《本经》)与《名医别录》(简称《别录》)原文。④经方运用。⑤单方治验。⑥部分药物有“结语”。

下编《经方串解与验案精选》。把经方252首统一按主治功效有密切联系的类方加以归纳，分为26章。每章之前有概述，之后有“类方串解”。对每章每首方剂的编写分设如下6项：①原文辑录。②方药用法。③方证释义。④临床应用。⑤实验研究。⑥验案精选。

附文《仲景学说纵横论坛》。此为本书学术顾问刘渡舟、李培生、夏锦堂(三位先生仙逝)、李恩，以及主审、主编等研究仲景医学的论文39篇。

二、《仲景方药古今应用》修订后第2版之体例与内容

修订后第2版正编改为上部、下部，后为附翼。

上部《经方用药法律与单方治验》。其编写体例与第1版上编的6个项目相同，但“经方运用”改为“经方用药”，对此做了系统、认真修改，在探索经方用药法律之前，选录增补了历代本草学家解析《本经》《别录》内容。于每章药物分述之前增加了概述内容。

下部《经方诠释类解与验案精选》。其编写体例与第1版下编相同，但项目顺序与名称做了如下更改：①原文辑录。②方药用法。③方证释义。④验案精选。⑤临证指要。⑥实验研究。每章内容之后的“类方串解”改为“经方类解”。所做的修订工作：一是全面认真修改；二是每个经方的“验案精选”重新筛选了古今医家与本书参编人员的案例，所选案例避免与我编著的《伤寒杂病论研究大成》重复，而少数重复者实属必要。

附翼《仲景医学纵横研究选粹》。此内容来源有二：一是对第1版之附文39篇选录一部分；二是对第2版之学术顾问、主编、副主编、编委、主审等编委会人员提供的文章精选一部分。共选论文60篇。

三、《仲景方药古今应用》第2版修订说明

第2版是在第1版的基础上，做了全面、系统修改，适当删减和增补的内容占60%以上，力求精益求精。修订细节如下。

(一)上部《仲景用药法律与单方治验》

本部于第1版的每章之前增加了概述，其内容为辑录、提炼古代本草学家对每味药论述的要点，并加以串讲，意在拓宽读者对药物的认识。概述之后，于每味药物设如下项目。

1. 基原与药材 参考《中药大辞典》，对每味药的科属、形态、气味、质量等作简要介绍，使读者有

个初步了解。

2. 用法与用量 介绍该药的内服、外用常用剂量及剂型。古今医家临床上对部分药物的经验用量差别很大，应视具体病情而定。第2版对少数药物补充了编者的经验用量。

3. 经文辑录 包括《本经》《别录》两书原文。《本经》以马继兴主编的《神农本草经辑注》为蓝本。《别录》以尚志钧辑校的《名医别录》为蓝本。

4. 经方用药 即结合《本经》《别录》所述药物的性味、功效及主治等，分别探讨每味药物在经方中运用的法律。仲景方药之学源本《本经》《汤液经法》（详见刘渡舟先生“序”文），第2版精选、增补了古代本草学家对《本经》《别录》的解析，揭示经方用药与《本经》《别录》的关系，为探索经方用药的法律奠定基础。第2版在深入思考经方用药法律的基础上，对多数药物做了系统修改，这是上部的重点内容与编者的功夫所在。

5. 单方治验 此项内容，第2版有增有减。收集古今文献中应用单方治病的医案、医话及临床报道，意在通过这些丰富而翔实的资料，表明单方治病（部分经方就是单方和经典小方）用之得当，确有特效，以纠正当今开方用药日益增多之倾向。为求体例的统一和内容的精炼，在不影响原意的前提下，对现代学者的医案、综合性报道做了必要的删改和润色。

（二）下部《经方诠释类解与验案精选》

本部是把经方252首（其中《伤寒论》112首、《金匮》205首，减去两书重复的36首、附方23首、佚方5首，实为140首，两书共252首。统计标准详见《经方新论·经方概论》）统一按主治功效归类，分为26章。每章之前有概述，之后有“经方类解”。每首方剂的编写设如下项目。

1. 原文辑录 把每方在《伤寒论》《金匮》中涉及的全部条文辑录在一起。两书以上海科学技术出版社出版的高等医药院校教材第五版《伤寒论讲义》《金匮要略讲义》之原文为蓝本。《伤寒论》原文以阿拉伯码注明条文顺序号；《金匮》原文某篇的序号用汉字书写，后以阿拉伯码注明某篇条文顺序号。

2. 方药用法 把每方之药物组成、煎服法等归纳为一个自然段。两书共用之方，有个别方药的用法用量等有所不同（如十枣汤），通过“理校”加以选择。

3. 方证释义 包括以下5个方面的内容：首先论述本方功能；继则注解方义；三是概括病机；四乃归纳脉症特点（若《伤寒论》与《金匮》都记载了本方证者，则分别加以归纳）；五为类方鉴别。上述五点，既先后有序，又浑然一体。

4. 验案精选 此乃广收博采古今名医、现代学者及编著者运用经方之验案，经过精心筛选，分别编辑在相应方剂之后，以加深对原条文的理解，提高对经方大法正确运用的能力。

5. 临证指要 此乃上承验案精选之内容，从许多个案中求索共性，寻找规律，概括总结古今医家运用经方之要点，以为读者临证之指南。

6. 实验研究 为借助现代科学研究经方及其单味药所取得的成果，摘其要点，以展示仲景方药治病的科学内涵和无穷魅力。

7. 经方类解 于每章最后对该类经方加以串解，这是下部的重点用功之处与创新点。竭力阐明每一章类方间药物之加减、剂量之变更、功效与主治之异同等诸多方面的变化规律，做到切实可法，以期对读者有所启迪。

本书收录的“单方治验”与“验案精选”内容，都标明文献出处，尚未发表者，则标明某某治验或某某验案。其中按语，原作者的称“原按”，编者所加的称“编者按”。

（三）附翼《仲景医学纵横研究选粹》

此乃本书第1版、第2版学术顾问、主审、主编、副主编以及部分编委研究仲景医学，重点是运用经方的经验。详细内容见“附翼”论文。

四、《仲景方药古今应用》修订后的学术价值

本书第1版出版几年后就脱销了。近年来，有的出版社了解了本书，要求再版。时隔十四五年，这期

间我又编著出版了七八本书，这使我的中医理论、临床经验、编写水平都有所提高。退休后别无所求，念念不忘的就是中医事业，下定决心将这部著作进行全面的修订而再版。本书修订所下的功夫、着力点如下。

1. 上部每章之前的概述 这是参阅《中药大辞典》中“各家论述”与《本经疏证》《本草经疏》《本草正义》等单行本，提炼诸家阐述某药之要点而串连起来，为别具一格的“辑要”之作。这与当今教科书《中药学》不同，与本书上部之“经方用药”内容亦有别。

2. 上部之“经方用药” 首先需要检索出全部经方中哪些方剂（少则数方、十数方，多则数十方、上百方，最多者一百多方）应用同一种药，然后吃透原文，把握全面，认真归纳，独立思考，求索规律而成文。

3. 下部之“验案精选” 下部7个项目修订的重点是“验案精选”部分。这是为了避免与《研究大成》重复，也是为了收录一些更好、更新的古今医家的案例。这些案例，可与《研究大成》相关部分形成姊妹篇，互为补充，开阔眼界。

4. 附翼《仲景医学纵横研究选粹》 这些内容，约三分之一是选录的第1版“附文”内容，三分之二是征集、精选的第2版“编委会”新增成员的论文。其中某些论文的获得相当不易，是经过了“三顾茅庐”之真诚邀稿而提供的。名医贤者的加盟，使本书增辉。

5. 编者按 编者在上部“单方治验”、下部“验案精选”以及“附翼”之论文，都加上了许多“编者按”。这些“按”是为了帮助读者加深对案例的理解及原作者的了解。但愿所加之“按”非画蛇添足，而有貂尾之功。

本书修订后第2版的学术价值如何？周衡教授评价说：“惠寄的样稿，粗略地与第1版对照学习，感到质量确实上了新台阶。无论释药论方，处处不离仲景配伍原意，重点突出，文理均为上乘，获益殊多。2版是与时代同步而准确完备的参考巨作，对弘扬仲景之学功莫大焉。”

在此必须说明，本书为集体编写、集思广益之作，其精雕细刻、精益求精的结果，各位参编者都尽了力。全体编委会成员：学术顾问、主审都是“知天命……而耳顺”之年，高寿者已年近百岁，他们为了中医事业给予的支持，令我这个主编感激不已！副主编与编委多为年富力强的中青年才俊，将年轻的班光国列为常务副主编，因为他在本书编写的过程中从始至终做了大量、具体的工作。几十位编委，除了我的研究生之外，其多数是我的本科弟子，又攻读硕士、博士、博士后，中医的未来是他们，所以应尽力提携之。总之，老中青同心协力，弘扬经典经方，共图中医事业之振兴！

五、医圣精神永存

医圣张仲景撰著的《伤寒杂病论》是中国医药学这个“伟大的宝库”（毛泽东语）中最为珍贵的部分。之所以珍贵，要点有三：第一，仲景修德，他不图虚名，不逐势、利，但修“爱人知人”、济世活人的高尚医德。第二，仲景勤学，他“宿尚方术”，“精究方术”，孜孜以求，渴望知识。第三，仲景善著，《伤寒杂病论》乃“勤求古训，博采众方……并平脉辨证”之理论联系实际的结晶，在中国医药学发展过程中具有承前启后、无与伦比的学术价值。这三者，集立德、立功、立言于一体，笔者称之为“医圣精神”。作为岐黄子孙、中医工作者，义不容辞地应该效法仲景精神，担负起继承与弘扬中医事业的历史重任！

编者效法仲景精神，追昔过去，瞻望未来，赋“甲午抒怀”一首，以作结语：

幽微经意万千寻，更向三坟问古音。
执笔不知华甲岁，登坛每抱墨丁襟。
人间难得壶公药，灯下唯求医圣心。
自许百年扬国粹，相携同道力同任。

吕志杰

2016年

《伤寒杂病论》原序

论曰：余每览越人入虢之诊，望齐侯之色，未尝不慨然叹其才秀也。怪当今居世之士，曾不留神医药，精究方术，上以疗君亲之疾，下以救贫贱之厄，中以保身长全，以养其生；但竞逐荣势，企踵权豪，孜孜汲汲，惟名利是务；崇饰其末，忽弃其本，华其外而悴其内。皮之不存，毛将安附焉？卒然遭邪风之气，婴非常之疾，患及祸至，而方震栗，降志屈节，钦望巫祝，告穷归天，束手受败。赍百年之寿命，持至贵之重器，委付凡医，恣其所措。咄嗟呜呼！厥身已毙，神明消灭，变为异物，幽潜重泉，徒为啼泣。痛夫！举世昏迷，莫能觉悟，不惜其命，若是轻生，彼何荣势之云哉？而进不能爱人知人，退不能爱身知已，遇灾值祸，身居厄地，蒙蒙昧昧，蠢若游魂。哀乎！趋世之士，驰竞浮华，不固根本，忘躯徇物，危若冰谷，至于是也！

余宗族素多，向余二百，建安纪年以来，犹未十稔，其死亡者，三分有二，伤寒十居其七。感往昔之沦丧，伤横夭之莫救，乃勤求古训，博采众方，撰用《素问》《九卷》《八十一难》《阴阳大论》《胎胪药录》，并平脉辨证，为《伤寒杂病论》，合十六卷。虽未能尽愈诸病，庶可以见病知源。若能寻余所集，思过半矣。

夫天布五行，以运万类；人禀五常，以有五脏。经络府俞，阴阳会通；玄冥幽微，变化难极。自非才高识妙，岂能探其理致哉！上古有神农、黄帝、岐伯、伯高、雷公、少俞、少师、仲文，中世有长桑、扁鹊，汉有公乘阳庆及仓公。下此以往，未之闻也。观今之医，不念思求经旨，以演其所知；各承家技，始终顺旧。省疾问病，务在口给，相对斯须，便处汤药。按寸不及尺，握手不及足；人迎、趺阳，三部不参；动数发息，不满五十。短期未知决诊，九候曾无仿佛；明堂阙庭，尽不见察，所谓窥管而已。夫欲视死别生，实为难矣！

孔子云：生而知之者上，学则亚之。多闻博识，知之次也。余宿尚方术，请事斯语。

宋刻《伤寒论》序

夫《伤寒论》，盖祖述大圣人之意，诸家莫其伦拟。故晋皇甫谧序《甲乙针经》云：“伊尹以元（编者按：核对《针灸甲乙经·序》为“亚”字）圣之才，撰用《神农本草》，以为《汤液》。汉张仲景论广《汤液》，为十数卷，用之多验。近世太医令王叔和，撰次仲景遗论甚精，皆可施用。”是仲景本伊尹之法，伊尹本神农之经，得不谓祖述大圣人之意乎？张仲景《汉书》无传，见《名医录》云：南阳人，名机，仲景乃其字也。举孝廉，官至长沙太守。始受术于同郡张伯祖，时人言，识用精微过其师。所著论，其言精而奥，其法简而详，非浅闻寡见者所能及。自仲景于今八百余年，惟王叔和能学之。其间如葛洪、陶景（编者按：疑指陶弘景）、胡洽、徐之才、孙思邈辈，非不才也，但各自名家，而不能修明之。开宝中，节度使高继冲曾编录进上，其文理舛错，未尝考正。历代虽藏之书府，亦阙于雠校，是使治病之流，举天下无或知者。国家诏儒臣校正医书，臣奇续被其选。以为百病之急，无急于伤寒，今先校定张仲景《伤寒论》十卷，总二十二篇，证外合三百九十七法，除复重，定有一百一十二。今请颁行。

太子右赞善大夫臣高保衡

尚书屯田员外郎臣孙奇

尚书司封郎中秘阁校理臣林亿等

谨上

宋刻《金匮要略方论》序

张仲景为《伤寒杂病论》合十六卷，今世但传《伤寒论》十卷，杂病未见其书，或于诸家方中载其一二矣。翰林学士王洙在馆阁日，于蠹简中得仲景《金匮玉函要略方》三卷：上则辨伤寒，中则论杂病，下则载其方，并疗妇人。乃录而传之士流，才数家耳。尝以对方证对者，施之于人，其效若神。然而或有证而无方，或有方而无证，救疾治病其有未备。国家诏儒臣校正医书，臣奇先校定《伤寒论》，次校定《金匮玉函经》，今又校成此书，仍以逐方次于证候之下，使仓卒之际，便于检用也。又采散在诸家之方，附于逐篇之末，以广其法。以其伤寒文多节略，故断自杂病以下，终于饮食禁忌，凡二十五篇，除重复合二百六十二方，勒成上、中、下三卷，依旧名曰《金匮方论》。臣奇尝读《魏志·华佗传》云出书一卷曰："此书可以活人。"每观华佗凡所疗病，多尚奇怪，不合圣人之经。臣奇谓活人者，必仲景之书也。大哉！炎农圣法，属我盛旦，恭惟主上丕承大统，抚育元元，颁行方书，拯济疾苦，使和气盈溢，而万物莫不尽和矣。

太子右赞善大夫臣高保衡

尚书都官员外郎臣孙奇

尚书司封郎中充秘阁校理臣林亿等

传上

目　录

上部　经方用药法律与单方治验

下部　经方诠释类解与验案精选

附翼　仲景医学纵横研究选粹

再版绪论

我们伟大的中华民族历史悠久，创造了光辉灿烂、博大精深、无与伦比的古代文明，中医药学是其中的一部分。在中医药学不断发展的过程中，医圣张仲景撰著的《伤寒杂病论》起到了承前启后、继往开来的历史作用。后贤吴鞠通说："夫立德立功立言，圣贤事也。"（《温病条辨》自序）师圣贤心法，继承和发展中国医药学，这是历史赋予炎黄子孙的使命。我们将《仲景方药古今应用》这部书修订、再版，即致力于弘扬仲景学说，为中国医药学的发掘和发展尽心竭力。

一、医圣心法探索

中国医药学之渊源，正如徐大椿所说："医家之最古者《内经》，则医之祖乃岐黄也。然本草起于神农，则又在黄帝之前矣。可知医之起，起于药也。至黄帝，则讲夫经络脏腑之原，内伤外感之异，与夫君臣佐使，大小奇偶之制，神明夫用药之理，医学从此大备。然其书讲人身脏腑之形、七情六淫之感与针灸杂法为多，而制方尚少。至伊尹有汤液治病之法，然亦得之传闻，无成书可考。至扁鹊、仓公，而汤药之用渐广。张仲景先生出，而杂病伤寒，专以方药为治，遂为千古用方之祖。而其方，亦俱原本神农、黄帝之精义，皆从古相传之方，仲景不过集其成耳。"（《医学源流论·医学渊源论》）由此可知，张仲景的历史功绩就在于他"勤求古训，博采众方……并平脉辨证，为《伤寒杂病论》"。这是一部千古不朽之杰作。"上古圣人以汤液治病之法，惟赖此书之存，乃方书之祖也。其论病，皆本于《内经》，而神明变化之；其用药，悉本于《神农本草》，而融会贯通之；其方，则皆上古圣人历代相传之经方，仲景间有随症加减之法；其脉法，亦皆《内经》及历代相传之真诀；其治病，无不精切周到，无一毫游移参错之处，实能洞见本源，审察毫末。故所投必效，如桴鼓之相应，真乃医方之经也！"（《医学源流论·〈金匮〉论》）如上所述，张仲景传承精华、精究方术的治学精神，乃万世之楷模。欲为良医者，岂能不师事乎？

张仲景之所以被誉为"医圣"，就在于他博极医源，精勤不倦，注重实践，不尚空谈，把中医理论与临床实践密切地结合起来，开创了辨证论治、理法方药紧密结合之完整学术思想体系。什么是辨证？辨证的方法就是分析的方法。即运用中医的理论，从整体观念出发，对疾病作全面、具体的分析，找出疾病的癥结所在，所谓"治病必求于本"也。而论治即针对疾病的根本，确立治法，再根据治法，制定处方，选配药物。这种方从法出，法随证立，理法方药紧密相连的思路与方法，乃医圣张仲景之心法，为中医诊治疾病之规范，依此规范诊治疾病，为中医之大经大法也。

本书虽曰《仲景方药古今应用》，实则详于方药而涉及理法。本书分正编与附翼。正编又分为上部与下部。分述如下。

上部是《经方用药法律与单方治验》，以论药为主。其主要内容有三：第一，探索经方用药之本源，故列《本经》《别录》于前，并精选历代本草学家的相关解析。第二，探索经方用药之法律，故列"经方运用"于中，此为上部的"重头戏"，力求深入探索仲景用药心法，总结其规律，使读者学有心得，用有规范。第三，选录古今医家应用单方治病之丰富经验，列于每药之后，以唤起人们对单方治病的重视。

下部是《经方诠释类解与验案精选》，以论方为主。徐大椿说："昔者，圣人之制方也，推药理之本源，识药性之专能，察气味之从逆，审脏腑之好恶，合君臣之配偶，而又探索病源，推求经络，其思远，其义精，味不过三四，而其用变化不穷。圣人之智，真与天地同体，非人之心思所能及也。上古至今，千圣相传，无敢失坠。至张仲景先生，复申明用法，设为问难，注明主治之症，其《伤寒论》《金匮要略》集千圣之大成，以承先而启后，万世不能出其范围。”（《医学源流论 · 方剂古今论》）。正确理解、深入探索张仲景所集“千圣相传”的上古经方之精义，以及方与方之间的变化规律至关紧要，但谈何容易！我们效法仲圣勤求古训、博采众长的治学态度，参阅古今注家对经方原文的好注本。结合心得，对每首经方之方证加以系统解释，为了学以致用，精选历代名医与现代学者运用经方治病之验案，附录于每方之下，以启迪有志于中医者，如何用好经方而成为苍生精诚之大医！需要说明，再版之“验案精选”大多数是重新选录的，目的是避免与《伤寒杂病论研究大成》之“验案精选”的案例重复。读者明确了这一点，可将两书的“验案精选”综合读之，更能开拓用好经方的思路。对所选验案之大多数经缜密思考而加了“编者按”，为此下了很大功夫。对每类经方之每一首方子诠释的最后是“经方类解”，以串解该类经方之间药物加减、剂量变更、功效与主治等诸多方面的变化规律。这是本书的独立创作。如上经方诠释、验案精选、编者按语、经方类解等四个方面混为一体，切实而有创意。编者苦心，读者识之。

附翼《仲景医学纵横研究选粹》之内容有两大部分：一是第1版的学术顾问（刘渡舟、李培生、夏锦堂、李恩）、主审（王云凯、许占民、张家礼、赵玉庸、郭忠印）、总主编（吕志杰）及上编与下编主编（吴凤全、王彦田、傅延龄）等13人的论文再次选录一部分，他们中有的论文是新撰写的。二是再版新邀请的学术顾问（三位国医大师：朱良春、路志正、李今庸）、副主编、主审、编委等几十人的论文与医案择优选录。关于“附翼”的具体内容梗概，另有专文，见“附翼”之首。

为了使读者对本书“正编”主要内容有更具体地了解，下面从单方治病、经方用药法律（举例）、经方运用法则、医案价值等四个方面分别进行具体探讨。

二、单方治病刍议

本书上部“单方治验”部分，收录了古今医家应用单方治病的大量验案。这许多验案雄辩地表明：治病之要，方不在大小，药不在多少，对证则灵。单方治病，精一不杂，方证相对，恰合病情，故有良效。下面，把单药治病应了解和注重的几个方面作一简要探讨。

1. 单药治病的起源　中药的发现、应用以及中药学的发展经历了长期的实践过程。原始时代，人们在日常生活中由于采食植物和狩猎，逐渐了解到某些动、植物对人体产生的良好作用以及中毒的遭遇，逐步对所寻觅的食物有所辨别和选择。为了同疾病作斗争，上古智者开始注意到某些自然产物的治病作用和毒性。经过无数次有意识地试用和观察，积累了日益丰富的用药知识。又通过长期的反复实践、不断地交流和总结经验，从而形成了早期的药物疗法——单味药治病。所谓“神农尝百草之滋味，水泉之甘苦，令民知所避就，当此之时，一日而遇七十毒”之神话传说，正说明了托名为“神农”的上古劳动人民长期同疾病作斗争所经历的艰辛实践过程。

到了西周（约公元前1046~771年），已经有了专业的医生“聚毒药以供医事”，采用汤液、药酒等剂型以疗病。随着社会的发展，人们对药物的认识和需求与日俱增，药物应用的经验与知识也日趋丰富，而传播这些知识的方式，也由最早的口耳相传，发展到文字记载。在先秦时期（公元前221~206年），已有不少关于药物的文字记载。现存最早的中药学典籍《神农本草经》载药365种，对汉以前的药学知识和经验作了总结。书中还简要地记述了中药学的基本理论，如四气五味、有毒无毒、配伍法度、服药方法以及丸、散、膏、酒等各种不同剂型，为中药学的发展奠定了基础。其记载的药物疗效，如常山抗疟、黄连治痢、苦楝子驱虫、麻黄定喘、当归调经、阿胶止血、乌头止痛等等，反映了汉以前劳动人民在中药学方面的成就。正如徐大椿所说：“医道起于神农之著本草，以一药治一病。”（《慎疾刍言 · 用药》）

2. 单方治病的涵义　单方与单药有所不同。单味药治病在中药“七情”中称之为“单行”（中药七情理论最早记载于《本经 · 序录》，曰：“有单行者，有相须者，有相使者，有相畏者，有相恶者，有相反者，有相杀者，凡此七情，合和时〈古籍书有的版本无‘时’字〉视之，当用相须、相使者良，勿用相恶、相反者。若有毒宜制，可用相畏、相杀者，不尔，勿合用也。”）。而单方之“单”乃简单之义，既非单一之单，又不排除单一的可能性。徐大椿《医学源流论·单方论》对单方治病的涵义作了如下论述，他说：“单方者，药不过一二味，治不过一二症，而其效则甚捷；用而不中，亦能害人，即世所谓海上方者是也。其源起于本草。盖古之圣人，辨药物之性，则必著其功用，如逐风、逐寒、解毒、定痛之类，凡人所患之症，止一二端，则以一药治之，药专则力厚，自有奇效。若病兼数症，则必合数药而成方。而后世药品日增，单方日多，有效有不效矣。若夫外内之感，其中自有传变之道，虚实之殊，久暂之别，深浅之分，及夫人性各殊，天时各异，此非守经达权者不能治。若皆以单方治之，则药性专而无制，偏而不醇，有利必有害。故医者不可以此尝试，此经方之所以为贵也。然参考以广识见，且为急救之备，或为专攻之法，是亦不可不知者也。”徐氏上述表明，单方是指采用简单的一二味药而治疗简单的病症，如此“专攻之法”，方与病症相对，“自有奇效”。若病症较为复杂，“则必合数药而成方。……此经方之所以为贵也”。

3. 单方与复方的关系 纵观历史，上古治病，始于单方。进而在单方治病的过程中发现，将数味药合在一起治疗比较复杂的病情，其疗效优于单方，这就是复方的由来。中医治病从单方过渡到复方，这是经验的丰富、科学的发展、历史的必然。但应特别注意，不要因此就否定了单方的实际用途，必须以历史、辩证的眼光看待单方与复方的关系。客观地讲，在一般情况下，临证对于病症单纯者，则应以单方治之；病症复杂者，则应以复方治之。在特殊情况下，对于复杂的病症亦可酌情采用单方治之，即以单方小剂，或先治其标，或先治其本，先解决主要矛盾，再各个击破。其间奇巧之法，用药之妙，全在临证变通，师古善变也。

4. 目前应纠正的一种倾向 综上所述可知，单方治病精一不杂，方证相对，其效甚捷，不可偏废也。需要指出，目前存在着一种不良倾向，即方子开的越来越大，十几味药是常事，几十味的处方也不足为奇！好像方子越大越能治病，其实不然。究其缘由，则正如张景岳所批评的那样：“今之医者，凡遇一证，便若观海望洋，茫无定见，则势有不得不为杂乱而用广络原野之术。盖其意谓虚而补之，则恐补之有害，而复制之以消；意谓实而消之，又恐消之为害，而复制之以补。其有最可哂（shěn 审。微笑）者，则每以不寒不热、兼补兼泻之剂，确然投之，极称稳当，此何以补其偏而救其弊乎？又有以治风、治火、治痰、治食之剂兼而用之，甚称周备，此何以从其本而从其标乎？若此者，所谓以药治药尚未遑（huáng 皇。闲暇），又安望其及于病耶？即使偶愈，亦不知其补之之力、攻之之功也；使其不愈，亦不知其补之为害、消之为害也。是以白头圭匕（guī bǐ 归比。圭乃古代容量单位名，一升的十万分之一；匕于古代为一种类似汤勺的餐具。圭匕是比喻年老而成就甚微）而庸庸没齿者，其咎在于无定见，而用治之不精也。……故凡施治之要，必须精一不杂，斯为至善。”（《景岳全书·传忠录·论治篇》）历史是一面镜子，古代有“广络原野之术”的庸医，当今之医者如何？应引以为戒。

我曾作过统计，一二味药、三四味的经方，即1~4味药的经方为94首。这些“精一不杂”的经典小方，占经方总数（252首）的37%。为何？从历史的角度加以分析，古人治病，从单行（单味药治病之方）过渡到早期的复方，其组成的药味数比较少，随后针对复杂病情治疗的方剂之药味数才多起来。仲景书经方的统计及具体分析，详见拙著《经方新论》第一章。

回顾历史，单方治病不仅是中医药治病之源，并且在历代医家方书中也有许多记载。本书上部“单方治验”部分大量选录之。需要说明，所选医案多为单方，但亦有药味多者，其药味虽多，而该方中心定是某味药在处方中有着不可替代的重要作用。

仲景书之方后注有许多食疗法值得重视。其中，饮粥疗法就很有学问。例如：太阳中风桂枝汤证服桂枝汤“须臾”喝碗热稀粥“以助药力”而发汗解表。理中汤证与大建中汤证皆服药后喝热粥以助药力而补脾温里。服了十枣汤“得快下利后，糜粥自养”。浏览《本草纲目·谷部》对“粥”的“发明”一项，其用粥养生治病的内容更是丰富多彩。李时珍采集诸家之说，将许多药食同源的谷类等50种分别做粥，多为单方，可治疗不同病症。例如，绿豆粥：解热毒，止烦渴。薏苡仁粥：除湿热，利肠胃。莲子粉粥：健脾胃，止泄痢。芡实粉粥：固精气，明耳目。栗子粥：补肾气，益腰脚。薯蓣粥：补肾精，固肠胃。百合粉粥：润肺调中。萝卜粥：消食利膈。胡萝卜粥：宽中下气。枸杞子粥：补精血，益肾气。生姜粥：温中辟恶。牛乳粥：补虚羸。总之，“五谷为养”而补充胃气，胃气强则有利于内外诸病的祛除。

三、经方用药举例

据编者统计，张仲景撰著的《伤寒杂病论》，亦即后世一分为二的《伤寒论》《金匮要略》两书之方与药：方剂共252首（《伤寒论》112首，《金匮要略》减去重复者及附方、佚方，实为140首），药物166种（两书同用的药物72种，单见于《伤寒论》者15种，单见于《金匮要略》者79种）。这252首方如何运用166种药呢？有何规律可以学习和遵循呢？这就是本书《仲景方药古今应用·上部》之“经方用药”研究的课题。研究的水平如何，决定了本书上部的价值。而总结出这166种药在252方中的运用规律，谈何容易！不殚精竭智，不深入思考，不下一番苦功夫，难以真正总结出经方用药的规律，难以让学者读后豁然开朗而爱不释手。以下摘要例举3味药之“经方用药法律”。

1. 甘草　经方使用甘草的方剂达124首。甘草是临床医生十分常用的药物，开完处方，医生往往信手添上一味甘草。至于甘草在方中起什么作用，为什么要加，有些人却难以确切地回答出来。学习一下仲景运用甘草的经验，对我们将大有裨益。经方124首运用甘草的规律有3点：

（1）调和诸药堪称“国老”　具体而言，调和诸药用甘草者，可归纳以下6类方剂：①散剂，外而不内者合甘草，如麻黄汤。②攻剂，下而不上者合甘草，如调胃承气汤。③温剂，燥而不濡者合甘草，如四逆汤。④清剂，冽而不和者合甘草，如白虎汤。⑤杂剂，众而不群者合甘草，如乌梅丸。⑥毒剂，暴而无制者合甘草，如乌头汤。尚应明确，经方用甘草，并非局限于“国老”之任，有不少方剂以甘草担当主病之药。

（2）作为主药治疗多病　经方以甘草为主药可治疗咽痛、痈脓、心病、产后病、肺痿、脚挛急及金疮等诸多病症。例如：①解毒利咽治咽痛，如甘草汤。②解毒排脓治痈脓，如桔梗汤。③至甘补益治心病，如桂枝甘草汤。④补益脾气治产后中虚，如竹皮大丸。⑤补益肺气治肺痿，如甘草干姜汤。⑥甘以缓之治脚挛急，如芍药甘草汤。⑦长肌肉而治金疮，如王不留行散。

（3）甘草有益亦有弊　前已论述，甘草调和诸药堪称“国老”，若用之得当，可作为主药治疗多病，此其有益于调剂与治病也。但甘草用之不当，亦有弊端，例举如下：①以方为例，大承气汤不用甘草者，用之不利于急下也；十枣汤不用甘草者，用之不利于逐水也。②以证为例，湿热中阻之中满、呕家、酒家皆忌甘草者，以其恋湿助热而增病也。③以病为例，经方治疗痰饮病、水气病的方剂用甘草者，只是用之作为辅助药，绝不为主药，因为，甘草用量太大或久用之，则有恋湿增肿之弊。总之，正如徐灵胎所说：“甘草、人参误用致害，皆毒药之类也。”（《医学源流论·用药如用兵论》）

2. 大黄　大黄色正黄，其性寒凉，味虽苦而带清香之气，入血分而兼入气分，善治一切里实热证。《本经》曰：“大黄一名黄良。味苦，寒，无毒。主下瘀血、血闭、寒热，破癥瘕积聚、留饮、宿食，荡涤肠胃，推陈致新，通利水谷，调中化食，安和五脏。”经方有31首方剂中用大黄，另有1方在加味法中用及。这32方对《本经》所述大黄的主治功效运用得丰富多彩。经方对大黄的运用可归纳为以下6点。

（1）荡涤肠胃　方如大承气、小承气、调胃承气汤。

（2）通利水道　方如大陷胸汤、己椒苈黄丸。

（3）下瘀血血闭　一是治蓄血证，方如桃核承气汤、抵当汤。二是治瘀热发黄证，方如茵陈蒿汤、栀子大黄汤、大黄硝石汤。三是治肠痈瘀热证，方如大黄牡丹汤。四是治妇人瘀血证，方如大黄甘遂汤、下瘀血汤。

（4）破癥瘕积聚　方如大黄䗪虫丸、鳖甲煎丸。

（5）调中去宿食　方即枳实栀子豉汤证方后注曰：“若有宿食者，内大黄如博棋子大五六枚，服之愈。”

（6）治邪实寒热　治之诸方用大黄者，方如大陷胸汤证之“日晡所小有潮热”；大承气汤证之“潮热”；抵当汤证之“有热”；茵陈蒿汤证之“寒热”；大黄牡丹汤证之“时时发热，自汗出，复恶寒”；大黄附子汤证之“发热”；苓甘五味加姜辛半杏大黄汤证之“面热如醉”。上述种种，皆为里实证所致体表振寒发热，故皆以大黄通里泻实以釜底抽薪，所谓“治病必求于本”也。

（7）推陈致新，安和五脏 人的生命活动就是一个新陈代谢、吐故纳新的过程。大黄的上述种种功用，可归纳为“推陈致新”四个字。邪实得去，正气自安，故云“安和五脏”也。

总之，大黄之功至大至广，神奇之药也！既可救治危急重症，如“良将”之勇，一战成功；又可调治慢性痼疾，如“良相”之谋，安抚八方。临证运用之时，全在于灵活变通，神明善变，则大黄出将入相之功发挥无遗矣。

3. 厚朴 《本经》所载厚朴的功用主治，皆赖其温散之力也。可惜仲景之后，《本经》所载厚朴之主治特点似乎失去魅力，有重新认识之必要。

《本经》首曰厚朴“主中风，伤寒，头痛，寒热”，此正是三阳表证。厚朴是表药吗？为何推其治表为首功呢？古代医家有精细分析，如刘潜江说：“草木或四时不凋者，或得于纯阴，或得于纯阳。如厚朴则所谓纯阳者，故取木皮为用，而气味苦辛，色性赤烈也。夫味之苦者，应于花赤皮紫，是味归形也；形色紫赤者，应于气温，是形归气也。苦能下泄，然苦从乎温，则不下而为温散；若苦从乎寒，则直下泄，如枳实是已。”（引自《本经疏证》）如此分析，法乎自然物化之性，本于草木气味相合之妙。此理不明，如何明析《本经》主治？又如何理解经方之本义？明白于此，才能正确理解部分经方用药之正义。诸如《伤寒论》之桂枝加厚朴杏子汤证、厚朴生姜半夏甘草人参汤证；《金匮》之厚朴麻黄汤证、厚朴七物汤证等4方证有一个共同特点，即表里同病。这4方为何以厚朴为君，或加用厚朴呢？《本经疏证》作了解答：“此厚朴不必治伤寒、中风，而伤寒、中风内外牵连者，必不可无厚朴，此所以推为首功欤！”真是一语中的。

经方用厚朴，不仅用之解表通里以治表里同病证候，如上述4方，并且据《别录》所述，厚朴还适应于里病气机壅实证候（8个方证）及气血阻痹证候（2个方证），详见内文。

以上3味药，只是摘要举例，欲知具体内容，详见上部。

四、经方运用法则

经方之义，乃指上古（多指商周秦汉时期）相传的久经实践检验的有效医方。然上古经方只得之传闻，已无成书可考。唯医圣张仲景所著《伤寒杂病论》为集古方之大成，故后世言经方者，概指仲景之方也。如何用好经方治病呢？推求源流，先圣后贤的经验可以归纳为3项法则，分述如下：

1. 方证相对，应用原方 宋代林亿等在《金匮要略方论·序》中说：“尝以对方证对者，施之于人，其效若神。”这就是说，只要患者的病情与某首经方主治证候相符合，原方应用，无不神效。如此疗效，无疑也是当年张仲景的切身体会，才加以撰集。所谓“方证对者”，徐大椿有一段论述颇为中肯，他说：“欲用古方，必先审病者所患之症，悉与古方前所陈列之症皆合，更检方中所用之药，无一不与所现之症相合，然后施用，否则必须加减。”（《医学源流论·执方治病论》）徐氏所说的“古方”，即指经方而言。方证对者，即用原方（包括用药、剂量、炮制法、煎服法等），这是历代名医善用经方的法则之一。后学者也应如此。

2. 随证加减，活用经方 据《汉书·艺文志》“方技略”记载，上古有“经方十一家，二百七十四卷”。故仲景书之方，多数是上古圣人历代相传之经方，而有的则是仲景平脉辨证，随证加减之经方。例如，《伤寒论》治太阳中风的桂枝汤是一个祖方，其加减变通之方有二十几个，这些方子可归纳为四类：一是桂枝汤变量方，如桂枝加桂汤；二是加味方，如桂枝加附子汤；三是减味方，如桂枝去芍药汤；四是加减方，如桂枝去芍药加附子汤。此外，桂枝麻黄各半汤、桂枝二麻黄一汤、桂枝二越婢一汤等，则是桂枝汤与其他经方之合方，也属于桂枝汤类加减方（桂枝汤类方，详见本书下部第一章）。上述诸方，哪些是上古圣人相传之方，哪些是仲景随证加减之方很难裁定，但由上可知，经方加减变通的规律有三点：或药味之加减，或药量之加减，或两者兼而有之。主证不变则主方主药不变，可随兼证不同，适当加减治之；若主要病机已变，则治法为之变，主方主药亦为之变也。随证加减，活用经方，此乃仲景“观其脉证，知犯何逆，随证治之”之大经大法，亦是历代名医善用经方的法则之一。

3. 善师古法，创立新方　《医宗金鉴·凡例》中说：“方者一定之法，法者不定之方也。古人之方，即古人之法寓焉。立一方必有一方之精意存于其中，不求其精意而徒执其方，是执方而昧法也。”这是对方与法两者关系的精辟论述。历代名医使用经方，不但善用原方及其加减运用，而且善师其法而自创新方。以承气汤类为例，历代善用经方者师其攻下祛邪之大法，创立了不少切合实用的新方。例如：《宣明论》的三一承气汤、《医学发明》的三化汤、《温疫论》的承气养营汤、《伤寒六书》的黄龙汤，特别是温病大家吴鞠通，对于承气汤法更有真知灼见，其《温病条辨》在《伤寒论》的基础上，结合温病特点，师经方承气汤之大法，创制了8个新方，即牛黄承气汤、导赤承气汤、护胃承气汤、承气合小陷胸汤、宣白承气汤、桃仁承气汤、增液承气汤、新加黄龙汤等，变伤寒方为温病所用。近半个多世纪以来，中西医结合治疗急腹症取得了中外瞩目的成绩，不少自拟方即脱胎于经方承气汤。师经方大法，以创立新方，这同样是历代名医善用经方的法则之一。如此师法创新，乃是运用经方的最高境界。没有深厚的理论功底，没有丰富的临床经验，没有“前两个过程”的磨炼，难以达此创新境界。只要潜下心来，苦学实干，功到自然成矣。

总而言之，运用经方的三项法则，正如徐大椿所说：“能识病情与古方合者，则全用之；有别症，则据古法加减之；如不尽合，则依古方之法，将古方所用之药，而去取损益之，必使无一药之不对症，自然不悖于古人之法，而所投必有神效矣。”（《医学源流论·古方加减论》）

五、医案价值解析

本书下部“验案精选”部分收集精选了古今名医、现代学者与参编者运用经方个案上千例，故有必要谈一谈医案的价值。

医案之价值如何？近代国学大师章太炎评价说：“中医之成绩，医案最著。”民国时期中医学大家曹炳章先生说：“医家之医话，犹儒家之笔记，最能益人神明。”（《三三医话》）医案与医话之区别：医案是医家诊治疾病的真实记录及其成败得失的总结。医话则较宽泛，多为医家的治病经验、读书心得、医理研讨及传闻等笔记，医话也是以治病经验为主要内容。阅读名医医案及医话，乃中医传统的学习方法与研究方式。

医案与医论分别为中医学的组成部分。医论是中医学家论述个人学术见解的专著。医案则是以理论联系实践活动的真实写照，是临证时发挥医经，透彻医理，面对病人随机应变，反映了中医学术的丰富多彩。读时悠然神往，高妙之处，不禁拍案叫绝！因此，阅读医案是学习医著最好的辅助方法。

中国医药学是一门实践性很强的应用科学，其中的哲理、经验、技巧等，常适合案例式教学。若细心琢磨就会领悟，仲景之书其实就是绝无仅有的医案类书，书中条条经文就是高度升华了的个个医案。仲景“医案”言简意赅，医理深邃，原文中蕴含的辨证论治思想，既需要深入研究，认真注释，又需要生动活泼的医案为佐证。只有理论与实践并重，深思善悟，才能更好地传承、弘扬仲景医学。

我们编著《仲景方药古今应用》，既着重理论探索，又集录古今医案，其目的就在于以后贤之心，通先圣之意，开读者之窍，从而加深对原条文的理解，以提高临床水平。

例举5则医案如下。

第一，明·李中梓《医宗必读》肺胀案

社友孙某某令爱，久咳而喘，凡顺气化痰、清金降火之剂，几于遍尝，绝不取效。一日喘甚烦躁，余视其目则胀出，鼻则鼓煽，脉则浮而且大，肺胀无疑矣。遂以越婢加半夏汤投之，一剂而减，再剂而愈。余曰：今虽愈，未可恃也，当以参术补元，助养金气，使清肃下行。竟因循月许，终不调补，再发而不可救药矣。（《医宗必读·卷九·喘》）

编者按　此案发人深省，示人以大法于案语之中。潜心读之可知，此案病机必属上盛下虚，本虚标实，故以越婢加半夏汤治标救急，缓解时“当以参术补元，助养金气”，以固根本。不遵医嘱良言，故“不可救药矣”。

第二，清·魏之琇《名医类案》肝郁寒热证

薛立斋治一寡妇，因怒致不时寒热，久而不已，肝脉弦紧，用小柴胡加生地治之而愈。但见风，寒热仍作，此是脾胃气虚，用加味归脾、补中益气二汤，兼服而止。

编者按 因怒而伤肝，肝胆相连，枢机不利则“不时寒热”，此肝郁证而类伤寒，如肝郁“奔豚……往来寒热，奔豚汤”证之例。阴血不足，肝脉拘急，可见“肝脉弦紧”，故“用小柴胡汤加生地”滋水涵木，调理少阳而愈。此后治法，说明“脾胃气虚”亦可发生寒热之类伤寒证候。需要特别说明：本书下部第六章中小柴胡汤“验案精选”收录了伤寒、类伤寒、内科杂病、男科病、妇人病、外科病、头面五官、其他等八类验案59例。再与《伤寒杂病论研究大成》中小柴胡汤“验案精选”之伤寒、伤寒与杂病相关及杂病三类验案39例相参，展现了古今医家对小柴胡汤法活用的广泛思路。或曰：小柴胡汤加加减减可治百病，此言不虚矣。

第三，《续名医类案》除中死证

某刑部高年久痢，色如苋汁，服芩、连、白芍之类二十余剂，渐加呃逆。六脉弦细如丝，与理中加丁香、肉桂。疑不服，仍啜前药。数日病愈甚，而骤然索粥，诸医皆以能食为庆。张再诊，则脉至如循刀刃（真脏脉也），此中气告竭，求救于食，除中症也。与伤寒之例同，不可为矣。

编者按 此案彰显良医凭脉以判断生死之功夫。患者“六脉弦细如丝”，此阳气衰微，而胃气尚存。《内经》曰：“病深者，其声哕。”故病人“呃逆”已是病危之兆。病者“脉至如循刀刃”，即《内经》所谓“……死肝脉来，急益劲，如新张弓弦，曰肝死”（《素问·平人气象论》）。此“但弦无胃”之义，“人无胃气曰逆，逆者死”。亦需要说明：本书下部第九章中理中丸/汤“验案精选”收录了伤寒、危证、内科病、儿科病等四类验案32例。再与《伤寒杂病论研究大成》中收录的古今医家用之治疗内、妇、儿科病验案31例相参，可知该方临床用途之广泛。理中丸/汤乃“温调脾土之剂，为温中第一方也”。

第四，编者治疗的高热案与九旬老人病危案

编者于2014年9月在海南省中医院门诊接诊一例高热50天持续不退的64岁男性患者。曾经在两所省级医院先后住院，经多种检查其发热原因不明，采用多种药物治疗以及激素、物理降温，高热时降又复升。自动出院后，经人介绍找我诊治。追述病因，乃劳累、大汗出冲澡受风着凉，外邪束表。本可发汗祛邪，但患病之初及住院期间未经发汗，或发汗不当，或发汗太过，都达不到祛邪作用。外邪持久不去，势必伤及正气，正虚邪恋，故曰久不愈。我辨证以白虎加人参汤，再加清热解毒凉血等“透热转气”药，2剂热减病轻，6剂热退病安，善后调理而愈。

医圣张仲景《伤寒杂病论》原序中曰：“精究方术，上以疗君亲之疾，下以救贫贱之厄，中以保身长全，以养其生。”我母亲高寿，94岁而终。去世前十余日病危，大哥急电告之我尽快回家。我心念老母，但自己不只是儿子，又是医生，应尽力救治，我了解母亲的素体情况，想到四逆汤是回阳救逆主方，人参是挽救危证主药，便请药店急煎大剂四逆加人参汤3剂带回家。母亲盼子归来，心生欢喜，服药3袋后，竟然坐起来进食了！

结　语

任何一部学术著作的出版，都应有它的学术价值。《仲景方药古今应用》这部书的学术价值如何？读者自有公论。我们自己认为，从总体上来说，本书对于弘扬仲景医学，既有理论探讨，又有实践应用，其突出的学术价值是把理论与实践结合起来，学了就会用。具体来说，本书可作为从事中医基础理论研究与临床许多学科的重要参考书。其主要学术价值可概括为如下6点：

1.本书上部“仲景用药法律”部分，从广度和深度探讨了经方用药的渊源和规律，扩大了读者的视野，开拓了中药的应用范围。这一部分可作为从源头上学习和研究《中药学》的参考书。

2.本书下部“经方诠释类解”部分，乃将全部经方分门别类，对每一类经方之每一首方剂涉及的《伤寒论》与《金匮要略》之全部有关条文首先作了辑录，随后为该方的方药用法、方证释义、验案精选、临证指要、实验研究等。每一章之小结“经方类解”，为深入探索该类经方之间互相联系的内在规律，这完全是本书的创作成果。这一部分可作为从源头上学习和研究《方剂学》的参考书。

3.本书虽曰《仲景方药古今应用》，但研究方药离不开理法，只是详于方药而略于理法，故本书可作为学习和研究《伤寒论》与《金匮要略》，特别是系统求索仲景方与药两大部分之重要参考书。

4. 本书上部“单方治验”与下部“验案精选”两部分，都是侧重古今名医、现代学者及本书参编者对仲景方药的实际运用。广泛涉及内、妇、儿、外、皮肤、五官等临床各科疾病的诊治经验。在每个病案之前都标明中医之病证名称，现代案例同时于括号内标明西医病名。如此这般，可以说是条理清楚，指归明确，便于临床学习应用。

5. “附翼”乃特邀国医大师、名医教授以及中青年才俊参编者研究仲景医学的医案医论，以为“正编”之羽翼，这增加了本书的学术价值。

6. 最后说说“编者按”。作为主编，为了对读者着想，于本书《上部》之“单方治验”；《下部》之“验案精选”；《附翼》之部分作者的医论验案之前、之中、之后等，加上了许多“编者按”。加好这些“按”（原作者之“按语”改称“原按”，编者新加的称之曰“编者按”，以示区别），确实花费了很多心思。这需要吃透作者的原意，再经过一番深思熟虑，然后才能对其辨证论治的思路、理法方药运用的技巧，以及疑点、难点、创新点等加以阐发，力求画龙点睛，或引申发挥，以利读者，特别是有利于初学者。

总之，这次在第1版的基础上系统修订，其学术价值有了较大提高，可以说是博而不繁，详而有要。全书通读可也，作为工具书亦可也。

上 部

经方用药法律与单方治验

第一章 解 表 药

本章解表药12味，性味功效有所不同，简述如下。

1. 麻黄 味辛微苦而性温，为发汗解表、止咳平喘主药，并有宣化痰饮、宣肺利水、宣湿通痹、发汗透黄等多种功效。"麻黄轻清上浮，专疏肺郁，宣泄气机，是为治感第一要药，虽曰解表，实为开肺，虽曰散寒，实为泄邪，风寒固得之而外散，即温热亦无不赖之以宣通"(《本草正义》)。其善达肌表，故"温疫、疟疾、瘴气、山岚，凡足三阳表实之证，必宜用之。若寒邪深入少阴、厥阴筋骨之间，非用麻黄、官桂不能逐也。但用此之法，自有微妙，则在佐使之间，或兼气药以助力，可得卫中之汗；或兼血药以助液，可得营中之汗；或兼温药以助阳，可逐阴凝之寒毒；或兼寒药以助阴，可解炎热之瘟邪；此实伤寒阴疟家第一要药，故仲景诸方，以此为首，实千古之独得者也"(《本草正》)。经方有29首用麻黄，可概括为六大功用，详见内文。

2. 桂枝 辛甘而温，善于解肌散邪，并有温通化饮、温经通脉、通利关节、通阳补虚、通阳下气等多种功效。其用之之道有六："曰和营，曰通阳，曰利水，曰下气，曰行瘀，曰补中。其功之最大，施之最广，无如桂枝汤，则和营其首功也"(《本经疏证》)。麻黄与桂枝之别："麻黄遍彻皮毛，故专于发汗而寒邪散，肺主皮毛，辛走肺也。桂枝透达营卫，故能解肌而风邪去，脾主营，肺主卫，甘走脾，辛走肺也"(《本草纲目》)。经方有79首用桂枝，可概括为六大功用，详见内文。

3. 防风 性味平和，为微甘微辛而微温之品，发表祛风、胜湿止痛。"治一身尽痛，随引而至，乃风药中润剂"(李东垣)。外风与内风皆可选用。

4. 细辛 "气味俱厚而性过烈"(《本草纲目》)，味辛辣可麻舌，由于"细辛芳香最烈，故善开结气，宣泄郁滞，而能上达巅顶，通利耳目，旁达百骸，无微不至，内之宣络脉而疏通百节，外之行孔窍而直透肌肤"(《本草正义》)。"若寒邪入里，而在阴经者，以此从内托出"(《药品化义》)。由于"细辛气清而不浊，故善降浊气而升清气，所以治头痛如神也。但味辛而性散，必须佐之以补血之药，使气得血而不散也"(《本草新编》)。所谓"细辛不过钱"者，不必拘泥，但用之宜慎耳。经方有22首用细辛，取其温经散表寒，温脏除里寒，且用之温化寒饮。

5. 生姜 辛温，"孙真人云，姜为呕家圣药"(李东垣)，故为和胃止呕良药。"生姜所禀，与干姜性气无殊，第消痰、止呕、出汗、散风、祛寒、止泄、疏肝、导滞，则功优于干姜"(《本草经疏》)。"凡早行、山行宜含一块，不犯雾露清湿之气，及山岚不正之邪。按方广《心法附余》云，凡中风、中暑、中气、中毒、中恶、干霍乱、一切卒暴之病，用姜汁与童便取，立可解散，盖姜能开痰下气，童便降火也"(《本草纲目》)。仲景用生姜，常与大枣并用，"姜、枣味辛甘，专行脾之津液而和营卫，药中用之，不独专于发散也"(成无己)。经方有70首用生姜，可概括为五大功用，详见内文。

6. 葱白 辛温，辣味刺鼻，宣通阳气，"辛润利窍而兼解散通气之力也"(《本草经疏》)。生姜与葱白皆家庭厨房常备之物，应重视用之。"葱亦有寒热，白冷青热，伤寒汤不得令有青也"(陶弘景)。"葱茎白专主发散，以通上下阳气，故《活人书》治伤寒头痛如破，用连须葱白汤主之"(张元素)。"鲜葱白，轻用二三枚，重至五枚，以柔细者为佳，吾吴谓之绵葱。其粗壮者则曰胡葱，气浊力薄，不如柔细之佳。去青用白，取其轻清；或连须用，欲其兼通百脉；若单用青葱茎，则以疏通肝络之郁滞，与葱白专主发散不同"(张寿颐)。

7. 苏叶 为紫苏之叶，气芳香，微辛，微温。“紫苏，散寒气，清肺气，宽中气，安胎气，下结气，化痰气，乃治气之神药也。一物有三用焉：……苏叶可以散邪而解表；……苏梗可以顺气而宽中；……苏子可以降火而清痰，三者所用不同，法当详之”（《本草汇言》）。苏叶芳香调气化痰，故胃肠型感冒者最为适宜。

8. 柴胡 微苦微辛微寒，“约而言之，柴胡主治，止有二层：一为邪实，则外邪之在半表半里者，引而出之，使还于表，而外邪自散；一为正虚，则清气之陷于阴分者，举而升之，使返其宅，而中气自振。此外则有肝络不疏之症，在上为胁肋搘（音枝，柱子下面的墩子）痛，在下为脐腹䐜胀，实皆阳气不宣，木失条达所致，于应用药中，少入柴胡，以为佐使而作向导，奏效甚捷”（《本草正义》）。再简言之，柴胡功用有三：一为清透邪热（宜大量），二为升阳举陷（宜小量），三为疏肝理气。《神农本草经》“柴胡主寒热，山茱萸亦主寒热。柴胡所主之寒热，为少阳外感之邪，若伤寒疟疾是也，故宜用柴胡和解之；山萸肉所主之寒热，为厥阴内伤之寒热，若肝脏虚极忽寒忽热，汗出欲脱是也，故宜用山萸肉补敛之。二证之寒热虽同，而其病因判若天渊，临证者当细审之，用药慎勿误投也”（张锡纯）。经方用柴胡者有9首，功用有二：治少阳病邪，调气血郁滞。

9. 升麻 味甘辛微苦而性微寒。功用升阳、发表、透疹、解毒。“其性质颇与柴胡相近，金、元以来亦恒与柴胡相辅并行，但柴胡宣发半表半里之少阳而疏解肝胆之抑遏；升麻宣发肌肉腠理之阳明而升举脾胃之郁结，其用甚近，而其主不同，最宜注意。故脾胃虚馁，清气下陷诸证，如久泄久痢，遗浊崩带，肠风淋露，久痔脱肛之类，苟非湿热阻结，即当提举清阳，非升麻不可，而柴胡为升麻之辅佐，东垣益气升阳诸方，亦即此旨，并非以升、柴并辔扬镳也。至于肝肾之虚，阴薄于下，阳浮于上，则不可妄与升举，以贻拔本之祸，亦与柴胡同耳”（《本草正义》）。

10. 葛根 味甘无臭性平，又言味辛者，因其有升透之功。总的功用是升阳解肌，透疹止泻，除烦止渴。“以其气轻，故善解表发汗。凡解散之药多辛热，此独凉而甘，故解温热时行疫疾，凡热而兼渴者，此为最良”（《本草正》）。为“解散阳明温病热邪之要药”（《本草经疏》）。因“其气轻浮，鼓舞胃气上行，生津液，又解肌热，治脾胃虚弱泄泻圣药也”（李东垣）。由于其气轻凉散，故可“发散小儿疮疹难出”（张元素）。老药新用，当代常用葛根治疗冠心病心绞痛、高血压病颈项强痛等病症。

11. 菊花 气清香，味甘微苦而凉。疏风，清热，明目，解毒。“凡芳香之物，皆能治头目肌表之疾。但香则无不辛燥者，惟菊不甚燥烈，故于头目风火之疾，尤宜焉”（《本草经百种录》。“凡花皆主宣扬疏泄，独菊花则摄纳下降，能平肝火，息内风，抑木气之横逆……为目科要药”（《本草正义》）。“目痛骤用之，成功甚速”（《本草新编》）。菊花又能“解酒毒疔肿”（《本草纲目拾遗》）。“生捣最治疔疮，血线疔尤为要药，疔者风火之毒也”（《本草经疏》）。“缪所称之血线疔，盖即红丝疔，有一痕红晕，自疮口上窜，直过肘膝者，治皆以内服清解为主。但知外治，断不可恃”（《本草正义》）。

12. 香豉（淡豆豉） 其性味《别录》曰苦寒，似属下行之品，实则其性升散（与炮制方法有关），故有解表、除烦、宣郁之功。

本章12味解表药，大体来说可分为辛温解表与辛凉解表两大类。如麻黄至苏叶7味皆辛温之品，其中防风、苏叶较平和；后之5味皆辛凉之药，而其中葛根、菊花口感较好。这12味药虽皆有解表之功，而功效主治又各有特点，只有用之得当，才能充分发挥每味药之特性，而药尽其用。还应明确，这类药不仅功在解表以治外感病邪，并且能治诸多杂病。

麻　黄

【基原与药材】 基原为麻黄科植物草麻黄、木贼麻黄或中麻黄的草质茎。药材分以下3种：①草麻黄，又名田麻黄：茎呈细长圆柱形而微扁，质脆，易折断，断面略纤维性，外圈为绿黄色，中央髓部呈红棕色。气微香，味微苦涩。②木贼麻黄：茎呈细长圆柱形，多分枝，较草麻黄稍细。③中麻黄：呈细长圆柱形。三者均以干燥、茎粗、淡绿色、内心充实、味苦涩者为佳。

【用法与用量】 内服：煎汤（宜先煎，去水面浮沫），1.5~9g；或入丸、散。

编者治外感风寒表实证用麻黄汤，麻黄用30g，分3次温服，得汗止后服。而治肺有伏饮，或又外感之小青龙汤证，用麻黄5~10g，分3次服，则每次2~3g。

【原文】《本经》：麻黄，一名龙沙。味甘，温，无毒。治中风，伤寒，头痛，温疟，发表出汗，去邪热气，止咳逆上气，除寒热，破癥坚积聚。生川谷。

《别录》：麻黄，微温，无毒。主治五脏邪气缓急，风胁痛，字乳余疾，止好唾，通腠理，疏伤寒头痛，解肌，泄邪恶气，消赤黑斑毒。不可多服，令人虚。一名卑相，一名卑盐。生晋地及河东。立秋采茎，阴干令青。

【经方用药】《本草经疏》解析《本经》《别录》说："麻黄，轻可去实，故疗伤寒，为解肌第一。专主中风伤寒头痛，温疟，发表出汗，去邪气者，盖以风寒湿之外邪，客于阳分皮毛之间，则腠理闭拒，荣卫气血不能行，故谓之实，此药轻清，故能去其壅实，使邪从表散也；咳逆上气者，风寒郁于手太阴也；寒热者，邪在表也；五脏邪气缓急者，五缓六急也；风胁痛者，风邪客于胁下也，斯皆卫实之病也。卫中风寒之邪既散，则上来诸证自除矣。其曰消赤黑斑毒者，若在春夏，非所宜也。破癥坚积聚，亦非发表所能。洁古云：去荣中寒邪，泄卫中风热，乃确论也。多服令人虚，走散真元之气故也。"

关于麻黄的性味，张洁古说"性温，味甘辛"，黄宫绣说"辛温微苦，中空而浮"。总之以辛微苦而温为是。其功效从《本经》及《别录》所述可以看出，它的主要作用是发汗解表，宣肺止咳。仲景还依据《内经》肺可通调水道的理论，取麻黄宣肺之力，行水化饮，治疗痰饮、水气病及痹证。邹澍总结得好，他说："麻黄气味轻清，能彻上彻下，彻内彻外，故在里则使精、血、津液流通，在表则使骨节、肌肉、毛窍不闭，在上则咳逆、头痛皆除，在下则癥坚积聚悉破也。"经方中有29方用及麻黄，主治病证与功效如下。

1. 发汗解表 《本经》云：麻黄"治中风伤寒头痛"，又云"发表出汗"，说明麻黄功善发汗解表。仲景深谙于此，并充分发挥自己驾驭药物的能力，与不同药物配伍，应用于表实证的多种表现和兼证。

（1）治疗太阳伤寒表实证　经方中使用麻黄治疗太阳伤寒表实证，一般与桂枝相配，这样可以增强其发汗解表之力。《本草正义》进一步指出："以麻黄与桂枝并行，乃为散寒之用，若不与桂枝并行，即不专主散寒发汗矣。"若再与杏仁、甘草相配，即组成名方麻黄汤，适用于太阳伤寒表实证，表现为：无汗，头痛，发热，恶寒，身痛腰痛，骨节疼痛等症。若太阳伤寒表实证兼经腧不利而项背强几几之症，可用麻黄与葛根相配，加入桂枝汤内，就是葛根汤。由于葛根汤能发汗解表，舒利经腧，兼能升阳止利，故又治疗太阳与阳明合病而见下利者。若太阳与阳明合病兼见呕吐时，可用葛根汤加半夏，即葛根加半夏汤，开腠发汗兼能和胃止呕。若太阳伤寒留恋日久，正虚邪微者，可用麻黄汤与桂枝汤各取三分之一的量，方名桂枝麻黄各半汤，轻散外邪，小发其汗。若邪气更加轻微，可再减麻黄汤之量，即是桂枝二麻黄一汤。这两方充分体现了经方药量的大小，皆随病情之轻重而定。有些人认为用药量大是经方的特点，这有失偏颇。

（2）治疗伤寒表实兼内热烦躁证　若内有蕴热复感风寒，或风寒之邪闭郁，邪气入里化热，便形成外有伤寒表实之无汗、身疼痛、脉浮紧等症，内有阳郁之烦躁等症，乃表寒里热俱重的大青龙汤证。大青龙汤以麻黄汤为基础，外散郁闭之风寒，加石膏清内热之烦躁，因担心石膏寒凉伤胃，故又加了生姜、大枣护中。若表寒里热俱轻证，可用桂枝二越婢一汤治之，此方较大青龙汤少杏仁加芍药，并减其量，可视为小其制的大青龙汤，微发其汗，兼清其热。

（3）治疗伤寒表实兼内饮证　外有风寒束表，内有寒饮停蓄，可用小青龙汤治疗。小青龙汤既用麻黄配桂枝、芍药解表调营卫，又用干姜、细辛、半夏、五味子等温阳化饮，成为治外寒内饮的祖剂良方。

（4）治疗两感证　所谓两感证是指表里两经同时受邪而言。麻黄所治之两感证，是指太阳与少阴两经同时受邪而发病。由于少阴阳气较虚，外袭肌表的风寒之邪直入少阴遂成两感之证。一般可见恶寒发热无汗，而脉反沉。若病程较短，表实较甚而阳虚较轻者，可用麻黄细辛附子汤，方以麻黄散太阳之表寒，附子温少阴之里虚，细辛搜剔太阳少阴表里之寒。若病程较久，表邪轻而少阴之阳虚较甚者，可用麻黄附子甘草汤，甘草外可缓麻黄发散之性以防伤正，内可合附子辛甘化阳，以助少阴之里。

综上所述，经方中用麻黄解表发汗的方剂共11首。其配伍特点是：专为发汗者，多与桂枝相配，陶弘景说麻黄“用疗伤寒解肌第一”，即指此配伍后而言。若兼项背强几几或下利者，可配葛根；兼呕吐者，可加半夏；兼内热烦躁者，可与石膏为伍；兼阳虚者，多与附子配伍；兼内有寒饮者，常配干姜、细辛、半夏、五味子。

2. 止咳平喘 《本经》明确指出，麻黄能“止咳逆上气”，所以经方中亦多用麻黄宣肺止咳平喘。这样的方剂共有7首：①麻黄汤：该方所治咳喘由于风寒袭表，皮毛闭塞，肺气失宣而致。麻黄汤中虽用麻黄配桂枝重在散寒，但方中有杏仁宣降肺气，甘草止咳化痰。麻黄与杏仁、甘草相配，宣肺止咳平喘之效甚良，后世之三拗汤即脱胎于此。②麻黄杏仁甘草石膏汤：适宜于邪热壅肺咳喘证。本方由麻黄汤去桂枝易石膏而成，用麻黄、杏仁、甘草宣肺化痰、止咳平喘，易桂枝散寒为石膏清热。二方仅一味之差，寒温之性差之千里，判然而别。此种配伍之巧妙，真是神圣之笔。③小青龙汤：其所治证候的特点是外感风寒，内挟寒饮。本方用麻黄既可与桂枝温散表寒，又可与干姜、细辛、半夏温化寒饮以止咳喘。因此，本方在临床应用时，不兼表证者亦可应用，只是应当适当减少麻黄用量。④小青龙加石膏汤：适用于寒饮有化热趋势而见烦躁者，以小青龙汤温化寒饮，加石膏清内热止烦躁。⑤厚朴麻黄汤：适用于寒饮有热化趋势，但以气滞胸满为主证之咳喘。本方即小青龙加石膏汤去桂枝、芍药、甘草，加厚朴、杏仁、小麦而成，其温化水饮之力不减，降气消满之功更强。⑥射干麻黄汤：适用于寒饮喉痹咳喘哮而以哮为主症者。方用麻黄配生姜、细辛、五味子、冬花、紫菀宣肺化饮止咳，并用射干消痰开结利咽喉。⑦越婢加半夏汤：适用于肺胀病热饮闭肺之咳喘证。方用麻黄石膏辛凉相配，发越水气，兼清里热而止咳喘；生姜、半夏散水降逆，甘草大枣安中调和诸药。

此外，由于麻黄能宣发肺气，故可治肺气郁闭之咽喉不利，唾脓血之证，方如麻黄升麻汤。

综上所述，用麻黄治咳喘配伍的特点是：平喘与杏仁相配；止咳配紫菀、冬花；寒者加桂枝，热者合石膏；需解毒利咽伍以射干或升麻；需化饮者配以干姜（或生姜）、细辛、半夏；胸满者加厚朴。仲景发现麻黄有极好的平喘作用，有时单用一味平喘，如防己黄芪汤方后云：“喘者加麻黄”。

现代药理学实验证明，麻黄确能解除支气管痉挛，且作用缓和而持久，故能使呼吸平顺而止喘。但应注意，麻黄治喘效果虽然确实，但持续长时间服用后效力大减，所以慢性咳喘一般不宜久服，可采用间断用药法。

3. 宣化痰饮 痰饮多为阳虚不运，津液凝聚而成，麻黄辛温发散，可以宣化痰饮。

（1）治疗寒饮证　用麻黄治疗寒饮的方剂有2首：一是寒饮停于心下，证候较轻，仅见心下悸者，用半夏麻黄丸，以“半夏蠲饮气，麻黄发阳气”（尤在泾）。二是阳虚寒凝，气结水聚而成“心下坚，大如盘，边如旋杯”者，可用桂枝去芍药加麻辛附子汤治疗，本方汇集了麻黄、桂枝、细辛、附子、生姜等众多辛散之品，故能破痰饮痞块，此即《本经》说麻黄“破癥坚积聚”的真实含义，历来为《本经》注释者，皆不解此义，乃不彻悟经方之故也。

（2）治疗热饮证　用麻黄治疗热饮方亦有2首：一是治疗溢饮的大青龙汤，用麻黄配桂枝、石膏、杏仁等发散外饮并兼清透内热。二是治热邪较甚，口渴欲饮之文蛤汤，此方即大青龙汤去桂枝加文蛤，其清热利水之功更增。

4. 宣肺利水 仲景书所述水气病即今之水肿病，水肿病的产生与肺脾肾三脏关系甚为密切。肺失宣降，不能通调水道，即可形成水肿。麻黄能宣肺通调水道，故经方亦用其治疗水肿。

（1）治疗寒水证　经方用麻黄治疗寒水之病的方剂有2首：一是甘草麻黄汤：《金匮》曰：“里水……甘草麻黄汤亦主之。”《金鉴》说：“里水之里字，当是皮字。”此皮水乃风寒束表，肺气不能通调水道而发，故以麻黄为主宣肺利水，少佐甘草和中补脾。二是麻黄附子汤：此方即《伤寒论》麻黄细辛附子汤，于《金匮要略》治肾阳虚复感外寒，肺气闭塞而致寒水证，方用麻黄宣肺利水，配附子以壮火之主，细辛搜表里之寒。前方证仅肺气闭塞，后方证不仅肺气闭塞，而且肾阳已虚，二者以此为别。

（2）治疗水热互结证　麻黄治疗水热互结之证的方剂亦有2首：一是治疗风水化热的越婢汤，用麻黄配石膏、生姜等散水清热，治疗“风水恶风，一身悉肿，脉浮不渴，续自汗出，无大热”者。二是皮水证，即邪结较深，形成皮水，症见“一身面目黄肿，其脉沉，小便不利”者，用越婢加术汤，外散内利，祛一身表里之水。可见，麻黄宣肺利水功效确实，无论寒热均可应用，现代药理研究证明，本品确能利水消肿。

5. 宣湿通痹　仲景思路敏捷，大胆实践，借麻黄发散之力，首开宣湿通痹之用。

（1）治疗风湿在表证　用麻黄治疗风湿在表之证的方剂有2首：①麻黄加术汤：适用于风寒湿邪闭表之证，其中的关键是麻黄配白术，正如喻嘉言所说：“麻黄得术，则虽发汗不致多汗，而术得麻黄，并可行表里之湿。”正合“若治风湿者，发其汗，但微微似欲出汗者，风湿俱去也”之原则。②麻黄杏仁薏苡甘草汤：适用于风湿在表但已化热之证，本方是麻黄汤去桂枝加薏苡仁，变辛温发汗之方为辛凉透湿之剂。

（2）治疗风湿历节病　此用麻黄亦有2方：①乌头汤：适用于寒湿历节以疼痛不可屈伸为主症者，方用麻黄臣乌头，温经宣痹，散寒止痛；配芍药、甘草缓急止痛；方中黄芪益气固表，既能益气而助麻乌温经止痛，又可固表而防麻黄发散太过；以白蜜煎乌头解其毒。②桂枝芍药知母汤：适用于历节病日久者，一方面寒湿痹着关节不去，故用麻黄配桂枝、附子、防风、白术散寒祛风化湿；一方面寒湿有化热伤阴之象，故用芍药、知母清热养阴。前方证以寒为主，故用麻黄与乌头相配；后方证病久正虚，寒湿并重，故麻黄既与附子相配，温经散寒之中寓有补阳之力，又与芍药、知母为伍，温散寒湿之中兼有清热养阴之功。

6. 发汗透黄　仲景以麻黄发汗透黄，体现于一条方证。《伤寒论》第262条曰：“伤寒，瘀热在里，身必黄，麻黄连轺（连翘根）赤小豆汤主之。”简而言之，湿热疫毒瘀于血分之里，而营卫失调于表，故黄疸病初起可见类似太阳表证之恶寒（实为振寒）发热等。故用麻黄、杏仁、生姜之辛温宣发，从表透黄；连翘根、赤小豆、生梓白皮之苦寒清热利湿，从里泄黄；炙甘草、大枣和中。《金匮要略·黄疸病》篇附方之《千金》麻黄醇酒汤主“治黄疸”，即一味麻黄用清酒煎服。

【单方治验】

（一）内科病

1. 黄疸病（急性黄疸型肝炎）　湿热黄疸外不能从汗而散，内不得从小便而泄。若病程延长，黄疸瘀塞脉道致血脉瘀滞，则更难速已。此刻治疗既要启动玄府，开腠发汗，使邪从外解，又要肃肺行水，通调水道，俾邪从小便而去。冀黄疸一退，肝炎方有向愈之机。笔者常在辨证论治的基础上，辅上一味麻黄，临床收效满意。用麻黄治黄疸并非首创。《伤寒论》麻黄连轺赤小豆汤即是用麻黄治疗黄疸的范例。尽管仲景言明“伤寒瘀热在里，身必黄，麻黄连轺赤小豆汤主之”，然历代医家却将此方局限用于黄疸兼有表证者。至今出版医著在此条下均载有：治黄疸“麻黄不宜久服，表证一罢即撤”等注释。随着温病学说的兴起和发展，亦多认为麻黄温散力峻，易伤阴津，而畏之不用。即使是寒湿侵袭型或无黄疸型肝炎，亦不敢轻投。笔者近二十载临床潜心探究证实，麻黄用治黄疸，无论有无表证均可投施。即使兼有阴虚见症，配伍得当，用之无妨。此不仅加速黄疸的消退，缩短疗程，而且对那些黄疸深重，诸法不效，医感棘手之患，却有柳暗花明又一村之望。为治疗肝炎另辟蹊径。（宣庆广《中医杂志》1992；3：6）

编者按　前已论及麻黄“发汗透黄”之用。上述更可知，以麻黄治黄疸病值得深入研究。

2. 喘证　麻黄味辛微苦性温，轻清升浮。“轻可去实”，生用辛散发表、蜜炙宣肺定喘。一般认为麻黄多用于肺经病变。由于肺为气之主，肾为气之根，因而气喘证以肺与肾为主要病位。喘病的诊断，叶香岩主张“在肺为实，在肾为虚”，处理上治肺宜降气，治肾宜纳气。在具体运用上，治肺宜降而不可纯降，应降中有升，寓升于降，此其一。其二，喘病既久，则寒热虚实之病机常同时存在，在一定的条件下，还会相互转化，因而理应温凉并进，补泻兼施。据此，我用自拟麻黄葶苈汤治疗喘证。麻黄辛散温升而葶苈苦泄寒降，二药同入肺经，以冀寒热互济互制，亦升亦降，升降有序则肺气通利，喘得平矣。此方适用于寒热错杂之喘证。若为寒喘，则麻黄用量须大于葶苈，前者1日量为9~12g，后者为5g；若为热喘，则葶苈量大于麻黄，前者为10~15g，后者为3g。众所周知，实喘易治，虚喘难疗。通过多年实践，发现虚喘在辨证论治的前提下，掺入一味蜜炙麻黄，确有立竿见影的近期疗效。其中肺虚之喘，用生脉散加麻黄。如属肾虚之喘，常用贞元饮（熟地、当归、炙甘草）加麻黄。以上肺肾虚喘，均主用补而辅用散，寓散于补，标本同治，最终收补不敛邪，散不耗气，相反而实相成之效。虚喘用麻黄的剂量，约为治实喘的1/2，1日量掌握在3~6g为宜。临床验证，虚喘用麻黄，既无不良反应，且常因喘势能及时缓解而病情逐步有所转机。如上所述，喘证无论在肺在肾，为寒为热，属虚属实，麻黄均在选用之列。但肺为娇脏，喜润恶燥，而麻黄乃温燥药，使用时宜扬长避短，在炮制上除蜜炙外，并伍以甘草，取甘草药性和缓，合用后麻黄温而不燥，不致动辄耗肺气，伤肺阴。但对额汗津津、心动应衣、息微等有脱证预兆者，则麻黄不宜再用。（王少华《中医杂志》1992；3：6）

编者按 喘息与咳嗽非独肺病，却不离于肺也。关键是明辨虚实，实喘以麻黄为主药，虚实夹杂之喘以麻黄为辅佐药，纯虚喘则不宜用之。

3.纳呆 腹胀 痞满 麻黄功用为发汗平喘、利水。余认为还具有醒脾之功。我用于治疗纳呆、腹胀，取得桴鼓之效。临床常见有的患者纳呆、腹胀，医者用广木香、厚朴、砂仁、炒白术、炒三仙等行气健脾、开胃之药月余而效不显，余在辨证用药基础上加上麻黄配菖蒲，起到醒脾、消胀、开胃之效。如系湿阻中焦而痞满者，麻黄配苍术，以燥湿散湿，引湿出表。在治疗痞满时，但见舌苔腻为据，均可在辨证用药的基础上加麻黄3~15g，达中焦转枢之用，药后出现打嗝、转矢气，其痞塞满闷感顿时消除。（陈家璋《中医杂志》1992；3：7）

编者按 脾胃居于中焦，脾主升，胃主降。肺处于上焦，主宣发、肃降。宣通肺气可调治脾胃升降失常之病变。上述经验可谓例证。

4.偏枯（脑梗死）

（1）肺主治节，为“华盖之脏”，主气、藏魄、朝百脉。麻黄可宣发肺气，通达于诸脉络，从而调节人体之知觉、动作，用治偏枯有其独特作用。麻黄9g与降肺之杏仁9g配成药对，一宣一降，加强肺的宣发肃降主治节功能，用于中风偏枯证时获奇效。临证如气虚血瘀以补阳还五汤加此药对，或合入麻黄汤；风痰瘀阻则以导痰汤或茯苓丸加此药对；肝肾亏虚或阴虚阳亢则于滋养肝肾、平肝潜阳的方药中少佐麻黄、杏仁，并以2倍于麻黄的芍药或石膏制约其升发之性。（邵志刚《中医杂志》1992；4：8）

（2）《外科证治全生集》中有“麻黄得熟地则通络而不发表”之论。据此，笔者用麻黄、熟地、葛根等药加入相应方中治疗中风后遗证属瘀血阻络者效果颇佳。尤其对病程在6个月以上，肢体功能恢复相对静止者，加用麻黄每可使肢体功能的恢复产生一次飞跃。如治一男性病人，患缺血性脑卒中，抢救脱险后遗留左侧偏瘫，语言不利。用补阳还五汤加减治疗3个月，能下地行走，左上肢亦稍能抬动，语言不利同前。续治3个月，病无起色。于方中加入麻黄、熟地、葛根，服5剂，左上肢顿感轻松，手能举过头顶，语言近乎流利。（韩冠先《中医杂志》1992；3：5）

编者按 汉唐医家认为中风（急性脑血管病）与外邪入中有关，常辨证配合用“风药”治之，金元时期及其后医家多认为中风为内因，不主张用“风药”。以上议论提示：中风偏瘫病是否应当用“风药”，这需要重新认识和研究。

5.便秘 在临床实践中体会到麻黄性温而不燥烈，有通便之功，与其他药配伍可治疗便秘。如治董某，男性，80岁。10年来大便秘结，每次服用西药果导片才能缓解，近期服用多种中西药，效不显，食欲减退，脉大无力，舌红苔薄白水滑。药用：麻黄25g，白术20g，杏仁15g，甘草5g。每日1剂，水煎服。服3剂大便通畅。每次便秘，投用此方即效。白术、杏仁、甘草，3味药虽能治便秘，但在临床中不用麻黄只用这3味药，疗效不显著，有个别患者还出现胸闷感。特别是老年体虚，肺失宣降，气化不足，津液不能润大肠，泻下之药不可用。使用此方每能获效。笔者长期用于临床，未见一例汗出不止，确为实践经验。（邓全四《中医杂志》1992；4：9）

编者按 肺与大肠相表里。麻黄专入肺经，宣通肺气故可通导大便，此腑病治脏之方法。但用"麻黄25g"，对体虚便秘者是否量大太峻？

6. 遗尿

（1）笔者经多年临床实践，发现使用单味生麻黄治疗睡中遗尿，效果极为理想，但对白天不能控制小便而自遗者则无效。方法为按年龄取生麻黄（5~7岁3g，8~15岁5g，16岁以上10g），用冷水浸泡1小时，然后煎2次，将2次所得药汁合并，睡前顿服，连服1个月。曾观察50例，结果42例痊愈（遗尿不作，停药半年后无反复）；5例有效（服药时遗尿不作，停药后复作）；3例无效。一般有效病例服药1~3次即可见效。如治李某，女，12岁，学生。睡中遗尿8年，到处求医，疗效不佳。每周遗尿至少在4次以上，以致不敢多喝水。即授上方，1剂后即未遗尿。连续服用1个月后停药，半年后随访一切正常。（王豪，等《浙江中医杂志》1995；1：34）

（2）李某，男，8岁。来诊时其母代诉患儿自幼睡中遗尿至今，曾服中药，但效果都不能持久。患儿精神抑郁，形体较消瘦，易于疲乏，腰腿酸软无力，舌胖，苔白，脉弱。辨证为肾虚，固摄失职，拟温肾补气、益智缩泉。药用：附片5g，党参15g，五味子、益智仁、菟丝子各10g，菖蒲、远志、桑螵蛸各6g，乌药3g，狗脊、覆盆子各8g。每日1剂，连服6日，2煎早晚服用。药后精神体力有所好转，腰腿酸软消除，唯睡中遗尿不减。继服原方20余剂。但睡中遗尿如故。原方加入麻黄6g（先煎去沫），服药7剂后又来复诊，述7日中有4日未遗尿。继服半月，遗尿止。1年后，未见复发。（郭素珍《湖北中医杂志》1995；1：18）

编者按 "肺"能通调水道，下输膀胱，故辨证以麻黄宣肺气、调膀胱可治疗遗尿症。

7. 阳痿 麻黄是一味发汗解表、宣肺平喘的要药，然治疗阳痿，历代医家少有记载，笔者从一病例中偶尔发现麻黄治愈阳痿，并经反复验证，认为它确实具有神奇的通阳之功效，现介绍如下：患者傅某某，男，38岁，个体户，1987年始患阳痿，尔后到处就医，服中药百余剂，同时还采用针灸、理疗等多种方法，均未奏效，几年来精神负担加重，对治疗已失去信心。1990年11月底，患者得重感冒，恶寒怕冷，咳嗽痰多，喉痒等。投麻黄等解表之药，3剂后，表证解，数年的阳痿之证奇迹般地有了转机。后又服壮阳养阴之品以为巩固疗效，结果适得其反，随之又服上述感冒药3剂，阳痿之证又见好转。之后在滋阴养阳之品中加入麻黄5g，服5剂，功效倍增，阳痿消除。观察月余，平稳。（傅贵平《中医杂志》1992；4：8）

原按 麻黄辛温，辛能宣散，温能通阳，用麻黄能起到疏通气机、温通经脉之功效，气机宣通，才能激发肾阳，故阳痿可愈。从现代医学观点看，阳痿多见于性神经衰弱以及某些慢性疾病患者，麻黄之所以能治阳痿，从药理分析，它的作用与肾上腺素相似，具有收缩血管，升高血压及兴奋中枢，起到振奋作用，且作用较温和持久，也许这正是它能治阳痿的真正原因所在。

8. 痹证

（1）风痹 治风痹荣卫不行，四肢疼痛：麻黄五两（去根节了，秤），桂心二两。上捣细罗为散，以酒二升，慢火煎如饧。每服不计时候，以热酒调下一茶匙，频服，以汗出为度。（《圣惠方》）

（2）寒痹 王某某，男，28岁。1976年2月10日初诊。病者于半月前，在风雪冰冻之际，徒步行走45华里回家过年，第2天，双下肢开始疼痛，初不介意，3天后疼痛加剧，不能下床行走，先后服安乃近、独活寄生汤等，疼痛渐减，但双下肢沉重，不能行走，肌肉不仁，遇热稍舒，微肿，脉沉紧，舌质淡、苔白。余用麻黄50g，清水一大碗，武火煎沸5分钟，乘热服之，日服2次，温覆取汗。3剂后，双下肢沉重感大减，可扶杖而走，再服3剂痊愈。（蔡抗四《中医杂志》1992；4：5）

原按 该证为风寒湿入经络可知。以大剂麻黄，温覆取汗，令寒湿从汗而解。《景岳全书·本草正》载：麻黄以轻扬之味，而兼辛温之性，故善达肌表、走经络……祛除寒毒……若寒邪深入少阴、厥阴筋骨之间，非用麻黄、官桂不能逐也。确属经验之谈。

9. 雷诺病 胃痛（胃痉挛）

（1）临证吾常以麻黄配活血养血、通经化瘀药物，治疗血压偏低的大寒之证，疗效较为显著。曾于1979年冬治一女性雷诺病患者，前医投当归四逆汤加减，先后服药20余剂，疗效不著，转诊于余，测血压发现仅为85/55mmHg，思忖再三，遂以前方加黄芪30g，5剂后仍不尽人意，血压无明显改变，肢端寒凉如冰。忽想起麻黄升压，且善祛大寒，即以上方加生麻黄6g，投药3剂，肢体末梢转温，血压见升，又投5剂，血压升至105/70mmHg，病去大半。之后屡用，效果均佳。

（2）麻黄不仅走表，亦可用于里证，祛里寒不乏其效。曾治一虚寒胃痛患者，始投小建中汤加减治之，其效甚微。患者遇寒辄重，无奈之际，加入炙麻黄6g试用。3剂后疼痛大减，收到意想不到的效果。之后多次验证，均有明显疗效，证明麻黄有解除胃痉挛的作用，从而达到止痛效果。（王忠民《中医杂志》1992；3：4）

10. 郁证 临床上每见由于情志不舒，气机郁结，不能宣泄而造成的气、血、痰、火、湿、食诸疾，治疗颇感棘手。郁结为病，尤以肝郁气滞最为多见。遇到此类患者，起初我多选用柴胡疏肝散加郁金、青皮、合欢皮等味，但效果并不全部令人满意。后来受《内经》“诸气膹郁，皆属于肺”的启示，想到肺为气之主，郁结为病，气机阻滞，肺气亦不得宣泄，此时若在疏肝方中稍佐一味麻黄以宣通肺气，令郁闭得开，岂不正投机缘？曾治一妇女，32岁，就诊时，诉其两胁胀痛、口苦、不思食，经前两乳胀硬作痛，经来滞涩，少腹刺痛，脉弦而细，经用柴胡疏肝散加丹参、青皮、郁金、路路通等味，10剂仍无效果，后在原方中少加麻黄6g，3剂而诸症悉除。因而悟出，疏肝解郁，还应注意宣肺。（汪祯祥《中医杂志》1992；9：56）

（二）妇科病

1. 子宫脱垂 千百年来，麻黄作为宣肺、发汗、解表之药而为医家所习用。然而麻黄的升提之性，则鲜为人知。笔者于30年前从治一位患Ⅲ度子宫脱垂的中年妇女得到启示。该妇女因偶患风寒束表证，余拟麻黄汤予服。药后不仅风寒顿解，子宫脱垂亦应手而愈。窃思，子宫脱垂多为气虚下陷，曾服多剂补中益气汤无效，为何1剂麻黄汤而效著？思之再三，肺乃气之主，麻黄开提肺气，乃下病上取之法，取其升提之性。此后，便对所有子宫脱垂之患者，试用麻黄汤加党参、黄芪、当归、熟地，全获显效。后来每遇脱肛、遗尿，单用麻黄汤，收效亦佳。笔者用麻黄汤治疗以上病例，麻黄的用量不少于9g。共治子宫脱垂80例，显效（1剂）66例；有效（2~3剂）14例。获效后，加重补气血药的用量，服10余剂以巩固疗效。1年后随访，有40例因劳累而复发。再用上法又获效。（陈沫金《中医杂志》1992；4：8）

2. 恶露不尽 经闭 痛经 《本草纲目》明言麻黄可通“产后血滞”，但医家多畏其表散而不用。验之临床，麻黄不唯对产后血滞、恶露不尽有良效，对少女月经不潮，妇女宫寒经闭及痛经等病，配合四物汤加减治疗均可获满意效果。（韩冠先《中医杂志》1992；3）

原按 麻黄温通发散，气味轻清，外可疏通肌肤经络，内可深入积痰凝血，实乃活血化瘀之佳品。但麻黄究属辛燥之品，对体虚血瘀者要适当配伍，若因热致瘀者则不宜应用。用麻黄活血化瘀时一般3~6g即可，并可配以熟地，其分量之比约1∶4为妥。

编者按 如上所述，是对《本经》谓麻黄“破癥坚积聚”等功效的最好注解及验证。

3. 产后身痛 带下

（1）产后身痛 治疗产后病证，一般不主张选用麻黄辛散之辈，但是，产后病并非绝对虚候，亦可见于实证。如产后身痛，多系产时不慎罹患风寒所致，其病失治，易酿沉疴。凡其大寒脉证，尽管夹有虚候，笔者亦常于补剂之中投之。如一产后患者，四肢冷痛，少气乏力，冬日加剧，即使夏日也要身着秋装，间断治疗数载不愈，转诊于余时适值冬季，周身发凉，甚时手指发紫，舌苔薄白，脉沉迟，遂以黄芪桂枝五物汤为基础，佐以温经散寒、活血养血之品，另加生麻黄15g，药进1剂，肢体转温，疼痛骤减，复投2剂，肢痛若失。获此卓效，出乎意料。之后减麻黄至10g，又进7剂诸症悉除，先后用麻黄115g，未发现明显的副作用，血压仍在正常范围。（王忠民《中医杂志》1992；3：4）

（2）寒湿带下 其病机多为寒邪凝聚，阳气受抑，水湿不能运化使然。笔者常用麻黄驱散寒邪，效果甚佳。此类带下，有脾虚见证者，可用完带汤加麻黄，我们曾系统治疗过多例，收到满意疗效，观察证明比单用完带汤效佳。（王忠民《中医杂志》1992；3：4）

（三）皮肤科病

1. 疮疱 治病疮疱倒黡（音演，皮肤上生的黑色斑点）黑者：麻黄（剪去节）半两，以蜜一匙同炒良久，以水半升煎，俟沸，去上沫，再煎，去三分之一，不用滓。乘热尽服之，避风，伺其疮复出。一法用无灰酒煎，但小儿不能饮酒者难服，然其效更速。(《本草衍义》)

2. 瘙痒 麻黄辛温，辛能发散，血得温则行，故对风邪痹阻肌肤经络所致的痒、痛之疾，用之有一举两得之妙。如治一人，全身皮肤红疹瘙痒3年，多方治疗无效。用西药阿司咪唑片（息斯敏）治疗虽可取效，但停药辄发。遂取麻黄活血祛风为主，辅以桂枝、贯众、紫草、红花等药，服3剂而愈。(韩冠先《中医杂志》1992；3：5)

编者按 《伤寒论》第23条："……以其不得小汗出，身必痒，宜桂枝麻黄各半汤。"可知发汗解肌可止痒。

3. 顽癣 临证单独运用麻黄治疗顽癣，获效显著。如治李某某，男，32岁。1983年7月18日初诊。自诉两大腿内侧患顽癣3年，每于夏月盛暑奇痒尤甚，须用癣药水外搽患处，可缓解片刻。曾服清热、疏风、解毒剂，少效。至秋冬渐愈，夏季又复发。余用麻黄15g，清水一小碗，武火煎沸后5分钟，温服，日服2次。3剂后痒大减，连服10剂痒止，遂停服。未见任何副作用。服药10分钟后，仅见汗出周身，擦干汗后，无任何不适，随访3年，未见复发。近几年先后用此法治愈42例顽癣患者。此病每于夏季炎热汗泄不畅而发，邪气郁于皮肤腠理之间，外不得透达，内不得疏泄，邪正交争而致。麻黄可疏风、解表、发汗止痒，通腠理，泄邪恶气，使邪从汗而解。有人对夏月用麻黄不解，其实《医学衷中参西录》早指出：夫用药之道，贵因时、因地、因人，活泼斟酌，以胜病为主，不可拘于成见也。(蔡抗四《中医杂志》1992；4：5)

结 语

麻黄性味辛微苦而温，入肺、膀胱经，具发汗、平喘、利水之功效，是治疗外感伤寒、内伤咳嗽、水肿等疾病的常用药物。近年来用单味麻黄或以麻黄为主组方治疗外感、内伤诸多病症，效果良好。

麻黄的主要成分是麻黄碱、伪麻黄碱、麻黄次碱和麻黄挥发油。现代药理研究认为其对血管收缩作用比较持久，能兴奋大脑皮质和皮质下中枢。可解除支气管平滑肌痉挛、抗疲劳等。此外还有抑制流感病毒、金黄色葡萄球菌、铜绿假单胞菌等作用。

单味麻黄能治多种疾病，其机制之一是以其发散之功宣开肺气，通畅气机。诸如疏肝利胆退黄、开胃健脾通便、活血化瘀止痛、调膀胱治遗尿、升提举陷、祛风解痉、散寒通络、激发振奋肾阳、透达疏泄治癣等，以此疗各种顽疾，是当今名医之创举。其机制之二是以现代药理研究证明的功效为依据，如兴奋中枢神经治疗阳痿，为经典著作所未逮。

桂 枝

【基原与药材】 为樟科植物肉桂的嫩枝。干燥的嫩枝，呈圆形，外表棕红色或紫褐色。易折断，断面不平坦。外有棕红色边，中心色较深。粗枝断面呈黄白色。气清香，味甜微辛。以幼嫩、棕红色、气香者为佳。

【用法与用量】 内服：煎汤，1.5~6g；或入丸、散。

编者治太阳中风用桂枝汤，方取原方折合剂量之三分之一，即用桂枝30g，煎服法及护理谨遵桂枝汤方后注。

【原文】《本经》：牡桂，味辛，温，无毒。治上气咳逆，结气，喉痹，吐呕。利关节，补中益气。久服通神，轻身，不老。生南海，山谷。

《别录》：牡桂，无毒。主治心痛，胁风，胁痛，温筋通脉，止烦，出汗。生南海。

【经方用药】 桂枝是中医常用之品，历代医家对其性味功能的研究亦颇多，其性味通常认为是辛甘而温，其功效在邹澍《本经疏证》总结得最为简洁而完善，他说："凡药须究其体用，桂枝色赤条理纵横，宛如经脉系络，色赤属心，纵横通脉络，故能利关节，温经通脉，此其体也。《素问·阴阳应象大论》曰：'味厚则泄，气厚则发热。'辛以散结，甘可补虚。故能调和腠理，下气散逆，止痛除烦，此其用也。盖其用之之道有六：曰和营，曰通阳，曰利水，曰下气，曰行瘀，曰补中。"

桂枝也是仲景十分喜用的一味药物。经方中直接用桂枝组方者达75方，方后加减还有4方用及，共计79方，为我们积累了丰富的经验。

需要明确和研究的是，《本经》中桂有两种，有牡桂，有箘桂。邹澍研究后认为：箘桂即"今所谓肉桂是也”；牡桂即“今所谓桂枝是也”。桂枝、肉桂虽然相类（现代研究均含有桂皮醛等），但后世医家一般认为桂枝的作用偏于发汗解表、温经通阳，而肉桂则偏于温补肾阳。仲景时代，二者未加明确区分，故经方中只有桂枝之名。

1. 解肌散邪 《别录》云桂枝能“出汗”，《伤寒论》曰“桂枝（汤）本为解肌”（16），可见桂枝辛甘温发散之性，能调和腠理，可治疗邪气在表之证。

（1）治疗太阳中风表虚证　太阳中风表虚证因为已经出汗，故不须强行发汗，只需振奋血行，略加发汗驱邪外出即可。此时一般用桂枝与生姜相配，轻微发散风寒之邪。为了防止发汗太过，及纠正已汗而被伤之阴津，方中又加配了芍药与大枣，酸甘益阴，且芍药酸敛，可以弱化桂枝、生姜发汗之力。这样辛散与酸敛相合，驱邪而不伤正，敛阴不碍驱邪，使解表而无大汗之弊，方中另加甘草安内攘外，为外感表虚证治疗开一大法门，这就是桂枝汤，成为千古名方。其次，治疗表虚兼喘之桂枝加厚朴杏子汤；治疗表虚而兼项背强之桂枝加葛根汤；治疗表虚兼寒疝腹痛之乌头桂枝汤；治疗表虚兼阳虚漏汗之桂枝加附子汤；治疗表虚兼气营不足身痛之桂枝加芍药生姜各一两人参三两新加汤；治疗少阳与太阳合病之柴胡桂枝汤等方剂，其使用桂枝的意义均与桂枝汤相去不远。另外，若表虚兼胸满脉促时，说明胸阳不振，桂枝必须一方面振奋胸阳，一方面发汗，力量已被分散，故用桂枝已无大汗之可能，所以治疗此证时便将芍药去掉，况且芍药阴柔，非胸阳不振所宜，这即是桂枝去芍药汤，具有解肌祛风、消阴通阳之功。若胸满又见脉微恶寒，说明胸阳受损，可用上方加附子，兼以温经复阳，这便是桂枝去芍药加附子汤，具有解肌祛风兼以温经复阳之功。此两方之用桂枝，虽有温经助阳之功，但主要还是为解肌散寒而设。

（2）治疗太阳伤寒表实证　桂枝辛温通阳，能振奋血行，但其发汗之力并不强大，遇有表实无汗之证时需与麻黄相配，两者相互配合，相得益彰，能发表实之汗，这就是治伤寒主方——麻黄汤。其次，治疗表实兼内热烦躁之大青龙汤；治疗兼内饮（咳喘）之小青龙汤及小青龙加石膏汤；治疗表实兼项背强及太阳与阳明合病下利之葛根汤；治疗太阳与阳明合病呕吐之葛根加半夏汤；治疗风湿在表，表实无汗之麻黄加术汤等诸方剂，所用桂枝均有协助麻黄发汗的作用。

（3）治疗太阳病表郁轻证　表邪日久，邪气虽衰，但始终未得一汗或汗出不彻，邪气终不得去。此时不汗邪不得去，过汗又易伤正，两难之际，仲景用小量之桂枝既配麻黄，又伍芍药，方如桂枝麻黄各半汤，小发其汗。还有桂枝二麻黄一汤以及治疗兼有轻微内热的桂枝二越婢一汤，这些方剂都含有桂枝与麻黄相配之发散，又有桂枝与芍药相配之敛阴，而且分量极轻，是邪微无汗之良方。

（4）治疗太阳痉病　用桂枝治疗太阳痉病的方剂有2个：①栝楼桂枝汤：适用于太阳表虚证兼见“身体强，几几然，脉反沉迟”等症，是太阳表虚兼内热津伤之柔痉，方用桂枝汤加栝楼根，解肌清热、敛阴生津。②葛根汤：适用于表实之刚痉，由于内热津伤不甚，故以上方去栝楼根，加麻黄与葛根，以协助桂枝发汗通经腧而解痉。

（5）治疗黄疸病与黄汗病　两病均与脾湿有关。若黄疸病表虚证；黄汗病营卫失和证，仲景均使用桂枝加黄芪汤治疗，方取桂枝汤解肌调和营卫，与黄芪相配，走表逐湿之力更强，令湿从表去则黄汗、黄疸自愈。还有一方证，因湿已有化热之势，故单用桂枝与芍药调和营卫，加黄芪走表逐湿，苦酒配合芍药泄营中之郁热，方名黄芪芍药桂枝苦酒汤。可见桂枝不仅能逐风寒之邪，配黄芪还能逐在表之湿邪。

（6）治疗风热表证　风热之邪闭表，兼有阳气虚衰，正气欲脱者，仲景用竹叶汤扶正祛邪。尤在泾云：“竹叶汤用竹叶、葛根、桂枝、防风、桔梗解外之风热；人参、附子固里之脱，甘草、姜、枣以调阴阳而使其平，乃表里兼济法。”再就是小柴胡汤方后云：“外有微热者，去人参，加桂枝三两，温覆微汗愈。”取桂枝与柴胡合用疏散外邪。现代药理学证明，桂枝能使皮肤血管扩张，调整血液循环，使血液流向体表，有利于散热和发汗。桂枝辛温，故特别适用于风寒表证，随着医学不断地发展，药物不断地增多，一般不再用于风热表证。

（7）治疗其他病兼有外邪证　这样的方剂共有6首：一是桂枝人参汤，适用于脾虚下利兼有风寒表证者；二是厚朴七物汤，适用于素病腹满兼外邪者。还有，治“温疟……骨节疼烦”之白虎桂枝汤；“治大风，四肢烦重，心中恶寒不足者”之侯氏黑散；“治病如狂状，妄行，独语不休，无寒热，其脉浮”之防己地黄汤；治“虚劳诸不足，风气百疾”之薯蓣丸等5种方证，皆杂病兼风证，其病因病机复杂，是兼外风，还是内风，需要具体分析而确定。

2. 温通化饮 《金匮要略》曰：“病痰饮者，当以温药和之。”桂枝温通，振奋阳气，痰饮自然而化，故仲景治疗痰饮方中，多用及桂枝，是痰饮病方剂中使用次数较多的药物之一。

（1）治疗上焦痰饮证 胸膈部停有痰饮，主要表现为咳喘，用桂枝组方，治疗这类疾病的方剂有3首：其中小青龙汤及小青龙加石膏汤在治疗风寒表实证中已经提及，但此两方使用桂枝的意义，不可理解得过于胶柱。方用桂枝除了协助麻黄发汗解表外，还可以协助干姜、细辛、半夏温阳化饮。麻黄也不是单纯为表寒之证而设，同时可以宣肺利水定喘。所以这两个方剂是治疗痰饮咳喘的常用有效方剂，不一定兼有表证。不过小青龙汤适用于单纯寒饮而致之咳喘；小青龙加石膏汤，适用于寒饮咳喘有化热趋势者。三是泽漆汤，运用于水饮重而二便艰涩、咳喘等症。其方中重用泽漆、紫参消痰逐水，决渎二便，其使用桂枝的目的，则是借其通阳散饮之力，以增强半夏、生姜散水降逆之功。水饮从二便排出，不上冲于肺，其喘咳自平。

（2）治疗中焦停饮证 中焦停饮主要表现为心下痞坚，有的上凌于肺而引起咳喘，有的中阻于胃而见呕吐，由于饮能随气机升降变化，故临床证候错综复杂。治疗中焦停饮的方剂归纳起来，共计7首：①木防己汤：适用于喘而心下痞坚、脉沉等症。方用桂枝配防己辛开苦降、化饮除痞，因饮停阻遏阳气运行而化热，故加石膏以清之，久病正虚，故加人参以补之。本方是一首散饮清热益气之剂。②木防己去石膏加茯苓芒硝汤：为上方之加减变化方。因其证候凝结成实，痞坚难化，故加芒硝之咸以软坚破结（《别录》曰芒硝“利大小便……推陈致新”），加茯苓健脾利水。③茯苓甘草汤：适用于中焦停水，阳气被遏，表现为“厥而心下悸”。方由桂枝配生姜、茯苓、甘草组成，桂枝配生姜温胃散饮，桂枝与茯苓相配又可通阳化饮，四药共奏温中化饮、通阳利水之功。饮化阳通，则厥除悸止。④苓桂术甘汤：适用于中焦脾虚停饮证候。方用桂枝配白术、茯苓、甘草补土制水。⑤茯苓泽泻汤：适用于中焦停饮，影响于胃，胃气不降而上逆则胃反；影响及脾，脾虚不运，水津不能上奉则口渴等症。茯苓泽泻汤实际是苓桂术甘汤加生姜与泽泻而成，其用桂枝有三义：一则配合生姜温胃散饮；二则协助茯苓、泽泻通阳利水；三则增强白术、甘草健脾化饮。从而达到清升浊降的目的，清升口腔得润，口渴能止；浊降胃和，则胃反可愈。⑥桂枝去芍药加麻辛附子汤：适用于阳虚寒凝较甚之中焦停饮证，表现为“心下坚，大如盘，边如旋杯”。方取桂枝配合麻黄、细辛、附子、生姜助阳散寒，使寒凝之水饮得散。⑦柴胡桂枝干姜汤：治疗少阳枢机不利，水饮内停证。方用桂枝与干姜相配，温化水饮；柴胡、黄芩清解少阳之枢机；牡蛎、栝楼根软坚泻热而养阴，共奏和解化饮、宣透郁阳之功。

以上7方皆以桂枝治疗中焦停饮，属于热饮者，可与防己、石膏相配；属于寒饮者，可与麻黄、细辛、附子为伍；饮凝成实者，不妨加用芒硝软坚；欲散胃中之饮者，多与生姜或干姜相协；欲健脾者，宜合白术；欲通阳利水者，可合茯苓与泽泻；若属枢机不利者，须与柴胡、黄芩配合。

（3）治疗下焦停饮证 下焦停饮，主要表现为气化不行而小便不利之证。经方中用其通利小便的方剂有如下5首：①茯苓桂枝甘草大枣汤：适用于心阳虚，不能镇摄肾之寒水，水气与阳气相搏，而见脐下悸，欲作奔豚之证，方用桂枝既与茯苓相配，通阳利水，又与甘草、大枣相配，培土制水。②五苓散：适用于太阳蓄水证，方用桂枝配茯苓、猪苓、泽泻、白术健脾通阳利水。桂枝能增强二苓、泽泻利水之功。③茵陈五苓散：此方即五苓散与治黄专药茵陈合方，适用于黄疸病湿重于热小便不利者。④柴胡加龙骨牡蛎汤：适用于少阳病兼见小便不利，身重不能转侧等，具有下焦气机不利的表现，故方中亦用桂枝配茯苓，通阳化气而利水。⑤肾气丸：适用于肾虚不能化水而致水饮，方用桂枝与附子相配，助肾阳以化水饮；配茯苓、泽泻淡渗利水；重用干地黄、山萸肉、山药等补益肾精以生肾气。如欲温补肾阳，可改用肉桂。

上述5方用桂枝通利小便，多与淡渗利水之品相配，如茯苓、泽泻；兼肾阳虚者合附子；属枢机不利者配柴胡、黄芩。

（4）治疗皮水证　仲景用桂枝治疗皮水证的方剂只有1首，即防己茯苓汤，方由桂枝、防己、茯苓、黄芪、甘草组成。尤在泾说："防己、茯苓善祛水气，桂枝得茯苓则不发表而反行水，且合黄芪、甘草助表中之气，以行防己、茯苓之力也。"说明使用桂枝的目的在于配合茯苓通阳利水。

3. 温经通脉　桂枝温经通脉，促进血行，故仲景亦将桂枝用于瘀血证，这是仲景对《本经》的充实与发展。如此功用的方剂有5首：①桃核承气汤：用于治疗太阳蓄血轻证，方用桂枝配桃仁、大黄、芒硝、甘草，取桂枝温通经脉以行瘀，增强桃仁、大黄等攻逐瘀热之功。②土瓜根散：适用于血瘀而致的"经水不利，少腹满痛，经一月再见者"。方用桂枝与土瓜根、芍药、䗪虫、酒相配，借桂枝温通经脉之力，以增土瓜根、䗪虫等活血化瘀之功。③桂枝茯苓丸：方用桂枝与桃仁、丹皮、芍药、茯苓相配，炼蜜为丸，本方使用桂枝温通经脉与诸药相合，祛瘀而不伤正（胎），是治疗妇人癥病的一个传统有效的方剂。④温经汤：此方用药较多，照顾较为全面，但其使用桂枝的目的有二：一是借其通经之功，协助方中川芎、丹皮活血化瘀；二是借其温散之用，增强方中吴茱萸、生姜温经散寒，主治瘀血兼冲任虚寒之证。⑤鳖甲煎丸：此方治疗癥瘕疟母，用药颇多，不做详细剖析，其使用桂枝的目的亦有二：一方面协助鳖甲、赤硝、桃仁、丹皮等化瘀散结；一方面又与柴胡配合祛其寒热邪气。通过上述几方面的罗列，可以看出桂枝活血化瘀，既可用于实证、热证之蓄血，又可用于虚证、寒证之瘀血。但由于桂枝性温，更适用于虚寒性血瘀证。

上述之外，还有3方：一是主治"手足厥寒，脉细欲绝"的当归四逆汤；二是主治"若内有久寒者"之当归四逆加吴茱萸生姜汤；三是主治"血痹……身体不仁"的黄芪桂枝五物汤。这三个方证均非瘀血证，但都是血气虚弱而为病，故方中皆用桂枝温经通脉，并有和营补虚之义。

4. 通利关节　仲景根据《本经》曰桂枝"利关节"的功效，大加发挥，用以治疗多种痹证。用桂枝治疗风湿痹证的方剂，除上述麻黄加术汤外，还有治风湿病2方与治历节病1方：①桂枝附子汤：适用于风湿痹于肌表而兼阳虚之风湿痹证。方用桂枝配附子、生姜、甘草、大枣等，共奏温经助阳、祛风化湿之功。方中重用桂枝，重在祛除肌表之风（后文接着讲风去湿减了，改为"去桂加白术汤"）。②甘草附子汤：适用于风湿痹于关节，病情较上证严重者，不仅在表之阳虚，而且里阳亦虚。所以，外见汗出，恶风，或身微肿，内见小便不利，短气。故方以桂枝配白术兼走表里，搜内外之风湿，配附子、甘草助表里之阳气。徐忠可说："前条（指桂枝附子汤证）风湿尚在外，在外者，利其速去；此条风湿半入里，入里妙在缓攻。"本方以甘草名之，其缓治之意甚明。③桂枝芍药知母汤：适用于历节病日久正虚邪痹者。

5. 通阳补虚　桂枝辛温通阳，甘可补虚，主治心阳不振、脾气虚馁及肾阳不足的证候。

（1）治疗心阳不振证　这样的方剂有4首。①桂枝甘草汤：适用于心阳虚之心悸、汗出之证。桂枝配甘草正合辛甘化阳之意，功善温补心阳而止心悸，本方采用一次顿服法，意在急复心阳，为温补心阳基础方。②桂枝甘草龙骨牡蛎汤：适用于心阳虚，心神浮越之证。方用桂枝甘草汤温补心阳，再加龙骨、牡蛎重镇潜阳而定其烦躁。③桂枝去芍药加蜀漆牡蛎龙骨救逆汤：适用心阳虚挟痰浊扰心而致之"惊狂，卧起不安"症。方中亦用桂枝甘草汤温补心阳，龙骨、牡蛎镇心安神，蜀漆除痰，因蜀漆伤胃，故加生姜、大枣安中，共奏温阳涤痰、镇心安神之功。④炙甘草汤：适用于心之气阴两虚而致脉结代，心动悸等。这是一首养血滋阴、益气通脉的方剂，其方中使用桂枝的目的，在于配合炙甘草、人参、大枣，以益气通阳而畅血行，是从加强功能方面着手；另用地黄、阿胶、麦冬、麻仁滋阴养血，是从增加物质基础、增强对心脏的营养立意，共奏气阴并补之功。此外，四逆散方后云："悸者，加桂枝五分"，亦取温通心阳之意；理中丸方后云："若脐上筑者，肾气动也，去术加桂四两"，是取其强心以镇肾水之意。仲景首开心阳虚治疗之法门，桂枝甘草汤虽然组方简单，却是温补心阳方剂之开山。后世许多温补心阳的方剂，皆源于此。

（2）治疗脾气虚馁证　邹澍论桂枝有一段令人省悟的话，他说："……至补中一节，尤属义精妙而功广博，盖凡中气之虚，有自馁而成者，有为他脏克制而成者。自馁者，参、术、芪、草所主，非桂枝可施，惟土为木困，因气弱而血滞，因血滞而气愈弱者，必通血而气始调，气既调而渐能旺。此其所由，又非直一补气可概也。"如上所述的方证如下：①小建中汤：适用于脾虚营弱证，在重用芍药与甘草、大枣、胶饴相合酸甘化阴，以补阴血的基础上，用桂枝配生姜、甘草、胶饴辛甘化阳，以温建中州，共奏温补中焦、调补阴阳气血之功。②黄芪建中汤：适用于"虚劳里急，诸不足"，但偏于脾气虚为主者，故在小建中汤补中焦、调阴阳基础上加黄芪益气补虚。③天雄散：适用于脾肾阳虚的阳痿遗精证，方用桂枝配天雄、白术温补脾肾之阳，龙骨潜镇固摄，共奏温肾暖脾涩精之功。

上述3方之外，还有4方：①桂枝加芍药汤：适用于脾虚气滞络瘀之腹满时痛证，方用桂枝配生姜、甘草、大枣补脾通阳，重用芍药除血痹和络止痛，共成通阳和络之功。②桂枝加大黄汤：此方即上方加大黄而成，适用于脾虚气滞络瘀而兼大肠腐秽积滞者，本方用桂枝除通阳和络外，尚可助大黄逐秽，故全方具有通阳泻实之功。③黄连汤：适用于胃热脾寒之证，方中桂枝主要针对脾气虚寒腹痛而设，与干姜、人参、甘草、大枣相配，安中止痛。④竹皮大丸：适用于中虚挟热之"烦乱呕逆"证。方用甘草七分与桂枝一分相合，重甘微辛以补中益气，另用石膏、竹茹、白薇清虚热以安中，共奏"安中益气"之功。

（3）治疗肾阳不足证　桂枝通阳补虚治疗肾阳不足的代表方，即肾气丸。肾藏精，凡肾之虚，首先肾之阴精亏损，阴损及阳，则肾阳亦虚，故肾气丸重用干地黄直接补肾阴之虚，并用山茱萸、山药间接补肾，方中用小剂量桂枝、炮附子取"少火生气"之义，以助肾阳。肾又主水，若肾虚而水湿内停，故方中还有茯苓、泽泻淡渗利水。方中丹皮则清泄肾虚阳浮之虚浮之火也。

6. 通阳下气　桂枝本为升散之品，但亦可降冲，可知桂枝具有双相调节作用。仲景慧眼早识，首开桂枝降逆之先河。这样的方剂除前已述之苓桂术甘汤适用于中焦停饮，气上冲胸证之外，还有如下4首方及一首加味方用桂枝治疗气上冲证候：①桂枝加桂汤：适用于心阳不振，不能镇摄阴寒之气，肾寒之气上冲而发奔豚之证。方中重用桂枝佐以甘草、大枣、生姜，辛甘合化，助心阳而降冲逆，芍药益营和阴，共奏通阳平冲之功。②枳实薤白桂枝汤，适用于痰凝气结较甚之胸痹证。方用桂枝配枳实、薤白、厚朴、栝楼，具有开结泄满降逆之功。其用桂枝的目的，一是协助薤白通胸中之阳气，一是取桂枝辛以散结而降逆气。③桂枝生姜枳实汤，适用于寒饮上逆所致的"心中痞，诸逆，心悬痛"。治用桂枝与生姜、枳实相合，以通阳气，降逆气。④桂苓五味甘草汤，适用于下焦真阳素虚，支饮上盛证候，治宜敛气平冲，方用桂枝、甘草辛甘化阳，以平冲气；配以茯苓，引逆气下行，又以五味子收敛耗散之气，使虚阳不致上浮。此外，防己黄芪汤方后云"气上冲者加桂枝三分"，均说明桂枝有降逆气之效。

7. 其他　除上述六大类方证之外，还有3方用及桂枝：①治咽痛方，即半夏散及汤。适用于少阴客寒挟痰之咽痛证，方由桂枝配甘草、半夏而成。其用桂枝的目的在于散寒通阳，这是《本经》言桂枝主"结气喉痹"的注脚。②治疝气方，即蜘蛛散。厥阴经抵少腹绕阴器，厥阴寒气痹阻，可出现疝气。"阴狐疝气者，偏有小大，时时上下，蜘蛛散主之"。方用蜘蛛破结通利，用桂枝入厥阴通阳气而散寒邪。③为反佐药物，经方中还将桂枝作为反佐之品，就是风引汤。风引汤本来适用于肝胃热盛动风之证，故重用苦寒重镇之品，清热潜阳息风，但为了防止苦寒太甚损伤阳气，故方中配用了桂枝与干姜辛温之品，使之反佐苦寒，达到攻邪不伤正的目的。

【单方治验】

（一）内科病

1. 心悸　黄某某，女，46岁。体质素弱，有月经量多史。此次月经量多如崩，心悸短气。投归脾汤加固涩之属，2剂无效。患者自述心悸惊恐，时觉气从胸中上冲咽喉，上下无时，时而症状消失，时而又发，痛苦难言。少腹下坠，伴尿频、尿急，继而四肢瘫软无力，面白肢冷。诊其脉，左寸关微结，舌淡苔薄白。手书桂枝12g，嘱其煎水当茶饮，时饮一两口。一剂尽，小便数行，少腹下坠、心悸惊恐、气上冲咽喉诸症尽除。继服归脾汤加味而愈。（郭剑华《辽宁中医杂志》1986；8：42）

编者按　此案验证了经方以桂枝通阳下气降逆之功，为以专药治标，以归脾汤治本之法。

2. 脉缓（心动过缓）　笔者用桂枝为主治疗窦性心动过缓多例，均收到满意的疗效。如治张某某，男，54岁，1993年9月8日就诊。患者有冠心病史5年，心率一直在60次/分以下。近年来头晕乏力，面色不华，心悸怔忡，胸闷气短，四肢不温，自汗出，舌质淡红、舌苔薄白，脉沉迟无力。心率52次/分。心电图提示：窦性心动过缓；心肌缺血。证属心脾阳虚，治以温阳益气通脉。方药：黄芪30g，党参30g，白术20g，川芎15g，茯苓20g，甘草10g。服上药5剂诸症大减，但心率未增。笔者在上方的基础上加桂枝15g，服10剂后心率增至68次/分。随访2月余，在安静时心率仍保持在60次/分以上。笔者应用桂枝治疗窦性心动过缓受清代医学家陈修园启发很大，陈修园《金匮方歌括》说："桂枝振心阳，如离照当空，则阴霾全消，而天日复明也。"（贤述温《中医杂志》1995；1：7）

编者按　此案验证了"桂枝振心阳"以治心动过缓之专功。

3. 嗳气（神经官能症）　水肿（特发性水肿）

（1）凡治嗳气用温中健脾、消食导滞、理气降逆等法不效者，拟桂枝为主立方，常获捷效。余20世纪70年代以来，共治14例，均愈。如1974年秋，治张某某，男，54岁。因谋事未遂，怏怏不乐，遂致胸膈似阻，饮食少思，嗳气时作时止，渐至连作不息，且嗳气声惊人，情绪极为懊恼。某医院曾诊为神经官能症，服谷维素、维生素B_1等西药及中药旋覆代赭汤、橘皮竹茹汤等均乏效，遂来求诊。望其神情沮丧，关脉弦出寸口，知非感寒、宿食所祟，乃心情愤悒，木戕胃土之候。拟桂枝10g，乌梅肉、橘叶各6g，煎服。上方服3剂，胸膈快利，嗳气大减。原方再进3剂，嗳气消失，诸恙悉除。桂枝为辛甘发散之品，叶天士云："桂枝辛甘有制木之功能"，真善知桂枝之妙用也。

（2）桂枝治水肿效验亦彰。余治肾小球肾炎、充血性心力衰竭、内分泌失调等所致水肿，每用桂枝于对症方中，疗效倍增。对病因不明所谓特发性水肿，中医辨证属阴水者，主用桂枝组方，可随手奏效。近10余年治疗13例均验。如李某某，女，52岁，1988年11月7日诊。患者八口之家，赖其操持，朝夕劳碌，心力交瘁。多年来，每值冬初，面目及手足浮肿，至春暖方渐消退。经某医院查体除外心、肾等疾患，拟诊为特发性水肿，并多方治疗乏效，特来求治。观其手足肿，蛙形腹。询其饮食如故，两便如常，肢体沉重，活动不灵，倦怠嗜卧，舌淡胖、苔白，脉沉迟涩小。病乃积劳伤阳，土不制水，阴寒凝结，水邪泛溢。治宜益气助脾，温阳利水。方拟桂枝10g，黄芪、白术各15g，煎服。上方服5剂，水肿渐消，原方连进15剂，肢体轻松，水肿全消。嘱服六君子丸巩固疗效。后随访两冬，肿未复发。验之临床，主用桂枝，虽不伍苓、泽淡渗之品，亦获利尿消肿之效，且疗效作用持久。（海崇熙《中医杂志》1994；12：709）

4. 面瘫（面神经麻痹）　面瘫的治疗大多用虫类风药，如蜈蚣、僵蚕、全蝎等。余初临床之际，亦常以此类药物治疗，但效果并不满意，后在仲景论"桂枝本为解肌"之启发下，抱着试治的心理治疗面瘫，收到了十分可喜的效果。患者于当日中午仅服药1剂，3小时后即觉口角不再流水，晚又服药1剂，翌日晨，鼓腮已基本不漏气，2剂服完，口角歪斜基本接近正常，额纹恢复，眼睑闭合良好。又续3剂，诸症消失。后又以3剂巩固疗效。嗣后又治疗数例，均收到了满意效果。所治均属营卫不和，腠理疏松，玄府不固。病机属风寒性质者，其审证要点是：恶风寒，或汗出，或不汗出，舌淡、苔薄白。若见恶热，舌红、苔黄，脉弦者，则不能应用。具体处方是：桂枝30g，黄芪30g，防风15g。每剂煎2次，药液合并，日分3次服。一般服10剂即可治愈。如刘某某，男，64岁，退休工人，于1992年12月10日就诊。主诉：5天前于半夜时右侧面部发麻，拘急紧迫而醒，遂让老伴观其面部，发现口角歪向左侧，右眼闭合不全，口角流水。次日到医院诊治，诊为右侧面神经麻痹，肌肉注射维生素类，局部注射地塞米松，同时又用针灸并服中药，连治5天之后，症状无减，仍为鼓腮漏气，鼻唇沟平坦，口角歪向左侧，口角流水，额纹消失，眼睑闭合不全，恶风寒，面部患侧及胸、背汗多，夜间尤甚，全身疲惫，舌质淡、苔薄白，脉弱。按上方及服法治之，连服3剂之后，诸症大减，又续6剂，面瘫消除，半年后随访，一切正常。（王付《中医杂志》1994；12：711）

编者按 学仲景书既要读有字经，又要读无字经，于无字处求神。上述从“桂枝本为解肌”之论受到启发，重用桂枝为主以治面瘫取得良效，可谓善读仲景书者。

5. 截瘫（胸椎压缩性骨折） 偏瘫（脑溢血） 笔者常用桂枝内服外敷，治疗截瘫、偏瘫、面瘫，疗效显著。具体方法：除重用桂枝内服外，另用桂枝50~100g水煎2次，每次煮沸后煎煮15分钟，去渣后将2次所煎的桂枝药液混合，日2次温擦于病灶区域及瘫痪部位，每次温擦时以局部皮肤潮红为度。其主要作用：扩张毛细血管，促进局部血液循环，有利于病灶吸收或缩小。瘫痪处温擦，能增强肌肉被动刺激。内外同治，促进瘫痪早日恢复。例如：

（1）外伤性下肢瘫痪 1989年冬吾嫂上山砍柴不慎跌倒，两下肢不能站立，小便失禁。急送某医院经X线拍片，诊为第11胸椎压缩性骨折。住院治疗32天，小便转为正常，两下肢瘫痪如前。遂重用桂枝30g，伍以补肾壮腰之品煎服，另用桂枝液温擦于胸腰椎和两下肢，以局部皮肤潮红为度。数日后下肢即有温热之感，活动日渐好转。用上法续治2周，已能扶着床行走，半年后基本恢复正常。

（2）脑血管疾病偏瘫 吕某某，男，62岁。半年前因患脑溢血，遗留右侧肢体偏瘫，足不能行，手不能握，生活不能自理，血压正常。服补阳还五汤、华佗再造丸等均无疗效。形寒肢冷，大便溏薄，舌胖淡、苔白，脉细无力。审证并无火热之象，放胆投自拟“脑偏汤”：桂枝20g，黄芪60g，生水蛭粉6g（分吞），同时用桂枝液温擦头部及右侧肢体，上法治疗半个月，能持杖室内行走，3个月后生活能基本自理。经临床10余例验证，自拟“脑偏汤”治疗脑血管性偏瘫，轻证2周内见效，重证4周开始恢复，其疗效远胜于补阳还五汤。（王仁尧《中医杂志》1994；12：710）

编者按 上述以“内外兼治”的方法治疗瘫痪值得重视。应推而广之，不仅治瘫痪病如此，其他疾病有的亦应酌情采取内外兼治法，以提高疗效。还有，以上案例为补阳还五汤适当加味而增效提供了经验。

6. 遗尿 疝气 启蒙老师朱氏，平素擅用药末外敷疗疾，就其运用桂枝末外敷疗疾之案例，整理几则，以供同道参考。

（1）醋调敷神阙愈遗尿 乡邻之女季某，8岁，自幼遗尿，多则每夜2~3次，求诊于师。师曰：有一法可治，随取桂枝末若干，嘱用食醋调成饼状。临寐前先用温水熨脐10分钟，将其饼贴于脐部，然后用纱布盖上固定，晨起取下，每晚1次。1周后来诉，患儿于第4日停止遗尿。继以巩固，共用药10余次。半年后随访，未见复发。后用此法治疗32例，总有效率达90%以上，疗程短者仅3~4次即愈，长者必须连续外敷半月方能取效。

（2）酒调敷局部疗疝气 本村干部陈某，42岁。患疝气数载，每于劳累而作，曾劝其手术，因条件限制未行。一日因挑重担病发，先自热敷罔效。邀吾师出诊，笔者随之，诊见右侧腹股沟处有一肿物约拳头大小，反复揉托不能回缩，时值夜半，师曰：先以一法试之，无效即去医院手术，嘱取白酒调桂枝末呈糊状，摊于纱布之上，敷肿物处，然后固定。翌日早餐后患者来叙，药后局部先有热感，约时许肿物骤然回缩，腹痛消失。后屡发用之皆效。（华乐柏《中医杂志》1995，1：7）

7. 虚劳病（贫血） 桂枝于《本草再新》记有“温中行血”之功。我们以其性用于脾虚型贫血26例，获得显著疗效。脾虚型贫血是由脾气虚弱，运化失常，此型贫血的临床主要表现为：疲乏无力，头晕目眩，心悸气短，动则尤甚，同时见有胃脘不适，食后胀满，多喜热饮，面色䀮白，唇舌淡红，脉滑。本组病例中21例进行了胃内窥镜检查，均为慢性浅表性胃炎病理改变。化验Hb $<$ 50g/L者3例，$<$ 80g/L者23例。以桂枝为主的温中健脾生血法治疗脾虚型贫血获得显著的治疗效果，此为治本之法，副作用少，病人易于接受，但须守方治疗3个月，以防复发。（孙明异《中医杂志》1994；12：709）

编者按 此篇报道提示小建中汤、黄芪建中汤方中用桂枝的必要性。

8. 表证 寒证 痛证 瘀证 安徽中医学院已故程伯敏教师，毕生以用桂枝出名，被人尊为

“桂枝先生”。其灵活恰当运用桂枝治疗大量陈疴顽疾，令同道无不赞叹。余随其学习，受益匪浅。笔者在20多年临床中运用桂枝治疗许多疑难杂病，取效颇佳。笔者用桂枝量为5~30g，量小能温阳、通脉、和营，量大则下气、行瘀、补中。一般临床见有表证、寒证、痛证以及气滞、痰阻、血瘀、癥瘕疟母等病症，具四末不温，畏寒喜暖，舌暗淡或有瘀点、瘀斑，脉弦细涩者，皆可用之。若症见热象，则宜与寒凉之品配伍应用，以免桂枝助阳化热。对于阴虚火旺，津伤液枯之人，如大汗伤阴，产后失血，女子崩漏等，应慎用或禁用，以免桂枝辛温走窜，耗液伤阴。又因桂枝具有平冲降逆下气等作用，故孕妇慎用或禁用。（陈有明《中医杂志》1994；11：645）

（二）儿科病

1. 喘证（小儿支气管炎　喘息性支气管炎　毛细支气管炎　支气管肺炎　小儿肺炎） 笔者通过临床实践认为，桂枝有明显的平喘作用，是治疗喘证的要药，只要辨证准确，效果显著。如：小儿支气管炎、喘息性支气管炎、毛细支气管炎、支气管肺炎或小儿肺炎合并心衰等，只要双肺听诊有痰鸣音、哮鸣音、大小水泡音，中医辨证为寒证、虚寒证者皆用。通过本人的临床实践体会到，用桂枝的方剂与不用桂枝的方剂，效果有明显的差别，特别是治疗咳喘证比单纯咳嗽而不喘者效果尤为突出。对咳喘日久不愈的患者用麻黄平喘，不如用桂枝平喘疗效好。1987年12月6日曾治一男孩，王某，6岁。患喘息性支气管炎10余日，不发热，经用中药治疗效果不佳。察其病历：前医用小青龙汤去桂枝、白芍加黄芩、桑白皮。服3剂，患儿服前2剂后，咳喘症状较前减轻，但服第3剂后效果就不明显。患儿2次再经前医诊治，认为麻黄用量不足，于是加大原方剂量，由3g用至6g，复给3剂。患儿服完3剂，咳喘症状未见明显好转，但药后汗多，时有烦躁不安。余诊患儿面色苍白，精神不振，舌质淡红苔白，听诊双侧肺部有明显痰鸣音和哮鸣音。辨证为风寒袭肺，痰饮内停，用小青龙汤去麻黄加茯苓、葶苈子，以宣肺平喘、祛痰化饮：桂枝5g，茯苓5g，细辛2g，杏仁5g，白芍5g，半夏5g，甘草3g，五味子5g，干姜2g，葶苈子5g。服药3剂，症状明显好转，后用原方加牡蛎10g，槟榔6g，党参6g，薏苡仁10g以理气健脾，共服9剂而获愈。此外，桂枝治疗哮喘病同样有较好的疗效。（吴德广《中医杂志》1995；1：6）

编者按　以上探讨证实了《本经》曰桂枝“治上气咳逆”（喘）之功。并验证了小青龙汤证“或喘……去麻黄，加杏仁”之机制，“以麻黄发其阳故也”，故无表证而喘者当去之。

2. 痹证　痿证　热证　自汗　盗汗　胃痛　腹痛　哮喘　冻疮 桂枝辛温，辛散风寒，温通经络，入心经走血分，通达四末。笔者应用桂枝的体会如下：

（1）治疗小儿风寒湿痹，常用桂枝6g，配伍防风10g，相互为用，透营达表，通络祛风；对关节肿胀酸痛者，桂枝配防己10g，温通经络，散寒除湿。

（2）治疗痿证，下肢痿躄，桂枝配伍性善下行的牛膝10g，通经活络，强筋壮骨，引导桂枝下行，而又促进牛膝疗痿之功。

（3）临证中常遇一些因用生石膏退小儿高热，剂量过大冰伏其阳，致热退体温降低，手足冰凉，余常用桂枝6g、白芍10g，协调营卫，体温立升复常，可见桂枝温通之功。

（4）对于小儿心血不足引起脾肺虚弱的自汗、盗汗用桂枝6g、白芍10g，启发心阳，敛阴和血，一启一闭，汗证立愈，其功优于当归六黄汤。

（5）用桂枝配伍炮姜、白芍、甘草，治疗小儿因寒气凝滞的脘腹疼痛，散寒温中，调和气血，虽源于小建中汤去饴糖，仍能起到缓解胃脘疼痛的作用。

（6）由于小儿贪凉饮冷，笔者常用小青龙汤，取麻黄、细辛、五味子治疗形寒饮冷所致的哮喘证，虽有疗效，而对气不接息，张口抬肩的患儿，效则不佳。然加用桂枝6g，助麻黄平喘之力，则常获卓效。人言桂枝助麻黄发汗，笔者用桂枝6g、麻黄3g，从未见发汗，反而见平喘止咳。可见里外俱寒所致的哮喘证，非桂枝助麻黄莫属。

（7）笔者早年下乡医疗，冬季遇一患儿手足冻裂成疮，偏僻之地无药可施，随用桂枝10g、葱须6个煮水洗烫，3日而愈。后用此方治疗数例，皆见功效，而不再发，可见桂枝温化寒邪、活血通络之功。（滕宣光《中医杂志》1994；11：646）

编者按 以上乃论述“桂枝在儿科临床的配伍应用”，非有丰富临床经验者，难以谈出如此深刻之体会。读者应效法之，应用之。

（三）妇科病

瘀证 桂枝能温经通脉，和营行瘀，与肉桂不同者，在于其“温通”功能较强。常用于妇科瘀血证，如经闭不行，下腹冷痛；寒凝痛经，得暖则舒；阳弱血虚之外阴瘙痒、阴疮；瘀血阻滞冲任所致的子宫肌瘤、卵巢囊肿、宫外孕、恶露停滞等病症，都有较好疗效。（姚石安《中医杂志》1995；1：6）

附文

近代名医张锡纯“桂枝解”

桂枝味辛微甘，性温。力善宣通，能升大气（即胸之宗气），降逆气（如冲气、肝气上冲之类），散邪气（如外感风寒之类）。仲景苓桂术甘汤用之治短气，是取其能升也；桂枝加桂汤用之治奔豚，是取其能降也；麻黄、桂枝、大小青龙诸汤用之治外感，是取其能散也。而《神农本草经》论牡桂（即桂枝），开端先言其主咳逆上气，似又以能降逆气为桂枝之特长，诸家本草鲜有言其能降逆气者，是用桂枝而弃其所长也。……桂枝非发汗之品，亦非止汗之品，其宣通表散之力，旋转于表里之间，能和营卫、暖肌肉、活血脉，俾风寒自解，麻痹自开，因其味辛而且甘，辛者能散，甘者能补，其功用在于半散半补之间也。故服桂枝汤欲得汗者，必啜热粥，其不能发汗可知；若阳强阴虚者，误服之则汗即脱出，其不能止汗可知。《伤寒论》用桂枝，皆注明去皮，非去枝上之皮也。古人用桂枝，惟取当年新生嫩枝，折视之内外如一，皮骨不分，若见有皮骨可以辨者去之不用，故曰去皮，陈修园之侄鸣岐曾详论之。（《医学衷中参西录》）

结 语

桂枝性味辛甘温，入心、肺、膀胱经。功善发汗解肌，温经通脉，治疗风寒表虚、痰饮、瘀血等病症。历代医家对其研究颇详，尤其是张仲景善用此药，为后世积累了丰富的经验。现代学者扩展了桂枝的临床用途。概括其功用有六：①除痰化饮效佳，无论饮在肺、在脾、在胃或在肾，皆可蠲之。②温经化瘀为长，可除膀胱、胞宫、肝经瘀血，并利关节而疗痹证。③善通心肝二经之脉络，使血脉流利无阻。④可通达心肝之阳，使其振奋、宣达而条畅。⑤补助心肾之阳而除疾。⑥宣降气功能止痛。

现代药理研究认为，桂枝具有抗菌、抗病毒、解热、利尿、改善神经系统功能、增强血液循环、解痉止痛、调整胃肠功能和抗过敏等多种作用。

目前多用桂枝治疗如下病变：①心脏疾患如心肌炎后遗症、心律不齐。②神经系统病变，如各种神经官能症、面神经麻痹、截瘫。③心脑血管病变，如偏瘫、雷诺病。④儿科以其平喘。⑤妇科用于瘀血证。

总之，桂枝功效卓著，用途广泛。然其药性偏温，临床须辨证论治，药证合拍方能奏效。

防 风

【基原与药材】 为伞形科植物防风的根。干燥的根，呈圆锥形或纺锤形，稍弯曲，长20~30cm，根头部直径约1cm，中部直径1~1.5cm。表面灰黄色或灰棕色。根头部有密集的细环节，节上有棕色粗毛，顶端有茎的残痕；根部外皮皱缩而粗糙，有不整齐的纵皱及细横纹，除散生污黄色的横长皮孔外，点状突起的须根痕也随处可见。质松而软，易折断，断面不平坦，木部淡黄色，皮部黄棕色有裂隙，射线呈放射状。气微香，味微甘。以条粗壮、皮细而紧、无毛头、断面有棕色环、中心色淡黄者为佳；外皮粗糙、有毛头，带硬苗者次。

【用法与用量】 内服：煎汤，5~9g；或入丸、散。外用：研末调敷。

【原文】《本经》：防风，一名铜芸。味甘，温，无毒。治大风，头眩痛，恶风，风邪，目盲无所见，风行周身，骨节疼痹，烦满。久服轻身。生川泽。

《别录》：防风，味辛，无毒。主治胁痛，胁风，头面去来，四肢挛急，字乳金疮内痉。叶，主治中风热汗出。一名茴草，一名百枝，一名屏风，一名蔺根，一名百蜚。生沙苑及邯郸、琅琊、上蔡。二月、十月采根，暴干。叉，叉头者令人发狂，叉尾者，发痼疾。

【经方用药】《本草正义》解析《本经》《别录》说：“防风，通治一切风邪，故《本经》以‘主大风’三字为提纲。头痛恶风及风邪而目盲无所见，其外感风邪之盛可知，风行周身，而骨节为之痛痹，亦风邪之深且重者，而防风皆治之，诚风药中之首屈一指者矣。《别录》主烦满胁痛，亦风淫于外而遏抑其清阳之气，不得宣布也。胁风二字太不经见，而下文接以头面去来一句，则所谓风者，盖即指头面去来之风邪，胁字盖误，濒湖《本草纲目》引此无胁字，亦疑而删之也。四肢挛急，即《本经》风行周身、骨节疼痹之证。字乳者，产育乳子之时。金疮则破伤也。内痉二字，直接字乳金疮作一句读，即新产之中风及破伤风二证，皆有发痉一候，是血虚而内风煽动，非外来之风邪，故曰内痉，而防风亦能通治，颇似合外风、内风而一以贯之。然古人以中风一证，无不从外来风邪治疗，是以产后发痉，角弓反张，《千金》《外台》均用豆淋酒等方，纯以发表祛风为主。究竟产后痉厥、金创破伤二者，虽有猝为寒风所乘，宜于解表之一证，要知二者皆在血脱之后，阴不涵阳，肝风内煽，发为痉瘛，尤其多数，此则宜于潜阳息风、镇定为亟，万不可再用风药，助其暴戾。《别录》内痉二字，必非防风之辛温发散者所可妄试。凡读古书，不可不窥破此中疑窦者也。”李东垣说防风“乃风药中润剂也”。可知防风的主要功能是散风，既能解表，又能宣痹，尚能止痉。经方中有5方用及防风，其作用不远于此。

1. 散邪 《本经》云防风“治大风，头眩痛，恶风，风邪”说明防风能散风邪。

（1）宜治表邪轻证　仲景对防风散风的理解十分恰当，知道其发散力量轻微。因此，伤寒太阳病决不用此，而是用于里证为主，而表证轻微者。经方用防风治疗表证的方剂有2首：①竹叶汤：适用于外感风热而兼元阳不固者。方用防风配合竹叶、葛根、桂枝、桔梗疏散外感之风热，人参、附子益气扶阳固脱，甘草、姜、枣调和中州，是一首表里兼顾之方。尤在泾说：“凡风热外淫而里气不固者，宜于此取焉。”颇中肯綮。②薯蓣丸：适用于阴阳气血俱不足而兼感风邪者。是方在薯蓣、人参、白术、当归、地黄、麦冬等益气养血的基础上，配用防风、桂枝、柴胡等疏散风邪而解表。上述两方均属扶正祛邪之方，其用防风的目的均为疏风解表。但前者以表热为甚，故重用竹叶、葛根疏散风热之邪为主；后者以阴阳气血不足为主，故在大队益气补血药品中，少佐防风等以散风邪。

（2）疗杂病中风证　由于历史条件的限制，汉唐以前对中风病因的认识，多从“正虚外中”立论，故其治疗多在扶正的基础上加用散风之品。如侯氏黑散，即在益气健脾、养血活血、清热散瘀的基础上，用防风协助菊花、细辛、桂枝等祛风散邪。随着时代的发展，对中风病因的认识由外因逐渐转变为内因，尤其是清代叶天士提出肝风内动的理论，为中风的治疗开辟了新的途径，祛风散邪之品已经很少应用。但是，以“风药”治疗中风仍是不可忘却的研究领域，防风仍然不失为一味散风祛邪（中风之内生病邪）之良品。

（3）治病如狂状　《金匮》防己地黄汤“治病如狂状，妄行，独语不休，无寒热，其脉浮”者。后人据其方之用量不合汉人之制，而疑非仲景之方。但据《千金方》所载之用量，甚合汉人之制，故可能系后人传抄之误。本方为血热生风而兼郁热在里，其方在重用生地黄清热凉血的基础上，少佐防风、防己、桂枝以发散郁热而息内风。

2. 宣痹 《本经》云防风治“风行周身，骨节疼痛，烦满”，说明防风有宣痹之功。仲景利用防风宣痹之功，主要用来治疗历节病。《金匮》云：“诸肢节疼痛，身体尪羸，脚肿如脱，头眩短气，温温欲吐，桂枝芍药知母汤主之。”此证乃风寒湿之邪流注关节，且渐次化热伤阴。方用防风、麻黄、桂枝搜风胜湿，使风寒湿之邪从外而散，附子、白术助阳除湿，芍药、知母清热和阴、缓急行痹于里，生姜、甘草和胃调中。另外防风与白术相配，又可祛风除湿。《本经》说防风主“风行周身”，李东垣说“防风治一身尽痛，随所引而至，乃风药中润剂”，说明防风是治疗风湿痹证不可多得的良药，为后世所喜用。现代药理学实验说明，防风有镇痛作用。

【单方治验】

1. 头风 治偏正头风，痛不可忍者：防风、白芷各四两。上为细末，炼蜜为丸，如弹子大。如牙风毒，只用茶清为丸，每服一丸，茶汤下。如偏正头风，空心服。如身上麻风，食后服。未愈连进三服。（《普济方》）

2. 破伤风 治破伤风及打扑伤损：天南星（汤洗七次）、防风（去叉股）各等份。细末。如破伤以药敷贴疮口，然后以温酒调下一钱。如牙头急紧，角弓反张，用药二钱，童子小便调下，或因头伤相打，内有伤损之人，以药二钱，温酒调下。(《本事方》玉真散)

编者按 《本草正义》解析《别录》所述"字乳金疮内痉"六字说："字乳者，产育乳子之时。金疮则破伤也。内痉二字，直接字乳金疮作一句读，即新产之中风及破伤风二证，皆有发痉一候，是血虚而内风煽动，非外来之风邪，故曰内痉，而防风亦能通治，颇似合外风内风而一以贯之。"可见上述玉真散用防风本于《别录》。

细 辛

【基原与药材】 基原为马兜铃科植物辽细辛或华细辛的带根全草。药材有两种：①辽细辛，又名北细辛：叶片1~2枚，下连根茎及根，有时可见花或果实。叶柄长，有纵纹，叶片多皱缩或破损，质薄，灰绿色，有时带黄，质脆易碎。花单一，暗紫褐色，碗状。根茎为不规则圆柱形，纤细弯曲，具分枝，长1~4cm，直径2~4mm，灰棕色，粗糙，有节，节间约2~3mm。根细长，密生节上，灰棕色，表面平滑，或有微细纵皱纹，下端长有细须根。质脆易断。断面平坦，黄白色。气甚芳香，味辛辣，后具麻木烧灼感。以根灰黄色、叶绿色、味辛辣而麻舌者为佳。②华细辛：外形与辽细辛相似，但根茎较长，长约3~8cm，直径约1~2cm，节间极短，仅达1mm。香气及辛辣味较弱，而麻木烧灼感较强。

【用法与用量】 内服：煎汤，0.9~3g。外用：研末撒、吹鼻或煎水含漱。

关于"细辛不过钱"之说，究其出处，《本草纲目》转录宋代陈承《本草别说》说："承曰：细辛……若单用末，不可过一钱，多则气闷塞不通者死。"可见，细辛不可过一钱，应有三个先决条件：一是用单味；二是用散剂；三是用根部(《别录》曰："二月、十月采根。")。如果是用细辛的全草并加入复方汤剂中，则不必受"细辛不过钱"的限制。笔者（吕志杰）多年来用小青龙汤治肺饮咳喘病，常用细辛三钱（原方为细辛三两）即10g，从未发生不良反应。笔者《仲景医学心悟八十论》之"细辛不过钱"一文，对其古今文献有详细探讨。

【原文】《本经》：细辛，一名小辛。味辛，温，无毒。治咳逆，头痛，百节拘挛，风湿痹痛，死肌。久服明目，利九窍，轻身，长年。生山谷。

《别录》：细辛，无毒。主温中，下气，破痰，利水道，开胸中，除喉痹，齆鼻、风痫、癫疾，下乳结，汗不出，血不行，安五脏，益肝胆，通精气。生华阴。二月、八月采根，阴干。

【经方用药】《本草经疏》解析《本经》《别录》说："细辛，风药也。风性升，升则上行，辛则横走，温则发散，故主咳逆，头痛脑动，百节拘挛，风湿痹痛，死肌。盖痹及死肌，皆是感地之湿气，或兼风寒所成，风能除湿，温能散寒，辛能开窍，故疗如上诸风寒湿疾也。《别录》又谓温中下气，破痰开胸中，除喉痹齆鼻，下乳结，汗不出，血不行，益肝胆，通精气，皆升发辛散，开通诸窍之功也。其曰久服明目，利九窍，必无是理，盖辛散升发之药，岂可久服哉？""细辛，其性升燥发散，即入风药，亦不可过五分，以其气味俱厚而性过烈耳。"

经方中共有19首方剂用及细辛，其中有3首是方后加减法用之。主要取其温化寒饮及散表里之寒。

1.温化寒饮 《本经》曰细辛"治咳逆"，《别录》补充曰"破痰，利水道，开胸中"，可见，其咳逆的原因是痰饮阻肺。经方中用细辛治寒饮阻肺的方剂达9首，其中有1首为方后加减所用。①小青龙汤及其加减3方。《伤寒论》云："伤寒，心下有水气，咳而微喘……小青龙汤主之。"《金匮》亦云："咳逆倚息不得卧，小青龙汤主之。"小青龙汤中使用细辛的目的有三：一是与干姜、五味子相配，温肺化饮而止咳喘；二是配麻黄、桂枝解表散寒，发越水气，这也是小青龙汤能够治疗溢饮的道理所在；三是协助干姜、半夏温胃化饮，所以《金匮》还采用小青龙汤治疗"妇人吐涎沫，医反下之，心下即痞，当先治其吐涎沫"以及"支饮……必呕"等症。具有此相似配伍的还有小青龙加石膏汤，加石膏的目的是治疗饮郁化热的烦躁证。是方寒热并用，一方面散寒化饮，一方面清热除烦，二者相得益彰。这种配伍“看似寻常最奇崛，成如容易却艰辛”，非医中之圣，焉能为之？若胸满气滞较盛，可将小青龙加石膏汤以厚朴、杏仁、小麦易桂枝、芍药、甘草，加强其理气降逆的作用，此为厚朴麻黄汤。若咳痰较盛，喉中有水鸡声，可用细辛与射干、麻黄、生姜、紫菀、冬花、五味子、大枣、半夏相配，即射干麻黄汤。②支饮而体虚者服小青龙汤以后随机应变加减4方。表寒较轻的痰饮咳喘证，可用苓甘五味姜辛汤治疗；兼有呕吐者加半夏，名桂苓五味甘草去桂加姜辛夏汤；兼有形肿者加杏仁，即苓甘五味加姜辛半夏杏仁汤；兼挟胃热上冲而见面色如醉状者，再加大黄，名苓甘五味加姜辛半杏大黄汤。③真武汤方后云：“若咳者，加五味子半斤，细辛一两，干姜一两。”由此可见仲景治寒饮阻肺的咳喘证，最喜用细辛与五味子、干（生）姜相配。若寒邪阻遏较甚加麻黄、桂枝；挟热者，配石膏；胸满者配厚朴；痰阻咽喉者配射干。

2. 温经散表寒 《本经》说细辛主“头痛”，此头痛实际是风寒之邪侵袭所致，仲景据此用细辛来驱除在表之寒邪。这样的方剂共计2首。①麻黄附子细辛汤：细辛能够入里搜剔少阴之寒达表而出。《伤寒论》云：“少阴病，始得之，反发热，脉沉者，麻黄附子细辛汤主之。”其中细辛既能助麻黄以发表，又能协附子以温里，鼓舞少阴之阳气驱邪外出。本方配伍简洁而严密，有巧夺天工之妙。钱潢说：“三者合用，补散兼施，虽发微汗，无损阳气矣。故为温经散寒之神剂。”②侯氏黑散：此方主“治大风四肢烦重，心中恶寒不足者”。方中用细辛者，沈明宗说本方“防风、菊花、细辛、桂枝祛风散邪”。

3. 温脏除里寒 仲景不囿于《本经》的论述，而根据临床实践不断地充实和发展前人的认识。仲景将细辛用于里寒之证，就是对《本经》发展的实例之一。用于里寒证的方剂共8个，主方6首，加减方2首。由于配伍不同，可治疗蛔厥、寒实积滞、寒气厥逆、水饮结聚及血虚寒凝致厥。①乌梅丸：此方用细辛配合附子、干姜、蜀椒、桂枝等辛热药温其“脏寒”。再者蛔得辛则伏，以细辛之“味极辛”来安蛔。②大黄附子汤：《金匮》云：“胁下偏痛，发热，其脉紧弦，此寒也，以温药下之，宜大黄附子汤。”此乃寒实凝结之证。方用细辛协附子温里散寒而止痛，与大黄苦寒泄下，并行不悖。程云来说：“大黄苦寒，走而不守，得附子、细辛之热，则寒性散而走泄之性存是也。”③赤丸：赤丸治“寒气厥逆”，故用细辛臣乌头，以散其寒，配合苓、夏降逆化湿。诚如尤在泾所说：“寒气厥逆，下焦阴寒之气厥而上逆也。茯苓、半夏降其逆；乌头、细辛散其寒。”④桂枝去芍药加麻辛附子汤。《金匮》云：“气分，心下坚，大如盘，边如旋杯，水饮所作，桂枝去芍药加麻辛附子汤主之。”此方实为桂枝去芍药汤与麻黄细辛附子汤合方。其用细辛一可助附子扶阳散寒，一可助麻黄、桂枝、生姜辛散通阳而化饮。阳复饮化，其病自已。⑤当归四逆汤：此承接上方云：“手足厥寒，脉细欲绝者，当归四逆汤主之。”该方用当归、芍药养血通脉，细辛、桂枝、通草温经通脉。说明细辛与归、芍相配，辛润而通，可用于血虚寒凝的手足厥冷或痹证。本方之用细辛，亦体现了《别录》说细辛主“血不行”的作用。后世叶天士的辛润通络法盖发端于此。⑥当归四逆加吴茱萸生姜汤：《伤寒论》云：“若其人内有久寒者，宜当归四逆加吴茱萸生姜汤。”细辛在此方与吴茱萸、生姜相须而用，更增其温里散久寒之力。此外，治疗风湿表虚的防己黄芪汤方后加减云：“下有陈寒者，加细辛三分。”“陈寒”与“久寒”，皆属散内寒之例。还有，主治妊娠而脾虚寒湿逗留之白术散，方后加减云：“心烦吐痛，不能食饮，加细辛一两、半夏大者二十枚。”

【单方治验】

（一）内科病

1. 心悸　脉迟缓（缓慢性心律失常）

（1）细辛原是一味祛风、散寒、行水之药，主治头痛、齿痛、风湿痹痛等。现代药理研究发现其具有肾上腺素样作用，能使血压上升，由此近年来有移用以促心率而治心动过缓者。……用细辛以促心率，并非单靠其一味药之力，当有辅佐之品，相辅之剂大致有两类：一类是助心阳之品，如附子、黄芪、党参等，主要取其温补心阳之力，为细辛之温通辛散，助其心气，增其能量，作为细辛之后盾；通心脉之药，主要是调畅血脉之运行，诸如麻黄、川芎、栝楼、威灵仙等，以使细辛促心率通达血脉的作用更为调畅和持久，故余喜用麻黄附子细辛汤为主方，即取附子、麻黄二者相佐之力。另一类主要是祛痰浊、化瘀血的祛邪药物，若系痰浊扰心而见脉迟者，可取二陈汤、菖蒲郁金汤为伍；若为瘀血痹阻而使心阳失展者，可选失笑散、桃红四物汤相参。由此分而治之，各司其职，相得益彰。（潘文奎《中医杂志》1993；8：453）

（2）临床发现，细辛用于阳气虚衰、下肢脉络瘀阻之老年患者，用量过钱后，出现心率明显增快的现象，受此启发，应用于缓慢性心律失常患者60例，每每获效。处方中以细辛为主。用药规律从6g→10g→12g→15g→18g→20g→25g→27g，逐渐递增至31g，直至达到治疗效果为止。经临床观察，细辛除提高窦房结频率外，还可提高交界区频率，并有加速房室传导的功能。细辛治疗缓慢性心律失常最佳治疗量为10~15g。有2例患者细辛每日用量大于20g时，出现口唇、舌尖或指趾发麻。停药24小时后，症状可自行消失，勿需处理。翌日，可用细辛安全量，每日10~15g，水煎继服。此2例患者临床辨证均属阳虚血瘀。（曲家珍，等《中医杂志》1993；8：454）

（3）用细辛为主治疗心动过缓，即用来提高心率，收到一定的疗效。心动过缓易出危险的有：病态窦房结综合征（简称病窦）、窦房传导阻滞（简称窦房阻滞）、窦性停搏又名窦性静止（简称窦停）、Ⅲ度房室传导阻滞等。用细辛为主药治疗以上四类心率过缓的病人，有较好的疗效。在用量上可以超过3g，一般用5~6g未见副作用，部分病人用9g也未见有中毒现象。为了慎重起见，先用3g，以后逐渐增量，每2~3天后加1g，加至6g后可常服一段时间。笔者用细辛为主治疗病窦6例，5例取得良好效果；治疗窦房阻滞2例，都有疗效；治疗窦停2例，1例有效；治疗Ⅲ度房室传导阻滞2例，1例有效。以上共12例心率迟缓者，9例有效（其中虽有3例的心率尚未达到60次/分，但较前增快而症状基本消失）。3例无效者，均已年过花甲而装了心脏永久起搏器。（陈鼎祺《中医杂志》1993；7：389）

编者按 以上三家所论（有删减），潘氏从理论上论述了细辛提高心率的功用，可谓至微至精；曲氏等经临床观察总结出细辛治疗缓慢性心律失常的疗效，可谓详细周全；陈氏在辨证论治的基础上加细辛以治疗病窦等难治性心动过缓，说“收到一定的疗效”，可谓客观实际。三家之言，读者应融会贯通，细心领会，才能用好细辛。

2. 偏头痛（三叉神经痛）

（1）雄黄（研）、细辛（去苗叶，为末）等份。上二味，再同研匀。每服一字，左边疼嗃入右鼻，右边痛嗃入左鼻。（《圣济总录》至灵散）

（2）细辛散出自《御药院方》（编者按：见后五官科病）。1994年3月以来，我们用细辛散煎汤含漱治疗三叉神经痛78例，疗效满意，报告如下。①疼痛类型：重型37例，疼痛剧烈，发作频繁，呈痛苦面容，触诊可激发剧烈疼痛；中型26例，洗脸、咀嚼、刷牙有激发痛，压诊亦有激发痛；轻型15例，阵痛次数少，触诊激发疼痛轻。②治疗方法：用北细辛30g，荆芥穗90g，露蜂房36g，加水600ml，浸泡20分钟，煮开后文火续煎15分钟，取汁350ml左右，再加水400ml煎煮15分钟，取全液与第一煎混合，1日数次含漱咽下。若疼痛消失后，再巩固治疗3~5日；若疼痛不减或减而不明显，续服不变，直到第10日仍无效或痛减不明显，则视为无效，即改为神经切断术治疗。③结果：第Ⅰ支9例，7例痊愈，2例显效；第Ⅱ支32例，25例痊愈，3例显效，4例无效；第Ⅲ支21例，13例痊愈，5例显效，3例无效。双支合病共16例，11例痊愈，3例显效，2例无效。治愈率57.56%，有效率88.46%。治疗无效的均是重度三叉神经痛患者。④治例：张某，女，43岁，汉族。1996年4月21日上午病人左手抚面就诊，自述牙齿疼、面疼3年余，遇洗脸、刷牙或咀嚼食物即诱发疼痛，疼时面肌抽搐，流泪流涎，早期每次发作数秒至2分钟不等，疼起疼止突然，以后逐渐加重，每次发作数天至10余天不等，近来已持续两周不解。在我院曾服过卡马西平、苯妥英钠、氯硝西泮片（氯硝安定）、吲哚美辛片（消炎痛）或布洛芬缓释胶囊（芬必得）等药，始服效果尚可，后期疗效不明显，近来自己加倍药量仍无效。查体病人左侧面部感觉过敏，轻触左颊异常疼痛，泪涎俱下，查其口腔牙齿并无龋齿及松动，综合考虑确认为三叉神经痛，当即取细辛30g、蜂房36g、荆芥穗90g，让病人两次煎汤取汁800ml左右，1日数次含漱咽下。连进5剂，疼痛大减，能洗脸刷牙。次诊依上方不变，续进5剂，诸症皆除。再服上药3剂以巩固疗效。追

访年余，至今未复发。（杨素月，等《新疆中医药》1998；4：15）

原按 三叉神经痛是神经纤维脱髓鞘或髓鞘增厚，轴突变细或滑失所致，疼时如针刺刀割，疼止一如常人，多部分合并牙齿疾病，经大剂量抗生素抗菌消炎等对症处理，早期效果明显，过后随着复发的增多，持续时间延长，常规的治疗已不能缓解症状，虽然骨孔注射酒精效果较好，但无水酒精对组织破坏性损伤较严重，而且易渗透和溢漏，造成周围组织不必要的损害。至于神经切断术，目前还不能广泛推广，因此寻找一种见效快、效果好、副作用小、复发率低的方法，是临床医生多年来一直探索的课题。细辛散煎汤含漱治疗与其他非手术疗法相比疗效较好。究其机制，细辛宣散郁滞、通窍止痛，荆芥祛风宣毒止血，蜂房燥湿消肿、攻毒止疼。三药合之，具有疏通经络、阻断三叉神经感觉传导作用。通过细辛散治疗三叉神经痛的疗效观察，验证了细辛散不管对任何一支或双支的疼痛都有效，且疗效无差异。从疼痛程度与疗效关系看存在着差异，但重度疼痛患者，多半病程长、年龄大。因此，我们认为在临床若遇到三叉神经痛，应首先使用细辛散治之。重度疼痛中药治疗无效者，可考虑手术切断神经治疗。

编者按 三叉神经痛是一种难治性病症，细辛散煎汤含服，方法简便，疗效较好，值得效法。

3. 胃痛 有一次我胃痛发作，凑巧服了含有细辛的煎剂，服药后15分钟左右，疼痛开始缓解，而且胃脘部有一种明显的舒适感，30分钟后疼痛消失。我在临床对胃脘痛患者也常常在复方中加入细辛3~5g，发现了如下规律：对于中医辨证属于中焦虚寒的胃脘痛患者，在黄芪建中汤、香砂六君子汤等复方中加用细辛，可以明显增强止痛效果，而且减少近期复发，对于其他证型的胃脘痛患者，效果则差一些，只能部分缓解。无论慢性浅表性胃炎、萎缩性胃炎，或胃、十二指肠球部溃疡等，其临床规律也大致相同。（苏祥扶《中医杂志》1993；6：325）

4. 类风湿关节炎 重用细辛与常规剂量细辛治疗晚期重症类风湿关节炎对照结果表明，顽痹重用细辛是必要的。细辛历来视为治顽痹之要药。而自古以来就有“细辛不过钱”之说。我们重用细辛治疗晚期重症类风湿关节炎（RA）10例，并与用常规剂量细辛治疗30例，作对照观察研究。①治疗方法：治疗组40例，重用细辛60g，配伍制附子30g，制川乌10g，豨莶草40g，防风10g，羌活10g，薏苡仁10g，川芎3~9g，黄芪30g，甘草20g，防己20g，白术20g，白芍15g，淫羊藿15g，巴戟天15g。对照组30例，用细辛3g，余配伍药物同治疗组。两组中药均每剂水煎2次，每次40分钟，两次煎取200ml，每次服50ml，3小时1次，日服4次。两组自治病开始后，除激素为逐渐撤停外，均立即停用其他抗风湿药物。30天为1个疗程，连用2个疗程后评定疗效。②结果：治疗组总显效率为45.0%，总有效率90.0%；对照组则分别为26.7%和73.3%。另外，晨僵时间、关节疼痛总数及指数、关节肿胀总数及指数、双手平均握力、20米行速、关节功能指数等8项指标，治疗组明显为优（$P < 0.01$），且未见明显副作用。（高家骏，等《中医杂志》1997；5：283）

5. 腰腿痛（坐骨神经痛） 细辛具有良好的温经散寒、止痛化饮功效。特别是对多种神经痛有独特疗效。坐骨神经痛为临床常见的多发病，笔者多年来用自拟驱痹汤（细辛12~15g，制川乌12g，制草乌12g，麻黄12g，牛膝20g，木瓜20g，乳香10g，没药10g）治疗本病已逾百例，均获良效。服用本方第2剂时，患肢常有微汗，痛势顿挫，亦有个别病例痛势反剧，继服之后痛即可减，当嘱患者勿虑。应当注意的是，本方必须水煎服，而且煎煮时间不能少于1小时。同时，服药期间不能饮酒，以免发生不良反应。经验证明，治疗本病细辛用量不能小于12g，否则疗效不佳。笔者常用量为12~15g。（李述文《中医杂志》1993；7：391）

编者按 所言“煎煮时间不能少于1小时”一语至关紧要，且应先用水浸透再煎。否则，用如此大量之川乌、草乌，若煎煮时间过短，轻者可造成中毒，甚者导致生命危险！岂可疏忽！服药方法应先服小量，适当加大用量，以中病为宜。

6. 阳痿

（1）某男，49岁，工人。于1987年8月10日初诊。患者自1986年始，头晕，失眠多梦，腰痛遗精，继而阴茎不能勃起，经某医院检查，诊断为阳痿。服用中西药物治疗2月余，其他症状基本治愈，唯阳痿未愈。诊治：每日用细辛

5g，泡茶一杯口服，连泡3次服用，7天即见效果，阴茎已能勃起，但维持时间较短。继续服药1个月后，此病痊愈，随访半年未见复发（徐应坤，等《中国中药杂志》1989；7：56）

（2）笔者用细辛辛香走窜之性，通窍活络，治疗肾虚邪侵、宗筋弛纵之阳痿证，疗效颇佳。从临床观察，未发现毒性反应及耗劫肾阴之弊。曾治高某，男，25岁。因于初冬新婚，婚后第2天在冰水中挖河，引发阳痿3月余，伴腰膝冷痛，手足欠温，夜寐多梦，偶有遗精，舌淡、苔白滑，脉沉细无力。观前医屡用右归饮、肾气丸等补肾壮阳之剂，病情依旧，因思其肾亏之体，邪袭经络，宗筋弛纵，肾窍失灵。《别录》曾载细辛能“安五脏、益肝肾、通精气”，遂予细辛10g、炙甘草30g，水煎睡前顿服，每日1剂。服用3剂后诸症好转，再进5剂病愈。随访3年无复发。应用细辛时需辨证确属寒邪外袭、肾窍郁闭、宗筋失用者方可大胆予之。若肾精亏耗、湿热下注、气血虚衰、肝经气滞者则不在此例。（王玉明《中医杂志》1993；6：327）

7. 雷诺病　血栓闭塞性脉管炎　细辛“内之宣络脉而疏百节，外之行孔窍而直透肌肤”（《本草正义》），具通血闭、开结气、泄郁滞之功。细辛若入煎剂，量小则力微，量大则效宏。兹举医案以证之。

（1）雷诺病　笔者于1966年冬，发现两手食指、中指变白，良久则麻木，用手揉搓10余分钟方可慢慢变红，每着凉即发。在天津市两大医院均诊为雷诺病，西医束手。家父据证处以当归四逆汤原方，细辛用10g，连用3个冬季，少则20余剂，多则30余剂，病即愈。后于1978年冬又偶见发作，服上方12剂而好转，至今14年未复发。笔者亲试，服药后并无不良反应，若服药后静卧避风，有时即感身微汗。其后以该方化裁治疗数例雷诺病患者，细辛均用10g，并嘱临睡前服药1次，服后盖被勿着风寒以助内疏外达，疗效可靠。

（2）血栓闭塞性脉管炎　对血栓闭塞性脉管炎之属于寒凝血闭者，笔者体会，用细辛亦应量大。曾治崔某，男，65岁。因右足麻木发凉年余，第2足趾变青紫色，伴剧烈冷痛、难以行走近2个月。西医诊为血栓闭塞性脉管炎（Ⅲ期）。诊得脉沉细，舌淡红苔白。乃寒凝血闭，脉络不通，遂以阳和汤、桂枝附子汤、麻黄附子细辛汤化裁治之。处方：熟地25g，鹿角霜10g，干姜10g，肉桂10g，麻黄10g，白芥子10g，炮附子15g，桂枝10g，细辛20g，生甘草10g，当归15g，赤芍15g。服15剂后足趾冷痛减轻，已可短距离步行，服药无任何不适。遂增附子、细辛之量以加强温通之力，增熟地之量，防细辛燥热伤阴，再将熟地、炮附子、细辛用量各增至40g、30g、40g。该方服至1991年4月，诸症若失，第2足趾变红润，上方每隔2~3日服1剂巩固之。至1992年情况良好，右足麻木冷痛消失，足趾颜色复常，行动一如常人。该例用细辛达40g，远远超过习惯用量，并未发现不良反应。（刘亚娴《中医杂志》1993；6：326）

（二）五官科病

1. 牙痛

（1）治牙齿痛久不瘥　细辛（去叶苗）、荜茇。上二味等份，粗捣筛。每用半钱匕，水一盏，煎十数沸，热漱冷吐。（《圣济总录》细辛汤）

（2）治牙齿疼痛　荆芥、细辛、露蜂房各等份，上为粗末，每周三钱，水一大盏，煎至七分，去滓，温漱冷吐。（《御药院方》细辛散）

（3）治牙痛　细辛一钱，黄柏一钱。煎水漱口，不可咽下。（《吉林中草药》）

2. 口疮　治小儿口疮：细辛末，醋调，贴脐上。（《卫生家宝方》）

编者按　细辛性味辛温，有发散郁火作用，故可用于口舌生疮等症。正如《本草纲目》所说：“口疮、喉痹、䘌齿诸病用之者，取其能散浮热，亦火郁则发之之义也。”实热明显者，可与黄连、黄柏等药同用。据临床报道，细辛研末合小麦粉适量，调成糊状敷脐，治疗口腔炎、口腔溃疡有很好疗效。现代研究细辛的主要成分为挥发油，药理实验显示细辛有明显的镇静、镇痛和抗炎作用，细辛还具有局麻作用，故口含可止痛。

3. 口臭　治口臭及䘌齿肿痛：细辛煮取浓汁，热含冷吐。（《圣惠方》）

4. 鼻塞不通　细辛末少许，吹入鼻中。（《普济方》）

5. 耳聋　细辛末，溶黄蜡丸鼠屎大，绵裹一丸，塞之。须戒怒气。（《龚氏经验方》聪耳丸）

（三）其他

跌打损伤 从临床发现，用细辛治疗跌打损伤，不论何部位，只要在活血化瘀药中加入本品，可增强其镇痛与活血逐瘀作用，患者肿痛减退快，临床效果好。这一临床经验得自偶然。曾治患者刘某某，搬运工人，因跌伤腰部，就诊时腰不能伸直，第3、4腰椎压痛，左腰部肿痛，摄X线片显示无压缩骨折及脱位，经内服活血化瘀药及按摩治疗2次，效果不大。第3次就诊时因患者自觉形寒，腰部喜暖，诊为外伤兼感寒邪，于是在活血化瘀药中加入细辛祛风散寒，服药2剂，不但形寒消失，腰部肿痛亦大减。因思患者前几天服活血化瘀药效果不佳，加入细辛后，肿痛明显减轻，于是选择了四肢骨折、脱位及身体各部位软组织损伤之肿痛较重者55例进行观察，其中35例在服活血化瘀药中加入细辛，20例单服活血化瘀药。结果发现，凡是服了在活血化瘀药中加入细辛的患者，疼痛减轻快，瘀肿消退也比单纯服活血化瘀药消退快。细辛的用量，笔者长期体验，以6~9g为宜，对损伤之疼痛肿胀较重者，曾加大用量到12~18g，多数患者服后出现眩昏无力等副作用，用量越大反应越大，当用量减轻到10g以下时，基本没有出现上述副作用，但用量过轻则疗效不显。本品辛温，若患者具有热象，或损伤局部肿痛发热者，可在使用细辛的同时，加入生石膏、黄连以清热，并不影响细辛之镇痛消肿作用。跌打损伤的病理机制是气滞血瘀，不通而痛，而细辛恰能“善开结气，宣泄郁滞，疏通百节”。气行则血行、通则不痛，故效果良好。（蒋昌烈《中医杂志》1993；6：327）

编者按 上述细辛用量12~18g，“服后出现眩昏无力等副作用”。此可能与煎煮时间有关，若煮30分钟以上，其毒性大减，则可免除副作用。

结　语

细辛性味辛温，功善发散寒邪、通阳化饮。首载《本经》，列为上品，汉代已为常用药物。经方用细辛治寒饮、风寒湿痹、表寒证、里寒证等。当代医者以其温性疗内、外科多种寒疾，效果甚佳。经现代药理研究证实有抑菌、麻醉、解热镇痛等多种作用。然古今因其毒性而对其用量甚为关注，编者编著的《金匮杂病论治全书·附翼》关于“细辛用量考究”一文可供读者参考。

生　姜

【基原与药材】 为姜科植物姜的鲜根茎。鲜根茎为扁平不规则的块状，并有枝状分枝，各枝顶端有茎痕或芽，表面黄白色或灰白色，有光泽，具浅棕色环节。质脆，折断后有汁液渗出；断面浅黄色有一明显环纹，中间稍现筋脉。气芳香而特殊，味辛辣。以块大、丰满、质嫩者为佳。

【用法与用量】 内服：煎汤，3~9g；或捣汁。外用：捣敷，擦患处或炒热熨。

生姜在经方中用为辅佐药，其用量5~10g即可，但若在方中起主要作用，如小半夏汤，其生姜（原剂量为半斤）即应用至15~30g，或更多一点。

【原文】《本经》：生者，尤良。味辛，微温。久服去臭气，通神明。生川谷。

《别录》：生姜，味辛，微温。主治伤寒头痛、鼻塞，咳逆上气，止呕吐。生犍为川谷及荆州、扬州。九月采。又，生姜，微温，辛，归五脏。去痰，下气，止呕吐，除风邪寒热。久服小志少智，伤心气。

【经方用药】 生姜，在《本经》中已有记载，但附于干姜之后，《别录》将其单列。本品为辛温之品，功善发汗解表，温中，降气而止呕、止咳。生姜是经方中常用之药，直接用其组成的方剂就达68首，另外还有2首方后加减用及此药。生姜主要用于下列7种情况。

1. 解表散邪

（1）治疗太阳病　经方取生姜解表发汗常与桂枝相配，协助桂枝发汗，与大枣相合调和营卫。主要适用于太阳中风表虚证，其代表方剂是桂枝汤。此外，还有桂枝加葛根汤，适用于兼项背强证；桂枝加厚朴杏子汤，适用于兼喘证；桂枝加附子汤，适用于兼阳虚漏汗证；桂枝去芍药汤，适用于兼胸满脉促证；桂枝去芍药加附子汤，适用于兼胸满脉微恶寒证；桂枝去芍药加蜀漆牡蛎龙骨救逆汤，适用于兼心阳虚烦惊、卧起不安证；厚朴七物汤，适用于兼腹满证；柴胡桂枝汤，适用于少阳与太阳合病证，以及治疗寒疝腹痛兼表证之乌头桂枝汤。其次，也可用于太阳伤寒表实证，方如葛根汤、葛根加半夏汤及大青龙汤。此三方使用生姜均取其发汗解表。不过，因其表实无汗，故均配麻黄，以增强其开腠发汗之功。再次，也可用于表郁轻证。方如桂枝麻黄各半汤、桂枝二麻黄一汤及桂枝二越婢一汤。另外，还可用于太阳痉病，除上述葛根汤治疗刚痉外，还有栝楼桂枝汤，适用于柔痉，其使用生姜的目的，仍同于桂枝汤。

（2）治疗发黄及黄汗病　这里的发黄及黄汗发生的原因，主要为湿邪或湿热之邪郁滞而致，使用生姜的目的仍在于发汗解表，以除在表之邪气。这样的方剂有2首：①麻黄连轺赤小豆汤：适用发黄兼表实无汗者，故用生姜与麻黄相配解表发汗散湿，再配杏仁、连轺、赤小豆等清泄湿热，共奏解表除湿退黄之功。②桂枝加黄芪汤：适用于湿郁在表之发黄及黄汗证，方以桂枝汤解肌表、调营卫为基础，加黄芪走表逐湿，其用生姜的目的仍在于解表散湿。二证一属表实，一属表虚，其用生姜解表散湿的配伍迥异。

（3）治疗表热证　经方竹叶汤适用于表热证，其方中配有生姜，因其属于表热，故配伍竹叶、葛根，共成解肌清热之功。

以上诸方使用生姜的目的，皆在于散表邪。经方用生姜还有一条规律，即多与大枣合用。邹澍曾总结说："《伤寒论》用生姜方凡三十有五，而协枣者至二十有九，《金匮要略》用生姜方，除经见《伤寒论》者，犹三十有二，其协枣者亦一十有八，统而言之，其不同枣用者仅十之三。"需要更一步明确，生姜之散表邪，不仅借其辛温发汗之力，而且与大枣相配，以行脾胃之津液。诚如成无已所云："姜、枣味辛甘，专行脾之津液而和营卫。药中用之，不独专于发散也。"现代药理学证实，姜油能促进周围血液循环，服后自觉全身温暖，故可引起发汗。

2. 通阳宣痹

（1）治疗血痹证　血痹是因营卫虚弱，腠理不固，感受外邪，肌腠血络阻痹而为病。生姜治疗血痹证的方剂有2首：①黄芪桂枝五物汤：适用于"血痹……身体不仁，如风痹状"。方由生姜配黄芪、桂枝、芍药、大枣组成，功可温阳通痹。②桂枝加芍药生姜各一两人参三两新加汤：适用于营气不足之"身疼痛"等，方以生姜配桂枝、芍药、人参、大枣、甘草，功具益气养营、调和营卫。二方皆重用生姜，前者六两，后者四两，皆取其温阳通痹之功。

（2）治疗脉痹证　用生姜治疗脉痹的方剂亦有2首：①炙甘草汤：适用于心之气阴两虚、心脉痹阻而致"脉结代，心动悸"之证，方用生姜配桂枝、清酒温经通脉，配合炙甘草、人参、麦冬、生地、麻仁、阿胶共奏养血滋阴、益气通脉之功，本方功善复脉，故又称复脉汤。②当归四逆加吴茱萸生姜汤：适用于血虚寒凝之"手足厥寒，脉细欲绝"而兼沉寒痼冷者，方用生姜配吴茱萸、桂枝、细辛、当归、芍药、通草、大枣、甘草，共奏养血散寒、温经通脉之功。二方证皆为虚多邪少证候，用生姜皆在于温经通脉，后者用量尤大，是为了加强温里散寒之功。

（3）治疗风湿痹证　在经方中使用生姜治疗风湿痹证的方剂有4首：①防己黄芪汤：适用于风湿痹阻于表，卫虚不能固表之证。方用生姜配大枣调和营卫以散风湿，协助防己、黄芪、白术、甘草以达益气固表除湿之功。②桂枝附子汤：适用于风寒湿痹而兼阳虚之证，方亦用生姜与大枣调和营卫，并能加强附子、桂枝、甘草温经助阳、祛风化湿之功。③白术附子汤：本方实际是上方去桂枝加白术而成。上方用桂枝不用白术，生姜与桂枝相配，散风之力强；此方用白术不用桂枝，生姜与白术相配，散湿之力胜。④桂枝芍药知母汤：适用于历节病日久正虚邪痹证。方用生姜配合麻黄、桂枝、防风、白术、附子、甘草、芍药、知母等，共奏祛风除湿、温经散寒、滋阴清热之功。本方重用生姜既能协助麻、桂散风祛湿；又能与甘草相配，和胃调中。上述四方之用生姜，皆为散风除湿而设，其作用原理，除生姜本身辛温而散，功善通阳散湿外，更主要的是与甘草、大枣、白术之类药物相配，起到培土制湿的作用。正如《药性类明》所云："生姜去湿，只是温中益脾胃，脾胃之气温和健运，则湿气自去矣。"

3. 散寒止痛

（1）治疗虚劳腹痛证　用生姜治疗虚劳腹痛的方剂有3首：①小建中汤：适用于脾虚营弱证以"腹中痛"为主症。方中用生姜配桂枝通阳止痛。②黄芪建中汤：适用于"虚劳诸不足"而腹痛证。此证较上方证气虚尤甚，故再加黄芪。另外，本方注云："气短，胸满者加生姜。"是胃气上逆而致之胸满，加重生姜用量，兼取其温中降逆之功也。③当归生姜羊肉汤：本方既适用于虚劳寒疝腹痛证，又适用于"产后腹中痛"证。此腹痛之病机乃血气虚寒而致，方用生姜温里散寒，配当归养血通经，并用血肉温养之品羊肉温补气血，共奏养血散寒止痛之功。

（2）治疗太阴腹痛证　桂枝加芍药汤与桂枝加大黄汤均适用于太阴腹痛证。后方是前方加大黄而成。两方用生姜为辅助药，取其散寒以止痛之功。

（3）治疗痛经证　妇人崩漏而腹中痛，若属冲任虚寒兼有瘀血者，可用温经汤治疗。方用生姜为辅助药温经止痛。《医学入门》说："姜，产后必用者，以其能破血逐瘀也。"可见生姜能够散寒通瘀止痛。

4. 宣化痰水

（1）治疗咳喘证　此咳喘由痰饮停滞，肺失宣降而致，用生姜治之的方剂有3首，即射干麻黄汤、泽漆汤、越婢加半夏汤，三方用生姜皆取其宣化痰饮之功。

（2）治疗水饮停蓄证　生姜辛散，可以化饮散水，这样的方剂有5首：①茯苓甘草汤：适用于胃阳虚停饮证，方由桂枝、茯苓、生姜、甘草组成，其用生姜配桂枝温胃散寒化饮。②桂枝去芍药加麻黄细辛附子汤：适用于寒饮凝滞较甚而阳气已虚者，故用生姜配诸药温经散寒，宣化水饮。③桂枝去桂加茯苓白术汤：亦适用心下停饮，此证偏于脾气不足，故此方借生姜温散之力，促进白术、茯苓健脾利水。④真武汤：适用于少阴阳虚，水气内停之证。方用生姜配附子、茯苓、白术、芍药而成，功专温阳利水，其用生姜配合附子温阳散水。此证与桂枝去芍药加麻黄细辛附子汤证相较，均属阳虚饮停，不同之处：此证兼脾虚，故以生姜除配附子外，又加配了白术、茯苓；彼证则以寒凝为甚，故除用生姜、附子外，加用了麻黄、桂枝、细辛等温散之品。⑤文蛤汤：适用于饮热停蓄之证，方用生姜配文蛤、石膏、麻黄、杏仁、大枣、甘草，具有发越水气、清热止渴之功。此方说明，生姜虽为辛温之品，但配伍恰当，亦可用于热饮停蓄证。

（3）治疗痰阻气滞证　用生姜治此证的方剂有2首：①半夏厚朴汤：方用生姜、半夏、厚朴、茯苓、苏叶而成，适用于痰气凝结于咽喉部的梅核气。②厚朴生姜半夏甘草人参汤：适用于脾虚痰阻气滞腹胀证。二方均取生姜配厚朴、半夏行气降逆散结，但因前证是气结于上，故加配苏叶轻宣理气，引诸药上升达于咽喉，又加茯苓引痰气下行；后者兼脾虚，故配人参、甘草益气补中。

（4）治疗风水皮水证　在经方中使用生姜治疗风水证的方剂有2首：①越婢汤：适用于风水挟热证，方用生姜配伍麻黄、石膏、甘草、大枣，发越阳气，散水清热。②防己黄芪汤：方用生姜配伍黄芪、防己、白术、甘草、大枣，补卫固表，利水除湿。二方均用生姜，前者邪盛正不虚且表实无汗，故重用生姜配麻黄、石膏发汗散水；后者正虚不任峻汗，故以小量生姜、大枣，意在调和营卫。

经方中使用生姜治疗皮水的方剂仅一首，就是越婢加术汤，适用于皮水挟热者。皮水较风水更深一层，水势亦较严重，故在越婢汤发越阳气、散水清热基础上加白术，外散内利，使水湿之邪内外分消，以增强其祛除肌表之水湿的力量。其使用生姜的目的仍然是发越水气。

（5）治疗胸痹心痛证　在经方中，用生姜治疗胸痹的方剂是橘枳姜汤；治疗心痛的方剂是桂枝生姜枳实汤。二方所治主证虽然不同，但其病机均属饮停中焦，胃气不和。二方用药仅一味之差，其区别在于：橘枳姜汤证是饮阻气结证，故以生姜配橘皮、枳实，重在理气散结；桂枝生姜枳实汤证是饮阻气逆证，故以生姜配桂枝、枳实，重在化饮降逆。前者胸中气塞较甚，后者气逆心痛为著。一药之差，主治大异，用药之精义，全在于此。二方之用生姜，俱为散饮而设。

需要强调说明，生姜有很好的化饮和胃止呕功效，见下文。

5. 和胃止呕　经方将生姜用于各种性质的呕逆证，药王孙思邈称赞生姜为"呕家圣药"。李东垣分析说："孙真人云，姜为呕家圣药，盖辛以散之，呕乃气逆不散，此药行阳而散气也。"这正是生姜治呕吐机制的最好说明。其气逆气结的原因，可寒、可热、可虚、可实，亦可为痰饮，故用生姜配伍不同的药物，可适用于多种原因的呕吐证。现代药理学证实，姜油能反射性地增加胃液分泌，增强胃肠蠕动，驱除秽气，调整胃肠功能而止呕。生姜治疗多种原因引发的呕吐，分述如下：

（1）治疗痰饮呕吐 如此功用者有4首：①小半夏汤：这是一首治疗呕吐的千古名方。适用于支饮呕吐证。方用生姜配半夏，既能化饮止呕，又能解半夏之毒。②生姜半夏汤：适用于寒饮搏结胸中，闭郁胸阳证。此方与小半夏汤药物组成相同，但上方用生姜，本方用生姜汁，其特点是“降逆之力少而散结之力多，乃正治饮气相搏，欲出不出者之良法也。”（《金匮要略心典》）③小半夏加茯苓汤：适用于心下停饮呕吐兼见水气上冲之眩悸证，用小半夏汤和胃降逆止呕，加茯苓利水化饮，引水下行。④茯苓泽泻汤：适用于饮停胃脘之反胃证。方用生姜与茯苓、泽泻、桂枝、白术、甘草相配，具有通阳利水化饮之功。其用生姜的目的在于通阳散饮。

（2）治疗寒性呕哕 用生姜治疗寒性呕哕证的方剂有2首：①吴茱萸汤：适用于肝胃虚寒呕哕证，以生姜配吴茱萸温肝暖胃，以人参、大枣补虚。②橘皮汤：适用于胃寒气滞呕哕证，方用生姜散寒止呕，橘皮理气和胃。还有两种虚寒性方证之方后注加生姜，一是理中汤方后云：“吐多者，加生姜二两”；二是通脉四逆汤方后云：“呕者加生姜二两”，皆取生姜治疗寒性呕吐。

（3）治疗热性呕吐 用生姜治疗热性呕吐的方剂，在经方中有两种情况。一种是由少阳胆热引起的胃气上逆呕吐证，为了加强生姜降逆止呕的作用多与半夏相配，再配伍黄芩、柴胡清泄少阳之热，标本兼顾。这样的方剂有小柴胡汤、柴胡桂枝汤、柴胡加龙骨牡蛎汤，以及黄芩加半夏生姜汤。另一种情况是由胸膈之热引起胃气上逆，用生姜与栀子、香豉相配，清宣郁热，降逆止呕，方如栀子生姜豉汤。

（4）治疗寒热错杂呕吐 如生姜泻心汤，方用生姜与干姜、半夏、黄芩、黄连相配，辛开苦降，调治寒热，恢复正常升降；人参、甘草、大枣益气补中。其用生姜一方面可配合半夏止呕，寓有小半夏汤之意；一方面温散水气而化饮，故本方可以治疗饮走肠间之证。

（5）治疗虚性呕噫 生姜治疗虚性呕吐的方剂除上述治疗虚寒性呕吐之吴茱萸汤外，还有3首方剂：①干姜人参半夏丸：方用干姜、人参、半夏三味以生姜汁糊为丸，具有益气温中、降逆化饮之功，本方取生姜之汁，重在涤饮降逆。②旋覆代赭汤：适用于脾胃虚弱、痰阻气逆哕噫证，方用生姜、半夏相配，既能温胃化痰，又能加强旋覆花、代赭石降逆止呕之功，复用人参、甘草、大枣益气补虚。③橘皮竹茹汤：适用于脾胃虚热“哕逆者”。方用生姜配人参、甘草、大枣、竹茹、橘皮，补虚清热，和胃降逆。上述可见，生姜亦可用于虚性呕吐，补虚一般配人参，有时亦加大枣与甘草，若虚寒性呕吐，可配干姜、吴茱萸、半夏；虚热性呕吐，则与竹茹相合。

（6）治疗实性呕吐 有2首，即大柴胡汤与柴胡加芒硝汤，前方适用于正气不虚，以少阳胆腑邪热壅滞为主证者；后方适用于正气已虚，以阳明肠腑燥结为主证者。二方皆取生姜和胃止呕治标之功。

除了上述五大类方证用生姜之外，还有4方用生姜，即治疗奔豚气病的桂枝加桂汤与奔豚汤、治疗疮痈之排脓汤以及治疗失精家的桂枝加龙骨牡蛎汤。

【单方治验】

生姜为药食同源、家庭厨房常用之品，其临床治病用途相当广泛。分述如下。

（一）内科病

1. 感冒风寒 生姜五片，紫苏叶一两。水煎服。（《本草汇言》）

2. 呕吐

（1）呕吐，百药不瘥，生姜一两，切如绿豆大，以醋浆七合，于银器煎取四合，空腹和滓旋呷之。（《食医心镜》）

（2）佟某，女，43岁。原有内耳眩晕病史。近因劳累，突发眩晕，呕吐频繁发作，投西药降颅压、脱水、镇静止呕不效。8月1日晚求诊，10分钟左右呕吐一次，饮水即吐，眩晕不能起床，行立则欲扑地，脉象沉迟而弱，舌淡苔白，一派虚寒之证。遂用生姜一块（约10g）嚼后咽下。服后呕吐即止，眩晕顿除，后嘱其休息调养，未服其他方药，3日后饮食如常，眩晕未再发作，能参加正常劳动。（任大昌《四川中医》1985；4：14）

3. 咳嗽

（1）冷痰嗽 生姜二两，饴糖一两。水三碗，煎至半碗，温和徐徐饮。（《本草汇言》）

（2）三十年咳嗽　白蜜一斤，生姜二斤（取汁）。上二味，先秤铜铫知斤两讫，内蜜复秤知数，次内姜汁以微火煎，令姜汁尽，惟有蜜斤两在，止。旦服如枣大，含一丸，日三服。禁一切杂食。（《千金方》）

（3）劳嗽　蜂蜜、姜汁各四两，白萝卜汁、梨汁、人乳各一碗，共熬成膏，早晚滚汤服数匙。（《经验广集》五汁膏）

4. 痛证　胀满　治心胸胁下有邪气结实，硬痛胀满者：生姜一斤，捣渣，留汁，慢炒待温，以绢包，于患处款款熨之，冷，再以汁炒，再熨良久，豁然宽快也。（《伤寒六书》）

5. 霍乱

（1）霍乱腹胀，不得吐下。用生姜一斤，水七升，煮二升，分三服。（《本草纲目》第二十六卷“生姜”引《肘后方》）

（2）霍乱转筋，入腹欲死。生姜三两捣，酒一升，煮三两沸服。仍以姜捣贴痛处。（《本草纲目》第二十六卷“生姜”引《外台秘要》）

编者按　生姜辛温发散，长于通阳而散气，得辛散酒性以助，辛窜之性益强。是方内外合法治之，阳气得通，寒邪驱除，病痛可愈。

6. 呃逆　冯某某，男，57岁。有心脏病史。1983年5月6日，因患心功能不全并慢性尿毒症伴呃逆不止住院治疗。住院后因呃逆用西药治疗无效，邀中医诊治。取生姜（选用新鲜多汁之品）一块，洗净后切成薄片。用1片放入口中咀嚼，边嚼边咽姜汁，咀嚼3片后呃止。（吕秉义《新中医》1985；2：60）

7. 急性细菌性痢疾　用鲜生姜1.5两，红糖1两，共捣为糊状，每日3次分服，7天为1个疗程。据50例观察，治愈率为70%，好转率为30%。用药后腹痛、里急后重之平均消失时间分别为5.16天和5.14天，大便外观及次数恢复正常分别为4.8天和5.2天，大便镜检及培养平均转阴日数分别为4.58天和3.6天。治疗中未见明显副作用。（《山东医刊》1960；6：29）

8. 疟疾　鲜生姜洗净拭干，切碎捣烂，摊于纱布块上，再包叠成小方块，敷贴于穴位上，用胶布固定或绷带包扎。选用穴位分3组：第1组为双侧膝眼，生姜用2两分敷两穴；第2组为大椎加间使（双侧），生姜用1两分敷3穴；第3组选大椎1穴，生姜用5钱。一般于发作前4~6小时敷贴，经8~12小时即可取下。敷药两次即可。观察40例，除第1、第3两组各有2例无效外，其余均控制发作，血检疟原虫阴性。（《武汉新医药》1972；1：27）

9. 寒腿　张锡纯拟姜胶膏“治肢体受凉疼痛，或有凝寒阻遏血脉，麻木不仁。鲜姜自然汁一斤，明亮水胶四两。上二味同熬成稀膏，摊于布上，贴患处，旬日一换。凡因受寒肢体疼痛，或因受寒肌肉麻木不仁者，贴之皆可治愈。即因受风而筋骨疼痛，或肌肉麻木者，贴之亦可治愈。惟有热肿疼者，则断不可用。盖此等证心中无病，原宜外治。鲜姜之辛辣开通，热而能散，故能温暖肌肉，深透筋骨，以除其凝寒痼冷而涣然若冰释也。用水胶者，借用黏滞之力，然后可熬之成膏也。若证因受风而得者，拟用细辛细末掺于膏药之中，或用其他祛风猛悍之药，掺于其中，其奏效当更捷也。”

有人因寝凉炕之上，其右腿外侧时常觉凉，且有时疼痛。用多方治之不效。语以此方，贴至二十日痊愈。

又有人常在寒水中捕鱼，为寒水所伤。自膝下被水浸处皆麻木，抑搔不知疼痒，渐觉行动乏力。语以此方，俾用长条布摊药膏缠于腿上，其足趺、足底皆贴以此膏，亦数换而愈。（《医学衷中参西录》）

编者按　《本草从新》记述治“风湿痹痛：生姜汁和黄明胶熬贴”。《卫生杂兴》载“治风湿走痛；牛皮胶一两，姜汁半杯。同化成膏，摊纸上，热贴之，冷即易”。这说明以上张锡纯经验古有记载。水胶（《外台》）、黄明胶（《食疗本草》）、牛皮胶（《本草图经》）同为牛科动物黄牛的皮所熬的胶。性味“甘，平，无毒”（《本草纲目》）。功用滋阴润燥，止血消肿。

（二）外科病

1. 蛇咬伤　蝮蛇（别名土虺蛇等，是我国分布最广、伤人最多的一种毒蛇。个体较小，全长仅40cm左右，头呈三角形，头部两侧有颊窝，体背部灰褐色，两侧各有一排深褐色圆斑。性懒、行迟、具管牙，毒腺中含混合毒）螫人。姜末傅之，干即易。（《本草纲目》第二十六卷“生姜”引《千金方》）

编者按　生姜是解毒之佳品，可用于解除多种动、植物药及蛇虫鸟兽之毒。

2. 疯狗咬伤　猘犬伤人。并饮生姜汁即解。（《本草纲目》第二十六卷"生姜"引《小品》）

3. 虎兽伤　虎伤人疮。内服生姜汁。外以汁洗之，用白矾末傅上。（《本草纲目》第二十六卷"生姜"引《秘览》）

编者按　生姜辛温发散，时珍谓能治"虎犬蛇蝎百虫伤"。白矾杀虫解毒，蚀脓敛疮。

4. 跌打损伤（急性腰扭伤）　姜汁和酒调生面贴之。（《本草纲目》第二十六卷"生姜"附方）

编者按　生姜，辛温发散，加酒调敷，更增其活血止痛之功，故常用外敷以治疗软组织损伤。有报告用生姜治疗急性腰扭伤，取生姜适量，捣烂去净姜汁，加入食盐1匙，与姜渣捣匀，外敷患处，用绷带固定，每日换药1次。生姜用量以足够敷受伤面积为度。治疗急性腰扭伤27例，均用药2~3次治愈。另有报道用生姜汁加入适量大黄粉，调成软膏状，平摊于扭伤处，覆盖油纸、纱布固定，12~24小时未愈者，可再敷。共治疗急性腰扭伤患者110例，全部治愈。

5. 闪拗手足　生姜、葱白捣烂，和面炒热，之。（《本草纲目》第二十六卷"生姜"附方）

6. 急性睾丸炎　取肥大的老生姜，用水洗净，横切成约0.2cm厚的均匀薄片，每次用6~10片外敷于患侧阴囊，并盖上纱布，兜起阴囊，每日或隔日更换1次，直到痊愈为止。据观察，敷药后患者都感觉阴囊表皮灼热刺疼、发麻发辣，少数发生红肿，个别发生红疹。共治24例，敷药第2天15例自觉坠胀疼痛及触痛减轻，睾丸肿胀显著消退；第3天有12例痊愈，自觉症状消失，睾丸消肿，触疼消失；4天后4例痊愈；5例在敷药后5天痊愈。治愈天数平均为3.9天。对照组4例（兜起阴囊热敷，服磺胺类药及注射青霉素），平均治愈天数为8.5天。本法对阴囊局部皮肤有创口或因睾丸炎化脓穿溃者不能应用。（《湖南中医中药临床实验选辑》1996：94）

（三）儿科病

1. 小儿咳嗽　生姜四两，煎汤浴之。（《本草纲目》第二十六卷"生姜"引《千金方》）

编者按　生姜有辛温发汗解表、宣肺止咳之功。《别录》云其"除风邪寒热，伤寒头痛鼻塞"。肺主一身之皮毛，生姜煎汤外浴，同样起到上述功效。《串雅内编》亦记载，指出"小儿咳嗽，生姜四两，煎浓汤沐浴即愈"。

2. 小儿蛔虫性肠梗阻　治疗方法：取鲜生姜100g，捣烂取汁，与100ml蜂蜜混合后服用（如行胃肠减压者，可自胃管内注入）。据年龄大小予以不同剂量，2~5岁50~100ml，5~10岁100~200ml，1次顿服。如服后24小时内病情未缓解，可重复等量1次。结果：85例中，治愈（服药后腹痛缓解，腹部包块消失，并排出蛔虫者）68例，占80%；有效（服药后腹痛缓解，包块消失，未排出蛔虫者）17例，占20%；无效（服药2次后腹痛未缓解，梗阻未解除者）0例。总有效率100%。（魏益廷，等《山东中医杂志》1996；8：379）

原按　姜蜜合剂有润肠、止痛、止吐、解毒之功。动物实验证明，生姜中的姜油酮可使家兔肠壁松弛，解除痉挛。蜂蜜有和营卫、润脏腑、通三焦、调脾胃之功效。故两药合用，临床收到满意效果。

（四）其他

1. 百虫入耳　姜汁少许滴之。（《易简方》）

2. 冻疮　两耳冻疮。生姜自然汁熬膏涂。（《本草纲目》第二十六卷"生姜"引《暇日记》）

编者按　生姜有散寒消肿之功。据报道，用鲜生姜60g，置95%的酒精300ml内，浸泡10~15天，去渣，装瓶备用。用棉球蘸药液涂擦患处，每日1~2次，可连用。治疗未溃破之冻疮22例，均收到满意效果。

3. 手脱皮　鲜姜一两。切片，用酒二两半，浸24小时后，涂搽局部，1日2次。（内蒙古《中草药新医疗法资料选编》）

4. 赤白癜风　生姜频擦之，良。（《易简方》）

5. 皮肤瘙痒病　孙某某，女，21岁，右手背近腕部患瘢痕疙瘩5年。常因奇痒刺痛而影响睡眠及工作。即取鲜姜250g捣碎，用布包拧取全汁盛杯内，再用10%盐水1000ml洗净患处，擦干，然后用棉棒蘸姜汁反复涂搽，到姜汁用完为止，每周一次。一周后痒痛消失，两周告愈，追访两年余未复发。（纪同华《四川中医》1987；5：30）

6. 暴发火眼　治暴发火眼便方。其眼疾初得肿疼者，用生姜三四钱、食盐一大撮，同捣烂，薄布包住，蘸新汲井泉水，擦上下眼皮。屡蘸屡擦，以擦至眼皮极热为度。擦完用温水将眼皮洗净。轻者一次即愈，重者一日擦两次亦可愈。然擦时须紧闭其目，勿令药汁入眼中。（《医学衷中参

西录》）

7. 秃头　生姜捣烂，加温，敷头上，约二三次。（《贵州中医验方》）

8. 诸疮痔漏、久不结痂　生姜连皮切大片，涂白矾末，炙焦研细，贴之勿动。（《普济方》）

（五）解生半夏、天南星中毒

1.《唐小说》云：崔魏公暴之，大医梁新诊之曰："中食毒也。"仆曰："好食竹鸡。"新曰："竹鸡多食半夏苗也。"命捣姜汁灌之，遂苏。（《本草纲目》）

编者按　生姜可解半夏毒。

2. 天童寺一小和尚，忽患音哑不能音，以手指喉、抚胸，作无可奈何状，先生问其同来和尚，答曰："此小和尚上山看笋，见山中鲜草、鲜果必欲食。"先生即推知为误食生半夏中毒所致，遂以生姜 9g，白蜜两匙，煎汤服之，三服而瘥，五服而愈。（《范文甫专辑》）

3. 患者，男性青年，急诊入院。主诉：神昏不语已两小时。于两小时前采集野生植物时，误食天南星球茎一口（约 2cm × 2cm），嚼后咽下，不久舌麻舌痛，说话不清，呕血半小碗，跑回本单位后即神志模糊，不能应对而入院。以往无昏厥史。体检：体温 36.5℃，脉搏 46 次 / 分，血压 116/84~70mmHg，呼吸 20 次 / 分。神志模糊，闭目不语，握拳，不断瞬目。口仅能半开，舌轻度浮肿，苔白腻，口腔黏膜无糜烂，心肺阴性，无阳性病理反射。白细胞 10.35×10^9/L，中性 82%。治疗：即鼻饲 25% 生姜汤 60ml，以后每 3 小时灌鲜姜汁 5ml。两小时后，吐出白色黏性物十余口，便能翻身摇头。4 小时后能低吟。翌晨能坐起，作简单耳语，自进流食。（孙溪宝《中医杂志》1962；11：38）

4. 对于半夏、乌头、闹羊花、木薯、百部等中毒，均可用生姜急救。曾有报道，4 例南星中毒患者，用生姜后均获痊愈。用法：轻者急用生姜汁含漱，并口服 5ml，以后每隔 4 小时续服 5ml；中毒严重神志昏迷者，立即鼻饲 25% 生姜汤 60ml，以后每 3 小时灌入鲜姜汁 5ml。（《中医杂志》1962；11：438）

结　语

生姜性味辛温，长于发汗解表，降气止咳，温中止呕。虽属日常生活中大众化的调味品，然其药性独特，药效显著，善治多种疾病，成为经方中常用药物之一。

近年对生姜的药理研究颇有成效，认为其对消化系统作用显著，例如对胃酸及胃液的分泌呈双相作用，可止呕、消胀。对循环系统的作用表现在升高血压、兴奋血管运动中枢和呼吸中枢，也可直接兴奋心脏。另外还有抗菌等作用。20 世纪 90 年代末期，又发现它不但有明显的抗氧化及清除自由基的作用，还有明显增强脑缺血时的耐缺氧能力。

临证不拘成人与儿童，不论内伤或外感，生姜皆可用之。内服与外用均可。生姜无毒并解毒，其用途广泛，用法多样，且药源丰富，药价低廉，用之得当，疗效很好。

葱　白

【基原与药材】 为百合科植物葱的鳞茎。采挖后、应用时切去须根及叶，剥除外膜。

【用法与用量】 内服：煎汤，9~15g，或煮酒。外用：捣敷、炒熨、煎水洗或塞耳、鼻窍中。

【原文】《本经》：葱实，味辛，温，无毒。主明目，补中不足。其茎，平。作汤，治伤寒寒热，出汗，中风，面目肿。

《别录》：葱实，无毒。葱白，平。主治寒伤，骨肉痛，喉痹不通，安胎，归目，除肝邪气，安中，利五脏，益目睛，杀百药毒。葱根，主治伤寒头痛。葱汁，平，温。主溺血，解藜芦毒。

【经方用药】《本草经疏》解析《本经》《别录》说："葱，辛能发散，能解肌，能通上下阳气，故外来怫郁诸证，悉皆主之。伤寒寒热，邪气并也；中风面目肿，风热郁也；伤寒骨肉痛，邪始中也。喉痹不通，君相二火上乘于肺也，辛凉发散，得汗则火自散而喉痹通也。肝开窍于目，散肝中邪热，故云归目。除肝邪气，邪气散则正气通，血自和调而有安胎安中利五脏之功矣。其曰益目睛，杀百药毒者，则是辛润利窍而兼解散通气之力也。"经方中有 4 方涉及本品。

1. 通阳气　阴寒过盛，虚阳被格拒于上，出现下利肢冷，面色赤者，称为"戴阳证"。治疗戴阳证，仲景往往在干姜、附子破阴回阳的基础上，加葱白宣通上下阳气。白通汤、白通加猪胆汁汤及通脉四逆汤加葱白方（前二方四茎，后一方九茎）均属此例。吴仪洛《本草从新》说："仲景白通汤、通脉四逆汤，并加之（指葱白），以通脉回阳，若面赤而格阳于上者，尤须用之。"一语释出仲景用葱白之意。

2. 通气血 仲景治疗肝着证，即肝之络脉气血郁滞，用旋覆花汤。方由"葱十四茎"配旋覆花、新绛而组成，具有行气散结、活血通络之功。张寿颐说："若单用青葱茎，则以疏通肝络之郁滞，与葱白专主发散不同。"陶弘景说："葱亦有寒热，白冷青热，伤寒汤不得令有青也。"综上可知，治伤寒通阳气3方应当用葱白，而旋覆花汤是否用葱茎更好呢？

【单方治验】

（一）内科病

1. 感冒

（1）治时疾头痛发热者：连根葱白二十根，和米煮粥，入醋少许，热食取汗即解。（《济生秘览》）

（2）治伤寒初觉头痛，内热，脉洪起一二日：葱白一虎口，豉一升。以水三升，煮取一升，顿服取汗。（《补缺肘后方》葱豉汤）

（3）治疗感冒：取葱白、生姜各半两，食盐一钱，捣成糊状，用纱布包裹，涂擦五心（前胸、后背、脚心、手心、腘窝、肘窝）一遍后让患者安卧。部分病例半小时后出汗退热，自觉症状减轻，次日可完全恢复。治疗107例，均在1~2日内见效。一般用1次，少数病例用2次。（《中级医刊》1965；9：580）

（4）笔者临证在民间单方的基础上，自拟"葱姜枣蜜汤"治疗四季感冒数百例，疗效满意，现介绍如下。药物及用法：葱须（编者按：葱须为葱的须根，功用与葱白相类）50g，生姜、蜂蜜各25g，大枣5~10枚。用法：先将葱须、生姜用水洗净，连同大枣放入药锅中，加清水约750ml，武火煎沸约5分钟，取汁冲入蜂蜜中搅匀。待药温适宜时饮之，并使其微汗。老年人及小儿患者据病情酌减药量。每日1剂，连服1~3天。一般服1~2剂症减，服2~3剂可愈。（赵传铭《新中医》1998；9：40）

原按 感冒一年四季均可发生，可谓常见病多发病。本方老少咸宜皆可用之。方中葱须解肌发汗，祛风止痛；生姜解表散寒发汗；《本草纲目》载："姜，辛而不荤，祛邪辟恶……蜜煎调和，无不宜之"；大枣味甘益津，提高抗病能力；蜂蜜止咳解毒，润脏腑，通三焦，调脾胃。诸药配伍相得益彰，不但可解表散寒、宣肺化痰、舒筋活络，而且可通脏腑，祛邪扶正，故对该病有效。

编者按 上述四则古今文献表明了以葱白（葱须）为主的验方之功效。葱、姜、枣等为家庭常备之品，贵在简便易得。感冒为四时最常见之病，病之轻者可依照上述方法调治。

2. 脱阳 治脱阳，或因大吐大泻之后，四肢逆冷，元气不接，不省人事，或伤寒新瘥，误与妇人交，小腹紧痛，外肾搐缩，面黑气喘，冷汗自出，须臾不救：葱白数茎炒令热，熨脐下，后以葱白连须三七根，细锉，砂盆内研细，用酒五升，煮至二升。分作三服，灌之。（《华佗危病方》）

3. 胃痛 胃酸过多 消化不良 大葱头（编者按：《药品化义》曰"葱白头"即葱白的头部）四个，赤糖四两。将葱头捣烂，混入赤糖，放在盘里用锅蒸熟。每日3次，每次3钱。（内蒙古《中草药新医疗法资料选编》）

4. 赤白痢 葱一握。细切，和米煮粥，空心食之。（《食医心镜》）

5. 便秘 张锡纯通结用葱白熨法。治宿食结于肠间，不能下行，大便多日不通。其证或因饮食过度，或因恣食生冷，或因寒火凝结，或因呕吐既久，胃气冲气，皆上逆不下降。方法：大葱白四斤切作细丝，干米醋多备待用。将葱白丝和醋炒至极热，分作两包，乘热熨脐上。凉则互换，不可间断。其凉者，仍可加醋少许，再炒热。然炒葱时，醋之多少，须加斟酌。以炒成布包后，不至有汤为度。熨至六点钟，其结自开。治例：

一孺子，年六岁。因食肉过多，不能消化，郁结肠中。大便不行者六七日，腹中胀满，按之硬如石，用一切通利药皆不效。为用此法熨之，至三点钟，其腹渐软。又熨三点钟，大便通下如羊矢，其胀遂消。

一童子，年十五六。因薄受外感，腹中胀满，大便数日不通，然非阳明之实热燥结也。医者投以承气汤，大便仍不通，而腹转增胀。自觉为腹胀所迫，几不能息，且时觉心中怔忡。诊其脉，甚微细，按之即无。脉虚证实，几为束手。

亦用葱白熨法，腹胀顿减。又熨三点钟，觉结开，行至下焦。继用猪胆汁导法，大便得通而愈。(《医学衷中参西录》)

6. 小便不通　疝气　古方治小便忽然不通者，有葱白灸法。用葱白一握，捆作一束，将两端切齐，中留二寸。以一端安脐上，一端用炭火灸之。待灸至脐中发热，小便自通。此盖借其温通之性，自脐透达，转入膀胱，以启小便之路也。然仅以火灸其一端，则热力之透达颇难。若以拙拟葱白熨法代之，则小便之因寒不通，或因气滞不通者，取效当更速也。

此熨法，不但可通二便，凡疝气初得，用此法熨之，无不愈者。然须多熨几次，即熨至疝气消后，仍宜再熨两三次。或更加以小茴香、胡椒诸末，同炒亦佳（用胡椒末时，不宜过五钱，小茴香可多用）。(《医学衷中参西录》)

编者按　张锡纯上述以"葱白熨法"治二便不通，古人也有类似用法。《本事方》载："治小便难，小肠胀：葱白三斤，细锉，炒令热，以帕子裹，分作二处，更以熨脐下。"

（二）儿科病

1. 小儿秃疮　冷泔洗净，以羊角葱捣泥，入蜜和涂之，神效。(《本草纲目》)

2. 小儿初生不小便　人乳四合，葱白一寸。上二味相和煎，分为四服。(《外台秘要》)

3. 虫积　治虫积卒心急痛，牙关紧闭欲绝：老葱白五茎。去皮须捣膏，以匙送入喉中，灌以麻油四两，虫积皆化为黄水而下。(《瑞竹堂经验方》)

4. 小儿消化不良　取生葱1根，生姜5钱，同捣碎，加入茴香粉3钱，混匀后炒热（以皮肤能忍受为度），用纱布包好敷于脐部。每日1~2次，直到治愈为止。对吐泻严重的病例，须按常规禁食及补液。(广东省医药卫生研究所《医药科技动态》1971；12：8)

5. 婴幼儿秋季腹泻　应用带须葱白煎服，治疗婴幼儿单纯性腹泻，效果较为满意。治疗方法：带须葱白10~15g。洗净，加适量的水煎煮15分钟，取出滤液，浓缩至15~20ml即得。婴幼儿服用时可加少许奶液作调味剂。结果：几年来数十名婴幼儿及成人腹泻患者服用本方，效果均较满意。有的已服过多种抗生素及止泻药效果不佳，改用本煎剂，每日早晚各服1次，连服2天，腹泻即止。尤以婴幼儿秋季腹泻疗效更为满意。成人服用量加倍，经临床观察无任何副作用。(陈白娣，等《江苏中医》1995；4：20)

（三）外科病

1. 痔疮

（1）治痔正发疼痛　葱和须，浓煎汤，置盆中坐浸之。(《必效方》)

（2）肠痔有血　葱白三斤，煮汤熏洗立效。(《本草纲目》第二十六卷"葱"引《外台》)

2. 脚瘃（指鸡眼及脚垫病）　葱根、荸荠捣汁一碗。以松香膏四两，并麻油煎至滴水成珠，方入前汁，摊膏贴患处，即愈。(《串雅内编》)

编者按　葱根通阳活血，含有大蒜辣素，杀菌力强，对皮肤真菌有较强的抑制作用；荸荠消坚，除痞积，去翳膜，解毒擦疮；松香为配制膏药原料，贴疮又有活血化瘀、生肌、杀虫、止痛之功；麻油润肌肤、补皮裂、止痛消肿，按上法制成膏药贴脚处，可收止痛消肿、润肤补皮之效。

3. 蛔虫性腹痛　鲜葱白1两捣烂取汁，用麻油1两调和，空腹1次服下（小儿酌减），每日2次。一般服1~7次后缓解。服药后大便可能转为稀便，但不致腹泻。除个别外，多数未见有蛔虫驱出。或用青葱（连根须）2~3两，捣烂取汁顿服，10分钟后，再服菜油或麻油1两。约半小时即可止痛。4~6小时后，排出黏液粪便，有时夹有蛔虫。(《江苏中医》1960；1：43)

（四）痈疽疔疖

1. 治痈疖肿硬无头，不变色者　米粉四两，葱白一两，同炒黑，研末，醋调贴，一伏时（一昼夜）又换，以消为度。(《本草纲目》第二十六卷"葱"引《外科精义》)

编者按　葱白有发表、通阳、解毒之功。《圣济总录》载其可治"疔疮恶肿"。时珍谓其"通气故能解毒及理血病"。本方合之以醋，增其散瘀解毒之力，故可用于痈肿初起。

2. 痈疮肿痛　葱全株适量，捣烂，醋调炒热，敷患处。(《草药手册》)

3. 疔疮恶肿　刺破，以老葱、生蜜杵贴。两时，疔出，以醋汤洗之，神效。(《本草纲目》第二十六卷"葱"引《圣济总录》)

编者按　葱白辛散温通，蜂蜜味甘性平，有补中润燥、止痛解毒之功，《本经》谓"止痛解毒”，《本草衍义》载“汤火伤涂之痛止”。马庆善等报道，取葱白用清水洗净，后用无菌蒸馏水冲洗2次，以消毒刀切成细末，捣成粥状，加入1/3蜂蜜，外敷患处，每1~2日换药一次，用治急性皮肤化脓性炎症100例及痈疽疮疖、无名肿毒等化脓性感染等多例，均取得满意疗效。

结 语

葱白性味辛温，入肺、胃经。功能通阳发汗。此物既是家备食品，随时可得，又是药品，药效甚佳，临证不可忽视。

经方中用葱白，以其宣通阳气而散结，治疗阴盛戴阳、肝着诸证，对《本经》的论述有发挥。古今方书及民间以葱白疗疾的方法，用法灵活，用之得当，药效立竿见影。内服者，或蒸、或煮即可。外用者，坐浴、熏洗、敷贴、浸渍皆宜。内病外治，外病内治，用药途径灵活。其药价低廉，药源广泛，可谓食之不可缺，药之不可少。

葱白含挥发油，油中主要成分为蒜素，又含维生素C、B_1、烟酸等，其挥发成分对多种病菌有抑制作用，其水浸剂在试管内对皮肤真菌有抑制作用。所以治外感、疗内伤、愈金疮、消肿毒、驱蛔虫、利小便，善除多种病症。

苏 叶

【基原与药材】 为唇形科植物皱紫苏、尖紫苏的叶。干燥完整的叶呈卵形或圆卵形，多数皱缩卷曲或已破碎。气芳香，味微辛。以叶大、色紫、不碎、香气浓、无枝梗者为佳。

【用法与用量】 内服：煎汤，6~9g。外用：捣敷或煎水洗。

【原文】《别录》：苏，味辛，温。主下气，除寒中，其子尤良。

【经方用药】 苏叶，《本经》不载，首载于《别录》。《别录》对其性味功效都记载得较为准确。其主要功能为理气降逆，温中散寒。因其香散，能发汗，故后人常用于胃肠型感冒。

经方中仅《金匮》半夏厚朴汤一方用及苏叶，主要取其“下气”之功。用治“妇人咽中如有炙脔”之症，即后世所谓“梅核气”。其病机是痰凝气滞。方中借用苏叶芳香调气，以加强厚朴、半夏、生姜散结降逆之力。现代药理学还发现本品能减少支气管分泌物，有祛痰作用，所以亦能增强半夏、茯苓祛痰之功。

紫苏一物分为苏叶、苏子、苏梗三用，《本草正义》论之最详，引录如下：“紫苏，芳香气烈。外开皮毛，泄肺气而通腠理；上则通鼻塞，清头目，为风寒外感灵药；中则开胸膈，醒脾胃，宣化痰饮，解郁结而利气滞。今人恒以茎、叶、子三者分主各症。盖此物产地不同，形状亦别，多叶者其茎亦细，而茎干大者，则叶又少，故分析辨治，尤为精切。叶本轻扬，则风寒外感用之，疏散肺闭，宣通肌表，泄风化邪，最为敏捷。茎则质坚，虽亦中空，而近根处伟大丰厚，巨者径寸，则开泄里气用之，解结止痛，降逆定喘，开胃醒脾，固与开泄外感之旨不同。而子则滑利直下，降气消痰，止嗽润肺，又是别有意味。此今人选药之密，已与宋金元明不同，不可谓非药物学之进境者。”

【单方治验】

1. 咳逆短气 紫苏茎叶（锉）一两，人参半两。上二味，粗捣筛，每服三钱匕，水一盏，煎至七分，去滓，温服，日再。(《圣济总录》紫苏汤)

2. 乳痈肿痛 紫苏煎汤顿服，并捣封之。(《海上仙方》)

3. 食蟹中毒 紫苏煮汁饮之。(《金匮要略》)

4. 寻常疣 将疣及周围皮肤消毒（疣体突出者可贴着皮剪去），取洗净之鲜紫苏叶摩擦疣部，每次10~15分钟，敷料包扎，每日1次。治疗20例，连续摩擦2~6次皆愈。(《中华皮肤科》1965；11：391)

柴 胡

【基原与药材】 基原为伞形科植物北柴胡、狭叶柴胡等的根。药材主要有两种：①北柴胡，又名硬柴胡。为植物北柴胡的根，并带有少许茎的基部。根呈圆锥形，主根顺直或稍弯曲，下部有分歧，根头膨大，呈疙瘩状，长6~20cm，直径0.6~1.5cm，外皮灰褐色或灰棕色，有纵纹及支根痕，顶部有细毛或坚硬的残茎。质较坚韧。不易折断，断面木质纤维性，黄白色。气微香，味微苦辛。以根条粗长、皮细、支根少者为佳。②南柴胡，又名软柴胡、香柴胡。为植物狭叶柴胡的根。外形与北柴胡相似，惟根较细，分枝少，多弯曲不直，长4~10cm，直径0.6~1cm，表面红棕色，有纵皱及须根痕，顶部无疙瘩头，而有地上茎叶枯死后遗留的毛状纤维。质脆，易折断，断面平坦，呈淡棕色。气味同北柴胡。以根条粗长、无须根者佳。柴胡药材中，尚有"竹叶柴胡"与"春柴胡"两种，其原植物主要为狭叶柴胡。前者系采收成长的全株，全长约20~40cm，根同南柴胡，茎叶灰绿色至淡绿色。后者系春季采收幼嫩的全株，故又称"芽胡"，全长约15cm，根细，棕色，茎叶淡绿色而多卷曲皱缩。

【用法与用量】 内服：煎汤，3~9g；或入丸、散剂。

柴胡用量，因病证各异，用于益气升阳方，3~5g即可；用于调气解郁方，5~10g为宜；而用于主治寒热邪气方，非20~30g难得捷效。

【原文】《本经》：柴胡，一名地薰。味苦，平，无毒。治心腹肠胃中结气，饮食积聚，寒热邪气，推陈致新。久服轻身，明目，益精。生川谷。

《别录》：柴胡，微寒，无毒。主除伤寒，心下烦热，诸痰热结实，胸中邪逆，五脏间游气，大肠停积水胀，及湿痹拘挛，亦可作浴汤。一名山菜，一名茹草。叶，一名芸蒿，辛香可食。生洪农及宛朐。二月、八月采根，暴干。

【经方用药】 选录三家解析《本经》《别录》之文如下：①《本草经疏》说："柴胡，为少阳经表药。主心腹肠胃中结气，饮食积聚，寒热邪气，推陈致新，除伤寒心下烦热者，足少阳胆也。胆为清净之府，无出无入，不可汗，不可吐，不可下，其经在半表半里，故法从和解，小柴胡汤之属是也。其性升而散，属阳，故能达表散邪也。邪结则心下烦热，邪散则烦热自解。阳气下陷，则为饮食积聚，阳升则清气上行，脾胃之气行阳道，则饮食积聚自消散矣。诸痰热结实，胸中邪逆，五脏间游气者，少阳实热之邪所生病也。柴胡苦平而微寒，能除热散结而解表，故能愈以上诸病。大肠停积，水胀，及湿痹拘挛者，柴胡为风药，风能胜湿故也。"②《本草经解》说："柴胡，其主心腹肠胃中结气者，心腹肠胃，五脏六腑也，脏腑共十二经，凡十一脏皆取决于胆，柴胡轻清，升达胆气，胆气条达，则十一脏从之宣化，故心腹肠胃中，凡有结气，皆能散之也。其主饮食积聚者，盖饮食入胃，散精于肝，肝之疏散，又借少阳胆为生发之主也，柴胡升达胆气，则肝能散精，而饮食积聚自下矣。少阳经行半表半里，少阳受邪，邪并于阴则寒，邪并于阳则热，柴胡和解少阳，故主寒热之邪气也。"③《本草经百种录》说："柴胡，肠胃之药也。观《经》中所言治效，皆主肠胃，以其气味轻清，能于顽土中疏理滞气，故其功如此。天下惟木能疏土，前人皆指为少阳之药，是知末而未知其本也。"综上所述可知，"柴胡之性，善泄善散"（《本草正》），泄者，疏理胃肠之滞气；散者，疏散肝胆之病邪。用治内外实证宜大量，用于调气升阳宜小剂。

柴胡，《本经》言其"味苦平"，《别录》言其"微寒"，柴胡应为苦平微寒之品。经方中有9方用柴胡。

1. 和解少阳而除寒热 《本经》言柴胡治"寒热邪气"，《别录》言其"主除伤寒"，仲景主要用其治伤寒少阳病。少阳病是指邪郁少阳，表现为口苦、咽干、目眩、寒热往来、胸胁苦满、心烦喜呕、默默不欲饮食、舌苔白、脉弦细等。仲景以柴胡治少阳病邪为主的方剂有6首。

（1）少阳病经证　仲景重用柴胡为君，臣以黄芩清热透邪为主，疏泄少阳经之郁热，"所谓内热用黄芩，外热用柴胡，为和解要药"（《药品化义》）；因有喜呕，故配半夏、生姜；因少阳气弱，故用人参、甘草、大枣扶正。这就是闻名古今中外的小柴胡汤。由于本方能调理枢机而通上下，故又能治产后郁冒以及阳微结之症。由于厥阴与少阳相表里，疏理少阳即能开通厥阴，故热入血室之证，仲景亦用此方治之。还由于本方具有清解少阳而和胃的作用，故亦可用治"诸黄，腹痛而呕者"。

（2）少阳病腑证　对少阳病邪以"热结在里"为主的腑病证候，仲景以小柴胡汤去扶正之人参、甘草，加枳实、大黄、芍药三药疏通胃肠，即大柴胡汤，使少阳胆腑邪热假道阳明而去之。

（3）少阳病兼阳明燥结证　如此病证，可用小柴胡汤加芒硝泄阳明燥结，即柴胡加芒硝汤。

（4）少阳病兼水饮证　若少阳郁热兼水饮凝聚证候，可用柴胡桂枝干姜汤治之。方用柴胡、黄芩清解少阳郁热，桂枝、干姜温化寒饮，栝楼根、牡蛎行水散结，其中柴胡引牡蛎尤散胁下之结。

（5）少阳病兼痰热扰神证　若少阳病兼痰热扰神出现烦惊谵语者，可用小柴胡汤去甘草，加大黄、茯苓、桂枝、龙骨、牡蛎、铅丹，方名柴胡加龙骨牡蛎汤。此方以小柴胡汤为主和解少阳并除痰清热。此《别录》所云柴胡“除心下烦热，诸痰热结实”。

（6）少阳病兼太阳中风证　若少阳病兼太阳病肢节烦疼等，可用柴胡桂枝汤双解太阳少阳之邪。

综上所述，柴胡是治疗少阳病的特效药，一般多与黄芩配伍。另外，柴胡所治之热型，亦不仅限于寒热往来。柯韵伯说：“凡伤寒中风无麻黄、桂枝证，但见喜呕一证，则虽发热者，便可用柴胡汤，不必具寒热往来也。”言之甚是。

2. 疏理气机而调气血　《别录》云柴胡除“胸中邪逆，五脏间游气”。仲景已确知柴胡有宣畅气机、调理气血之功。《药性论》说柴胡“宣畅血气”正源于此。

（1）用于阳郁证　《伤寒论》云：“少阴病，四逆，其人或咳，或悸，或小便不利，或腹中痛，或泄利下重者，四逆散主之。”四逆散即以柴胡为主配枳实、芍药、炙甘草，以调理气血之郁滞。后世之柴胡疏肝散、逍遥散等皆源于此方。

（2）用于血瘀证　疟邪缠绵日久而生疟母，疟母位于少阳之位，系气血痰热郁滞而成。为了疏通少阳气血，加速疟母的消退，仲景在治疟母的鳖甲煎丸中，用鳖甲软坚削积为主，辅以柴胡，一可引鳖甲直达胁下，一可宣通气血，协助鳖甲消积除癥。所谓气行则血行，气行则痰化。并且方中还配有桃仁、丹皮、䗪虫等大量活血化瘀、通滞散结之品，以增强柴胡宣通气血之功。另外，由于柴胡能散热，因此对气滞血瘀而化热者，尤为适用。

（3）用于虚劳风气百疾　《金匮》曰：“虚劳诸不足，风气百疾，薯蓣丸主之。”薯蓣丸在大队补益气血的药物之中，配用柴胡、桂枝、防风等，有外邪者可外祛邪气，无则内调气血。李东垣创制的补中益气汤，可能受到了此方的启发。

在经方中柴胡用于治疗少阳病重证，用量最大，可达半斤；其轻证也达四两；用于气滞血瘀或虚损证者，则用量较少，且多入丸散。

【单方治验】

（一）热性病

1. 伤寒　伤寒余热。伤寒之后，邪入经络，体瘦肌热，推陈致新，解利伤寒时气伏暑，仓卒并治，不论长幼。柴胡四两，甘草一两，每用三钱，水一盏煎服。（《本草纲目》第十三卷“柴胡”引许学士《本事方》）

编者按　患伤寒之后，余热不解，取柴胡气味轻清透达之功，去“寒热邪气，推陈致新”，配甘草扶助正气。

2. 发热

（1）北柴胡对普通感冒、流行性感冒、疟疾、肺炎等有较好的退热效果。据143例的临床观察：流行性感冒于24小时退热者达98.1%，普通感冒于24小时退热者达87.9%。制剂及用法：用北柴胡的干燥根，以蒸馏法制成注射液，每安瓿2ml，相当于原生药2g。肌肉或静脉注射，每天1~2次，成人每次2ml，周岁以内婴儿每次1~1.5ml。（上海医药工业研究院《中草药临床方剂选编》1972：2）

（2）以柴胡为主药治疗外感发热的方剂不少，疗效确切。最常用的如和解少阳，治疗寒热往来的小柴胡汤。根据发热的轻重、病人体质的强弱，临床常用量以15~30g较为合适。用量过少，退热效果差，甚至没有退热作用。（陈敏时《江苏中医》1995；2：37）

3. 感冒　根据卫生部药政局“中药新药治疗感冒的临床研究指导原则”及柴胡滴丸功能主治，我们制定了“柴胡滴丸治疗风热感冒Ⅱ期临床试验方案”，并进行了临床试验。柴胡滴丸所含有效成分高于柴胡口服液，退热功能强于柴胡口服液。经临床观察，治疗组50例，临床治愈26例，显效13例，有效8例，无效3例，总显效率78%，总有效率94%。对照组50例，临床治愈8例，显效10例，有效20例，无效12例，总显效率36%，总有效率76%。两组病例总显效率比较，$P<0.05$；总有效率比较，$P<0.05$，差异有显著性。临床证明，柴胡滴丸治疗风热感

冒，能明显降低体温，也能改善其他感冒症状，对风热感冒有较好的疗效。（苏伟，等《北京中医药大学学报》1998；4：56）

（二）内科病

1. 黄疸　柴胡一两（去苗），甘草一分。上都细锉作一剂，以水一碗，白茅根一握，同煎至七分，绞去渣，任意时时服，一日尽。（《传家秘宝方》）

2. 积热下痢　柴胡、黄芩等份。半酒半水，煎七分，浸冷，空心服之。（《济急仙方》）

3. 胁痛　二便不利　一人年过四旬，胁疼，大便七八日未行，医者投以大承气汤，大便未通而胁下之疼转甚。其脉弦而有力，知系肝气胆火恣盛也，投以拙拟金铃泻肝汤加柴胡、龙胆草各四钱，服后须臾大便通下，胁疼顿愈。审是，则《神农本草经》谓"柴胡主肠胃中饮食积聚，推陈致新"者，诚非虚语也。且不但能通大便也，方书通小便亦多有用之者，愚试之亦颇效验。盖小便之下通，必由手少阳三焦，三焦之气化能升而后能降，柴胡不但升足少阳，实兼能升手少阳也。（《医学衷中参西录》）

（三）妇科病

《傅青主女科》在调经止带诸方中，每佐用柴胡，药量轻巧。完带汤中用柴胡 2g，解风木之闭塞，促地气之升腾，使全方"寓补于散之中，寄消于升之内"。升提肝木之气，舒肝即是扶脾。肝气舒则气机畅，脾气健则湿气消，自无带下之患。平肝开郁止血汤重用白芍平肝，少佐柴胡开郁，治疗郁结血崩之证。若柴胡用量过大，"则肝气大开，肝火更炽，而血亦不能止矣"。温经摄血汤以大剂熟地补血，少加柴胡解郁，使"补中有散，而散不耗气；补中有泄，而泄不损阴"。宣郁通经汤治肝郁痛经，方中以少量柴胡与归、芍、丹、栀相配，"补肝之血而解肝之郁，利肝之气而降肝之火"。气血调和则疼痛自除。治疗产后郁结、乳汁不通之通肝生乳汤，不用穿山甲、王不留行之辈，而用柴胡配白芍，"大舒肝木之气，则阳明气血自通，而乳汁亦通矣"。查《女科》一书，柴胡用量多在 1~3g 之间，其目的在于借柴胡疏肝解郁之性，以宣畅气血。然本药终属升发疏散之品，若用量过大，难免有升阳助火之虞。傅氏用药之精当，足见一斑。（周念兴《中医杂志》1992；7：57）

结　语

柴胡微苦微辛而微寒，入肝、胆经。有和解表里、疏肝、升阳之功。可治寒热往来、胸满胁痛、口苦耳聋、头痛目眩，疟疾，下利脱肛，月经不调，子宫下垂等病症。《本经》对柴胡有记载，经方中用之较多，并以其为方剂命名，可见仲景对此药较为看重。当代医家对柴胡应用广泛，尤以外感热病、内科、妇科病为多。

现代药理研究认为柴胡有解热、镇静、镇痛、抗炎、抗病原体、改善肝功能、利胆等多种作用。所以治疗热性病，其退热明显，治疗内科杂病，其疏理肝胆效著。近日又有学者发现柴胡粗皂苷可促进小肠推进功能，故而降血脂、利二便再显奇功。

当前临床对柴胡的用法已不限于煎剂、丸剂，而且采用注射剂，药效快捷，方法简便。

对柴胡的用量争议颇大，重用柴胡者当属先圣张仲景。《伤寒论》有的方剂用柴胡半斤，当代名医每剂用 24g，远远超过药典规定的 10g 用量。除热盛阴伤、肝阳暴亢者不可用柴胡重剂外，一般外感、内伤疾患，若辨证准确，适当配伍，疗效确切。

升　麻

【基原与药材】 基原为毛茛科植物升麻、兴安升麻和大叶升麻的根状茎。药材有 3 种：①西升麻：又名川升麻。为植物升麻的干燥根茎。无臭，味微苦。以个大、外皮黑色、无细根、断面白色或淡绿色者为佳。②北升麻：又名窟窿芽根、苦老菜根。为植物兴安升麻的干燥根茎。臭微，味微苦而涩。以肥大、外皮黑褐色、无细根、断面微绿色者佳。③关升麻：为植物大三叶升麻的干燥根茎。气无，味微苦。以个大、整齐、外皮黑色、无细根、断面灰色者为佳。

【用法与用量】 内服：煎汤，1.5~9g；或入丸、散。外用：研末调敷，煎水含漱或淋洗。

【原文】《本经》：升麻，一名周麻。味甘、苦，平，无毒。主解百毒，杀百精、老物、殃鬼，辟温疫、瘴气、邪气、蛊毒。久服不夭。生山谷。

《别录》：升麻，味苦，微寒，无毒。主解毒入口皆吐出，中恶腹痛，时气毒疠，头痛寒热，风肿诸毒，喉痛口疮。久服轻身长年。生益州。二月、八月采根，日干。

【经方用药】 从《本经》及《别录》记载来看，升麻当为辛苦微寒之品，其功效一可透表，即《别录》说主“头痛寒热”，但升麻多适用于表邪郁闭者，正如《本草正义》所说：升麻“透表发汗，其力颇大，惟表邪之郁遏者宜之”。二是解毒，即《本经》说的“解百毒……辟温疫”，《别录》说的主“时气毒疠……风肿诸毒，喉痛口疮”。

升麻在经方中虽仅3方用之，却将其功效发挥得淋漓尽致。

1. 治肺热脾寒证 《伤寒论》曰：“伤寒六七日，大下后，寸脉沉而迟，手足厥逆，下部脉不至，喉咽不利，唾脓血，泄利不止者，为难治，麻黄升麻汤主之。”本证乃伤寒误下邪陷阳郁，肺热脾寒证，用麻黄升麻汤发越郁阳，清上温下。本方用升麻的目的有三：一是借其解毒之功，治疗肺热郁闭生毒而致之喉咽不利，唾脓血之证；二是借其辛散之力，协助麻黄发越郁阳，使郁闭的肺热得散，即“火郁发之”之意；其三，本证上热下寒，为防止所用之石膏、黄芩等清热药下降进一步损伤脾胃，用升麻引之，使其上升，而解肺热。《本草汇言》说：“诸药不能上升者，惟升麻可升之。”即指升麻能领药上升而治上部火热之病。

2. 治疫毒阴阳毒 《金匮》曰：“阳毒之为病，面赤斑斑如锦纹，咽喉痛，唾脓血，五日可治，七日不可治，升麻鳖甲汤主之。”又云：“阴毒之为病，面目青，身痛如被杖，咽喉痛，五日可治，七日不可治，升麻鳖甲汤去雄黄、蜀椒主之。”尤在泾说：“阳毒非必极热，阴毒非必极寒。”甚是。阴毒与阳毒均是感受疫毒之邪而致。阳毒之病乃感受疫毒之邪较浅者，故以升麻配甘草清热解毒，“辟温疫”主“时气毒疠”，兼以利咽；配当归、鳖甲益阴散瘀；用雄黄、蜀椒解毒而利于速散。阴毒之病为疫毒较深且伤阴尤甚者，故去掉雄黄、蜀椒，防其辛散而再度伤阴。后世治阳毒多配银花、连翘，可增强其解毒之功；治阴毒则伍玄参、生地，更增养阴之力，其效果更佳，值得参考。

从上述3方对升麻的应用，说明仲景已认识到升麻具有良好的发散毒火、清热解毒、消斑利咽止痛的作用，为后世更广泛地应用升麻做了开拓性的工作。后世除将升麻用于表证，热毒而致的痘疹发斑疮疡之外，李东垣还创立与柴胡相配升举中气之功，又把升麻的用法向前推进了一步。

麻黄升麻汤证热毒较轻，用升麻臣于麻黄，重在发越郁阳，因更兼脾寒之证，故升麻用量较少，为一两一分；升麻鳖甲汤及升麻鳖甲汤去雄黄蜀椒方证，热毒较盛，故重用升麻以解毒消斑。用量较重达二两。可以看出，经方药物之用量随病而变。

【单方治验】

1. 口疮 口热生疮：升麻三十铢，黄连十八铢。上二味末之，绵裹含，咽汁。(《千金方》)

2. 牙痛 胃热齿痛：升麻煎汤，热漱咽之。(《仁斋直指方》)

3. 肿毒 卒毒肿起，急痛：升麻苦酒磨，敷上良。(《补缺肘后方》)

4. 痒 热痱瘙痒：升麻煎汤饮，并洗之。(《千金方》)

编者按 以上4种病的治疗，可验证《本经》《别录》所谓升麻“解百毒”以治“风肿诸毒，喉痛，口疮”之疗效。后世医家亦有相关疗效论述。

5. 恶露不尽 治产后恶物不尽，或经一月、半岁、一岁：升麻三两，以清酒五升，煮取二升，去滓，分再服，当吐下恶物，勿怪。(《千金方》)

编者按 以上重用升麻以酒煎之之疗效，可谓神奇！是否取其升阳散火以祛除恶物聚结之功耶？

葛 根

【基原与药材】 为豆科植物葛的块根。无臭，味甘。以块肥大、质坚实、色白、粉性足、纤维性少者为佳；质松、色黄、无粉性、纤维性多者质次。

【用法与用量】 内服：煎汤，4.5~9g；或捣汁。外用：捣敷。

【原文】《本经》：葛根，一名鸡齐根。味甘，平，无毒。治消渴，身大热，呕吐，诸痹，起阴气，解诸毒。

《别录》：葛根，无毒。主治伤寒中风头痛，解肌发表出汗，开腠理，疗金疮，止痛，胁风痛。生根汁，大寒，治消渴，伤寒壮热。

【经方用药】《本草经疏》说："葛根，解散阳明温病热邪之要药也，故主消渴，身大热，热壅胸膈作呕吐。发散而升，风药之性也，故主诸痹。"《本草汇言》说："《神农经》谓起阴气，除消渴，身大热，明属三阳表热无寒之邪，能散之清之之意也。如伤风伤寒，温病热病，寒邪已去，标阳已炽，邪热伏于肌腠之间，非表非里，又非半表半里，口燥烦渴，仍头痛发热者，必用葛根之甘寒，清肌退热可也，否则舍葛根而用辛温（如麻、桂、苏、防之类），不惟疏表过甚，而元气虚，必致多汗亡阳矣。然而葛根之性专在解肌，解肌而热自退，渴自止，汗自收。"上述两家之言对理解《本经》《别录》很有启发。

葛根在经方中有6首方剂用及。主要取其升津舒筋、解肌退热之力，并据其性升的特点而治疗下利，分述于下。

1. 主表寒证兼项背强几几　太阳主表，太阳表寒证，分中风与伤寒，中风用桂枝汤治疗，伤寒用麻黄汤治疗。说明表寒证仲景是不用葛根治疗的。但表寒兼有项背强者，仲景则加用葛根。这样的方剂有2首：一是桂枝加葛根汤，《伤寒论》曰："太阳病，项背强几几，反汗出恶风者，桂枝加葛根汤主之。"一是葛根汤，《伤寒论》曰："太阳病，项背强几几，无汗，恶风者，葛根汤主之。"《金匮》曰："太阳病，无汗而小便反少，气上冲胸，口噤不得语，欲作刚痉，葛根汤主之。"项背强直筋肉挛急的表现，是由风寒之邪内窜太阳经输，津液不能敷布，略兼津液受损而致。《本经》说葛根主"诸痹，起阴气"，说明葛根能开痹而通津液。《别录》说生葛根汁"治消渴"，说明葛根还能补充津液。所以，仲景无论表实无汗，还是表虚有汗，只要有筋脉拘急，出现项背强之症，都要加用葛根，以升津液，舒筋脉。桂枝加葛根汤证是表虚兼项背强几几；葛根汤证是表实兼项背强几几。葛根汤为桂枝汤加葛根、麻黄，既能发汗解除表实，又能调补营卫兼顾已伤之津液，这充分体现了仲景治病顾正的用心。当然，葛根之补津力量甚微，仲景治太阳病柔痉用栝楼桂枝汤，说明津伤已甚者，非用大力生津的栝楼根不可。举一反三，表实兼项背强几几或刚痉，若津伤已甚者，亦当加栝楼根，这是应当想到的。现代医学证明，葛根能扩血管，尤其能扩张心脑血管，所以对外感病以及其他各种病引起的项背强直，肌肉挛急，肢体麻木之症，均可应用，并且确有实效。

2. 并治表证兼下利者　经方用葛根治疗下利有两种情况：一是肠热下利，即葛根黄芩黄连汤证。《伤寒论》曰："太阳病，桂枝证，医反下之，利遂不止，脉促者，表未解也，喘而汗出者，葛根黄芩黄连汤主之。"一是风寒表邪影响阳明引起的下利，仲景称为太阳与阳明合病。《伤寒论》曰："太阳与阳明合病，必自下利，葛根汤主之。"前者为肠热下利为主兼有表邪，后者为风寒表证为主兼下利，可见葛根适宜于表证兼下利者。其实，葛根还用于虚性下利，正如李东垣所说："葛根，其气轻浮，能鼓舞胃气上行……治脾胃虚弱泄泻圣药也。"这是对仲景用葛根治疗下利的发展。《伤寒论》承接上文还有一条曰："太阳与阳明合病，不下利，但呕者，葛根加半夏汤主之。"这是否是《本经》所说葛根主"呕吐"的具体应用呢？不是。须知葛根并无止呕降逆之功，必须与半夏相配，方能止呕，并且只适用于外邪干扰脾胃，导致升降失常造成的呕吐。

《本草正义》对《伤寒论》葛根汤与葛根芩连汤之用葛根解析得很好，引录如下："葛根，气味皆薄，最能升发脾胃清阳之气，《伤寒论》以为阳明主药，正惟表寒过郁于外，胃家阳气不能散布，故以此轻扬升举之药，捷动清阳，捍御外寒，斯表邪解而胃阳舒展，所以葛根汤中仍有麻黄，明为阳明表寒之主药，非阳明里热之专司，若已内传而为阳明热证，则仲景自有白虎诸法，非葛根汤之所宜用。其葛根黄芩黄连汤方，则主阳明协热下利，貌视之，颇似专为里有实热而设，故任用芩、连之苦寒，则葛根似亦为清里之品；抑知本条为太阳病桂枝证医反下之之变，邪热因误下而入里，里虽宜清，而利遂不止，即以脾胃清阳下陷之候，葛根只以升举陷下之气，并非为清里而设，此皆仲师选用葛根之真旨。"

3. 亦治风热表证　仲景对单纯风寒表证不用葛根，但风热表证却使用葛根。如治疗产后中风发热的竹叶汤。《金匮》曰："产后中风发热，面正赤，喘而头痛，竹叶汤主之。"此方证及用药比较难解，详见"下部"。方中重用葛根协竹叶疏散在表之风热，这可以说是开温病证治之先河。所以，《本草经疏》说："葛根为解散阳明温病热邪之要药。"

上述之外，还有一种方证用及葛根，即《金匮》曰："奔豚，气上冲胸，腹痛，往来寒热，奔豚汤主之。"此肝郁化热引起的奔豚证，方用李根白皮为主，配合葛根、黄芩以加强其清热平肝的作用。这也许是《别录》说葛根能止"胁风痛"的具体应用吧。其实，葛根对肝热并无特异性作用，必须与李根白皮配合，才具有清肝热泄奔豚之功。

【单方治验】

1. 急症

（1）下血　治热毒下血，或因吃热物发动：生葛根二斤，捣取汁一升，并藕汁一升，相和服。(《梅师集验方》)

（2）吐血　治心热吐血不止：生葛根汁半大升，顿服。(《广利方》)

（3）鼻衄　治鼻衄，终日不止，心神烦闷：生葛根，捣取汁，每服一小盏。(《圣惠方》)

（4）干呕　治卒干呕不息：捣葛根，绞取汁，服一升许。(《补缺肘后方》)

（5）心烦　治服药失度，心中苦烦：饮生葛根汁大良。无生者，干葛为末，水服五合，亦可煮服之。(《补缺肘后方》)

（6）酒醉　治酒醉不醒：葛根汁一斗二升，饮之，取醒，止。(《千金方》)

（7）中毒　治食诸菜中毒，发狂烦闷，吐下欲死：煮葛根饮汁。(《补缺肘后方》)

编者按　《别录》曰："葛根……生根汁，大寒，治消渴，伤寒壮热。"《本经》曰："葛根……解诸毒。"上述葛根所治，即热盛所致病症及其解毒之功。

（8）妊娠热病　治妊娠热病心闷：葛根汁二升，分作三服。(《伤寒类要》)

（9）痉病　治金疮中风，痉欲死：捣生葛根一斤，细切，以水一斗，煮取五升，去滓，取一升服，若干者，捣末，温酒调三指撮，若口噤不开，但多服竹沥，又多服生葛根自愈，食亦妙。(《肘后方》)

编者按　读了上述内容，心中豁然开朗！领悟到为何仲圣治"……刚痉，葛根汤主之"，原来葛根汤之君药是治痉病之特效良药。

（10）急性肠梗阻　治急性肠梗阻：葛根、皂角各1斤，加水4000ml，煎煮40分钟，去渣，置药汁锅于火炉上保持适当温度（以不致烫伤为度）。另以1市尺见方之10层纱布垫4块，浸以药液后，稍稍除去水分，交替置腹部作持续热敷，每次1小时，每天2~3次。(《河南医学院学报》9（4）：203，1965）

编者按　此法简便易行，更容易接受，切合实用。

2. 神经性耳鸣耳聋　眩晕

（1）笔者多年来采用葛根为主药，适当配伍组方治疗神经性耳鸣耳聋疗效显著，现介绍如下。①治疗方法：用葛根50~100g，生药用至250g/天，以两广产的粉葛根为佳。加猪前脚或猪脊骨250g，加水500ml，文火煎至250ml，加入适量食盐及配料，每日1剂，分早、晚2次，饮汤，食葛根及猪脚、猪脊肉，2周为1个疗程。本法适用于各种原因引起的神经性耳鸣耳聋患者，症见两耳蝉鸣，或嗡嗡作响，听力减退，伴头晕目眩，口干引饮，夜寐多梦，小便频数，舌红少苔，脉弦细数等。②加减法：对耳鸣经久不愈，夜间烦躁者可加生龙骨、生牡蛎、磁石各30g同煎，以加强镇静安神之效；伴腰酸腿软，夜寐多梦者，可加枸杞子20g、杜仲15g、芡实30g同煎，以增强补肾壮肾之力；小便频数者，可加干地黄30g，山茱萸、五味子各12g，益智仁10g，以加强补肾养阴敛阴之功；若偏于气虚，伴气短乏力者加黄芪、党参各30g，以补养元气；若偏于阴虚者，可配合六味地黄汤内服；若偏于阳虚者可配合肾气丸改汤内服，效果更佳。③治例：谢某，男，56岁，耳鸣、耳聋反复1年多，曾到某院五官科就诊，诊断为神经性耳聋，使用神经营养及神经调节剂治疗后症状未减，听力明显减退，夜间双耳蝉鸣。症见舌质淡红、舌苔薄黄，脉弦细略数。嘱每天用葛根100g与猪脊骨煎汤，每天1剂，分早、晚2次服。服药1周，耳聋耳鸣明显改善，嘱继续治疗1周，症状消失，后以六味地黄汤加减，巩固疗效。(赖祥林《中医杂志》1999；3：133）

原按　葛根味甘辛，性平，无毒，临床应用范围颇广。笔者在30多年的临床实践中，常以葛根为主，适当配伍治疗多种疾病，均收到较好疗效，而以治疗神经性耳鸣耳聋尤为显著。曾撰写“葛根的实验研究与临床应用新进展”，刊于《中国中药杂志》1989年第5期。

（2）笔者用葛根为主治疗神经性耳聋、耳鸣68例，眩晕82例（含耳病性眩晕、高血压眩晕），多数患者疗效较好，有改善脑动脉供血等作用。（陈鼎祺《中医杂志》1999；3：133）

原按 早在20世纪70年代初，北京地区冠心病协作组对葛根做了临床及药理研究，提取葛根黄酮制成片剂。我院心血管病组用葛根黄酮片治疗冠心病、高血压等取得一定疗效，后发现其对眩晕（梅尼埃病）、神经性耳聋均有良效。葛根黄酮片后改名为市售的愈风宁心片，至今仍为常用药物。

3. 精神分裂症伴迟发性运动障碍 迟发性运动障碍是由于长期服用抗精神病药引起的一种不良躯体反应，主要表现为面、颊、口唇、舌、颈、四肢等不自主运动，睡眠时消失，紧张时加重，此症一旦发生，治疗较为棘手。笔者根据多年临床经验，中药方中重用葛根治疗此症，取得了满意的疗效。1990~1996年重用葛根治疗迟发性运动障碍24例，均为我院中医病房住院病人，诊断为精神分裂症伴迟发性运动障碍。年龄20~53岁，迟发性运动障碍病程最长1年半，最短2个月；其中男14例，女10例。①治疗方法：所有病例根据症状轻重，处方中加葛根20~50g，水煎服，每日1剂。②结果：24例中治愈16例（症状完全消失）；好转6例（症状有不同程度减轻）；无效2例（症状无改变）。③治例：邱某某，男，21岁，病案号54959。1992年11月24日住院，患精神分裂症9年，经抗精神病药治疗，精神症状逐渐缓解，随后出现头不自主后仰，经多种方法治疗不见好转，逐渐加重，走路时必须一只手抱头，站立时后脑部要顶着墙。处方：消迟汤（验方）：生石膏80g，生地30g，花粉30g，石斛30g，麦冬30g，栝楼30g，黄连15g，酒大黄15g。加入葛根50g。服药14剂后，症状减轻，颈部松软。继服30剂症状消失。1994年9月22日痊愈出院，随访2年未复发。再，文某，女，40岁，病案号50721。患精神分裂症7年，伴咀嚼不利、右下肢行走障碍1年，1993年12月17日入院。诊断为精神分裂症伴迟发性运动障碍，经抗精神病药治疗，精神症状很快缓解，但迟发性运动障碍依存。处方：消迟汤（组成同上）加葛根30g，服药10剂，症状好转，继服20剂，缓解如常人。（杜万君《中医杂志》1999；3：134）

原按 迟发性运动障碍乃由于长期服用抗精神病药，药物毒邪蕴积日久，化热伤津，肌肉筋脉失养所致，故重用葛根以达濡养筋脉、升阳解肌之功效，可取得满意的疗效。

4. 心悸（β受体功能亢进症） 笔者近年来重用葛根为主治疗多例β受体功能亢进症，均收到满意疗效。基本方：葛根30~60g，党参20g，麦冬20g，五味子15g，酸枣仁20g，生龙骨30g。随症加减，水煎服，日1剂，早晚分服，4周为一疗程。一般坚持服药1个疗程后，症状、心电图等就有明显改善。如患者张某，女，36岁，1996年10月18日就诊。患β受体功能亢进症4年余，常服用普萘洛尔（心得安）、谷维素等药物治疗，用药后，症状只能暂时控制，精神紧张或劳累时病情反复。1周前，因情志刺激又出现心悸、气短、胸闷、焦虑不安、五心烦热、出虚汗等症状，血压142/90mmHg，心率96次/分，律齐，心音亢进，舌质红、苔少，脉细数。心电图示：窦性心律，S-T段呈缺血型下移，T波低平。普萘洛尔试验阳性。中医诊断：心悸（气阴不足、虚火内扰）。西医诊断：β受体功能亢进症。治疗以益气养阴、宁心安神为法，处方：葛根60g，党参20g，麦冬20g，五味子15g，酸枣仁20g，生龙骨20g，天冬15g，生地20g，玄参15g，夜交藤20g，百合30g。水煎服，日1剂。用药4剂后，症状即明显改善。随症加减，共调治1个月，症状消失，心电图恢复正常。随访半年，病情未再复发。（姬生勤《中医杂志》1999；3：134）

原按 现代药理研究证实，葛根具有显著的β受体阻滞效应，能降低血压，减慢心率，扩张冠状动脉，降低心肌耗氧，与普萘洛尔等β受体阻滞剂作用相似，且无明显抑制心脏作用，能使β受体兴奋引起的心电图S-T段异常得到改善或恢复正常。实验研究也已证明，生脉散具有协调心血管功能的双向调节作用，能降低心肌自律性，延长不应期，减慢心率、改善心脏顺应性，故与葛根合用，临床疗效满意。本法对应用β受体阻滞剂有禁忌者，同样有效，且远期效果好。

5. 头痛（血管神经性头痛） 葛根治疗慢性头痛，是湖南中医学院附属第一医院原老年病科主任章亮厚老中医的临床经验之一。笔者效章氏之法，重用本品治疗血管神经性头痛，屡试屡验。血管神经性头痛之因，虽有风、火、瘀、虚等不同，但多以痰浊为先导。因而在治疗上应注重化痰降浊。但痰浊之降，有赖清阳之上升，而葛根“最能升发脾胃清阳之气”（《本草正义》）。①治疗方法：重用葛根30g为君，升发脾胃之清阳，使清阳上升则痰浊自降，且葛根蔓长，上通于天，下通于地，畅气机而利血脉，气畅血行而头痛自除；合温胆汤不寒不燥，除痰化浊；痰为阴邪，常赖风邪方能上行，即《诸病源候论》所谓“风痰相结，上冲于头”，故配天麻祛头风；痰浊既蒙清窍，则血脉瘀阻不利，又伍川芎行瘀滞；血管神经性头痛之诱发，常与情绪激动等因素有关，既发之后，又多伴失眠、心烦等症状，故以蛇含石、珍珠母等重镇之品，镇静安神以止痛。以上为治疗血管神经性头痛的基本方。若兼肝阳上亢者，加谷精草、白芍以柔肝；年老体衰、肝肾不足者，加桑椹、枸杞子平补肝肾；中气亏虚者，酌加参、芪益气健脾；女性患者头痛与月经有关者，加柴胡、当归疏肝养血调经。②治例：谢某，女，34岁。反复头痛5年余，常于精神紧张、情绪激动或劳累后发作，虽屡经中西药物治疗，效果不显。症见头痛如束，终日不止，泛泛欲吐，心烦易怒，夜寐不宁，舌质红、苔薄白，脉小弦。此属风痰上干，脉络不利，肝火上扰。治宜化痰祛风、行瘀柔肝并施。处方：葛根30g，法半夏、枳实、竹茹、陈皮各10g，茯苓、川芎、天麻、蛇含石、谷精草、白芍各15g，甘草4g。5剂后复诊：述头痛明显减轻，睡眠亦有改善。继以原方加桑椹30g，15剂后诸症消失。随访1年余未见复发。（黄胜光《中医杂志》1999；4：198）

6. 心悸（病毒性心肌炎） 笔者通过临床实践体会到，葛根治疗病毒性心肌炎主要体现在具有抗心律失常的作用。病毒性心肌炎多出现心律失常，其临床表现主要是心悸、胸闷、气短等。在辨证组方中加入葛根20~60g，则心律失常多在3~10天消失。应用过程中未发现不良反应。在辨证用药的基础上加葛根治疗病毒性心肌炎所致心律失常64例，与不用葛根的病例相比，前者可明显缩短用药时间，并且效果显著，特别是对缓慢性心律失常患者有提高心率的作用。（范新发《中医杂志》1999；4：198）

7. 心痛（冠心病心绞痛） 用葛根酒浸膏片，每日6~12片，分2~3次服。总疗程2~9周。治疗冠心病心绞痛71例，对心绞痛症状，显效29例（40.8%）；有效20例（28.2%）；无效22例（31%）。对心电图有效率为41.3%。（中国医学科学研究院《医学研究通讯》1972；2：14）

8. 颈项强痛（高血压病） 根据用葛根治疗外感病项背强痛的经验，试用于治疗高血压病的颈项强痛，亦取得疗效。10~15g/日，煎分2次服，连服2~8周。观察52例，颈项强痛消失17例，明显减轻30例。同时对高血压病的头痛、头晕、耳鸣及肢麻等症状也有一定改善作用，但降压不明显。多数患者在用药第1周即可出现疗效，作用持续1~2周。无明显副作用。（中国医学科学院《医学研究通讯》1972；2：14）

9. 腰痛　石淋（输尿管结石） 笔者受葛根扩张血管平滑肌、扩张冠状动脉，治疗冠心病之启发，临床应用大剂量葛根煎汤内服，治疗输尿管结石，取得较好疗效，现介绍如下。张某，男，35岁。因左腰部阵发性疼痛，伴恶心、呕吐、血尿6小时，于1996年3月12日来我院就诊。症见面色苍白，大汗出，辗转不安，躬腰屈背，呻吟不止，舌质红、苔黄腻，脉弦数，左肾区叩击痛。尿常规检查：蛋白（+），潜血（++）。B超示：左肾集合系统见4.8cm×1.7cm液性暗区，左输尿管上段扩张，内见直径约0.6cm的强光点，后伴声影。诊断：左肾盂积水，左输尿管上段结石。处方：葛根30g，石韦20g，金钱草20g，车前子（包）15g，白茅根20g，甘草10g。水煎服，每日1剂。并嘱每服药30分钟后，大量饮水，并做30分钟跳跃运动。患者服药4剂后，于3月15日晚出现排尿困难、尿道刺痛，旋即有一黄豆大小褐色结石排出，而后疼痛消失，排尿畅通。2日后来院复查，尿常规（－）。B超示：左肾形态大小正常，左输尿管无扩张，左肾盂积水消失，随访1年未复发。（路志宽，等《中医杂志》1999；4：199）

原按　输尿管结石属中医石淋范畴，其病因多为湿热之邪蕴于下焦，膀胱热盛，煎熬尿液而成。

结石为有形之邪，必阻碍气机的升降，笔者依据古人“升清可以降浊”“欲降必先升之”之说，重用葛根升清阳，石韦、金钱草、车前子等清利湿热以降浊阴，使气机条达，调动结石的位置，而易于排出。笔者通过临床观察，在清热、利尿、通淋处方中，加入大剂量葛根，能明显缩短疗程，提高结石排出率。该药是否具有扩张输尿管平滑肌的药理作用，还有待于进一步探讨。

10. 汗出偏沮症　笔者常重用葛根30~60g加入辨证方药中治疗汗出偏沮症，收效甚佳，简介如下，以供参考。本证是指身体一侧汗出，《内经》谓之“偏沮”，中医多从气血不足、邪气阻滞、营卫不和论治。笔者学习本院老中医经验，于1995年10月~1997年6月间，门诊治疗11例，其中辨证气血不足3例；寒湿痹阻2例；营卫不和6例。均在相应方剂中重用葛根60g，5日为一疗程，一般均在1~3个疗程后汗止病愈。葛根一味具有解肌生津、祛邪开腠、舒挛缓急之功，可鼓舞脾胃阳气，使气血津液畅行达于肌表。如治许某，女，35岁。左半身汗出半年，恶风，手足屈伸无力，苔白润，脉缓。辨证给予桂枝汤加味，收效甚微，遂于原方中加入葛根60g，2剂后自诉右侧半身有微汗，此营卫经络调和、气血津液畅行之象，继服3剂病告痊愈。（丁济良《中医杂志》1999；5：261）

11. 泄泻（肠道易激综合征）　葛根有升阳止泻作用。笔者近年来试用单味葛根治疗肠道易激综合征7例，疗效满意，现列举2例，以供参考。①成某，男，45岁，干部。1996年7月18日就诊。消瘦体质，每于夏季受凉饮冷，或午间睡觉醒后，即感腹部微拘不舒，随即肠鸣辘辘，登厕急迫作泻。西医诊断：肠道易激综合征。经数年治疗，虽有效，但不持久。今夏病复如前，舌淡红有齿痕、苔薄白，脉细弱。辨证为脾虚泄泻。药用葛根20g，水煎服，日1剂。服上药3剂即见效，继服7剂后痊愈。1997年夏季随访未复发。②王某，女，39岁，农民。1997年3月16日就诊。消瘦体质，主诉间歇性胁痛腹泻2年余，多在情绪紧张时发作，腹泻前伴有左胁下疼痛，粪便带有黏液，日2~4次不等，伴纳差，食后脘腹痞满，时嗳气，乏力，寐差，舌质淡红、苔薄白，脉细弦。辨证为肝郁脾虚。西医诊断：肠道易激综合征。治以葛根20g，水煎，日1剂，分早晚2次温服。服7剂后大便日1次，偶有2次。便前胁下疼痛减轻，仍纳差、脘痞，舌脉同前。处方：葛根20g，砂仁7g，水煎服，10剂。药后诸症均除。嘱继服香砂养胃丸调理。（程学生，等《中医杂志》1999；4：198）

原按　李杲曰：“干葛，其气轻浮，鼓舞胃气上升，治脾胃虚弱泄泻圣药也。”现代药理研究证实，葛根对肠管具罂粟碱样解痉作用，能对抗组织胺及乙酰胆碱。因此治疗肠道易激综合征效佳。

12. 颈椎病　笔者将葛根用于颈椎病的治疗，取其辛散之性，解肌升清之功。颈椎病多因局部经络阻滞，气血运行不畅而见颈部酸胀、疼痛，清阳不能上达则头晕不适。在辨病及辨证的基础上加入大剂量的葛根（20~30g），确有缓解肌肉痉挛，改善脑供血的效果。其中以神经根型及椎动脉型效果为佳。（金翠萍《内蒙古中医药》1998；3：40）

13. 缺乳　乳痈（急性乳腺炎）　我们临床发现葛根能够通乳，善治乳痈。

（1）缺乳　缺乳病机首先是乳络郁滞，其次是脾胃生化之气血不能尽快转注于乳房化为乳汁。传统的通乳药一般从通乳络、益化源入手，但如何能使气血转注于乳房尤为重要。葛根善升清，入脾胃，通血络，且胃经循两乳，恰合此义。所以临床常用葛根15~20g，加入于常规通乳药内治疗缺乳效果良好。

（2）乳痈　乳痈多发于乳多汁浓之人，产后2~3天乳旺食少，极易出现积乳化热，乳热互结，久之血瘀乳腐，血败为脓，治疗颇为棘手，所以应早期着手控制病情发展。临床重用葛根为君，一通乳络，二引诸药行于乳，配以王不留行、穿山甲、路路通以通乳活血，牛蒡子、漏芦以通乳消肿，川贝、海浮石以化痰散结，连翘、蒲公英、虎杖以清热解毒，佐桔梗、白芷以消肿排脓。以本方辨证加减使用，并配合吸乳，局部按摩效果较好。（杨烈彪，等《中医杂志》1999；5：261）

结　语

葛根性味辛、甘而平，入脾、胃经。早在《本经》《别录》即记载有多种用途，而仲景主要用其解肌退热、生津舒筋之功。近年来用葛根治各科疑难杂病的可喜进展，得到医家们的高度重视。

当前对葛根的药理研究相当深入，认为有强心作用，能增加冠脉血流量，增强心肌收缩力，减慢心率，此足以证明《本经》疗“诸痹，起阴气”的功能；其对血压有双向调节作用，改善脑循环，使脑血流量增加，舒张平滑肌，对高血压病引起的头痛项强有明显疗效，可见仲景治“项背强”早有先见之明；实验又显示降血糖，增强免疫力，故《本经》“主消渴”是言之有据。此外，葛根抗心律失常、抑制血小板凝集、对 β 受体有阻断作用，以及抗氧化、抗癌、排石等功能，又是今人对葛根潜在功效的挖掘和探索。

葛根用途广泛。治耳鸣耳聋、头痛眩晕等症，当属濡养筋脉、解肌除痹、调和气血之功效；善治心悸、胸痹（心绞痛），又是舒筋脉、调气机、通血脉的作用；能疗汗出异常、肠道易激症，则是调和营卫、舒络解痉、鼓舞胃气之力；而解肌升清，善治颈部活动不利，已是众所周知。

近期对葛根保健作用的开发利用已经展开，诸如有含葛根成分的口服液、饮料、罐头等食品。可见葛根的研究大有可为，前景广阔。

菊　花

【基原与药材】 基原为菊科植物菊的头状花序。药材为干燥头状花序，外层为数层舌状花，呈扁平花瓣状，中心由多数管状花聚合而成，基部有总苞，系由 3~4 层苞片组成。气清香，味淡微苦。以花朵完整、颜色鲜艳、气清香、无杂质者为佳。

【用法与用量】 内服：煎汤，5~9g；泡茶或入丸、散。

【原文】《本经》：菊花，一名节华。味苦，平，无毒。治风头头眩，肿痛，目欲脱，泪出，皮肤死肌，恶风，湿痹。久服利血气，轻身，耐老，延年。生川泽及田野。

《别录》：菊花，味甘，无毒。主治腰痛去来陶陶，除胸中烦热，安肠胃，利五脉，调四肢。一名日精，一名女节，一名女华，一名女茎，一名更生，一名周盈，一名傅延年，一名阴成。生雍州及田野。正月采根，三月采叶，五月采茎，九月采花，十一月采实，皆阴干。

【经方用药】 引录解析《本经》《别录》两家之文如下。《本草经疏》说：“菊花专制风木，故为去风之要药。苦可泄热，甘能解毒，平则兼辛，故亦散结，苦入心、小肠，甘入脾、胃，平辛走肝、胆，兼入肺与大肠。其主风头眩、肿痛、目欲脱、泪出、皮肤死肌、恶风、湿痹者，诸风掉眩，皆属肝木，风药先入肝，肝开窍于目，风为阳邪，势必走上，血虚则热，热则生风，风火相搏故也。腰痛去来陶陶者，乃血虚气滞之候，苦以泄滞结，甘以益血脉，辛平以散虚热也。其除胸中烦热者，心主血，虚则病烦，阴虚则热收于内，故热在胸中，血益则阴生，阴生则烦止，苦辛能泄热，故烦热并解。安肠胃，利五脉，调四肢，利血气者，即除热，祛风，益血，入心，入脾，入肝之验也。”

《本草正义》说：“《本经》主风头眩者，以阴虚阳浮，气火升腾，肝风上扰之眩晕言之，非外来风邪，能令人眩也。肿痛，连上风头眩三字读。肝火直上顶巅，而为眩，为肿，为痛，阳焰直升，其势最暴。凡是头风作痛，无非内火内风震撼不息，而菊花能治之，非肃降静镇迥异寻常者，殆难有此力量。目如欲脱，乃肝阳内风之尤甚者。世谓头风痛甚，至于丧明，抑知且有目珠突出，形如雀卵者。泪出亦阴虚于下，肝火上扬，真阴无摄纳之权，而风阳以疏泄为用，则迎风而泪下，此皆肝肾阴亏，而浮阳上亢为虐，惟菊花之清苦泄降，能收摄虚阳而纳归于下，故为目科要药。又治皮肤死肌，恶风湿痹者，则血热而络脉不洁，渐以积秽成腐。菊花苦辛宣络，能理血中热毒，则污浊去而痹着之死肌可愈。石顽谓清利血脉，而痹着湿邪，得以开泄，持论甚正。惟此是冲和纯粹之品，以清经隧积淤之浊血，断非旦夕可以速效，弗以无近功，而遽疑《经》言之不可信也。《别录》谓治腰痛去来陶陶，盖言其悠久不已之状，是亦肾阴不足，而湿邪痹着为患，故其痛续续不息。菊花滋肾阴而清湿热，是以主之。又治胸中烦热而安肠胃，固无一非清肃泄热之功用也。”

菊花，《本经》云其“主风头（风头为古病名，或称头风）头眩（有的版本称‘风头眩’）”，这实际是说菊花能祛内外之风。经方中仅侯氏黑散一方用及菊花。《金匮》侯氏黑散主治“大风四肢烦重，心中恶寒不足者”。此为肝旺脾虚，湿痰素盛，外风引动内风之中风证。侯氏黑散重用菊花为君，既配当归、川芎、黄芩、牡蛎等清肝养肝以息内风；又配防风、桂枝等辛开疏泄以散外风。可谓一举两得。于此可看出仲景对君药的选择，是何等精细。

现代药理证明，菊花确能治疗高血压病，可改善头晕头眩等症。这与仲景所用不谋而合，亦与《本经》所言菊花“主风头头眩”相吻。

【单方治验】

1. 头痛 眩晕（高血压病）

（1）治风眩：甘菊花暴干，作末，以米馈中，蒸作酒服。（徐嗣伯·菊花酒）

（2）每日用菊花、银花各0.8~1两（头晕明显加桑叶4钱，动脉硬化、血清胆固醇高者加山楂4~8钱），混匀，分4次用沸滚开水冲泡10~15分钟后当茶饮。一般冲泡2次后，药渣即可弃掉另换。不可煎熬，否则会破坏有效成分。据46例观察，服药3~7天后头痛、眩晕、失眠等症状开始减轻，随之血压渐降至正常者共35例，其余病例服药10~30天后，自觉症状均有不同程度的好转。（《新医药学杂志》1972；2：32）

2. 疔

（1）疔肿垂死 菊花一握，捣汁一升，入口即活，此神验方也。冬月采根。（《本草纲目》第十五卷“菊花”引《肘后方》）

（2）治疔 白菊花四两，甘草四钱。水煎，顿服，渣再煎服。（《外科十法》菊花甘草汤）

编者按 菊花清香质轻，发散肺经风热，味苦性寒，清泄肝经之热。《本草纲目拾遗》言其“解酒毒疔肿”。《本草经疏》谓之“生捣最治疔疮”。诸家本草学家经验表明，菊花治疔肿有特效，内外兼用疗效更显著。

3. 病后生翳 白菊花、蝉蜕等份。为散，每服二三钱，入蜜少许，水煎服。（《救急方》）

4. 胬肉攀睛 某女，17岁。某月前出天花治愈，遗留双目红肿热痛，胬肉遮睛失明，服药数周罔效，家人心急如焚。望舌质红，苔薄黄乏津，脉弦数。余曰：此乃时疫之气攻目，余邪未清，内热炽盛，耗伤津液，水不涵木，肝火上炎。遂用甘菊花120g，煎水两大碗约1000ml，内服外洗各等量，连用3日，红肿热痛，胬肉尽清。（《河南省名老中医经验集锦》）

5. 膝风 陈艾、菊花。作护膝，久用。（《扶寿精方》）

结　语

菊花性味甘、苦而凉，入肺、肝经。功专疏风清热，平肝明目，补阴养血，解毒散结。《本经》记载主治多病，经方中仅一方用之，但以其为君，既疏泄散风，又清肝明目息风，足以启迪后人。当前心脑血管系统疾病及眼疾常用菊花。现代药理研究证明，菊花可抑制多种病原体、抗炎、增强毛细血管抵抗力等。

香豉（淡豆豉）

【基原与药材】 为豆科植物大豆的种子经蒸罨加工而成。干燥品呈椭圆形，略扁。外皮黑色，微有纵横不整的皱折，上有黄灰色膜状物。外皮多松泡，有的已脱落，露出棕色种仁。质脆，易破碎，断面色较浅。有霉臭，味甘，以色黑，附有膜状物者为佳。

【用法与用量】 内服：煎汤，6~12g；或入丸剂。外用：捣敷或炒焦研末调敷。

【原文】《别录》：豉，味苦，寒，无毒。主治伤寒、头痛、寒热、瘴气、恶毒、烦躁、满闷、虚劳、喘息、两脚疼冷，又杀六畜胎子诸毒。

【经方用药】《本草经疏》解析《别录》说：“豉，惟江右淡者治病。《经》云，味苦寒无毒，然详其用，气应微温。盖黑豆性本寒，得蒸晒之气必温，非苦温则不能发汗、开腠理、治伤寒头痛、寒热及瘴气恶毒也。苦以涌吐，故能治烦躁满闷，以热郁胸中，非宣剂无以除之，如伤寒短气烦躁，胸中懊侬，饿不欲食，虚烦不得眠者，用栀子豉汤吐之是也。又能下气调中辟寒，故主虚劳、喘息，两脚疼冷。”

本品《本经》未载，《别录》称豉，《伤寒论》称香豉，《本草汇言》称淡豆豉，一直沿用至今。《别录》云豉为苦寒之品，但其性升散。关于本品的特性，《本草求真》说：“淡豆豉本于黑豆蒸窨（音 yìn，以酒或他物藏地下室叫窨）而成，按其味苦气寒，似属苦寒下行之味，而无升引上行之力也。然经火蒸窨，味虽苦而气则馨，气虽寒而质则浮，能升能散。”《本草汇言》明确指出：“此药乃宣郁之上剂也，凡病一切有形无形，壅胀满闷，停结不化，不能发越致疾者，无不宣之。”

经方中有 6 方用及香豉，皆取其宣散之性，而除郁滞之邪。

1. 治疗伤寒余热留扰胸膈证 《伤寒论》云：“发汗、吐、下后，虚烦不得眠。若剧者，必反复颠倒，心中懊侬，栀子豉汤主之。若少气者，栀子甘草豉汤主之；若呕者，栀子生姜豉汤主之。”经汗吐下后，大邪已去，但却遗留有虚烦不得眠，严重的反复颠倒，心中懊侬，这是无形之邪热留扰胸膈而致。栀子豉汤取香豉轻清宣透，配伍轻苦泄热的栀子，可奏清宣膈热而除烦的作用。方后云：“得吐者，止后服。”所谓“得吐者”，正是郁热得以宣透的反映。栀子甘草豉汤与栀子生姜豉汤所用香豉的目的与栀子豉汤完全一致，故两方后均云：“得吐者，止后服。”

2. 治疗劳复证 《伤寒论》治疗劳复的方剂枳实栀子豉汤，是由栀子豉汤加枳实并加重香豉用量所组成。这是因为劳复热自内生，郁而不发，并且壅滞了气机引起了心下痞塞之证。故加枳实以宽中下气，重用豆豉以宣郁热，香豉且有和胃之功，能与清浆水配合，调中开胃以助消化。

3. 治疗黄疸证 《金匮》治疗酒疸“心中懊侬或热痛”者，用栀子大黄汤治疗。酒疸是仲景对黄疸成因的一种认识，其实均属湿热黄疸范畴。本证之心中懊侬或热痛乃湿热蕴于中焦，上蒸于心而致。栀子大黄汤实际是枳实栀子豉汤加重枳实用量，再加大黄而成。方用栀子豉汤重用香豉质轻而升，大黄、枳实味浊而降，相互配合有利于湿热的上下分消。此处之香豉则为宣泄郁滞之湿热而设，湿热去则烦躁自除。可见，豆豉对无形之热邪或湿热之邪郁滞扰心而致之烦躁证，具有良好的效果。

4. 治胸脘宿食停痰证 被历代医家视为涌吐剂之代表方的瓜蒂散中就有香豉。瓜蒂具有强烈的引吐作用，与赤小豆相配，酸苦涌泄，再加香豉轻清宣泄，更能加强其催吐作用。对于胸中胃脘停痰宿食之邪，可一吐为快。

经方中香豉的用量，多者达一升，少者仅一合，一般为四合。剂型有汤与散两种。近代豆豉多用于表证，由于其在蒸罨过程中所用辅料不同，其用法亦异。以桑叶、青蒿为辅料的豆豉，用于风热表证；以苏叶、麻黄为辅料的豆豉，则用于风寒表证。其用量一般为 10~15g。

【单方治验】

1. 泄泻 痢疾 治伤寒暴下及滞痢腹痛：豉一升，薤白一把（寸切）。上二物，以水三升，煮令薤熟，去滓，分为再服，不瘥复作。（《范汪方》豉薤汤）

编者按 《药性论》说淡豆豉“煮服，治血痢腹痛”。方中配伍的薤白治泄痢有专功。《伤寒论》之四逆散证对“泄利下重者”，即以薤白煮水送服四逆散。

2. 断奶乳胀 豆豉半斤，水煎，服一小碗，余下洗乳房。（广西《中草药新医疗法处方集》）

3. 丹毒 治小儿丹毒破作疮，黄水出：焦炒豉，令烟绝为末，油调敷之。（姚和众）

第二章　清热药

本章清热药19种，功效主治特点不同，简要分述如下。

1. 石膏　诸家本草曰辛甘性寒，其实味淡无臭，言其辛者，谓其能解肌透热；《别录》言其大寒，乃曰疗大热之证，非此不可；《本经》言其微寒者，乃谓清大热非重用之不可。外感邪热，内生蕴热，凡需清之透之者，石膏为首选要药。张锡纯善用石膏，他说："石膏，凉而能散，有透表解肌之力。外感有实热者，放胆用之，直胜金丹。……是以愚用生石膏以治外感实热，轻证亦必至两许；若实热炽盛，又恒重用至四五两或七八两，或单用或与他药同用，必煎汤三四茶杯，分四五次徐徐温饮下，热退不必尽剂。如此多煎徐服者，欲以免病家之疑惧，且欲其药力常在上焦中焦，而寒凉不至下侵致滑泻也。"

2. 寒水石　辛咸性寒，清热降火，善于降泄为其特点。

3. 知母　苦寒质润、清而兼润是其特点，燥热伤津者宜之，这与石膏善治实热有别，而相须为用可增强疗效。"知母，其用有四：泻无根之肾火；疗有汗之骨蒸；止虚劳之热；滋化源之阴"（李东垣）。"古书言知母佐黄柏滋阴降火，有金水相生之义。盖谓黄柏能制膀胱、命门阴中之火，知母能消肺金，制肾水化源之火，去火可以保阴，是即所谓滋阴也。故洁古、东垣皆以为滋阴降火之要药"（《本草正》）。

4. 栝楼根（天花粉）　味甘微苦酸而性凉，兼备生津、止渴、降火、润燥、排脓、消肿等多种功用。张锡纯深明其功效及配伍之妙用，他说："天花粉，为其能生津止渴，故能润肺，化肺中燥痰，宁肺止嗽，治肺病结核。又善通行经络，解一切疮家热毒，疔痈初起者，与连翘、山甲并用即消；疮疡已溃者，与黄芪、甘草（皆须用生者）并用，更能生肌排脓，即溃烂至深，旁串他处，不能敷药者，亦可自内生长肌肉，徐徐将脓排出。"

5. 竹叶　甘淡微寒，气味俱清，善清气分之热，并能清心利尿。

6. 栀子　苦寒，能清泄三焦火热，为清热除烦及治黄疸良药，其"大能降火，从小便泄去。其性能屈曲下降，人所不知"（《丹溪心法》）。"仲景多用栀子、茵陈，取其利小便而蠲湿热也。古方治心痛，每用栀子，此为火气上逆，不得下降者设也"（《本草通玄》）。栀子为末外敷治扭伤肿痛及丹毒等。

7. 干地黄　甘寒，"乃补肾家之要药，益阴血之上品"（《本草经疏》）。其"内专凉血滋阴，外润皮肤荣泽，病人虚而有热者宜加用之。……病人元气本亏，因热邪闭结，而舌干焦黑，大小便秘，不胜攻下者，用此于清热药中，通其秘结最佳，以其有润燥之功，而无滋腻之患也"（《本经逢原》）。"古方只有干地黄、生地黄，从无用熟地黄者。熟地黄乃唐以后制法，以之加入温补肾经药中，颇为得宜，若于汤剂及养血凉血等方，甚属不合。盖地黄专取其性凉而滑利流通，熟则腻滞不凉，全失其本性矣。又仲景《伤寒》一百十三方，惟复脉用地黄。盖伤寒之病，邪从外入最忌滋滞，即使用补，必兼疏拓之性者方可入剂，否则邪气向里，必有遗害"（《本草经百种录》）。总之，干地黄为补肾益阴要药，并能补血而通脉，生地黄及其汁则偏于清热凉血。汉代之后，将地黄蒸晒炮制后甘而微温，则滋阴养血而不凉也。

8. 牡丹皮　味辛微苦性寒，"治手足少阴、厥阴四经血分伏火。盖伏火即阴火也，阴火即相火也，古方惟以此治相火，故仲景肾气丸用之"（《本草纲目》）。"甄权方治女人血因热而将枯，腰脊疼痛，夜热烦渴，用四物重加牡丹皮最验"（《本草汇言》）。"牡丹皮入心，通血脉中壅滞与桂枝颇同，特桂枝气温，故所通者血脉中寒滞，牡丹皮气寒，故所通者血脉中热结”（《本经疏证》）。总之，牡丹皮清热凉血消瘀。现代重用治高血压病有专功。

9. 黄连　味极苦（苦连与苦参皆味极苦，但黄连之苦能止呕；苦参之苦浊则可致恶心）性寒，善于清泄火热，或清心泻火，或清胃热而止呕消痞，或清肠热而止利（古人谓“厚肠胃”），或疗湿热交结之疮疡。“黄连治目及痢为要药”（《本草纲目》）。“下痢胃热噤口者，用黄连、人参煎汤，终日呷之，如吐，再强饮，但得一呷下咽便好”（朱丹溪）。诸病胃热呕吐，皆可仿此。“凡药能去湿者必增热，能除热者，必不能去湿，惟黄连能以苦燥湿，以寒除热，一举两得，莫神于此”（《本草经百种录》）。总之，“黄连大苦大寒，苦燥湿，寒胜热，能泄降一切有余之温火，而心、脾、肝、肾之热，胆、胃、大小肠之火，无不治之。上以清风火之目病，中以平肝胃之呕吐，下以通腹痛之滞下，皆燥湿清热之效也。又苦先入心，清涤血热，故血家诸病，如吐衄溲血、便血淋浊、痔漏崩带等证，及痈疡、斑疹、丹毒，并皆仰给于此”（《本草正义》）。

10. 黄芩　苦寒，可“治诸热”（《本经》），为治胎热专药。具体运用，“《主治秘诀》云，其用有九：泻肺经热，一也；夏月须用，二也；上焦及皮肤风热，三也；去诸热，四也；妇人产后，养阴退阳，五也；利胸中气，六也；消膈上痰，七也；除上焦热及脾湿，八也；安胎，九也”（《医学启源》）。

11. 黄柏　苦寒而走至阴，善泻肾火及除膀胱湿邪，肾（阴）虚火旺湿停者宜之。黄柏之功效特性，详见内文。

12. 苦参　味极苦且浊而性寒，难于下咽，清热燥湿，杀虫止痒，治心悸（快速心律失常），“盖此药味苦气腥，阴燥之物，秽恶难服，惟肾气实而湿火胜者宜之；若火衰精冷，元阳不足，及年高之人，胃虚气弱，非所宜也”（《本草汇言》）。“其功效与芩、连、龙胆皆相近，而苦参之苦愈甚，其燥尤烈，故能杀湿热所生之虫，较之芩、连力量益烈。近人乃不敢以入煎剂，盖不特畏其苦味难服，亦嫌其峻厉而避之也。然毒风恶癞，非此不除，今人但以为洗疮之用，恐未免因噎而废食耳”（《本草正义》）。苦参善治皮肤病，用途广泛。老药新用，目前因其用之得当，确有特效，详见内文。

13. 秦皮　苦寒，主治热痢，为治目病专药，详见内文。

14. 连轺　为连翘之根，目前常用连翘（实）代之。连翘味苦微辛而凉，清热散结，具升浮宣散之力，善治血分瘀热而透邪外出。古人说连翘治“十二经疮药中不可无，乃结者散之之义”（李东垣）。“为疮家要药，能透肌解表，清热逐风，又为治风热要药。且性能托毒外出，又为发表疹瘾要药。为其性凉而升浮，故又善治头目之疾，凡头疼、目疼、齿疼、鼻渊，或流浊涕成脑漏证，皆能主之”（《医学衷中参西录》）。连翘又能“总治三焦诸经之火……一切血结气聚，无不调达而通畅也。但连翘治血分功多，柴胡治气分功多”（《药品化义》）。

15. 败酱草　辛苦微寒，有陈腐豆酱气味，主治实热瘀滞成痈者，“善排脓破血”（《本草纲目》）。

16. 白头翁　苦寒，清热凉血解毒，为治热痢、痈肿要药，治瘰疬有特效，详见内文。

17. 射干　苦而微寒，善于降火，兼辛味，故又能散，古方治喉痹咽痛之要药，现代发现射干治乳糜尿有特效。

18. 白薇　苦咸性寒，善“清虚火，除血热”（《要药分剂》），为内科杂病及妇人阴虚血热“必不可少之药”（《本草正义》）。

19. 梓白皮　苦寒，清热祛湿。

上述19味清热药之功效各有特点：有善清气分之热者，如石膏、竹叶，有善清血分之热者，如牡丹皮、生地黄，有清热兼润燥生津者，如知母、天花粉，有既能清热又能燥湿者，如黄连、黄芩、黄柏及苦参，有善清虚热、虚火者，如白薇、黄柏，有善于清透（既清又散）者，如石膏、连翘，还有专治之药，如栀子善于清热治黄疸，白头翁、秦皮善于清热治痢疾，败酱草善清热治痈，射干善治咽痛喉等。另外，对幼儿及惧怕中药味苦及异常气味者，石膏、竹叶治病而甘寒清淡无味为理想之药。

石　膏

【基原与药材】　基原为硫酸盐类矿物石膏的矿石。药材为长块状或不规则形纤维状的结晶集合体，大小不一。全体白色至灰白色。大块者上下二面平坦，无光泽及纹理。体重质松，易分成小块，纵断面具纤维状纹理，有绢丝样光泽。无臭，味淡。以块大色白、质松、纤维状、无杂石者为佳。烧之，染火焰为淡红黄色，能熔成白色磁状的碱性小球。烧至120℃时失去部分结晶水即成白色粉末状或块状的煅石膏。

【用法与用量】 内服：煎汤，10~30g（大剂可用180~240g）；或入丸、散。外用：煅研撒或调敷。

石膏在经方中的用量，汤剂最多者一斤，最小者六铢，现代一般用10~30g，热盛者可用60~180g。多入煎剂，亦可入丸散。历代不乏善用生石膏者，张锡纯是其中一位，详见单方治验。

【原文】《本经》：石膏，味辛，微寒，无毒。主中风寒热，心下逆气，惊喘，口干，舌焦，不能息，腹中坚痛，除邪鬼，产乳，金创。生山谷。

《别录》：石膏，味甘，大寒，无毒。主除时气，头痛，身热，三焦大热，皮肤热，肠胃中膈热，解肌，发汗，止消渴，烦逆，腹胀，暴气喘息，咽热，亦可作浴汤。一名细石，细理白泽者良，黄者令人淋。生齐山及齐卢山、鲁蒙山，采无时。

【经方用药】《本草经疏》解析《本经》《别录》说："石膏，辛能解肌，甘能缓热，大寒而兼辛甘，则能除大热，故《本经》主中风寒热，热则生风故也。邪火上冲，则心下有逆气及惊喘；阳明之邪热甚，则口干舌焦不能息；邪热结于腹中，则腹中坚痛；邪热不散，则神昏谵语；肌解热散汗出，则诸证自退矣。惟产乳、金疮，非其用也。《别录》除时气头痛身热，三焦大热，皮肤热，肠胃中膈热，解肌发汗，止消渴烦逆，腹胀暴气，喘息咽热者，以诸病皆由足阳明胃经邪热炽盛所致，惟喘息咽热，略兼手太阴病，此药能散阳明之邪热，降手太阴之痰热，故悉主之也。"上述"惟产乳、金疮，非其用也"，不确。张锡纯说："《神农本经》谓其微寒，则性非大寒可知。且谓其宜于产乳，其性尤纯良可知。……《本经》谓石膏治金疮，是外用以止其血也。愚尝用煅石膏细末，敷金疮出血者甚效。"《本经》云石膏"味辛，微寒"；《别录》曰"味甘，大寒"。细察今之石膏味甘而淡。言其辛者，谓其能解肌热；言其大寒，谓疗大热之证，非此莫属；言其微寒者，谓清大热非重用本品不可。

经方中使用石膏者共计15方，大略皆取其辛以散邪，寒以清热之功。分析如下。

1. 清阳明（气分）邪热 《别录》说石膏能清热，盖诸热皆由足阳明胃经邪热炽盛所致，石膏善能清之。仲景即用石膏治伤寒温病热证，主要治阳明里热证，后世概括为壮热、汗出、口渴、脉洪大等四大症。它可以由太阳病入里化热而成，也可直接感受温热之邪而成。用石膏配知母、甘草、粳米，即古今医家推崇备至的白虎汤。若热盛气阴两伤者加人参，即白虎加人参汤。中暍或肺胃热盛消渴者亦可使用本方。如《金匮》云："太阳中热者，暍是也，汗出恶寒，身热而渴，白虎加人参汤主之。"并说："渴欲饮水，口干舌燥者，白虎加人参汤主之。"若属余热未清，胃阴亏损，胃气上逆者，此方去知母，加竹叶、麦冬、半夏，即竹叶石膏汤，主治"伤寒解后，虚羸少气，气逆欲吐"。

2. 清里透表 《本经》云石膏"主中风寒热"；《别录》谓其能"解肌，发汗"，可知石膏辛寒之性既能清又能散，可用于风寒表证而兼见里热烦渴之症，但与解散风寒之药相配伍为宜。如大青龙汤、桂枝二越婢一汤、文蛤汤及白虎加桂枝汤。其中大青龙汤与桂二越一汤以表证为主，故石膏与麻桂相合。文蛤汤原为水饮吐后胃热而设，然其方实际为大青龙去桂加文蛤，功效与大青龙汤类同，因而仲景指出本方兼主"微风、脉紧、头痛"之症。白虎加桂枝汤用于"温疟者……身无寒但热，骨节疼烦，时呕"，以邪热为主也。

3. 清宣肺热 《本经》曰石膏治"喘"；《别录》云除"暴气喘息"，皆因邪热壅肺所致。经方对肺热壅盛而见咳喘者，以石膏配麻黄、杏仁、甘草，即麻杏甘石汤。此方具有良好的清宣肺热之功，至今仍为肺热咳喘的首选方药。

4. 清解饮热 石膏还是经方治疗痰饮水气与热相结的要药，如《金匮》云："膈间支饮，其人喘满，心下痞坚，面色黧黑，其脉沉紧，得之数十日，医吐下之不愈，木防己汤主之。”顽痰有的乃饮热互结而成。叶天士说湿热证去其湿，则热势孤。而饮结化热之邪，祛其热则饮邪易化，故木防己汤方中配石膏，化饮与清热并施。从经方中可以发现：凡饮郁化热出现烦渴者，多用石膏与麻黄相配，清宣肺气通调水道。诸如越婢汤、越婢加半夏汤、大青龙汤、文蛤汤、小青龙加石膏汤、厚朴麻黄汤等，都符合此规律，均用于痰饮、水气病具有化热趋势者。其中大青龙汤治溢饮；厚朴麻黄汤、越婢加半夏汤及小青龙加石膏汤治肺胀；越婢汤治风水。

5. 清热息风 《金匮》风引汤主“除热瘫痫”。风引汤用药较多，其中用石膏配大黄、滑石清泻胃热以治本。现代药理学证明，石膏既能解热，又能镇静，为治疗热极生风之要药。

6. 亦清虚热 《本经》明曰石膏“主……产乳”。妇人在哺乳期，乳汁去多，阴血不足，中气亦虚。气阴不足，虚热扰心则心中烦乱；中气不足，胃失和降则呕逆。仲景对“妇人乳，中虚，烦乱呕逆”者，治用竹皮大丸。方中甘草七分与桂枝一分合用，重甘微辛，枣肉和丸，着意补中之虚；以少量石膏、竹茹、白薇甘寒清热，止呕除烦。由此方可知，用石膏不可拘于“胎前宜凉，产后宜温”之说。

综上所述可知，石膏主要具有清透邪热之功。由于配伍不同，可用于外感热病气分证、肺热壅盛证，亦可用于内科杂病及妇人产后热证。

需要强调的是：石膏用于实热证，若兼虚者应加人参，一般亦应配甘草、粳米之类以顾护中气。石膏入汤剂应打碎先煎，内服只用生石膏，外用可用煅石膏。

【单方治验】

石膏是古今名医常用、善用的一味药，近代名医张锡纯行医生涯最常用、最善用的药物是生石膏。后附录“张锡纯善用石膏论”专文。

（一）热性病

1. 冬温发斑

（1）胡季权令郎珍官，右颧偶发紫斑一块，当时季冬。孟英与犀角、石膏凉解之药，二三帖后，始发热，斑渐透。犀角服至二十余帖始撤去。又素有目疾，余热复从目发，令以石膏药久服，居然渐愈。且能食肌充，略无他患，闻者莫不异之。(《回春录新诠》)

原按 此病脉舌未详，仅凭“偶发紫斑”，又“当时季冬”，而遽投石膏、犀角，必有所据。发斑，有外感及杂病之分，而治疗亦有外治、内治之法。王氏于此案用犀角、石膏等凉解之药内服以治斑，系本诸《温病条辨》化斑汤意化裁而来。作温病之发斑而设治。按温病之发斑，系温邪失于清解，热郁阳明，逼迫营血从肌肤外发。疹之发出，则多由于风热郁肺，内闭营分，从血络外出。而临床每多挟斑带疹，故化斑汤亦营气两清之方。用犀角清心营之热而辟瘟解毒，用石膏清阳明之热而解肌透斑。其立方之义本此。然此案患者系季冬偶于右颧突然发斑，别无其他症状，服药以后而发热斑透，乃药力逐邪外散也，似与温病之发斑不相侔类。而用彼方治此病居然获效，及观其以后目疾之复作，治斑时用犀角竟至二十帖后始才撤去；目疾用石膏久服，竟至痊愈而能食肌充，则此案之属于火毒久郁而蕴伏甚深者，昭昭然矣。此斑虽不因外感温邪内郁营分而发，但病因、病机属于热毒内郁于营、气则完全相同。故王氏以犀角、石膏凉解之，亦能收到惊人之效果。

（2）王某某，女，9岁。因发热，于1990年12月27日住院。1990年12月29日下午中医会诊。据病历记载，患者持续体温38~39℃高热1周，曾去某医院就医，给先锋霉素Ⅳ号、肺炎合剂、肌内注射盐酸林可霉素（洁霉素）等治疗，高热不退。入院后改用青霉素、氨苄西林，并服麻杏石甘汤（生石膏用20g）治疗，发热依然不降。现症：高烧39.5℃，精神萎靡，不时咳嗽，痰少，胸背及面部出现殷红斑疹，口唇干裂，不思饮食，小便黄，大便干，舌体红绛而干，脉细数。诊为冬温发斑。辨证：温邪入营，伤阴动血。治法：清营凉血，透营化斑。处方：生石膏200g（先煎），生地12g，玄参12g，麦冬10g，知母8g，丹皮6g，芦根30g，沙参15g，青蒿8g，地骨皮12g，百部10g。3剂，水煎，昼夜频服。药进首剂热退，2剂斑回，3剂未服，勿使过之。(寇俊霞《中医杂志》1991；7：17)

2. 暑温 孙某某，女，13岁，因骨髓炎住外科病房。1990年7月14日下午中医会诊。据病历记载，患者左腿骨髓炎住院经月，新近发热状若伤寒，高烧39.4℃，咽痛，口干不欲饮，恶寒关节酸痛，烦躁不宁，恶心不思饮食，舌苔白微腻，脉浮弦数。诊为暑温高热。辨证：暑邪夹湿，表里俱热。治法：治暑以凉，治湿以温，热在表宜散，热在里宜清，故两解之。处方：生石膏200g（先煎），柴胡12g，黄芩10g，青蒿12g，地骨皮10g，芦根15g，苏叶10g，荆芥6g，防风10g，薄荷6g（后下）。水煎300ml分2次服。当日服药后，汗出减少，体温下降至38℃。次日再剂热退，体温36.5℃，患者自觉身体凉爽，肌肉关节酸痛均失。（寇俊霞《中医杂志》1991；7：17）

编者按　以上寇氏治小儿高热两例，重用生石膏是取捷效的关键。石膏用量皆在200g以上，原其为硫酸盐矿石，质重无毒，若小剂量用之，似杯水车薪，无济于事。大量的病例证明，小剂量退高热效果不好，大剂量才能奏效。

3. 温病潮热　李明府令正，年逾花甲，素患痰嗽，近兼晡热不饥，头痛不食。医治罔效。姚小荷荐孟英视之，脉滑数。乃痰火内伏，温热外侵。投：石膏药二服，而热退知饥；又数剂，并宿恙均愈。（《回春录新诠》）

编者按　虽然温病首重阴津，以其人阴分不虚，虽"年逾花甲"，不必"画蛇添足"而滥用滋阴之药，凭脉辨证投石膏而愈。盖医药本为补偏救弊而设，以中病为良，太过不及，皆不中用。

4. 热病咳喘

（1）治痰热而喘，痰涌如泉　寒水石、石膏各等份。上为细末，煎人参汤，调下三钱，食后服。（《素问病机气宜保命集》双玉散）

（2）治热嗽喘甚者，久不愈　石膏二两，甘草半两（炙）。上为末，每服三钱，新汲水调下，或生姜汁、蜜调下。（《普济方》石膏散）

编者按　上述两则文献，既佐证了前述王孟英之治例疗效，又使我们领悟到小青龙加石膏汤之石膏的独特效用。

5. 感冒发热　刘某某，男，65岁。发热，恶寒，咽痛，流清涕2天。查：体温38℃，诊断感冒。处理：生石膏1把，加小米适量熬稀汤，热服至汗出，当时热解，继服1~2日善后。（刘文汉治验）

6. 发热待查　罗某某，男，38岁，干部。因发热住院治疗。1990年4月12日下午4点中医会诊。据病历记载：患者发热、咽喉痛6天，体温39℃上下，扁桃体稍大，查白细胞为10.6×10^9/L，X线检查无异常。临床无明确印象，以发热待诊，对症治疗。从静脉给青霉素，每日1200万单位，同时口服对乙酰氨基酚（扑热息痛）退热，体温不降。现症：患者体温39.9℃，高烧面容，神疲倦怠，恶寒，全身酸痛，咽喉仍痛，口干，微咳，呕恶纳差，大便二日一行，溲黄，舌体红、苔白少津，触诊皮肤灼手，无汗，脉浮数。诊为外感发热。辨证：表证未解，里热内盛。治法：外解内清，表里同治。处方：生石膏250g（先煎），柴胡20g，荆芥15g，薄荷10g（后下），防风15g，生甘草10g，地骨皮20g，青蒿29g。日1剂，水煎500ml，昼夜频服。13日上午体温下降至38.2℃，食纳好转，肌肉酸痛大减；14日上午体温降至37.5℃；15日将上药量减半继服，16日体温恢复正常，症状悉除。（寇俊霞《中医杂志》1991；7：17）

编者按　此病为外感引起，重用石膏外散内清，又频服药液，都是退热的关键。

7. 暑燥疫（猩红热）　李某，女，20岁。1周前起病，经西医门诊治疗无效，于1994年7月21日以高热不退，印象为"猩红热"收入院。次日高热40℃，手臂密布斑疹，头面红肿，鉴于病情重笃，考虑到西药治疗不理想，从而延请中医诊治。初诊：高热不退，头痛如劈，头面及四肢漫肿，两眼赤肿不能睁开，全身均密布斑疹，斑疹色紫红、根束紧，神志昏蒙，腹脐拒按，大便秘结，舌尖红、苔白厚腻，脉细数。该女身体壮实，时值久旱无雨，暑气亢盛。感受之，则淫热毒邪燔炽阳明，充斥上下内外，瘟邪入营发为斑疹。中医辨证：暑燥疫。治则：清热解毒，凉血消斑。处以清瘟败毒饮与升降散加减。二诊：当夜已服药2次，仍高热至40.5℃。斑疹紫红，其势吓人，患者烦躁不安，家属惊骇。临床再诊视，证情如前而加重，非药不对症，此乃心胃毒疫亢盛，病重药轻耳。非重用生石膏、川黄连以清心胃之火不可。急投以重剂。在原方药基础上再投生石膏90g，川黄连20g。煎数沸后与上药汤共同煎数沸，连夜频频灌服。共用生石膏150g，川黄连30g。第2日清晨，患者转危为安，高热退至38.5℃，神志始清，斑疹红活，头面肿势渐消，头痛顿减。嘱其继续频服尽剂。继续调治5日而愈。（林俊《云南中医杂志》1996；2：33）

编者按　叶天士："心胃火燔，劫烁津液，即黄连、石膏亦可加入”，余师愚治疫治斑强调“重用石膏”。可谓先贤垂训验之临床。

（二）内科病

1. 虚劳

（1）骨蒸唇干口燥，欲得饮水止渴　石膏六两（碎，绵裹），大乌梅二十枚。上二味，以水七升，煮取四升，去滓，以蜜三合，稍稍饮之。（《外台秘要》）

编者按　上方以石膏与乌梅配伍，清热生津止渴，配伍之义值得品味。

（2）骨蒸劳病，外寒内热，附骨而蒸也　其根在五脏六腑之中，必因患后得之。骨肉日消，饮食无味，或皮燥而无光。蒸盛之时，四肢渐细，足趺肿起。石膏十两，研如乳粉法，水和服方寸匕，日再，以身凉为度。（《本草纲目》第九卷“石膏”引《外台秘要》）

编者按　如上所述可以受到两点启发：①石膏不但善清实热，而且可治“骨蒸劳病”之虚热。②石膏不仅水煎服，并可“研如乳粉”冲服。

2. 肿瘤发热　生石膏为清解气分实热之要药，善清肺胃之热，善清头面之热，善清咽喉之热。恶性肿瘤常因生长迅速，癌组织坏死合并感染时出现中等度以上发热。而癌肿经放射治疗、化学治疗后均可由于火热毒邪内侵，郁于脏腑或灼伤阴液而出现各种热证，作者在辨证基础上常加生石膏治疗而获效。（李国安，等《中医杂志》1992；8：58）

原按　治疗肿瘤之生石膏用量少则30g，多则可达250g，用药时间多则在1个月以上，并无碍胃滑泄出现。在应用中，患者并非都具有发热、汗出，口大渴，不恶寒，反恶热及脉洪大滑数有力之症，而是但见其中一症，或有上、中焦热证，均在辨证基础上加石膏治疗，而取得较为满意疗效。

（三）儿科病

1. 小儿外感高热

（1）陈某某，男，3岁。因发热4天于1987年5月18日来诊。据述患儿4天前突发高热，其母按感冒治疗，自购氨咖黄敏胶囊（速效伤风胶囊）、安乃近、维C银翘片等药口服2天无效。5月16日起在本市某医院门诊，肌注青霉素、安痛定，口服银黄片、病毒灵、对乙酰氨基酚（扑热息痛）、泼尼松等药物治疗2天，体温仍时升时降，高时达40℃以上，如此延续数天而到我院请朱师治疗。症见壮热不已，面红目赤，烦躁不宁，渴欲冷饮，大汗出，2天未解大便，小便短赤，舌红苔黄，脉弦数。体检：体温41.1℃，神清，咽充血，胸透心膈及两肺未见异常。血尿常规检查正常。朱师认为此乃感受外邪，入里化热，胃热津伤导致的气分实热证。治宜清热泻火，除烦生津。处方：生石膏100g，每日1剂，武火水煎2次，嘱其母患儿呼饮即给，温药频频饮服，并喂稀粥少许以助药力，调养胃气。5月20日复诊：体温36℃，患儿嬉戏如常，仅见食欲欠佳，舌红、苔白而干，改投健脾和胃、益气生津之剂调理而愈。（吴国庆《新中医》1992；5：5）

（2）笔者临床治疗30例小儿高热，屡试屡效。治例：蔡某某，男，5岁。患儿2天前夜里受凉后发热，鼻塞流涕，头胀。前医用青霉素、银翘散加减（其中石膏20g）治疗未见好转，继而体温高达40.5℃，用柴胡注射液、复方安基比林，热仍未退，烦躁不安。于1990年4月23日邀我诊治，症见高热，口渴，皮肤灼手，颜色鲜红，神怠，嗜睡，躁扰不宁，大便3日未解，纳差，舌红、苔干燥，脉数。血白细胞总数4.5×10^9/L，中性粒细胞50%，淋巴细胞40%。治宜清热通腑，生石膏120g，竹叶10g，炒知母10g，大黄5g（后下）。服1剂后2小时开始解大便，随之热渐退。继服1剂高热退尽，诸症消失。（钱海青《中医杂志》1992；4：59）

编者按　小儿发热多与外感风寒化热有关。重用石膏退热快捷，且药无异味，儿童易于接受。

（3）《医学衷中参西录》云：“石膏凉而能散，有透表解肌之力。外感有实热者，放胆用之，直胜金丹。”笔者宗其意而用于临床，疗效颇佳。今录之，供医界同道参考。生石膏30~120g，研末，水煎，频频当茶饮，热退不必尽剂。在《医学衷中参西录》中，张锡纯先生屡用单味生石膏治外感实热，轻证两许，若实热炽盛，又恒用200g或400g，或煎服或研极细末吞服，尤多用于小儿，屡见奇效。恰逢笔者小女年6岁，于夏季患外感。小女苦服药，亦惧打针，服西药感冒冲剂等不效。后忽忆及生石膏，遂用生石膏60g，研末，水煎，频频当茶饮。1剂而热退病愈。后每遇幼儿患外感高热，均用此方治

之，每每奏效。（尚振铎《中医函授通讯》1997；4：22）

2. 麻疹高热 生石膏60g（研末），蝉蜕6g。水煎频频当茶饮，治幼儿麻疹或外感高热。如陈某某，男，3岁，麻疹，高热不退，疹未透齐。用上方治之。生石膏解肌清热，蝉蜕透疹解表。1剂而热退疹透病愈。后用此方治幼儿麻疹及外感高热多人，莫不随手奏效。（尚振铎《中医函授通讯》1997；4：22）

（四）妇、外、皮肤科病及其他

1. 乳汁不下 石膏三两，水二升，煮三沸。三日饮尽，妙。（《本草纲目》第九卷“石膏”引《子母秘录》）

编者按 石膏清热泻火。《本经》云可治“产乳”；《日华子本草》谓其能“下乳”；《长沙药解》谓其“通乳汁”，但需明确，石膏只可用治热邪内盛，壅滞经脉，气血郁遏而致乳汁不下者。

2. 烧烫伤

（1）汤火烂疮 石膏捣末以敷之。（《肘后方》）

（2）油伤火灼，痛不可忍 石膏末傅之，良。（《本草纲目》第九卷“石膏”引《梅师方》）

编者按 石膏生用解肌清热，除烦止渴；煅敷则生肌敛疮，用于治疗痈疽疮疡，溃不收口，以及汤火烫伤等症。杨士瀛曰：“煅过最能收疮晕，不至烂肌。”《长沙药解》亦谓之能“解火灼，疗金疮”。现代临床中，石膏经常用于治疗烧伤或烫伤。若适当配合它药，可提高疗效。

3. 黄水疮 立效散：石膏一两（煅），青黛五钱，轻粉五钱。共为细末。此药专治黄水疮，腊油调搽患处。（《太医院秘藏膏丹丸方剂》）

附文

张锡纯善用石膏论

张锡纯为我国近现代杰出的中医临床家、理论家和教育家，是倡导中西汇通的先驱者之一。通读《医学衷中参西录》发现，张锡纯行医生涯最常用、最擅用的药物是生石膏，方剂是以生石膏为主药的白虎汤之加减变通应用。他对石膏功用的集中解释是《第四期·第一卷》“石膏解”与《第五期·第二卷》之三文，经验之谈于书中比比皆是。单味石膏与以石膏为主的医案很多，集中附录在“石膏解”之后，并遍布全书。笔者将张锡纯对石膏的解说与医案综合研究，加以评论，供读者参考。

张锡钝用石膏积累了丰富的经验，其真知灼见可归纳为五点：①石膏之功效特点是，既清热于内，又透热于外。“外感有实热者，放胆用之直胜金丹”。②以石膏治“实热炽盛”必须重用，并合理煎服之。③对“热实脉虚”，即邪热伤及气阴者，应“仿白虎加人参汤之义，以人参佐石膏”为宜。④石膏一定要生用，绝不可煅，若煅用之则“是变金丹为鸩毒也”。经方白虎汤等方用石膏皆用生者。⑤用石膏必须“轧细”，这正如《雷公炮炙论》所说：“凡使石膏，须石臼中捣成粉……”，考经方白虎汤等方用石膏皆注明打“碎”。

将张锡纯运用生石膏治病医案选录如下，并加以笔者“按”。

1. 单味生石膏治热病

（1）伤寒 长子荫潮，七岁时，感冒风寒，四五日间，身大热，舌苔黄而带黑。孺子苦服药，强与之即呕吐不止。遂单用生石膏两许，煎取清汤，分三次温饮下，病稍愈。又煎生石膏二两，亦徐徐温饮下，病又见愈。又煎生石膏三两，徐徐饮下如前，病遂痊愈。夫以七岁孺子，约一昼夜间，共用生石膏六两，病愈后饮食有加，毫无寒中之弊，则石膏果大寒乎？抑微寒乎？此系愚初次重用石膏也。故第一次只用一两，且分三次服下，犹未确知石膏之性也。世之不敢重用石膏者，何妨若愚之试验加多以尽石膏之能力乎？（《药物·石膏解》）

编者按 幼儿患病，不懂事理，味苦难闻之药，使之服药很难！石膏煎取清汤如水无味，服之不难矣。石膏辛甘而寒（《本经》曰石膏“味辛，微寒”。《名医别录》谓其“味甘，大寒”。笔者以为，石膏是“微寒”，还是“大寒”，与用量大小有关），善于清透邪热，是治疗“感冒风寒”，入里化热（苔黄）之良药。此案取效的关键是敢于将生石膏用至最佳之大剂量。

（2）发热 直隶盐山孙香荪来函：1924年8月，友人张某某之女，发热甚剧，来询方。为开生石膏一两半，煎汤饮之。其热仍不稍退，又来询方。答以多煎石膏水饮之，必能见愈。张某某购石膏数两，煮汤若干，渴则饮之，数日而愈。（《药物·石膏解》）

编者按 患者“发热甚剧”，可想其体温之高也。《名医别录》曰石膏“主除时气……身热，三焦大热，皮肤热”，可知石膏治时气邪热有专功。此案亦证实大量生石膏对高热具有可靠疗效。

（3）温病　同邑友人赵厚庵之妻，年近六旬得温病，脉数而洪实，舌苔黄而干，闻药气即呕吐。俾单用生石膏细末六两，以做饭小锅（不用药甑，恐有药味复呕吐）煎取清汤一大碗，恐其呕吐，一次只温饮一口，药下咽后，觉烦躁异常，病家疑药不对证。愚曰：“非也，病重药轻故也”，饮至三次，遂不烦躁，阅四点钟尽剂而愈。（《药物·石膏解》）

编者按　此案舌脉所见与“烦躁”表现，为邪热内盛之典型证候，亦是石膏主治证候。大青龙汤证主因是外感风寒，由于内有蕴热而“烦躁”，故以麻黄汤为主方，并加石膏以清热。此案少量频服、寒药“温饮”之服法应当记取。

（4）春温　一人，年五十，周身发冷，两腿疼痛。医者投以温补之药，其冷益甚，欲作寒战。诊其脉，甚沉伏，重按有力。其舌苔黄厚，小便赤涩。当时仲春，知其春温之热，郁于阳明而未发，故现此假象也。欲用白虎汤加连翘治之，病人闻之，骇然。愚曰：但预购生石膏四两，迨热难忍时，煎汤饮之可乎？病者曰：恐无其时耳。愚曰：若取鲜白茅根，煎汤饮之，则冷变为热，且变为大热矣。病者仍不确信，然欲试其验否，遂刨取鲜白茅根，去净皮，细锉一大碗，煮数沸，取其汤，当茶饮之。有顷热发，若难忍。须臾再诊其脉，则洪大无伦矣。愚将所预购之四两生石膏煎汤，分三次温饮下，其热遂消。（《药物·石膏解》）

编者按　此案论春温之发病特点，鲜白茅根“透发脏腑郁热”之奇特功效（详见“白茅根解”）以及大量生石膏治春温之良效，都体现了张锡纯之经验与胆识。

以上四例说明，单味生石膏用之得当，对少儿与中老年患热病者都有良效。

2. 石膏粳米治热病

治温病初得，其脉浮而有力，身体壮热。并治一切感冒初得，身不恶寒而心中发热者。若其热已入阳明之腑，亦可用代白虎汤。

生石膏二两轧细　生粳米二两半。

上二味，用水三大碗，煎至米烂熟，约可得清汁两大碗。乘热尽量饮之，使周身皆汗出，病无不愈者。若阳明腑热已实，不必乘热顿饮之，徐徐温饮下，以消其热可也。

或问：外感初得，即中有蕴热，阳明胃腑，不至燥实，何至遽用生石膏二两？答曰：此方妙在将石膏同粳米煎汤，乘热饮之。俾石膏寒凉之性，随热汤发散之力，化为汗液尽达于外也。西人谓，胃本无化水之能，亦无出水之路。而壮实之人，饮水满胃，须臾水气旁达，胃中即空。盖胃中原多微丝血管，能引水气以入回血管，由回血管过肝入心，以运行于周身，由肺升出为气，由皮肤渗出为汗，余透肾至膀胱为溺。石膏煎汤，毫无气味，毫无汁浆，直与清水无异，且又乘热饮之，则敷布愈速，不待其寒性发作，即被胃中微丝血管吸去，化为汗、为气，而其余为溺，则表里之热，亦随之俱化。此寒因热用，不使伤胃之法也。且与粳米同煮，其冲和之气，能助胃气之发达，则发汗自易。其稠润之汁，又能逗留石膏，不使其由胃下趋，致寒凉有碍下焦。不但此也，清水煎开后，变凉甚速，以其中无汁浆，不能留热也。此方粳米多至二两半，汤成之后，必然汁浆甚稠。饮至胃中，又善留蓄热力，以为作汗之助也。是以人之欲发汗者，饮热茶不如啜热粥也。

初拟此方时，惟用以治温病。实验既久，知伤寒两三日后，身不恶寒而发热者，用之亦效。

编者按　石膏粳米汤是白虎汤去知母、甘草而成，如此则更为精简，很切实用。凡身体强健，感受外邪之“温病初得”，或“伤寒……身不恶寒而发热者”，皆适宜应用。方中石膏与粳米煎汤，“毫无气味”，特别适合于小儿以及一切惧怕中药气味而拒绝中医治疗者。对邪热需要内清外透者，石膏最好。粳米为平素食用之大米（各种大米均可，以不黏为佳），与石膏配合用之，功效大略有三：一者，甘者缓之，缓和石膏寒凉之性；二者，其汁浆对石膏的混悬作用而使之更好发挥药效；三者，粳米与石膏同煎，是否使石膏有效成分更好地溶解而起到“媒介”作用，尚待研究。总之，先圣配伍精炼的白虎汤中用粳米，肯定有其特殊功用。

（1）一方兼治五六人　丙辰正月上旬，愚自广平移居德州。自邯郸上火车，自南而北，复自北而南，一昼夜绕行千余里。车窗多破，风寒彻骨。至德州，同行病者五六人，皆身热无汗。遂用生石膏、粳米和十余两，饭甑煮烂熟，俾病者尽量饮其热汤，皆周身得汗而愈，一时称快。

编者按　石膏与粳米煎汤热饮，有利于“身热无汗”病者发汗透邪。若一人治愈可能是偶然，而五六人服之皆汗出而愈，这证明石膏粳米汤对外感发热肯定有可靠的疗效。

（2）良方胜于冰枕　沈阳朱姓妇，年五旬。于戊午季秋，得温病甚剧。时愚初至奉天，求为诊治。见其以冰囊作枕，复悬冰囊，贴面之上侧。盖从前求东人调治，如此治法，东人之所为也。合目昏昏似睡，大声呼之，毫无知觉。其脉洪大无伦，按之甚实。愚谓其夫曰：此病阳明腑热，已至极点。外治以冰，热愈内陷。然此病尚可为，非重用生石膏不可。其夫韪愚言，遂用生石膏细末四两、粳米八钱，煎取清汁四茶杯，徐徐温灌下。约历十点钟，将药服尽，豁然顿醒。后又用知母、花粉、玄参、白芍诸药，少加连翘以清其余热，服两剂痊愈。

编者按　东人（日本人）以冰枕法治热病，是学西医之法也。此案病情，为阳明病热盛神昏证候。如此重病，张氏以大量生石膏为主治之而取效，真乃“直胜金丹”！

（3）神昏起死回生　江苏崇明县蔡某某来函：季秋，敝处张氏之女得温病甚剧，服药无效，医言不治，病家以为无望。其母求人强仆往视，见其神昏如睡，高呼不觉，脉甚洪实。用先生所拟之石膏粳米汤，生石膏用三两，粳米用五钱。见者莫不惊讶诽笑。且有一老医扬言于人曰：“蔡某年仅二十，看书不过年余，竟大胆若此！石膏重用三两，纵煅透用之亦不可，况生者乎？此药下咽，人即死矣。”有人闻此言，急来相告，仆曰：“此方若用煅石膏，无须三两，即一两亦断送人命而有余。若用生者，即再多数两亦无碍，况仅三两乎。”遂急催病家购药，亲自监视，煎取清汤一大碗，徐徐温灌下。病人霍然顿醒。其家人惊喜异常，直以为死后重生矣。继而热疟流行，经仆重用生石膏治愈者不胜计。

编者按　此案病情及疗效与上案类同，且据此经验“治愈者不胜计”。强调石膏只能生用，不可煅用。

（4）风温兼伏气化热　天津陈某某，年四十六岁，得风温兼伏气化热病。

病因：因有事乘京奉车北上时，当仲夏归途受风，致成温热病。

证候：其得病之翌日，即延为诊视，起居如常，惟觉咽喉之间有热上冲，咳嗽吐痰音微哑，周身似拘束酸软。脉象浮而微滑，右关重按甚实，知其证虽感风成温，而其热气之上冲咽喉，实有伏气化热内动也。若投以拙拟寒解汤原可一汗而愈。然当此病之初起而遽投以石膏重剂，彼将疑而不肯服矣。遂迁就为之拟方。盖医以救人为目的，正不防委曲以行其道也。

处方：薄荷叶三钱，青连翘三钱，蝉蜕二钱，知母六钱，玄参六钱，天花粉六钱，甘草二钱。共煎汤一大盅，温服。

复诊：翌日复延为诊视，言服药后周身得微汗，而表里反大热，咳嗽音哑益甚，何以服如此凉药而热更增加，将毋不易治乎？言之若甚恐惧者。诊其脉洪大而实，左右皆然，知非重用石膏不可。因谓之曰：此病乃伏气化热，又兼有新感之热，虽在初得亦必须用石膏清之方能治愈。若果能用生石膏四两，今日必愈，吾能保险也。问石膏四两一次全服乎？答曰：非也。可分作数次服，病愈则停服耳。为出方，盖因其有恐惧之心，故可使相信耳。

处方：生石膏四两捣细，粳米六钱。共煎汤至米熟，取汤四盅，分四次徐徐温饮下。病愈不必尽剂，饮至热退而止。大便若有滑泻，尤宜将药急停服。

复诊：翌日又延为诊视，相迎而笑曰：我今热果全消矣，惟喉间似微觉疼，先生可再为治之。问药四盅全服乎？答曰：全服矣。当服至三盅后，心犹觉稍热，是以全服，且服后并无大便滑泻之病，石膏真良药也。再诊其脉已平和如常，原无须服药，问其大便，三日犹未下行。为开滋阴润便之方，谓服至大便通后，喉疼亦必自愈，即可停药勿服矣。（《医案·温病门》）

编者按　患者服药一剂后热退病解，感叹“石膏真良药也”。当今之医，对如此受风发热，“咳嗽音哑”等所谓的“上呼吸道感染”病，常用桑菊饮、银翘散之类的清热解毒利咽止咳方，轻者或可取效，重者若“表里反大热”，难免治无经验，缺乏信心，转为依靠西医西药，输液用抗生素，甚至用激素退热。此例及以上诸案，张锡纯为我们建立了治风寒外感、温邪上受及伏气化热所致的表里大热之可靠良方——石膏粳米汤。这是一首简便廉验之方，不可不用也。

3. 梨片蘸生石膏末治热病呕吐

（1）伤寒误治　友人毛某某妻，年近七旬，于正月中旬，伤寒无汗。原是麻黄汤证，因误服桂枝汤，汗未得出，上焦陡觉烦热恶心，闻药气即呕吐，但饮石膏所煮清水及白开水亦呕吐。惟昼夜吞小冰块可以不吐，两日之间，吞冰若干，而烦热不减，其脉关前洪滑异常。俾用鲜梨片，蘸生石膏细末嚼咽之，遂受药不吐，服尽二两而痊愈。(《药物·石膏解》)

编者按　《伤寒论》明文指出："桂枝本为解肌，若其人脉浮紧，发热汗不出者，不可与之也。常须识此，勿令误也。"（16）此案即伤寒表实误服桂枝汤之实例。若外寒未解，内已化热，当治以大青龙汤。若寒已化热，石膏为主治之药。此案患者饮药及饮水即吐，治"用鲜梨片蘸生石膏细末"之法，乃法外之法，良医之高明处。《医案·妇人科》之怀妊得温病案说："石膏末服，其退热之力一钱可抵半两，此乃屡次自服以试验之。"皆难得之经验。

（2）温病呕吐　直隶盐山李曰纶来函：丁卯中秋，曾治天津傅姓少年，患温证，胃热气逆，无论饮食、药物，下咽即吐出。延医治疗，皆因此束手。弟忽忆《衷中参西录》石膏解载治毛姓媪医案，曾用此方以止呕吐，即以清胃腑之大热，遂仿而用之。食梨一颗，蘸生石膏细末七钱余，其吐顿止，可以进食。然心中犹觉热，再投以白虎加人参汤，一剂痊愈。(《药物·石膏解》)

编者按　此案验证了张锡纯以上治例之经验。

4. 石膏山药治温病兼血证

天津陈姓童子，年十五岁，于仲秋得温病，兼衄血便血。病因：初因周身发热出有斑点，有似麻疹。医用凉药清之，斑点即回，连服凉药数剂，周身热已退，而心中时觉烦躁。逾旬日因薄受外感，其热陡然反复。证候：表里壮热，衄血两次，小便时或带血。呕吐不受饮食，服药亦多吐出。心中自觉为热所灼，怔忡莫支。其脉摇摇而动，数逾五至，左右皆有力，而重按不实。舌苔白而欲黄，大便三日未行。本拟投以白虎加人参汤，恐其服后作呕。处方：生石膏三两细末，生怀山药二两，共煎汤一大碗，俾徐徐温饮下。为防其呕吐，一次只饮一大口，限定四小时将药服完。方解：凡呕吐之证，饮汤则吐，服粥恒可不吐。生山药二两煎取浓汁与粥无异，且无药味，服后其黏滞之力自能留恋于胃中。且其温补之性，又能固摄下焦以止便血，培养心气以治怔忡也。而以治此温而兼虚之证，与石膏相伍为方，以石膏清其温，以山药补其虚，虽非白虎加人参汤，而亦不啻白虎加人参汤矣。复诊：翌日复诊，热退十之七八，心中亦不怔忡，少进饮食亦不呕吐，衄血便血皆愈。脉象力减，至数仍数。处方：玄参二两，潞参五钱，连翘五钱。效果：仍煎汤一大碗，徐作温饮下，尽剂而愈，大便亦即通下。方解：盖其大热已退而脉仍数者，以其有阴虚之热也。玄参、潞参并用，原善退阴虚作热，而犹恐其伏有疹毒，故又加连翘以托之外出也。说明：此证若能服药不吐，投以大剂白虎加人参汤，大热退后其脉即可不数。乃因其服药呕吐，遂变通其方，重用生山药二两与生石膏同煎服。因山药能健脾滋肾，其补益之力虽不如人参，实有近于人参处也。至大热退后，脉象犹数，遂重用玄参二两以代石膏，取其能滋真阴兼能清外感余热，而又伍以潞参、连翘各五钱。潞参即古之人参。此由白虎加人参之义化裁而出，故虚热易退，而连翘又能助玄参凉润之力外透肌肤，则余热亦易清也。(《医案·温病门》)

编者按　此案壮热兼衄血便血，专重石膏清热，佐以山药，热退而血止，此治病求因、求本之法也。

5. 石膏党参治梅毒夹杂温病

一人患梅毒，在东人医院治疗二十余日，头面肿大，下体溃烂，周身壮热，谵语不省人事，东人谓毒已走丹不可治。其友人孙某某，邀愚往东人院中为诊视。疑其证夹杂温病，遂用生石膏细末半斤，煮水一大瓶，伪作葡萄酒携之至其院中，托言探友，盖不欲东人知为疗治也。及入视病人，其头面肿而且红，诊其脉洪而实，知系夹杂温病无疑，嘱将石膏水徐徐温服。翌日，又往视，其头面红肿见退，脉之洪亦减半，而较前加数，仍然昏愦谵语，分毫不省人事。所饮石膏之水尚余一半，俾自购潞党参五钱，煎汤兑所余之石膏水饮之。翌日，又往视之，则人事大清，脉亦和平。病人遂决意出彼院来院中调治，后十余日其梅毒亦愈。此证用潞党参者，取其性平不热

也。(《药物·石膏解》)

编者按 此案为危急重病，用生石膏半斤及党参，竟取得神奇之良效，令人惊叹！更令人感叹的是：伟大的中医在“东人院”（日本人开的医院？）得不到邀请，只能“伪作”！如此委曲求全，当今的中医治疗在西医院中是否也存在呢？

6. 单味石膏治眼疾

（1）奉天吕姓幼童，年五六岁，每年患眼疾六七次，皆治于东人医院。东人谓此关于禀赋，不能除根。后患瘟疹，毒热甚恣，投以托毒清火之品，每剂中用生石膏两半，病愈后，其眼疾亦从此不再反复。(《药物·石膏解》)

（2）目疾有实热之证，其热屡服凉药不解，其目疾亦因之久不愈者，大抵皆因伏气化热之后，而移热于目也。丙寅季春，李汝峰，纺纱厂学徒，病目久不愈。眼睑红肿，胬肉遮睛，觉目睛胀疼甚剧，又兼耳聋鼻塞，见闻俱废，跬步须人扶持。其脉洪长甚实，左右皆然。其心中甚觉发热，舌有白苔，中心已黄，其从前大便原燥，因屡服西药大便日行一次。知系冬有伏寒，感春阳而化热，其热上攻，目与耳鼻皆当其冲也。拟用大剂白虎汤以清阳明之热，更加白芍、龙胆草兼清少阳之热。病人谓厂中原有西医，不令服外人药，今因屡服其药不愈，偷来求治于先生，或服丸散犹可，断乎不能在厂中煎服汤药。愚曰：“此易耳。我有自制治眼妙药，送汝一包，服之眼可立愈。”遂将预轧生石膏细末两半与之，嘱其分作六次服，日服三次，开水送下，服后又宜多喝开水，令微见汗方好。持药去后，隔三日复来，眼疾已愈十之八九，耳聋鼻塞皆愈，心中已不觉热，脉已和平。复与以生石膏细末一两，俾仍作六次服。将药服尽痊愈。至与以生石膏细末而不明言者，恐其知之即不敢服也。后屡遇因伏气化热病目者，治以此方皆效。(《医话·目疾由于伏气化热者治法》)

编者按 以上治眼疾两例，幼童患瘟疹以托毒清火之品并用石膏治愈而眼病宿疾亦根治，此不一定是石膏之专功。但例二患眼疾以西医之药屡服不愈，以生石膏细末服用数日病愈，此石膏之专功无疑。上述案例之宝贵经验是：“伏气化热病目”之证候，生石膏是特效专药。

7. 石膏薄荷自治牙痛

愚素无牙疼病。丙寅腊底，自津回籍，因感冒风寒，觉外表略有拘束，抵家后又眠于热炕上，遂陡觉心中发热，继而左边牙疼。因思解其外表，内热当消，牙疼或可自愈。服西药阿司匹林一瓦半（此药原以一瓦为常量），得微汗，心中热稍退，牙疼亦觉轻。迟两日，心中热又增，牙疼因又剧。方书谓上牙龈属足阳明，下牙龈属手阳明，愚素为人治牙疼有内热者，恒重用生石膏少佐以宣散之药清其阳明，其牙疼即愈。于斯用生石膏细末四两，薄荷叶钱半，煮汤分两次饮下，日服一剂。两剂后，内热已清，疼遂轻减。……(《医话·自述治愈牙痛之经过》)

编者按 此自述治愈牙痛之经过，首诊服西药阿司匹林，如同感冒风寒而治用汗法。二诊根据平素“治牙痛有内热者”经验，重用生石膏少佐宣散之薄荷而取良效。

8. 单味石膏救治砒石中毒

在籍时，本村张氏女因家庭勃溪，怒吞砒石，未移时，作呕吐。其兄疑其偷食毒物，诡言无他，惟服皂矾少许耳。其兄闻其言，急来询解救之方。愚曰皂矾原系硫氧与铁化合，分毫无毒，呕吐数次即愈，断无闪失，但恐未必是皂矾耳，须再切问之。其兄去后，迟约三点钟复来，言此时腹中绞疼，危急万分，始实言所吞者是砒石，非皂矾也。急令买生石膏细末二两，用凉水送下。乃村中无药铺，遂至做豆腐家买得生石膏，轧细末，凉水送下，腹疼顿止。犹觉腹中烧热，再买生石膏细末半斤，煮汤两大碗，徐徐饮之，尽剂而愈。后又遇吞火柴中毒者，治以生石膏亦愈，然以其毒缓，但煎汤饮之，无用送服其细末也。(《药物·石膏解》)

编者按 砒石（砒霜为砒石经升华而得的精制品）“辛酸，大热，有大毒”(《本草纲目》)。轻生者吞服砒石，解救不及时，必危及生命！张锡纯以大量生石膏之寒凉解砒石之热毒，竟能取得救命之功效，真胜过“金丹”！

9. 结语

综上所述可知，生石膏既“为清阳明胃腑实热之圣药”，又可治疗外感、内伤所致的其他“脏腑有实热”之病症，用之得当，疗效称奇！张锡纯所著之书，最常用、最擅用的药物就是生石膏，或单味、或复方，或汤剂、或散剂（为细末服之），其丰富、独到的用法，其剂量之大、疗效之好，胜过前人。此外，张氏对石膏的广泛

应用不止上述，还体现在对以石膏为主的白虎汤之加减变通运用中。（吕志杰 班光国）

结 语

石膏性味辛甘寒，入肺、胃经。生用解肌清热，除烦止渴。内治热毒炽盛所致高热、昏谵等症，外治胃火上炎引起的头痛、牙痛、口舌生疮诸疾。煅用可疗痈疽疮疡、汤火烫伤、外伤出血等。经方以石膏为主组成许多名方，用于治疗各种热证。至民国时期，张锡纯以石膏配阿司匹林，力倡中西结合，成为此学派之中流砥柱。观《医学衷中参西录》，张氏以石膏治疗内、妇、儿、皮、五官多种疾患，疗效详实，令人折服。当前临床每以石膏退高热，药效毋庸置疑。

石膏的用量于汉代多者一斤，少者六铢。历代医家用大剂量石膏清热者比比皆是。有的主张退高热每次用量在200g以上。临证当视病情而定，一般以18~60g为宜，热毒较盛者可加大用量。

药理研究认为石膏有解热作用，可增加钙离子浓度，可抑制神经应激能力，减轻骨骼肌的兴奋性，降低血管通透性，维持巨噬细胞的生理功能等。

总之，石膏为清热药物之代表，“清大热非重用本品不可”。辨证准确，药效快捷，内服外用皆可，是治疗急性热病的首选药。

寒 水 石

【基原与药材】 基原为硫酸盐类矿物芒硝的晶体。《本经》所载之寒水石，据考证应为芒硝的天然晶体，唐以后所用之寒水石有红石膏及方解石两种。前者多用于北方，后者多用于南方。红石膏药材见“石膏”。方解石药材多呈不规则的块状结晶，常呈斜方柱状，有棱角，无色或黄白色，透明至不透明，表面平滑有玻璃样光泽。质坚硬，易砸碎，碎块为方形或长方形。气微，味淡，以色白、透明、易碎者为佳。

【用法与用量】 内服：煎汤，9~15g；或入丸、散。外用：研末调敷。

【原文】《本经》：凝水石，一名白水石。味辛，寒，无毒。治身热，腹中积聚，邪气，皮中如火烧，烦满。水饮之，久服不饥。生山谷。

《别录》：凝水石，味甘，大寒，无毒。主除时气热盛，五脏伏热，胃中热，烦满，止渴，水肿，少腹痹。一名寒水石，一名凌水石。色如云母，可折者良，盐之精也。生常山山谷，又中水县及邯郸。

【经方用药】《本草经疏》解析《本经》《别录》说：“凝水石，《本经》味辛气寒，《别录》加甘，大寒无毒。《经》曰，小热之气，凉以和之，大热之气，寒以取之。又曰，热淫于内，治以咸寒。大寒微咸之性，故主身热邪气，皮中如火烧，烦满，及时气热盛。五脏伏热，胃中热也。易饥作渴，亦胃中伏火也，甘寒除阳明之邪热，故能止渴不饥。水肿者湿热也，小便多不利，以致水气上溢于腹，而成腹痹，辛咸走散之性，故能除热利窍消肿也。疗腹中积聚者，亦取其辛散咸软之功耳。”

《本草纲目》：“凝水石其气大寒，其味辛咸，入肾走血，除热之功，同于诸盐。”《本草逢原》：“寒水石，治心肾积热之上药，《本经》治腹中积聚，咸能软坚也；身热皮中如火烧，咸能降火也。《金匮》风引汤，《局方》紫雪，皆用以治有余之邪热也。如无真者，戎盐、玄精石皆可代用，总取咸寒降泄之用耳。”上述三家注解理解了，则掌握了寒水石（凝水石）之功效特点。

经方中仅风引汤一方用寒水石，取其协助石膏清胃热以除生风之源，兼能重镇息风。

知 母

【基原与药材】 为百合科植物知母的根茎。①毛知母：无臭味甘而苦，带黏性。以肥大、质硬、表面被金黄色绒毛、断面黄白色者为佳。②光知母：又名知母肉。气味同毛知母。以肥大、滋润、质硬、色黄白，嚼之发黏者为佳。

【用法与用量】 内服：煎汤，6~15g；或入丸、散。

【原文】《本经》：知母，一名蚳母，一名连母，一名野蓼，一名地参，一名水参，一名水浚，一名货母，一名蝭母。味苦，寒，无毒。治消渴，热中，除邪气，肢体浮肿，下水，补不足，益气。生川谷。

《别录》：知母，无毒。主治伤寒久疟烦热，胁下邪气，膈中恶，及风汗内疸。多服令人泄。一名女雷，一名女理，一名儿草，一名鹿列，一名韭逢，一名儿踵草，一名东根，一名水须，一名沈燔，一名蕣。生河内。二月、八月采根，暴干。

【经方用药】《本经》对知母的认识已基本明晰。主消渴热中，是说其具有清热泻火生津之效。除邪气，肢体浮肿，下水，补不足，益气，是说知母能去湿热之结，正如《本经逢原》所云："知母《本经》言除邪气肢体浮肿，是指湿热水气而言，故下文云下水，补不足，益气，乃湿热相火有余，烁灼精气之候，故用此清热养阴，邪热去则正气复。"

经方中有7方用及知母，主要取其清热润燥安神之功。

1. 清胃热并润燥　经方中用知母治疗阳明热证的方剂共有3首。①白虎汤：用知母佐石膏以清阳明之热，并配甘草与粳米。其用知母的目的有二：一是加强石膏清热之功，石膏无知母则清热之力立减。仲景治阳明大热者，必二者合用，这就是《本经》说知母主"热中"的具体应用；二是知母苦寒而润，陶弘景说知母"形似菖蒲而柔润"，《本经》也明确提出知母主"消渴"，这些记载都充分说明知母苦寒而润，具有生津润燥之功。因此，白虎汤中使用知母，不仅是为了增强石膏清热的作用，而且寓有润燥生津，防止热邪伤津之意。②白虎加人参汤：即上方白虎汤加人参而成，适用于阳明热证而兼气阴两伤者。其用知母除配合石膏清热泻火外，亦能与人参相伍，益气生津，润燥止渴。因此，本方不仅可用于阳明病，亦可用于中暍之证。如《金匮》云："太阳中热者，暍是也，汗出恶寒，身热而渴，白虎加人参汤主之。"还可用于消渴病，如《金匮》云："渴欲饮水，口干舌燥者，白虎加人参汤主之。"中暍是受暑热之邪，而致气液两伤；消渴之病机属肺胃热盛，津气两伤。二者病因尽管不同，但都发展至胃热津气两伤的阶段。病机相同，故可异病同治而均采用白虎加人参汤治疗，均取知母清热润燥之功。③白虎加桂枝汤：适用于温疟而兼见骨节疼烦之证。其使用知母的目的，除了配合石膏清热润燥外，亦可加强桂枝通经的作用。

2. 清肺热养肺阴　仲景发展了《本经》知母的功能主治，不仅将知母用治"热中"之证，而且也用于治疗肺热之证，即麻黄升麻汤。麻黄升麻汤证是肺热闭郁，兼脾虚下利之证，其方在麻黄、升麻发越肺中郁热及解毒基础上，用知母协助当归、黄芩、石膏等，清肺热而养肺阴。后世《济生方》的二母汤，《脉因证治》的知母甘桔汤，都是在此方启迪下而创立的。本证因兼虚下利，故仲景对清热泻火之品采用了多味而小量的方法，既可以达到清泄上焦肺热的目的，又不至于药过病所，伤其已虚之脾。此种治疗技巧，实开"治上焦如羽"之先河。

3. 清虚热以止烦　现代科学实验证明，知母的确有解热作用，后世临床不仅用于实证高热，亦用于虚证烦热。经方中用知母治疗虚烦的方剂有2首。①酸枣仁汤：适用于"虚劳，虚烦不得眠"之证。此乃肝血不足，魂不舍肝而致。方由酸枣仁、知母、茯苓、川芎、甘草组成。其用知母与酸枣仁配伍：酸枣仁养肝阴而安神，阴虚易生火，火热更伤阴，故配知母一可清热，防其再度伤阴；二可润燥，协助酸枣仁养阴。②百合知母汤：适用于百合病误用汗法之后。百合病本属心肝阴虚之证，其主要临床表现是口苦、小便赤、脉微数等。误用汗法后，汗为心液，使心阴更损而心火更亢，故必见心烦不寐之证。其用知母，一可协助百合清心肺之热；二可滋补肺肾之水，以济心火。两方之用知母，均一药而二任，可见仲景善用知母矣。现代科学实验证实，知母确有镇静安神作用，它能降低大脑皮层的过度兴奋。仲景用药经验，不断得到现代科学实验的证实，这又是一例。

4. 治火阻止痹痛　《金匮》云："诸肢节疼痛，身体尪羸，脚肿如脱，头眩短气，温温欲吐，桂枝芍药知母汤主之。"本证乃风寒湿痹日久，邪有化热之趋势，形成了风寒湿热痹阻关节的局面。症见关节肿大畸形而身体瘦弱。《本草经疏》说："凡肿在一处，他处反消瘦者，多是邪气勾留，水火相阻之候。"正是指此而言。故此方在使用附子、桂枝、防风、白术等温阳散寒化湿药的基础上，配知母、芍药清热养阴，通其火阻。因此，《本草经疏》又指出本方的配伍要点是"桂、术治水之阻，知母治火之阻"，一言破的。由于《本经》曾明确指出知母“治肢体浮肿，下水”，故陈修园说：“《金匮》有桂枝芍药知母汤，治肢节疼痛，身体尪羸，脚肿如脱，可知长沙诸方，皆从《本经》来也。”此方证属于风寒湿盛而热邪较轻的痹证。若属热盛而风寒较轻者，即用白虎加桂枝汤治疗。现代实验研究发现，知母与桂枝相配可加强对风湿性关节炎的镇痛作用；与白芍相配，可治疗由于神经肌肉兴奋性增高后引起的肌肉抽搐疼痛之证。这就令人惊奇地领会到，仲景以三药命名为桂枝芍药知母汤之深意。

栝楼根（天花粉）

【基原与药材】 为葫芦科植物栝楼的根。气微，味淡后微苦。以色洁白、粉性足、质细嫩、体肥满者为佳；色棕、纤维多者为次。

【用法与用量】 内服：煎汤，9~12g；或入丸、散。外用：研末撒或调敷。

【原文】《本经》：栝楼根，一名地楼。味苦，寒，无毒。治消渴，身热，烦满，大热，补虚，安中，续绝伤。生川谷及山阴地。

《别录》：栝楼根，无毒。主除肠胃中痼热，八疸，身面黄，唇干口燥，短气，通月水，止小便利，一名果赢，一名天瓜，一名泽姑。

【经方用药】《本草纲目》：“栝楼根，味甘微苦酸，酸能生津，故能止渴润枯，微苦降火，甘不伤胃。昔人只言其苦寒，似未深察。”《本草求真》：“……至《经》有言‘安中续绝’，似非正说，不过云其热除自安之意。”以上两家之言可知，对《本经》这种的典籍不可盲从，应善于意会其本义。

经方中有5方用及栝楼根，还有2方后加减用之，共计7方。分析如下：

1. 润燥止渴 用栝楼根治疗口渴有5方，其中2方为方后加减用之。①《金匮》云：“百合病，渴不瘥者，栝楼牡蛎散主之。”此属虚热上扰灼津口渴，方用栝楼根清热生津止渴，配牡蛎益阴潜阳，以降虚火。②《金匮》云：“小便不利者，有水气，其人若渴，栝楼瞿麦丸主之。”尤在泾说此证是“水寒偏结于下，而燥火独聚于上”。故方以栝楼根配山药清热生津，以去上浮之燥火；下之寒水，用附子配瞿麦、茯苓温利之。此方配伍巧妙，很有启发性，故尤在泾说：“寒润辛温，并行不悖，此方为良法矣。欲求变通者，须于此三复焉。”③《伤寒论》云：“伤寒五六日，已发汗而复下之，胸胁满微结，小便不利，渴而不呕，但头汗出，往来寒热，心烦者，此为未解也，柴胡桂枝干姜汤主之。”此证乃由胆火郁滞，枢机不利，三焦决渎失司，致水饮留于胁下，上焦燥热而渴，下焦小便不通。其用栝楼根清润上焦之燥热而止渴，此病之本在相火郁结，枢机不利，故用柴胡、黄芩清泻胆火而利枢机。“病痰饮者，当以温药和之”，故用干姜、桂枝温中化饮。饮结胁下，故以牡蛎之咸，软坚散结，破胁下之水结。④小柴胡汤方后加减云：“若渴，去半夏，加人参合前成四两半，栝楼根四两。”⑤小青龙汤方后加减云：“若渴，去半夏，加栝楼根三两。”邹澍说：“观小青龙汤、小柴胡汤、柴胡桂枝干姜汤中用之，皆不过以渴不得用半夏……乃处处代以栝楼根……寒且湿之动，为呕为哕；热且燥之动，为烦为渴。……是故呕哕者，用半夏以止逆，使寒与湿不与中气久混而难解；烦渴者，用栝楼根以滋液，使热与燥不与中气相烁而难复。所以，栝楼根与半夏虽非相畏、相忌、相反，而始终不相并，此其旨在《伤寒论》《金匮要略》中可寻绎而知者也。”邹氏之论，使我们更加明晰了半夏与栝楼根不可同用之道理。

总之，栝楼根是仲景治疗燥热而口渴的常用药物，属虚热者配牡蛎，为了加强其生津之效，亦可与人参合用。若兼寒饮在中者，可与干姜、桂枝相配；若兼寒饮在下者，可与附子、瞿麦、茯苓为伍。

2. 滋液养筋 《金匮》云：“太阳病，其证备，身体强几几，然脉反沉迟，此为痉，栝楼桂枝汤主之。”此脉沉迟，非内寒所致，乃津液损伤较重使然。正如尤在泾所说：“沉本痉之脉，迟非内寒，乃津液少而营卫之行不利也。”方用栝楼根清热生津，滋养筋脉，桂枝汤调和荣卫，以解太阳之邪，表解热清津复，筋脉得滋，痉强自柔。本证与桂枝加葛根汤相似，但津液亏少的程度更加严重，不只“项背强几几”，而是整个“身体强几几”，所以便将此证放在痉病篇，而不放在《伤寒论》的太阳病篇。此时不可再用葛根解表升津，故改用栝楼根专事滋液养筋。可见仲景用药丝丝入扣，不容半点含糊。

3. 反佐利水药 《伤寒论》云："大病瘥后，从腰以下有水气者，牡蛎泽泻散主之。"钱天来注云："此因病之后，下焦之气化失常，湿热壅滞，膀胱不泻，水性下流，故但从腰以下水气壅积，膝胫足跗皆肿重也。"牡蛎泽泻散在破结逐水的药物中，加一味栝楼根，是取其生津之功以为反佐，逐水而不过伤津液，成为有制之师。

【单方治验】

1. 痈肿 痈肿初起。用栝楼根、赤小豆等份，为末，醋调涂之。(《本草纲目》第十八卷"栝楼"引杨文蔚方)

编者按 栝楼根（天花粉）功能生津止渴，降火润燥，排脓消肿。《滇南本草》载"治痈疮肿毒"。《医学衷中参西录》言其"善通行经络，解一切疮家热毒。疔痈初起者，与连翘、山甲并用即消"。赤小豆功能利水除湿，和血排脓，消肿解毒。《药性论》载"消热毒痈肿，散恶血不尽"。二者共用，治疗痈肿初起，效果显著。天花粉（栝楼根）煎剂在体外对溶血性链球菌、肺炎双球菌、白喉杆菌有一定的抑制作用。

2. 乳痈 产后吹乳，肿硬疼痛，轻则为妒乳，重则为乳痈。用栝楼根末一两，乳香一钱，为末。温酒每服二钱。(《本草纲目》第十八卷"栝楼"引李仲南《永类方》)

编者按 《本草正》载栝楼根"消乳痈肿毒"，为外科常用之品。乳香《珍珠囊》谓"定诸经之痛"，《本草纲目》载"消痈疽肿毒"。二者共用，可使瘀去、肿消、痛止。

3. 溃疡

（1）胃及十二指肠溃疡 天花粉一两，贝母五钱，鸡蛋壳十个。研面，每服二钱，白开水送下。(《辽宁常用中草药手册》)

（2）乳头溃疡 天花粉二两，研末，鸡蛋清调敷。(内蒙古《中草药新医疗法资料选编》)

4. 天疱疮 天花粉、滑石等份。为末，水调搽。(《普济方》)

5. 消渴

（1）大渴 深掘大栝楼根，厚削皮至白处止，以寸切之，水浸一日一夜，易水经五日，取出烂舂碎研之，以绢袋滤之，如出粉法干之。水服方寸匕，日三四，亦可作粉粥，乳酪中食之，不限多少，取瘥，止。(《千金方》)

（2）消渴重症 患者甫某某，男性，36岁，乌岩公社平回大队人。去岁二三月间发病，饮一溲一，食量倍增，曾更多医，历时半年，均未见效。尽日卧床，不能起立，骨瘦如柴，自以必死。后经我治，服药数剂，虽有微功，并无著效。久病之后，经济颇窘，不能继医。观此情境，苦思极虑，乃令其家人，自搅天花粉，煎水试服，历时约一个月，即有大效，二三个月痊愈，今已参加劳动。用此一味，救此贫病，药简而效捷。(牢慎诸《中医杂志》，1960；4：23)

编者按 天花粉有清热生津止渴之功，为治疗消渴病的要药，适宜于消渴病肺胃燥热之证。上述治例如此病重而取得良效，令人惊叹！可知专药治专病，应深入研究。

竹 叶

【基原与药材】 为禾本科植物淡竹的叶。叶呈狭披针形。叶面深绿色，无毛，背面色较淡，基部具微毛；质薄而较脆。气弱，味淡。以色绿、完整、无枝梗者为佳。

【用法与用量】 内服：煎汤，6~12g。

【原文】《本经》：竹叶，味苦，平，无毒。治咳逆上气，溢筋急，恶疡，杀小虫。

《别录》：竹叶 芹竹叶，大寒，无毒。主除烦热，风痉，喉痹，呕逆。根，消毒。生益州。淡竹叶，味辛，平，大寒。主治胸中痰热，咳逆上气。苦竹叶及叶，治口疮，目痛，明目，通利九窍。

【经方用药】《本草经疏》："阳明客热，则胸中生痰，痰热壅滞，则咳逆上气。竹叶辛寒能解阳明之热结，则痰自消，气自下，而咳逆止矣。"古来竹叶分为3种，为芹竹、淡竹与苦竹。3种作用大体相类。今多以淡竹之叶入药。

经方中有2方使用竹叶，均取其清热之功。

一是《伤寒论》竹叶石膏汤，治"伤寒解后，虚羸少气，气逆欲吐"。即用于热病之后，余热未尽，气阴已伤，胃气上逆之证。方用竹叶配石膏为主药着重清除胃热，此即《别录》说竹叶"除烦热"之意，又配人参、麦冬、甘草、粳米益气养胃，以半夏和胃降逆，共奏清热和胃、益气生津之功。

二是《金匮》竹叶汤，治“产后中风，发热，面正赤，喘而头痛”。产后必虚，感受外邪，若是风寒，治宜辛温解表药为君，若是夏暑感受风热，《经》曰“治温以清”，不可用辛温之品。《药品化义》：“竹叶清香透心，微苦凉热，气味俱清……主治暑热……为良剂也。又取气清入肺，是以清气分之热，非竹叶不能；凉血分之热，除柏叶不效。”总之，竹叶汤以竹叶清透邪热为主药，并配伍数味走表之药与参、附温补之品，共奏扶正祛邪之功。

后人使用竹叶，除取其清热之外，还用其清心火而止惊，清心热利尿而通淋。尤其是在夏季感受暑热之邪，出现心火症状时，以淡竹叶解之最佳。

【单方治验】

1. 霍乱 治霍乱利后，烦热躁渴，卧不安：浓煮竹叶汁，饮五六合。(《圣济总录》竹叶汤)

2. 产后 治产后血气暴虚，汗出：淡竹叶，煎汤三合，微温服之，须臾再服。(《经效产宝》)

3. 头疮 治头疮乍发乍瘥，赤焮疼痛：竹叶一斤烧灰，捣罗为末，以鸡子白和匀，日三四上涂之。(《圣惠方》)

4. 带下（阴道炎） 张某，28岁，患阴道炎3年，每因劳累、性生活后加重，阴道痒痛，带下黄稠，小便短赤，心烦口干，坐卧不安。舌质红、苔黄，脉弦数。曾经阴道冲洗及抗菌治疗，疗效欠佳。嘱取淡竹叶100g，砂锅内浸泡10分钟，先武火煎沸后，再文火慢煎10分钟，早晚分2次冷服。服药10天，诸症悉除，妇检炎症消失。随访1年未复发。(宋和平《国医论坛》1994; 3: 22)

编者按 竹叶性味甘淡寒，有清热除烦、利尿之功效。妇女带下证属湿热下注，以竹叶煎汤代水饮，清香透心，泻热除湿。本案取得良效，在于大量用之。

栀 子

【基原与药材】 为茜草科植物山栀的果实。干燥果实长椭圆形或椭圆形，表面深红色或红黄色，果皮薄而脆，内有多数种子，粘结成团。种子扁圆形，深红色或红黄色，浸入水中可使水染成鲜黄色。气微，味淡微酸。以个小、完整、仁饱满、内外色红者为佳。个大、外皮棕黄色、仁较瘪、色红黄者质次。

【用法与用量】 内服：煎汤，6~12g；或入丸、散。外用：研末调敷。

【原文】《本经》：栀子，一名木丹。味苦，寒，无毒。治五内邪气，胃中热气，面赤，酒疱皶鼻，白癞，赤癞，疮疡。生川谷。

《别录》：栀子，大寒，无毒。主治目热赤痛，胸心大小肠大热，心中烦闷，胃中热气。一名越桃。生南阳。九月采实，暴干。

【经方用药】《本草经疏》解析《本经》《别录》说：“栀子，清少阴之热，则五内邪气自去，胃中热气亦除。面赤酒疱皶鼻者，肺热之候也，肺主清肃，酒热客之，即见是证，于开窍之所延及于面也，肺得苦寒之气，则酒热自除而面鼻赤色皆退矣。其主赤白癞疮疡者，即诸痛痒疮疡皆属心火之谓。疗目赤热痛，及胸、心、大小肠大热，心中烦闷者，总除心、肺二经之火热也。此药味苦气寒，泻一切有余之火，故能主如上诸证。”栀子的主要功效是清热、利湿及泻火解毒，能泻上中下三焦之火。

经方中有10首方剂用栀子，主要用于下列两个方面。

1. 清热除烦 邹澍说“栀子为治烦要剂”。《本经》言“主五内邪气，胃中热气”，《别录》言主“心中烦闷，胃中热气”，可见栀子所治之烦，由热邪而致。栀子虽属苦寒之品，但气味芳香，其特性是降中有升，宣中有降，故其所治之热皆属胸膈无形之郁热。经方中使用栀子清热除烦的方剂共6首：①栀子豉汤：《伤寒论》云：“发汗吐下后，虚烦不得眠，若剧者，必反复颠倒，心中懊侬，栀子豉汤主之。”“发汗，若下之，而烦热，胸中窒者，栀子豉汤主之。”“伤寒五六日，大下之后，身热不去，心中结痛者，未欲解也，栀子豉汤主之。”此乃胸膈胃脘郁热不得宣泄而致，故烦闷特甚，仲景用“懊侬”形容之。严重时甚至出现心中窒塞、心中结痛等症。方用栀子清热除烦，屈曲下行，降中有宣；香豉体轻气寒，宣热和胃，宣中和降。二药相合，清宣互济，发散火郁，故功善开郁除烦。②栀子甘草豉汤：适用于上证“若少气者”，加炙甘草以益气和中。③栀子生姜豉汤：适用于上证“若呕者”，加生姜以降逆止呕。④枳实栀子豉汤：适用于“大病瘥后，劳复者”。此证乃大病初愈，护理不当，或劳作过早，余热复聚于胸膈胃脘，故而心烦懊憹，并有阻碍气机通降之心下痞塞之感，方用栀子豉汤加重豆豉用量以清宣余热而除烦，加配枳实宽中下气，破结消痞。⑤栀子厚朴汤：适用于“伤寒下后，心烦，腹满，卧起不安者”。此证乃无形之热邪，由胸膈内传，下行及腹，病位渐趋于里，故清热除烦，减去轻浮上越之香豉，单用一味栀子清透郁热，引火下行，另加枳实破结消痞，厚朴行气除满，但无实邪便秘等证候，故与阳明腑实证有别。本方与枳实栀子豉汤虽仅一药之差，其用意也有区别。此者枳实、厚朴同用，重在行气宽中；彼者不用厚朴而用大量豆豉，意在清宣胸膈之郁热，更以清浆水煮药，取其调中开胃，故对瘥后劳复，烦闷懊憹，脘痞食少胃呆者，尤为适宜。⑥栀子干姜汤：适用于“伤寒，医以丸药大下之，身热不去，微烦者”。即误治而形成的上热中寒之证，其胸膈热郁而烦，脾胃虚寒腹痛或下利，故用栀子清上热而除烦，配干姜温中散寒。寒温同用，并行不悖。

从上述罗列的6种方证不难看出，栀子是清热除烦的一味佳品，与香豉相配之栀子豉汤是宣泄郁热的一首经典小方。随症加减：兼呕者，可加生姜；兼少气者，可加甘草；兼心下痞塞者，可加枳实。若邪热壅滞三焦，心烦兼腹满者，则取栀子与枳实、厚朴相配伍。若上热中寒者，栀子与干姜二味为伍，寒热并用。

2. 治黄良药 用栀子治疗黄疸病，这在《本经》《别录》均未记载。而治疗黄疸病的经方中，确实常用栀子，把栀子作为治黄专药之一。那么要问，治黄用栀子取其何种功效呢？这需要了解黄疸病的病因病机及常用方药。其病因，《金匮·黄疸病》篇曰：“黄家所得，从湿得之。”其病机是“脾色必黄，瘀热以行”。即湿毒蕴结化热，成为湿热疫毒，深入血分，血分瘀热溢于周身而表现尿黄、目黄、身黄等证候。《金匮》治疗黄疸病的4首主方（茵陈五苓散、茵陈蒿汤、栀子大黄汤、大黄硝石汤），只有治疗湿重的茵陈五苓散不用栀子；《伤寒论》治黄疸病3首主方（茵陈蒿汤、栀子柏皮汤、麻黄连轺赤小豆汤）只有治疗表邪不解（实际很可能为黄疸病初起类伤寒证候）的麻黄连轺赤小豆汤不用栀子。这就可以得出结论：黄疸病除了湿重证与兼有表证者不可用栀子外，凡“瘀热”在血分的证候，皆以栀子为君药，或为辅助药。因此，可以进一步得出结论：栀子是一味凉血解毒而治黄的良药。再与清利湿热之茵陈、黄柏配伍，与“下瘀血、血闭”之大黄及破结泻热之硝石配合，则更能清利血中湿毒，攻逐血中“瘀热”。

现代药理研究证实，本品不仅具有抑制发热中枢而起到解热的作用，而且具有利胆作用，既能增进胆汁的分泌，又能引起胆囊的收缩。因此，是祛除黄疸的一味要药。

栀子是清热解毒的一味常用药物，现代医生除用其治疗热郁发烦及黄疸之外，还用其治疗烧伤感染发热、肝热证及血热妄行证等。

【单方治验】

1. 胃脘火痛 大山栀子七枚或九枚，炒焦，水一盏，煎七分，入生姜汁饮之。(《丹溪纂要》)

2. 赤白痢并血痢 山栀子仁四七枚。锉，以浆水一升半，煎至五合，去滓。空心食前分温二服。(《圣济总录》)

3. 淋证 治尿淋，血淋：鲜栀子二两，冰糖一两。煎服。(《闽东本草》)

4. 癃闭 治小便不通：栀子仁二七枚，盐花少许，独颗蒜一枚。上捣烂，摊纸花上贴脐，或涂阴囊上，良久即通。(《普济方》)

5. 黄疸（急性黄疸型肝炎） 取山栀制成10%及50%两种煎剂，每天3次饭后服用。一部分病人用10%煎剂每次10ml，以后逐渐递增至50ml；另一部分病人用50%煎剂，每次10~15ml。共治19例，7例痊愈，10例接近痊愈。住院9~63天不等，平均30.3天。(《二军医大学术资料汇编》第14集，1962：14~22)

6. 折伤肿痛 栀子、白面同捣，涂之。(《濒湖集简方》)

7. 扭挫伤 将山栀子捣碎，研成粗粉，以温水调成糊状，加入少许酒精，包敷伤处。一般3~5天更换1次，如肿胀明显可隔天更换1次。骨折者不宜使用，脱臼者应先整复后再用。如有肢体麻痹，应配合理疗及针灸治疗。治疗407例，24小时内疼痛消失者328例；48小时内消失者66例；72小时内消失者13例。疼痛平均消失时间为30小时；肿胀消退时间平均为2.5天；血肿吸收时间平均为7.8天；功能恢复时间平均为5.1天。(《中医杂志》1964；12：450)

8.急性软组织损伤　①治疗方法及适应证：取栀子适量为末，过40目筛。使用时，视损伤面积大小决定用量，用温水稍浸湿，再加入少许白酒调为糊状，涂敷于损伤部位，厚约0.2~0.3cm，然后用绷带包扎，每2~3天换药1次。本方适用于一切跌仆损伤、扭挫伤、皮肤青紫疼痛，尤其适用于四肢关节附近的肌肉、肌腱扭挫伤(有脱臼者须先整复后再用)。②结果：笔者自1975年以来，共以本方治疗急性软组织扭挫伤106例，均获捷效。一般敷药后6小时左右逐渐止痛消肿，5天后痊愈。本方能活血散瘀、消肿止痛，故用后见效快，一般敷药1~2次即可痊愈。具有简、便、验的特点，值得进一步推广使用。(葛效友《山东中医杂志》1995；12：570)

9.鼻衄　宋蔡子渥传云："同官无锡监酒赵无疵，其兄衄血甚，已死入殓，血尚未止，一道人过门，闻其家哭，询问其由，道人云：是曾服丹或烧炼药，余有药，用之即活。"囊间出药半钱匕，吹入鼻中立止，良久得活。乃山栀子烧存性，末之。(《医说》引《普济本事方》)

编者按　《简易方论》亦记载治鼻中衄血：山栀子烧灰吹之。

10.丹毒　火焰丹毒。栀子捣，和水涂之。(《本草纲目》第三十六卷"栀子"引《梅师方》)

编者按　栀子用于热毒疮疡之证，内服外用皆宜。《药性论》谓之"去热毒风"。《本草备要》曰："生用泻火，炒黑生血，姜汁炒治烦呕，内热用仁，表热用皮。"

11.火疮　栀子仁灰，麻油和封，惟厚为佳。(《千金方》)

12.烧伤　栀子末和鸡子清浓扫之。(《救急方》)

结　语

栀子性味苦寒，入心、肝、肺、胃、三焦经。具有清热、凉血、泻火的功效。许多热性病及内科杂病，如黄疸、淋证和各种出血病证都以栀子组成方剂。历代医家运用栀子的经验丰富，记载翔实。

现代药理研究证明，栀子利胆作用明显，若胆道炎症、肝脏病变引起的黄疸，用之无不应验。其抗微生物作用可抑制多种细菌生长，对一些感染性皮肤病亦有效。该药还有显著的解热、镇静和降压作用，可消除失眠和过度疲劳。所以《本草经疏》认为"泻一切有余之火"，《别录》认为疗"心中烦闷、胃中热气"，可谓古今认识殊途同归。

近来又有学者揭示栀子对实验性出血性胰腺炎时的胰腺细胞亚细胞器的功能、结构有良好的保护作用，可见对该药的认识还在逐步深入。

地黄(干、生、汁三种　附：熟地黄)

【基原与药材】　为玄参科植物地黄的根茎。质柔软，干后则坚实，体重。不易折断，断面平坦，紫黑色或乌黑色而光亮，显油润，具黏性。气微香，味微甜。以肥大、体重、断面乌黑油润者为佳。

【用法与用量】　内服：煎汤9~15g，大剂量30~60g；熬膏或入丸、散。外用：捣敷。

【原文】《本经》：干地黄，一名地髓。味甘，寒，无毒。治折跌绝筋，伤中，逐血痹，填骨髓，长肌肉。作汤，除寒热、积聚，除痹。生者，尤良。久服轻身，不老。生川泽。

《别录》：干地黄，味苦，无毒。主治男子五劳、七伤，女子伤中、胞漏、下血，破恶血、溺血，利大小肠，去胃中宿食，饱力断绝，补五脏内伤不足，通血脉，益气力，利耳目。生地黄，大寒。主治妇人崩中血不止，及产后血上薄心、闷绝、伤身、胎动、下血，胎不落，堕坠，踠折，瘀血，留血，鼻衄，吐血，皆捣饮之。一名苄，一名芑，一名地脉。生咸阳黄土地者佳。二月、八月采根，阴干。

【经方用药】《本草正义》深入解析《本经》《别录》说："地黄，能补养中土，为滋养之上品。《本经》主折跌绝筋者，即补血补伤之义也。主伤中者，即其补阴补血之功。气味和平，凡脏腑之不足，无不可得其滋养。《别录》之主男子五劳七伤，女子伤中，胞漏下血，补五脏内伤不足，皆即此旨。逐血痹者，则血不足而痹着不行，补养充足，自然流动洋溢，而痹者行矣。填骨髓，长肌肉，则充其补益之意而极言之。《别录》之所称通血脉，益气力，利耳目，又即此义之引申耳。作汤除寒热积聚，除痹，则言其入煎剂，尤为流动活泼，所以积聚痹着皆除，此以补养为磨积之计，乃正气旺而病自退，非谓地黄滋补之药，竟能消积通痹也。生者尤良，则采取鲜新，其力尤足耳。《别录》又谓去胃中宿食，亦养其心而消化力充，可以运行宿滞，必非谓滋润厚腻之质，竟有消克之功，此宜看得灵活，不可泥煞字面。其治溺血，利大小肠者，甘寒清热，又能养阴，固通利二腑热结之正治也。惟破恶血一层，似乎寒凉黏滞性质，必无破瘀导滞之功，然凡跌仆敲仆，肌肉血瘀，发肿青紫者，以鲜生地捣烂厚敷，自能去瘀消肿，活血定痛，知地黄去瘀自有天然作用，不可误认其腻滞物质，而遂疑古人之言。惟唐宋以降，破血逐瘀诸方，已无复采用及此者，盖亦嫌其厚腻有余，终非攻坚陷阵之将。"

《本经》只记有"干地黄"，仅言"生者，尤良"。《别录》则将干、生地黄分为两种，并分述其功能主治。考查《本经》与《别录》干、生地黄皆具滋阴养血、通痹与止血之功。但生地黄苦重于甘，其气大寒，故偏于清热凉血；干地黄甘重于苦，偏于滋阴养血。《本经》说："生者，尤良"，当指清热凉血而言。《别录》所谓"生地黄"者，乃今之鲜地黄；"干地黄"者，乃今之生地黄是也。

经方中有8方用地黄，分干、生、汁3种，尽备其功。

1. 补肾益阴　肾主骨生髓，《本经》言干地黄能"填骨髓"，可见其有补肾之功。《本草经疏》概括干地黄的功效云："干地黄乃补肾家之要药，益阴血之上品。"经方用其治肾虚的方剂，只有八味肾气丸一方。方中用干地黄为主，配山萸肉、山药间接补肾，则其填精补肾之功更著，又与少量桂、附相合，能从阴引阳以生少火，收阴阳并补而侧重补阳之功。肾气丸中还配有茯苓、泽泻、丹皮，故又擅升清降浊，通利小便。尤在泾说本方"补阴之虚，可以生气，助阳之弱，可以化水"，可谓言中肯綮。本方对肾气虚衰，水液代谢失常的多种疾病，都具有治疗作用。如"虚劳腰痛，少腹拘急，小便不利"者，肾虚痰饮短气，妇人转胞及消渴等病证。

2. 补血通脉《本草求真》说干地黄"专入肾，并入心、脾。……张璐谓其心紫入心，中黄入脾，皮黑归肾"。可知干地黄不仅善于补肾益阴精，且可补益心脾之血虚，还可治血虚所致的血脉痹阻之病证。经方中用干、生地黄补血治疗血虚病证的方剂有3方。①薯蓣丸：薯蓣丸证为气血两虚兼挟外风之证。故用干地黄配芍药、阿胶等补其血虚，配山药、人参、白术、茯苓等益气调中，柴胡、桂枝、防风等祛风散邪。②大黄䗪虫丸：用于治疗干血劳证。所谓干血劳乃是血燥而枯，血枯而瘀。大黄䗪虫丸用干地黄配芍药，补血润燥，辅以大黄、桃仁及大队的虫类蠕动噉血之物行其瘀血。补中寓通，适用于血虚而瘀者。③炙甘草汤：适用于心之阴阳气血皆虚而致的"脉结代，心动悸"证。是方重用生地黄，配阿胶、麦冬、麻仁补血充脉以养心体，辅炙甘草、人参、桂枝、生姜、大枣、清酒，宣通阳气以助心气而鼓动血行，合用具有养血通脉之功。

需要进一步研究和明确的是，《本经》云：地黄有"逐血痹"之功，《别录》云其有"通血脉"之功，故大黄䗪虫丸及炙甘草汤中所用地黄，除取其养血之功外，亦取其"滋水行舟"而通血脉之功。因其一药二用，故两方之中用量最大的均为地黄。

3. 止血　地黄不仅具有滋养阴血及通血脉之功，并且能够止血。《别录》明文干地黄主治"胞漏，下血"。经方用地黄止血之病有二：

（1）治妇人漏下、半产下血及胎漏病　《金匮》云："师曰：妇人有漏下者，有半产后因续下血都不绝者，有妊娠下血者，假令妊娠腹中痛，为胞阻，胶艾汤主之。"本条所述3种妇人出血证的病机都是冲任脉虚，阴气不能内守。本方重用干地黄，一方面配合阿胶、艾叶养血止血；一方面与归、芍、芎和血止血。全方调补冲任而止血，干地黄一药而两用也。

（2）治便血　《金匮》云："下血，先便后血，此远血也，黄土汤主之。"此下血乃中焦虚寒，脾不统血所致，故在灶心土、白术、附子温中健脾以治本的基础上，用干地黄配阿胶养血止血治其标。

现代动物实验证实，从生地中提取的物质有促进血液凝固作用。故仲景治疗出血证使用干地黄既补虚以治本，又止血以治标，标本兼顾，一药二用，至善之法也。

4. 凉血安神　生地黄苦大于甘，其性大寒，故其清热凉血安神之功颇佳。经方中用其凉血安神的方剂有二：一是防己地黄汤；一是百合地黄汤。《金匮》云："防己地黄汤，治病如狂状，妄行独语不休，无寒热，其脉浮。"此证乃血虚生热而致，脉浮是兼有外感或血热使然。故方中重用生地黄养血清热；少佐防己、防风、桂枝、甘草辛甘发散以疏风散邪或发散郁热，共奏养血祛风清热之功。百合地黄汤则治疗"百合病，不经吐、下、发汗，病形如初者"。所谓"病形如初"乃指心肺阴血亏损，虚热扰动之证。方用生地黄清热益阴凉血，协助百合清热安神定志。此二方说明生地黄具有清热凉血安神之功，特别适用于血虚内热之证。兼外感或郁热者，可配辛甘发散之品以祛外邪或散郁热。无外邪者，可与养阴清热安神之品相伍，专以滋阴清热安神。特别提醒，百合地黄汤中生地黄取汁之法影响久远，后世温病学清热凉血、生津止渴，都喜用之，乃源于仲景。

仲景使用地黄分干、生两种入药，既入煎剂，亦入丸剂。其中生地黄还有用汁与用体之别。干地黄偏于补，故治疗虚证多用之；生地黄清热凉血且具流通之性，故清热凉血通痹多用之。当然，经方中这一界限并非僵死不变。地黄在经方中用量是较大的，生地黄取汁多者达二斤；生地黄入煎多者亦至一斤；干地黄入煎多者达六两。东汉时一斤约合今之50~250g，用量不可谓不大。

《本草纲目》："《本经》所谓干地黄者，即生地之干者也。"《本经逢原》："干地黄，内专凉血滋阴，外润皮肤荣泽，病人虚而有热者宜加用之。"这是对干地黄功效特点的概括。

地黄滋腻，尤其生地黄寒凉，故脾虚泄泻、胃虚食少，胸膈多痰者慎服。《本草纲目》："干地黄，姜汁浸则不泥膈，酒制则不妨胃。"

【单方治验】

（一）内科病

1. 虚劳　男女虚损，或大病后，或积劳后，四体沉滞，骨肉酸痛，吸吸少气。或小腹拘急，腰背强痛，咽干唇燥，或饮食无味，多卧少起，久者积年，轻者百日，渐至瘦削。用生地黄二斤，面一斤，捣烂，炒干为末。每空心酒服方寸匕，日三服。忌如法。（《本草纲目》第十六卷"地黄"引《肘后方》）

编者按　干地黄滋阴养血，填精补髓，以上把药疗与食疗结合起来，值得效法。

2. 吐血　张杲娣吐血，有医者教用生地黄自然汁煮服，日服数升，3日而愈。（《名医类案》）

3. 风湿性、类风湿关节炎　①治疗方法：取干地黄3两切碎，加水600~800ml，煮约1小时，滤出药液约300ml，为1日量，1次或2次服完。儿童用成人量的1/3~1/2。除个别病例连日服药外，均采取间隙服药法，即6天内连续服药3天；经1个月后，每隔7~10天连续服药3天。②结果：治风湿性关节炎12例，11例于服药后半天至3天，1例于服药后6天，关节疼痛减轻，关节肿胀开始消退，继而关节功能开始恢复，结节红斑消退，体温渐降。经12~50天治疗后，9例治愈，3例显著进步。血沉恢复一般在症状消失之后。治愈病例经3~6个月的观察，复发1例，再以地黄治疗仍有效。治类风湿关节炎11例，显著进步9例，进步1例，无明显疗效1例。多数于1~5个月内关节疼痛减轻，关节肿胀开始消退，肢体活动障碍好转；少数病例关节肿胀消退虽迅速，但疼痛减轻较迟缓。有效病例中随访亦有少数复发。③副作用：少数有轻度腹泻和腹痛、恶心、头晕、疲乏、心悸，均系一过性，数日内自行消失，继续服药亦未再发生。（《中华医学杂志》1965；5：290）

原按　据观察，地黄具有抗炎作用，并对某些变态反应性疾患如皮肤疾患和支气管哮喘有效，能改善一般情况；少数病例服药后发生轻微水肿，与肾上腺皮质激素有相似之处。地黄的作用可在停药后维持相当长的时间，治疗有效病例每次停药无1例有明显反跳现象。服药间隔期延长后，疗效不但不减退，病情却可进一步改善，甚至有在停药后症状继续减轻者。此外，生地黄在治疗第1~2个月内收效较为迅速而明显，以后继续用药，疗效似有递减的趋势，但停药1~2个月后，再行用药又可出现明显效果。

4. 中风（脑出血）　老年病（帕金森综合征）

（1）赵某某，男，62岁，因脑卒中入院。CT报告：脑出血、破入脑室。入院后患者表现为烦躁神昏、怒骂不已、入夜尤甚，用安定注射液肌注以及水合氯醛灌肠等法无效，仍不识亲疏，骂不绝口。观其烦躁怒骂，入夜尤甚、舌红绛燥裂、无苔，脉细数。中医辨证属阴液将竭，阳不入阴，扰乱心神所致。遂给予生地150g久煎绞取汁与之服，20分钟后安静入睡。翌日，神志稍复，仍烦躁易怒，舌红无苔，脉细略数。继予生地120g，日1剂。煎服2日后神志清楚，舌淡红、苔薄，脉细。后经中西医结合治疗1个月，行走自如而出院。

（2）胡某某，女，76岁，患帕金森综合征5年，因服用氟哌啶醇过量而出现神志痴呆，独语不休，四肢强直。遂来我院求中医治疗而入院。查：舌红绛而有裂纹，无苔，脉细数，中医辨证属阴液亏耗，不濡筋脉，脑髓空虚风动证，给予生地120g，水煎取汁，日1剂，服2日后，神志时清时昧，四肢已不强直，仍舌红少苔，脉细数，继服生地90g，水煎日服1剂，3日后神志清楚出院。（苏合，等《内蒙古中医药》1997；1：40）

原按 生地为滋阴生津、清热凉血之品。以上两则病例中所出现的精神症状虽不尽相同，但病机却同出一辙：阴液亏虚。例1是阴液将竭，阳不入阴，亢而上扰心神所致；例2是阴液亏虚，不濡脑髓、筋脉，所致神志痴呆，独语不休，四肢强直之阴虚风动证。根据《内经》“治病必求于本”的精神，取《金匮》治“其人如狂、妄行、独语不休”之防己地黄汤证重用生地之义，应用单味大量生地为主治疗，取得了良好的疗效。生地虽无安神之效，但其通过滋补阴液，清除邪热的途径使伴发而来的精神症状迎刃而解，消于无形，从而间接地起到了安神定志的作用。临证应用生地，应中病即止，不可久服，久服则伤中阳，不可不察。正如《本草新编》中所言：久服生地“则脾胃大凉必至泄泻”。

（二）妇科病

1. 月经不调 月水不止。生地黄汁，每服一盏，酒一盏，煎服，日二次。（《本草纲目》第十六卷“地黄”引《千金方》）

编者按 《别录》云：“生地黄，大寒，主妇人崩中血不止。”必是血热妄行所致的“月水不止”才适宜用之。与酒煎服，盖佐其“大寒”之性。据现代研究，生地黄乙醇提取物能缩短兔凝血时间，可见地黄有止血作用。《金匮》治妇人下血的胶艾汤即重用干地黄，故临床可以辨证治疗“功能性子宫出血”等出血证。

2. 胎动不安 妊娠胎动，生地黄捣汁，煎沸，入鸡子白一枚，搅服。（《本草纲目》第十六卷“地黄”引《圣惠方》）

编者按 生地具有清热滋阴、凉血止血等作用。其鲜品清热生津作用尤佳，用于血热津乏之胎动不安者为宜。

（三）外科病

1. 跌打损伤 损伤打扑，瘀血在腹者。用生地黄汁三升，酒一升半，煮二升半，分三服。（《本草纲目》第十六卷“地黄”引《千金方》）

2. 癣疮 血热生癣。地黄汁频服之。（《本草纲目》第十六卷“地黄”引《千金方》）

编者按 《本经》云：地黄“作汤除寒热积聚，除痹，生者尤良”。《本经逢原》则称：“干地黄，内专凉血滋阴，外润皮肤荣泽。”故本药适宜于血热生癣之证。据报道，地黄有抗炎及增强免疫功能的作用。体外抑菌试验认为地黄对某些致病真菌有一定的抑制作用。

3. 疔肿 乳痈 地黄捣敷之，热即易。性凉消肿，无不效。（《本草纲目》第十六卷“地黄”引《梅师方》）

4. 湿疹、荨麻疹、神经性皮炎等皮肤病 ①治疗方法：取生地3两切碎，加水1000ml，煎煮1小时，过滤约得300ml，1次或2次服完。儿童为成人量的1/3~1/6。采取间隙服药法，即每次连续服药3日，共服4次，第1次服药后休药3日，第2次休药7日，第3次休药14日，总计36天（12个服药日）为一疗程。满一疗程后停药1个月可开始第2个疗程。②结果：治疗37例（1例加用抗生素），28例痊愈；显著进步3例；进步5例；无效1例。其中以对湿疹的疗效较明显，显效时间最快1天，最慢6天；疗程最短5天，最长20天，多数患者于5~16天内治愈。副作用轻微，个别于服药后第2天有轻度腹泻，2日后自愈，未见其他不良反应。（《中国药植志》1953；3：139）

5. 疮疖 刘某，男，25岁。全身接连不断地生疮疖已两年，经注射青霉素，内服中药未能彻底治愈。取生地30g，新鲜瘦猪肉30g，加水适量同煮或蒸。煮（蒸）到猪肉熟后，将药、肉及汤顿服，亦可分几次服完，每日1剂。经用上方治疗，共服生地3斤，病愈。随访3年未见复发。（李承煌《广西中医药》1981；4：5）

（四）头面五官科病

1. 牙痛 白发病 固齿乌须：一治齿痛，二生津液，三变白须，其功极妙。地黄五斤，柳木甑内，以土盖上，蒸熟晒干。如此三次，捣为小饼。每噙咽一枚。(《本草纲目》第十六卷“地黄”引《御药院方》)

原按 《药类法象》谓其可“凉血，补血，补肾水真阴不足”。《四声本草》言其能“黑须发”。《食疗本草》载“主齿痛”。本方用之，正是取其补肾益阴、凉血补血之功，治齿痛，生津液，变白须。

2. 目赤 生地黄汁浸粳米半升晒干，三浸三晒，以米煮粥食一盏，数日即愈，以其能清血热也。(《串雅内编》)

编者按 《本草纲目》有此记载，目赤常因肝瘀血热所致。生地甘寒，用米同浸，煮粥食，既可达到清热凉血的目的，又可减少生地大寒伤胃之弊。

3. 眼肿 治眼肿立效。生地一两，寒水石五钱，黄连一两，为末，生地汁调饼，贴太阳（即太阳穴）上。(《串雅外编》)

编者按 本方3种药具有抑菌消炎、散瘀退肿的功能。近代有人单用生地和蜂蜜杵敷，治眼球损伤暴肿有效。

4. 耳鸣 生地黄切断，纸包火煨，塞耳数次，即愈。(《串雅内编》)

编者按 生地黄甘寒无毒，有益肾水、养肝阴、益气力、利耳目的功能，故虚实耳鸣皆可选用。据《肘后方》所述，取生地黄用水泡软，切成毛笔头大（可按耳道大小），塞入耳内亦效。

附：熟地黄

经方中所用者有干地黄、生地黄、生地黄汁等，但无熟地黄。熟地黄为唐代取干地黄蒸晒或用黄酒拌和后蒸晒而成。经炮制后则性味甘而微温，偏重滋阴补血，与生地黄甘寒，偏重凉血之功有所不同。

1. 咳嗽 张与之令堂，久患痰嗽碍卧，素不投补药。孟英偶持其脉，曰：非补不可。与大剂熟地黄，一饮而睡。与之曰：吾母有十七载不能服熟地矣，君何所见而重用颇投？孟英曰：脉细痰咸，阴虚水泛，非此不为功。以前服之增病者，想必杂以参、术之助气。昔人云：“勿执一药以论方。”故处方者，贵于用药能恰当病情，而取舍得宜也。(《回春录新诠》)

编者按 痰饮咳嗽属阴血虚者方可用熟地，必见脉细，舌无腻苔，否则不可孟浪。

2. 喘证 邻村李媪，年七旬，劳喘甚剧，十年未尝卧寝。俾每日用熟地煎汤当茶饮之，数日即安卧，其家人反惧甚，以为如此改常，恐非吉兆，而不知其病之愈也。……盖阴者阳之守，血者气之配，地黄大能滋阴养血，大剂服之，使阴血充足，人身元阳之气，自不至上脱下陷也。(《医学衷中参西录》)

3. 滑泄 《冯氏锦囊》所著本草，谓熟地能大补肾中元气，此亦确论。凡下焦虚损，大便滑泻，服他药不效者，单服熟地即可止泻。然须日用四五两，煎浓汤服之亦不作闷（熟地少用则作闷多用转不闷），少用则无效。至陈修园则一概抹倒，直视熟地为不可用，岂能知熟地哉！寒温传里之后，其人下焦虚惫太甚者，外邪恒直趋下焦作泄泻，亦非重用熟地不能愈。癸巳秋，一女年三十许，十余日，势至垂危，将舁于外。同坐贾某某谓愚知医，主家延为诊视。其证昼夜泄泻，昏不知人，呼之不应，其脉数至七至，按之即无。遂用熟地黄二两，生山药、生杭芍各一两，甘草三钱，煎汤一大碗，趁温徐徐灌之，尽剂而愈。(《医学衷中参西录》)

4. 月经过多 于1990年6月~1997年12月，运用地黄黄酒汤治疗月经过多证68例，疗效满意。年龄最小17岁，最大45岁，平均年龄32岁。多数患者月经周期大致正常，临床表现以经期出血过多为主，其中32例伴有不同程度的经期延长。①治疗方法：熟地30~50g，生地30~50g，黄酒100ml，水100~200ml，同煎，武火煎开后，文火继煎15分钟，取液分早晚2次服用，用药3~5剂。②结果：以服药3天经血明显减少，5天内完全停止者为治愈；以服药3天内经量明显减少，但仍有少量流血，数日后渐止者为显效；服药后3天内经血无明显减少者为无效。本组患者经治疗，治愈48例；显效12例；无效8例。总有效率88.2%。③治例：李某，女，26岁，1993年5月4日以经量过多就诊。患者月经周期大致正常，1年来经期经量极多，严重时每天需要用卫生纸1包，经期达5~8天，曾服云南白药、断血流片等止血药多种，疗效不明显。患者于前天月经来潮，连续2天经血极多，血色鲜红，伴心悸、胸闷、乏力。诊见患者面色萎黄，精神不振，脉滑数，舌胖大，苔薄白。以地黄黄酒汤3剂治疗。3天后复诊，诉服药当天经量明显减少，至第3天经血已基本停止。继以乌鸡白凤丸，每日2丸，巩固疗效。（蔡宗扬，等《安徽中医临床杂志》1998；6：382）

原按 地黄与酒配伍治疗经血过多，主要是受《千金方》的启发，该书卷二描述的治疗妊娠下血的方剂中，有4首药方是以地黄与酒相配伍，绝不杂以它药。由此可见，地黄与酒相伍，对治疗子宫非正常的出血可能有一定疗效。熟地为养血滋阴之要药，《本草正》曰："阴虚而神散者，非熟地之守，不足以聚之；阴虚而火升者，非熟地之重，不足以降之。"因此，熟地兼有滋阴养血及收敛虚散之功，月经过多之症，反复发作，必成阴亏血虚，真气涣散。熟地厚重，直补下焦，故可用于月经过多之症。而生地以清热凉血见长，《别录》云其可治："女子伤中，胞漏下血。"《日华子本草》亦云可治女性"崩中血晕"。对于血热妄行之症，多见其效。但生地性寒而滞，若单用本品，一味凉血止血，则可造成患者少腹坠胀不适之感，且停药后极易复发，而黄酒性温热，可制生地寒滞之性，且有助药力直达病所，亦有鼓舞阳气作用，故对女性月经过多诸症确有显效。

编者按 生地甘寒，大量用之滑肠致泻，以水与黄酒煎之（水与黄酒约4∶1）则无便溏之弊。

结 语

经方所用地黄有干地黄、生地黄、生地黄汁之不同，三者性味、功效有别。唐代把地黄加以炮制称熟地黄。地黄是治疗内、妇、外、皮肤科病常用的药物。

药理研究证明，干地黄有抗菌、抗炎、强心、降压、保护肝脏和抑制变态反应等作用。

干地黄在《本经》《别录》等古代医书所记载的功能与主治，在当今临床都能得以验证，例如："逐血痹""通血脉"之功而保护心肌，减轻心肌缺血缺氧时的损伤，并能扩张血管、利尿而降低血压。以"填骨髓，长肌肉……除寒热积聚，除痹"之旨而治疗风湿性、类风湿关节炎中大显其效。以"利耳目"之功治疗头面五官科疾病清热凉血而获愈。因"主折跌绝筋、伤中""破恶血"，故而对跌打损伤、疔痈疮疖等用之无不霍然而瘳。

牡丹（皮）

【基原与药材】 基原为毛茛科植物牡丹的根皮。药材主要有原丹皮与刮丹皮（又名粉丹皮）两种。有特殊香气，味微苦而涩，稍有麻舌感。均以条粗长、皮厚、粉性足、香气浓、结晶状物多者为佳。

【用法及用量】 内服：煎汤，4.5~9g；或入丸、散。

【原文】《本经》：牡丹，一名鹿韭。一名鼠姑。味辛，寒，无毒。治寒热，中风，瘛疭，痉，惊痫，邪气，除癥坚，瘀血留舍肠胃，安五脏，疗痈疮。生山谷。

《别录》：牡丹，味苦，微寒，无毒。主除时气，头痛，客热，五劳，劳气，头腰痛，风噤，癫疾。生巴郡及汉中。二月、八月采根，阴干。

【经方用药】《本草经疏》解析《本经》《别录》说："牡丹皮，其味苦而微辛，其气寒而无毒，辛以散结聚，苦寒除血热，入血分，凉血热之要药也。寒热者，阴虚血热之候也。中风瘛疭、痉、惊痫，皆阴虚内热、营血不足之故。热去则血凉，凉则新血生、阴气复，阴气复则火不炎而无因热生风之证矣，故悉主之。痈疮者，热壅血瘀而成也。凉血行血，故疗痈疮。辛能散血，苦能泻热，故能除血分邪气，及癥坚瘀血留舍肠胃。脏属阴而藏精，喜清而恶热，热除则五脏自安矣。《别录》并主时气头痛客热，五劳劳气，头腰痛者，泄热凉血之功也。"《本经》及《别录》所载之证，皆血热为病。牡丹皮主要功能为清热，凉血，消瘀。

经方中虽仅有5首方剂用及丹皮，但已尽显其功。

1.清除客热 客热泛指邪热侵害人体久留而不去。肾气丸中用牡丹皮为佐药，即取其"除客热"之功。从肾气丸制方本义而言，本方为补肾阴、助肾阳以治本，除客热、利水邪以治标。肾虚不能化气行水则水湿内停，故佐茯苓、泽泻以利水湿；肾水（指阴精）不足，不能克火生木，则心火易亢，肝火易炽，《素问·逆调论》曰此为"一水不能制二火"，故佐丹皮以除虚浮之火，

《别录》谓之“客热”。

2. 凉血消瘀 《本草经疏》说牡丹皮为“凉血热之要药”。《重庆堂随笔》说“丹皮虽非热药，而气香味辛，为血中气药，专于行血破瘀”。仲景据《本经》载丹皮可以“除癥坚瘀血”，最喜欢将丹皮用于瘀血证。经方中有 4 方用之。

（1）用于治疗癥瘕疟母的鳖甲煎丸 主治疟母，由疟疾发展而来，气血已虚，结为癥瘕。其病理是水、血、热互结，故方中重用软坚破结之品，辅以活血化瘀、利水通淋、补益气血之药。方用丹皮目的有二：一是取其活血化瘀之功，协助鳖甲、赤硝、䗪虫、桃仁破瘀消癥；一是借其清热之力，与柴胡相配，清少阳厥阴表里气血之热，热去血润，其瘀血亦易消散。

（2）用于治疗妇人癥病的桂枝茯苓丸 主治“妇人宿有癥病”，或癥病者又妊娠而下血不止。方用桂枝通血脉，茯苓安正气，芍药调营血，丹皮与桃仁活血化瘀，合而炼蜜为丸，食前服之，为化瘀消癥之缓剂。

（3）用于治疗冲任脉虚兼夹瘀血证的温经汤 此方配伍较为复杂，以吴茱萸、桂枝、生姜，温经暖宫；川芎、当归、芍药，和营去瘀；阿胶、人参、甘草，益气养血止血；麦冬、半夏润燥降逆。为何用牡丹皮呢？原文所述证候有“暮即发热……手掌烦热，唇口干燥”，此因“妇人年五十所……曾经半产，瘀血在少腹不去”，其冲任脉虚，阴虚生内热，且瘀血日久亦可产生瘀热，故丹皮一药二用，既清虚热，又消瘀血。

（4）用于治疗肠痈的大黄牡丹汤 肠痈是热毒内聚，营血瘀浊结于肠中而成。大黄牡丹汤以大黄、牡丹、桃仁并用则涤热逐瘀血，瓜子、芒硝排脓去积。《本经》云牡丹除“瘀血留舍肠胃……疗痈疮”，无非取其凉血消瘀之功。以瘀热不去，难免聚结而形成痈疮，再加重则肉腐成脓也。

《本经疏证》对桂枝与牡丹的功效作了比较，读之更能了解牡丹的功效特点，引述如下：“大抵牡丹入心，通血脉中壅滞，与桂枝颇同，特桂枝气温，故所通者血脉中寒滞；牡丹气寒，故所通者血脉中热结。桂枝究系枝条，其性轻扬，故凡沉寒痼冷，未必能通；牡丹则本属根皮，为此物生气所踞，故积热停瘀，虽至成脓有象，皆能削除净尽，此则非特性寒、性热之殊矣。”以上 4 方虽皆用牡丹皮，但由于四种病证之病因、病位、瘀血轻重等情况不同，故方药配伍不同。具体来说，牡丹皮虽主要用于瘀血证，但其破结之力较弱，对血结深重者，只能作为辅助之品，必须配伍软坚破结之品。虚证癥坚，可与鳖甲为伍；实证结聚，可与芒硝、大黄相配；若属虚寒者，又可与人参、吴茱萸、桂枝同用；若血虚而瘀者，又可与当归、芍药结合应用，以养血祛瘀。

【单方治验】

1. 高血压病 取牡丹皮 1~1.5 两，水煎成 120~150ml，每日 3 次分服；或初次量用 5~6 钱，如无不良反应增至 1 两。治疗 20 余例，一般服药 5 天左右血压即有明显下降，症状改善；经服药 6~33 天，舒张压平均下降 10~20mmHg，收缩压平均下降 20~40mmHg。本组病例近期内均能使血压下降到正常范围或接近正常范围，症状亦随之消失或改善，但远期疗效有待继续观察。个别患者服药后有恶心、头昏等副作用，无需停药即能自然消失。(《辽宁医学杂志》1960；7：48)

编者按 牡丹皮性味辛、苦，凉，有清热凉血、消瘀的功能。经方金匮肾气丸、大黄牡丹汤都用此药，当前临床更是常用之。现代药理研究证明该药有降压、镇静、催眠和镇痛等作用。故可辨证治疗高血压病。

2. 过敏性鼻炎 用 10% 牡丹皮煎剂，每晚服 50ml，10 天为一疗程。治疗 31 例，痊愈 12 例。(《中华耳鼻咽喉科》1957；2：99）又治疗 9 例，服药后症状很快好转，但无 1 例根治。(北京铁道医学院《论文汇编》1960；160）

编者按 笔者（吕志杰）患过敏性鼻炎 10 余年，中药与西药都不能根治。单味牡丹皮上述疗效尚待再观察。辨证论治用之可能较好。

黄 连

【基原与药材】 为毛茛科植物黄连、三角叶黄连、峨眉野连或云南黄连的根茎。由于原植物及产地不同，主要有 4 种。①味连：又名川连、鸡爪连、光连。为植物黄连的干燥根茎，多分枝。无臭，味极苦，嚼之唾液可染成红黄色。以条肥壮、连珠形、质坚实、断面红黄色、无残茎及须根者为佳。②雅连：又名峨眉连、嘉定连、刺盖连，为植物三角叶黄连的干燥根茎。多为单枝，少有分枝。无臭，味极苦。以条肥、连珠形、质坚实、断面黄色、无残茎及须根者为佳。③野黄连：又名凤尾连。为植物峨眉野连的干燥根茎。外形与雅连相近。断面木部鲜黄色。产量极小，但一般认为品质最优。④云连：主要为植物云南黄连的干燥根茎。较细小，多弯曲，拘挛，多为单枝，形如蝎尾。外皮黄绿色或灰黄色。其余特征与以上品种大致相同。

【用法及用量】 内服：煎汤，1.5~3g；或入丸、散。外用：研末调敷、煎水洗或浸汁点眼。

【原文】《本经》：黄连，一名王连。味苦，寒，无毒。治热气，目痛，眦伤泣出，明目，肠澼，腹痛，下利，妇人阴中肿痛。久服令人不忘。生川谷。

《别录》：黄连，微寒，无毒。主治五脏冷热，久下泄澼、脓血，止消渴、大惊，除水，利骨，调胃，厚肠，益胆，治口疮。生巫阳及蜀郡、太山。二月、八月采。

【经方用药】《本草经疏》解析《本经》《别录》说："黄连为病酒之仙药，滞下之神草，六经所至，各有殊功，其主热气目痛，眦伤泪出，明目、大惊、益胆者，凉心清肝胆也。肠澼腹痛下利，《别录》主泄澼，泄者，泻利也，澼者，大肠下血也，俗呼为脏毒。除水、利骨、厚肠胃、疗口疮者，涤除肠、胃、脾三家之湿热也。久服令人不忘者，心家无火则清，清则明，故不忘。"总之黄连为大苦大寒之品。功专清热燥湿，泻火解毒。《本经》及《别录》所述之证，皆邪火或湿热之邪所致。

黄连在汉代已为常用之品。经方中用及黄连的方剂达15首。其中黄连粉一方已佚，现存14方，多取其清湿热之功，或清胃热，或清肠热，或清心火，或疗湿热交结之疮疡。

1. 清胃热 《本经》说黄连"治热气"，《别录》说黄连能"调胃"，二者结合起来，说明黄连具有清胃热之功。经方中用黄连清胃热的方剂有10首，主要用于下列几种病证：

（1）胃热呕吐　胃气以通降为顺，胃中有热，则可引起胃气上逆出现呕吐。仲景借黄连清胃热的作用，以治疗胃热呕吐。①《伤寒论》云："伤寒本自寒下，医复吐下之，寒格，更逆吐下，若食入口即吐，干姜黄芩黄连人参汤主之。"陆渊雷说："食入即吐者责其胃热，胃热故用芩连，本方证胃虽热而肠则寒，故芩连与干姜并用。"②《伤寒论》云："伤寒，胸中有热，胃中有邪气，腹中痛，欲呕吐者，黄连汤主之。"此亦属胃热肠寒证，文中所言"胸中"与"胃中"仅借指相对位置而言，胸中实指胃脘，胃中实指腹部肠腑而言，此证与上证相似，但以下寒为重，故但以黄连清胃热，配半夏降逆，使清中有降；下寒为重，故用干姜配桂枝温下寒；人参、甘草、大枣补中益气，恢复中焦斡旋升降之功。③乌梅丸，亦借黄连清胃热。蛔虫喜温而避寒，是证由于胃热肠寒，故肠中之蛔虫上窜入胃，引起胃气上逆而出现吐蛔之证，乌梅丸用黄连配合黄柏清胃热，用干姜、附子、桂枝、细辛、蜀椒温肠寒，重用乌梅为君味酸安蛔，寒热得除，蛔虫自安。柯韵伯云："蛔从风化，得酸则静，得辛则伏，得苦则下。"以苦酸辛制蛔，是仲景的创造发明。以上三方均属寒热分居上下之证，其热均在胃，胃之热轻者，可单用黄连清之；热重者，可并用黄连、黄芩或黄柏；下寒可用干姜温之，寒之重者可再加桂枝，尤甚者附子、细辛、蜀椒亦可加入。为加强黄连降逆止呕的作用，亦可与半夏相配苦辛通降，其效更佳。

（2）胃热痞满　胃热壅滞，气机痞塞，可致心下痞满之证，仲景多用黄连治疗。①《伤寒论》云："心下痞，按之濡，其脉关上浮者，大黄黄连泻心汤主之。"本方即用黄连与大黄等量相配而成。钱潢说："胃居之心下，故曰心下也。其脉关上浮者，浮为阳邪，浮主在上，关为中焦，寸为上焦，因邪在中焦，故关上浮也。按之濡，乃无形之邪热也。热虽无形，然非苦寒以泄之，不能去也，故以此汤主之。"本方用黄连配大黄，苦寒通降，能使壅滞之热邪下行。大黄本为泻实之品，用治无形之热是否合适，关键在于给药方法，本方之妙，在于不用煎煮，而用麻沸汤浸渍，这样可以变沉降为轻扬，既能加强黄连清热泻痞的效果，又不致直走肠道而药过病所，这就是浊药轻投法。②《伤寒论》云："心下痞，而复恶寒汗出者，附子泻心汤主之。"本证乃胃热气滞而兼肾阳虚恶寒汗出，其方用黄连与大黄、黄芩、附子相配，其中黄连、黄芩、大黄用麻沸汤浸渍，取其轻扬之气，以泄胃中之痞热，亦即“浊药轻投”；附子别煮取汁，取其醇厚之性，直达下焦，助肾阳而固表，如此服用，寒热之药并行不悖，各奏其功。此等配伍及煎服法实在玄妙绝顶，令学者叹为观止。③《伤寒论》云：“小结胸病，正在心下，按之则痛，脉浮滑者，小陷胸汤主之。”此证乃痰热凝聚而致心下痞满，虽云小结胸，但其证候“正在心下”，故其病仍在胃中。方以黄连清胃热，配半夏、栝楼清热开结涤痰。当然，本方亦可用于肺热痰结证。④还有半夏泻心汤、生姜泻心汤和甘草泻心汤3方亦用黄连清胃热而泻痞。3方组成大同小异，均适用于寒热互结心下痞满兼见呕吐下利证。其中以半夏泻心汤为基础，方以黄连配黄芩清其胃热；半夏、干姜温脾寒而化痰饮；因脾虚易生痰湿，用人参、甘草、大枣补中益气。仲景治心下痞的5个泻心汤均有黄连，可见黄连泻热消痞之功确实，且多与黄芩配伍，夹有脾虚痰湿者，又与干姜（生姜）、半夏、人参、甘草、大枣相配，以健脾温中化痰湿。若兼肾阳虚者，可与附子相配。

（3）胃热出血　《金匮》云：“心气不足，吐血衄血，泻心汤主之。”肺胃热盛，迫血妄行，胃络伤则吐血，肺络伤则衄血。本方以黄连、黄芩苦寒清热泻火，君以大黄泻血中之实热，导火热下行，并具釜底抽薪之意，热去则血宁。

2. 清肠热　大肠为传导之官，若大肠为邪热所迫，则会出现下利急迫之症，正如《内经》所云：“暴注下迫，皆属于热。”《本经》说黄连“治热气……肠澼，腹痛，下利”。刘完素说“古方以黄连为治痢之最”。《本草纲目》强调“黄连治目及痢为要药”。所以经方常用黄连治疗肠热下利证，共计3首：①葛根黄芩黄连汤。《伤寒论》云：“太阳病，桂枝证，医反下之，利遂不止，脉促者，表未解也。喘而汗出者，葛根黄芩黄连汤主之。”本证之下利乃肠热所致。方用黄连与黄芩相配清热止利，葛根轻清升发，解肌表之热，甘草甘缓调中。②白头翁汤。《伤寒论》云：“热利下重者，白头翁汤主之。”“下利欲饮水者，以有热也，白头翁汤主之。”此下利乃厥阴湿热下迫大肠所致，白头翁汤在白头翁、秦皮凉肝解毒基础上，加配黄连、黄柏清热燥湿解毒止利。③白头翁加甘草阿胶汤。本方适用于白头翁汤症见于产后，即挟有气血两虚者。尤在泾说：“方用白头翁清热解毒，燥湿止利，另加阿胶救阴，甘草补中生阳，且以缓连柏之苦寒也。”如上所述，黄连是仲景治疗肠热下利的常用药物，多与黄芩或黄柏相配，毒热盛的可加白头翁与秦皮；血虚中气不足者，又可与阿胶、甘草相伍。

3. 清心火　仲景用黄连清心火的代表方是黄连阿胶汤。本方用于肾阴亏损，心火亢盛之虚实错杂证。方以黄连、黄芩清心火，阿胶、白芍、鸡子黄填补真阴，清上滋下，使火降水升而归于宁静，故可治疗“心中烦、不得眠”之证。此方与泻心汤均以黄连、黄芩清火，但前证属于实热证，故配大黄，后证兼见肾水不足，故配阿胶、芍药、鸡子黄。

4. 疗疮疡　黄连苦寒，功善清热燥湿。《本经》说主“妇人阴中肿痛”，《别录》说疗“口疮”，说明黄连可以治疗湿热所致的疮疡。经方中用其治疗疮疡的方剂有2首：①甘草泻心汤。《金匮》云：“狐蜮之为病，状如伤寒，默默欲眠，目不得闭，卧起不安，蚀于喉为蜮，蚀于阴为狐，不欲饮食，恶闻食臭，其面目乍赤、乍黑、乍白。蚀于上部则声嗄，甘草泻心汤主之。”此证为湿热虫毒引起，故以黄连配黄芩清热解毒，姜、夏辛燥化湿，佐参、枣和胃扶正，共成清热化湿、安中解毒之功。②黄连粉。《金匮》云：“浸淫疮，黄连粉主之。”黄连粉方虽未见，但仍可说明黄连可用于浸淫疮。

《本草思辨录》：“黄连之用，见于仲圣方者，黄连阿胶汤，治心也；五泻心汤、黄连汤、干姜黄连黄芩人参汤，治胃也；黄连粉，治脾也（编者按：‘脾’疑为‘皮’字之误）；乌梅丸，治肝也；白头翁汤、葛根黄芩黄连汤，治肠也。其制剂之道，或配以大黄、芍药之泄，或配以半夏、栝楼实之宣，或配以干姜、附子之温，或配以阿胶、鸡子黄之濡，或配以人参、甘草之补，因证制宜，所以能收苦燥之宜而无苦燥之弊也。”这是对经方运用黄连以及“制剂之道”的简要总结，可看作是对以上具体分析的高度概括。

【单方治验】

（一）内科病

1. 伏暑　痢疾　消渴　肠风酒毒　泄泻

（1）伏暑发热，作渴呕恶，及赤白痢，消

渴，肠风酒毒，泄泻诸病，并宜酒煮黄龙丸主之。川黄连一斤（切），以好酒二升半，煮干焙研，糊丸梧子大。每服五十丸，熟水下，日三服。（《本草纲目》第十三卷“黄连”引《和剂局方》）

（2）治消渴能饮水，小便甜，有如脂麸片，日夜六七十起：冬瓜一枚，黄连十两。上截冬瓜头去穰，入黄连末，火中煨之，候黄连熟，布绞取汁。一服一大盏，日再服，但服两三枚瓜，以瘥为度。（《近效方》）

编者按 上述消渴证候，颇似“糖尿病”。古代文献中治消渴，黄连为常用药之一。冬瓜去穰“入黄连末，火中煨之”法，值得效法。

2. 猩红热 用10%黄连糖浆内服治疗44例猩红热患者，全部治愈；与青霉素和青霉素加磺胺分组对比的结果，黄连组的疗效并不逊于其他两组。再有内服黄连干浸膏（0.25g约等于原生药1g）治疗猩红热患者38例，儿童剂量为0.15~0.3g，成人0.45g，每日3~4次，持续用药6.5天，少数病例兼用5%黄连液滴鼻或喷喉，均获痊愈。（《浙江中医杂志》1987；4：145~147）

3. 细菌性痢疾 黄连治疗菌痢，疗效比较肯定，多在用药5~7天治愈。所用口服剂量，小量每日2~3g，大量8~12g。有人主张每日量以6g为宜，每日3g者效果差。小儿1岁以内0.2~0.3g；2~4岁0.3~0.6g；4~8岁0.5~1.0g；8岁以上0.5~1.5g，日服4~6次，首剂加倍。少数顽固病例可另用2%~3%黄连溶液行保留灌肠，成人每次100~200ml，每日1~2次。慢性菌痢肠黏膜有实质性病理改变者，可在乙状结肠镜的帮助下将黄连粉直接喷射于肠壁上，隔日1次，3~5次为1个疗程。黄连对菌痢的远期疗效亦称良好，如复发再服仍有效，但对阿米巴痢疾疗效较逊，对小儿中毒型菌痢亦可应用。急性菌痢的平均退热时间，短者为21小时，长者约为3.2天；腹痛消失时间为1.5~5.9天；大便培养转阴时间为3~5.8天。有人曾将黄连与磺胺药物、链霉素、痢疾噬菌体作疗效对比，发现临床症状改善的速度，黄连组与其他三组相等，而大便培养转阴时间，以黄连组为快。不少作者认为黄连至少不亚于其他几种治疗痢疾的药物，且不像磺胺类药、氯霉素等易有副作用。此外，黄连中所含的生物碱黄连碱对痢疾杆菌具有良好的抗菌效力。一般用量成人为100~200mg，日服3~4次，待临床症状消失，大便性状转为正常及培养转阴后改用半量，连续2~3次培养阴性后停药。（上述内容为临床报道之综述，涉及11篇相关报道，详见《中药大辞典》附编第731页）

4. 肺结核 用黄连素每次300mg，每日3次口服，3个月为1个疗程。报道30例肺结核患者，其咯血、发热、咳嗽等症状经治后全部消失，排菌者的阴转率为83.3%，X线摄片病灶吸收好转。亦有用2%黄连液或0.25%黄连素液作气管滴入治疗结核性空洞，一般以薄壁空洞闭合率为高。曾有以黄连素与异烟肼并用治疗重症肺结核合并糖尿病的患者，用药后糖尿病病情亦呈现好转与稳定。（《江苏省医学科学论文选编》1962；167）

5. 伤寒 用黄连粉装入胶囊口服，每次2g，每4小时1次，直至体温正常后3~5日为止。治疗15例伤寒患者，临床治愈13例，2例无效；治愈病例完全退热之平均天数为5.6天。（《山东医刊》1960；11：22）2例伤寒复发病人在用各种抗生素及激素无效后，改用黄连素200mg，日服3次，结果用药后第3日体温即显著下降，第13日完全恢复正常。共服21天并无不良反应。停药2周，大便培养2次阴性。（《山东医刊》1960；11：45~46）

6. 肺脓肿 采取气管内滴入与口服合并治疗法。每次滴入黄连素4~6ml，每日1次，同时每日用黄连素1.2~4.8g，分3次服，4周为一疗程，每隔1周复查血常规、痰常规及胸透1次。病变在1个肺叶以内者28例，痊愈14例，显著进步10例，进步3例，无效1例；超过1个肺叶者4例，显著进步、进步各1例，无效2例。X线胸片确诊有空洞者25例，治后闭合者23例，无效2例。（《中华内科杂志》1963；7：567）

7. 溃疡性结肠炎 共18例，治愈15例。治法：喷粉法——洗净患者肠内容物，凡使用乙状结肠镜可窥视到的溃疡及其他炎症病变，均可用带有长金属管的喷粉器，将黄连粉直接喷到溃疡或病变部位，每次用药1.8~2.4g，隔日1次，9次为一疗程，以后视病情需要可每隔1周进行第二或第三疗程。定位灌肠法——病变如系高位，按X线检查测知的病变部位，算好自肛门到病变区的距离插入胶管（使用洗胃管，硬度合适），待胶管头部抵达目的地，然后将生黄连粉混于

150ml 温水中灌入。注药后根据病变部位采用左侧、右侧、平卧或臀部高位等体位，同时嘱病人用双手压迫肠段病变的两端安静休息，一般 1~2 小时后可随意活动。隔日灌 1 次，9 天为一疗程。需要时每隔 1 周可进行第二、第三疗程。行喷粉法或灌肠法，开始偶有痛感，经 2~3 次后即可消失，并无其他副作用。如添加适量盐酸普鲁卡因粉剂可避免疼痛，亦不影响疗效。在进行上述治疗时，应同时给予一般常规护理及治疗。(《哈尔滨中医杂志》1960；9：36)

8. 吐酸　胃痛（胃溃疡）　呕吐（胃下垂　食道憩室）

（1）赵某某，男，28 岁。1981 年 11 月 26 日，住院号：1559。间断性“胃痛”7 年余，加重伴吐酸 3 天，以“胃溃疡”收入院。现胃中灼热，泛吐酸水，疼痛时甚，口干口苦，大便干，小便黄，脉弦细，舌质偏红，苔薄黄。先予疏肝和胃、缓急止痛法，效不佳。证属肝火犯胃，治宜清肝泻火，左金丸主之：黄连 18g，吴茱萸 3g。服 2 剂吐酸止，胃中灼热及疼痛亦缓解。

（2）孙某某，女，50 岁。1983 年 7 月 11 日，住院号：5812。间断性胃脘痞闷、胀痛 7 年，呕恶不止 15 天，以“胃下垂，食道憩室”收入院。现呕恶频作，口中黏腻，略干苦，胃脘痞闷，不思饮食，小便短赤，大便不畅，面黄少华，脉沉弦细，舌质紫红，苔薄黄腻少津。薛生白《湿热病篇》说：“湿热证，呕恶不止，昼夜不瘥，欲死者，肺胃不和，胃热移肺，肺不受邪也，宜用川连三四分，苏叶二三分，两味煎汤，呷下即止。”处方：黄连 10g，苏叶 6g。服药 2 剂，呕恶减，能进少量流食，再 2 剂，呕恶止，食欲增。连服 10 剂，呕恶未复作。其脉细，舌质红，苔薄黄少津、中无苔。虑其胃中湿热渐化，胃阴不足显露，改拟上方合叶氏养胃汤，调理 1 个月，病无复发出院。(吕志杰《四川中医》1986；5：10)

（二）儿科病

1. 百日咳　用 100% 黄连煎剂，疗效显著。与链霉素、氯（合）霉素相比较，疗效并不逊色。用药愈早效果愈好。剂量：1 岁以下每日 1.0~1.5ml；1~2 岁 1.5~2.0ml；2~5 岁 2.0~2.5ml；5 岁以上 2.5~3ml。均每日 3 次分服（每次均混以 5~10ml 的饱和糖浆）。亦可用 20% 黄连注射液深部肌肉注射，1 岁以下每次 0.5~1.0ml；1~2 岁每次 1.5~2.0ml；2~5 岁每次 2~3ml；5~12 岁每次 3~5ml。每日或隔日 1 次，5~7 次为一疗程。(此例涉及 2 个一次文献：《中华医学杂志》1955；10：918；《武汉医学杂志》1966；3：223)

2. 防治麻疹　以 35% 黄连注射液 1ml 肌注，用于有麻疹接触史而未见症状的儿童。如有咳嗽、目赤、流泪、流涕等症状出现，均 1 次注射 2ml；若出现典型症状，并兼有发热及麻疹黏膜斑者，第 1 次注射 2ml，2 天后再注射 2ml，经 2 次注射，症状可基本消退而进入恢复期。曾用上法对 57 名有接触史之儿童进行预防注射，共观察 24 天，其中 6 名出现典型麻疹症状，15 名只出现目赤、咳嗽或流泪，其余 36 名均未发病。(《武汉医学院学报》1959；1：71)

（三）妇科病

1. 子烦　妊娠子烦，口干不得卧。黄连末，每服一钱，粥饮下。或酒蒸黄连丸，亦妙。(《本草纲目》第十三卷“黄连”引《妇人良方》)

编者按　*本方用黄连清泻心火，粥饮送服缓其苦寒之性，用于心火扰动心神而烦乱者为宜。*

2. 滴虫性阴道炎　子宫颈糜烂　用 20% 黄连浸剂浸渍的阴道用棉栓，治疗 49 例滴虫性阴道炎，治愈率达 95% 以上。黄连用于治疗子宫颈糜烂和妇科其他炎症亦有一定效果。(《中华妇产科杂志》1957；3：22)

（四）肛肠病

1. 脱肛　冷水调黄连末涂之，良。(《本草纲目》第十三卷“黄连”引《经验良方》)

2. 痔瘘　鸡冠痔疾（指痔形似鸡冠，硬而赤肿作痛，搔破后流出血水之病证）。黄连末傅之。加赤小豆末尤良。(《本草纲目》第十三卷“黄连”引《斗门方》)

3. 肛裂　肛门瘘周围皮炎　用 10% 黄连（或黄柏）煎剂浸泡棉签于肛裂面作雀啄治疗，每次连续使用 10 余根，手法由轻至重；观察 20 例，一般只需治疗 1~2 次，便血即止，痛痒即瘥，2~5 次痊愈。或有用黄连粉 1 份，绿豆粉 1 份调匀加适量生理盐水成糊状，治疗肛门瘘周围皮炎。换药次数随肛瘘换药次数而定。可使皮肤浸润消退，小脓疱及小水疱迅速结痂，应用 2~3 次后结痂很快脱落，完全恢复正常。(《中华外科杂志》1958；3：343)

（五）五官科病

1. 口舌生疮 黄连煎酒，时含呷之。（《肘后方》）

2. 两目肿痛 黄连治目之功不必皆内服也。愚治目睛胀疼者，俾用黄连淬水，乘热屡用棉花瓤蘸擦眼上，至咽中觉苦乃止，则胀疼立见轻。又治目疾红肿作疼者，将黄连细末调以芝麻油，频频闻于鼻中，亦能立见效验。（《医学衷中参西录》）

张锡纯制清脑黄连膏"治眼疾由热者。黄连二钱为细末，香油调如薄糊，常常以鼻闻之，日约二三十次。勿论左右眼患证，应须两鼻孔皆闻。目系神经连于脑，脑部因热生炎，病及神经，必生眼疾。彼服药无捷效者，因所用之药不能直达脑部故也。愚悟得此理，借鼻窍为捷径，以直达于脑。凡眼目红肿之疾，及一切目疾之因热者，莫不随手奏效"。（《医学衷中参西录》）

3. 急性结膜炎 浅层角膜炎 麦粒肿 睑缘炎 沙眼 用5%~10%黄连溶液作眼浴或滴眼，可以治疗急性结膜炎和一般浅层角膜炎。用黄连硼酸溶液（含黄连10%，硼酸3%）滴眼，治疗急性结膜炎、浅层角膜炎（加用5%黄连膏外涂）、麦粒肿及各种睑缘炎等外眼炎症近200例，均取得良好疗效。采用黄连冰片液（含黄连20%）治疗急性结膜炎亦有同样效果。曾用黄连素电游子透入治疗沙眼102例、睑缘炎30例，均有效。再有报道用10%黄连液每日滴眼2次，疗程3周，治疗沙眼110例，有效率86.3%。用10%黄连液浸泡海螵蛸（乌贼骨）棒摩擦沙眼，轻症1~3次，重症最多10次，通过1835人次临床观察，效果良好，副作用均轻微。（上述内容为临床报道之综述，涉及10篇相关报道，详见《中药大辞典》附编第731页）

4. 化脓性中耳炎

（1）用黄连10g加入3%硼酸溶液100ml中，浸泡后，蒸沸过滤2次。按常规洗净患耳，每日滴耳3~4次，对急性患者效果明显。（《中华耳鼻咽喉科杂志》1954；4：272）

（2）川黄连5g，白酒20ml。制法：将川黄连5g捣烂，加入盛有20ml白酒的瓶内，浸泡2天去渣取液用。使用方法：先用3%双氧水清洗中耳内脓性分泌物，重复2次，用消毒棉球擦干，后将本药液滴入耳中数滴，滴药后在外耳道塞无菌干棉球。每日3~4次，直至痊愈。效果：急性3~5日愈，慢性5~7日愈。（刘国旗《国医论坛》1995；1：48）

5. 上颌窦炎 常规冲洗上颌窦后，每侧灌注30%黄连溶液2ml，灌后头侧向冲洗侧15分钟。每周1次，4~7次为一疗程。治疗15例，4例痊愈，8例进步，疗效不明及无效者3例。多数病人灌洗1~2次后即见效。治疗过程中无全身不良反应。（《中华耳鼻咽喉科杂志》1958；4：296）

6. 萎缩性鼻炎 以长约6cm、宽0.5cm之消毒纱条浸于10%黄连液内24小时以上，以之填塞于患侧鼻腔，每日1次，10次为一疗程。共治10例，对轻度或中度萎缩之病变效果良好，遇鼻甲高度萎缩及有大量结痂者疗效不佳。使用本药后对嗅觉恢复、结痂、鼻分泌物减少等方面效果显著。（《中华耳鼻咽喉科杂志》1959；2：158）

7. 白喉 用黄连粉装胶囊（每次0.6g，每日4~6次）内服，并配合1%黄连溶液漱口，治疗轻症白喉11例，体温在1~3天内恢复正常，假膜平均在2.6天消退。治疗后咽拭培养平均2.8天转为阴性。（《中医杂志》1955；4：26）

8. 咽峡炎 黄连粉0.4g（装胶囊，小儿酌减），日服4次；兼用1%黄连溶液含漱。治疗卡他性咽炎19例，急性咽峡炎33例，溃疡膜性咽炎4例。咽喉部红肿及颌下淋巴结肿大均在服药1~4日内恢复正常。（《中华耳鼻咽喉科杂志》1959；2：159）

9. 急性扁桃体炎 用10%黄连素注射液肌注，每次4ml，每日2次。治疗8例，用药1~2天后，体温及白细胞总数均明显下降，最后恢复正常。（《中华耳鼻咽喉科杂志》1959；3：172）有少数病例采用黄连素溶液喷雾，效果迅速，4小时后体温即降至正常，咽痛消失。（《中华内科杂志》1959；9：900）

10. 根管疾患 用10%黄连浸液（经高压处理）冲洗根管，治疗24例，最少1次，最多5次，治愈22例。据观察，黄连制剂不仅有较强之灭菌作用，还有收敛作用，能促使瘘管早日封闭愈合；且黄连不具有对牙齿根尖牙周组织的有害刺激作用。（《西安医学院学报》1959；5：92）

11. 口腔颌面部炎症 牙周病 以黄连素（成人600~900mg，日服3次，重症感染600mg，日服4次，并加用注射，儿童酌减。疗程2~8天）用于16例口腔颌面手术后，创口愈合良好，唇裂修补创口呈一期愈合；治疗急性牙周膜炎及急性根尖周炎共66例，45例经用药2~4天后症状消失，9例显著进步，6例无效，6例未再复诊；治疗急性牙周脓肿共21例，12例在用药同时切开引流，均于2日后临床症状消失而愈；治疗急性智齿冠周炎20例，经口服或注射本药后，11例症状消失而痊愈；治疗急性脓肿9例，经用药5~8天，5例痊愈，2例改善，2例疗效不明显。但使用黄连治疗时不能忽视一般治疗法则，更不能代替外科手术。(《中华医学杂志》1962；5：310)

（六）皮肤科病

1. 痈疮疖疹　烫烧伤

（1）治痈疽肿毒，已溃未溃皆可用　黄连、槟榔等份，为末，以鸡子清调搽之。(《简易方论》)

（2）治火烫伤　川连研末，调茶油搽之。(《中医杂志》1962；2：170)

（3）黄连软膏　黄连面一两，祛湿药膏（或凡士林）九两。制法：上药混匀成膏。功用：清热解毒，消肿止痛。主治：脓疱疮（黄水疮），丘疹样荨麻疹（水疱湿疹），单纯性疱疹（火燎疮），带状疱疹（缠腰火丹），多发性毛囊炎（发际疮），疖、痈、丹毒等及皮肤烫烧伤。用法：外敷疮面。注意事项：凡阴疮瘘管禁用。(《赵炳南临床经验集》)

2. 化脓性感染　一般局限在炎症浸润期者用10%黄连软膏贴敷，溃破或手术后创口用2%~10%黄连溶液换药；炎症较重者给予黄连粉胶囊1g，日服4次，可使疼痛减轻，并兼有健胃作用。治疗疖肿、痈、急性乳房脓肿、术后感染、急性淋巴腺炎等共66例，均于2.7~6天炎症消退，脓性分泌物减少，创面干净而愈。(《西安医学院学报》1958；5：52)另据报道，100例外科急性化脓疮口换药用黄连纱条，与50例应用凡士林纱条进行比较，证实其疗效较凡士林纱条显著优异。(《中华外科杂志》1958；7：749)另据100例创面脓液培养证明有47%的细菌对黄连有不同程度的敏感，黄连液的最低有效浓度为2%~3%。(南京医学院《医学科学论文选编》1962；246)

3. 皮肤感染性炎症　采用10%黄连液进行离子透入法治疗疖肿、痈等皮肤化脓性感染50例，结果有2/3患者治后当即感到疼痛减轻，早期炎症浸润很快消退，一般治疗1~3次即愈。已化脓者，治后脓疱很快破溃，坏死组织脱落，肉芽上皮迅速生长，创口愈合。平均治愈日数为4.7天，治程中无任何不良反应。(《理疗与疗养杂志》1966；1：9)

4. 多型性渗出性红斑　口腔与唇部用黄连粉和蜂蜜调成10%糖浆涂布，躯干、肛门及外阴用10%黄连溶液涂抹（连渣），眼部用澄清之溶液；同时内服黄连粉胶囊1g，每日3次。共治疗9例，一般在第2天开始症状消退，3~13天痊愈。此病的主要症状发生于口腔，常见疱疹溃破糜烂；其他如眼、鼻、尿生殖道、肛门及脐部亦常伴发同样病变；以抗生素及激素等治疗效果均不明显。(《福建医药科技参考资料》1961；8：10)

5. 湿疹　用黄连粉1份加蓖麻油3份调成混悬液，涂患部。共治疗20例，痊愈12例，进步5例，不明显3例。使用中未遇到疖肿等合并症发生。(《中华皮肤科杂志》1955；4：251)

6. 癣　黄连浸液治疗手足癣疗效显著。制备及用法：取黄连15g（打碎），浸入10%冰醋酸溶液100ml中。5天后即可用浸液外擦患处。皮肤无破损处可用力擦，效果更好。每天1~2次。轻者2周可愈，重者需连续用药，直至痊愈。(郭丽华，等《山西中医》1998；2：10)

原按　手足癣是一种常见的浅部霉菌病，多由接触传染。足癣部的皮肤没有皮脂腺，缺乏有抑制霉菌能力的脂肪酸；同时汗腺较丰富，汗液内含有尿素分解产生的氨，呈碱性，有利于霉菌生长；足底部角质层较厚，角质层中角蛋白为霉菌寄生的营养物。黄连含有小檗碱，具有杀菌消炎作用，其在酸性环境中易溶解，有利于其作用的发挥，且酸性环境本身就可抑制霉菌的生长。此法经济简便，疗效显著。

7. 脚湿气（脚癣）　脚湿气俗称“脚气”，祖国医学称为“臭田螺”“田螺疮”，民间有“香港脚”之称。其症状是脚趾间潮湿、糜烂、流滋，散发出特殊的恶臭味。现代医学称本病为“脚癣”，认为是由感染真菌而致。本病多发于夏季，好发于穿胶鞋、球鞋等排汗不畅的汗脚的年轻人。本病较顽固，不易彻底治愈。笔者用单味黄连外洗治疗本病11例，收效甚佳，现报道如下。①治疗方法：取黄连25g，砸碎制成粗末，加水1000ml，浸泡10分钟，火上烧开后煎煮5分钟即可，药渣不必除去，待温后泡洗双脚30分钟，所穿袜子、鞋垫也应泡洗。一次不愈，次日再洗。②结果：11例患者全部治愈，其中9例只泡洗1次即症状消失，另2例泡洗2~3次。随访1个月1例复发，再洗而愈。（刘志武《中医外治杂志》1998；5：28）

结　语

黄连性味苦寒，入心、肝、胃、大肠经。有“仙药”“神草”之赞誉。具有泻火解毒、清热燥湿之功效。内、妇、儿、外、皮肤、五官等各科疾病凡因毒火湿热之邪所致者，皆属黄连之治疗范围。

现代药理研究证明，黄连有广谱抗菌作用，并有抗病毒、抗原虫及抑制皮肤真菌等的作用，还可降压、利胆、降胆固醇，并能松弛血管平滑肌等。

黄连单味药或稍佐他药的临床效果极佳。其使用方法，外感病、内科杂证、儿科病证多以内服为主，制成干浸膏、粉末、胶囊、水丸，或煎汤，或服黄连素。外科病、妇科病、五官科病、皮肤科病多以外用为主，如外敷、涂抹、注入、栓堵、外滴、漱口、喷洒、冲洗、泡洗等。如此看出黄连药效的发挥，在于内服治全身性疾病，外用治局灶性病变。总之，黄连“能泄降一切有余之火”（《本草正义》），用之对证，药到病除。

黄　芩

【基原与药材】 为唇形科植物黄芩的根。老根断面中央呈暗棕色或棕黑色朽片状，习称“枯黄芩”或“枯芩”；或因中空而不坚硬，呈劈破状者，习称“黄芩瓣”。根遇潮湿或冷水则变为黄绿色。无臭，味苦。以条粗长、质坚实、色黄、除净外皮者为佳。条短、质松、色深黄、成瓣状者质次。

【用法与用量】 内服：煎汤，3~9g；或入丸、散。外用：煎水洗或研末撒。

【原文】《本经》：黄芩，一名腐肠。味苦，平，无毒。治诸热，黄疸，肠澼，泄利，逐水，下血闭，恶疮，疽蚀，火疡。生川谷。

《别录》：黄芩，大寒，无毒。主治痰热，胃中热，小腹绞痛，消谷，利小肠，女子血闭、淋露、下血，小儿腹痛。一名空肠，一名内虚，一名黄文，一名经芩，一名妒妇。其子，主肠澼脓血。生秭归及宛朐。三月三日采根，阴干。

【经方用药】《本草经疏》解析《本经》《别录》说：“黄芩，其性清肃，所以除邪；味苦所以燥湿；阴寒所以胜热，故主诸热。诸热者，邪热与湿热也，黄疸、肠澼、泄利，皆湿热胜之病也，折其本，则诸病自瘳矣。苦寒能除湿热，所以小肠利而水自逐，源清则流洁也。血闭者，实热在血分，即热入血室，令人经闭不通，湿热解，则荣气清而自行也。恶疮疽蚀者，血热则留结，而为痈肿溃烂也；火疡者，火气伤血也，凉血除热，则自愈也。《别录》消痰热者，热在胸中，则生痰火，在少腹则绞痛，小儿内热则腹痛，胃中湿热去，则胃安而消谷也。淋露下血，是热在阴分也；其治往来寒热者，邪在少阳也；五淋者，湿热胜所致也；苦寒清肃之气胜，则邪气自解，是伐其本也。”结合《本经》及《别录》来看，黄芩应为苦寒之品，其所载诸症，皆为热邪或湿热之邪为患。

黄芩是仲景常用之药，经方中用黄芩组成的方剂达26首，主要取《本经》所云“治诸热”之功。《滇南本草》进一步解析说，黄芩能“上行泻肺火，下行泻膀胱火；（治）男子五淋；女子暴崩，调经清热；胎有火热不安，清胎热；除六经实火实热”。总之，黄芩能够清除多脏腑之火热。仲景用其治疗多种热证如下。

1. 清透少阳胆经邪热 《本草纲目》载“杨士瀛《直指方》云：柴胡退热不及黄芩，盖亦不知柴胡之退热，乃苦以发之，散火之标也；黄芩之退热，乃寒能胜热，折火之本也。”《本草汇言》云：“解肌退热，柴胡最佳，然无黄芩不能凉肌达表。”这都说明黄芩是清解少阳之热不可缺少之品，其代表方剂是小柴胡汤。小柴胡汤的制方大法是祛邪（柴胡、黄芩）、和胃（半夏、生姜）、扶正（人参、炙甘草、大枣）三法并用，方中柴胡与黄芩相须为用，清少阳邪热假道太阳从肌表汗出而去。《伤寒论》所谓“……与柴胡汤，必蒸蒸而振，却发热汗出而解”（101）。其次，柴胡桂枝干姜汤、柴胡加龙骨牡蛎汤、柴胡桂枝汤及柴胡加芒硝汤等4方均使用黄芩，亦均取其与柴胡相须为用，清透少阳胆经邪热之功。这些方剂，有的兼去阳明之里实，如柴胡加芒硝汤；有的兼破结去饮，如柴胡桂枝干姜汤；有的兼去痰热镇惊，如柴胡加龙骨牡蛎汤；有的兼解太阳之表，如柴胡桂枝汤。

2. 清泄少阳胆腑邪热 《伤寒论》："太阳病，过经十余日，反二三下之，后四五日，柴胡证仍在者，先与小柴胡汤；呕不止，心下急，郁郁微烦者，为未解也，与大柴胡汤下之则愈。"又曰："伤寒十余日，热结在里，复往来寒热者，与大柴胡汤。"综合分析可知，大柴胡汤证是少阳胆腑证（详见"下部"相关解析）。大柴胡汤为小柴胡汤去人参、甘草，加芍药、枳实、大黄而成，总为清泄在里之热假道阳明下之而去。"热结在里"为何？少阳胆腑之热蕴结也。胆热从何而去？以胆管开口于肠，故胆腑之热只能假道阳明而去。还有，主治"太阳与少阳合病，自下利"之黄芩汤（黄芩、芍药、炙甘草、大枣），以及兼"呕"的黄芩加半夏生姜汤，皆为胆热内迫肠（下利）胃（呕吐）证候，故皆以黄芩为主药清泄少阳胆热。这就是《本经》云黄芩主治"肠澼、泄痢"之意。后世将黄芩汤称为治痢之祖方。刘完素《素问病机气宜保命集》创制的治疗湿热痢之芍药汤（芍药、黄芩、黄连、当归、槟榔、木香、甘草、大黄、官桂），即师法于黄芩汤。

3. 治肠热下利 大肠有热则逼迫津液及糟粕下奔而成下利，清其热邪，即可坚阴止利。《伤寒论》中的葛根黄芩黄连汤即其代表。此方适用于表证误下，热邪内陷大肠而致的肠热下利证。方用黄芩与黄连相配，清热坚阴止利，与葛根相合，加强葛根清解肌热之功。

4. 治肝热证 用黄芩治肝热者有2方：①奔豚汤：此方证乃肝郁化热，冲气上逆而致，故是方以善治奔豚的甘李根白皮为主，清热降冲，配黄芩、葛根协助其清热平肝，热去肝平则冲气自降。另外，黄芩清热坚阴，又有利于当归、芍药、川芎养血柔肝。②侯氏黑散：适用于肝旺脾虚痰湿素盛，外风引动内风之证。其用黄芩意在配合菊花清肝之热而息风。

5. 治肺热证 《滇南本草》说黄芩"上行泻肺火"，此说可能源于仲景的经方。经方用黄芩清泻肺火的方剂有2首：①麻黄升麻汤：适用于肺中郁热及脾虚下利的上热下寒证。其用黄芩的目的就是配合石膏、知母等清泻肺之郁热。因为是郁热，故又与麻黄、升麻发越郁阳之药相伍，正合"火郁发之"之意。②泽漆汤：适用于肺中停饮，郁而化热之咳喘证。其用黄芩的目的，自然也是清泻肺热，但此为饮郁之热，治病必求其本，故是方重在消痰逐水，黄芩与泽漆、紫参、生姜、半夏等相配，共奏清热逐水、通阳化饮之功。

6. 治胃热证 《本经》说黄芩"治诸热"，《别录》特别指出能治"胃中热"，说明黄芩清胃热的功效甚佳。经方中用黄芩清胃热的方剂最多，达6首。①大黄黄连泻心汤：宋本原版此方无黄芩，但林亿等考证后认为此方应有黄芩，从临床上来看，本方加黄芩后清热之力更好，故林亿之说可从。本方适用于胃热"心下痞"之证。此痞是无形之热邪壅滞于胃所致。泻其热则痞自通。方用黄芩配黄连臣大黄，用沸水浸渍，浊药轻投，清热降火而无泻下之弊。②附子泻心汤：本方证为大黄黄连泻心汤证兼阳虚卫气不固汗出恶寒之证，故是方在三黄清热泄痞基础上，又加附子扶阳固表。三黄仍用麻沸汤浸渍，附子别煮取汁。说明黄芩与附子同用，寒热异施，功效各奏，并行不悖，而无相制之弊。③干姜黄芩黄连人参汤：本方适用于胃热脾寒，上吐下利之证。方用黄芩协黄连清胃热，干姜与人参温中健脾。此为寒热分居上下，故称上热下寒证。④半夏泻心汤：此方亦适用于胃热脾寒之证，但此寒热未分居上下，而是交织在一起，故形成心下痞塞之证。因兼有胃热，故见呕吐之证，因兼有脾寒，故见肠鸣下利之证，后人称此证为呕利痞。本方亦使用黄芩配黄连清其胃热。此外，芩连与半夏相配，辛开苦降，可使相互痞结之寒热分离。人参、甘草、大枣补中益气，可恢复中焦升降之功。⑤生姜泻心汤与甘草泻心汤：此二方与半夏泻心汤大同小异。生姜泻心汤是半夏泻心汤加生姜，减干姜之量，因生姜芳香辛散之力尤盛，芳香能醒脾开胃，辛散能散水化饮，故生姜泻心汤亦适用于呕利痞，但挟有宿食水气不化者；而甘草泻心汤的药味与半夏泻心汤的药味完全相同，只是重用甘草而已，故适用呕利痞而以中虚为甚者。此二方使用黄芩的目的，与半夏泻心汤完全相同，此不赘述。另外，仲景还用甘草泻心汤治疗湿热之毒引起的狐蜮病，这也是黄芩清热燥湿解毒的具体体现和主治证候之一，亦不可不知。

7. 治心火证　黄芩用于清心火的典型方剂是黄连阿胶汤。本方适用于心火过亢，肾阴亏损，心肾不交而“心中烦，不得眠”之证。该方用黄芩配黄连清心火而坚阴，因肾中真阴亏乏，故又配阿胶、芍药、鸡子黄填补真阴。这堪称清心滋肾交通心肾的开山之方。

8. 治血热证　《金匮》云：“心气不足，吐血、衄血，泻心汤主之。”吐血、衄血，必火热内盛，迫血妄行，才可用“三黄”清泄之剂，火降热清，出血自止，故以黄芩、黄连治“吐血、衄血”者，取其清除血中之热也。大黄治血证有一药多用之功，详见第五章大黄解。此外，小柴胡汤治“热入血室”之证，亦体现了黄芩清血中之热的作用。

9. 治瘀热证　瘀血的原因有多种，黄芩能清血分之热，故对血热而瘀者，仲景往往喜用之。这样的方剂有2首：①治疗癥瘕疟母证的鳖甲煎丸，方中用黄芩清热，并用柴胡、半夏、人参等含有小柴胡汤之意，即所谓治疟不离少阳，方用鳖甲、赤硝、丹皮、芍药、䗪虫等软坚活血之品，以去血热凝结之痞块。②治疗干血劳的大黄䗪虫丸，亦是用黄芩配大黄清血中之热，协助桃仁、水蛭、䗪虫等，破血化瘀。二方均取黄芩清血分之热，热结去则血易流，血流则癥瘕、干血易治也。

10. 治胎热证　《金匮》对于妇人妊娠而血虚湿热者，治用当归散。方中当归、芍药补肝养血，合川芎舒气血之滞，白术健脾除湿，黄芩清热坚阴，合而用之，可以养血健脾，清化湿热，以奏安胎之效。后世称黄芩为安胎圣药，即源于此。如朱丹溪说：“黄芩、白术乃安胎圣药，俗以黄芩为寒而不敢用，盖不知胎孕宜清热凉血，血不妄行，乃能养胎，黄芩乃上、中二焦药，能降火下行，白术能补脾也。”

11. 为反佐药　《金匮》治疗中气虚寒，不能摄血而便血的黄土汤用黄芩，取其制约附子温热之性，为反佐药。治疗金疮（“身有疮，被刀斧所伤”）失血的王不留行散用及黄芩，可能也是取其反佐之功。这两方用黄芩还有无特殊效用，有待研究。

综上所述，经方中用黄芩组成的方剂达26首。其治疗的病证有少阳病等热性病、内科杂病十几种以及妇人妊娠胎热、外科金疮等。

关于黄芩的配伍，《本经疏证》概括说：“仲景用黄芩有三耦焉，气分热结者，与柴胡为耦（小柴胡汤、大柴胡汤、柴胡桂枝干姜汤、柴胡桂枝汤）；血分热结者，与芍药为耦（柴胡桂枝汤、黄芩汤、大柴胡汤、黄连阿胶汤、鳖甲煎丸、大黄䗪虫丸、奔豚汤、王不留行散、当归散）；湿热阻中者，与黄连为耦（半夏泻心汤、甘草泻心汤、生姜泻心汤、葛根黄芩黄连汤、干姜黄芩黄连人参汤）。以柴胡能开气分之结，不能泄气分之热，芍药能开血分之结，不能清迫血之热，黄连能治湿生之热，不能治热生之湿。譬之解斗，但去其斗者，未平其致斗之怒，斗终未已也。故黄芩协柴胡，能清气分之热；协芍药，能泄迫血之热；协黄连，能解热生之湿也。”可进一步说：黄芩与姜、夏相配，能辛开苦降清热和胃；与麻黄相配，能清解肺中郁热；与大黄相配，能泄热消痞；与当归、芍药相配，可养血清肝；与李根白皮相配，能清肝降逆而平冲；与白术相配，可清热燥湿而安胎；与阿胶、鸡子黄相配，能交通心肾而安神。

【单方治验】

1. 咳嗽

（1）泻肺火，降膈上热痰：片子黄芩，炒，为末，糊丸，或蒸饼丸梧子大。服五十丸。（《丹溪心法》）

（2）李濒湖曰：“余年二十时，因感冒咳嗽既久，且犯戒，遂病骨蒸发热，肤如火燎，每日吐痰碗许，暑月烦渴，寝食俱废，六脉浮洪，遍服柴胡、麦冬、荆芥诸药，月余益剧，皆以为必死矣。先君偶思李东垣治肺热如火燎，烦躁引饮而昼盛者气分热也，宜一味黄芩汤，以泻肺经气分之火。遂按方用黄芩一两，水二盅煎一盅顿服，次日身热尽退，而痰嗽皆愈，药中肯綮，如鼓应桴，医中之妙有如此哉。”观濒湖所云，其善清气分之热，可为黄芩独具之良能矣。（《医学衷中参西录》）

（3）朱某，患肺热咳嗽，痰中夹血，口渴引饮，苔黄乏津。以黄芩60g，水煎顿服，次日身热尽退而痰咳之患愈。（《长江医话》）

编者按　朱丹溪说：“黄芩降痰，假其降火也。”即痰因火生，咳因痰阻，故黄芩泻肺火、清肺热，火热清除，则痰不生，咳自止。

2. 头痛

（1）治少阳头痛及太阳头痛，不拘偏正　片

黄芩，酒浸透，晒干为末。每服一钱，茶、酒任下。(《兰室秘藏》小清空膏)

（2）治眉眶痛，属风热与痰　黄芩（酒浸，炒）、白芷。上为末，茶清调二钱。(《丹溪心法》)

3. 吐血衄血　治吐血衄血，或发或止，皆心脏积热所致：黄芩一两（去心中黑腐），捣细罗为散。每服三钱，以水一中盏，煎至六分。不计时候，和滓温服。(《圣惠方》黄芩散)

4. 淋证　治淋，亦主下血：黄芩四两，细切，以水五升，煮取二升，分三服。(《千金翼方》)

5. 高血压病　将黄芩制成20%的酊剂，每次5~10ml，日服3次。治疗51例，服药前患者血压均在180/100mmHg以上，服药1~12月后，血压下降20/10mmHg以上者占70%以上。一般临床症状也随之消失或减轻。据观察，本药虽经较长时间服用，仍能发挥继续降压作用。无明显副作用。(《上海中医药杂志》1956；1：22)

编者按　据上述经验，高血压病肝胆火盛而头痛、眩晕者，宜用黄芩为主药。其他证候类型亦可以黄芩治标，或为佐制之药。

6. 经水不断　芩心丸，治妇人四十九岁以后，天癸当住，每月却行，或过多不止。用条芩心二两，米醋浸七日，炙干又浸，如此七次，为末，醋糊丸梧子大。每服七十丸，空心温酒下，日二次。(《本草纲目》第十三卷“黄芩”引《瑞竹堂方》)

编者按　条芩又名子芩。“古方有一味子芩丸，治女人血热，经水暴下不止者，最效”(《本经逢原》)。黄芩经用米醋七次浸制，且以醋糊为丸，则不仅是黄芩之功效，并且具备了米醋酸敛之性。

7. 安胎　白术、黄芩，炒曲。上为末，粥丸，服。(《丹溪心法》)

8. 妊娠呕吐　吕某，26岁，工人。1990年3月27日就诊。恶心呕吐6天，恶闻食气，汤水难下，头晕体倦，心烦易怒，舌质红、苔黄，脉滑数，停经55天。妊娠试验阳性。诊为肝火犯胃，气逆不降。治宜清肝降逆：黄芩30g，水煎200ml，频服。初服药时，只饮一口，虽呕但能咽下部分药液，3小时许药服尽。晚饭饮粥半碗未呕。次日继进1剂而愈。(刘昭坤《中国中医急症》1995；1：封三)

编者按　黄芩乃清热安胎要药。频服、小口呷服的方法是饮药不呕的关键。

9. 小儿心热惊啼　黄芩（去黑心）、人参各一分。捣罗为散，每服一字匕，竹叶汤调下，不拘时候服。(《圣济总录》黄芩散)

10. 小儿急性呼吸道感染　用50%黄芩煎液，1岁以下每天6ml，1岁以上8~10ml，5岁以上酌加，皆分3次服。经治急性上呼吸道感染51例，急性支气管炎11例，急性扁桃体炎1例。治后体温降至正常、症状消失者51例，无效12例。体温多在3天内恢复正常，症状消失多为4天。(《江西医药杂志》1961；11：16)

编者按　黄芩、黄连虽皆性寒味苦，但黄芩之苦味较黄连为轻，易接受，便于儿童上焦心肺热病者用之。

11. 火丹　杵黄芩末，水调敷之。(《梅师集验方》)

结　语

黄芩性味苦寒，入心、肺、胆、大肠经。功能泻实火，除湿热，止血安胎。用于壮热烦渴，肺热咳嗽，湿热泻痢，热淋，吐血、衄血，崩漏，胎动不安，痈肿疔疮等证。经方中以黄芩为主组成许多著名方剂，是仲景常用、善用的药物，当代广泛用于各种热毒证的治疗。

药理研究证明黄芩解热抗炎、抗变态反应作用显著，有较广的抗菌谱，能抑制多种微生物，还有降压、利尿、利胆、镇静等作用，并且毒性极低。

黄芩虽为安胎要药，然而无脾胃实热证者不可一概用之。

黄　柏

【基原与药材】　为芸香科植物黄柏或黄皮树的树皮。药材分二类。①东黄柏，又名关柏、关黄柏：为植物黄柏的干燥树皮。气微，味苦。粉末遇水即带黏性，并使水染成黄色。②川黄柏：为植物黄皮树及其变型变种的干燥树皮。气微，味苦，嚼之有黏滑性，能使水染黄色。以片张厚大、色鲜黄、无栓皮者为佳。

【用法与用量】　内服：煎汤，5~9g；或入丸、散。外用：研末调敷或煎水浸渍。

【原文】《本经》：柏木，一名檀桓。味苦，寒，无毒。治五脏肠胃中结热，黄疸，肠痔，止泄痢，妇人漏下赤白，阴伤，蚀疮。生山谷。

《别录》：柏木，无毒。主治惊气在皮间，肌肤热赤起，目热赤痛，口疮。久服通神。根，名檀桓，治心腹百病，安魂魄，不饥渴。久服轻身，延年通神。生汉中及永昌。

【经方用药】 黄柏苦寒，凡苦寒药都有清热燥湿、泻火解毒之功效，这是共性。而每一味药又都有其功效特性。那么，黄柏有何特性呢？“学治《本经》，证以仲景，大抵欲明药之所以用也”。这是清代邹澍《本经疏证》的著述思路，也是历代许多本草学家解析本草的思路，笔者本书的注解思路亦是如此。为了准确理解黄柏功效特性，先引录几家著述，再谈个人见解。

《本草经疏》解析《本经》《别录》说：“黄柏，主五脏肠胃中结热，盖阴不足，则热始结于肠胃；黄瘅虽由湿热，然必发于真阴不足之人；肠澼、痔漏，亦皆湿热伤血所致；泄痢者，滞下也，亦湿热干犯肠胃之病；女子漏下赤白、阴伤蚀疮，皆湿热乘阴虚流客下部而成；肌热赤起、目热赤痛、口疮，皆阴虚血热所生病也。以至阴之气，补至阴之不足，虚则补之，以类相从，故阴回热解，湿燥而诸证自除矣。乃足少阴肾经之要药，专治阴虚生内热诸证，功烈甚伟，非常药可比也。”

《得配本草》：“以黄柏补水，以其能清自下泛上之阴火，火精则水得坚凝，不补而补也。盖阴中邪火，本非命门之真火，不妨用苦寒者除之，若肾中真水不足，水中之真火虚浮于上，宜用二地以滋之，水足火自归脏也。如误服知、柏，水愈燥而火愈炎，反成孤阳飞越，莫可救矣。”

《重庆堂随笔》：“黄柏之功，昔人已详之矣，或竟视为毒药，痛戒勿用，毋乃议药不议病之陋习耶？《经》言肾欲坚，急食苦以坚之。凡下部不坚之病多矣，如茎痿、遗浊、带漏、痿躄、便血、泻痢诸症，今人不察病情，但从虚寒治之，而不知大半属于虚热也。盖下焦多湿，始因阴虚火盛而湿渐化热，继则湿热阻夫气化，反耗精液，遂成不坚之病，皆黄柏之专司也。去其蚀阴之病，正是保全生气，谁谓苦寒无益于生气哉？盖黄柏治下焦湿热诸证，正与蛇床子治下焦寒湿诸证为对待。”

《本草求真》于每味药之首都简要概括其主治功效，论黄柏为“大泻肾火及除膀胱湿邪”。

对以上四家之论综合分析可知，黄柏的适应证候是正虚与邪盛。正虚是指真阴不足；邪盛为火热亢盛。热盛煎熬津液化生湿浊，则形成湿热之邪。黄柏之功，乃专治阴虚所生之火热（李东垣：“若邪热在下焦血分……法当用气味俱厚，阴中之阴药治之，黄柏、知母是也。”），热清火降，则杜绝了伤阴、生湿化热之根由。由此可知“肾无实证”绝非虚语。肾之病，始于真阴之虚（肾藏精，肾之虚，必始于阴精亏损），纯虚者，补之可也，二地之属；因虚生热化火者，黄柏之属清火（朱丹溪说：“黄柏走至阴，有泻火补阴之功，非阴中之火，不可用也。”《药品化义》：“《内经》曰，肾欲坚，以苦坚之，坚即为补。”），火清热消而不伤肾阴，不补而有补之之功。若虚热劫烁津液化生湿热，则形成阴虚与湿热兼挟证候，又正合黄柏之治。总之，黄柏之专长，善“泻肾火（阴虚而生热化火）及除膀胱湿邪”。

以上对诸家本草学家解析黄柏的综合分析，对黄柏的功效特点有了一个明确了解，为解析经方运用黄柏开拓了思路。经方用黄柏者有5首，用于治疗黄疸、下利及蛔厥。

1. 清湿热以退黄 《本经》言黄柏主“黄疸”。黄疸之病机，有寒湿发黄，有湿热发黄，有的还挟杂其他因素。黄柏苦寒，功善清热燥湿，故黄柏仅适用于湿热黄疸。湿热黄疸后世称为阳黄。经方中使用黄柏治疗阳黄的方剂有2首：①栀子柏皮汤：适用于湿热郁遏于里的发黄证，方取黄柏清热燥湿，配栀子泄热利湿，加甘草缓急护中，共奏清泄湿热兼以护中之功。②大黄硝石汤：即栀子柏皮汤去甘草之缓，加大黄、硝石泻热攻坚，并加重黄柏之用量，显然本方对湿热郁结而热盛证候有攻坚泻实、摧枯拉朽之势，是经方治疗黄疸病诸方中攻下之力最强的方剂。两方所治皆黄疸病湿热证而血热偏盛证候。

2. 清湿热而治利 《本经》说黄柏能“止泄痢”，泄痢之因，有寒热虚实之别。黄柏苦寒，具清热燥湿泻火之功，故仅适用于湿热下迫大肠之下利。经方中使用黄柏治疗湿热下利的方剂也有2首。①白头翁汤：适用于厥阴湿热下迫大肠而致之热痢，方由黄柏、黄连、白头翁、秦皮组成。取黄柏配合黄连清热燥湿解毒，白头翁、秦皮凉血止利，共奏清热燥湿、凉肝解毒之功。本方适用于邪实正不虚者。②白头翁加甘草阿胶汤：方取白头翁汤攻其湿热之毒，加甘草益气，阿胶养血，共奏清热止利以治病、养血和中以扶正之功，适用于产后热痢而阴液亏损者。

3. 清虚热可安蛔 乌梅丸治蛔厥用黄柏，一般解释为蛔虫"得苦则安"，故方中用黄柏、黄连之苦味药。还可解释为，乌梅丸所治为寒热错杂、虚实并见证候，方取黄柏、黄连之寒以清热。乌梅丸证为足厥阴肝病，肝为风木之脏，内寄相火。黄柏入肾经，善于清除肾阴虚而生之虚热邪火。肾藏精，肝藏血，精血同源，肾之阴精不足，不能涵养肝木，肝血虚则相火旺，上冲横逆而导致厥阴病证候。故乌梅丸用黄柏，可谓治本之药，即取其泻肾虚之热及肝虚之火也。

【单方治验】

（一）内科病

1. 消渴 消渴尿多，能食。黄柏一斤，水一升，煮三五沸，渴即饮之，恣饮数日即止。(《本草纲目》第三十五卷"檗木"引韦宙《独行方》)

编者按 朱震亨曰："黄柏走至阴，有泻火补阴之功。"《得配本草》谓："以黄柏补水，以其能清自下泛上之阴火，火清则水得坚凝，不补而补也。"消渴日久，真阴不足，虚火妄动，欲救真阴，必先清其虚火，因此黄柏最为适宜。此方"恣饮"之法，量大力专，可以参考。

2. 流行性脑脊髓膜炎 用黄柏制成的流浸膏（每毫升相当生药黄柏1g），3岁以下每6小时服3ml，3岁以上4~6ml，成人6~10ml。治疗20例，年龄最大24岁，最小4岁；病程最短1天，最长18天，全部治愈。轻症治疗后1天即好转，一般约在治疗8天后症状与体征消失，约10天后脑脊液转为正常。治疗同时仍应予水分、营养及常规护理，并辅以一般对症处理。(《中华内科杂志》1960；1：70）对于呕吐剧烈的患者，有人试用黄柏甘草汤（黄柏1两，甘草4钱，加水煎成100ml）作保留灌肠，首次50ml，以后每次30ml。每6小时1次。待呕吐停止后，改为内服。治疗10余例，其中4例自始至终要用保留灌肠法，疗效与内服相同。(《浙江中医杂志》1960；17：30）

3. 细菌性痢疾 ①内服黄柏干浸膏（0.13g=生药1g），每次0.4g，每日3~4次，治疗31例，全部治愈。(《中医杂志》1957；9：486）②采用黄柏干浸膏（0.2g=生药1g）每次0.9g，每日4次，连服2~3日，治疗25例，治愈24例。退热平均为2.3天；腹痛及乙状结肠部压痛消失为4天；里急后重消失为3.3天；大便性状恢复正常肉眼为4天，镜检为4.7天，粪培养转阴为4.4天。(《中华寄生虫病传染病杂志》1958；4：214）③对于慢性细菌性痢疾，可用黄柏皮切碎晒干，研粉过筛，再用10%酒精泛丸。每次4g，日服2次，7天为一疗程。观察40例，经乙状结肠镜检查结果：3例肠腔黏膜糜烂经2~4个疗程治愈2例；16例溃疡经第一疗程愈合者10例，第二疗程愈合者5例，第三疗程愈合者1例；3例重度充血者，经第一疗程治愈者2例，第二疗程治愈者1例；14例一般充血者，第一疗程治愈10例，第二疗程治愈3例，第三疗程治愈1例；仅有出血点者4例，于第一疗程全部治愈。(《中医杂志》1959；8：527）④采用黄柏生药每次4.5~6g，每日3次，煎服，疗程8~10天。治疗菌痢156例；痊愈者90%；基本痊愈者4.9%；大便培养转阴率为96%，阴转时间多为2~6天。其近期疗效似较磺胺为优。(《人民军医杂志》1960；7：591）

（二）儿科病

1. 泄泻 治小儿热泻：黄柏，焙为末，用米汤和丸粟米大。每服一二十丸，米汤下。(《十全博救方》)

2. 赤眼 治小儿蓐内赤眼：黄柏，以乳浸，点之。(《小品方》)

3. 重舌 治小儿重舌：黄柏，以竹沥渍取，细细点舌上。(《千金方》)

4. 脐疮 治小儿脐疮不合：黄柏末涂之。(《子母秘录》)

5. 脓疮 治小儿脓疮，遍身不干：黄柏末，入枯矾少许掺之。(《简便单方》)

（三）其他

1. 慢性化脓性中耳炎 采用20%或30%黄柏煎液（滤过冷藏）滴耳。用时先以双氧水洗净外耳道脓液，拭干，而后滴入药液5~10滴，侧卧15分钟。所治76例，有41例合并鼓膜中央性穿孔。治疗效果：痊愈59例，进步13例，无效4例。与0.5%金霉素甘油溶液及4%硼酸酒精溶液作对照，疗效相似。（《中华耳鼻咽喉科杂志》1960；3：193）

2. 耳部湿疹　用黄柏粉（含小檗碱1.6%）1份，香油1.2份，调成糊状，每日涂药1次。共治疗30例，涂药1~2次后85%以上患者湿烂面干燥结痂，5~7次后均基本好转或痊愈。（《中华耳鼻咽喉科杂志》1959；2：160）

3. 冻疮　冻疮裂痛。乳汁调黄柏末，涂之。（《本草纲目》第三十五卷"檗木"引《儒门事亲》）

编者按　黄柏以治疗冻伤溃烂者见长。而乳汁最具补血、润燥之功。曾有报道治疗冻疮，用黄柏、芒硝（未溃破者芒硝用量大于黄柏1倍，已溃破者黄柏用量大于芒硝1倍）共研极细末，用时加冰水或雪水调敷患处，每日换药1次，局部症状轻微者，将黄柏水煎，溶化芒硝，外洗患处，治疗冻疮患者70例均获治愈，未见有副作用。经随访，来年未复发者63例。

4. 疮　疹　癣　烫烧伤　黄柏面一两，黄芩面一两，凡士林八两。功用：清热除湿，消肿止疼。主治：脓疱疮（黄水疮）、急性亚急性湿疹（风湿疹）、烫烧伤、单纯疱疹（火燎疱）、牛皮癣红皮症。用法：直接涂于皮损上。或用软膏摊在纱布上，敷于患处。或加入其他药粉作为软膏基质。（《赵炳南临床经验集》）

5. 疮　①黄柏散：黄柏一两，轻粉三钱。共为细末，用猪胆汁调涂患处。此药专治臁疮湿毒，及遍身热毒。②玉液散：黄柏一两，轻粉一钱。上为细末，芝麻油调搽患处，干散亦可。忌水洗。此药治黄水疮、薄皮疮、伤手疮。若有脓干上，若无脓水和香油调上。（《太医院秘藏膏丹丸散方剂》）

结　语

黄柏性味苦寒，入肾、膀胱、大肠经。具有清热燥湿、泻火解毒的功效。经方以其治黄疸、下利及蛔厥。现代临床广泛用于治疗湿热蕴结或热毒炽盛引起的热痢、泄泻、消渴、黄疸、带下和疮疡肿毒等病症。

现代药理研究证明，黄柏对多种细菌有抑制作用，且降压效果显著而持久。还可抑制中枢神经，促进胰腺分泌，降低血糖等。故而用于"流脑"、"菌痢"、糖尿病等效佳。

黄柏可煎汤、入丸、杵散内服，也可研末调敷或煎水浸渍外用。

苦　参

【基原与药材】　为豆科植物苦参的根。气刺鼻，味极苦。质坚硬，切面淡黄色，有环状年轮，木质部作放射纹。以整齐、色黄白、味苦者为佳。

【用法及用量】　内服：煎汤，5~9g；或入丸、散。外用：煎水洗。

现代研究发现苦参为治心悸（快速性心律失常）良药，用量10~40g，并广泛治疗心、肝、肺、胃肠、膀胱等内科病及妇科病。对多种皮肤科病亦有良好疗效。内妇科病多内服，皮肤科病多外用。本品味极苦，故经方少用之，仅一方外洗，一方入丸剂，避其苦也。然苦口良药，必要时不可不用，如"毒风恶癞，非此不除"（《本草正义》），入煎剂量不能过大。今人为避其味苦，制成针剂，或装入胶囊等，都是好的使用方法，可以采用。本品大苦大寒，极易损伤脾胃，故脾胃虚寒者忌用。本品反藜芦，应予注意。

【原文】《本经》：苦参，一名水槐，一名苦蘵。味苦，寒，无毒。治心腹结气，癥瘕积聚，黄疸，溺有余沥，逐水，除痈肿，补中，明目，止泪。生山谷及田野。

《别录》：苦参，无毒。养肝胆气，安五脏，定志，益精，利九窍，除伏热，肠澼，止渴，醒酒，小便黄赤，治恶疮，下部䘌，平胃气，令人嗜食，轻身。一名地槐，一名菟槐，一名骄槐，一名白茎，一名虎麻，一名岑茎，一名禄白，一名陵郎。生汝南及田野。三月、八月、十月采根，暴干。

【经方用药】《本经》及《别录》对苦参的认识都十分深刻而细致，说明汉以前对本药的应用已十分广泛，其功效主要是清热燥湿、杀虫止痒。可惜经方中记载使用苦参的方剂仅有2首，一首取其治疗小便不利证；一首取其治疗狐蜮病。

1. 清湿热而通淋湿，以治妊娠小便不利　《本经》言苦参具有治疗“溺有余沥，逐水”之功。仲景便用其治疗妊娠小便难之症。《金匮》云：“妊娠，小便难，饮食如故，当归贝母苦参丸主之。”魏荔彤认为此病乃“血虚生热，津液伤而气机不利也”。仲景治以当归贝母苦参丸，方在当归活血润燥治本之基础上，用苦参与贝母配合，上能清肺开水之上源，下能逐膀胱郁热而启泄水之闸，故本方对妊娠血虚有热，气郁化燥，膀胱气化不利所导致的小便难而不爽者有良效。另外，本方又能润肠降气，故对大便难者亦可应用。现代药理学实验证明，本药给兔口服或注射，皆可产生利尿作用。现代临床治疗血吸虫腹水症，每天用苦参 6~8g 煎服。观察 25 例，大多数病人 2 日内小便次数即增多，腹围减小，说明本药确有利尿作用。

2. 杀湿热所生之虫，以治狐蜮病前阴蚀烂　《金匮》云：“蚀于下部则咽干，苦参汤洗之。”本条叙述的是湿热之毒侵于阴部，即前阴蚀烂的证治。《别录》明确指出，苦参能“治恶疮，下部䘌”。䘌，《广韵》云：“音匿，虫食病也。”中医认为，湿热可以生虫，正如赵以德所说：“虫生于湿热败气瘀血之中。”苦参苦寒清热燥湿并能杀虫，故为治疗狐蜮病之要药。仲景这一宝贵经验，已被今人的科学实验及临床实践所证实。实验证实，苦参煎剂或浸剂，对多种皮肤真菌有抑制作用，对滴虫有杀灭作用。临床实践也证明，不论是滴虫引起的前阴瘙痒，还是眼口生殖器综合征引起的下部溃疡，使用苦参汤熏洗，都可收到满意的疗效。并且仲景创制的苦参汤煎后熏洗的方法最妙，既能使药物直接达到病所，又可防止口服苦寒伤胃的弊端。

【单方治验】

（一）内科病

1. 心悸（冠心病、病毒性心肌炎、室性早搏、心房纤颤、心动过速）

（1）现代医学的心律失常，种类较多，如临床常见的心律不齐、各种早搏、房颤、房扑、心动过速等，属于中医的心悸、怔忡范畴。而苦参对以上这些常见的心律失常，有一定的治疗效果。但对缓慢性心律失常，如心动过缓、病窦综合征、各种传导阻滞（含房室传导阻滞、房室束支传导阻滞、窦房阻滞等）及预激综合征等心律失常，其疗效很差而未予观察。笔者以苦参为主药治疗快速性常见的 6 型心律失常，其中以室上性早搏效果最佳，其次是室性早搏，而窦性心动过速及阵发性室上性心动过速并列第 3 位，房扑及房颤的纠正率最差。（陈鼎祺《中医杂志》1995；8：453）

原按　苦参苦寒，部分患者服后便溏，可加苍白术、肉蔻等健脾、温中之药，以防止或减少便溏等副反应的发生。西药抗心律失常品种繁多，副作用也不少，而中药苦参抗心律失常的效果，往往不亚于某些西药，且副作用小，脾虚寒重者加健脾温中药物，就能坚持服用，可以说本药有一定抗心律失常的苗头。

（2）实验研究证明，苦参具有奎尼丁样效能，即负性自律性、负性肌力、负性频率、负性传导的作用。笔者用苦参为主治疗各型快速性心律失常，均收到满意的疗效。通过临床实践体会到，治疗快速性心律失常，用苦参的方剂优于不用苦参的方剂。以苦参为主共治疗不同类型的快速性心律失常 27 例，痊愈 23 例，好转 2 例，无效 2 例。（石新德《中医杂志》1995；8：453）

（3）我院心脏科多年来应用苦参（单味或复方）治疗各种原因引起的心律失常，积累了一些经验。我们采用苦参 15~30g 煎汤内服，往往 3~5 天即可初见成效，可使早搏减少或消失，房颤者心室率得到控制，应用过程中未发现不良反应。药理研究证实：苦参碱型生物碱除有抗心律失常作用外，还具有正性肌力作用，因此用于慢性心衰合并心律失常或有洋地黄中毒者，亦有较好的疗效。举例如下：①某女性患者，36 岁，反复胸闷、心悸 1 年余，心电图示：“频发室性早搏”。心肌炎抗体（+）。遍服诸多抗心律失常药，如盐酸美西律（慢心律）、普罗帕酮（心律平）、乙胺碘呋酮等，心悸仍时时发作，心烦躁热、胸闷乏力、心神不宁，故而来我院门诊。当时测心率 62 次 / 分，早搏呈三联律，舌苔薄黄、舌质偏红，脉细结代。嘱病人停用抗心律失常的西药，以清心莲子饮为基本方，加用苦参。方药为：苦参 30g，莲肉 9g，柴胡 9g，黄芩 9g，丹皮 12g，地骨皮 12g，赤芍 9g，生甘草 9g。服用 7 剂后，病人自觉心悸心烦等有明显好转，继续用此方治疗 1 个月，早搏基本消失，又改用单味苦参 30g，红枣 10g，煎服 1 个月，巩固疗效。随访 1 年，未见反复。②某男性患者，70岁，有冠心病、房颤病史10余年，长期服用地高辛（维持量）。近3天，胸闷、气短、尿少而入院。病人高枕卧位，呼吸急促，神疲懒言，心率104次/分，律不齐，心电图示：房颤伴Ⅱ° 房室传导阻滞。舌苔薄白、舌质淡红，脉细结代无力。辨证为气阴两虚。西医诊断为冠心病、房颤、心功能不全。因存在Ⅱ° 房室传导阻滞，只得停用地高辛，以生脉饮加味治之。药用：党参15g，麦冬15g，五味子6g，黄芪15g，葛根12g，栝楼皮9g，益母草15g，泽泻15g，炙甘草9g。3天后，胸闷气短有改善，心电图无明显变化。遂在原方中加用苦参30g，又5天，自觉症状明显好转，能平卧，可平地活动，心电图示Ⅱ° 房室传导阻滞消失，房颤，心室率90次/分。继而又服用两月余，病情稳定。（何燕《中医杂志》1995；8：454）

原按　苦参对房性、室性心律失常均有作用，尤其当西药应用无效或产生毒副作用时，更能体现出苦参独到的功力。应用时剂量在15~30g为宜，可加入复方中或单味煎服。单味应用时，我们往往与红枣共用，一则红枣可养心安神，二则可改善口味，使病人易于接受。苦参抗心律失常的效果与中医分型无明显关系，不论寒热虚实，只要配伍得当，均可应用。应用过程中未见不良反应。

（4）笔者从20世纪60年代以来在临床应用苦参治疗多种疾病有明显疗效。如在1964年施治一妇人，37岁，罹患室性早搏3年余，屡用西药病情时轻时重，此间复患带下病，外阴部及阴道瘙痒，兼有黄水流出3月余，曾用西药内服与外治，疗效不佳，病人难耐遂求治于余。余以治妇科病为先，用清热利湿兼益气法，药用：苦参20g，生地20g，车前子10g，黄芪20g，水煎服。苦参、白芷、生大黄、蛇床子、白鲜皮等煮水熏洗。上药均每日1剂，治疗12天后不仅带下、阴痒疾愈，而且心悸、眩晕、胸痛亦好转，治疗前白细胞3.5×10^9/L，治疗后上升到4.5×10^9/L，患者大喜！余对意外的疗效深入分析，觉得对内服方药有必要进一步验证，于是对内服之方进行单味逐药临床试验，运用于其他心律失常及白细胞减少症患者，结果筛选出了苦参在上述两病之医疗作用。之后在30年的临床中，结合辨证论治分别用炙甘草汤、归脾汤、天王补心丹、平肝镇心汤、血府逐瘀汤分别加入苦参，加味后的以上传统方其功效皆胜过原方的疗效。笔者体会，苦参不仅对期前收缩、窦性心动过速、心房纤颤、冠心病的心律失常有效，并且对于风湿性心脏病的心律失常亦有效。在临床上虽然单味苦参可治疗心律失常，若结合上述辨证处方加入后又较单味更有效。（孙光远《中医杂志》1995；8：455）

原按　笔者对苦参的临床应用体会，无论单方或复方对心律失常、白细胞减少症皆有良好的疗效。其量以10~30g为宜。个别人服后会有头昏、恶心，须掌握用量，脾胃虚寒者，当配伍健脾药物。

（5）众所周知，苦参是临床上清热燥湿、祛风杀虫之要药。然《别录》谓其“安五脏，定志益精”；《本草经百种录》言其“专治心经之火”，因而临床上可治各种顽固性早搏，目前尚少为人知。先父汤琢成教授自拟“苦地汤”，治疗本病收效卓著。自1989年7月~1993年7月，共治108例均收良效。“苦地汤”由苦参40g、生地50g二味药组成。临证之际，凡属功能性早搏者仅单用本方；属其他病因者，则针对病因略事加味。日服1剂，水煎2次分服，以7日为1个疗程。本组患者最少的服药5剂，最多的服药30剂，全部病例早搏均告消失或基本消失。（汤一鹏《中医杂志》1995；9：517）

（6）近年来笔者在辨证组方中加入苦参治疗病毒性心肌炎，效果满意。其治疗作用主要体现在抗心律失常和使心包积液吸收。①抗心律失常：心律失常的病人，其临床表现主要是乏力、心悸、胸闷、气短等。通过辨证用药，胸闷、气短改善较快，心悸不易消除，心电图检查心律失常多无明显改变，往往迁延几个月。在辨证组方中加入苦参10~15g，则心律失常多在3~15天消失，继续用药4周，停药后不易复发。苦参性寒味苦，若心气虚、心阳虚的病人用时加桂枝、仙灵脾鼓动心阳，以免心阳被苦参苦寒之性味所伤，这样既发挥了苦参抗心律失常的作用，又保护了心阳，疗效更好。②治疗心包积液：心包积液虽不是诊断病毒性心肌炎的必要指标，但大部分病人存在心包积液，心包积液的存在使胸闷、气短等症状加重。处于慢性期的病人，每遇感冒或劳累之后，胸闷、气短加重，休息后亦不能缓解者，此时检查，多数可发现有心包积液。心包积液可早于或与心律失常同时出现，因此及早治疗心包积液可使病情得到及时控制或避免病情反复。在辨证组方中加入苦参10~15g，可使心包积液在约1周的时间内消失。（王淑云，等《中医杂志》1995；9：517）

原按 我们在辨证用药的基础上加用苦参治疗病毒性心肌炎42例，与不用苦参的病例相比，在抗心律失常及治疗心包积液上，均可明显缩短用药时间，效果显著，但对高度房室传导阻滞者，疗效不够满意，有待于今后进一步观察。

（7）笔者在长期的临床实践中，以苦参为主组方，治疗病毒性心肌炎21例，治疗顽固性心律不齐18例，其效颇佳。临诊中有意对心律不齐在辨证的基础上，加用较大剂量的苦参20~30g，收到了满意的效果，且无不良反应。（夏建德《中医杂志》1995；9：518）

（8）室性早搏可由多种原因引起，笔者从1989年以来，在治疗室性早搏时，常在辨证施治的基础上，加用苦参，每可取得较好效果。如1989年5月，门诊治疗患者李某，女性，28岁。患全身荨麻疹来中医科就诊。诊脉时发现有结代现象，嘱其做心电图检查，发现有室性早搏，病人述为患病毒性心肌炎所遗留，已3个月之久，平素时有心悸。当时患者全身荨麻疹，奇痒难忍。处方：柴胡15g，乌梅10g，防风10g，五味子6g，生甘草10g。服上方3剂后，症状有减，心悸仍存。二诊时，于上方加苦参30g以加强清热利湿止痒之功，服药5剂，荨麻疹基本消退，病人自述心悸感减轻，诊其脉结代亦明显好转。继服上方5剂，复查心电图，室性早搏已大大减少，嘱其用丹参30g，苦参30g，每日1剂煎服，10天后复查心电图已无早搏现象。从1989年5月至1994年5月，笔者共诊疗各种心脏病导致的室性早搏54例。治疗时均在辨证方中加入苦参，总有效率为72%。苦参的用量，成人一般每剂在30~60g，儿童的用量为15g。最少服药15剂，最多服药80剂，所以在治疗中坚持服药是一个重要因素。（陈乃麦《中医杂志》1995；9：519）

（9）苦参为苦寒之品。经现代药理实验发现，其具有非特异性“奎尼丁”样效应，能影响心肌细胞膜钾、钠传递，降低心肌应激性，延长绝对不应期，从而抑制异位节律点的兴奋性。故对心房颤动、频发早搏、阵发性室上性心动过速等快速性心律失常具有较明显的治疗作用。中医认为快速性心律失常多由气阴两虚、热瘀互结所致。因此，加用苦参仍然符合“热者寒之”的辨证用药原则。鉴于苦参在处方中具有明显的针对性治疗作用，其剂量的选择十分重要。目前，在复方汤剂中的用量常在10~40g之间。若用于快速性心律失常的治疗，用量宜在20~30g左右。此量虽为常规剂量的2~3倍，据观察尚未见明显毒副反应。（靳建新，等《中医杂志》1996；10：630）

2. 多寐（嗜睡症） 嗜睡症，亦称发作性睡病，属中医“多寐”范畴。临床主要表现为：正常睡眠时间有充分保证后仍昏睡不醒或时时欲眠。笔者在临床上遇此病者多例，常以苦参10~15g为主组方治疗而收功效。苦参治多寐（嗜睡），教科书未曾言及，临床应用报道也颇少见。然时珍有云：“苦参……除有热好眠。”笔者应用此药实系得益于李氏之嘱。观“多寐”一症，病因多为三端，一则脾湿；二则阳虚；三则有热。苦参其药，味苦燥湿，性寒清热，且入心、脾、肾三经。言善治此症，诚不虚也。但临床仍应注重辨证配伍用药，方不失笔者倡用此药治疗此症之本意。（刘玉章《四川中医》1995；8：36）

3. 失眠

（1）20世纪70年代末，笔者曾治一不寐患者，不寐有年，长期以来，每夜仅能入睡1~2个小时，白天即感头晕头痛，昏昏沉沉，口苦心烦，食不甘味，身疲肢酸，舌红苔薄黄，脉偏弦。投安神清心诸剂，疗效不佳。一日偶发湿疹，瘙痒不堪，遂于养心安神诸药中加入苦参30g，不料非独身痒得除，睡眠亦大为改善。嗣后遂照前方调治，顽疾竟得痊愈。苦参之能疗不寐，遍寻医书，不得其解，后偶翻某医学杂志，见有外科患者因硬膜外麻醉后顽固失眠，以苦参单味煎服有效的报道，始知苦参治疗不寐，确有疗效。此后治疗不寐，每于辨证用药基础上加苦参一味，屡获良效。然苦参须重用，宜用至30g以上。（郑敏《中医杂志》1995；11：645）

（2）临床上，笔者将苦参用于治疗肝郁化火所致之顽固性不寐，每收事半功倍之效。药用：苦参30g，黄连8g，丹参20g。加水400ml，浓煎至150ml，于每晚睡前服50ml，1剂药服3次，一般连服3剂，即可获效。方中3味药共奏清火除烦以宁心安神之功，不用安眠药而眠自安。（王万祖《中医杂志》1995；11：646）

（3）笔者用自制苦参糖浆治疗精神病人肠炎、痢疾时，意外地发现苦参有催眠的作用。后用此药治疗28例不同类型的精神病人的顽固性失眠症，收到了满意的效果，现介绍如下。苦参糖浆制法：取苦参1000g，加水适量，第1次煎40分钟，第2次、第3次药煎30分钟。将3次药液浓缩至1000ml过滤，加白糖200g加热溶化，备用，每晚服20~25ml。治疗28例精神病人，5例躁狂症及3例高血压性精神病人全部有效；20例精神分裂症病人中，11例躁动不宁者有效，余者疗效不显。如治刘某，女，护士，血压高（190~210/110~130mmHg），头胀痛，情绪不稳，烦躁不安，顽固性失眠9个月以上。每晚服盐酸氯丙嗪（冬眠灵）200mg仍不能入睡。加服苦参糖浆20ml，1小时内入睡，持续睡眠6小时以上。连服2周后，不仅顽固性失眠症痊愈，精神症状亦明显好转。（胡素玲，等《中医杂志》1995；11：647）

原按 苦参的安眠作用没有专门记载，但《别录》上有“苦参养肝胆之气，安五脏，定志益精，利九窍……”之说；《本草经百种录》亦有“苦参专治心经之火，与黄连功能相近”的记载。现代实验研究证实，苦参含苦参碱有麻痹或抑制中枢神经的作用，如用法得当，可以收到独特的催眠效果。

（4）曾治一躁狂患者，3天未眠，常规服用氯丙嗪未效。查其舌红、苔黄，脉弦数。用苦参20g，煎汤分2次灌服。当天晚上即可入眠。次日躁狂等症缓解。（熊曼琪，等《中医杂志》1995；11：645）

原按 苦参入心经，具有清心热、安心神之效，故用治心烦不寐，心经有热的患者，往往收效甚捷。

4. 咳嗽（慢性气管炎） 取苦参、桔梗按7∶3配合，共研细末，水泛为丸。每次1钱，日服2次，10天一疗程。疗程间隔5天。共治498例（均为50岁以上患者），治愈2例，显效112例，好转296例，无效88例。总有效率为82.3%。副作用：有43例出现恶心呕吐，胃部灼热感及疼痛，腹泻腹胀；2例鼻咽发干；1例眼花。（《黑龙江齐齐哈尔技术交流医药专集》1971；5：17）

5. 哮喘（喘息型支气管炎　支气管哮喘）

（1）苦参平喘之效鲜为人知。笔者用于哮喘（喘息型气管炎、肺气肿）有较好疗效。杨某，男，71岁，农民。素有哮喘病史20多年。每逢感冒及异味刺激即复发或加重。此次因感冒加重月余。症见哮鸣有声，不能平卧，咳吐白黏痰，腹泻，舌紫暗、苔厚腻，脉弱。经用抗生素、麻黄碱苯海拉明片（百喘朋）、氨茶碱等治疗病情日重。余以定喘汤加减治之，效果不显。复诊时虑其腹泻腹痛、苔腻，于原方加苦参12g。又服2剂。药后不但腹泻好转，哮喘也减多半。继服10剂，诸症悉除。此后每遇哮喘病，必于辨证方中加用苦参。据观察，在辨证方中加苦参后，疗效明显优于单用辨证方。（王建国《中医杂志》1995；11：646）

（2）用苦参和参蛤散治疗支气管哮喘，取得了较好的远期疗效。①治疗方法：发作期治疗：苦参20~40g，水煎分早晚服，7天为一疗程，通常治疗2~3个疗程。缓解期治疗：用参蛤散（红参6g，蛤蚧15g，焙干研粉）每日6~10g，早晚分服，10天为一疗程，一般服用5~8个疗程。②结果：本组共60例，经治疗：痊愈20例，临床控制12例，显效12例，有效4例，无效12例，总有效率80%。病程短者疗效较好。③治例：王某，男，18岁，学生，1980年6月7日初诊。哮喘反复发作13年，加重6天，鼻炎、咳嗽、哮喘兼作逐渐加重，夜间更甚，有时不能平卧。痰稀色白，面白神倦，鼻鸣声重，胸闷气短，四肢冰冷，舌淡苔白而滑，脉濡数。听诊双肺满布哮鸣音，化验血常规正常。给苦参40g，水煎分早晚服。10剂药后哮喘渐平，咳嗽大减，又投以参蛤散巩固治疗30天，诸症消失。随访2年，未发。（东宏，等《中医研究》1996；2：46）

原按 实验研究证明苦参总碱、结晶碱均有明显的平喘作用，作用强度与氨茶碱相似，平喘率都在90%以上，平喘持续时间亦较长，6小时平喘率为86%。本组观察60例，证明该药确实可控制哮喘的发作。哮喘症状控制后，必须扶正固本。

6. 黄疸（黄疸型肝炎）

（1）除一般保肝治疗外，每日用苦参粉4g，装胶囊或制成丸剂分4次服。观察19例，黄疸消退时间平均为12.6天，最短的3天；同时自觉症状亦有所改善；肝肿大及肝功能的恢复亦较快。（《重订医学科学论文选集》1960；4：59）

（2）湿热蕴结肝胆脾胃是黄疸型肝炎的主要病因病机。所以我在临床上，凡遇黄疸型肝炎，无论急性、慢性肝炎或肝硬化，只要有湿热蕴结见证，特别是下焦湿热明显，又有皮肤瘙痒者，均在辨证方药的基础上加用苦参，获效甚速。余曾经治一黄疸型慢性肝炎患者，表现身目俱黄，口中黏腻，脘痞腹胀，大便溏而不爽，小便黄赤等湿热内蕴脾胃之象。用茵陈蒿汤合栀子柏皮汤治疗1周，药力仍显不足，黄疸不见下降，反略有上升，且出现明显的皮肤瘙痒，下肢红点扩大呈米粒大小之水疱，破溃后渗出液较多，小便赤热不利，白带多而色黄，呈湿热浸渍肌肤，迫及下焦之象。故在原方基础上加苦参15g，诸症随之豁减，黄疸消除，逐渐治愈。说明苦参擅长清下焦湿热，治皮肤瘙痒，消身目黄疸。以后屡用临床，多能获效。（喻森山《中医杂志》1995；12：709）

原按　苦参苦腥难服，解放军某医院与某医学科学院协作，直接从苦参中提取苦参碱，获得肝3注射液。实验室显示本品对大白鼠的中毒性肝损伤有明显保护作用，用药后使血清转氨酶下降，肝细胞再生活跃，并可使肝细胞的坏死和炎症明显减轻。药物的毒性试验显示用药安全，无积蓄中毒。

7.慢性乙型肝炎　我们自1991~1993年，用苦参配合益气活血解郁汤（柴胡、黄芪、当归、茯苓、川芎、大黄）治疗慢性乙型肝炎100例，效果满意。其中以益气活血解郁汤加入苦参组50例与不加入苦参组50例进行对照，结果不加入苦参组，全身症状（脘腹胀满、乏力、纳呆）改善，一般在服药后20~30天，乙型肝炎表面抗原（HBsAg）阴转率为58%；加入苦参组，症状改善可缩短为15~25天，并且HBsAg阴转率达68%。临床实践证明，治疗慢性乙型肝炎，在辨证的基础上，重用苦参，可提高疗效。苦参一般用量每剂30g，煎药时间不宜过久（20分钟即可）。通过临床验证，苦参能增强白细胞吞噬能力，在抗病毒、护肝及促进蛋白质合成、提高白蛋白、降低球蛋白方面有明显的疗效，是治疗慢性乙型肝炎的有效药物。（范新发《中医杂志》1995；12：709）

8.急、慢性肠胃炎　急、慢性痢疾

（1）治急性肠胃炎　每次用4.5g煎服，每日2次；也可用胶囊剂，每次0.5g干粉，日服4次。一般服药1~2天治愈。（《宁波市科技简报》1971；1：13）

（2）治血痢不止　苦参炒焦为末，水丸梧子大，每服十五丸，米饮下。（《仁存堂经验方》）

（3）治菌痢　在临床工作中，偶尔发现，苦参对细菌性痢疾有特效。笔者用苦参治疗1例皮肤病患者时，发现该病人长达1年来未愈的细菌性痢疾不治自愈。继而，在临床中对急慢性细菌性痢疾患者，有意识地单用苦参治疗30例，均收到了满意的效果。经询问病史，大部分患者来诊时已经用过西药治疗，如：PPA、呋喃唑酮（痢特灵）、庆大霉素等药物，疗效均不佳。经单独采用苦参治疗，都收到了满意的效果。用法：苦参30g，加水至400ml，煎至300ml，分2次服，儿童药量酌减。如治刘某某，男，30岁，工人。1993年7月10日因患双下肢湿疹前来就医。给予苦参研成极细粉用香油搽之。并嘱其用苦参30g，水煎服，每日1剂，服至第3天时患者告之，湿疹尚未完全治愈，然而迁延1年来的细菌性痢疾却治愈。在治疗皮肤病期间未服用任何其他治疗菌痢的中西药物。患者甚为高兴。1年来，曾用呋喃唑酮、PPA、庆大霉素等药物治疗，时作时止，时轻时重，未获痊愈，结果用苦参治疗3天后，菌痢完全治愈。其下肢湿疹经单用苦参香油调涂每日2次，经10天治疗，症状完全消失。（李善和《中医杂志》1995；10：583）

（4）苦参具有燥湿止痢之作用，笔者用其治疗急慢性肠炎、痢疾，获效尤甚。如治曹某某，男，50岁。近旬下腹疼痛，腹泻稀溏便，伴有里急后重感，时见黄白色黏液排出，经服庆大霉素、甲烯土霉素等药无效。诊见：舌苔黄腻，脉濡略数。大便常规检查：便稀色黄，红、白细胞少许，脓细胞（+）。证属湿热痢疾，治宜燥湿止痢。处方：苦参30g，黄连2g，炙甘草3g。每日1剂，水煎2次，早晚分服。5剂药尽，诸症悉除。后随访数月，未见复发。（王刚勇，等《四川中医》1996；4：23）

原按　苦参为主治疗急慢性肠炎、痢疾，治愈时间缩短，治愈率高，获效满意。笔者认为，苦参清热止痢之功与黄连相似，故与黄连等相伍，可以相互协同，增强燥湿止痢之效，但在临床使用时，苦参用量宜大，其燥湿止痢之效显著。

9.淋证（乳糜尿　乳糜血尿　泌尿系感染）

（1）我们重用苦参配以其他药，制成口服液，用于临床治疗乳糜尿，疗效显著。一味苦参，能补能泻。既能益肾养精，又可清热祛湿杀虫，标本兼治。如治陈某某，男，56岁，农民。

因恣食肥甘，小便混如米泔，溺时尿道热涩疼痛。既往曾有类似发作。有丝虫病史。尿检：乳糜试验阳性。舌苔黄，脉象细数。综观舌、脉、症，属肾虚湿热下注。投“苦参消浊汤”（李济仁教授验方）：苦参20g，山萸肉10g，怀山药20g，熟地10g，乌药10g，益智仁10g。3剂后小便清，无涩痛。煎服5剂诸症悉愈。嘱继服本方口服液2周。复查小便，乳糜试验阴性。血检未见微丝蚴。追访半年，虽有时进食油腻，宿恙未复发。笔者以苦参为主治疗乳糜尿、乳糜血尿30余例，均有明显的近期疗效。（李有伟，等《中医杂志》1995；12：711）

（2）2年来用单味苦参治疗尿路感染28例，取得较满意疗效。28例均有典型的尿频、尿急、尿痛症状，11例伴发热，尿常规白细胞在（++）及以上。①治疗方法：采用口服单味苦参煎剂。取苦参30g，第1次煎150ml，第2次煎100ml，混合后分2次温服，每天1剂。苦参用量每日不超过30g时，一般不出现不良反应。②结果：痊愈（发热及尿频、尿急、尿痛症状消失，血、尿常规复查正常者）24例，好转2例，无效2例。在治疗的24例中，服药最少6剂，最多14剂，平均7.8剂。（李银泉《福建中医药》1997；1：42）

（二）妇科病

1. 孕期心悸　失眠　心烦　胎动腹痛

笔者曾得一同道多代师承用苦参为主药治疗妇人孕期心悸、心烦不寐、胎动腹痛，证之临床，果有良效。（夏礼清《中医杂志》1995；11：647）

2. 带下　外阴瘙痒（霉菌性阴道炎　滴虫性阴道炎　老年性阴道炎）

（1）笔者以苦参为主配其他燥湿杀虫药治疗多种阴道炎疗效甚佳，现介绍如下。

①霉菌性阴道炎。取苦参、蛇床子等份为细末装胶囊备用。于月经干净后每晚用2%~3%苏打液坐浴后，把1粒胶囊塞入阴道内，7~10日为1个疗程。第2次月经过后，再重新开始第2个疗程，2~3个疗程即可痊愈。曾治96例，痊愈92例，无效4例。如治王某，女，46岁。外阴瘙痒近2周，白带增多质稠如凝乳块样。镜检发现白色念珠菌菌丝。追问病史2周前曾在本厂妇科普查后引起。嘱其每晚睡前以2%~3%苏打液坐浴，而后将治霉菌胶囊1粒塞入阴道内。1周后诸症消失，10日后停用。于第2次月经干净后，重新用药10日痊愈。镜检未发现白色念珠菌菌丝。

②滴虫性阴道炎。取苦参30g，蛇床子、龙胆草、泽泻各15g，共为细末，装入胶囊备用。于月经干净后每晚用1/5000高锰酸钾溶液坐浴后，把1粒胶囊塞入阴道内，7~10日为1个疗程。第2次月经干净后，再开始第2个疗程。2~3个疗程即可治愈。曾治125例，痊愈119例，无效6例。如治陈某，女，35岁。近1周来白带增多，色黄质稠，味臭，外阴瘙痒，内裤需半日换洗1次。追问病史于1周前曾在本厂池塘洗过澡。镜检滴虫满视野。嘱其每晚睡前以1/5000高锰酸钾溶液坐浴，而后将治滴虫胶囊1粒放入阴道内。于1周后诸症消失，10日后停用胶囊，于第2次月经干净后，重新用药10日痊愈。镜检白带无滴虫。

③老年性阴道炎。苦参、蛇床子、地肤子、川椒、黄柏各30g，水煎后熏洗阴道，每日1~2次，每次10~20分钟，5~7日为1个疗程，1~2个疗程即可治愈。曾治60例，痊愈57例，无效3例。（赵素云《中医杂志》1996；1：6）

（2）我们在临床实践中，用苦参油剂外用，治疗滴虫性阴道炎，疗效甚佳，现介绍如下。①用法：取苦参200g，烘干研成细末，加入适量麻油，浸泡1周，去渣留油备用。治疗时先用新洁尔灭擦拭外阴及阴道，再用苦参油擦于外阴及阴道，每日1~2次。共观察治疗60例，年龄最小25岁，最大46岁，病程短者2天，长者1个月。均给予苦参油外用。②结果：60例患者，其中痊愈（症状、体征消失，涂片转阴）55例；显效（症状消失，局部黏膜轻度红肿，涂片偶见滴虫）3例，无效（症状、体征无变化）2例，总有效率为96.6%。治疗用药最少6次，最多24次。（金素梅，等《中医杂志》1996；1：6）

原按　临床体会到，单味苦参水煎外用，研粉外涂均能治疗滴虫性阴道炎。我们采用具有生肌润肤作用的麻油，与苦参制成油剂，不仅避免了粉剂外涂的干涩不适的症状，而且增强了清热燥湿、杀虫、生肌的作用。如果同蛇床子、黄柏、川椒等合用，效果更佳。

（3）单味苦参煎熬后浓缩收膏，外用杀灭滴虫，经实验室证实，它与西药灭滴灵杀灭滴虫的效力一样，因此它是临床妇科治疗滴虫性阴道炎外用的首选药物。我们用苦参复方治疗滴虫性阴道炎，效果满意。方药如下：苦参 60g，蛇床子 30g，地肤子 15g，土槿皮 15g。加水 800ml，煎至 500ml，去渣外用。临用时取 50~100ml 加猪胆 2~3 枚的胆汁，或加食醋 10ml，再加开水 500ml，先熏后冲洗。每剂可用 5~10 次，10 天为 1 个疗程，连续治疗 2~3 个疗程，以免复发。此法治疗 300 余例，其治愈、好转率达 96.5% 以上。（胡玉荃，等《中医杂志》1996；1：5）

3. 狐䘌病（白塞综合征） 笔者在临床上将苦参用治白塞综合征，收到了较好的效果，现介绍如下。曾治陈某某，女，31 岁。患白塞综合征已 7 年，眼睛干涩且有灼热感。口腔溃疡反复发作，夏日连水果都难以咀嚼，痛苦不堪。妇科检查发现有外阴溃疡。实验室检查 C – 反应蛋白阳性；血沉 33mm/h。就诊时舌尖、舌两侧边缘及颊黏膜共有 4 处黄豆大溃疡点，舌边尖因之凹凸不平。证属湿热壅结，治拟清热燥湿。方药选用甘草泻心汤加苦参 30g，煎汤内服，并另用苦参等煎汤外洗阴部。7 剂药后，舌体溃疡基本愈合，舌边尖凹凸不平全消。又服一段时间药后，妇科检查外阴溃疡已愈。C – 反应蛋白转为阴性，血沉降至 14mm/h。随访 1 年半，病情一直稳定。（范永升《中医杂志》1996；1：5）

原按 《金匮要略》对狐䘌病蚀于下部前阴提及用苦参汤治之。其实，白塞综合征无论有无阴部溃疡，都可加入苦参治疗。笔者曾治数例无阴部溃疡，但有眼部、口腔及下肢症状的白塞综合征患者，均收到了较好的疗效。笔者认为，苦参是一味治疗白塞综合征的主药。对于白塞综合征苦参之应用，一般 5 天左右见效。其用量在 30~40g 之间。用量过轻，其疗效就会受到影响。苦参苦寒，不仅因味苦患者较难服药，而且也因苦寒而易伤脾胃，故《医学入门》告诫：“胃弱者慎用。”为此，笔者常在处方中加入红枣 10g，既调味便于患者服药，又益胃不使伤及中气。

（三）小儿科病

小儿身热 苦参煎汤，浴之良。（《本草纲目》第十三卷“苦参”引《外台秘要》）。

编者按 《本草正义》曰：“苦参，大苦大寒，退热泄降，荡涤湿火，其功效与芩、连、龙胆皆相近。”以苦参煎汤洗浴，通过皮肤吸收，促使火热邪气从汗与小便而出。苦参所治“身热”，以邪热内盛者为佳。

（四）皮肤科、外科病

1. 鹅掌风 肾脏风毒及心肺积热，皮肤生疥癞，瘙痒时出黄水，及大风手足坏烂，一切风疾。苦参三十二两，荆芥穗一十六两，为末，水糊丸梧子大。每服三十丸，茶下。（《本草纲目》第十三卷“苦参”引《和剂局方》）

2. 风疹 遍身风疹，痒痛不可忍，胸颈脐腹及近隐皆然者，亦多涎痰，夜不得睡。用苦参末一两，皂角二两，水一升，揉滤取汁。银石器熬成膏，和末丸梧子大。每服 30 丸，食后温水服，次日便愈。（《本草纲目》第十三卷“苦参”引寇宗奭《衍义》）

编者按 “无风不作痒”，“无湿不作痒”，苦参性味苦寒，配以皂角辛温之品，祛风除湿杀虫，两药合用，可用于皮肤瘙痒、阴疮湿痒、疥癞恶疮等症。

3. 湿疹 癣 瘙痒症 苦参膏：苦参面 2 两，祛湿药膏（或凡士林）8 两。制法：调匀成膏。功用：祛湿，杀虫，止痒。主治：亚急性湿疹（湿疡）、牛皮癣静止期（白疕）、皮肤瘙痒症（瘾疹）、股癣（瘙癣）、阴囊湿疹（绣球风）、女阴瘙痒症（阴湿）。用法：外敷患处。（《赵炳南临床经验集》）

4. 药物性皮炎 皮肤湿疹 阴部瘙痒

我们用苦参治疗皮肤病，尤其对过敏性皮疹及皮肤湿疹疗效显著。临床抗生素应用很广泛，而部分病员在应用先锋霉素、磺胺类等药物后，引起药物性皮炎，全身皮肤发出红色丘疹且连成大片状，瘙痒不适，如及时停用引起过敏的抗生素，并给患者服用中药，有助于改善临床症状，具体处方如下：苦参 10g，地肤子 15g，白鲜皮 15g，赤芍 10g。煎汤口服，每日 1 剂。一般服用 2 剂后即可见效，临床症状明显好转，服药 5 剂后，皮疹基本消退。此方共治疗 30 例，男 14 例，女 16 例，其中药物性皮炎 13 例，非药物性皮肤湿疹 17 例，总有效率为 93%。临床上对皮肤湿疹患者，不论皮肤损害的部位在何处均可治疗。原则上用上方口服，但对有的患者因皮肤瘙痒伴有渗水，甚至瘙痒难忍出黄水多，可加苍术 10g、黄柏 10g，以加强化湿清利之功，往往收到很好的疗效。《别录》指出：“苦参……治恶疮，下部慝。”对女子阴部瘙痒症，上方口服，配合外治法。处方：苦参 10g，白鲜皮 10g，黄柏 10g，苍术 10g，蛇床子 10g。日煎 1 剂，熏洗患处，疗效很好。（梁金凤，等《中医杂志》1995；10：581）

5. 丹毒（急性网状淋巴管炎） 丹毒，载于《素问·至真要大论》。又名丹火毒、火丹、天火。因患部皮肤红如涂丹，热如火灼故名。发无定处者名赤游丹；发于头部名抱头火丹；发于小腿者名流火；发于上者多为风热化火，发于下者多为湿热化火。初起患部鲜红一片，边缘清楚，焮红灼热，痒痛间作，迅速蔓延扩大，发热恶寒，头痛口渴，甚者可见壮热烦躁，神昏谵语等毒邪内攻之症。临床治疗中往往热退而红肿难消，如治疗不彻底则时有复发。笔者 20 余年来运用苦参外敷，共治疗 67 例丹毒，取得了满意效果。取效时间最短 3 天，最长 7 天，配合内服中药煎剂一般不超过 7 天。在治疗过程中如疮面溃烂者不可敷药，外敷、内服药期间忌腥辣之品。①治疗方法：苦参研粉适量，加浓绿茶汁调成糊状，外敷局部红肿处，1 日 2 次。药面用薄膜覆盖，以助药力渗透组织。用针穿刺薄膜呈蜂窝状，范围根据疮面大小而定。②治例：李某某，男，37 岁，1991 年 5 月 7 日初诊。左小腿内侧红肿疼痛 1 天，伴恶寒发热，头痛口渴，纳差，尿黄便秘，体温 39.7℃，血常规：白细胞 12×10^9/L，中性 87%，淋巴 13%。尿常规正常。外科门诊诊为"急性网状淋巴管炎"，给予青霉素静滴，口服先锋霉素治疗，用药 3 天热未退净，小腿红肿不退，转中医科治疗。症见：体温 37.8℃，自觉仍有寒热，午后时有头痛，纳谷不香，精神倦怠，尿黄便秘，左小腿内侧红赤如涂丹状，面积约 12cm×8cm 大小，灼热，舌质红苔黄腻，脉滑数。给予局部外敷苦参糊剂，1 日 2 次。内服龙胆泻肝汤方加减。治疗 3 天后热除纳佳，局部红肿基本消退，继用苦参外敷 3 日而痊愈。（屠志芳《中医杂志》1995；10：581）

原按 丹毒系现代医学"急性网状淋巴管炎"，皆因湿热或风热化火所致。治宜清热解毒，凉血化瘀。苦参善治湿热疮毒之证，配合内治法，内外合治则药到病除。

6. 体癣 癞皮风（原发性皮肤淀粉样变） 原发性皮肤淀粉样变，由于病因复杂，其病情顽固，缠绵难愈，医生多感棘手，笔者曾以苦参为主药，治疗此病 20 余例，均获佳效。曾治王某，男，60 岁，干部，自述两胫前及背部有密集坚实的丘疹，伴剧烈瘙痒 10 余年，加重半个月，曾用中西医多种药物调治，均无显效。近半年来，复因日晒瘙痒加重，曾在某医院诊治，给予泼尼松、维生素 C，瘙痒略有减轻，随之皮损迅速扩散，背部又出现大面积同样皮损，患者甚为紧张，即来我院求诊。检查：双胫前下 1/3 处，分别有一约 10cm×7cm、8cm×7cm 的皮损，其上有高粱粒及黄豆大小的半球形或圆锥状丘疹，散在分布或密集成片，呈淡褐色，皮损处灰暗而无光泽，外观似鲨鱼皮，皮肤肥厚，搔之微有脱屑，背部亦有广泛皮损，但程度较轻。病理报告：在真皮切片中，可见片状均匀一致的嗜伊红淀粉样蛋白质，有裂隙（为蛋白质凝固所致），1% 结晶紫染色呈紫红色，诊为"原发性皮肤淀粉样变"。中医称为"癞皮风"。辨证为血燥生风，肌肤失养。给予徐长卿、花椒枝、硫黄、白矾，3 剂外洗，效果不著。后在上方加苦参 30g 外洗，3 剂瘙痒大减，皮损颜色有所减轻，患者大悦，可见苦参在本方中起着举足轻重的作用。嘱之，以此方外洗，连用 3 个月，每日午晚两次外用，3 个月后，暗褐色的皮损竟然消失，代之以光泽而富有弹性的新生皮肤组织，厚薄适中。随诊 3 年，未再复发。自 1990 年以来，用自拟苦艾硫矾汤（苦参、艾叶、花椒枝、徐长卿、硫黄、白矾）治疗本病 20 例，全部获效。短则 3 日见效，长则 7 日见效，一般需坚持 1~3 个月，皮损才能恢复正常。每剂可连用 3 日。（杨桂芹，等《中医杂志》1995；10：582）

原按 通过近几年的临床应用，体会到苦参不仅对于一般体癣有效，而且对自身蛋白质代谢紊乱所致的皮肤淀粉样变亦有卓效，外用胜于内服。

7. 白癜风 笔者用苦参与其他活血祛瘀、祛风的药相伍，制成"苦白酊"，外治白癜风，取得较好疗效，现介绍如下。①方药及制法：苦参 50g，丹参、当归尾各 25g，川芎 15g，防风 20g，75% 酒精 500ml。先取上药拣去杂质、筛去泥土，再将其加工成碎如黄豆大的小块，这样才能充分发挥其效力，达到治病的目的。后取 75% 酒精 500ml 将上药放入其内，置入深色瓶内密封 1 周后，经过滤，取药液再入另一深色瓶内。用时，按病变部位的大小分别外擦，每日 3 次，7 天为 1 个疗程。②结果：以上方药在对 20 例的治疗中，仅用1~3个疗程，均获得较为满意的临床效果。这些患者的病程一般在1年或2年以上，发病部位多在前额、背部或前胸等处，病变范围多为黄豆大，个别前额部位见有核桃大小。20例患者在经过本方法治疗后，2~3年内均未出现复发现象。③治例：刘某某，教师，女，35岁，于1992年11月18日在我处就诊之前，手指发现有黄豆大小的白斑，前额等处有核桃大小的白斑，约有两月之余，奇痒难忍，倍感不适，而且患者的精神负担非常沉重，后经本市有关医院皮肤科诊为“白癜风”。曾多次外用“白癜净”、中药煎剂外洗等方法治疗，疗效均不显著。后经用上方“苦白酊”外擦近3个疗程，一切症状消失，患处皮肤恢复正常，嘱再用1周以巩固其效果，随访2年，未见复发。（范存伟《中医杂志》1995；10：583）

8. 脐湿　创伤　将苦参单味为末外用，取效颇佳，现录于下。

（1）脐湿　此证原指初生儿脐部疾患。因脐部护理不当，水湿所侵，导致脐孔渗出液体，或稍红肿为主症。成人由于脐部已成形，极少见到。而一男性患者，浴中伤脐于夏月致病，其脐中红肿，时感痒痛不休，渗出黄色液体，病重时脐中呈黏膜样改变，鲜红痛不可触，渗出液变为腥臭，苦不堪言。曾自用甲紫、青黛粉、黄连膏、红霉素眼膏等药物，疗效不佳，于发病3个月后就诊。时值无外用药物，即将备用的苦参末纳入脐中。1日后渗出物减少，痛痒大减，以后每日用药3次，以脐满为度，外加包扎。2日以后腹中发热，5日后痊愈。其后又遇一成人及一小儿患此证，均使用此法而获愈。

（2）创伤不愈　截瘫年逾，因外伤使下肢外踝上部出现炎性伤口，多日不愈，创口日深，自用庆大霉素、莫匹罗星软膏（百多邦软膏）等药物治疗，疗效不显。伤处红肿，渗出物较多。后使用单味苦参末外用，每日换药1次，10日后伤处收口而愈。（曹双成《天津中医》1996；6：38）

原按　临床使用苦参，多为内服或煎洗，为末外用有《卫生宝鉴》中绿白散。笔者将苦参为末外用出自偶然，但深感疗效较好。以取其有燥湿收敛功效，用于非脓性且渗出物较多感染，确有特殊作用。

9. 烧烫伤　汤火伤灼。苦参末，油调敷之。（《本草纲目》第十三卷“苦参”引《卫生宝鉴》）

编者按　苦参用于烧烫伤，主要可以减少渗出，促进结痂，并防止感染。据现代研究，苦参对多种细菌感染性疾病和多种皮肤疾病有较好疗效。

10. 足肿痛　治毒热足肿作痛欲脱者：苦参煮酒渍之。（《姚僧坦集验方》）

11. 痔疮

（1）下部漏疮，苦参煎汤。日日洗之。（《本草纲目》第十三卷“苦参”引《直指方》）

原按　《本经》谓苦参“除痈肿”，《滇南本草》载其治“肠风下血、便血”。据《新中医》报道，以苦参60g浓煎后，药汁与红糖60g、鸡蛋2个共煮，服鸡蛋与药汁，治疗内外痔多例，轻症患者服药4天即可痊愈，重症患者服药8~12天亦可痊愈或明显好转。

（2）笔者在肛肠科临床中发现，单味苦参治疗本病疗效显著。治痔疮疼痛，本病临床多见痔核明显肿大，色红或紫红，甚或表面溃烂化脓，疼痛剧烈，坐卧不安。治法是取苦参20~30g，水煎后日分3次服，余渣加水再煎取液，置于浴盆内待凉至45~50℃时坐浴20分钟左右，1日2次。一般连用2~5天，可使痔核缩小，疼痛消除。此方对肛窦炎亦有良效。（黄新华《中医杂志》1995；12：711）

（五）寄生虫病、性病

1. 鞭虫病

（1）魏某，男，12岁，1983年4月来诊。患者面黄肌瘦，困乏无力，精神不振，时有腹痛，纳差，大便稀薄，1日2次。大便常规化验发现鞭虫卵阳性。曾给予槟榔、使君子、雷丸等药物治疗2周无效。遂改用苦参9g，每日1剂，连用7天，上述症状消失，粪检转阴。1个月后复查粪检仍阴性。

（2）吴某，女，8岁。1983年5月常感腹痛、腹泻、食欲减退，逐渐消瘦，粪检鞭虫卵阳性。选用苦参6g，每日1剂，水煎2次服。连服7天，腹痛、腹泻消失。粪检鞭虫卵转阴。1个月后复查粪检阴性。（吴权国《河南中医》1985；5：31）

2. 猪囊虫结节　笔者在临床中偶然发现苦参单味煎汤内服可治愈全身散在多发性猪囊虫结节，现介绍如下。张某某，女，31岁，农民，入院时期：1978年6月8日。入院诊断：①左甲状腺旁肿块待查？②甲状腺癌？③甲状腺瘤？入院后经切除结节，病理检查确诊为左甲状腺旁猪囊虫结节，行切除术后痊愈出院。1982年10月17日因全身有散在性肿块来中医门诊治疗。诊视患者，面色少华，体质一般，四肢胸背颈下多处有包块，大小不等，多数在1cm×1cm或2cm×2cm之间，瘙痒，别无明显不适。笔者结合既往病史给予杀虫之药苦参60g，水煎内服，每日1剂。10天后复诊，全身包块明显减少或缩小，继服苦参60g，每日1剂，水煎服，连服20剂，各处肿块消失，2年后随访，一切正常。（张荣英《中医杂志》1995；10：583）

原按 笔者体会，苦参之所以能治疗猪囊虫结节，其功归于杀虫、消肿散结之能。如《本经》有"主心腹结气，癥瘕积聚……"之注。《滇南本草》有消肿毒、痰毒的经验；《随身备急方》亦有治疗瘰疬的记载。用苦参治疗猪囊虫结节，有标本兼顾之意。因此病症其本为虫，其标为肿块（结节），为虫体痰毒凝聚所致。苦参既能泻火解毒，燥湿杀虫，又能散结消肿，故用之标本同治，获效甚捷。

3. 蛲虫病 吾受该药外用杀滴虫治滴虫性阴道炎之启发，临床用其煎液灌肠治疗小儿蛲虫病23例，疗效颇佳，现介绍于下。方法：将苦参200g，加温水500ml，浸泡20分钟后，文火煮沸15分钟，去渣取汁备用。于每晚睡前取药汁10ml略加温，再取食醋5ml，同吸入20ml注射器内，连接小号导尿管，将尿管表面涂润滑剂后徐徐插入肛管内约10cm，行保留灌肠。一般3~7天即可治愈。如治张某，5岁，每晚睡前肛门瘙痒难忍，入睡后时而被肛门瘙痒扰醒。观肛门周围皮肤有搔抓痕迹，肛门内有蛲虫数条。用以上方法治疗当夜肛门瘙痒减轻，5日后如常人。随访半年未再复发。（马宏明，等《中医杂志》1995；12：711）

4. 尖锐湿疣 复方苦参丸（《证治准绳》）由苦参、皂角组成。此方是治疗大麻风病（性病）的主方，也是世代临床验证有效的验方。在现今更有其临床应用意义。我们仿其意配制成治疗尖锐湿疣的内服、外用方药，效果颇佳，现介绍于下。①内服方：苦参10~12g，刺蒺藜15g，大青叶30g。水煎服，日1剂，分两次服，连续7~10天。②外用方：苦参60g，鲜蒺藜50g，去皮大枫子10g，百部10g。共捣（捣碎为止），加水200ml，取汁100ml，用棉棒蘸药涂擦湿疣表面，每日3次，连用7~10天。③效果：内服、外用结合治疗尖锐湿疣，3日后显效，即能控制其发展，外阴瘙痒症状减轻，1周后疣干枯，继而消退，愈后再服药1周以巩固疗效。因只观察15例，仅供同道参考。④治例：吴某，女，30岁，1993年5月3日来我院就诊。患者自述阴部瘙痒半年，外阴及小阴唇内有散在疣状凸起，沿肛门有少量疹块，阴道分泌物多，呈脓样，有秽臭味，几经治疗未见好转。阴道镜可见菜花状湿疣。病理检查证实为湿疣。即内服外治同用，3日后瘙痒明显减轻，湿疣减少，仅局限于小阴唇内。1周后尖锐湿疣大部分消退，外阴恢复正常。10天后尖锐湿疣完全消失，症状皆除。随访10个月未发。（胡玉荃，等《中医杂志》1996；1：5）

原按 苦参解毒，清热，燥湿，利水杀虫；蒺藜疗皮肤风湿、痒疹；配清热解毒、凉血消斑的大青叶，水煎内服以解病毒内侵，驱毒外出。外用苦参配入燥湿杀虫治麻风、梅毒、疥癣之大枫子；灭虱杀虫的百部；祛湿化疹之蒺藜，捣汁外用。内外合治，双管齐下，则毒消疣除。应用配方时，需按剂量配伍，尤其是外用药切勿内服。胃寒者忌用。

（六）五官科病

1. 脓耳（慢性化脓性中耳炎） 笔者自1987年以来，运用先父家传验方苦参滴耳油治疗慢性化脓性中耳炎32例，获效满意，现介绍如下。①病例选择：均为门诊病人。男性19例，女性13例；年龄最大者14岁，最小者3岁；病程最长者5年，最短者6个月；疗程最短5天，最长为2个月。②治疗方法：取苦参5g，天葵子3g，浸于芝麻油30g内1天，次日将油药置小铁勺内加热煎熬，待药熬至枯焦变黑时捞出，待温，将预先研细的冰片加入药油内搅匀溶化，待凉后装瓶备用。耳内流脓者，应先清除耳内积脓，脓液不多者，可用消毒棉签揩净；脓液黏稠较多者，可用稀白醋或3%双氧水或生理盐水洗涤，然后用棉签揩干，滴药时患者取侧卧位，患耳向上，再滴药油于耳内。每日2~3次，一般用药1~2周可愈。③治例：周某某，男，7岁。患中耳炎3年余，经常流脓，经用抗生素内服与肌注，及药物局部治疗均无效，遂予上药1剂，嘱其如法制作使用，用药油滴耳约1周，流脓停止而痊愈。（吴复兴《中医杂志》1996；1：7）

原按 据现代药理研究：苦参、天葵子均有杀菌消炎之功。尤其苦参一味对金黄色葡萄球菌、铜绿假单胞菌有一定抑制作用。冰片性凉味苦，善祛瘀热并消肿。芝麻油功能疗疮解毒。上药合用其力加强，故能收到满意的效果。

2. 牙痛（牙周炎） 齿衄

（1）治齿缝出血：苦参一两，枯矾一钱。为末，日三揩之。(《普济方》)

（2）笔者临证20多年来，用苦参治疗数十例牙周炎患者，均未用其他中西药，3~5日内康复，疗效满意。尤适用于因胃火引起的牙周组织肿胀者，疗效更佳。现介绍如下。①治疗方法：鲜苦参50~100g。将苦参切片，放瓷器内，加水300ml左右，煎沸待凉。用此液每次约30ml反复含漱，然后吐出，直至漱完为止。再用淡食盐水含漱3~5分钟后吐出。轻者每日1次，重者每日3次。②治例：董某，男，52岁，1981年4月27日初诊。患者于2天前因牙痛，继而出现满口牙龈肿胀，疼痛不堪。因经济困难，未服中西药。而求诊于余。经用上法1日，治疗3次，恢复正常，随访多年无复发。(刘志远《新中医》1998；3：37)

编者按 苦参用鲜者一般难以采集，以中药店苦参即可，但用量应适当减少一些。

（七）其他

急性炎症性疾病 用50%苦参注射液肌内注射，每次2~3ml，每日2次，治疗急性扁桃体炎、急性结膜炎、急性乳腺炎、牙周炎、外科感染、疖肿、肾盂肾炎、急性气管炎、急性淋巴结炎等10余种急性炎症性疾病220例，平均有效率在90%以上，治愈率在74%以上。(《赤脚医生》1971；6：15）此外，对结肠炎、胆囊炎、膀胱炎及其他炎症也有一定疗效。(《辽宁中草药新医疗法展览资料选编》1970；52)

结 语

苦参性味苦寒，入肝、肾、大肠、小肠经。主要功用是清热燥湿杀虫。近年来医学界对此药做了大量的研究，发现其广泛的药理作用和临床用途。在治疗内、妇、儿、外、五官、皮肤等各科疾病中疗效显著。

苦参清热燥湿之功经现代药理研究和临床验证，用于病原微生物所致的各种疾病，如结核病、痢疾、肠炎、泌尿系感染、病毒性心肌炎、病毒性肝炎及许多皮肤病。苦参杀虫之效也在药理实验和临床观察中证明，能抗鞭毛虫、阿米巴原虫、猪囊虫、阴道滴虫。由此可见，古代医学家对此药确有深知。

当前对苦参的认识大有进展，其药理作用和用途远远超出古代医书所载的范围。①对心血管系统疾病疗效显著，目前已作为治疗各类心律失常尤其是快速心律失常的主要药物。它能扩张血管，主要是冠状动脉，从而增加冠脉血流量，抗心肌缺血。还可降血压、降血脂。所以邪热侵袭，湿热郁滞，痰火扰心引起的心肌炎后遗症、冠心病等，苦参也是常用药物。②对中枢神经系统作用明显，具有镇静、催眠、抗惊厥、稳定精神及肢体活动等功效，多用于失眠、嗜睡、躁狂症等疾病。③能抑制中枢性呼吸而平喘，可控制哮喘发作，治疗肺组织和气管、支气管的各种病变。④该药还有抗炎、抗肿瘤、利尿、免疫抑制等多种作用。以上研究成果，为大力开发利用苦参提供了重要的线索和依据。

苦参可内服，可外用，疗效显著。药源广泛，药价便宜，是治疗各科疾病值得推广应用的药物。但用之不当或用量过大可致苦寒败胃，甚至导致心律失常，不可不慎。

秦 皮

【基原与药材】 为木犀科植物苦枥白蜡树、小叶白蜡树或秦岭白蜡树的树皮。干燥的枝皮呈卷筒状或槽状长条形。表面灰褐色或灰黑色，往往相杂不匀，内面黄白色或棕色，有光泽，质硬，易折断，断面黄白色，纤维性。无臭，味苦。水浸液黄碧色，并有蓝色荧光。干燥的干皮为长条状块片，不成卷。外皮红棕色，内面浅红棕色，平滑。以整齐，长条呈筒状者为佳。

【用法与用量】 内服：煎汤，5~9g；或入丸剂。外用：煎水洗。

【原文】《本经》：秦皮，味苦，微寒，无毒。治风寒湿痹，洒洒寒气，除热，目中青翳白膜。久服头不白，轻身。生川谷。

《别录》：秦皮，大寒，无毒。主治男子少精，妇人带下，小儿痫，身热，可作洗目汤。久服皮肤光泽，肥大，有子。一名岑皮，一名石檀。生庐江及宛朐。二月、八月采皮，阴干。

【经方用药】 根据《本经》及《别录》所载，秦皮具有祛风湿痹、解热及清肝明目之功。仲景另辟所用，用秦皮治疗热痢，一直沿用至今。经方使用秦皮治疗热痢的方剂有2首。

首先是白头翁汤：适用于厥阴热痢，借秦皮清肝热之功与白头翁相配，清热凉肝、解毒止痢，配黄连、黄柏清热燥湿、解毒止痢。这是一首治疗热毒下利的千古名方。有人临床观察，本方治疗菌痢的效果甚佳，疗效接近于合霉素，却无合霉素严重的副作用。因此，是历代临床经常采用的一首方剂。

上方加甘草阿胶，方名白头翁加甘草阿胶汤：适用于产后热痢伤阴之证。方用白头翁汤之苦，与甘草之甘相合，苦甘相合，燥湿而不伤阴，另加阿胶养阴血，共奏清热止痢、养血和中之效。

【单方治验】

1. 小儿细菌性痢疾 秦皮煎剂：每40ml约含生药18g，治疗小儿菌痢共50例。1岁以下每天8~10ml，1~3岁10ml，3岁以上15ml，分4次口服。体温恢复正常时间平均为1.9天；大便次数恢复正常平均为8.1天；21例粪便培养至第3天以后转为阴性。服药后有5例发生呕吐。（《中华儿科杂志》1959；3：237）

编者按 上述报道佐证了白头翁汤选用秦皮之专功特效。秦皮性味苦寒，清热燥湿治菌痢是其最主要的功效。药理研究证明该药有抗菌消炎的作用。此方法也可用于成年人。此外，秦皮治湿热带下亦多效，治结肠炎属湿热证者亦可用。

2. 赤眼及眼睛上疮 秦皮一大两。以清水一大升于白瓷碗中浸，春夏一食久以上，看碧色出，即以箸头缠绵，点下碧汁，仰卧点所患眼中，仍先从大眦中满眼着，微痛不畏，量久三五度饭间，即侧卧沥却热汁，每日十度以上着，不过两日瘥。忌酢、萝卜。（《近效方》）

3. 麦粒肿，大便干燥 秦皮三钱，大黄二钱。水煎服。孕妇忌服。（《河北中医手册》）

编者按 《本经》曰秦皮治“目中青翳白膜”。《别录》曰秦皮“可作洗目汤”。《本草纲目》说“梣皮色青，治目之要药也”。《药性论》说其“主明目，去肝中久热，两目赤肿疼痛，风泪不止”。《陕西中草药》说其“治麦粒肿”。总之，古今医家都认识到秦皮治眼病之专功特效。

4. 牛皮癣 苦榴皮（编者按：为秦皮之异名）一至二两。加半面盆水煎，煎液洗患处，每天或隔二至三天洗一次。药液温热后仍可用，每次煎水可洗三次。洗至痊愈为止。（《全展选编·皮肤病》）

连轺（连翘）

【基原与药材】 连轺为木犀科植物连翘之根。连翘为木犀科植物连翘的果实。干燥的果实呈长卵形，青翘多不开裂，绿褐色。老翘自尖端开裂或裂成两瓣，表面黄棕色或红棕色，内表面多为黄棕色，种子多已脱落。气微香，味苦。青翘以色青绿、无枝梗者为佳；老翘以色黄、壳厚、无种子、纯净者为佳。

【用法与用量】 内服：煎汤，9~15g；或入丸、散。外用：煎水洗。

【原文】《本经》：……翘根，味甘，寒，有小毒。治下热气，益阴精，令人面悦好，明目。久服轻身，耐老。生平泽。……连翘，一名异翘，一名兰华，一名折根，一名轵，一名三廉。味苦，平，无毒。治寒热，鼠瘘，瘰疬，痈肿，恶疮，瘿瘤，结热，蛊毒。生山谷。

《别录》：翘根，有小毒。以作蒸饮酒病人。生嵩高。二月、八月采。……连翘，无毒，去白虫。生太山。八月采，阴干。

【经方用药】《中药大辞典》“连翘根”条说：“《本经》载有‘翘根’，《唐本草》列入有名未用之中，《本草纲目》则认为翘根就是连翘之根，合并于连翘条下（《本草纲目》卷十六连翘条：“根名连轺，亦作连苕，即《本经》下品翘根是也。”）。

《本草逢原》说：“连翘根寒降，专下热气，治湿热发黄。仲景治瘀热在里发黄，麻黄连轺赤小豆汤主之。如无根以实代之。”

《本草经疏》解析《本经》《别录》所论连翘主治说：“连翘，《本经》虽云味苦平无毒，平应作辛，乃为得之。其主寒热、鼠瘘、瘰疬、瘿瘤、结热者，以上述诸证，皆从足少阳胆经气郁有热而成。此药正清胆经之热，其轻扬芬芳之气，又足以解足少阳之郁气，清其热，散气郁，靡不瘳矣。痈肿恶疮，无非营气壅遏，卫气郁滞而成，清凉以除瘀热，芬芳轻扬以散郁结，则营卫通和而疮肿消矣。湿热盛则生虫，清其热而苦能泄，虫得苦即伏，故去白虫。”可见，连翘的主要功能是清热散结。《医学衷中参西录》说：“连翘具升浮宣散之力，流通气血，治十二经血凝气聚。”《药品化义》说：“连翘治血分功多，柴胡治气分功多。”

综合上述诸家之言可知，经方中用连轺者仅1方。后世已不用连轺，可用连翘代之。

《伤寒论》云：“伤寒，瘀热在里，身必黄，麻黄连轺赤小豆汤主之。”发黄是湿热遏于里而致，麻黄连轺赤小豆汤证是湿热发黄而兼表实之证。方用麻黄、生姜解表；连轺、生梓白皮清热散结，与麻黄、生姜相配，能使热邪由表而散；杏仁宣降肺气而通调水道，配赤小豆清热利湿，合连轺、生梓白皮，可使湿热之邪从小便而出；甘草、大枣调和脾胃与诸药。诸药相协，共奏解表散邪、清热除湿退黄之功。后人在本方中加茵陈，效果更佳。

【单方治验】

1. 外感风热 连翘诸家皆未言其发汗，而以治外感风热，用至一两，必能出汗，且其发汗之力甚柔和，又甚绵长。曾治一少年风温初得，俾单用连翘一两煎汤服，彻夜微汗，翌晨病若失。(《医学衷中参西录》)

2. 赤游斑毒 连翘一味，煎汤饮之。(《王樵医令》)

编者按 《药品化义》说“连翘总治三焦诸经之火”。火盛则为毒，毒热内迫血分，泛发体表，可致皮肤产生斑点。连翘“具升浮宣散之力，流通气血”(张锡纯)，其清热、解毒、散结之功被医家们称道，故单味治上述赤毒病。

3. 水肿(急性肾炎) 取连翘6钱，加水用文火煎至150ml，分3次食前服，小儿酌减。视病情需要连服5~10日，忌辣物及盐。8例患者治疗前均有浮肿，血压高，尿检有蛋白、颗粒管型及红、白细胞等。治疗后6例浮肿全部消退，2例显著好转；血压显著下降；尿检6例转阴，2例好转。(《江西医药杂志》1961；7：18)

4. 紫癜 血小板减少性出血性紫癜 过敏性紫癜 取连翘6钱，加水用文火煎成150ml，分3次食前服，忌辣物。治疗血小板减少性出血性紫癜1例，过敏性紫癜2例。经2~7日治疗，皮肤紫癜全部消退。连翘对本病所起的作用，可能与其中含有多量芸香苷，具有保持毛细血管正常抵抗力，减少毛细血管的脆性和通透性有关；此外，连翘似乎尚有脱敏作用。(《广东中医杂志》1960；10：469)

5. 视网膜黄斑区出血 取连翘6~7钱，文火水煎，分3次食前服。2例视网膜黄斑区出血，服药20~27天后均显著吸收，视力有所增强。(《广东中医杂志》1961；3：121)

结　语

连轺(连翘)性味苦凉，入心、肝、胆经。具有清热解毒、消肿散结之功效。可治疗多种温病、内科杂病及皮肤病痈疡肿毒，是各科常用药物之一。

连翘为果实，而《伤寒论》麻黄连轺赤小豆汤“连轺”为连翘根。当前临床多用连翘之果实，而连翘根用之甚少。

现代药理研究认为本药抗菌作用显著。可治疗多种细菌引起的热性病及内科杂证，如痢疾、伤寒等，临床多与银花、黄芩、黄连等药物相伍。连翘还有强心、利尿、抑制变态反应等作用，所以对急性肾小球肾炎、紫癜等病症效果亦佳。

败酱(草)

【基原与药材】 为败酱科植物白花败酱、黄花败酱或其近缘植物的带根全草。全株有陈腐的豆酱气，味苦。以干燥、叶多、气浓、无泥沙杂草者为佳。

【用法与用量】 内服：煎汤，9~15g(鲜者60~120g)。外用：捣敷。

【原文】《本经》：败酱，一名鹿肠。味苦，平，无毒。治暴热，火疮赤气，疥瘙，疽，痔，马鞍热气。生川谷。

《别录》：败酱，味咸，微寒，无毒。主除痈肿，浮肿，结热，风痹，不足，产后疾痛。一名鹿首，一名马草，一名泽败。生江夏。八月采根，暴干。

【经方用药】《药性论》指出败酱之性味是“味辛苦，微寒”，为确。《本草纲目》：“败酱，善排脓破血，故仲景治痈，及古方妇人科皆用之。”《本草正义》总结性地说：败酱草“惟……实热瘀滞之症……为宜”。故其主要功能是解毒排脓。因其有陈腐之气，故医者少用之。仲景仅1方用之。

《金匮》云：“肠痈之为病，其身甲错，腹皮急，按之濡，如肿状，腹无积聚，身无热，脉数，此为肠内有痈脓，薏苡附子败酱散主之。”此乃肠痈脓已成而迁延较久者。本方以败酱解毒排脓，薏苡利湿排脓，少佐附子温通气血，防止薏苡、败酱损伤阳气，共成清热排脓、助阳扶正之功。

后世在经方启发下，治疗肠痈时，败酱为常用之品，在热毒炽盛而阳气不虚时，可去掉附子，加配一些清热解毒、活血化瘀药，如银花、连翘、桃仁、冬瓜仁等。另外，有的医家以薏苡附子败酱散加香附、白芷、公英、川楝子等，治疗附件炎、盆腔积液，取得良好疗效。

【单方治验】

1. 赤白痢疾 鲜败酱草二两，冰糖五钱。开水炖服。（《闽东本草》）

2. 蛇咬 败酱草半斤，煎汤顿服。另用鲜败酱草杵细外敷。（《闽东本草》）

3. 流行性腮腺炎 取黄花败酱鲜叶适量，加生石膏0.5~1两共捣烂，再用1个鸭蛋清调匀，敷于肿痛处，24小时后取下。重者需敷2次。有并发症者加服20%~50%黄花败酱草煎剂，每日3~4次，每次20~30ml；或当茶饮。治疗200余例，90%的病例在局部敷药后24小时内症状消失，重症（包括有睾丸炎合并症的）患者在第2次敷药后一般症状也能消失。此外，本品对疖、痈、乳腺炎、淋巴管炎等也有效果。（《江西医药资料》1972；1：29）

白头翁

【基原与药材】 为毛茛科植物白头翁的根。质硬而脆，断面较平坦，外部黄白色或淡棕色，木心淡黄色。气微，味苦涩。以条粗长、整齐、外表灰黄色、根头部有白色毛茸者为佳。

【用法与用量】 内服：煎汤，9~15g（鲜者15~30g）；或入丸、散。外用：捣敷。

【原文】《本经》：白头翁，一名野丈人，一名胡王使者。味苦，性温，有毒。治温疟，狂易（音羊。狂易，即阳狂），寒热，癥瘕积聚，瘿气，逐血，止痛，治金疮。生山谷及田野。

《别录》：白头翁，有毒。主治鼻衄。一名奈何草。生嵩山及田野，四月采。

【经方用药】《本经逢原》：“白头翁，《本草》言苦温者，传写之误也。”李东垣认为其“味苦，性寒”，甚是。其功效《本草经疏》云：“白头翁……暑伏足阳明经，则发温疟；伏手阳明经，则病毒利，泄下纯血；狂易鼻衄者，血热也；寒热者，血瘀也；癥瘕积聚，瘿气，靡不由血凝而成。积滞停留则腹痛，金疮血凉则痛自止。苦能下泄，辛能解散，寒能除热凉血，具诸功能，故悉主之，殆散热凉血行瘀之要药欤！”可见白头翁主要作用是清热凉血解毒。《本草正义》更明确指出：“今以通治实热毒火之滞下赤白，日数十次者，颇见奇效。”可见白头翁尤擅清除肠胃之热毒蕴结，为治疗热痢之要药，对赤痢功效尤著。

经方虽仅2方用白头翁，但已抓住了本药治疗热痢这一主要作用。

首先说白头翁汤。《伤寒论》云：“热利下重者，白头翁汤主之。”又曰：“下利，欲饮水者，以有热故也，白头翁汤主之。”下利而欲饮水，为热利；热利而下重，是热而兼湿，为湿热痢疾无疑。方用白头翁为君，清热解毒，凉血止痢；与秦皮相配，清热凉肝；佐黄连、黄柏，清热燥湿，坚阴厚肠。共奏清热燥湿、凉肝解毒之功。本方是历代医家推崇备至的治疗热毒下利的有效方剂。

再说白头翁加甘草阿胶汤。《金匮》云：“产后下利虚极，白头翁加甘草阿胶汤主之。”此为热利，但得之于产后，产后阴血必虚，故治以白头翁汤清热解毒、凉血止利；因产后阴血虚，故加阿胶甘草养血和中，是一首祛邪而兼扶正的方剂。

现代药理实验证实，白头翁有止痛、镇静及解痉作用；对肠黏膜有收敛、止泄、止血作用；对金黄色葡萄球菌、铜绿假单胞菌、阿米巴原虫等，均有抑制作用；并能杀死阴道滴虫，是临床治疗菌痢、阿米巴痢疾的特效药物。

【单方治验】

1. 原虫性痢疾　成人每日用白头翁根茎15~30g，水煎分3次服，7天为一疗程。病情较重者另用30~50g，煎成100ml药液作保留灌肠，每日1次。据23例观察，给药后大便次数及红白黏液明显减少；大便镜检阿米巴原虫转阴时间平均为1.4天；直肠镜检查证明，溃疡愈合迅速，全部病例平均7天治愈。另有文献报道用白头翁煎剂治疗本病数十例，全部治愈；治疗时间最长者9天，最短者1天，平均2天。(《中华医学杂志》1955；6529。《中级医刊》1954；6：12)

2. 瘰疬(淋巴结核)

(1)取白头翁5两，洗净剪成寸段，用白酒2斤浸泡，装坛内密封，隔水煎煮数沸，取出后放地上阴凉处2~3天，然后开坛，捞出白头翁，将酒装瓶密封备用。早晚食后1小时各服1次，每次饮1~2盅。一般1~2个月为一疗程。适用于瘰疬溃后、脓水清稀、久不收口的患者。经治10余例均有效。(《江苏中医杂志》1966；2：37)

(2)郭某，男，22岁。未婚，美术工作者。患者自幼体弱，颈部瘰疬时发时愈。22岁时，右耳下颈部锁骨中央偏上见核桃大肿胀1处，经诊断为淋巴结核，注射链霉素、异烟肼(雷米封)，未消散，溃破后时流清稀脓液；同时，右腋窝亦有瘰核溃破，脓液时流时蓄，经治2月余，未收口，遂来求方。主诉：倦怠乏力，午后微热(已排除肺结核)，喜睡眠。查疮面，缺盆处腐肉灰白，有稀薄豆滓样脓液，无红肿现象，边缘整齐，邻近有豆粒大疙瘩3粒，肿而不痛。腋窝及前臂疮面粉紫肉芽组织凹凸不平，脓液浸淫，有特异腥气，舌苔白，脉浮濡，属瘰疬重症。遂停用其他内服药物，取新鲜白头翁5两，与白酒2斤同装坛封口，隔水煮数沸，出火毒2~3天，然后去渣留酒，每次1~2酒盅，早晚食后1小时服用，共历时3个月左右，全部疮面收口痊愈。后以归脾汤加金银花蜜丸与服，残留小疙瘩1个月消失，至今8年未发。尔后治10余例均有效。(胡永盛《江苏中医》1966；2：37)

编者按　《本经》曰白头翁主治“瘿气”。《药性论》更明确说白头翁“(止腹痛及赤毒痢，治齿痛)主项下瘤疬”。《本草汇言》：“治瘰疬延生，身发寒热：白头翁二两，当归尾、牡丹皮、半夏各一两。炒为末，每服三钱，白汤送下。”上述可知，古人把白头翁作为治瘰疬之专药。以上案例验证了其疗效的真实可靠性。如此专药治专病的宝贵经验与辨证论治的思路，是提高中医疗效的两大方面，不可偏废，应同等重视。

3. 痈肿

(1)疖痈　白头翁2两，水煎服，连服数天。仍结合常规局部治疗。白头翁服后无不良反应，少数病人服后有缓泻作用，对实热便秘患者，极为合适。(《中医杂志》1964；2：78)

(2)外痔肿痛　白头翁草以根捣涂之。(《卫生简易方》)

(3)腹部脓肿　桑某，男性，36岁，社员。主诉为右侧腰部患脓肿已有5天，每天有寒热，食欲减退，大便多日不解，小便发红。体检：体温39℃，急性痛苦面容，面色潮红，巩膜黄染，心肺(-)，肝可摸及，有压痛。右腰部有一脓肿，直径10cm内均有红肿高突、灼热压痛，中心有黄脓头。诊断：痈。处方：白头翁4两，每日2两煎服。2天后，体温退至正常，疼痛大减，食欲增加，大便通畅，局部10cm内皮肤变皱皮，色变淡，中心流脓液极多，再服药2天，局部流极少脓水，黄疸消退，未再服药，逐渐收口而愈。(张仁宇《中医杂志》1966；2：38)

编者按　痈肿因热毒之邪侵于皮肉，使气血壅塞而成。治疗以白头翁清热解毒祛邪，故疗效良好。

射　干

【基原与药材】为鸢尾科植物射干的根茎。质坚硬，断面黄色，颗粒状。气微，味苦。以肥状、肉色黄、无毛须者为佳。

【用法与用量】内服：煎汤，3~6g；入散剂或鲜用捣汁。外用：研末吹喉或调敷。

【原文】《本经》：射干，一名乌扇，一名乌蒲。味苦，平，有毒。治咳逆上气，喉痹，咽痛，不得消息，散结气，腹中邪逆，食饮大热。生川谷田野。

《别录》：射干，微温，有毒。主治老血在心肝脾间，咳唾，言语气臭，散胸中气。久服令人虚。一名乌翣，一名乌吹，一名草姜。生南阳田野。三月三日采根，阴干。

【经方用药】 射干为苦而微寒之品，总括《本经》及《别录》所言主治有二：一是降气利咽；一是散热结。正如《本草经疏》所说："射干，苦能下泄，故善降；兼辛，故善散。故主咳逆上气，喉痹咽痛，不得消息，散结气，胸中邪逆。既降且散，益以微寒，故主食饮大热。"经方用射干者有2方。

1. 治咳逆上气 《金匮》云："咳而上气，喉中水鸡声，射干麻黄汤主之。"此证为寒饮闭肺所致。方以射干为君，与麻黄相配，可宣降肺气而平喘，与紫菀、冬花、半夏相配，可降气化痰止咳；与生姜、细辛、五味子相配，可散饮温肺止咳；大枣安中，兼以调和诸药，共奏宣肺降逆、化痰散寒之功。本方射干配大量温化之品，于是变凉散为温散。此证正与《本经》所载射干"治咳逆上气，喉痹咽痛，不得消息"相合，可见仲景用药不离《本经》，后世多将本品用于风热咳嗽、咽喉肿痛等证。现代药理学证明，本品确有消炎祛痰之功。

2. 治疟母 《金匮》治疗疟母的鳖甲煎丸中，亦有射干（即乌扇）。疟母是水、血与热互结而成，其用射干理气散结，以助清热行水化瘀之功。此即《本经》曰其"散结气，腹中邪逆"之功。后人借其散结之功，与连翘、夏枯草配合，治疗热气结聚的瘰疬结核等证。

【单方治验】

1. 喉痹 ①射干，细锉。每服五钱匕，水一盏半，煎至八分，去滓，入蜜少许，旋旋服。(《圣济总录》射干汤）②射干，旋取新者，不拘多少。擂烂取汁吞下，动大腑即解。或用酽醋同研取汁噙，引出涎更妙。(《医方大成论》)

2. 咽喉肿痛 射干花根、山豆根。阴干为末。吹喉。(《袖珍方》)

编者按 射干之根茎如花，故曰"射干花根"。喉痹之主症即咽喉肿痛。上述3则文献可知，射干治"喉痹，咽痛"有专功。

3. 乳糜尿 "射干治疗乳糜尿104例"在《中医杂志》1981年第5期刊出后，引起我们的重视。我地亦系班氏丝虫病高发地区，乳糜尿患者临床较多见，虽经多年观察摸索，疗效仍不够理想。1983年4月，我们开始用射干治疗乳糜尿，经3年的临床验证，确有较好疗效。现将1983年度所治的87例小结如下。①临床资料：87例中，男性57例，女性30例；年龄最大者71岁，最小者17岁；病程最长者17年，最短者2个月。大多呈间歇性发作。②治疗方法：病程长及体质壮实者，用射干20~25g，病程短及体弱者用12~15g，煎水适量，1日分3次服。病程长者，酌加川芎9g，赤芍12g；乳糜血尿者，酌加生地15g，仙鹤草15g。③结果：87例中临床治愈74例，占85.1%。门诊随访：3年未复发者41例，占47.1%；2年内复发者11例，占12.6%；3个月~1年内复发者22例，占25.3%。复发者，继服原方仍有效。④治例：蒋某某，男，57岁，农民。1983年6月19日初诊。1961年确诊为"丝虫病"，一直服用"海鲜生"。1963年发现阴囊象皮肿。1983年6月19日尿液化验：乳糜尿试验（+++），蛋白（+），红细胞（++）。脉沉迟，舌淡有齿痕、苔薄白微腻。药用：射干20g，川芎9g，赤芍12g。10剂。6月30日二诊：尿液转清。尿液化验：乳糜尿试验（-），蛋白（-），红细胞（+）。续服20剂。1986年3月随访未复发，阴囊象皮肿亦逐渐软化。(宋建华，等《中医杂志》1986；11：66)

原按 用射干治疗乳糜尿，古今本草书籍虽未载，但我地民间有此单方。用法是鲜者约10g，切细，与鸡蛋一个搅匀，再加糯米酒一小杯（约50ml），久蒸。日服3次，连服7天。疗效亦肯定。在服药期间须禁食肥肉、油煎鸡蛋。

4. 水田皮炎 取射干1.5斤，加水26斤，煎煮1小时后过滤，加食盐4两，用于涂洗患部。用前保持药液温度在30~40℃左右。观察253例，均有显著疗效，轻者涂洗1次，痒感即消失；重者翌日再洗1次，丘疹即逐渐缩小，潮红消退。(《广东医学杂志祖国医学版》1964；5：18)

编者按 射干性味苦寒，可降火解毒，散血消瘀。现代药理研究证明该药有抗微生物及消炎作用，尤其是抑制常见致病性皮肤癣菌有效。煎汤外洗法使药力直接作用于病灶。

白薇

【基原与药材】 为萝藦科植物直立白薇或蔓

生白薇的根。气微弱，味苦。以根色黄棕、粗壮、条匀、断面白色实心者为佳。

【用法及用量】 内服：煎汤，5~9g；或入丸、散。

【原文】《本经》：白薇，味苦，平，无毒。治暴中风，身热，肢满，忽忽不知人，狂惑，邪气，寒热，酸疼，温疟洒洒，发作有时。生平原、川谷。

《别录》：白薇，味咸，大寒，无毒。主治伤中淋露，下水气，利阴气，益精。一名白幕，一名薇草，一名春草，一名骨美。久服利人。生平原。三月三日采根，阴干。

【经方用药】《本草经疏》解析《本经》《别录》说："白薇，《本经》所主诸证，皆由热淫于内之所发。《经》曰，热淫于内，治以咸寒。此药味苦咸而气大寒，宜其悉主也。《别录》疗伤中淋露者，女子荣气不足则血热，血热则伤中，淋露之候显矣，除热益阴，则血自凉，荣气调和而前证自瘳也。水气亦必因于湿热，能除热则水道通利而下矣。终之以益精者，究其益阴除热功用之全耳。"白薇为苦咸而寒之品，功善清血中之虚热。《本经》及《别录》所载诸证，多为血虚所生之热而致，故《别录》概括曰："利阴气，益精"。

经方中仅竹皮大丸1方用此，亦取其清虚热耳。

《金匮》云："妇人乳，中虚，烦乱呕逆，安中益气，竹皮大丸主之。"此方主治为哺乳期虚热内扰而症见烦乱呕逆等。方用小量白薇、竹茹、石膏清虚热以安中，重甘（甘草七分）微辛（桂枝一分）以益气。方后云"有热者倍白薇"，可见白薇善于清虚热也。

《本草正义》对白薇功用特点认识的深刻而具体，引录如下："苦寒之药多偏于燥，惟白薇则虽亦属寒而不伤阴液精血，故其主治各病，多属血分之热邪，而不及湿热诸证。……凡阴虚有热者，自汗盗汗者，久疟伤津者，病后阴液未复而余热未清者，皆为必不可少之药，而妇女血热，又为恒用之品矣。"《要药分剂》将白薇功效概括为6个字："清虚火，除血热。"

梓白皮

【基原与药材】 为紫葳科植物梓的根皮或树皮的韧皮部。呈块片状，大小不等，多卷曲。外表栓皮棕褐色，皱缩，有小支根脱落的痕迹，但无明显的皮孔，栓皮易脱落；内表面黄白色，平滑细致，有细小的网状纹理；断面不平整，有纤维，撕之不易成薄片。以皮块大、厚实、内色黄者为佳。

【用法及用量】 内服：煎汤，3~9g。外用：研末调敷或煎水洗浴。

【原文】《本经》：梓白皮，味苦，寒，无毒。治热，去三虫。花、叶，捣敷猪疮。饲猪，肥大三倍。生山谷。

《别录》：梓白皮，无毒。主治目中患。生河内。又，皮，主吐逆胃反，去三虫，小儿热疮，身头热烦，蚀疮。汤浴之，并封薄散傅。嫩叶，主烂疮也。

【经方用药】 梓白皮首载于《本经》下品。本品苦寒，苦能燥湿，寒能清热，《本经》言其"治热"，当以"湿热"为是，经方麻黄连轺赤小豆汤可以为证。《伤寒论》云："伤寒，瘀热在里，身必黄，麻黄连轺赤小豆汤主之。"方中配有梓白皮。方中用麻黄、杏仁、生姜宣散郁热，热散湿孤则易于下行，且三药又具宣肺利水之功；用梓白皮与赤小豆、连轺清泄湿热而退黄；另用大枣、甘草护正补中，共奏散热利湿退黄之功。梓白皮在方中主要是利湿热，正如《本经逢原》所说："梓皮，能利太阳、阳明湿热，仲景麻黄连轺赤小豆汤主之。"

【单方治验】

1. 热病 治伤寒及时气温病，头痛，壮热，脉大，始得一日：生梓木削去黑皮，细切里白一升，以水二升五合煎，去滓，一服八合，三服。（《补缺肘后方》）

2. 肾炎性浮肿 梓根白皮、梓实（编者按：梓之果实）、玉蜀黍须。水煎服。（《四川中药志》）

编者按 以上两则文献使我们领悟到，经方麻黄连轺赤小豆汤中用梓白皮，很可能取其外解邪热、内利水湿两得之功。

第三章 祛 痰 药

本章13味药均以祛痰之功为主，兼有其他功效，分述如下。

1. 半夏 味辛（麻舌而刺喉）而温，燥湿化痰，降逆止呕，消痞散结，可用“开宣滑降”四字（张寿颐）总括之。《别录》曰半夏“堕胎”，因其“辛温有毒，体滑性燥，故堕胎也”（《本草经疏》）。经方有45首用半夏，可概括为6点功用，详见内文。

2. 皂荚 辛咸而温，辛散走窜，咸可软坚，善化顽痰，导滞除肠胃垢腻，并通关开窍。若“稠痰黏肺，不能清涤，非此不可”（徐大椿）。

3. 栝楼实 甘寒，润肺，化痰，散结，滑肠。主治痰热咳嗽，痰浊阻结之胸痹、结胸，燥结便秘以及痈肿初起等病。后世分为栝楼皮与栝楼子而区别用之，皮之与子功用大同小异，不过其子体润性滑，润肺滑肠之功更专。其根曰栝楼根（天花粉），于第二章清热药已述及。

4. 贝母 分浙贝母与川贝母，浙贝母又称象贝母，“象贝母味苦而性寒，然含有辛散之气，故能除热，能泄降，又能散结”（《本草正义》）。主治风热咳嗽，肺痈喉痹，瘰疬，疮疡肿毒等。川贝母苦甘微寒，清降散结化痰之功稍逊于浙贝，主治“虚劳咳嗽，吐血咯血，肺痿肺痈，妇人乳痈，痈疽及诸郁之证”（《本草汇编》）。“能散心胸郁结之气”（《本草别说》）。

5. 竹茹 甘而微寒，清热化痰，除烦止呕。“主治胃热噎膈，胃虚干呕，热呃咳逆，痰热恶心，酒伤呕吐，痰涎酸水，惊悸怔忡，心烦躁乱，睡卧不宁，此皆胆胃热痰之症，悉能奏效”（《药品化义》），并主妇人恶阻、胎动及产后虚烦者。

6. 杏仁 味苦性温，祛痰止咳，平喘，润肠。“凡仁皆降，故（杏仁）功专降气，气降则痰消嗽止。能润大肠，故大肠气闭者可用之。考杏仁之性似无辛味，似乎只有润降之功，而无解散之力，但风寒外束，肺气壅逆，不得不用此苦降之品，使气顺而表方得解，故麻黄汤用之，亦此意耳。桃仁、杏仁，其性相似，一入肝经血分，一入肺经气分”（《本草便读》）。经方用杏仁者20首，可概括为5点功用，详见内文。

7. 桔梗 苦辛性平，为“舟楫”之药，开提肺气，祛痰排脓。古人谓其“能引诸药上行，又载能以下气，其义何居”（《本草求真》）？“桔梗之用，惟其上入肺经，肺为主气之脏，故能使诸气下降”（《本草通玄》）。如此“升中有降”（《重庆堂随笔》）之功，正可解析桔梗可专入肺并能兼治它脏之病。中医整体观念，无处不在。尚须明确，桔梗“舟楫”之功，禁忌如下：“下虚及怒气上升者不宜”（朱丹溪）；“阴虚久嗽不宜”（《本经逢原》）；“火毒上升之宜清降者，亦不可用也”（《重庆堂随笔》）。桔梗有宜忌，诸药皆然。

8. 白前 辛甘微温，泻肺降气，除痰止嗽。“专主肺家，为治咳嗽降气之要药。……《别录》主胸胁逆气，咳嗽上气，甚至称其治呼吸欲绝（编者按：《唐本草》说：“主上气冲喉中，呼吸欲绝。”），可见其清肃肺家，功效卓绝”（《本草正义》）。

9. 紫菀 辛甘微苦、微温，润肺下气，消痰止嗽。紫菀“辛而不燥，润而不寒，补而不滞”（《本草通玄》），“虽曰苦辛而温，非燥烈可比，专能开泄肺郁，定咳降逆，宣通窒滞，兼疏肺家气血。……其温而不热，润而不燥，所以寒热皆宜，无所避忌”（《本草正义》）。

10. 款冬花 微苦略辛而偏温，润肺下气，化痰止嗽。冬花“顺肺中之气，又清肺中之血……如久嗽肺虚，尤不可缺”（《药品化义》）。其“主肺病，能开泄郁结，定逆止喘，专主咳嗽，性质功用，皆与紫菀绝似……寒热皆宜之例”（《本草正义》）。冬花与紫菀，前者善于止咳，后者善于化痰，经方将两药合用，恰到好处，且两药皆性味平和之品，肺病咳嗽之寒热虚实证皆可用之。

11．葶苈子 辛苦而寒，开泄肺气，逐水逐痰。其“专泻肺气，肺如水源，故能泻肺即能逐水。凡积聚寒热从水气来者，此药主之”（《本草经百种录》）。“故凡水气坚留一处，有碍肺降者，宜用之”（《本经疏证》）。老药新用，现代研究发现葶苈子有强心利尿作用，故以其辨证治疗心力衰竭所致喘促等症，取得良效。

12．桑（根）白皮 甘寒，泻肺利水。“专入肺，辛甘性寒，善入肺中气分，泻火利水，除痰泄气。……肺虚火衰水涸、风寒作嗽者，为切忌焉！……桑椹，甘凉色黑，治能除热养阴止渴，乌须黑发。……桑叶，清肺泻胃，凉血燥湿，去风明目”（《本草求真》）。此外，古人以桑白皮为线，“可以缝金疮”（《名医别录》）。

13．旋覆花 味咸性温，或曰“味甘苦辛”，下气行水，疏通脉络，消痰软坚。如此功效，疑为全草之效（旋覆花全草名为金沸草），非其“花”之专功。俗有“诸花皆升，旋覆花独降”之说，此说不合“物理自然之性”（《本草正义》）。《本经正义》曾辨析之，结论说：“惟其轻灵之性，流动不滞，自能流通气化而宣窒塞，固非专以升散见长。若但以逐水导湿为治，似不如兼用其茎叶较为近理。”总之，诸花质轻，轻扬之质，具疏散之性，此乃共性，但共性中又有个性，旋覆花之个性，乃善于疏通气血，非以“升散见长”。

综上所述，本章13味药虽然都有祛痰之功，而功力有大小，性质有不同，且有其他功用。诸如皂荚、葶苈子、桑白皮、白前，皆泻肺祛痰，特别前二味，其力更大，四味寒温之性质不同，用当区别。余药则祛痰力较缓，且有化痰功能者为多数，因之性味有所不同，故适应证有别，如湿痰者，宜半夏燥湿化痰；热痰者，宜栝楼实、竹茹清热化痰；燥痰者，宜贝母润燥化痰；紫菀、冬花性味平和，润肺化痰，适应证较广。另外，杏仁宣通肺气，桔梗开提肺气，旋覆花疏通血气。脾为生痰之源，肺为贮痰之器。痰浊中阻，脾失运化则心下痞，胃失和降而上逆则呕，故化痰之半夏并有消痞止呕之功；痰阻化热，痰热扰心则烦，故化痰之竹茹微寒之性又能除烦。痰浊上贮于肺，肺失宣肃，势必或咳或喘，故入肺祛痰之药多有止咳平喘功效，咳喘之治应辨其偏寒偏热之不同而选择适当的药物。此外，本章之杏仁、栝楼仁等质润药多兼有润肠作用。

半 夏

【基原与药材】 为天南星科植物半夏的块茎。质坚实，致密。纵切面呈肾脏形，洁白，粉性充足。粉末嗅之呛鼻，味辛辣，嚼之发黏，麻舌而刺喉。以个大、皮净、色白、质坚实、粉性足者为佳。

【用法与用量】 内服：煎汤，5~10g；或入丸、散。外用：研末调敷。

临床以半夏治呕吐、痞证及失眠，其剂量至关疗效，牛元起将清半夏的用量分为3类：①停饮呕逆用之9~15g，常与等量生姜并用。②心下痞甚，呕吐顽固或不寐证，用之30~60g，甚至达120g（久煎）。吴瑭就有“一两降逆，二两安眠”的论述。③阴虚气逆、脾虚生湿、胃气呆滞诸证，用之小量6~9g为治本药之佐使（详见内文）。编者辨证以半夏泻心汤为主方治（胃炎）痞满用半夏30g，治呕吐用半夏与生姜各30g（水煎后小量频服），皆疗效显著。

【原文】《本经》：半夏，一名地文，一名水玉。味辛，平，有毒。治伤寒，寒热，心下坚，下气，喉咽肿痛，头眩，胸胀，咳逆，肠鸣，止汗。生山谷。

《别录》：半夏，生微寒、熟温，有毒。主消心腹胸膈痰热满结，咳嗽上气，心下急痛坚痞，时气呕逆，消痈肿，堕胎，治萎黄，悦泽面目。生令人吐，熟令人下。用之汤洗，令滑尽。一名守田，一名示姑。生槐里。五月、八月采根，暴干。

【经方用药】《本草经疏》解析《本经》《别录》说：“半夏，柴胡为之使。辛温善散，故主伤寒邪在表里之间，往来寒热。苦善下泄，邪在胸中，则心中坚，胸胀咳逆；邪在上焦，则头眩；邪在少阴，则咽喉肿痛。《别录》亦谓其消心腹胸膈痰热满结，咳逆上气，心下急痛坚痞，时气呕逆，亦皆邪在上焦胸中之所致，故悉主之也。中焦者，足太阴之所治也，有湿有热，清浊不分则肠鸣，湿热胜则自汗，入足太阴故并主之。辛能散结，故消痈肿。脾家湿热，则面色萎黄，实脾、分水、燥湿，则前证俱除，面目因而滑泽矣。辛温有毒，体滑性燥，故堕胎也。”

半夏在汉代应用已十分广泛，经方中使用半夏者达42首，方后加减用之者3首，加起来45首。这正如《本经疏证》所说：“《本经》主治，惟‘止汗’一语，仲景无专方，余则悉相印合。”试分述如下。

1. 调中气治寒热 半夏在小柴胡汤中之功用虽为止呕，但其辛散调中之性亦助柴胡、黄芩宣泄伤寒半表半里之寒热，故《本经》曰治“伤寒，寒热”。余如大柴胡汤、柴胡桂枝汤等方中皆用半夏，则皆有宣泄寒热之用。

2. 散结气消痞满 半夏辛散质滑，善于散结气，消痞坚，除满胀。对寒热互结、痰气交阻于心腹胸膈部所致的诸症皆可治之。所以《本经》言半夏疗“心下坚”“胸胀”；《别录》言其善“消心腹胸膈痰热满结……心下急结坚痞”。例如：

（1）治小结胸病 《伤寒论》：“小结胸病，正在心下，按之则痛，脉浮滑者，小陷胸汤主之。”小结胸病为痰热互结于心下较轻浅者，故小陷胸汤以半夏与黄连、栝楼实相伍，辛苦寒温并用，以取清热祛痰开结之功。

（2）治心下痞、心下痞硬 方如《伤寒论》半夏泻心汤、生姜泻心汤、甘草泻心汤等3方，皆主治脾虚而寒热互结于中所致心下痞硬，均取半夏消痞之功。旋覆代赭汤中亦用半夏，主治“心下痞硬，噫气不除者”，乃因脾虚痰湿阻滞，胃气上逆所致。另外，《金匮》小半夏加茯苓汤治“卒呕吐，心下痞，膈间有水，眩悸者”。取半夏止呕、消痞、散饮之功，一举三得，方之精也。

（3）治心下坚满 《金匮》甘遂半夏汤治水饮久留所致的心下坚满。心下坚与心下痞不同，痞者为无形之气聚，坚者为有形之饮结，故该方以半夏配伍甘遂攻逐之。

（4）治腹胀满 《伤寒论》厚朴生姜半夏甘草人参汤主治“发汗后，腹胀满者”。此因汗后脾虚，气滞不通，壅而胀满。方取半夏合厚朴、生姜，宣通阳气，开结除满。

（5）治胸痹 《金匮》治“胸痹不得卧，心痛彻背者，栝楼薤白半夏汤主之”。方用半夏开胸中痰结痹塞。

3. 降胃气止呕吐 《本经》谓半夏能“下气”，《别录》说止“呕逆”。可知半夏具有降胃气而止呕吐之功。例如：《金匮》小半夏汤、生姜半夏汤治疗痰饮呕吐；半夏干姜散治中阳不足，寒饮内盛之“干呕，吐逆，吐涎沫”；大半夏汤治虚寒性“胃反呕吐”；干姜人参半夏丸治中虚胃寒之“妊娠呕吐不止”。《伤寒论》竹叶石膏汤配半夏则治伤寒余热未清，气阴两伤，胃气上逆之“气逆欲吐”。还有，《伤寒论》治“太阳与阳明合病，不下利，但呕者，葛根加半夏汤主之。”《金匮》中的竹叶汤方后云：“呕者，加半夏半升洗。”厚朴七物汤方后云：“呕者，加半夏五合。”这充分表明，半夏下气止呕有殊功。此外，《金匮》治疗奔豚气病的奔豚汤中用半夏，亦取其下气降逆之功。

4. 通腑气息肠鸣 《本经》谓半夏所治“肠鸣”之机制，《灵枢·五邪》篇解释曰：“邪在脾胃，阳气不足，阴气有余，则中寒肠鸣腹痛。”张仲景又称“肠鸣”为“雷鸣”，即腹中肠鸣，如雷之声。方如《伤寒论》生姜泻心汤、甘草泻心汤及《金匮》附子粳米汤证均有腹中“雷鸣”一症，而《金匮》论半夏泻心汤证又曰“肠鸣”。上述四方均用半夏配合他药通调胃肠之气，以治肠中雷鸣等症。

5. 化寒饮平喘咳 《本经》说半夏能疗“胸胀咳逆”；《别录》说能治“咳嗽上气”。因此张仲景将半夏广泛用于治疗咳喘之证。例如，《伤寒论》《金匮》治疗寒饮咳喘的小青龙汤、射干麻黄汤，治疗寒饮化热的小青龙加石膏汤、厚朴麻黄汤、越婢加半夏汤，以及治疗水饮内停，喘咳身肿的泽漆汤等，皆用半夏配合他药祛寒化饮，止咳平喘。

6. 祛痰饮治头眩 《金匮》痰饮病篇第38条曰：“……支饮者法当冒，冒者必呕，呕者复内半夏以去其水。”这说明，《本经》谓半夏所治之“头眩”，即由痰饮上蒙清窍所致之冒眩。还有，《金匮》小半夏加茯苓汤所治“眩悸”等症，亦痰饮为患，取半夏去水饮以治头眩等症。

7. 开痰结利咽喉 《本经》说半夏疗“喉咽肿痛”。张仲景治疗喉咽病用半夏者有4方，

①苦酒汤：主治痰火郁结而致咽喉生疮。《伤寒论》云："少阴病，咽中伤，生疮，不能语言，声不出者，苦酒汤主之。"②半夏散及汤：主治寒痰结于咽喉而致的"少阴病，咽中痛"。③半夏厚朴汤：主治痰气凝结于咽喉之证。《金匮》云："妇人咽中如有炙脔，半夏厚朴汤主之。"上述3个方证均属于痰阻咽喉，3方均用半夏涤痰开结，一属痰热且已溃破，故君以苦酒清热消毒敛疮；一属寒痰，故臣以桂枝散寒；一属痰气，故臣以厚朴通降气机。④麦门冬汤：《金匮》麦门冬汤主治肺胃阴虚，虚火上炎所致之"咽喉不利"。方中重用麦冬为君，甘寒之性，润肺养胃，并清虚火，辅佐小量半夏"止逆下气"，开结利咽，两药用量悬殊，方成知约也。

张寿颐总结说："后人知半夏为消痰主将，而《本经》乃无一字及于痰饮，然后知此物之长，全在于"开宣滑降"四字，初非以治痰专长，其所以能荡涤痰浊者，亦借其开泄滑下之作用。《本经》主治，皆就其力量之所以然者而诠次之。"以上分析，将半夏之长归纳为"开宣滑降"四字，明确了其要点，则上述诸多功效主治便都好理解了。

张寿颐还说："古无制药之法，凡方有半夏者，必合生姜用之，正取其克制之义。"张仲景使用半夏，除合用生姜外，多将半夏洗净直接入煎，或入丸散剂。现代临床用半夏多加以炮制，以减轻其毒性。但是，古今不少医家认为，半夏经过炮制，毒性是减轻了，可药效也减低了，故应沿用仲景用半夏之法，配合生姜用之，既解其毒，又协同增效。

【单方治验】

（一）内科病

1. 不寐

（1）戊子八月十八日。瑞，二十岁。……廿五日。燥证本属阴邪，误用大苦大寒，致伤胃阳，昼夜无眠，与胃不和则卧不安列之半夏汤。姜半夏二两，秫米二合，急流水八杯，煮取三杯，三次服。二帖。廿七日。燥证误服凉药，胃阳受伤，以致不食不饥，不便不寐，峻用半夏汤和胃，稍有转机，仍以和胃为要。云苓（半块半皮）五钱，姜半夏一两，秫米一合，广皮三钱，小枳实二钱，姜汁每杯冲三茶匙，煮三杯，分三次服。二帖。廿九日。胃不和，两用半夏汤和胃，已得眠食，腹中症瘕未消，微痛，脉弦，夜间身微热，七日不大便，小便短赤，与辛通苦降淡渗法。（《吴鞠通医案》）

（2）乙酉五月初一，李，四十八岁。其人向有痰饮，至冬季水旺之时必发，后因伏暑成痢，痢后便溏，竟夜不寐者多日，寒热饥饱皆不自知，大便不通。按暑必挟湿，况素有痰饮，饮即湿水之所化。医者毫不识病，以致如此。久卧床褥而不得起，不亦冤哉！议不食不饥不便不寐九窍不和皆属胃病例，与灵枢半夏汤令得寐再商。姜半夏二两，秫米二合，急流水八杯，煮取三杯，分三服。得寐为度。十一日：诸窍不和，六脉纯阴，皆痰饮为呆腻补药所闭。昨日用半夏汤已得寐而未熟，再服前方三帖，续用小青龙去表药加广皮、枳实以和其饮。盖现在面色黄亮，水主明也；六脉有阴无阳，饮为阴邪故也；左脉弦甚，经谓单弦饮，澼也。有一症必有一症之色脉，何医者盲无所知，吾不知伊一生所学何事，宁不愧死！姜半夏六钱，桂枝五钱，五味子二钱，炒白芍三钱，小枳实五钱，干姜二钱，炙甘草三钱，广皮三钱。甘澜水八杯，煮成三杯，分三次服。十八日：胃之所以不和者，土恶湿而阳困也。昨日纯刚大燥以复胃阳，今脉象较前生动，胃阳已有生动之机；但小便白浊，湿气尚未畅行，胃终不得和也。与开太阳阖阳明法。……（《吴鞠通医案》）

编者按　上述不寐二则，始因虽有所不同，但均由于误治，致伤胃阳，"胃不和则卧不安"。吴鞠通皆以《灵枢·邪客》篇半夏汤（亦称半夏秫米汤）治之而获效。此不外"治病必求于本"之大法。二则转方加味之法都活泼切实，可作为学者以小方灵活加味之规范。

2. 呕吐　痞证

（1）用姜半夏制成1∶1注射液，肌内注射，每次2ml。治疗各种呕吐，临床上可代替溴米那普鲁卡因注射液（爱茂尔）应用，有人认为其镇吐作用比"爱茂尔"强两倍多。未发现副作用。（沈阳药学院《发掘推广中草药》1970：17）

（2）半夏的用量对临床有重要影响，它关系到正确的配伍和治疗意图的实施。古文献中虽有一些示例，而深入研究、着重论述者不多，以致很少为人所注意。况古今衡器几番易制，南北气候、习惯有别，所以究竟如何掌握，实难断言。

笔者根据古人的用药比例，结合个人的诊疗实践，将清半夏的用量分为 3 类，用于临床，效果尚称满意，兹简介如下。

对于脾不化湿，酿痰停饮，胃逆呕恶诸证，一般可用 9~15g，如二陈汤、旋覆代赭汤、小陷胸汤等方。小半夏汤、半夏厚朴汤等一般也可用 15g，但其用量应与生姜互参，基本持平，不能明显高于生姜用量。因和胃化饮止呕是姜、夏相互为用，并非生姜佐半夏。旋覆代赭汤、厚朴生姜半夏甘草人参汤的姜、夏比例也应如此掌握。

对于心下痞结较甚，呕吐较顽固，逆气冲咽或不寐证，则应投以大量，30~60g，甚至达 120g（久煎）。吴瑭就有"一两降逆，二两安眠"的论述。治疗上述重症，不用大量不易显效。笔者有很多病例都是先用常量不效或不理想，原方加大清半夏用量而获显效的。所以只要认证准确，亦可径用大量，不会有副作用，而且能缩短疗程。笔者曾以温胆加秫米汤治疗家母三昼夜目不瞑，不思食，无所苦证；以半夏泻心汤治疗左某心下痞满，气闷为之俯仰证；以生姜泻心汤治疗王某家属痞满，肠鸣，泄利证（查为菌痢），都是径投清半夏 60g，其他药为一般量，一剂即获显效。当然，如果把握不大可先少用，不效再加量，也是可行的，而且较为稳妥。

对于阴虚气逆、脾虚生湿、胃气呆滞诸证，应以半夏为佐、为使，宜投小量 6~9g。如麦门冬汤、六君子汤等。尤其是肺胃阴虚者，其用量当宁小勿大。笔者上述所言用量，仅是个人的肤浅体会，而且受所处地域之限。在此仅供参考。临床还当因人、因地、因时具体掌握。（牛元起《中医杂志》1986；10：67）

编者按　《本经》说半夏能"下气"，《别录》云能疗"呕逆"，仲景据此使用本品降胃气而疗呕哕之证，但临床运用时应据呕吐之寒热虚实的不同病机，灵活运用。现代药理研究证明半夏为有效镇呕之药，无论是妊娠呕吐，还是胃炎呕吐都有良好的治疗效果。

牛元起对半夏运用的经验诚为可贵，读者应学习之，应用之。

（二）妇科病

1. 乳痛

（1）吹奶肿痛　半夏一个，煨研酒服，立愈。（《本草纲目》第十七卷"半夏"附方）

（2）吹奶肿痛（半夏）以末，随左右嗜鼻效。（《本草纲目》第十七卷"半夏"引《刘长春经验方》）

编者按《医学启源》谓半夏"消肿散结"，故对吹奶肿痛有一定疗效。有报道用生半夏 3~6g，葱白 2~3 根，捣烂揉团塞于患乳对侧鼻孔，日 2 次，每次半小时，治疗急性乳腺炎 72 例，多数见效。

2. 恶阻（妊娠反应）　生半夏为未经任何炮制的，仅拣去杂质，筛去灰屑的干燥半夏。半夏之毒副反应为诸家本草所载，如《别录》《本草纲目》《药性论》等；近年在《南方主要有毒植物》中说："半夏，全草有毒。"半夏生用有毒，生姜能制其毒，所以凡用半夏多以姜制，名曰姜半夏。故一般医者皆以制半夏入药，以用于胃寒呕吐或痰湿咳嗽之证。至于妊娠，则半夏（即使制半夏）属禁忌之例。然而笔者曾效法名医经验，治胡某之恶阻就用生半夏 10g 加入辨证复方中而见功效。（董汉良《中医杂志》1993；6：377）

编者按　早在《别录》中就明确记载半夏有堕胎之弊。然后世医家在临床应用时将半夏用于妊娠恶阻者不少，且疗效确切，究其原因有二，一是半夏入煎剂经常规煎煮后毒性得以消除；二是用于妊娠恶阻者，多与生姜等药物相伍而用，在共同煎煮过程中半夏之毒性被解，此乃用于妊娠恶阻不但有效而且安全之原因所在。

（三）头面五官与外科病

1. 面上黑气　半夏焙研末，米醋调敷，不可见风。不计遍数，从早至晚如此三日。皂角汤洗之，面莹（编者按：喻颜面白腻、光华美好之貌）如玉也。（《串雅内编》）

编者按　《本草纲目》有此记载。面上黑气包括面垢、黑斑等症。半夏含有挥发油、生物碱以及亚麻油酸，外用有轻微刺激作用。为面，醋调，可除面部污斑、小疮、赤疹，使肌肤光泽。

2. 牙痛　生半夏 1 两，捣碎，置于 90% 酒精 3 两中，浸泡 1 日后即可使用。用时以棉球蘸药液塞入龋齿洞中，或涂擦痛牙周围。治疗 100 余例，95% 以上患者均有效果。（《江苏省中草药新医疗法展览资料选编》1970：118）

3. 急慢性化脓性中耳炎　生半夏研末溶于米酒或 50% 酒精中（1 份半夏，3 份酒精），浸泡 24 小时以上，取上层澄清液滴耳。用时先用双氧水洗涤外耳道，然后滴入药液数滴，每天 1~2

次。据10例观察，对急性中耳炎效果较好，一般1~2天见效，1周内可治愈。(《广州新医药通讯》1971；4~5：21)

4. 重舌木舌　急性咽喉病

(1)重舌木舌，肿大满口　半夏煎醋，含漱之。(《本草纲目》)

(2)近两年，我们应用苦酒汤改良剂型治疗急性咽喉病53例，取得了良好疗效，现简介如下。①苦酒汤制备：取半夏24g，加水400ml，煎30分钟去渣，将药液浓缩至100ml，加入陈醋100ml，混匀，装瓶备用。每瓶100ml，可在室温下保存1周。②用法：取药液100ml，加开水80ml，再加入蛋清2~3个，调匀得药汁200ml，含一口缓缓咽下，不拘时，频频含咽，一日尽剂，一般1剂见效，3剂痊愈。③注意事项：药液温度不宜过高，微温即可，以免蛋清凝固，影响疗效；现用现配制，以免变质；含服一口缓缓咽下，以便药物直达病所，药效持久，疗效较好。(王淑珍，等《河南中医》1998；5：319)

原按　*苦酒汤出自《伤寒论·少阴病》篇。本人临床上常用来治疗急性咽喉病，如咽部生疮、糜烂、声嘶、失音而证属痰火互结者，以及异物刺伤咽喉、食管，日久不愈，伤处糜烂肿痛化脓者，效如桴鼓，一剂见效，3剂痊愈，疗效极佳。*

5. 癣　刘某某，男，25岁。项后耳边，患癣疮二处，经久不愈。初起很痒，抓时落白屑，4天后，患部蔓延如钱大，起红圈。曾内服及外敷方法，时瘥时愈，已有3年，缠绵不愈，后耳侧又发一处，用鲜土大黄根擦搽，亦无效，经用鲜生半夏加醋三四滴，置碗底内磨取汁，擦搽患部，一日3次，7天痊愈。(曹慎成《浙江中医杂志》1960；4：189)

6. 结核性瘘管　生半夏外用治疗结核性瘘管有良效。余在30年的医疗生涯中所见此病不鲜，均采用生半夏外治法，方法简便，疗效满意，药简价廉。①治疗方法：生半夏10g研细末，加面粉适量，用冷开水调制成索状药捻，用时将疮面用生理盐水或冷茶清洗干净，然后将药捻缓缓插入瘘道至深部，外用纱布固定，隔日换药1次至脓液净、疮面愈合为止。②注意事项：保持瘘道通畅，药捻不可做得太粗，塞得不能太紧；药捻一定要插到瘘管根部；如遇脓腔太大，可用药粉加凡士林纱条塞入腔内，隔日换药1次；配合抗痨药物治疗原发病灶，以杜再发。③治例：颈部结核性瘘管。患者王某某，女性，36岁，已婚，怀宁小市人。1989年1月发现右侧颈部一瘰核，经外科手术切除，同年五月左侧颈部又生一蚕豆大小瘰核，经某医院检查确诊为颈淋巴结核。注射链霉素，内服异烟肼（雷米封）、利福平，仍未消散。九月份瘰核破溃，流出脓液，经当地医院换药月余，疮面脓液如故，遂来我科要求中医治疗。症见：左侧颈部一疮面约1.0cm×0.8cm大小，有脓液浸润，稍按即流出大量清稀脓液，边缘整齐微红，经用上法治疗20余天，脓液净，疮面愈合。随访至今未发。(程逸君，等《安徽中医临床杂志》1985；2：46)

原按　*余用生半夏研末外治结核性瘘管，是取其以毒攻毒、化痰祛脓之功，冀达到祛腐生新之效。此法疗效可靠，屡治屡验。*

7. 外伤面部红肿　颜面部外伤是常见的外伤之一，最易引起红肿青紫，不但疼痛，而且影响美观。常用活血化瘀药物治疗，红肿青紫消退时间长。笔者应用祖传验方，将生半夏研细，冷开水调敷，治疗跌打损伤引起面部红肿青紫，尤其眼眶周围青紫疗效显著，平均3~4天可愈。比一般治疗时间缩短2/3，深受广大患者欢迎。治疗方法：生半夏研细末，冷开水调成糊状涂于患处（已破创面勿敷）。半夏糊干后时时用棉棒蘸冷开水湿润之，每日3~4次，夜间敷药不必洗净，一般3~4天可愈。(金裕德《中医杂志》1996；7：399)

原按　*半夏辛温行散，外敷可消痈疽肿痛，单用生半夏治疗外伤红肿青紫疗效显著，且敷后即感清凉舒适。眼眶周围易因碰撞引起青紫，消退缓慢，用生半夏粉外敷既经济又简便。笔者治疗几十例未发现副作用，临床收到良好的效果。*

8. 鸡眼　半夏研末敷于患部。用药前洗净患处，消毒后用手术刀削去鸡眼的角化组织，呈一凹面，然后放入半夏末，外贴胶布。经5~7天后，鸡眼坏死脱落，生出新生肉芽组织，再过数日即可痊愈。治疗30余例未见复发。(《中级医刊》1965；7：455)

附文

近代名医张锡纯“半夏解”

半夏味辛，性温，有毒。凡味辛之至者，皆禀秋金收降之性，故力能下达为降胃安冲之主药。因为其能降胃安冲，所以能止呕吐；能引肺中、胃中湿痰下行，纳气定喘；能治胃气厥逆、吐血、衄血。惟药房因其有毒，皆用白矾水煮之，相制太过，毫无辛味，转多矾味，令人呕吐，即药房所鬻之清半夏中亦有矾，以之利湿痰犹可，若以止呕吐及吐血、衄血，殊为非宜。愚治此等证，必用微温之水淘洗数次，然后用之，然屡次淘之则力减，故须将分量加重也。

愚因药房半夏制皆失宜，每于仲春季秋之时，用生半夏数斤，浸以热汤中，日换一次，至旬日，将半夏剖为两瓣，再入锅中，多添凉水煮一沸，速连汤取出，盛盆中，候水凉，净晒干备用。每用一两，煎汤两茶盅，调入净蜂蜜二两，徐徐咽之，无论呕吐如何之剧，未有不止者。盖古人用半夏，原汤泡七次即用，初未有用白矾制之者也。(《医学衷中参西录》)

编者按 半夏本为止呕吐主药，临床辨证用之却疗效不佳者，因炮制不当之故也。张氏自行变通炮制法可资参考。亦可于应用时将生半夏适当炮制，或以生姜辅佐之，以发挥半夏本来之功效。

结 语

半夏性味辛，温，有毒。归脾、胃、肺经。具有燥湿化痰、降逆止呕、宽中消痞、下气散结之功效。因其有温燥之性，能燥湿祛痰而止咳，故被推为治湿痰之要药，而用于脾湿不化，痰涎壅滞所致之痰多、咳嗽、气逆等症。其既能燥湿化痰，又能降逆和胃，尤长于治寒饮呕吐，故可用于各种原因所致胃气上逆之呕吐，如胃热呕吐、胃虚呕吐、妊娠呕吐、眩晕呕吐及失眠等。其有辛散消痞、化痰散结之功，故可用于胸脘痞闷、梅核气及瘿瘤、痰核、痈疽肿毒等。外用可治痈疽发背、乳疮及面部青紫肿痛等。

现代药理研究证实半夏具有镇咳、镇吐作用，故可用于咳嗽、呕吐之病。

皂 荚

【基原与药材】 为豆科植物皂荚的果实。干燥荚果呈长条形而扁，或稍弯曲。表面不平，红褐色或紫红色，被灰白色粉霜，擦去后有光泽。两端略尖，基部有短果柄或果柄断痕，背缝线突起成棱脊状。质坚硬，摇之有响声。剖开后呈淡黄色，内含多数种子。种子扁椭圆形，外皮黄棕色而光滑，质坚。气味辛辣，嗅其粉末则打喷嚏。以肥厚、饱满、质坚者为佳。

【用法及用量】 内服：研末或入丸剂，1~1.5g。外用：煎汤洗、捣烂或烧存性研末敷。

【原文】《本经》：皂荚，味辛，咸，温，有小毒。治风痹，死肌，邪气，风头，泪出，利九窍，杀精物。生川谷。

《别录》：皂荚，有小毒。主治腹胀满，消谷，破咳嗽囊结，妇人胞下落，明目，益精。可为沐药，不入汤。生雍州及鲁邹县。如猪牙者良。九月、十月采荚，阴干。

【经方用药】 皂荚为辛咸温之品，辛散走窜，咸可软坚，后世多用之化顽痰，导滞除垢、通关开窍。经方仅皂荚丸1方用之，亦取其利窍涤痰之功。

《金匮》云："咳逆上气，时时吐浊，但坐不得眠，皂荚丸主之。"此为痰浊壅盛，肺气不得宣降而咳嗽喘息，频频吐出黏稠的浊痰，不得平卧。由于痰壅气闭之势甚，故用除痰峻猛之皂荚丸，宣壅导滞，利窍涤痰。皂荚丸只有皂荚一味药，由于皂荚药力峻猛，故用酥炙蜜丸，枣膏调服，以缓其峻烈之性，并兼顾脾胃，使除痰而不伤正。

【单方治验】

（一）内科病

1. 便秘 攒宫有一老人患风秘，八九日不通。有木匠授以此方，只一服见效。用不蛀皂角，当中取一寸许，去黑皮，以沸汤半盏泡，上用盏盖定，候温服之，先备少粥，通后即食。(《是斋方》)

编者按 皂荚异名长皂角、大皂角。现代药理研究证实，皂荚对局部黏膜的刺激作用可使分泌物增加，故可起到润肠通便的作用。

2. 癃闭 一人小便不通，服诸药不效。予曰：膀胱者，州都之官，津液藏焉，气化则能出矣。今秘而不通者，气之滞也。用大皂角炒焦研末，蜜丸，桐子大，白汤送下，七丸即愈。(《医学传心录》)

编者按 癃闭的主要临床表现是小便点滴而下，或点滴全无。亦属临床急症之一。如果失治、误治，病情可转为严重，甚至死亡。其治疗应根据"腑以通为用"的原则，着重于通，但通之之法，又当依病因的不同而分别施治之。皂角辛开温通，具有良好的通窍开闭利小便作用，适宜于气机壅滞、三焦气化不利的癃闭之证。

3. 喘证 予于宣统二年，侍先妣邢太夫人病亲见之。先妣平时喜进厚味，又有烟癖，厚味被火气熏灼，因变浊痰，气吸于上，大小便不通。予以皂荚丸进之。长女昭华煎枣膏汤，如法昼夜四服。以其不易下咽也。改丸如绿豆大，每服五丸。凡四服，次晨而大小便通，可以去被安睡矣。(《经方实验录》)

编者按 本例虽为喘证，实为肺与大小肠合病所形成的恶性循环。然其病机关键在于痰浊阻塞，肺气不得宣降所致，故用皂荚丸祛痰利窍，宣壅导浊。肺气宣降，大小便自通，喘证得以治愈。

4. 咳喘（慢性气管炎　肺气肿　支气管扩张） 梁某，男，48岁。自述咳喘20余年，伴气短胸闷，咳痰胶黏难出3年，近1年来用常规祛痰平喘药无明显疗效。西医诊断为：慢性支气管炎，合并肺气肿、支气管扩张。予酥炙皂荚粉每次1g，每日2~3次口服。当晚即咳嗽加重，吐痰增多，先为块状胶黏痰，后逐步变为稀痰，吐痰最多时半日盈碗。渐感胸中豁亮、清爽。复用常规祛痰平喘药而显效。(刘文汉治验)

编者按 皂荚主要成分为皂苷，而皂苷具有使痰液结构松弛、间隙增大、水分易渗透，而使痰液变稀以起化痰作用，并能间接地促进呼吸道黏液的分泌而产生祛痰作用。因此，痰液成为主要病理因素时，皂荚是最理想的选择。

5. 喘证　失音 皂荚有大小之分，笔者临床常用小者，即俗称之“猪牙皂”。笔者运用牙皂之临床经验，与本草文献记载颇有出入，兹分别举例介绍于下。

（1）降气平喘　牙皂有较强的祛痰作用为众所周知，笔者则发现其降气功能亦大可赞赏。曾治一妇产后喘促，咳逆息涌，不能平卧，已经3日许。该妇宿有肺结核、支气管炎。诊见舌红绛无苔，脉弦细而促。阴虚显然，痰涎又盛。前医诊断不误，处方亦基本合拍。其方为光杏仁10g，川贝6g，炙桑皮10g，苦桔梗10g，炙紫菀10g，炒苏子10g，炙橘红10g，南北沙参各15g，鲜石斛24g。迭进3日无效。必因方中降气之力不足，而桔梗亦兼升提太过。喘之盛由于痰之涌，痰之涌由于气之逆，治痰先治气，古有明训，遂于原方中去桔梗，加炙牙皂5g，午后3时许进药，7时后喘咳渐平而得平卧，一觉睡至次日天明，病去大半。续进2剂。除偶有一二声咳嗽外，余恙全蠲。前医方中非不除痰，而竟无效者，盖痰涎壅盛之际，非降其气不可。牙皂降气力宏，又能祛痰，故一旦加用，即获捷效。

（2）祛腻开喑　感冒后表邪未除，食用荤腥油腻之物，尤其是甲鱼、鳗鱼、鳝鱼等高蛋白食物，导致失音，使用一般的解表、宣肺、化痰、清热、补肺、滋肾诸法，很难奏效，必于辨证施治方中加用炙牙皂，始克有济。如治一男性壮年患者，失音已达3个月之久。初起系感受风寒，不慎房事，嗓音不亮，自认为虚而进食甲鱼及鳗鱼各500g左右，遂至完全失音。曾经中西药物治疗，迄无寸效。诊得脉弦偏滑，舌苔正常。此属痰热阻络，金实不鸣。拟方用苦桔梗5g，生甘草5g，薄荷（后下）5g，净蝉蜕5g，栝楼皮10g，制半夏10g，小川连3g，丝瓜络10g，木蝴蝶3g。服3剂效不显，细询病史，始知前情，遂于上方中加炙牙皂5g。3剂后音始出，续进4剂痊愈。(方春阳《中医杂志》1995；6：325)

原按 牙皂性雄力猛，使用剂量不宜过大；要用蜜炙透，否则容易引起呕吐。

编者按 李时珍谓皂荚：“味辛而性燥，气浮而散。吹之导之则通上下之窍……。”本例用于失音未用吹导之法而用汤剂见效者，仍缘其具有开窍利窍之功也。

6. 眩晕　咳嗽　中风 书载皂荚有祛痰除浊、通窍解毒之功，但世人少而用之。其虽有小毒，然余临床数十年，常用皂荚10g加入复方中治疗痰浊中阻眩晕、痰浊阻肺咳嗽、阴闭痰壅中风等各类证候。用皂荚加入复方中来祛痰辟秽化浊，其效绝非一般，见效神速，疗程缩短，与未用情况下相比，疗效截然不同。临床见有痰湿困脾、痰涎壅盛之各类证候，多可用之，临床曾连服3个月而未见有偾事现象，也是业师临床经验所授，供同道验证。(沈妙福《北京中医》1997；2：39)

编者按 皂荚所治上述病证虽不相同，但其病机均属痰浊闭阻所致，故据其病机，于复方中加入皂荚，取其祛痰除浊、通络解毒之功而获良效。这体现了中医异病同治原则的正确性。

7. 呃逆（膈肌痉挛） 皂荚，古有用其治头风头痛，暴发欲死者。《余居士选奇方》有“长皂荚一挺（去皮、弦、子）切碎，蜜水拌微炒，研为极细末。每用一、二厘吹入鼻中，取嚏”的记载。呃逆是不自主的膈肌痉挛，引起呼吸肌收缩，在收缩终了时，声带突然关闭而发出声音，并可以看到膈肌的活动，皂荚的止呃作用主要是皂苷对鼻黏膜的强烈刺激，通过神经反射引起喷嚏连连，膈肌痉挛的恶性循环被打破，遂使呃逆顿止。

如治张某某，男，49岁。住院号：309335。患者于1988年11月在我院行食道下段溃疡切除术。术后两年病情平稳。1991年6月初感冒后出现呃逆，间断发作，夜间尤甚，经多种方法治疗无效，遂于7月2日入院。刻下症：呃逆频作，声不响亮，并感气闷不舒。曾接受气功治疗，呃逆停止1周后再发，再次接受气功治疗无效，并先后用西药甲氧氯普胺（胃复安）、多潘立酮片（吗丁啉）、哌甲酯（利他林）等，服用和胃降逆止呃的中药以及针灸、耳压、推拿等治疗均未效，遂改用皂荚治疗。方法：取生大皂角1个，除去褐色硬皮，捣碎研细过筛。手指拈鼻吸皂荚粉末，以嚏作为度。患者手指拈鼻吸药粉不到3分钟，喷嚏连作，呃逆顿止。3天后复发，再嗅再止，后用中药配合调理收功。

再如文某某，女，32岁。病人5天前无明显诱因突发呃逆，频作不止，呃声低弱，欲呕不止，昼夜不停。遂来我院急诊留观。经神经内科、消化内科等会诊，诊为“神经性顽固性呃逆”。给予甲氧氯普胺（胃复安）、哌甲酯（利他林）等治疗3日未效，遂就诊中医。刻下症：呃声连连，沉闷微弱，但膈肌活动幅度较大，数日未眠，精神疲惫。取生大皂角1个研粉，手指拈鼻吸之；并指压左耳枕顶部穴。几分钟后，喷嚏大作。呃逆顿止。后用四七汤加减以巩固疗效。1周后来诊述药后呃逆一直未作。（仝小林，等《中医杂志》1995；7：389）

原按 呃逆的原因可分为局部性及全身性两种。本法适用于食道及胃部病变所致者及神经性呃逆。中枢性疾病，以及有出血倾向的消化系统疾病所致者不宜应用。本法对顽固性呃逆有立竿见影之效，再发再用仍有效，但毕竟是治标的权宜之计，对有器质性病变者仍应寻找病因。皂荚粉末对鼻黏膜刺激极强，手指拈鼻吸即可取嚏，不必“吹入鼻中”。

8. 心悸（阵发性心动过速）昏厥

（1）阵发性心动过速 单味皂角，生研细粉，约0.3g，吹少许入鼻中，搐鼻取嚏。治疗多例窦性心动过速和室上性心动过速而见痰浊壅闭证者，即刻病情缓解。

（2）卒然昏厥 皂荚、南星等量研粉备用。用于中暑或中风卒然昏厥，不省人事，或癫痫抽搐。取少量喷鼻取嚏，取效甚捷。（吕桂兰《中国中医药报》1999年3月31日）

（二）头面五官病

1. 面瘫（面神经麻痹）

卒中风口㖞 大皂荚一两（去皮、子，研末下筛）。以三年大醋和，左㖞涂右，右㖞涂左，干更涂之。（《千金方》）

本人多年来取皂荚散吹鼻孔治疗面神经麻痹每应手取效。处方：取大皂荚若干（文火炙干），研极细末（装瓶密封备用），临用时苇茎筒装药少许吹鼻孔内。向右歪吹左鼻孔，向左歪吹右鼻孔，早晚1次，10天内有效。此方为祖传秘方，从1970年起，治疗百余人无不应手。例如：朱某某，女，20岁，农民。因夏天炎热睡在窗口下，次日早上嘴歪向左方，右眼不能合，流泪，嘴角流口水，吃饭不便。经数医治疗10余日无效（用药不详）。愚用皂角散吹鼻孔，1日2次，7日痊愈。（娄启明《中医杂志》1995；6：326）

编者按 皂荚具有祛风除痰、通窍开闭之功，故对于风痰阻闭经络所致面神经麻痹者，采取外用或搐鼻取嚏之法，均可获良效。

2. 耵聍栓塞 取皂荚1两，掰成1寸长的小段，加水4000ml，文火煎取2000ml，过滤，加防腐剂。用于滴耳，每次2~3滴。治疗500余例，快者可使耵聍在2~3小时内软化，当天能够冲洗；最慢者3~4天亦可软化溶解。（《中药大辞典》）

编者按 现代药理研究证实皂荚有局部黏膜的刺激作用，使分泌物增加，故而利于耵聍之软化和排除。

3. 鼻鼽（过敏性鼻炎） 现代药理研究表明，皂角所含的皂苷有降低表面张力、刺激局部黏膜、促使局部黏膜血循环的作用，并有抗菌消炎之功效。早在《丹溪心法附余》记载“通关散吹少许入鼻取嚏”，其通关散中就有皂荚。受其启迪，笔者20年来应用皂荚治疗过敏性鼻炎，疗效甚佳。其方法是：用皂荚研末，取少许吹入鼻中，同时，用皂荚末与食醋调成膏，取豆粒大小敷于双侧鼻旁迎香穴，早晚各1次。用药5分钟后，病人感觉鼻部微胀，嚏频作，鼻腔内分泌物较用药前增多。约5~10分钟后症状自然消失，诸恙悉除。一般7天为1个疗程，两疗程左右即可痊愈。第2年入冬后预防性治疗两疗程，以巩固其疗效。鉴于过敏性鼻炎病人甚多，尤以冬季为重，遇冷即发，时好时坏，日久不瘥，应用此法治疗效佳且方便，深受患者的欢迎。如治白某，男，35岁，工人，鼻鼽遇冷加重10年。自述经常鼻痒、鼻塞、喷嚏连作，清涕似水，遇寒冷加重，得温则舒，冬季更甚，平素易汗出，鼻干咽燥，嗅觉减弱，诊断为过敏性鼻炎，曾服苍耳子散、马来酸氯苯那敏片（扑尔敏）等药物治疗，效不显。以皂荚粉治疗两疗程，症状消失，第2年入冬后又预防性治疗两周，随访2年未见复发。（管淑兰《中医杂志》1995；6：327）

4. 头痛（血管神经性头痛） 笔者近年多用皂荚治疗血管神经性头痛，中医辨证属风痰上扰者，确实效佳。在收治的病例中，风痰头痛较多见，而且多是经久不愈者，西医均诊为血管神经性头痛。每因劳累、紧张、恼怒而诱发，其特点是头痛昏蒙，多伴有恶心呕吐，食欲不振，喜叹息，畏寒肢冷，舌紫暗边有瘀点、舌苔白或腻浊，脉沉弦。共治13例。①治疗方法：取皂荚3g（去皮、籽），切碎，蜜水拌，用文火微炒黄，研为细末，每用0.1~0.2g，吹入鼻腔或和水点鼻腔内，每隔4小时吹或点鼻1次。一般左侧头痛者点右鼻腔，右侧头痛者点左鼻腔，双侧痛者点双侧鼻腔。内服药：皂荚3g，僵蚕3g，川芎3g。水煎服，日1剂，分日2次温服（常规煎药法）。12天为一疗程。②结果：治愈9例，有效2例，无效2例。轻者一般用药后十几分钟后痛止，重者几十分钟痛减。鼻腔吹药或点药后主要反应为打喷嚏、流鼻涕，停药后自然消失。治愈患者随访1年无复发。③治例：李某，女，40岁，1991年6月8日初诊。反复偏头痛10余年，近半年加重，西医诊断为血管神经性头痛。两侧太阳穴及巅顶疼痛剧烈难忍，疼痛部位血管有搏动感，伴恶心呕吐，常吐痰涎，畏光，眼眶及眼球胀痛，神疲乏力，畏寒肢冷，纳呆，胸脘满闷，腹泻，烦躁头眩，性情急躁易怒，失眠，手指略感麻木，舌淡有瘀点、苔白腻，脉弦滑。常因劳累、紧张、睡眠不足而发病，轻则一天缓解，重则2~3天。曾服止痛片、谷维素、麦角胺等西药，未能治愈。平时靠服止痛片维持。治疗：外用皂荚点鼻配内服汤剂，1剂后，头痛呕吐明显减轻，再守原方加吴茱萸3g，服3剂后，诸症消失，随访1年未复发。（韩雪梅，等《中医杂志》1995；7：391）

编者按 早在《本草纲目》即记载：“卒病头痛，皂角末吹鼻取嚏。”皂荚性味辛温，微毒。功善祛风痰。《本经逢原》曰：“用治风痰，牙皂最胜。”现代药理研究也证实了皂荚的祛痰作用。皂荚与僵蚕配伍息风祛痰；皂荚与川芎配伍通经祛痰。诸药合用共奏祛顽痰、息风通络之功。

（三）其他病

1. 肺风粉刺 粉滓面（黑干）。皂角子、杏仁等份，研匀，夜以津和，涂之。（《本草纲目》第三十五卷“皂荚”引《圣惠方》）

编者按 皂角子性味辛温。《千金方》中记载以皂角子取仁作末敷之，可治一切疔肿，有祛风消肿作用。杏仁苦温，有毒。《本草纲目》称其“杀虫，治诸疮疥，消肿，去头面诸风气皶疱”。据现代研究，杏仁油中含有氢氰酸，外涂于皮肤上，可产生局部麻醉作用，因而有止痒、止痛作用，杏仁油还有驱虫、杀菌作用。

2. 便毒痈疽 皂角（用尺以上者）一条，法醋煮烂，研成膏，敷之。（《仁斋直指方》）

3. 足癣 带状疱疹 湿疹性皮炎 丹毒 痱子 风癣疥癞 皮肤麻木等 用鲜皂荚外用可治疗多种皮肤病。

（1）足癣 取鲜皂荚150g，切碎，用1200ml温开水浸泡24小时。每日将患足浸洗5~6次，每次15~20分钟，一般3~5天即可痊愈，若内热重，大便干燥者，可配合生大黄10g，泡水内服。

（2）带状疱疹 取鲜皂荚100g，切碎，温开水300ml浸泡12小时，用消毒棉球蘸涂患处，每日5~6次，直至痊愈为止。

（3）湿疹性皮炎 取鲜皂荚100g，切碎捣烂，用温开水100ml，醋20ml调匀，密闭3小时，即可用消毒棉球涂敷患处，1日3~4次，直至痊愈为止。

（4）丹毒 取鲜皂荚100g，煎水200ml，加入冰片3g。用消毒棉球蘸此药液涂患处，日数次。

（5）痱子　取鲜皂荚100g，煎水，涂擦患部，日数次。然后再用滑石粉扑患处。此外，皂荚外用还可治疗漆疮、稻田性皮炎、酒渣鼻、毒虫伤等。（杨德明《新中医》1995；1：44）

编者按　《马敬思自得录方》记载："治风癣疥癞或皮肤麻木，死肌，风痹顽皮等证：大皂荚二十条（去皮、子、弦）。切碎，水十五碗，熬成稠膏。每日用少许搽患处；再以十茶匙枸杞子汤调服。"以上所述可知皂荚治皮肤病的广泛用途。

4. 疳积　虫证　泄泻　皂荚，味辛咸，性温，有毒。入肺与大肠经。为强烈的祛痰药，并有开窍搜风的功用。外用主治中风，不省人事，口噤不开。内服主治痰多，阻塞气道，咳嗽多痰，痰白黏难出者，以及腹中痰积结聚成块而生癥癖者。笔者在临床上采用皂荚散治疗几种小儿常见疾病效果显著。皂荚散又名肖氏黑末药，系当地流传的治疗小儿疳证的秘方，由单味皂荚炮制而成。制作方法：取干燥、皮厚、质硬光滑、深褐色、无虫蛀之皂荚，刷净泥灰，切断，放入铁锅内，先武火、后文火煅存性，剥开荚口，以内无生心为度。煅后放在干净地上，除其火毒，防止炭化，碾细为末，过80目筛，瓶装备用。用量，1~2岁每日1g，3岁及3岁以上每日2g。用糖拌匀吞服。现分别介绍如下。

（1）治疳积　皂荚味辛能行，善消乳积谷食所致之疳积，既能升发胃气，又能通肺及大肠气，辅以食糖，甘以补中，使之健脾益气，二者合用醒脾开胃，升清降浊，缓中健运。如患儿吴某某，女，5岁。因纳呆厌食5个月，身体日渐消瘦，经多方治疗，终未见好转。症见面黄肌瘦，毛发稀疏，精神萎靡，困倦喜卧，纳呆厌食，脘腹胀满，手足心热，烦躁不宁，大便干结，小便黄浊，舌质淡红、苔白腻，脉滑细。诊为小儿疳证，予以皂荚散，2剂后临床症状明显减轻，6剂后食欲正常，继以燕窝肥儿糖浆善其后。

（2）疗虫证　曾治张某某，男，4岁。症见面色萎黄，形体消瘦，脐腹疼痛，时发时止，烦躁不安，时常啼哭，鼻孔作痒，睡中龂齿，口流清涎，大便不调，唇内有小白点如粟粒状。诊为虫证，遂予皂荚散，药进2剂，疼痛明显减轻，4剂后下蛔虫3条而愈。一月后随访，患儿唇内小白斑点已消失。

（3）止泄泻　皂荚炮制后，改变了原有药物性能，对小儿急、慢性泄泻，有一定的收敛止泻作用。曾治刘某某，女，3岁。患儿因食不洁之物而致泄泻半月，症见大便如水样，内杂不消化食物，每于食后作泻，腹胀不舒，不思饮食，神疲倦怠，舌淡、苔白，脉缓而弱。诊为脾虚泄泻，投以皂荚散，服3剂而病愈。据现代药理研究，皂荚对某些革兰阴性肠内致病菌有抑制作用，皂荚炮制后，又含活性炭，能增强其收敛吸附作用。（汪贻魁《中医杂志》1992；4：59）

原按　皂荚散制方之义，在于醒脾开胃，升清降浊，缓中健运，消积滞，积去则清灵之脏气得以康复。通过20余年的临床验证，本方无损胃气之虞，亦未见一例中毒及不良反应，且患儿易于接受。

5. 骨鲠（食道异物）　皂荚外用取嚏法治疗食管异物为余家传效验方。数年来笔者采用本方验证因猪、鸡、鸭、鱼骨鲠于食管上口处病例，其功甚捷。现介绍于下：处方与制法：大皂荚30g，炒热后捣碎研为细末，装瓷罐内密封备用。用法与禁忌：每次约取皂荚粉末0.3g，直接吹入鼻孔取嚏，见效即止。孕妇及有肺胃出血倾向者忌用。

（1）猪骨鲠治例　李某某，男，12岁，1993年8月26日就诊。患孩午餐进食时误吞猪排碎骨一块，鲠于食管已2个多小时，因吞咽困难，咽喉及食管部疼痛难忍而急诊入院。经检查咽部红肿充血，吞咽困难，颈胸骨处有明显触痛感。X线摄片报告：食管上口处部位见一小块阴影。猪排碎骨鲠于食管上口处诊断无疑。余则取皂荚粉末0.3g，依上法吹入鼻孔取嚏，随则闻见患孩剧咳呛声，一块长约2.1cm×1.8cm椭圆形的猪排碎骨随声而出，一次成功而告痊愈。

（2）鸡骨鲠治例　陈某某，女，32岁，某中学教工。1992年2月8日就诊。患者于晚餐时误吞鸡骨碎片鲠于食管已4个多小时，其间经多方处理罔效而急诊入院。入院检查：患者脸色苍白，头汗如珠，痛苦非常，咽喉部红肿充血，滴水难入，颈胸骨处触痛感明显。X线摄片报告：食管上口处见一小块阴影。诊断：鸡骨鲠于食管上口处。余则按上法治疗，当即见吐出鸡骨碎片带有痰涎血丝，药到病除，立见其功。

（3）鱼骨刺鲠治例 胡某某，男，19岁，1992年2月24日就诊。患者于2天前晚餐时不慎误吞青鱼骨刺1块，由于过于紧张当即灌服食醋，后又服威灵仙未见效，且有下移之感，吞咽时胸骨灼刺痛，坐卧不安，痛苦难以名状，历时已2天，而急诊入院。入院检查：咽喉充血、颈胸骨明显触痛。诊断：青鱼刺骨鲠于食管上段。余用以上方法取嚏，即刻见咳出青鱼刺骨一块。（张海津《中医杂志》1995；6：327）

原按 食管异物是临床一种常见的急症，处理不当将给病人带来痛苦。笔者采用本方法是依据皂荚性味辛咸温，取其性烈而力宏，具有开窍通关、祛痰催嚏之功，用于取嚏能有效地使食管异物随嚏而出。

6. 骨质增生症 以皂荚外敷治疗不同类型的骨质增生症188例。发病部位：颈椎部38例，腰椎部108例，膝关节22例，跟骨20例。①治疗方法：将皂荚浸于烧酒中备用，用时将皂荚剪碎捣烂如泥，与面粉调匀，然后贴在纱布上敷患处，根据骨质增生部位的范围大小决定用皂荚多少，如腰椎退行性改变为3~5椎者用皂荚5~7粒，以此类推。用药3天更换1次，一般用药2次后局部肿痛可基本解除，可继续贴敷1次以巩固疗效。②结果：188例中，123例痊愈，53例显效，12例好转。（陆万仁《浙江中医杂志》1995；5：229）

原按 用皂荚取其辛能发散，味咸软坚，故收疏经通络、活血止痛之功。故对骨质增生症能起到较好的治疗作用。

7. 蛔虫性肠梗阻 取皂角1~3钱，研极细末和蜂蜜混合，加开水适量，频频口服（呕吐也坚持服），于1~2小时服完。同时配合肌注盐酸氯丙嗪（冬眠灵）、阿托品、溴米那普鲁卡因（爱茂尔），针刺足三里、内关、天枢等。服药后以手轻揉腹部，于8~12小时后再以甘油20~30ml，或10%~20%氯化钠500~800ml（以上药量小儿酌减）灌肠。治疗中需禁食，直至梗阻缓解为止；如呕吐重，禁食时间长，有水、电解质平衡紊乱者须予纠正。待有梗阻缓解征象（腹部包块、腹胀、阵发性腹痛、呕吐消失，排便排气）时即给予驱蛔剂。共观察40余例，皆于12~24小时之内梗阻解除。有的未及灌肠即自行排下棕红色粪便，有的混有蛔虫；大多数灌肠后排下粪便或蛔虫。蛔虫排出少者30余条，多者130余条。（《中草药有效成分的研究·第一分册》1972：402）

结 语

皂荚性味辛、咸、温，有小毒。归肺、大肠经。具有祛顽痰、通闭开窍、祛风杀虫、散结消肿之功。因其具有较强的祛痰作用，故常用于顽痰阻塞，胸闷咳喘，咯痰不爽之痰喘病证，如慢性气管炎、肺气肿、支气管扩张以及由痰浊阻闭所引起的眩晕、中风、呃逆、小儿疳积、泄泻、增生性骨关节病，面神经麻痹等。

因其气味辛辣，入鼻则嚏，入喉则呕，具有通闭开窍之功，故可用于卒然昏迷，口噤不开，癫痫痰盛，关窍阻闭等病证，如中风、鼻衄、便秘、癃闭及耳耵聍、食管异物、鼻腔异物等。

又因其具有散结消肿、祛风杀虫之功，故可用于皮肤科多种疾病，如：足癣、带状疱疹、湿疹性皮炎、痱子、漆疮、稻田性皮炎、肺风粉刺、酒渣鼻及小儿虫证等。

现代药理研究证实，本品能改变细胞表面的通透性，能刺激胃黏膜而反射性地促进呼吸道黏液的分泌而产生祛痰作用。其对某些革兰阴性肠内致病菌有抑制作用，对某些皮肤真菌也有抑制作用。

本品药力峻猛，刺激性极大，用时要焙焦存性，用量一般为1.5~5g，若研末冲服每次为0.6~1.5g，用量过大可引起呕吐及腹泻。凡气虚阴亏及有咯血倾向者均不宜服用本品。

栝 楼 实

【基原与药材】 为葫芦科植物栝楼的果实。气如焦糖，味略甜。以个大、不破、色橙黄、糖味浓者为佳。

【用法与用量】 内服：煎汤，9~12g；捣汁或入丸、散。外用：捣敷。

据实际称得重量：经方用栝楼实一枚为40~70g。刘渡舟先生《伤寒论讲稿》认为栝楼实大者一枚约60g之重。编者临床辨证治疗胸痹病（冠心病心绞痛）与小结胸病（慢性胃炎）用栝楼30~60g，取得较好疗效。

【原文】《别录》：……（栝楼）实，名黄瓜，治胸痹，悦泽人面。

【经方用药】 栝楼（古今方药书籍亦有写为瓜蒌者）实《本经》不载，首载于《别录》栝楼根条之后。《别录》不载性味，后世认为本品属甘寒，其主要功效为涤痰、开结、通痹、清热。仲景共计5方用及栝楼实，其中一方为方后加减用之。经方之用，主要治疗胸痹、结胸病，分述如下。

1. 开胸涤痰治胸痹病 治疗胸痹有3方用栝楼，即栝楼薤白白酒汤、栝楼薤白半夏汤及枳实薤白桂枝汤。《金匮》云："胸痹之病，喘息咳唾，胸背痛，短气，寸口脉沉而迟，关上小紧数，栝楼薤白白酒汤主之。""胸痹不得卧，心痛彻背者，栝楼薤白半夏汤主之。""胸痹，心中痞，留气结在胸，胸满，胁下逆抢心，枳实薤白桂枝汤主之。"这3条治疗胸痹的方剂都使用了栝楼实，而且前2首还是以栝楼实为君，说明栝楼实是仲景治疗胸痹的主要药物之一。栝楼薤白白酒汤是仲景治疗胸痹的基础方剂。其用栝楼实开胸涤痰，薤白疏滞散结，这是仲景治疗胸痹的基本配伍结构；以白酒与二味同煮更是本方特点，取其气轻扬善行，以通阳散痹也。栝楼实虽为涤痰开胸通痹之品，但其性较柔缓，若胸痹病由胸背痛发展为心痛彻背，由喘息咳唾进一步加重而不得卧，这是由于过多的痰涎壅塞胸中所致，故上方再加半夏，以增强其辛滑涤痰逐饮之功，这就是栝楼薤白半夏汤。若胸痹气机阻滞较甚，出现"心中痞，留气结在胸，胸满，胁下逆抢心"，仲景则改用枳实薤白桂枝汤治疗，本方仍用栝楼实、薤白宽胸散结，通阳豁痰；配枳实消痞除满，厚朴宽胸下气；其用桂枝，一可助薤白温通心阳，一可降逆气。综上可知，栝楼实是治疗胸痹的主要药物。这已经得到现代临床实践的证实。现代有人在临床上单用栝楼实制成片剂，治疗冠心病确有疗效。三方均用栝楼实与薤白相配，可见栝楼实与薤白为伍，能够提高疗效。这一点也得到现代临床的证实。有医院将此二味药制成片剂服用，治疗冠心病亦能收到满意疗效，观察中还将栝楼实与薤白分开服用，证实栝楼实较薤白效果为佳。说明栝楼实应为主药，薤白应为辅药。

2. 涤痰消痞治结胸病 从治疗胸痹病的方剂配伍可知，栝楼实与半夏相配，具有较强的涤痰逐饮的功效。因此，仲景利用这个配伍结构与黄连相合，名为小陷胸汤，适用于痰热互结"正在心下，按之则痛，脉浮滑"的小结胸病。方用栝楼实、半夏涤痰开结，黄连清热，共奏清热涤痰开结之功。这是仲景的又一宝贵经验。

此外，栝楼实味甘而寒，其本身亦具有清热之功，特别是对胸中烦热，具有良好效果。经方小柴胡汤方后加减曰："若胸中烦而不呕者，去半夏、人参，加栝楼实一枚。"可证。

古人对经方运用栝楼实具有深刻理解，如《本草纲目》说："张仲景治胸痹痛引心背，咳唾喘息，及结胸满痛，皆用栝楼实，乃取其甘寒不犯胃气，能降上焦之火，使痰气下降也。"《本草思辨录》说："栝楼实之长，在导痰浊下行，故结胸、胸痹，非此不治。然能导之使行，不能逐之使去，盖其性柔，非济之以刚，则下行不力，是故小陷胸汤则有连、夏，栝楼薤白等汤则有薤、酒、桂、朴，皆伍以苦辛迅利之品，用其所长，又补其所短也。"这两家记述言简意赅，切中要义。

经方中栝楼实皆入汤剂。现代用法，亦入丸、散。近代栝楼实一般分为栝楼皮与栝楼仁来应用，二者作用相近，均具清热涤痰降气之功。但二者略有区别，栝楼皮的宽中理气作用较强；栝楼仁的降气通便、化痰散结的力量为优。其用量入煎剂为每日6~12g。若用全栝楼，大剂量可用至30~60g。后世还常用本品治疗各种痈疡，如肺痈常配鱼腥草、桔梗；乳痈常配山甲、银花；肠痈常配公英、红藤。近年起，还发现本品对一些癌细胞具有抑制作用，是一味很有发展前途的药物。

【单方治验】

（一）内科病

1. 痢疾 胡大卿一仆患痢五日，遇杭州一道人，教用大熟栝楼，煅存性，出火毒，为末，作一服，温酒服之，遂愈。（《本事方》）

编者按 现代药理研究证实栝楼对大肠埃希菌、宋氏痢疾杆菌等均有抑制作用，故可用于痢疾病的治疗。

2. 温病结胸 邻村高某某子，年13岁，于数日之间，痰涎郁于胸中，烦闷异常，剧时气不上达，呼吸即停，目翻身挺，有危在顷刻之状。

连次用药，分毫无效，敢乞往为诊视，施以良方。时愚有急务未办，欲迟数点钟再去，彼谓此病已至极点，若稍迟延恐无及矣。于是遂与急往诊视，其脉关前浮滑，舌苔色白，肌肤有热，知其为温病结胸，俾用栝楼仁四两，炒熟（新炒者其气香而能通）、捣碎，煎汤两茶盅，分两次温饮下，其病顿愈。隔数日，其邻高姓童子，亦得斯证，俾用新炒栝楼仁三两，苏子五钱，煎服，亦一剂而愈。盖伤寒下早成结胸，温病未经下亦可成结胸，有谓栝楼力弱，故小陷胸汤中必须伍以黄连、半夏始能建功者，不知栝楼力虽稍弱，重用之则转弱为强，是以重用至四两，即能随手奏效，挽回人命于顷刻也。（《医学衷中参西录》）

编者按 仲景用栝楼实治疗结胸配以半夏、黄连，名曰小陷胸汤。张锡纯治疗温病结胸2例仅重用一味栝楼仁，通过加大用量，获得较好疗效。须知栝楼实为全栝楼，包括栝楼皮与栝楼仁。

3. 胸痹病（冠心病） 每日用栝楼5钱，薤白4钱，制成片剂，3次分服。治疗25例，观察2~8周，22例有不同程度症状改善。观察中曾将栝楼与薤白分开服用，结果病人均反应栝楼片疗效较薤白片为佳。此片对冠状动脉有供血作用，可能与通过放松动脉紧张度、减少心脏负荷有关。（上海第二医学院附属第三人民医院《中西医结合资料汇编》1972：43）

编者按 胸痹病的形成机制，仲景认为是“阳微阴弦”，阳虚则津液不化聚而成痰，痰浊上壅阳位，痹塞胸背气机而致本病。故用栝楼涤痰开胸通痹，但其性较柔弱，故佐以辛窜力强之薤白，疏滞散结。现代药理研究证实，本品对动物离体心脏有显著的增加冠脉血流量的作用。因而对冠心病的治疗可获较好疗效。

（二）妇科病

1. 产后癃闭

（1）季某，女，30岁，农民。患者于12月10日上午6时急诊入院，入院时浆水已破。宫口已全开，并已见到婴儿双足及生殖器，患者呻吟不休，经常规消毒后，行会阴切开术拉出胎儿，身体情况良好，阴道血不多，检查产道裂伤，即以一号羊肠线缝合。宫缩良好，但小便不能自解，作热敷无效而予导尿。12月14日小便潴留第4天，曾用过乌洛托品无效而邀会诊。主诉膀胱部充盈发胀，尚有尿意，欲解不出，会阴及腹部稍痛，苔薄腻，脉濡。检小便：上皮细胞（+）、脓细胞（+）、红细胞（-）、蛋白（-）。乃予一味栝楼汤（陈栝楼30g至60g）坐浴。12月15日复诊，坐浴后小便已解，计3次颇畅，夜间出汗多，余无不适，护理疗养，于12月20日小便正常而出院。（徐荫庭，等《江苏中医》1965；8：36）

（2）李某，女，25岁，本院护士，1991年4月5日就诊。3月9日产后小便不通，大便闭结，经中西医多方治疗未能获效。按失血伤津，阳气外泄，治以温阳化气、润燥生津，用天花粉30g，山药15g，附片5g，水煎服，日2次，虽大便通，然小便点滴未出，查舌薄黄，脉沉，余思为忧思气结，上窍闭塞，下窍不通，此病当从肺治。遂用全栝楼60g，加水5000ml，煎至4000ml，保暖坐浴30分钟后，周身汗出，小便排出顺利。此后小便一直通畅。（张荣英，等《国医论坛》1992；4：30）

编者按 栝楼甘寒，归肺胃大肠经。具有清肺利气的作用。而产后小便不通者，多因上窍闭塞、下窍不通所致，故用栝楼坐浴，取其甘寒滋润，清肺利气，上下同治，以启上闸，提壶揭盖，使小便畅通。现代药理研究证实，本品在体外对多种细菌及真菌有抑制作用。故用于产后尿路感染或水肿所致的小便不通者，每获良效。

2. 乳痈（急性乳腺炎） 急性乳腺炎是常见的乳房部急性感染性疾病，若不能及时治疗或治疗方法不当，往往三四天后即可化脓，因此寻找早期速效的方法是治疗本病的关键。我们自1991年4月~1997年6月，采用单味全栝楼煎服治疗急性乳腺炎174例，取得较满意的效果。全部患者均为发病当天（24小时内）即接受本法治疗，临床表现为寒热，乳房肿胀疼痛，有结块（或无结块），乳汁分泌不畅等特征，符合急性乳腺炎的诊断。①治疗：以全栝楼45g，加水500ml，文火煎30分钟左右，取汁约200ml，分早晚2次温服。本法适用于早期急性乳腺炎，以发病1天为最佳。若连续服用2~3天无效或已有化脓趋势者，应视为无效，立即易法或配合其他疗法治疗。②结果：174例中，治愈（服药2~3天，寒热退清，肿消痛止，临床症状消失）146例，有效（服药2~3天，寒热、肿痛明显减轻，有消散希望，继服2~3天而达治愈标准）22例，无效（服药2~3天，寒热渐退或热退不尽，乳房部肿块增大，焮红并有持续性跳痛，已有化脓趋势而易法或配合它法治疗者）6例。有效率为96.6%。治疗后随访3~4周，全部有效病例未见复发。（倪爱华，等《安徽中医临床杂志》1998；6：379）

原按　急性乳腺炎属祖国医学乳痈范畴，有发病急、易化脓等特点。本病虽预后较好，但若不能及时有效治疗则易致化脓，甚或引起乳漏而使病程延长，徒增患者痛苦。

祖国医学认为，乳头属肝，乳房属胃，凡乳痈之病乃由肝经滞气，与阳明之热相互郁结，致经络阻塞，乳汁瘀积而成。余选用单味全栝楼，既能上清肺胃之热而涤痰导滞，又能宽中下气以开胸散结，且能下滑大肠而润燥通便，更具有消肿疗痈之功效，为治乳痈初起之良药。使用本法药专力锐，通腑实而泄胃热，散瘀滞而祛积乳，故获佳效。

编者按　《子母秘录》记载："治乳肿痛：栝楼（黄色老大者）一枚熟捣，以白酒一斗，煮取四升，去滓，温一升，日三服。"以上所述可知，栝楼为治乳痈之专药良品。

（三）其他

1. 小儿咳嗽　治小儿膈热咳嗽痰喘甚久不瘥：栝楼实一枚，去子，为末，以面和作饼子，炙黄为末。每服一钱，温水化乳糖下，日三服，效乃止。（《宣明论方》润肺散）

编者按　适合应用上方的患儿，可告诉家属自己制作。成人亦可用之。

2. 黧黑斑　面黑令白。栝楼瓤三两，杏仁一两，猪胰一具，同研如膏。每夜涂之，令人光润，冬月不皴。（《本草纲目》第十八卷"栝楼"引《圣济录》）

结　语

栝楼性味甘、寒，归肺、胃、大肠经。具有清肺化痰、利气宽胸、滑肠通便的作用。在古代使用本品时不分皮、仁，以整个果实入药。汉代《伤寒论》《金匮要略》两书上称为栝楼实，都以枚计。至后世分为皮、仁，栝楼皮专主清肺化痰、宽中利气，适用于痰热咳嗽、胸痹、结胸等证。栝楼仁，偏主润燥滑肠，适用于肠燥便秘。全栝楼则上清肺胃之热而化痰散结，下润大肠之燥而滑肠通便。故本品可用于治疗咳嗽喘、肺痈、吐血、结胸、胸痹、肠燥便秘、痢疾、癃闭、乳痈初起肿痛未成脓者，以及黧黑斑等病证。

现代药理研究证实，栝楼在体外对多种杆菌及皮肤真菌均有一定的抑制作用；对动物离体心脏有显著的增加冠状动脉血流量的作用及抗癌作用。

贝　母

【基原与药材】川贝母的基原为百合科植物卷叶贝母、乌花贝母或棱砂贝母等的鳞茎。川贝母药主要有3种。①松贝：气微弱，味微苦。以质坚实、颗粒均匀整齐、顶端不开裂、色洁白、粉性足者为佳。②青贝：气无，味淡。以粒小均匀、色洁白、粉性足者为佳。③炉贝：气微弱，味淡。以质坚实、色白者为佳。其余，尚有岷贝、平贝、生贝、北贝等，亦作川贝使用。

浙贝母的基原为百合科植物浙贝母的鳞茎。浙贝母常用有2种：①元宝贝：气微弱，味苦。②珠贝：质地、气味同元宝贝。上述两种药材，均以鳞叶肥厚、表面及断面白色、粉性足者为佳。个较小，表面灰白色、断面中心棕红色者为质次。元宝贝较珠贝为优。

【用量用法】川贝，内服：煎汤，3~9g；或入丸、散。外用研末撒或调敷。浙贝，内服：煎汤，4.5~9g；或入丸、散。外用：研末撒。

【原文】《本经》：贝母，一名空草。味辛，平，无毒。治伤寒烦热，淋沥邪气，疝瘕，喉痹，乳难，金疮，风痉。

《别录》：贝母，味苦，微寒，无毒。主治腹中结实，心下满，洗洗恶风寒，目眩，项直，咳嗽上气，止烦热渴，出汗，安五脏，利骨髓。一名药实，一名苦华，一名苦菜，一名商草，一名勒母，一名蓝。生晋地。十月采根，暴干。

【经方用药】《本草正义》解析《本经》《别录》说："象贝母苦寒泄降，而能散结。《本经》主伤寒烦热、淋沥邪气；《别录》止烦、热、渴、出汗，皆泄降除热也。疝瘕以热结而言，泄热散结，故能治之。喉痹，热之结于上者也。乳难之乳，即孳乳之乳，指产难也，贝母滑降，且能散结，故催生而治产难。甄权《药性论》谓贝母作末酒服，治产难及胞衣不出；近人保生无忧散一方，为催生保产灵药，内有贝母，程钟龄释之谓贝母滑润，义皆本此。而注《本经》者仅以为下乳汁，恐非真旨。主金疮者，苦降清热之功也，不仅可以内服，亦可外作掺药。后人以象贝通治阳证痈疡，消肿退热，殊有捷效，亦本于此。主风痉者，苦寒清热，泄降定风之功也。《别录》疗腹中结实、心下满，皆指邪热窒塞之证，苦泄散结，皆能主之。洗洗恶风寒者，风寒外袭于皮毛，内合于肺，象贝清泄肺气而辛能疏散，其效可知。目眩为肝阳上乘，项直为风邪外感，苦降泄风，辛泄疏散，治之宜也。咳嗽上气，又痰热之侵肺，苦泄清金而又降逆之功用也。”

贝母一般分两种，即浙贝母（又名象贝母）与川贝母。但明代前两种贝母混用而不分。经方中只有2方用及此药，这反映当时对贝母的运用可能尚不成熟。

1. 散结化痰治寒实结胸证 《别录》言贝母“主治腹中结实，心下满”，仲景用其治疗寒实结胸。《伤寒论》云：“寒实结胸，无热证者，与三物小白散。”柯韵伯说寒实结胸为“寒邪与寒水相结”。因此，治用破寒积、逐水结的三物小白散。方用贝母散郁结而化痰涎，君以巴豆大辛大热之品，泻下冷积，散寒逐水，破结搜邪，再配合桔梗开提肺气，既可载药上浮，使药力作用于上，又可利肺散结，有助于水饮之泻下。

2. 宣肺解郁治妊娠小便不利 《金匮》云：“妊娠，小便难，饮食如故，当归贝母苦参丸主之。”本条乃血虚热郁而致小便不利之证。其方用贝母解郁治“淋沥”，协助苦参利湿热，清热结，配当归活血润燥，扶正治本。

川贝母与浙贝母二者相似，均有散结之功，唯川贝母苦甘微寒，滋润性强，多用于肺热燥咳，肺虚劳嗽；浙贝母苦寒开泄清降之力较强，大多用于外感风邪，痰热郁肺所引起的咳嗽。

【单方治验】

1. 吐血衄血 治吐血衄血，或发或止，皆心藏积热所致：贝母一两（炮令黄），捣细罗为散，不计时候，以温浆调下二钱。（《圣惠方》）

2. 久嗽咯血 治久嗽咽嗌妨闷，咽痛咯血：贝母不以多少，为细末炼蜜和丸，如弹子大，每服一丸，食后含化，日可三服。（《鸡峰普济方》贝母丸）

3. 乳痈 治乳痈初发：贝母为末，每服二钱，温酒调下，即以两手覆按于桌上，垂乳良久乃通。（《仁斋直指方》）

编者按 《本草纲目》第十三卷“贝母”引《仁斋直指方》说：以酒调服药之后，“仍令人吮之，即通”。以上不同记载结合采用为宜。

4. 下乳 牡蛎、知母、贝母，三物为细末，同猪蹄汤调下。（《汤液本草》三母散）

5. 鹅口疮 治小儿鹅口，满口白烂：贝母去心为末，半钱，水五分，蜜少许，煎三沸，缴净抹之（编者按：意指将白烂之疮擦拭干净后涂药），日四五度。（《圣惠方》）

竹 茹

【基原与药材】 为禾本科植物淡竹的茎秆除去外皮后刮下的中间层。为丝状条片，长短不等，卷曲扭缩作螺旋形，外表黄绿色或淡黄白色，粗糙。质柔韧，有弹性。气清香，味淡。以色黄绿、丝均匀、细软者为佳。

【用法与用量】 内服：煎汤，4.5~9g。外用：熬膏贴。

【原文】《别录》：……其皮茹，微寒，主治呕啘，温气寒热，吐血，崩中，溢筋。

【经方用药】《本草经疏》解析《别录》说：“《经》曰：诸呕吐酸水，皆属于热。阳明有热，则为呕啘；温气寒热，亦邪客阳明所致。竹茹，甘寒解阳明之热，则邪气退而呕啘止矣。甘寒又能凉血清热，故主吐血崩中及女劳复也。”《别录》将淡竹叶与竹茹列为同一条。竹茹应是味甘微寒之品，其主要作用为清热化痰、除烦止呕。《本经逢原》说：“竹茹专清胃腑之热，为虚烦烦渴，胃热呕逆之要药。”故《别录》所载证候，属胃热者宜之。

经方中用及竹茹者有2方，均取其清胃热、降逆气之功。①竹皮大丸：适用于妇人产后哺乳期，中虚烦乱呕逆之证。方用竹茹配石膏、白薇清虚热以安中，重用甘草配合桂枝、大枣补中益气，共奏清热降逆、安中益气之功。②橘皮竹茹汤：适用于胃虚气滞有热之哕逆证，故方以竹茹清热，与橘皮、生姜配伍共奏清热理气止呕之功，另用人参、甘草、大枣补中益气，全方有补虚清热、和胃降逆之功。二方均用竹茹，均适用于胃虚有热呕逆证，但前者虚热较甚，故竹茹、石膏、白薇并用；后者以胃虚气滞为主，故用竹茹配橘皮、人参理气补虚。

竹茹，经方主要用其治疗胃热呕逆证，后世亦用其治疗痰热郁结之抑郁烦闷、失眠惊悸等。

【单方治验】

1. 咳嗽 治肺热咳嗽，咳吐黄痰：竹茹二钱，去皮三钱。水煎服。(《上海常用中草药》)

2. 痉痫 治小儿痫：青竹茹三两，醋三升，煎一升，去滓，服一合。兼治小儿口噤体热病。(《子母秘录》)

3. 齿衄 治齿龈间血出不止：生竹茹二两，醋煮含之。(《千金方》)

4. 疮疡

（1）下肢溃疡 周某某，男，34岁，右小腿下1/3胫骨前因伤形成3cm×3cm×0.3cm溃疡面，脓性分泌物较多，肉芽组织呈灰白色，按常规换药20余天，未愈合。后改用竹茹粉直接撒在溃疡面上，厚约0.3mm，上盖消毒纱布，胶布固定。2天后换药，已结嫩痂，仍在痂上消毒后，撒竹茹粉，包扎固定，先后4天即愈。(中国人民解放军第三二四医院门诊部《中医杂志》1978；6：32)

（2）口疮溃疡 徐某某，女，21岁。口腔黏膜经常发生溃疡，以往治疗需1周左右才能愈合，常因溃疡疼痛，妨碍进食，影响工作和学习。此次溃破用竹茹粉（用刀轻轻刮去淡竹茎秆的外层皮，然后将其中间层刮成丝状，晾干后研成细粉，装瓶备用。溃疡局部常规消毒，将竹茹粉直接撒在溃疡面上，厚约2至3mm，略大于疮面，每日或隔日换药1次，一般2至5天即愈。）涂溃疡面上，每日2次，2天即愈合。(中国人民解放军第三二四医院门诊部《中医杂志》1978；6：32)

编者按 现代药理研究证实，竹茹粉对白色葡萄球菌、枯草杆菌、大肠埃希菌及伤寒杆菌等有较强的抗菌作用，故外用可以治疗口腔溃疡及下肢溃疡。

杏 仁

【基原与药材】 为蔷薇科植物杏或山杏等味苦的干燥种子，呈心脏形略扁，顶端渐尖，基部钝圆，左右不对称。种皮红棕色或暗棕色，有褐色条纹。种皮菲薄，内有乳白色肥润的子叶两片，富于油质。以颗粒均匀、饱满肥厚、味苦、不发油者为佳。

【用法及用量】 内服：煎汤，6~9g；或入丸、散。外用：捣敷。

【原文】《本经》：杏核仁，味甘，温，有毒。治咳逆上气，肠中雷鸣，喉痹，下气，产乳，金疮，寒心，贲豚。生川谷。

《别录》：杏核，味苦，冷利，有毒。主治惊痫，心下烦热，风气去来，时行头痛，解肌，消心下急，杀狗毒。一名杏子。五月采。其两仁者杀人，可以毒狗。花，味苦，无毒。主补不足，女子伤中，寒热痹，厥逆。实，味酸，不可多食，伤筋骨。生晋山。

【经方用药】 杏仁应为肺经气分之药，其性既升且降，善开提肺气，宣胸快膈，能祛痰止咳，降气平喘，润肠通便，通肺利水。经方中直接用杏仁组方者19首，另有一方加减用之，共计20首。主要用于下列诸证。

1. 宣肺

（1）宣肺治咳喘 《本经》曰杏仁说它“治咳逆上气”，经方有4首将杏仁用于肺气上逆之咳喘证。①麻黄汤：适用于风寒表实咳喘证，方用杏仁配麻黄、甘草宣肺降气而平喘，桂枝配麻黄开腠发汗。②桂枝加厚朴杏子汤：适用于中风表虚兼咳喘之证，方用杏仁配厚朴宣肺下气消痰，再用桂枝汤解肌祛风，调和营卫，是表虚咳喘之良方。上二方皆适用于外感病之咳喘，但前者属表实，故以杏仁配桂枝与麻黄；后者属表虚，故以杏仁配桂枝与芍药。③麻黄杏仁甘草石膏汤：适用于邪热壅肺之咳喘证，此方即麻黄汤去桂枝加石膏而成，变温肺散寒定喘之功为清宣肺热定喘之效。二方仅一药之差，却寒热判然而别，经方用药之妙，全在于此。④厚朴麻黄汤：适用于水饮挟热上迫于肺而致之咳喘证，方由杏仁配麻黄、石膏、厚朴、半夏、干姜、细辛、五味子组成，具有温肺化饮、清热除烦之功。此外，小青龙汤方后云：“若喘，去麻黄加杏仁半升，去皮尖”，则是寒饮迫肺而无热象咳喘的治疗方法。综上所述，杏仁是治疗咳喘之常用药，其原理《本草便读》说：“凡仁皆降，故（杏仁）

功专降气，气降则痰消嗽止。”可谓一言中的。归纳上述4方用杏仁之配伍：表实兼喘与麻、桂相合；表虚兼喘与桂、芍相配；肺热加石膏；寒饮加细辛、干姜、五味子；胸满腹胀者加厚朴。

（2）宣肺解表邪 杏仁宣肺，肺主皮毛，故杏仁能够协助发汗药解除在表风寒之邪。这样的方剂除上述麻黄汤外，尚有下列5方：①大青龙汤：适用于风寒束表兼内热躁烦证，故是方以麻黄汤为基础，加石膏、生姜、大枣组成。本证风寒郁闭较甚，故麻黄用量加倍，加石膏辛凉之性，与麻黄相协清透内热，因无喘，故杏仁减量。②麻黄连轺赤小豆汤：适用于伤寒表实内蓄湿热之发黄证。是方用杏仁既可配合麻黄、生姜宣散表热，又可与连轺、生梓白皮、赤小豆清泄湿热，因肺为水之上源，肺气肃降，水湿便易于下行，故杏仁宣降肺气能协助清泄湿热。③用于表郁轻证的桂枝麻黄各半汤，桂枝二麻黄一汤以及治疗虚劳兼外感的薯蓣丸。以上方剂均使用了杏仁，其目的均是协助表散之药，祛除在表之邪。

（3）宣肺治风湿 杏仁宣肺利气，气行则湿邪易化，故仲景亦将杏仁用于风湿病。①麻黄加术汤：适用于寒湿在表的身烦痛证，方中杏仁既可配合麻、桂发散风寒，又能协助白术行气化湿。②麻黄杏仁薏苡甘草汤：适用于风湿在表已有化热趋势之证，方用杏仁宣化湿邪，再配麻黄、薏苡仁、甘草，共奏轻清宣化、解表祛湿之功。此二方证相较，前者是寒湿，故用杏仁与麻、桂相配，取桂枝温通经络；后者已有化热之势，故用杏仁与麻、薏相配，轻清以化经络之湿。

（4）宣肺化水饮 由于杏仁具有宣肺利气之功，有利于痰饮水气之证的消除，故仲景亦用其治疗痰饮病，这样的方剂共计6首：①大青龙汤：适用于溢饮内挟郁热证，方用杏仁配伍麻黄、桂枝、石膏宣肺利水，解表清热。②文蛤汤：适用于水饮病里热盛表寒轻之证，本方实际是大青龙汤去桂枝加文蛤，加强了清热利水之功，其用杏仁功用同上。③茯苓杏仁甘草汤：适用于痰饮窒塞所致的胸痹轻证而见胸中气塞、短气者，方用杏仁宣利肺气，配合茯苓、甘草健脾利水化饮，共奏化饮理肺之功。④大陷胸丸：适用于水热互结之大结胸证偏上而见颈项强如柔痉状者，方用杏仁通肺利水，以加强大黄、芒硝、甘遂、葶苈泻热破结逐水之功。⑤苓甘五味加姜辛半夏杏仁汤与苓甘五味加姜辛半杏大黄汤：此二方均适用于支饮而兼见“形肿者”，皆用杏仁宣肺利水，皆用苓甘五味姜辛汤温肺化饮。不过后者因兼胃热上冲而加大黄以利之。

2. 润燥、行气及反佐 杏仁质润，故经方还将它用于燥热之证，这是仲景对《本经》认识的一个发展。这样的方剂有3首：①大黄䗪虫丸：适用于干血劳证，方用杏仁润肺理气，气为血帅，气行则血行，故杏仁一方面能加强大黄、䗪虫、桃仁等破瘀行血之功，一方面可以加强地黄、芍药等润燥之用。②麻子仁丸：适用于脾约证，方用杏仁降气而润肠，能够加强麻仁、芍药、白蜜润燥通便之功。③矾石丸：适用于妇人湿热白带之证，本药丸用杏仁与矾石“末之，炼蜜和丸枣核大，内脏中（阴道内）”，是一种外用药。取杏仁之滋润佐矾石之干燥，是为反佐之用。

【单方治验】

1. 喘 治气喘促浮肿，小便淋沥：杏仁一两，去皮尖，熬研，和米煮粥极熟，空心吃二合。(《食医心镜》)

编者按 上述单方佐证了杏仁润肺下气止喘以及通调水道之功。结合食疗，更切实用。

2. 鼻中生疮 张某，25岁。患鼻中生疮20余日不愈，鼻中疼痛刺痒，痛苦万分，经口服抗生素及局部涂用抗菌软膏无效。杏仁研末，乳汁和敷，1次即愈。(马新风《浙江中医杂志》1990；1：36)

编者按 《本草纲目》杏仁条附方下载：“鼻中生疮，杏仁研末，乳汁和敷。”验之临床，确有效验。

3. 黄水疮 视患部面积大小取苦杏仁若干枚，火煅存性，然后压磨成黑色油状。在常规消毒下，揭去患部痂皮，用生理盐水棉球将患部渗出液蘸干净，然后涂以苦杏仁油，每日换药一次。若皮损面积过大，应配合应用抗生素治疗。笔者用本方法治疗黄水疮25例均获痊愈。(李雪枝，等《中医杂志》1986；1：58)

编者按 黄水疮乃脾胃湿热过盛，兼受风邪相搏而成。苦杏仁味苦、辛、微温，有小毒。除有止咳平喘、润肠通便的功能外，《本草纲目》

中记载“治疮杀虫，用其毒也”。《本草求真》中也记载“蛊毒、疮疡、狗毒、面毒、锡毒、金疮，无不可以调治”。此法用药简便，无痛苦，临床应用未见不良反应。

结　语

杏仁，别名苦杏仁，其性味苦而微温。有小毒。归肺、大肠经。具有宣肺解表化湿、止咳平喘、润肠通便之功。用于咳嗽气逆、喘促等症，不论风寒、风热均可配用。同时本品质润多油，故可润肠通便。

现代药理研究证实，苦杏仁苷经酶水解后产生氢氰酸，对呼吸中枢有镇静作用，外用对局部皮肤有麻醉作用。

桔　梗

【基原与药材】 为桔梗科植物桔梗的根。气无，味微甘而后苦。以条粗均匀、坚实、洁白、味苦者佳。条不均匀，折断中空，色灰白者质次。

【用法与用量】 内服：煎汤，3~6g；或入丸、散。

【原文】《本经》：桔梗，味辛，微温，有小毒。治胸胁痛如刀刺，腹满，肠鸣幽幽，惊恐悸气。生山谷。

《别录》：桔梗，味苦，有小毒。主利五脏肠胃，补血气，除寒热风痹，温中，消谷，治喉咽痛，下蛊毒。一名利如，一名房图，一名白药，一名梗草，一名荠苨。生嵩高及宛朐。八月采根，暴干。

【经方用药】《本草经疏》解析《本经》《别录》说：“桔梗，观其所主诸病，应是辛苦甘平，微温无毒。伤寒邪结胸胁，则痛如刀刺；邪在中焦，则腹满及肠鸣幽幽，辛散升发，苦泄甘和，则邪解而气和，诸证自退矣。其主惊恐悸气者，心脾气血不足，则现此证，诸补心药中，借其升上之力，以为舟楫胜载之用，此佐使之职也。《别录》利五脏肠胃，补血气者，盖指邪解则脏腑肠胃自和，和则血气自生也。除寒热风痹、温中、疗喉咽痛、下蛊毒者，皆散邪解毒通利之功也。消谷者，以其升载阳气，使居中焦而不下陷，则脾中阳气长浮，而谷食自消矣。甄权用以治下痢，及去肺热气促者，升散热邪之故也。日华子用以除邪辟瘟，肺痈排脓；洁古用以利窍除肺部风热，清利头目，咽嗌胸膈滞气及痛，除鼻塞者，入肺开发和解之功也。”桔梗为肺经气分之药，其功用是能升能降，可升提肺气，宣胸快膈。又因肺与大肠相表里，桔梗宣通肺气之壅滞，亦可间接疏通肠胃之气。肺主一身之气，肺气通降，则诸气调畅，故可疗《本经》及《别录》所载诸症。

经方中有8方用及桔梗，主要取其开宣肺气，祛痰散邪，并借其行气之力以排痈脓，治疗各种痈疮成脓之证。

1. 开提肺气以治肺痈 仲景取桔梗理气排脓之功的方剂有3首。①桔梗汤：适用于肺痈病。《金匮》云：“咳而胸满，振寒脉数，咽干不渴，时出浊唾腥臭，久久吐脓如米粥者，为肺痈，桔梗汤主之。”此为风热壅肺，伤及血脉，热毒蕴蓄，酿成痈脓，形成肺痈。“时出浊唾腥臭，久久吐脓如米粥”，说明肺痈脓已成。桔梗汤用桔梗配甘草，甘草解毒，桔梗排脓。②排脓汤：由桔梗、甘草、生姜、大枣组成。其用桔梗配甘草排脓解毒，生姜、大枣调和营卫，养胃扶正以祛邪，可促进疮疡愈合。③排脓散：本方由桔梗、枳实、芍药、鸡子黄组成。其方以枳实破滞气，芍药除血痹，桔梗排脓，鸡子黄补虚。后二方直呼排脓，均有桔梗，说明仲景对桔梗排脓的作用是深信不疑的。桔梗确能排脓吗？有待研究。笔者以为，其排脓之功，实乃开提肺气之力，即通过其宣通“舟楫”上升的功用，促使痈脓排出也。现代研究表明，桔梗能使“呼吸道津液分泌量显著增加”而具有祛痰作用。

2. 开肺利咽以治咽痛 经方主要用于少阴病咽痛，少阴肾家邪气循经而上，可引起肺热郁闭，出现咽痛之证。仲景用桔梗汤治疗。《伤寒论》云：“少阴病二三日，咽痛者，可与甘草汤；不瘥者，与桔梗汤。”此咽痛乃热邪闭肺熏咽而致，甘草有一定的清热利咽之功，用之“不瘥”，即疗效不著；宜与宣肺利咽的桔梗合用，以加强疗效，故曰“不瘥者，与桔梗汤”。此外，通脉四逆汤方后云：“咽痛者，去芍药，加桔梗。”亦取桔梗开肺闭，止咽痛。不过，桔梗汤属肺热闭塞之咽痛，而此则属肺寒闭塞之咽痛。可见，无论属寒属热之咽痛，只要属肺气闭塞者，皆可应用。所以《别录》明确提出桔梗“治咽喉痛”，后世医家将桔梗视为治疗咽喉疼痛之要药。

3. 开肺疏邪以治中风　外邪侵袭首犯体表，肺主皮毛，故易引起肺气不利。治以通利肺气之法，有利于风邪从皮毛而散，故外中风邪之证，仲景亦喜用桔梗开肺疏邪。此类方剂共有3首。①治疗产后中风的竹叶汤：方用桔梗配合防风、桂枝、竹叶、葛根，开肺解表，散风清热。既能借桔梗定喘，又能助其散风。②薯蓣丸：适用于虚劳中风，故是方在补益气血的基础上，用桔梗开肺，既能协助柴胡、桂枝、防风祛邪，又能理气开郁。因为，肺气调畅，诸气皆和，气和则有利于虚劳的恢复。③侯氏黑散：适用于肝旺脾虚，湿痰素盛，外风引动内风之中风证。其使用桔梗的目的是：一可借其开肺协助防风等祛风散邪；二可借其开肺降气，协助矾石化痰降逆。

4. 开肺祛痰以治寒实结胸　仲景的三物小白散是治疗寒实结胸的方剂。所谓寒实结胸，即寒痰结聚胸膈之证。三物小白散由桔梗、贝母、巴豆组成，功能祛寒逐实、涤痰破结。其用桔梗宣通肺气，协助巴豆、贝母化痰逐饮。肺气通畅，则水道通调，痰饮之邪遂去。《本草求真》说：桔梗“系开提肺气之圣药，可为诸药舟楫，载之上浮，能引苦泄峻下之剂至于至高之分成功，俾清气既得上升，则浊气自克下降。降气之说，理根于是。”

经方用桔梗之8方，有丸、有散、有汤，剂型丰富。其用量，入汤剂大者三两，小者一两。其特点是：用于宣肺散邪者，量小；用于排脓者，量大。

【单方治验】

1. 痰嗽喘急　治痰嗽喘急不定：桔梗一两半，捣罗为散，用童子小便半升，煎取四合，去滓温服。(《简要济众方》)

编者按　以上桔梗治痰喘之功，用童便法不可忽略。

2. 喉痹　治喉痹及毒气：桔梗二两，水三升，煮取一升，顿服之。(《千金方》)

编者按　《别录》曰桔梗“疗喉咽痛”，可知其治喉痹有专功。

3. 胸满　治伤寒痞气，胸满欲死：桔梗、枳壳（炙，去穰）各一两，上锉如米豆大，用水一升半，煎减半，去滓，分二服。(《苏沈良方》枳壳汤)

编者按　以上所述二药一升（桔梗）一降（枳壳），调理肺气而取效。

白　前

【基原与药材】　为萝藦科植物柳叶白前或芫花叶白前的根及根茎。①柳叶白前，又名鹅管白前：其质坚脆，易折断，断面类白色，扩大镜下可见中心木部。气微弱，味甜。②芫花叶白前：其形态、气味与柳叶白前相似。以上两种，均以根茎粗、须根长、无泥水及杂质者为佳。

【用法与用量】　内服：煎汤，6~9g。

【原文】《别录》：白前，味甘，微温，无毒。主治胸胁逆气，咳嗽上气。

【经方用药】　白前首载于《别录》，云其“味甘，微温”，《药性论》云其“味辛”，白前一般认为属辛甘微温之品，能降气化痰。《别录》所载之证，为肺气上逆，痰随气壅所致。《本草经疏》说：“白前，肺家之要药。甘能缓，辛能散，温能下，以其长于下气，故主胸胁逆气，咳嗽上气。二病皆气升、气逆，痰随气壅所致，气降则痰自降，能降气则病本力拔矣。”讲得中肯透彻。

经方中只有泽漆汤1方用及白前。泽漆汤适用于咳喘兼见水肿之证，由于水气壅盛，肺气不降所致，方中重用泽漆与紫参消痰逐水，通利二便；佐以白前配合半夏、生姜等降气化痰，止咳平喘。这是白前治疗咳喘兼水肿的配伍方法。经方中虽仅此一方用及白前，但却抓住了它的主要功效，后世遂将其视为肺家咳喘之要药。实践证明，凡是肺气壅实，痰多咳喘，胸膈逆满之证，不论属寒属热，均可使用。所以《唐本草》称其为“嗽药”。

现代药理学实验证明，本品确有镇咳祛痰之功，可用于感冒喘息、慢性气管炎等病症。

紫　菀

【基原与药材】　基原为菊科植物紫菀的根及根茎。质柔韧，不易折断，断面灰白色有紫边。微有香气，味甜微苦。以根长、色紫、质柔韧，去净茎苗者为佳。

【用法与用量】 内服：煎汤，1.5~9g；或入丸、散。

【原文】《本经》：紫菀，一名青菀。味苦，温，无毒。治咳逆上气，胸中寒热结气，去蛊毒，痿厥，安五脏。生山谷。

《别录》：紫菀，味辛，无毒。主治咳唾脓血，止喘悸，五劳体虚，补不足，小儿惊痫。一名紫蒨，一名青苑。生房陵及真定、邯郸。二月、三月采根，阴干。

【经方用药】 据《本经》及《别录》所载，紫菀应是辛苦而温之品，其主要作用是理肺化痰止咳。《本经逢原》说："紫菀，肺金血分之药，《本经》止咳逆上气，胸中寒热结气，取性疏利肺经血气也。去蛊毒痿足厥者，以其辛苦微温，能散结降气，蛊毒自不能留，痿躄由肺热叶焦，紫菀专通肺气，使热从溲便去耳。《别录》疗咳唾脓血，大明消痰止渴，皆滋肺经血气之故。"

经方中仅射干麻黄汤1方用及紫菀，说明汉代以前，本品罕用之。《金匮》云："咳而上气，喉中水鸡声，射干麻黄汤主之。"其方用紫菀，主要取其与半夏相配降气化痰而止咳，兼能协助麻黄、细辛温肺而散寒。

另外需要探讨的是：《金匮》泽漆汤中之"紫参"不知是何物，小注"一作紫菀"。《本草逢原》指出："《金匮》泽漆汤用以治咳血而脉沉者，咳属肺，肺沉则血分之病也。亦治下痢肺痛，与紫参同功。"总之，泽漆汤中紫参或为紫菀，或可用紫菀代之。

现代一般认为本品性温而不热，质润而不燥，辛散苦泄，既入肺经气分，又入肺经血分，长于开泄肺郁，降逆定喘，为化痰止嗽要药。不论肺寒肺热，属实属虚，皆可配入复方中应用。因其滋补力量较差，故虚证不宜单独使用。

现代药理研究证明，本品能显著地增加呼吸道腺体的分泌，使痰液稀释，易于咳出。有些实验还证明，本品有抗结核的作用。这更可佐证《金匮》泽漆汤中之紫参可用紫菀代之。

【单方治验】

小便不通　治妇人卒不得小便：紫菀末，井华水服三指撮。(《千金方》)

编者按　《本草通玄》："小便不通及溺血者服（紫菀）一两立效。"有待验证。

款冬花

【基原与药材】 为菊科植物款冬的花蕾。气清香，味微苦而辛，嚼之显棉絮状。以朵大、色紫红、无花梗者为佳。

【用法及用量】 内服：煎汤，1.5~9g；熬膏或入丸、散。

【原文】《本经》：款冬花，一名橐吾，一名颗东，一名虎须，一名菟奚。味辛，温，无毒。治咳逆上气，善喘，喉痹，诸惊痫，寒热，邪气。生山谷及水傍。

《别录》：款冬花，味甘，无毒。主消渴，喘息呼吸。一名氐冬。生常山及上党水傍。十一月采花，阴干。

【经方用药】 款冬花的主要功能是止咳平喘。在汉代其应用尚不广泛，故经方仅射干麻黄汤1方用及此药。射干麻黄汤是《金匮》中用以治疗"咳而上气，喉中水鸡声"之病症。《本经疏证》解析了射干麻黄汤与小青龙汤的关系，并认定紫菀、款冬为是方要药，指出："射干麻黄汤即小青龙汤去桂枝、芍药、甘草，加射干、紫菀、款冬花、大枣也。……紫菀、款冬虽不得为是方主剂，然局法之转移，实以紫菀、款冬变，故《千金》《外台》凡治咳逆久嗽并用紫菀、款冬者，十方而九，则于此方亦不可不为要药也。"

仲景虽然仅1方使用冬花，却抓住了它的最佳配合。现代实验证明，款冬花确有明显的止咳作用。由于本品温而不热，辛而不燥，有邪可散，无邪可润。因此，一切咳嗽不论寒热虚实，只要与肺经有关，都可用之。冬花止咳作用优于化痰，而紫菀则正好相反。两者配合应用，可互补长短，既能化痰，又可镇咳，真是妙手玉成，恰到好处。本方正好两药相合，可见仲景用药之经验，是何等的宝贵。

【单方治验】

1. 久嗽不止　紫菀三两，款冬花三两。上药粗捣罗为散，每服三钱，以水一中盏，入生姜半分，煎至六分，去滓温服，日三四服。(《圣惠方》紫菀散)

2. 喘嗽不已　治喘嗽不已，或痰中有血：款冬花、百合（蒸、焙）。上等份为细末，炼蜜为丸，如龙眼大。每服一丸，食后临卧细嚼，姜汤咽下，噙化尤佳。(《济生方》百花膏)

3. 久嗽　每旦取款冬花如鸡子许，少蜜拌花使润，纳一升铁铛中，又用一瓦碗钻一孔，孔内安一小竹筒，毛管亦得，其筒稍长，作碗铛相合及插筒处，皆面泥之，勿令漏气，铛下着炭，少时，款冬烟自从筒出，则口含筒吸取烟咽之。如胸中少闷，须举头，即将指头捻筒头，勿使漏烟气，吸烟使尽止。如是五日一为之，待至六日，则饱食羊肉馎饦一顿。(崔知悌)

编者按　以上3则文献综合之，可知款冬花为治久嗽之专药良品。

葶苈（子）

【基原与药材】 基原为十字花科植物独行菜、北美独行菜或播娘蒿的种子。药材主要有两种，即北葶苈子与华东葶苈子。①北葶苈子又名苦葶苈，为植物独行菜或北美独行菜的种子。气微，味苦辛，有黏性。以子粒充实、均匀、黄棕色、无杂质者为佳。②华东葶苈子，又名甜葶苈，为植物播娘蒿的种子。气微，味淡，有黏性。以粒均匀、充实，黄棕色、无杂质者为佳。

【用法与用量】 内服：煎汤，4.5~9g；或入丸、散。外用：煎水洗或研末调敷。

现代研究葶苈子有强心利尿（改善循环及肾血流量），故辨证治本，加之治标可治疗心衰所致的喘促、心悸、水肿，效果良好，但用量须大，一般15~30g，该药炒用比生用效果好，中病即止。

【原文】《本经》：葶苈，一名大室，一名大适。味辛，寒，无毒。治癥瘕，积聚，结气，饮食寒热，破坚，逐邪，通利水道。生平泽及田野。

《别录》：葶苈，大寒，无毒。下膀胱水，腹留热气，皮间邪水上出，面目肿，身暴中风热痱痒，利小腹。久服令人虚。一名丁历，一名蕇蒿。生藁城及田野。立夏后采实，阴干。

【经方用药】 葶苈之性味，应是苦辛寒，功能泄水降气。《本经》及《别录》所载诸主治病症，皆水气不降而致，故《本草经疏》云葶苈“辛能散，苦能泄，大寒沉阴能下行逐水，故能疗《本经》所主诸病”。《本草正义》进一步分析说：“葶苈子苦降辛散，而性寒凉，故能破滞开结，定逆止喘，利水消肿。《本经》主治，皆以破泄为义。惟寒泄之品，能通利邪气之有余，不能补益正气之不足，苟非实热郁窒，自当知所顾忌。《别录》久服令人虚，本是至理。然肺家痰火壅塞，及寒饮弥漫，喘急气促，或为肿胀等证，亦必赖此披坚执锐之才，以成捣穴犁庭之绩。”经方中有6方用及葶苈，主要用其逐痰泄水消肿之功。

1. 泻肺逐痰治痰热壅盛证

（1）治支饮及肺痈《金匮》云：“支饮不得息，葶苈大枣泻肺汤主之。”“肺痈（编者按：疑指肺气壅塞，非肺生痈脓），喘不得卧，葶苈大枣泻肺汤主之。”支饮一般为寒饮伏肺而致，然此支饮乃为痰热或寒饮化热而致，痰热壅肺，肺气上逆则喘息。若肺痈早期，肺气壅塞，气逆于上，则喘不得卧。葶苈苦辛而寒，能清热泻肺，下气消痰，故能治痰热及肺痈而致的咳喘之证，配大枣甘缓补中，使攻邪而不伤正。

（2）治结胸《伤寒论》云：“结胸者，项亦强，如柔痓状，下之则和，宜大陷胸丸。”大陷胸丸证是痰热互结于胸膈部位，且其凝结之势尤甚，故单用葶苈便无济于事，必用复方大剂。其方的配伍意义，尤在泾言之甚详，尤氏说：“葶苈之苦，甘遂之辛，以破结饮而泄气闭；杏仁之辛，白蜜之甘，以缓下趋之势而去膈上之邪；其芒硝、大黄，则资其软坚荡实之能。”又说：“丸者缓也。和理脏腑，不欲其速下也。大陷胸丸以荡涤之体，为和缓之用，盖以其邪结在胸，而至如柔痓状，则非峻药不能逐之，而又不可以急剂一下而尽，故变汤为丸，煮而并渣服之，乃峻药缓用之法，峻则能胜破坚荡实之任，缓则能尽际上迄下之邪也。”可知，本方之用甘遂、杏仁、大黄、芒硝，在于加强葶苈泻热破结，下气逐痰之功，其用白蜜，与葶苈大枣泻肺汤之用大枣相类，即逗留药力，治上者宜缓也。于此可见，葶苈善泻肺中之热痰，单用即可见效，若凝结坚牢，可配甘遂、芒硝，破坚散结，其力更著。

2. 泻肺逐水治水气病《本经》云葶苈“治癥瘕积聚”，此癥瘕积聚是水结而成，故《别录》明确指出葶苈能“下膀胱水，腹留热气，皮间邪水出，面目肿”。所以，对水气蓄结之癥瘕积聚及面目浮肿等，仲景往往要使用葶苈，下气破结，利水消肿。这样的方剂有4首：①葶苈大枣泻肺汤：《金匮》云：“肺痈，胸满胀，一身面目浮肿，鼻塞清涕出，不辨香臭酸辛，咳逆上气，喘鸣迫塞，葶苈大枣泻肺汤主之。”此水气停留乃肺气闭塞，通调失职而成。用葶苈大枣泻肺汤开泻肺气，令肺气通调，水自下流而出。②己椒苈黄丸：适用于痰饮水气蓄结肠间证。《金匮》云：“腹满，口舌干燥，此肠间有水气，己椒苈黄丸主之。”其方用葶苈配合防己、椒目利水从小便出，配合大黄攻坚决壅逐水从大便而去。③牡蛎泽泻散：适用水热互结下焦，膀胱不利，出现腰以下肿满之证。方用葶苈、商陆、蜀漆攻坚利水，配牡蛎、泽泻、海藻软坚利水，为了增强其清热，以及防止其过利伤阴而引起上燥，方中又加用了栝楼根清热生津。④鳖甲煎丸：适用于结为癥瘕之疟母。疟母是由疟邪假血依痰互结而成，故方中采用葶苈配合瞿麦、石韦破结利水；与软坚化瘀之鳖甲、桃仁、赤硝等相配合，共破坚；又以人参、阿胶补益气血。总之，“凡水气坚留一处，有碍肺降者，宜用之”（《本经疏证》）。从以上4方之使用葶苈，可以看出葶苈具有下气行水之功。单用即可有效，与防己、大黄相配，能分消其水，破肠间之水结；与商陆、牡蛎相配，能使水热之结从小便而去，破下焦之水结；与鳖甲、硝石、桃仁软坚化瘀之品相配，能治水血与痰热互结之疟母，可破癥瘕积聚。为了防止其苦寒伤正，可与大枣相配。

3. 消肿治小儿疳虫蚀齿　《金匮》小儿疳虫蚀齿方，用雄黄配葶苈为末，猪脂熔，以槐枝棉裹头，点药烙之。此方取雄黄解毒，葶苈消肿。

经方虽仅6方用及葶苈，但已备其功，抓住了葶苈的主要作用，并能帮助我们正确理解《本经》所叙主治病症的真正含义。6方既有汤剂，又有丸、散剂；有内服，亦有外用。其用法可谓丰富多彩。

【单方治验】

（一）内科病

1. 咳嗽　喘促（肺心病心力衰竭）

（1）咳嗽上气，不得卧，或遍体气肿，或单面肿，或足肿，并主之。葶苈子三升，微火熬研，以绢袋盛，浸清酒五升中，冬七日，夏三日，初服如胡桃许大，日三夜一，冬月日二夜二。量其气力，取微利一二为度。如患急者，不待日满，亦可绞服。（《本草纲目》第十六卷“葶苈”引崔知悌方）

编者按　葶苈子辛苦性寒，功善泻肺平喘、利水消肿。《药性论》载其“疗肺壅上气咳嗽，止喘促，除胸中痰饮”。《本草纲目》谓：“肺中水气膹郁满急者，非此不能除。”《金匮》葶苈大枣泻肺汤以葶苈与大枣相伍，有消痰平喘而不伤正之妙。

（2）患者，女性，53岁，农民。诉咳嗽气喘已7年，每逢冬季加剧，近一个月来咳喘加剧，10天来因受凉病又加剧，夜间呼吸困难，不能平卧，全身浮肿，小便量少，咯痰黄稠，食欲不振。查体：体温36.5℃，脉搏84次/分，呼吸16次/分，血压144/90mmHg。口唇发绀，颈静脉怒张，周身有严重之指凹性浮肿。心界不大，心音遥远，无杂音，两肺底有散在之湿性啰音，肺肝界在右第7肋间，肝大在右肋下5cm，腹水征阳性。治疗经过，内服葶苈子，一日6g，分3次服下，药后第4日尿量增加，浮肿开始消退；第2周可以平卧；至第3周临床治愈出院。（王翰卿，等《中医杂志》1961；4：27）

编者按　葶苈子通利邪气有余，扶正补虚不足，故临床上单用葶苈子时，其剂量不宜过大，且中病即止。上述患者每日3~6g，并分3次服下，其目的就是取葶苈子的泻肺除满、消肿平喘的作用，采用小剂量频服之法，以防其泻肺伤正之弊。

2. 肺痈　治肺壅咳嗽脓血，喘嗽不得睡卧：甜葶苈二两半（隔纸炒令紫），为末，每服二钱，水一盏，煎至六分，不拘时温服。（《世医得效方》葶苈散）

编者按　上述可佐证经方葶苈大枣泻肺汤治“肺痈，喘不得卧”之疗效。

3. 臌胀　水肿

（1）治卒大腹水病　葶苈一两，杏仁二十枚，并熬黄色，捣，分十服，小便去，瘥。（《补缺肘后方》）

（2）治肿满腹大，四肢枯瘦，小便涩浊　甜葶苈（纸隔炒）、荠菜根等份，上为末，蜜丸如弹子大。每服一丸，陈皮汤嚼下，只三丸，小便清，数丸，腹当依旧。（《三因方》葶苈大丸）

（3）治男女大小头面手足肿 苦葶苈炒研，枣肉和丸，小豆大，每服十丸，煎麻子汤下，日三服，五七日小便多，则消肿也。忌咸酸生冷。（《外科精义》）

4. 水肿 肺胀［扩张性心肌病 肺源性心脏病（以下简称肺心病） 心力衰竭］ 笔者有幸跟师邵念方教授临证，每见其对各种原因引起的心力衰竭在辨证论治的基础上重用葶苈子，取得良效。

（1）王某某，男，43岁，农民。因心悸、气短、双下肢水肿加重半月来诊。心脏彩超示：扩张型心肌病。症见胸闷心慌，心前区隐痛，乏力气短，活动后加重，腹胀满，纳呆，双下肢水肿至大腿处，生活不能自理，舌质暗红、舌苔薄白，脉细数。治以益气活血，行水消肿。药用：炒葶苈子30g，人参15g，生黄芪30g，云茯苓30g，白术15g，丹参30g，益母草15g，炙甘草3g，水煎服。服药3剂，病人心悸减轻，下肢水肿渐消，纳食好转。又于上方加减调理月余，症状消失。

（2）张某某，男，59岁，工人。肺心病10余年，近1个月加重。经中西医治疗，病情时有反复。入院时患者胸闷，憋喘，不能平卧，咳嗽，咯少量黄黏痰，心慌气短，活动后加重，双下肢水肿，口咽干，纳呆，大便干，两日一行。舌质暗绛、苔黄厚而干，脉沉细数。证属本虚标实，既有心肺之虚，又有痰热壅滞，故治以补虚祛邪。药用：炒葶苈子24g，西洋参9g，麦冬30g，五味子3g，菖蒲12g，胆南星9g，炒黄芩9g，鲜竹沥30ml，栝楼18g，浙贝母9g，水煎服，日1剂。服上方4剂病情好转。去西洋参，改用沙参30g，调理20余日，症状明显好转出院。（邬佐莉《中医杂志》1999；2：69）

原按 葶苈子辛苦寒，有小毒，入肺、膀胱经，具有泻肺定喘、行水消肿之功。一般多用于治疗肺实壅塞所致水液内停之证。邵老师根据心肺同居上焦，肺朝百脉，为水之上源，心主血脉，为气血运行之动力的理论，重用葶苈子泻肺行水，以助心脉正常运行，达到纠正心衰的目的。现代药理研究证明：葶苈子具有强心作用，其有效成分中含有强心苷类物质。动物实验能明显增加心输出量，降低静脉压，加强心肌收缩功能。另外，邵老师认为用本品治疗心衰，用量须大（一般15~30g）才能取得药到病除之功，但应中病即止，以防耗伤心肺之气。临床应用葶苈子有生品和炒品两种，我们认为该药炒用比生用效果好。有人实验证明炒品水煎液中有效成分含量是生品的2.73倍，且炒后可减少刺激性物质的含量，故临床多用炒葶苈子。

5. 心悸 喘证 水肿（肺心病心力衰竭） 肺心病心衰是临床上较为常见的危急病证。用西药强心剂治疗，效果较差，且易中毒；若过用利尿剂，又易致水、电解质紊乱。用葶苈子治疗肺心病心衰见水肿、喘满者，确有疗效。一般利尿作用多在用药后2~3天出现，第5天达到高潮，随着尿量的增加，浮肿消退，胸闷咳嗽，倚息不得卧等症状亦随之好转。现代药理研究表明，葶苈子醇提取物具有强心作用，能使心肌收缩力增强，心率减慢，对衰弱的心脏可增加输出量，降低静脉压。临床运用时，要注意以下几点。

（1）剂量宜大 据中药文献记载，葶苈子的用量一般为3~9g，临证按此用之，往往收效甚微。研究表明，葶苈子的有效成分含量较低，需较大剂量方能引起强心苷样的特异作用。因此有人认为，本品的剂量与疗效密切相关。治疗肺心病心衰时，一般首剂用量应为30g/d，以后可根据病情逐渐减量至15g/d为宜，5~7天为1个疗程。服药过程中，虽利尿而无水、电解质紊乱之嫌，强心而无毒副作用之弊。

（2）注意辨证 祖国医学虽无“心衰”之名，但根据其临床表现，可分属于中医“心悸”“水肿”“喘证”“痰饮”等范畴。心阳（气）虚，水饮内停，痰浊不化，血脉瘀阻是其主要病机。其病位在心，与肺密切相关。《本草经疏》：“肺气壅塞则膀胱与焉，譬之上窍闭则下窍不通，下窍不通则水湿泛溢，为喘满，为肿胀，为积聚，种种之病生矣。”葶苈子以行水走泄为用，凡肺中水气膹满急者，非此不能除。然葶苈子之用，纯属治标，乃权宜之计。临证应辨证施治，益气、温阳、行水、化瘀诸法相继为用，标本兼顾，才能较好地改善心衰的病理过程和急危证候。若能与西药配合应用，则相得益彰，其效更捷。

（3）中病即止 葶苈子属苦寒之品，气味俱厚，能通利邪气之有余，不能补益正气之不足。故《本草纲目》告诫说：“但水去则止，不可过剂尔。”临床观察发现，长期或过剂使用葶苈子，亦可引起心律不齐等强心苷样中毒症状，用之宜

慎。（周祯祥《中医杂志》1996；8：503）

6. 自发性气胸 笔者自1992年以来，用葶苈子加大黄，再根据辨证加味治疗自发性气胸疗效显著。现总结资料介绍如下。①临床资料：共治疗16例，均为单纯性气胸。病因为肺气肿6例，支气管哮喘1例，肺结核2例，慢性支气管炎2例，肺心病1例，不明原因4例。②治疗方法：病人入院后经X线透视或摄片诊断，用气胸箱测压分型，若症状严重出现明显缺氧者，在测压的同时适量抽气400~500ml。③方剂组成：葶苈子15~30g，生大黄10~15g，苏子10g，枳实12g。咳喘甚者加桑白皮、杏仁、炙麻黄；胸痛加延胡索、没药；水肿加车前子、茯苓、泽泻。水煎服，每日1剂，每日3~4次口服。肺心病感染和缺氧严重者，要配合吸氧与广谱抗生素。肺结核者，配合抗痨治疗。④结果：本组服药2~10剂，平均4.3剂，症状均明显缓解，经X线摄片证实，1周内肺复张14例；2周内肺复张2例，16例全部治愈出院。（赵甫成《中医杂志》1999；2：69）

原按 中医认为气胸是由胸部阳气不足，客邪乘于阳位，犯及清旷之区，致肺失宣降，气机逆乱所成。葶苈子有泻肺下气之功，配大黄能通腑降浊，二药相伍，共引气血下行，使胸中阳气充足，而气胸自愈；枳实、苏子有下气平喘、消痞的作用；随症加减后全方具荡邪复阳、通便下气、宽利胸膈、消痞除胀的作用。

7. 中风病 葶苈子原是一味泻肺平喘、利水消肿之药。近几年来我们运用葶苈子为主配伍组方治疗中风病，积累了点滴经验和体会。①葶苈子味苦而能清热祛湿，味辛而能温通辛散，性大寒而具清热泄下之功能。我们临床上不论是中经络或中脏腑、缺血型或出血型，也不论是急性期、恢复期或后遗症期，只要是有痰热湿之实证，均可以葶苈子为主组方配伍辨证治疗。现代有关资料表明，葶苈子可降低颅内压，减轻脑水肿，还可降低血液黏稠度，改善微循环。②中风病急性期常并发肺部感染、尿路感染等病症。我们体会，早用葶苈子则确实能泻肺平喘和利尿消肿，得以泄热醒脑神，利水降浊阴，起到了釜底抽薪的作用。本药可使病人喉中痰鸣或痰涎壅盛症状很快减轻，神志亦很快转清。现代药理研究证实，葶苈子有较强的减轻肺水肿、促进炎症吸收和促进新陈代谢的作用。肺为水之上源，通调水道，下输膀胱，葶苈子入肺、膀胱两经，故可利尿排浊，减少并发尿路感染的机会。③中风病急性期此药一般用量为15~20g，病症较重者可用至30g。凡中风病痰热湿之实证用葶苈子，总以出现腹泻为度，以使痰、热、湿等实邪从二便分消而去。实践中体会到，当病情不减或加重时，一旦得泻，则临床表现随即缓解或改善。说明葶苈子的治疗作用及用量主要体现在腹泻之后，此亦为通腑泻热法治中风病的具体运用。恢复期及后遗症期此药当以轻量即可，我们常用6g。本药生用苦寒性味较重，易出现呕恶现象。故我们常用炒葶苈子，临床尚未发现不良反应。（王心东《中医杂志》1999；2：70）

8. 淋证 葶苈子为治肺气壅实之良药，余用于治疗热淋，始于1968年夏。曾治一青年女性，症见小便涓滴不爽、尿道灼热刺痛，小腹胀满，咳嗽气急，舌红、苔黄腻，脉滑数。诊为热淋。投以八正散2剂，病情未减。询问病史，既往无慢性支气管炎病史，亦未患上呼吸道感染。思之良久乃悟：良由下焦湿热壅盛，膀胱气化失司，尿道阻遏，肃降之令不行，反致肺气上逆，故咳嗽气急。急宜泻肺降逆、通淋泄闭为要。遂于原方加葶苈子15g，药服2剂，咳嗽气急减轻，小便通利，诸症若失。此非八正散之不中用也，乃热淋至重，其通淋泄闭之力尚嫌不足耳。治疗热淋，关键在通利二字，小便通利，湿热方有出路，湿热一祛，诸症随之而解。此后每遇热淋、石淋等下焦湿热病症，不分其有无肺气上逆之征，均随证加入葶苈子10~30g。尤其在小便涓滴不利的情况下愈显功效之迅捷，尚未发现有毒副作用。（赵凤山《中医杂志》1999；2：70）

原按 肺为水之上源，通调水道，下输膀胱。肺气的肃降功能对膀胱气化有着直接的推动作用。葶苈子辛、苦、寒而滑利，入肺、膀胱经，为泻肺利水、肃降肺气之峻药。故用于治疗膀胱湿热之淋证功著效捷。

9. 石淋（肾结石 肾积水） 笔者早年治疗肾结石，用传统的清热利湿、通淋排石方药见效甚微。后治疗一哮喘合并肾结石的病人，因属肺壅实喘，故以葶苈子为主组方治疗，3剂后，不但哮喘症减，患者还从尿道排出大小不等3粒结石，经B超检查，肾内结石已消失。后在治疗结石病中遇有体壮实的患者，往往在化石排石方中加入小量（1~3g）的葶苈子，也屡试屡效。如治吴某，男，50岁，农民。患右肾结石、肾积水10余年，阵发右腰部疼痛难忍，小便赤涩，久治不效。初诊时，因虑其年老体虚，未在排石方中加用葶苈子，服药1个月无效，后加用葶苈子并辅以益气养阴扶正之药，服药1周即将结石排出。（万传贵《中医杂志》1999；2：71）

原按 葶苈子为攻利峻品，体弱脾虚者宜慎用，肺虚有出血倾向者要忌用，一般剂量要小，也不可久服，久用致人虚。体虚之人可以微量制成丸剂胶囊缓图，同时还必辅以益气健脾、养阴扶正之药味，以免伤正或造成不良反应。

（二）其他

1. 青光眼 高眼压症 笔者以葶苈子单用或加入应证方剂中治疗青光眼、高眼压症5例，收到满意疗效。用法：体质壮实者葶苈子每日10g，加水煎成30ml煎液，分2~3次温服，体虚者在辨证施治方剂中加葶苈子10g，水煎服，并适量加用健脾药。（隋谊深《中医杂志》1999；2：71）

原按 青光眼属祖国医学的内障眼病范畴，传统认为本病主要与肝肾虚损及功能失调有关，而笔者认为本病出现的头眼胀痛、胸闷泛恶、抱轮红赤等症当责之肺失肃降、聚湿为患所致。治疗当加泻肺行水之品。葶苈子有泻肺行水之功，验之临床确能降眼压。

2. 创伤性血肿 笔者在临床实践中，根据祖国医学气血水相关理论，用葶苈子配合桃红四物汤治疗创伤性血肿效果满意。创伤性血肿是由于外力作用，骨断筋伤，络脉破损。笔者认为临床治疗本病必须气、血、水三者兼治，在活血行气的同时用利水渗湿之葶苈子，能通利积存于组织间隙之液体，改善气血的循环，有利于肿痛的消退。葶苈子利水消肿作用显著，能及时减轻组织间的压力，用量每剂约15~30g。如治曾某某，女，24岁，住院号9550。患者被摩托车撞伤，于1996年2月20日入院。X线片报告：右胫腓骨中下段粉碎性骨折，远折端向前内方移位。经手法整复夹板固定，第2天右小腿及足背肿胀明显，并有水疱出现，小腿发胀、疼痛，右足背动脉搏动存在但较弱，给予行气活血利水消肿中药内服。处方：葶苈子30g，桃仁10g，红花6g，忍冬藤15g，牛膝10g，生地15g，川芎8g，赤芍10g，水煎服。连服6剂后，右小腿肿胀明显消退，疼痛减轻，足背动脉搏动有力，水疱消失。（郑跃进，等《中医杂志》1999；2：71）

编者按 现代药理研究证实，葶苈子具有强心、利尿、消肿之功效，具有促进组织炎症吸收及新陈代谢的作用。故本例病案，在用大剂葶苈子的同时，又配以活血化瘀之桃红四物汤，以改善肢体微循环，消除组织间水肿而达治疗目的。

3. 小儿白秃 葶苈捣末，以汤洗讫涂上。（《子母秘录》）

结 语

葶苈子性味苦、辛、大寒。归肺、膀胱经。具有泻肺平喘、利水消肿之功效。因其有泻肺下气、消痰平喘的作用，故多用于痰涎壅滞、咳嗽喘促之实证或与其他扶正之品相伍用于虚实夹杂之证。如哮喘、慢性支气管炎、肺心病、心力衰竭、自发性气胸、中风等病。另外本品能泻肺气之闭，利膀胱之水，故可用于面浮、小便不利、胸腹积水而属实证者，如水肿、淋病、石淋等病。

现代药理研究证实：葶苈子具有强心作用，能使心肌收缩力增强，减慢心率、降低静脉压，具有利尿作用，能较强地减轻肺水肿，降低颅内压及血液黏稠度，改善微循环，促进炎症吸收及新陈代谢。

用量用法：一般为3~10g。用于心力衰竭时用量可增加至30g，但须佐其他扶正之品。

桑（根）白皮

【基原与药材】 为桑科植物桑除去栓皮的根皮。干燥根皮多呈长而扭曲的板状，或两边向内卷曲成槽状。外表面淡黄白色或近白色，有少数棕黄色或红黄色斑点；内表面黄白色或灰黄色。体轻质韧，难折断，易纵裂，撕裂时有白色粉尘飞出。微有豆腥气，味甘微苦。以色白、皮厚、粉性足者为佳。

【用法与用量】 内服：煎汤，6~15g；或入散剂。外用：捣汁涂或煎水洗。

【原文】《本经》：桑根白皮，味甘，寒，无毒。治伤中，五劳，六极，羸瘦，崩中，脉绝，补虚益气。

《别录》：桑根白皮，无毒。主去肺中水

气，止唾血，热渴，水肿，腹满，胪胀，利水道，去寸白，可以缝金创。采无时，出土上者杀人。叶汁，解蜈蚣毒。

【经方用药】 从《本经》及《别录》两部经典著作中可以看出，桑根白皮的主要功能为清热、利肺、通水道及止血之功。这已经基本接近于今人的认识。桑根白皮今人简称为桑白皮。

经方仅王不留行散1方用及桑根白皮。取其疗金疮止血之功。王不留行散用以治疗金疮及产后瘀血性下血不止证，具有消瘀止血镇痛之功。其取用东南阴湿之地的桑白皮，并进行烧存性处理，可见其主要为清热止血而设。正如魏荔彤所言："桑根白皮性寒，同王不留行，蒴细叶，烧灰存性者，灰能入血分止血也，为金疮血流不止者设也。"

《别录》云"可以缝金疮"者，以桑白皮体轻，质韧，难折断，但易纵裂。故可用之作缝线以缝合创口。现代研究用桑白皮线缝合之伤口可无需拆线。用桑白皮止血及"缝金疮"，今人已罕用之，而多用其泻肺热而止咳喘，肃肺利尿而消水肿。

【单方治验】

1. 咳嗽 治咳嗽甚者，或有吐血殷鲜：桑根白皮一斤。米泔浸三宿，净刮上黄皮、锉细，入糯米四两，焙干，一处捣为末。每服米饮调下一二钱。(《经验方》)

2. 产后下血不止 炙桑白皮，煮水饮之。(《肘后方》)

3. 坠马拗损 桑根白皮五斤。为末，水一升，煎成膏。敷于损处。(《经验后方》)

4. 石痈 治石痈坚如石，不作脓者：蜀桑根白皮，阴干捣末，烊胶，以酒和敷肿。(《千金方》)

5. 蜈蚣毒 桑根皮捣烂敷或煎洗。(《湖南药物志》)

旋 覆 花

【基原与药材】 为菊科植物旋覆花、线叶旋覆花或大花旋覆花等的头状花序。质柔软，手捻易散。气微弱，味微苦咸。以朵大、金黄色、有白绒毛、无枝梗者为佳。

【用法与用量】 内服：煎汤（包煎或滤去毛），4.5~9g；或入丸、散。外用：煎水洗，研末干撒或调敷。

【原文】《本经》：旋覆花，一名金沸草，一名盛椹。味咸，温，有小毒。治结气，胁下满，惊悸，除水，去五脏间寒热，补中，下气。生平泽、山谷。

《别录》：旋覆花，味甘，微温，冷利，有小毒。消胸上痰结唾如胶漆，心胁痰水，膀胱留饮，风气湿痹，皮间死肉，目中眵目蔑，利大肠，通血脉，益色泽。一名戴椹。根，主风湿。生平泽。五月采花，日干，廿日成。

【经方用药】 旋覆花为苦辛咸而性微温之品，咸能软坚，温能宣通，有下气消痰、化饮除痞、通血脉之功，故可治《本经》及《别录》所载病症。正如《本草纲目》所言："旋覆花所治诸病，其功只在行水，下气，通血脉尔。"经方有2方用及旋覆花。

1. 下气行水治噫气不除 《伤寒论》云："伤寒，发汗，若吐，若下，解后，心下痞硬，噫气不除者，旋覆代赭汤主之。"此心下痞硬，噫气不除，乃脾虚湿阻，气结上逆而致。旋覆花能下气行水，与代赭石相配更增其下气之功，与生姜、半夏相合，其行水化饮之功更著。这就是《本经》说旋覆花"治结气"及《别录》说"消……痰水"功能的具体体现。旋覆代赭汤中还配有人参、大枣、甘草益气补中，恢复中焦升降斡旋之功，间接地增强下气化饮之功。这就是《本经》说旋覆花"补中下气"的体现。饮化气降，则噫气心下痞硬之证即除。后世将旋覆花视为降气止噫之佳品，其源头即在于此。

2. 疏通络脉治肝着及半产漏下 《金匮》云："肝着，其人常欲蹈其胸上，先未苦时，但欲热饮，旋覆花汤主之。"所谓"肝着"是肝络血瘀之证。因肝脉络胸，振动其胸，因使肝络气血运行暂时通畅可稍舒，故病人常欲蹈其胸；病之初期尚在气分，热饮能催动气血运行，故欲热饮。一旦瘀血留着，则热饮便无济于事了，故仲景用具有行血活血之旋覆花汤治之。《本经》言旋覆花"治结气胁下满"，故方以旋覆花为君，通肝络而行气（《本草正义》："其轻灵之性，流动不滞，自能流通气化而宣窒塞。"），配合新绛活血化瘀，葱白通阳散结，共奏行气活血、通阳散结之功。本方说明旋覆花能行厥阴之气，因胁下乃厥阴之分野。据此，仲景还将旋覆花汤用于治疗半产漏下而属气滞血瘀者。这又是仲景对《本经》的进一步发展。

旋覆花现在除用于降逆止噫外，多用于开结消痰，治疗痰壅气滞、咳吐不爽之胸满证，如慢性支气管炎等。旋覆花于《本经》亦称金沸草，后世则将旋覆花的全草称为金沸草，多用于风寒表证。

【单方治验】

1. 痰饮 治小便不利，因痰饮留闭者：旋覆花一握，捣汁，和生白酒服。(《本草汇言》)

2. 单腹胀 旋覆、鲤鱼。将鱼肠去净，药入鱼肚内，煎服。小便利，肿胀即消。(《滇南本草》)

编者按 《别录》曰旋覆花"消胸上痰结……心胁痰水"，上述两则文献可知旋覆花治痰水之功。

3. 接筋方 人之筋骨相着，然骨以刚而易折，筋以韧而难断，是以方书中治接骨之方甚伙，而接筋之方甚鲜也。诸家本草多言旋覆花能续断筋，《群芳谱》谓菖茛能续断筋。菖茛愚未试过，至旋覆花邑中有以之治牛马断筋者，甚效。其方初则秘而不传，当耕地之时，牛马多有因惊骇奔逸被犁头铲断腿上筋者，敷以所制之药，过两旬必愈。后愚为其家治病，始详言其方。且言此方受之异人，本以治人，而以治物类亦无不效。因将其方详录于下：

方用旋覆花细末五六钱，加白蔗糖两许，和水半茶杯同熬成膏。候冷加麝香少许（无麝香亦可），摊布上，缠伤处。至旬日，将药揭下，筋之两端皆长一小疙瘩。再换药一帖，其两小疙瘩即连为一，而断者续矣。若其筋断在关节之处，又必须设法闭住，勿令其关节屈伸，筋方能续。(《医学衷中参西录》)

原按 《外台秘要》有急续断筋方，取旋覆花根洗净捣敷创上，日一二易，瘥止。是取其鲜根捣烂用之的。因药房无旋覆花根，是以后世用者权用其花，想性亦相近，故能奏效。

第四章　行　气　药

本章之药仅4味，简述如下。

1. 枳实、枳壳　一物也。枳实为幼果，其形小，其性较烈；枳壳为将成熟之老果，其形大，其性较缓。枳实与枳壳功用大同小异，皆性味苦寒，长于降气破结，主治胸膈脾胃肠气机壅滞所致之病症。运用之区别：病重势急用枳实，病轻势缓用枳壳。《本经》及历代许多文献记载该药是治疗风疹作痒之药。老药新用，现代以枳壳或枳实治子宫脱垂、胃下垂取得良效。

2. 厚朴　苦辛而温，长于行气，以治胸膈痞满胀痛等症，又善解表通里，以治表里同病之病症（详见内文）。患脾胃病"及脾胃壮实之人，偶感风寒，气实人误服参、芪致成喘胀，诚为要药"（《本草经疏》）。《伤寒》《金匮》两书中用枳实之方17首，用厚朴之方14首，而枳、朴联用者8首。枳实与厚朴功用有同有异，联用有相须之妙。枳实苦寒而略带酸辛之味，善于泄降下行，"宜于热或宜于燥"证；厚朴苦温而微带甘辛，长于宣泄散结，"宜于寒或宜于湿"证。两药皆能行气，而有性寒性温之不同，故同用有相反中和之功。临床根据病情需要，或两药联用，或用其一，用之亦有为君为臣及剂量大小之别，全在制剂全盘考虑。

3. 橘皮　目前常用名谓"陈皮"（以陈年者辛辣之气稍和为佳），味辛苦而性温，"其治百病，总是取其理气燥湿之功"（《本草纲目》）。"东垣曰，夫人以脾胃为主，而治病以调气为先，如欲调气健脾者，橘皮之功居其首焉"（《本草汇言》）。橘皮"利气，虽有类于青皮，但此气味辛温，则入脾、肺而宣壅，不如青皮专入肝疏泄，而无入脾燥湿，入肺理气之故也"（《本草求真》）。

4. 薤白　味辛苦而性温且滑，"凡辛温者类，燥烈而不能滑泽，惟此滑泽之至"（《本经疏证》）。正因其具辛滑通利之性，故上通心肺之阳气，下利肠胃之滞气，"实通气、滑窍、助阳佳品……专通寒滞"（《本草求真》）而"条达凝郁"（《长沙药解》）。

本章行气药4味，各有特点：枳实（枳壳）苦寒，长于降气破结，主治气滞于胸腹病症。厚朴苦辛温，升中有降，长于行气通里且能解表，主治气滞与表里同病者。枳实与厚朴，味皆以苦为主，而性气却有寒、温之不同，寒性宜于治燥热证，温性宜于治寒湿证，并用具有相须之妙用。橘皮辛苦而温，长于理气燥湿，若脾肺气滞为本的病症当为首选。薤白辛滑，通阳散结，上通心脾，下利肠胃为其特点。

枳实（附：枳壳）

【基原与药材】　为芸香科植物枸橘、酸橙或香圆的幼果（将近成熟的果实作枳壳使用。枳壳功用与枳实相同，作用较和缓。经方中只言枳实，后世才有二者之分）。药材分3种：①绿衣枳实：为植物枸橘的幼果，呈圆球形，商品多切成半球形。果实表面绿黄色，散有众多小油点及微隆起皱纹，被有细柔毛。横断面有皮和囊两部分，囊内汁胞干缩，呈棕褐色；近成熟的果实内每瓤有种子数粒，呈长椭圆形。气香，汁胞味微酸苦。②酸橙枳实：为植物酸橙幼果，完整者呈圆球形。外表灰绿色或黑绿色。横切面中果皮光滑、淡黄色；中央褐色，有7~12瓤囊，每瓤含种子约10粒；中心柱径宽2~3mm。有强烈的香气、味苦而微酸。③香圆枳实：为植物香圆的幼果，呈球形、矩圆形或倒卵球形，商品多剖成两半。较小幼果表面密被黄白色的绒毛，渐大则渐秃净而粗糙，灰红棕色或暗棕绿色。横切面中果皮粗糙，黄白色，果皮不易剥离；中央棕褐色，有10~12mm。有强烈的香气，味酸而苦。

【用法与用量】　内服：煎汤，3~6g；或入丸、散。外用：研末调涂或炒热熨。

【原文】《本经》：枳实，味苦，寒，无毒。治大风在皮肤中，如麻豆苦痒，除寒热结，止利，长肌肉，利五脏，益气，轻身。生川泽。

《别录》：枳实，味酸，微寒，无毒。主除胸胁淡癖，逐停水，破结实，消胀满、心下急、痞痛、逆气、胁风痛，安胃气，止溏泄，明目。生河内。九月、十月采，阴干。

【经方用药】 枳实为脾胃气分药，味苦气寒，专主降气，长于破滞气，行痰湿，消积滞，除痞塞。《本经》及《别录》所载，皆属脾胃痰食积滞之患。本品破结降气，气降则痰食积滞得去，诸症愈而气力增，故《本经》言之能"益气"，非言其能补气也。在经方中有17方用及枳实，主要取其泄积、破结、降气之功，可治疗如下几种疾病。

1. 破结消胀治阳明腑实证 《别录》谓枳实能"破结实，消胀满"，经方用枳实治疗阳明腑实证的方剂有3首。①大承气汤：适用于阳明腑实重证急证，症见潮热、谵语、便秘、手足濈然汗出等。因其证情较急，痞满燥实坚俱备，故用枳实与大黄、厚朴、芒硝相配，共奏攻下热实、荡涤燥结之功。②小承气汤：适用于阳明腑实轻证，且以气滞腹胀为主症，故用枳实配大黄、厚朴，共奏泻热通便、消滞除满之功。此方较上方不仅减去了芒硝，而且减轻了枳实、厚朴之用量，属泻下阳明腑实之轻剂。③大柴胡汤：方以枳实配大黄通降腑滞；柴胡、黄芩和解少阳；生姜、半夏降逆止呕；白芍益阴和营，缓急止痛；大枣补中调和诸药。此方证乃少阳胆腑邪热壅实，而假道阳明泻下之法。

2. 行气除满治腹满 由于枳实能消胀满，故仲景常将枳实用于腹满、心下痞塞之症。如上面提到的大承气汤，《金匮》云："腹满不减，减不足言，当须下之，宜大承气汤。"以及大柴胡汤，《金匮》云："按之心下满痛者，此为实也，当下之，宜大柴胡汤。"此二方均用枳实消除腹满。经方中除上两方之外，还有以下几方。①厚朴三物汤：适用于宿食化热化燥成实，腑气闭塞证。厚朴三物汤与小承气汤方药组成相同，唯更重用厚朴、枳实行气除满，可见其气滞为甚也。②厚朴七物汤：此方除用厚朴三物汤行气泄实除满外，另以桂枝、生姜、甘草、大枣解表和营，是腹满而兼表寒证的治疗方法。③枳实栀子豉汤：适用于劳复，余热复聚胸膈，兼见胃热气滞心下痞满者，方用枳实宽中下气，配栀子、豆豉清热除烦。④栀子厚朴汤：适用于热壅中上二焦，气滞腹满，卧起不安症，方中用枳实、厚朴消胀满，栀子清热除烦。

3. 行气消痰除饮 《别录》说枳实能"除胸胁痰癖，逐停水"，所以经方常用枳实治疗痰饮病。

（1）治疗痰饮所致的胸痹心痛病　胸痹心痛产生的原因之一是阳虚痰浊不化阻闭胸阳。枳实既能化痰饮，又能降"逆气"治"心下急，痞痛"。仲景用枳实治疗胸痹心痛的方剂有3首。①枳实薤白桂枝汤：适用于痰饮凝聚，闭塞胸阳之胸痹，症见"心中痞，气结在胸，胸满，胁下逆抢心"等。方用枳实配厚朴消痞除满，宽胸下气，再配桂枝、栝楼根、薤白宽胸散结，通阳豁痰，共奏理气除满、通阳豁痰之功。②橘枳姜汤：适用于"胸痹，胸中气塞，短气"之症。方用枳实行气除满，配橘皮理气和胃、宣通气机，生姜散结气而降逆化饮，共奏行气开郁、和胃化饮之功。此二证相较，前者证重，后者证轻。故前方以枳实配厚朴行气，合用桂枝、栝楼根、薤白通阳豁痰；后方以枳实配橘皮理气，仅用生姜散结降逆化饮。③桂枝生姜枳实汤：适用于"心中痞，诸逆心悬痛"之症。方用枳实行气消痞，配桂枝通阳降逆，生姜散寒化饮，共奏行气消痞、降逆化饮之功。本方与橘枳姜汤仅一味之差，彼用橘皮配枳实、生姜属于理气散结，此则用桂枝配枳实、生姜，辛开苦降，重在平冲止痛。

（2）治疗支饮证　经方中用枳实治疗支饮证的方剂是厚朴大黄汤，适用于"支饮胸满（尤在泾认为是"腹满"）"证。方用枳实四枚，厚朴一尺，大黄六两，共奏行气泻实涤饮之功。

（3）治疗水气病　经方中用枳实配白术，名枳术汤，适用于水饮结于心下，而见"心下坚，大如盘，边如旋盘"之症。方用枳实行气破结，白术健脾利水。

从以上诸方，可以看出枳实是仲景治疗痰饮的常用药之一。由于饮停部位不同，其表现可为胸痹，可为局限性心中痞塞，可为支饮，可为心下坚，治之均取枳实破结导痰之功。

4. 行气和血　经方中用枳实治疗因气郁而导致血郁的证候有3种。

（1）阳厥　各种病因，凡导致“阴阳气不相顺接”（《伤寒论》337条），都可以表现为厥证。若阳气郁结，气郁不伸，阳气不能达于四末，故手足厥逆。治用四逆散，方用枳实合柴胡调气，芍药配甘草和血，共奏调畅气血，以达通阳解郁之功。

（2）产后腹痛　《金匮》曰：“产后腹痛，烦满不得卧，枳实芍药散主之。”此方证为气血郁滞，方用枳实“烧令黑，勿太过”以行血中之气，芍药和血，大麦粥和胃气，共奏行气和血以治腹痛。

（3）治痈脓　《金匮》第十八篇之排脓散，即枳实芍药散之二味药，再加桔梗，其中“枳实十六枚，芍药六分，桔梗二分，上三味，杵为散，取鸡子黄一枚，以药散与鸡子黄相等，揉合令相得，饮和服之，日一服”。此方重用枳实行气，全方配合排脓之功有待研究。

上述四类方证之外，经方中用枳实的还有2首：一是栀子大黄汤，主治“酒黄疸，心中懊憹或热痛”之症。方用枳实配大黄除积泻热，用栀子与豆豉清心除烦。方中大黄用量较轻，主要令大黄配合枳实下气，导热下行，以配合栀豉汤清热除烦。二是麻子仁丸，主治胃热津枯所致的脾约证。方中用枳实配大黄、厚朴通腑气，以麻仁、杏仁、芍药润肠燥，并以蜂蜜为丸，共奏润肠滋燥、缓通大便之功。

综上所述，枳实在经方中主要取其行气破结之功。与大黄相配，能泻实；与厚朴相伍，能行气消痰；与栝楼为伍，可通胸痹；与白术相合，能化积饮；配合栀子，可行气除烦；配伍柴胡，又可行气开郁；与橘皮相协，能行气和胃。

现代药理学研究证实，枳实、枳壳皆能兴奋胃肠道平滑肌，使其蠕动增强而有节律，为其行气破积提供了科学依据。有些医家还据此用枳实治疗胃下垂，取得了满意的疗效，为枳实的应用另辟了新径。另外，实验证明枳实还能兴奋子宫，为孕妇慎用枳实提供了科学依据，也为近代医家使用枳实治疗子宫脱垂提供了初步的科学依据。

附：枳壳

枳实与枳壳基原本为同物，区别之处：枳实为芸香科植物枸橘、酸橙或香圆的幼果；将近成熟的果实名之曰枳壳。

枳实与枳壳功用、主治大同小异，区别之点，引录历代几位医家的论述如下：

《本草衍义》：“枳实、枳壳，一物也。小则其性酷而速，大则其性和而缓。”

《本草思辨录》：“枳壳，乃枳实之老而壳薄者。即名枳壳，需去穰核用之，壳、实古原不分，性用亦无少异。”

《本草经疏》：“枳壳，气味所主与枳实大略相同。但枳实形小，其气全，其性烈，故善下达；枳壳形大，其气散，其性缓，故其行稍迟，是以能入胸膈肺胃之分及入大肠也。”

《本草纲目》：“枳实、枳壳，气味功用俱同，上世亦无分别，魏、晋以来，始分实、壳之用。洁古张氏，东垣李氏，又分治高治下之说。大抵之功皆能利气，气下则痰喘止，气行则痞胀消，气通则痛刺止，气利则后重除，故以枳实利胸膈，枳壳利肠胃……盖自飞门至魄门，皆肺主之，三焦相通，一气而已，则两物分之可也，不可亦无伤。”

综上四家所述，归纳要点为：枳实与枳壳，一物也。枳实为幼果而形小，其气全，其性烈；枳壳为将成熟之老果而形大，其气散，其性缓。枳实与枳壳功效，可用“利气”二字概之，上焦胸膈心肺之气利，则胸痹咳喘止；中焦脾胃及大肠之气利，则痞满、胀痛及腑气不调诸症可除。

关于枳实、枳壳治病的专功特效，详下列单方治验。

【单方治验】

1. 风疹作痒　枳壳三两，麸炒为末。每服三钱，水一盏，煎六分，去滓温服。仍以汁涂。（《本草纲目》第三十六卷“枳”引《经验后方》）

编者按　《本经》云：“大风在皮肤中，形如麻豆苦痒。”《本经疏证》释之说：此“世俗所谓风疹者，是宜解散，岂降泄所能愈，乃反推为枳实首功，何耶？……夫形诸外必有诸内，皮肤中者，正肌肉之间，胃脾所主……正以其根于内也。拔其根，枝叶又焉所附，治里之物，偏有此解表之能”。《本草思辨录》说：“惟《本经》主大风在皮肤中如麻豆苦痒，除寒热结，则惟去穰核之枳壳为宜。盖痒为风，寒热结为痹，于皮肤中除风除痹，用枳实则宜走里，难与枳壳争能。此

《证类本草》枳壳所主风痒麻痹也。”古代其他文献亦记载用枳壳治疗风疹作痒，如《药性论》曰其“治遍身风疹，肌中如麻豆恶痒”；《开宝本草》亦称其“主风痒麻痹”。总之，从《本经》及历代医家记述可知，枳壳是治疗风疹作痒之专药良药。

2. 小便不通　先兄念山，谪官浙江按察，郁怒之余，又当盛夏，小便不通，气高而喘。以自知医，服胃苓汤四帖不效。余曰：六脉见结，此气滞也。但用枳壳八钱，生姜五片，急火煎服，1剂稍通，4剂霍然矣。(《医宗必读》)

编者按　用枳壳治疗气滞所致的小便不通，此治病求本之法也。

3. 脱肛　治冷积利脱肛：枳实一枚。石上磨令润泽，钻安柄，蜜涂，炙令暖熨之，冷更易之，取缩入止。(《千金方》)

编者按　上述为枳实外用法治脱肛。用法虽原始，操作不便，但可说明其外用可使肛门收缩而治脱肛。可改良其用法。

4. 阴挺（子宫脱垂）

（1）取枳壳1斤，加水1500ml，煎至500ml，入砂糖适量（年老体弱者加升麻、白术各2.5两同煎，共加水2000ml，煎至1000ml），每日2次，每次饭后服25ml，10天为一疗程。或每日用枳壳1.2两，加水浓煎成100ml，分3次食后服。据临床观察，服药后大部分病例均有一定的近期疗效。此外，临床上采用大剂量枳壳治疗脱肛、肠胃无力性消化不良、疝气、胃扩张等，亦有一定疗效。(湖南医药工业研究所《中草药资料汇编处方选·第1辑》1970：98)

（2）蔡某，47岁。身体素弱，近因过于劳累，忽然尿意频数，小腹胀，排尿困难，休息了一二天后，诸症消失。但时隔不久，又排尿困难，睡卧后减弱，从此后多劳动，多走路即腰酸小腹胀，尿频而排尿困难，经某医院诊断为“子宫下垂”，压迫尿道之故。因无药施治，来我院就诊，处以单味枳壳30g，每日1剂，水煎服，只服三四天，诸症顿失，又服4剂以巩固疗效，至今未闻复发。(《实用经效单方》)

编者按　阴挺多由气虚引起。枳壳本为行气之品，为何能治疗阴挺呢？前已述及，现代实验证明：枳实、枳壳对胃肠道平滑肌有一定兴奋作用，使胃肠道运动收缩节律增加而有力，对家兔离体或在体子宫均有兴奋作用，使子宫收缩有力，肌张力增加，从而为治疗胃、子宫下垂提供了依据。古人也有用枳壳2两治产后生肠不收的记载（详见《中药大辞典》第1508页）。可见，以枳壳治子宫脱垂，非大量不能收效。

5. 胃下垂　将川枳实洗净，加2倍量的水，浸泡24小时，待发胀变软取出，剪为细块，再放原液中煮沸1.5小时，过滤，滤渣加水再煎，共煎3次，最后将滤渣挤压弃去；3次滤液，微火浓缩使成66%或132%浓度的煎剂。每日3次，每次10~20ml，饭前半小时服。治疗21例胃下垂，经服药15~45天，痊愈8例，X线钡餐检查胃下垂位置较未服药前有显著升高，胃运动功能正常，临床自觉症状消失；好转6例，X线钡餐检查胃下垂位置较未服药前有一定升高，胃运动功能有一定改善，临床自觉症状减轻；1例无效。(《中医杂志》1961；4：137)

编者按　胃下垂多见于瘦长无力体型者，可同时有肾、肝等内脏下垂。严重者可因肠系膜上动脉牵拉压迫十二指肠横部而引起十二指肠壅积症，并引起消化道症状。所有症状在直立时加重，平卧时减轻。X线钡餐检查无溃疡之X线征象，而显示胃小弯最低点在髂嵴水平以下是诊断本病的依据。

厚　朴

【基原与药材】 为木兰科植物厚朴或凹叶厚朴的树皮或根皮。商品由于采皮的部位、加工及形态的不同，种类很多，主要有筒朴、靴角朴、根朴、枝朴四类。以上各种厚朴，断面均有点状闪光性结晶。以皮粗肉细、内色深紫、油性大、香味浓、味苦辛微甜、咀嚼无残渣者为佳。

【用法与用量】 内服，煎汤，3~9g；或入丸、散。

【原文】《本经》：厚朴，味苦，温，无毒。治中风，伤寒，头痛，寒热，惊悸，气血痹，死肌，去三虫。

《别录》：厚朴，大温，无毒。主温中，益气，消痰，下气，治霍乱及腹痛，胀满，胃中冷逆，胸中呕逆不止，泄利，淋露，除惊，去留热，止烦满，厚肠胃。一名厚皮，一名赤朴。其树名榛，其子名逐杨。治鼠瘘，明目，益气。生交趾、宛朐。三月、九月、十月采皮，阴干。

【经方用药】《本草经疏》解析《本经》《别录》说："厚朴，主中风、伤寒头痛、寒热，气血痹死肌者，盖以风寒外邪，伤于阳分，则为寒热头痛；风寒湿入腠理，则气血凝涩而成痹，甚则肌肉不仁，此药辛能散结，苦能燥湿，温热能祛风寒，故悉主之也。《别录》又主温中、消痰、下气，疗霍乱，及腹痛胀满，胃中冷逆，胸中呕不止，泄痢心烦满者，何莫非肠胃气逆壅滞，及痰饮留结，饮食生冷所致？得此下泄开通，温热暖肾，则诸证不求其止而止矣。至于淋露，虽属下焦为病，然多因胃家湿热下流；三虫亦肠胃湿热所生，苦能燥湿杀虫，故亦主之也。《本经》又主惊悸，及《别录》除惊去留热者，皆非其所宜。惊悸属心虚，于脾胃绝无相干，气味大温之药，又岂能去留热哉。至益气厚肠胃，盖亦指邪气去正气自益之谓，积滞消肠胃自厚之意耳，非消散之外，复有补益之功也，用者详之。"

《本经》所载厚朴的功能主治，皆赖其温散之力也。可惜仲景之后，《本经》所载厚朴之主治特点似乎失去魅力，有重新认识之必要。《本经》首曰厚朴"主中风，伤寒，头痛，寒热"，此正是三阳表证。厚朴是表药吗？为何独推其治表为首功呢？古代医家有精细分析，摘要如下：刘潜江说："草木或四时不凋者，或得于纯阴，或得于纯阳。如厚朴则所谓纯阳者，故取木皮为用，而气味苦辛，色性赤烈也。夫味之苦者，应于花赤皮紫，是味归形也；形色紫赤者，应于气温，是形归气也。苦能下泄，然苦从乎温，则不下而为温散，若苦从乎寒，则直下泄，如枳实是已。"如此分析，法乎自然物化之性，本草气味相合之妙，此理不明，如何明析《本经》主治？如何理解经方之本义？明白于此，才能正确理解部分经方用药之正义。诸如《伤寒论》之桂枝加厚朴杏子汤证、厚朴生姜半夏甘草人参汤证，《金匮》之厚朴麻黄汤证、厚朴七物汤证等4方证有一个共同特点，即表里同病，为何以厚朴为君，或加用厚朴呢？《本经疏证》作了解答："此厚朴不必治伤寒、中风，而伤寒、中风内外牵连者，必不可无厚朴，此所以推为首功欤！"真是一语中的。当然，厚朴不仅适应于表里同病证候，据《别录》所述，厚朴还适应于里病气机壅实证。

经方有14方使用厚朴，分析如下：

1. 解表兼通里　这样的方证有四：①桂枝加厚朴杏子汤：相关原文有两条：一曰"喘家，作桂枝汤，加厚朴、杏子佳"。一曰"太阳病，下之微喘者，表未解故也，桂枝加厚朴杏子汤"。前后互参，显然是表里同病。方以桂枝汤解肌祛表邪，加厚朴与杏仁，皆苦辛而温之药，即取其辛温宣散以助桂枝解表，又取其苦温降泄以温肺平喘。一药二用，何等巧妙！②厚朴生姜半夏甘草人参汤：主治"发汗后，腹胀满者"。发汗后，表证解否？可有二解：表证已解与表证未解。判断解或未解，需要以方测证，以药析方。此方重用厚朴（半斤）为君，生姜（半斤）为臣，二味皆辛温而散，可治表邪，厚朴苦泄，可下气除满，亦一药二用也。其他三味药用量比较少（半夏半升，炙甘草二两，人参一两），显然为辅助药，半夏辛温，助厚朴除腹部胀满，甘草、人参味甘，补脾之虚。如此分析可知，此方主治发汗后表邪未解，并有脾虚气滞证。③厚朴七物汤：主治"病腹满，发热十日，脉浮而数"者，这无疑是既有表邪，又有里病，方以桂枝汤去芍药意在解表，厚朴、枳实、大黄并用，行气泻实除满以治里，显然是表里同病的证治。本方以厚朴重用为君，很可能取其兼顾表里之功。④厚朴麻黄汤：主治"咳而脉浮者"。本条"脉浮"与下条"脉沉者，泽漆汤主之"之方证相对比，可知厚朴麻黄汤主治的是肺有伏饮，复感外邪，郁而化热之证候。以厚朴冠于麻黄之前为方名，无疑取其与麻黄及杏仁相合，既治表邪，又兼顾宣利肺气之功，另用干姜、细辛、五味子、半夏温肺化饮止咳，还用石膏清热，小麦助正气。总之，《神农本草经》与经方以厚朴兼治"内外牵连"之专长不可忽略。

2. 利气治腑实　《别录》说厚朴能治"腹痛胀满"。从经方来看，仲景主要将厚朴用于阳明腑实证。由于病情轻重不同，病机有异，故使用厚朴的配伍组方及制剂亦有不同。这样的方剂有5首，即大承气汤、小承气汤、麻子仁丸、栀子大黄汤。前3方大家已熟知，故从略，着重解析后2方。厚朴三物汤：本方药物组成与小承气汤相同，均有行气泻实通便之功，但小承气汤重用大黄，故其主要作用为泻实；本方则重用厚朴与枳实，故其主要作用在于行气。仲景讲述厚朴三物汤的适应证为"痛而闭"，这一"闭"字，点出了其病机特点是腑气不通而致腹胀满痛及大便闭结。栀子厚朴汤：适用于无形邪热充斥胸腹，而见"心烦，腹满，卧起不安"之症。方用厚朴配枳实行气泄满，加栀子清胸膈之热而除烦。此证之腹满与上二证之腹满的区别在于有形与无形。以上5方证属有形之邪者，均加大黄以泻实，而本方证为无形之热邪，故不用大黄泻实，但用栀子清热。

3. 下气消痰饮　《别录》说厚朴能"消痰下气"，所以仲景也将厚朴用于治疗痰饮引起的多种病证。例如，前面讲到的桂枝加厚朴杏子汤证、厚朴麻黄汤证，都有痰饮咳喘之内因病症。因痰饮所致的病症用厚朴的还有以下3方：①主治"支饮胸满"的厚朴大黄汤。②主治"胸痹，心中痞，气结在胸，胸满，胁下逆抢心"的枳实薤白桂枝汤。③主治"妇人咽中如有炙脔"的半夏厚朴汤。三方用厚朴，皆取其利气之功以助消痰之力。

4. 行气通血痹　《本经》说厚朴主"气血痹，死肌"，说明厚朴能宣通气血，而适用于气血阻痹之证。厚朴的这一功能，可从经方中找到其踪迹：一是主治癥瘕疟母的鳖甲煎丸，方中用厚朴宣通气血，配合鳖甲、赤硝、桃仁等软坚化瘀消痰之品，以化其癥。二是王不留行散，适用"金疮"，即外伤。外伤容易产生瘀血，方用厚朴配合王不留行等化瘀药，以增强其行气化瘀止痛之功。另外，本散尚可止血，用于外伤出血证，配厚朴宣通气血，以防止血留瘀之弊。

总之，厚朴苦辛而温的性味特点，故适宜于表里同病证候。并为行气之品，与枳实相配，可以泄痞除满；与大黄相配伍，可以泻实除满；配伍半夏，能行气消痰；合杏仁、麻黄，可宣利肺气；伍栝楼、薤白，可用于胸痹以宽胸通阳（张锡纯说："独叶香岩谓'多用则破气，少用则通阳'，诚为确当之论。"治胸痹方厚朴只用四两）。

【单方治验】

1. 霍乱腹痛　用厚朴（姜汁炙），研末。新汲水服二钱，如神。（《本草纲目》第三十五卷"厚朴"引《圣惠方》）

编者按　厚朴苦温，功专温中下气，燥湿消痰。《别录》明确说能"治霍乱及腹痛胀满"。

2. 寒性腹胀　一少妇因服寒凉开胃之药太过，致胃阳伤损，饮食不化，寒痰瘀于上焦，常常短气，治以苓桂术甘汤加干姜四钱、厚朴二钱，嘱其服后若不觉温暖，可徐徐将干姜加重。后数月见其家人，言干姜加至一两二钱、厚朴加至八钱，病始脱然。问何以并将厚朴加重？谓"初但将干姜加重则服之觉闷，后将厚朴渐加重至八钱始服之不觉闷，而寒痰亦从此开豁矣。"由是观之，元素谓：寒胀之病，于大热药中兼用厚朴，为结者散之之神药，诚不误也。愚二十余岁时，于仲秋之月，每至申、酉时腹中作胀，后于将作胀时，但嚼厚朴六七分许，如此两日，胀遂不作。服厚朴辛以散之，温以通之，且能升降其气是以愈耳。（《医学衷中参西录》）

编者按　张锡纯说："厚朴，味苦辛，性温。治胃气上逆，恶心呕哕，胃气郁结胀满疼痛，为温中下气之要药。"

3. 肌强直　取单味厚朴9~15g，加适量水，分煎2次，顿服。一般在服药后1小时即可使肌强直的症状得到明显改善，疗效可维持5~6小时。以后改用厚朴粉口服，每次1.5~3g，1日3次。每次服用后可维持4~5小时。本药无副作用。（钱可久《中医杂志》1985；6：19）

橘　皮

【基原与药材】　为芸香科植物福橘或朱橘等多种橘类的果皮。完整的果皮剖成四瓣，每瓣多呈椭圆形，在果柄处连在一起。外表为鲜橙红色、黄棕色至棕褐色；内表面淡黄白色，海绵状。质柔软，干燥后质脆，易折断，断面不平。气芳香，味苦。以皮薄、片大、色红、油润、香气浓者为佳。

【用法与用量】　内服：煎汤，3~9g；或入丸、散。

【原文】《本经》：橘柚，一名橘皮。味辛，温，无毒。治胸中瘕热，逆气，利水谷。久服去口臭，下气，通神明。生川谷。

《别录》：橘柚，无毒。主下气，止呕咳，

除膀胱留热，下停水，五淋，利小便，治脾不能消谷，气冲胸中，吐逆，霍乱，止泄，去寸白。久服轻身长年。生南山，生江南。十月采。

【经方用药】《本草经疏》解析《本经》《别录》说："橘皮，主胸中瘕热逆气，气冲胸中呕咳者，以肺主气，气常则顺，气变则逆，逆则热聚于胸中而成瘕，瘕者假也，如痞满郁闷之类也。辛能散，苦能泄，温能通行，则逆气下，呕咳止，胸中瘕热消矣。脾为运动磨物之脏，气滞则不能消化水谷，为吐逆、霍乱、泄泻等证，苦温能燥脾家之湿，使滞气运行，诸证自瘳矣。肺为水之上源，源竭则下流不利，热结膀胱，肺得所养而津液贯输，气化运动，故膀胱留热、停水、五淋皆通也。去臭及寸白者，辛能散邪，苦能杀虫也。"

橘皮，首载于《本经》，经《别录》补充，其性味及主治功效，已经较为完善。近代橘皮，以产于广东新会而年久者为佳，故橘皮又有"广皮""新会皮"及"陈皮"之名。橘皮辛苦而温，主要功能为理气调中、燥湿化痰。

仲景有3方用橘皮，另有1方加减用之，这样，共计4方，主要取其理气之功。

1.理气和胃治呕哕 橘皮，经方中用之治疗呕哕的方剂有2首：①橘皮汤：《金匮》云："干呕、哕，若手足厥者，橘皮汤主之。"此证之干呕、哕、手足厥，是胃受寒邪，胃阳被郁而上逆所致。方用橘皮理气和胃，配生姜散寒止呕。药虽仅2味，但与证候病机相合，使阳通寒去，胃气和降，则诸症自愈。②橘皮竹茹汤：亦用于哕逆之证，但此方为胃虚有热之哕逆而设，故以橘皮、生姜理气和胃，并用竹茹清热止呕，人参、甘草、大枣补中益气。这是一首清补和胃止呕之方。此方之作用与上方单纯通阳和胃止呕哕不同。此外，当归生姜羊肉汤方后云："痛多而呕者，加橘皮二两，白术一两"，亦取橘皮理气和胃之功，即《本经》"下气"之意。

2.理气开胸治胸痹 《本经》用橘皮治"胸中瘕热"，"瘕者假也，如痞满郁闷之类也"（《本草经疏》）。"瘕之为病，借气聚以成形……因气聚而成瘕，因瘕停而生热……则其治自应在气……但得气通且平，即瘕之与热"（《本经疏证》）自愈。经方中用橘皮治疗胸痹的方剂仅橘枳姜汤1方。《金匮》云："胸痹，胸中气塞，短气……橘枳姜汤亦主之。"此胸痹乃气滞饮停所致。本证以气滞为主，饮停为辅，饮停源于气滞，故方以橘皮与生姜理气化饮，配枳实行气消痞，令气行痹通，胸中气塞、短气之症自愈。此方较橘皮汤，不仅增加枳实一味药，而且橘皮之量亦增加三倍，故较橘皮汤理气消痞之功尤胜。

综上所述，仲景之用橘皮，主要取其理气和胃降逆之功，与生姜相配，适用于胃寒呕逆；与竹茹相合，适用于胃热呕逆；与枳实相配，理气破结之力尤胜；与人参、甘草、大枣相配，可用于气虚气滞证。

【单方治验】

1.痰膈气胀 陈皮三钱。水煎热服。（《简便单方》）

编者按 《本草纲目》："方白《泊宅编》云，橘皮宽膈降气，消痰饮极有殊功。"

2.卒食噎 橘皮一两（汤浸去穰）。焙为末，以水一大盏，煎取半盏，热服。（《食医心镜》）

3.产后吹奶 陈皮一两，甘草一钱。水煎服，即散。（《本草纲目》）

4.急性乳腺炎 取陈皮1两，甘草2钱，每日1剂，煎服2次；严重者可每日2剂，煎服4次。据临床观察，发病在1~2天内治疗者，大都获得良好效果，治愈率在70%以上，一般2~3天即愈。发病时间愈长，疗效愈差。已化脓者无效。（《中华外科》1959；4：362／广东省医药卫生研究所《医药科技动态》1971；12：7／《广东医学·祖国医学版》1965；6：18）

薤 白

【基原与药材】 为百合科植物小根蒜或薤的鳞茎。干燥鳞茎，呈不规则的卵圆形，大小不一，上部有茎痕；表面黄白色或淡黄棕色，半透明，有纵沟与皱纹，或有数层膜质鳞片包被，揉之易脱。质坚硬，角质。不易破碎，断面黄白色。有蒜臭，味微辣。以个大、质坚、饱满、黄白色、半透明，不带花茎者为佳。

【用法及用量】 内服：煎汤，6~9g（鲜者30~60g）；或入丸、散。外用：捣敷或捣汁涂。

【原文】《本经》：薤，味辛，温，无毒。治金疮疮败，轻身，不饥，耐老。生平泽。

《别录》：薤，味苦，无毒。归骨，菜芝也。除寒热，去水气，温中，散结，利病人。诸疮中风寒水薤以涂之。生鲁山。

【经方用药】 薤白首载于《本经》，仲景发现其辛滑通利之性，另辟蹊径，用治胸痹、泄痢下重。经方中有4方用及薤白，其中1方属于方后加减。

1. 通阳散结治胸痹病 薤白是仲景治疗胸痹病的常用药物，其中有3首用薤白，均用其温通胸阳，且与栝楼相配，共奏理气化痰、通阳散结之功。栝楼薤白白酒汤是治疗胸痹之主方。若痰饮较盛，可加半夏化痰降逆，方名栝楼薤白半夏汤；若痰饮不盛，而气滞气逆较甚者，在用栝楼、薤白的同时，再以桂枝平冲降逆，枳实、厚朴行气除痞满，这就是枳实薤白桂枝汤。这3首方剂历千年而不衰，一直沿用至今。现代常用这些方剂为主，治疗冠心病及胸膜炎等疾病，疗效确切。

2. 疏通气滞治泄痢下重 经方不仅用薤白通胸中之气滞，还用其行肠胃之气滞。四逆散主治阳郁四逆证，若气滞影响到胃肠出现泄痢下重时，仲景在四逆散中加用薤白。可见，薤白亦可疏理肠道之气滞。正如《汤液本草》所言："下重者，气滞也，四逆散加此（薤白），以泄气滞。"后世在此启发下，用薤白治疗痢疾也取得了较满意的疗效。

《长沙药解》解析薤白功用说："肺病则逆，浊气不降，故胸膈痹塞；肠道则陷，清气不升，故肛门重坠。薤白，辛温通畅，善散壅滞，故痹者下达而变冲和，重者上达而化轻清。其诸主治：断泄痢，除带下，安胎妊，散疮疡，下骨鲠（编者按：《千金·食治》说薤白对"骨鲠在咽不下者，食之则去"），止气痛，消咽肿，缘其条达凝郁故也。"所谓"条达凝郁"，即通阳气、散结滞及滑窍之功。

经方使用薤白均取水煎，即使四逆散加薤白，其方法亦是水煮薤白后送服四逆散。薤白用于胸痹病的量较小，用于泄痢下重症的量较大，反映上焦用药较轻、下焦用药较重的思想。

【单方治验】

1. 痢疾

（1）赤痢　薤、黄柏。煮服之。（《本草拾遗》）

（2）赤白痢下　薤白一握。切，煮作粥食之。（《食医心镜》）

2. 奔豚气痛 薤白捣汁饮之。（《肘后方》）

编者按 薤白上述功用，可知其善"治泄痢下重，下焦气滞"（《用药心法》）。

3. 咽喉肿痛 薤根，醋捣，敷肿处，冷即易之。（《圣惠方》）

编者按 以上外治法，取薤白"散壅滞……消咽肿"（《长沙药解》）之功。

4. 妊娠胎动，腹内冷痛 薤白一升，当归四两。水五升，煮二升，分二服。（《古今录验方》）

编者按 上方二味，薤白"温中散结"（《别录》）止痛，当归和血安胎。

第五章　泻下逐水药

本章之药共10味，简述如下。

1. 大黄　其性寒凉，味虽苦而带清香之气，人气分亦入血分，善治一切里实热证。《本经》论之详，经方用大黄者32首，可概括为“六大功用”，这种种功用，可归纳为“推陈致新”四个字。“凡蕴热之症，脏腑坚涩，直肠火燥而大便秘；痈肿初发，毒热炽盛而大便结；肥甘过度，胃火盛而大便结；纵饮太盛，脾火盛而大便结，必用苦寒，以大黄可也。至若跌仆损伤，血有所瘀，闭而不行，用桃仁、红花之剂，必加酒炒大黄。又有阳明胃火，痰涎壅盛，喉闭乳蛾，腮颊肿痛连及口齿，用清痰降火之剂，必加姜制大黄。若光明科以之治目，在时眼初发时，以之泻火可也；疮肿科以之散热拔毒，在红肿时解毒可也”（《本草切要》）。总之，大黄既可救治危急重病，又可调治慢性痼疾，神奇之药也。大黄内服、外用在各科多种病症中的应用，详见内文。

2. 芒硝　咸寒而微带辛苦，其辛能散结，咸能软坚，兼能润下，苦能下泄，寒能清热。内外诸般病症，凡“热邪深固，闭结不解”（《本草求真》），皆宜用之。内服、外用，皆有良效。需要了解，芒硝有朴硝、芒硝、玄明粉之分。“朴硝，即皮硝，生于卤地，刮取。初次煎成为朴，由朴再煎为芒。其性最阴，善于消物，故以硝名。……玄明粉系芒硝再煎而成。其色莹白，辛甘而凉，功用等于芒硝，皆有软坚推陈致新之力”（《本草求真》）。其泻热、润燥、软坚之功，朴硝最强，芒硝次之，玄明粉更次之。

3. 麻子仁　又称火麻仁，甘平，功用润燥滑肠，“专利大肠气结便闭。凡老年血液枯燥，产后气血不顺，病后元气未复，或禀弱不能运行皆治。大肠闭结不通，不宜推荡，亦不容久闭，以此同紫菀、杏仁润其肺气、滋其大肠，则便自利矣”（《药品化义》）。

4. 甘遂　苦寒，有毒，功用逐水饮，破积聚，通二便。“其气直透达所结处”（《汤液本草》）。以甘遂为主研末擦掌中可治腹中积聚；甘遂与甘草同用可治臌胀；甘遂外用可治二便不通。详见内文。

5. 大戟　苦辛而寒，泻水饮，利二便，“气味苦寒，性秉纯阳，峻利居首，上泻肺气，下泻肾水，兼因味辛，旁行经脉，无处不到……”（《本草求真》）。

6. 芫花　辛苦而温，有毒，逐水，涤痰。其“气味《本经》虽称辛温，然所主诸病，皆湿热痰水为虐。功用专在破泄积水”（张寿颐）。“芫花、甘遂、大戟之性，逐水泄湿，能直达水饮窠囊隐僻之处，但可徐徐用之，取效甚捷，不可过剂，伤人真元也。陈言《三因方》以十枣汤药为末，用枣肉和丸，以治水气喘急浮肿之证，盖善变通者也”（《本草纲目》）。

7. 荛花　辛苦而寒，有毒，功用与芫花略同，“皆属破结逐水之品”（《本草求真》）。

8. 泽漆　辛苦微寒，清热利水。《别录》曰是“大戟苗也”，而《本草纲目》考辨后否定之。详见内文。

9. 商陆　辛苦而寒，有毒，功用通二便，泻水，散结。“其性下行最峻，有排山倒海之势，功与大戟、芫花、甘遂相同”（《本草求真》）。

10. 巴豆　辛热，有大毒，泻寒积，通关窍，杀虫。“禀阳刚雄猛之性，有斩关夺门之功”（《本草通玄》）。“推荡脏腑，开通闭塞之药也。……追逐一切有形留着、久顽不逊之疾……苟非气壮力强之人，不可轻用”（《本草汇言》）。须知“巴豆峻用则有劫病之功，微用亦有调中之妙”（《本草纲目》），详见内文。

本章泻下逐水药10味，按其功用，可分为三类：一是泻下药；二是润肠药；三是逐水与泻下兼备药。①泻下药有2味，即大黄、芒硝。大黄苦寒，一切里实热证瘀结成形者，取其通里攻下，推陈致新的功效，为祛邪之良将。芒硝咸寒，泻热通便而软坚散结是其特点。②润肠药本章只有麻子仁，而前面第三章讲述的杏仁、栝楼仁等仁类质润药，以及甘寒养阴（血）药，皆有滋液润燥滑肠的功效。③以逐水为主并有泻下通利二便之功的药有6味，大家比较熟悉的是甘遂、大戟、芫花三味药，三味虽皆逐水峻药，十枣汤荟萃并用而成方，以“三味之斶逐饮邪用各不同，其与病情甚为贴切也”（《本经疏证》）。若识之不真，随意加减，势必影响经方之本来最佳疗效。“夫经方之难精，由来尚矣”（张湛）！经方只十枣汤1方用甘遂、大戟、芫花，而还有4方（大陷胸汤、丸，甘遂半夏汤，大黄甘遂汤）治结胸、留饮用甘遂，故三味药逐水治病必有所不同。此三药外，泽漆与大戟功用略同，荛花与芫花功用略同，商陆与“三味”逐水药功用亦略同，而同中又有所不同。最后是巴豆，巴豆辛热有火毒，虽与大黄、芒硝同为泻下之药，但寒热异性，故巴豆适宜于脏寒冷积，且巴豆又可逐水，乃泻下逐水最峻烈之药，用之得当，诚有神功，用之不慎，祸害立至！上述诸药之详细功用及专长，需从经方及诸家本草解析中求之。

大　黄

【基原与药材】 大黄为蓼科多年生植物掌叶大黄、唐古特大黄或药用大黄的根茎。以上各种大黄，均以外表黄棕色、锦纹及星点明显、体重、质坚实、有油性、气清香、味苦而不涩、嚼之发黏者为佳。

【原文】《本经》：大黄一名黄良。味苦，寒，无毒。主下瘀血，血闭，寒热，破癥瘕积聚，留饮，宿食，荡涤肠胃，推陈致新，通利水谷，调中化食，安和五脏。生山谷。

《别录》：大黄，大寒，无毒。平胃下气，除痰实，肠间结热，心腹胀满，女子寒血闭胀，小腹痛，诸老血留结。一名黄良。生河西及陇西。二月、八月采根，火干。

【用法与用量】 内服：煎汤（用于泻下应后下，不宜久煎）3~12g；或入丸、散。外用：研末，水或醋调敷。

张锡纯说：“凡气味俱厚之药，皆忌久煎，而大黄尤甚，且其质经水泡即软，煎一两沸，药力皆出，与他药同煎宜后入，若单用之开水浸服即可。若轧作散服之，一钱之力可抵煎汤者四钱。大黄之力虽猛，然有病则病当之，恒有多用不妨者。是以治癫狂其脉实者，可用至二两，治疔毒之毒热甚盛者，亦可用至两许。盖用药以胜病为准，不如此则不能胜病，不得不放胆多用也。”

【经方用药】《本草经疏》：“《经》曰，实则泻之。大黄气味大苦大寒，性禀直遂，长于下通，故为泻伤寒温病、热病、湿热、热结中下二焦，二便不通，及湿热胶痰滞于中下二焦之要药，祛邪止暴，有拨乱反正之殊功。”《本草正义》：“大黄，迅速善走，直达下焦，深入血分，无坚不破，荡涤积垢，有犁庭扫穴之功。生用者其力全，迅如走丸，一过不留，除邪而不伤正气；制过者其力已缓，颇难速效。”《本草正》：“大黄，欲速者生用，泡汤便吞；欲缓者熟用，和药煎服。”《本草述》：“大黄，《本经》首曰下瘀血、血闭，固谓厥功专于血分矣。阳邪伏于阴中，留而不去，是即血分之结热，唯兹可以逐之。《本草》所谓肠间结热，心腹胀满，亦指热之结于血中者而言。”简要言之，大黄色正黄，其性寒凉，味虽苦而带清香之气，入血分而兼入气分，善治一切里实热证。

经方有31首方剂中用大黄，另有1方在加味法中用及。这32方对《本经》所述大黄的主治功效运用得丰富多彩。

1. 荡涤肠胃　仲景以大黄“荡涤肠胃”者有5方，著名的大、小、调胃三承气汤是对《本经》所谓大黄“荡涤肠胃”的绝妙运用，主治邪热转属阳明与肠间糟粕互结所形成的“胃家实”证，后人称为阳明腑实证。三方皆以大黄“荡涤肠胃”为主。其中大承气汤配伍枳实、厚朴疏通气机，并用芒硝软坚泻下，四药相合，其攻下实热、荡涤燥结之力最为迅猛。主治大便燥结，甚者热结旁流，脐腹胀痛，潮热谵语，手足濈然汗出等阳明腑实重证。若大承气汤减去芒硝，名曰小承气汤，适用于阳明腑实证中气滞较甚者。若大承气汤减去枳、朴，加甘草，名曰调胃承气汤，适用于阳明腑实证中燥结较甚者。另外，以小承气汤加麻仁、杏仁、芍药，变汤剂为蜜丸，名曰麻子仁丸，变攻下之方为润下之剂，适用于胃热津亏所致的大便坚，小便数之脾约证。对于邪热蕴结少阳胆腑证，仲景以大柴胡汤主之，该方用大黄者，使胆腑邪热假道阳明泻之可也。上述可见，仲景对于大黄“荡涤肠胃”的灵活运用可谓高妙！

2. 通利水道 大黄通谷道之功已如上述，而利水道为何？《素问·灵兰秘典论》说：“三焦者，决渎之官，水道出焉。”张景岳释曰：“决，通也；渎，水道也。上焦不治，则水泛高原；中焦不治，则水留中脘；下焦不治，则水乱二便。三焦气治，则脉络通而水道利，故曰决渎之官。”张仲景以大黄利水道有下列4方：①大陷胸汤：由大黄、芒硝、甘遂组成，三药共奏破结逐水之功。主治水与热邪互结于上中二焦所致的“结胸热实，脉沉而紧，心下痛，按之石硬”，或“有潮热，从心下至少腹硬满而痛不可近者”。②大陷胸丸：由大陷胸汤加葶苈子、杏仁、白蜜等组成。此方改汤为丸，并加入葶苈、杏仁宣泻肺气，白蜜缓和泻下之性。适用于结胸证邪结高位兼见“项亦强，如柔痉状”。③厚朴大黄汤：由厚朴、大黄、枳实组成，三药相合，泻实涤饮。主治“支饮胸满者”。④己椒苈黄丸：由防己、椒目、葶苈、大黄组成，蜜和为丸，疏通二便。主治“肠间有水气”证。上述可知，大黄不但通谷道，泄大便，而且通水道，利小便。其通利水道之功应引为重视及深入探讨。

3. 下瘀血血闭 仲景对《本经》所谓大黄“下瘀血、血闭”的运用达到炉火纯青的境界。分述如下。

（1）治“太阳随经瘀热在里”的蓄血证 《伤寒论》中治疗蓄血证的3个方剂均使用了大黄：一是桃核承气汤，方由大黄与桃仁、桂枝、芒硝、甘草相配，适用于少腹急结，其人如狂之蓄血轻证。二是抵当汤，方由大黄与桃仁、水蛭、虻虫相合，适用于少腹硬满，其人发狂，脉沉涩有力，或见身黄之蓄血重证。三是抵当丸，即抵当汤减少水蛭、虻虫用量，加大桃仁用量，其大黄用量不变，改汤为丸，变峻攻为缓攻之剂。

（2）治湿热疫毒深入血分的“瘀热”发黄证 《金匮》中治疗黄疸病有3个方剂用及大黄：一是茵陈蒿汤，方由大黄与茵陈、栀子相配，主治“瘀热以行”所致的“寒热不食，食即头眩，心胸不安，久久发黄为谷疸”者。二是栀子大黄汤，方由大黄与栀子、枳实、豆豉相合，主治“酒黄疸，心中懊侬或热痛”等症。三是大黄硝石汤，方由大黄与硝石、栀子、黄柏相伍，主治“黄疸腹满，小便不利而赤，自汗出”等瘀热重证。三方所治，虽病因、病机及病情有所不同，但以大黄通利二便，攻除瘀热则一。

（3）治肠痈瘀热证 《金匮》治疗热壅气滞，营血瘀结于肠中所致的急性肠痈，症见振寒发热，“少腹肿痞，按之即痛”，甚至拘急拒按等，以大黄牡丹汤主之。方由大黄、牡丹皮、桃仁、瓜子（冬瓜仁）、芒硝组成。

（4）治妇人瘀血病 《金匮》中治疗妇人杂病及产后病用大黄者有3方：一是抵当汤，主治“妇人经水不利”而属于瘀结实证者。二是大黄甘遂汤，本方以大黄破瘀，甘遂逐水，阿胶补虚养血，攻补兼施。主治产后“水与血俱结在血室”而表现为“少腹满如敦状”等症。三是下瘀血汤，方中大黄、桃仁、䗪虫三药相合，攻血破瘀之力颇猛，用蜜为丸，缓其攻破之性，主治产后“腹中有干血着脐下”所致的“腹痛”等症。此方“亦主经水不利”因瘀血者。产后多为虚证，但亦有实证或虚实夹杂证，仲景以攻逐之方治产后之病，可见其辨证（病）论治的求实精神和胆大心细的医疗作风。

4. 破癥瘕积聚 仲景以大黄“破癥瘕积聚”者有2方。一是大黄䗪虫丸，本方以大黄与䗪虫、虻虫、水蛭、桃仁等逐瘀药和干地黄、芍药、甘草等补虚药相配伍，主治五劳七伤，正虚久瘀所致的“内有干血”之病证。二是鳖甲煎丸，本方以鳖甲软坚散结为主，配大黄、桃仁、䗪虫、蜣螂等破瘀药与人参、阿胶、芍药等补虚药，攻补兼施，扶正祛邪，主治疟病日久不愈，反复发作，正气渐虚，假血依痰，居于胁下，“结为癥瘕”的疟母病症。

5. 调中去宿食 若宿食为病，《金匮》宿食病篇以大承气汤主治。《伤寒论》说：“大病瘥后，劳复者，枳实栀子豉汤主之。”方后云：“若有宿食者，内大黄如博棋子大五六枚，服之愈。”这是仲景运用大黄“荡涤肠胃”或“调中化食”，以除“宿食”的最好注脚。

6. 治邪实寒热 大黄苦寒，治病以泻实为主，故《本经》所谓大黄治“寒热”者，乃指邪热壅实而言。例如：大陷胸汤证之“日晡所小有潮热”者，乃水热结实所致也；大承气汤证之“潮热”者，乃腑气壅实所致也；大柴胡汤证之“往来寒热”者，乃“热结在里”所致也；抵当汤（丸）之“有热”者，乃“瘀热在里”所致也；茵陈蒿汤证之“寒热”者，乃湿热疫毒深入血分，“瘀热以行”所致也；大黄牡丹汤证之“时时发热，自汗出，复恶寒”者，乃邪热瘀结于肠中所致也；大黄附子汤证之“发热”者，乃寒实内结阳被寒郁所致也；苓甘五味加姜辛半杏大黄汤证之“面热如醉”者，乃“胃热上冲熏其面”所致也。上述八种方证，无一非里实热之证，故诸方配伍大黄通里泻实，内脏调和，则体表之振寒发热自愈。《内经》反复告诫：“治病必求于本”，此之谓也。

7. 推陈致新，安和五脏　人的生命活动就是一个新陈代谢、吐故纳新的过程。大黄的上述种种功用，可归纳为“推陈致新”四个字。邪实得去，正气自安，故云“安和五脏”也。

总之，大黄之功至大至广，神奇之药也！既可救治危急重症，如“良将”之勇，一战成功；又可调治慢性痼疾，如“良相”之谋，安抚八方。临证运用之时，全在于灵活变通，神明善变，则大黄出将入相之功发挥无遗矣。

【单方治验】

（一）热性病

1. 热病狂语　用大黄五两，锉炒微赤，为散。用腊雪水五升，煎如膏。每服半匙，冷水下。(《本草纲目》第十七卷“大黄”引《圣惠方》)

编者按　胃肠实热上扰心神，常可出现谵语、狂乱、意识不清等症。大黄峻下实热，荡涤肠胃，走而不守，适用于胃肠实热积滞所致的谵狂等症。

2. 瘟疫时气　治一切瘟疫、时气，恶寒发热、昏迷头痛等症。制大黄一两五钱，生大黄一两五钱，僵蚕三钱，生姜汁捣糊为丸，重九分、七分、五分凡三等。遇瘟疫时症，取无根井华水服之（即平旦井中取起第一汲之水），视病人之老幼强弱，为多寡之准。(《串雅内编》)

编者按　元·朱震亨《丹溪心法》有治大头瘟兼治喉痹方与此方（普济丹）相同。瘟疫、时气侵袭，卫阳被郁而恶寒发热，疫毒火邪上攻头部因而头痛、昏迷。方用生大黄通下泻热，大黄酒浸制则苦寒性减而上行，可使头部风火热毒得到清解。辅以僵蚕疏风清热，散结止痛；用生姜汁（糊丸）可防止主药大黄苦寒伤胃之弊。诸药合用有清热解毒、辟瘟祛浊的功效。

3. 湿温　杨某，患感旬日，初则便溏，医予温散，泻止热不退，昼夜静卧，饮食不进。孟英诊脉迟缓，浮取甚微。目眵，舌光红，口不渴，溲亦行，胸腹无所苦，语懒音低，寻即睡去。是暑湿内伏，而有燥矢在胃，机关为之不利也。先与清营通胃药两剂，热退舌淡而脉症依然。加以酒洗大黄、省头草，即下坚黑燥矢甚多，而睡减啜粥，继以凉润，旬日而痊。(《回春录新诠》)

原按　此案患感而便溏，是湿邪偏重，虽经温散，泻止而发热不退，仍是湿邪未解，郁遏清阳，三焦滞窒，气机不利。故上则神疲嗜卧，语懒音低；中则运化失司，饮食不进；下则失于传送，内有燥矢；外阻于卫，而发热脉迟缓；内舍于营，则舌绛而反不渴。王氏用清营通胃之法，服后虽热退舌淡，而脉症仍然者，是营分之热已清，在腑之湿浊仍结也。故方中加入大黄通腑荡积；省头草芳香化浊。果解燥矢而睡减啜粥，病渐痊愈。此证较难辨认。揆腹泻之后，应无燥矢；且精神委顿，饮食不思，语懒音低，肢体倦怠，脉象迟缓，俨似一副暑湿困脾、阳虚气弱之证。当用东垣清暑益气汤，或生脉散加藿、朴、夏、苓诸法。但细绎其目眵舌绛，不烦躁而嗜睡，始知有燥矢未行，非阳虚气弱之可比。故不能用温补辛散之剂。况前医已经温散而无益于病体乎？此处若不精细考察，必为外症所眩惑。足证王氏学识过人。非读书之不达者所能企及。

4. 暑温　仲夏，淫雨匝月，泛滥为灾。季夏，酷暑如焚，人多热病。沈小园者，患病于赵，医者但知湿甚，而不知化热，投以平胃散数帖，壮热昏狂，证极危殆。返杭日，渠居停吴仲庄浼孟英视之，脉滑实而数，大渴溲赤，稀水旁流，与石膏、大黄，数下之而愈。(《回春录新诠》)

编者按　脉症及发病季节合参，此案为“暑温”邪结阳明无疑。方取清热之主药——石膏与泻下之良将——大黄并用，内清下泄，方精药专，可取药到病除之功。

（二）内科病

1. 痢疾　治泄痢久不愈，脓血稠黏，里急后重，日夜无度，久不愈者：大黄一两，细锉，好酒二大盏，同浸半日许，再同煎至一盏半，去大黄不用，将酒分为二服，顿服之，痢止。一服如未止，再服，以利为度，服芍药汤和之，痢止，再服黄芩汤和之，以彻其毒也。（《素问病机气宜保命集》大黄汤）

2. 积聚　二便不通　治久患腹内积聚，大小便不通，气上抢心，腹中胀满，逆害饮食：大黄、芍药各二两。上二味末之，蜜丸，服如梧子四丸，日三，不知，可加至六七丸，以知为度。（《千金方》神明度命丸）

3. 吐血（上消化道出血）

（1）治虚劳吐血：生地黄汁半斤，川大黄末一方寸匕。上二味，温地黄汁一沸，纳大黄（末）搅之，空腹顿服，日三，瘥。（《千金方》）

（2）王某，吐血不止，头痛如劈，烦躁欲死，西医诊为上消化道急性大出血伴高血压危象，单用生大黄30g煎服，服后2小时泻下黑色粪水半面盆，顿时血止，险象解。（《长江医话》）

（3）王某，50岁，吐血3次，伴柏油样大便1天，经输液，补血及西药止血治疗，仍吐血不止。予生大黄末，每服2g，每日3次。服药1天后，吐血未作。3天后大便潜血转阴。（马新风《浙江中医杂志》1990；1：36）

编者按　明·龚廷贤用将军丸（单味大黄酒拌九蒸九晒为末，水泛为丸）治“吐血不止如神”。清·唐容川指出：“大黄一味既是气药，又是血药，止血不留瘀，尤为妙药。”上述文献启发了现代学者，焦东海等首先报道（《陕西新医学》1997；6：20）及综述（《中医杂志》1985；10：34）表明，以单味大黄粉（每次2~3g，每日3次）治疗上消化道出血数万例，2~3天止血率达90%以上，疗效显著。

4. 鼻衄

（1）王某某，男，16岁。患者既往有反复鼻衄史，近2天来鼻衄10余次，每次血量约5~10ml左右，血色鲜红，流血不止，甚至吃饭时鼻血不自觉地滴入碗中，睡时滴血于被上。五官科检查：鼻中隔前下部易出血区黏膜充血，糜烂，破溃。大便3日未解，腹满胀痛，平素急躁易怒，偏头痛，喉痒，舌偏红、苔黄腻，脉弦滑带数。证属湿热郁蒸，燥屎内结，木火刑金而致鼻衄。取单味大黄粉口服：生大黄粉3g，每日4次，连服5天，腑气通，鼻衄止。为巩固疗效，又连服15天。随访3年未复发。（蒋瑞金《上海中医药杂志》1988；12：28）

（2）谢某某，男，12岁。因鼻衄不止，1980年1月来我院就诊，患者4岁开始，不明原因鼻衄，时发时止，一日2次，多至5次，血流量多，曾在各地医院求治，先后用中药、西药、静注止血药无效，用气囊填法压迫止血、肾上腺素、麻黄素滴鼻亦不见效。用大黄炭末，温开水调匀，塞患侧鼻孔而愈。随访5年未复发。（张履端《四川中医》1987；12：44）

5. 咯血　单味大黄治疗158例（每次用3g，每日3次）与复方西药组60例随机对照观察。治疗结果表明，中药、西药组止血有效率相似，单味大黄者止血时间（平均6天）较西药组明显缩短。（焦东海《中医杂志》1988；11：67）

编者按　大黄善泻火凉血，引血下行，常用于火热亢盛、血热妄行所致的吐血、衄血、咯血等症，具有简、便、廉、验的特点。实验证明：大黄能缩短凝血时间，降低毛细血管的通透性，改善脆性，能使纤维蛋白原增加和血管的收缩活动增加，能促进骨髓制造血小板。总之，单味生大黄粉治疗血证具有显效快、疗程短的特点，为一味很有前途的止血佳品。

6. 咳嗽　范某，女，8个月。其母述患儿因着凉后出现咳嗽。开始全天咳嗽，曾到驻地医院胸透未见异常，查血象：白细胞11.2×10^9/L。中性白细胞55%，淋巴细胞42%，单核3%。用青霉素40万单位，每日2次肌内注射。1周后，患儿每于凌晨四五点钟咳嗽加重，以干咳为主，不得入睡，后继用青霉素及其他止咳药，效果不佳。诊见口微干，舌红，脉数，大便稍干，辨证为大肠蕴热，上灼于肺，肺气上逆。宜用清热泻火、釜底抽薪之法。用单味熟大黄粉0.5g，每日3次，吞服。3日后，症状明显减轻，偶闻咳嗽数声，但已不影响睡眠，大便偏稀。遵小儿用药中病即止之法，令其停药自然恢复。3日后访，完全恢复。（《中医药研究》1990；4）

编者按　大黄功能泻下通便，为热结便秘的常用药。肺与大肠相表里，若大肠实热壅盛，大便秘结者，大黄有清热泻火、釜底抽薪之效，通过泻下，大肠热邪得清，则肺气上逆得平，从而咳嗽自愈。此即中医常用的“上病下取”之法，也体现了辨证施治的整体治疗思想。

7. 呕吐　耿某，男，72岁。患“中风后遗症”5年，经治疗可以步行。3天前跌倒后恶心呕吐，日4~5次。诉小便赤涩，大便欠畅，口苦黏腻，形丰面红，舌红苔黄厚腻，项软，脉弦滑。嘱嚼服生姜1片后即取生大黄粉10g冲服。次日复诊，诉服药后排稀便3次，呕恶随止，晨起服稀粥两碗未吐。（潘建华《四川中医》1990；6：29）

编者按　呕吐一证，其病因虽有多种，但总以胃失和降为主。《金匮》说：“食已即吐者，大黄甘草汤主之。”即对于胃肠实热、腑气不通而呕吐者，以大黄为主药通腑止吐。本案先嚼服生姜止呕以治标，后服大黄通腑泄热以治本。

8. 胃痛（慢性肠炎）　一慢性肠炎患者，胃痛腹满，食欲不振，大便溏薄，日2~3次，迁延日久，面黄肌瘦，神疲乏力，服健脾益气方药罔效。与服独圣丸（即大黄研末为丸），旬日大便成形，食欲增加，胃痛痞满尽除，体重增加。（《北方医话》）

编者按　本案之独特疗效，证明了《本经》所谓大黄“调中化食”之功效。现代药理研究已证实，少量大黄具有健胃利胆、促进消化等作用。

9. 宿食

（1）姚僧垣治梁元帝，患心腹病，诸医皆请用平药。僧垣曰：脉洪大而实，此有宿食，非用大黄，必无瘥理。元帝从之，果下宿食愈。（《名医类案》）

（2）淮安大商杨秀伦，年七十四。外感停食。医者以年高素弱，非补不纳。遂致闻饭气则呕，见人饮食辄叱曰：此等臭物，亏汝等如何吃下？不食不寝者匝月，惟以参汤续命而已。慕名来聘，余诊之曰：此病可治，但我所立方必不服，不服则必死。若徇君等意以立方亦死，不如竟不立也。群问：当用何药？余曰：非生大黄不可。众果大骇，有一人曰：姑俟先生定方，再商其意。盖谓千里而至，不可不周全情面，俟药成而私弃之可也。余觉其意，煎成，亲至病人所强服，旁人皆惶恐无措，止服其半，是夜即气平得寝，并不泻。明日全服一剂，下宿垢少许，身益和。第三日侵（渐近）晨，余卧书室中未起，闻外哗传云：老太爷在堂中扫地。余披衣起询，告者曰：老太爷久卧思起，欲亲来谢先生。出堂中，因果壳盈积，乃自用帚掠开，以便步履。旋入余卧所，久谈，早膳至，病者观食，自向碗内撮数粒嚼之。且曰：何以不臭？从此饮食渐进，精神如旧，君以为奇。余曰：伤食恶食，人所共知，去宿食则食自进，老少同法。今之医者，以老人停食不可消，止宜补中气以待其自消，此等乱道，世反奉为金针，误人不知其几也。余之得有声淮扬者以此。（《洄溪医案》）

编者按　上述案例充分证明，临证用之得当，大黄下宿食之功颇著，老少同法。

10. 阳毒　愚在籍时，曾至邻县治病，其地有杨氏少妇，得奇疾，赤身卧帐中，其背肿热，若有一缕着身，即觉热不能忍，百药无效。后有乘船自南来赴北闱乡试者，精通医术，延为诊视，言系阳毒，俾用大黄十斤，煎汤十碗，放量饮之，数日饮尽，竟霍然痊愈。（《医学衷中参西录》）

编者按　大黄为泻下热结之要药，可使体内热毒由泻下而解，故可治阳毒之病。《金匮》曰：“阳毒之为病，面赤斑斑如锦文，咽喉痛，唾脓血，五日可治，七日不可治，升麻鳖甲汤主之。”上述可见，本案所述“阳毒”与《金匮》所述主症不同。

11. 阳强　汪某某，肾水不足，君火上炎，相火下炽。心中如燔，舌光如柿，阳事易举，阴精易泄。取鸡子一个，破头，纳大黄三分，蒸熟。每日服一个。（《王旭高临证医案》）

编者按　阳强多由肝火旺盛或阴虚火旺所致。患者为肾阴亏虚，火热内炽，故用大黄以泻火，并辅以鸡子滋阴和阳，共奏泻下滋阴之效，则阳强自平。

12. 黄疸（病毒性肝炎）　大黄为退黄之要药，甲型肝炎症见黄疸、腹胀、便秘、苔黄腻、脉弦滑等，此乃湿热毒邪蕴阻脾胃，深入血分所致，属实热证。我院用自制精制大黄片（单味生大黄精制而成，每片为0.25g）治疗，疗效优于复方西药和清热利湿中药合剂。对乙肝患者见有苔黄腻或薄腻者，可用制大黄9~15g，合甘露消毒丹治之，连续服用2个月，使HBsAg转阴。（陈敏先《中医杂志》1991；11：6）

13. 臌胀（肝硬化）　肝硬化基本病机可用瘀、热、积、水、虚概括。笔者临床治疗肝硬化，大黄为首选药物之一，对湿热内蕴和肝脾瘀血型选用大黄尤其适宜，即使是其他证型，合理配伍使用大黄也有利无弊。六腑以通为用，“通”在治疗肝硬化时显得尤为重要。（谢纪源《江西中医药》1996；2：23）

14. 胆病（慢性胆囊炎胆石症胆道感染） 由于大黄具有利胆、消炎、抑菌、促进胆汁分泌、使胆囊收缩增强、降温等作用，我们曾于1985年至1986年间，开展单味生大黄（研粉，装胶囊，每次0.6g，日3次）治疗胆石症的临床研究。由于大黄有消炎和利胆作用，对胆石症合并感染，或单纯胆道感染病例更适宜。对不宜手术、结石＜1.0cm或泥沙样结石，可用单味大黄治疗。对胆石症合并重症胆道感染、胆石症合并胰腺炎、高烧、腹胀者，用大黄有效。每次用大黄30g煎汤，或粉剂3g口服，也可用10g粉剂加入100ml液体中灌肠，以通腑为目的。大黄对重症感染可起到通腑、泻下、降温、降低内毒素、提高白细胞吞噬功能的作用，早期应用，有阻止病情演变的可能。（刘凤奎《中医杂志》1991；11：5）

15. 高脂血症 用单味大黄不同制剂治疗高脂血症237例，与中药何首乌或西药烟酸肌醇脂的随机对照治疗比较，结果证明大黄降高胆固醇血症的疗效较好。（焦东海《中医杂志》1988；11：68）

16. 老年病 现代学者从骆驼饮大黄水膘肥、体壮、寿命延长受到启发。又从牧驼人常饮大黄水防病、治病、长寿得到证实。在调查中注意到，常服大黄水的牧驼人很少患高血压、冠心病，癌症的发病率亦低于不服大黄的同龄人。常服大黄的牧驼人还有以下几个特点：①不易患感冒，对疾病的抵抗力强。②头脑清醒，无头痛头晕等火热症状。③无老年性便秘及前列腺肥大。④肠胃消化功能好，食欲强。⑤肾功能好，无尿频、尿急现象，耳聪目明。（何天有，等《中医药研究》1991；4：49）

编者按 文献资料表明，以通为补为大黄抗衰老之能。大黄防治老年病的临床功效已无可非议。其作用机制也已被现代药理研究及动物实验所证实。由此可见，《本经》所谓大黄“推陈致新”“安和五脏”等功效，乃实践经验的总结。值得深入研究，加以开发。

古今文献还论及大黄治疗“虚证”。所谓虚证不忌大黄有两种含义：一是虚中夹实者，治应在补益剂中酌加大黄以泻实；二是纯属虚证者，但虚不受补，可于补虚方中少佐大黄以治之。至于大黄是否确有补虚之功效，尚待深入研究。

（三）妇科病

1. 性交痛 阴肿 妇人嫁痛（指“阴痛”或“性交痛”），小户（即“阴户”。此指妇女外生殖器官）肿痛也。大黄一两，酒一升，煮一沸，顿服。（《本草纲目》第十七卷“大黄”引《千金方》）

编者按 大黄苦寒沉降，力猛善行，可入血分以行瘀血，为攻积泻火、逐瘀止痛之要药。上述妇人病属瘀热者宜用大黄治之。

2. 闭经 28岁已婚妇女，因经期受凉而闭经15个月。就诊时瘦弱不堪，肌肤不荣，毛发脱落，脉涩，舌暗有瘀点，舌下脉络淡紫怒张，用独圣丸（即大黄研末为丸）1个月，经复如常。（《北方医话》）

编者按 《本经》言大黄“下瘀血、血闭”；《别录》谓主“女子寒血闭胀”，本案可为佐证。《金匮》治“妇人经水不利下”用下瘀血汤、抵当汤，两方皆用大黄。故当重视大黄治血瘀闭经之功效。

3. 产后恶血冲心，或胎衣不下，腹中血块等 锦纹大黄一两，杵罗为末，用头醋半升，同熬成膏，丸如梧桐子大，用温醋化五丸服之，良久下。亦治马坠内损。（《千金方》）

4. 产后会阴水肿 产后会阴切口肿痛硬结 产妇由于分娩时过度迸气，胎头长时间压迫，分娩产伤及会阴侧切致产后会阴水肿，会阴切口肿痛硬结，给产妇带来难言之苦。我院产科使用大黄、芒硝对外阴水肿及会阴切口硬结的产妇进行外敷，效果显著。治疗方法：大黄40g，芒硝160g，研成细末，充分混合备用。外阴常规擦洗后，取30~40g药物用无菌纱布包好敷于患处，用丁字带固定。一般外敷2~4小时，每日2次，在产后24小时后开始使用。结果：所治会阴切口水肿硬结184例，年龄最大者38岁，最小20岁；经产妇12例，初产妇172例。产妇能坐立行动，自行哺乳。无1例切口感染和裂开发生。对于少数难产病人会阴切口有延撕者，如72小时硬结未完全化解者可继续用药外敷，也可带药回家使用，直至痊愈。（刘泽利，等《安徽中医临床杂志》1997；4：225）

原按　药理研究证明：芒硝有抗病毒、抗感染作用，大黄对葡萄球菌、痢疾杆菌、伤寒杆菌、铜绿假单胞菌及真菌均有抑制作用。大黄与芒硝以1:4剂量配方混合后外用，有逐瘀通经、消肿止痛及抗炎作用。

5. 乳痈　川大黄、粉草各一两。上为细末，以好酒熬成膏，倾在盏中放冷，摊纸上贴痛处，仰面卧至五更。贴时先用温酒调（服）一大匙，明日取下恶物，相度强弱用药，羸弱不宜服。(《妇人良方》金黄散)

6. 乳头皲裂　刘某，女，28岁。患者右乳头裂1周，哺乳时疼痛难忍，经服中西药及外用四环素软膏无效，即用生大黄30g，研细末，用香油适量调成糊状备用。先将乳头洗净擦干，再用上药涂擦，3次痊愈。(王书成《四川中医》1987；3：43)

7. 回乳　郄某某，女，25岁，1993年3月11日就诊。求断乳药。予大黄粉加适量芒硝水调成糊状涂乳房，约1cm厚，塑料膜包扎保温、保湿，1日乳汁减少，2日断乳。(刘文汉治验)

（四）儿科病

小儿病因较单纯，实证居多，泻下法为常用法则之一。文献资料表明，以大黄为主的下法（或辨证配合其他方法）治疗小儿疾病用途广泛。大黄用于治疗小儿病源远流长，早在唐代杰出的医药学家孙思邈就在《千金要方》与《千金翼方》中论及治疗小儿急症、杂病等，共载方371首，其中用大黄之方近50首，尤其对小儿惊痫、伤寒、咳喘、癖结、胀满等病症，用大黄之方更多。尔后，历代医家有不少关于儿科诊治的专著、专论。关于下法的具体应用，清代《幼幼集成》说："邪之深入者，下而夺之，总欲其邪尽而后已。"可谓至理名言。下面将以大黄为主的泻下方法治疗儿科病作一概述。

（1）四诊要点　①大便不通或黏稠臭秽，或下利不爽，里急后重。②腹胀满拒按或腹痛啼叫，或四肢虽不甚热，但腹部灼热熨手。③小便短赤，浑浊臊臭。④苔黄燥或垢，浊腻不化。⑤口渴喜饮，口有热臭，唇干红，目赤面红。⑥厌食，反饱或有呕吐酸馊不化。⑦烦躁不安，夜寐惊啼或龂齿。⑧有热如潮，或有汗不解，或但头出汗，蒸蒸冒气。⑨脉滑数有力，指纹沉滞深红色。以上数条，不必悉俱，但见二三证即可用泻法。总之，要形实、气实、脉实者，方为适宜。

（2）适应证　下列疾病表现为实证、热证者，可参照上述各条指征施用泻下法：①新生儿疾患有胎热、胎毒表现者，如口腔红、马牙、重龈、重颚、不乳、吐乳、二便不通等。②头面咽喉部疾患有胃热、便结者，如扁桃腺红肿、鹅口疮、眼结膜炎、化脓性中耳炎、鼻窦炎、腮腺炎等。③小儿流感汗出热邪不退者，可用表里双解法，所谓大便畅行则邪无所依附而热自退也。④疳积初起可导滞攻下，盖"积为疳之母"，若一味健脾补脾，往往误补遗患。⑤乙脑、流脑等温热病，高热抽搐用清热平肝息风法不效时，可加用釜底抽薪法，往往一泻而热减搐平。⑥小儿肺炎痰壅气憋而腹胀便秘者，可通腑以泄肺热。⑦小儿麻疹透发不畅，或出至腹以上即不再下达，属肺胃热毒壅滞者，可适当泻下，疹点很快可透出。⑧小儿黄疸性肝炎、新生儿溶血性黄疸（即胎黄）。⑨小儿单纯机械性肠梗阻、小儿阑尾炎、小儿坏死性结肠炎等急腹症。⑩小儿脂溢性皮炎、顽固性湿疹、小儿外科疮疖脓肿严重者，等等。

（3）关于大黄用于儿科之剂量　一般情况下，患儿越幼小，用量越宜少。如初生儿1~3g便可；数月~1岁3~4g；2~3岁可用至5~6g……随年龄的增长，视病情的轻重，选定剂量，水煎或沸水泡后，分次服用，以利为度，不必尽剂。

（4）关于大黄的炮制　为了扩大其应用范围，减少其副作用，根据病情需要，可用蜜炙、土炒、醋炒、姜汁炒、朱砂拌等，但若取其攻下之性，仍以生大黄为宜。

需要明确，"大黄下之"只是治病八法之一，欲应付万变之病情，还是应辨证论治，以中病为目的。(吕志杰综述)

（五）外科急腹症

1. 以大黄为主的方药治疗可避免急腹症手术之苦　笔者从医二十多年对各种外科急症需施行手术治疗者，经以大黄为主的药物治疗，往往能避免一刀之苦。现仅将在外科急症中的施用经验介绍如下。①治疗机制：外科急症以急腹症为多，因浊气郁滞，热毒内蕴，经脉瘀阻，腑气不通。大黄通腑泄热，一方面攻下有形之积滞，釜底抽薪，开门逐贼，使邪有出路；另一方面泻血分实热，防止病邪进一步深入营血，起截断病势的作用，有利于正气的恢复。②使用方法：大黄的使用方法很多，临床上一般以内服为主。凡肠胃实热积滞，其证急剧者，用生大黄，因大黄不耐久煎，故入汤剂多取后下以保证药效，用量10~30g不等，当以病人体质强弱和病情轻重为依据。或以单味大黄研成粗末，沸水泡服，其效尤捷。对病邪在上者，可适当用酒浸大黄片后再入汤剂，以引药性上行。若年老体弱者多用熟大黄。（卜开初《中医杂志》1991；12：5）

2. 急腹症里实热证者，大黄为主治之药 外科急腹症大多属于火、热、积、瘀而引起，约70%的患者大便秘结，治疗以通里攻下为主，活血化瘀、理气开郁为辅，清热解毒配合治之。气虚者加党参、黄芪；阴虚者加生地、麦冬；湿热者加生薏苡仁；高热者重用生石膏。本人体会，当采用非手术疗法时，中药的效果强于西药，而且疗效突出。急腹症患者常伴有恶心呕吐、便秘、发热等症，造成口服汤药的困难。本人采用中药浓煎法，每小时饮一小口。如欲吐者可用生姜片擦舌，一般能制止。若仍呕吐者，劝其继续服用，虽边饮边吐，而中药的摄入量仍大于吐出量，因而能达到治疗目的。（张小秋《中医杂志》1991；12：4）

3. 腹痛（急性胰腺炎 急性胆囊炎 胆石症） 对于里实热证，病位大多在六腑者，西医诊为急性胰腺炎、胆囊炎、胆石症者，大黄均可使用。

（1）急性胰腺炎 用单味大黄不同制剂治疗急性胰腺炎300例，与复方中、西药各150例作随机对照观察，结果证明三者的有效率相似，但用大黄治疗者绝大多数未使用胃肠减压，症状、体征消失快，并对重症胰腺炎也有一定的疗效。治疗时应按急症急攻原则，需采用大剂量大黄，如用生大黄煎剂，一般每天至少用30g，还可适当加量，以舌苔黄腻程度及大便次数为调整药量的标准。在使用大黄中我们发现，随着腹泻的出现，腹痛减轻，腹胀消失，食欲大增，黄腻舌苔渐消，一般泻6次后则病渐愈。开始服大黄煎剂的半天至1天内，部分病人会发生恶心呕吐，这不应视为副作用，但吐出多少，应补服多少。单味大黄治疗急性胰腺炎的主要机制有：①大黄能抑制胰酶的分泌。②大黄能促进胆汁分泌而利胆。③重症胰腺炎大多并发厌氧菌感染，而大黄有抗厌氧菌作用，特别对常见的脆弱类杆菌的抑制作用尤为显著。

（2）胆囊炎 单味大黄治疗急性胆囊炎20例均获效，2~3天内发热、腹痛消失，白细胞恢复正常。治疗方法与急性胰腺炎相同。

（3）胆石症 口服生大黄片，每次0.6g，每日3次，共治疗42例。对照组20例，口服维生素E 50mg，每日3次。30天为一疗程。服大黄患者多在1周内开始排石，对照组的排石率为10%，治疗组排石率为73.8%。（焦东海《中医杂志》1988；11：67）

4. 肠痈 江汝洁治一男子病小肠痈，初起左小腹近肋下，一块如掌大，甚疼。江以蜂蜜调大黄末敷于痛处，再以生姜一大块，切片置于大黄之上，以火熨之四五度，逾半月而块自消。（《古今医案按》）

5. 粘连性肠梗阻 腹腔内粘连引起的肠梗阻在临床上相当常见，一般主张非手术治疗，但疗效不佳。我们自1996年以来用大黄煎剂保留灌肠治疗粘连性不完全性肠梗阻20例，简便有效。所有患者均有呕吐，腹痛，腹胀，大便未解。查体均腹膨隆，叩鼓音；可见肠型及蠕动波，肠鸣高调，闻及气过水声，腹部X线透视提示不完全性肠梗阻。治疗方法：在补液、纠正酸中毒、调节水与电解质平衡的基础上，以生大黄60~100g，煎汁200ml保留灌肠。结果：20例中痊愈16例，好转4例。5例肝功能异常者，灌肠3日后复查均有不同程度好转。（刘雪梅，等《成都中医药大学学报》1997；4：31）

6. 蛔厥（胆道蛔虫症） 胆道蛔虫症是蛔虫病的一种严重并发症，给病人造成极大的痛苦，如不及时治疗，可导致急性化脓性梗阻性胆管炎等，有生命危险。我们采用大剂量大黄治疗胆道蛔虫症41例，疗效良好，现介绍如下：①一般情况：患者都以突发或阵发性右上腹痛为主诉就诊，伴恶心、呕吐、大汗，呕吐物为胃内容物。B超检查证实胆道有蛔虫。②治疗方法：大黄总量600g，分3次煎服，依次为：300g、200g、100g，每天1剂。待水沸后投入大黄，煎约5分钟左右即可。服完后复查B超，待蛔虫退出胆道给予噻嘧啶0.1×12片，头天晚上和第2天早晨各服6片。③结果：患者均于服第1剂后30~60

分钟完全止痛，伴下坠感。服完（3剂）后复查B超：胆总管内平行光带消失，胆总管内径缩小至3~5mm，壁光滑。配合杀虫药后从粪便排出一至数条蛔虫。治疗过程中，大便次数多者13次，少者4次，伴轻度乏力，停药后恢复。（高桃珍，等《中医杂志》1991；12：5）

原按　大黄具有强力利胆、抗菌、抗病毒及消炎泻下等功能。通过首剂大剂量大黄强力利胆，使胆囊收缩，奥迪括约肌开放，另一方面，弱酸性胆汁对蛔虫有麻痹作用，促使蛔虫排出胆道，达到驱蛔止痛的作用。继服两剂，进一步加强和巩固疗效，疏肝利胆，清除胆汁淤积。经B超复查蛔虫退出胆道后，配合噻嘧啶进一步将蛔虫驱除肠外。

（六）痈疮肿毒、外伤、烫伤及皮肤病

1. 痈肿　痈肿振不可枨（忍）：大黄捣筛，以苦酒和贴肿上，燥易，不过三，即瘥减不复作，脓自消除。（《补缺肘后方》）

2. 丹毒　火丹赤肿遍身者，大黄磨水，频刷之。（《本草纲目》第十七卷“大黄”引《急救方》）

原按　大黄苦寒，泻热毒、破积滞、行瘀血。《日华子本草》曰：“敷一切疮疖痈毒。”本方外涂以治丹毒之重症，有较强的解毒散结、消肿止痛之功。若内服外用并举，其效更速，正如《医学衷中参西录》所说：“疔毒甚剧，诸药不效者，当重用大黄以通其大便自愈。”故张锡纯称之为“善解疮疡热毒”的“特效之药”。目前，用大黄治疗多种皮肤感染性疾病，均获良效。

编者按　“大黄磨水，频刷之。”可变通应用如下：将大黄研细末，水调涂患处，或醋调加少许香油外敷亦佳。

3. 痈疽疔疮　治发背、痈疽、疔疮、恶疖一切无名恶疮肿毒，热疼痛，初起未溃者。锦纹大黄不拘多少，一半火煨熟、一半生用，甘草节等份。研为细末，每服一匙，空心温酒调服，以疏利为度。（《串雅内编》）

编者按　用大黄治疗痈疽历代相习沿用。上述之外，晋·葛洪《肘后方》用大黄面和苦酒贴肿处，治疗痈肿热。《外科精要方》用大黄、甘草熬成膏，内服治疗一切痈疽。

4. 冻疮　冻疮皮肤破烂，痛不可忍：川大黄为末，新汲水调，搽冻破疮上。（《卫生宝鉴》如神散）

编者按　大黄味苦，气香，性寒。冻疮寒郁化热，血腐肉败，成脓溃破，疼痛剧烈等，是大黄外用治疗之冻疮的主要特征。

5. 横痃　治横痃（又称便毒，是指各种性病腹股沟淋巴结肿大，小如杏核，大如鹅卵，红肿灼热，溃后流脓，不易收口）便毒，未成者内消，已成者脓从大便下。大黄二钱，白芷二钱，穿山甲二钱（煅存性）为末，每服三钱，空心酒送下。（《串雅内编》黄甲串）

编者按　本方大黄祛瘀活血，泻热解毒；穿山甲消肿排脓，主治一切痈肿，且性善窜走，能行能散，通经络，达病所；白芷散风止痛，消肿除湿，有排脓的功效。三药配伍疗效更佳。

6. 肿毒

（1）诸肿毒　醋调大黄末，除。（《随息居饮食谱》）

（2）无名肿毒　无名肿毒在临床上泛指发生在体表部位的急性炎症。因其随处可生，表现多种多样，无适当名称，故称无名肿毒。笔者几年来治疗此病38例，采用大黄粉外敷，均收到了较满意的疗效。治疗方法：选生大黄研成粉末，根据患处大小取适量大黄粉加植物油和白酒调成糊状敷患处，药敷厚度以0.2~0.4cm为宜，外裹纱布，每日换药1次，5~10天即可治愈。经治疗后，局部肿消、热退、痛止，诸症祛除。（朱金宏《实用中医药杂志》1998；12：20）

7. 外伤瘀血

（1）从高坠下，及木石所压，凡是伤损，瘀血凝积，气绝欲死，并久积瘀血，烦躁疼痛，叫呼不得及折伤等。鸡鸣散：大黄一两（酒蒸），杏仁三七粒（去皮、尖）。上研细，酒一碗，煎至六分，去滓，鸡鸣时服，次日取下瘀血即愈。若气绝不能言，取药不及，急擘开口，以热小便灌之。（《三因方》）

（2）打扑伤痕，瘀血滚注，或作潮热者：大黄末、姜汁调涂。一夜，黑者紫，二夜，紫者白也。（《濒湖集简方》）

（3）治跌压瘀血在内胀满。导滞散：大黄、当归等份，炒研。每服四钱，温酒服，取下恶物愈。（《本草纲目》第十七卷“大黄”引《和剂方》）

8. 痤疮　脂溢性皮炎　酒渣鼻　颠倒散：大黄四两，硫黄四两。功用：破瘀活血，清除油垢。用法：用凉开水或鲜萝卜汁调搽，也可用鲜芦荟汁蘸药外用。注意事项：慎勿入口与目。（《医

宗金鉴·外科心法要诀》）

9. 牛皮癣（银屑病） 笔者运用大黄治疗银屑病，取效满意。治疗方法：生大黄3~15g后下（一般煎煮3~5分钟），熟大黄（煎煮20分钟左右）6~20g。每日1剂，早晚2次各煎取药液150ml左右内服；以大黄酊（生大黄、熟大黄各30g，加适量30%酒精浸泡1周，去渣取汁100ml）每日外搽患部1~2次。1个月为1个疗程，治疗1个疗程无效者则改用他法。结果：于1985年至1987年将77例本病患者随机分成大黄治疗组（45例）和西药常规药物乙双吗啉对照组（32例），结果大黄组临床痊愈（皮损全部消退，或仅留有少量不明显的点状损害）28例，好转（皮损消退50%以上）12例，无效5例，总有效率达88.9%。痊愈病员中，开始见效的平均时间为2~3周；疗程最短者为38天，最长者为185天，平均为72.6天。其疗效，病程短者较病程长者好，点滴状优于钱币状，钱币状优于地图状。近期疗效与乙双吗啉组无显著差异。临床痊愈者于停药后1年随访，大黄组获随访者28例，5例于停药后65~256天复发，平均缓解期104天，复发率为17.9%，复发率远远低于乙双吗啉组，而且复发之皮损均较治疗前为轻。（纪钧《中医杂志》1991；12：8）

原按 鉴于大黄炮制方法不一，功效有别，生大黄凉血祛邪力著，而熟大黄活血化瘀功善，故本病进展期，内服生大黄剂量适当加重，而静止期熟大黄剂量则宜适当加重。同时二者在内服时，均当从小剂量开始，视情况而灵活调整剂量，必要时还可适当延长生大黄的煎煮时间，具体使用中当以大便软而不稀，邪去而正不伤为度。此外，涂搽外用药后，宜用手轻轻摩擦患部，使患部有微微发热感，这对帮助药物吸收，促使皮损恢复正常亦有重要作用。

编者按 银屑病俗称牛皮癣。银屑病与祖国医学文献中所说的“白疕”相类似。如《外科证治全书》白疕记载：“皮肤燥痒起如疹疥而色白，搔之屑起，渐至肢体枯燥，拆裂血出痛楚。”本病好发在头皮及四肢伸侧，以青壮年为多，且多冬季发作，病程长而易复发。

10. 漆疮（漆性皮炎） 采用生大黄为主治疗漆性皮炎100例，其中97例服药1~4剂获得满意的临床效果，3例无效患者是服药1剂后一天内腹泻7~8次而没有坚持服药，红肿和痒痛都不减而改用其他方法的。笔者用此法治疗漆性皮炎，一是根据病人的体质强、弱，青壮年和老年，病情的轻重来区别用药的。方中以生大黄荡涤胃肠积热，配润燥软坚的芒硝，两药相辅相成，引毒下行，即用“釜底抽薪，急下存阴”之法，达到了治疗的目的。但大黄、芒硝为寒下药，必须中病即止。所谓中病，指的是服药后一天内腹泻3~5次，而红肿消退，痒或痛完全消失。本法治疗漆性皮炎如老年体弱、血虚或病后津伤亡血者，均应慎用，孕妇忌服。（孙祖斌《贵阳中医学院学报》1997；2：27）

原按 漆性皮炎系指感受漆毒而致的皮肤病，中医称为“漆疮”，亦有称为“湿毒疡”者。漆的主要成分是漆酚。据报告，纯漆酚0.001mg可使患者发生皮炎。《诸病源候论》谓：“人无问男女大小，有禀性不耐者，见漆及新漆器，便着漆毒。”又谓：“漆有毒，人有禀性畏漆，但见漆便中其毒。”皮损多发生于面、颈及前臂等暴露部位，甚至累及全身。由于感受或接受了漆液、漆树和生漆制品，甚至仅闻及其气味便可发病，说明个体对漆品之不耐是一个重要的内在因素。近年来研究，漆性皮炎是一种属第Ⅳ型迟发性变态反应。生漆既具有一定刺激性，同时也具有高度的致敏性。上述疗效表明，大黄是治疗漆疮的有效药物之一。

11. 烫伤 汤火伤灼。庄浪大黄（生研），蜜调涂之，不唯止痛，又且灭瘢。此乃金山寺神人所传方。（《本草纲目》第十七卷“大黄”引洪迈《夷坚志》）

（七）头面五官病

1. 口疮（口腔溃疡）

（1）口疮糜烂　大黄、枯矾等份。为末以擦之，吐涎。（《圣惠方》）

（2）复发性口疮　用单味生大黄30g，加水250ml，煎沸，取200ml药液，饭后温服，每日煎服2次。治疗39例，平均2天缓解。（焦东海《中医杂志》1988；11：67）

（3）口腔炎　口唇溃疡　毛囊炎　疖肿　用生大黄9~24g，煎取150~500ml（每剂最多使用2天），供漱口、湿热敷及洗涤用，每天4~6次。治疗前先清洗局部，除净分泌物。本法对于一般金黄色葡萄球菌感染的口腔炎、口唇溃疡、皮肤毛囊炎及头部疖肿等炎性疾患均有效，局部培养

金黄色葡萄球菌的转阴时间亦比较迅速。(《中药大辞典》)

2. 乳蛾（急性扁桃体炎）

（1）单味生大黄9~12g，用沸水150ml浸泡，待温时顿服，隔2小时服一次，每日服1~2剂。共治疗急性扁桃体炎61例，平均2天痊愈。(焦东海《中医杂志》1988；11：67)

（2）我科在1984年应用新清宁片（此药由中国中医研究院中药研究所提供）治疗83例患者，经临床观察证明，确有较好的疗效。新清宁片，系由单味大黄经炮制而制成的熟大黄糖衣片剂，每片0.3g。(何绍芹，等《中医杂志》1991；10：6)

（3）应用一味大黄治疗100例急性化脓性扁桃体炎，年龄最大55岁，最小3岁；病程最长5日，最短1日。治疗方法：取生大黄10~15g（儿童酌减），用开水泡药，水量150ml左右，待不烫时饮之，间隔2~3小时再泡第二、第三汁，代茶饮用。为减轻药物的苦味可加适量的白糖。服药期间，停用一切中西药，不必多虑。结果：100例患者全部于3日内治愈。服药后10小时热退者66例，24小时热退者34例。治愈标准为体温恢复正常，咽部疼痛消失，充血改善，扁桃体红肿和渗出物消失，血常规恢复正常（梅有成《安徽中医临床杂志》1997；4：225）

编者按　急性乳蛾即“急性化脓性扁桃体炎”，本病多因肺胃之火上升，风热之邪外侵，风火相搏，挟痰滞而成，或因过食辛辣烟酒，热毒蕴结而生。大黄气味俱厚，苦寒泄降，能荡涤阳明实热积滞，此药生用泻下力强，具有“釜底抽薪”之功。据药理研究，大黄有较强的抗菌作用，故药证合拍而显效，服药后仅有轻度便溏和腹部不适。

3. 牙痛　治一切牙痛，去口气，大效。大黄烧存性为末，早晨揩牙（擦抹牙齿）漱口。(《串雅内编》)

原按　《千金方》《疡医大全》均有此记载。古代用大黄烧存性揩牙漱口治疗胃热、风火上炎所致牙痛、口臭、口疮、齿衄等，具有泻火消肿、清热解毒、止血敛疮等功能。

4. 头痛　笔者在民间得一老中医介绍，用大黄治疗各种奇异性顽固性头痛则效如桴鼓。其用法是将大黄拌酒微火炒之微焦，凉后研成粉末，一次服大黄粉3~6g，每日3次，温开水送服。笔者用之临床验证，确有良效，现举四例供同行参考。……

编者按　《内经》说：“头痛耳鸣九窍不利，肠胃之所生也。”头痛因内热上扰所致者，以酒制大黄载药上行，通腑泄热，头痛可止。

《素问·五常政大论》说：“气反者，病在上，取之下。”张景岳解释说：“气反者，本在此而标在彼也，其病即反，其治亦反。故病在上，取之下，谓如阳病者治其阴，上壅者疏其下也。”汪昂简要指出：“通其下而上病愈。”这就揭示了治疗头面五官疾病的一个大法，即上病下取法。此法适应于阳病里实，邪火、热毒上冲所致的头面五官疾病，采用大黄为主的方法，通腑攻下，泄热排毒，常能获得其他方法所不能达到的疗效。

附文

走方郎中“无极丸”

治男女诸病，妇人经血不通，赤白带下，崩漏不止，肠风下血，五淋，产后积血，癥瘕腹痛。男子五劳七伤，小儿骨蒸潮热，其效甚速。大黄一斤分作四份：一份用童便一碗，食盐二钱，浸一日切晒；一份用醇酒一碗，浸一日切晒，再以巴豆仁三十五粒，用豆炒黄，去豆不用；一份用红花四两，泡水一碗，浸一日切晒；一份用当归四两，入盐醋一碗，同浸一日，去当归，切晒。为末，蜜丸如桐子大，每服五十丸，空心温酒下，利下恶物为验，未下再服。(《串雅内编》)

编者按　《本草纲目》大黄条下亦记载此方。本方大黄经过上述4种炮制，不仅使大黄原有的多种功效更加理想，且又具有所用药物的功能，以增强疗效。可治疗瘀血凝滞所造成的男、女及小儿诸病。

谈谈清代御医对大黄的应用

大黄，这是一种公认的苦寒通下、破瘀泻火的猛峻之药。如果说在宫廷中大黄也是一种常用且耗用甚多的药物，甚至于皇帝、后妃等也常使用，不少人可能还难以置信。然而，从大量的宫廷医药资料来看，实际情况确实是如此。……御医对大黄的应用可归纳如下：

大黄用于攻积导滞、消导通利，在宫中医案中属较多见者。……

凡有实热火邪或血热妄行之症，宫中御医也常用大黄治疗，以清热泻火凉血。……

宫中还常用大黄治疗下痢。……医案谓：“里滞颇化，下痢已止。”

大黄在宫中的另一重要应用是治疗闭经和月经衍期。……

宫中有时还以大黄作为煎剂的药引……通腑降浊。除用于煎剂之外，宫中也常用大黄代茶饮，作为日常调理，有清热、通腑、健胃之效，所用剂量也有大至每日五钱者。

宫中应用大黄还十分注重炮制，就御医处方中所见，有生大黄（生军）、熟大黄（熟军）、酒制大黄（酒军）及大黄炭（军炭）等。……据近年的药理研究，生大黄小剂量即有明显的泻下作用，内服后很快出现泻下，次数较多，以稀便为主；酒炒、醋炒大黄泻下效力降低30%左右；酒炖大黄（熟军）泻下效力降低95%左右，且泻下出现时间明显延长，次数明显减少，多为软便，但其抑菌效力与生品相近，且无服生大黄后所引起的恶心、呕吐、腹痛等副作用；大黄炭几乎无泻下作用。大黄炮制品泻下效力的变化，与所含泻下活性物质番泻苷等对热不稳定有关。……

清代宫廷中还常用一些以大黄为主药的成药，最有代表性的有清麟丸、九制大黄丸、大黄丸、三黄丸等。……

纵观清代宫廷医案中大黄的应用，其范围之广泛，炮制之讲究，剂量之斟酌，用法之多样，临证之配伍，均有其独特的经验。通腑泻下法的运用也成为清代宫廷医药的重要特色之一。由此可知，御医在宫中治病决非囿于滋补一端，而是崇尚实效，颇具水平。这些都值得我们借鉴，并从临床和基础研究两方面深入探讨。从宫中运用大黄的经验来看，本药不愧为历代医家所推崇的一味“出将入相”的良药，明代著名医家张景岳将大黄与附子、人参、熟地共称“药中之四维”，认为“病而至于可畏，势非庸庸所济者，非此四物不可”，这是颇有见地的。但是，临床运用大黄时，还应特别注意病之虚实和禀赋体质等因素。……结合御医们的实践经验，可知正确运用大黄的关键在于注重辨证，且要有胆有识。有谓：“治者不可畏而不用，亦不可忽而妄用”，很值得我们体味。（《清代宫廷医话》）

结　语

大黄，一味古老而神奇的灵药。中药学最古老的典籍《本经》论述了大黄的多种功效。仲景书为“方书之祖”，系统全面地揭示了汉代及汉代以前使用大黄的丰富经验。《伤寒论》与《金匮》两书中以大黄组成的复方有31首，其中以大黄为主的2~3味的小方占10首。仲景用大黄，绳墨规矩有章可循，君臣佐使井然有序，功效卓著，垂训千古！历代医家以《本经》所论与仲景所用为根据，对大黄进行了广泛的应用和深入的研究，取得了多方面的疗效。

现代名老中医、学者吸取了前人的经验，在临床中对大黄的应用与研究越来越广泛而深入，大有方兴未艾之势。目前之所以出现大黄热，就在于该药的卓越功效及广泛的实用价值。我国已召开过数次全国性和首届国际性大黄专题研讨会，1993年在意大利召开第二届国际性大黄研讨会。大黄的临床应用范围已经扩大到内、妇、儿、外、五官、皮肤等各科领域，并用于抗衰老等。特别令人鼓舞的是，大黄对于部分温热病症、危急重症、疑难杂病的治疗取得了显著成就。

大黄在古今临床上的广泛应用及其显著的疗效，激发了学者们浓厚的研究兴趣。近几十年来，对大黄药理的现代实验研究越来越广泛而深入，取得了不少成果。根据文献资料，大黄的药理作用可归纳为如下20多个方面，即：止血、泻下、止泻、抗病原微生物、抗内毒素、抗炎、解热、利胆、保肝、抑制胰消化酶、利尿、助消化、类雌激素、降血脂、降血压、抗肾衰、抗肿瘤、抗衰老、增强免疫功能、双向调节等多种作用。据说“日本西冈五夫教授从大黄中分离出140多种化学成分”。上述研究可知，一味大黄就是一个复杂的复方，所以具备了广泛的治病功效。

有的学者（焦东海《中医杂志》1991；11：4）统计表明，目前全世界已有19个国家的药典中记载了我国的大黄，因此大黄已成为世界性的生药。要想用好大黄，应注意三个问题：一是，大黄的品种、产地不同，药效与副作用差别很大；二是，煎煮方法或剂型不同，药效有别；三是，病证、年龄不同，大黄之用量应因病、因人而异。

总而言之，大黄不愧是一味医家推崇的“出将入相”的良药。其既可治疗里实热结所致的危急重症，又可治疗各科杂病；既可内服（为汤、为丸、为散），又可外用。其临床用途之广，疗效之著，除本书所述外，还可参考吕志杰主编的《大黄实用研究》（中医古籍出版社，1994年9月第1版）。

芒 硝

【基原与药材】 为矿物芒硝经煮炼而得的精制结晶。药材为棱柱状或长方形结晶，两端不整齐。无色透明，质脆。以无色透明块状结晶者佳。

【原文】《本经》：朴消，味苦，寒，无毒。治百病，除寒热邪气，逐六腑积聚，结固，留癖，能化七十二种石。炼饵服之，轻身，神仙。生山谷，有咸水之阳。

《别录》：芒硝，味辛、苦，大寒。主治五脏积聚，久热，胃闭，除邪气，破留血、腹中痰实结搏，通经脉，利大小便及月水，破五淋，推陈致新。生于朴硝。

【用量与用法】 内服：溶入汤剂，4.5~9g；或入丸、散。外用：研细点眼或水化涂洗。

古今用芒硝有朴硝、芒硝、元明粉之分。芒硝即朴硝之加工品。而芒硝再加工，经风化失去结晶水，则名之玄明粉。其中朴硝杂质较多，泻下之力最强，芒硝次之，元明粉再次之。三者之用，可以冲服，可以烊化，亦可以入煎剂或入丸散。芒硝用途广泛，内服或外用，可治疗危急重症及各种杂病。

【经方用药】 芒硝《本经》云“苦寒”，《别录》言其“味辛苦大寒”，《药性论》谓“味咸”。芒硝当为辛苦咸而寒之品。《本经疏证》说：“玄明粉……主五脏宿滞癥结者，即燥屎、结瘀、瘀血、宿食之谓，辛能散结，咸能软坚，兼能润下，苦能下泄，故主之也。”明白于此，可帮助理解经方中芒硝之功用。经方用芒硝，主要用于热与食结、热与水结、热与血结等各种有形热结之证。

经方中用芒硝者共计9方，主要用于下列3个方面。

1. 逐六腑积聚　六腑的主要功能是传化物而不藏，其发生积聚的常见成因是胃肠阳明里实热证。芒硝之功适用于里实热证之燥结证。

（1）治燥结证　芒硝润燥软坚，泻火通便，主要用于燥结证及燥结痞满证，一般多与大黄相配。燥结证较轻，与甘草相配，为调胃承气汤，重在润燥软坚、泻火通便。燥结痞满证由燥结发展到影响气机的通畅，病势较急，则去甘草之缓，加枳、朴通气消痞满，为大承气汤。大承气汤芒硝用量小于调胃承气汤，这反映了仲景时刻注意顾护正气的苦心。

（2）治少阳兼阳明燥结证　少阳兼阳明燥结而见“胸胁满而呕、日晡所发潮热”（104）者，用小柴胡汤和解少阳，以去胸胁满而呕；加芒硝软坚泻火，以除日晡所发潮热，即柴胡加芒硝汤证。是方乃单用芒硝，不配大黄治阳明里实的例子。为什么不配大黄呢？程郊倩说：“但加芒硝一味洗涤之，以前已有所去，大黄等并不可用，盖节制之兵也。”这反映了仲景药随证变的辨证论治精神。

2. 荡饮结留癖　对顽固的水饮蓄结之证，仲景往往借用芒硝软坚破结之力而荡涤之。

（1）治大结胸证《伤寒论》云：“伤寒六七日，结胸热实，脉沉紧，心下痛，按之石硬者，大陷胸汤主之。”这是水热互结于心下的大结胸，若水热互结偏于胸部，出现“项亦强，如柔痉状”者，则用大陷胸丸治疗。大陷胸汤或丸都用芒硝配甘遂，以泻“痰实结搏……利大小便”，使水热之邪从二便而去。

（2）治支饮坚癖证《金匮》云：“膈间支饮，其人喘满，心下痞坚，面色黧黑，其脉沉紧，得之数十日，医吐下之不愈，木防己汤主之。虚者即愈，实者三日复发，复与不愈者，宜木防己汤去石膏加茯苓芒硝汤主之。”魏念庭说：“去石膏加芒硝者，以其邪既散而复聚，则有坚定之物留作包囊，故以坚投坚而不破者，即以软投坚而即破也。”可见，其用芒硝之目的，乃咸以软坚以化痰饮之癖。此外，治疗肠间有水气的己椒苈黄丸方后注云：“渴者，加芒硝半两。”此渴乃饮阻气机，是饮结较重的表现，为加强其散结之功，故亦加芒硝。笔者认为，芒硝破水饮之结，很可能并有燥屎阻结而取其软坚润下的作用。

3. 破留血　芒硝善治热与血结之证，主要用于太阳蓄血证及肠痈病。

（1）治蓄血证《伤寒论》云：“太阳病不解，热结膀胱，其人如狂……但少腹急结者，乃可攻之，宜桃核承气汤。”本证为热与血结于膀胱的蓄血证。其神志如狂的原因，一是血热上冲，扰乱心神；二是热结膀胱，津液不化，痰热上蒙。桃核承气汤用芒硝的目的，既助大黄、桃仁破血泄热，又能泄痰热而醒神。《别录》总结芒硝功能云主“破留血、腹中痰实结搏，通经脉”，仲景制方用之也。用芒硝下痰醒神，近代名医张锡纯最得真传，张氏用朴硝当盐，加入蔬菜中食之，治一少女疯疾癫狂，月余而愈。详见“单方治验”。

（2）疗肠痈 《金匮》云：“肠痈者，少腹肿痞，按之即痛如淋，小便自调，时时发热，自汗出，复恶寒，其脉迟紧者，脓未成，可下之……大黄牡丹汤主之。”肠痈是毒热郁蒸，气血凝聚，瘀积于肠道而成。大黄牡丹汤取芒硝软坚散结、解毒泻热，与大黄、桃仁、丹皮协力荡邪热、凉血逐瘀。现代实验证明，大黄牡丹汤五药中，芒硝引起阑尾蠕动最快、最强。

芒硝属攻坚之品，年老体弱以及便秘而无实热者，当禁用或慎用。正如成无己所说“结不至坚者，不可用也”。

【单方治验】

（一）内科病

1. 便秘 程仁甫治一儿，一岁之内，大便三四十日只通一次，每次通时腹胀盛，此乃胎毒热结所致，用元明粉米饮调下一钱，三五次之后，再不便秘矣。（《名医类案》）

2. 虚劳 骨蒸热病。芒硝末，水服方寸匕，日二，神良。（《本草纲目》第十一卷“朴消”引《千金方》）

编者按 芒硝咸寒，具有通腑泄热以存阴之功，对“骨蒸热病”兼便秘者，可暂用以治标。

3. 癫狂

（1）曾治一少妇癫狂，强灌以药，不能下咽。遂俾以朴硝代盐，每饭食之，病人不知，月余而愈。诚以朴硝咸寒属水，为心脏对宫之药，以水胜火，以寒胜热，能使心中之火热，消解无余，心中之神明，自得其养，非仅取朴硝之能开痰也。（《医学衷中参西录》）

法库门生万某某治一少女疯狂，强灌以药，竟将药碗咬破，仍未灌下，万某某素阅《衷中参西录》，知此方，遂用朴硝和鲜莱菔作汤，令病人食之，数日痊愈。（《医学衷中参西录》）

（2）用芒硝萝卜汤治疗癫狂1例获良效。张某某，男，25岁，工人。患者因其妻离婚他嫁，3个月来精神抑郁，表情淡漠，常喃喃独语，语无伦次，哭笑无常，家人带其多方求治，不见好转。2日前突然离家出走，经多方查找，方在离家百余里外之农村派出所寻回。因系远房表亲，遂遐余诊治。见其被铁链锁于门框旁，两目怒视，面红目赤，狂乱无知，语言颠倒，幻觉妄想，叫骂不休，不避亲疏，不食不眠。屡次用药，因其紧咬牙关、拼命挣扎而未能灌下。舌质红赤、苔黄腻，脉弦滑数。证属火盛痰结，治宜泻火化痰。处方：芒硝120g，白萝卜300g，作汤，令患者食萝卜喝汤。患者不知是药，服食顺利。过了一时许解大便甚多，先为硬结如羊屎之黑便，后为痰涎样稀便，恶臭刺鼻。便后一时许叫骂渐弱，安然入睡。改用芒硝60g，白萝卜300g，每日1剂。3日后神识转清，再予健脾化痰、宁心安神之剂，半月后言谈举止如常人。随访至今未复发。（邓晶明《浙江中医杂志》1995；8：366）

原按 本例患者由于长期忧思郁怒，气机失畅，痰涎内生，气郁痰结，郁而化火，上扰心神，蒙蔽心窍，故发为癫狂。治宜大泻痰火，用芒硝清火泻下，釜底抽薪；配伍白萝卜消食除胀，祛痰降气，共奏荡涤痰火实热之功。药中肯綮，故病虽急重而取效亦捷也。一般而言，泻下之剂易损胃气，得效即止，切勿过剂。但治疗痰火实热之癫狂，则宜反复攻下，必待其神识转清而后止，复以健脾化痰、宁心安神之剂以固本收功。要在除恶务尽，勿使痰火余烬复炽，而致前功尽弃。本法汤剂色香味形皆似菜汤，较易为患者接受，对拒服汤药者而言，不失为较佳的选择。

编者按 张锡纯之“硝菔通结汤：治大便燥结久不通，身体兼羸弱者。净朴硝四两，鲜莱菔五斤。将莱菔切片，同朴硝和水煮之。……”以上邓氏治验处方与张锡纯之方法相同，只是所治病证不同。

4. 痰证 奉天于姓妇，年近五旬，因心热生痰，痰火瘀滞，烦躁不眠，五心潮热，其脉象洪实。遂用朴硝和炒熟麦面炼蜜为丸，三钱重，每丸中约有朴硝一钱，早晚各服一丸，半月痊愈。盖人多思虑则心热气结，其津液亦恒随气结于心下，经心火灼炼而为热痰。朴硝咸且寒，原为心经对宫之药，其咸也属水，力能胜火，而又寒能胜热，且其性善消，又能开结，故以治心热者痰者最宜。至于必同麦面为丸者，以麦为心谷，心脏有疾以朴硝泻之，即以麦面补之，补破相济为用，则药性归于和平，而后可久服也。(《医学衷中参西录》)

5. 蛔厥

（1）胆道蛔虫症　胆道蛔虫症发作时腹痛剧烈，病者往往手按上腹，蜷曲肢体或伏卧翻滚，腹痛阵作，有钻顶感，间歇期可完全不痛。本病在我国北方较常见。笔者在东北工作时，曾经治疗20余例胆道蛔虫症，中药效果很好。西医同道亦乐意将本病介绍给中医治疗。方法是安蛔、驱虫、泻下并举。药用：乌梅30g，苦楝皮、使君子、雷丸、鹤虱、槟榔、黄柏、麦芽、芜荑各15g，青皮10g，芒硝12g（冲化）。服药后，一般2小时左右疼痛不再发作，8小时左右即可排虫，用之得心应手。临床发现，芒硝除软坚泻下外，还有较好的利胆作用。芒硝与乌梅配合，能安蛔利胆止痛，与驱虫药配合能使蛔虫排出。笔者曾治一女青年，因上腹痛而住院。诊断为胆道蛔虫症，按上法治疗后症状缓解，一次排虫（包括肠道蛔虫）数十条，以后还陆续排出几条。（姚永年《中医杂志》1993；12：710）

（2）蛔虫性肠梗阻　20世纪70年代初期，笔者在基层医院从事临床工作时常遇蛔虫性肠梗阻病。患儿剧烈腹痛，呕吐，大便不通，甚则发热，腹中可扪及实质性包块。在没有出现完全性肠梗阻、肠坏死、弥漫性腹膜炎时，采用中西医结合非手术疗法治疗，每收很好效果。承气汤治疗此类急腹症已成为常法，但笔者体会到，若只用大黄、枳实、厚朴，往往蛔虫团松解较慢，影响肠管尽快解除梗阻状态。然大剂量使用芒硝后，蛔虫团一般在24~48小时内即可松解，迅速排便排气，继而驱虫、排虫，诸症逐渐消失。蛔虫团是否能及时松解，关系到患者是否会发展到肠坏死，是决定手术与否的关键。所以我认为此类疾病如能合理使用芒硝则往往事半功倍，可免去患者手术之苦。①治疗方法：大黄10~15g，芒硝20~30g。学龄前后儿童，用此量一般未出现不良反应，幼儿酌情减量。腹胀加枳实、厚朴；腹痛加白芍、广木香、乌药。同时加入驱虫药使君子、苦楝皮等，必须强调芒硝用量不宜过小。蛔虫团消散及便通后即停止服药。一般在排便的同时还可排出成虫少量，再予驱虫药等便会大量排虫。病期可酌情配合补液、纠正酸中毒等疗法。②结果：运用此法治疗50余例患儿，除3例因保守治疗无效，继发肠扭转而手术外，其余均免除手术。③治例：段某某，男，6岁，因突发腹痛呕吐1天，在当地治疗无效后收入住院。患孩中腹阵发绞痛，呕吐，腹胀，呈中度脱水状。腹部可扪及多个腊肠样包块，大便2日未行，不排气。诊断为蛔虫性肠梗阻。先投麻子仁丸汤剂口服1日无效，改用上法治疗，26小时后包块完全消散，继而排出稀便。复经西药驱虫，排蛔虫百余条而康。（王荫三《中医杂志》1993；10：583）

原按　芒硝良好的松解蛔虫团作用，乃从《本经》“逐六腑积聚、结固、留癖”及软坚散结等功能悟出。蛔虫团虽非燥屎内结于肠，但扪之坚实固定不移却与燥屎同类。因病非邪热壅盛，故单用大黄泻热攻逐不如加用芒硝者佳。

编者按　《名医方论》云：“蛔得酸则静，得辛则伏，得苦则下。”而芒硝辛咸苦，故可安蛔、下蛔。现代药理证实：病人服芒硝后，其不能被胃肠吸收，在肠内形成高渗状态，使肠内保持大量水分，肠内容积增大，因而有利于结团蛔虫散开，并且因其能刺激引起肠蠕动亢进，为进一步驱除蛔虫创造了条件。

6. 胃石　关格（尿毒症）肿痛　临床不仅用芒硝通便泻热，而且治疗一些疑难杂症，多应手取效，现就个人的治验心得介绍如下。

（1）胃石　我在治疗不同部位结石时，经常用芒硝化石，仅举治胃石一案，以示效验。患者肖某，男，34岁，因空腹吃大量黑枣，逐日胃脘不适，半年后，脘腹痛放射于胸膺，症状渐次加重，心下胀满，时有呕恶，纳差，不寐，精神不支，曾两次做胃镜检查，发现胃内有巨大胃石（7cm×8cm）和大面积胃溃疡。脉弦，苔薄黄。治以消石下气，除胀通痞。处方：芒硝6g，金钱草20g，枳壳10g，炒莱菔子12g，丹参15g，焦三仙各12g，槟榔10g，厚朴10g。服汤药第2剂后，大便排出黑枣样大小坚硬颗粒多量；服完5剂，大便不再排石，胃痛明显减轻，放射痛消失；更服黄芪建中汤半月，再经胃镜检查，胃石和溃疡均失。如此大之结石是不易通过幽门排出的，之所以能排出是结石碎裂的原因。李时珍说：“此物见水即消，又能消化诸物……能化七十二种石。”那么，若大胃石碎裂成多个小石排出，这可能与芒硝的化石有关。同时，笔者用芒硝与其他药配伍，治疗13例泌尿系结石，皆排出碎石，可见芒硝化石之功效。

（2）关格 《本草纲目》记载，芒硝主治腹中痰实结搏、利大小便等，并在附方项下注明，治疗关格用芒硝三两泡水服。笔者曾治一尿毒症患者，刁某，男，68岁。因患尿毒症住院治疗，出院后病情反复，卧床1周，不堪其苦，邀余诊治。主诉：数天来大小便不通，呕吐厌食，脘腹胀满，极度疲乏，全身酸痛，面色苍白，平卧时呼吸困难，口喷尿浊味，下肢凹陷性水肿，舌苔厚腐，脉虚数。诊为关格。急予启窍导泄，佐以补气法治疗。处方：芒硝6g，生大黄6g（后下），生黄芪15g，党参10g，清半夏12g，生姜10g，苏叶10g。3剂煎服。进首剂大便得通，2剂小便亦通，3剂恶心除，食欲好转，体力增加，可户外活动。改用香砂六君子汤加虫草调理。近代用芒硝治热淫于内，肠胃宿垢，破积软坚者甚众，但治关格鲜有用者。笔者大胆用之并非独出心裁，早在晋朝《肘后方》中就有单味芒硝治疗关格大小便不通的经验，今承袭前贤之智，屡用多验，勿虑其伤正也。

（3）肿痛 芒硝有散恶血、消痈肿之功。根据现代药理研究，其成分为硫酸钠，外用通过网状内皮系统作用，能消肿止痛。笔者用其治疗肿痛证，屡治屡验。曾治一免疫性关节炎病人，董某某，女，55岁，教师。因患干燥综合征，两膝关节红、肿、热、痛，被迫卧床休息，若被动活动，因痛必呼叫不已。遂用芒硝100g，生大黄30g，乳香、没药各10g，轧面醋调外敷，仅涂患处1次，第2天即可登堂教课，敷3次红肿热痛全消。又，高某某，男，9岁。登高玩耍，从2米高处坠落，顷刻不能站立，尾骨与耻骨联合之间疼痛难忍，服止痛片、五虎丹而痛不止，经X线片，提示骨质未损伤，只是软组织受伤，历时3天痛不减，遂用上方外敷，当夜安眠，次日即下床活动。临床实践证明，上方不用芒硝，或芒硝量少，仅有止痛之功，而消肿之力不显；重用芒硝而消肿止痛之力显著。同时用单味芒硝外敷治疗未溃破之乳痈，对红肿热痛有良效。这都说明芒硝有消肿止痛的药效。（寇俊霞《中医杂志》1993；12：710）

编者按 上述治胃石之经验，验证了《本经》谓芒硝“能化七十二种石”之论断。

7. 便秘 癃闭（尿潴留） 臌胀（肝硬化腹水）

（1）余临床拟芒硝治老年虚秘，屡获良效。近10年来共治32例，除4例病后津液枯竭另拟方外，28例投芒硝均愈。5例愈后停药复秘者，再投仍效，继服六味地黄丸两周，可免复秘之虞。1984年2月10日曾有刘姓老妪，年78岁，患虚秘，大便6日未通，饮食俱废。余诊脉沉迟，察舌苔白微燥，身无热，腹有憋闷感、脐周按之有压痛。遂拟芒硝30g，白蜜2大匙，开水调服。半日许，腹微痛泄下结粪数枚，继又下溏便2次，腹部顿觉宽松，气息亦感调畅，翌晨知饥思食，病遂霍然。

（2）芒硝小剂量内服有利膀胱、导癃闭之功，治老年热结水腑小便不通者效著。余共治35例，除6例因尿路肿瘤及老年前列腺增生者外，29例投芒硝疗效满意。1983年7月22日曾治刘姓老叟，69岁，夏感暑热，邪羁膀胱，水道失宣，小便3日点滴不通，脐下胀大如盘。候其两尺虚数，舌质微红，知系老年肾气虚，复感时邪侵袭，故发癃闭。拟芒硝15g，胡桃仁3枚（焙），研末日分3次冲服。服1日小便淋漓稍畅，2日已利，3日如泉涌矣，顽疾顿瘳。

（3）芒硝疗早期肝硬化腹水亦有卓效。大凡患者形体未惫，初次腹水，二便俱实，病情单纯者可先投芒硝治之。余治此类患者82例，治愈61例，获显效者7例，有效率达82%。1987年5月12日治周某，年42岁，患肝硬化初次腹水，腹如鼓，腰围84cm，二便不利。虽本虚标实之候，然形体未衰，宜以芒硝疗之，遂拟芒硝30g，生牛肉150g，文火炖至肉烂，饮汤食肉，嘱每周一服，腹水消即止。患者共服4次，腹水全消，饮食大增。继以健脾丸、济生肾气丸早晚各服1丸，月余痊愈。多次询访，疗效巩固，今仍健在。（海崇熙《中医杂志》1993；11：647）

8. 淋证（输尿管结石）

（1）临床用芒硝治疗泌尿系结石，有消石排石之功。如郝某，男性，40岁，阵发性反复发作腹剧痛5年余，经肾盂造影、B超确诊为“右输尿管结石”。经用西药、中药排石、补肾药等百余剂不效，发作时注射止痛、解痉药对症治疗。1989年1月2日余诊治时，腰腹痛甚烈，痛引会阴，大汗淋漓，腹胀，大便秘结，小便黄赤，尿常规：红细胞多数、蛋白（+）。舌红苔黄，脉弦滑有力。证属湿热郁结下焦，腑气不通，气机不畅。治以清热利湿，理气止痛。方药：金钱草30g，海金沙20g，滑石20g，瞿麦20g，木通10g，车前子15g（布包），乌药15g，元胡20g，川牛膝20g，大黄10g。水煎服，连服6剂罔效，患者自述此类药曾服甚多均未效，能否有新招妙药，余查阅文献，《神农本草经》载：芒硝“能化七十二种石”；《别录》载：“芒硝，……通经脉，利大小便及月水，破五淋，推陈致新。”遂用芒硝20g，以原方药汁分3次冲服。服1剂后，大便转稀，尿赤转白，去大黄，芒硝改为15g，又服2剂后，腹胀减轻，腹痛未作，大便稀日3~4次，舌淡红、苔薄黄，脉滑。继用上方，服至4剂时，1月15日下午突然外阴尿道疼痛憋胀，急欲便，小便时排尿中断，刺痛难忍，用力后随尿而排出结石，尿道通畅，头汗出，排出的结石为0.6cm×0.5cm，经化验为以草酸钙为主四种成分的尿结石。此后症状悉除，病乃痊愈，调理善后。复查肾盂造影、B超均正常，随访4年未见复发。在此启发下，以芒硝为主配以利尿通淋，组成芒硝滑石汤，并辨证用药治疗泌尿系结石18例，均获治愈。（傅明光《中医杂志》1993；11：645）

（2）芒硝能治疗泌尿系结石，却鲜为医者所运用。著名中医学家马骥教授善用此药，并以此药为主，创制“化石散”。治疗泌尿系结石，收到较为满意的疗效。化石散方：苏琥珀30g，净芒硝100g，南硼砂20g，海金沙100g。将上药研成极细末，每次服用5g，日3次。现举1例以说明之。杜某某，男，27岁，工人，1989年11月13日初诊。3天前，患者突以左侧腰部疼痛剧烈，经某医院拍片、B超诊断为“左输尿管结石、肾盂轻度积水”。结石大小：1.0cm×0.8cm，结石紧嵌于左侧输尿管中段，伴有一过性肉眼血尿，注射止痛剂，其疼痛只能缓解一时，今晨疼痛又发作，痛不可忍，经厂医介绍，求治于中医。症见左侧腰部绞痛，掣引左少腹疼痛，身躯不可俯仰，恶心呕吐，小便不畅色黄，大便略干，舌质暗红、苔白厚，脉沉弦滑。尿化验：蛋白（–），红细胞50个以上/HP，白细胞10~15个/HP。证属气血瘀滞，膀胱湿热，蕴结成石，不通则痛，遂投化石散方，每服5g，日服4次，远食服之，嘱药后30分钟多饮水，并坚持活动。药后2日，腰腹疼痛消失，身躯俯仰如常人。尿化验：蛋白（–），红细胞5~10个/HP，白细胞1~2个/HP。坚持服药约4周，排出一块0.8cm×0.5cm的焦褐色结石，B超复查示：“未见强回声光团”，结石已消失，尿化验正常。（马龙侪，等《中医杂志》1993；10：581）

原按　一般认为，结石在0.8cm以上者，必须手术治疗。笔者运用马老验方所取得的疗效，排出的结石最大的为1.2cm×1.1cm，且较大的结石经服用验方几周后，虽未排出，但结石有明显变小或下移现象。验方中之芒硝是治疗泌尿系结石必不可少的药。《神农本草经》载：芒硝“能化七十二种石”，临床证明是可信的。

编者按　芒硝化结石之功用值得深入研究。

9.急性出血性坏死性胰腺炎　急性梗阻性化脓性胆管炎　胆源性败血症　胆源性中毒性休克　芒硝为攻下药，其泻下作用强，用于抢救胰腺、胆道危重症不仅效果好，而且安全，无副作用。自1978年以来，我们以芒硝为主抢救急性出血性坏死性胰腺炎、急性梗阻性化脓性胆管炎、胆源性败血症、胆源性中毒性休克等胰腺、胆道危重症，大大减少了手术率、死亡率，尤其对老年体弱、病情危重者更显示出其明显的优势。从临床实践中我们有以下体会。

（1）芒硝的功效主要体现在得泻之后　胰腺、胆道危重症的主要共同临床表现是上腹剧烈疼痛，其疼痛不为一般止痛药所缓解。中医认为是热结于腑，腑气不通所致。攻下热结，通畅腑气，腹痛自解。从临床实践中我们体会到应用芒硝，或以芒硝为主配伍其他攻下药，在腹泻发生之前，腹痛不能缓解，甚至加重，其他临床表现亦无明显改善，一旦得泻，则腹痛立即缓解或消失。随着腹痛的缓解或消失，其他临床表现亦随之改善。说明芒硝的治疗作用主要表现在得泻之后。了解芒硝的治疗作用的这一特点，对病人服用芒硝之后，未泻之前表现出的症状、体征加重，体温升高，发生休克或休克加重等邪正交争的反应，才不至于误认为是病情加重、治疗无效而中转手术。我们在未认识到芒硝的这一特点时，曾有3例病人，在服芒硝之后，未得泻之前，因病人症状、体征加重，发生休克，未慎重考虑而中转手术，术中发现梗阻性化脓性胆管炎梗阻已解除者2例，结石已排入肠道者1例。在认识芒硝的作用特点之后，这种情况未再发生。如果服用芒硝之后，病人症状、体征加重明显，病情进展迅速，不允许待腹泻之后再确定下一步治疗计划，对此，可在医生的监护下做B超或CT检查，有助于做出正确的判断。

（2）抢救胰腺、胆道危重症时芒硝用量宜大，或配伍其他攻下药　芒硝的主要成分是硫酸钠，其次是少量硫酸镁，二者为盐类泻药，口服15g硫酸镁可在1~3小时内发生泻下作用。但在胰腺、胆道危重症患者，一次口服15g芒硝极少能在8小时内发生泻下作用，这可能与病情重有关。故芒硝的用量最少不应少于15g，以30g为宜。如配伍大黄及硫酸镁等泻下药物助攻，芒硝的用量不宜少于15g，才能取得较早、较好的泻下效果。泻下水样便较溏便的效果好。我们在临床中用芒硝15g、大黄粉2.5g、硫酸镁15g为一次口服量。用约200ml温开水冲服。呕吐频繁者肌内注射止吐药或镇静药后给药。昏迷者下胃管给药。观察66例胆道危重症患者服药后的泻下时间是：4小时内腹泻者8例；4~8小时内腹泻者23例；8小时以上腹泻者35例。与文献记载的15g硫酸镁的泻下时间相比有较大差距。经过140多例的临床观察，未发现用大量芒硝，或以芒硝配伍其他攻下药有明显的副作用。应该说明的是，所有病例都是在静脉补液、纠正酸中毒、纠正离子紊乱的情况下服用芒硝的，未发生脱水情况可能与此有关。

（3）芒硝的排石作用　我们无论是在抢救胰腺、胆道危重症患者时，还是治疗其他由结石引起的疾病时，均应用芒硝排石。在抢救125例胆道危重症患者时，一次口服芒硝15g、大黄粉2.5g、硫酸镁15g，共计112例，其中12例排出大小不等的结石，结石最大者约2.0cm×1.5cm×1.5cm，最小者约小米粒大。单用芒硝30g，用20ml左右温开水冲服者，共计13例，其中3例排出结石，说明芒硝确有排石作用。

（4）治例　盖某某，女，34岁，农民，以上腹攻顶样剧痛，反复发冷发烧，巩膜黄染15天，加重5天为主诉入院。查体：体温38.8℃，脉搏102次/分，血压120/80mmHg，右胸叩痛，7、8肋间触痛，右上腹饱满，腹膜炎征（+），胆囊肋下3cm，白细胞17.4×10^9/L。诊断：急性梗阻性化脓性胆管炎；胆石症；局限性腹膜炎。立即进行静脉补液、抗炎、温水擦浴。用400ml温开水冲服芒硝15g、大黄粉2.5g、硫酸镁15g。服药后病人中毒症状逐渐加重，至药后6小时达到病危程度，病人已昏迷，体温42.1℃，脉搏180次/分，血压50/40mmHg，白细胞40.0×10^9/L、分叶86%、杆状6%。于是加快静脉补液速度并加升压药，改用酒精擦浴。药后6.5小时病人在昏迷中排出大量稀水样便，便后2小时开始清醒，血压已恢复到90/60mmHg，脉搏96次/分，撤去升压药。便后4小时完全清醒，腹部平软，仅剑突下稍有压痛，胆道梗阻已经解除，抢救成功。药后18小时自大便排出约2cm×1cm×1cm大小结石一块。共住院10日，痊愈出院。举出本例的目的在于说明，芒硝攻逐热结时正邪交争的反应相当剧烈，临床极易误认为病情严重恶化。本例亦曾向家属交待病危，并做好了手术的准备。由于我们认识了芒硝的作用特点，采取了积极的抢救措施，争取到了芒硝发挥作用的必要时间，从而取得了抢救的成功。（王德君，等《中医杂志》1993；9：517）

原按　芒硝是抢救胰腺、胆道危重症的极其有效的药物。掌握其治疗作用，主要体现在得泻之后。特别是随着B超、CT、核磁共振的普及，对胰腺、胆道危重症的病变部位、性质、范围、程度已可做出较准确的判断，从中筛选出适宜于芒硝治疗的病例。从我们的临床观察中发现这部分病例可占全部病例的40%~60%。应用芒硝治疗，不仅可使部分病人免受手术之苦，也可大大降低死亡率。

编者按　上述以芒硝抢救胰腺、胆道危急重症的经验极为可贵。这充分体现了中医药救治危急重症的优势及特色。是对《别录》所谓芒硝“主五脏积聚……除邪气……利大小便……推陈致新”等功效的发挥应用，足可效法。

10. 癃闭（前列腺肥大　尿潴留）　治老年癃闭：芒硝100g，加开水50ml，纱布浸蘸后湿敷小腹部。如王某某，男，64岁。1987年5月4日诊。3天前感觉解小便时疼痛，淋沥不畅，小腹胀满。经乡医院导尿等对症治疗罔效，即转我院治疗。B超提示：前列腺肥大。诊断：老年性前列腺肥大，尿潴留。伴见心烦易怒，口干欲饮，大便已5天未解，舌质红、苔黄而干，脉数。证属实热蕴结，膀胱闭阻。用上法治疗，3小时后解小便300ml，8小时又解小便500ml，共治病10天，小便通畅而出院。（杨德明《中医杂志》1993；10：584）

11. 结证　痢疾

（1）奉天刘某某，年四十余，得结证，饮食行至下脘腹转而吐出，无论服何药亦如兹，且其处时时切疼，上下不通者已旬日矣。俾用朴硝六两，与鲜莱菔片同煮，至莱菔烂熟捞出，又添生片再煮，换至六七次，约用莱菔七八斤，将朴硝咸味借莱菔提之将尽，余浓汁四茶杯，每次温饮一杯，两点钟一次，饮至三次其结已开，大便通下。其女时患痢疾，俾饮其余，痢疾亦愈。（《医学衷中参西录》）

（2）张某某，女，2岁。1974年8月初诊。近日来，由于小儿贪食冷瓜果及油腻之物，昨日呕吐1次，至半夜突然高热寒颤，体温40℃，烦躁不安，哭闹不已，黎明时接连数次便下脓血黏液，色紫黑如酱，气味腥臭；查舌质红，苔黄厚腻，指纹紫滞，透关射甲，诊为疫毒痢。给予元明粉10g，3次分服，4小时1次，开水送服，连服2次，诸症悉平。（《河南省名老中医经验集锦》）

编者按　本案为疫毒痢，发病急骤而病势凶险，治当急泄热毒。元明粉有攻下泻热解毒之力，能荡涤内闭的阳毒之邪，使疫毒从大便而解，痢疾遂愈。

12. 大骨节病　以芒硝内服，每日2次，成人每次2~4g。治疗117例，服药1个月后关节疼痛显著减轻或基本消失者46例；关节功能障碍显著改善者2例；关节疼痛及功能障碍均显著好转者39例；疼痛消失、功能障碍改善且劳动能力显著提高者16例；无变化5例；另有9例服药后出现疼痛加剧现象。服药后一般无不良反应，少数服用剂量较大时有腹胀或轻度腹泻现象。（《甘肃卫生通讯》1972；4：23）

13. 阳强

（1）小儿阳强　刘某某，男，3岁。1983年4月10日初诊。家长代诉：患儿阵发性阴茎勃起5个月，加重2个月，日发20余次，每次持续数分钟，发作时痛苦哀号，且多于早晨醒后发作，晚上发作次数较少，患儿体质一向虚弱，自出生3个月始，便腹泻，呕吐反复发作，至2岁时方愈。该病起自1982年11月，患儿突然频繁呕吐，同时阴茎勃起，腹部痛楚难忍，哭闹不安，日发3~5次，每次数十秒钟，后经中医推拿，西医对症治疗，十几天后，渐趋加重，竟日达20余次，每至发作，痛苦哀号，用力掐捏阴茎，要求家长将其割去。曾就诊于中医，服过知柏地黄汤加减40余剂，不见功效，遂又到某医院神经科治疗，该院以“勃起待查”的结论，给予维生素B_1、B_6、γ－酪氨酸治疗，仍无寸效，后又求治于某院推拿科，治疗10天不见好转，乃转诊于余。诊视患儿发育一般，面色憔悴，食欲不振，口干多饮，常有鼻衄，便秘，舌红苔少而燥，脉弦。审其舌脉，度其病情，确诊为“强中”。考虑患儿长期服药，有厌药情绪，故暂不给药内服，拟外用元明粉消息之。遂处方：元明粉10g，以纱布包扎，每晚睡前外敷两手心，连用1周。4月16日复诊，发作次数明显减少，胃纳见好，再照方外用3次，病竟痊瘥。（《名中医治病绝招》）

编者按　阳强乃由火毒亢盛所致，用元明粉外敷患儿两手心，取其清泄实火之用，火热除，精神安，脏腑和，故阳强遂愈。

（2）中年阳强　某男，40岁，哈尔滨人，1996年4月来诊，主诉：每晨3点睡中阴茎突然勃起而醒二月，并无流精情况，茎中痛，坚举不收，持续3~4小时，心烦，不能入睡，曾多次以滋阴补肾或滋阴降火的六味地黄或知柏地黄汤化裁，也有以泻肝汤、疏肝汤治疗近2个月，但症状不见好转，每晨3点必见阴茎异常勃起而醒，患者体质强壮，为某公司经理，喜食羊肉火锅，多年性生活史，望其精神疲惫，郁闷烦躁，小便微黄，舌尖红、苔黄腻，脉弦微数，诊断：强中症。治疗：芒硝20g，于阴茎异常勃起时将硝置于手心劳宫穴，硝化茎举即衰，病人得以安静入睡，共用5次，病人不再出现阴茎异常勃起现象。（彭待奇《中医药信息》1997；3：16）

编者按　本病的产生，古代文献记载是由于长期饵食金石丹药，火毒内盛，但当今已无服食金石丹药以求长生之人，临床所见以肝火盛强，或房事过度，肾阴亏耗，阴虚不能制阳，虚阳妄动所致较多，而病人长期过食羊肉火锅等壮阳之食品，势必导致火毒内盛，热结宗筋，因此见阴茎无故坚硬勃起，久久不痿。芒硝辛、咸、苦、大寒，入胃、大肠、三焦经。《珍珠囊》谓：“其用有三，去实热，一也；泻肠中宿垢，二也；破坚积热块，三也。”由此可见芒硝的作用主要是润燥软坚而泻下通便，可荡涤三焦、肠胃实热。然而临床将硝置于手心劳宫穴，治疗强中症，笔者认为是通过手厥阴劳宫穴，将硝之辛咸苦寒之气注入上、中、下三焦，并经过经络的沟通而贯于宗筋，使火毒热结得以消散，起到了软坚而消阳强的目的。

（3）老年阳强　阳强之病年老少见。有一黄姓老翁年近七旬，求治于予。密语之曰：阴茎勃起，举而不衰，时逾5日，神情不安，寝不安寐。细思良久，芒硝味苦性寒既能清热消肿，咸味又能软坚，不妨试用。遂以本品250g，嘱加凉水50ml，双手捧药围握玉茎，仰卧，待药逐渐化完为止，药液任其流下。以观其效。次日患者欣然告曰：“药至病除。”后遇本病5例，皆用本法治愈。（李贤凯《中医杂志》1993；10：583）

（二）妇科病

1. 胎死不下　一妇怀孕，勤苦负重，腹中阴冷重坠，口中甚秽，立斋曰：此女其胎已死，今视其舌青黑，与芒硝五钱服之，化下秽水而安。（《顾松园医镜》）

编者按　胎死不下，可因母患热病伤胎，或跌仆、外伤，或母体极虚，胎元失养所致。《药性论》载芒硝“主坠胎……能散恶血”，故可用之以下死胎。

2. 回乳　取芒硝200g（炎热季节用300g），用纱布包裹，分置于二侧乳房上，用胸带固定，经24小时（天热12小时）取下。如1次未见效，可继续敷1~2次。用于退乳33例，用药2天后退乳者占85%，其余均于用药3天后退乳。但产后乳房未胀，用皮硝作预防性退乳，完全无效。（《中华妇产科杂志》1957；5：401）

编者按　芒硝用于退乳是因其具有消肿散结之功，可使瘀积之乳汁及时消散吸收。故芒硝外用既可促进退乳，又可避免因乳汁瘀积不去而致乳腺炎的发生，可谓是一举两得之妙法也。

3. 引产　在近年临床实践中，以大剂量芒硝外敷用于引产，收到了较好疗效，现介绍如下：我们将入院引产病人按随机抽样法分成两组，各观察30例，对于影响治疗、疗效的相关因素如：年龄、胎产次、孕龄、身体健康情况、引产术前各项理化检查及引产原因作了详细分析，两组间无显著差异，具有可比性。观察组于常规行利凡诺羊膜腔内注射引产术前12小时，以纱布包芒硝200g外敷于患者脐部，并加以固定，24小时取下，而对照组仍按常规行利凡诺羊膜腔内注射引产术。观察结果表明：观察组平均于术后23.5小时发动宫缩，平均产程13小时，不全流产率4.5%；对照组平均于术后32.6小时发动宫缩，平均产程16.4小时，不全流产率7.6%，观察组明显优于对照组。（刘新霞《中医杂志》1993；12：711）

4. 乳痈（急性乳腺炎）

（1）取芒硝1两，平铺于两层纱布的夹层中（中心处稍厚），将四周缝合后覆盖患处，绷带固定。每日敷药2次。适用于急性乳腺炎早期，开始化脓者无效。试治2例，均获效果。（《上海中医药杂志》1964；9：26）

编者按　芒硝苦咸寒，具有清热消肿、软坚散结之功，故可外用治疗乳腺炎、乳腺增生等“结固留癖”之病证。该疗法简便易行，疗效明显，值得效法。

（2）应用单味芒硝治疗乳腺病60余例，效果良好。所治病例包括急性乳腺炎、乳腺小叶增生症、产妇回乳等。具体用法为：“取芒硝200g，加陈醋适量拌匀，用纱布两层包好，做成饼状，面积约20cm×20cm左右大小，敷压于乳房上，每天3至4次，每次20分钟。一般用药3至10天见效，经期暂停。治疗期间禁忌辛辣、醇酒肥腻等刺激性食品，保持情绪舒畅。如陈某某，女，27岁，哺乳期因纠纷郁怒，遂致乳汁减少，两乳作胀，发热恶寒2天后，左乳正上方可扪及5cm×5cm硬块，按之无波动感，局部红肿热痛，诊为早期乳腺炎，以上法治疗2天疼痛大减，红肿显退，5天痛止肿消疾愈。（王鸣松，等《时珍国药研究》1995；3：37）

5. 阴疮（急性前庭大腺炎）　急性前庭大腺炎是妇科常见病、多发病，临床表现为大阴唇局部红、肿、热、痛，甚则形成脓肿，坐行不便，且易反复发作，给患者以很大痛苦。近年来，以芒硝散局部外敷消肿止痛，经治58例，疗效满意。①治疗方法：芒硝60g，冰片3g。用药方法：以上二药混匀，装入两层纱布制成的药袋，敷于患处，以卫生带固定，日夜使用，若被脓液或阴道分泌物污染，则更换之。10天为1个疗程，月经期停用。②结果：本组病例经治疗1个疗程后统计疗效，其中37例痊愈（局部红肿消失，无不适症状），占64%；21例显效（局部症状明显减轻，但仍需继续治疗），占36%。总有效率为100%。③治例：石某某，18岁，未婚，农民。1995年11月4日初诊。诉：外阴肿痛7天。患者1993年2月曾因“急性前庭大腺炎（右侧）”，在外院行切开引流造口术及抗炎治疗，约半月后愈。此为第2次发病，局部红肿，痛不能及，行动艰难，曾在当地乡医院抗炎治疗（药名不详）5天，效不显。检查：体温正常，右侧腹股沟淋巴结肿大，右侧大阴唇下部红肿，可扪及一肿块约2cm×4cm大小，质中，有波动感。诊为急性前庭大腺炎（右侧）。即予芒硝散外敷，以清热、消肿、止痛。敷药2天后溃脓，疼痛明显减轻；第8天局部肿痛消失，行走自如。复查未见异常体征，告愈。（卞宜心《浙江中医杂志》1997；3：141）

原按　前庭大腺位于大阴唇内侧，因其解剖部位上的特点，在月经期、性交、分娩或其他情况污染外阴时，病原体易于侵入而引起腺管呈急性化脓性炎性变化。治疗多采取抗炎、局部热疗及切开引流做造口术，但疗程较长，手术亦较痛苦。祖国医学中，此疾属“阴疮”范畴，乃因热毒所致。故用芒硝散以清热，消肿，止痛。本方药简价廉，可反复使用。

（三）外科病

1. 化脓性口底蜂窝组织炎　慢性损伤性跟腱炎　丹毒

（1）素某某，70岁，颌下疼痛漫肿伴发热7~8日就诊。查：颌下漫肿连及胸部，皮肤色红而热，无溃破，波动感不明显。诊断：化脓性口底蜂窝组织炎。予芒硝适量加少许冰片为末，将药洒在毛布上约半厘米厚加适量水，使药部分溶于毛巾上，敷患处，4小时加水1次，8小时肿痛轻，10日愈。

（2）白某某，女，50岁。左足跟痛年余，每在刚起步时痛，活动片刻则缓解。查：局部有压痛。诊断：慢性损伤性跟腱炎。予芒硝适量加热水泡洗，日2次，1周痛止。

（3）苏某某，男，70岁。左小腿下三分之一肿痛，伴发热寒战半日。查：局部皮肤红热，并有数枚大小不等的小水疱，压痛明显。诊断：“丹毒”。治疗：①青霉素静点。②芒硝适量与冰片少许为末，加水外敷，保温保湿，一夜病势减轻，1周愈。（刘文汉治验）

编者按　芒硝消肿止痛作用可靠，可用于各种较浅部位的阳性（感染或非感染性）炎症，其消炎原理可能是通过刺激扩张局部血管，加速血流，调动机体内抗炎能力来实现消炎作用的。其消肿原理除消炎作用外，还有较强的渗透作用。

2. 术后切口硬结　术后切口脂性液化渗液　腹部手术后切口下发生硬结、脂性液化渗液在临床上并不少见。我科自1995年以来以中药芒硝局部外敷治疗10例经抗菌治疗效果不佳的该症病人，结果轻者2天，重者4~5天腹部切口下硬结软化，切口渗液消失，手术伤口甲级愈合出院。①治疗方法：根据发生硬结的面积及渗液多少，取精制结晶的芒硝20~50g不等，碾成粒状或粉状，均匀撒布于无菌纱布（2张）上，裹好，似煎馅饼状，平放于腹部切口硬结或有渗液的切口皮肤上，胶布固定，以芒硝不漏出为准，每天1~2次。②治例：例1，女，45岁，因子宫肌瘤而行子宫全切除术，术后第3天腹部切口下段出现约4cm×2.5cm面积的硬结，用芒硝30g外敷，每天1次，两天后硬结缩小，软化，第4天全部消失，切口甲级愈合出院。例2，女，37岁，卵巢肿瘤切除术后第4天，腹部切口出现脂性渗液，用芒硝30g外敷，每天2次，次日渗液减少，3天后全部消失，术后7天伤口拆线甲级愈合。（刘晓初《四川中医》1998；3：46）

原按　芒硝主要含硫酸钠，性味苦咸寒，具有泻热软坚、清火消肿之功能。运用于临床，取得很好的效果，优于抗生素的局部封闭和换药，并且费用低廉，减少病人的痛苦，效果安全可靠，病人乐意接受。

3. 切口硬结　血肿　用大黄、芒硝（简称黄硝粉）治疗切口红肿、硬结及皮下血肿共48例，均取得满意效果。其中腹部切口红肿、硬结18例，血肿4例，均3~5cm大小；会阴侧斜切部位切口红肿，硬结20例，血肿6例，约2~4cm大小。术后均用抗生素治疗。①治疗方法：用大黄、芒硝以1∶4量混合成粉剂，根据硬结及血肿大小范围，用纱布包好药敷在病变部位，腹部敷料用腹带扎紧压迫，会阴部位敷料用月经带扎紧压迫，腹部敷料24小时更换1次，而会阴敷料每日上下午各换1次，因会阴切口敷料有恶露污染。②结果：经大黄、芒硝外敷后，24小时局部红肿明显消退，若血肿＜3cm，72小时可吸收好转，若＞3cm，＜5cm，7~10天能吸收好转。经治48例全部有效。（易桂黄，等《安徽中医临床杂志》1995；1：39）

4. 丹毒　指疔　芒硝辛苦咸寒，走而不守，为“热淫于内，治以咸寒”的代表药。笔者临床除用以内服而软坚散结、通便泄热外，不失时宜地用以外敷消炎亦常收立竿见影之效。兹举例如下。

（1）丹毒　患者程某，女，67岁。患者苦于丹毒痼疾30多年，遍尝中西药不能缓解其发病之苦。无明显诱因、无一定规律可循。每发必突然高烧、寒战，同时小腿内侧或外侧出现红晕一片，火热灼痛，有时伴现大小不等的水疱。纵然及时打针、吃药等积极治疗，非十天半月不能向安。1988年春邀我诊治，发病时除常规给以清热解毒、化浊渗湿之药外，另外每天用芒硝500g装于纱布袋内裹敷患侧小腿，1日一换。结果情况大为改观：发病间隔时间大大延长，症状亦轻微得多，一般2~3天即痊愈。宿恙虽未能“根治”，患者仍不胜高兴。芒硝价廉，家中常备，病发之初就施用，达到了“早治”的目的。

（2）指疔　1978年春经治患者赵某，女，36岁。先是左手指被木刺戳伤，继而跳痛、红肿，逐渐加重，入夜尤甚，不能安枕。已肌注青霉素（160万单位/日）3天，未能控制症情，故改延中医治疗。诊断为指疔，即古人所谓蛇头疔之类。急以芒硝裹敷患指，同时内服五味消毒饮加味，清热解毒，护心安神。当晚痛势松减，得以睡眠，次日外观肿势亦稍缓。坚持治疗5日，患指竟平复如初，获得良好的临床疗效。（窦金发《中医杂志》1993；9：518）

编者按　上述治验之案，皆为外科热毒炎性病变。《梅师集验方》有“治火丹毒，水调芒硝涂之”的记载。窦氏以内外兼治法获得以单纯内服中药及西药抗生素取不到的显著疗效。这是对那些只信西医，不信中医，只重视中医内治法，忽视外治法者的最好提醒。

5. 跌打损伤（软组织挫伤）　本人取大黄与芒硝配伍，外治跌打损伤（即软组织挫伤），每每获效。处方：芒硝5g，大黄30g，栀子30g，桂枝10g。共研细末，装瓶备用，用时取药适量，水酒各半调敷。大黄、栀子疗伤，民间常用之，本人在治外伤的药物中加入芒硝，疗效增加，屡试屡验。从1985年起，本人在治疗新伤过程中进行了30余例的对比，上方无芒硝的，需5~7天才能肿消痛止痊愈，有芒硝的，只需3~5天就能痊愈，并且用药越早越好，肿胀疼痛越明显疗效越佳。如治李某某，女，24岁。因骑自行车不慎跌倒，致右脚外踝处损伤，X线照片检查：骨质无损伤。请民间游医治疗，外敷中草药（药物不详），至夜，患处疼痛难忍，彻夜不眠。次日，请余诊治，查右脚外踝肿胀明显，已看不清腓骨头外观标记，局部压痛明显，脚不能着地行走。外敷上方，一日后复查，肿已消十之八九，有瘀斑显露，自诉患处疼痛大大减轻。3日后肿消，局部压痛不明显，能下地行走，5日痊愈。又治刘某某，女，21岁。因夜晚走路不慎跌跤，头部双眉之间碰到卵石上，顿觉疼痛无比，两眼发黑。次日上午邀余前往诊治，见鼻梁及两眼眶肿胀明显，目内眦处有少许紫红色瘀斑，有明显压痛。嘱夜晚敷上方于患处，翌晨肿消十之七八，压痛显著减轻，敷药3次，痊愈。（薛殿慈《中医杂志》1993；9：519）

编者按　上述以对比结果表明，芒硝能增强、加速消肿止痛之效。编者（吕志杰）亦有临床治验，曾以芒硝、大黄（研细末）等份，加少许冰片，以醋调成膏状，外敷跌打损伤处，有良效。

6. 血栓性静脉炎　阴茎挫伤

（1）血栓性静脉炎　本病是较常见的周围血管病，中医认为多由湿毒下注，浸淫肌腠，壅塞脉道，致令湿毒稽留，血行涩滞而成。治疗大法，多以清热利湿、和血通脉的内服药为主。若能配合芒硝溶液外敷，常可明显提高疗效，尤其在急性期，疗效更佳。笔者曾用自拟苍柏汤（苍术，黄柏，防己，生薏苡仁，牛膝，木瓜，当归，川芎，王不留行）内服，配合芒硝溶液外敷，治疗本病24例，局部肿胀多在敷药后5~7天消退，炎症亦随之明显改善。具体用法是：先用温水洗净患部皮肤，再以预先制备的20%芒硝溶液浸湿纱布，敷于肿胀部位，每次敷10~12小时，1日1次，并保持纱布湿润。

（2）阴茎挫伤　阴茎挫伤虽不多见，但由于其特殊的组织结构，常给处理带来困难。而用本法，不仅使用方便，而且疗效甚佳。笔者曾用芒硝溶液外敷法治疗3例而收速效。如患者张某，39岁，于中午下班时不慎骑车摔倒，阴茎被挤压，当时除感轻度疼痛外，无其他不适。但至晚疼痛明显，阴茎肿胀挺举，自认为合房后可好转，然而事后反剧，彻夜不眠。于翌日凌晨急诊入院。西医诊断为阴茎挫伤，经治4日无显效，而邀中医会诊。诊见：阴茎坚挺，高度肿胀，龟头青紫，舌质红苔黄腻，脉弦数有力。遂投龙胆泻肝汤加味，意以清热利湿、活血化瘀，连服3剂，症状无改善，而改用20%芒硝溶液浸湿纱布，局部皮肤消毒后，包裹阴茎，一日后复诊，肿胀明显减轻，茎亦稍软，隔日再诊，茎软肿消。（李述文《中医杂志》1993；11：646）

原按　芒硝的主要成分是硫酸钠和少量氯化物，应用其高渗溶液外敷，由于晶体渗透压明显大于组织渗透压，所以能促进组织水分渗出体外，从而减轻肿胀组织对血管的压迫，减少静脉回流阻力，有利于水肿消退，改善局部血液循环。这可能就是芒硝的清热解毒、消肿化瘀作用的机制。溶液的制备：取纯净玄明粉适量，加入温开水中，制成20%溶液（即：每100ml温开水加入20g玄明粉，并使之完全溶解即成），经高压消毒后备用。用时先将溶液倾入容器内，再放入无菌纱布，待浸透后取出，敷于患部。使用时注意一定要保持纱布湿润，以维持药物作用时间。

7. 静脉输液引起的静脉炎　近年来，静脉输液法有所增多，而且输入药物的种类、联合用药较多，因而由静脉输液引起的静脉炎发生率较高，给病人带来极大的痛苦。采用芒硝液局部湿热敷35例，收到了满意的效果。①主要表现：沿静脉走向红、肿、热、痛，其静脉增粗、变硬、无弹性。②治疗方法：根据创面的大小，取芒硝适量，以温开水溶解为50%的芒硝液，将4~5层无菌敷料浸透药液，敷于创面处，敷料外覆盖一层塑料薄膜，置薄膜上一热水袋或热水瓶，以保持敷料的湿热度，每日1~2次，每次约30分钟。③结果：病症初期，敷药1次痊愈者20例；红肿较重，范围较大敷药1~6次痊愈者15例。（于秀梅，等《中医药学报》1997；1：32）

原按　芒硝咸以软坚，苦寒清热。外用有清火消肿之功。芒硝液湿热敷，促进了药液的渗透作用和局部血液循环，使药液充分到达病所，发挥其消肿、散结、止痛之功。通过临床验证，本法操作简单，疗效显著，值得推广应用。

8. 清洁肠道

（1）近年来，笔者以芒硝冲服用于病人的X线诊断或纤维肠镜检查前的肠道清洁处理，同时设番泻叶组进行了对照观察，报告如下：①随机分组：将观察对象随机分为芒硝组及番泻叶组各30例。两组在性别、年龄、体质及病情等方面基本相似，无明显统计学差异，具有可比性。②服药方法及时间：芒硝组于检查术前2小时服药，根据其体质壮实与否，取芒硝20~30g，以开水约300ml冲化顿服；番泻叶组服药时间为检查术前一天晚10时，亦根据其体质情况，取番泻叶干品20~30g，以开水300ml冲泡15分钟，取汁约300ml顿服。③结果：统计资料表明，芒硝组较之番泻叶组在排便时间（芒硝组平均1.2小时，番泻叶组平均6.75小时）；便次（芒硝组平均1.14次，番泻叶组平均3.42次）；便量（芒硝组平均1000ml，番泻叶组平均750ml）；便质及腹痛有无方面（芒硝组2例有腹痛，番泻叶组29例有腹痛）具有非常显著差异（$P<0.01$）。④体会：临床上一般习惯以番泻叶泡服作为清洁肠道的术前用药，据肠镜及放射科医生反映，其清洁效果不理想，残留粪便及气体较多。改用芒硝后，并与番泻叶组作同期对照观察，我们认为，芒硝较之番泻叶组作同期对照观察，芒硝较之番泻叶具有价廉、效捷、服用方便、肠道清洁彻底等特点，而少有腹部绞痛、里急后重、反复排便等副作用，临床具有推广价值。不足之处是其味咸略涩，如能添加少许果汁等矫味品，则病人更易接受。（潘建华《中医杂志》1993；9：518）

（2）用于X线检查，芒硝具有可靠的泻下作用，可作为X线检查前的口服排便药物或替代清洁灌肠。用于尿路平片、钡剂灌肠摄片，效果非常理想。笔者曾对在住院期间不愿做清洁灌肠的患者，给芒硝口服，替代清洁灌肠，进行钡灌肠检查，效果很好，粪便清除彻底。此法简便，患者易接受。具体方法是：检查前一日下午6时左右，以温开水300ml，冲化芒硝15g，一次口服。嘱多饮水。2~3小时开始泻下，排出液体粪便。

检查当日晨6时，再按上法服芒硝15g，待排尽大便后，即可做钡灌肠检查。检查前的饮食注意事项，按一般常规进行。（姚永年《中医杂志》1993；12：710）

编者按 芒硝的泻下作用是通过其能使肠内处于高渗状态（吸收大量水分，肠内容积变大，刺激肠黏膜感受器），反射性引起肠蠕动亢进所致。而番泻叶含大黄素、大黄酸，直接刺激大肠致泻。且因刺激性较强，故易引起腹痛，相比之下，芒硝的泻下更具优越性，其可使肠内容物一泻而尽。总之，芒硝作用一去实热，二涤肠中宿垢，三破坚积热块，故用于清结肠道应首选芒硝。

9. 癥积 瘿瘤（甲状腺瘤） 家父在长期的临床实践中，将芒硝用于瘿瘤瘰疬的治疗，收到了满意的效果。他认为，芒硝软坚不但能软大便之坚硬，还能软化体内的诸种癥积、瘿瘤。据家父多年的临床经验，用芒硝治疗瘿瘤瘰疬一般用量是5~10g，且在辨证的基础上加用其他药物，此法适用于各种癥积、瘿瘤。一般服药5~10剂即可见效。患者服药后大便稍溏，但不会引起剧烈腹泻，更无其他不良反应。如治一男性患者，40岁，教师。患者长期咽喉疼痛，1年前突然发现颈部有一肿块，约黄豆大小，压痛。1年后肿块变大，约4cm×4cm，声音嘶哑。曾多方求治，西医诊为“甲状腺瘤”，建议手术治疗，患者惧于手术，故前来就诊。家父予银柴胡20g，三棱15g，昆布20g，海藻15g，甘草10g，牡蛎25g，夏枯草25g，花粉15g，杭芍15g，浙贝10g，以此为基础方加减。服药后自觉咽喉痛减。继服上方40余剂后，瘿瘤略有减小，约3cm×4cm大小。后在方中加入芒硝10g，服两剂药后，肿物明显缩小。后在方中有意减去芒硝，则药效大减，于是又加入芒硝，服5剂后，瘿瘤消失。（向慧《中医杂志》1993；10：583）

10. 骨伤肿胀 用捣碎的芒硝1~3kg，用双层纱布（按肢体肿胀大小裁定）将芒硝平铺于纱布层中约1cm厚，四周缝合，然后敷于皮肤上，外用绷带固定，敷后芒硝易吸收水分并得热溶化，患者自觉局部有清凉感或虫行之感。8~12小时交换1次，以防芒硝时间过长变硬磨损刺激皮肤。笔者用以治疗由骨折及软组织撕裂伤而引起肢体重度肿胀38例，均在用药后12~48小时内疼痛显著减轻，肿胀消退或部分消退。（袁德礼《中医杂志》1991；8：11）

11. 腱鞘囊肿 取芒硝、大蒜各60g，腱鞘囊肿在腕关节及手背者，芒硝分量大于大蒜（6:4），发于腘窝处及膝关节者，芒硝分量小于大蒜（4:6），将大蒜剥皮后与芒硝加入铁钵内捣如泥备用，先在囊肿皮肤处（约6cm×8cm）搽上一层凡士林防止损害皮肤，然后将药敷囊肿处，用布包扎。如敷2~4小时后皮肤觉有发热灼痛者，去除外敷药，抹去凡士林，隔半小时重新敷药。（区建华《中医杂志》1985；4：75）

12. 痔疮

（1）傅某某，男，36岁，木工，患痔疮10余年，因劳累诱发，痔核在肛外一周不回，胀痛难忍，用高锰酸钾、痔疮膏等外用及青霉素肌注等均无效，诊见肛门7点处有指头大痔核，暗红，质硬，触痛明显，有少许糜烂及分泌物。用芒硝150g开水冲化，用厚敷料浸透，热敷患处（注意保温及更换敷料），每次20分钟，每日3次，治疗期间卧床休息。用药2次，痛减，5次，痔核软缩回纳肛门，病消。（段龙光《中医函授通讯》1992；6：36）

（2）肛门部急性感染及痔核嵌顿肿痛，本人常用的坐浴方中就重用芒硝30g（配伍马齿苋、鱼腥草、苦楝皮），外用坐浴，其消炎、止痛、消肿作用极佳，该方本人在临床上使用了45年，效果良好，深受广大病员欢迎。（方致和，等《中医杂志》1993；11：645）

编者按 《鸡峰普济方》治痔疮：“朴硝、五倍子等份。上为细末，每服（编者按：疑为‘剂’字）三两，水三碗，同煎至三四沸，淋渫。”可知以芒硝为主药外用治痔疮，古人已有经验。

13. 肾囊风 施某某，男，32岁，工人。患者阴囊皮肤粗糙，脱屑，部分糜烂，形似蜂窝，痒如虫行，入睡得温痒甚，喜浴热汤，皮肤搔破处渗黄色黏液，痛苦如火燎，影响工作和睡眠。病发三月余，曾在某医院治疗，口服干酵母片，肌注核黄素，以及外用激素类软膏等效不显。来我院诊治，遂处以芒硝洗方（芒硝或玄明粉30g，食盐一撮倾入盆内，以沸水适量溶化，候温浸洗，每天3至5次。）浸洗3天后，痒感消失，糜烂处已愈合，未见有渗出液，阴囊皮肤恢复正

常。（刘昌仁《新中医》1984；6：23）

编者按　肾囊风多由风热盛而瘙痒，因搔抓皮破而致糜烂。芒硝为大寒之品，有清热泻火之力，使风热除而痒止，故肾囊风用之而获效。

14. 疮疖　朱某，男，58岁。左侧面部有一5cm×4cm肿块，高出皮肤，质硬，局部灼热，压痛明显。予芒硝50g加开水150ml，纱布浸蘸湿敷，5天后肿块明显缩小，7天而愈。（杨德明《四川中医》1990；7：52）

15. 神经性皮炎　笔者常用芒硝100g，凡士林适量，调成膏状，涂敷患部，1日2~3次，对局限性、播散性神经性皮炎，都有较好的效果。如陈某某，男，47岁。1988年7月14日诊。患神经性皮炎2年。诊见：左下肢小腿伸侧有一20cm×14cm的皮肤呈苔藓样改变，质坚如革，边缘清楚，用上法治疗，30天后痊愈。（杨德明《中医杂志》1993；10：584）

16. 接触性皮炎　余用芒硝治疗接触性皮炎有较好疗效，现简介如下：接触性皮炎多因接触某些化学物质或昆虫类螫伤所致。其症状有不同程度的瘙痒、红肿、丘疹或水疱，局部有烧灼或胀痛感。严重者可有发热、恶寒、头痛等全身症状。治疗方法：取芒硝10g，兑入25~40℃热水中，待芒硝溶化后湿敷或浸泡患处，每日3次，每次15~20分钟。一般治疗1天可显效，2~5天可以痊愈。治疗期间禁食辛辣及刺激性食物。用此法浸泡时一定将患处全部浸泡在药液中。如治李某，男，23岁，教师。1989年9月27日就诊。自诉：3天前因家具上油漆，双手指粘上土与油漆，当时用汽油、肥皂将双手洗净。当晚自觉手掌、手指发痒，自用复方醋酸地塞米松乳膏（皮炎平霜软膏）外搽无效。次日双手红肿灼热，有小血疹，瘙痒难忍。前往某医院治疗2日，只能缓解1~2小时，而后再发作，痛苦无比。余诊为接触性皮炎，嘱以上方浸泡双手。继治2天痊愈。（王春斌《中医杂志》1993；10：584）

编者按　芒硝因其具有清热、消肿、止痛之功，而被广泛应用于皮肤科疾病。但在具体应用时应注意其外用的方法，如用于皮肤角化明显或质坚如革者，应用凡士林调芒硝，以增其滋润软化之功；若用于溃破糜烂者，应用开水调芒硝，待温后使用，以避免继发感染的出现。

（四）五官科病

1. 牙痛

（1）取玄明粉30g，备用。拣适量洁净玄明粉置牙处，上下牙轻度咬合，用口涎含化，后将药液吞服。连续使用如前法，一般可在半小时痛止。适应证：风火牙痛、胃火牙痛，对龋齿痛也有一定的缓解作用。（严忠《中医杂志》1987；3：37）

（2）在近几年临床实践中，用芒硝治疗牙痛获良效，现介绍如下：用芒硝3g，置患处，噙化服。试治150例，治愈108例。其中：但牙痛而龈不肿者，俗谓虚火牙痛，计50例，治愈19例。牙痛伴龈红肿者100例，俗谓实火牙痛，治愈89例。效果较好。如陈某，男，44岁，牙痛伴龈红肿5日，曾肌注青霉素、口服去痛片2日未效，后改用本法，1日3次，2日愈。（李贤凯《中医杂志》1993；10：583）

编者按　上述牙痛治验，取芒硝噙化，一方面可直接作用于牙痛部位消肿止痛，治其标，另一方面噙化后入胃肠能清泻积热，治其本。故本疗法之妙就在于上下、标本同治。

2. 口疮

（1）刘某，男，46岁，干部。3年来反复发作口疮，多则半年一发，少则2至3个月一发。每次发作均须服中西药月余以上。本次发作已2天，下口唇内侧及左颊部各见2个绿豆大溃烂面，进热食则疼痛异常。药用芒硝100g，开水冲化漱口，2小时1次。用药6日即愈。半年后复发，经用原方再次治愈，并以知柏地黄丸善后治疗3个月余，随访2年，未再复发。（段龙光《中医函授通讯》1992；6：36）

（2）王某某，男，37岁。患者近5年来，口腔黏膜经常发生疱疹或溃疡，疼痛较甚，发作时均用庆大霉素或用清热解毒、通腑泄热的中药治疗，7~10天才愈。此次发病3天，说话及吃饭均使疼痛加剧，心烦暴躁，予单味玄明粉9g，日2次冲服，空腹下。药后一日痛减，三日痛止，四日溃疡愈合，纳眠正常。随访半年未见复发。（汪德云《四川中医》1987；3：49）

3. 咽喉肿痛

（1）刘某，男，19岁。2天前感冒，自服感冒清后病情好转，晨起又出现咽痛，吞咽困难，遂取芒硝4g，放入口中含化，随唾液缓慢下咽，每小时1次，治疗3天，诸症均除。（杨德明《四川

中医》1990；7：52）

（2）急性咽喉肿痛，用元明粉掺入吹喉药内吹之，其消肿止痛作用甚捷。（方致和，等《中医杂志》1993；11：645）

编者按 《本草求原》说芒硝治“喉痹肿痛，重舌口疮鹅口”。《近效方》治喉痹：“朴硝一两，细细含咽之。”口中含化，直接作用于局部，故泄热消肿止痛之效更为明显。

4. 旋耳疮 王某某，男，5岁，左耳部糜烂，流黄水，瘙痒1个月余。经用炉甘石洗剂及尿素软膏，仍见左侧耳窝及耳前片状糜烂，流黄色渗出液，周边红肿，瘙痒难忍，抓之出血疼痛，裂隙处有血痂。药用芒硝500g，分10次开水冲化，先洗后温热敷，日2次，每次20分钟。用药第3日痒止，7日后结痂，并痊愈。（段龙光《中医函授通讯》1992；6：36）

5. 天行赤眼（红眼病）

（1）冯某，男，45岁。两眼红赤，怕热羞明，渐觉灼痛，眵多黏结，舌红苔黄，脉数。证属肝胆实热，治宜解毒泻火、清利肝胆。经10%芒硝药水（芒硝20g放入已消毒的瓷碗内，加200ml白开水沏开，浓度为10%。待凉后用消毒棉棒蘸药液洗患眼，日3次）冲洗双眼4日，即告痊愈。（田艺华，等《中医杂志》1983；7：39）

（2）郑某某，女，30岁。患急性卡他性结膜炎1个月余，用眼药水、眼膏、抗生素、维生素等，仍感双眼发痒，灼热，畏光，分泌物多，上下眼睑明显浮肿，睑结膜重度充血，球结膜有散在瘀点，药用芒硝粉100g，开水冲化，每日湿热敷双眼2次，每次20分钟，用药2天，诸症逐减，1周后痊愈。（段龙光《中医函授通讯》1992；6：36）

6. 眼科 热证（葡萄膜炎） 我40年眼科临床，体会到芒硝已远远超出了泻下作用的范围，可以认为是一种特效消炎药，专治淫热亢盛之病。热淫于内，治以咸寒，此之谓也。膏粱之变，滋味过也，气血俱盛，禀受厚也。亢阳上炎，阴不济也，邪入经络，内无御也，因生而化，因化而热。热为火，火性炎上，目受病矣。我临床常遇屡用抗生素、激素而不能缓解危机的葡萄膜炎病人，病情缠绵，初用激素显效，久用而不能摆脱，一撤即反跳，眼睛红肿热痛大作，邪热鸱张，眼病未愈而机体代谢紊乱，水液潴留，面如满月，腹如妊娠，失眠颧红，脉象弦长。现代医学认为这类疾病是机体免疫功能低下，变态反应性疾病，激素是常规疗法，依赖性日重，副作用日显，一撤一跳，慌了手脚。我认为邪气不除，正气难复，适时攻邪，才能扭转病机。我屡用芒硝每次1~15g于汤药之中，导热下行，泻火逐邪，消除体内、血内、眼内的有害物质，特别消除了瞳孔内的炎性渗出物，常能力挽狂澜，炎消痛止，神光再现。其清洁肠道、清洁体液，使眼组织内炎性渗出物消除，这种推陈致新的作用，缓解了症状，减轻了血液中毒素吸收，改善了循环功能，调节了血液、体液、眼内液的代谢，促进再生、新生过程，建立起眼睛各组织功能间新的协调关系，使眼与机体处于平衡，这是祖国医学“祛邪扶正”的辩证关系。（柏超然《中医杂志》1993；12：712）

编者按 作者用芒硝治疗眼疾之经验，机制阐述详尽，使学者对芒硝的作用有了深层次的理解，可谓是发前人之未发，使学者茅塞顿开。

（五）儿科病

1. 小儿赤游行于体上下，至心即死 芒硝纳汤中，取浓汁以拭丹上。（《子母秘录》）

2. 小儿重舌 马牙消涂舌下。（《延龄至宝方》）

3. 小儿鹅口 细研马牙消于舌上掺之，日三五度。（《简要济众方》）

编者按 古代本草将芒硝结晶之形如圭角状而明净者称为“马牙消”，实与芒硝为一物。

附文

芒硝外治

芒硝在外治中用途比较广泛，可治内、妇、儿、外、皮肤、五官等科多种疾病。使用方法根据病种及患病部位可分别采用以下几种。

1. 干敷法 将芒硝研碎，装入双层纱布袋中，置于患处，待芒硝遇热潮解或结成块时再更换。此法适用于回乳、乳癖、乳痈及外科的痈肿、炎症、骨伤肿胀和妇科的重症外阴水肿、会阴侧切伤口硬结等。

2. 湿敷法 将芒硝用凉水拌匀，敷于患处，药干再洒以凉水，经常保持湿润；或以开水冲化，纱布吸湿，敷于患处。适用于皮下瘀血肿痛、静脉炎、盆腔炎、阴茎水肿等。一般用药敷于患部，如治慢性肾盂肾炎并发急性肾衰，则以芒硝和大蒜1:2捣烂敷两侧肾区；老年前列腺肥大、尿潴留，则以芒硝100g，开水500ml，纱布浸蘸湿敷小腹部；如治阳强，则以芒硝放于手心，两手合住，硝化，阳物即不举；小儿疳积、腹胀腹泻，则用芒硝装入布袋，兜于脘腹部；产后尿闭，用芒硝3g研细，贴水分穴；神经性皮炎苔藓样变，用芒硝与凡士林适量，调成软膏，涂敷患处。

3. 脐疗　此疗法用途广泛，此处从略。

4. 外洗　①漆疮，用芒硝60g，加开水适量，溶化后熏洗患处（编者按：《千金方》治漆疮："芒硝五两，汤浸以洗之。"）。②皮肤瘙痒，用芒硝150g，枯矾50g，加开水2000ml冲化外洗。③结膜炎，用玄明粉加水配成1%的药液洗眼。④冻疮未溃，用芒硝60g，开水溶化，洗患处。⑤痔疮，用芒硝150g，明矾15g，开水2000ml，冲化后熏洗。

5. 外搽　如治急性结膜炎，用玄明粉和鸡蛋清调匀，搽太阳穴。

6. 含化　急性咽炎、扁桃体炎，用芒硝一小块，口中含化；牙痛，取芒硝适量，置于牙痛处。（吴震西《中医杂志》1993；12：709）

结　语

芒硝，别名盆硝，是朴硝经加工而得的精制结晶。玄明粉别名风化硝，为芒硝风化失去结晶水而成的无水硫酸钠。三者作用大致相同，以元明粉最佳，可用作口腔、眼科外用药。本品性寒，味咸、微苦，入胃、大肠经。具有润燥软坚、泻热通便之功效，外用并有清热解毒、破血行血、散结消肿之作用。临床用途比较广泛，可用于治内、妇、儿、外、五官、皮肤等科多种疾病。如可用于治疗内科的不寐、虚劳、癫狂、虫证、胃石、关格、淋证、臌胀、癃闭、便秘等病证及急性胰腺炎、化脓性胆管炎、痢疾等。用于治疗外科之蜂窝织炎、趾腱炎、乳腺炎、丹毒、血栓性静脉炎、甲状腺瘤、腱鞘囊肿、痔疮等及各种软组织损伤、术后切口硬结等。用于治疗妇科急性乳腺炎、乳腺小叶增生、引产、回乳等。用于治疗五官科的牙痛、咽炎、口疮、目赤（红眼病）、葡萄膜炎等。用于治疗皮肤科之神经性皮炎、接触性皮炎、急性前庭大腺炎及肾囊风、疮疖、旋耳疮、丹毒、漆疮等病。

现代药理研究证实芒硝主要成分为硫酸钠及少量无机盐。硫酸钠可溶于水，但不易被肠壁吸收，在肠内形成高渗而且阻碍肠内水分的吸收，使肠内保持大量的水分，肠内容物变得稀薄，容积增大，刺激肠黏膜感受器，反射性引起肠蠕动亢进而致泻。

用量用法：一般为3~15g。冲入药汁内或开水溶化后服，不入煎煮。本品味苦咸，口服易引起恶心，故宜偏凉时服用，服毕用凉开水漱口。其泻下作用的快慢与服用芒硝的剂量及饮水量成正比。大量饮水，泻下则快，一般药后2~3小时即致泻；饮水量少，泻下则缓，一般药后4~6小时致泻。由于本品药力峻猛，故用之宜慎。

麻　子　仁

【基原与药材】 为桑科植物大麻的种仁。干燥果实呈扁卵圆形，表面光滑，灰绿色或灰黄色，有微细的白色、棕色或黑色花纹，两侧各有一条浅色棱线。一端钝尖，另端有一果柄脱落的圆形凹点。外果皮菲薄，内果皮坚脆。胚乳灰白色，菲薄；子叶两片，肥厚，富油性。气微，味淡。以色黄、无皮壳、饱满者佳。

【用法与用量】 内服：煎汤，9~15g；或入丸、散。外用：捣敷或榨油涂。

【原文】《本经》：麻子，味甘，平，无毒。主补中益气。久服肥健，不老。生川谷。

《别录》：麻子，无毒。主治中风汗出，逐水，利小便，破积血，复血脉，乳妇产后余疾，长发，可为沐药。久服神仙。九月采。入土中者贼人。生太山。

【经方用药】《本草经疏》释《本经》《别录》之文说："麻子，性最滑利。甘能补中，中得补则气自益，甘能益血，血脉复则积血破，乳妇产后余疾皆除矣。风并于卫，则卫实而荣虚，荣者，血也、阴也。《经》曰，阴弱者汗自出。麻仁益血补阴，使荣卫调和，风邪去而汗自止也。逐水、利小便者，滑利下行，引水气从小便而出也。"现代将麻子仁主要用于虚性便秘之证，其富含油脂，能润肠通便。而古人较强调滋补作用。经方中有2方用及麻仁。

1. 润肠燥治脾约　经方中治疗脾约的方剂有麻子仁丸一方。脾约的病机有两个方面，一方面是胃火旺，一方面是脾阴不足。故治疗此证一方面应泄热，一方面润燥。麻子仁丸正合其意。其用麻仁为君，配合芍药、杏仁、蜂蜜养血润燥，以补其脾阴不足。成无己云："《内经》云，脾欲缓，急食甘以缓之。麻仁、杏仁润肠也。《本草》曰，润可去枯，脾胃干燥，必以甘润之物为主。"另一方面用大黄、枳实、厚朴泄胃热而导滞，共奏润肠滋燥、缓通大便之功。现代药理学证实，本品所含脂肪油，内服至肠中，可产生脂肪酸，能刺激肠壁，使之分泌增多，蠕动增速，同时又能限制肠内固有水分的吸收，从而起到缓下的作用。

2. 滋心阴"复血脉" 《伤寒论》中的炙甘草汤适用于心之气阴两虚引起的"脉结代，心动悸"之证。方中用麻仁配伍生地黄、阿胶、麦冬补益心阴；另用炙甘草、人参、桂枝、生姜、大枣、清酒益气通阳，共奏养血滋阴、益气通阳之功。此方取其滋补作用。

《本经疏证》对麻子仁丸与炙甘草汤应用麻子仁有独到解析，发人深省，摘录如下："麻仁与地黄皆最能拔地力（《齐民要术》所谓'种苴欲得良田，不用故墟'是也），故亦最能生阴津，其相比入炙甘草汤，则以地黄善宣阴津于阴分，麻仁善宣阴津于阳分也。其在麻仁丸与芍药同用，则以芍药善破阴结、布阳气，麻仁善行阳滞、布阴气也。入阴入阳者，物之生理，所谓性也；破结行滞，宣布阴阳者，物之能事，所谓情也。性之与情，犹舆马相辅而行，是何也？麻仁丸中有小承气汤，即不用麻仁、芍药、杏仁，不患其大便不通；炙甘草汤有人参、麦冬、地黄，即不用麻仁，不患其脉不复。然复脉、通便是二方作用之一端，不能会二病之全局。故麻仁在炙甘草汤为人参、麦冬、地黄之先声，以其气钟于至阳，易入上焦，引亢阳为生阳，人参继之为鼓元气之鞴（音 bài。古代用来鼓风吹火的皮囊），麦冬继之以生胃脉之绝，地黄继之以行脉中之血也；其在麻仁丸，又为小承气汤之后劲，以枳实、厚朴锐而行气，大黄、芍药破而通血，皆举辔疾驰，绝无停轨，治胃实之不大便有余，治脾约之大便难不足，非得杏仁之润降、麻仁之滑泽，脾必暂展而复约也。……"刘潜江谓："是麻（子仁）生于木火正旺之时，成于金水方饶之日。"故邹澍说："此是物之情，若其性则极柔之物，禀生气于至阳，原系物之常理。""是以中土升清降浊"。《内经》曰"人以天地之气生，四时之法成"，而物亦以天地之气生，四时之法成。古人释药，联系其生长之生态，如此以物的生长之情，解其药性之理，切合自然，值得重视。

【单方治验】

1. 虚劳 便秘

（1）治大便不通 研麻子，以米杂为粥食之。(《肘后方》)

（2）治虚劳，下焦虚热，骨节烦疼，肌肉急，小便不利，大便数少，吸吸口燥少气 大麻仁五合，研，水二升，煮去半分，服。(《外台》)

（3）治产后郁冒多汗，便秘 紫苏子、大麻仁各半合，净洗，研极细，用水再研，取汁一盏，分二次煮粥啜之。此粥不惟产后可服，大抵老人、诸虚人风秘，皆得力。(《本事方》麻子苏子粥)

2. 月经不调 闭经 产后余疾

（1）治妇人月水不利，或至两三月、半年、一年不通者 桃仁二升，麻子仁二升，合捣，酒一斗，渍一宿，服一升，日三夜一。(《肘后方》)

（2）治产后血不去 麻子五升，捣，以酒一斗渍一宿，明旦去滓，温服一升，先食服，不瘥，夜服一升。忌房事一月，将养如初产法。(《千金方》麻子酒)

编者按 以上两则文献验证了《别录》曰麻子仁"复血脉，乳妇产后余疾"之功用。

甘遂

【基原与药材】 为大戟科植物甘遂的根。气微，味微甘而有持久的刺激性。以肥大饱满，表面白色或黄白色，细腻，断面粉性足，无纤维者佳。

【用法与用量】 内服：煎汤，1.5~3g；或入丸、散。外用：研末调敷。

【原文】《本经》：甘遂，一名主田。味苦，寒，有毒。治大腹疝瘕，腹满，面目浮肿，留饮，宿食，破癥坚积聚，利水、谷道。生川谷。

《别录》：甘遂，味甘，大寒，有毒。主下五水，散膀胱留热，皮中痞，热气肿满。一名甘藁，一名陵藁，一名陵泽，一名重泽。生中山。二月采根，阴干。

【经方用药】 甘遂为苦寒之品，功善逐水泻热。所以，《药性论》说甘遂“能泻十二种水疾，治心腹坚满，下水，去痰水，去皮肤浮肿”。《本草经疏》亦说：“甘遂，其味苦，其气寒而有毒，善逐水。其主大腹者，即世所谓水蛊也。又主疝瘕，腹满，面目浮肿及留饮，利水通谷道，下五水，散膀胱留热，皮中痞气肿满者，谓诸病皆从湿水所生，水去饮消湿除，是拔其本也。”可谓抓住了《本经》及《别录》论甘遂主治的精髓。

仲景有5方用及甘遂，皆取其攻积水、逐痰饮之功。

1. 治水热互结的结胸重证　水与热互相搏结于胸膈部位，即所谓热实结胸。仲景将热实结胸分为大结胸与小结胸二证。大结胸水热结深而证重，小结胸病浅而证轻。甘遂为峻下逐水之品，故仅适用于大结胸。治疗大结胸证的大陷胸汤及大陷胸丸二方均使用了甘遂。大陷胸汤用甘遂峻逐水饮，配大黄、芒硝荡实泻热软坚，更能增强其逐水破结之功。大陷胸丸用大陷胸汤减量，再加葶苈子、杏仁，利肺气泻水邪，并制成丸剂，水煎合白蜜送服。丸以缓之，甘以缓之，正合“其高者，治之以缓”之意，故适用于大结胸证中邪结部位较高，而且项强，如柔痉状者。《珍珠囊》中云：“水结胸中，非此（甘遂）不能除”。仲景在众多的逐水药物中，惟独选用甘遂，说明他对药物的性能是十分熟悉的。

2. 逐水治悬饮　《金匮》云：“病悬饮者，十枣汤主之。”悬饮的特点是“饮后水流在胁下，咳唾引痛”，因饮已筑巢，非峻不除。故十枣汤以甘遂为君再配大戟、芫花二味峻逐泻水之品，真如猛虎添翼，直捣饮巢，势如破竹，故能治悬饮。另用大枣十枚，安中而调和诸药。

3. 逐水治留饮　如此方证有二。①《金匮》痰饮病篇云：“病者脉伏，其人欲自利，利反快，虽利，心下续坚满，此为留饮欲去故也，甘遂半夏汤主之。”脉伏，心下坚满，是饮留于胃。下利后而坚满续作者，说明留饮虽有欲去之势，但病根未除，故下利之后须臾，心下坚满续作。治以甘遂半夏汤。方以甘遂为君，力拔留饮之根，配半夏既可和中，又能助甘遂散结化饮，可领甘遂入中直破胃中留饮。此方尤其令人叫绝的是，将甘遂与甘草相配，更能尽除胃中之饮，尤在泾云：“甘草与甘遂相反而同用之者，盖欲其一战而留饮尽去，因相激而相成也。”不是学验俱丰者，谁敢为之（笔者对此方甘遂与甘草并用有新解，详见下部）。因本证已有下利，为防止逐水而伤阴，方中又加进了芍药与白蜜，其配伍可谓滴水不漏。②《金匮》妇人杂病篇云：“妇人少腹满如敦状，小便微难而不渴，生后者，此为水与血俱结在血室也，大黄甘遂汤主之。”此证少腹满而小便微难，既与少腹满，小便自利的蓄血证有别，又与少腹满，小便不利的蓄水证不同，又因其病得之产后，故断为水与血俱结在血室之证，治以大黄甘遂汤。方以大黄逐瘀，甘遂逐水，因得于产后，其血多虚，故加阿胶养血扶正。三药共奏逐水破血之功。

综上所述，甘遂一药，仲景只用于逐饮，因其力量峻猛，故只适用于结深证重难拔者。饮偏于上者，与葶苈、杏仁为伍；饮结于中者，与半夏相配；饮已筑巢者，当与大戟、芫花相合；饮水结于血室者，配伍大黄破瘀。五方中，三方为末冲服，二方入煎服用。现代一般均碾末装胶囊服用，每次0.5~1g。另外，甘遂对痈肿疮毒，外敷有消肿作用，故亦可外用。

【单方治验】

1. 腹中积聚　掌中取积　甘遂、巴豆、干姜、韭子、槟榔各等份。为细末，收（取）米饭为丸，如弹子大。用时，早晨花椒汤净手（洗手），将香油涂掌中，次将药擦，一时（《普济方》作“移时”，不久）便泻。欲止（如要止泻），以冷水净手即止。大小胸中（应作“腹中”）有积皆治。（《串雅外编》）

编者按　本条是赵学敏简化了《普济方》的“握药宣疾”法（适用于腹中积聚）。将攻坚破积的内服药物，改用于外治，避免内服峻泻，损伤正气，适用于体弱患者。

2. 癫狂　曾治一少年癫狂，医者投以大黄六两，连服两剂，大便不泻。后愚诊视，为开此方，惟甘遂改用三钱。病家谓，从前服如许大黄，未见行动，今方中止用大黄两许，岂能效乎？愚曰：但服，无虑也。服后，大便连泻七八次，降下痰涎若干，癫狂顿愈。见者以为奇异，彼盖不知甘遂三钱之力，远胜于大黄六两之力也。（《医学衷中参西录》）

编者按　张锡纯拟荡痰汤：“治癫狂失心，脉滑实者。生赭石二两轧细，大黄一两，朴硝六钱，清半夏三钱，郁金三钱。”另拟荡痰加甘遂汤："治前证，顽痰凝结之甚者，非其证大实不可轻投。其方，即前方加甘遂末二钱，将他药煎好，调药汤中服。凡用甘遂，宜为末，水送服，或用其末，调药汤中服。若入汤剂煎服，必然吐出。又凡药中有甘遂，不可连日服之，必隔两三日方可再服，不然亦多吐出。又其性与甘草相犯，用者须切记。甘遂性猛烈走窜，后世本草，称其以攻决为用，为下水之圣药。痰亦水也，故其行痰之力，亦百倍于他药。"以上引录可知，上述治例他医"以六两大黄……不泻"，张氏更方，改用甘遂三钱，"只用大黄两许"而泻下者，以甘遂降下荡痰之力"远胜于大黄"。

3. 臌胀（肝硬化腹水） 肝硬化腹水，中医名臌胀，病属难治，但难治之中亦有能治愈者。若身体未至大虚，可用攻逐之法。其法用等量之甘草煎浓汁，浸泡已打碎之甘遂，浸三天三夜，去甘草汁，将甘遂晒干为细末。每服1~2g，可先从1g开始，用肠溶胶囊装吞，于清晨用米粥送服，一天之内泻下数次至十数次，可泻水几千毫升。本病多虚实夹杂之证，翌日即用健脾益气之剂补之，但用补气健脾之药往往又再泻下。有一例患者，翌日炖服吉林参或高丽参又泻水数次；一例攻逐之后，用补中益气汤，亦继续泻水，连用三天补中益气汤，连泻三天，后因见气上逆然后改用四君子汤加味治之。攻逐之后往往腹水又增加，约隔一周，可再用甘遂末攻之，攻后再健脾益气。反复攻补，耐心治疗，有可愈者。（俞长荣《中医杂志》1985；5：7）

4. 小便不通 甘遂一两，研为细末，装瓶备用。用时以甘遂末3钱，面粉适量，麝香少许（亦可用冰片代），加温开水调成糊状，外敷中极穴处（脐下4寸），方圆约2寸，一般30分钟即见小便通利，无效时可继续使用，或加热敷。治疗不同疾病引起的小便不通患者8例，外敷1次即排尿的5例，外敷2次排尿的2例，外敷2次再加热敷而排尿的1例。（中山医学院《中医杂志》1972；11：55）

编者按 《圣惠方》治二便不通，用"甘遂末以生面糊调，敷脐中及丹田内，仍艾灸三壮，饮甘草汤，以通为度"。此法与以上报道既相同，又不同。艾灸与热敷相似，而"饮甘草汤"与甘遂"相反相成"之功颇具巧思。《卫生杂兴》治小便转脬，用"甘遂末一钱，猪苓汤调下"。此既佐证以甘遂可治小便不通，又提供了一种不同配合方法。"转脬"即小便不通也。

大 戟

【基原与药材】 为大戟科植物大戟或茜草科植物红芽大戟的根。药材有两种，即京大戟与红大戟。①京大戟：为植物大戟的根。质坚硬，不易折断，折断面纤维性，类白色至灰棕色。气无，味苦涩。以根条均匀、肥嫩、质软无须者为佳。②红大戟：为植物红芽大戟的干燥根。又名红毛大戟、红芽戟、南大戟。质坚脆，易折断，断面不平坦，呈红褐色至棕黄色。气微，味辣刺喉。以条大、肥壮、色紫红、坚实无须根者为佳。

【用法与用量】 内服：煎汤，1.5~3g；或入丸、散。外用：煎水熏洗。

【原文】《本经》：大戟，一名邛钜。味苦，寒，有小毒。治蛊毒，十二水，腹满急痛，积聚，中风，皮肤疼痛，吐逆。

《别录》：大戟，味甘，大寒，有小毒。主治颈腋痈肿，头痛，发汗，利大小肠。生常山。十二月采根，阴干。

【经方用药】 大戟应为苦寒之品，其功效大体有二：一是逐水，二是解毒疗痈。《本经》及《别录》所载诸证皆水积使然，正如张寿颐所说："大戟，《本经》谓主十二水、腹满急痛、积聚，盖谓十二经之水湿积聚，以致外肿内满，而为急痛耳。然苟非体充邪实者，亦不可概投。'中风皮肤疼痛'六字，当作一句读，盖指风湿热之袭于肌腠者，则辛能疏散，而苦寒又专泄降，是以治之，非泛言外受之风寒，石顽谓指风水肤胀，亦颇有理。吐逆，是指水饮停于上焦，而不能下泄以致上逆者，此以辛苦泄破，通达下降，是以主之。《别录》主颈腋痈肿，皆痰饮凝络之症治。头痛，亦指饮邪凝聚，水气上凌者而言。发汗，则驱除水湿之溢于肤腠者耳。利大小便，固通泄攻破之专职矣。"（《本草正义》）

经方中仅十枣汤一方用及大戟，取其逐水之功，用治悬饮之证，以大戟协助甘遂、芫花逐水，三味等份，捣为散。因三味药均属有毒之品，故以十枣煮汤送服。

现代大戟的临床应用，既可为散，亦可入煎。入煎剂每次 1.5~3g；入散服每次 1g。醋制大戟，可减轻其毒性。大戟除常用于水气病之外，亦常用于痈肿结核等病，内服外敷均可。驰名中外的紫金锭中即有红芽大戟。本品为峻下逐水之品，孕妇及虚弱患者忌用。

【单方治验】

1. 水肿　水肿腹大如鼓，或遍身浮肿。用枣一斗，入锅内以水浸过，用大戟根苗盖之，瓦盆合定，煮熟，取枣无时食之，枣尽决愈。（《本草纲目》第十七卷“大戟”附方）

编者按　本方以大戟泻水逐饮，佐以大枣补脾缓中，使逐水而不伤正，并能解大戟之毒。可用于水气壅实之水肿及腹水，二便秘涩，脉沉实者。

2. 牙痛　牙齿摇痛。大戟咬于痛处，良。（《本草纲目》第十七卷“大戟”引《生生编》）

3. 淋巴结核　大戟二两，鸡蛋七个。将药和鸡蛋共放砂锅内，水煮三小时，将蛋取出，每早，去壳食鸡蛋一个。七天为一疗程。（内蒙古《中草药新医疗法资料选编》）

结　语

大戟性味苦、辛，寒。有毒。归肺、肾、大肠经。具有泻水逐饮、消肿散结之功效。临床用于身面浮肿，大腹水肿及胸胁积液等证，以及热毒痈肿疮毒及痰火凝聚之瘰疬痰核、牙痛等证。

现代药理研究证实大戟的有效成分为不溶于水的树胶状物质，有泻水作用，故多作丸散剂应用。另外其对各种杆菌、球菌等有一定抑制作用。

芫　花

【基原与药材】　为瑞香科植物芫花的花蕾。气微香，久嗅能致头痛，味微甘。嚼之有辣感。以花蕾多而整齐，淡紫色者为佳。

【用法与用量】　内服：煎汤，1.5~3g；或入丸、散。外用：研末调敷或煎水含漱。

【原文】《本经》：芫花，一名去水。味辛，温，有小毒。治咳逆上气，喉鸣，喘，咽肿，短气，蛊毒，鬼疟，疝瘕，痈肿，杀虫、鱼。生川谷。

《别录》：芫华，味苦，微温，有小毒。消胸中痰水，喜唾，水肿，五水在五脏皮肤，及腰痛，下寒毒肉毒。久服令人虚。一名毒鱼，一名牡芫。其根名蜀桑根，治疥疮，可用毒鱼。生淮源。三月三日采花，阴干。

【经方用药】　芫花为苦辛微温之品，有毒，功能主要为消痰利水。《本经》及《别录》所载诸症皆痰水内壅之象。正如《本经逢原》所云：“芫花，消痰饮水肿，故《本经》治咳逆咽肿，疝瘕痈毒，皆是痰湿内壅之象。”经方中仅十枣汤 1 方用及芫花，即取其逐痰饮之功。

枣汤中用芫花与甘遂、大戟相配合，共逐悬饮。芫花、甘遂、大戟三药，皆为峻下逐水之品，皆能达水饮窠囊隐僻之处，但为何三味并用？三味功用有何不同？三味并用有何协同作用？邹澍《本经疏证》作了深入分析，引录如下：仲景于饮之剧者，类萃甘遂、大戟、芫花为十枣汤，解之者咸谓病既急迫，用药不嫌其峻是已，然终无以三味之殊，体贴病情而为之说者。夫谓不嫌峻，则驱饮之物岂止三味？若谓以其功用相近，则一味足矣，何必三味？愚因此细参，而后知三味之蠲逐饮邪用各不同，其与病情甚为贴切也。夫甘遂用根，且须形类连珠、体实重者，是其性为着里，再核之以甘遂半夏汤治“虽利，心下续坚满”，不可知其为饮在里，纵不利而不减者用乎？！大戟用根皮，其茎中空，是其性为着表，再参之以治“一身十二经之水，及中风，皮肤疼痛，吐逆”，又不可知其为饮在表，而兼吐逆者用乎！芫花用花，且其物先花后叶，是其性为着上，再其主治为“咳逆上气，喉鸣，喘，咽肿，短气”，更不可知其为饮横于上者用乎？！曰：“太阳中风，下利，呕逆，表解者，乃可攻之。其人漐漐汗出，发作有时，头痛，心下痞硬满，引胁下痛，干呕，短气，汗出，不恶寒者，十枣汤主之。”夫上为吐，下为利，外为汗出，内仍心下痞硬满引胁下痛，自非甘遂、大戟、芫花，何以使净尽无余，而后知仲景之用药，决非漫无分别也。

芫花，后世还将其用于头疮、顽癣、冻疮等病症，外用杀虫疗疮，可单用研末，或与雄黄共研细末，猪脂调膏外敷。

【单方治验】

1. 精神病　取黄芫花花蕾及叶晒干研粉，过筛备用。成人每天2~4g，连服3~7天。治疗精神分裂症、躁抑症、神经官能症、癫痫等计153例，结果痊愈71例（46.5%），好转46例（30.1%）。一般连服3~7天即可见效。如不见效，休息几天，再服一疗程。其主要作用能使兴奋型病人安静，抑郁型病人情绪活跃，忧虑型病人有所缓解。又报道每日用黄芫花粉4~10g，饭前顿服，治疗精神病152例，有效率达73%。副作用有不同程度的胃部灼痛和腹泻，体弱者偶有虚脱现象。凡发热、体弱、消化道疾患、孕妇均忌服。(《湖南医药工业研究所《中草药资料汇编·处方选》1970；1：105。《全国中草药新医疗法展览会技术资料选编·内科疾病》1970；89）

2. 瘿瘤　甘草煎膏，笔妆瘤之四围，上三次。乃用芫花、大戟、甘遂等份，为末，醋调，别以笔妆其中，勿近甘草。次日缩小，又以甘草膏妆小晕三次如前，仍上此药，自然焦缩。(《本草纲目》第十七卷“芫花”引危氏《得效方》)

编者按　芫花、甘遂、大戟均为苦寒有毒、峻下逐水之品。《别录》谓大戟“主颈腋痈肿”，外用对皮肤有刺激性，故可用来腐蚀瘿瘤。以甘草煎膏涂于瘿瘤四周，可防止损伤正常的皮肤，因三者均反甘草，故原方谓“勿近甘草”。

3. 瘰疬（淋巴结核）　芫花为峻下逐水药，常与大戟、甘遂同用。三药相比，芫花毒性最大，然醋炙后可减其毒性。因其辛、苦，性温，入肺、肠、肾经，以逐水涤饮功能见长，故临床适用于胸胁停饮，为医家学者所共识。而单用醋炙芫花末口服治疗瘰疬（颈、颌下、腋部、腹股沟部等淋巴结结核未溃或已溃者）的功用却鲜为人知。又用于悬饮（结核性胸膜炎渗出液）颇有卓效。笔者不揣浅陋，兹略陈于后。①用法与用量：一般从药店或医院药房购得的芫花业经炮制，亦需医嘱病家将净芫花放在瓦上用文火焙，且要边焙边往芫花上喷醋、拌匀，直至芫花放在手指上捻动即成细末为好。每晚睡前用黄酒送服1~1.25g，然后覆盖衣被取微汗为宜。15天为1个疗程，停药1周后，可进行第2个疗程。大体经过2~6个疗程，瘰疬即可渐小乃至化除。②注意事项：其服用量，可视服药后的大便情况予以调整。大便稀溏，一日数次者可减为0.5g/次；若大便正常，体壮正气强者，可渐增至1.5~2g/次。服药期间停服其他西药；饮食注意营养，切忌生冷、辛辣油腻；注意劳逸结合，防止感冒。脓成未熟，可配合外治法透脓托毒；久溃不敛或窦道深者，必须保证充分引流。患者应守方坚持治疗。孕妇忌服。反甘草。③治例：张某，男性，32岁，干部。经西医确诊患有颌下淋巴结结核2年之久，左侧已有1处溃破后结疤，长期使用抗痨药物有耳鸣、头晕等不适之感，尚有2个形如枣大的硬块，推之移动，触痛（-），皮色不变。伴有潮热，轻度盗汗，少食，乏力等症。该患者仅服1个疗程，结核即变软、变小；服3个疗程后肿块消退。其间曾嘱其口服百合固金丸滋补肺阴月余，获愈后未再复发。(王雪华《中医杂志》1992；12：52）

原按　临床最为常见的是慢性瘰疬，治疗上多采用消、托、补、防四法，内外兼治，病人难以坚持。而服用芫花末价廉简便，易于接受，且无毒副作用。从应用中观察发现，芫花导致部分病人大便稀溏，只要不成稀水便，保持在1~2次/日，大便通畅，则有利于缩短病程。其治疗作用重在消散与解毒。根据其发病部位与病因病机可知瘰疬与肺、胃、三焦、肝、胆、肾脉有关。《外科大成》云：“瘰疬结核于颈前项侧之间，小者为瘰，大者为疬，连续如贯珠者为瘰疬。始起于少阳经，次延及于阳明经颊车等处，再久之则延于缺盆之下，形长如蛤，色赤而坚，痛如火烙，属三焦经，名曰马刀，又甚于疬也。此由三焦肝胆三经怒火风热血燥而生，或肝肾两经风热亏损所致。”《金匮要略·血痹虚劳病》篇指出：“马刀挟瘿者，皆为劳得之。”观其芫花的性味、归经及功效，再借助黄酒之性，取微汗法，恰能历贯上下本末、颈项胸腋之间，消散痰结，解其毒气也。虑其本虚，特别是肺肾阴亏者，治宜滋肾补肺法，方以六味地黄汤加减。亦可标本兼顾，日服汤剂2次，睡卧前服芫花末。对气血双亏、脾虚不健者，宗《金匮要略》之旨，以黄芪建中汤加味；产妇血虚复发者，以当归生姜羊肉汤调补后再服芫花末，必从小量始服渐增为度。

编者按　芫花以破痰癖见长，又能杀虫治疮毒，故可治其标，配用滋补肺肾诸法，可兼顾其本，从而提高了治疗效果。

4. 淋巴结肿大　炎症性淋巴结肿大　乳房肿块　笔者用芫花治疗炎症性和结核性淋巴结肿大

及结缔组织性肿块，每获效验，现介绍如下。

（1）结核性淋巴结肿大　张某，男，18岁，1994年3月2日诊。右颈部淋巴结枣样肿大6个月，局部皮色正常，肿块轻度压痛，质较硬，活动度尚可。患者体质较差，消瘦，面色苍白，食欲尚可，无明显乏力及午后低热，偶有夜间盗汗。血沉30mm/h，血象正常，胸片示双肺门阴影增大。治疗：芫花全草（切成小段）50g，鸡蛋4个置锅内，加水500ml，煎5分钟后将鸡蛋壳多处打裂，再煎30分钟后弃药液，取鸡蛋每次食2个，1日2次。20日后肿大的淋巴结消失，胸片示肺门阴影明显缩小，其他症状及体征均消失，随访至今未复发。

（2）炎症性淋巴结肿大　患者，男，34岁。1994年8月6日诊。右侧腹股沟淋巴结核桃样肿大，色青紫，周围色红，疼痛及触压痛明显，行走时疼痛加重7日。体温37.8℃，白细胞12×10^9/L，血沉18mm/h。治疗：每次食芫花全草煎煮的鸡蛋3个，每日2次。1994年8月13日复诊，肿大的淋巴结变小，自觉疼痛明显减轻。继续同上法治疗8天后肿消病愈，至今未发。

（3）结缔组织增生性肿块　患者，女，42岁，1994年10月5日诊。左乳房外上肿块约2.5cm×3cm大小，4个月左右，界清，无结节，活动度尚可，触压痛不明显，局部皮色正常，无乳头凹陷及异常分泌物。同侧腋窝及锁骨上淋巴结无肿大。体质好，精神佳。血常规及血沉均正常。治疗：每次食芫花全草煎煮的鸡蛋2个，每日2次。15日后肿块有所缩小。又10日后肿块明显缩小。再10日后肿块消失，随访至今未见复发。（王培才，等《陕西中医》1996；8：373）

5. 急性乳腺炎，兼治深部脓肿　芫花二钱至一两，鸡蛋3~5个。二味同煮，蛋熟后剥去壳，刺数小洞放入再煮，至蛋发黑为度，吃蛋喝汤，每天一至二次，每次一至二个。服后有头昏、恶心者，可吃蛋不喝汤。如反应甚者，以菖蒲煎服解之。孕妇忌服。勿与甘草同服。（《江苏省中草药新医疗法展览资料选编》）

编者按　芫花具有泻水逐饮，善于理上部胸胁之水，破痰癖及杀虫、疗疮之功效。故用单味芫花与鸡子相伍，治疗各种深部肿痛，可谓药简、力专、效捷。

6. 白秃头疮　芫花末，猪脂和傅之。（《本草纲目》第十七卷“芫花”引《集效方》）

编者按　芫花以毒攻毒，取杀虫祛湿而治头癣秃疮之效。药理研究表明，芫花具有抗菌、消炎、镇痛等作用。有临床报道，用鲜芫花制成的液体治疗秃疮15例，全部治愈。其方法为：先洗去头痂，干后用纱布蘸药液抹擦患处，也可在药液内加入猪油或凡士林软膏，每天1次，一般不超过10次即可见效。治疗后20~30天头发可再生。

7. 疥疮　疥疮有虫。猪膏煎芫花，涂之。（《本草纲目》第五十卷“豕”引《肘后方》）

8. 痔疮乳核　芫根一握，洗净，入木臼捣烂，入少水绞汁，于石器中慢火煎成膏。将丝线于膏内度过，以线系痔。当微痛。候痔干落，以纸捻蘸膏纳窍内，去根，当永除根也。一方，只捣汁浸线一夜用。不得使水。（《本草纲目》第十七卷“芫花”引《经验方》）

编者按　芫花为逐水消痰之药，故用浸有芫花药膏之绳系痔核，使局部缺血的同时由于芫花的脱水作用，可使痔核干枯而脱落。

9. 牙痛　牙痛，诸药不效者：芫花碾为末，擦痛处令热。（《魏氏家藏方》芫花散）

结　语

芫花性味辛、苦，温。有毒。归肺、肾、大肠经。具有泻水逐饮、祛痰止咳、外用杀虫疗疮之功效。临床用于身面肿、大腹水肿、胸胁积液等证。如慢性支气管炎、结核性胸膜炎、淋巴结核、炎性淋巴结肿大、结缔组织增生、乳腺炎等。此外，芫花外用还可治疗头疮、白秃、顽癣、痔疮、牙痛等病证。

现代药理研究证实芫花具有明显利尿作用；芫花水浸剂具有抗真菌、消炎、镇痛等作用。

荛　花

【基原与药材】　为瑞香科植物荛花的花朵。

【用法与用量】　内服：煎汤，3~5g；或入丸、散。

【原文】《本经》：荛花，味苦，寒，有毒。治伤寒，温疟，下十二水，破积聚大坚，癥瘕，荡涤肠胃中留癖饮食，寒热邪气，利水道。生川谷。

《别录》：荛华，味辛，微寒，有毒。主治痰饮咳嗽。生咸阳及河南中牟。六月采花，阴干。

【经方用药】 荛花与芫花，大抵皆为逐水峻药，而稍有不同。正如《本草求真》所云："荛花虽与芫花形式相同，而究绝不相似，盖芫花叶尖如柳，花紫似荆；荛花苗茎无刺，花细色黄。至其性味，芫花辛苦而温；荛花辛苦寒。若论主治，则芫花辛温，多有达表行水之力；荛花气寒，多有入里走泄之效，故书载能治利，然要皆属破结逐水之品，未可分途而别视也。"

经方中仅小青龙汤后加减用之。小青龙汤方后云："……若微利，去麻黄，加荛花如一鸡子，熬令赤色。"仲景在此为什么要用荛花，历代医家多有怀疑，《本草衍义》说："张仲景《伤寒论》以荛花治利者，以行其水也；水去则利止，其意如此。"可供参考。

泽　漆

【基原与药材】 为大戟科植物泽漆的全草。气酸而特异、味淡。以干燥、无根者为佳。

【用法与用量】 内服：煎汤，3~9g；熬膏或入丸、散。外用：煎水洗、熬膏涂或研末调敷。

【原文】《本经》：泽漆，味苦，微寒，无毒。治皮肤热，大腹水气，四肢面目浮肿，丈夫阴气不足。生川泽。

《别录》：泽漆，味辛，无毒。利大小肠，明目，轻身。一名漆茎，大戟苗也。生太山。三月三日、七月七日采茎叶，阴干。

【经方用药】 泽漆应为辛苦微寒之品，从《本经》《别录》所言可知，其主要功能是清热利水。仲景仅泽漆汤1方用及泽漆。

《金匮》云："咳而脉浮者，厚朴麻黄汤主之；脉沉者，泽漆汤主之。"咳而脉沉，沉为在里，亦为有水之征，用泽漆汤治疗。泽漆汤重用泽漆为君，结合《本经》所述泽漆主治之证，本条之证当为水气壅盛无疑。方以泽漆逐水，重用之，"先煎久煎，使其力缓厚"（《本经疏证》）；生姜、半夏、桂枝散水降逆；白前、紫菀止咳平喘；黄芩清热；人参、甘草扶正。

仲景对一般的水气病并不使用泽漆，而单独在兼咳时用之，并且以之为君，说明仲景已经认识到，泽漆除有利水作用外，尚有化痰止咳作用。现代药理学研究证明，本品确实具有祛痰止咳之功。

《本草纲目》："《别录》、陶氏皆言泽漆是大戟苗，《日华子》又言是大戟花，其苗可食，然大戟苗泄人，不可为菜。今考《土宿本草》及《宝藏论》诸书，并云泽漆是猫儿眼睛草，江湖原泽平陆多有之。春生苗，一科分枝成丛，柔茎如马齿苋，绿叶如苜蓿叶，叶圆而黄绿，颇似猫睛，故名猫儿眼。茎头凡五叶，中分，中抽小茎五枝，每枝开细花，青绿色，复有小叶承之，齐整如一，故又名五凤草、绿叶绿花草。梢茎有白汁黏人，其根白色，有硬骨，或以此为大戟苗者，误也。据此，则泽漆是猫儿眼睛草，非大戟苗也。今方家用治水蛊脚气有效，尤与神农本文相合。自汉人集《别录》，误以为大戟苗，故诸家袭之尔，用者宜审视。"以上李时珍考究后说"泽漆是猫儿眼睛草，非大戟苗"的结论很重要，不可混用。

【单方治验】

1. 癥病（早期肝癌） 以泽漆为主治疗早期原发性肝癌1例，取得了满意疗效，经随访4年，已达临床治愈标准。现报告如下：某女，28岁，农民。因腹部胀痛40天，于1991年8月15日收住本院内科，住院号：1274。患者于7月初略感右腹部胀痛，伴压痛，纳差，曾在本县人民医院拟诊"结核性腹膜炎"治疗半月，纳差、腹痛加重，经徐州市四院腹部CT扫描示：肝脏弥漫性结节样变。查AFP为430μg/L，余（-）。入院时面色苍白，消瘦脱形，右腹作胀疼痛，两腿轻度浮肿。舌淡紫苔白，脉细弱。查体：体温36.6℃，脉搏82次/分，呼吸20次/分，血压80/60mmHg，贫血貌，浅表淋巴结不大，巩膜苍白，心肺（-）。肝上界在第五肋间，下界在锁骨中线肋下1cm，有压痛，中等硬度，表现不光滑。腹软，无移动性浊音，两下肢可见凹性水肿，查B超示：肝脏呈弥漫性结节变。AFP为560μg/L。诊断：原发性弥漫性肝癌。治疗经过：针对患者病情，中医辨病为积。辨证为气血两虚，痰瘀内结。治之先予益气养血剂煎服，并输入新鲜全血400ml，经2周调理，乏力感消失，纳食增加。随即予鲜品泽漆500g水煎，取汁

400ml 分早、晚 2 次服用。当晚腹痛胀满加重，半小时后泻下较多黑色腥臭味黏液便，泻后周身爽适。隔 3 日，再用鲜品泽漆 500g，又泻下秽浊物。1 周后再用，无秽浊物可下，精神渐好，面色红润，饮食如常。以后坚持以干品泽漆 30g 佐益气养血化瘀之品煎服，隔日 1 剂，连用 2 月。至 12 月复查 AFP 为 220μg/L，CT 扫描肝脏结节状消失，见较密集微波。嗣后隔 3 日 1 剂，再服 2 个月中药，病者未诉特殊不适。1992 年 4 月查 AFP（－），随访 4 年，现已能劳作。（高志良《江苏中医》1977；2：28）

原按　原发性肝癌为临床难治之绝症，属中医“积”范畴。责其因乃脏腑气机不畅导致血瘀内结，壅塞脉络而成。泽漆擅利水消肿，化痰散结。因该药有毒性，临床医家用量较小。药理研究发现其中含泽漆素、皂苷等成分，对癌细胞有杀灭作用。依据中医“以毒攻毒”之理，笔者用大剂量泽漆鲜品治疗原发性弥漫性肝癌取得意想不到的效果。因其利水散结力峻，易耗伤正气，体弱者慎用。

2. 疟疾　《日华子本草》载泽漆：“止疟疾，消痰退热。”在临床中泽漆止疟确有良效。成人每次取干品 10~12g，加水浓煎，放红糖顿服，一日疟，连服 2 天；间日疟、三日疟，连服 3 天，即疟止。（王永茂，等《中医杂志》1986；4：19）

3. 膏淋（丝虫病）　李某，男，35 岁。小便浑浊如米泔水 2 年余，反复发作。曾连续 3 次查微丝蚴均为阳性。尿检：乳糜试验阳性。诊为乳糜尿（丝虫病）。经用西药海群生，中药萆薢分清饮、补中益气汤等治疗，效果不佳。诊见舌红苔黄腻，脉滑数。证由湿热下注，膀胱气化不利，不能泌别清浊所致。治宜清热利湿，杀虫解毒。方用泽漆 30g（1 日量），水煎 30 分钟，分 3 次服，连用 10 天（1 个疗程），小便转清，自觉症状消失，乳糜尿试验阴性，微丝蚴检查转阴。追访 2 年，曾多次小便检查均正常而告愈。（吕长春《新中医》1992；9：54）

4. 结核性瘘管等　将猫儿眼睛草洗净，切成小段，煎沸 2~3 遍，得棕黄色煎汁，过滤，再以文火浓缩成棕黑色流浸膏。用时将膏涂于纱布外敷，每日 1 次。亦可用流浸膏 2~3 滴，以 10~12ml 蒸馏水稀释后用纱布条浸湿塞入瘘管，日换 1 次。曾用于颈淋巴结结核，腰椎结核（腹股沟肿块溃破）及腋下淋巴结结核溃破各 1 例，疗程 18~88 天，均获治愈。（《中医杂志》1956；1：25）有报道用泽漆膏治疗结核性肛瘘 58 例，其中单纯性 22 例，复杂性 36 例，经手术切开管道，刮除腐败组织后，对较小创面直接均匀涂布，较大创面用泽漆膏纱条敷盖，分别经 15~120 天的治疗，全部治愈，无 1 例复发。但浸膏的刺激性较大，可引起不同程度的疼痛，应适当加入镇痛剂；对创面新鲜者用量宜少，对创面腐败而分泌物多者，用量要多。（《江苏中医》1960；8：22）

5. 流行性腮腺炎　取泽漆 1 两（干的 5 钱），加水 300ml，浓煎至 150ml，每次 50ml，日服 3 次，以愈为度。治疗 140 例，均于 3~7 天内治愈，无 1 例发生合并症，对高烧病孩曾配合一般对症处理。流行期间对密切接触者可试用于预防，一般按上述剂量连服 3 天。（《河北科技 · 医药部分》1972；8：47）

结　语

泽漆，又名猫儿眼睛草。性味辛、苦，微寒，有毒。入大肠、小肠、肺经。具有利水消肿、清热化痰止咳、散结杀虫之功效。临床上因其具有较强的利水消肿作用且单用即有效，故可用于大腹水肿、四肢浮肿等病证。因其又具清热消痰的作用，故可用于肺热咳嗽、痰饮喘咳及瘰疬结核等。此外泽漆还有散结杀虫的作用，故可用于淋巴肉瘤、早期肝癌、疟疾、丝虫病等。

现代药理研究证实，泽漆对结核杆菌有一定杀菌作用，故可用于抗结核治疗；用泽漆制剂给试验性发热的家兔灌胃，有退热作用，故可用于疟疾、结核病、丝虫病的治疗。此外，其抗癌作用值得深入研究。

商　陆

【基原与药材】　为商陆科植物商陆的根。质坚，不易折断。气微；味稍甜，后微苦，久嚼之麻舌。以片大色白、有粉性、两面环纹明显者为佳。

【用法与用量】　内服：煎汤：5~9g；或入散剂。外用：捣敷。

【原文】《本经》：商陆，一名易根。味辛，平，有毒。治水胀，疝瘕，痹，熨除痈肿，杀鬼精物。生川谷。

《别录》：商陆，味酸，有毒。主治胸中邪气，水肿，痿痹，腹满洪直，疏五脏，散水气。如人形者，有神。生咸阳。

【经方用药】《本草纲目》认为本品是苦寒之品。其主要作用有二：一是利水消胀；二是解毒消痈。经方中仅治“大病善后，从腰以下有水气”的牡蛎泽泻散1方用及商陆。

《本经疏证》：“李濒湖谓商陆沉降而阴，其性下行，专于治水，与大戟、甘遂异性同功也。……夫大戟、甘遂味苦，商陆味辛，苦者取其降，辛者取其通，降者能行逆折横流之水，通者能行壅瘀停蓄之水，取义既殊，功用遂别……牡蛎泽泻散中偏取商陆……商陆不用赤花赤根，独有取于白花白根者，盖以其色之白恰配其味之辛，以为攻坚破顽之用。”牡蛎泽泻散全方以牡蛎软坚行水，泽泻行湿利水，蜀漆祛痰逐水，葶苈子宣肺泄水，商陆、海藻专于润下行水，共使水邪从小便而去，方中栝楼根为反佐药，使水去而津液不伤。

现代药理学研究证明，本品确有利尿作用，并且刺激肠黏膜引起水泻。而且本品毒性较大，过量易中毒出现呼吸运动障碍，甚至导致心脏麻痹而死亡。

巴　豆

【基原与药材】 基原为大戟科植物巴豆的种子。干燥种子呈椭圆形或卵形，略扁，表面灰棕色至棕色，平滑而少光泽。横断面略呈方形，种皮薄而坚脆，剥去后，可见种仁，外包膜状银白色的外胚乳。内胚乳肥厚，淡黄色，油质。气无，味微涩，而后有持久辛辣感。以个大、饱满、种仁色白者佳。粒较空，种仁泛油变色者为次。

【用法与用量】 内服：入丸、散，0.15~0.3g（用巴豆霜）。外用：绵裹塞耳鼻，捣膏涂或以绢包擦患处。

【原文】《本经》：巴豆，一名巴菽。味辛，温，有大毒。治伤寒温疟寒热，破癥瘕结聚坚积，留饮痰癖，大腹水肿，荡涤五脏六腑，开通闭塞，利水谷道，去恶肉，除鬼毒、蛊疰、邪物，杀虫、鱼。生川谷。

《别录》：巴豆，生温熟寒，有大毒。主治女子月闭，烂胎，金创脓血，不利丈夫阴，杀斑猫毒。可练饵之，益血脉，令人色好，变化与鬼神通。生巴郡。八月采实，阴干，用之去心皮。

【经方用药】 巴豆首载于《本经》下品，为峻下逐水药，辛热有火毒，主攻坚破积，为斩关夺门之将。经方中仅三物白散1方用及此药。

经方三物白散适用于寒实结胸。所谓寒实结胸，乃指寒痰冷饮结聚于胸膈部位，方用巴豆泻下冷积、散寒逐水为君，桔梗开肺，贝母解郁化痰散结，共奏祛寒逐实、涤痰破结之功。《本草纲目》云：“巴豆，生猛熟缓，能吐能下，能止能行，是可升可降药也。”所以巴豆不仅有强烈的泻下作用，还具有催吐作用。服后病在膈上，寒实之邪可因其高而越之；病在膈下，寒实之邪可因其下而竭之。不论是呕吐，还是泻下，其来势都较凶猛。由于巴豆对胃肠具有强烈的刺激作用，故强调以白饮调服。巴豆还有一个特点，即遇热饮作用增强，遇冷饮作用减轻，故方后云：“不利，进热粥一杯；利过不止，进冷粥一杯。”

【单方治验】

1. 霍乱　干霍乱病，心腹胀痛，不吐不利，欲死。巴豆一枚（去皮、心），热水研服，得吐、利即定也。（《本草纲目》第三十五卷“巴豆”附方）

编者按　《本草汇言》谓：“巴豆，推荡脏腑，开通闭塞之药也。”巴豆内服能刺激肠道蠕动而致泻，或出现恶心呕吐。必须注意，此药有大毒，当中病即止，慎不可误用多用。

2. 中风　中风口㖞。巴豆七枚（去皮，研），左㖞涂右手心，右㖞涂左手心，仍以暖水一盏安药上。须臾即正，洗去。（《本草纲目》第三十五卷“巴豆”引《圣惠方》）

编者按　巴豆性热，研末涂手心，通过经络以上达，温通面部经络，保持局部气血运行通畅，加速血液运行，使歪斜痊愈。巴豆油对口腔、胃肠等黏膜及皮肤均有强烈刺激作用，对皮肤可引起发红、起泡并可坏死，用之宜谨慎。

3. 泄利积滞　李时珍说：“巴豆，峻用则有劫病之功，微用亦有调中之妙。王海藏言其可以通肠，可以止泻，此发千古之秘也。一老妇年六十余，病溏泄已五年，肉食油物生冷，犯之即作痛，服调脾、升提、止涩诸药，入腹则泄反甚。延余诊之，脉沉而滑，此乃脾胃久伤、冷积凝滞所致。王太仆所谓大寒凝内，久利溏泄，愈而复发，绵历年岁者，法当以热下之，则寒去利止。遂用蜡匮巴豆丸药五十丸与服，二日大便不通，亦不利，其泄遂愈。自是每用治泄利积滞诸病，皆不泻而病愈者近百人，妙在配合得宜，药病相对耳。苟用所不当用，则犯轻用损阴之戒矣。"（《本草纲目》）

4. 痰饮　甲子八月初十日。钱氏，32岁。咳嗽，胃中停水，与小青龙去麻、辛，重加枳实、广皮五帖，已愈八九。因回母家为父祝寿，大开酒肉。其父亦时医也，性喜用人参，爱其女，遂用六君子汤，服关东参数十帖。将近一年，胃中积水胀而且痛，又延其父视之，所用之药，大抵不出守补中焦之外，愈治愈胀，愈治愈痛，以致胸高不可以俯，夜坐不可以卧，已数日不食矣。其翁见势已急，力辞其父，延余治之。余见其目欲努出，面色青黄，胸大胀痛不可忍，六脉弦急七八至之多，余曰："势急矣，断非缓药所能救。"因服巴豆霜三分，下黑水将近一桶，势稍平，以和脾胃药调之，三四日后渐平，胃大开，于是吃羊肉饺32枚，胃中大痛一昼夜，又用巴豆霜一分五厘，下后痛止，严禁鱼肉，通补脾胃一月而安。（《吴鞠通医案》）

编者按　患者"胃中停水"，当用温化痰饮之方法。由于误用人参等补中方药，"愈治愈胀，愈治愈痛"，此徐灵胎所谓"人参、甘草误用致害，皆毒药之类也"。吴鞠通先用巴豆霜攻逐痰饮，后"以和脾胃药调之"，胆大心细，补、泻有度，真良医也！久病新瘥，宜米粥自养，因恣食羊肉，旧病复发，如此教训，应当记取。

5. 肠梗阻　罗某，男，65岁，持续性腹痛伴阵发性加剧3天，呕吐，腹胀，肛门停止排气排便2天。查：腹胀如鼓，满腹压痛伴轻度反跳痛，叩诊腹部呈鼓音，听诊肠鸣音明显亢进，并可闻及高调的气过水声，重度失水，小便黄少，舌苔黄腻，脉细数。腹部透视：显示肠管充气，并有多个梯形液平面。经输液纠酸、抗菌、插胃管排气、口服大承气汤后，腹胀呕吐加剧，十分痛苦。外科会诊意见：病为肠梗阻，立即手术。因病人惧怕手术，要求中医治疗，便用巴豆1g以龙眼肉包吞，服下2小时35分后，病人连行水样大便6次，随即腹胀、腹痛、呕吐渐平，调理2天痊愈出院。（罗建雄，等《湖南中医杂志》1986；6：55）

6. 小儿痰喘　巴豆一粒杵烂，绵裹塞鼻，男左女右，痰即自下。（《本草纲目》第三十五卷"巴豆"引龚氏《医鉴》）

编者按　巴豆有较强的祛痰作用，《本经》谓其主"留饮痰癖"。《本草通玄》曰："巴豆性热，脏病多寒者宜之。"故本方可用于寒痰壅盛所致的哮喘而体质壮实者。

7. 小儿重舌（重舌是舌下近舌根处，肿大象舌形；有的认为是舌下腺肿大）　又名雀舌。巴豆半粒，饭粘（饭粒）四五粒，共捣为饼，如黄豆大，贴眉心中间。待四周起泡，去之即愈。（《串雅外编》）

编者按《良朋汇集》有此记载。巴豆有强烈的刺激性，能使皮肤、黏膜发泡。眉心（印堂）是经外奇穴。巴豆贴眉心，可能通过经络而作用于舌根，使眉心四周起泡后重舌消散痊愈。

8. 恶疮　一切恶疮。巴豆三十粒，麻油煎黑，去豆，以油调硫黄、轻粉末，频涂取效。（《本草纲目》第三十五卷"巴豆"引《普济方》）

编者按《日华子本草》云巴豆"治恶疮息肉及疥癞疔肿。"硫黄、轻粉亦具有杀虫解毒之功。

结　语

巴豆又名江子、刚子，其性味辛，热。有大毒。归胃、大肠、肺经。具有泻下冷积、逐水退肿、祛痰利咽之功。因其药性猛烈，辛热温通，能峻下寒积而通便秘，泻积水而消水肿，如《本草通玄》云："巴豆禀阳刚雄猛之性，有斩关夺门之功，气血未衰，积邪坚固者，诚有神功。"故可用于身体壮实之水肿、腹水以及寒积便秘、痰饮、霍乱、肠梗阻等病症。巴豆还能祛除痰涎以利呼吸，可用于白喉、哮喘、肺痈等病。此外，巴豆外用有腐蚀作用，故可用于疮疡化脓而未溃破及疥癣恶疮等病症。

用量用法：因巴豆的泻下作用主要是所含的油，为剧毒之品，且有腐蚀作用，不宜直接内服。大多制成巴豆霜（巴豆经过压榨，去掉大部分油，所剩之残渣）以减低毒性。内服0.1~0.3g，多入丸散。外用适量。在服用巴豆时不宜食热粥、饮开水，以免加剧泻下。

第六章　温里药

本章与第一章的部分解表药，皆性味辛温，但麻黄、桂枝等药善于发汗以散表邪，本章 7 味药偏重温里以除阴寒之邪，简述如下。

1. 附子　辛甘热，有毒，回阳利水，散寒除湿。“乃阴证要药……有退阴回阳之力，起死回生之功”（《伤寒蕴要》）。“其性善走，故为通行十二经纯阳之要药，外则达皮毛而除表寒，里则达下元而温痼冷，彻内彻外，凡三焦经络，诸脏诸腑，果有真寒，无不可治”（《本草正义》）。“无论表证、里证，但脉细无神，气虚无热者所当急用”（《本草正》）。但凡阳气虚衰的病症，皆当应用附子，使“血肉得暖而合”（徐大椿）。经方用附子者 37 首，可概括为六大功用，并为佐使引导药以及外用之，详见内文。

2. 乌头　有两种，即川乌与草乌，皆辛热，有毒，草乌毒性更大，功能祛寒湿、散风寒、温经、止痛。“乌头温燥下行，其性疏利迅速，开通关腠，驱逐寒湿之力甚捷，凡历节、脚气、寒疝、冷积、心腹疼痛之类并有良功”（《长沙药解》）。“乌头主治，温经散寒，虽与附子大略近似，而温中之力，较为不如。且长为祛除外风外寒之响导者。散外邪，是其本性。……用乌头者，取其发泄之余气，善入经络，力能疏通痼阴沍（hù 寒冷凝结）寒，确是妙药，但非真是寒湿者，不可妄用耳”（张寿颐）。乌头（附子）确有毒性，用之不当，危及生命！其中毒有何特点？如何解救？以及乌头详细的功效主治与用量“火候”如何？详见内文。

3. 天雄　与乌头、附子科属相同，“其初种之母为乌头，附乌头旁生者为附子……种而独生无附，长三四指为天雄”（《本经疏证》）。三者功效主治亦相类，目前已无天雄专品。

4. 干姜　辛热，“守而不走，凡胃中虚冷，元阳欲绝，合以附子同投，则能回阳立效，故书有“附子无姜不热”之句，仲景四逆、白通、姜附汤皆用之。且同五味则能通肺气而治寒嗽，同白术则能燥湿而补脾，同归芎则能入气而生血，故凡因寒内入，而见脏腑痼蔽，关节不通，经络阻塞，冷痹寒痢，反胃隔绝者，无不借此以为拯救除寒”（《本草求真》）。“干姜干久，体质收束，气则走泄，味则含蓄，比生姜辛热过之，所以止而不行，专散里寒。……生姜主散，干姜主守，一物大相迥别”（《药品化义》）。干姜与生姜功用之别，内有专文。经方用干姜者 43 首，可概括为五大功用，详见内文。

5. 吴茱萸　辛苦而温，有小毒，功能“温中，下气，止痛”（《本经》）。吴茱萸香气浓烈，味苦微辛辣。凡味辛之药多性温，独吴茱萸味辛性温而又以苦味为重，故其“下气最速”（《本草衍义》），若“浊阴不降，厥气上逆，甚而胀满，非吴茱萸不可治也”（李东垣）。茱萸“本为肝之主药，而兼入脾胃者，以脾喜香燥，胃喜降下也。其性下气最速，极能宣散郁结，故治肝气郁滞，寒浊下踞，以致腹痛疝瘕等疾，或病邪下行极而上，乃为呕吐吞酸胸满诸病，均可治之”（《本草便读》）。“咽喉口舌生疮者，以茱萸末醋调，贴两足心，移夜即愈。……有人治小儿痘疮口噤者，啮茱萸一二粒抹之即开，亦取其辛散耳”（《本草纲目》）。吴茱萸外用疗法更多内容，详见内文。

6. 艾叶　苦辛而温，功能理气血、逐寒湿、温经、止血、安胎。“主灸百病”（《名医别录》）。“生温熟热，纯阳也。可以取太阳真火，可以回垂绝元阳。服之则走三阴而逐一切寒湿，转肃杀之气为融合；灸之则透诸经而治百种病邪，起沉疴之人为康泰，其功亦大矣。……老人丹田气弱，脐腹畏冷者，以熟艾入布袋兜其脐腹，妙不可言。寒湿脚气，亦宜以此夹入袜内”（《本草纲目》）。“凡妇人血气虚滞者，最宜用之”（《本草正》）。

7. 蜀椒　又称川椒、花椒，其种子名椒目（详见利水一章）。椒辛温，有毒。功能温中散寒，除湿，止痛，杀虫，解鱼毒。为“纯阳之物，其味辛而麻，其气温以热。入肺散寒，治咳嗽；入脾除湿，治风寒湿痹，水肿泻痢；入右肾补火，治阳衰溲数，足弱，久痢诸证”（《本草纲目》）。“一切阴虚阳盛……等证，法所咸忌”（《本草经疏》）。仲景用之有发挥，专用可回乳等，详见内文。

本章7味，皆辛温或大热“有毒”，其中附子、乌头确为有毒之药，用不得法，则易中毒。从功效论：附子为温阳、助阳、回阳之主药，一切新久、内外、轻重之阳虚病证，皆应用之。乌头与附子为母子关系，功效相类，但乌头善治内外之寒湿痹痛。天雄与乌、附科属相同，主治相类，目前已无专品。干姜与附子功用主治相类，而附子之性善走，干姜之性善守，二药并用，相辅相成，相得益彰，故凡阳虚阴寒病证，法当补助阳气、祛除寒邪者，应附子、干姜相须并用。吴茱萸温散之功虽与姜、附相类，但其不只辛温，而以苦味为重，故其特点是善于“下气”治浊阴上逆，并有“止痛”之力。艾叶虽亦为温经逐寒药，而主灸治百病是其专功。蜀椒温散寒湿，且善于止痛、杀虫，并为厨房常用佐料。

附　子

【基原与药材】　为毛茛科植物乌头（栽培品）的旁生块根（子根）。由于加工炮制方法不同，附子有以下3种名称。①盐附子：表面灰黑色，披盐霜。体重，横切面灰褐色，具不整齐的筋脉或中心有小空隙，其中充满盐霜。无臭，味咸而麻辣，以个大、坚实、表面起盐霜者为佳。②黑附片（又名黑顺片）：外皮黑褐色，内部暗黄色半透明状，油润而有光泽，并可见有纵走的筋脉。质硬而脆，破碎面角质状。无臭，味淡。以片均匀，表面油润光泽者为佳。③白附片（又名明附片、雄片）：形状与黑附片相同，唯全体均为黄白色半透明状，片较薄，厚约3mm。气味同黑附片。以片匀、黄白色、油润、半透明状者为佳。

【用法与用量】　内服：煎汤，3~9g；或入丸、散。外用：研末调敷。

经方所用之附子，有生用及炮用两种。生附子多用于少阴阳虚证，共8方，其他则全用炮附子。附子在经方中既入煎剂，亦入丸、散剂。其用量，入汤剂最大剂量用3枚（1枚约20~30g），小者1枚，现代入汤剂用量一般为3~9g。由于病情需要及体质差异，耐受性不同，有的病人可用至60~120g，但需久煎，这是特殊情况，切勿视为一般情况而引起中毒。现代均使用炮附子，炮附子强心回阳固脱之力不减，而毒性却大为降低，并且主张先煎30~60分钟，从而减轻毒性，故更加安全。编者经验（吕志杰），若用3~9g的附子，只需先泡令软，不必先煎。经方用附子，无先煎者。《别录》说附子能堕胎，故孕妇应慎用。

【原文】《本经》：附子，一名莨。味辛，温，有大毒。治风寒咳逆邪气，温中，金疮，破癥坚积聚，血瘕，寒湿痿躄拘挛，膝痛不能行步。生山谷。

《别录》：附子，味甘，大热，有大毒。主治脚疼冷弱，腰脊风寒，心腹冷痛，霍乱转筋，下利赤白，坚肌骨，强阴。又堕胎，为百药长。生犍为及广汉。八月采为附子。春采为乌头。

【经方用药】

附子味辛气温，走而不守，为百药之长，是温经逐寒、彻内彻外、宣通气血之第一利器。

关于附子功效，历代本草学家都有概括，如《本草经读》说：“附子味辛气温，火性迅发，无所不到，故为回阳救逆第一品药。《本经》云风寒咳逆邪气，是寒气之逆于上焦也；寒湿痿躄拘挛，膝痛不能行步，是寒邪着于下焦筋骨也；癥坚积聚血瘕，是寒气凝结，血滞于中也。……大意上而心肺，下而肝肾，中而脾胃，以及血肉筋骨营卫，因寒湿而病者，无有不宜。即阳气不足，寒自内生，大汗、大泻、大喘，中风卒倒等症，亦必仗此大气大力之品，方可挽回，此《本经》言外意也。”《本草正义》说：“附子本是辛温大热，其性善走，故为通行十二经纯阳之要药，外则达皮毛而除表寒，里则达下元而温痼冷，彻内彻外，凡三焦经络，诸脏诸腑，果有真寒，无不可治。但生者尤烈，如其群阴用事，汩没真阳，地加于天，仓卒暴症之肢冷肤清，脉微欲绝，或上吐下泻，澄澈不臭者，非生用不为功。而其他寒证之尚可缓缓图功者，则皆宜熟用较为驯良。”古人之语，要言不烦。

附子在汉代应用极为普遍，经方中用附子者达33首，另有4方于方后加减法提及附子。仲景主要取其回阳救逆、温中散寒、温阳利水及通痹止痛之功。仲景对《本经》关于附子的功用，既有继承，又有发扬。

1. 回阳救逆治阳虚证

（1）治疗阳虚烦躁证　附子与干姜相配，组成干姜附子汤。治疗阳气暴虚，昼日烦躁，夜而安静，脉沉微之证。再加茯苓、人参、甘草，即是茯苓四逆汤，用治阴阳两虚之昼夜烦躁无宁时之证。前者为回阳单捷小剂，单刀直入，独任回阳；后者则为回阳益阴之复方大剂。两方均用附子配干姜以回阳，故古人有附子无干姜不热之说。附子与人参相配，相得益彰。人参能加强附子回阳固脱之力；附子能加强人参益气生津之功。后世之参附汤用于亡血气脱之证，能够急复其阴，立固其阳，乃是茯苓四逆汤的精减方。

（2）治疗亡阳厥逆证　干姜附子汤再加甘草，即组成四逆汤，用治阳虚四逆，这是仲景用以回阳救逆的代表方剂。此方说明，附子得甘草可温通血脉，加速血液循环，能使四肢厥冷之证迅速恢复。另外，本方还可用于吐利汗出等脾肾阳虚之证，说明附子得甘草，亦能复脾肾之阳。

（3）治疗少阴阳虚之阴盛格阳证　若阴寒内盛，阳气衰微，虚阳被阴寒之气格拒，便形成格阳之证，此时尤须使用附子。格阳证分为格阳于外与格阳于上两种情况。格阳于外，为通脉四逆汤证，内见下利清谷，手足厥逆，脉微欲绝之阴盛证；外见身反不恶寒之假热证。通脉四逆汤即四逆汤重用干姜、附子，因此，其回阳散寒之力尤胜，“能大壮元阳，主持内外，共招外热返之于内”(《医宗金鉴》)。若格阳于上，“其人面色赤”，于通脉四逆汤中“加葱九茎”，以宣通上下之阳气。以意推之，主治“少阴病，下利，脉微”的白通汤（葱白、干姜、附子）证亦可见面红如妆之格阳于上的戴阳证。若服白通汤后发生药物格拒不受时，可加人尿、猪胆汁咸寒苦降之品以为反佐，此即白通加猪胆汁汤。

（4）治疗亡阳液竭证　在霍乱病的过程中，由于吐利不仅伤阳，而且伤阴。在亡阳液竭之时，仲景往往也要使用附子。《伤寒论》云：“恶寒脉微而复利，利止，亡血也。四逆加人参汤主之。”恶寒脉微而复利，是脾肾阳虚不能固摄而致，而利止却恶寒脉微不去者，说明此时之利止，非阳气恢复，乃阴液枯竭也。用四逆加人参汤治之，以四逆汤回阳救逆，加人参益气固脱，生津滋液。附子与人参相配，固阳益阴之力尤胜。还有，《伤寒论》治“吐下已断，汗出而厥，四肢拘急不解，脉微欲绝”的通脉四逆加猪胆汁汤证，亦属阳亡阴竭之证，但较上证更加危笃，以通脉四逆汤回阳救逆，加猪胆汁，既可反佐，亦可益阴。笔者以为，此方效法四逆加人参汤之意，再加人参益佳。

2. 温阳散寒治痹证

（1）治疗风寒湿痹证　风寒湿痹证主要表现为肌肉骨节疼痛，是由风寒湿之邪痹阻经络而致。经方中用附子治疗此种证候的方剂有5首，即桂枝附子汤、白术附子汤、甘草附子汤、附子汤及桂枝芍药知母汤。分述如下：①《伤寒论》与《金匮》均说：“伤寒八九日，风湿相搏，身体疼烦，不能自转侧，不呕不渴，脉浮虚而涩者，桂枝附子汤主之；若大便坚，小便自利者，去桂加白术汤主之。”又云：“风湿相搏，骨节疼烦，掣痛不得屈伸，近之则痛剧，汗出，短气，小便不利，恶风不欲去衣，或身微肿者，甘草附子汤主之。”上述3个方证，均为风湿病而阳气虚者，故皆以附子温阳散寒湿以止痛，由于具体病情不同，则配伍的药物也有所不同。②《金匮》曰：“诸肢节疼痛，身体尪羸，脚肿如脱，头眩短气，温温欲吐，桂枝芍药知母汤主之。”本方证属于历节病日久正虚邪痹者。所谓正虚，为气血阴阳俱不足；所谓邪痹，为风寒湿热诸邪郁痹。如此杂合之病，则需用杂合之方施治，故方中用附子温经助阳以除寒湿，配合麻黄、桂枝、防风、白术通阳祛风湿，又因久病邪郁化热，阴血亏损，则并用知母、芍药养阴清热，生姜、甘草调和中气。③《伤寒论》云：“少阴病，身体痛，手足寒，骨节痛，脉沉者，附子汤主之。”本方证为少阴阳气虚衰而寒湿留着于骨节者。方以附子为君药，既能温经助阳以扶正，又能散寒除湿以祛邪，配伍人参、白术、茯苓益气健脾祛湿，用芍药和血缓急止痛。综上所述可知，仲景治疗风寒湿痹之证常采用附子助阳气，散寒湿，止痹痛。这是对《本经》所谓附子疗“寒湿痿躄拘挛，膝痛不能行步”的具体运用。

（2）治疗胸痹证　经方使用附子治疗胸痹证的方剂有2首。①乌头赤石脂丸：用于“心痛彻背，背痛彻心”之证。此证系阴寒邪盛，阳气虚衰。乌头赤石脂丸用附子配合干姜、蜀椒、乌头一派大辛大热之药，逐寒止痛；为防止过于辛散，又佐以赤石脂，温里固涩，本方药专力宏，主治阴寒痼结之胸痹证。②薏苡附子散：适用于“胸痹缓急者”，即胸痹急性发作时救急之方法。此胸痹乃寒湿阻络而致，故方用薏苡宣痹除湿而缓挛急；其用附子，一可温阳散寒，助薏苡除湿，因为湿为阴邪，得温则散；二可助薏苡缓挛急，《本经》说附子能主“寒湿痿躄拘挛”，因为寒主收引，得温则寒散而躄舒。

3. 温阳利水治水气病　水气病而肾阳虚者，仲景往往选用附子，以振奋肾阳，温阳利水或温阳散水。这样的方剂共5首，即真武汤、栝楼瞿麦丸、麻黄附子汤、桂枝去芍药加麻辛附子汤、肾气丸。①《伤寒论》云：“少阴病，二三日不已，至四五日，腹痛，小便不利，四肢沉重疼痛，自下利者，此为有水气，其人或咳，或小便不利，或下利，或呕者，真武汤主之。”真武汤适用于少阴阳虚，火不生土，脾肾阳虚，水气泛滥之证。方以附子为君，温振肾阳，散寒化水，与生姜配伍温阳散水，与茯苓配伍温阳利水，与白术相配温阳健脾，与芍药相配，刚柔相济，辛散而不伤阴，诸药共奏温阳利水之功。对肾阳虚，里寒停水者颇为适宜。②取附子温阳利水者，还有栝楼瞿麦丸。此方亦适用于小便不利有水气者。方用附子温阳化气，与瞿麦、茯苓相配而利水，因是证上有燥热，故又配栝楼根、山药清热生津以止渴。③对于水气病偏上偏外者，仲景多用温散法。其中脉沉而兼肾阳虚者，仲景则往往加用附子，温振肾阳而散寒饮。方如麻黄附子汤，《金匮》云：“水之为病，其脉沉小，属少阴；浮者为风。无水虚胀者，为气。水，发其汗即已，脉沉者宜麻黄附子汤。”麻黄附子汤即由麻黄、附子、甘草组成，三药相合，温经发汗而散水。④若阳虚阴凝，水饮积于心下，出现“心下坚，大如盘，边如旋杯，水饮所作，桂枝去芍药加麻辛附子汤主之”。方用桂枝、麻黄，辛温发汗，宣散水气；附子、细辛温经助阳，通彻表里，散内外之寒邪；甘草、生姜、大枣，补中气而调诸药，共奏温经解表、宣散水饮之功。以上4方均属单纯肾阳虚之证。⑤对肾之阴阳两虚，出现小便不利，水气停蓄者，仲景用八味肾气丸。方用少量附子、桂枝加于补肾精及淡渗利水之药中，以“补阴之虚以生气，助阳之弱以化水”。

以上5方的配伍特点是，附子与茯苓或瞿麦相配，可助阳利水；与生姜、麻黄、桂枝相配，可温阳散水；与干地黄相配，可阴阳并补，生阳利水。另外，小青龙汤方云：“若噎者，去麻黄，加附子一枚，炮。”是里寒较盛、饮阻气道所致，加附子与麻黄、桂枝等相配，温阳化饮，亦属于用附子治疗水气病的例子。

4. 助阳解表治太阳与少阴合病或并病　附子用于太阳与少阴合病或并病的方剂共计5首：①麻黄细辛附子汤与麻黄附子甘草汤，用于太少合病证。《伤寒论》云：“少阴病，始得之，反发热，脉沉者，麻黄细辛附子汤主之。”又云“少阴病，得之二三日，麻黄附子甘草汤微发汗，以二三日无里证，故微发汗也。”麻黄细辛附子汤以麻黄、细辛发太阳之邪，附子温少阴之里。麻黄附子甘草汤证，外邪较轻，里虚较甚，故去发散之细辛，加益气和中之甘草。②桂枝加附子汤与桂枝去芍药加附子汤，用于太阳病误治后，太阳病未解而少阴阳气又虚而形成的太阳与少阴并病之证。《伤寒论》云：“太阳病，发汗，遂漏不止，其人恶风，小便难，四肢微急，难以屈伸者，桂枝加附子汤主之。”此为太阳病汗不得法，表证未去，却已成亡阳脱液之证。但因液脱由阳虚卫外不固所致，故以桂枝汤但加附子，温经复阳，解肌祛风。《伤寒论》云：“太阳病，下之后，脉促胸满者，桂枝去芍药汤主之；若微恶寒者，桂枝去芍药加附子汤主之。”本方证乃太阳病误下之后，胸阳与肾阳俱受损伤，是阴盛而阳虚，故加附子温经扶阳，去芍药之阴柔，以免使胸满之症加重。③竹叶汤，主治产后中风，见发热、面正赤、喘而头痛等症。本方证乃表热兼少阴元阳虚损证。方用附子配人参扶阳益气，大补元阳；用竹叶、葛根清热；桂枝、防风、桔梗以发汗解表；生姜、大枣、甘草调和胃气，兼和诸药。共奏扶正祛邪之功。

上述5方均用附子温肾阳而固正，表实无汗

者与麻黄、细辛相配；表虚自汗者与桂枝、芍药为伍；若属风热，可与竹叶、葛根相合，总为表里同治之法。附子在诸方中与解表药共奏助阳解表之功，这也是《本经》说附子"主风寒咳逆邪气"的庐山真面目。

5. 扶阳固表治卫阳不足证 经方用附子治疗卫阳不足的方剂主要有2方：①附子泻心汤。适用于"心下痞，而复恶寒汗出者"。心下痞乃胃热气壅所致，恶寒汗出乃卫阳不足而发，故附子泻心汤用三黄泄热消痞，用附子扶阳固表。②芍药甘草附子汤。《伤寒论》云："发汗，病不解，反恶寒者，虚故也。芍药甘草附子汤主之。"汗虽属阴津，但需阳气推动。汗后恶寒，说明不但阴津受损，而且卫阳亦虚，故用芍药甘草附子汤治之，用附子温经扶阳固表。其次，仲景治风湿三方、桂枝加附子汤及越婢汤方后云："恶风加附子"等，其用附子亦有扶阳固表之意。

6. 温里助阳治中寒证 《本经》云附子能"温中"，故仲景用其治疗中寒证。

（1）治疗中寒腹满腹痛证 《金匮》治疗"腹中寒气，雷鸣切痛，胸胁逆满，呕吐，附子粳米汤主之"。此为脾胃虚寒、寒气攻冲所致诸症。该方以附子温中散寒止痛，配伍半夏降逆止呕，粳米、甘草、大枣健脾和中。仲景治疗蛔厥的乌梅丸中亦用附子，与干姜、川椒、细辛、桂枝等辛温药配伍，以温中散寒，且川椒又能杀虫，但因蛔厥病为寒热错杂证，故方中并用黄柏、黄连苦寒清热，人参、当归补气和血。另外，《伤寒论》中还有两方后的加减法用及附子。如理中丸方后云："腹满者，去术加附子一枚"；四逆散方后云："腹中痛者，加附子一枚"。前者是中寒致满，后者是中寒致痛，两方之加附子，皆为"温中"而设。

（2）治疗便血证 《金匮》云："下血，先便后血，此远血也，黄土汤主之。"此便血乃中寒阳虚、脾不摄血而致。其方用附子配白术、黄土温中健脾摄血；地黄、阿胶滋阴养血止血；甘草缓中，黄芩反佐，共奏温中摄血之功。

（3）治疗寒实证 《金匮》云："胁下偏痛，发热，其脉紧弦，此寒也，以温药下之，宜大黄附子汤。"此为寒实内结之证，方用附子、细辛温经散寒止痛，配伍大黄泻下通便，附子与大黄相伍，使其寒凉之性消，走散之性存，共奏温中下寒结之功。

7. 为佐使引导药 《金匮》治"肠痈之为病……肠内有痈脓，薏苡附子败酱散主之"。这是对肠痈热毒结聚，肉腐成脓的治疗。方中重用薏苡仁、败酱草清热解毒排脓，少用附子为佐药，尤在泾说"假其辛热，以行郁滞之气尔"。此方以附子为佐使引导之法对后世医家影响深远，引述如下。张元素说："湿病少加之引经。"朱丹溪说："气虚热甚者，宜少用附子以行参、芪，肥人多湿，亦少加乌、附行经。"虞抟说："附子禀雄壮之质，有斩关夺将之气，能引补气药行十二经，以追复散失之元阳；引补血药入血分，以滋养不足之真阴；引发散药开腠理，以驱逐在表之风寒；引温暖药达下焦，以祛除在里之冷湿。"李时珍说："乌、附毒药，非危病不可用，而补药少加引导甚捷。"

8. 外用治头风 《金匮》头风摩散，用大附子一枚（炮）与盐等份为散，沐了，以方寸匕，以摩疾上。本方《金匮》虽未载其主治的具体证候，但因本方亦见于《千金》头面风门，及《外台》头风头痛门，故知本方可用于头风头痛之病。又据《本经》云附子"主风寒"，故此头风头痛，当是风寒之邪侵犯头部经络而致。头风摩散外用散风寒止痛。今人用附子研末，醋调外敷，治疗坐骨神经痛，取得疗效，即是本方的发展。

综上所述，经方中用附子组成的方剂有33方，方后加用附子者4方，共计37方。笔者探讨归纳如上，再引述《本草经读》综合性简要归纳如下："误药大汗不止为亡阳，仲景用四逆汤、真武汤等法以迎之。吐利厥冷为亡阳，仲景用通脉四逆汤、姜附汤以救之。且太阳之标阳，外呈而发热，附子能使之交于少阴而热已；少阴之神机病，附子能使自下而上而脉生，周行通达而厥愈。合苦甘之芍、草而补虚，合苦淡之苓、芍而温固。仲景用附子之温有二法：杂于苓、芍、甘草中，杂于地黄、泽泻中，如冬日可爱，补虚法也；佐以姜、桂之热，佐以麻、辛之雄，如夏日可畏，救阳法也。用附子之辛，亦有三法：桂枝附子汤、桂枝附子去桂加白术汤、甘草附子汤，辛燥以祛除风湿也；附子汤、芍药甘草附子汤，辛润以温补水脏也；若白通汤、通脉四逆汤加人尿猪胆汁，则取西方秋收之气，保复元阳，则有大封大固之妙矣。”

【单方治验】

（一）内科病

1. 伤寒阴盛格阳 伤寒阴盛格阳，其人必躁热而不欲饮水，脉沉，手足厥逆者，是此证也。霹雳散，用大附子一枚，烧存性，为末，蜜水调服。逼散寒气，然后热气上行而汗出，乃愈。（《本草纲目》第十七卷“附子”引孙兆《口诀》）

编者按 伤寒体内阴寒过盛，格拒阳气于外，出现真寒假热之重证，症见身有浮热，躁动不安，口渴而不欲水，但手足厥逆，脉沉微。霹雳散用附子一味，大辛大热而温散里寒，峻补阳气，寒邪散则阳气通达，浮阳内敛，诸症可愈。

2. 阴毒伤寒 治阴毒伤寒，面青，四肢厥逆，腹痛身冷，一切冷气。大附子三枚（炮裂，去皮脐），为末。每服三钱，姜汁半盏，冷酒半盏，调服。良久，脐下如火暖为度。（《本草纲目》第十七卷“附子”附方）

编者按 肾阳不足，寒邪内凝，症见面青，四肢厥逆，腹痛身冷，故方用附子温阳助火，散寒止痛，配合姜汁辛温暖中，酒以通达阳气。

3. 寒证 临证用附片，初剂治疗效果不显，而又无不良反应者，往往在严密观察下可用超常规剂量治疗。1987 年冬治七旬老母，双下肢如冰裹，头冷似戴冰帽，始用独活寄生汤加盐附片 25g，治疗 8 天不效，遂每日递加 10g，3 周后每日盐附片量达 200g，肢冷、头冷稍有减轻，药已中的，病重药轻，改用盐附片 300g，猪蹄一对，炖服，每周 1 次，每次增加盐附片 50g，当附片用至 400g 后，其病若失，现仍健在。为慎重起见，在用 50g 以上剂量则嘱先煎 1 小时，30g 以下则不先煎而未见不良反应。（钟新山《中医杂志》1992；11：10）

原按 附子虽为有毒之品，但因性烈力雄，能直达病所，人体对附片也有较强的耐受性，若辨准属寒证，可放胆用之。凡临床见有神疲乏力，面色㿠白，恶寒体软，四肢清冷，小便清长或夜尿多，大便溏泻，甚至五更泻，或口干不喜饮，舌淡、苔白，脉细或沉迟者，不管病在表在里，均可应用附子。

编者按 本案治疗老年阳虚寒盛证用制附子，药与证相对。其用量渐递法值得效法。但每日盐附子用量达 200g 方取效，此因人而异也。用如此惊人之大量，只能参考，绝不可生搬硬套。且用“30g 以下”亦应先煎为慎，若用 10g 以下，用水泡透后可不必先煎。

4. 痹证

（1）家父陈景河名老中医用附子为主药，治愈结节性红斑，现介绍于下。1961 年春末夏初，余随全校同学赴松花江边某农场劳动，所在福利组每日晨起下松花江中摸蛤蜊，水冷彻骨，出水后常感关节僵硬不适，活动后好转，1 个月劳动结束不久，渐感关节酸沉疼痛，活动不利，经校医室治疗效果不显，且双膝、踝关节红肿疼痛加重，脚肿甚剧，上下楼梯十分困难，相继在全身皮肤上出现大小不等圆形硬性结节性红斑，双下肢尤甚，触痛明显，难以忍受，红斑新旧交替，反复出现，皮肤呈红、紫、暗相间，曾住院按风湿热治疗，因服阿司匹林而出现恶心、呕吐，食少纳呆，身体羸瘦，病无好转而出院。转请中医诊治，因见关节红肿痛热及红斑结节，舌红、苔黄腻，脉滑数，诸医均按湿热辨证，投用大剂清热利湿等中药，服后肿虽消，但关节疼痛加剧，有如骨质互相摩擦的刺痛感，双膝不敢下蹲，走路屈伸不利，红斑不退，经治疗 2 月余不愈，且药入即吐，仅靠服安乃近以止痛。暑假回家，由家父治疗，起初按湿热辨证用药，并仔细观察和了解服药反应，听说服清热利湿药后关节疼痛加剧，活动愈加不利，遂改用桂枝芍药知母汤合乌头汤原方，以附子为主药，用量 15g，乌头 6g，均为已炮制的黑附片、乌头片，其他药为常规量。附子、乌头先煎片刻，后纳诸药，再文火煎约 1 小时服用。第 1 剂药于午餐前服用，午餐后半时许，出现头晕欲睡之感，随即入睡约 2~3 小时，醒后顿觉浑身轻松，疼痛明显减轻，走路利落，心情豁然开朗。连服 9 剂，肿消痛减，诸症明显好转，红斑大部分消退，再无新生。因开学在即，汤剂停服，改做丸药 1 料，连服 2 个月，诸症皆愈，后无再发。（陈素云《中医杂志》1992；11：5）

原按 本例在诸多治疗不效之后，父亲紧紧抓住寒与痛这两个突出的症状为辨证的着眼点。因发病有明显的感寒史，其病始起于下，阴寒之邪客于经脉，气血凝涩不通，而发为痹痛。且服用清热利湿药物其痛非但不减反而加剧，寒邪虽已化热，但深伏在骨髓之寒湿并未化热，故其病本为寒湿，标为湿热，治用桂枝芍药知母汤以附子为主药，标本兼顾，大胆使用乌、附大辛大热有毒之品，药证相符，故效如桴鼓。

编者按　案中所述服药后“出现头晕欲睡”，此乃“中病”之反应。张仲景在白术附子汤方后云：“……三服都尽，其人如冒状，勿怪。”所谓“冒状”即眩晕之状。早在古籍《尚书·说命》就有“药弗瞑眩，厥疾勿瘳”的认识。

（2）痹证日久化热，或外感邪热而见肢体关节红肿热痛，屈伸不利，尤其是痛甚者，余仿仲景桂芍知母汤之意，以制附子、川乌加入白虎汤中，能收止痛逐痹之功。二者相伍，通痹而不燥热，清热而不遏邪，一通一清，相辅相成。如赵某，男，46岁，两膝红肿疼痛，不可屈伸，夜甚而烦，舌质淡红、苔薄黄，口渴，脉滑而数。处方：石膏80g，知母20g，甘草10g，粳米20g，制附子15g，川乌10g。服3剂后痛减大半，又以原方出入调理10余剂，病趋平和。（谢立业《中医杂志》1992；12：7）

编者按　本案以白虎汤加乌、附治热痹颇有新意，是对《金匮》白虎加桂枝汤治温疟的变通应用。其疗效之机制，实乃白虎汤清邪热以治本，乌、附通痹止痛以治标。治病标本兼顾，方为周到。

5. 痛证　附子与白芍一温一凉，一辛散一酸收，性味迥异，功效亦殊。笔者体会，两者相配，大具刚柔相济之妙，其开痹止痛之功尤佳。仲景方附子与芍药配伍者有6方，而其在通脉四逆汤及四逆散或然证中，附子与芍药的配伍尤发人深思。《伤寒论》317条通脉四逆汤加减方言：腹中痛者去葱加芍药。此为阴盛格阳真寒假热证中附子配芍药的情况；318条四逆散加减方言：有腹中痛者加附子1枚。此为热郁于内、阳气不能外达证中芍药配附子的情况。不难看出，附子配芍药，燮理阴阳，刚柔相济，其止痛之功效，既可用于寒证，也可用于热证。附子、白芍均善治痛证，然白芍入血分有补虚和营之功，而少通行之力，有缓急之长而少畅达之性；附子善入气分，通行十二经，有斩关夺将之气，而少缓和之性。附子与白芍相配，刚柔相济，利于调气血，调气机，调寒温，调虚实。鉴于此，笔者以附子配白芍用于多种痛证，如头痛、胃痛、腹痛、胁痛、痛经、痹证等，均得心应手。（刘亚娴《中医杂志》1992；11：6）

6. 阴寒　阳虚　痰湿　由于我区地处高原，并且纬度高，气候寒冷，故阴寒、阳虚、痰湿类疾病较常见。因附子辛燥大热，祛寒温阳燥湿，故笔者颇喜用之。通过多年的临床实践，将附子的主要功能归纳为五：即上温心阳以通脉；中助脾阳以健运；下补命火以复阳；外固卫阳以止汗；内驱寒凝以镇痛。广泛运用于心血管疾病、消化系疾病、痛经、风寒湿痹、跌打损伤等各科疾病，均有较好疗效。笔者运用附子不拘季节，春夏秋冬皆可应用，但要结合患者的病证、病程和体质。我的体会是，附子用量、煎法的不同，其主要功用也相异。故对附子的用量分大剂（10g以上/剂）和小剂（6g以内/剂）；煎法分久煎（1小时以上）和一般煎（30分钟左右）。小剂量应用主要起温阳化气作用，用于病程短、体质尚可的阳虚、气虚患者，小剂量应用一般煎法。大剂量应用主要有温阳、止汗、镇痛作用，适用于病程长、阳气大虚、漏汗、自汗和体弱久病入络、疼痛不已的患者，大剂量应用久煎法。（张学义《中医杂志》1992；12：6）

编者按　张氏“将附子的主要功能归纳为五”发人深省，示人以活用附子之法。有人认定干姜温脾阳，附子温肾阳。如此则过于死板，局限了两药的广泛应用。

7. 身瞤动（老年性震颤）　附子多用于温脾肾、散寒止痛、回阳救逆。然而附子还具有暖肝息风的作用，不为人们所重视。经云：“诸风掉眩，皆属于肝。”肝为厥阴，处下焦阴寒之地，体阴而用阳，当寒湿之邪凝聚下焦，肝寒不主筋脉，或肝阴不足，虚阳外浮，则虚风内生，发为肝风。肝肾同源，附子有温肾暖脾之功，故亦有散厥阴肝经之风寒，摄外浮之虚阳的作用。《本经》云：附子主“寒湿痿躄拘挛，膝痛不能行步”，《别录》谓：主“霍乱转筋”，这些都是肝主筋脉之病症之一。可见早有附子治厥阴肝经病之记载，它的暖肝柔筋息风作用，应引起我们的重视。笔者有感于此，辨证用附子治疗震颤这样一类肝风内动之证，屡见功效。曾治郭某某，男，60岁，住院号：92123。以四肢震颤3月余入院，缘由3个月前发热后出现四肢震颤，肌肉跳动，上肢为甚，夜间发作为多，入院前症状加重，有时伴牙齿打颤。检查：面容如常，自主体位，肌力、肌张力正常，四肢可见微小震颤，上肢明显，共济失调征阴性，脉细，舌淡胖大苔白。脑血流图：脑血管弹性减弱，两侧波幅不对称，右侧偏低。T3、T4正常。西医诊断：老年性震颤。辨证：厥阴肝寒，肝风内动。药用：制附片12g，茯苓15g，生龙牡各20g，白芍12g，白术10g。水煎服，加减治疗半个月，震颤明显好转，发作次数减少，持续时间缩短，震颤程度减轻，牙齿已不打颤，四肢震颤有时1~2天不发作，病情好转出院。以后门诊继续治疗数月，震颤消失，随访3年未复发。（潘少骅《中医杂志》1992；12：7）

编者按 潘氏提出附子具有“暖肝息风”之说，值得参考。所述治例之方药，实为真武汤加减（加生龙牡、减生姜）。《伤寒论》说：“……身瞤动（身体肌肉跳动），振振欲擗地者，真武汤主之。”本案以伤寒之方辨证治疗老年性震颤，可谓善用经方者。

8. 泄泻（服附子中毒案） 笔者临证时，附子用量悬殊。根据证候及体质，或几克、几十克，甚至百克不等。用于引火归原3~5g足矣；遇阴冷沉寒，必重用其效方弘。但量愈重毒性愈大，故以不超过100g为宜。与姜、桂同用则减量；与芩、连互用时量可大可小，视寒热偏胜而异。切记用量无论轻重，务必先煎，20g以下不少于半小时，20g以上不得少于1小时，否则有中毒之弊。1979年我曾治本单位女工陈某，年36岁，患寒湿泄泻，方用附子理中汤加减，附子仅用10g，因思量小，未嘱先煎。患者2小时后来告：服药后半小时许觉口唇发麻作痒，后又觉头晕恶心。诊为附子中毒，因思用量轻，认为不足为虑，嘱其停药观察，暂不作处理。不想1小时后患者开始呕吐，先吐出药汁、食物，继则竟伴有血液，脉迟时有结代，出现休克。经西医抢救方脱险。（王彦伯《中医杂志》1992；12：5）

编者按 一般而言，附子炮制后用10g不至于造成中毒。本案中毒之因考虑有三：一是体质差异；二是附子炮制不得法，仍毒性较大；三是未予先用水浸泡，且煎煮时间太短之故。

9. 感冒 低血压 水肿 甲状腺功能减退 附子是余在临床常用药之一。凡属里虚寒证均可用之。妙在配方，意在助心、肾、脾之阳，以祛寒湿之气，气行血畅，增强机体功能而战胜疾病。如治老年外感，用参苏饮加附子；治气虚无力（低血压）用补中益气汤加附子；湿困水肿用五苓散加附子；甲状腺功能低下用参苓白术散加附子。用量从小量3~9g开始为宜，适可而止。（李超《中医杂志》1992；11：5）

10. 黄疸（亚急性重症肝炎 慢性重症肝炎 药物性肝内胆汁淤积） 附子乃温中回阳要药，大热大毒，走而不守，效专力宏，有“乱世良将”之称。笔者在李传德主任中医师的指导下，辨证治疗高黄疸时妙用附子，每获良效。黄疸之发病，多为脾胃肝胆湿热为患，故历代医家每以清利湿热为退黄常法。高黄疸属黄疸之重症，病机复杂，传变多端，多为湿、热、浊、毒、瘀合而为病，但详究其根本，当以湿邪为要，所谓“黄家所得，从湿得之”，正是此意。湿性黏滞，缠绵难祛，其性类水，为阴邪，最易阻遏气机，损伤阳气。湿胜则阳微，就是对湿邪与阳气关系的很好概括。脾为湿土之脏，湿浊为患，多以脾土为病变中心。湿浊阻滞日久，轻则困遏中阳，重则损伤中阳，均可影响脾阳的温运功能，更使湿浊不化，留恋不解，是造成高黄疸久羁不退的主要原因，也是运用退黄常法治疗难以奏效的癥结所在。经云：“湿淫于内，治以苦热”，“阴得阳则化”。因此，运用温热之品振奋中阳，助脾化湿就是促进黄疸消退的一个重要环节。诸多温阳药中，效专力宏者，莫过于附子。故笔者在治验3例中均大胆运用附子，取其大辛大热之性，振奋中阳。中阳一振，湿浊得化，湿去则余邪无以依附而易除，从而达到退黄之目的。例1（亚急性重症肝炎）重在阳气为湿邪所困，不得伸展，温运无力，故用附子6g之小量，意在启动脾阳，使其温运有权。例2（慢性重症肝炎）、例3（药物性肝内胆汁瘀积）阳虚见症明显，故在大胆运用附子的同时，配用干姜，以加强附子温中回阳之功。其中例2皮肤见多处瘀斑，系热伤营血之征，说明邪热亦盛，故俟阳气一回，则撤去干姜，以防温热太过。高黄疸一般病程较长，湿阻日久，或困遏中阳，或伤损中阳，均不同程度地影响脾土运化水湿之功能。因此，不论辨证是阳黄，还是阴黄，只要舌苔润而不燥，大便溏而不结，脉象缓而不数，附子就可大胆运用，无需顾虑。需要指出的是，尽管附子等温阳药在高黄疸的治疗中占有重要的位置，但它只是辨证用药中的一个方面，它只有与芳香化湿、清热解毒、凉血消瘀、调畅气机、通利二便等诸法配合应用，标本兼顾，综合辨证治疗，才能进一步提高疗效。（贵襄平《中医杂志》1993；9：525）

11. 厥证　脱证（心力衰竭）痹证（风湿性关节炎　类风湿关节炎　坐骨神经痛）肠痈（慢性阑尾炎） 附子，是中药四大主药（人参、石膏、大黄、附子）之一，四大主药又称之为“药中四维”，可见其重要。附子之功，在于温五脏之阳。

（1）古今善用附子者，首推张仲景。仅以《伤寒论》六经病中用附子者而言，几近廿方之多，竟占全书112方的六分之一强。在使用附子的处方中，最为重要的，乃在于具强心作用的四逆汤诸方，盖热病死于热者不多，而死于心力衰竭者众。昔章次公先生独具慧眼，指出“仲景是发明热病心力衰竭的第一人”。抢救热病心衰，也就是“救逆”的首选药物，即为附子。20世纪30年代，祝味菊先生以善用附子称誉沪上，人称“祝附子”。祝氏对虽高热神昏，唇焦色蔽，息促脉数，仍力主用附子，就是抓住了热病耗损“心力”这个要害，使许多重笃病人转危为安。次公先生亦是善用附子者。他对热病中、后期，邪势方衰而体力不支，有厥脱之险者，首推《冯氏锦囊》之全真一气汤。此方人参、附子与地黄、麦冬同用，强心救逆，养阴益气，在热病治疗中可谓别开生面。朱良春老师指出：热病用附子，要见微知著。如果出现四肢厥冷，冷汗大出，脉微欲绝，口鼻气冷而后用之，即置患者于姜附桶中，亦往往不救。他曾提出以下标准：舌淡润嫩胖，口渴不欲饮，或但饮热汤；面色苍白；汗出欠温；小便色清。虽同时兼见高热、神昏、烦躁、脉数，亦当用附子，以振奋衰颓之阳气，避免亡阳厥脱之变。20多年前，在朱老师的指导下，我曾把附子用于许多重危病人，特别是小儿中毒型痢疾、麻疹合并肺炎，虽高热脉数，亦在所不忌，有效地挽回了许多重危病人的生命。急性热病如此，慢性病过程中出现的充血性心力衰竭，用附子亦有著效。盖心衰以阳气虚衰为本，血瘀水停为标，对心衰而心悸怔忡，自汗短气，神疲乏力，甚至身寒肢冷，浮肿尿少，夜尿多，舌淡苔白，脉弱或结代者，朱老常用附子为主药，振奋心肾之阳，伍以人参、茯苓、白术、生姜、赤白芍、桂枝、葶苈子、仙鹤草、丹参、益母草等，每收捷效。照仲景用法，附子用于厥、脱之急救，挽阳气之亡失于顷刻，须用生者，其力始宏。但生附子应用不当，常致中毒，目前市售之生附子又往往告缺。朱老认为用熟附子效果亦甚显著，似不必拘泥。附子温肾阳，温脾阳，亦温肺阳及肝阳。中医术语中习惯上不称肺阳虚、肝阳虚，实际上肺气虚而有寒象者即为肺阳虚，如咳喘，咯痰清稀，背冷，形寒等；肝为刚脏，内寄相火，肝阴肝血为本，肝阳肝气为用，肝阴肝血虽多不足之证，肝阳、肝气亦有用怯之时，其症如疲惫乏力，悒悒不乐，头顶冷痛，胁肋、少腹隐痛，阴器冷感，脉弦缓等。肺阳虚可用附子合干姜、炙甘草；肝阳虚可用附子合桂枝、黄芪。

（2）附子又为痹证要药。痹证含义很广，包括风湿性与类风湿关节炎、坐骨神经痛、类风湿脊柱炎、肩关节周围炎等。在痹证的研究上，朱老积有数十年功力，其益肾蠲痹丸一方，早已享誉海内外。他对病情顽缠，疼痛剧烈者，亦常配合汤药，以期迅速控制病情，减轻患者的痛苦。其中，风寒湿相兼为痹，病情偏寒者，朱老常用附子为主药，配合桂枝、赤芍、白术、甘草、制川乌、细辛、穿山龙、生姜。风湿热痹，亦有用附子之时，常用附子配苍白术、黄柏、蚕沙、忍冬藤、萆薢、苡仁、葎草。此际用附子，一方面是因为本有湿邪存在，湿为阴邪，湿盛则阳微；另一方面，因湿热蕴结，阳气被遏，故借附子之大辛大热通阳。虽同用附子，但配伍不同，用量亦不同，风寒湿痹须用大剂量（15~30g），风湿热痹则仅须小剂量（3~6g）。肩关节周围炎亦常用附子，患者常诉肩部冷感，怕风，喜暖，晚上睡觉盖不着肩部，疼痛便加剧。朱老经验，以附子为主药，配合桂枝、蜂房、羌活、防风、姜黄、海桐皮、赤芍、当归、淫羊藿、细辛、威灵仙、黄芪、白术之类，15剂为一疗程，常可获效。类风湿脊柱炎，现称强直性脊柱炎，常须大剂附子配合益肾壮督活血之品，如老鹿角、淫羊藿、熟地、补骨脂、蜂房、蕲蛇、巴戟天、地鳖虫、赤芍、红花，兼吞服益肾蠲痹丸。惟此病颇为顽缠，必须坚持服药，非短期所能建功。

（3）不惟痹证，诸多慢性炎症，亦多用附

子。例如慢性阑尾炎、慢性肾炎、慢性盆腔炎、慢性支气管炎等。朱老认为，不能因为有一个“炎”字，就不敢用附子，附子其实也有较好的抗炎作用。当然总的还是以辨证论治为指归。同时，附子也可与清热解毒、活血化瘀药配伍，仲景治肠痈之薏苡附子败酱散已开先例。

（4）关于附子的用量及用法。朱老曾多次向吾辈指出：一是不同的人对附子有不同的耐受性，有人用30~60g没有问题，有人仅几克就会出现中毒反应。因此，除危急情况之外，应当慎重，不妨先从小剂量（3~6g）开始，如无反应，可以逐渐加大，采取递增的方式，大致以30g为度。得效后就不必再加大剂量，亦可同样采取递减的方式，慢慢减下来。以目前状况而言，如附子用量较大，仍以制者入药为妥。如需用生者，必须先煎半小时，煎时最好加生姜三五片，若再加入蜂蜜一匙同煎更好。四川医生的经验是：以口尝不麻为度。如果感到口舌发麻，就应再煎。另外煎附子之水要一次放足，不能中途再添加水进去。附子中毒最先出现的症状：头晕，心慌，口、舌、唇、四肢发麻，说话不爽利，此际可用淘米水一大碗即服，有缓解中毒症状的作用，然后可用甘草60g水煎服。严重者除上述症状外，兼见恶心呕吐，皮肤冷湿，胸闷，心律慢而弱，血压下降，早搏、心律不齐，体温下降，或突然抽搐，应及时送医院急救。（何绍奇《上海中医药杂志》1998；3：37）

编者按 朱良春先生为现代名医。何绍奇为知名学者，他总结了朱老用附子之宝贵经验，诚为可贵，应认真效法。

12. 虚寒证 附子的治疗价值很大，为历代医家所重视，但因其有毒亦为某些医家所畏忌，无怪乎恽铁樵先生说“附子最有用，亦最难用”。为了体会附子的毒性，笔者曾品尝了它。开始用6g，煎半小时顿服，无丝毫感觉。第2天用10g，第3天用15g，亦无反应。第4天用30g，煎1小时服，仍安然无恙。为了加深体会，又每天煎服30g，连服4天，不但没有出现毒副反应，精神反而较前充沛。我属于阳盛体质，8天共服181g，无多大反应，如用于虚寒之体，则更何足虑哉！临证时既要小心谨慎，又要灵活变通。其实附子经过炮制，再入汤剂，尤经先煎后，毒性已大减而特减，然其有效成分却仍保存。故在辨证准确、配伍恰当的前提下，可果断投药。善用附子者，代有名家，其主要功用可简括为“温阳”两字。因为附子能“起功能之衰弱，救体温之低落”。有起死回生之功。故凡久病体弱，一切功能减退所表现的证候，都可酌情选用。我们在临床上应用附子是比较多的，但均在辨证论治的原则下配伍应用，通常剂量是10~15g，一般先煎半小时。用于寒痹或虚寒较甚者则用30g或更多些。重用时采取先煎1小时，从未发生过中毒现象。但由于人体对于附子的耐受性及敏感性不一致，故临证时宜细心体会，除急证回阳救逆可用大剂量外，一般均宜以小剂量试用，有效时再逐步加大剂量为妥。（金雪明，等《中医杂志》1992；9：59）

（二）其他病

1. 不孕症 已故名老中医李彦师，出身中医世家，对《伤寒》《金匮》研究精深，临床治病，效法仲景，崇尚经方。重视阳气，培补命门。在补火诸药之中，又擅长应用附子，誉有“李附子”之称。现将笔者随师临证所录医案，整理数例，以示其巧用经方及附子经验的一斑。

（1）对附子功效的认识和用法 老师认为附子味辛甘，性大热燥烈，有毒，是专补命门相火的主药，补火回阳之功最著。凡命门火衰，阴寒痼冷结于脏腑，着于筋骨，痹于肌肤、经络、血脉而疼痛者，选用炮附子能温之散之通之；选其生用，又大具收敛回阳之功。凡见四肢厥冷、大汗淋漓、脉微欲绝等亡阳虚脱之证，配用人参、萸肉或五味取效最佳；凡脏腑阳虚而腹痛肢冷、便溏泻利、精寒自遗者，可配干姜等。老师使用附子，常用量为15~30g，多达50g以上，疗效显著而从未发现中毒症状。其关键在于使用方法：处方中附子必标明“另包先煎”，煎药前先将附片放在火上烤微焦起泡，再用足量冷水浸泡，先煎1小时，尝无麻味后，再加余药同煎；或先用童便浸煮附子，取出清水洗净后与它药同煎；或方中配伍生甘草、白蜜、生姜等可以缓毒。这正是老师使用附子用量大、疗效好而又安全无毒的经验所在。

（2）附子入药膳治宫寒不孕案 袁女，27岁，自诉从小体弱，15岁月经初潮，经期紊乱，经量少。23岁结婚后，曾两次怀孕，但都在2月左右自然流产。近两年久不受孕，西医妇科检查也未发现特殊病变。诊见：面色苍白，畏寒怕冷，腰膝酸软，大便溏薄，少腹时冷如扇，月经愆期，量少色黑，舌淡紫、苔薄白，脉沉细。师云：此病正是《金匮》所云妇人之病，因虚、积冷、结气，……血寒积结，胞门寒伤所致。证属阳虚阴寒盛，冲任不调，宫寒不孕。治宜缓图，药膳调服为妥，宗《金匮》附子汤、当归生姜羊肉汤加黄芪治之：熟附片50g，白术30g，黄芪30g，当归10g，生姜20g，鲜羊肉500g。每周1~2剂久炖，常服，以图缓效。嗣后两年，随访得知：患者坚持服药膳半年，遂见面色红润，体力增加且抗寒力强，少腹无冷痛，月经亦正常，已于3月前生一男孩。（邹学正《中医杂志》1996；11：653）

原按 本病与《金匮》“当用附子汤温其脏”的病机合拍，并用《金匮》治疗血虚里寒，“腹中痛，当归生姜羊肉汤”的血肉有情之品，共同达到补肾温阳，暖宫散寒，益气养血，调补冲任而助孕养胎的目的。附子配羊肉，其味鲜美，对久病虚寒，需长期调治者，此法最佳，易于坚持治疗。患者连续服药半年，用附片量达1500~2500g，但未出现中毒表现，足以证明：附子入药，只要加水足量久煎，就可将有毒的乌头碱水解成毒性很小的乌头次碱，服用就安全了。

2. 冻疮 附子性味辛甘大热，有毒。多内服而少外用。笔者近年来以附子外用治疗未溃破之冻疮32例，取得满意疗效。32例年龄在16~60岁之间，临床表现为紫斑、水肿。临床分型（以紫斑大小为标准）：Ⅰ型15例（紫斑≤2cm）；Ⅱ型11例（紫斑＞2cm而≤5cm）；Ⅲ型6例（紫斑＞5cm）。①治疗方法：先用小杯倒入白酒50g，加入附子10g，附子全部浸入酒中，先浸半小时，然后文火慢煎，煎沸3分钟后趁热用棉球蘸酒液涂于患处。每晚睡前涂搽5次，且每晚用后再向杯中加入少许白酒备来晚再用。②疗程：Ⅰ型患者1周为1个疗程；Ⅱ、Ⅲ型患者2周为1个疗程。治疗期间注意防寒保暖。③结果：20例痊愈（治疗1个疗程，紫斑及水肿消退），其中Ⅰ型15例，Ⅱ型4例，Ⅲ型1例；10例好转（紫斑及水肿缩小一半以上），其中Ⅱ型7例，Ⅲ型3例；2例无效（紫斑及水肿缩小不到一半），均为Ⅲ型患者。（胡荣昕，等《浙江中医杂志》1998；10：441）

原按 本方法取之于民间验方，附子以酒制后，其温血脉、散寒气之作用更强，有利于冻疮的治疗。笔者在临床上常用此方法治疗冻疮，从本文观察的32例来看，疗效较佳，且治疗越早疗效越好，轻症比重症疗效好。

3. 慢性咽炎 用熟附子治慢性咽炎效果良好。①方法：熟附子30g，水蜜各半。用水蜜将熟附子浸泡透软后，文火煮30分钟取出附子。用时取附子1~2g，于口中徐徐含咽，每天3~5次。②功效：附子味辛大热有毒，具有回阳救逆、通痹止痛等功效。用蜂蜜煮制，既可制约附子燥热毒烈之性，又可取蜜滋阴润燥之妙用，而存其散结通痹之功。③禁忌：咽喉红肿热痛者不宜用。（袁惠民《国医论坛》1997；3：14）

附文

现代名医岳美中谈附子之应用

1. 回阳救逆 凡身体不温，手足厥冷，脉沉细或虚浮无力或将停顿，恶寒蜷卧，大汗不止，甚至“唇青囊缩”，以及大失血、大吐泻后，呈虚脱状态者，都宜急用姜附剂迅速回阳救逆；而对平素即气虚之属慢性病者，则多宜参芪剂缓缓补气增液，若互易其法，则不免两失其效，观仲景《伤寒论》均以四逆辈回阳救逆，从不取于黄芪，而《金匮》黄芪屡用于虚弱不足之证，可以悟及。附子救阳固有余，而伤阴亦当虑，是临床用附子不可不注意之一重点。有人曾具体举出补救附子偏胜之弊：用附子以救急，则通脉四逆拨乱反正，阳亡气脱俱可治。惟用附子以补火，必防水涸，因水涸则火无所附，而热成燎原。故急症中往往有阴阳俱伤者，视其阳危，则先以附子救其阳，次以地芍参滋其阴；视其阴涸，则先救其阴，次救其阳。

2. 伸阳祛湿 附子能鼓舞阳气，祛除寒湿，故可治寒湿痹痛，血滞不畅，及一切阳气衰微之证。

3. 固阳止泻 附子用于中寒病的配剂，凡因中焦寒冷的慢性肠胃病，及消化不良，呕吐不利，不欲食，甚或完谷不化，都有明显的疗效。仲景《伤寒论》四逆汤所主之证，多为下利清谷。霍乱篇的吐利证，亦以四逆汤主之。《伤寒》《金匮》中曾两言下利，腹胀满，用四逆汤温其里。又《金匮》治下利清谷，里寒外热，汗出而厥者，通脉四逆汤主之。所以日本人浅田宗伯有

“以四肢厥逆，下利清谷等为主症”的归纳语。

4. 振阳利水　附子有利尿作用，用于心脏、肾脏病之水肿有效。

5. 强阳补肾　凡因肾阳衰微所致的失精、自汗及身体功能减退等病都可应用。

6. 温经治漏　附子对外科久败不敛的疮漏常可治疗。

需要明确，附子有一定毒性，但在急性病如霍乱、伤寒少阴病四肢厥逆，体温急遽下降，附子须用到有效量，切勿畏首畏尾，用不及量，以致贻误病机。对慢性虚寒病，则切勿大量使用。孟浪滥投，因希冀速效与幸中，以致产生不良后果。李时珍说得好：“乌附毒药，非危病不用，而补药中少加引导，其功甚捷。”(《岳美中论医集》)

结　语

附子性味辛、热，有毒。归心、肾、脾经。具有回阳救逆、补火助阳、散寒止痛之功效。医圣仲景及历代医家对附子的广泛应用，积累了丰富的经验。本品能上助心阳以通脉，下补肾阳以益火，故可用于亡阳之厥证、脱证（心力衰竭）及辨证属阳虚者，诸如泄泻、厥阴肝寒、肝风内动（老年性震颤），肠痈（慢性阑尾炎）等。另外本品能祛除寒湿、温经止痛，故多用于痹证、痛证（风湿性关节炎、类风湿关节炎、坐骨神经痛、结节性红斑）、热痹，以及黄疸、咽炎、不孕症等。其外用可治疗冻疮。

现代药理研究证实附子含有次乌头碱、乌头碱、新乌头碱、塔拉胺、川乌碱甲、川乌碱乙等6种生物碱；还有非生物碱成分。其主要作用有：①强心作用，故可用于心力衰竭。②对动物甲醛性和蛋清性“关节炎”有显著的消炎作用，故可用于各种关节炎的治疗。③乌头碱有镇痛作用，故可用于各种痛证。④对垂体－肾上腺皮质系统有兴奋作用。

用量用法：一般为3~15g。具体使用时应做到：①附子应先煎30~60分钟以减其毒性。②严格按规范炮制。③要辨证用药，若脉数实或洪大，大便硬结，发高烧，内热外寒，真热假寒等忌用本品。④注意药物配伍，如附子与干姜、生姜、甘草、蜂蜜等药物配伍，可减其毒性。⑤注意药物的品种，产地之间的差异。⑥注意患者对附子耐受性的差异。⑦注意服药环境（温度越高，乌头碱作用愈强）。⑧孕妇慎用。⑨附子的用量应由小剂量开始，酌情增加用量。

乌　头

【基原与药材】 乌头有两种，即川乌与草乌。川乌头：为毛茛科植物乌头（栽培品）的块根。其质坚实，断面粉白色或微带灰色，横切面可见多角形的环纹。无臭，味辛辣而麻舌。均以个匀、肥满、坚实、无空心者为佳。草乌头：为毛茛科植物乌头（野生种）、北乌头或其他多种同属植物的块根。其质坚，难折断，断面灰白色，粉性，有曲折的环纹及筋脉小点。无臭，味辛辣而麻舌。口尝须特别谨慎，切勿咽下。以个大、肥壮、质坚实、粉性足、残茎及须根少者为佳。

【用法与用量】 内服：煎汤，3~6g；或入丸、散。外用：研末调敷。

【原文】《本经》：乌头，一名奚毒，一名即子，一名乌喙。味辛，温，有大毒。治中风，恶风洒洒，出汗，除寒湿痹，咳逆上气，破积聚，寒热。其汁，煎之名射罔，杀禽兽。生山谷。

《别录》：乌头，味甘，大热，有毒。消胸上淡冷，食不下，心腹冷疾，脐间痛，肩胛痛不可俛仰，目中痛不可力视。又堕胎。

【经方用药】

目前用乌头有川乌头与草乌头之分，二者性味、功用、用量、用法及禁忌大致相同，但草乌头毒性更大。考经方中用乌头者有5方，乌头汤中为“川乌”，其他4方均言“乌头”。《本经》对乌头与附子功用之区分，《本经疏证》分辨详明，引录如下：“乌头之用，大率亦与附子略同，其有异者，亦无不可条疏而件比之也。夫附子曰‘主风寒咳逆邪气’，乌头曰‘中风，恶风洒洒，出汗，咳逆邪气’。明明一偏于寒，一偏于风；一则沉着而回浮越之阳，一则轻疏而散已溃之阳，于此见附子沉，乌头浮矣。附子曰‘除寒湿踒躄，拘挛，膝痛不能行步’，乌头曰‘除寒湿痹’，一主治踒，一主治痹。踒躄、拘挛，是筋因寒而收引，阳气柔则能养筋，又何患其不伸？寒湿痹是气因邪而阻闭，阳气强则能逐邪，又何患其不开？于此见附子柔、乌头刚矣。夫惟其沉方能柔、惟其散则为刚，沉而柔者无处不可到，无间不可入；散而刚者，无秘不可开，无结不可解。故附子曰‘破癥坚、积聚、血瘕’，乌头曰‘破积聚、寒热’，于此可见其一兼入血，一则止及气分矣。”

《诸病源候论》：“积聚者，由阴阳不和，脏腑虚弱，受于风邪，搏于脏腑之气所为也。……诸脏受邪，初未能为积聚，留滞不去，乃成积聚。”可见《本经》所言“积聚”者，乃阳气不足，寒凝气滞而成。乌头温经散寒通痹，故能“破积聚”。所谓“寒热”者，为偏义复词，应着眼于“寒”字。仲景对《本经》所谓乌头“除寒湿痹……破积聚寒热”，以及《别录》所谓治“心腹冷疾，脐间痛，肩胛痛不可俛仰”之功效的运用有所发挥。

通读仲景书，《伤寒论》不用乌头，《金匮》中有5方用之：一是治疗历节病的乌头汤；二是治疗心痛彻背、背痛彻心的乌头赤石脂丸；三是治疗寒疝的大乌头煎、乌头桂枝汤及赤丸等。5方中乌头之功用，《本经疏证》之辨论发人深省，先引录，随后谈点编者心得。邹澍说：“《金匮要略》乌头赤石脂丸联用附子、乌头治‘心痛彻背，背痛彻心’，其义最为微妙。沈明宗曰：‘邪感心包，气应外俞则心痛彻背；邪袭背俞，气从内走则背痛彻心。俞脏相连，内外之气相引，则心痛彻背，背痛彻心，即《经》所谓寒气客于背俞之脉，其俞注于心，故相引而痛是也。’夫脏为俞气之所根，俞为脏气之所驻，谓其连属，则诸俞总在足太阳一经，经脉与脏并不相通也。故治俞者未必能及脏，治脏者未必能及俞，附子、乌头以气相属，系不相连而同施并投焉，则可知两物为用，温脏之寒，即能外及俞之痛；治俞之痛，即能内及脏之寒。故方中蜀椒、干姜、赤石脂皆用一两，并附子、乌头二物亦仅及其数，可见虽用二物，原若只用一味，而其感通呼吸之理，已寓于其间矣。引而伸之，触类而长之，则栝楼根、实并用，靡芜、川芎并用，蜀漆、恒山（为常山异名）并用，古人皆必有意义于其间，所当深长思者也。”统览仲景书，用附子者37方，用乌头者5方，而乌、附并用者仅此方。此方并用之理，沈氏从“俞脏相连”释其证候，邹氏从母（乌头为母根）子（附子为旁生子根）“以气相属”释为何一方并用之。由此可知，古人制方选药，必针对证候，熟识物原，发挥药性，其中“微妙”，应深思之、明辨之。若不师制方本义，随意加减，势必影响疗效。

承接邹澍上文，接着引录如下：“大乌头煎治寒疝，只用乌头一味，令其气味尽入蜜中，重用专用，变辛为甘，变急为缓，实乌头之主方矣。且篇中论脉甚详，尤在泾释之尤妙，曰：‘弦紧脉皆阴也，而弦之阴从内生，紧之阴从外得。弦则卫气不行，恶寒者，阴出而痹其外之阳也；紧则不欲食者，阴入而痹其胃之阳也。卫阳与胃阳并衰，外寒与内寒交盛，由是阴反无畏而上冲，阳反不治而下伏，所谓‘邪正相搏，即为寒疝’。此用乌头之脉也。曰‘寒疝，绕脐痛，白汗出，手足厥冷’，曰‘拘急不得转侧，发作有时，阴缩’。此用乌头之证也。此外，用乌头之法犹有二证，一则曰‘病历节，不可屈伸，疼痛’者，乌头汤；一则曰‘寒疝，腹中痛，逆冷，手足不仁，若身疼痛，灸刺诸药不治’者，抵当乌头桂枝汤。乌头汤比（编者按：旧读bì，靠近）于麻黄，抵当乌头桂枝汤比于桂枝，尤可知乌头为治阳痹阴逆之要剂矣。夫不可屈伸而疼痛者，阴之实强者也；逆冷、手足不仁者，阳之大痹者也。阴实强而仍知疼痛，则阳犹强而能与之对待；阳大痹而至手足逆冷不仁，则全乎阴用事，阳遂不能与之争矣。是故乌头汤用麻黄以兼泄其阳，抵当乌头桂枝汤则用桂枝以伸其阳。用麻黄者，仍辅以黄芪补气行三焦，欲令其阳气不伤；用桂枝者，仍辅以姜、枣和外，欲令其阴气不泄。麻黄为峻剂，峻则如大乌头煎法，使甘缓之蜜，变其锋锐之厉；桂枝为缓剂，缓则无事更缓，故令与桂枝另煎合服，以收相合而不相争夺之功，此用猛将之权舆，实使乌头之妙谛也。至赤丸治‘寒气厥逆’，乌头之任，在茯苓、半夏之下，细辛之上，可知其病由饮作，饮停则阳痹，阳痹则阴逆，阴逆则寒生而厥矣，其用乌头亦不外如上诸方之旨矣。”以上所论用乌头4方，可分为三点：首先是大乌头煎，引用尤在泾精细注释，以明“用乌头之脉”，并联系原文，以“明用乌头之证”。接着通过对乌头汤与乌头桂枝汤二方之用药比较与所治证候的分析，揭示了经方之“妙谛”。最后释赤丸用乌头之任，在于攻逐“寒气厥逆”，而寒气厥逆乃“病由饮作”的认定，是从赤丸方药组成的先后排序推理而出。如此简单而细微的解读原文，易被人们所忽视。

总之，以上邹氏对经方用乌头5方的分析，既吸取前人优秀成果，又发挥个人智慧，解读的精确到位，应认真领会，以便于正确运用。

需要明确，乌头为中药中大毒之品，用之不当，轻者引起中毒症状，重者危及生命。所以，用之必须注意安全，应慎之又慎。但又不可畏如蛇蝎，弃之不用。医者须知，补药用于扶正，毒药用于攻邪，祛病便是良药。乌头慎用之法，仲景有丰富经验，归纳起来有以下5点：①久煎法。②与蜜、甘草、姜同煎法。③从小剂量开始逐渐加量法。④根据不同体质服药法。⑤适当炮制等。

【单方治验】

（一）内治法

1. 寒疝（胃肠神经官能症） 沈某，年50余岁，1973年6月间初诊。有多年宿恙，为阵发性腹痛。因旧病复发，自外地来京住我院。1959年曾在我院做阑尾炎手术，术后并无异常。此次诊为“胃肠神经官能症”。自述每发皆与寒凉疲劳有关。症见腹痛频作，痛无定位，惟多在脐周围一带，喜温可按，痛甚以致汗大出。查舌质淡、苔薄腻而滑，脉沉弦。诊断：寒气内结，阳气不运。寒则凝泣，热则流通。寒者热之，是为正治。曾投理中汤，药力尚轻而不胜病，非大乌头煎不可，故先小其量以消息之。乌头用4.5g，盖蜜煎者缓其毒也，权以黑豆、甘草代之。2剂后，腹痛未作，汗亦未出，知药证相符，乌头加至9g。4剂后复诊，腹痛已止，只腹部微有不适，腻苔已化，舌转嫩红，弦脉缓和。知沉寒痼冷得乌头大热之品，涣然冰释矣。病者月余痊愈出院。（魏龙骧《中医杂志》1978；12：14）

原按 考《金匮》治寒疝有三则：寒气内结，阳气不行者，宜大乌头煎；表里皆寒者，宜乌头桂枝汤；血虚寒疝者，宜当归生姜羊肉汤。本案腹痛绕脐，发则汗出，脉沉弦，与大乌头煎证相合，故依法投之而取效。

编者按 医者从投理中汤不效得知，如此沉寒痼疾非乌头不效，故由小剂量开始，同时配甘草、黑豆以减其毒性。因乌头散寒止痛作用较附子强，且应用得当，故效如桴鼓。

2. 整骨麻药 草乌三钱，当归、白芷各二钱五分。上药为末，每服五分，热酒调下，麻倒（编者按：为草乌中毒而昏倒之状）不知痛苦，然后用手如法整理。（《串雅内编》）

编者按 本方见于明·王肯堂的《证治准绳》。清·陈梦雷《医部全录》和沈金鳌《沈氏尊生书》中的“整骨麻药方”均与本方相同，可见该方是历代整骨较为习用的方剂之一。本方服用量一定要谨慎，切不可用之过量。因草乌有大毒，若用之不当，可致中毒，甚至危及生命！

（二）外治法

1. 开刀麻药 草乌、川乌、半夏、生南星、蟾酥各一钱，番木鳖、白芷、牙皂各三分。上药共为末，临时水调，敷一饭时，开刀不疼。庚生按：草乌、川乌宜用尖，半夏宜用生，或胡椒末亦可，用烧酒调更速。（《串雅内编》）

编者按 《医宗金鉴》有类似记载。这是局部麻药方。将诸药为末，用酒调涂于欲行开刀的痈疽疔肿局部上。所用草乌、川乌、半夏、南星、胡椒均系辛温之品，这些药物与皮肤接触，能使末梢感觉迟钝，以致麻痹不知疼痛，再佐以番木鳖、白芷、牙皂、蟾酥消肿止痛，共成局部皮肤浅表麻醉剂。局部麻药方，古籍载述很多，所用药物均以辛温、辛热的草乌、川乌、南星、半夏、荜茇、蟾酥、胡椒、细辛以及具有止痛活血的乳香、没药等组成。用中药局麻，只能达到表面麻醉，故多用于局部各种小手术及五官手术。

目前手术麻醉已很少采用中药方法，但治疗痛证采用外治法时，可参考本方用药以止痛。

2. 头痛 治年久头痛：川乌头、天南星等份，为末，葱汁调涂太阳穴。（《经验方》）

3. 耳鸣 耳鸣塞耳。乌头烧灰，石菖蒲等份，为末，绵裹塞之，日再塞为效。（《串雅外编》）

编者按 乌头治诸风，菖蒲通九窍治耳鸣。两药性味辛温，用于风寒引起的耳鸣较宜。

4. 疥癣 治久生疥癣：川乌头七枚（生用），捣碎，以水三大盏，煎至一大盏，去滓，温温洗之。（《圣惠方》）

5. 痈疽

（1）治肿毒痈疽，未溃令内消，已溃令速愈　草乌头末，水调，鸡羽扫肿上，有疮者先以膏药贴定，无令药着人。初涂病人觉冷如水，疮乃不痛。（《圣济总录》草乌头散）

（2）治一切诸疮未破者　草乌头为末，入轻粉少许，腊猪油和搽。（《普济方》）

6. 淋巴结炎、淋巴结核 草乌头一个，用烧酒适量磨汁，外搽局部，每日一次。（《单方验方调查资料选编》）

7. 内痔不出 草乌为末，津调点肛门内，痔即反出，乃用枯痔药点之。（《本草纲目》第十七卷“乌头”引《外科集验方》）

8. 足肿 远行脚肿。草乌、细辛、防风等份，为末，掺鞋底内。如草鞋，以水微湿掺之。用之可行千里，甚妙。（《本草纲目》第十七卷“乌头”引《经验》）

9. 筋骨疼痛 手足拘挛 瘫痪 治筋骨疼痛，手足拘挛。川乌一斤为细末，隔年陈醋入砂锅内，慢火熬如酱色，敷患处。如病一年者，敷后一日必发痒，痒时令人用手轻拍，以不痒为度。先用升麻、皮硝、生姜煎汤洗之，然后上药，不可见风。（《串雅内编·万应膏》）

编者按 本方名“万应膏”，是治疗风湿痹证的外用方。川乌辛热燥烈，其性善走，能通十二经，用治筋骨疼痛，手足拘挛，熬成膏剂，涂局部可收散邪通痹止痛之效。由于该品外敷，可使局部麻痹，故目前有用川乌浸剂，作为局部麻醉亦收镇痛之效。另外有人曾用生川乌一个，为细末外涂，治疗瘫痪亦有效。

10. 跟骨骨刺 我科用中药川乌治疗跟骨骨刺80例，取得了满意的疗效，现小结如下。①临床资料：本组男27例，女53例；年龄37~70岁，平均年龄52.8岁；病程自1个月至7年不等；两侧均有骨刺的23例，占28.7%，单发的为57例，占71.3%；所有病例均拍X线片证实有跟骨骨刺。②治疗方法：将川乌烘干，研成细末，和老陈醋拌成糊状涂在干净的布上，贴在患处，3天换1次，一般5次为1个疗程。③结果：显效48例（患者经1个疗程治疗后，疼痛完全缓解，行走自如）；有效28例（以1~2个疗程治疗，疼痛减轻，能行走）；无效4例。（胡彤宇，等《河北中医》1997；2：40）

原按 随着年龄增长，跟垫组织会产生退行性变，在不断负重，尤其是受重力冲击后，纤维间隔可以被撕裂，脂肪组织挤出间隙，足底再承受力时，就直接伸达到跟骨，日久跟骨局部皮质增厚，跟骨结节处骨赘形成，即跟骨骨刺。跟骨骨刺一般顺跖腱膜纤维走向增生，与足底平行，所以跟骨骨刺导致的跟痛主要不是骨刺的直接机械性压迫引起的，而是因为长期行走时，骨刺与周围软组织不断摩擦，使周围软组织产生无菌性炎症而引起疼痛。中药川乌含有多种生物碱，其中主要是乌头碱，它的分解产物有一定镇痛作用，能温中散寒、祛风燥湿、活血化瘀，具有很强的消炎及麻醉止痛作用，可以有效地减轻骨刺周围软组织的无菌性炎症，从而使疼痛缓解。川乌治疗跟骨骨刺方法简便，无痛苦，无副作用，疗效显著，值得推广。

11. 虫蛇咬伤 1969年夏，我率医疗队进入宜章莽山瑶族居住区。某日一汉族农民奔至驻地求医，见其右手肿胀，肘关节以下遍布水疱，灼痛难忍，主诉为竹叶青蛇所咬，随用蛇咬伤药内服外涂，半日后，其疼痛稍减，但肿胀不消，虽用三棱针于伤处针刺引流，但流出毒水甚少。乃用瑶族草医介绍的治蛇伤经验，取生草乌一枚蘸酒磨汁，于肿处上界绕手臂涂上一圈，五分钟后，患者伤口流出黄色毒液甚多，肿胀随之消退。（《长江医话》）

编者按 虫蛇咬伤证多险恶，需急救之。生草乌大辛大热，有大毒，内服有祛风散寒止痛之功，外用以毒攻毒，使毒邪得散。

结 语

乌头有川乌、草乌两种。性味辛、苦，温。有大毒（草乌毒性大于川乌）。归心、肝、脾经。具有祛风湿、散寒止痛的功效。临床可用于寒湿痹痛、心腹冷痛、头风痛、偏头痛、跌打损伤痛、半身不遂、阴疽等病症。外用可治疗筋骨疼痛、手足拘挛、瘫痪、耳鸣、跟骨骨刺、痔疮、虫蛇咬伤、远行足肿等。

现代药理研究证实乌头含有乌头碱等，而乌头碱的分解产物有一定的镇痛作用，故可用于多种痛症的治疗。

关于运用乌头应注重的问题，以上综述探讨可供参考。

天 雄

【基原与药材】 为附子或草乌头之形长而细者。

【用法与用量】 内服：煎汤，2~6g；或入丸、散。外用：研末调敷。

【原文】《本经》：天雄，一名白幕。味辛，温，有大毒。治大风，寒湿痹，历节痛，拘挛缓急，破积聚、邪气，金疮，强筋骨，轻身，健行。生山谷。

《别录》：天雄，味甘，大温，有大毒。主治头面风去来疼痛，心腹结积，关节重不能行走，除骨间痛，长阴气，强志，令人武勇，力作不倦。又堕胎。生少室。二月采根，阴干。

【经方用药】《本草正义》说：天雄“同为乌、附，而得气最全，故辛温逐寒，彻内彻外。命名之义，盖谓得天之气独全，最为雄壮耳。《本经》主治，悉与附子大略相同。所谓主大风，寒湿痹，历节痛，拘挛缓急，十三字当作一气读。盖必诸证之属于大风寒湿痹着者，乃可治之耳。积聚邪气，亦以寒湿言，即《别录》所主之去来疼痛，心腹结聚，关节重，不能行步，除骨间痛者，固无一非寒湿之痹着者也。《本经》又谓强筋骨，轻身健行；《别录》又谓长阴气，强志，则以寒湿尽去，而筋骨自壮，阴液自长，行步自健，志气自强，皆充其功用所及而过甚言之耳。”

总之，天雄与乌头、附子科属相同，功效主治亦相类。经方中仅《金匮》虚劳病篇有天雄散一方用之，且本方缺主治病症，据《方药考》云：“此为补阳摄阴之方，治男子失精，腰膝冷痛。”方中天雄与桂枝、白术相配，温补脾肾，配龙骨以涩精。由此推知，《金匮·血痹虚劳病》篇第8条所述“夫失精家，少腹弦急，阴头寒，目眩发落，脉极虚芤迟，为清谷、亡血、失精”等部分病证，用天雄散治之，似较为对证。其他古方中用之者亦较少，目前已无天雄专品。

干　姜

【基原与药材】 为姜科植物姜的干燥根茎。气芳香，味辛辣。以质坚实、外皮灰黄色、内灰白色、断面粉性足、少筋脉者为佳。

【用法与用量】 内服：煎汤，3~9g。

【原文】《本经》：干姜，味辛，温，无毒。治胸满，咳逆上气，温中止血，出汗，逐风湿痹，肠澼下利。生者尤良。味辛，微温。久服去臭气，通神明。生川谷。

《别录》：干姜，大热，无毒。主治寒冷腹痛，中恶，霍乱，胀满，风邪诸毒，皮肤间结气，止唾血。

【经方用药】《本草经疏》解析《本经》说：“炮姜，辛可散邪理结，温可除寒通气，故主胸满咳逆上气，温中出汗，逐风湿痹，下痢因于寒冷，止腹痛。其言止血者，盖血虚则发热，热则血妄行，干姜炒黑，能引诸补血药入阴分，血得补则阴生而热退，血不妄行矣。治肠澼，亦其义也。”

干姜是仲景最常用的药物之一，经方中使用干姜的方剂竟达43首。可以说，仲景对干姜的运用已炉火纯青。

1. 温肺化饮治咳逆上气　由于饮伏于肺，肺失肃降，气逆于上，故咳嗽喘息及胸满等，此即《本经》所云“治胸满咳逆上气”也。仲景用干姜治疗寒饮咳喘常与细辛、五味子相合。干姜、细辛温肺化饮，再配五味子之酸收，散中有收，既可防止肺气耗散太过，亦可恢复肺之宣发肃降之功。具有此种结构的方剂有7首。①寒饮较重又兼感外寒者，多与麻黄、桂枝等配伍，这就是一般咳喘病人的救命仙方小青龙汤。由于寒饮内伏，又挟风寒外束，故咳喘尤为严重，可见“咳逆倚息不得卧”。小青龙汤用干姜配细辛、半夏温阳化饮，五味子收敛肺气，麻黄、桂枝、芍药调和营卫而解表寒，甘草调和诸药。②若饮郁化热出现烦躁者，可再加石膏清热除烦，方名小青龙加石膏汤。③若气滞胸满喘息较甚，且外寒束表者，可用小青龙加石膏汤的变方即厚朴麻黄汤，此方以厚朴、杏仁、小麦易桂枝、芍药、甘草。④若属单纯内有寒饮，则单用干姜、细辛、五味子配茯苓、甘草，即为苓甘五味姜辛汤，适用于痰饮病服过小青龙汤后，痰饮已轻，但尚未尽化，仍见咳喘胸满者。⑤上证若兼呕吐者，加半夏降逆止呕，即桂苓五味甘草去桂加姜辛夏汤。⑥上证再兼水肿者，加杏仁宣肺利水，即苓甘五味加姜辛半夏杏仁汤。⑦上证再见胃热上冲熏面，面色如醉者，加大黄泻胃热，方名苓甘五味加姜辛半杏大黄汤。其次，小柴胡汤方后云：“若咳者，去人参、大枣、生姜，加五味子半升，干姜二两”；四逆散方后云：“咳者加五味子、干姜各五分”；真武汤方后云：“若咳者，加五味子半升，细辛、干姜各一两”。

以上可见，干姜是仲景治疗痰饮咳喘不可缺少的药物，多与细辛相配，共奏温化水饮之功，或再加半夏燥湿化痰以助其功，为了防止辛散太过，并与五味子相伍，这是仲景治寒饮咳喘的独到之处，值得认真研究并加以继承。

另外，痰饮水湿之邪停于胁下，三焦气化不行，见胸胁满微结，小便不利，渴而不呕，但头汗出，往来寒热，心烦等症，仲景用柴胡桂枝干姜汤治疗，其用干姜的目的是配合桂枝宜通气机，温化水饮，正合"病痰饮者，当以温药和之"之旨。此虽非咳逆之证，但因病机一致，异病同治，故亦用干姜治疗。

2. 温中散寒治中焦虚寒证 干姜，《本经》谓其"温中"，《别录》云其"主治寒冷腹痛"，可见其善治中焦虚寒证。

（1）治中寒呕吐、吐涎沫 经方中用干姜治疗中焦虚寒呕吐的方剂，除后面要论述的适用于寒霍乱的理中丸（汤），以及火不生土之四逆汤、通脉四逆汤、白通加猪胆汁汤以外，尚有如下4方：①甘草干姜汤，《金匮》云："肺痿吐涎沫而不咳者，其人不渴，必遗尿，小便数，所以然者，以上虚不能制下故也。此为肺中冷，必眩，多涎唾，甘草干姜汤主之。"此为上焦阳虚，肺中虚冷而痿，阳虚不能化气摄津而致频频吐涎沫之证，方用炮干姜温而不燥，配甘草温肺复气。此方是理中之半。《伤寒论》中则用本方治疗中阳虚引起的"烦躁吐逆者"。本方虽云温肺，实亦温脾，脾为肺母，脾为生痰之源，肺为贮痰之器，温脾亦即温肺，此乃补土生金法之源头。仲景此思想在《伤寒论》中亦有反映。《伤寒论》云："大病瘥后，喜唾，久不了了，胸上有寒，当以丸药温之，宜理中丸。"便是直接用温补中气的理中丸治疗"胸上有寒"。②半夏干姜散。《金匮》云："干呕，吐逆，吐涎沫，半夏干姜散主之。"此为中阳不足，寒饮内盛而致呕吐等，方以干姜配半夏温中散寒，降逆止呕。③治疗妊娠呕吐的干姜人参半夏丸。《金匮》云："妊娠呕吐不止，干姜人参半夏丸主之。"妊娠恶阻的原因颇多，本条所述乃胃虚寒饮而致。方用干姜一方面配合人参温中益气散寒；一方面协助半夏及生姜汁涤饮降逆。共奏温中益气、降逆止呕之功。④若兼寒格呕吐者，可用干姜黄芩黄连人参汤，方以干姜配人参益气温脾，为理中丸之半，结合黄芩、黄连清胃热，共成苦寒清降、辛温通阳之功。总之，干姜为治疗中寒呕吐之良药，夹虚者可与甘草、人参相配；虚寒甚者，可与附子等辛热之品相伍；有格拒现象者，可配合猪胆汁等；寒热错杂者，可与芩、连配合；湿痰盛者，可配合白术、生姜汁或半夏。

（2）治中寒下利 除理中丸（汤）外，还有如下几方：①中寒下利兼膈热可用栀子干姜汤。《伤寒论》云："伤寒，医以丸药下之，身热不去，微烦者，栀子干姜汤主之。"柯韵伯云："以丸药下之，心中微烦，外热不去，是知寒气留中而上焦留热。"是故以干姜温中散寒，栀子清泄膈热，寒热并用，共奏清上温中之功。②若兼肺中郁热唾脓血，咽喉不利者，可用麻黄升麻汤。其方用干姜的目的是与白术、茯苓、桂枝、甘草等并用温中健脾止利，而麻黄、升麻、石膏、知母、天冬等则为发越清泄肺部之郁热而设。③若兼肝胃有热之蛔厥，可用乌梅丸。蛔厥所以发生是由于胃热脾寒，蛔虫扰动，气血逆乱而致。治疗此证除需安蛔外，必须解决胃热脾寒这个内在的病理改变，从本而治。方中所以用干姜，就是为了与附子、细辛、蜀椒、桂枝相配，以增强温脾散寒安蛔的功效。④若属少阴阳虚火不生土之下利，除四逆汤类方外，还有桃花汤，适用于中寒下焦滑脱不禁证。《伤寒论》云："少阴病，下利，便脓血者，桃花汤主之。"此方用干姜与赤石脂、粳米相配，温中涩肠固脱，既能止其下利，又可止其便血。此外，真武汤方后云："若下利者，去芍药，加干姜二两。"亦是用干姜温中止利的例子。总之，干姜是治疗虚寒性下利的首选药物之一，多与人参、甘草、白术相配；寒甚者，可加附子等辛热之品；挟热者，可与芩、连为伍；若属滑脱不禁者，可适当配伍收敛固涩之品，如乌梅、赤石脂等。《本草正》说："下元虚冷，而为腹痛泻痢，专宜温补者，当以干姜炒黄连用之。"可资临床参考。

（3）治中寒腹痛 在经方中，明确提出腹痛而用干姜治疗的方剂为大建中汤。《金匮》云："心胸中大寒痛，呕不能饮食，腹中寒，上冲皮起，出见有头足，上下痛而不可触近，大建中汤主之。"此由脾胃虚寒而致，阳虚生内寒，寒气攻冲，故见证多端，方用干姜与蜀椒、人参、饴糖组成。用干姜的目的，一是协助蜀椒温中散寒降逆；一是协助人参、饴糖温建中气。共奏温中补虚、缓急止痛之功。

（4）治脾寒与寒热互结心下痞　经方中使用干姜治疗心下痞的方剂有4首，其中用于脾寒胃热互结心下痞者有3方，另一首用于脾胃虚寒而致之痞。适用于寒热互结心下痞的3方是半夏泻心汤、生姜泻心汤和甘草泻心汤。3方均适用于心下痞兼呕吐下利等症，其组成基本相同，其主要结构均是用干姜配半夏、黄芩、黄连辛苦通降以泻痞。尤在泾说："半夏、干姜之辛能散其结，黄连、黄芩之苦能泄其满"，这是治疗寒热互结心下痞及呕吐下利的主要药物。另外，脾虚气滞者，还赖脾胃的运化，故3方均用人参、甘草、大枣益气健脾，以恢复脾胃升降功能。还有一方是桂枝人参汤，《伤寒论》云："太阳病，外证未除，而数下之，遂协热而利，利下不止，心下痞硬，表里不解者，桂枝人参汤主之。"桂枝人参汤实际是理中丸加桂枝，为素体脾胃虚寒又感受外邪的证候，其使用干姜的目的与理中丸相同，即温中散寒消痞。

（5）治寒性霍乱病　汉代所谓的霍乱，实际是指剧烈的吐利症，因来势急暴，挥霍缭乱，故名霍乱。如此病症是因中焦受邪，升降悖逆而致。干姜所治的霍乱证是寒湿中阻者。这样的方剂共有4首。①《伤寒论》云："霍乱，头痛，发热，身疼痛……寒多不用水者，理中丸主之。"理中丸是颇受历代医家青睐的治疗脾家虚寒、寒湿内盛的著名方剂。由干姜、白术、人参、甘草组成，其用干姜温中散寒，正与《本经》言其"温中"相合；与人参、甘草相配，温中健脾；与白术相合，能温中燥湿。本方温补中焦的疗效可靠。因此，它不仅可用于霍乱吐利症，其他各种疾病，只要属于中焦虚寒者均可使用。②若中焦阳虚波及到下焦之阳，则需用四逆汤来温补脾肾之阳。《伤寒论》云："吐利，汗出，发热，恶寒，四肢拘急，手足厥冷者，四逆汤主之。"此时用干姜与附子相配，脾肾并补，益火生土，方能恰合病情。③若失于治疗，或病势凶险，吐泻无度，出现阳亡液竭时，可依据证情轻重选用四逆加人参汤或通脉四逆加猪胆汁汤。《伤寒论》云："恶寒脉微而复利，利止亡血也，四逆加人参汤主之。"又云："吐已下断，汗出而厥，四肢拘急不解，脉微欲绝者，通脉四逆加猪胆汁汤主之。"通脉四逆汤较四逆加人参汤回阳救逆之力强，猪胆汁不仅能补已经丧失的阴津，而且还能借其苦寒之性引姜、附入阴，防止盛阴与辛热之药格拒。以上四方均适用于霍乱证，但理中丸证较轻，阳虚仅限于中焦，故单用干姜温中散寒；若阳虚涉及下焦，则必须配附子；若阳虚而兼液脱者，又须与人参相配；若出现格拒之时，则又当与猪胆汁为伍。

3. 回阳救逆治少阴阳虚证　上文已论及，用干姜治疗少阴阳虚证，是仲景的一个发明，并且不断得到后世临床实践的验证。《本草求真》说："干姜大热无毒，守而不走，凡胃中虚冷，元阳欲脱，合以附子同投，则能回阳立效，故书有'附子无干姜不热'之句，仲景四逆、白通、姜附汤皆用之。"其干姜与附子相须为用，即干姜附子汤，为单捷小剂，可立回暴脱之阳而止烦躁。再加甘草即回阳救逆主方四逆汤。若加重姜附之量，就变成了通脉四逆汤，能力挽狂澜，拯欲脱之亡阳。若上方去甘草加葱白，就是白通汤，可适用于戴阳证。若戴阳证服药不受，可加猪胆汁人尿反佐，即是白通加猪胆汁汤。若阴阳两虚而以烦躁为主症者，可用四逆汤加人参、茯苓，即茯苓四逆汤。现代医学发现，干姜虽主要作用于肠胃，但能反射性地兴奋血管运动中枢，通过交感神经兴奋使血压上升，这就是所谓的回阳救逆的作用。干姜与附子相配，既能减轻附子的毒性，又能使附子的作用增强，时间延长。这就是"附子无干姜不热"的真实含义。

4. 温阳散寒治胸痹心痛病　仲景认为胸痹心痛的产生是"阳微阴弦"，即阳气不足，阴寒邪盛。干姜具有温中散寒之功，故胸痹病仲景有时亦用到干姜。这样的方剂有2首：①乌头赤石脂丸。《金匮》云："心痛彻背，背痛彻心，乌头赤石脂丸主之。"此为阴寒痼结之心痛。方用干姜温阳散寒之功，以协助乌头、附子、蜀椒峻逐阴寒之气，而通心脉。②人参汤。《金匮》云："胸痹，心中痞，留气结在胸，胸满，胁下逆抢心……人参汤亦主之。"人参汤即理中汤。二方证均属虚寒证，但上证以寒为主，故所用皆为温阳散寒之品，为防其辛散太过，还加用了温里固涩之赤石脂为反佐；本证则以虚为主，故以干姜配人参、甘草、白术，重在温补心脾之阳气以祛寒，诚如尤在泾所说："养阳之虚，即以逐阴。"

二方虽均用干姜，但因所治病证病机侧重点不同，故用药配伍有别。

5. 温阳治血证 《本经》说干姜能“止血”，由于干姜性温而入中焦，故重点用于中阳虚不能摄血而致的吐血便血证。另外，因其辛温能兴奋血流，使离经之血，迅速消散，故干姜亦可用于瘀血证。经方中用干姜治疗血证的方剂，除前边已经提及的治疗下利便脓血的桃花汤外，还有3方。《金匮》云：“吐血不止者，柏叶汤主之。”柏叶汤适用于阳虚不能摄血之证，由于吐血不止，既用干姜、艾叶温阳摄血，又配柏叶凉降止血，共成止血之功。其次，治疗金疮的王不留行散方，取干姜温阳行瘀，促进离经之血的消散，达到止血的目的，同时有利于瘀肿的消除。仲景据此还将干姜用于瘀血痰浊阻滞形成的癥瘕疟母之证，方如鳖甲煎丸即用干姜配伍大量破血软坚之品。

6. 其他

（1）用于肾着病 《本经》曰干姜能“逐风湿痹”，干姜辛热，主要适用于寒湿痹证，经方治肾着病的甘草干姜茯苓白术汤可以为证。尤在泾说：肾着“病不在肾之中脏，而在肾之外府，故其治法，不在温肾以散寒，而在燠土以胜水。甘、姜、苓、术辛温甘淡，本非肾药，名肾着者，原其病也”。可见本病使用干姜在于温阳散寒，通痹止痛。

（2）用于虚劳病 《金匮》云：“虚劳诸不足，风气百疾，薯蓣丸主之。”本方证主要是由脾虚而致，进一步发展为气血诸不足，故方中用大队的气血两补之品，其用干姜亦是协助参、术温中健脾，脾气健运，饮食增加，气血有源，虚劳自愈。

（3）用于中风病 《金匮》云：“侯氏黑散：治大风四肢烦重，心中恶寒不足者。”此证乃脾虚肝旺，外风引动内风之证。方中用干姜的目的是配合人参白术茯苓温补脾气。

（4）用于反佐药物 仲景制方遣药，往往在主攻方中，加一些反佐之品，使方剂成为有制之师。干姜也被用于反佐，方如风引汤。风引汤是治疗热盛惊痫的方剂，本应使用寒凉重镇之品，但为了不过于寒降，仲景少佐干姜与桂枝加入众多寒降之品中，既能防止寒降过度，起到温中护胃的作用，又能起到“火郁发之”的作用，令郁火得散而易于清泄。如此用药技巧，是我们应当认真学习并加以继承发扬的。

综上所述，干姜是仲景非常喜用的药物，凡虚寒所致的咳喘、痰饮、痞证、呕吐、下利、虚劳、吐血、便血、金疮、瘀血、中风等诸多病症，皆可以干姜为主药，或为辅助药治之，涉及的方剂达43首。这些方剂有汤剂、丸剂、散剂。其内容之丰富，配伍之巧妙，令人称绝，值得学习和继承。

【单方治验】

1. 卒心痛 干姜末，温酒服方寸匕，须臾，六七服，瘥。(《补缺肘后方》)

编者按 卒心病可能是指“心绞痛”发作，用温酒送服之，这与现今常用的速效救心丸之辛香通窍法相合。

2. 中寒水泻 干姜（炮）研末，饮服二钱。(《千金方》)

3. 头目眩晕吐逆 川干姜二两（炮），甘草一两（炙赤色）。上二味，为粗末。每服四五钱，用水二盏，煎至八分，食前热服。(《传信适用方》止逆汤)

编者按 《金匮》治“卒呕吐……眩悸者，小半夏加茯苓汤主之”。此痰饮病证治方法。若中焦虚寒证，以上述方法为宜。

4. 脾寒疟疾 ①干姜、高良姜等份，为末，每服一钱，水一盏，煎至七分服。②干姜炒黑为末，临发时以温酒服三钱匕。(《外台》)

5. 寒利青色 干姜切豆大，每米饮服六七枚，日三夜一。(《补缺肘后方》)

6. 吐血不止 干姜为末，童子小便调服一钱。(《千金方》)

编者按 上述单方与柏叶汤方法相似而更简单。

7. 纳呆 治脾胃虚弱，饮食减少，易伤难化，无力、肌瘦：干姜（频研）四两，以白饧切块，水浴过，入铁铫溶化，和丸梧子大。每空心米饮下三十丸。(《十便良方》)

8. 阴黄（急性黄疸型肝炎） 血证（血小板无力症） 胁痛（胆石症） 今将高辉远教授临床对干姜用法做一介绍。

（1）温阳健脾，抑肝除黄 曾治疗一男性“急性黄疸型肝炎”患者，症见全身皮肤及巩膜深度黄染，尿如浓茶，大便溏薄，嗜睡，极度乏力，发热，头痛，食欲不振，腹部胀满，恶心欲吐，舌质暗、苔白腻而厚，脉细濡无力。从脉症看，此非阳黄，乃阴黄也。病人曾用大量中、西药利胆退黄，效果不佳。可能由于服苦寒药物过多，损伤中阳，肝木乘脾土，急宜温阳健脾、抑肝除黄，理中汤加减主之。调治2个月，病人出院，回家调养。干姜如取其温中阳之功能则应加大用量，可用至15g。

（2）温中健脾止血　曾治疗一“血小板无力症”女性患者，38岁，主诉20年来常九窍出血，皮肤有散在大小不等的瘀块，月经量也较多，体质虚弱，面色苍白，气短懒言，纳差，舌质淡、苔薄白，脉细数无力。据其脉症属中医血证门的大衄，乃劳伤为病，脾失统摄所致。治宜温中健脾统血以治本，佐止血养荣以治标，理中汤加味主之。历时半年，出血倾向得到完全控制。温中健脾止血应用干姜炭，剂量可稍加大用至12g。

（3）温经化瘀　胆石症多以湿浊不分，肝胆湿热蕴结为主要病机。高教授认为在治疗此类疾病中应用一点温药，可助气化，散寒凝，鼓舞推动药力直达病所，干姜能温经化瘀，正可担当此任。此用法干姜用量宜小，根据临床经验，干姜8g为妥，多则辛燥生热。（吴登山《中医杂志》1993；1：58）

9. 胸痹　心痛（冠心病　心肌梗死）

近年来，由于世界范围内广泛使用阿司匹林预防治疗心肌梗死，其对胃肠道的刺激作用亦逐渐显现出来。因此，我们在动物实验的基础上，以具有温胃散寒、回阳通脉的干姜为主制成胶囊治疗心脾两虚或夹气滞血瘀之冠心病、心肌梗死患者60例，并与阿司匹林作对照观察。现报告如下。治疗方法：治疗组口服干姜胶囊（本院制剂室生产，主要成分为干姜，每粒含生药0.4g），每日3次，每次2粒；对照组口服阿司匹林肠溶片（徐州制药厂生产），每次50mg，每日1次。疗程均为6个月，观察1个疗程。两组患者在观察期间，均停用可能影响本试验疗效评价的中西药物。结果：干姜胶囊能降低心脾两虚或夹气滞血瘀型冠心病患者血浆TXB_2水平，稳定血浆6-Keto-PGF12水平，且优于对照组（$P<0.05$）；能明显降低全血高、低切黏度及血浆高切黏度（$P<0.01$）；总有效率达58.3%，优于对照组（$P<0.01$）。（钱宝庆，等《中国中医急症》1998；1：11）

编者按　以上9则古今文献充分证明，凡中焦脾胃虚寒所致证候，干姜为主治良药。

10. 暴赤眼　白姜末，水调，贴脚心。（《普济方》）

编者按　《本草纲目》称干姜为白姜。上述方法乃引火下行法。贴脚心常用吴茱萸，详见其“单方治验”专项内容。

11. 痈疽初起　干姜一两。炒紫，研末，醋调敷周围，留头。（《诸症辨疑》）

编者按　痈肿病因火热毒邪结聚而生，上述方法，用干姜之辛为“火郁发之”之法，用醋调则取其“散瘀血”（《本草纲目》）而“消痈肿”（《别录》）之功。另外，《方脉正宗》治“痈疽初起：生附子，以米醋磨稠汁，围四畔，一日上十余次”。互参相较，方法相通。

附文

论干姜与生姜功用之异同

干姜与生姜皆为仲景常用药，如何正确区别运用呢？简述如下：二者皆为姜科植物的根茎，生姜在夏季采挖，取鲜根茎；干姜则在冬季茎叶枯萎时挖取干燥根茎。《本经疏证》将干姜、生姜合论之，邹氏根据姜的生长环境等因素说：“统而计之，则火者其禀，土者其体，金者其用，贯而属之，则具火性于土中，宣土于金内，姜之能事尽矣。姜有生者、干者之别……老而弥辣，干姜受气足，足则上达肺，下通大肠，外及皮毛，中镇沸逆；生姜受气微，微则仅能由中及上，故止散外感、止呕吐耳。……是生姜之走，干姜之守，系于老与嫩……干者与生者不特味有厚薄，即气亦有厚薄。《阴阳应象大论》曰：‘味厚则泄，薄则通；气薄则发泄，厚则发热。’惟其发且通，斯能走；惟其泄且热，斯能守。……仲景于呕则或以干姜，或以生姜……干姜之治呕为兼及他证，而用生姜则专治呕。……《金匮》附方《千金》内补当归建中汤，‘若无生姜，以干姜代之’，是生姜、干姜可混用也。……由诸条核之，则调中可混用，解外不可混用。……总而绎之，则干姜可代生姜，生姜不可代干姜。其故何也？夫调可常也，守可常也，散不可常也，走不可常也。呕者多用生姜，间亦用干姜；咳则必用干姜，竟不得用生姜，盖咳为肺脏病，肺主敛不主散也。”总之，生姜嫩而鲜，干姜老而干；

虽皆辛温，生姜气味薄，干姜气味厚；生姜偏于走散，干姜偏于温守；调中止呕干姜可代生姜，温肺不可以生姜代干姜；解外则宜生姜，不宜用干姜也。

结　语

干姜性味辛、热。归脾、胃、心、肺经。具有温中散寒、回阳救逆、温肺化饮之功效。临床上多用于脾胃虚寒证、亡阳证，及寒饮伏肺之咳嗽气喘、形寒背冷、痰多清稀等症。基于上述功效，有医者用干姜为主方，取其温阳健脾、抑肝除黄、温经化瘀之作用，治疗急性黄疸型肝炎、血小板无力症、胆结石症，均获较好疗效。也有医者用以干姜为主的干姜胶囊防治冠心病、心肌梗死，亦取得较好疗效。

现代药理研究证实干姜主要成分为辛辣素和姜油，其能反射性引起兴奋血管运动中枢和交感神经，使血压上升。

吴 茱 萸

【基原与药材】 为芸香科植物吴茱萸的未成熟果实。其香气浓烈，味苦微辛辣。以色绿、饱满者为佳。

【用法与用量】 内服：煎汤，3~6g；或入丸、散。外用：蒸热熨、研末调敷或煎水洗。

【原文】《本经》：吴茱萸，一名藙。味辛，温，有小毒。主温中，下气，止痛，咳逆，寒热，除湿，血痹，逐风邪，开腠理。根，温，杀三虫。久服轻身。生山谷。

《别录》：吴茱萸，大热，有小毒。主去痰冷，腹内绞痛，诸冷、实不消，中恶，心腹痛，逆气，利五脏。根白皮，杀蛲虫，治喉痹咳逆，止泄注，食不消，女子经产余血，疗白癣。生上谷及宛朐。九月九日采，阴干。

【经方用药】《本草经疏》解析《本经》《别录》说："凡脾胃之气，喜温而恶寒，寒则中气不能运化，或为冷实不消，或为腹内绞痛，或寒痰停积，以致气逆发咳，五脏不利。吴茱萸，辛温暖脾胃而散寒邪，则中自温、气自下，而诸证悉除。其主除湿、血痹、逐风邪者，盖以风寒湿之邪，多从脾胃而入，脾胃主肌肉，为邪所侵，则腠理闭密，而寒热诸痹所从来矣，辛温走散开发，故能使风寒湿之邪，从腠理而出。中恶腹痛，亦邪恶之气干犯脾胃所致，入脾散邪，则腹痛自止矣。"

《本经疏证》鉴别吴茱萸与附子不同功用说："据仲景之用吴茱萸，外则上至巅顶，下彻四肢，内则上治呕，下治利，其功几优于附子矣。不知附子、吴茱萸功力各有所在，焉得并论。附子之用以气，故能不假系属，于无阳处生阳；吴茱萸之用以味，故仅能拨开阴霾，使阳自伸，阴自戢耳。"这就是说，附子辛热燥烈，为纯阳之品，善于治疗一切阳气衰微之证；吴茱萸虽同为辛热之药，而兼有苦味，长于调理一切阴阳阻隔之患。

经方中用吴茱萸者有3方。据此3方，即可体会到仲景对《本经》关于吴茱萸主要功效的运用。

1. 温中下气止痛治肝胃虚寒证　《伤寒论》吴茱萸汤证是一个典型的"温中，下气，止痛"方。该书有3条论及吴茱萸汤的运用：一是阳明病篇，曰"食谷欲呕，属阳明也，吴茱萸主之"。二是少阴病篇，曰"少阴病吐利，手足逆冷，烦躁欲死者，吴茱萸汤主之"。三是厥阴病篇，曰"干呕，吐涎沫，头痛者，吴茱萸主之"。3条所述证候有所不同，而或呕或吐之中焦脾胃病变则一，其阴寒阻遏中宫为病之本。仲景对土壅波及肝经之病变则称为厥阴病；对土壅影响下焦之病变则为少阴病。另外，《金匮》又曰："呕而胸满，茱萸汤主之。"此乃中焦浊阴上犯而为胸满也。"治病必求于本"，方以吴茱萸为主配合生姜温中下气，降浊逆，止呕吐；并以人参、大枣补中益气。全方温补兼施，脾胃可健，诸症悉除。

2. 温血散寒治血气虚寒证　《伤寒论》曰："手足厥寒，脉细欲绝者，当归四逆汤主之。若其人内有久寒者，宜当归四逆加吴茱萸生姜汤。"两方所治证候，为血虚及气，气虚生寒，血气虚寒，不能温养四末，则手足厥寒；不能温养血脉，则脉细欲绝；血气不能温养于内，则内有久寒之证候。曰"内有久寒者"加吴茱萸、生姜，可见吴茱萸具有温血散寒以治"血痹"之功。另外，《金匮》治疗冲任虚寒兼有瘀血所致的崩漏等症，以温经汤主之，该方中用吴茱萸者，取其温散之功以治内脏"血痹"。总之，《本经》所谓吴茱萸治“血痹”之功效，仲景予以发挥运用。

【单方治验】

古今以吴茱萸治病，可分为内服法与外治法两大类。其外治法中的敷脐（神阙）疗法、敷脚心（涌泉）疗法治病广泛，很切实用，且方法简便，故分别单列于后。

（一）内科病

1. 吞酸

（1）治醋心，每醋气上攻如酽醋　茱萸一合。水三盏，煎七分，顿服。纵浓，亦须强服。（《兵部手集方》）

编者按　“醋气”即吞酸，俗称反酸水。“酽醋”即浓醋，“如酽醋”即浓厚的酸水。

（2）治食已吞酸，胃气虚冷者　吴茱萸（汤泡七次，焙）、干姜（炮）等份。为末，汤服一钱。（《圣惠方》）

2. 胃病

（1）萎缩性胃炎　马山教授从事临床工作30余年，治疗近万例的胃病患者，他认为，诸多因素虽皆能引起胃之疾，如肝气犯胃、瘀血阻络、寒凝中阻等等，但胃病患者十有九寒，这是从临床实践中摸索出来的规律和积累的经验。《本草经疏》说：“凡脾胃之气，喜温而恶寒，寒则中气不能运化，或为冷实不消，或为腹内绞痛，或寒痰停积……”，如慢性萎缩性胃炎，绝大多数患者胃脘疼痛时有得热则舒、遇冷痛重的现象。马教授治疗该病，吴萸为必用之药。因吴萸之性热，味辛苦，辛热能散能温，苦热能燥能坚，取其散寒温中燥湿之功，温暖脾胃而散寒邪，寒散则中州自温，上逆之气必自下行，气行血行，经络易通则痛自止，诸症可除。慢性萎缩性胃炎多属顽症痼疾，病程长久，久病多夹瘀，故马山教授提出用温中化瘀法治疗，化瘀可用当归、赤芍、丹参、莪术、水蛭等。关于吴萸的用量，一般少则9g，多则12g。其煎服法为：诸药在容器内用温水或冷水浸泡1~2小时后，放火上煎煮30~40分钟，取药液200ml，连煎2次，早晚各服1次。马山教授在临床上运用吴萸的指征是：①上腹隐痛微胀，嗳气，饭后为重，反复发作，遇冷或生气后加重，消化不良，大便时溏或干，肠鸣。②胃镜检查：胃黏膜充血水肿，红白相间，局部以白为主，或大片苍白区；病理组织呈萎缩性胃炎或伴有肠化生，或伴有腺体不典型增生。③舌象：舌淡，或胖大，或舌边缘有瘀斑，或舌下有黑而粗大的血管。④脉象：脉弦，或沉细，或弱。（马群，等《中医杂志》1995；2：70）

编者按　以上马教授不仅为学者们提供了以吴茱萸为主治疗慢性萎缩性胃炎的经验，而且从症状、病理及舌脉几个方面指出了应用本品的临床指征，使学者临证治疗本病时有规可寻，有据可依。

（2）胃痛　患者，女，35岁。1992年2月10日诊。患胃痛2年余，遇冷辄发。近日因食冷受寒，胃痛又作。口吐清涎，肢冷，舌淡、苔薄白，脉沉弦。诊为寒气凝滞型胃痛。治以散寒通降。药用吴茱萸6g，生姜汤送服，2剂痛止。（李淑萍《天津中医》1995；6：35）

编者按　吴茱萸温中散寒，且能下气，辅以生姜可协吴茱萸温中降浊而止胃痛。

3. 泄泻　治多样脾泄，老人多此，谓之水土同化：吴茱萸三钱，泡过，煎汁，入盐少许，通口服。盖茱萸能暖膀胱，水道既清，大肠自固，他药虽热，不能分解清浊也。（《仁存堂经验方》）

4. 痞满　泄泻（慢性胃肠炎　胃神经官能症）　吴茱萸，有温胃散寒、疏肝燥脾、暖肾止痛之功，在历代成方中其效颇著。笔者亲身体验，单味应用，效亦不凡。1960年，余习医出师一载，仲夏患痞满月余。每午餐后，脘腹胀满，干噫食臭，腹中雷鸣，晚餐不知饥食，是夜胀满欲泻，泻后满减。翌晨稍能进食，午餐饥而欲食，食则胀满如前，如此反复不已。神疲体瘦，失眠多梦。舌淡红苔薄黄，脉虚弱。经县某医院检查，诊断为慢性胃肠炎、消化不良、胃神经官能症。药用合霉素、黄连素、干酵母、维生素B_1等，其效不佳。先后曾用中药，附子理中汤合保和丸、参苓白术散等方。因时值三年自然灾害，药源短缺，方药无法配齐，故病延逾月。一日午后，适遇一老药工加工吴茱萸。他说：“该药吞服温中下气之功最速，脾肾虚寒者尤宜。”余思小恙，证属脾胃虚寒，肝肾不足，斯药甚是合拍。于是即购吴茱萸10g，立柜台旁用温开水送服。是日进晚餐，当夜胀满十去其七，安睡。次晨亦无便意，且知饥欲食。依量续服一次竟获痊愈。意外之获，刻骨铭心，以后多年临床工作中，痞满者屡试屡效。他证同一病机者，得心应手。（刘奉福《中医杂志》1995；5：263）

编者按　作者从“意外之获”，深谙吴茱萸用药之妙。

5. 胃痛　腹痛　呕吐　泄泻　吴萸性热，味辛而苦。其功能以温中止痛、泄肝降逆著称。临床主要用于寒邪内阻及肝气横逆所致的胃痛、腹痛、呕吐、泄泻等病症。作为主药，用量6~10g，水煎服。

（1）胃痛　肝气犯胃，胃痛反复发作，嗳气泛酸，舌苔白者，当重用吴萸，并与白芍拌炒，取其泄肝中有柔肝之功。此证多见于消化性溃疡。若肝气郁滞明显，痛引两胁，胸闷，当加疏肝药如香附、青皮。若肝郁化热，胃痛有烧灼感，急躁易怒，舌苔黄，用吴萸配黄连、山栀、蒲公英。久痛必瘀，当胃痛如针刺、部位固定，舌紫暗时，用吴萸配蒲黄、五灵脂化瘀止痛。久痛必虚，胃痛日久，伴见脘胀，喜按，食减，舌淡者，为脾胃虚寒之象，治当温中有补，用吴萸配党参、白术、干姜。

（2）腹痛　吴萸所治的腹痛为寒滞肝脉之症。症见少腹冷痛、拘急，男子多牵引睾丸，脉沉弦。用药以吴萸为主，配肉桂、小茴香、乌药等。

（3）呕吐　平素胃寒，因肝气犯胃，胃气上逆而呕吐，是用吴萸的依据，此证临床多见于神经性呕吐，其呕吐物多为酸水、稀痰及食物，胁胀，胃痛，嗳气，舌苔白。用吴萸为主药，配以丁香、生姜、半夏。若食入即吐，可加代赭石。若兼郁热，出现心烦，舌红，脉弦数，用吴萸必配黄连、竹茹。这种呕吐，病程较久，多见中虚之象，呕吐时作时止，神疲力乏，食少，四肢欠温等，在泄肝和胃方中，当兼温补。

（4）泄泻　吴萸用于泄泻，多属慢性虚寒性证候。如患者脾胃素虚，因肝木乘脾，而致清浊不分之泄泻，大便水谷不化，时发时止，伴少腹冷痛，脉弦细者，在温运中土方中，当疏泄肝气，用吴萸配白芍、白术、党参、干姜。若久泻不止，由脾阳虚导致肾阳亦衰，每日早晨肠鸣泄泻者，除温补脾肾外，用赤石脂、五味子等涩肠止泻，并配以吴萸温中散寒，散敛结合，可收相反相成之功。若在夏秋季节，因寒暑湿滞交结肠胃，清浊混淆，升降悖逆，突然腹中绞痛，上吐下泻不止，体内阴液大伤，筋脉拘急，即所谓“霍乱转筋”者，在用芳香辟秽和针刺急救之后，用吴萸合黄连、木瓜、蚕沙等以辛开苦降，舒筋活络，多能使病情缓解。（夏锦堂《中医杂志》1995；2：70）

编者按　我院夏锦堂老教授用本品为主治疗多种疾病而取效，是抓住了“寒邪内阻，肝气横逆”的病机。本品辛能散能温，苦能燥能坚，其所治之证，皆取散寒温中燥湿解郁之功而已。同时体现了夏老熟谙中医异病同治之原则，值得学者认真效法。

6. 厥证（排尿性晕厥）　笔者单用本品6g，水煎温服，治疗排尿性晕厥6例皆愈，经20余年观察无一例复发。如患者郭某，于大雪之日置酒同朋友共饮，席间外出小便，排尿过程中突然前仆昏倒，不省人事，伴四肢厥冷。醒后自述两年内排尿时类似发病5次。以吴茱萸6g水煎温服，每天1剂，连服3天。10余年来本病从未发作。（郭传安《中医杂志》1995；3：137）

原按　本法为笔者曾祖父家传效方，谓治尿厥神验。考排尿性晕厥系发作于排尿过程中或排尿结束时，以突然发生的短暂意识丧失为主症的一种疾病，属于中医“厥证”范畴。《类经·疾病类·厥逆》篇指出：“厥者，逆也。气逆则乱，故为眩仆脱绝，是名为厥……最为急候。”故本病病机主要为气机逆乱，升降失常，阴阳不相顺接，神机失用所致。《本草衍义》谓：“吴茱萸下气最速。”王好古曰：“冲脉为病，逆气里急，宜以（吴茱萸）主之。”可见吴茱萸单味服用，便足以调理逆乱之气机，使升降复常而阴阳顺接，于是排尿性晕厥自愈。

编者按　大凡厥证多因气机逆乱所致，且肝郁气逆则诸气皆逆。而吴茱萸善解肝郁又下气最急，故用于气机逆乱之晕厥，可取速效。本法用单味吴茱萸6g，方法简单，疗效确切，宜推广应用。

7. 脑积水　脑水肿　笔者家传一方，治疗小儿脑积水，疗效颇佳。吴茱萸是方中药物之一，笔者初从医时，认为脑积水，利水乃是正治，吴茱萸温中散寒，下气止痛，既无利水之功，又无通窍之能，且有毒，不当用治脑积水，故临证时去吴茱萸加车前子等利水药，疗效反不及原方，不知其故，家父告之，此方秘在吴茱萸，人皆知吴茱萸温中散寒，下气止痛，而不知其有引痰下行之功，脑积水是顽痰聚于头，利水多则伤阴，少则无效，化痰虽可，但痰无出路，疗效自慢，吴茱萸引痰下行，温而化之，则顽痰得去，病得根治，不用吴茱萸，疗效自然不好。笔者依此，以吴茱萸为主治疗小儿脑水肿，每获良效，近年来用吴茱萸为主辨证治疗成人脑积水、脑水肿，疗效亦佳。治例如下：

（1）袁某某，男，51岁，干部，1992年9月在两人扶持下就诊。自诉半年前不明原因，时常头胀痛，服止痛药可缓解，继而时常走路无故摔倒，以致不敢走路，头胀头痛亦加重，1个月前来本院检查，磁共振诊为：脑积水（导水管狭窄）。予利尿药治疗。服药1个月，头胀痛稍见好转，但四肢活动不灵反而加重，走路需人扶持。闻此病不能根治而来中医就诊。以吴茱萸10g，茯苓15g，白术15g，陈皮15g，炮山甲10g，丹参15g，牛蒡子10g，半夏15g，葛根15g，天麻15g等加减，吴茱萸始终应用，煎汤口服，治疗3个月，病情逐渐好转，直至完全恢复，至今已1年半未见复发。

（2）刘某某，男性，40岁，工人，1991年4月初诊。自诉2年前因患蛛网膜下腔出血，经当地医院抢救脱险，但遗有头胀痛，血压增高常达180/105mmHg，经当地医院X线头部摄影诊为脑水肿，每月静脉注1周甘露醇才能缓解头痛和降低血压，多处求治疗效不佳，闻笔者善治头痛，前来一试，乃以吴茱萸10g为主，茯苓15g，白术15g，炮山甲15g，丹参15g，牛膝15g，钩藤20g，夏枯草20g，天麻20g，半夏15g等加减出入，调理1个月，头痛、头胀明显见轻，血压150/90mmHg左右，病家欣喜异常，复查头部X线摄片：无脑水肿表现，继服1个月药。至今已3年，头痛、头胀未见复发，血压基本稳定在150/90mmHg左右。（王德君，等《中医杂志》1995；2：69）

（二）外科病

1. 阴囊湿痒　疮

（1）治阴下湿痒生疮：吴茱萸一升，水三升，煮三、五沸，去滓，以洗疮。诸疮亦治之。（《古今录验方》）

（2）马某，30岁，患阴囊潮湿瘙痒3年有余，尤以夜晚为甚，经多方治疗不愈。用吴茱萸50g，加水1500ml，煎汤熏洗（趁热骑在盆上先熏，待药液温后泡洗阴囊），每日3次，1天后瘙痒明显减轻；3天后瘙痒全消，后又连续熏洗半月（每剂药液可连用5天，药液少时，可直接加水），至今3年未发。（马新风《浙江中医杂志》1990；1：36）

2. 黄水疮　将吴茱萸研粉用凡士林调制成10%软膏，局部涂擦，每日1~2次。擦药前先用温水洗净患处。治疗12例，一般4~6次即愈。（《中级医刊》1965；7：455）

3. 疥疮　王某某，男，37岁。全身皮肤瘙痒，起丘疹五月余，尤以腹部、会阴、腿部为多。夜间瘙痒尤剧。皮肤上有脱屑、流水，曾用西药治疗仍反复发作。诊断疥疮。经用10%吴茱萸泥膏外搽一次后痊愈，至今无复发。（刘世成《四川中医》1987；5：46）

（三）其他

1. 牙齿疼痛　茱萸煎酒，含漱之。（《食疗本草》）

2. 小儿瘭疮　小儿瘭疮（指天疱疮。类似现代医学疱疹性皮肤病），一名火灼疮。茱萸煎酒，拭之良。（《本草纲目》第三十二卷“吴茱萸”引《兵部手集》）

编者按　从上述记载来看，吴茱萸药用无论是煎汤熏洗、煎酒外擦，还是用凡士林制成膏剂外涂，均能治疗多种湿疹、癣疥，且疗效确切。体现出本品外用可杀虫灭菌、消痛止痒、燥湿解毒之功效，是值得进一步研究开发其外用价值之药品。

外敷神阙疗法

（一）内科病

1. 痢疾　处方：吴茱萸6g，黄酒适量。用法：将吴茱萸研末，用黄酒调为糊状，填于脐中，外用布包扎，一天换药1次。主治：冷痢。（《理瀹骈文》吴萸糊）

2. 泄泻　取吴萸粉2.5~3g，用食醋5~6ml调成糊状，加温至40℃左右，摊于2层方纱布上（约0.5cm厚），将4周折起，贴于脐部，用胶布固定。12小时更换1次。经治20例，痊愈18例，好转1例，无效1例。初步观察，本法有调节胃肠功能、温里去寒、止痛及帮助消化等作用。对胃肠功能紊乱所致的腹泻效果较好，对细菌感染所致的腹泻配合应用抗生素可产生协同作用。（济南军区卫生部《医学资料》1972；2：20）

3. 恶心　呕吐　处方：炒吴茱萸30g，葱白6g，生姜7g。上药共捣烂做成一个小饼；先将甲氧氯普胺（胃复安）3片研末，撒于脐内，然后把药饼敷脐上，外用纱布覆盖，胶布固定。能加暖水袋热熨则疗效更好。（《脐疗》）

编者按　本法中西药合用，贴敷、热熨之法并施，对恶心呕吐效果良好。但仅用胃复安、“药饼”如何？尚待对比观察。

4. 胃痛　吴萸为温中散寒之要药，对虚寒性胃痛效果尤为显著。笔者以吴萸（研末）加醋、凡士林少许，调成软膏，敷于中脘、神阙穴，隔日更换1次，10天为一疗程。本人曾将50例分为两组对照观察。两组病人的年龄、发病时间、症状等大致相同。治疗中，两组内服药完全相同，其中一组另加上述外用药，共观察治疗20天，结果加外用药的治疗组事半功倍，见效快，疗程明显比对照组缩短。（管淑兰《中医杂志》1995；5：262）

原按　中脘穴为胃之募穴，系八会穴之一，是任脉、手太阳、少阳、足阳明经的交会穴，配神阙以协同增效。内治与外敷并举，全身局部兼顾，充分调动经络、气血之功能，故疗效较好。

5. 麻痹性肠梗阻　笔者在近年临床中应用吴茱萸敷脐治疗麻痹性肠梗阻18例，疗效颇佳，现介绍如下。①一般情况：18例中，男11例，女7例；年龄36~40岁6例，41~45岁7例，46~50岁4例，50岁以上1例。本组病例均为住院手术患者，其中胃、十二指肠溃疡急性穿孔修补4例，胃大部分切除8例，脾切除3例，胆囊切除2例，卵巢肿瘤切除1例。肠管麻痹时间最短18小时，最长42小时。②治疗方法：吴茱萸10g研末，淡盐水调成糊状，摊于2层方纱布上，将四边折起，长宽约5cm，敷于脐部，胶布固定，12小时更换1次。一般敷药1~2小时生效，起效最快40分钟，最慢2小时。③治例：黄某，男，58岁，农民。于1986年2月18日下午3时许因十二指肠溃疡急性穿孔行胃空肠吻合术。次日晨呕吐，上腹胀痛，下午弥漫全腹，腹部瞰胀，呈持续性胀痛，不排大便，也无矢气，肠鸣音减弱，腹部X线透视见多个杯状液平面，肠腔充气明显。西医诊为麻痹性肠梗阻。给抗生素、输液、肌注新斯的明及插胃管等治疗，效果欠佳。2月20日上午9时邀余会诊，诊见面色苍白，表情痛苦，额汗淋漓，腹部膨隆，叩诊呈鼓音，全腹压痛及反跳痛，舌淡红、苔薄腻，脉弦细滑。急用吴茱萸10g研末，按上法敷于脐部，胶布固定。约40分钟后肠鸣音增强，频频矢气，3小时后排少量咖啡样大便，腑气已通，呕吐停止，腹胀大减，疼痛缓解，后给调胃承气汤加党参、炒莱菔子调治，同时给抗生素、补液等。3月11日痊愈出院。（农远计《中医杂志》1995；3：136）

6. 阳痿　早泄　笔者临证用吴茱萸研末外敷神阙穴，治疗阳痿、早泄，取得较好疗效，现介绍如下。

（1）邓某某，男，25岁。结婚2年余，阳事举而不坚，同房每每不能入巷，且不耐久举便有精液排出，甚为苦恼。余用右归丸加仙灵脾、巴戟天、阳起石、海龙、海马等，连服4月余，毫无进展。细思之，患者形寒肢冷，少腹拘急，阳事不举，遇寒更甚，证属阳虚，予温肾壮阳，何以不中？莫非是厥阴肝寒，宗筋失纵之阳痿。遂用吴茱萸、白胡椒等份研末，取适量，用唾液调成糊状，每晚睡前敷于神阙穴，移夜取去。10日后阳事大举，亦能入巷，且甚为娱。肾阳亏虚历来被认为是阳痿的主要病因，但与肝也有非常密切的关系。《灵枢》指出：“肝足厥阴之脉……过阴器”，“肝者，筋之合也，筋者聚于阴器”。笔者临床对此病证常有从肾论治不效，而从肝论治用辛热温肝之吴茱萸外用而获效。

（2）刘某某，男，45岁。近3年来性欲减退，阳事举而不坚，同房一接触就泄精，其妻常为不满，自己亦甚为苦闷。诊其舌淡红、苔薄白，脉细弦。余嘱其用吴茱萸、五倍子等份为细末，醋调成糊状，每晚睡前敷于脐上，晨起则取去。每日1次，7日为1个疗程，用药期间忌房事。2个疗程后性欲增强，阳事大兴，已不早泄，夫妻感情融洽。（傅健《中医杂志》1995；3：137）

7. 癫痫　运用吴茱萸敷穴位治疗癫痫病19例，收效较为满意。①一般情况：19例中男性11例，女性8例；年龄最小的3岁，最大的31岁；病程最短的半年，最长的6年；显效12例，好转6例，无效1例。②治疗方法：将本品生用，研细，加冰片少许，取生面粉适量，用凡士林调为膏状，简称“吴萸膏”。贴敷时，先将吴萸膏敷在穴位上，覆盖纱布块，外用胶布固定（夏季纱布块宜小、透气好）。癫痫大发作患者，以吴萸膏贴敷神阙穴；小发作患者，以吴萸膏贴敷脾俞穴；精神运动性发作患者，以吴萸膏贴敷肝俞穴；其他或混合发作型以贴神阙穴为主，另可任选肝脾俞穴之一。并根据症状适当加穴：如痰多的加膻中穴，夜晚多发的加敷涌泉穴，热重的加大椎穴。隔日 1 次，每次 12 小时（从晚 8 时至早晨 8 时为佳）。治疗 1 个月为 1 个疗程，要求治疗 12~16 个疗程。③治例：未某某，女，5 岁，1992 年 12 月 17 日初诊。反复出现昏倒，四肢抽搐 4 余年。患者于 4 余年前无明显诱因出现突然昏倒，不省人事，两目上视，面色青紫，口吐泡沫，四肢抽搐，约持续 20 分钟方醒，醒后头昏重。2~3 天大发作 1 次，无小发作。脑电图示中度异常。查舌淡、苔白腻，脉濡。给予吴萸膏贴敷神阙、膻中穴。隔日 1 次，每次 12 小时。治疗 1 个疗程后，症状明显减轻，12 个疗程后症状消失，脑电图显示正常，至 1994 年 12 月未复发。（王兆荣《中医杂志》1995；5：262）

（二）儿科病

1. 小儿腹泻

（1）从长期的临床实践中观察到婴幼儿腹泻常伴有呕吐，服中药较为困难，笔者采用外治法，用吴萸研细面（干面或用醋调均可），一次 0.5~1g 外敷脐部，用胃安膏（或伤湿止痛膏）固定，1 日 1 换，3 日为一疗程。1992 年我们观察 50 例，治愈率为 85%，最短用 2 天痊愈，最长用 7 天痊愈，有效率为 92%。笔者体会此法对秋季腹泻疗效好，一般 1 个疗程可愈。脾虚腹泻疗效亦较好，一般 2 个疗程可愈。对慢性肠炎疗效较差，但有明显的止痛作用，用 1 个疗程后腹痛消失或减轻。如患儿李某，男，1 岁。1991 年 9 月 5 日就诊。腹泻 3 天，蛋花样便日 10 余次，且伴有呕吐日 3~4 次。大便化验：脂肪细胞（+）。精神差，有脱水征，舌质红、苔白干，口唇干燥。诊断为秋季腹泻并脱水。即给 5% 糖盐水加庆大霉素、维生素 C、维生素 B_6 静点 2 天，腹泻不减。第 3 天给吴萸面 3g，1 次 1g 外敷脐部，用胃安膏固定，1 日 1 换。3 日后再诊时，腹泻、呕吐均止，大便日 1 次，饮食欠佳，嘱山药米汤顿服以善后。（孟宪兰《中医杂志》1995；4：201）

（2）用吴茱萸、灶心土敷脐治疗小儿迁延性腹泻 105 例，除症状严重者配合内服药外，一般都取得满意效果。①治疗方法：吴茱萸 15g，灶心土 20g。上药研成粉末，用醋调匀至糊状，加温（以不烫手为度），纳脐中令满为宜，然后用绷带固定。1~2 小时换药 1 次。根据病情，每日可敷 2~3 次，一般 1~3 天可获良效。②结果：痊愈 79 例，好转 26 例。③治例：黄某，女，1 岁 7 个月。1988 年 11 月 12 日就诊。患儿泄泻月余，泻下稀薄带水，每天 6~7 次，挟有食物残渣，时泻时止，缠绵不愈。面黄无泽，目倦无神，眉皱消瘦，四肢欠温，纳呆。西医诊为单纯性消化不良。曾多次服用中西药治疗，症状未见好转。舌淡、少苔，指纹隐伏。中医诊为泄泻。证属脾胃虚弱，脾阳不振。给予吴茱萸 15g，灶心土 20g。嘱其母将药研成粉末，用醋调成糊状加温外敷神阙，每日敷 2~3 次，每次 30 分钟 ~1 小时。连续用药 2 天，泻止纳增，精神转佳，大便成形，每日 1 次。嘱其母控制小孩饮食，再予四君子汤加黄芪、干姜、山楂调理善后。（张文华《新中医》1995；1：26）

（3）以吴萸胡椒膏主治小儿因受寒而致腹泻。处方：吴茱萸 30g，白胡椒 30 个，丁香 6g。上药共研末备用。用法：每次取药粉 1.5g，加适量凡士林调膏，敷脐部固定，2 日换药 1 次，一般 2~3 次即愈。（《河南省秘验单方集锦》）

（4）顾某，男，3 岁。1990 年 10 月 20 日初诊。1 周前因食生冷发生泄泻，日行 10 余次，为稀便或近于水样便。曾口服黄连素、消食安、复合维生素 B 等药物，但仍泄泻不止。初诊时仍日泻 5~6 次，面色少华，腹软不拒按，失水不明显，舌质淡、苔薄，脉细。便常规：黄、稀、少量脂肪细胞。小儿为稚阳之体，脏腑柔嫩，若进生冷，损伤稚阳，阳虚则水谷不化，故泄泻不止。治宜温阳止泻。因小儿服汤剂有困难，故改为外治。每次用吴茱萸粉 3g，加白酒调成糊状，加热至无凉感为度，用两层纱布包裹，敷于脐部，用胶布固定，每 12 小时更换 1 次，连用 3 天。并嘱多饮淡盐开水，进易消化食物。第 4 天复诊时泻止，再用原法治疗，改为每 24 小时更换 1 次，连用 3 天，以巩固疗效。（李良《中医杂志》1995；5：263）

原按　单味吴茱萸虽有良好的止泻效果，但其毕竟为辛热之品，只能用于虚寒泄泻。曾有 1 例泻而食滞未清患者，用吴茱萸后泻虽止而发呕吐，继用消食导滞而吐止。因此，非虚寒泄泻，不可用之，否则将关门留邪，延长病程，甚至助热化火，引起变证，切不可滥用。

2. 小儿痢疾 处方：吴茱萸 6g，六一散 9g。用法：水调敷脐部。（《古今脐疗良方集解》）

3. 小儿寒疝 患儿，男，4岁。1993年2月1日初诊。患儿腹痛阵作，便秘，烦躁不安，面色苍白，汗出，手足冷，脐部有一突出物如核桃大，疑为肠疝。取吴茱萸 20g，盐炒后布包裹，熨脐部，约15分钟后，忽听肠鸣辘辘，入厕便下，腹痛即止。（李淑萍《天津中医》1995；6：35）

4. 滞颐 以止涎散主治小儿流涎症。处方：吴茱萸 20g，胆南星 10g。上药共研末。用法：每次取药粉 1g，蜜调为膏敷脐部，外用纱布包扎。每天换药1次，连用5次为1个疗程。（《脐疗》）

（三）其他

口疮（口腔溃疡） 高血压病 5年前，一高血压病人，因顽固性口腔溃疡久治不愈，余以吴茱萸粉用陈醋调和，敷贴双侧涌泉穴，溃疡得愈，检查血压亦降至正常。这一治此愈彼的意外发现，使笔者受到启发，决定试用于治疗高血压病。考虑到敷贴涌泉穴对患者不太方便，又想到神阙穴特殊的生理解剖特点，改为单用吴茱萸粉直接敷贴于神阙，取得较好疗效。（李贯彻《中医杂志》1995；5：261）

原按 神阙是位于任脉的一个重要俞穴，与督脉相表里，内连十二经脉、五脏六腑、四肢百骸，有转枢上下、承上接下的作用。现代医学研究，脐在胚胎发育的过程中，为腹壁的最晚闭合处，皮下无脂肪组织，脐下分布有丰富的血管及大量淋巴管和神经，这一解剖生理特点，确不失为特殊通道。吴茱萸的降压作用，通过这一通道，作用于机体，相得益彰，使阴阳平衡，脏腑功能恢复，从而达到治疗的目的。临床实践证明，吴茱萸敷贴神阙穴治疗高血压病，方法简便，安全可靠，无副作用，患者乐于接受。

外敷涌泉疗法

（一）内科病

1. 厥逆 人病厥逆之症，不敢用药，以此治之。吴茱萸一两为末，以面半两，水调成糊，以布摊成膏，贴涌泉穴内，则手足不逆矣。（《串雅外编》）

编者按 《石室秘录》亦有此记录。吴茱萸功能温中、散寒、下气，贴涌泉穴能引热下行，从而使厥气上逆所致的阴阳失调，气血逆乱得到改善。这是中医“病在上，取之下”的一种治法。

2. 眩晕 头痛（高血压病）

（1）将吴茱萸研末，每次取 0.6~1 两，用醋调敷两足心（最好睡前敷，用布包裹）。一般敷 12~24 小时后血压即开始下降，自觉症状减轻。轻症敷1次，重的敷 2~3 次即显示降压效果。（山东医学院《新医学》1972；4：55）

（2）高血压病是临床常见病、多发病，笔者试用吴茱萸粉外敷涌泉穴治疗高血压病36例取得较满意的疗效，现报道如下。①治疗方法：治疗组：吴茱萸粉 10g 加适量醋调成糊状敷于涌泉穴，每日睡前敷上，晨起去之，15天为1个疗程。对照组：复方降压片，1片/次，3次/日，疗程15天。两组治疗前均停用降压药2周以上，并进行治疗前后血、尿常规及肝肾功能检查。②结果：吴茱萸粉外敷涌泉穴治疗高血压病，总有效率 72.2%，显效率 22.2%，与对照组复方降压片相比，总有效率无明显差别，显效率较低。治疗15天后其收缩压、舒张压较治疗前均下降，有统计学意义（$P < 0.05$），两组比较无明显差别。并且对头痛、头晕、面红、口干、乏力等症状有明显的改善作用。提示吴茱萸粉外敷涌泉穴有滋阴降火之功效，无任何副作用。（吴学苏，等《南京中医药大学学报》1998；3：187）

（二）妇科病

经行吐衄 妇女月经来潮前一二天，或正值经行时出现有规律的吐血或衄血，每伴随月经周期发作，常可导致月经减少或不行，似乎月经倒行逆上，称为“经行吐衄”或称“倒经”“逆经”。此类病多因肝经郁火上冲或肺肾阴虚，虚火上炎，迫血妄行所致。对于此类病证，本人采用吴茱萸贴敷太冲、涌泉二穴治疗27例，均获满意疗效。其中未婚18例，已婚9例；病程最长6年，最短3个月。①治疗方法：取吴茱萸适量烘干研面备用。治疗时，于经前7天开始将吴茱萸用醋拌成糊状分别贴于太冲、涌泉穴上，外敷纱布固定。每日更换1次，双侧穴位交换使用，至月经过后即止。②结果：27例患者除1例治疗3个疗程无效而改服中药治疗外，其余26

例均在1~3个疗程内治愈。③治例：赵某某，女，26岁，工人，已婚。1992年6月15日来诊。患者平素性情急躁，易怒，2年前月经将来之时因家务事大怒后致经期鼻衄，之后每至经期即鼻衄，伴心烦易怒，乳房胀疼，手足心热，舌质红，脉弦细数。此属肾阴亏虚，水不涵木，肝火扰动，阴血失藏，血随气逆致经行鼻衄。经用吴茱萸贴穴治疗2个疗程，经行鼻衄消失，其他诸症亦随之而消。随访1年，未复发。（卢燕许，等《中医外治杂志》1997；1：13）

原按　中医认为，妇女经候如常，赖五脏安和，冲任调达，气血通畅，尤以肾、肝二脏的生理功能协调最为重要，其中任何一脏功能失调，均可影响冲任，导致月经的异常。据临床观察，倒经的病人多见心烦急躁，易怒，乳房胀疼，手足心热，头晕耳鸣，脉弦细数，舌质红等，显然与肝、肾的功能失调有关。太冲穴属足厥阴肝经的原穴，能疏肝理气，通络活血；涌泉穴为足少阴肾经之井穴。选此二穴，用辛温之吴茱萸外敷可刺激二穴，达到调补肝肾、引火归原之效，使血随气降，冲任安和，倒经自愈。

（三）儿科病　五官科病

1. 小儿发热　咳嗽　喘息（小儿肺炎）

小儿肺炎是儿科常见病，近年来由于广泛应用抗生素、激素，致使耐药菌株增加，造成部分肺炎患儿病程延长。1992~1995年笔者采用吴茱萸穴位贴敷佐治小儿肺炎126例，取效良好。现报道如下。①临床资料：根据原卫生部1987年颁布的小儿肺炎防治方案的诊断标准。随机分治疗组126例与对照组120例。②治疗方法：对照组应用抗生素、氨茶碱、强心苷等治疗。治疗组在上述治疗的基础上每天加用吴茱萸10g（研碎醋调制）。贴敷双涌泉穴位，隔日换1次，6日为1个疗程。③结果：经穴位敷贴1个疗程后，1周后复查X线胸片。显效（主要体征消失，X线胸片示：肺部炎症明显吸收）：治疗组和对照组分别为82例和36例；好转（主要体征消失，X线胸片示：肺部炎症吸收好转）：治疗组和对照组分别为28例和42例；无效（体征无改善，疗程超过7天）：治疗组和对照组分别为16例和42例。经统计学处理有显著差异。（X^2=12.45，$P<0.01$），治疗组优于对照组。（程正平，等《辽宁中医杂志》1996；3：133）

原按　穴位敷药疗法是将药物施于体表腧穴，使药物通过穴位、经络系统而达腑脏，起到调阴阳治病的目的。吴茱萸有特异芳香性，味颇辛辣，有温中散寒、止痛、理气、止呕作用。可用于外敷，醋为溶媒，能够促进药物透皮吸收。所选涌泉穴属足少阴肾经，足少阴肾经从足小趾之下循经脉走向腹胸至肺部。通过药物吸收代谢，刺激穴位，穿透经络，产生局部与全身反应，使药力直达病所并刺激肺部有关理化感受器，直接或间接反射性调整大脑皮层及自主神经系统功能，改善机体反应性，中西医合用，使临床症状好转，缩短病程。

2. 小儿呕吐　吴萸末适量加醋调成糊状涂涌泉穴，一日一次。如：张某，女，9个月。患儿因感受风寒而引起呕吐，不能进食，呕吐物为清水乳食，查患儿精神欠佳，呕吐频繁，舌淡、苔薄白，指纹淡。此为虚寒之证，取吴萸末9g，醋调外用，次日呕吐停止。（冯荣敏，等《中医杂志》1990；10：58）

3. 小儿滞颐　滞颐是小儿涎液过多，常从口角流出，渍于颐间。多发生在喂服期或乳牙生长阶段，是一种小儿常见病。近10年来，运用吴萸、胆星包脚心，治疗滞颐80例，疗效显著，报告如下。①治疗方法：吴茱萸30g，胆南星10g，共碾细末。食醋或酒调糊，晚睡前外敷涌泉穴，男左女右，晨去掉，连用3次。取药后密封保存待下次使用。②在治疗80例中，治愈62例，占77.5%；显效16例，占20%；无效2例，占2.5%。总有效率97.5%。③治例：李某，男，3岁零4个月。1996年6月11日诊。半岁时开始流涎，口水渍流不断，涎液黏稠，味腥臭，口角及下颌赤烂，颈胸部布满皮疹，喜饮，大便秘结，舌红。母诉每天换衣2~3次，涎液仍渗透衣衫，曾在医院等多处就医，毫无疗效。用上法包左足脚心3次，流涎停止，半年后访，未见复发。（杨忠厚《实用中医药杂志》1998；1：42）

4. 小儿咽痛（小儿咽炎）　吴茱萸粉贴敷涌泉穴治疗疾病，临床应用较广泛，属中医内病外治穴位敷贴法。笔者仅对吴茱萸粉贴敷涌泉穴治疗小儿咽炎略陈管见。咽炎临床上分为急性咽炎、溃疡性咽炎和慢性咽炎。由于小儿脏腑娇嫩，形气未充，腠理疏薄，表卫不固，易为外邪所伤，加之小儿“纯阳之体”，感邪之后易从热化，而出现高热、咽红疼痛、口渴、唇干、大便秘结，笔者在临床上多采用辛凉解表、清热解暑之银黄口服液（或冲剂），佐以吴茱萸粉醋调敷涌泉穴，24小时内咽痛全部消失，48小时退热者占83.3%。（葛涓菲《山东中医杂志》1995；8：358）

编者按 溃疡性咽炎在儿科亦较为多见，主要表现为发热、咽部散在溃疡面、咽痛明显、拒食、口臭、流涎，笔者用吴茱萸粉醋调敷涌泉穴，24小时咽痛、拒食消失，5天痊愈者占80%；慢性咽炎在儿科少见，其病因主要是急性咽炎反复发作，渐转为慢性，故临床上多为6岁以上小儿咽部异物感，刺激性咳嗽，咽后壁黏膜充血呈暗红色，且散在增生的淋巴滤泡，笔者在急性发作期对症处理，而后用吴茱萸粉贴敷涌泉穴，晚贴晨取，连用半月，75%的患儿自觉症状消失，咽后壁色暗红及增生的淋巴滤泡大多消失。

5. 急喉风 张某之女，十五岁，得喉症，延医多人，越治越重，渐至滴水不入，痰声辘辘，人皆云死，脉搏紊乱无序，喘无定息，急针少商穴出血，继用吴茱萸生、炒各12g，共为细末，用好醋熬滚，与药末合匀，做成两个药饼，贴患者两脚心涌泉穴，很快奏效，次日能食，病虽愈，但精神困惫，又用养阴清火之剂，一服而安。（《中医验方汇选》）

6. 口疮（口腔溃疡） 口疳 咽喉痛

（1）治口疮口疳：茱萸末，醋调贴足心。亦治咽喉作痛。（《濒湖集验方》）

编者按 牙疳，又称马牙疳、走马疳，即牙床和颊部急性溃疡、流脓和出血。

（2）治口舌生疮：吴茱萸末醋调，贴两足心，过夜即愈。盖引热下行也。（《串雅内编》）

编者按 《幼幼集成》《寿世保元》《本草纲目》均有用吴茱萸涂足心治疗口疮的记载。

（3）将吴茱萸捣碎，取细末加适量好醋调成糊状，涂在纱布上，敷于双侧涌泉穴，治疗口腔溃疡，24小时后取下。用量：1岁以下用0.5~2钱，1~5岁用2~3钱，6~15岁用3~4钱，15岁以上用4~5钱。治疗口腔溃疡256例，有247例治愈。一般敷药1次即有效。（《中级医刊》1965；7：455）

（4）近年来笔者用吴茱萸15g，研细末，用醋调匀成糊状，敷于患者两足心治疗慢性复发性口疮30余例，均1~3次即愈，追访至今无1例复发。如治张某，女，5岁，患口舌生疮2年余，经多方求治症状时轻时重，经久不愈。近来加重，邀余诊治。用吴茱萸15g研细末，醋调成糊状敷于两足心，2次即愈，随访1年未复发。（孙冠兰，等《山东中医杂志》1995；6：277）

（5）采用吴茱萸糊剂涌泉穴外敷治疗口腔溃疡132例，疗效满意，总有效率达83.3%。治疗方法是：以吴茱萸研末调醋，敷贴两足心涌泉穴，每日2~3次。结果：一般外敷24小时后，溃疡面开始缩小，疼痛明显减轻，大部分在3天左右治愈，临床应用方便，且无毒副作用，值得推广。（宋茎，等《江西中医药》1995；3：62）

7. 舌炎 舌裂 复发性口疮 以陈醋调吴茱萸末敷涌泉穴（先将吴茱萸研末装瓶盖严备用，临用时取药末10g，以陈醋调成糊状涂敷于患者两侧涌泉穴，外盖一层塑料薄膜，再用直径约10cm大小的胶布或伤湿止痛膏固定，每天换药1次，连续敷药4~7次即可）。治疗口腔病133例，其中口舌炎44例，舌裂29例，复发性口疮60例。结果总有效率98.5%（绝大部分患者于敷药的第二三天自觉疼痛等症状即有不同程度的减轻）。经随访，复发者为12%，且复发者病情明显减轻。（李艳芳，等《湖南中医学院学报》1995；2：29）

8. 鼻衄 安某某，女，36岁。1982年6月起患鼻衄，服药无效，1989年3月来诊。症见形体消瘦，颜面潮红，鼻腔干燥，残存血痂，口干不饮，夜难入寐，双足不温，受凉腹痛，嗜食辛辣，唇舌干红，苔白不润，小便清长，大便稀溏，脉沉迟。此属上热下寒证。用吴茱萸50g，捣末，炒热，调醋为饼，外敷足心，24小时换药1次。4次后衄止，双足转温，唇舌口鼻已不见干，大便不溏，夜能入睡，精神好转告愈。1989年7月随访，鼻衄未再发作。（杨秀国《四川中医》1990；9：46）

编者按 吴茱萸味辛、苦而性温。药物凡温热之性者多味辛或兼甘，而吴茱萸则味辛而兼苦。其特别的性味便具备了特殊的功用。涌泉穴属于足少阴经的起穴，位于足心部。吴茱萸研末调敷涌泉穴，具有引热下行及调节脏腑、经络、气血等多种作用，故对上述诸病有疗效。其机制于《灵枢·终始》篇称谓“病在上者下取之……病在头者取之足”。

结 语

吴茱萸性味辛、苦而热。有小毒。归肝、脾、胃经。具有散寒止痛、疏肝下气、燥湿杀虫之功效。因本品既能温中散寒，又善解肝经之郁滞，而有行气止痛之效，故常用治脘腹冷痛、疝痛、头痛、虚寒泄泻及现代医学所述之慢性萎缩性胃炎、胃神经官能症、高血压、心绞痛、胆心综合征、雷诺病、风湿性关节炎等。因本品散寒燥湿，下降逆气，故又用治寒湿脚气疼痛或上冲入腹、厥证及脑积水等。此外，本品外用可治疗多种皮肤病，如湿疹、疥疮、天疱疮、黄水疮、神经性皮炎等。

现代药理研究：吴茱萸对金黄色葡萄球菌及人型结核杆菌都有显著的抗菌作用。对致病皮肤真菌亦有不同程度的抑制作用。其在体外对猪蛔虫、蚯蚓及水蛭有显著的杀虫效力。动物实验证实吴茱萸有收缩子宫的作用，还起到一定的改善心肌缺血的作用，故可用以治疗心绞痛。

吴茱萸外敷脐部（神阙）与足心（涌泉），治病广泛，疗效显著，使用方便，值得推广应用。

艾 叶

【基原与药材】 为菊科植物艾的干燥叶。干燥的叶片，多皱缩破碎，有短柄。叶上面灰绿色，生有软毛，下面密生灰白色绒毛。质柔软。气清香，味微苦辛。以下面灰白色、绒毛多、香气浓郁者为佳。

【用法与用量】 内服：煎汤，3~9g；入丸、散或捣汁。外用：捣绒作炷或制成艾条熏灸，捣敷、煎水熏洗或炒热温熨。

【原文】《别录》：艾叶，味苦，微温，无毒。主灸百病，可作煎，止下利，吐血，下部䘌疮，妇人漏血，利阴气，生肌肉，辟风寒，使人有子。一名冰台，一名医草。生田野。三月三日采，暴干。作煎，勿令见风。又，艾，生寒熟热。主下血，衄血，脓血痢，水煮及丸散任用。

【经方用药】 艾叶，《本经》未载，首载于《别录》。《本草正义》解析《别录》说："古人灸法，本无一症不可治，艾之大用，惟此最多，故《别录》以冠主治之前，其作煎以下，则汤液之治疗也。止吐血者宜生用，取其辛开以疏经络之壅，然温升之性，必与上溢之症不合，古人有四生丸之制，以柏叶、荷叶、生地之清肃下降者为主，而反佐以艾叶之辛温，欲其同气相求，易于桴应，非艾之一味可以止上升之吐衄也。其止下利，则以里寒泄泻而言，辛温升举，固其所宜。下部䘌疮，则湿热生虫之恙，苦温燥湿，又能杀虫，是其专职。妇人下血，则中气虚寒，下焦无摄纳之权，以致血行失道，无故妄下，《金匮》胶艾汤温经升举，固阴和阳，是其正治，非血热妄行之下血也。生肌肉者，虚羸之人，血少形癯，得此以温养之，则气血旺而肌自丰；亦有溃疡气血两虚，阳和不运，则新肌不长，艾能温煦以和脉络，而肌肉易长，若热多烁液者，非其治也。"艾叶的性味功效，《别录》言之已详，《本草纲目》又补味"辛"，也很正确。

经方中仅2方用及艾叶，均取其温经止血之功。此两方均是治疗出血证，但因其出血部位不同，病机有殊，故其配伍组成也大不相同。①柏叶汤：治疗虚寒性出血，方由艾叶配柏叶、干姜组成，取柏叶止血清降浮火，用艾叶配干姜温中摄血，共奏温中止血之功。②胶艾汤：用于妇人漏下及妊娠下血，此种下血乃由冲任脉虚，阴气不能内守而致，故该方用艾叶配干地黄、阿胶、当归、芍药等补益肝肾冲任精血之品，共奏补养冲任、养血止血之功，艾叶为暖宫止血而设；若属胎漏，艾叶尚有安胎之功。

现代药理学试验证明，艾叶能缩短出血和凝血时间，炒炭后作用尤为显著，可见仲景用艾叶确实抓住了它的主要功效。

【单方治验】

（一）内科病

1. 急性菌痢 用20%艾叶煎剂，日服4次，每次40ml，观察21例，均获治愈，平均住院5.5天。治疗过程中同时补充维生素乙、丙，个别病例给予输液。（《浙江中医学杂志》1960；3：142）

编者按 现代药理研究证实，艾叶对痢疾杆菌有显著的抑制作用。同时采取了频服的给药方法，使药力持续，故可有效治疗急性痢疾。

2. 间日疟 取干艾叶0.5~1两，切碎，用文火煎2小时左右，过滤，加糖，于发作前2小时顿服，连服2天。经治疗53例，控制症状的有效率在89%上下，血内疟原虫转阴率为56.2%。

药液须现制现用，每日用 1 两疗效较好。（《山东医刊》1962；5：22）

3. 痹证　孙某，男，28 岁。患者三四年来，经常两膝关节疼痛，最近因天冷发作，行动困难。经用艾叶汤熏洗后（艾叶三两，鲜、陈均可，用水 2000ml 煎至 1500ml 制成汤剂，温洗痛处），第二天即显著好转，下湖劳动如常，停药几天后，又稍疼痛，但比过去减轻。再用艾汤熏洗，疼痛又显著好转。（中医研究院山东医疗队《中医杂志》1966；3：39）

编者按　艾叶芳香温通，用以煎汤熏洗患处，可使热力透达经络，温煦气血，祛除寒邪，最宜于寒邪外侵或遇冷加重所致的肢体关节疼痛。

4. 鼻血不止　艾灰吹之，亦可以艾叶煎服。（《圣惠方》）

（二）外科病

1. 臁疮　臁疮溃烂。陈艾五钱，雄黄二钱，青布卷作大炷，点火熏之。热水流数次愈。（《本草纲目》第三十八卷“布”引邓笔峰《杂兴方》）

2. 褥疮　用艾烟熏灸褥疮，不仅有温经活血的作用，而且具有杀菌、排脓、减少渗出和收敛止痛的作用，并能促使肉芽新生，加速疮面愈合的功效。笔者用艾烟熏灸治疗褥疮 10 例，取得较为满意的疗效。熏灸方法：熏治时病人暴露病灶部位，先用消毒镊子取生理盐水棉球，将疮口渗液或脓液拭去，如有痂必须除尽。然后将事先准备好的灶式上带弯管的熏灸器里加艾条点燃，待冒烟时将熏灸器盖上，让艾烟从熏灸器的上端弯管冒出，对准疮面熏灸，使灼热感向深层肌肉透入。每处熏 5~10 分钟。待疮面艾烟油晾干后，用消毒纱布覆盖疮面，胶布固定，以防再感染。每日熏治 1 次。（王立峰《中医杂志》1987；6：61）

编者按　用艾叶熏灸法治疗褥疮，是化学疗法和物理疗法相结合的典范。一方面由于艾叶自身所具有的抗菌作用，另一方面熏灸创面使局部处于高温之下，既利于局部血液循环的改善，又利于灭菌，故治褥疮疗效显著，值得推广。然在使用时必须做到两点：一是灸前彻底清创；二是灸后配合常规换药方法。

3. 溃疡　黄某，男，45 岁，于 1985 年 9 月被栏杆碰伤右小腿下三分之一处，当时未作处理。因天气炎热，患处逐渐出现痒痛、红肿，继而渗出脓样分泌物，发展成溃疡。经用西药抗菌消炎及湿敷，稍有好转。因没有坚持治疗，加上又吃了狗肉，致伤口疼痛剧增，四周皮肤肌肉乌黑僵硬，中间流出污水，臭秽不堪，疮口愈腐愈深，不能行走，于 11 月 5 日求治。经用艾叶粉外敷（将艾叶一味洗净，晒干后烤干，以色变黄焦存性为准，然后碾末，装入瓶内备用。用时将伤口清洁后，将艾叶粉薄薄一层撒在疮口上，也可用生茶油调粉外涂，并用纱布遮盖好固定，每天 1 次。）1 次后，第 2 天疮口渗出物减少，疼痛减轻，炎症消退，行走方便。2 次用药后伤口收敛愈合。（王汉昌《湖北中医杂志》1988；5：56）

4. 寻常疣　采鲜艾叶擦拭局部，每日数次，至疣自行脱落为止。治疗 12 例，最短 3 天，最长 10 天即行脱落。（《山东医药杂志》1972；8：66）

5. 鹅掌风　蕲艾真者四五两，水四五碗，煮五六滚，入大口瓶内盛之，用麻布二层缚之，将手心放瓶上熏之，如冷再热，如神。（《本草纲目》第十五卷“艾”引陆氏《积德堂方》）

编者按　艾叶具有抗菌、抗病毒、抗过敏、抑制皮肤真菌及抗炎等药理作用。

6. 小儿烂疮（疱疹性皮肤病）　小儿烂疮（指天疱疮。类似现代医学疱疹性皮肤病）。艾叶烧灰傅之，良。（《本草纲目》第十五卷“艾”引《子母秘录》）

（三）妇科病

1. 胎动不安　妊娠胎动，或腰痛，或抢心，或下血不止，或倒产子死腹中。艾叶一鸡子大，酒四升，煮二升，分二服。（《本草纲目》第十五卷“艾”引《肘后方》）

编者按　艾叶温中祛寒，具有温暖子宫、安胎之功能，可用治下元虚寒、胎动不安者。现代药理实验证明，本品能缩短出血时间和凝血时间。

2. 小产（习惯性流产）

（1）马某某，29 岁。连续流产 3 次，均在满 3 个月时无诱因自行坠胎。上级医院诊断为：子宫畸形，无生育能力。因盼子心切，第 4 次怀孕已月余，欲求中医保胎。编者予艾叶 30g，水煎服，日 1 剂，连续服半年而止。足月顺产一男婴。

（2）齐某，女，30 岁，第一胎行人工流产术，尔后两年里 3 次怀孕 3 次流产，每次均不足两个月。第4次怀孕刚满1个月请编者保胎治疗，患者形体黄瘦，精神欠佳，脉弱。予艾叶30g，水煎20~30分钟后去滓，再用此药水放入鸡子一枚，煮熟后放温饮食之。日服1次，连服5个月停服。足月顺产一女婴。（刘文汉治验）

编者按 艾叶对多种因素所致的流产均有疗效，推测其原理为：既能促进孕激素分泌，又能调节子宫血流量。

3. 产后腹痛 治产后腹痛欲死，因感寒起者：陈蕲艾二斤，焙干，捣铺脐上，以绢覆住，熨斗熨之，待口中艾气出，则痛自止。（《杨诚经验方》）

结　语

艾叶性味苦、辛而温。归肝、脾、肾经。具有温经止血、散寒止痛之功效。艾叶温经止血，主要用于虚寒性的出血病，如咯血、衄血、便血、月经过多、妊娠下血、崩漏等。艾叶能温通经脉，逐寒湿止冷痛，以治疗下焦虚寒、腹中冷痛、月经不调、经行腹痛、带下、痢疾、疟疾等。本品煎汤或外用灸治，能使热气内注以温煦气血，透达经络，治疗痹证（关节炎）、臁疮、褥疮、皮肤溃疡、寻常疣、鹅掌风、小儿烂疮等。

现代药理研究证实，本品有兴奋血管收缩中枢和运动中枢的作用，可缩短出凝血时间以止血，同时具有抗菌、抗病毒、抗过敏、抑制皮肤真菌及抗炎等药理作用。

蜀椒（花椒）

【基原与药材】 为芸香科植物花椒的果皮。干燥果皮腹面开裂或背面亦稍开裂，呈两瓣形，而基部相连。表面红紫色至棕红色，粗糙。外果皮表面极皱缩，内果皮光滑，淡黄色，常由基部与外果皮分离而向内反卷。果皮革质，具特殊的强烈香气，味麻辣而持久。以鲜红、光艳、皮细、均匀、无杂质者为佳。

【用法与用量】 内服：煎汤，3~6g；或入丸、散。外用：研末调敷或煎水浸洗。

【原文】《本经》：蜀椒，味辛温，有毒。治邪气咳逆，温中，逐骨节皮肤死肌，寒湿痹痛，下气。久服之头不白，轻身，增年。生川谷。

《别录》：蜀椒，大热，有毒。主除五脏六腑寒冷，伤寒，温疟，大风，汗不出，心腹留饮、宿食，止肠澼，下利，泄精，女子字乳余疾，散风邪，瘕结，水肿，黄疸，鬼疰，蛊毒，杀虫、鱼毒。久服开腠理，通血脉，坚齿发，调关节，耐寒暑。可作膏药。多食令人乏气。口闭者，杀人。一名巴椒，一名蓎藙。生武都及巴郡。八月采实，阴干。

【经方用药】《本草经疏》解析《本经》《别录》说：“蜀椒，其主邪气咳逆，皮肤死肌，寒湿痹痛，心腹留饮宿食，肠澼下利，黄疸水肿者，皆脾、肺二经受病。肺出气，主皮毛，脾运化，主肌肉，肺虚则外邪客之，为咳逆上气，脾虚则不能运化水谷，为留饮宿食，肠澼下利，水肿黄疸，二经俱受风寒湿邪，则为痛痹，或成死肌，或致伤寒温疟，辛温能发汗、开腠理，则外邪从皮肤而出，辛温能暖肠胃，散结滞，则六腑之寒冷除，肠胃得温，则中焦治，而留饮宿食，肠澼下利，水肿黄疸，诸证悉愈矣。其主女子字乳余疾者，亦指风寒外侵，生冷内停而言。泄精瘕结，由下焦虚寒所致，此药能入右肾命门，补相火元阳，则精自固而结瘕消矣。杀虫鱼毒者，以其得阳气之正，能破一切幽暗阴毒之物也。外邪散则关节调，内病除则血脉通。”《本经》《别录》所述蜀椒主治病症之功效为温肺化饮、温中散寒、化湿通痹等。

经方中有6首用及蜀椒，除取其散寒之功外，仲景又另辟新途，开其安蛔、解毒之用的先河。

1. 温阳散寒治虚寒证 蜀椒味辛温，功善散寒。《本经》说其“温中……下气”，说明蜀椒善于温散里寒而降气。故经方将其配到方剂中治疗虚寒证。

（1）治疗阳虚寒盛腹痛 《金匮》云：“心胸中大寒痛，呕不能饮食，腹中寒，上冲皮起，出见有头足，上下痛而不可触近，大建中汤主之。”此为脾胃虚寒，寒气攻冲而致（有谓本方证为阳虚寒盛，蛔虫扰动证候）。方取蜀椒与干姜相配，更增其温中散寒，通行上下，以祛沉寒痼冷之功。用饴糖配人参温健中气，饴糖且能缓急止痛。四药共奏温中散寒、补虚缓急止痛之功。此方正取蜀椒温中下气之功。

（2）治疗阳衰阴盛心痛 《金匮》云：“心痛彻背，背痛彻心，乌头赤石脂丸主之。”《医宗金鉴》解释说：“心痛彻背，背痛彻心，是连连痛而不休，则为阴寒邪甚，浸浸乎阳光欲息，……方中乌附椒姜，一派大辛大热，别无他顾，峻逐阴邪而已。”可见本方之用蜀椒亦在于散寒逐阴，因阳气衰微，故配干姜、乌头、附子合用以增效；为防其辛散太过，又用赤石脂固正，并以蜜丸缓之，共奏温经助阳、祛寒止痛之功。

（3）治疗脾虚寒湿胎动 《金匮》云：“妊娠养胎，白术散主之。”白术散适用于脾虚寒湿所致之胎动不安。方用蜀椒配白术温中散寒、健脾燥湿，《本草纲目》谓牡蛎“除湿”，川芎调气血，共奏温中健脾、燥湿安胎之功。

2. 麻辣伏蛔治蛔厥 乌梅丸是仲景留给后人治疗蛔厥的千古名方，其中就有蜀椒。《本草纲目》引录“戴原礼云，凡人呕吐，服药不纳者，必有蛔在膈间，蛔闻药则动，动则药出而蛔不出，但于呕吐药中加炒川椒十粒，盖蛔见椒则头伏也。观此，则张仲景治蛔厥，乌梅丸中用蜀椒，亦此义也。”可见，仲景首创蜀椒安蛔。

3. 以阳从阳治阳毒 《金匮》曰：“阳毒之为病，面赤斑斑如锦纹，咽喉痛，唾脓血……升麻鳖甲汤主之。”又曰：“阴毒之为病……升麻鳖甲汤去雄黄、蜀椒主之。”尤在泾解析说：“毒者，邪气蕴结不解之谓。阳毒非必极热，阴毒非必极寒……其邪着而在表者谓之阳；……其邪隐而在表之时者谓之阴耳。……其蜀椒、雄黄二物，阳毒用之者，以阳从阳，欲其速散也；……”《本草逢原》亦说：“取辛烈以散郁热，乃从治之法也。”《本草经疏》则指出：“蜀椒……得阳气之正，能破一切幽暗阴毒之物也。外邪散则关节调，内病除则血脉通。”升麻鳖甲汤使用蜀椒的目的在于使“外邪散”。正如陈修园所说：“本方妙在使用蜀椒辛温，雄黄苦温，禀纯阳之气，领诸药以解阳毒。”

4. 温通血脉治金疮 《金匮》云：“病金疮，王不留行散主之。”王不留行散中用蜀椒的目的在于调理气血，《别录》说蜀椒“通血脉”，也即属此意。所以应用蜀椒可以协助王不留行等药活血化瘀。

【单方治验】

1. 阴汗湿痒 肾风囊痒。川椒、杏仁研膏，涂掌心合阴囊而卧，甚效。（《本草纲目》第三十二卷“蜀椒”引《直指方》）

编者按 川椒因主产于四川故名，有局部麻醉作用，故可止痛止痒。同时也可杀虫抗菌。据报道，用花椒、蒲公英、艾叶各15g，加水1500ml，煮沸2~3分钟，凉至60℃左右，洗浴局部10~25分钟，日2~3次，治疗湿热型阴痒106例，显效93例，有效11例，无效2例，总有效率为98.1%。

2. 湿疮（似指寒湿脚气） 川椒一斤，盛粗布袋中，放火踏（生火取暖的用具）上，下用火烘，跣足（赤脚）踏其上。盖椒性热而散，加以火气上逼，寒湿自去而愈，甚妙。（《串雅外编》）

编者按 《奇效良方》有类似记载，但方名为“椒囊”，治脚气，并举有验案两例。现代药理研究，川椒对金黄色葡萄球菌、铜绿假单胞菌及某些皮肤真菌有抑制作用，故用以治化脓性湿疮以及寒湿脚气或足癣，有一定的效果。

3. 头上白秃 花椒末，猪脂调敷。（《普济方》）

4. 秃鬓发稀 川椒四两酒浸，日日搽之，自然长出。（《串雅内编》）

原按 《圣惠方》有此记载。凡由真菌侵犯表皮、毛发所致的“白秃疮”用酒浸泡川椒，取上清液涂局部，有杀虫止痒，促进毛发再生的功能。

5. 蛇入人口 因热取凉，卧地下，有蛇入口，不得出者。用刀破蛇尾，纳生椒二三粒，裹定，须臾即自退出也。（《本草纲目》第三十二卷“蜀椒”引《圣惠方》）

6. 蛇咬伤 毒蛇咬螫。以闭口椒及叶捣，封之良。（《本草纲目》第三十二卷“蜀椒”引《肘后方》）

编者按 据现代研究，花椒有局部麻醉作用，故而有较好的止痛效果。

7. 手足皴裂 花椒四合，水煮之，去滓。渍之半食顷，出令燥，须臾复浸，干涂羊、猪髓脑。（《僧深集方》）

编者按 手足皴裂多因皮肤真菌感染所致，故用川椒治疗有效。

8. 齿痛 蜀椒醋煎含之。（《食疗本草》）

9. 脱肛 痔漏脱肛。每日空心嚼川椒一钱，凉水送下，三五次即收。（《本草纲目》第三十二卷

“蜀椒”引《救急方》）

原按　花椒善祛阴寒之邪，能温中而止痛，暖脾而止泻，为治脾胃虚寒之常用药。故用治中焦虚寒所致痔漏脱肛有效。但其辛热性燥，阴虚火旺者忌用。

10. 回乳　花椒 2~5 钱，加水 400~500ml，浸泡后煎煮浓缩成 250ml，然后加入红糖（白糖效果不佳）1~2 两，于断奶当天趁热 1 次服下，日服 1 次，约 1~3 次即可回乳。绝大多数于服药后 6 小时乳汁即显著减少，第 2 天乳胀消失或胀痛缓解。（《常州卫生资料选编》1972；3：190；《中级医刊》1966；7：461）

结　语

花椒，又名川椒，性味辛、热，有小毒。归脾、胃、肺、肾经。具有温中、止痛、杀虫之功效。临床上因本品善散阴寒，温中止泄，而常配以其他药物治疗胃酸冷痛，寒湿泄泻。另外本品有驱虫作用，可治疗虫积腹痛、呕吐或吐蛔。其外用具有杀虫止痒、除湿止痛之功效，故可治疗阴汗湿痒、湿疹、湿疮、白秃、秃鬓发稀、毒蛇咬伤、手足皴裂、牙痛等，本品又能外用治脱肛，内服能回乳。

现代药理研究表明本品有杀虫、抑菌、局麻、利尿，抑制神经兴奋性、延长血栓形成时间等作用。

第七章　平肝潜阳药

本章药仅4味，简述如下。

1. 代赭（石） 味苦甘而性寒凉（个别本草书记载性平，或气温），功能平肝镇逆，凉血止血。“降胃之药，实以赭石为最效”（张锡纯），但应辨寒热虚实而配合他药。单味代赭石治呕吐、吐血案，详见内文。

2. 龙骨 甘涩性平，功能镇惊安神，固精敛汗，止血涩肠，生肌敛疮。“龙骨最黏涩，能收敛正气，凡心神耗散，肠胃滑脱之疾，皆能已之。且敛正气而不敛邪气，所以仲景于伤寒之邪气未尽者亦用之”（《本草经百科录》）。“龙骨功与牡蛎相同，但牡蛎咸涩入肾，有软坚化痰清热之功，此属甘涩入肝，有收敛止脱、镇惊安魄之妙”（《本草求真》）。

3. 牡蛎 咸涩微寒，功能敛阴，潜阳，止汗，涩精，化痰，软坚。“软痞块……为软坚散涩之剂”（《珍珠囊》）。“化痰软坚，清热除湿……消疝瘕积块，瘿疾结核”（《本草纲目》）。

4. 紫石英 甘温，功能镇心，安神，降逆气，暖子宫。主治“女子风寒在子宫，绝孕十年无子”（《本经》），“为女子暖子宫之要药”（《本草经疏》），并“温营血而润养，可通奇脉，镇冲气之上升”（《本草便读》）。

本章4味药，代赭石、紫石英为矿石，龙骨为动物化石，牡蛎为江河动物贝壳。凡介石类药都有潜镇之功，但又各有特性，如代赭石长于降胃气止呕止血；龙骨长于收敛固涩，“且敛正气而不敛邪气”；牡蛎功同龙骨，又长于软坚；紫石英长于暖子宫，治宫寒不孕。

代赭（石）

【基原与药材】 基原为氧化物类矿物赤铁矿的矿石。药材为不规则的扁平块状，大小不一。无臭，无味。在砖上摩擦显红色。以色棕红、断面显层叠状，每层均有钉头者为佳。

【用法与用量】 内服：煎汤，10~30g；或入丸、散。

【原文】《本经》：代赭，一名须丸。味苦，寒，无毒。治鬼疰，贼风，蛊毒，杀精物恶鬼，腹中毒，邪气，女子赤沃漏下。生山谷。

《别录》：代赭，味甘，无毒。主带下百病，产难，胞衣不出，堕胎，养血气，除五脏血脉中热，血痹血瘀，大人小儿惊气入腹，及阴痿不起。一名血师。生齐国，赤红青色，如鸡冠有泽，染爪甲不渝者良，采无时。

【经方用药】 代赭，经方中仅旋覆代赭汤及滑石代赭汤2方用之，主要取其降胃泄浊及清热作用。

1. 降胃泄浊止噫气不除 《伤寒论》中旋覆代赭汤用代赭配旋覆花、半夏，即为此而设。正如《长沙药解》所云：“代赭石，《伤寒》旋覆代赭汤用之治伤寒汗吐下后，心下痞硬，噫气不除者，以其降胃而下浊气也。”

2. 清降血热治百合病 仲景以代赭治疗百合病误下后的变证。《金匮》云：“百合病下之后，滑石代赭汤主之。”百合病本属心肺阴虚有热，误下之后阴液更伤，且伤胃气，难免胃气上逆。治用滑石代赭汤，用代赭的目的，一是与滑石相合，降胃清热之功尤著；二是与百合相合，百合色白入肺而质润，可清气分之热而养阴，代赭色赤入血，清“血脉中热”（《别录》），气血既治，五脏俱清，其病自已。

以上两方所用代赭都有降胃气之功，旋覆代赭汤属气虚而逆，故配人参、甘草、大枣；滑石代赭汤属阴亏而逆，故以百合相合。

【单方治验】

1. 妊娠呕吐

（1）周姓妇，年三十许，连连呕吐，五六日间，勺水不存，大便亦不通行，自觉下脘之处疼而且结，凡药之有味者入口即吐，其无味者须臾亦复吐出，医者辞不治。后愚诊视其脉有滑象，上盛下虚，疑其有妊，询之月信不见者五十日矣。然结证不开，危在目前，《内经》谓“有故无殒，亦无殒也”。遂单用赭石二两，煎汤饮下，觉药至处不能下行，复返而吐出。继用赭石四两，又重罗出细末两许，将余三两煎汤，调细末服下，其结遂开，大便亦通，自此安然无恙，至期方产。或问：赭石，《名医别录》谓其坠胎，今治妊妇竟用赭石如此之多，即幸而奏效，岂非行险之道乎？答曰：愚生平治病，必熟筹其完全而后为疏方，初不敢为孤注一掷也。赭石质重，其镇坠之力原能下有形滞物，若胎至六七个月时，服之或有妨碍，至受妊之初，因恶阻而成结证，此时其胞室之中不过血液凝结，赭石毫无破血之弊，且有治赤沃与下血不止之效，重用之亦何妨乎？况此证五六日间，勺饮不能下行，其气机之上逆，气化之壅滞，已至极点，用赭石以降逆开壅，不过调脏腑之气化使之适得其平，又何至有他虞乎？（《医学衷中参西录》）

（2）广平县吕某某妻，年二十余，因恶阻呕吐甚剧。九日之间饮水或少存，食物则尽吐出。延为诊视，脉象有力，舌有黄苔，询其心中发热，知系夹杂外感，遂先用生石膏两半，煎汤一茶杯，防其呕吐，徐徐温饮下，热稍退。继用生赭石二两，煎汤一大茶杯，分两次温饮下，觉行至下脘作疼，不复下行转而上逆吐出，知其下脘所结甚坚，原非轻剂所能通。亦用生赭石细末四两，从中再罗出极细末一两，将余三两煎汤，送服其极细末，其结遂开，从此饮食顺利，及期而产。(《医学衷中参西录》)

2. 外感呕吐　一室女，中秋节后，感冒风寒，三四日间，胸膈满闷，不受饮食，饮水一口亦吐出，剧时恒以手自挠其胸。脉象滑实，右部尤甚，遂单用生赭石细末两半，俾煎汤温饮下，顿饭顷仍吐出。盖其胃口皆为痰涎壅滞，药不胜病，下行不通复转而吐出也。遂更用赭石四两，煎汤一大碗，分三次陆续温饮下，胸次遂通，饮水不吐。翌日，脉象洪长，其舌苔从先微黄，忽变黑色，又重用白虎汤连进两大剂，每剂用生石膏四两，分数次温饮下，大便得通而愈。(《医学衷中参西录》)

3. 郁结呕吐　友人毛仙阁曾治一妇人，胸次郁结，饮食至胃不能下行，时作呕吐。毛仙阁用赭石细末六钱，浓煎人参汤送下，须臾腹中如爆竹之声，胸次胃中俱觉通豁，至此饮食如常。(《医学衷中参西录》)

原按　历观以上诸治验案，赭石诚为救颠扶危之大药也。乃如此良药，今人罕用，间有用者，不过贰叁钱，药不胜病，用与不用同也。且愚放胆用至数两者，非鲁莽也。诚以临证既久，凡药之性情能力及宜轻宜重之际，研究数十年，心中皆有定见，而后敢如此放胆，百用不至一失。且赭石所以能镇逆气，能下有形瘀滞者，以其饶有重坠之力，于气分分毫无损。况气虚者，又佐以人参，尤为万全之策也。

参、赭并用，不但能纳气归原也，设于逆气上干，填塞胸臆，或兼呕吐，其证之上盛下虚者，皆可参、赭并用以治之。

编者按　张锡钝是我国近代著名的中医学家和中西医结合的倡导者。其论病辨证、立法处方乃至用药都有许多独创的经验。有学者（李清松《中国中医急症》1995；3：131）就《医学衷中参西录》一书用代赭石治疗急危重症的经验作了如下探讨、分析与归纳：①元气将脱，急用赭石配人参引而固之。②吐衄不止，用赭石降胃气以止之。③中风昏厥，急用赭石引气血下行。④肠结腹痛，急用赭石降而开之。⑤妊娠呕吐不止，急用赭石降逆止呕。⑥癫狂痫证，用赭石重坠开通引痰火下行。⑦膈食不下，用赭石以降胃安冲。总之，遍阅《医学衷中参西录》一书，凡一切气机上逆、气化壅滞、气血上亢、痰火上扰、虚阳浮越诸证，无不重用赭石为主以镇之、降之、开之、通之、引而下行之。本品煅用无效，必生用捣细煎服或研末吞服。

4. 吐血（上消化道出血）衄血

（1）吐血　衄血　血师（编者按：为代赭石的异名）一两（火煅、米醋淬，尽醋一升），捣罗为面。每服一钱，白汤下。(《斗门方》)

（2）吐血　韩某，男，60岁，干部。1993年3月15日以吐血20日，加重1日就诊。始为日吐4~6口鲜红血液，量少。昨天下午大口吐血3次，昨晚2次，每次吐血约300~500ml。曾口服维生素C、维生素K_4，静滴止血敏等。刻诊面黄神怯，自觉胸中烦热，时时欲呕，口苦口干，欲凉饮，舌质红、苔黄，脉弦，测血压180/112mmHg。辨证为肝火犯胃，胃气上逆，伤络吐血。治宜平肝降逆、凉血止血，急取生代赭石粉45g，分3次冲服，1小时内服尽。药后烦热除，欲呕息，吐血止。次日测血压165/105mmHg。继以芍药甘草汤加味善后，至今无复发。（刘昭坤《中国中医急症》1995；1：封三）

原按 本例夙疾为肝阳上亢，今逢肝木当令之春，肝阳暴张，横逆犯胃土，挟冲气上逆伤及胃络而发吐血。赭石色赤性凉，质重坠善降逆，故为凉血止血之品，尤对胃气之逆之吐血者其效更捷，一则凉血止血而治吐血，二则降逆平冲可疗肝阳上亢，此乃一举两得也。

5. 崩漏 治崩中淋沥不止：代赭石研为细末，醋汤调服。（《普济方》）

6. 胎漏 治妊娠胎堕，下血不止：地黄汁和代赭末，服方寸匕。（《千金方》）

编者按 《本经》曰代赭石治“女子赤沃漏下”。《别录》曰“除五脏血脉中热”。可见上述妇人下血因血热者为宜。

龙 骨

【基原与药材】 基原为古代哺乳动物（如象类、犀牛类、三趾马等）的骨骼化石。药材分两种。①五花龙骨：又名青化龙骨、花龙骨。吸湿性强，以舌舐之无臭，无味。以质脆、分层、有五色花纹、吸湿力强者为佳。②龙骨：又名白龙骨。无臭，无味。以质硬、色白、吸湿力强者为佳。一般以五花龙骨为优。

【用法与用量】 内服：煎汤，9~15g；或入丸、散。外用：研末撒或调敷。

【原文】《本经》：龙骨，味甘，平，无毒。治心腹鬼疰，精物老魅，咳逆，泄利脓血，女子漏下，癥瘕坚结，小儿热气惊痫。

《别录》：龙骨，微寒，无毒。主治心腹烦满，四肢痿枯，汗出，夜卧自惊，恚怒，伏气在心下，不得喘息，肠痈内疽阴蚀，止汗，小便利，溺血，养精神，定魂魄，安五脏。白龙骨，治梦寐泄精，小便泄精。

【经方用药】 经方中共有7方用及龙骨，主要取其下列之功。

1. 重镇安神治躁狂 《别录》言其能“养精神，定魂魄”，这是对龙骨治心神浮越诸证的总概括。仲景主要用龙骨治疗烦躁、惊狂、烦惊与惊痫等症。龙骨具有重镇安神之功，仲景多与牡蛎相伍，治心神浮越之烦躁、惊狂之症。《伤寒论》云：“火逆下之，因烧针烦躁者，桂枝甘草龙骨牡蛎汤主之。”“伤寒脉浮，医以火迫劫之，亡阳，必惊狂，卧起不安者，桂枝去芍药加蜀漆牡蛎龙骨救逆汤主之。”此二方均属伤寒误用火法，心阳受损，气血逆乱，心神浮越而致。前者较轻，仅见烦躁，用桂枝、甘草温补心阳调气血，龙骨、牡蛎重镇安神、摄纳心神；后者阳虚较甚，且挟有痰浊，桂枝去芍药加蜀漆牡蛎龙骨救逆汤，实际是桂枝甘草龙骨牡蛎汤加重剂量，再加蜀漆、生姜、大枣，以蜀漆祛痰，生姜、大枣调营卫而护中州。

龙骨不仅用于虚证的烦躁惊狂证，也可用于实证热证的烦惊、热痫等证，此时多与大黄等泻热药相配。如柴胡加龙骨牡蛎汤，治少阳胆火肆逆引起的烦惊证，即用龙骨、牡蛎、大黄，再用小柴胡汤去甘草加铅丹、桂枝相配，在清泻少阳胆火的基础上，重镇安神。还有风引汤，除热瘫痫，将龙骨、牡蛎、大黄加于大队清热重镇药中，清热泻火而镇惊安神。徐大椿说柴胡加龙骨牡蛎汤“方能治肝胆之痰惊”。陈修园说：风引汤中“龙骨能敛火安神，逐痰降逆，故为惊癫痫痉之圣药”。《本草经疏》亦云：“痰，水也，随火而生，龙骨能引上逆之火，泛滥之水，而归其宅，若与牡蛎同用，为治痰之神品。”可见龙骨除能重镇安神外，尚能化痰息风，对实证或虚证的烦躁、惊狂、癫痫、痉瘫等证都可使用，仲景为我们开了先河。

2. 固精止遗治遗精 《别录》说白龙骨“治梦寐泄精，小便泄精”。说明龙骨有固精止遗作用。仲景主要用于虚损证失精属阴阳失调者，如桂枝加龙骨牡蛎汤。《金匮》云：“夫失精家，少腹弦急，阴头寒，目眩发落，脉极虚芤迟，为清谷、亡血、失精。脉得诸芤动微紧，男子失精，女子梦交，桂枝加龙骨牡蛎汤主之。”本方在桂枝汤燮理阴阳、调和营卫的基础上，加龙骨、牡蛎交通心肾，涩精止遗。若属脾肾阳虚至甚者，可用天雄散，以天雄、白术、桂枝纯阳之品，温补脾肾之阳，配龙骨涩精止遗，治疗脾肾阳虚，遗精早泄之证。可见，龙骨是涩精止遗的佳品。

3. 反佐升散治痰疟　《金匮》蜀漆散治寒痰郁滞，阴霾密布，心阳不宣之证。为防蜀漆、云母涌吐太过，引起心神浮越，神不守舍，蜀漆散中配有龙骨。龙骨在此方中既能固涩津液，又能收摄浮阳，安抚心神，使本方成为有制之师。

【单方治验】

1. 痢疾　久痢休息不止者。龙骨四两（打碎），水五升，煮取二升半，分五服，冷饮。仍以米饮和丸，每服十丸。（《本草纲目》第四十三卷“龙”引《肘后方》）

编者按　龙骨甘涩而平，《日华子本草》谓其“健脾，涩肠胃，止泻痢”。对其涩肠固脱之机制，《本草经百种录》言：“龙骨最黏涩，能收敛正气，凡心神耗散，肠胃滑脱之疾，皆能已之。且敛正气而不敛邪气……。”

2. 遗精

（1）治失精，暂睡即泄　白龙骨四分，韭子五合。上件为散子。空心，酒调方寸匕服。（《梅师集验方》）

（2）治劳心梦泄　龙骨、远志等份，为末，炼蜜丸如梧子大。每服三十丸，莲子汤下。（《活人心统》）

3. 阴囊汗痒　龙骨、牡蛎粉扑之。（《医宗三法》）

4. 脱肛　久痢脱肛：白龙骨粉，扑之。（《本草纲目》第四十三卷“龙”引《姚和众方》）

编者按　龙骨味甘、涩，性平质重。《本经》谓之主“泄利脓血”；《珍珠囊》载“固大肠脱”；《本草纲目》言其“收湿气、脱肛”。故本品有涩肠固脱之功，对久痢脱肛，疗效甚佳。

5. 鼻衄　鼻衄，眩冒欲死者。龙骨末吹之。（《本草纲目》第四十三卷“龙”引《梅师方》）

编者按　龙骨甘涩收敛，《日华子本草》谓之“治鼻洪，吐血”。现代研究龙骨主要含有碳酸钙、磷酸钙等，因含有大量钙的成分，能促进血液凝固，故有止血作用。

6. 小儿脐疮　龙骨煅，研末，傅之。（《本草纲目》第四十三卷“龙”引《圣惠方》）

编者按　龙骨有生肌敛疮作用，可治疗溃疡久不收口。《别录》云其主“阴蚀”。李时珍谓其“收湿气、脱肛，生肌敛疮”。

7. 骨鲠　①一般资料：共治疗83例，其中男56例，女27例；最大年龄65岁，最小年龄4岁；其中鱼骨鲠68例，鸡骨鲠12例，猪骨鲠3例；梗于咽部72例，梗于食道11例。②治疗方法：成人1次用生龙骨30g，温开水50~60ml冲服。小儿1次15g，用温开水30~40ml冲服。未愈者可立即重服1剂。③结果：服药1次治愈71例，2次治愈12例。总治愈率100%。此方来自民间，其治疗机制不详。④治例：姜某，男，6岁。因食鱼不慎，被鱼骨梗入咽部，咽部疼痛，异物感，啼哭不安，咳吐不出，自服食醋效果不显。来院后，冲服生龙骨15g，约30ml，服后疼痛、异物感立即消失。（王文娟，等《山东中医杂志》1995；11：521）

牡　蛎

【基原与药材】　基原为牡蛎科动物近江牡蛎、长牡蛎或大连湾牡蛎等的贝壳。药材为不规则的卵圆形、三角形或长圆形贝壳，大小不等。质坚硬，不易破碎，断面白色，层状。气无，味微咸。以个大、整齐、里面光洁者为佳。

【用法与用量】　内服：煎汤，10~30g；或入丸、散。外用：研末干撒、调敷或作扑粉。

【原文】《本经》：牡蛎，一名蛎蛤。味咸，平，无毒。治伤寒寒热，温疟洒洒，惊恚怒气，除拘缓，鼠瘘，女子带下赤白。久服强骨节，杀邪鬼，延年。生东海池泽。

《别录》：牡蛎，微寒，无毒。主除留热在关节荣卫，虚热去来不定，烦满，止汗，心痛气结，止渴，除老血，涩大小肠，止大小便，治泄精、喉痹、咳嗽、心胁下痞热。一名牡蛤。生东海，采无时。

【经方用药】《本草经疏》：“牡蛎味咸平，气微寒，无毒，入足少阴、厥阴、少阳经。其主伤寒寒热、温疟洒洒、惊恚怒气、留热在关节去来不定、烦满、气结心痛、心胁下痞热等证，皆肝胆二经为病。二经冬受寒邪，则为伤寒寒热；夏伤于暑，则为温疟洒洒；邪伏不出，则热在关节去来不定；二经邪郁不散，则心胁下痞；热邪热甚，则惊恚怒气，烦满气结心痛。此药味咸气寒，入二经而除寒热邪气，则营卫通，拘缓和，而诸症无不瘳矣。少阴有热，则女子为带下赤白，男子为泄精，解少阴之热，而能敛涩精气，故主之也。”以上解析可知，《本经》与《别录》对牡蛎功能的认识已经十分清楚和准确。

仲景对牡蛎的应用有11方，分述如下。

1. 镇静安神除烦躁惊痫 《本经》说牡蛎治“惊恚怒气”，说明牡蛎具有重镇安神平肝之功。仲景据此用牡蛎治疗烦躁、惊狂、烦惊、惊痫诸症。多与龙骨相须为用。如治心阳虚，心神浮越烦躁的桂枝甘草龙骨牡蛎汤；治疗心阳虚，挟痰浊扰心出现惊狂，卧起不安的桂枝去芍药加蜀漆牡蛎龙骨救逆汤。对于由肝胆火盛引起的烦惊热痫而属于实证者，仲景多用龙骨、牡蛎与大黄相配以泻热平肝，如治疗少阳胆火肆逆而见烦惊的柴胡加龙骨牡蛎汤；治疗肝热化风惊痫的风引汤。也有单独使用牡蛎者，如治疗肝旺脾虚痰郁的侯氏黑散。以上各证有实有虚，有寒有热，说明牡蛎有良好的镇静安神之功。烦躁惊痫之证，无论寒热虚实，只要配伍恰当均可应用。

2. 软坚破结治胁下痞硬 《别录》言牡蛎除“气结……心胁下痞热”，仲景用其治疗少阳病胆火郁结胁下痞硬。《伤寒论》小柴胡汤方后云：“若胁下痞硬，去大枣，加牡蛎四两。”小柴胡去大枣加牡蛎汤即在和解少阳基础上，加牡蛎软坚破结以去胁下痞硬。王好古说：“牡蛎……为软坚之剂，以柴胡引之，能去胁下之硬。”即指此言。《伤寒论》云：“伤寒五六日，已发汗而复下之，胸胁满微结，小便不利，渴而不呕，但头汗出，往来寒热，心烦者，此为未解也。柴胡桂枝干姜汤主之。”此乃少阳气结兼饮邪留滞，故在柴胡与牡蛎疏理少阳气机、软坚破结的基础上，加桂枝、干姜温阳化饮。正合“病痰饮者，当以温药和之”之意。这是用牡蛎治疗气结而兼水饮的配伍方法。

3. 养阴清热止口渴 《别录》云牡蛎可“止渴”，经方用其治疗百合病渴不瘥之症。《金匮》云：“百合病，渴不瘥者，栝楼牡蛎散主之。”此为阴液亏损，虚火上炎，灼伤津液之证。张元素说：“壮水之主，以制阳光，则渴饮不思，故蛤蛎（即牡蛎）之属，能止渴也。”说明牡蛎能养阴清热，故配合栝楼清热生津，益阴潜阳，引火下行。水盈火降，则口渴自止。

4. 固肾涩精治遗精 《金匮》云：“夫失精家，少腹弦急，阴头寒，目眩发落，脉极虚芤迟，为清谷、亡血、失精。脉得诸芤动微紧（编者按：《本经疏证》认为“芤动者，阳之越；微紧者，阴之结”），男子失精，女子梦交，桂枝加龙骨牡蛎汤主之。”此乃阴虚不涵其阳，虚阳上浮而不敛，阳虚不能卫护其阴，则阴虚失其固守而不藏。本方在燮理阴阳基础上，加龙骨牡蛎交通心肾，潜阳入阴，固肾涩精。周岩说：“牡蛎治惊恚而又止遗泄者，以阳既戢而阴即固也。”可谓一语中的。

5. 咸味归肾治水结 用牡蛎治疗水结之证，是对《本经》的一种发展，也是《别录》言牡蛎除“气结”功能的延伸。牡蛎除在柴胡桂枝干姜汤中用于气结水停外，还用于下列两种水结之证：①大病瘥后腰以下水肿。《伤寒论》云：“大病瘥后，从腰以下有水气者，牡蛎泽泻散主之。”此水气凝结虽见于大病之后，却属邪实之证，不可因大病之后而误认为虚。其病机为水热互结，三焦气化不利。治用牡蛎泽泻散破结逐水泻热。②治妊娠湿阻胞脉。《金匮》云：“妊娠养胎，白术散主之。”尤在泾说“白术散，白术、牡蛎燥湿”（《现代实用中药》认为牡蛎“对于怀孕妇女及小儿钙质缺乏与肺结核等有效”。牡蛎主要成分为碳酸钙）。肾者主水，牡蛎味咸归肾而吸引水湿之邪从下而解。牡蛎泽泻散属实证而病重，白术散属虚证而病轻，故仲景处方用药的配伍不同。

【单方治验】

1. 盗汗

（1）盗汗及阴汗　牡蛎研细粉，有汗处扑之。(《经验方》)

（2）诸虚不足及新病暴虚，津液不固，体常自汗，夜卧即甚，久而不止，羸瘠枯瘦，心忪惊惕，短气烦倦　麻黄根（洗）、黄芪、牡蛎（米泔浸，烧赤）各一两。共为粗末，每服三钱，水一盏半，小麦百余粒，同煎至八分，去滓热服，日二，不拘时候。(《局方》)

（3）卧即盗汗，风虚头痛　牡蛎、白术、防风各三两。治下筛，酒服方寸匕，日二。(《千金方》牡蛎散)

（4）肺结核盗汗　取牡蛎5钱，加水500ml，煎至200ml为1天量，早晚分服（可加糖调味），连服数天；汗止后再服2~3天，以巩固疗效。如服数剂后疗效不明显，可根据辨证施治原则，随症加减。共治10例，一般服药2~3剂后盗汗消失；3例初期疗效不显，其中两例经加龙骨、酸枣仁服数剂后亦收到较好效果。治程中未见不良副作用。(《中药大辞典》)

2. 口渴　一切渴：大牡蛎不计多少，黄泥裹煅通赤，放冷为末，用活鲫鱼煎汤调下一钱匕，小儿服半钱匕。(《经验方》)

3. 尿频　小便数多：牡蛎五两（烧灰），童便三升。煎至二升，分三服。(《乾坤生意》)

4. 便溏　温病下后，大便溏甚，周十二时三四行，脉仍数者：生牡蛎二两。研细，水八杯，煎服三杯，分温三服。(《温病条辨》一甲煎）

5. 瘰疬

（1）一切瘰疬：①牡蛎（煅）四两，玄参三两。捣罗为末，以面糊丸如桐子大，早晚食后、临卧各服三十丸。酒下。(《经验方》)②牡蛎粉五钱，和鸡胆汁为膏贴之。(《脉因证治》)

（2）曾治一少年，项侧起一瘰疬，其大如茄，上连耳，下至缺盆。求医治疗，言服药百剂，亦不能保其必愈。而其人家贫佣力，为人芸田，不惟无钱买如许多药，即服之亦不暇。然其人甚强壮，饮食甚多，俾于一日三餐之时，先用饭汤送服煅牡蛎细末七八钱，一月之间消无芥蒂。

又治一妇人，在缺盆起一瘰疬，大如小橘。其人亦甚强壮无他病，俾煮海带汤，日日饮之，半月之间，用海带二斤而愈。若身体素虚弱者，即煮牡蛎、海带，但饮其汤，脾胃已暗受其伤。盖其咸寒之性，与脾胃不宜也。

族侄女患此证，治数年不愈。为制此方，服尽一料而愈。(《医学衷中参西录》)

6. 胃酸过多　牡蛎、海螵蛸各五钱，浙贝母四钱。共研细粉，每服三钱，每日三次。(《山东中草药手册》)

紫石英

【基原与药材】 基原为卤化物类矿物萤石的矿石。药材为不规则的块状。气无，味淡。以色紫、质坚者为佳。

【用法与用量】 内服：煎汤，6~12g；或入丸、散。

【原文】《本经》：紫石英，味甘，温，无毒。治心腹咳逆、邪气，补不足，女子风寒在子宫，绝孕十年无子。久服温中，轻身，延年。生山谷。

《别录》：紫石英，味辛，无毒。主治上气心腹痛、寒热、邪气、结气，补心气不足，定惊悸，安魂魄，填下焦，止消渴，除胃中久寒，散痈肿，令人悦泽。生太山，采无时。

【经方用药】 关于紫石英的性味主治，《本经》言之甚明。《本草经疏》："紫石英，心属阳而本热，虚则阳气衰而寒邪得以乘之，或为上气咳逆，或为气结寒热、心腹痛，此药温能除寒，甘能补中，中气足，心得补，诸证无不瘳矣。惊悸属心虚，得镇坠之力，而心气有以镇慑，即重以去怯之义也。其主女子风寒在子宫，绝孕无子者，盖女子系胎于肾及心包络，皆阴脏也，虚则风寒乘之而不孕，非得温暖之气，则无以去风寒而资化育之妙。此药填下焦，走肾及心包络，辛温能散风寒邪气，故为女子暖子宫之要药。补中气，益心肝，通血脉，镇坠虚火使之归元，故又能消渴，散痈肿。""紫石英其性镇而重，其气暖而补，故心神不安，肝血不足及女子血海虚寒不孕者，诚为要药。然止可暂用，不宜久服，凡系石类皆然，不独石英一物也。"

经方中仅风引汤一方用紫石英，但却舍其气味，而用其质重潜阳以祛肝风，反映了仲景大胆创新的精神。

第八章　安　神　药

本章虽药仅3味，但代表了两大类安神药，即一为重镇安神药，朱砂为首选；一为养血安神药，酸枣仁、柏子仁为佳品。

1. 朱砂　甘而微寒，有毒。“清镇少阴君火之药，安定神明”（《本草经疏》）乃其大体功用。《本经》所云治“百病”探讨，详见内文。

2. 酸枣仁　甘平，功能滋养脾营，养血安神，并可敛汗。古有“睡多生使，不得睡炒熟”（《本草拾遗》）之说。亦有曰“其子肉味酸，食之使不思睡，核中仁服之疗不得眠。正如麻黄发汗，根节止汗也”（《开宝本草》）。酸枣皮内之肉与其核内之仁功效之区别，详见内文。

3. 柏子仁（为柏科植物侧柏的种仁，侧柏的嫩枝与叶称侧柏叶，见第十八章）　甘平，功能养心安神，润肠通便。其“香气透心，体润滋血。……味甘亦能缓肝，补肝胆之不足，极其稳当，但性平力缓，宜多用之为妙”（《药品化义》）。

真朱（丹砂、朱砂）

【基原与药材】　基原为天然的辰砂矿石。药材为大小不一的片状、块状或细小颗粒状。根据其形态，分为朱宝砂、镜面砂和豆瓣砂。以上药材以色红鲜艳、有光泽、微透明、无杂质者为佳。其主要成分为硫化汞。

【用法与用量】　内服：0.3~1g，研末冲服，入丸散剂，或拌染它药同煎。外用：适量。

【原文】《本经》：丹砂，味甘，微寒，无毒。治身体五脏百病，养精神，安魂魄，益气明目，杀精魅邪恶鬼。久服通神明不老，能化为汞。生山谷。

《别录》：丹砂，无毒。主通血脉，止烦满、消渴，益精神，悦泽人面，除中恶、腹痛、毒气、疥瘘、诸疮。久服轻身神仙。作末名真朱，光色如云母，可析者良。生符陵，采无时。

【经方用药】　朱砂，《本经》称“丹砂”，《别录》云“作末名真朱”，陶弘景云“即今之朱砂”。朱砂，味甘微寒，质重能镇，其功能大体以安神为主，清热解毒疗疮为辅。《本草经疏》：“丹砂，味甘微寒而无毒，盖指生砂而言也。《药性论》云，丹砂君，清镇少阴君火之药。安定神明，则精气自固。火不妄炎，则金木得平，而魂魄自定，气力自倍。五脏皆安，则精华上发，故明目。心主血脉，心火宁谧，则阴分无热而血脉自通，烦满自止，消渴自除矣。”

经方中仅赤丸1方用及此药。《金匮》云：“寒气厥逆，赤丸主之。”“寒气”是病性病因，“厥逆”是病证，即因寒而致四肢逆冷。原文叙述简略，以方测证，该方证当为寒饮内盛，阳气不振。症见四肢厥冷之外，还可见腹痛、吐泻、烦躁、心悸等症。具体使用朱砂的目的有以下2点。

1. 镇心安神　朱砂可直接作用于心脏，镇心安神，消除心悸、心烦等症，起到“养精神、安魂魄”作用。

2. 兼治百病　朱砂在赤丸方中，可配合诸药起协同作用，如配乌头可疗中寒腹痛；伍半夏可降逆止呕。《景岳全书·本草正》进一步说：“朱砂，入心可以安神而走血脉，入肺可以降气而走皮毛，入脾可以逐痰涎而走肌肉，入肝可行血滞而走筋膜，入肾可通水邪而走骨髓，或上或下，无处不到，故可以镇心逐痰、祛邪降火，治惊痫、杀虫毒，祛中恶及疮疡疥癣之属。”实际朱砂并不能包治百病，而主要是患心神不安之症者，在治疗主病方中，加用朱砂安神，往往既可起到安神守志之功，又可增强其他药物疗效。这正是《本经》所述“治身体五脏百病”的真正含义。

【单方治验】

1. 霍乱

（1）壬寅秋月，霍乱流行。友人毛某某之侄，受此证至垂危，衣冠既毕，舁之床上。毛某某见其仍有微息，遂研朱砂钱许，和童便灌之，其病由此竟愈。（《医学衷中参西录》）

（2）一女子得霍乱至垂危，医者辞不治，时愚充教员于其处，求为诊治，亦用药无效。适有摇铃卖药者，言能治此证，亦单重用朱砂钱许，治之而愈。愚从此知朱砂善化霍乱之毒菌。至己未在奉天拟得急救回生丹、卫生防疫宝丹两方，皆重用朱砂，治愈斯岁之患霍乱者不胜纪，传之他省亦救人甚夥，可征朱砂之功效神奇矣。然须用天产朱砂方效，若人工所造朱砂（色紫成大块作锭形者，为人工所造朱砂），只可作颜料用，不堪入药。（《医学衷中参西录》）

2. 心虚遗精　猪心一个，批片相连，以飞过朱砂末掺入，线缚，白水煮熟食之。（《唐瑶经验方》）

3. 喉咽肿痛，咽物妨闷　丹砂一分（研，水飞），芒硝一两半（研）。上二味再同研匀，每用一字，时时吹入喉中。（《圣济总录》丹砂散）

酸　枣　仁

【基原与药材】　基原为鼠李科植物酸枣的种子。药材为干燥成熟的种子，呈扁圆形或椭圆形。气微弱，味甘。以粒大饱满、外皮紫红色、无核壳者为佳。

【用法与用量】　内服：煎汤，6~15g；或入丸、散。

【原文】《本经》：酸枣，味酸，平，无毒。治心腹寒热，邪结气聚，四肢酸疼，湿痹，久服安五脏，轻身延年。生川泽。

《别录》：酸枣，无毒。主治烦心不得眠，脐上下痛，血转，久泄，虚汗，烦渴，补中，益肝气，坚筋骨，助阴气，令人肥健。生河东。八月采实，阴干，卅日成。

【经方用药】　首先要明确，用酸枣首先要分辨是用其肉还是用其仁，实者，酸枣果皮内之肉，味酸也；仁者，酸枣核壳内之仁，味甘也。《本经》《别录》所述主治，是酸枣果肉之功还是果仁之功呢？《本经疏证》在经过一番考辨后总结说：“《本经》酸枣主治，是酸枣之功能，非酸枣仁之功能。酸枣自醒睡，酸枣仁自治不眠，故《本经》于酸枣气味上并不著‘仁’字，而隐居亦不言啖其仁，可见《别录》主治，乃酸枣仁之主治，即其味甘而不酸，可证也。”总之，邹澍认为：《本经》所述主治是酸枣肉功能，《别录》所述主治是酸枣仁功能。笔者赞成是说。古方治心脾两虚的归脾汤方用酸枣仁，即取其“滋养营气，亦以营气得养，则肝自藏魂而弥安，血自归脾而卧见矣”（《本草求真》）。朱丹溪亦指出：“血不归脾而睡卧不宁者，宜用此（酸枣仁）大补心脾，则血归脾而五脏安和，睡卧自宁。”

经方仅酸枣仁汤1方用及酸枣仁，但却抓住了其功用的关键。《金匮》曰：“虚劳虚烦不得眠，酸枣仁汤主之。”首冠“虚劳”，病因为虚也。“虚烦不得眠”者，以心肝脾三脏皆虚，故神魂不安而烦扰不得眠也。虚证补之必以甘，“中焦受气取汁，变化而赤，是谓血”（《灵枢·决气》篇），故酸枣仁汤以其为君药，乃治病求本之法，甘以补脾，营血得以滋养，亦间接补心与补肝也。现代药理研究酸枣仁确有镇静、催眠作用，生枣仁与炒枣仁的镇静作用并无明显区别。

【单方治验】

1. 失眠

（1）骨蒸，心烦不得眠卧：酸枣仁二两。以水二大盏半，研滤取汁，以米二合煮作粥，候临熟，入地黄汁一合，更微煮过，不计时候食之。（《圣惠方》酸枣仁粥）

编者按　酸枣仁功用如前述，生地黄甘寒凉血养阴，二药煮粥食之，如此药食合用法，对阴虚血热性失眠很切实用。

（2）以酸枣仁与茶叶合用治疗失眠39例。治疗方法：每日清晨8时前将绿茶15g用开水冲泡两次饮服。8时后忌饮茶水，晚上就寝前冲服酸枣仁粉10g。结果：3~10天病愈者30例。（《上海中医药杂志》1984；10：30）

编者按　上述清晨与晚上分为“茶”与“药”两用法，切实可行。有的学者（许金俊，等《吉林中医药》1998；5：49）重用酸枣仁30~60g为主药，再辨证加味，治疗失眠88例取得较好疗效。

2. 盗汗 睡中盗汗。酸枣仁、人参、茯苓各等份。上为细末，米饮调下半盏。（《普济方》）

3. 痛证 在辨证论治各种痛证（头痛、胁痛、胃痛、四肢痛、腰痛）的处方中加入酸枣仁，发现其有很好的镇痛作用。同时发现酸枣仁治疗虚证痛优于实证痛，且以夜晚痛剧者效果更好。用量在15g以上才有镇痛效果，用20g以上效果明显。（《中国中药杂志》1986；4：60）

编者按 现代研究表明，酸枣仁确能抑制中枢神经，具有镇静催眠、镇痛等多种药理作用，故治疗痛证有疗效。中医认为酸枣仁养血安神，故对虚性痛证标本兼治，疗效优于实证。

柏实（柏子仁）

【基原与药材】 为柏科植物侧柏的种仁。种仁呈长卵圆形至长椭圆形，亦有呈长圆锥形者，长3~7mm，径1.5~3mm。气微香，味淡而有油腻感。以粒饱满、黄白色、油性大而不泛油、无皮壳杂质者为佳。

【用法与用量】 内服：煎汤3~9g；或入丸、散。外用：炒研取油涂。

【原文】《本经》：柏实，味甘，平，无毒。治惊悸，安五脏，益气，除风湿痹。久服令人润泽，美色。耳目聪明，不饥不老，轻身延年。生山谷。

《别录》：柏实，无毒。主治恍惚、虚损，吸吸历节，腰中重痛，益血，止汗。生太山。柏叶尤良。

【经方用药】 柏子仁主要功能为宁心安神，润肠通便及止汗。心为君主之官，心神安和则五脏平定，《本经》所言不出于此，至于“除风湿痹”之用，今人不敢苟同。

经方中没有直接使用柏子仁组方者，仅竹皮大丸方后加减用及。《金匮》竹皮大丸方后云：“烦喘者，加柏实一分。”竹皮大丸为治中焦虚热之“烦乱呕逆”证。兼见烦喘，是烦乱之甚，为心阴亏损、心神不宁之表现，故加柏实宁心安神，心烦可止。心为五脏六腑之大主，心神安定，肺胃之气易得条畅，则呕逆可除。

第九章　利水渗湿药

本章药共 13 味，功用既有共性，又有个性，简述如下。

1. 茯苓　甘淡平，功能利水渗湿，健脾宁心。“淡能利窍，甘以助阳，除湿之圣药”（《用药法象》）。“伐肾邪，小便多能止之，小便涩能利之，与车前子相似，虽利小便而不走气”（《汤液本草》）。“仲景利小便多用之”（《本草衍义补遗》）。经方用茯苓者 37 首，可概括为四大功用，详见内文。

2. 猪苓　甘淡平，功能利水渗湿。“猪苓淡渗，气升而又能降，故能开腠理，利小便，与茯苓同功，但入补药不如茯苓也”（《本草纲目》）。由于其“行水之功多，久服必损肾气，昏人目”（《本草衍义》），故不可服之过久，久服易伤阴。古人健脾方中需要加点渗湿药者，用茯苓而不用猪苓，以茯苓既渗湿又健脾也。

3. 泽泻　甘而寒，功能利水，渗湿，泄热。其“清润肺气，通调水道，下输膀胱……又能除湿热，通淋沥，分消痞满，透三焦蓄热停水，此为利水第一良品”（《药品化义》）。泽泻利水邪以护正气之功用，详见内文经方 8 首之论。

4. 滑石　甘淡而寒，功能清利，渗湿，利窍。“其体滑主利窍，味淡主渗热，能荡涤六腑而无克伐之弊”（《药品化义》）。“因热小便不利者，滑石最为要药。若寒温外感诸证，上焦燥热，下焦滑泻无度，最为危险之候，可用滑石与生山药各两许，煎汤服之，则上能清热，下能止泻，莫不随手奏效。外感大热已退而阴亏脉数不能自复者，可于大滋真阴药中（若熟地黄、生山药、枸杞之类）少加滑石，则外感余热不至为滋补之药逗留，仍可从小便泻出，则其病必易愈。”（张锡纯）。“滑石利窍，不独小便也，上能利毛腠之窍，下能利精溺之窍”（《本草纲目》）。总之为“利窍除热，清三焦，凉六腑，化暑气”（《本草通玄》）之良药。但“凡走泄之剂，宜用甘草以佐”（汪昂），如六一散。

5. 薏苡仁　甘淡微寒，功能除脾湿，清肺热。其“最善利水，不至损耗真阴之气……故凡遇水湿之症，用薏苡一二两为君，而佐以健脾去湿之味，未有不速于奏效者也”（《本草新编》）。“此物力势和缓，须倍加用即见效”（《本草衍义》）。

6. 通草　苦而微寒，功能泻火利水，通利血脉。其“上能通心清肺，治头痛，利九窍，下能泄湿热，利小便，通大便，治遍身拘痛”（《本草纲目》）。“木通功用虽多，不出宣通气血四字”（李中梓）。需要说明，大体宋以前木通称为通草，故经方及《本经》《别录》所言之通草即今之木通现今之通草为五加科植物通脱木的茎髓，体轻，质软，有弹性，易折断，无臭味，色洁白，气味甘淡微寒，功能清肺利水，长于通乳汁。

7. 瞿麦　苦寒，功能清热利水，破血通经。“其性阴寒，泄降利水，除导湿退热外，无他用”（《本草正义》）。虽为利水通淋良药，但苦寒沉降，故孕妇、脾虚者忌用。

8. 石韦　甘苦微寒，功能利水通淋，清肺泄热。“治痰火，同瘦肉蒸服”（《植物名实图考》）。现代药理研究石韦有镇咳、祛痰、平喘作用。临床报道：单味石韦治疗支气管哮喘、慢性气管炎、急性与慢性肾炎及肾盂肾炎有较好疗效（《中药大辞典》）。

9. 防己　苦辛而寒，功能行水，泻下焦湿热。“昔人谓其散风者，以轻能外达言之，实则疏泄而清利湿热是其专职，颇与木通之体用相近……古今主治，无不从湿热二字着想”（《本草正义》）。

10. 椒目（为花椒的种子）　苦辛而寒，功能“去水”（陶弘景），“定痰喘”（《本草蒙鉴》）。“主水，腹胀满，利小便”（《唐本草》）。“治胀，定喘，及肾虚耳鸣”（《本草备要》）。“椒目治喘，似于水气之喘更为得宜，他如相火上逆之喘，反为禁药”(《本草述》)。对“诸喘不止者，用劫药……椒目一二钱，生姜汤调下止之”(《丹溪心法》)。古人以椒目作为“劫药”平喘治标的宝贵经验，已得到现今验证，详见内文。

11. 赤小豆（又称红小豆） 甘酸性平，功能利水除湿，和血排脓，消肿解毒。小豆为药食同源之品，其治疗水肿、痄腮、痔疮、丹毒、火丹、痈疮、外伤肿痛以及妇人吹奶、下乳汁等功用，详见内文。

12. 冬葵子 甘寒，功能利水，滑肠，下乳。其“气味俱薄，淡滑为阳，故能利窍通乳，消肿滑胎也”(《本草纲目》)，孕妇慎用。

13. 茵陈蒿 苦辛微寒，功能清热利湿。“乃治脾、胃二家湿热之专药”(《本草正义》)。为“除湿散热结之要药也”(《本草经疏》)。“《神农本草经》谓其善治黄疸，仲景治疸证，亦多用之。为其禀少阳初生之气，是以善清肝胆之热，兼理肝胆之郁，热消郁开，胆汁入小肠之路毫无阻隔也。《名医别录》谓其利小便，除头热，亦清肝胆之功效也。其性颇近柴胡，实较柴胡之力柔和，凡欲提出少阳之邪，而其人身弱阴虚不任柴胡之升散者，皆可以茵陈代之”(张锡纯)。茵陈为治湿热黄疸、蛔厥专药，用之有特效，详见内文。

本章利水渗湿13味，从其性味归类大略有二：一是味甘淡性平或偏寒凉，如茯苓、猪苓、泽泻、滑石、薏苡仁及冬葵子6味药；二是味苦性寒凉或兼甘、辛、酸味，即其他7味。本章13味药，共性是利水渗湿，但也各有个性。这13味药或性味相同，或性或味有所不同，故功用除了共性之外，其个性分别为：茯苓又能健脾，利水而不伤正气；猪苓利水而久服易伤阴；泽泻既利水又泄热；滑石既利水泄热，又善清暑热、利诸窍；薏苡仁如同茯苓健脾利水，又清肺热；冬葵子如同滑石，药性体滑而利窍利水，又善通乳。而多以苦寒为主的其他7味药，除了清利湿热的共性之外，其个性分别为：通草（木通）、防己又能宣通气血；瞿麦、石韦又长于通淋；石韦、椒目又善于清肺治痰喘，特别是椒目，作为“劫药”平喘有专功；赤小豆又能消肿解毒；茵陈蒿则为治湿热之特效专药。

茯 苓

【基原与药材】 为多孔菌科植物茯苓的干燥菌核。“茯苓个”呈球形、扁圆形或不规则的块状，大小不一，重量由数两至十斤以上。以体重坚实、外皮呈褐色而略带光泽、皱纹深、断面白色细腻、粘牙力强者为佳。将茯苓菌核内部的白色部分切成薄片或小方块，即为白茯苓；削下来的黑色外皮部即为茯苓皮；茯苓皮层下的赤色部分，即为赤茯苓；带有松根的白色部分，切成正方形的薄片，即为茯神。

【用法与用量】 内服：煎汤，9~15g；或入丸、散。

【原文】《本经》：茯苓，一名茯菟。味甘，平，无毒。治胸胁逆气，忧恚，惊邪，恐悸，心下结痛，寒热，烦满，咳逆。止口焦，舌干，利小便。久服安魂魄，养神，不饥，延年。生山谷大松下。

《别录》：茯苓，无毒。止消渴，好唾，大腹淋沥，膈中痰水，水肿淋结，开胸腑，调脏气，伐肾邪，长阴，益气力，保神守中。其有根者，名茯神。

【经方用药】《本草经疏》解析《本经》《别录》说：“茯苓，其味甘平，性则无毒，入手足少阴，手太阳，足太阴、阳明经，阳中之阴也。胸胁逆气，邪在手少阴也；忧恚惊邪，皆心气不足也；恐悸者，肾志不足也；心下结痛，寒热烦满，咳逆，口焦舌干，亦手少阴受邪也。甘能补中，淡而利窍，补中则心脾实，利窍则邪热解，心脾实则忧恚惊邪自止，邪热解则心下结痛、寒热烦满、咳逆、口焦舌干自除，中焦受湿热则口发渴，湿在脾，脾气弱则好唾，大腹者，脾土虚不能利水，故腹胀大也。淋沥者，脾受湿邪则水道不利也。膈中痰水水肿，皆缘脾虚所致，中焦者，脾土之所治也，中焦不治，故见斯病，利水实脾，则其证自退矣。开胸腑，调脏气，伐肾邪者，何莫非利水除湿、解热散结之功也。白者入气分，赤者入血分，补心益脾，白优于赤，通利小肠，专除湿热，赤亦胜白。”总之，茯苓的主要作用为健脾利水化饮。茯苓分赤白二种，白茯苓偏于补心脾，赤茯苓则偏于清利膀胱湿热而治淋。其皮名茯苓皮，则专于利尿，无补益作用。另有茯神之名，偏于“开心益智，养精神”（《别录》）。

茯苓是经方中常用药物之一，有33首用茯苓，方后加减用茯苓者4首。功用分述如下。

1. 健脾利水治痰饮所致诸病　《别录》曰茯苓治“大腹淋沥，膈中痰水，水肿淋结”，所述皆痰与水为患。茯苓既能淡渗利水以去已成之饮，又能健脾益气以绝生饮之源，故仲景将茯苓广泛用于痰与水饮之证。

（1）治疗支饮咳喘　支饮咳喘证，仲景一般不使用茯苓，只是在饮邪上盛，下焦阳虚，有气上冲时使用，方如《金匮》桂苓五味甘草汤。《本经疏证》认为此证是“水以气而壅，则首以下气而导水为佐”，所以，方用桂枝、甘草辛甘化阳以平冲气；配茯苓导水下行为佐；并以五味子之收敛以聚耗散之气，使虚阳不致上浮，此一也。若冲气已平，而咳、胸满之证再度上升为主要矛盾时，是支饮又卷土重来，治当除饮治咳，方用桂苓五味甘草汤去桂枝加干姜、细辛，以增强其温阳化饮之功，方名苓甘五味姜辛汤，方取茯苓淡渗化饮，以配合干姜、细辛、五味蠲饮止咳，此二也。若此支饮上逆，出现口不渴、眩冒、呕时，可再加半夏去水止呕，方名桂苓五味甘草去桂加姜辛半夏汤，此三也。若上证呕止出现表闭形肿时，再加杏仁宣肺利水，方名苓甘五味加姜辛半夏杏仁汤，此四也。若上证兼见“面热如醉，此为胃热上冲熏其面，加大黄以利之”，方名苓甘五味加姜辛半杏大黄汤，此五也。此五方，皆取茯苓淡渗化饮。

（2）治疗皮水　水与饮，异名而同类，水饮停留一处者曰痰饮，如上所述《金匮·痰饮病》证治；水饮泛滥周身曰水气，如《金匮·水气病》证治。茯苓用于水气病有一方，即治疗皮水为病的防己茯苓汤，方中重用茯苓健脾利水。

（3）治疗梅核气　痰湿与水饮，皆阴寒之物，但稠者为痰，稀者为饮。《金匮》之半夏厚朴汤治疗“咽中如有炙脔”之证，方中使用茯苓的目的是健脾利湿，以绝生痰之源。

（4）治疗胸痹　《金匮》云：“胸痹，胸中气塞，短气，茯苓杏仁甘草汤主之。”此胸痹乃由饮气阻塞所致，方以杏仁宣肺利水，开水之上源，茯苓淡渗利水，导水下行，甘草和中斡旋升降。

（5）治疗厥冷　茯苓所治之厥冷，乃以饮邪阻遏阳气所致，这样的方剂有2首：①茯苓甘草汤：适用于胃中停饮而见“厥而心下悸”之证，水饮闭阻阳气则手足厥冷，水停于胃则心下悸，方用茯苓配合桂枝、生姜、甘草温中化饮，通阳利水，其用茯苓为君，可以起到淡渗化饮、导水下行之功，饮去则悸动自止，阳通则手足自温。②赤丸方：本方用茯苓为君，配伍乌头、半夏、细辛等而成。其病机当为脾肾阳虚，水饮内盛，寒气挟水饮闭阻阳气而致腹痛、肢冷等。方用茯苓伍半夏化饮止呕，乌头、细辛散沉寒痼冷。以上二方证相较，后者之病情更加严重，故茯苓配伍散寒化饮之力更强的药物，但因其病位较深，故应治之以缓，所以用为丸剂；前者病情轻浅，可以汤以荡之。

（6）治疗心下痞满　茯苓所治之心下满乃饮停中焦所致，茯苓淡渗利水，导水下行，水去则腹满自除，这样的方剂有4首：①桂枝去桂加茯苓白术汤：适用脾虚水饮停滞出现“心下满微痛”，另兼营阴亏损，营卫不和之证。方以茯苓配白术健脾利水，以芍药、生姜、大枣益营敛阴，调和营卫。②苓桂术甘汤：适用于脾虚水饮停滞且有上冲之势而见心下逆满，气上冲胸，起则头眩之证。方用茯苓配白术健脾利水，配桂枝通阳利水，桂枝配甘草辛甘化阳，能够制冲。③木防已去石膏加茯苓芒硝汤：适用于饮停“心下痞坚”之实证，水饮射肺还可引起喘满之证，其方用桂枝、防已辛开苦降，配芒硝软坚散结，茯苓导水下行，人参扶正，共奏散结破饮、利水扶正之功。这是痰饮凝结成实的治法。④小半夏加茯苓汤：适用于胃中停饮之心下痞，但以呕吐为主，故以小半夏汤和胃止呕、散饮降逆，少加茯苓导水下行，淡渗化饮。

（7）治疗呕吐　茯苓所治之呕吐，亦是停饮所致，由于饮停于胃，胃气不降而逆上，遂生呕吐之证。治之方剂，除上述之小半夏加茯苓汤外，还有3首：①猪苓散：适用于饮停膈上，呕吐而思水者，方用茯苓配猪苓、白术，健脾利水。本证与小半夏加茯苓汤证相较，彼证以胃失和降之呕吐为主，此证则以脾虚不运，内湿壅盛为重；前方以和胃降逆为主，后方以健脾利水为要。②茯苓泽泻汤：适用于脾虚不运，胸中停饮，胃失和降之“胃反，吐而渴欲饮水者”，方取茯苓配白术、甘草、泽泻、桂枝升清降浊，利水止渴，生姜和胃以止呕。③五苓散：适用于下焦蓄水，水气上逆，以及中焦停水之“水逆”证，影响胃气之和降而致之呕吐，故以茯苓配桂枝、猪苓、泽泻、白术通阳化气，健脾利水。水去胃气自和。

（8）治疗悸动　此悸包括心下悸及脐下悸两种情况，皆由饮邪停蓄而致。经方中用茯苓治疗此类病的方剂，除上述治疗“厥而心下悸”之茯苓甘草汤外，尚有如下3首：①茯苓桂枝甘草大枣汤：适用于心阳不振而肾水欲动之“脐下悸者”，《本草经疏》认为此是“气以水而逆，则冠以导水而下气随之”，故方中重用茯苓导水，随以桂枝、甘草通阳降逆，大枣培土制水。②五苓散：亦适用脐下悸，《金匮》云：“假令瘦人，脐下有悸，吐涎沫而癫眩，此水也，五苓散主之。”此为膀胱气化不利，水动于下而致，故用五苓散通阳利水。③真武汤：适用少阴阳衰，水气泛滥之“心下悸”，方以茯苓配附子、生姜、白术、芍药组成，温阳利水而化饮。此外，理中丸方后云“悸者加茯苓二两”，此与上述四方相同，均取茯苓利水定悸之功。

2. 健脾益气治脾虚湿盛证　茯苓，《别录》说它“长阴，益气力”，实际是指其具有健脾益气之功，脾主运化水湿，脾虚则湿存，湿盛则脾虚，所以脾虚与湿盛是相互关联的两个问题。茯苓能健脾益气，故可以用于脾虚湿存证，茯苓又能利湿健脾，故亦可用于湿盛脾虚者。茯苓健脾益气，总括起来，可用于下列几个方面。

（1）治脾虚证　用茯苓治疗脾虚的方剂有2首：其一是薯蓣丸，此方主治“虚劳诸不足，风气百疾”。方中用扶正与祛邪药21味，其中就有后世所谓的“四君子汤”成分，即以茯苓与诸药并用健脾益气。其二是桂枝茯苓丸，适用于妊娠癥病，方用茯苓配伍丹皮、桃仁等消癥化瘀之品，目的是用茯苓通过培健脾土以扶助正气，防止破瘀之品伤害胎元。

（2）治脾湿证　用茯苓治疗脾虚湿停证的方剂亦有2个：其一是当归芍药散，适用于妇人妊娠肝脾不和的腹中痛证。所谓肝脾不和是指肝血不足而郁与脾虚湿盛两个方面。其方用茯苓与白术、泽泻相配，是针对脾虚湿盛而设；方中另用当归、芍药、川芎养血疏肝，全方两调肝脾。其二是侯氏黑散，适用于肝旺脾虚湿盛之体，受外风侵触而引动内风之证，方中使用茯苓的目的是配合益气健脾化湿之品，湿化之后，便可杜绝痰湿随风流窜经络而发生中风。

（3）治寒湿痹证　在经方中使用茯苓治疗寒湿痹证的方剂亦有2首：①附子汤：适用于少阴元阳大虚，气机运行无力，寒湿留滞而成，方用茯苓配白术，健脾利湿，用附子、人参大补元阳，佐以芍药，刚柔相济，引阳药入阴以驱除寒湿之邪。②甘草干姜茯苓白术汤：适用于寒湿侵袭于腰部的肾着之病，方中四味“不在温肾以散寒，而在燠土以胜水”（尤在泾），即取四药合奏温中健脾祛湿之功。

（4）治疗下利　用茯苓治疗下利证的经方有如下3首：①五苓散：《伤寒论》云：“霍乱，头痛，发热，身疼痛，热多欲水者，五苓散主之。”霍乱包括吐利二证，是由于湿盛脾虚而致，方用茯苓配桂枝、白术、泽泻、猪苓通阳化气，健脾利湿而止泻，此方虽亦可治吐，但临床上以治下利为主。②真武汤：《伤寒论》云：“少阴病，二三日不已，至四五日，腹痛，小便不利，四肢沉重疼痛，自下利者，此为有水气……真武汤主之。”此为脾肾阳虚，水气泛滥而致之下利，故用茯苓配附子、白术、生姜等温肾阳，利水气而止利。③麻黄升麻汤：适用于肺热脾胃虚寒下利证，方用茯苓配合干姜、白术、甘草温中阳，健脾利湿而止泻，是脾胃虚寒兼湿下利的治疗方法。从上述可以看出，茯苓是湿盛脾虚下利的常用药物，多与白术相合，若属气化不利者，可与桂枝相配；中阳虚者多与干姜为伍；肾阳虚者又可同附子相合。

3. 通利小便治小便不利　《本经》曰茯苓“利小便”，故仲景常用其治疗小便不利之证。这种小便不利证，包括痰饮、水肿、消渴、淋证及虚劳。由于病情轻重有异，病机有殊，故用茯苓组方所配之药亦不同。组方中用茯苓通利小便之方，主要有下列7方：①五苓散：其小便不利因于膀胱气化不利，故除以茯苓配白术、泽泻、猪苓外，尚配桂枝通阳化气。②茵陈五苓散：适用于黄疸小便不利证，其病机与五苓散证之病机相同，所以加茵陈，为发黄而设也。③猪苓汤：适用于阳明热盛伤阴，或少阴热化伤阴，水热互结之小便不利证，因其为热结阴伤，故用茯苓配猪苓、泽泻利水外，又加滑石清热利水，阿胶益阴。本方因滑石有滑窍之功，故不仅可用于水肿小便不利证，亦可用于淋证小便不利。此证与五苓散证有寒热之殊，阴伤与阴未伤之别，故前者用桂枝通阳，后者用滑石清热；前者加白术燥湿，后者用阿胶益阴，二者以此为别。④栝楼瞿麦丸：适用于上焦燥热，下焦阳虚寒水不化，小便不利之证。其用茯苓配伍附子、瞿麦，温阳利水通淋，为下焦寒水不化而设。本方另外二药栝楼根、山药润燥清热，为其上焦燥热而设。⑤真武汤：适用于阳虚小便不利，方以茯苓配附子、生姜、白术、芍药共奏温阳利水之功。⑥葵子茯苓散：适用于妊娠气阻之小便不利，方以茯苓配冬葵子利水通窍。⑦肾气丸：适用于虚劳肾虚小便不利，其方由干地黄、山萸肉、山药、茯苓、丹皮、泽泻、桂枝、附子八味药组成，方中用茯苓，是针对肾虚水停、小便不利而设，取其与泽泻、附子、桂枝相配，温阳利水。此外，小柴胡汤方后云："心下悸，小便不利者，去黄芩，加茯苓四两"；小青龙汤方后云："若小便不利，少腹满者，去麻黄，加茯苓四两"；四逆散方后云："小便不利者，加茯苓四分"等，亦均取其利小便之功。

4. 健脾宁心治心神不安　《本经》说茯苓有"安魂魄，养神"之功，经方中有2首取如此之用：①酸枣仁汤：此方主治"虚劳虚烦不得眠"，其不得眠乃因虚所致。虚证之因，无非气虚、血虚、阳虚。此方以酸枣仁为君药养血安神，川芎为血中气药，知母养阴清热，可见此方证以阴血虚为主，而茯苓与甘草皆味甘健脾，补气血生化之源以利养心安神。②茯苓四逆汤：此方主治"发汗，若下之，病仍不解，烦躁者"。即误用汗下，病仍不解，反增烦躁。以方测证，茯苓四逆汤以四逆汤为主方，可知为素体阳虚；重用茯苓（四两）与少许人参（一两）相合，健脾宁心以止烦躁。

综上所述，经方中用茯苓者37首，所入剂型包括丸、散、汤剂。

【单方治验】

1. 心汗　别处无汗，独心孔一片有汗，思虑多则汗亦多，病在用心，宜养心血。以艾汤调茯苓末服之。(《证治要诀》)

2. 消渴　治下虚消渴，上盛下虚，心火炎烁，肾水枯涸，不能交济而成渴证。白茯苓一斤，黄连一斤。为末，熬天花粉作糊，丸梧桐子大，每温汤下五十丸。(《德生堂经验方》)

3. 鼾　白蜜和茯苓涂上，满七日。(《补缺肘后方》)

4. 痰饮病　友人竹某某曰："嵊县吴氏一家，以种苓为业。春间吴氏之媳病，盖产后月余，壮热口渴不引饮，汗出不止，心悸不寐，延余往治。病人面现红色，脉有滑象，急用甘草、麦冬、竹叶、柏子仁、浮小麦、大枣煎饮不效；继用酸枣仁汤，减川芎加浮小麦、大枣，亦不效；又用归脾汤加龙骨、牡蛎、萸肉则仍然如故。当此之时，余束手无策，忽一人进而言曰：'何不用补药以缓之'，余思此无稽之谈，所云补药者，心无见识地，姑漫应之。时已届晚寝之时，至次日早起，其翁奔告曰：'予媳之病昨夜用补药医痊矣。'余将信将疑，不识补药究系何物。乃翁持渣来见，钵中有茯苓四五两，噫！茯苓焉，胡为云补药哉？余半晌不能言。危坐思之，凡病有一线生机，皆可医治。茯苓固治心悸之要药，亦治汗出之主药。仲景治伤寒汗出而渴者五苓散，不渴者茯苓甘草汤。伤寒厥而心下悸者宜先治水，当服茯苓甘草汤。可知心悸者汗出过多，心液内涸，肾水上救入心则悸，余药不能治水，故用茯苓以镇之。是证心悸不寐，其不寐由心悸而来，即心悸亦从汗出而来，其壮热口渴不引饮、脉滑，皆有水气之象，今幸遇种苓家，否则汗出不止，终当亡阳，水气凌心，必当灭火，是谁之过欤？余引咎而退。"观竹某某此论，不惜暴一己之失，以为医界说法，其疏解经文之处，能将仲景用茯苓之深意，彰彰表出，固其析理之精，亦见其居心之厚也。

湖北天门县崔某某来函云：1930年，李姓妇，头目眩晕、心中怔忡、呕吐涎沫，有时觉气上冲，昏愦不省人事。他医治以安神之药无效，继又延医十余人皆服药无效，危险已至极点。生诊其脉，浮而无力，视其形状无可下药。恍悟《衷中参西录》茯苓解中，所论重用茯苓之法，当可挽回此证。遂俾单用茯苓一两煎汤服之，服后甫五分钟，病即轻减，旋即煎渣再服，益神清气爽，连服数剂，病即痊愈。后每遇类此证者，

按此方皆可奏效。（《医学衷中参西录》）

编者按 张锡纯说："茯苓气味俱淡，性平。善理脾胃，因脾胃属土，土之味原淡（土味淡之理，徐灵胎曾详论之），是以《内经》谓淡气归胃，而《慎柔五书》上述《内经》之旨，亦谓味淡能养脾阴。盖其性能化胃中痰饮为水液，引之输于脾而达于肺，复下循三焦水道以归膀胱，为渗湿利痰之主药。然其性纯良，泻中有补，虽为渗利之品，实能培土生金，有益于脾胃及肺。且以其得松根有余之气，伏藏地中不外透生苗，故又善敛心气之浮越以安魂定魄，兼能泻心下之水饮以除惊悸，又为心经要药。且其伏藏之性，又能敛抑外越之水气转而下注，不使作汗透出，兼为止汗之要药也。"

5. 妊娠水肿 红鲤鱼1条（250g左右），茯苓60g。先把鲤鱼洗净去鳞，除掉鱼鳃和内脏。加入茯苓及清水1000ml，用文火煎成500ml，分2次温服。每日1剂，连服1~20剂。经过135例观察，总有效率达96.2%。（张达旭《广西中医药》1990；3：7）

编者按 妊娠水肿，中医有不少名称。《医宗金鉴》曰："自膝至足肿，小水长者，名曰子气。头目遍身俱肿，腹胀而喘在六七月时者，名曰子满。但两脚肿而胀厚者属湿，名曰皱脚。皮薄者属水，名曰脆脚。"鲤苓汤两药合用后，能加强健脾利水作用，故能治疗妊娠水肿以安胎。本方简便易行，效果良好，可谓利水安胎食疗法。

6. 脱发 一味茯苓饮治脱发有良效。如徐某，男性，21岁，于1974年7月6日来诊。患者系发秃症，头顶上如胡桃大圆圈，连结成片，渐成光秃。见者多说此症难愈，心情懊侬，忧郁得很。切其脉濡，舌稍白，无其他痛苦。为处一味茯苓饮，茯苓500~1000g，为细末，每服6g，白开水冲服，一日两次，要坚持服一个比较长的时期，以发根生出为度。约服两月余，来复诊，发已丛生，基本痊愈。忆及其父10余岁时，亦患发秃，脱去三五片，当时即曾投以一味茯苓饮，3月后发生。（《岳美中医案集》）

原按 张石顽说"茯苓得松之余气而成，甘淡而平，能守五脏真气，其性先升后降"。发秃的形成，多因水气上泛巅顶，侵蚀发根，使发根腐而枯落。茯苓能上行渗水湿，而导饮下降，湿去则发生，虽不是直接生发，但亦合乎"先其所因，伏其所主"的治疗法则。

编者按 有的学者（刘畅《湖北中医杂志》1996；1：封四）按照上述方法治疗脱发23例。其中全秃者5例，脱发占1/3面积者8例，如胡桃大圆圈连结成片者10例。1个月为1个疗程。结果：20例痊愈，2例好转，1例无效。总有效率为95.65%。茯苓治脱发是否有上述之良效，有待临床验证。

结 语

茯苓性味甘、淡、平。入心、脾、肺、肾经。具有淡利水湿、补益心脾、宁心安神之功。仲景经方用茯苓者达37首之多，主治支饮咳喘、胸痹、梅核气、呕吐、水肿、小便不利、寒湿痹证、下利、心悸等。本品补而不峻，利而不猛，既能扶正，又可祛邪，故临床常作辅助药物而广泛应用。与补气药参、术相伍则健脾；与利水药猪苓、泽泻同用则渗湿。

现代药理研究证明，茯苓有利尿作用，能增加尿钠、钾的排出量；还有降血糖、镇静作用；对金黄色葡萄球菌、大肠埃希菌、变形杆菌有抑制作用。

茯苓有赤白之分，白茯苓偏于补心脾；赤茯苓偏于清利膀胱湿热而治淋。茯苓皮长于利水消肿。茯苓用于安神时可用朱砂拌，名朱茯苓。

猪 苓

【基原与药材】 基原为多孔菌科植物猪苓的干燥菌核。药材为干燥不规则的长形块状或近圆形块状，大小粗细不等，长形的多弯曲或分枝如姜。外表面灰黑色或棕黑色，全体有瘤状突起及明显的皱纹。质坚而不实，轻如软木，断面细腻，白色或淡棕色，略呈颗粒状。气无，味淡。以个大、外皮为黑褐色光亮、肉色粉白、体较重者为佳。

【用法与用量】 内服：煎汤，6~12g；或入丸、散。

【原文】《本经》：猪苓，一名假猪屎。味甘，平，无毒。治痎疟，解毒，蛊疰不祥，利水道。久服轻身，耐老。生山谷。

《别录》：猪苓，味苦，无毒。生衡山及济阴、宛朐，二月、八月采，阴干。

【经方用药】 猪苓为甘淡利水之品，《本经》

所述“利水道”是其主要功用。经方中有4方用猪苓，皆取其利水之功。主要用于小便不利、黄疸、呕吐、下利之证。

水液在人体内代谢的最终产物，大部分都要经过小便排出体外。小便不利，就会造成水饮停蓄，在临床上便出现蓄水症状：水液停蓄偏渗于胃肠则会导致下利；水湿郁阻肝胆，胆汁不循常道溢于肌肤就会发黄；水湿停蓄津不上承，就会出现消渴；水停阻碍胃气下行，胃气上逆就会出现呕吐。若能使小便通利，水湿得以下泄，则诸症可愈。经方中用猪苓者有下列4首。

一是五苓散：主要适用膀胱气化不利的蓄水证。方中猪苓主要与茯苓相配，以增强泽泻淡渗利水之功，另加白术健脾利水，桂枝通阳。五苓散在经方中的应用范围相当广泛，除了蓄水证，还用于水逆证、霍乱吐利证、脐下悸吐涎沫巅眩证等等。

二是猪苓汤：适用于水热互结，真阴已伤之小便不利等。方中亦用猪苓配合茯苓、泽泻甘淡利水，配滑石清热利水，配阿胶滋阴润燥，共奏利水清热益阴之功。

三是茵陈五苓散：治疗湿热黄疸而小便不利等。方用五苓散利小便，加茵陈退黄。其方用猪苓的目的与上方相同。

四是猪苓散：《金匮》云：“呕吐而病在膈上，后思水者，解，急与之。思水者，猪苓散主之。”此为停饮致呕，思水者是脾虚不运，水津不能上奉于口所致。治疗此证的关键是化饮健脾。方用猪苓为君，配茯苓更增其利水化饮之功，配白术健脾利水，并可运化水津，使水津上奉于口而止其口渴之证。

猪苓与茯苓虽均系淡渗利水之品，但猪苓利而无补，所以久服、过服易致伤阴，使用时不可不知。

【单方治验】

1. 子肿　妊娠从脚上至腹肿，小便不利，微渴引饮。猪苓五两，末，以热水服方寸匕，日三服。(《子母秘录》)

2. 子淋　猪苓五两。捣筛，以白汤三合，和方寸匕为一服，渐至二匕，日三夜二，不瘥，宜转下之，服甘遂散。(《小品方》)

泽　泻

【基原与药材】　为泽泻科植物泽泻的块茎。干燥的块茎类圆球形、长圆球形或倒卵形。气微香，味微苦。以个大、质坚、色黄白、粉性足者为佳。

【用法与用量】　内服：煎汤，6~12g；或入丸、散。

泽泻在经方中丸、散、汤剂均用。其用量在泽泻汤中最大，为五两；猪苓汤中最小，为一两。现代用量一般为5~10g；大剂量可达30~60g。泽泻作用虽较平和，但毕竟偏渗泄，故肾虚精滑无热者禁用。

【原文】《本经》：泽泻，一名水泻，一名芒芋，一名鹄泻。味甘，寒，无毒。治风寒湿痹，乳难，消水，养五脏，益气力，肥健。久服耳目聪明，不饥，延年，轻身，面生光，能行水上。生池泽。

《别录》：泽泻，味咸，无毒。主补虚损、五劳，除五脏痞满，起阴气，止泄精、消渴、淋沥，逐膀胱三焦停水。扁鹊云：“多服病人眼。”一名及泻。生汝南。五月、六月、八月采根，阴干。

【经方用药】《本草正义》：“泽泻，最善渗泄水道，专能通行小便。《本经》气味虽曰甘寒，兼以其生长水泽，因谓之寒，其实轻淡无味，甘于何有？此药功用，惟在淡则能通，《本经》称其治风寒湿痹，亦以轻能入络，淡能导湿耳，云治风寒，殊非其任。其能治乳难者，当以娩后无乳者言，此能通络渗泄，则可下乳汁，非产乳百病之通用品。……其兼能化痰化饮者，痰饮亦积水停湿为病，惟其滑利，故可消痰。总之，渗泄滑利之药，必无补养之理。《本经》养五脏，益气力云云，已属溢美太过，而甄权竟谓可治肾虚精自出，大明且谓补女人血海，令人有子，洁古亦谓入肾经去旧水，养新水。皆非药理之真。”泽泻，味甘寒，功能利水泄湿。《本经》及《别录》所述之证，均为湿邪、痰饮、水气所致，故其所谓补益之功，皆祛除水湿之邪之后的间接作用。

经方中有8首用及泽泻，均取其利水泄湿之功。

1. 利小便 《本经》说泽泻能“消水”，《别录》说泽泻能“逐膀胱三焦停水”，都是说泽泻具有通利小便之功，经方中用泽泻利小便治疗小便不利者共有4方：五苓散与猪苓汤于前茯苓、猪苓条中均论及，这2方均能治疗“渴欲饮水”之证，这可能是《别录》说泽泻“起阴气”的真正含义。第三方是牡蛎泽泻散：适用于湿热蕴结腰以下水肿之证。此为水结之重证。方用泽泻配商陆泻水利小便，蜀漆、葶苈开凝逐饮、破水热之结，牡蛎、海藻软坚消痞，栝楼根滋润津液而利血脉之滞。第四方是肾气丸：适用于肾虚小便不利之证，其用泽泻的目的是与茯苓相配，泻已停之水。李时珍对这一点认识得十分清楚，他说：“仲景地黄丸用茯苓、泽泻者，乃取其泻膀胱之邪气……古人用补药必兼泻药，邪去则补药得力，一辟一合，此乃玄妙，后者不知此理，专一于补，所以久服必至偏害也。”肾气丸由于能温补肾气而增强其固摄作用，故《金匮》用其治“消渴，小便反多，以饮一斗，小便一斗”之证候，正是《别录》说泽泻“止泄精、消渴”的具体体现。但要明确，泽泻毕竟偏于渗泄，无水湿之邪者反伤阴津，故《本草衍义》说：“泽泻，其功尤长于行水。……凡服泽泻散人，未有不小便多者；小便既多，肾气焉得复实？今人止泄精，多不敢用。”即指无水湿之邪者不可用泽泻。

2. 治眩晕 泽泻利水，能引浊饮下行，故对水饮之邪上乘清阳之位引起的头晕目眩者，泽泻亦可用之。经方中用泽泻治疗头晕目眩的方剂有2首：①泽泻汤：《金匮》云：“心下有支饮，其人苦冒眩，泽泻汤主之。”尤在泾注说：“水饮之邪上乘清阳之位，则为目眩，泽泻泻水气，白术补土气以胜水气。”本方重用泽泻为君去已停之水，佐白术健脾制水，方仅两味，标本兼顾。②五苓散：《金匮》云：“假令瘦人脐下有悸，吐涎沫而癫眩，此水也。五苓散主之。”此为下焦水逆之证，故用五苓散化气行水，水气下行，则诸症可随之消失。此于上方相较，增加了二苓、桂枝，其通阳化水之功更盛。

3. 止呕吐 治疗呕吐使用泽泻的方剂有2首：①茯苓泽泻汤：《金匮》云：“胃反，吐而渴欲饮水者，茯苓泽泻汤主之。”程云来注云：“此方乃五苓加甘草、生姜，以猪苓过于利水，故去之；甘草、生姜长于和胃止呕，故加之；茯苓、泽泻、白术、桂枝相须，宣导补脾而利水饮。”可见其用泽泻之目的，在于协助茯苓、桂枝、白术健脾利水，水去吐止，不治渴而渴自愈。②五苓散：《金匮》云：“渴欲饮水，水入则吐者，名曰水逆，五苓散主之。”此为下焦蓄水之重证。本方与上方组成相似，均用泽泻。但五苓散证重在膀胱气化不行，故以小便不利为主；而茯苓泽泻汤证重点在于胃有停饮，中阳不运，故以呕渴为主。在方药方面，五苓散重用泽泻为君，配有二苓，重在通利小便；茯苓泽泻汤则去掉利水之猪苓，加用生姜与甘草，故其重点在温胃化饮。二方以此为别。

4. 止妊娠腹痛 《金匮》云：“妇人怀妊，腹中疞痛者，当归芍药散主之。”本证乃肝脾不和而致之腹痛。肝血虚而郁滞，故用当归、芍药、川芎养血疏肝；脾气虚而湿停，故用茯苓、白术、泽泻健脾利湿。其用泽泻的目的在于利湿，以协助茯苓、白术健脾。

5. 治黄疸 泽泻本身并无退黄的作用，但黄疸出现的原因，大部分与湿邪阻滞有关，利水湿即有退黄之功，故《金匮》曰：“诸病黄家，但利其小便……”因此，仲景对有的“黄疸病，茵陈五苓散主之”。五苓散是以泽泻为君，重在淡渗利水；茵陈苦寒清热利湿退黄。本方对黄疸病湿邪偏盛，小便不利者为宜。

综上所述五点，只是利小便乃泽泻本来功用，其他四点都是治病求本而随之缓解的标证。泽泻在经方中主要取其淡渗利湿之功，为了加强其功，常与二苓相合，并随具体病情而配伍适当药物，例如：属寒者配桂枝；属热者配滑石；属阴亏者配阿胶；属脾虚者配白术；属肾阳虚者配附子、肉桂；属胃阳不布者，配生姜；属黄疸者配茵陈；属肝脾不和者，可与归、芍、芎相配；若属水气壅盛，又可与商陆、葶苈合用。

【单方治验】

1. 眩晕 笔者采用大剂泽泻，辨证配伍，治疗多种顽固性眩晕，屡获奇效，体会有四：①泽泻配龙胆草治疗肝胆湿热性眩晕。②泽泻配石决明治疗肝阳上亢性眩晕。③泽泻配天南星治疗痰瘀互结性眩晕。④泽泻配鹿角胶治疗精髓亏虚性眩晕。总之，泽泻为利水行水之品，医者多视为泄肾伐肾而不敢重用。然而，《本草蒙筌》云："泽泻多服虽则昏目，暴服亦能明目，其义何也？盖味咸能泻伏水，则胞中留久陈积之物由之而去也。泻伏水，去留垢，故明目；小便利，肾气虚，故昏目。二者不可不知。"由是观之，妙在"暴服"二字。所谓"暴服"，一是剂量要大，二是中病即止。笔者用其治疗各型顽固型眩晕，视其病机，斟酌用之，小剂量30~40g，中剂量50~60g，大剂量80~100g左右，收效甚捷。只是不可服用过久，《本草纲目》指出："泽泻行水泻肾，久服且不可。"故笔者在初诊或二诊，服药3~6剂，病愈即止，符合"暴服"之意。(徐宗忠《浙江中医杂志》1996；10：470)

2. 强中　笔者两年前曾治张某，21岁，学生。入夜阴挺不倒，胀痛难眠，昼伏夜起，缠绵数月。曾服已烯雌酚等西药，历更数医罔效。来诊时，见面色苍白，神疲乏力，阴茎睾丸胀痛，头昏目眩，心烦少寐，舌红苔薄黄，脉弦数。此系相火亢进，肾阴亏损。投以知柏地黄汤加味，收效甚微。故试用泽泻15g煎汤代茶。1日1剂，一试即应，未尽10剂，诸症皆瘥。此后又遇相火亢进之强中症2例，均取泽泻煎汤代茶饮，恒多应手取效。(庄柏青《中医杂志》1987；10：65)

结　语

泽泻性味甘、淡、寒。入肾、膀胱经。具有利水渗湿、清热泻火之功效。泽泻入药历史悠久，早在《内经》13方中即有"泽泻散"。《本经》《别录》及经方取用泽泻的8方中，均主要取其淡渗利水、泄浊的作用。现代临床广泛应用于小便不利、水肿、泄泻、淋浊、带下、痰饮等。其中泽泻用于治疗饮邪上乘所致之眩晕已被历代医家所尊崇。

现代药理研究证明，泽泻有显著的利尿作用，且有降压、降血糖、降血脂、抗脂肪肝及增加冠状动脉血流量等作用。

滑　石

【基原与药材】　为硅酸盐类矿物滑石的块状体。无臭，无味，有微凉感。以整洁、色青白、滑润、无杂石者为佳。

【用法与用量】　内服：煎汤(布包)，15~20g；或入丸、散。外用：研末掺或调敷。

【原文】《本经》：滑石，味甘，寒，无毒。治身热，泄澼，女子乳难，癃闭，利小便，荡胃中积聚，寒热，益精气。久服轻身，耐饥，长年。生山谷。

《别录》：滑石，大寒，无毒。通九窍、六腑、津液，去留结，止渴，令人利中。一名液石，一名共石，一名脆石，一名番石。生赭阳及太山之阴，或掖北白山，或卷山。采无时。

【经方用药】《本草经疏》解析《本经》《别录》说："滑石，滑以利诸窍，通壅滞，下垢腻。甘以和胃气，寒以散积热，甘寒滑利，以合其用，是为祛暑散热、利水除湿、消积滞、利下窍之要药。《本经》用以主身热、泄澼、女子乳难，荡胃中积聚寒热者，解足阳明胃家之热也。利小便癃闭者，通膀胱利阴窍也。《别录》通九窍津液，去留结，止渴，令人利中者，湿热解则胃气和而津液自生，下窍通则诸壅自泄也。丹溪用以燥湿，分水道，实大肠，化食毒，行积滞，逐瘀血，解燥渴，补脾胃，降心火，偏主石淋，皆此意耳。"

经方中使用滑石者计有6方，主要取其泻热、利水、止利之功。

1. 清解内热疗身热，荡胃热

(1)治百合病　《金匮》云："百合病变发热者，百合滑石散主之。"百合病原为如寒无寒，如热无热，本不发热，为什么变得发起热来呢？这是因为精神抑郁，肝失疏泄，胃肠郁滞而化热。百合滑石散取滑石清热"荡胃中积聚"之热，故服后"当微利者，止服，热则除"。《金匮》云："百合病下之后者，滑石代赭汤主之。"百合病本为阴虚内热之证，误下更损胃肠津液，形成胃热便结之证，胃热便结，胃气上逆，故在百合养阴基础上用滑石、赭石清热和胃，其用滑石的目的仍在于"荡胃中积聚之热"。方中特别强调"以泉水二升"煎之，是因泉水能助滑石下热利尿之功。

(2)定风眩　风引汤是为肝胃之火上冲而引起的头目眩晕而设，其用滑石的目的亦为清胃热而设。因属实火，故与大黄、石膏相配。

2. 清热通淋治小便不利　仲景取滑石"利小便"，主要用于淋证。共有3个方剂，即蒲灰散、滑石白鱼散和猪苓汤。3方均具清热通淋止血的作用，都可用于血淋证，不过蒲灰散和滑石白鱼散适用于血瘀者，而猪苓汤则适用于阴虚者。《金匮》云："小便不利，蒲灰散主之；滑石白鱼散……并主之。"蒲灰散用滑石配蒲黄；滑石白鱼散配白鱼和乱发，故后者化瘀之力更强。猪苓汤改散剂为汤剂，以滑石配伍淡渗利水的二苓、泽泻，其利水通淋的作用最强，故临床上猪苓汤不仅用于血淋，亦可用于水肿。

综上所述，滑石性寒质滑，功善清热利尿，对内热而小便不利者最为适宜，兼瘀者配蒲黄、白鱼、乱发；兼阴伤者配百合、阿胶；清浊不分而下利者配二苓、泽泻；胃热气逆者配代赭石；肝胃热盛欲动肝风者配大黄、石膏等。

【单方治验】

1. 热淋　小便赤涩热痛：滑石四两，捣罗为散。每服二钱匕，煎木通汤调下，不拘时候。(《圣济总录》滑石散)

2. 小便不通　滑石末一升，以车前汁和涂脐四畔，方四寸，热即易之，冬月水和亦得。(《产乳集验方》)

3. 子淋　妊娠子淋，不得小便。滑石末水和泥脐下二寸。(《本草纲目》第九卷"滑石"引《外台秘要》)

编者按　滑石甘淡性寒，功能利水祛湿，通淋滑窍。《医学衷中参西录》谓："因热小便不利者，滑石最为要药。"《本草经疏》亦称其为"利下窍之要药"。上述以滑石和泥涂"脐四畔"或"脐下法"，疗效如何，有待验证。

4. 产后病　王孟英说："暑令，产妇服生化汤、砂糖、酒，死者甚多，惟六一散既清暑热，又行瘀血，溽暑之令，诚为产后妙方。"(《回春录新诠》)

结　语

滑石性味甘、淡、寒。入肾、膀胱经。具有利尿通淋、清热解暑、祛湿敛疮之功效。《本经》对其功效早有详细记载。经方用滑石者计6首，均取其清热利水、通淋止利之功。滑石质重而滑，淡能渗、寒能清、重能降、滑能利，故本品为清热滑降、利水通淋之要药。以其清热利水而有解暑之效，为临床所常用。研末外用，还能收湿敛疮。

现代药理研究证明，滑石对皮肤、黏膜有保护作用。内服除保护发炎的胃肠黏膜而发挥镇吐、止泻作用外，还能阻止毒物的吸收。滑石粉撒布创面，有保护创面、吸收分泌物和促进结痂的作用。

滑石入煎多用布包。本品寒凉，故脾胃虚弱者慎用；滑石利窍伤阴滑胎，故热伤阴亏及孕妇慎用。

薏苡仁

【基原与药材】　为禾本科植物薏苡的种仁。质坚硬，破开后，内部白色，有粉性。气微，味甘淡。以粒大、饱满、色白、完整者为佳。

【用法与用量】　内服：煎汤，9~30g；或入散剂。

薏苡仁在现代除入汤、丸、散外，亦用之作羹或与粳米煮粥食用，为食疗佳品，具有渗湿利水、清热健脾之功。本品可药食同用，用量须大，且宜久服，一般每日量可达10~30g，多者可达60g。经方中皆生用，后人经验，健脾宜炒用，其余皆生用。

【原文】《本经》：薏苡仁，一名解蠡，味甘，微寒，无毒。治筋急拘挛，不可屈伸，风湿痹，下气。久服轻身益气。其根，下三虫。生平泽及田野。

《别录》：薏苡仁，无毒。主除筋骨邪气不仁，利肠胃，消水肿，令人能食。一名屋菼，一名起实，一名赣。生真定。八月采实，采根无时。

【经方用药】《本经》《别录》所述主治证候，无非脾湿为患，湿邪去则脾胃安，中焦治则能营养周身而除病健身。薏苡仁味甘淡而微寒，利水渗湿、健脾除痹，仲景又发明其清热排脓之功。经方中仅3方用了薏苡仁。

1. 除湿清热治风湿　《本经》说薏苡仁"治筋急拘挛，不可屈伸，风湿痹"，说明薏苡仁具有缓急止痛、利湿除痹之功，故仲景用其治疗风湿痹证。《金匮》云："病者一身尽疼，发热，日晡所剧者，名风湿。此病伤于汗出当风，或久伤取冷所致也，可与麻黄杏仁薏苡甘草汤。"此方用麻黄宣肺化湿，使风湿之邪从汗而解；薏苡仁健脾利湿除痹，其微寒之性又能清湿邪所化之热。薏苡仁与麻黄相配，可分消其湿，配杏仁利气，气化湿亦化，助通泄之用，配甘草既监制麻黄之峻，又可缓急止痛。全方共奏发汗宣肺、祛湿清热之功。

2. 除湿缓急治胸痹　《金匮》云："胸痹缓急，薏苡附子散主之。" 此方所治胸痹的病机是寒湿阻遏阳气。方用薏苡仁泄湿下气，并缓解拘挛；用附子逐寒破壅，通阳镇痛，寒湿散，阳气通，胸痹自已。

3. 清热排脓治肠痈　《金匮》云："肠痈之为病，其身甲错，腹皮急，按之濡，如肿状，腹无积聚，身无热，脉数，此为肠内有痈脓，薏苡附子败酱散主之。"《本经》未载薏苡仁能治肠痈，仲景用其治疗肠痈，是对《本经》的发展。仲景用薏苡仁为君治疗肠痈脓已成者，说明仲景已经认识到薏苡仁不仅能祛湿，而且能排脓。这一点，已被后人的医疗实践所证实，《千金方》之苇茎汤治肺痈，方中亦有薏苡仁。本方配败酱清热解毒、活血排脓，少佐附子振奋阳气，辛热散结，全方对肠痈脓已成者，甚为合拍。

【单方治验】

1. 痹证　久风湿痹，补正气，利肠胃，消水肿，除胸中邪气，治筋脉拘挛：薏苡仁为末，同粳米煮粥，日日食之。(《本草纲目》薏苡仁粥)

2. 肺痿　肺痿唾脓血：薏苡仁十两。杵碎，以水三升，煎一升，入酒少许服之。(《梅师集验方》)

3. 肺痈

（1）肺痈咳唾，心胸甲错者　以淳苦酒煮薏苡仁令浓，微温顿服之。肺若有血，当吐出愈。(《范汪方》)

（2）肺痈咯血　薏苡仁三合。捣烂，水二大盏，入酒少许，分二服。(《济生方》)

4. 消渴　消渴饮水。薏苡仁煮粥饮，并煮粥食之。(《本草纲目》)

5. 咯痰　1983 年 9 月末，我得了一次感冒，初愈后，每日清晨仍咯黄色浊痰，历时 1 周，有增无减，担心痰浊不清，引起它病。暗自思量，找一味善药来消除痰源，黄色浊痰是湿热酿成，我就选用薏苡仁清化。每日取薏苡仁 50g 煮粥，连吃 3 天。咯痰逐日减少，尿量增多，湿热从下泄去。我素来脾肾不足，苡仁淡渗寒滑，虽然有利于清化热痰，但却使我溲时余沥点滴，有时自流而难于约束。于是，在苡仁粥中加入 10 枚红枣，连吃 4 天，痰浊尽去。(《长江医话》)

6. 泄泻　郑某，女，65 岁，农民。患五更泻已 3 年，曾经某医院治疗，先后服四神丸、参苓白术散、附子理中丸均无显效。每在拂晓之前，脐下先隐痛，继之肠鸣辘辘，随即而泻，完谷不化，泻后则安。面色萎黄，怕冷乏力，腹部喜暖，纳少脘闷，身重浮肿，舌淡白，脉沉细。证属脾肾虚弱，运化无权，水湿内困所致。以薏苡仁米、饭锅巴（以焦黄黑色为佳）各 60g，加清水适量，放锅内同煮，等薏苡仁煮熟即成稀粥，每日 3 次，连服 2 天后，晨泻竟止，而告痊愈。(薛其祚《中医杂志》1981；8：60)

7. 水肿（慢性肾炎蛋白尿）　有一部分慢性肾小球肾炎患者，在其他症状缓解后，蛋白尿却长期存在，久治不愈。我在长期临床实践中，不断摸索，发现在辨证施治的基础上，辅以黑豆薏仁饮能收到较好的效果。本方由黑大豆 30g，生熟薏苡仁各 20g，赤小豆 15g，荷叶 6g 组成。以水 1000ml，煮极熟，任意食豆饮汁。(路志正《中医杂志》1988；6：63)

原按　黑大豆味甘寒，性平无毒，能补肾、消肿、止痛；薏苡仁甘淡微寒，益肾渗湿、健脾胜水，微寒胜热；赤小豆味甘酸，性平无毒，性下行，通小肠，利小便，行水消肿；荷叶轻宣，味苦平，能升发阳气，散瘀血而不伤好血。诸药相配可以补肾健脾，行水散瘀。慢性肾炎后期，多见脾肾双亏，湿阻血瘀，以致蛋白尿长期不愈，以此方为饮料，长期服用，可以提高疗效，补内服汤剂之不逮。

8. 坐骨结节滑囊炎　取生薏苡仁 60g，加水 300ml，煎至 200ml，分 2 次口服。治疗老年缠足妇女之坐骨结节滑囊炎 25 例，服药最短 26 天，最长 45 天。局部囊肿均完全吸收，症状消失。(《黄继斗《中医杂志》1987；1：66)

9. 疣

（1）传染性软疣　治疗方法：生薏苡仁 60g，适量加水，煮成粥状，再加适量白糖，每日 1 剂作为早餐食用，亦可晚上睡前服用。结果：本组共 132 例，经 5~20 天治疗，全部治愈。服 5 剂治愈者 86 例；8 剂治愈者 42 例；10 剂治愈者 3 例；20 剂治愈者 1 例。(贾海梅，等《山东中医杂志》1995；8：372)

原按　传染性软疣是由疣病毒引起的一种传染性皮肤病。其临床表现为皮肤可见散在和簇集的球形或半球形丘疹，如米粒至豌豆大，乳白或正常肤色，表现蜡样光泽，中心微凹，可挤出白色乳酪样物质，有痒感。中医认为系风热毒邪搏于肌肤而成。薏苡仁有利水化湿、清肺排脓之效。肺主皮毛，故选薏苡仁治之，疗效显著。

（2）扁平疣　治疗方法：取新鲜生薏苡仁，成人每日50~60g，儿童酌减，水煎服，也可与大米混合煮粥口服。同时取薏苡仁粗粉用食醋调成糊状敷患处，每日1~2次。用药时间5~12日。在治疗中，我们将44例患者分为2组，第1组内服并外敷，第2组只采用外敷。结果：在我们采用的两种方法中，内服外敷组治愈时间平均6.5日，治愈率88.88%，总有效率96.29%。单纯外敷组治愈时间平均8.5日，治愈率47.06%，总有效率88.23%。经统计学处理 $P < 0.01$，差别有极显著意义。（于燕莉，等《山东中医药大学学报》1996；2：120）

原按　在治疗中，多数病人用药后至扁平疣消失前有治疗反应，其反应为患处出现水疱，疣面增大，用药数天后渐趋干燥，结痂脱落，以至消退。以上两种方法比较，内服外敷并用法见效快，最短5日痊愈。但无论采用哪种方法，延长外敷时间或增加外敷次数都有利于提高治疗效果，并且外敷粗粉可以反复使用，不影响疗效。

结　语

薏苡仁性味甘、淡、微寒。入脾、胃、肺经。具有利水渗湿、健脾止泻、祛湿除痹、清热排脓的功效。本品是一味很古老的药物，早在《内经》已多次提到。《本经》载于上品。经方仅3方用及薏苡仁，但已尽其功，并对《本经》所载有所发展。现代临床广泛应用于小便不利、水肿、泄泻、风湿痹痛拘挛、肺痈、肠痈、淋浊、白带等病症。

现代药理研究证明，薏苡仁对癌细胞有抑制作用；对骨骼肌和运动神经末梢有调节作用；并有降压、镇静、解热、抑制肠蠕动等多种作用。

本品现代除入汤、丸、散剂外，亦可作羹或与粳米煮粥食用，为食疗佳品。食疗可久服，量宜大，一般日量10~30g，多者60g。健脾宜炒用，余皆生用。

通草（木通）

【基原与药材】　为木通科植物白木通或三叶木通、木通的木质茎。气微弱，味苦而涩。以条匀，内色黄者为佳。

【用法与用量】　内服：煎汤，3~6g；或入丸、散。

【原文】《本经》：通草，一名附支。味辛，平，无毒。主去恶虫，除脾胃寒热，通利九窍、血脉、关节，令人不忘。生山谷及山阳。

《别录》：通草，味甘，无毒。主治脾疸，常欲眠，心烦，哕出音声，治耳聋，散痈肿、诸结不消，及金疮、恶疮、鼠瘘、踒折、齆鼻，息肉，堕胎，去三虫。一名丁翁，生石城及山阳。正月采枝，阴干。

【经方用药】　陶弘景曾描述通草为“今出近道绕树藤生，汁白，茎有细孔，两头皆通，含一头吹之，则气出彼头者”。此实乃今之木通。所以《本草图经》云：“古方所用通草，皆今之木通。”大体宋以前木通称为通草，故经方及《本经》《别录》所言之通草即今之木通。

木通味极苦而性寒，极易损伤脾胃，故古人罕用之，经方中仅2方使用之，而其中一方实际是另一方的加减。李中梓说：“木通，功能虽多，不出宣通气血四字。”经方所用，即取其通利血脉之功。

经方中的当归四逆汤及当归四逆加吴茱萸生姜汤2方均使用通草（即木通）。2方均以治疗血虚寒凝之证为主。血虚寒凝，则血流涩滞，血脉为之不利。治疗应当养血散寒，兼以通脉，故2方均用当归为主，配芍药养血；用细辛、桂枝散寒；当归四逆加吴茱萸生姜汤因寒邪深痼，故又加吴茱萸、生姜、白酒以增强细辛、桂枝散寒的效用，2方均用通草通利血脉，标本兼顾。本证血虚寒凝为本，故养血散寒是治本之法，木通通脉是治标之用。因木通苦寒易伤脾胃，故二方均以甘草、大枣重用护中。

后世多用本品治疗膀胱湿热的淋证，产后乳汁不多及湿热痹证。

瞿　麦

【基原与药材】　为石竹科植物瞿麦或石竹的带花全草。①瞿麦：为植物瞿麦的干燥全草。茎中空，质脆易断。气微，味微甜。②石竹瞿麦：

为植物石竹的干燥全草。以上两种药材均以青绿色、干燥、无杂草、无根及花未开放者为佳。

【用法与用量】 内服：煎汤，4.5~9g；或入丸、散。外用：研末调敷。

【原文】《本经》：瞿麦，一名巨句麦。味苦，寒，无毒。治关格，诸癃结，小便不通。出刺，决痈肿，明目，去翳，破胎坠子，下闭血。生川谷。

《别录》：瞿麦，味辛，无毒。主养肾气，逐膀胱邪逆，止霍乱，长毛发。一名大菊，一名大兰。生太山。立秋采实，阴干。

【经方用药】《本草经疏》解析《本经》《别录》说："瞿麦，苦辛能破血，阴寒而降，能通利下窍而行小便，故主关格诸癃结小便不通因于小肠热甚者。寒能散热，辛能散结，故决痈肿。除湿热，故明目去翳。辛寒破血，故破胎堕子而下闭血也。去肾家热，故云养肾气。逐膀胱邪逆者，亦泄湿热故也。湿热客中焦，则清浊不分而为霍乱，通利湿热，则霍乱自解矣。"如上所述，瞿麦的主要功能是清热利水，破血通经。经方中有2方用及瞿麦。

《金匮》云："小便不利者，有水气，其人苦渴，栝楼瞿麦丸主之。"本证寒水蓄于下，燥火聚于上，方取瞿麦通窍利小便，与茯苓淡渗利水，附子补益阳气，共奏温阳利水，使寒水泄于下；因燥火聚于上，故又用栝楼根、山药清热生津于上。经方用瞿麦利水通窍，虽仅此一方，其配伍方法，却为我们开拓了无限思路。

《本经》云瞿麦能"破胎堕子，下闭血"，故《金匮》治癥瘕疟母的鳖甲煎丸中配有瞿麦，使其配合鳖甲、桃仁、丹皮、赤硝、大黄等破血消癥。另外，瞿麦又有利小便泄浊的作用，故又可与石韦等相配合，使湿浊从小便而去。一物而两用。

瞿麦是一味利水通淋的良药，对尿频、尿急、尿血的治疗作用快而确实。经观察，一般在30分钟至1小时就出现作用。

经方中使用瞿麦的2方，均是丸剂。现代一般多入煎剂或散剂。入煎剂每日量为10~30g。本品苦寒沉降，兼能破血堕胎，故孕妇应当忌用。

石　韦

【基原与药材】 基原为水龙骨科植物石韦、庐山石韦、毡毛石韦、有柄石韦、北京石韦或西南石韦的叶。药材分为大叶石韦（石韦、庐山石韦、毡毛石韦）与小叶石韦（柄石韦、北京石韦、西南石韦）两类。上述两类药材，均为气无，味淡或微苦。大叶石韦以叶大、质厚、背面有毛为佳；小叶石韦以叶厚、整齐、洁净为佳。

【用法与用量】 内服：煎汤，4.5~9g；或入丸、散。

【原文】《本经》：石韦，一名石韀。味苦，平，无毒。治劳热邪气，五癃闭不通，利小便水道。生山谷石上。

《别录》：石韦，味甘，无毒。主止烦，下气，通膀胱满，补五劳，安五脏，去恶风，益精气。一名石皮。用之去黄毛，毛射入肺，令人咳，不可治。生华阴，不闻水及人声者，良。二月采叶，阴干。

【经方用药】 石韦，《药性论》云其"微寒"。结合《本经》"主劳热邪气"之说，其味当是甘苦微寒。其主要作用是清热利水，所谓主劳热邪气，乃指水蓄所化之热，正如《本经逢原》所说"《本经》主劳热邪气，指劳力伤津，癃闭不通之热邪而言，非虚劳之谓"。

经方中仅鳖甲煎丸1方用及石韦。《金匮》鳖甲煎丸适用于疟母癥瘕积聚，是由水血与热邪相互搏结而成。鳖甲煎丸主要是软坚破血，其用石韦与瞿麦相配渗利下窍，使湿浊热邪由小便而去。

《长沙药解》云："石韦，清金泄热，利水开癃"，故后人用其治疗热淋、血淋及咳喘之证。近年来试用于白细胞减少证，对放射或化学药物引起的白细胞下降，能使部分病人得到恢复。

防　己

【基原与药材】 基原为防己科植物粉防己、木防己及马兜铃科植物广防己、异叶马兜铃的根。防己药材较为复杂，主要分粉防己和木防己两类。①粉防己（又名汉防己）质重而坚脆，易折断。气无，味苦。以去净栓皮，干燥，粗细均匀，质重，粉性大，纤维少者为佳。②木防己质较坚硬，呈木质性，不易折断。断面黄白色，无粉质，皮部极薄，木部几乎全部木化，可见放射状狭窄的导管群穿过。气无，味微苦。

【用法与用量】 内服：煎汤，4.5~9g；或入丸、散。

【原文】《本经》：防己，一名解离。味辛、平，无毒。治风寒，温疟，热气，诸痫，除邪，利大小便，通腠理，利九窍。生川谷。

《别录》：防己，味苦，温，无毒。主治水肿，风肿，去膀胱热，伤寒，寒热邪气，中风，手脚挛急，止泄，散痈肿，恶结，诸蜗疥癣，虫疮，通腠理，利九窍。文如车辐理者良。生汉中。二月、八月采根，阴干。

【经方用药】 关于防己的性味，《本经》言其“辛平”，《别录》言其“苦温”，《医学启源》言其“气寒味大苦”。验之实际，防己应为苦辛寒之品。《本草经疏》解析《本经》《别录》说：“防己，洁古谓其大苦辛寒，为得之。然性燥而不淳，善走下行，长于除湿，以辛能走散，兼之气悍，故主风寒温疟，热气诸痫，除邪气，除湿下行，故利大小便，此《本经》所载也。《别录》疗水肿风肿，去膀胱热，通腠理，利九窍，止泄者，皆除湿之功也。其曰伤寒寒热邪气，中风手脚挛急，则寒非燥药可除，不宜轻试。又曰，散痈肿恶结，诸病疥癣虫疮，非在下部者，亦不宜用。治中风口眼㖞斜，手足拘痛，真由中风湿而病者，方可用之。留痰非由脾胃中湿热而得者，亦不宜服。肺气喘嗽，不因风寒湿所郁腠理壅滞者勿用。惟治下焦湿热肿，泄脚气，行十二经湿为可任耳。”

经方中共有6方用及防己，不外取其祛风胜湿与渗湿利水之功。

1. 外祛、内利水湿 防己随配伍不同，既可外祛风湿、风水，又可内利水湿。

（1）治风湿、风水 《金匮》云：“风湿，脉浮，身重，汗出，恶风者，防己黄芪汤主之。”又云：“风水，脉浮，身重，汗出，恶风者，防己黄芪汤主之。”风水的特点是身体及面目浮肿，而风湿的特点是以肌肉关节疼痛为主。以上两方证只有“水”与“湿”一字之异。水与湿，异名而同类，二证又均属表虚，根据异病同治原则，均采用了防己黄芪汤治疗。方中防己配白术，既外散风湿，又内利水湿；白术与黄芪相合，既健脾燥湿，又益气固表；甘草、生姜、大枣三味辛甘合化为阳，助黄芪固表。

（2）治皮水 《金匮》云：“皮水为病，四肢肿，水气在皮肤中，四肢聂聂动者，防己茯苓汤主之。”防己茯苓汤实际是防己黄芪汤去白术、生姜、大枣，加茯苓、桂枝，并增加防己、黄芪的用量而成。防己与茯苓相配，弱其辛散，而专事利水；因四肢聂聂而动，是阳气被郁，故加桂枝通阳，且桂枝与茯苓相合，“不发表而反利水”，所以加桂枝又有加强本方利水之功；本证不一定表气虚，而用黄芪的目的，可益气行水，这正如仲景所言，“大气一转，其气乃散”。防己黄芪汤证与防己茯苓汤证相较，防己黄芪汤证之水偏于表而证轻，防己茯苓汤证之水偏于里而证重。现代药理学实验证明，防己确有较强的利水作用，服后可使尿量增加47%，但剂量过大时，利尿反不显著，这一点是我们临床工作者应予注意的。

2. 治痰饮 饮与水均为津液失去正常代谢后的产物，防己能利水湿，故亦可治痰饮。

（1）治膈间支饮 《金匮》云：“膈间支饮，其人喘满，心下痞坚，面色黧黑，其脉沉紧，得之数十日，医吐下之不愈，木防己汤主之。虚者即愈，实者三日复发，复与不愈者，宜木防己汤去石膏加茯苓芒硝汤主之。”本方用防己利水，桂枝通阳，两药苦辛相合，可散支饮；饮结日久，难免化热；病经吐下，正气必伤，故又用石膏清热，人参补虚。正如尤在泾所言“木防己、桂枝，一苦一辛，并能行水气而散结气，而痞坚之处，必有伏阳，吐下之余，定无完气，书不尽言，而意可会也。故又以石膏治热，人参益虚，于法可谓密矣。”若水邪结实，已成窠囊者，就非单纯用防己、桂枝苦辛通降所能治疗，必加软坚破结，直输水道之品。芒硝咸寒，既能清热，又能软坚破结，一物而二用，故以芒硝易石膏，再加茯苓直输水道。这就是木防己汤去石膏加茯苓芒硝汤。

（2）治肠间水气 《金匮》云：“腹满，口舌干燥，此肠间有水气，己椒苈黄丸主之。”此为痰饮水气留于肠间与热互结而不化之证。有所实，必有所虚，故见腹满而反口舌干燥。因水饮结聚于肠间，非辛开苦降所能治，故用己椒苈黄丸逐水泻热。尤在泾对本方用药阐发得颇为得体，他说："防己疗水湿，利大小便；椒目治腹满，去十二种水气；葶苈、大黄泄以去闭也。"服后，口中有津液，说明水气得散；若反增口渴，是水结较甚，有成窠囊之势，故加芒硝之咸寒，软坚清热，以助大黄攻坚泻热。

3. 其他　《金匮》第五篇有云："防己地黄汤：治病如狂状，妄行，独语不休，无寒热，其脉浮。"方中生地黄二斤，防己一分，桂枝三分，防风三分，甘草一分（编者按：四分为一两）。如此剂量悬殊，又煎法特殊，其解析见"下部"。

综上所述，防己为祛湿逐水之品，与白术相配，既能通痹化湿，又能利水消肿，故既可用于风湿，又可用于风水；防己与桂枝、茯苓相配，则专事利水消肿，故只可用于皮水之证；防己与黄芪相配，既可益气固表，亦可益气行水，表虚者可固表，表不虚而里有水气者，则专事益气行水，以增防己祛湿利水之功；防己与桂枝相配，辛开苦降，可散膈间之饮；防己与椒目、葶苈、大黄相配，能泻肠间之水，使水从二便分消；若水结较甚，有成窠囊之势者，防己又须与芒硝相伍，软坚破结而行水；防己与人参相配，可以扶正泻水，对正气不足、水湿停滞者，尤为适宜。

后世医家祛湿通络用木防己，利水消肿用汉防己，是长期临床实践经验的总结，可为临床区别应用两种防己时参考。

椒　目

【基原与药材】　为芸香科植物花椒的种子。干燥的种子呈卵圆形或类球形，表面黑色有光泽，有时表皮已脱落，露出黑色网状纹理。种皮质坚硬，剥离后，可见乳白色的胚乳及子叶。气香，味辛辣。

【用法与用量】　内服：煎汤，1.5~3g；或入丸、散。

【经方用药】　椒目于《本经》《别录》无记载。本品主要功能为利水、定喘，经方中仅己椒苈黄丸1方使用椒目，即取其利水之功。

《金匮》云："腹满，口舌干燥，此肠间有水气，己椒苈黄丸主之。"此为水走肠间，气滞水停而致腹部胀满，水不化津上奉于口，则口舌干燥。方用椒目与防己相配，通利小便；葶苈与大黄为伍通其大便，正如程林所说："此水气在小肠也，防己、椒目导饮于前，清者得从小便而去；大黄、葶苈推饮于后，浊者得从大便而下也。此前后分消，则腹满减而水饮行，脾气转而津液生矣。"《长沙药解》更明确指出："椒目，泄水消满，《金匮》己椒苈黄丸用之治肠间有水气腹满者，以其泄水而消胀也。"

【单方治验】

1. 臌胀　久水，腹肚如大鼓者。椒目（水沉者），取熬之，捣如膏，酒服方寸匕。(《千金方》)

2. 白带　椒目末服之。(《金匮钩玄》)、

3. 痔漏疮肿　治痔漏疮肿疼方：椒目一摄，碾细，空心白水调取三钱，甚效。(《太医院秘藏膏丹丸散方剂》)

4. 喘证

（1）诸喘不止　诸喘不止者，用劫药一二服则止。劫之后，因痰治痰，因火治火。劫药以椒目一二钱，生姜汤调下止之。(《丹溪心法》喘证门)

（2）慢性喘息性气管炎　将椒目研粉过筛，装胶囊或制成片剂内服，每日2~3次，每次量相当于生药1~1.5钱。观察103例气喘患者（绝大部分系慢性喘息性气管炎），以3天（38例）或10天（65例）为1个疗程。结果平均有效率为94.2%，显效以上占40.8%。对咳、痰、喘的有效率分别为82.8%、72.3%、93.2%，以平喘疗效最高，平均显效以上达64.1%。10天1个疗程之疗效比3天1个疗程明显增高。据21例观察，药效维持时间最短3小时，最长24小时。副作用：少数有头昏，恶心，痰血，热感，但不影响服药。(上海市杨浦区中医医院：单味椒目制剂平喘作用的临床观察，1973)

（3）支气管哮喘　哮喘性支气管炎急性发作　我院在防治哮喘病的过程中，发现元代名医朱震亨医案中有应用椒目劫喘的记载。自1972年起，我院开始用椒目制剂进行治疗哮喘的临床观察，并在上海第十一制药厂、上海药物研究所等单位的协助下，进行剂型改革及实验研究。10余年来，共治疗哮喘病人958例，证明椒目确有很好的平喘效果，兹总结如下。①病例选择：明

确诊断为支气管哮喘和哮喘性支气管炎急性发作的患者列为观察对象。本组病例曾分别用过氨茶碱、麻黄素、异丙肾上腺素、氯喘片、激素等药物；部分病例经常急诊住院抢救。②药物的制备和用法：对椒目的临床制剂，我们曾进行过一系列的探索。开始将椒目研粉，制成片剂、糖浆、冲剂；后又榨油，制成胶丸、注射液等。其中胶丸用量少，疗效好，患者乐于服用。其制备和用法为：将椒目榨油，制成胶丸（含油量约15%~30%），每丸含生药200mg，每次服600~1000mg，日服3次，儿童酌减。③治例：朱某某，女，51岁，教师。患支气管哮喘30多年，除夏季缓解外，春、秋、冬季均发病，发时用氨茶碱、麻黄素、肾上腺素和激素，每年发作剧烈时必须住院治疗。自1973年9月来院门诊，应用椒目油丸每日3次，每次800mg，效果显著。用药1周后达到近期控制，并停用所有西药。以后继续应用本药，以维持疗效。随访观察2年，哮喘未发。张某某，男，16岁，患支气管哮喘13年，四季均发病，发时昼夜不停，每天用7~8粒氨茶碱及肾上腺素、泼尼松等药亦不能控制，经常赴医院急诊和住院治疗。1978年11月来院门诊时，急性病容，喘重咳剧，汗出淋漓，两肺满布哮鸣音，当即服椒目油丸1000mg，7分钟后自觉胸闷、气急症状好转，40分钟后哮鸣音消失，呼吸由32次/分减少至24次/分，心率由140次/分减少至112次/分。3日后病情得到控制，未并用其他平喘药物。以后继续服用该药，病情稳定，原已辍学数年而得以复学。（陈孝伯等《中医杂志》1987；12：19）

原按 哮喘病是严重危害人民健康的常见多发病之一，特别是一些老年患者，常伴有心血管疾病，使用某些平喘药常受到限制。为了挖掘既有效，又安全，且副作用少，对心血管无明显影响的新的平喘药物，我们翻阅了大量中医文献，发现元代名医朱震亨在他的多本著作中，均有椒目劫喘的记载。《脉因证治》喘证门亦有关于劫药方的论述："劫药方，治喘不止，甚不可用苦寒药，可温劫之，椒目二钱，为末，姜汤下。"李时珍在《本草纲目》里亦有数处引述朱氏用椒目劫喘的经验。"劫"有"强取""截止"之意，亦即前人在临证中，遇各种喘证在急性发作时，急则治其标，先用椒目截止发作；缓则治其本，然后随痰火用药以善后。并明确指出劫喘宜用温性药，不可用苦寒药。这些宝贵经验，对我们在临床上治疗喘证有着重要的指导意义。

结 语

椒目为蜀椒的种子，又名花椒目。其性味苦、辛、寒，归脾、膀胱经。具有行水平喘之功效，适应于水肿胀满、痰饮喘息等症。纵观古今医者用其治疗哮喘之经验，可见椒目治哮喘具有疗效确切、作用快、药源广、价格低、副作用小和服用方便的特点。

用量用法：一般为2~5g。可制成散剂、片剂、糖浆冲剂、注射液及榨油制成胶丸。其中以胶丸疗效好，且用量少，患者乐于服用。

赤 小 豆

【基原与药材】 为豆科植物赤小豆或赤豆的种子。①赤小豆：干燥种子略呈圆柱形而稍扁，种皮赤褐色或紫褐色，平滑，微有光泽，肿脐线形。白色。质坚硬，不易破碎，除去种皮，可见两瓣乳白色子仁。气微，嚼之有豆腥味，以身干、颗粒饱满、色赤红发暗者为佳。②赤豆，又名饭赤豆：干燥种子，呈矩圆形，两端圆钝或平截，种皮赤褐色或稍淡，平滑有光泽，肿脐位于侧缘上端，白色，不显著突出，亦不凹陷；其他性状与赤小豆相似。药材以赤小豆品质为好，但货源不多，渐为赤豆所代替。

【用法与用量】 内服：煎汤，3~30g；或入散剂。外用：生研调敷。

【原文】《本经》：赤小豆，平。主下水，排痈肿脓血。生平泽。

《别录》：赤小豆，味甘，酸，平，温，无毒。主治寒热、热中、消渴，止泄，利小便，吐逆，卒澼，下胀满。又，叶名藿，主治小便数，去烦热。

【经方用药】 赤小豆首载于《本经》中品，附于大豆黄卷之后，为甘酸平之品，其主要功能为利水消肿、解毒排脓。《本经》及《别录》所载之证，皆由湿热蕴结而成。经方中有3方用赤小豆，分别适用于下列2种情况。

1. 治湿热蕴结证 赤小豆清热利湿，对湿热引起的证候，仲景有2方用之，适用于下列3种病证。

（1）治疗便血及狐蜮酿脓证　《金匮》云："病者脉数，无热微烦，默默但欲卧，汗出，初得三四日，目赤如鸠眼；七八日，目四眦黑。若能食者，脓已成也，赤小豆当归散主之。"又云："下血，先血后便，此近血也，赤小豆当归散主之。"此二条所述证候虽异，但其病机相同，均属湿热蕴结，内迫血分，血热而瘀，或化脓肿痛，或迫血下行而便血。治当清热利湿，活血化瘀。赤小豆当归散即用赤小豆清热利湿兼以解毒排脓，以当归活血化瘀、祛瘀生新，浆水助赤小豆清凉解毒。湿热去，瘀血清，则痛肿退，便血止。脓成已溃破者，赤小豆又可促进排脓，加快愈合。

（2）治疗黄疸证　经方中用赤小豆治疗黄疸的方剂只有麻黄连轺赤小豆汤一方。适用于湿热发黄而兼表实无汗者。方用赤小豆配合连轺、梓白皮清泄湿热，另用麻黄、杏仁、生姜、甘草宣散郁热兼调脾胃。上述两方用赤小豆，皆为清利湿热而设，赤小豆当归散兼可排脓凉血；麻黄连轺赤小豆汤兼能退黄。

2. 治胸脘部实邪　瓜蒂散中用赤小豆，取其味酸与瓜蒂之味苦相合，正合经旨"酸苦涌泄"之法，再配以豆豉之升浮，能吐出胸中及上脘之实邪。故仲景用以治疗胸中痰壅及宿食停于上脘之证。经方瓜蒂散为温服之。《本草纲目》取"其吹鼻瓜蒂散，及辟瘟疫用之，亦取其通气除湿散热耳。"

【单方治验】

1. 水肿

（1）治水肿坐卧不得，头面身体悉肿：桑枝烧灰、淋汁，煮赤小豆空心食令饱，饥即食尽，不得吃饭。（《梅师集验方》）

（2）治卒大腹水病：白茅根一大把，小豆三升，煮取干，去茅根食豆，水随小便下。（《补缺肘后方》）

（3）水气肿胀。治水肿从脚起，入腹则杀人。赤小豆一斗，煮极烂，取汁五升，温渍足膝。若已入腹，但食小豆，勿杂食，亦愈。（《本草纲目》第二十四卷"赤小豆"引韦宙《独行方》）

编者按　本方所治为湿浊下注之脚气浮肿。方中赤小豆能通利水道，使水湿下泄而消肿，《本经》载其能"下水"。

（4）赤小豆和鲤鱼煮烂食之，甚治脚气及大腹水肿。（《食疗本草》）

（5）临床应用赤小豆治疗水肿时，个人体会，可用于下列情况：①肾脏性水肿：急、慢性肾炎及肾盂肾炎均可出现水肿，以赤小豆60g煮汤饮服，豆也食用。或以赤小豆60g、冬瓜100g，同煮汤饮食。也可用赤小豆50g、花生米30g同煮服。均有利尿消肿作用。肾病综合征水肿较甚时，可用赤豆鲤鱼汤，利尿效果较强。②心脏性水肿：多半由于心功能不全所致，以下肢水肿为明显，伴有胸闷、心悸、气短等症状。饮服浓赤小豆汤，能增强利尿作用。③肝脏性水肿：急、慢性肝炎，早、晚期肝硬化病人，均可出现水肿，有时可有腹水。可取赤小豆500g、活鲤鱼1条（500g以上），同放锅内，加水2000~3000ml清炖，至赤小豆烂透为止。将赤小豆、鱼和汤分数次服下。每日或隔日1剂。连续服用，以愈为止。曾治疗数例，服后均见尿量增加，腹围减少，精神改善，有一例经治后，白蛋白与球蛋白倒置现象也得到纠正，贫血得到改善。④营养不良性水肿：常由于慢性消耗性疾病及营养障碍性疾病引起。除了可用赤小豆煮汤饮服外，作者自制赤小豆、蚕豆、黄豆、白扁豆组成的"四豆饮"，效果明显。提高血浆白蛋白含量和血色素亦较快。在20世纪60年代治疗数十例，均有良效，消肿的效果持久、稳定。⑤炎症性水肿：属于感染中毒性水肿，局部明显。如血栓性静脉炎、丹毒、疖、痈、蜂窝织炎及蛇、虫咬中毒等。每次用赤小豆30~60g煎服。或加绿豆30g同煎也可。⑥特发性水肿：女性多见。水肿与体位有关，直立或工作劳累后即出现，平卧后水肿可逐渐消退。可用赤小豆60g，按常规加水煮烂，再加红糖15g，稍煮后即可饮服。或以赤小豆烤干研末，每次以温开水调服15g，每日服2次。或以赤小豆鲤鱼汤也可。⑦经前期水肿：伴有食欲减退，倦怠无力，腹胀，腹部隐痛等脾气虚弱症状者，用赤小豆煮汤服，也有一定效果，取其健脾燥湿之效。若煮赤豆粥食用，消肿效果可更明显。有一患者，经前期总觉不适而伴两下肢水肿数年，服利尿药只能暂时消肿，后以此法坚持3个月，食欲增进，精神改善，水肿消失，未再复发。（窦国祥《中医杂志》1991；2：60）

2. 痄腮（流行性腮腺炎）

（1）腮颊热肿　赤小豆末和蜜涂之，一夜即消。或加芙蓉叶末尤妙。（《本草纲目》第二十四卷“赤小豆”附方）

编者按　赤小豆甘、酸、平，《药性论》谓其“消热毒痈肿，……捣薄涂痈肿上”。芙蓉叶辛、平，具凉血、解毒、消肿、止痛之力，《本草纲目》评曰：“木芙蓉花并叶，气平而不寒不热，味微辛而性滑涎黏，其治痈肿之功，殊有神效。近时疡医，秘其名为清凉膏、清露散、铁箍散，皆此物也。其方治一切痈疽发背，乳痈恶疮，不拘已成未成，已穿未穿，并用芙蓉或根皮或花，或生研或干研末，以蜜调涂于肿处四周，中间留头，干则频换。初起时即觉清凉，痛止肿消，已成者则脓聚毒出，已穿者即脓出易敛，或加生赤小豆末尤妙。”临床报道治疗流行性腮腺炎，取赤小豆50~70粒研成细粉，和入温水、鸡蛋清或蜜调成稀糊状，摊于布上，敷于患处。一般一次即能消肿。治疗7例，均获效果。（《中药大辞典》）芙蓉叶用治流行性腮腺炎的经验是：取芙蓉叶晒干粉碎，过80号筛，将细粉用鸡蛋清调匀，涂于油纸上，贴于患处，外用纱布覆盖固定。每日换药2次，直至肿消。经治16例，用药后平均2~3天体温降至正常，4~6天肿胀消退；并发睾丸炎3例，平均10天治愈。平均住院7.5天。

（2）朱氏《集验方》云：宋仁宗在东宫时患痄腮，命道士赞宁治之，取小豆七七粒为末，敷之而愈。（转录《本草求真》）

（3）赤小豆治疗流行性腮腺炎有良效。①治疗方法：赤小豆200g，碾成细面，备用。每次用适量赤小豆面和鸡蛋清调敷患处，药物厚度约0.6~0.8cm，每天换药1次，连敷3天。②结果：共治疗100多例，治愈率达90%以上。③治例：李某，女，12岁，学生，1993年3月25日初诊。病已2日，第1天右耳下腮部肿胀疼痛，发热，头痛。咀嚼时疼痛加剧，局部压痛；第2天左耳下发现相同症状。诊为流行性腮腺炎。用上法连敷3日而愈。（贾天伟《国医论坛》1996；2：32）

3. 痔疮便血

（1）肠痔下血　小豆二升，苦酒五升，煮熟日干，再浸至酒尽乃止，为末。服一钱，日三服。（《本草纲目》第二十四卷“赤小豆”引《肘后方》）

编者按　赤小豆甘酸性平，功能和血排脓、消肿解毒。《本经》谓“排痈肿脓血”，《药性论》载“消热毒痈肿，散恶血不尽”。苦酒（醋）酸苦性温，有散瘀止血之功。《本草纲目》言其“散瘀血”。据《陕西新医药》报道：夏治平等以赤小豆60g、当归15g（炒），煎汤内服，每日早晚各1次，治疗肛裂及痔疮便血数例，均获良效。

（2）治热毒下血，或因食热发动　赤小豆杵末，水调下方寸匕。（《梅师集验方》）

编者按　痔疮常因食辛辣、油炸、肥腻及饮酒而诱发便血，可以赤小豆煮服之，或如上法研粉服用。

4. 丹毒　小儿火丹

（1）丹毒如火　赤小豆末，和鸡子白，时时涂之不已，逐手即消。（《本草纲目》第二十四卷“赤小豆”引《小品方》）

编者按　《药性论》记载：“（赤小豆）末与鸡子白调涂热毒痈肿。”鸡子白，性味甘凉，可清热解毒。故两药合用，消肿解毒，相得益彰。现代研究鸡子白对体表炎症，有止痛、消炎、防止化脓的作用；对已经开始化脓的也有控制炎症扩展，促进炎症局限的作用。据报道，用赤小豆适量研成粉，以鸡蛋清调敷患处，每日或隔日1次，疗效较佳。可视为对本方效果的验证。

（2）治小儿天火丹，肉中有赤如丹色，大者如手，甚者遍身，或痛或痒或肿　赤小豆二升。末之，鸡子白和如薄泥敷之，干则易。一切丹并用此方。（《千金方》）

5. 痈疮

（1）一切痈疽疮疥及赤肿　赤小豆四十九粒为末，用水调涂，无不愈者。但其性黏，干则难揭，入苎根（苎麻之根。为苎麻之处方名）末少许，则不黏矣，此法尤佳。（《串雅内编》）

编者按　赤小豆有清湿热、排脓毒的功效。历代医家多用于消水肿，疗痈疽。如《甄权药性》有“治热毒痈肿，赤小豆为末，鸡子白调涂。”本方佐以泻热、散瘀、疗丹毒疮疡的苎麻，更可增强消肿、止痛之力，并可减少赤小豆之黏性，易于揭合。《本草求真》综述：以赤小豆治恶疮、胁疽、发背如烂瓜，皆愈，“治之如神”。

（2）疔疮　邱某某，女，36岁，农民，自述1周前臀部生蚕豆大疙瘩，作痒，手抓破后流黄水，伴恶寒，发热，疙瘩渐大且作痛，行动受限，在当地卫生室服消炎药片 8 粒，外敷黑色药膏。病势仍加剧。查右臀部臀中肌处有 16cm × 16cm 凸起硬块、质硬、色红、灼热压痛，中间有少许脓液渗出。查：体温 38.5℃，化验白细胞 14.8×10^9/L，中性 81%，淋巴 19%。舌红、苔黄厚腻，脉滑数。诊断为湿热下注，恶毒内结。用赤小豆 300g 煎水内服，1 日 1 剂。外用赤小豆细末，与鸡蛋白调成糊状，外敷，1 日 2 次。连治 6 日肿消，生肌而愈。（李传兴《湖北中医杂志》1990；2：封三）

6. 外伤肿痛

（1）以赤小豆外用治疮疡血肿及扭伤，功能散血消肿止痛。适应于外科疮疡红肿热痛和伤科闭合性软组织损伤、小关节扭伤或伴青紫肿痛功能障碍。①治疗方法：将赤小豆粉，用凉水或蛋清调成糊，敷于患处或受伤部位，厚 0.2~1.0cm，外用纱布包扎，24 小时后解除，未愈者次日再重敷 1 次。②结果：病后速敷的疗效高，当天涂敷者，红肿范围小于 5cm × 7cm 1 次治愈；病后多天的 2 次治愈；关节扭伤，当天涂敷约 2 次治愈。③治例：周某，男，60 岁。骑车撞伤，左膝整个关节周围软组织高度肿胀青紫，经中西药内服外用治疗 2 周后，仍见青紫瘀肿硬结运动障碍，用上法涂敷 1 次，青紫硬结范围缩小，疼痛减轻，2 日后再次涂敷后，青紫肿胀全消，疼痛亦无，行走自如。（刘文贯《浙江中医杂志》1995；6：283）

（2）采用单味中药赤小豆外敷的方法治疗各类软组织损伤 160 例，取得良好效果。其中内外踝挫伤 90 例；腕部及上臂挫伤 30 例；膝关节周围软组织挫伤 25 例；小腿软组织挫伤 10 例；大腿内侧肌肉挫伤 5 例。按临床症状将本组分为重度、中度、轻度三类。本组重度损伤 41 例；中度 48 例；轻度 71 例。①治疗方法：将赤小豆磨成粉末，使用时将赤小豆粉用 50% 酒精调成糊状，涂于四肢的挫伤肿胀部位，其上覆盖塑料纸，然后用纱布绷带包扎。一般 2~3 天换药 1 次。注意：在踝关节、肘关节等处，须用“8”字包扎法包裹，以免包扎过紧影响血液循环，引起不良后果。②结果：显效 153 例（其中重度 34 例，中度 48 例，轻度 71 例）；有效 7 例（为重度损伤）。总有效率为 100%。经治疗观察，重度软组织损伤一般换药 3~5 次，中度损伤换药须 2~4 次，轻度损伤换药 1~2 次，临床症状如肿胀、疼痛可消失或明显减轻，功能障碍也有很大改善。如再进一步治疗，活动功能便可恢复。（石爱敏，等《新疆中医药》1995；3：封三）

原按　以往对于软组织损伤的病人，一般用传统治法，即口服止痛活血药、外敷五虎丹或跌打丸等，有时也配合理疗，虽有疗效，但时间长，效果缓慢。用赤小豆（又名红小豆）粉外敷治疗各类软组织挫伤，不但疗效显著，而且可以缩短疗程，并且药源充足，治疗方法简单，很值得推广使用。

7. 小儿重舌　赤小豆末，醋和涂舌上。（《千金方》）

8. 下乳汁　煮赤小豆取汁饮。（《产书方》）

编者按　《本草求真》转录陈自明说：予妇素食，产后七日乳脉不行，服药无效，偶得赤小豆一升，煮粥食之，当夜遂行。

9. 妇人吹奶　赤小豆酒研，温服，以滓敷之。（《妇人良方补遗》）

编者按　赤小豆粉末以酒细磨，取上清汁服，渣滓外敷。

10. 风瘙瘾疹　赤小豆、荆芥穗等份，为末，鸡子清调涂之。（《本草纲目》）

结　语

赤小豆性味甘、酸、平。入心、小肠经。具有利水消肿、解毒排脓之功效。本品首载《本经》中品。经方用赤小豆者有 3 方。赤小豆性善下行，使水湿下泄而消肿，单用、食疗均可达此作用，配利水药同用疗效则可提高。现代临床用本品治疗多种原因引起的水肿。此外尚能利湿退黄用于湿热黄疸。赤小豆外用功能解毒排脓，用于痄腮、乳痈、丹毒、外伤等症。

冬　葵　子

【基原与药材】　为锦葵科植物冬葵的种子。干燥种子呈圆形扁平之橘瓣状，或微呈肾形，细小，较薄的一边中央凹下，外表为棕黄色包壳，具环形细皱纹，搓去皮壳后，种子呈棕褐色，质坚硬，破碎后微有香味。以颗粒饱满、坚老者为佳。

【用法与用量】　内服：煎汤，6~9g；或入丸、散。

【原文】《本经》：冬葵子，味甘，寒，无毒。治五脏六腑寒热，羸瘦，五癃，利小便。久服坚骨，长肌肉，轻身，延年。

《别录》：冬葵子，无毒。主治妇人乳难内闭。生少室。十二月采。黄芩为之使。

【经方用药】 冬葵子，首载于《本经》上品，性滑，主要作用为通利小便及下乳。经方中仅葵子茯苓散1方用及。

《金匮》云："妊娠有水气，身重，小便不利，洒淅寒热，起即头眩，葵子茯苓散主之。"其用葵子的目的，徐忠可说得言简意赅："药用葵子、茯苓者，葵滑其窍，而苓利其水也。"可见，本方使用葵子在于滑利尿道。葵性寒滑，似非孕妇所宜。但该方只服"方寸匕"（约6~9g），且有病则病当之也。

陶弘景说冬葵子"至滑利，能下石"，故后世多用冬葵子治疗石淋。但其力量薄弱，须复方应用，效果始著。

【单方治验】

1. 关格　治卒关格，大小便不通，支满欲死：葵子二升，水四升，煮取一升，顿服。内猪脂如鸡子一丸则弥佳。（《肘后方》）

2. 便秘　治大便不通十日至一月者：葵子末入乳汁等份，和服。（《圣惠方》）

3. 子淋　治妊娠患子淋：葵子一升，以水三升，煮取二升，分再服。（《千金方》）

4. 癃闭　治产后淋沥不通：葵子一合，朴消八分。水二升，煎八合，下消服之。（《姚僧坦集验方》）

5. 乳痈　治乳妇气脉壅塞，乳汁不行，及经络凝滞，奶房胀痛，留蓄作痈毒：葵菜子（炒香）、缩砂仁等份。为末，热酒服二钱。（《妇人良方》）

编者按　《本草衍义》："患痈疖毒热内攻，未出脓者，水吞三五枚，遂作窍，脓出。"以其能"达诸窍"（《本草通玄》）。

茵　陈　蒿

【基原与药材】 为菊科植物茵陈蒿的幼嫩茎叶。干燥的幼苗多揉成团状，灰绿色，全体密被白毛，绵软如绒。完整的叶多有柄，与细茎相连，叶片分裂成绒状。有特异的香气，味微苦。以质嫩、绵软、灰绿色、香气浓者为佳。

【用法与用量】 内服：煎汤，9~15g。外用：煎水洗。

茵陈在经方中一方入汤剂，一方入散剂。入煎剂之量较大，达到六两，现在一般亦入煎剂，每日一般用量为10~30g，大至近100g。有的亦用煎汤外洗治疗湿疹瘙痒之证，因其具有很强的抗真菌的作用。

【原文】《本经》：茵陈蒿，味苦，平。主风湿寒热邪气，热结黄疸。久服轻身，益气，耐老。生丘陵、坡岸上。

《别录》：茵陈蒿，微寒，无毒。主治通身发黄，小便不利，除头热，去伏瘕。久服头白悦，长年。白兔食之，仙。生太山及丘陵坂岸上。五月及立秋采，阴干。

【经方用药】 茵陈首载于《本经》。综合《本经》《别录》所述，茵陈当为味苦微寒之品，主要功能为清热利湿退黄。经方虽仅2首使用茵陈，却已抓住了本品的主要功用。

经方中使用茵陈蒿的2方，均是治疗黄疸病的。①茵陈蒿汤。《伤寒论》云："阳明病，发热，汗出者，此为热越，不能发黄也。但头汗出，身无汗，齐颈而还，小便不利，渴引水浆者，此为瘀热在里，身必发黄，茵陈蒿汤主之。"又云"伤寒七八日，身黄如橘子色，小便不利，腹微满者，茵陈蒿汤主之。"《金匮》云："谷疸之为病，寒热不食，食即头眩，心胸不安，久久发黄为谷疸，茵陈蒿汤主之。"汉时由于科技水平的限制，不大了解黄疸发生的原理，故将黄疸分为两类：一种认为是外感而发，故称为阳明病；一种认为是内伤而作，故称为谷疸、女劳疸等。此阳明发黄病与谷疸病既然均用茵陈蒿汤治疗，其病机当无二致。阳明发黄发热，色鲜明，腹满而小便不利，显系湿热为患。方用茵陈清热利湿为君，配栀子以增强茵陈之功，配大黄清泄血分瘀热，三药合用，使湿热瘀滞之邪从二便而出。②茵陈五苓散。《金匮》云："黄疸病，茵陈五苓散主之。"此用茵陈与五苓散相配，重在利湿退黄。以上二方均用茵陈利湿退黄，但前者热重于湿，且挟里实，故与苦寒清下之栀子、大黄相配；后者湿重于热，故与五苓散为伍。

《本草正义》对茵陈解析精到，引录如下：

“茵陈，味淡利水，乃治脾、胃二家湿热之专药。湿疸、酒疸，身黄溲赤如酱，皆胃土蕴湿积热之证，古今皆以此物为主，其效甚速。荡涤肠胃，外达皮毛，非此不可。盖行水最捷，故凡下焦湿热瘙痒，及足胫跗肿，湿疮流水，并皆治之。其阴黄一证，虽曰虚寒，然亦内有蕴热，故能发见黄色，则以入于温经队中而扫荡之，即仲景茵陈附子之法。惟女劳疸一证，则瘀滞瘀着，非仅通利所可奏功，故必以硝石、矾石之峻利者，为刮垢磨光之治，而无取于茵陈也。”

汉代以后的医家将黄疸分为阳黄及阴黄两大类。仲景对阴黄未提出具体的治疗方剂，但提出了“于寒湿中求之”的治疗原则，后世医家据此创制了茵陈术附汤等，完善了黄疸的治疗。

现代科学证实，茵陈有极强的利胆作用，并能解热利尿，对急性黄疸型传染性肝炎及胆囊炎、肝硬化等引起的黄疸均有效果。仲景早在近两千多年前已将茵陈的主要作用揭示出来，并付诸临床实践，实在难能可贵。

【单方治验】

1. 黄疸病（黄疸型传染性肝炎）

（1）①康某，女，40岁，农民。主诉眼睛皮肤发黄7~8天，逐渐加深，小便黄褐色，大便灰白色，检查体温、脉搏、呼吸、心肺均正常。肝大肋下二横指，并有压痛。诊断为传染性肝炎。用茵陈蒿3两，水300ml煎至150ml，1日分3次服。连续服药4天，大小便转正常，肝脾(－)，皮肤发黄亦渐消退而愈。②林某某，女，29岁，农民。主诉上腹部作痛，伴黄疸已9日。于9日前开始发冷发热，食欲减退，右上腹疼痛，伴有恶心呕吐。2日后，发生全身皮肤黄染，尿色深黄，大便灰白色。检查体温37.4℃，脉搏100次/分，心肺正常，腹稍膨胀，肝可扪及在肋下二横指，并有压痛，脾未触及。配合化验室各项检查诊断为急性传染性肝炎，给予抗生素、葡萄糖、硫酸镁、维生素、利尿合剂等治疗，共住院12天，体温弛张不退，其他症状如前，患者乃要求出院返家，复电挂急症出诊。当时症较严重，即用茵陈蒿3两，水300ml煎至150ml，1日3次分服。第2天便感稍舒，继服药15天，各症逐渐减轻而至消失，1个月后复查，肝脏已恢复正常。（黄玉成《福建中医药》1959；7：42）

（2）茵陈蒿每次1~1.5两，水煎服，每日3次，小儿酌减。治疗黄疸型传染性肝炎32例，服药后能迅速退热，对黄疸消失和肝肿大缩小亦有明显效果。疗程平均7天。服药期间未发生副作用，治愈后亦无复发现象。或以茵陈2两、甘草1两、红枣25枚，加水煎至160ml，再加糖浆40ml混合。1~3岁12ml；3~5岁15ml；5~10岁30ml；均日服3次。治疗14例（其中黄疸型13例）结果：体温恢复正常平均3天；食欲转佳平均4.2天；黄疸消失平均7.6天；肝功能转为正常平均10.5天；肝脏缩小平均10天。（《福建中医药》1959；7：42）

2. 蛔厥（胆道蛔虫症）

（1）徐某，男，11岁。1972年3月12日诊，因上腹阵发性钻顶样疼痛，2天前收入我院，经检查为胆道蛔虫症，予阿司匹林、维生素B_6、阿托品肌注等法，疼痛仍阵发，遂请余治疗。症见右上腹钻痛，捧腹踡卧，无腹肌紧张现象，触之疼痛，伴恶心呕吐，视舌诊脉，胆道蛔虫症确诊无疑，即投茵陈45g，用文火煮至200ml，1次顿服，当日下午3点顿服药液150ml，约2分钟后，上腹剧痛，又来请余，余至病房，患儿已安然无恙，触之亦无痛感。次日家长告之，患儿未再疼痛，要求出院。经治疗后，3年未发。后来患儿家长将此方介绍给他人，屡试屡效。其子至今已过而立之年，未再复发。（袁聿文《湖南中医杂志》1992；3：21）

（2）胆道蛔虫症属蛔虫病中常见并发症之一，主要以镇痛、解痉、驱虫和控制感染及支持疗法处理。笔者使用西医上述方法处理治疗无效时，常采用重剂一味茵陈煎（茵陈60g）治疗，每能获得满意效果。治例：肖某，女，34岁，1990年11月20日诊。患者因突然右上腹钻顶样阵发性绞痛而急来我院求诊。自诉疼痛剧烈时痛引右肩胛及背部，伴剧烈呕吐，在家曾呕出黄色苦水及蛔虫2条。望其形态，身体蜷缩一团，苦不堪言，舌质红、苔黄腻，脉弦。体检：体温37.5℃，血压120/75mmHg，墨菲征（+），血白细胞9.8×10^9/L，中性粒细胞0.75，淋巴细胞0.25，临床诊断：胆道蛔虫症。先后用解痉镇痛肌内注入阿托品0.5mg；针刺迎香、足三里、中脘穴；抗感染静脉滴注氨苄青霉素；口服肠溶阿司匹林片等治疗3小时之后，阵发剧痛仍然不止。后急采取煎茵陈60g（两次煎取药液300ml），嘱病人频频温服，约35分钟左右，剧痛渐止，仅右上腹隐痛。3小时后再煎服以上方药1剂，蛔下痛止，之后使用驱虫剂而痊愈。（徐子华《中国中医急症》1998；5：223）

原按 “蛔得酸则静，得辛则伏，得苦则下。”茵陈苦寒，具有利胆清热苦下之功。据药理研究，茵陈有利胆汁排泄、舒张胆道括约肌、麻痹蛔虫使蛔虫排出等作用。临床运用时，茵陈需用60g以上，并应煎水频服，方能奏效。

3. 肝火头痛

（1）①一人因境多拂逆，常动肝气、肝火，致脑部充血作疼。治以镇肝、凉肝之药，服后周身大热，汗出如洗。恍悟肝为将军之官，中寄相火，用药强制之，是激动其所寄之相火而起反动力也。即原方加茵陈二钱，服后即安然矣。②一少年常患头疼，诊其脉肝胆火盛，治以茵陈、川芎、菊花各二钱，一剂疼即止。又于原方加龙胆草二钱，服两剂觉头部轻爽异常，又减去川芎，连服四剂，病遂除根。（《医学衷中参西录》）

（2）茵陈味苦，性微寒，临床广泛用于清湿热退黄疸。笔者单用本品治疗肝火头痛、热结便秘、湿热口臭、眼眵过多等病证，每获良效。如治肝火头痛：汤某某，男，46岁。1995年11月23日初诊。主诉5年来经常头痛头昏，头痛以两太阳穴为主，伴烦躁易怒、口渴咽干等症，舌红而干、苔黄，脉细弦。证属肝胆湿热，虚火上扰。嘱每日煎服茵陈50g当茶饮，服1剂头痛大减，5剂后头痛若失。后每稍感烦躁、咽干即单煎本品当茶，头痛至今无复发。（吕仕钧《浙江中医杂志》1998；10：484）

4. 口腔黏膜溃疡 取茵陈蒿30g，泡开水250ml，轻者每日漱口数次，重者代茶饮，每日3~4次。本法对单纯性口腔黏膜溃疡效果较好，笔者治疗43例，疗效均很满意，溃疡面3~4天即愈合。（许鉴魁《中医杂志》1985；5：48）

5. 口疮（系统性红斑狼疮） 宋某，女，27岁，工人。因患系统性红斑狼疮（SLE）9年，口腔黏膜及舌体溃疡已9年未愈，伴口干苦，疼痛，影响食欲，有时不能进食，不能入眠，口唇、口腔黏膜及舌体有多处溃疡形成。张口、伸舌明显受限。曾投激素和免疫抑制剂77天，口干苦、疼痛、口唇及口腔溃疡未见好转，严重影响食欲及睡眠。诊见舌苔黄腻、舌尖红赤，脉滑数略弦。证属肝胆湿热，给予茵陈，每日30g，煎汤代茶，渴时饮用，不渴时漱口，次数不限。3天后口干苦、疼痛及溃疡面明显好转，5天痊愈。随访7个月未见复发。（李有华《中医杂志》1986；12：15）

6. 口臭 杨某某，男，43岁。1992年7月30日诊。诉口臭已10年余，多于情绪急躁时加重，伴大便干结，腰酸，舌红干、苔黄腻，脉滑数。证属湿热蕴结，胆火上扰。嘱用茵陈30g，煎水当茶饮，并漱口，坚持服用1个月后症状消失，后加服杞菊地黄丸。随访3年未复发。（吕仕钧《浙江中医杂志》1998；10：486）

原按 笔者曾单煎茵陈口尝服，本品具有辛苦之味，且口感极好，可作为天然饮料。本品能清肝胆之实热与虚火，又可利湿，故能治肝经郁热，胆火蕴结之头痛、眼眵增多、口臭等症，肝胆之郁火得散，则阳明腑气得通，故口臭、便结亦能得除。

7. 瘾疹（荨麻疹）风痒

（1）治遍身风痒生疥疮 茵陈不计多少，煮浓汁洗之。（《千金方》）

（2）治风瘙瘾疹，皮肤肿痒 茵陈蒿一两，荷叶半两。上二味捣罗为散。每服一钱匕，冷蜜水调下，食后服。（《圣济总录》茵陈蒿散）

编者按 瘾疹之名见于《金匮》第五篇第3条，所述“身痒而瘾疹”之风疹块等证候特点，颇似“荨麻疹”。

结　语

茵陈蒿又名茵陈，味苦，性微寒。入脾、胃、肝、胆经。具有清热利湿退黄的作用。主治黄疸，小便不利，风痒疮疥，以及湿热内蕴所致的肝胆脾胃病变。茵陈蒿首载于《本经》上品，经方仅2首使用茵陈，均取茵陈清热利湿退黄之功用，给后人以明示。

现代药理研究证明，茵陈具有显著的利胆作用，能促进胆汁分泌，对肝脏有保护作用；浸剂有强力退热作用，其挥发油对金黄色葡萄球菌有明显的抑制作用，对痢疾杆菌、溶血性链球菌、肺炎双球菌、白喉杆菌、结核杆菌以及皮肤真菌等也有一定抑制作用；对流感病毒有强力抑制作用；能降低血清胆固醇、β脂蛋白、防止血管壁脂质堆积等作用。因此，现代临床广泛地应用于病毒性肝炎、胆囊炎、胆石症、胆道蛔虫症及口腔溃疡等病症。

本品多入煎剂，亦可入散剂内服，对湿疹瘙痒等外科病亦可煎汤外洗。

第十章　止　血　药

本章止血药5味，简述如下。

1. 侧柏叶　苦涩微寒，凉血、止血，祛风湿，散肿毒。“凡吐血、衄血、崩血、便血，血热流溢于经络者，捣汁服之立止；凡历节风痱周身走注，痛极不能转动者，煮汁饮之即定”（《本草汇言》）。故“善清血凉血，去湿热湿痹，骨节疼痛。捣汁可敷火丹，散痄腮肿痛热毒”（《本草正》）。“亦治跌打”（《生草药性备要》）。现今发现其镇咳祛痰及治脱发之功。本品全国大部分地区有分布，可自行采用。

2. 蒲灰（蒲黄）　甘平，有曰兼辛而偏凉，凉血止血，活血消瘀。“专入血分，以清香之气，兼行气分，故能导瘀结而治气血凝滞之痛”（《本草正义》），其“性凉而利，能洁膀胱之原，清小肠之气，故小便不通，前人所必用也。至于治血之方，血之上者可清，血之下者可利，血之滞者可行，血之行者可止。凡生用则性凉，行血而兼消；炒用则味涩，调血而且止也”（《本草汇言》）。蒲黄临床用途广泛，详见内文。

3. 乱发（血余炭）　苦温（《本经》），有曰苦涩（《饮片新参》）、小寒（《别录》），止血消瘀。具有“止血不留瘀，消瘀不伤阴之特点”。外用、内服，可治“诸窍出血”，详见内文。

4. 新绛　可以茜草代之（《别录》曰：“茜根……可以染绛”）。茜草（《本经》曰苦寒；《别录》曰咸平；《本草纲目》曰酸温）“治血，能行能止，余尝用酒制则行，醋炒则止。治气血，疏经络，治血郁血痹诸症最妙，无损血气也。配归、芎用，大能有益妇人”（《本草汇言》）。其行血治闭经，立见功效，详见内文。另外，现今有的认为茜草“有强壮作用，适用于小儿及孕妇软骨病”（《现代实用中药》），这与《别录》所谓“茜根……久服益精气，轻身”之言有相通处，有待验证。

5. 灶中黄土（伏龙肝）　辛而微温，温中止血而治多种出血证。其辛温散结之性，又可“消痈肿”（《别录》）。自古至今，农村家庭生活做饭以柴草取火为主，灶中釜下黄土（久经烧制“十余年者”为佳。《本草求真》：“系灶中心赤土，固其色赤如肝，故以肝名。”）取用方便。

本章5味药功用皆能止血，而蒲黄、血余炭、茜草3味，既止血又行血，止血不留瘀为特点；柏叶止血并凉血；伏龙肝温中而止血。

（侧）柏叶

【基原与药材】　为柏科植物柏木的枝叶。枝叶呈树枝状。叶细小鳞片形，叶面黄绿色；小枝棕褐色。质脆，易断。气淡，味涩。

【用法与用量】　内服：煎汤，9~12g；或研末。外用：捣敷或研末调敷。

【原文】《别录》：柏叶，味苦，微温，无毒。主治吐血，衄血，利血，崩中，赤白，轻身，益气。令人耐风寒，去湿痹，止饥。四时各依方面采，阴干。

【经方用药】　柏叶，《本经》不载，最早载于《别录》。本品为苦涩微寒之品，其主要功能为凉血止血。

经方中仅柏叶汤1方用柏叶组方，为脾胃虚寒不能摄血之吐血不止而设，故方中取侧柏叶止血以治标，用干姜、艾叶温中摄血以治本，马通汁（宜改用童便）引血下行，则吐血可止。

近年来还发现本品能止咳化痰，用其治疗慢性气管炎取得了良好的效果，能明显改善症状。可资参考。

【单方治验】

1. 胃及十二指肠溃疡并发出血　剂型与服法：①煎剂：侧柏叶15g，加水300ml，煎成150ml为1次量，日服3次。②粉剂：以侧柏叶研末焙制而成，每次3g，日服3次。除服药外，仍采用一般内科保守疗法，如静卧、保暖及流质饮食等。疗效：治疗胃及十二指肠溃疡出血50例，大便潜血平均3.5天转阴。对合并动脉硬化或高血压的患者，止血亦较迅速。除个别服药后有恶心外，一般无不良反应。对照组病例采用胃病饮食、补液、输血、镇静及凝血剂等，其大便潜血转阴时间平均为4.5天。(《中华内科杂志》1960；3：249）有人认为侧柏叶对溃疡病合并出血的疗效超过乌贼骨与白及粉。(《南京市医学科学研究资料汇编》1960；1：125）

编者按 《别录》首曰柏叶治数种出血证。《本草汇言》说："凡吐血、衄血、崩血、便血，血热流溢于经络者，捣汁服之立止。"可见以单味侧柏叶治疗血证，疗效可靠。动物实验证明，柏叶有缩短出血时间和凝血时间的作用，生用比炒炭用止血效果好。这就从现代药理研究佐证了柏叶汤的止血作用。

2. 痢疾（急、慢性细菌性痢疾）

（1）治蛊痢，大腹下黑血，茶脚色，或脓血如靛色　柏叶（焙干为末）、黄连。二味同煎为汁服之。(《本草图经》)

（2）治小儿洞痢　柏叶煮汁，代茶饮之。(《经验方》)

（3）治急、慢性细菌性痢疾　将侧柏叶晒干或焙干后研成粗末，加入18%的酒精，以浸漫药粉为度，浸泡4昼夜，滤取浸液。每次50ml（儿童酌减），日服3次，7~10天为1个疗程。共治急、慢性菌痢114例，治愈100例，治愈率87.7%。实验证明，本浸剂有较好的抑菌或杀菌效果。如经煮沸、高压消毒，或加防腐剂，则会影响疗效。(江西药科学校《新医药资料》1971；6：11）

编者按 药理研究表明，侧柏叶醇浸剂（1∶180000）在试管中对结核杆菌的生长有抑制作用，较水煎剂强1800倍。由此可知，上述治菌痢用酒精浸泡能增强疗效是有科学道理的。

3. 脱发 用鲜侧柏叶浸泡于60%酒精中，7天后滤取药液，涂擦毛发脱落部位，每日3次。观察13例（均为前额、头顶至后枕部脱发，斑秃不在此列），治后全部均见毛发生长，如能坚持连续涂擦并酌量增加药物浓度，则毛发生长可较密，同时也不易脱落。(中山医学院《新医学》1972；9：53）

编者按 编者采用上述"涂擦"法，内服通窍活血汤（原文所治之症目：首为"头发脱落"），治疗1例二十多岁脱发的患者，确有疗效，半个月后脱发减少。

4. 烧伤　烫伤

（1）治大人及小儿汤火伤　侧柏叶，入臼中湿捣令极烂如泥，冷水调作膏，涂敷于伤处，用帛子系定，三二日疮当敛，仍灭瘢。(《本草图经》)

（2）治例　张某某，男，62岁，农民。于1984年9月10日汽油烧伤右下肢小腿内侧，烧伤面积20cm×15cm，局部发红，起小水疱，浅Ⅱ度烧伤。用软皂水清洗烧伤部位，后用0.9%生理盐水和1‰新洁尔灭常规消毒局部。取鲜侧柏叶300~500g洗净，放入臼中捣烂如泥，加75%酒精少许调成糊状，敷于患处，连续敷药5天痊愈。(荣金玉，等《实用中西医结合杂志》1989；10：630）

编者按 鲜侧柏叶性味苦、涩而寒，归心、肝、大肠经，具有清热止血生肌之功能，对多种细菌都有抑制作用，所含的大量鞣质和维生素C具有收敛、止血、保护皮肤黏膜的作用。本法治疗烧伤，取材方便，方法简单，止痛快，疗效佳，经济实惠，患者乐于接受。

蒲灰（蒲黄）

【基原与药材】 为香蒲科植物长苞香蒲、狭叶香蒲、宽叶香蒲，或其同属多种植物的花粉。药材为黄色的细小花粉。质轻松，遇风易飞扬，粘手而不成团，入水则飘浮水面。用放大镜检视，为扁圆形颗粒，或杂有绒毛。无臭，无味。以色鲜黄、光滑、纯净者为佳。

【用法与用量】 内服：煎汤，5~9g；或入丸、散。外用：研末撒或调敷。

【原文】《本经》：蒲黄，味甘，平，无毒。治心腹膀胱寒热，利小便，止血，消瘀血。久服轻身，益气力，延年，神仙。生池泽。

《别录》：蒲黄，无毒。生河东。四月采。

【经方用药】 蒲灰即蒲黄，《本经疏证》说："蒲黄之质，固有似于灰也。"此可能是蒲黄称为蒲灰的原因。《本经》记载蒲黄主治"心腹膀胱寒热，良由血结之处，营卫不和故也”（《本经逢原》）。故其主要功能是化瘀、利尿、止血。

经方中仅蒲灰散1方用及，方由蒲黄与滑石组成。《金匮》云：“小便不利者，蒲灰散主之。”此为淋证，方用蒲灰散利水通淋。《金匮》又云：“厥而皮水者，蒲灰散主之。”此为水肿证，方用蒲灰散利水消肿。可见《本经》说蒲黄“利小便”，有两个含义，一是利水通淋；一是利水消肿。学习《本经》可以帮助我们理解经方，学习经方又可加深对《本经》的理解，二者相得益彰矣。另外，由于蒲黄尚能化瘀止血，故对淋证之血淋、水气病兼见血尿（包括镜下血尿）者尤为适宜。

值得提出的是，蒲灰散利水能使阳气伸展，消除厥冷，在此启发下，叶天士经过自己的临床实践与思考，提出了“通阳不在温，而在利小便”的著名论断。

蒲黄在经方中只入散剂，后世亦入煎剂，但必须包煎。本品止血兼能活血，用于止血而无留瘀之弊。由于蒲黄具有收缩子宫的作用，故孕妇忌用。

【单方治验】

（一）内科病

1. 血证　根据方书记载及现代医家经验，大多认为蒲黄甘缓不峻，性平而无寒热偏胜之弊，长于活血化瘀、收涩止血，对吐血、衄血、咳血、尿血、便血和妇女的经闭、痛经、崩漏下血及外伤出血等病，均有明显治疗作用。若蒲黄炒用，更会增加其收涩止血之功效。如《梅师方》治疗产后血瘀证，《集验方》用于胞衣不下，均以一味蒲黄为治。临床实践证明，蒲黄生用凉血止血效果最佳，活血作用并不显著。一般不用炒蒲黄，因为蒲黄乃为香蒲多年水生草本植物及其同属植物的花刚开放时，采收花序上的雄花，晒干碾压，筛取粉末，经炒制后，即成蒲灰，其止血作用反而降低。单味生蒲黄，煎服或吞服、外敷等都能凉血止血兼利尿，若随症配伍其他药物，则效果更佳。（李鸿芝，等《中医杂志》1994；8：453）

2. 拔牙术后出血　某冬夜，笔者偶遇一拔牙术后继发性出血之老者，以棉球压迫止血不效，适值身边有少许备作它用之炒蒲黄，乃思《本草纲目》谓其“生则能行，熟则能止”。方书均谓其能止各类出血，何不试用之？乃以棉球蘸炒蒲黄按压出血处，不意须臾即血止。后将此法介绍给口腔科医师，竟屡试屡验。据2年来统计的40余例以棉球和明胶海绵压迫止血不效者，改用此法后，大多能在10分钟内止血，对少数仍未效者，加大药量后改用直接吹药并加压止血法，全部在10分钟内止血。目前已将该药作为常规用药，用于拔牙术后出血。如程某，女，70岁，右下第8牙拔除后出血不止，初以明胶海绵填入牙槽窝内并以棉球咬压止血，一般应在15分钟内止血，然该例却3小时后血仍不止，一取下棉球和明胶海绵，便见牙槽窝内大量渗血，即刻满溢，于是改用棉球蘸炒蒲黄并用咬压止血法，10分钟后血仍不止，乃取一小纸条卷成圆筒状，内纳炒蒲黄，其量约为前蘸药量之2~3倍，于取下棉球之瞬间，不待渗血满溢，快速将炒蒲黄吹入拔牙槽内，并立即覆以棉球并咬压，5分钟后血渐止。（黄健戈《中医杂志》1994；10：583）

原按　拔牙术后出血是拔牙术后较常见的并发症，临床经对症处理后多可止血。但在拔除阻生齿和磨牙时，由于部位深，视野小，操作时间较长，组织损伤较大，不但容易引起出血，且给出血的处理，尤其是缝扎止血的操作带来一定的困难和麻烦，炒蒲黄外用加压止血，既经济简便，又有立竿见影之效，不失为一良法。

3. 胸痹（冠心病　心绞痛）高血压病　高脂血症　近10年来笔者用蒲黄为主药治疗心血管疾病，获效满意。

（1）活血通脉治胸痹（冠心病、心绞痛）　生蒲黄善入血分行血、消瘀通脉，其特点是行血而不破血，祛瘀而不伤正气，这对于胸痹的治疗甚为合拍，因为胸痹病每多本虚标实，所以治法宜通而不峻，补而不滞。笔者每以生蒲黄15~30g为主药，随症配伍，有较好的缓解心绞痛、胸闷、心悸等症的作用。如治陈某，男，71岁。患心前区阵发性压榨性疼痛1年余，每天发作3~6次，每次持续3~5分钟。每因疲劳或情绪激动而发作，伴见胸闷，心悸，耳鸣，腰酸，夜尿增多，苔白舌暗，脉弦细。证属肾亏于下，阳痹于上，气虚血滞，治拟益肾活血通阳，药用：熟地、山萸肉、山药、丹皮、丹参、桂枝、茯苓、川芎、降香、桑寄生、红花、黄芪等。服7剂，腰酸、耳鸣、心悸等症改善，而心前区痛仍每日阵发 2~3 次，继于前方中加生蒲黄 30g。服 7 剂，心痛 1 周内减至 3 次。再服 7 剂，痛未复作，体力转佳。服至 3 个月，复查心电图：由原来的心肌缺血变为正常心电图。可见蒲黄对消减冠状动脉粥样硬化斑块，增加冠状动脉血流，改善心肌供血有很好的作用。

（2）调畅血流降血压　高血压病的中后期（Ⅱ、Ⅲ期）往往伴有血液流变学指标的异常改变。由于血液浓、黏、凝、聚的改变，使血流阻力增加，易形成血瘀，这是血压持续升高的血液动力学因素。笔者治此常重用生蒲黄，取其活血散瘀、调畅血流的作用，伍以赤芍、丹皮、川芎、桃仁、红花、牛膝、地龙、代赭石、牡蛎等活血潜降之品，组成复方蒲黄汤，头痛甚者加服羚羊角粉 0.3g，用以治疗高血压病，有和缓的降压和稳压作用。

（3）降脂解凝防中风　蒲黄还有降血脂、降解过高的血小板聚集率等作用。笔者多年来曾用以生蒲黄为主药的抗栓冲剂或抗栓合剂治疗高胆固醇、高甘油三酯血症，以及 5 分钟血小板聚集率 78% 的高脂或高凝患者亦见初步疗效。（徐华元《中医杂志》1994；8：454）

4. 高脂血症　前列腺炎　口腔溃疡　蒲黄为一切痛证和血证之常用中药。随着临床实践对药物认识的不断加深，及现代药理学的悉心研究，蒲黄的药用范围逐渐扩大。除上述功效外，笔者体会还具有以下作用，简述如下。

（1）降脂作用　临床和实验及药理均已证实，生蒲黄能够显著降低人类和动物血清胆固醇和甘油三酯的浓度。我们研制的降脂中药片中，生蒲黄就是主要药物之一。临床观察表明，不仅能降低高脂血症患者血清胆固醇、甘油三酯，还可提高高密度脂蛋白胆固醇、降低血浆 TXB_2 水平及改善血液流变性。曾有一男性患者，患高甘油三酯血症 10 年余（其甘油三酯 5.4~14.2mmol/L）不愿服用汤药及西药，嘱用生蒲黄 10g 布包煎服，每日 2 次，服用 2 个月后复查甘油三酯 1.8mmol/L，自觉无不良反应。

（2）消炎利尿作用　前列腺炎通常表现为小便涩痛，淋沥不畅，小腹憋胀。临床虽有寒热虚实之分，但消炎利尿是其基本治法。我的导师祝谌予教授常用萆薢分清饮加生蒲黄 15g 治疗，收效甚佳。记得有一患者，经本院泌尿科确诊为前列腺炎，因不愿服西药来中医科就诊。尿常规：可见大量白细胞，少许红细胞。主诉小便疼痛，排尿不畅。给予萆薢分清饮加清利湿热的中药治疗效果欠佳，请教于祝老，他仅在原方基础上加生蒲黄 15g，服用 3 剂，症状消除，尿常规正常。

（3）生肌敛疮作用　口腔溃疡反复发作，非常痛苦，中医认为其大多由于阴虚内热或心胃火旺所致。治疗多以清热泻火养阴为法。祝教授治疗口腔溃疡时，每方必用生蒲黄，取其活血消炎、生肌敛疮的功用。曾治一男性患者，口腔溃疡反复发作 5 年余，严重时口腔溃疡可至会厌部，影响饮水进食，痛苦不堪。每月均犯，每次持续 10 多天，甚则月余，常服牛黄解毒等效果欠佳，近 3 天又发作，舌及口腔黏膜可见黄豆大小溃疡多个，伴有口干口苦，心烦不寐，大便干结。辨证为胃火炽盛，给予清胃散加生蒲黄 10g 治疗。服用 6 剂后，口干苦、心烦减轻，大便通畅，溃疡疼痛消除，新发溃疡减少，再服 6 剂，诸症悉除。嘱病人原方继服 6 剂巩固疗效。2 个月后随访患者未再发生口腔溃疡。对于偶尔发生少许口腔溃疡的患者，可将生蒲黄粉撒于溃疡面，既可减轻疼痛，又可促进愈合。（林祖贤《中医杂志》1994；10：581）

5. 舌体肿大　将蒲黄用温水调成糊状，含于口中治疗舌体肿大有奇效。曾治一患者，男性，53 岁，突然舌体肿大满口，强硬而痛，曾找诸医不能治，而邀余诊治。当时自发病已 3 日许，因其舌体青紫，肿大满口不能进食，病情较急，一时无所措，经再三思索，骤然想起李时珍曾治一妇舌胀满口，以蒲黄频撒乃愈之事，故以蒲黄调糊含服。每次含服 1 小时左右，让其慢慢咽下，每日数次。当含服第 1 次时，病人即感觉口中凉爽舒适，次日已消肿如常。以后又遇 3 例舌肿大患者，皆以蒲黄含服为主，根据病情酌加消炎止痛之药而收效。舌肿大一病，皆因气郁、痰湿上逆或热毒熏蒸所致。蒲黄一药，清香甘平，性滑而凉，清上利下，有清热凉血、消瘀止痛、利湿除秽之功，所以舌肿大一病得此清利之品自然而消。（于宝锋《中医杂志》1994；10：582）

编者按　《本草纲目》："《本事方》云，有士人妻舌忽胀满口，不能出声，以蒲黄频掺，比晓乃愈。又《芝隐方》云，宋度宗，一夜忽舌肿满口，用蒲黄、干姜末等份，干搽而愈。据此二说，则蒲黄之凉血活血可证矣。”上述古今案例证实，蒲黄掺搽含服法治舌肿胀大有奇效。如此简便良法应铭记并用之。

6. 喉痈　先父徐荷章系浙江省湖州市“西阳喉科”第五代著名中医喉科专家。以单味生蒲黄末外搽治喉痈，或以生蒲黄为主配制的喉科吹药治疗多种喉科疾病，更是得心应手，具有独到之处，今辑录验案介绍如下。

（1）赵某，男，47岁，1984年10月6日初诊。舌下起垫，形似重舌，肿胀疼痛，舌不过齿，吞纳困难，流涎不止。形寒倏热，便秘溲赤，舌苔薄黄糙，脉浮滑数。此乃心脾积热，痰火互盛，循二经之分野上炎，是属垫舌喉痈。三棱针舌下点刺，用消毒棉签蘸生蒲黄末频擦患处，须臾肿胀略减，疼痛转缓，吞纳尚舒，不配合其他药物，翌日肿胀消退，吞纳如常。

（2）施某，男，33岁，1985年3月26日初诊。右侧咽部焮红肿胀疼痛3天，肿势延及上腭，吞咽困难，痛引耳窍，言带鼻音，恶寒发热，头痛肢楚，舌苔薄黄腻，脉浮弦数。此乃阳明郁火上腾，少阳经气不利，气血凝聚不解，是属右外喉关痈。急于用消毒棉签蘸生蒲黄末频频搽擦患处，或每小时搽擦一次，片刻疼痛减轻，化脓之势渐减，不配合其他药物，以生蒲黄末持续搽擦2天，红肿消退，吞咽顺利而痊愈。（徐颖《中医杂志》1994；8：454）

原按　蒲黄为香蒲之精华，性味甘、平，清香，入口中无异味，善走心、肝二经，功在凉血活血、行血化瘀，是一味血分中的动力药物。先父谓：“蒲黄入血分，咽喉肿痛，频频搽擦，无不效验，配入复方中更佳。”

7. 不育症　男性不育多由精窍中某些附属腺炎症造成，精液常规检查，不但精子质量差，且同时见有红白细胞。过去单纯使用益肾填精、行气、化湿等法，后在辨证方中加用较大量蒲黄（20~30g），则疗效明显提高，一般服药3~5剂后复查精液常规，红白细胞即可消失，继之在1~2周内其他各项数值转为正常。经治70多例，总有效率在87%以上。（张云鸣《中医杂志》1994；9：518）

（二）妇科病

1. 催生　蒲黄、地龙（洗去土，于新瓦上焙令微黄）、陈橘皮等份。各为末，如经日不产，各抄一钱匕，新汲水调服。（《证类本草》）

2. 产后腹痛　治产后心腹痛欲死：蒲黄（炒香）、五灵脂（酒研，淘去砂土）各等份。为末，先用酽醋，调二钱，熬成膏，入水一盏，煎七分，食前热服。（《局方》失笑散）

3. 恶露不净

（1）治产后血不下：蒲黄三两。水三升，煎取一升，顿服。（《梅师集验方》）

（2）治产后恶露不快，血上抢心，烦闷满急，昏迷不醒，或狂言妄语，气喘欲绝：干荷叶（炙）、牡丹皮、延胡索、生干地黄、甘草（炙）各三分，蒲黄（生）二两。上为粗末。每服二钱，水一盏，入蜜少许，同煎至七分，去滓温服，不拘时候。（《局方》蒲黄散）

编者按　宋代度量衡：10分为1钱，10钱为1两。上方用药6味，重用生蒲黄为主。

（3）于产后开始口服生蒲黄末，每日3次，每次3g，连续3天，以观察其对子宫的收缩作用。据31例产妇的服药结果，产后3日宫底平均下降4.71cm，而对照组（未服药）30例平均下降3.64cm，同时服用生蒲黄后产妇的恶露亦渐减少。认为所谓“祛瘀”作用，其本质似在于收缩子宫，并有止血作用。此外，作者还根据蒲黄的作用及临床观察，对蒲黄“生用活血行血，炒黑止血”及“阴虚、无瘀忌用”的说法提出了不同意见，认为蒲黄无炒黑的必要，主张一律生用，临床应用除孕妇外，一般无所禁忌。（《上海中医药杂志》1963；9：1）

编者按　动物实验证明，蒲黄对不同动物的离体子宫平滑肌，均有直接使其收缩或增强收缩的作用。故临床应用于产褥期有上述疗效。

（4）蒲黄味甘性平，甘缓不峻，性平无寒热之偏，具有收涩止血、行血祛瘀的作用。我们用生蒲黄12g配合马齿苋30g，煎剂，每日1剂，连服5天；益母草膏每次20g，1日2次，连服5次。对照治疗产后恶露不净各20例，观察两组共40例，辨证均为瘀血证，表现为恶露超过3周，淋漓不断，量时多时少，色暗有块，腹痛拒按，舌质紫有瘀点，脉沉涩。血液流变学检测提示：血浆黏度、红细胞聚集指数、全血还原黏度均明显异常。微循环积分值明显高于健康妇女。生蒲黄与马齿苋配伍组，临床症状、恶露控制量、血液流变指标、微循环积分值，治疗后均明

显优于益母草膏对照组。（姚石安《中医杂志》1994；9：517）

原按　从现代医学角度分析，恶露不绝是子宫复旧不佳和/或合并子宫内膜炎所致。实践提示，生蒲黄除能收缩子宫，推陈致新，促进瘀血排出外，并能止血定痛，对宫缩不良、腹痛阵作的瘀血性恶露不绝有良好的治疗作用，与消炎解毒、缩宫止血的马齿苋相伍，有明显的协同效应。生蒲黄与马齿苋相伍亦能控制“人流”术后阴道不规则的出血及其所伴见的腹部隐痛。临床用蒲黄炒炭其止血效果确优于生蒲黄，然其活血作用则大减，故对于妇女月经过多而无明显瘀血证者，我们常以蒲黄炭12g配仙鹤草30g以缩宫止血。

4. 阴道出血　人流及产后子宫收缩不良，常常会引起阴道出血淋漓不断。蒲黄能够兴奋子宫，有使其收缩复原的作用，如有些患者，人流及引产后子宫收缩欠佳，阴道出血不断，用蒲黄治疗后即可血止。有的已服益母草膏两瓶效果欠佳，嘱其改用炒蒲黄20g，布包煎服，每日2次，一般3剂后出血停止，再进5剂，子宫基本复原。（林祖贤《中医杂志》1994；10：581）

5. 痛经（原发性痛经）　采用蒲黄为主药的失笑胶囊治疗原发性痛经86例，效果满意。治疗方法：失笑胶囊由生蒲黄、炒蒲黄、五灵脂（醋炒）组成，是在《太平惠民和剂局方》“失笑散”的基础上经剂型改革而成。从经期前2天开始口服，每天2次，1次3粒，连服7~10天，经净停服。3个月经周期为1个疗程。治疗期间停服其他治疗痛经的中西药物。并观察患者治疗前后全血黏度及外周血前列腺素 E_2（PGE_2）的变化。结果：痊愈26例，显效30例，有效21例，无效9例，总有效率为89.5%。（张丽君，等《湖北中医杂志》1997；4：18）

原按　原发性痛经是青春期妇女或未生育年轻女性的常见病，发病率约为13%。现代医学认为其病因主要有：子宫颈狭窄、子宫发育不良并发血管供血异常。近年来认为痛经尤其与盆腔局部前列腺素分泌失调关系密切。中医学认为痛经的主要病因病机是气血运行不畅，不通则痛，而气血运行不畅又可因气滞血瘀、寒湿凝滞等导致。治疗以通为原则，通则不痛。失笑散为主治血瘀致痛的传统常用方。本方组方简单，疗效确切。古人谓用本方之后，病者每于不觉之中诸痛悉除，不禁欣然失笑而得名。但由于其需用布包煎服，有特殊刺激性气味，服药时有恶心感，故限制了临床应用。我们将散剂改成胶囊使用，扬长抑短，既保持了原方的临床疗效，又克服了原剂型的缺陷，患者乐于接受。在临床观察中发现，该胶囊不仅能明显地缓解疼痛，缩短疼痛时间，还能较好地降低患者的全血黏度，提高外周血中PGE2水平，说明本品有较强的祛瘀止痛作用。

编者按　前已引录，《局方》之失笑散本为产后腹痛而设。上述以失笑散治痛经亦取良效。可见凡因气血瘀滞“不通则痛”的多种痛证皆能治之。

6. 宫颈肥大　宫颈糜烂　以蒲黄、黄连粉按6∶1比例研匀备用（合并宫颈糜烂者加枯矾、儿茶，四者比例依次为6∶1∶2∶1），窥器扩张阴道后，先用干棉球拭净宫颈，然后取药粉适量撒在带线圆棉片上，使其紧贴于宫颈。24小时后让患者牵拉尾线自行取出，隔日1次，5次为1个疗程。大多数患者用药1~2个疗程后，肥大的宫颈即有不同程度的回缩，腰骶酸坠及白带多等症状亦随之改善或消失。经治120余例，最少用药4次，最多用药15次，治愈率为52.5%，总有效率为93.3%。如患者冯某，34岁，腰骶酸坠，带下量多3年余，曾于1年前在市某医院诊为宫颈炎、宫颈糜烂，行液氮冷冻3次，无明显好转，妇科检查见阴道分泌物量多色黄，宫颈Ⅱ°肥大，Ⅲ°糜烂，触血（+）。经用上法治疗5次，自觉症状明显改善，继续治疗10次，糜烂面平复，肥大的宫颈回缩至正常。此外，方书云本品生用活血，炒用止血，我们体会，无论活血或止血以及治疗上述疾病，均以生用为佳。（张云鸣《中医杂志》1994；9：518）

（三）外科病

1. 跌打损伤　米某，男，14岁。玩耍时左额上部头发被同学猛力一拉，次日伤处出现4cm×5cm血肿，外按有明显波动感。当时手术抽出瘀血，加压包扎，并内服消炎止血药。2日后复诊，血肿未消，并向头顶部延伸。遂仿《古今医案按》以蒲黄治舌肿满口之意，取生蒲黄粉5g，直接撒在肿块上，日3次。次日血肿渐小，连续使用3日，平复如初。（沈绍英《浙江中医杂志》1984；6：257）

2. 湿疹　疮疡　蒲黄外用治疗湿疹、疮疡，尤对湿热蕴结肌肤而致的湿疹痒痛、破溃流水不止、久不封口者颇效。即以蒲黄粉撒于患处。

（1）治2岁患儿，自出生后，即发现全身有散在的疱状丘疹，曾在某医院皮肤科诊断为湿疹，经用中西药治疗，时轻时重，反复迁延1年余。近来加重，而邀余诊治。当时患儿已两岁，遍体湿疹，已破溃流水，遂嘱患儿家属用蒲黄粉撒患处，每日数次，若蒲黄粉脱掉或黄水渗出再撒，以至痊愈。约用药两天湿疹渐消破溃处已结痂，经治疗10余天而愈。可见该药既可敛疮除湿，又可止痒消肿。

编者按　《千金方》治“丈夫阴下湿痒：蒲黄末敷之”。可知蒲黄对“遍身湿疹”及局部“湿痒”皆有疗效。

（2）用炼过的猪油或蜜同蒲黄粉调和成膏状敷于患处，治疗疮疡及口舌生疮。如用蒲黄膏治疗皮肤疮疡27例，其中臁疮（下肢静脉曲张引起的溃疡）5例，疖肿13例，皮肤感染化脓9例。每日用药2~3次，结果全部治愈。轻者用药3~5天即可痊愈，重者10余天而愈。在长期的医疗实践中，发现蒲黄膏外涂患处治疗口舌生疮颇效，经观察50例，每天用药3~4次，5天为1个疗程，1个疗程结束后有效率85%，2个疗程后基本都治愈。（于宝锋《中医杂志》1994；10：582）

3. 褥疮　蒲黄为水生香蒲的花粉，临床主要功能为化瘀凉血止血，为内妇科常用之品。笔者近年用于防治褥疮取得理想效果。本品似有收敛、生肌作用。褥疮为长期卧床的病人身体局部长期受压，导致循环障碍，引起皮肤及皮下组织缺血而发生水疱、溃疡或坏死。临床治疗颇为棘手，如得不到合理治疗，严重者可直接危及病人生命。蒲黄体滑质轻，药源丰富。笔者初期试用本品替代滑石粉治疗早期褥疮及小儿擦烂红斑，均获得理想效果，后来试用治疗各度褥疮20余例（其中Ⅱ度9例，Ⅲ度2例，余为Ⅰ度）均获得一定效果。药房中蒲黄多含有碎屑样杂质，用时需进一步过筛。用于预防或轻度浸渍糜烂的褥疮患者，直接外扑患处或易受压部位，多能在3~5天内痊愈。对于Ⅱ度褥疮配合黄柏、大黄等份，煎液湿敷后外扑本品，或蒲黄中加入少量九节菖蒲粉外扑，同时积极治疗原发病，勤翻身，皮损多能在6~7天内恢复正常。Ⅲ度褥疮多继发感染，蛋白丢失严重，治疗需加强营养，给予上药湿敷，用蒲黄、九一丹、黄柏粉2∶1∶1的分量，共研均匀外扑，必要时配合手术清创，亦能取得一定疗效。如丁某某，男，73岁。因慢性支气管炎、肺气肿、肺性脑病而出现呼吸衰竭，处于半昏迷状态半月余，发现患者腰背部至骶尾及左侧臀部浸渍糜烂，边缘潮红，骶尾部溃破、渗液。诊为：褥疮Ⅰ度，部分Ⅱ度。给予生蒲黄粉及九节菖蒲粉3∶1比例外搽，3天后除骶尾部外，皮损均消退，骶尾部给予湿敷后继续用上药，又经4天治疗结痂愈合。（张传弘《中医杂志》1994；10：583）

4. 脱肛　蒲黄二两。以猪脂和敷肛上，纳之。（《千金方》）

编者按　动物实验证明，蒲黄提取物能使肠蠕动增强。

结　语

蒲黄，性平，味甘，归肝、心经。具有活血化瘀、止血、止痛及通淋等多种功效。对内科、妇科及外伤等各种出血症均有明显的收涩止血之功效，且止血兼能化瘀，为治疗血证之良药。

汉代及唐代之前，蒲黄的药用一般为生用。自宋大明日华子《诸家本草》中始有“破血消肿者，生用之；补血止血者，须炒用”的记载。故宋代对蒲黄，已经开始了炒用的用法。清代及后世医家，由于受元、明医家对某些止血药炒炭的影响，故对蒲黄的生用、炒用之分，非常重视，特别是一谈蒲黄炒用止血，就是炒黑。如清《本草备要》说：“蒲黄生用性滑，行血消瘀……炒黑性涩，止一切崩带泄精。”清《本草便读》说：“尤宜炒黑则能止血，以红见黑则止，水胜火也。”现代对蒲黄炮制品做了凝血时间及出血时间的实验比较，结果表明，生蒲黄、炒蒲黄的12%混悬液，均可明显缩短实验小鼠的凝血和出血时间，二者比较，无显著性差异（$P > 0.05$）。认为蒲黄如用于止血，似无炒炭的必要。有研究表明，蒲黄经制炭后，鞣质含量明显降低，而且随着炮制温度的增高或受热时间的延长，降低的幅度逐渐增加。

蒲黄的化学成分除含鞣质类外，还含有黄酮类物质（为蒲黄抗血小板聚集的主要有效成分）、糖、蛋白质及挥发油等。总之，蒲黄富含多种活性物质，具有多种药理作用，且药源丰富，有待进一步开发利用。

乱发（血余炭）

【基原与药材】 基原为人的头发。药材血余炭，呈不规则的块状，大小不一。色乌黑而光亮，表面有多数小孔，如焦炭状。质轻而脆，易碎，断面呈蜂窝状，互碰有清脆之声。用火烧之有焦发味。味苦。以色黑、发亮、质轻者为佳。

【用法与用量】 内服：研末，3~9g；或入丸剂。外用：研末掺或调敷。

制血余炭法：用壮年剃下之发，硷水洗净，再用清水淘去硷味，晒干用铁锅炮至发质皆化为膏，晾冷，轧细，过罗，其发质未尽化者，可再炮之。(《医学衷中参西录》)

【原文】《本经》：发髲，味苦，温，无毒。治五癃，关格不通，利小便水道，治小儿痫，大人痓。仍自还神化。

《别录》：发髲，小寒，无毒。合鸡子黄煎之，消为水，治小儿惊热下利。乱发，微温。主治咳嗽，五淋，大小便不通，小儿惊痫，止血，鼻衄，烧之吹内立已。

【经方用药】 乱发，《本经》《别录》称为“发髲”，乱发之名，首见于《金匮》。《本草纲目》说：“发髲，乃剪鬀（古同‘剃’）下发。乱发，乃梳栉下发。”经方中仅2方用及乱发，主要取其化瘀利水、养血润燥、通利二便之功。

1. 治大小便不通 《别录》云乱发治“大小便不通”，可见其能通利二便。

（1）治小便不利 《金匮》滑石白鱼散治小便不利，方中配有乱发炭。周岩说：“滑石白鱼散乃利小便之重剂，病不专在气分，滑石利窍祛湿热，不辅以白鱼、乱发血中之气药，则膀胱之水道犹不可利。”此方所治小便不利当属淋证，尤以血淋为宜，其用乱发的目的在于利窍开癃、化瘀止血。

（2）治大便不利与阴吹 《金匮》云：“胃气下泄，阴吹而正喧，猪膏发煎导之。”尤在泾说：“阴吹，阴中出声，如大便矢气之状，连续不绝，名曰正喧。谷气实者，大便结而不通，是以阳明下行之气不得从其故道，而乃别走旁窍也。猪膏发煎润导大便，便通气自归矣。”说明用乱发合猪膏中煎之，是协助猪脂膏润肠通便，导气下行谷道。

2. 治黄疸 《金匮》云：“诸黄，猪膏发煎主之。”张路玉说：“此治瘀发黄之缓剂，以诸黄虽多湿热，然经脉久病，不无瘀血阻滞也……用发炭专散瘀血，和猪膏煎之，以润经络肠胃之燥，较硝石矾石散，虽缓急轻重悬殊，散瘀之旨则一也。”可见此黄疸乃久病瘀血阻滞而致，用乱发炭散瘀利湿而退黄疸。

经方中用乱发2方，“仲景于膏发煎，所以荣血而利水；于滑石白鱼散，所以通水而和血”(《本经疏证》)。两方均用乱发，但用法不同：猪膏发煎为“和膏中煎之，发消药成”(《金匮》)，“煎之至枯，复有液出”(《本草纲目》)；散剂则为将乱发烧而存性，“三味杵为散”服之。

【单方治验】

1. 小便不通 治妇人卒小便不通：乱发如拳大，烧灰，细研。以温酒调下二钱。(《圣惠方》)

2. 石淋 发髲烧灰，水服之。(《肘后方》)

3. 黄疸 烧乱发，服一钱匕，日三服。(《补缺肘后方》)

4. 疮口不合 乱发、露蜂房、蛇蜕皮各（烧存性）一钱，用温酒食前调服，神妙。(《本草纲目》第五十二卷“乱发”引《苏沈良方》)

编者按 血余炭苦、温，《日华子本草》谓其“煎膏长肉，消瘀血也”。露蜂房甘、平、有毒，《本草汇言》谓其“驱风攻毒，散疔肿恶毒”。蛇蜕皮甘、咸、平、有毒，《本草经疏》称之“善能杀虫，故主肠痔虫毒恶疮”。三药合用，有消瘀攻毒敛疮之功。

5. 血证

（1）鼻衄，眩冒欲死 烧乱发，细研。水服方寸匕，须臾更吹鼻中。(《梅师集验方》)

（2）肌衄，血从毛孔而出 胎发烧灰，罨之。(《证治要诀》)

（3）治齿缝出血 头发，入铫内炒存性，研，掺之。(《中藏经》)

（4）治诸窍出血 头发、败棕、陈莲蓬（并烧灰）等份。每服三钱，木香汤下。(《圣惠方》)

（5）治溃疡病出血 血余炭、侧柏叶等量，共研粉。每日服3次，每次服3g。(北京《中草药制剂资料选编》)

（6）各种出血 取血余炭2.5两，干藕片5两，加水适量，煎煮2次，每次1小时，将两次煎液合并过滤，文火浓缩至100ml。一般用量每次10ml，日服2次；重症每次15~20ml，日服3~4次，必要时每4小时服1次，直至出血停止。遇有出血倾向，亦可先期服用预防出血。对于外伤出血，口鼻腔及齿龈出血，可配成软膏外用，或径将血余炭粉撒涂于患处。临床治疗各种出血（包括咯血、呕血、便血、尿血、阴道出血、口鼻腔衄血及紫癜等）共100余例，均收到比较显著的效果。认为较仙鹤草素及维生素K等一般止血剂效果还佳。（《福建中医药杂志》1960；3：16。《中华耳鼻喉科杂志》1959；2：160）又有用血余炭1~3钱，加入鲜藕汁20~40ml中口服，每日3次，治疗上消化道出血共25例，治愈23例。（广东中医学院《新中医》1972；5：35）此外，用血余炭细末与等量马勃粉或适量乌梅炭蒸气消毒后，涂于出血处治疗鼻衄，亦有效。（《中华耳鼻喉科杂志》1966；3：191。《中级医刊》1966；7：464）

编者按　《别录》曰："乱发……止血，鼻衄烧之吹内立已。"这是说乱发烧灰存性有"止血"之功，鼻衄者吹之立止。古人朴实，绝无虚言。以上古今多处文献表明，不只鼻衄，"即齿血、便血（编者按：溃疡病引发上消化道出血者必便血）与诸窍出血，烧灰送服，亦无不止"。（《本草思辨录》）

6. 崩漏

（1）崩中漏下，赤白不止，气虚竭：烧乱发，酒和服方寸匕，日三。（《千金方》）

（2）崩漏可相互转化，崩久可变漏，漏久亦可变崩，故统称崩漏。崩漏病因尽管有血热、血瘀、脾虚和肾虚的不同，但主要病机是由冲任损伤不能制约经血所致。治疗虽有塞流、澄源、复旧三法，然调补冲任药物不能有丝毫疏忽，其中血余炭就是调补冲任最好的一味。功可补阴润脉，止血消瘀。具有止血不留瘀，消瘀不伤阴之特点。《医学衷中参西录》说："人之发原人心血所生，服之能自还原化，有以人补人之妙。"所谓"人补人"，即指本品具有大补元气、调补冲任之功。我治崩漏在辨证用药的同时，喜重用血余炭。本着崩漏"治法总以治脾为主"（《血证论》）的原则，将本品加入治脾调经的归脾汤中，治疗劳倦、思虑伤脾，脾虚不摄之崩漏；加入十全大补汤中治疗大虚之崩漏；加入胶艾四物汤中治疗脾虚夹瘀之崩漏等等，均能获得较好疗效。（雍履平《中医杂志》1996；12：755）

新绛（茜草染制）

【基原与药材】　为茜草科植物茜草的根及根茎。气微，味微苦。以条粗长、表面红棕色、内深红色、分枝少、无茎苗及细须根少者为佳。

【用法与用量】　内服：煎汤，6~9g；或入丸、散。

【原文】《本经》：茜根，味苦，寒，无毒。治寒湿风痹，黄疸，补中。生川谷。

《别录》：茜根，无毒。主止血，内崩下血，膀胱不足，踒跌，蛊毒。久服益精气，轻身。可以染绛。一名地血，一名茹芦，一名茅蒐，一名蒨。生乔山。二月、三月采根，暴干。

【经方用药】　茜草色红，含有色素，能够染色，所以《别录》记载"可以染绛"。陶弘景亦云："此则今绛茜草也。"经方中本无茜草，但有新绛。由于新绛由茜草染制而成，故新绛经煎煮后，其发挥治疗作用的应为茜草。

据《本经》及《别录》所载，茜根应为苦寒之品，功善行血凉血。如《本草经疏》所云："茜根，行血凉血之要药，主痹及疸。疸有五，此其为治，盖指蓄血发黄，而不专于湿热者也。痹者血病，行血软坚，则痹自愈。"

经方仅旋覆花汤1方用及新绛，取其色红入血，行血散瘀之功。《金匮》云："肝着，其人常蹈其胸上，先未苦时，但欲饮热，旋覆花汤主之。"肝着是肝络气滞血瘀之证。病之初期，尚在气分，一旦瘀血留着，需要行气活血之品治之，旋覆花汤正为此而设。旋覆花通肝络而行气，葱白通阳能推动气血运行，茜草根便为化瘀而设了。《珍珠囊》说茜根能"去诸死血"，正是此意。

《别录》说茜根主"止血内崩，下血"，说明茜根尚具有止血之功。因此，旋覆花汤仲景还用其治疗妇人半产漏下之证。《金匮》云："寸口脉弦而大，弦则为减，大则为芤，减则为寒，芤则为虚，虚寒相搏，此名曰革，妇人半产漏下，旋覆花汤主之。"此半产漏下乃由气滞血瘀而致，欲止血补血必祛其瘀。否则，瘀血不去，离经之血不能归经，新血便不能生，故用茜草祛瘀而止血。

【单方治验】

1. 吐血 治吐血不定：茜草一两，生捣罗为散。每服二钱，水一中盏，煎至七分，放冷，食后服之。(《简要济众方》)

2. 闭经 治妇人经水不通：茜草一两，黄酒煎，空心服。(《经验广集》)

编者按 《本草纲目》："俗方治女子经水不通，以（茜根）一两煎酒服之，一日即通，甚效。"

3. 痹证 治风湿痛，关节炎：鲜茜草根四两，白酒一斤。将茜草根洗净捣烂，浸入酒内一周，取酒炖温，空腹饮。第一次要饮到八成醉，然后睡觉，覆被取汗，每天一次。服药后七天不能下水。(《江苏验方草药选编》)

编者按 《本经》曰茜根治"寒湿风痹"。上述验证了《本经》此说。然《本草正义》指出："茜根性寒"，痹证"惟血热痹着者宜之"。上述治痹证将茜草根浸入酒内，则酒佐制其寒也。

灶中黄土（伏龙肝）

【基原与药材】 为久经柴草熏烧的灶底中心的土块。为不规则的块状，大小不一。全体红褐色，表面有刀削痕。质较硬，但易砸碎，并有粉末脱落，断面细软，色稍深，常有蜂窝状小孔。具烟熏气，味淡。以块大，色红褐，质细软者为佳。

【用法与用量】 内服：煎汤（布包）30~60g；或入散剂；或煎汤代水煎药。外用：研末调敷。

【原文】《别录》：伏龙肝，味辛，微温。主治妇人崩中，吐下血，止咳逆，止血，消痈肿毒气。

【经方用药】 土久经烧制后，其性辛温，故功善温中健脾。脾主统血，故灶中黄土功能温脾，治疗多种出血证，具有止血之功。至于"止咳逆"则临床鲜见用之。

经方中仅黄土汤1方用及伏龙肝，谓之灶中黄土。《金匮》云："下血，先便后血，此远血也，黄土汤主之。"黄土汤是治疗脾阳虚便血的著名方剂。方以灶中黄土为君，配伍白术、附子、甘草、地黄、阿胶、黄芩，全方有温中养血止血之功。方中用灶中黄土即取温中摄血。此方之用，使《别录》言其止血的功效明晰而具体。

【单方治验】

1. 发背 发背欲死。伏龙肝末，酒调，厚傅之，干即易，平乃止。(《本草纲目》第七卷"伏龙肝"引《千金要方》)

2. 丹毒 治小儿丹毒：多年灶下黄土末，和屋漏水傅之，新汲水亦可，鸡子白或油亦可，干即易。(《肘后方》)

3. 脐疮 治小儿脐疮，久不瘥：伏龙肝，细研末敷之。(《圣惠方》)

4. 痈肿 伏龙肝以大酢和作泥，涂布上贴之，干则易之。(《千金翼方》)

编者按 以上所治四病，都佐证了《别录》谓伏龙肝"消痈肿毒气"之功。

5. 跌伤 一切伤损：从高坠下，及木石所砟（zhǎ。坠至参差不齐的山石积木之上所受的伤），坠马翻车，瘀血凝滞，气绝欲死者。净土五升，蒸热，以红布重裹，作二包，替换熨之。勿过热，恐伤皮肉，痛止则已。(《串雅内编》)

编者按 《千金方》有此记载。凡使用黄土，当去土上恶物，故名"净土"。其活血行瘀、消肿止痛而治跌仆损伤之功如何解释？以"伏龙肝经火久熬，则土味之甘已转为辛，土气之和已转为温矣。……痈肿可消者，以其辛散软坚之意也"(《本草求真》)。

6. 吐血、鼻血不止 伏龙肝半斤，以新汲水一大升，淘取汁和蜜顿服。(《广利方》)

编者按 《别录》曰伏龙肝主"吐下血……止血"。《本草便读》说："凡诸血病，由脾胃阳虚而不能统摄者，皆可用之，《金匮》黄土汤即此意。"

7. 便血 吾友邹培之便血3年，脾土极虚，面浮足肿，色黄，胃气索然，精神极疲，稍服清剂则泻，稍服补剂则胀，稍服清利则口燥舌干，用药难于措手。丁雨亭先生曰，每日用黄土一斤，清河水五六碗，煎沸澄清，候冷去黄土。将此水煎茶煮粥，依法试行。1月，脾土稍旺，饮食稍增，便血亦减。再服二三月，诸恙大减，浮肿俱退。(《诊余集》)

8. 反胃 灶中土，用十余年者，为细末，米

饮调下三二钱许。(《百一选方》)

9. 心痛　治心痛冷热：伏龙肝末，煮水服方寸匕。若冷，以酒和服，瘥。(《救急方》)

10. 恶露不下　治产后血气攻心痛，恶物不下：灶中心土研末，酒服二钱，泻出恶物效。(《救急方》)

编者按　上述反胃（呕吐）、心痛（指胃痛）、恶露不下三病，若脾胃虚冷与产后受寒者宜之。

11. 小儿重舌　灶月下黄土末，苦酒和涂舌上。(《千金方》)

第十一章　活血逐瘀消癥药

本章16味药，简述如下。

1. 芎䓖　主产于四川，故曰川芎。辛温，温通气血，善治头痛。其“上行头目，下调经水，中开郁结，血中气药”（《本草汇言》）。“《主治秘要》云，芎䓖其用有四：少阳引经，一也；诸头痛，二也；助清阳，三也；湿气在头，四也”（《医学启源》）。“头痛须用川芎，如不愈，加各引经药：太阳羌活，阳明白芷，少阳柴胡，太阴苍术，厥阴吴茱萸，少阴细辛”（李东垣）。“惟风寒之头痛，极宜用之。若三阳火壅于上而痛者，得升反甚，今人不明升降，而但知川芎治头痛，谬亦甚矣。”（《本草正》）川芎在“四物汤用之，以畅血中之元气，使血自生，非谓其能养血也。……又开郁行气……行气血而邪自散也”（朱丹溪）。川芎为当今治冠心病心绞痛常用药，取其“特异清香气”（《中药大辞典》）而行气活血通脉之功。

2. 桃仁　苦甘平，破血行瘀，润燥滑肠。“为血瘀血闭之专药”（《本经逢原》）。其“性善破血，散而不收，泻而无补，过用之及用之不得其当，能使血下不止，损伤真阴”。“凡经闭不通由于血枯，而不由于瘀滞；产后腹痛由于血虚，而不由于留血结块；大便不通由于津液不足，而不由于血燥秘结，法并忌之”（《本草经疏》）。桃仁有宜忌，诸药皆然。

3. 红花　辛温，活血通经，去瘀止痛。其“善通利经脉，为血中气药，能泻而又能补，各有妙义。若多用三四钱，则过于辛温，使血走散。……若少用七八分，以疏肝气，以助血海，大补血虚，此其调畅而和血也；若止用二三分，入心以配心血，解散心经邪火，令血调和，此其滋养而生血也；分量多寡之义，岂浅鲜哉”（《药品化义》）。总之，红花“多用则破血，少用则养血”（《本草衍义补遗》）。红花为活血止痛常用药，妇人胎孕产后诸血分病更常用，并为外伤瘀血肿痛所常用。

4. 紫葳　即凌霄花。酸而微寒，为女科血瘀血热患者“必用之药”（《本草求真》）。此药可治“崩中……血闭”（《本经》）截然不同之病，如何理解呢？详见内文，特别是“单方治验”之按语。

5. 王不留行　苦平，行血通经，催生下乳，消肿敛疮。其性善于通利，“行而不住”（《本草纲目》），“走而不守”（《本草述》），“下行而不上行者也”（《本草新编》）。

6. 蒴藋细叶　又名接骨草、血满草、落得打等。酸甘而温，活血散瘀，祛风除湿。长于接骨、消肿、止痛。该药分布较广，用途较多，详见内文。

7. 土瓜根　又名王瓜根。苦寒，泻热，生津，破血，消瘀。

8. 干漆　为漆树树脂之干燥品。辛温，有毒，破瘀，消积，杀虫。长于“削年深坚结之积滞，破日久凝结之瘀血”（张元素）。其“性善下降而破血……产后血晕，以旧漆器烧烟熏之即醒，盖亦取下血之义，而破经络中血滞”（《本经逢原》）。

9. 煅灶下灰　“主癥瘕坚积，去邪恶气”（《别录》）。

10. 水蛭　咸苦性平（有水腥气），破血，逐瘀，通经。水蛭特性，“最喜食人之血，而性又迟缓善入，迟缓则生血不伤，善入则坚积易破，借其力以攻积久之滞，自有利而无害也”（《本草经百种》）。由于其“善入血分……其气味与瘀血相感召，不与新血相感召，故但破瘀血而不伤新血”（张锡纯）。由于水蛭的上述功效特点，其适应证十分广泛，内、妇、外科凡瘀血所致的各种病症，皆可治之，对急性病如心痛（冠心病心绞痛）、中风（脑出血颅内水肿）有救急之功；对慢性痼疾有可靠疗效。水蛭的上述功效与用法用量密切相关。用法：只宜生用（自然阴干、晒干，或焙干），切忌火炙（高热处理后会变性、分解，失去生物活性），多为研末（或装入胶囊）服用。这是近代名医张锡纯及几十年来善用水蛭的许多临床医家的共识。用量：近几十年来，临床各家用量悬殊：少者 1~3g，多者 5~10g，分日 2~3 次服，最大一次用量达 30g（详见内文治中风、关格之内容）。当然，水蛭用量之多少，以切中病情为宜，不可盲目用量过大。有医者治不孕症一人服用的总量最多至 800g。尚须说明，《别录》明确曰水蛭"主堕胎"，但有的医者通过实践检验提出质疑，如孕妇一次服 30g 水蛭粉并未"堕胎"（见中风内容李氏"原按"）。还有的说"用于 7 例……孕妇患者，无 1 例堕胎"（见"流行性出血热"内容）。

11. 虻虫　味苦微寒，虻虫与水蛭，一飞于天空，一潜于水中，皆吮血之虫。经方二味联用"逐瘀破积"（《本经疏证》）治"一切血结为病"（《本草经疏》）。

12. 䗪虫　又名土鳖虫、土鳖虫等。咸（气腥臭）寒，逐瘀，破积，通络，理伤。"治跌打损伤，续筋骨有奇效"（《本草经疏》）。其特点是"破而不峻，能行能和"（《虫类药的应用》），"善化瘀血，最补损伤"（《长沙药解》），故虚人者血瘀经闭、跌打损伤证最宜用之。另有谓䗪虫治"风湿筋骨病，消肿"（《分类草药性》），故风湿、类风湿关节肿痛当用之。

13. 蛴螬　又名地蚕、土蚕等。味咸微温，破血，行瘀，散结，通乳。"长于化瘀消癥"（朱良春）。内服、外用可治急症杂病，详见内文。

14. 鼠妇　又名湿生虫、地鸡等。酸而微寒，"功善破瘀血，消癥瘕，通经闭，利水道，解热毒，截疟疾，定惊痫，止疼痛"（朱良春）。

15. 蜣螂　俗名推屎虫。咸寒，"功善破癥结，通二便，定惊痫，拔毒生肌"（朱良春）。

16. 白鱼　又名衣鱼。乃蠹食书籍、衣服之虫。味咸性温，利水通淋，并利血脉。

本章药 16 味可分为两类，即草木类与虫类。先说草木类药：①川芎为根茎，温通气血，血中气药，善治头痛。②桃仁为种仁，破血逐瘀，并能润肠。③红花为花朵，活血通经，常用止痛。④紫葳的花名凌霄花，女科血瘀血热证常用之。⑤王不留行为种子，行血通经，且善下乳。⑥蒴藋细叶用的是全草，又名接骨草，长于接骨、消肿、止痛。⑦王瓜根为王瓜的根，泻瘀热而通经。⑧干漆为树脂之干品，削积滞，破瘀结。⑨煅灶下灰则为木炭之灰，主消癥破坚。上述 9 味，或为草木之根茎，或枝叶，或花朵，或种仁，或用全草，以及树干之流脂、木炭之余灰，皆能取之治病。

再说虫类药：①水蛭，潜于水中，善吸人血，破血逐瘀通经，用途广泛。②虻虫，飞于空中，叮吮牛马之血，常与水蛭同用治血结病症。③䗪虫，生活于阴湿松土之中，故又名土虫，逐瘀破积通络，尤善疗损伤而继筋骨。④蛴螬，生活于土内，咬食作物根部之幼虫，故又名地蚕，亦逐瘀血，并能通乳。⑤鼠妇，常集居于朽木、枯叶、石块等下面，故又名湿生虫，功能破瘀、消癥、利水、解毒、定惊、止痛等。⑥蜣螂，俗名推屎虫（农村人行马路上之屎便被其推曳成球状），破癥结，通二便等。⑦白鱼，生存于古旧房室的古书中，或经久不穿的衣服中之全虫，"其形稍似鱼，其尾又有二歧，世用以灭瘢"（《本草衍义》）。上述 7 味虫药，或潜于水，或飞上天，或生于土地之中，而白鱼则更为稀奇，如此"水、陆、空"之虫类，皆可治草木类药难治之病，两类药可相须并用，以增强疗效。

芎䓖（川芎）

【基原与药材】　为伞形科植物川芎的根茎。质坚实，断面类黄色，形成层呈明显环状，随处散有黄色小油点。有特异清香气，味苦。

【用法与用量】　内服：煎汤，3~6g；或入丸、散。外用：研末撒或调敷。

经方中川芎的制剂丸、散、汤均有。入剂用量均为二两，现代人煎剂一日量一般为 3~9g，大量可用至 20g；研末吞服，每次 1~1.5g。近年来发现本品能扩张动脉血管，增加血流量，故常用来治疗冠心病及缺血性脑血管病。本品辛温升散，凡阴血亏损、阴虚火旺以及月经过多及出血性疾病，不经配伍不宜使用。

【原文】《本经》：芎䓖，味辛，温，无毒。治中风入脑头痛，寒痹筋挛缓急，金疮，妇人血闭无子。生川谷。

《别录》：芎䓖，无毒。主除脑中冷动，面上游风去来，目泪出，多涕唾，忽忽如醉，诸寒冷气，心腹坚痛，中恶，卒急肿痛，胁风痛，温中内寒。一名胡窮，一名香果。其叶名蘼芜。生武功、斜谷、西岭。三月、四月采根，暴干。

【经方用药】 芎䓖主产于四川，故后世一般统称为川芎。从《本经》及《别录》所述主治可以看出，川芎的主要功能是散风寒、止疼痛，因其性升，故尤擅止头痛，还能行气活血、消肿止痛。《本草正》说："川芎其性善散，又走肝经，气中之血药也，……能散风寒，治头痛，破瘀蓄，通血脉，解结气，逐疼痛，排脓消肿，逐血通经。"所述十分全面。经方中有9方用川芎，分述如下。

1. 散风邪 经方用川芎治疗风邪袭表证的方剂有2首：一首是侯氏黑散，一首是薯蓣丸。二方证均挟有风邪，但均未说明风邪引起的证候，据《本经》说川芎"主中风入脑头痛"，故上述2方主治都或有恶风头痛之症。侯氏黑散证的病机是脾虚受风，挟有痰热之邪，故用补益脾气、祛风散邪之品配矾石、桔梗、黄芩、牡蛎，化痰降逆、清热敛阴。用川芎协助菊花、防风、细辛、桂枝疏散外风而止头痛，配当归养血活血，达到血行风自灭的效果。薯蓣丸证则以气血两虚为主，兼夹风邪。故其方重在调补阴阳气血，略佐疏散风邪之品。其用川芎一方面配合益气养血的人参、白术、地黄、阿胶等，使补而不滞；另一方面配合柴胡、桂枝、防风等疏散风邪而止头痛。两方是《本经》言川芎"治中风入脑头痛"，以及《别录》言川芎"除脑中冷动"的极好注脚。后人在此启发下，将川芎用于各种风寒或寒湿以及气血瘀滞引起的痹证及头痛证，使之成为祛风止痛的圣药。

2. 行肝郁 肝藏血而主疏泄，体阴而用阳。当肝阴血不足时，其疏泄条达之性必然不及。故仲景在治疗肝阴或肝血不足时，往往加用川芎，以行气调肝。酸枣仁汤及奔豚汤2方即属于此种情况。其中酸枣仁汤适用于肝阴不足，阴虚生内热而导致的虚烦不得眠之证。是方在酸枣仁补肝敛阴，知母清热养阴的基础上加川芎、茯苓调气安神，以复肝阴，恢复肝藏魂的功能。现代研究证明，本品确有镇静作用。奔豚汤则适用于肝郁化火而致的"奔豚气上冲胸，腹痛，往来寒热"之症，是方在甘李根白皮泄奔豚，黄芩、葛根清肝热，半夏、生姜降逆和胃基础上，辅以当归、白芍补血养肝之体，川芎辛散行血中之气，以复肝用。

3. 调肝脾 由于肝和脾的关系极为密切，仲景常用川芎配养血健脾之药，以治疗肝脾不和之证。这样的方剂有3首：①白术散：适用于脾虚寒湿胎动不安证，方以川芎调肝，配用白术、蜀椒、牡蛎健脾温中祛湿。若"心下毒痛，倍加川芎"，即郁滞较甚，加重川芎的量，以加强止痛效果。②当归散：适用于血虚湿热胎动不安之证，方以川芎、当归、芍药养血调肝，白术、黄芩健脾清热。③当归芍药散：适用于"妊娠腹中痛"证，方亦以川芎配当归、芍药养血调肝，白术、茯苓、泽泻健脾渗湿。此3方均属肝脾不和证，均用川芎配白术调和肝脾，但因病机有所不同，故所配之药亦不尽相同。白术散证是脾虚夹寒，故加蜀椒；当归散证是肝血虚挟热，故加归、芍养血，黄芩清热；当归芍药散证为肝血虚而挟湿，故加归、芍养血，复加茯苓、泽泻祛湿。

4. 治漏下 《本经》言川芎主"妇人血闭"，说明川芎具有通经活血的作用。但仲景并没有将川芎用于经闭之证，反而用于漏下之证，从而开化瘀止血之先河。经方中用川芎治疗漏下证的方剂有2首。①胶艾汤：适用于漏下、半产下血以及妊娠下血（先兆流产）证。病证虽有3种，但病机均属冲任脉虚，阴气不能内守，故方中重用干地黄，并配用归、芍、胶等大量填精益阴之品，以补肝肾而恢复冲任藏血之功，以达到止血安胎之目的，在此基础上佐以川芎活血行气，使补而不滞，并能增强止痛的效果。现代药理学实验证明川芎浸膏溶液能抑制小肠收缩和妊娠子宫的收缩，以收到解痉止痛的作用。②温经汤：适用于冲任虚寒兼有瘀血的崩漏证。此方用川芎配合丹皮、吴茱萸、桂枝，温经散寒，活血化瘀。本证因发生于高年阴亏气弱之人，故还配有参、草、姜、夏与归、胶、麦等益气养血和胃之品。胶艾汤证属阴虚血弱；温经汤证则属气血两虚挟寒凝血瘀。前方用川芎寓有反佐之意，后方用川芎则为散寒化瘀而设。这是对《本经》曰川芎主

“寒痹筋挛缓急”与《别录》说川芎“温中内寒”的明确注脚。

古今许多名医大家对仲景医学、对经方都有深入研究，如《本草正义》说：“考仲景方中用芎䓖，惟《金匮》妇人篇独多，其当归芍药散，则曰怀妊腹中疠痛；其当归散，则曰妊娠宜常服；其白术散，则曰妊娠养胎，皆不论寒热虚实，而浑浑然一方可以统治。仲景必不若是之颟顸（mān hān 形容糊涂而马虎），此当是传写有所脱佚。惟胶艾汤、温经汤二方，归芎并重，以阿胶厚腻有余，恐其迟滞，因以血中行气者，为之疏通，庶几守者走者，得互相调剂，古方之于芎䓖，其用意自可想见。后人四物汤，虽本于胶艾，而仅取芎、归、芍、地四者，谓为妇科调血主剂，终嫌笼统不切，古人必无此浑沌治法。近贤论四物，已谓守者太守，走者太走，其说甚是。戴九灵《丹溪传》，已谓血虚发热，非芎、归辛温所宜。吴鞠通论产后即申丹溪之旨，皆有卓见。”

古代本草学家对川芎有精深的研究，如《本草汇言》说：“芎䓖，上行头目，下调经水，中开郁结，血中气药。尝为当归所使，非第治血有功，而治气亦神验也。凡散寒湿、去风气、明目疾、解头风、除胁痛、养胎前、益产后，又癥瘕结聚、血闭不行、痛痒疮疡、痈疽寒热、脚弱痿痹、肿痛却步，并能治之。味辛性阳，气善走窜而无阴凝黏滞之态，虽入血分，又能去一切风、调一切气。同苏叶，可以散风寒于表分；同芪、术，可以温中气而通行肝脾；同归、芍，可以生血脉而贯通营阴；若产科、眼科、疮肿科，此为要药。”

【单方治验】

1. 头痛

（1）治偏头痛　京弛细锉，酒浸服之。(《斗门方》)

（2）治风热头痛　川芎䓖一钱，茶叶二钱。水一盅，煎五分，食前热服。(《简便单方》)

（3）血虚、受风头痛　友人郭某某妻，产后头疼，或与一方当归、芎䓖各一两煎服即愈。此盖产后血虚兼受风也。愚生平用芎䓖治头疼不过二三钱。

又治一人，因脑为风袭头疼，用川芎、菊花各三钱，煎汤服之立愈。(《医学衷中参西录》)

编者按　张锡纯：“芎䓖味辛、微苦、微甘，气香窜，性温。温窜相并，其力上升、下降、外达、内透无所不至。故诸家本草，多谓其能走泄真气，然无论何药，皆有益有弊，亦视用之何如耳。其特长在能引人身轻清之气上至于脑，治脑为风袭头疼、脑为浮热上冲头疼、脑部充血头疼。”

2. 心痛（心绞痛）　取川芎、红花各等份，制成片剂（每12片含川芎、红花生药各5钱），每次4片，日服3次。4~6周为一疗程。治疗84例（其中10例全程加葛根黄酮片，每日3次，每次20mg；2例于用药2周开始加服乳没片），结果显效9例，改善57例，基本无效17例，加重1例。据观察，病情的轻重与疗效无明显关系；加服葛根黄酮及乳没片者，疗效未见提高；服药后对血脂影响不大。60例原服用硝酸甘油的患者，在治疗过程中，停用者20例，减量者15例。部分病例的心电图显示好转。(北京地区冠心病协作组《资料汇编第二辑》1972；12)

3. 产后血晕　当归一两，川芎五钱，荆芥穗（炒黑）二钱。水煎服。(《奇方类编》)

4. 验胎方　经水三月不行，欲知是胎与否，以此验之。川芎末一匙，用蕲艾煎汤，空心调服。腹内微动是胎，不动者非也。(《串雅内编》)

编者按　《本草纲目》和《良朋汇集》均有此记载。此法近年有人试用有效验。需要注意，经水三月不行B超已可确诊，此法虽有效验，但恐有动胎之虞，故不提倡。

结　语

川芎辛散温通而善行，归肝、胆、心包经。入气行气，入血行血，为血中之气药；又能祛风止痛，为治疗头痛之要药。仲景方用之散风邪、行肝郁、调肝脾、止漏下。当今用川芎治冠心病、脑血管病及周围血管病等，疗效卓著。

桃　仁

【基原与药材】　为蔷薇科植物桃或山桃的种子。种皮菲薄，质脆；种仁乳白色，富含油脂，二子叶之间结合面有空隙。气微弱，味微苦。以颗粒均匀、饱满、整齐、不破碎者为佳。

【用法与用量】　内服：煎汤捣碎，5~10g；

或入丸、散。外用：捣敷。

【原文】《本经》：桃核仁，味苦，平，无毒。治瘀血，血闭瘕，邪气，杀小虫。

《别录》：桃核，味甘，无毒。主止咳逆上气，消心下坚，除卒暴击血，破癥瘕，通月水，止痛。七月采取仁，阴干。

【经方用药】

《本草经疏》解析《本经》《别录》说："夫血者阴也，有形者也，周流夫一身者也，一有凝滞则为癥瘕，瘀血血闭，或妇人月水不通，或击扑损伤积血，及心下宿血坚痛，皆从足厥阴受病，以其为藏血之脏也。桃核仁苦能泄滞，辛能散结，甘温通行而缓肝，故主如上等证也。心下宿血去则气自下，咳逆自止。味苦而辛，故又能杀小虫也。"

经方中用桃仁者有8首方剂，均取《本经》所述"治瘀血"之功。瘀血之病，由于其病因、部位、久暂、轻重等不同，故临床表现有所不同，仲景对各种瘀血病的治疗分述如下。

1. 治少腹"瘀热"证 《伤寒论》对"太阳随经，瘀热在里"，"热在下焦"所致的"少腹急结"或"少腹硬""少腹满"等所谓的"蓄血"证，并表现为"其人如狂"甚至"其人发狂"等神志异常症，仲景采取以下3首方剂治疗：①桃核承气汤：本方为调胃承气汤（大黄、芒硝、甘草）加桃仁、桂枝，具有通下瘀热之功。②抵当汤：本方以桃仁配伍大黄、水蛭、虻虫，具有破血逐瘀之功。③抵当丸，即抵当汤原方，但减少水蛭、虻虫用量，加大桃仁用量，其功效较抵当汤为缓。桃仁在上述3方中均取其"治瘀血"之功，配大黄则能泄血分瘀热。若为蓄血轻证，仅配伍植物性化瘀药即可；若是蓄血重证，则必须配伍动物性逐瘀药，效力才能更强大。

2. 治血闭癥瘕病 《金匮》治疗瘀血所致的"血闭癥瘕"病有4方：①治疗"结为癥瘕，名曰疟母"的鳖甲煎丸。本方重用鳖甲，与桃仁等共23味药相配伍，全方攻补兼施、化瘀消癥。②治疗"妇人宿有癥病"的桂枝茯苓丸。本方取桂枝、茯苓、牡丹、芍药、桃仁各等份，研末炼蜜和丸，实为化瘀消癥之缓剂。③治疗"内有干血"的大黄䗪虫丸。本方以大黄、䗪虫、水蛭、虻虫、桃仁等破瘀血药与大剂量干地黄、芍药等养阴药相配伍，可见其"干血"是由于阴虚久瘀所致。④治疗产后腹痛因"有干血着脐下"的下瘀血汤。本方以大黄、桃仁、䗪虫三味相合，攻血之力颇猛，故以炼蜜和丸，是缓其药性而不使骤发，又以酒煎药丸者，是取其引入血分。方后云"亦主经水不利"，即若因瘀血日久而致月经不调甚至闭经者，亦可酌情采取本方治疗。

3. 治肠痈营血瘀结证 《金匮》治疗急性肠痈由于营血瘀结，尚未成脓者，以大黄牡丹汤主之。本方以桃仁与大黄、牡丹、瓜子、芒硝相配伍，共奏下瘀热、破瘀血之功。

【单方治验】

1. 咳嗽 治上气咳嗽，胸膈痞满，气喘：桃仁三两，去皮、尖，以水一大升，研汁，和粳米二合，煮粥食。(《食医心镜》)

编者按 《别录》首曰桃仁"止咳逆上气"，上述以单味桃仁治之。《千金》苇茎汤治肺痈用桃仁。可见桃仁对肺病有特殊功用。现代研究发现桃仁有"镇咳"作用。

2. 肿痛 治风劳毒肿挛痛，或牵引小腹及腰痛：桃仁一升，去皮、尖，熬令黑烟出，热研如脂膏。以酒三升，搅和服，暖卧取汗。(《食医心镜》)

3. 崩漏 治崩中漏下赤白不止，气虚竭：烧桃核为末，酒服方寸匕，日三。(《千金方》)

编者按 上述崩漏，必因瘀所致。因虚者不可用桃仁。

4. 产后血闭 桃仁二十枚（去皮、尖），藕一块。水煎服之。(《唐瑶经验方》)

5. 烂疮 治小儿烂疮初起，膘浆似火疮：杵桃仁面脂敷上。(《子母秘录》)

6. 外伤性胸痛 单味桃仁治疗外伤性胸痛52例取得良效。病程最短1日，最长4日，平均2.5日。本组病例均有外伤史，胸部拍片排除胸骨、肋骨骨折及肺部疾患。治疗方法：生桃仁适量，去皮，文火炒黄，研末。每次3g，日2次，黄酒冲服。结果：治愈（服药3日胸痛消失）49例，好转（服药3日胸痛减轻）3例。治愈率94.2%，总有效率100%。(吴建平，等《山东中医杂志》1997；3：139)

原按 胸痛若为胸部外伤而损伤经脉气血者，桃仁具有活血祛瘀的功效。现代药理研究，桃仁含扁桃苷，有消炎、镇痛作用。黄酒冲服可加强桃仁的活血祛瘀功效，从而使胸部肿胀消退，瘀血消散吸收，筋骨舒展。

编者按　《本草纲目》："桃仁行血，宜连皮尖生用；润燥活血，宜汤浸去皮尖炒黄用。"本草书多记载"行血连皮尖生用，润燥去皮尖炒用"。上述说"去皮"不知何意。

7.唇风　酒渣鼻

（1）唇风案　郭某某，男，54岁，1995年7月初诊。上唇干裂、出血、结痂、脱皮一年半，轻度疼痛，有瘙痒、灼热感，大便干结，口干，影响进食及说话。曾在多家医院门诊及住院治疗，医院病理切片排除癌变，服中、西药无效，患者来我处求治。查上唇局部增厚、干燥，可见褐色痂皮，皲裂，脱屑，舌质暗、苔薄白，脉微弦。嘱患者取新鲜桃仁一枚，研碎，敷于唇部，1小时后取下，1日1次。患者敷2天即愈，随访2年余未发。

（2）酒渣鼻案　王某，女，21岁。1996年8月初诊。鼻尖及鼻部两侧皮肤潮红，红色针尖状丘疹半年，微痒，口鼻干燥，大便干结，影响美观，患者甚为焦虑，曾在外院求治，用药外搽无效，遂来我处。查鼻部皮肤油腻潮红，压之色退，散在针尖红色丘疹，触之较硬，舌质暗红、苔薄白，脉弦滑。用上法，2次即愈，随访1年余未发。（汪筱燕《四川中医》1998；6：53）

原按　唇风亦称"口唇湿烂""紧唇"及"沛唇"，属现代医学慢性唇炎及剥脱性唇炎，临床治疗多从脾胃火热论治。酒渣鼻大多责之肺胃积热，血瘀凝结，熏蒸鼻端。二病治疗单从血瘀入手，外用药物治疗少见。笔者考虑二病虽异但病理基础均为血液凝滞局部，失于营养。桃仁具有活血祛瘀、润燥滑肠之功，李杲指出本品治"皮肤血热燥痒，皮肤凝聚之血"。笔者受其启发，用之直接作用于病变局部，活络消瘀，则气血循行常道而愈。现代医学研究认为：瘀血产生的实质是循环障碍，活血化瘀药物具有促进机体新陈代谢，扩张血管，增强毛细血管通透性，明显改善循环障碍作用，促进局部出血的吸收，减轻软组织肿胀，有利病变组织修复。本法简便廉验，值得推广。

编者按　李杲说桃仁能治"皮肤血热燥痒，皮肤凝聚之血"。上述治唇风、酒渣鼻验案，与李氏所说相合。

结　语

桃仁味苦泄降导以祛瘀活血，味甘和畅气血以生新血，故经方所载8方，均取桃仁"治瘀血"之功。后世医家并把该药作为妇科调经常用药。此外，本品为种仁类药，质润下行，有润肠通便之功。因桃仁活血降导之功颇著，故孕妇忌用。

桃仁含苦杏仁苷，在苦杏仁酶的分解下，可产生氰氢酸，临床报道1例成人因食炒桃仁数十枚而使呼吸中枢麻痹引起死亡者。

现代研究，桃仁能抗凝、抗过敏、抗炎，并能镇咳、改善肿瘤病人的贫血及其疼痛。临床研究以之内服治疗恶性肿瘤、精神分裂症、非化脓性肋软骨炎、肠梗阻、视神经萎缩、球后视神经炎有佳效，外用对男女青年面部痤疮亦有较好效果。

红　蓝　花

【基原与药材】　为菊科植物红花的花。干燥的管状花，长约1.5mm，橙红色，花管狭细，先端五裂，裂片狭线形，长5~7mm，雄蕊5枚，花药红色，联合成管，高出裂片之外，其中央有柱头露出。具特异气味，味微苦。以花片长、色鲜红、质柔软者为佳。

【用法与用量】　内服：煎汤，3~6g；入散剂或浸酒，鲜者捣汁。外用：研末撒。

【经方用药】　红蓝花即红花，苏颂说："其花红色，叶颇似兰，故有兰名。"《本草图经》亦云："红蓝花，即红花也。"红花，《本经》及《别录》均不载，《唐本草》简略记载云："治口噤不语，血结，产后诸疾。"《开宝本草》才较为详细地记载了红花的性味功用和主治，说："红蓝花，味辛温，无毒，主产后血晕口噤，腹内恶血不尽、绞痛，胎死腹中，并酒煮服。亦主蛊毒下血。"

经方中仅红蓝花酒1方用此药。由于《唐本草》及《开宝本草》均晚于仲景，因此宋·林亿提出红蓝花酒方"疑非仲景方"，这是有一定道理的。《金匮》曰："妇人六十二种风，及腹中血气刺痛，红蓝花酒主之。"所谓六十二种风，乃泛指外邪为患，乘虚内侵，使血气不畅故腹痛，酒煮红花助其活血之功。《本草述钩元》说："养血水煎，破血酒煮"，正说明这个问题。

红花是活血化瘀常用之品，妇人病更常用，凡血瘀之经闭、痛经、腹中包块、斑疹色暗及跌打损伤而瘀血肿痛等症最为常用。古人盛赞红花治妇人血分病之功用，引录二家如下。《本草经疏》：“红蓝花，乃行血之要药。其主产后血晕口噤者，缘恶血不下，逆上冲心，故神昏而晕及口噤，入心入肝，使恶血下行，则晕与口噤自止。腹内绞痛，由于恶血不尽，胎死腹中，非行血活血则不下；瘀行则血活，故能止绞痛，下死胎也。”《本草汇言》：“红花，破血、行血、和血、调血之药也。主胎产百病因血为患，或血烦而晕，神昏不语；或恶露抢心，脐腹绞痛；或沥浆难生，蹊跷不下；或胞衣不落，子死腹中，是皆临产诸证，非红花不能治。若产后血晕、口噤指搦；或邪入血室，谵语发狂；或血闷内胀，僵仆如死，是皆产后诸证，非红花不能定。凡如经闭不通而寒热交作，或过期腹痛而紫黑淋漓，或跌仆损伤而气血瘀积，或疮疡痛痒而肿溃不安，是皆气血不和之证，非红花不能调。”

【单方治验】

（一）内科病

眩晕（高血压病） 段某某，58岁，患高血压病，经服红花泡酒一月之久，以后一年多未再来复诊。后患者因咳嗽频繁，又来求治，询问高血压病，他说：“已经好了，服红花泡酒一年来血压正常。”我测血压，果尔如此。（《来春茂医话》）

编者按 现代药理研究证实：红花的水提取液对血压无明显影响，而乙醇提取液则能使血压下降。

（二）妇科病

1. 热病胎死 红花酒煮汁，饮二三盏。（《妇人良方补遗》）

2. 胎衣不下 红花酒煮汁，饮二三盏。（《产乳集验方》）

3. 难产 刘复真遇府判女，产不利，已死，刘以红花浓煎，扶女于凳上，以绵帛蘸汤遏之，连以浇帛上，以器盛水，又火爰又淋，久而醒，遂生男子。盖遇严冬，血冷凝滞不行，温则产，见亦神矣。（《古今医案按》）

4. 产后血晕 新昌徐氏妇，病产晕已死，但胸膈微热。有名医陆氏曰：“血闷也。得红花数十斤，乃可治。”遂亟购得，以大锅煮汤，盛三桶于窗格之下，舁妇寝其上熏之，汤冷再加，有倾指动，半日乃苏。（《本草纲目》第十五卷“红蓝花”引《养疴漫笔》）

5. 产后脚痛 患者朱某及孙竹匠之妻，茅店乡一妇人，均是产后脚疼痛，用川红花30g，用水酒1碗煎汤，1日服2次，3剂愈。（《名老中医经验汇编》）

6. 产后腹痛 韩某，28岁。患者产后27天，腹痛当脐左右，窜痛不定，甚则如刺难忍，口渴不喜饮，胃呆纳滞，大便秘结，面色无华。病届半月，经医服药未能奏效。诊其脉沉细弦，舌淡苔腻而润。证属产后血虚，风邪侵入，阻滞经脉。因遵仲师明训，用红花10g，以米酒1碗，煎减半，分2次温服。次日腹痛减半，纳增神振，大便得行，药已中病，效不更方，再予2剂，腹痛痊愈，诸症平息。（陈振智《浙江中医杂志》1986；7：302）

编者按 本案乃以红蓝花酒变通应用于产后腹痛而取效。

7. 乳癖（慢性乳腺增生症） 根据人体细胞均有吸收、排泄、渗透、传递功能的原理，本人临床将红花单味药外用治局部瘀血，疗效常胜于内服，屡用屡效。如治袁某某，29岁，患乳癖（慢性乳腺增生）5年余，遇情志恼怒即肿大疼痛，病随喜怒消长，每次发作均需输青霉素10多天，加服“乳癖消”方能消除。患者于去年4月来诊，可见左侧乳房有如核桃状肿物四块，触之则疼剧，推之可移，舌红、苔白，脉弦紧，按中医辨证，不通则痛，痛则有瘀。遂予输青霉素3天，加用150g红花，分3次布包蒸熟，热敷患处，3天后症状与肿块俱消。（张春青《中医外治杂志》1997；2：34）

（三）外科病

1. 肿痛 治一切肿：红蓝花，熟揉捣取汁，服之。（《外台秘要》）

2. 扭伤 灼伤 红花酊：藏红花一两，75%酒精十两。制法：红花浸酒内七昼夜，去渣备用。功用：活血祛瘀，消肿止痛。主治：扭伤血肿，大面积灼伤，瘢痕。用法：外涂或用纱布蘸药罨包。（《赵炳南临床经验选》）

3. 跌打损伤 笔者经过临床实践，用红花炭治疗跌打损伤，收到满意的效果。现介绍如下：①具体方法：取红花等量，视受伤面积而定，用50~60度白酒将红花拌匀，以挤压红花时有酒渗出为宜，用火点燃，燃烧时搅拌均匀，见红花表面变黑，无红色为宜，盖灭，待温度适宜时涂于白布上，贴敷于患处。如皮肤破损先清创再贴；如有出血者，红花一部分可延长燃烧时间，先敷于出血处，再以剩余部分涂于患处。每日3~5次，连续敷用2日。②治例：王某，20岁。打篮球时左脚严重扭伤，伴有皮下瘀血，疼痛，肿胀，睡不能寐，服镇痛药疼痛方能减轻。X线拍片骨质无损坏，软组织损伤。用上述方法涂于患处，6小时后疼痛减轻，1日后不需服用镇痛药物，可以入眠。2天后患处肿胀明显消退，连用药4次，8天后自由行走，告愈。（胡旭升《中医杂志》1991；11：58）

原按　红花系活血化瘀、消肿止痛的药物，应用颇广，如《金匮要略》红蓝花酒等。在前人的启示下，本人经过多年实践研究，采用单一用药以酒为引的方法，用红花炭防止渗出，用酒消肿引经，又能促进组织的血液循环，使红花更快起效。红花药源广，经济。此方法简便、效验、易于应用，企同道验之。

4. 砸伤　扭伤　腱鞘炎　疖肿　治疗砸伤、扭伤所致的皮下充血、肿胀等，取干红花按1%的比例浸入40%的酒精中1周，待红花呈黄白色沉于瓶底后，用纱布过滤。临用时加1倍蒸馏水稀释，以脱脂棉浸湿外敷，用绷带包扎，如果加热则效果更为显著。换药次数视伤处的轻重而增减。治砸伤、扭伤775例，痊愈347例，好转399例，无效29例。较轻病例2~3天即可恢复，较重者敷药后3~5天亦即充血消失，肿胀渐消。另治腱鞘炎59例，痊愈18例，好转39例，无效2例。对疖肿初期亦有效，但对已化脓者无效。（《药学通报》1959；11：567）

5. 褥疮

（1）红花适量，泡酒外治褥疮。（《云南中草药》）

（2）用红花500g加水7000ml，约煎2小时红花呈白色后过滤取液，再用文火煎约3~4小时，使呈胶状。用时涂于纱布上贴患部，覆以消毒纱布，固定。隔日换药1次。据20例24处褥疮治疗观察，5次以内治愈者8处，10次以内治愈者11处，10次以上者5处（其中有20~25次治愈的2例，病程达1~2年）。（《中华外科》1961；8：560）

结　语

红花辛散温通，入心、肝二经血分，善于活血祛瘀，并能消肿止痛，为内、妇、外科常用药，但孕妇及月经过多者忌用。

现代研究表明，红花煎剂有持久的降压作用，在增加冠脉血流量、降低冠脉阻力，抑制血小板凝集、增加纤维蛋白酶溶解活性、抑制体外血栓形成等方面有佳效。可单方应用泡酒治疗高血压病，或加入复方治冠心病；亦可单方应用外敷疗乳癖、褥疮；还善治产后诸疾瘀血内停者。此外，亦常用治急、慢性肌肉劳损，跌打损伤。

紫葳（凌霄花）

【基原与药材】　为紫葳科植物紫葳的花。干燥的花多皱缩卷曲或折叠，完整的花长约6~7cm。微有香气。味微苦而略酸。以朵大、完整、色棕黄、无花梗者为佳。

【用法与用量】　内服：煎汤，3~6g；或为散。外用：研末调涂。

【原文】《本经》：紫葳，一名芙华，一名陵苕。味酸，微寒，无毒。治妇人产乳余疾，崩中，癥瘕，血闭，寒热，羸瘦，养胎。生西海川谷及山阳。

《别录》：紫葳，无毒。茎叶，味苦，无毒。治痿蹶，益气。一名陵苕，一名华，一名陵时。生西海及山阳。

【经方用药】　紫葳，首载于《本经》，《唐本草》注云："此即凌霄花也。"可见汉时之紫葳，即后世之凌霄花。《本草经疏》解析《本经》说："紫葳，入肝行血之峻药，故主妇人产乳余疾，及崩中、癥瘕、血闭寒热、羸瘦诸证；至于养胎，决非其性之所宜，用者慎之。"《本草正义》更深入解析说："凌霄之花，吴普谓神农、雷公、岐伯皆作辛，扁鹊苦咸，能消清血分之热，故可以活血行滞，而亦可治带下崩中。《本经》专主妇人产乳余疾，正以初产乳子之时，阴血已虚，孤阳偏旺，最宜此酸咸微寒，直入血分，借以固护既耗之元阴，而收摄浮游之阳焰。可见古人之治产后，皆以助阴抑阳为主，正与晚近庸俗之见，产后妄用温补，耗烁阴液者，两得其反。又治崩中，则专以亢阳妄行，不能自摄之崩中而言，非谓可以统治血虚不守之崩陷。癥瘕血闭，盖亦为血热太甚，灼烁成瘀者言之，亦非阴寒凝结之癥瘕闭塞可知。又曰寒热羸瘦，则又血虚内热，形消臞（qú 瞿。消瘦）瘠者耳。”总之，《本经》所述其主治病症，皆由血瘀血热而成，而女科病多病及血分，若瘀热为病者，此乃良药。如孕妇瘀热不利“养胎”，紫葳消清瘀热便能“养胎”也。

经方中仅鳖甲煎丸1方用及此药。鳖甲煎丸适用于癥瘕疟母，方中配有紫葳，使其与鳖甲、赤硝、丹皮、䗪虫等药化癥瘕疟母，正与《本经》所述主“癥瘕，血闭，寒热，羸瘦”相吻合。其用本品“酸咸微寒，直入血分”而凉血散瘀也。

【单方治验】

1. 闭经 治女经不行：凌霄花为末。每服二钱，食前温酒下。（《徐氏胎产方》）

2. 崩漏 治崩中漏下血：凌霄花末，温酒服方寸匕，日三。（《广利方》）

3. 身痒 治通身痒：凌霄花为末，酒调服一钱。（《医学正传》）

4. 酒渣鼻 治酒渣鼻：①凌霄花、山栀子。上等份，为细末。每服二钱，食后茶调下，日进二服。（《百一选方》）②以凌霄花研末，和密陀僧末，调涂。（《岭南采药录》）

5. 便血 治大便后下血：凌霄花，浸酒饮服。（《浙江民间草药》）

编者按 在我国民间，百姓口耳相传许多单方、验方，或祖传秘而不传的“秘方”。用之或效或不效，反映不一，为何？不明药性，不懂辨证用之也。以紫葳为例，其性味酸寒，血瘀血热证宜之。上述5种不同病症，瘀热者用之必有疗效，血虚而寒者必然无效，甚或加重病情。故成就良医的根本是：精通理论，经验丰富。

由此触发编者思考，即《本经》的著述者们精通辨证吗？我以为：在原始阶段是不明药性与辨证的，在患病后随意食用某物而病却好了！这就是药物的原始发明，即宝贵经验。当然，肯定也有食之不中，或反而增病，甚至中毒死亡者，这是深刻的教训。古代聪明贤达之人，总结了原始经验与教训，再反复验证，总结经验，上升为理论，以简要、朴实的语言归纳总结（每药首明性味，再讲主治病症，只有适合于此性味功用主治的病症才能有疗效），这就是《神农本草经》的成书。《本经》这部中药学典籍最大的价值是源于实践，正因为其源于丰富而宝贵的实践经验，言无虚发，言简意赅，故成为后世历代医家研究中药的源本，并各有发挥，见仁见智矣。

王不留行

【基原与药材】 为石竹科植物麦蓝菜的种子。干燥种子近球形，径约2mm。质坚硬。气无，味淡。以干燥、子粒均匀、充实饱满、色乌黑、无杂质者为佳。

【用法与用量】 内服：煎汤，5~9g；或入丸、散。外用：研末调敷。

【原文】《本经》：王不留行，味苦，平，无毒。治金疮，止血，逐痛，出刺，除风痹，内寒。久服轻身，耐老，增寿。生山谷。

《别录》：王不留行，味甘，平，无毒。止心烦，鼻衄，痈疽，恶疮，瘘乳，妇人难产。生太山。二月、八月采。

【经方用药】《本经疏证》解析《本经》《别录》说：“人身周流无滞者，血也，观《本经》《别录》取（王不留行）治金疮血出、鼻衄，及治妇人难产，可见其能使诸血不旁流逆出，其当顺流而下者，又能使之无所留滞，内而隧道，外而经脉，无不如之。则痈疽恶疮瘘乳，皆缘血已顺流，自然轻则解散，重则分消矣。血流于脉，风阻之为风痹；内塞血不流畅，血中之气内薄为心烦，能治之者，亦总由血分通顺，故并克取效也。仲景用治金疮，义盖本此。后人仿此义用之治淋，亦大有见解。”总之，王不留行走而不守，功善行血导滞通乳。

仲景仅1方用及王不留行。主要取其“主治金疮，止血，逐痛”的功效。

《金匮》云：“病金疮，王不留行散主之。”中医有一条经验，叫做“黑能胜红”，就是说药物经烧存性处理后，具有止血的作用。从王不留行散中3味主要药物，即王不留行、蒴藋细叶及桑东南根白皮均烧存性来看，本散重点用于新伤出血证，主要作用是止血。然此3味药物性本流动，故止血而无留瘀之弊，王不留行尤具此特点。《本草求真》说："血瘀不行，得此则行；血出不止，得此则止。"可谓言中肯綮。更何况方中还配有黄芩、芍药清热和阴，川椒、干姜和阳行瘀，厚朴行滞利气，甘草调诸药而解毒。金疮出血与瘀血往往并存，如此配伍，活血止血、解毒消炎，确能效如桴鼓。

后世据其流行通利之性，用其通乳、通淋亦有效验。古语有"穿山甲、王不留，妇人服了乳常流"之说，可见其疗效非同一般。

【单方治验】

1. 缺乳　乳痈　乳癖

（1）治妇人因气，奶汁绝少：瞿麦穗、麦门冬（去心）、王不留行、紧龙骨、穿山甲（炮黄）各等份。上五味为末，每服一钱，热酒调下；后食猪蹄羹少许，投药，用木梳左右乳上梳三十来梳，一日三服，食前服，三次羹汤投，三次梳乳。（《卫生宝鉴》涌泉散）

编者按　上述经验着眼点有三：一是将二味通乳专药王不留行、穿山甲并用；二是服"猪蹄羹"食疗法；三是结合梳乳外治法。

（2）治乳痈初起：王不留行一两，蒲公英、栝楼仁各五钱，当归梢三钱。酒煎服。（《本草汇言》）

（3）笔者应用黄酒冲服炮山甲、炒王不留行末（每次各5~10g，日2次）为主，治疗乳房疾病取得良效。其组方宗旨是以疏经、散结、通络为主。方中炮山甲咸而微寒，入肝、胃经，咸能软坚，性善走窜，可透达经络，直达病所，功专消肿排脓、通经下乳、通络散风，为治妇女经络阻滞，乳汁不下，瘀血经闭，痈肿初起，瘰疬结核之良药。王不留行甘苦平，亦入肝、胃经，能走血分，为阳明、冲任之药，功专通利，上能通乳汁，下能通经闭，其特点为行而不住，走而不守，善利血脉，今多用作下乳专剂，以其消肿止痛，亦可用于痈疽肿毒，对乳痈尤为专用。温黄酒有辛香走窜，温经通络，载药上行之力。（杨洪芝《山东中医杂志》1995；6：254）

2. 妊娠恶阻　采用王不留行贴敷耳穴治疗妊娠恶阻56例，疗效显著。①一般资料：本组56例患者病程最长90天，最短15天；21~28岁妊娠6~7周出现恶阻21例，8~9周出现者22例，10~15周出现者13例。其中12例曾用中药治疗无效，用此法愈。②治疗方法：取双侧耳穴：胃、十二指肠、心、肝、脾、神门六穴。用75%酒精棉球局部皮肤消毒，待皮肤干后，剪取12块0.4cm×0.3cm胶布块，将12粒王不留行籽放于胶布中间，贴敷于以上诸穴，双侧同时贴敷，贴后每日按压胶布2~3次，3~4日更换1次，7天为1个疗程，贴药期间禁洗耳部。③结果：56例1~3个疗程全部治愈（恶心呕吐消失，睡眠、工作、饮食正常，愈后无复发者）。1个疗程治愈者30例，2个疗程治愈者18例，3个疗程治愈者8例。治愈率为100%。④治例：拉某某，女，36岁，已婚，牧民。妊娠50余天，恶心呕吐，头晕心慌，未能进食，卧床不起，已两周。曾经中西药治疗1周，诸症同前，故改用耳穴疗法治疗。贴敷1个疗程恶心呕吐停止，饮食增加，头晕心慌消失，2个疗程后一切如常。随访4周无复发。（朱文钧，等《中医外治杂志》1997；2：40）

原按　中医认为，妊娠恶阻之主要机制是冲脉之气上逆，胃失和降，或脾胃虚弱，肝胃不和等。治疗以调气和中、降逆止呕为主。内病外治这一中医独特疗法，广泛应用于各科临床病人。耳穴通于五脏六腑、四肢百骸，故耳穴治疗五脏六腑疾病有捷效。笔者选用与妊娠恶阻病机相应的耳穴，胃、十二指肠、脾点以健脾和胃，升清降浊，运化水谷，增加化源以治本为主，肝点疏肝理气、平冲降逆以治标为主，心、神门镇静安神。六穴相配，标本同治。有调整五脏六腑经脉气血，平冲降逆止呕功能，从而使疾病在短时间内症状迅速消除，恢复健康，达到根治的目的。此法不打针、不服药，简便实用，孕妇乐意接受，用之有立竿见影之效。

3. 淋证　王执中《资生经》云：一妇人患淋卧久，诸药不效，用剪金花（编者按：此王不留行异名之一）十余叶（王不留行的枝叶）煎汤，遂令服之，明早来云，病减八分矣。（录自《本草纲目》）

编者按　《本草述》："王不留行……更司小水，故治淋不可少。"上述可知，王不留行及其枝叶皆可治淋证。

4. 痛证　近年来，笔者在治疗胸痛、胁肋痛、腹痛、胃脘痛等症时，于方剂中加入王不留行15~20g，水煎服，止痛效果明显提高。所治案例，虽临床表现不同，但有两个共同点：病位都在足厥阴肝经经脉循行所过部位；都具有肝郁气滞作痛的病机。王不留行入肝胃二经，通经活

血，疏导经脉，在他药的协同下，达到通则不痛之效。（乔瑞清，等《山东中医杂志》1995；8：361）

5. 缠腰火丹（带状疱疹）

（1）将王不留行用文火炒黄直至少数开花，研碎，过筛，取细末。如患处疹未破溃，用麻油将药末调成糊状外涂；如疱疹已溃破，可将药末直接撒布于溃烂处。每日2~3次。治疗16例，一般用药后10~20分钟即可止痛，2~5天痊愈。局部未见不良反应。

（2）王不留行治带状疱疹有良效。①治疗方法：王不留行60g，麻油100ml，鹅毛管1只。将王不留行置于瓦上用温火焙焦，冷却后研成细粉（过筛），加入麻油调成糊状，储瓶备用。同时，用鹅毛管调匀涂擦局部，1日2次。②结果：治带状疱疹30例痊愈。其中3~4日治愈者24例，5~6日治愈者5例，8日治愈者1例。③治例：刘某，男，33岁，无为县徐岗人，1991年4月20日诊。畏寒，肋间疱疹伴疼痛4日，经当地医治无效求治。查：体温37℃，第9肋间沿乳中线及腋前线之间，呈现红斑，血性黄豆大的血疱，排列成带状，局部灼热感，压痛明显，腋下淋巴结肿大伴轻度疼痛，全身检查未见阳性体征，诊断为出血性带状疱疹。先行抗生素等对症治疗，局部涂擦炉甘石洗剂。经治2日后，水疱、丘疹继续呈现。停用炉甘石洗剂，改用王不留行糊剂局部涂擦，1日2次，当日下午疼痛消失，第2日热退，血疱相续萎缩，斑丘疹消退，第5日血疱干燥结痂痊愈。（蒋其润《安徽中医临床杂志》1997；4：224）

原按　带状疱疹，中医称为“缠腰火丹”，俗称“索箍疮”。该病是由于肝火或脾胃经湿热，循经外溢所致。王不留行药理实验有明显镇痛作用，可预防和控制感染。

6. 头风白屑　王不留行、香白芷（编者按：白芷味清香）等份为末。干掺一夜，篦去。（《圣惠方》）

结　语

王不留行味苦以降泄，主入血分，善于通利血脉，行而不住，走而不守，上能通乳汁，下可通经闭及诸淋，故有活血通经、利尿通淋之功。因其通利之性颇著，故孕妇忌用。

现代药理研究，王不留行煎剂对大鼠子宫有明显兴奋作用，故可用于晚期妊娠引产。药理实验本品有明显镇痛作用。故临床以之治疗肝郁气滞型的疼痛，通经活血，疏导经脉，疗效颇佳。此外，王不留行尚可治疗乳房疾病、带状疱疹、泌尿系结石、慢性前列腺炎，以及预防和控制感染等。

蒴藋细叶

【基原与药材】　为忍冬科植物蒴藋的全草或根。本植物的花名曰“陆英”。

【用法与用量】　内服：煎汤6~12g（鲜者90~120g）；捣汁或浸酒。外用：煎水洗浴或捣敷。

【原文】《本经》：陆英，味苦，寒，无毒。治骨间诸痹，四肢拘挛、疼酸，膝寒痛，阴痿，短气不足，脚肿。生川谷。

《别录》：陆英，无毒。生熊耳及宛朐。立秋采。蒴藋，味酸，温，有毒。主治风瘙瘾疹、身痒、湿痹，可作浴汤，一名堇草，一名芨。生田野。春夏采叶，秋冬采茎、根。

【经方用药】《本草纲目》说：“陶、苏本草，甄权药性论，皆言陆英即蒴藋，必有所据。马志、寇宗奭虽破其说，而无的据。仍当是一物，分根茎花叶用。”陆英为蒴藋之花，仲景仅用其叶，故称蒴藋细叶。然二者功用相似。蒴藋今呼为接骨草，可外敷治疗跌打扭伤血肿等症，说明其有活血化瘀之功。仲景仅王不留行散1方用及。

《金匮》王不留行散是用于治疗金疮，即外伤的。方用蒴藋细叶与王不留行、桑根白皮三味“烧灰存性”，与其他六味药相配，共奏消瘀止血镇痛之功。方取蒴藋细叶活血行瘀，诚如《长沙药解》所云：“行血通经，消瘀化凝。”经烧存性处理后，显然取其活血止血之功。现代药理研究与临床报道证实：蒴藋细叶具有加速骨折愈合、消肿、止痛等作用。

【单方治验】

蒴藋细叶（用全草或根）又有接骨草、血满草、落得打、八棱麻等许多异名。此药生长于山脚、河边。分布山东、河南及南方多省。据报道，该药有消肿、镇痛等作用。现代临床除常用于促进骨折愈合外，也用于治疗多种急性感染性炎症。有人用八棱麻全草粉末装入胶囊，每粒0.3g。痛时服2粒。用于各种手术后切口痛、牙痛、腹痛等100例，92例用药后15~30分钟疼痛明显减轻或消失，有效率达92%。此外，用100%蒴藋注射液2ml，每日2次肌内注射，对多发性疖肿有较好疗效。

1. 跌打损伤　骨折

（1）治跌打受伤及骨折疼痛　蒴藋根六钱。酒、水各半煎好，滤去渣，加白糖一两，搅和服。(《江西民间草药》)

（2）治打伤或扭筋肿痛　蒴藋鲜根切碎，同连须葱白、酒酿糟，捣烂敷患处，一日换一次。(《江西民间草药》)

（3）治打伤吐血　蒴藋干根、侧柏叶各三钱，地榆四钱。煎服。(《浙江民间草药》)

（4）治骨折　鲜血满草根皮及叶，共捣烂外敷。(《云南中草药选》)

（5）治骨折　取落得打根茎，洗净烘干后研成细末，用时掺入少许面粉（4∶1），以白酒调成泥状，平铺在纱布上敷于骨折处，再用夹板固定，每5~10天换药1次，每隔1天滴入白酒1次，以加强药性作用。定期作X线检查，一般不同时并用牵引法。早期抬高患肢并做自主性肌肉收缩活动以利消肿，以后适当活动促使功能恢复。治疗各部位闭合性骨折45例，平均治愈时间33~48天。(《江西医学院第三次学术论文报告会资料汇编》1962；39）

2. 虫兽伤　熊罴（罴，音pí，即熊。这里泛指各种野兽）伤人。蒴藋一大把，以水一升渍，须臾，取汁饮，以滓封之。(《本草纲目》第十六卷“蒴藋”引张文仲《备急方》)

3. 痈肿

（1）治红肿痈毒　蒴藋鲜根或叶切碎捣烂，稍加鸡蛋。捣和，敷患处。(《江西民间草药》)

（2）治痈肿恶肉不尽者　蒴藋灰、石灰。上二味各淋取汁，合煎如膏。膏成食恶肉，亦去黑子。此药过十日后不中用。(《千金方》)

编者按　《金匮》治外伤之“王不留行散”将蒴藋“烧灰存性”，上述治痈亦要求“蒴藋灰”，即烧成灰，可见古人经验或先后传承，或不谋而合也。

4. 痹证　治偏枯冷痹，缓弱疼重，或腰痛挛脚重痹：蒴藋叶火燎，厚安席上，及热眠上，冷复燎之。冬月取根，春取茎，熬，卧之佳。其余薄熨不及蒴藋蒸起。诸处风湿，亦用此法。(《千金方》)

5. 水肿

（1）治水肿，坐卧不得，头面身体悉肿　蒴藋根刮去皮，捣汁一合，和酒一合，暖，空心服，当微吐利。(《梅师集验方》)

（2）治肾炎水肿，脚气水肿　蒴藋全草四至八钱。水煎服。(广州部队《常用中草药手册》)

6. 黄疸　蒴藋根炖五花肉服。(《四川中药志》)

7. 五淋　蒴藋鲜根每次三至四两，合猪赤肉炖服（合猪小肚亦佳），连服三四次。(《泉州本草》)

8. 带下　治妇人赤白带：蒴藋鲜根每次三两，合猪小肠炖服，连服三至五次。(《泉州本草》)

9. 风疹　治风疹瘙痒：蒴藋全草，煎水外洗。(广州部队《常用中草药手册》)

10. 小儿赤游行身上下　蒴藋煎汁洗之。(《子母秘录》)

土瓜根（王瓜根）

【基原与药材】　为葫芦科植物王瓜的根。块根呈圆柱形或纺锤形，肥壮，白色，肉质，味极苦。

【用法与用量】　内服：煎汤，5~9g（鲜者60~90g）；或捣汁。外用：捣敷或磨汁敷。

【原文】《本经》：王瓜，一名土瓜。味苦，寒，无毒。治消渴，内痹，瘀血，月闭，寒热，酸疼。益气，愈聋。生平泽田野及人家垣墙间。

《别录》：王瓜，无毒。主治诸邪气，热结，鼠瘘，散痈肿、留血，妇人带下不通，下乳汁，止小便数不禁，逐四肢骨节中水，治马骨刺人疮。生鲁地田野，及人家垣墙间。三月采根，阴干。

【经方用药】　古时土瓜药用其根，通名土瓜根。后世其子与果实皆入药。《本草正义》解析《本经》《别录》说：“土瓜根以视楼根苦寒过之，故能通热结之血瘀，亦与《别录》言楼根通月水同义，非泛治诸虚不足以痹着瘀血月闭也。寒热酸疼，亦以热胜而血液不足，则为疼酸。所谓益气者，亦以热能伤气，去热即所以益气，又即《本经》楼根补虚安中之义。其能愈聋者，聋必耳中隆隆，皆气火上腾为病，苦降清火，斯内无震动而耳自聪矣。《别录》治诸邪气热结，五字作一句读，所谓邪气者，即热邪也。鼠瘘痈肿，无非热结留血之病。带下之与不通，虽似病状绝异，然此之不通，仍以瘀热而言。带下则固多有湿盛热烁，灼成浊垢者，导其热，清其瘀，则带下自已，其止小便数，亦与楼根止小便利同一功用。”总之，土瓜根性味苦寒，具有清热生津止渴、活血化瘀通经之功。

经方中有2方由土瓜根组成，可惜《伤寒论》土瓜根方已佚，仅余土瓜根散方。《金匮》云：“带下经水不利，少腹满痛，经一月再见者，土瓜根散主之。”经水不利或一月二见，同时又见少腹满痛，乃瘀血所致。治疗此证，应采用通因通用之法，活血化瘀而通经。土瓜根，《本经》说它主“内痹瘀血，月闭”，正与此证相合，故土瓜根散以土瓜根为主，辅以䗪虫，攻逐瘀血而通经水，配桂枝、芍药温经通脉，酒服以行药势。瘀血去气血畅，则经水自调。

干　漆

【基原与药材】 为漆树科植物漆树树脂经加工后的干燥品。干燥树脂呈不规则块状。表面黑褐色，粗糙，呈颗粒状或蜂窝状，有光泽。质坚硬，不易折断，断面不平坦，微有漆臭。可点燃，发黑烟，漆臭更强。以块整、色黑、坚硬、漆臭重者为佳。

【用法与用量】 内服：入丸、散，3~5g。外用：烧烟熏。

【原文】《本经》：干漆，味辛，温，有毒。治绝伤，补中，续筋骨，填髓脑，安五脏，五缓，六急，风寒湿痹。生漆，去长虫。久服轻身，耐老。生川谷。

《别录》：干漆，有毒。主治咳嗽，消瘀血，痞结，腰痛，女子疝瘕，利小肠，去蛔虫，生汉中。夏至后采，干之。

【经方用药】《本草经疏》解析《本经》《别录》说：“干漆，能杀虫消散，逐肠胃一切有形之积滞，肠胃既清，则五脏自安，瘘缓痹结自调矣。又损伤一证，专从血论，盖血者有形者也，形质受病，惟辛温散结而兼咸味者，可入血分而消之，瘀血消则绝伤自和，筋骨自续，而髓脑自足矣。其主痞结、腰痛，女子疝瘕者，亦指下焦血分受寒，血凝所致。利小肠者，取其通行经脉之功耳。至于疗咳嗽，虽非正治，然亦有瘀血停积，发为骨蒸痨瘵，以致咳嗽者，得其消散瘀血之力，则骨蒸退而咳嗽亦除也。”张元素说：干漆“削年深坚结之积滞，破日久凝结之瘀血”，可谓要言不烦。

经方中仅大黄䗪虫丸1方用干漆。此丸之治法养营润燥与破血逐瘀并施，适用于干血劳之证。大黄䗪虫丸用干漆的目的，显然是为增强破血逐瘀之功而设。正如朱丹溪所说：“用之中节，积滞去后，补性内行”，即所谓祛瘀生新也。瘀血清除，方能发挥地黄、芍药养阴补血之力。

煅灶下灰

【基原与药材】 传统上煅铁打造兵器及农家用具，“铁灶蓄火，古人用木炭，木炭之灰，今人谓之炉灰”（《本经疏证》）。炉灰即煅灶下灰。煅造锤打时碎铁火花飞溅，难免溅至炉灶之中，则炉灰内多少杂有铁屑碎末。

【原文】《别录》：煅灶灰，主癥瘕坚积，去邪恶气。

【经方用药】 煅灶下灰，《本经》不载，首载于《别录》，名“灶灰”。《中药大辞典》未收录。陶弘景云：本品“即今之煅铁灶中灰尔，兼得铁气，以疗暴癥大有效”。经方中仅鳖甲煎丸1方用煅灶下灰及清酒浸制诸药，盖取其破癥坚积聚之功，以协助鳖甲煎丸中诸药行气化瘀，除痰消癥也。

水　蛭

【基原与药材】 为水蛭科动物日本医蛭、宽体金线蛭、茶色蛭等的全体。药材有3种：①水蛭：呈扁长圆柱形。质脆，断面不平坦，无光泽。气微腥。②宽水蛭，呈扁平纺锤形。质脆，易折断，断面呈胶质状而有光泽。有土腥气。③长条水蛭，呈狭长扁平形，或呈线状。质脆，断面不平坦，无光泽。有土腥气。以上3种药材，均以整齐、黑棕色、无杂质者为佳。

【用法与用量】 内服：入丸、散，1~3g。外用：置病处吮吸；或浸取液滴。

近几十年许多临床医者的经验：水蛭用法只宜生用，切忌火炙。用量少者1~3g，多者5~10g，分为日2~3次服用，最大1次服用量达30g。剂型多主张研末内服。

【原文】《本经》：水蛭，一名至掌。味咸，平，有毒。主逐恶血、瘀血、月闭，破血瘕、积聚，无子，利水道。生池泽。

《别录》：水蛭，味苦，微寒，有毒。主堕胎。一名蚑，一名至掌。生雷泽。五月、六月采，暴干。

【经方用药】《本草经疏》解析《本经》《别录》说："水蛭，味咸苦气平，有大毒，其用与虻虫相似，故仲景方中往往与之并施。咸入血走血，苦泄结，咸苦并行，故治妇人恶血、瘀血、月闭、血瘕积聚，因而无子者。血蓄膀胱，则水道不通，血散而膀胱得气化之职，水道不求其利而自利矣。堕胎者，以其有毒善破血也。"从上述可知，水蛭味咸苦性平，其主要功效为攻逐瘀血。

经方中用水蛭者有3方，均与虻虫合用。所治病症亦与虻虫相似。

1. 泄瘀热而汤以荡之治蓄血及妇人月水不利 《伤寒论》中的蓄血证是指热与血结的证候。血热结于下焦，后人称为太阳蓄血证。血结于胃肠者，称为阳明蓄血证。两种蓄血证均可用抵当汤治疗。如《伤寒论》云："太阳病六七日，表证仍在，脉微而沉，反不结胸，其人发狂者，以热在下焦，少腹当硬满；小便自利，下血乃愈。所以然者，以太阳随经，瘀热在里故也，抵当汤主之。"又云："阳明证，其人喜忘者，必有蓄血。所以然者，本有久瘀血，故令喜忘，屎虽硬，大便反易，其色必黑者，宜抵当汤下之。"太阳蓄血的表现为少腹硬满、脉沉微、神志发狂等症。阳明蓄血的特点是喜忘、大便虽硬而易解、便色发黑等症。两证病机一致，故均用抵当汤治疗。若证候表现缓和者，亦可改汤为丸。故《伤寒论》云："伤寒有热，少腹满，应小便不利，今反利者，为有血也，当下之，不可余药，宜抵当丸。"蓄血证为血热而结，故单用破血泄热之品，用虻虫与水蛭、大黄、桃仁相配，这是血瘀挟热，邪实而正不虚的配伍方法。此外，抵当汤还可用于女子经水不利症。《金匮》云："妇人经水不利下，抵当汤主之。"经水不利的原因很多，抵当汤为泄热逐瘀之剂，故仅适用于血热互结之月水不利症，其他情况不可轻用。

以上3种病症之用水蛭为血瘀而设，但因虚实不同，故配伍各异，这是我们应当掌握的。按前辈经验，抵当汤（或丸）服后，在妇女可以从前阴而下血，但绝大多数则从大便而下血。如用小量丸剂（每天服1.5~2g）连续服用，往往能使癥块由硬变软而逐渐消失，并不一定下血。

2. 攻瘀血而性缓善入治干血劳《金匮》大黄䗪虫丸主治"五劳""七伤"所致的"内有干血"（血瘀日久者曰"干血"）而"虚极羸瘦，腹满不能饮食……肌肤甲错，两目暗黑"等正虚久瘀证候。此方特点是草木类活血药如大黄、桃仁与虫类逐瘀药如水蛭、虻虫、䗪虫配合应用以逐瘀，并用干地黄、芍药等滋养阴血药以补虚。尤在泾对本方功用归纳说："润以濡其干，虫以动其瘀，通以去其闭。"可谓言简意赅。大黄䗪虫丸用"水蛭百枚"，与其他11味药相比用量较大。此方用水蛭之功，徐灵胎解析得最为贴切，他在《本草经百种录》中说："凡人身瘀血方阻，尚有生气者易治，阻之久，则无生气而难治。盖血既离经，与正气全不相属，投之轻药，则拒而不纳，药过峻，又反能伤未败之血，故治之极难。水蛭最喜食人之血，而性又迟缓善人，迟缓则生血不伤，善入则坚积易破，借其力以攻积久之滞，自有利而无害也。"

【单方治验】

（一）内科病

1. 高脂血症

（1）用单味水蛭粉治疗单纯性高脂血症、高血压及冠心病伴血脂偏高者共119例。①治疗方法：观察期间患者停服其他降脂药物，饮食如常，采用治疗前后对比的方法。水蛭干燥后研末，装入胶囊内吞服，每粒胶囊内含水蛭粉0.25g。每次服3粒，1日3次。服药4周为1个疗程，2个疗程后，评定疗效。②结果：水蛭粉对降低血脂有较好的疗效，能使血胆固醇及低密度脂蛋白下降，而对血甘油三酯及高密度脂蛋白

的影响不明显。（胡细庭，等《湖南中医杂志》1997；3：16）

原按 大量临床及实验研究证明，高脂血症与动脉粥样硬化及冠心病的发生有很密切的关系。一般来说，高脂血症患者常伴有动脉粥样硬化。在正常情况下，血浆中的脂类不易沉积，但当胆固醇过多，血浆中的LDL-C水平就会增高，在这种情况下，血浆中脂类就易沉积于动脉壁内膜，如不能被较快吸收或消耗，可能进而发生动脉粥样硬化，导致高血压或冠心病。中医认为高脂血症的主要病因在于浊（属于血瘀、痰湿范畴），其病变的主要机制为血瘀、痰湿或痰热，久病还伴肝肾阴虚，治疗原则主要为活血化瘀、健脾化痰、滋补肝肾。水蛭活血通络而达到治疗作用。

（2）单独使用水蛭粉对78例高脂血症病人的降脂作用进行了临床观察，临床上收到比较满意的疗效，兹小结如下。①临床资料：本组78例中合并高血压者41例，伴冠心病者25例，伴脑血栓者11例，伴糖尿病者17例。78例中表现为头昏，胸部隐痛或刺痛，手足麻木或活动不利，舌质紫暗，有瘀斑、瘀点，脉沉涩，辨为血瘀型者21例；表现头昏头重，胸闷脘痞，恶心欲吐，倦怠乏力，苔腻，脉沉滑，辨为痰浊型者33例；上述两种证型兼见，辨为痰瘀交阻型者24例。②治疗方法：水蛭烘干打粉，用空心胶囊装服，每次1g，每日3次，用温开水送服，30天为1个疗程。于服药前及服药2个疗程后检查血脂，并每半月检查1次血常规及出凝血时间、肝功能。治疗期间停用其他中西药。③结果：本组78例患者，显效49例，好转20例，无效9例，总有效率88.5%。治疗前后血浆胆固醇、甘油三酯含量测定（$\bar{X} \pm SD$）：胆固醇治疗前6.14±1.14，治疗后5.68±1.13；甘油三酯治疗前2.11±0.31，治疗后1.64±0.11。治疗前后相比较$P < 0.01$。④治例：顾某，男，72岁。1996年8月因脑血栓后遗症，于门诊就诊。自觉头昏，眩晕，头重脚轻，胸腹满闷，右侧肢体活动不灵便，肌力Ⅱ～Ⅲ级左右，肌张力正常，舌质红、舌尖有瘀点、苔腻，脉弦滑。查胆固醇6.21mmol/L、甘油三酯2.1mmol/L。予水蛭粉胶囊，每次1g，每日3次，连续30天后，复查胆固醇5.57mmol/L、甘油三酯1.62mmol/L，而且以上症状均明显减轻，肢体活动功能增强，肌力Ⅳ～Ⅴ级左右。（王正红《天津中医》1998；1：25）

原按 本组病例说明高脂血症患者的病机多为“瘀”“痰”，水蛭粉治疗起到活血化瘀、化浊通络，从而起到降血脂作用。现代医学研究认为水蛭含有水蛭素，水蛭素有抗凝血，阻止凝血酶及纤维蛋白原的作用，从而延缓或阻碍体内和体外的血液瘀结，降低血液黏稠度，起到活血作用。所以对高脂血症也有显著降低血脂的作用。临床还试用于脾切除后的血小板增多症及血栓性静脉炎。同时在使用期间通过对血红蛋白、红细胞、出凝血时间检查对照，亦未发现明显影响。证明此药在治疗用量范围内毒性和副作用小，既安全且临床疗效满意。

2. 高黏血症 高黏血症中医辨证多属血瘀证，目前认为是急性心脑血管疾病发生与发展的重要因素之一。笔者据活血化瘀治则，将水蛭分为生用与炙用，对30例高黏血症患者进行临床治疗对比观察。①治疗方法：用药前1周停用抗凝血类药物。治疗组15例用生水蛭粉2g，对照组用炙水蛭粉2g，每日均3次口服，20天为一疗程。支持疗法两组用药相同。用药期间禁用其他抗凝类药物。②观察项目：观察用药后病人有无异常反应及出血倾向；临床症状与血液流变学变化；用药后肝肾功能有无损伤。③结果：一疗程后基本治愈3例，显效6例，好转4例，进步2例，15例患者全部为有效。对照组基本治愈1例，显效者5例，好转4例，进步3例，无效2例，总有效率为86.67%。结果显示治疗组疗效优于对照组。（薛风《上海中医药杂志》1997；9：23）

原按 据《本草纲目》记载，水蛭具有破血散结、活血化瘀之功能。现代医学研究发现，水蛭中含有多种生物活性物质，主要成分水蛭素是目前最强的凝血酶抑制剂。本组治疗前后血液流变学对比结果显示：全血比黏度、血浆比黏度、血小板聚集率各项指标均有非常显著性差异（$P < 0.01$），红细胞压积及血浆胆固醇也有明显差异（$P < 0.05$）。对照组全血比黏度、血浆比黏度有显著差异（$P < 0.05$），红细胞压积与血浆胆固醇不明显（$P > 0.05$）。通过水蛭与炙水蛭疗效对比观察表明，水蛭生用比炙用更为显著改善血液高凝状态与改善心脑血管疾病临床症状的治疗效应。在用药期间及治疗结束后，除有出凝血时间与凝血酶原略延长外，未见皮下出血点及其他出血现象，无过敏反应及肝肾功能受损等副作用。

3. 动脉粥样硬化　复制家兔动脉粥样硬化模型，观察水蛭在实验性动脉粥样硬化（AS）形成中，逆转内皮功能障碍的作用，包括内皮细胞抗过氧化损伤、抗血栓形成，以及血管活性多肽的表达。结果表明：水蛭能明显降低血清过氧化脂质（LPO）含量，升高血浆前列腺素（PGI_2）水平，降低血栓素 A_2（TXA_2）水平，并可拮抗内皮素 -mRNA（ET-mRNA）在主动脉内膜中内皮细胞（EC）、平滑肌细胞（SMC）、巨噬细胞的过表达。上述结果提示水蛭逆转内皮功能障碍可能是其抗动脉粥样硬化作用的重要机制。（刘晓颖，等《中国中医基础医学杂志》1998；3：15）

4. 心脑血管病　我们依据传统的中医理论和现代医学的研究成果，用单味水蛭口服，治疗伴有血小板聚集率升高的心脑血管病患者，收到了良好的治疗效果，优于阿司匹林对照组。兹介绍如下：①病例选择：选我院门诊经血小板聚集仪检查血小板聚集率重度升高（> 80%）的心脑血管病患者 60 例。其中冠心病 19 例，脑梗死 33 例，短暂脑缺血发作 11 例，高血压 42 例（部分病人存在两个以上诊断）。中医辨证均属血瘀证范畴。年龄最大 78 岁，最小 44 岁，平均 59.4 岁。将患者随机分成水蛭治疗组和阿司匹林对照组，各 30 例。两组间病种分布相当，平均年龄无统计学差异。②治疗方法：水蛭治疗组：取自然干燥水蛭研为细末，装入空心胶囊，每次 2.5g，日服 2 次，服 30 天。阿司匹林对照组：肠溶阿司匹林片，每次 0.3g，每日 3 次，服 30 天。两组病例服药期间禁用其他药物，30 天复查血小板聚集率和心脑血管病临床表现。③结果：水蛭治疗组，血小板聚集率降至正常 20 例，显效 7 例，无效 3 例。阿司匹林对照组，血小板聚集率降至正常 14 例，显效 12 例，无效 4 例。对心脑血管病症状、体征的改善，水蛭组较阿司匹林组为佳，且无副作用。（高纪理《中医杂志》1993；5：261）

原按　阿司匹林是目前国内外普遍公认的对伴有血小板聚集率升高的心脑血管病的首选药物。本文的对照结果表明，水蛭明显优于阿司匹林。尽管中医和西医的方法不同，但其结论是一致的。可谓“殊途同归”。在临床使用中值得注意的是，由于水蛭的主要有效成分为生物活性物质，故水蛭须自然干燥，任何加热的炮制方法都会使蛋白类的生物活性物质变性而失去作用。关于这一点，《医学衷中参西录》中早已提及，“最宜生用，甚忌火炙”的叙述可与之相印证。

5. 心痛（冠心病　心绞痛）

（1）中医之真心痛、厥心痛、胸痹等病概括冠心病心绞痛在内，多因气滞不通，血脉瘀阻所致，故“活血化瘀”乃其重要治疗原则之一。但这仅是对实证而言，仍属治标，其本在心肝肾之气阴两虚。急则治标，缓则治本，或标本并治，应审证用药，不可偏执。如证属气滞血瘀，经脉挛急，血运不畅而致之心绞痛，甚则心肌梗死，而舌与口唇有明显瘀斑时，在一般活血化瘀、理气通阳之剂中，加用活血化瘀解凝之水蛭 1g，每获佳效。（《虫类药的应用》）

（2）笔者用具有破血逐瘀功能的中药水蛭治疗冠心病 40 例，取效较好，现小结如下：①治疗方法：全部病人均服用水蛭胶囊（0.25g/ 粒），每日 3 次，每次 4 粒，连服 6 周，治疗前后以临床症状、全血黏度、心功能（喷血分数）、心电图作为疗效考核指标。②结果：水蛭具有较强的破血、逐瘀、止痛的作用，对冠心病、心绞痛是一种较为理想的药物。本组大部分病人在临床症状、心电图、全血黏度、心功能等方面均有明显的疗效。其中全血黏度、心功能经统计处理都有非常显著的差异，对临床症候、心电图也有较好疗效。本组研究还表明，当冠心病患者全血黏度下降后，临床症状、心电图、心功能也同时得到不同程度的改善，这也与国内许多学者的研究成果基本相同。另外，该药在临床研究中未见有明显的副作用，也未发现出血等情况，故是一味药性平和、安全、有效的中药。（杨永华，等《辽宁中医杂志》1996；6：283）

（3）不稳定性心绞痛是最常见的急性冠状动脉综合征之一，它是冠心病介于稳定性心绞痛和急性心肌梗死之间的一种临床状态，具有进行性恶化趋势，极易恶化为急性心肌梗死和缺血性猝死。现代医学内科保守治疗多采用肝素、华法林或尿激酶治疗，但华法林易致出血并发症，肝素只能静脉或皮下用药，且突然停药后有加重心绞痛的危险，溶栓治疗弊大于利。为寻求治疗不稳定性心绞痛的有效方法，既提高疗效，又减少治疗过程中的副作用，笔者自 1995 年 3 月在西医常规治疗的基础上，加上水蛭胶囊治疗不稳定性心绞痛30例，比对照组30例取得较好疗效。治疗方法：两组患者给予硝酸异山梨酯片（消心痛）10mg tid，硝苯地平（心痛定）10mg tid，阿替洛尔（氨酰心安）12.5mg qd，肠溶阿司匹林50mg qd。治疗组加服水蛭胶囊（每粒含水蛭生药0.5g，由我院药剂科制剂室提供），每次2~4粒，每天3次。两组均2周为1个疗程，疗程结束后评定疗效。结果：本组观察表明，用活血化瘀的水蛭配合西医常规治疗能取得较好的疗效。（卢健棋《实用中西医结合杂志》1998；5：417）

原按　不稳定性心绞痛属中医学“厥心痛”“胸痹”等病证范畴，其病机均存在不同程度的血瘀，尤以气虚血瘀为多见，故用益气活血中药配合西医常规治疗可取得较好疗效。可能与中医认为心绞痛其致痛直接原因多是血脉瘀阻，心脉不通，不通则痛有关。遵循中医“急则治其标”的原则，用水蛭活血化瘀，使心脉通畅，通则不痛，故能取得较好疗效。

现代医学多认为，不稳定性心绞痛的发生主要是冠心病各种危险因素等机体内外损伤因素，引起冠状动脉内粥样斑块之纤维帽出现溃疡或破裂，胶原纤维和脂质核暴露，引发血小板及凝血系统激活等一系列瀑布似反应，冠状动脉内血栓形成，造成不完全性阻塞，使管腔狭窄进一步加重。同时血栓素A_2及5-羟色胺等缩血管物质释放，引起冠状动脉痉挛，加重冠状动脉管腔狭窄。而在冠脉血栓形成过程中，血小板聚集、释放等方面的变化是其重要因素之一，故国际上经多年研究趋于认为，抗凝和（及）抗血小板，以及抗痉挛治疗，疗效肯定，安全可靠。水蛭是中医常用的破血逐瘀药，现代研究发现水蛭含水蛭素、肝素和抗血栓素等，具有拮抗实验动物用垂体后叶素造成的心肌缺血、缺氧，可缓解冠状动脉痉挛，使冠脉流量增加。具有抑制血小板聚集作用，抑制体外血栓形成，降低实验动物全血黏度和血浆比黏度，降低血浆栓溶二聚体含量，从而达到抗凝、抗血栓和溶血栓作用。本组观察表明，水蛭胶囊能使不稳定性心绞痛的缓解时间、消失时间明显缩短，能明显降低不稳定性心绞痛患者的血液黏稠度，提高临床疗效。其可能是通过抗凝和抑制血小板聚集，从而抑制血栓形成，降低患者血液黏稠度，改善心肌末梢循环，或溶解血管内新形成的血栓，拮抗冠状动脉痉挛，使冠状动脉管腔狭窄有所改善，从而改善心肌灌注，减轻心肌缺血而达到治疗不稳定性心绞痛目的。水蛭胶囊服药方便、疗效可靠、副作用小，值得在临床上应用和进一步研究。

6. 中风（脑出血颅内血肿）

（1）脑出血是常见的急性脑血管病，病死率高。1983年12月~1985年6月，我们用中药水蛭治疗本病48例，观察到该药可促进脑出血颅内血肿的吸收，改善神经功能，从而降低病死率及病残率。现报告如下。①治疗方法：全部病例均口服中药水蛭粉剂或水剂，由吉林红光药厂制造，每次服量相当生药3g，一天3次，30天为一疗程，本组病例均服药1个疗程停药后进行统计分析。本组病例急性期合并有脑水肿高颅压者25例，加用20%甘露醇250ml，2~3次/日，持续用药5~14天不等；合并呼吸系统感染者26例并用抗生素；有10例并用降压药。②结果：本组病例经用水蛭治疗1个疗程后，存活44例，神志完全清楚。1个疗程后停药（个别病例是停药后5~10天）进行CT复查36例，血肿吸收30例，病灶周围有低密度影6例。本组48例中，痊愈16例（33.3%），显效20例（41.7%），好转8例（16.7%），死亡4例（8.3%）。死亡病例中有2例经CT检查，1例壳核血肿大小为3.5cm×4cm×5cm，另一例左顶枕叶血肿为4cm×4.5cm×5cm；另两例因病情重，未做CT检查。本组有效率91.7%，痊愈加显效者36例，占75%。（孙怡等《中医杂志》1986；3：29）

原按　脑出血后，在脑实质内形成凝血块，并伴有脑血液循环障碍，按中医辨证属于瘀证。中医认为瘀血不除新血难安，故前人有“活血止血”之论。水蛭能破瘀血而不伤新血，应用其治疗脑出血恰合病机。根据动物实验和临床观察，应用水蛭治疗脑出血急性期，可促进血肿吸收，促进神经功能的恢复，从而减少病残率，降低死亡率。同时也改善全身血瘀症状，克服了常规应用脱水剂造成的血容量下降，血液黏稠度升高的缺点。本药又可化瘀而止血，改善血液循环，防止再出血，值得进一步研究。

（2）临证以水蛭治疗脑出血收效甚捷。《神农本草经百种录》说：“水蛭最喜食人之血，而性又迟缓善入，迟缓则生血不伤，善入则坚积易破，借其力以攻积久之滞，自有利而无害也。”张锡纯谓水蛭“破瘀血而不伤新血，专入血分而不伤气分”。脑出血后，在脑实质内形成凝血块，并伴有脑血液循环障碍，按中医辨证为瘀证。在临床中，我曾用单味水蛭观察治疗脑出血病人15例，经CT或临床体征判断，血肿于左半球8例，右半球5例，双侧2例。全部病例均口服生水蛭粉，1日3次，每次3g，15天为一疗程。一般于发病后5天内服药，颅内血肿吸收较快，神经功能恢复最快，可减少病残率、降低死亡率。如曾治王某某，男，65岁，干部。罹患高血压病、脑动脉硬化20余年，是夜因酗酒后，突然昏仆，不省人事，伴口眼㖞斜、右侧肢体偏瘫、失语、二便失禁。经CT诊断：左侧脑实质内有一1.5cm×2.5cm的血肿。确诊为“脑出血”。除对症治疗外，4天后每日口服生水蛭粉，1日3次，每次3g。经治疗20天后，患者神志清楚，语言清晰，口眼不歪斜，上肢肌力Ⅳ级，下肢肌力Ⅲ级。继服水蛭粉半月后，肢体功能基本恢复正常，病告痊愈。复查CT颅内血肿完全吸收，未见异常病灶。（齐智勇《中医杂志》1993；4：197）

（3）李某某，男，54岁，北京市供销总社干部。1981年2月3日就诊。主诉因突发左侧肢体偏瘫，语言不利。6小时入院。入院检查脑脊液血性，诊为脑出血，颅内血肿。用水蛭粉，1次3g，1日3次，水冲服。药后4天语言清晰，左下肢能活动，CT扫描脑内血肿减小，连用水蛭粉12天，可扶杖步行。第22天做CT扫描：血肿缩小。（《偏方治大病》）

（4）王为兰老师是北京市名老中医，行医50年，有丰富的临床经验。他擅用水蛭治多种瘀血证，如中风半身不遂等，均取得良好效果，现将其经验简要介绍如下：王老治半身不遂，常用两种方法：一是气虚血瘀证，用补气温通经脉的黄芪桂枝五物汤加减；二是阴阳两虚证，用补肾开窍的地黄饮子加减。他认为黄芪桂枝五物汤加桃仁、红花、川芎、赤芍、地龙等一般活血通络之品，对于患病初期者效佳。如果患病时间较长，则疗效不甚理想，通过长期的临床摸索，认识到这是瘀血程度较重所致，必须用攻逐瘀血力量较强的药物，经王老反复比较，从水蛭、虻虫、土鳖虫、大黄等药中进行筛选，观察到以水蛭攻破在经在络之瘀血最为理想。其用法，先是将水蛭用量从5g渐加大至10g，水煎服，未见显效。于是改水蛭粉10g大量冲服而显奇效。如内囊出血，朱某某，男，44岁。在某医院行开颅术后，虽生命得救，但左半身不遂已3个月，左手肿胀，左侧手足不温，言语蹇涩，口流涎沫，苔薄白、舌质暗，脉沉缓。辨证为气虚血瘀，经脉瘀阻。王老投以黄芪桂枝五物汤加水蛭粉10g冲服。连服7剂后手足温暖而灵活，服药10剂，言语渐清，服药6个月基本治愈。在王老指导下，我们对用黄芪桂枝五物汤加一般活血通络药治之疗效缓慢的病例，经加水蛭粉10g冲服后，疗效明显提高，不加则疗效不显，从而确认了水蛭在活血祛瘀功用上的主要作用。水蛭为活血祛瘀之品，但其破血之力并非峻猛，实为治瘀血而不伤正气之良药，气虚血滞之证加用此药亦无妨。（李文芳，等《中医杂志》1993；6：343）

原按 ①关于水蛭的用法、用量及禁忌方面，王老亦有其独到见解。首先，他强调以生用晒干研粉为佳，不可油炙亦勿焙干，因水蛭为虫类，富含蛋白质，经高温加热后有效成分被破坏，则效力降低。在临床上王老发现，当水蛭入煎剂时，其破血通行之力不大，而改用水蛭粉冲服，或改用丸剂时，则其破血之力明显增强。临床证实，张锡纯有关水蛭的论述，确系经验之谈，值得重视。②在用量方面，历代医家皆以本品破血逐瘀力强，且有毒性，主张用量不宜大，1990年《中华人民共和国药典》规定汤剂用量每次为1.5~3g，研粉吞服在0.5g以下。而王老有个人的经验，临证时因人而异，从小剂量开始，如每次1.5g、3g、5g、10g、12g、20g，直至增到30g，均未见任何不良反应。因此他认为，水蛭破血祛瘀之力平和，可根据病情需要，在1.5~30g之间选择运用。③历代本草皆载水蛭堕胎，孕妇忌用。如《别录》明确水蛭：“主堕胎”，《药典》规定“孕妇禁用”。而王老则认为水蛭无堕胎之弊。他曾治孕妇数人，妊娠6~9周不等，要求服药堕胎，王老用水蛭粉30g，让患者一次冲服，连服3日不见胎下，只有少许血水流出，之后又无动静，最终还是做了人工流产手术。故王老认为，如孕妇确有瘀血者，亦可酌情使用水蛭，即所谓“有故无殒，亦无殒也”。④王老应用水蛭的指征有四点：一是久病舌质暗，或无身热而舌绛，或舌有瘀斑、瘀点者；二是疼痛日久，为阵发性刺痛或拒按，或触之有硬块，或昼轻夜重者；三是妇女经闭，或经血不断、色紫黑有血块者；四是风湿性关节炎，发生结节性红斑，此起彼伏不绝者。

编者按 上述王老先生从实践中摸索出来的应用水蛭的经验诚为可贵。但水蛭的剂量大小问题应因人因病而定；水蛭破血"堕胎"不可不知，孕妇应慎用。

7. 肺气肿 肺心病 治疗慢性阻塞性肺气肿、肺心病，凡见眼睑暗黑，口唇紫绀，肢体浮肿，指端粗大，颈静脉怒张，舌下静脉瘀曲等瘀血内停或瘀水互结的表现，即用水蛭胶囊配伍苓桂术甘汤加减治疗，既能活血祛瘀，又能利水消饮，对改善症状效果明显。如治王某，男，61岁，1987年12月3日初诊。罹咳喘宿疾10余年，刻诊：背部畏寒，咳嗽气急，不能平卧，胸闷多痰，口唇紫绀，面色黧黑，杵状指，下肢明显浮肿，舌淡暗，舌下络脉瘀滞，脉沉迟。予水蛭胶囊1g，日服2次，同时用苓桂术甘汤加葶苈子煎服。用药数天，胸闷气急，浮肿多痰等症明显减轻，守原方续用1周，病情得到控制。（沈万生《中医杂志》1993；2：69）

原按 水蛭，味苦咸腥，性平无毒，功善破瘀散结，通经利水。张锡纯谓其"破瘀血而不伤新血，专入血分而不伤气分"。笔者认为，水蛭属祛瘀生新之佳品，无论是久病入络之瘀血，或新病暴成之瘀血，均可作为首选药物。用法以晒干（或低温焙干）研粉，装入胶囊吞服为好。这样，既增药效，又可除其腥臊之气。若经过传统炮制，再入汤剂，则疗效大减。用量当根据病之虚实而定，一般新病瘀血多实，宜重剂散瘀，中病即止，首用每次剂量1.5~2g，日服2次，可免残瘀羁留。至于久病之瘀恒多虚实夹杂，应徐图缓治，先以小量，每次1g左右，日服1次。待有动静，渐次加量，使瘀结慢慢消散，达到调和气血之目的。

编者按 上述治例功效，不仅是水蛭之功，亦与葶苈子有关。

8. 咳嗽 民间有用水蛭治疗久咳的单方。其方法是：将水蛭放于豆腐上，置碗内，其上再扣一碗，于饭锅上蒸熟，然后弃水蛭，尽食其豆腐及汤。笔者受其启发，对临床久治难愈的咳嗽，常于方中加上水蛭3~6g，每能获意外之疗效。后又试用于跌打损伤、负重努伤、咯血残瘀等所致的瘀血咳嗽，同样亦建奇功。笔者近年来共收治此类咳嗽患者36例，皆以生水蛭合二味参苏饮加味煎服，有效率达94.4%。曾治一施姓少女，年方二八，患咳嗽却已3年有余。屡经中、西药物治疗，获效甚微，症见咳嗽气急，咳引胁痛，咯痰黄稠，伴胸满烦躁，烦热口渴，脉细弦而稍数，舌红苔薄黄。此显系肝火犯肺之证，遂以加味泻白散之意予之，自以为切中病机。孰料服药5剂，除烦躁、烦热、口渴有所好转外，余恙未获寸效。因思病机既明，当由药力不胜之故。再守原方加减2剂，竟皆告失败。揣度再三，悟及久咳致瘀之理。遂于方中加水蛭5g，以观其效。再来复诊时，患者高兴地说：服此5剂后，咳嗽好多了，痰亦不黄了，其余诸症也明显好转。于是，再宗此方加减续服10剂，诸恙若失。可见水蛭治疗久咳之妙。（管济生《中医杂志》1993；3：134）

原按 水蛭治咳，全赖其祛瘀透络之功。而久咳肺失宣肃，必致气滞血瘀，瘀血咳嗽则更是瘀阻肺络所致。瘀血停留于肺，阻遏气道，又使肺气宣肃受碍，是以咳嗽久久难已。欲治其咳，须祛肺瘀而畅达肺气，方能得愈。但肺为娇脏，久咳又令肺气亏虚，难任猛烈之剂，轻剂又难建功，故选药颇为棘手。惟水蛭破瘀力宏，且性缓善入，长于透络，又专入血分，无伤肺气。因此，对久咳、瘀咳的祛瘀透络，水蛭确系佳品。

9. 水肿（慢性肾炎） 临证以水蛭治肾炎水肿收效甚捷。据《本草从新》记载：水蛭"治水肿，败毒"。本人用水蛭治疗慢性肾炎20例，其中普通型12例，高血压型6例，肾病综合征2例。20例均是用辨证方治疗1个月无效者，在原方基础上，再加服水蛭粉2~3g，1日2次，15天为1个疗程，一般服2~3个疗程，总有效率为82.6%。治疗前24小时尿蛋白定量平均为3.42g，治疗后平均为1.84g，治疗前后差异非常显著（$P<0.01$）。水蛭粉还有明显的利尿作用，14例伴有水肿者，治疗后9例完全消退，3例减轻，2例无效。其利尿、消蛋白尿作用一般在使用后7~10天最明显。如治刘某某，男，28岁。1988年5月18日就诊。自诉腰痛，水肿伴蛋白尿1年余。曾在某省医院做肾活检，诊断为系膜增殖性肾炎，24小时尿蛋白定量2.68g，用雷公藤、双嘧达莫（潘生丁）治疗1个月，出院时24小时尿蛋白定量为2.86g，定性（++~+++），遂转入我院中医治疗。刻诊：头晕乏力，面色少华，腰膝酸痛，双下肢浮肿，按之凹陷不起，口干不欲

饮，纳差，舌红有瘀点，脉细涩。证属脾肾两虚兼有瘀血。处方：生黄芪、桑寄生各30g，山药、苡仁、牛膝、芡实、金樱子、地龙各15g，车前子、何首乌各12g，全蝎5g，甘草6g。水煎服，每日1剂。另配生水蛭粉3g，1日1次。半月后诸症大减，水肿基本消退，继服上方1个月后复诊，尿蛋白微量，24小时尿蛋白定量0.42g，诸症消失。随访半年未复发。（齐智勇《中医杂志》1993；4：197）

原按 水蛭除具有破血、逐瘀、通经之功外，还有良好的利尿消肿、消蛋白尿之效。口服水蛭十分安全。教科书中常用剂量1.5~5g太小，笔者临床对水蛭的用量一般为6~15g，有时高达30g（如用于心衰、心肌梗死病人），未见明显毒、副作用。水蛭畏火怕炙，不可炙用或入煎剂，只需将水蛭晒干，研为细末即可服用，否则其效大减。水蛭气味腥而难闻，个别患者服后有轻度恶心感，可加少许白酒调服或装入胶囊内吞服。

10. 关格（慢性肾功能不全） 慢性肾功能不全临床证候繁多，病机错综复杂，治疗颇感棘手，系难治性疾病之一。笔者自1980年始，在益肾汤中重用水蛭治疗本病，并设益肾汤为对照组，收到了一定效果，现介绍如下。①32例根据随机抽样原则，分为对照组与水蛭组。对照组14例服益肾汤，水蛭组18例服水蛭益肾汤，每周复查血尿素氮、血肌酐、二氧化碳结合力、钾、钠、钙及血、尿常规。4周为1个疗程，4个疗程后总结疗效。②益肾汤组成：黄芪50g，枸杞子30g，桑椹子15g，山萸肉10g，附片10g，大黄10g，银花、白花蛇舌草各15g，车前子、益母草、丹参各30g。每日1剂，分3次温服。随症加用其他药物。如尿毒症症状明显，或呕吐严重不能进食者，用生大黄、半枝莲各30g，生牡蛎50g。水煎，取汁100ml，保留灌肠20分钟，每日1~2次，以每天排便3~4次为宜。其他对症处理，包括利尿、降压、纠正酸中毒等。③水蛭益肾汤即在上述疗法的基础上，重用生水蛭30g，将其碾粉，过60目筛，分3次，用益肾汤冲服，少数患者服后有恶心呕吐，可装入胶囊吞服。④结果：血尿素氮与肌酐的疗效比较，两组有显著性差异（$P < 0.05$）；临床症状疗效比较，两组有非常显著性差异（$P < 0.01$）。水蛭组对临床症状改善和对血尿素氮、血肌酐的疗效，均优于对照组。这可能与水蛭活血化瘀，改善血液循环，增强肾小球滤过率的作用有关。水蛭组有8例用药2周后尿量显著增加，水肿得消，而对照组不明显。可见水蛭确有“利水道”之功。水蛭组治疗后，9例由便结转为稀便，日行2~3次，6例便稀者未见次数增加，并未见明显副作用。可见水蛭既能泻腑通便，又无伤正之虞。（方新生《中医杂志》1993；4：198）

原按 水蛭治疗本病，时间宜早，剂量宜重，疗程宜长。所谓早，即不论是本病代偿期，或是原发病的急慢性期，不必悉具瘀血见证均可投之，愈早愈好。这对治疗原发病、延缓病情发展大有裨益。所谓重，即水蛭剂量要重，常用至30g，量小犹如杯水车薪，难以奏效，且宜生用，忌炙或入煎剂，否则疗效大减。所谓长，即治疗有效后，可长时间服用，乃至数年，不仅能延长存活期，尚能逆转肾功能。水蛭组病情稳定后，继用水蛭，平均存活37.4个月，最长达8年（现已恢复正常工作），而对照组平均存活29个月。水蛭组有效病例，治疗前肾功能属于中度损害范围，而对重度损害者无1例有效。

编者按 上述对比观察结果表明，水蛭对肾衰确有良效。对益肾汤可不必拘泥，应辨证选方用药为宜。

11. 流行性出血热 急性肾功能衰竭 热入血室证

（1）流行性出血热是我国常见、高发的急性传染病，发病率居世界首位。其病原微生物系汉坦病毒，具有侵犯全身小血管的特性，尤以心、肾、胃肠道、黏膜等组织的小血管受累为剧，故血证为本病一大临床特征。常见皮肤、黏膜充血出血，其次是黑便、衄血、咯血、尿血等腔道出血。心、肺、肾等内脏组织出血虽外观不可窥见，但病理解剖证实普遍存在，脑出血亦不罕见，故出血与留瘀的病理特点贯穿本病全过程。因此，在治疗本病时，十分注重活血化瘀。我习用《伤寒论》抵当汤合《温病条辨》桃仁承气汤，其中水蛭、虻虫用量均为10g，制成口服合剂（亦可灌肠用），每剂250ml，分两次口服或一次灌肠，据病情轻重，日1~2剂，少数极严重患者日夜尽3~4剂。起初尚待进入少尿期才用，后来发现本剂对攻下黑便、缓解腹痛、恢复肾功能有明显作用，遂不拘病期，只要出现腹痛即用，尽早行瘀泄热，确有防止瘀证加重，减轻肾脏损害，提高越过少尿期或/和多尿期率，促进早日康复的作用。

（2）通过多年来数百例临床观察，体会到水蛭、虻虫不仅破血逐瘀力强，而且有较明显的“利水道”和“通利血脉及九窍”的作用。对瘀水互结的急性肾功能衰竭尤为对症。二者虽有小毒，而书中明训“孕妇忌服”，但证之临床，并无任何毒副反应。曾用于7例孕期长短不等的孕妇患者，无1例堕胎，可见“有故无殒，亦无殒也”实属至理。至于用量，书中均为3~6g，似觉保守，事实证明，每剂10g，连婴幼儿均能接受，对瘀证严重的流行性出血热，实不为过。且可多剂连用，以大便由黑转黄，腹痛全止为停药指标，并无动血或令血出不止之弊。过早停药，有腹证再起的例子，故应掌握除恶务尽的原则。

（3）值得一提的是，热入血室证，在流行性出血热过程中常可见到，表现为女性患者经期发病，经水即断，数日后少腹急结疼痛，暮则谵语，严重者白天亦间有谵语，西医往往难以诊断，或诊为“感染性精神病”。男性患者虽无经水适来适断之症，但腹痛便黑，暮则谵语，口燥但欲漱水不欲咽等热入血室证均在。西医无对症之治法，中医则易明确诊断，上述桃仁承气汤合抵当汤合剂，疗效甚为快捷稳妥，大多治疗1~2天即可令腹痛缓解，神志清楚，女性患者经水复至，诸症大减而获热随血解之效。（万兰清《中医杂志》1993；1：6）

编者按 *《伤寒论》治热入血室证以小柴胡汤为主方。上述以水蛭为主的活血化瘀方药取得的效验，为辨证论治“热入血室”证开辟了新思路。*

12. 癃闭（前列腺肥大） 临床用水蛭治疗中老年人前列腺肥大症，效果满意。曾治黄某某，男，61岁。1987年底因小便不通，隔月则发，先后3次住院治疗，均采用导尿术、雌激素和抗生素等药物治疗，尿闭虽解，但滴沥不已难尽，故要求中药治疗，以冀治本除根。方用知柏地黄汤，加水蛭2g研末，分冲口服，10剂后排尿淋沥显著减轻。后因水蛭药源短缺，一时无法服用，其尿闭复而剧作，再用水蛭配合原方治之，病情又减，治疗达4个月，诸恙皆除，随访1年半，未见复发。水蛭使用总量达200g，经观察未发现出血等毒副反应。得此启发，后来临床上遇到中老年前列腺肥大者，常以单味水蛭治疗，使用方便，收效亦佳。共治前列腺肥大症21例，显效16例，有效5例。用法是：水蛭研末分装胶囊，每次1g，每日2次，20天为1个疗程，停用1周后行第2个疗程。总疗程需3~9个不等，水蛭总用量少则120g，最多达360g，均未发现任何毒副反应，年龄越大、病程越长，取效越慢，这可能与前列腺增生纤维化程度有关。因此临床治疗要有恒心，同时让病人不要憋尿，保持大便通畅。（魏世超《中医杂志》1993；4：198）

原按 *前列腺肥大症乃缘于老年肾虚，水液气化无力，导致瘀血败精阻塞溺窍而然。水蛭祛瘀散结、软化增生之前列腺。其优点是，破瘀之功强而不伤血，散结之力胜而不耗气，不仅是妇科通经之要药，亦确为男科消癥通淋之良药。*

13. 噎膈（胃癌　食道癌）

（1）刘某某，男，55岁，铁路工人。确诊为胃癌3个月，进食日益困难，进流汁亦有梗阻，常呕吐白色痰涎，进行性消瘦，精力疲惫，因不愿手术，1988年4月19日由其亲友陪同就诊。处方：①粉剂：水蛭30g，壁虎10g，生半夏10g。上三药共碾极细末，用下方煎剂或浓米汤送服，每次服0.3~0.5g，一天可服5~10次。②煎剂：黄芪10g，沙参15g，生赭石30g，红枣30g，白花蛇舌草60g，王不留行子10g，甘草6g。每剂药加水约400ml，煎成约250ml，两天分多次吞服前述药粉。服药3日，梗阻即开始减轻，约3周，梗阻之症十愈七八，每天能多次少量地顺利进食软食，患者是自费疗疾，见其病情好转，水蛭昂贵，复因缺货，故自行将水蛭减去。约10天，梗阻又开始出现，且日甚一日。于是药粉中又增加水蛭，不3日，梗阻又开始减轻，半年后患者认为病情已得到控制，又自行减去水蛭，不10日，梗阻又复明显，且日益严重，药粉中再加水蛭，梗阻又渐次减轻。经此反复后，两年多来患者再不擅自减去水蛭。自1992年1月起，每天只服水蛭等药粉1~2次，多以浓米汤送服，煎剂药味亦略有加减。现梗阻已控制，进食顺利，精力日佳，能做轻微劳动。1992年12月中旬复诊，病情稳定。据不完全统计，近5年来，我以水蛭为主，或为粉剂，或为蜜丸，或为煎剂，治疗胃癌和食道癌30余例（均

为晚期危症）对改善症状、提高生存质量，疗效较好。（朱曾柏《中医杂志》1993；5：261）

原按　水蛭就是人们厌恶、恐惧、望而生畏的蚂蟥，其用量过大时有小毒。苟若利用其破瘀走血之力得当，又是一味能治疗多种疑难杂病及危急重症的有效良药。

（2）用软坚化瘀、消痰散结的“藻蛭散”治疗食道癌 3 例，获得显效。海藻 30g，水蛭 6g，研极细末，每服 6g，日 2 次，黄酒冲服。5 日自觉咽部松快，10 日咽物已无障碍，1~2 个月而渐复。（宋华柱《中医杂志》1966；1：15）

原按　食道癌在病理上有鳞癌、腺癌之不同，在辨证上有虚实之区分；早中期多表现为气滞、痰聚、血瘀、毒剧的实证；晚期则因病程缠延日久，进食困难，而致气阴两亏，虚实夹杂；在治疗上必须审证求因，从因论治。藻蛭散适用于痰瘀互结而苔腻，舌质衬紫，边有瘀斑，脉细滑或细涩者为宜。如合并溃疡而吐出黏涎中杂血者，即须慎用，或加参三七粉为妥。其他如肝郁气滞、热毒伤阴及气阴两虚者，均不适应。

14. 结节性红斑　结节性红斑因热毒迫血妄行，离经溢于皮下瘀滞而成。用清热凉血解毒药加水蛭治之，有活血祛瘀软坚散结之效。如果只用清热解毒、凉血散瘀药，疗效虽佳，但复发率较高。若在原方基础上加用水蛭粉，则少有复发，共治 10 例，随访 1 年，无 1 例复发。如患者祁某某，女性，30 岁，因高烧后，四肢起红色结节，两下肢甚多、压痛、结节根底坚硬。某医院诊断为风湿性结节性红斑。给予清热凉血解毒药加水蛭粉 12g 冲服，日 2 次，3 剂药后，结节明显消退，5 剂药后病告痊愈。（李文芳，等《中医杂志》1993；6：343）

15. 原发性血小板增多症　曾治一男性患者罗某，患原发性血小板增多症半载。就诊时血小板计数为 $1430\times10^9/L$，神疲乏力，鼻衄，齿衄时作，四肢散在性瘀斑，舌质紫淡，脉细弱而涩。治以益气化瘀，方中用水蛭 12g（入煎剂），治疗 20 余天，未见明显疗效。细问之，方知所配水蛭系经焙炙。后仍用原方治疗，但水蛭改为生水蛭粉装入胶囊口服，每次 2g，每日 3 次。继续治疗月余，血小板计数降为 $147\times10^9/L$。（鲜光亚《中医杂志》1993；2：69）

原按　同样的病症，同样的治法，但由于其水蛭用法用量不同，其临床效果往往相差甚远。笔者初上临床，对水蛭亦畏其性猛和毒性，很少使用，即或用之，必经焙炙，用量亦小，疗效甚微。后阅张锡纯《医学衷中参西录·水蛭解》后，始明其中奥理，方才放胆使用。之后，我用水蛭，概不焙炙，一律生用之。入煎剂水蛭用量常为 10~20g。但由于水蛭腥味很重，每每不易为患者接受。故临床多以生水蛭粉装入胶囊吞服，以除其腥，患者乐于接受，其常用量为每日 3~9g。

（二）妇科病

1. 崩漏　漏血不止。水蛭炒为末，酒服一钱，日二服。恶血消即愈。（《本草纲目》第四十卷“水蛭”引《千金》）

编者按　水蛭功能破血，逐瘀，通经。近代医家张锡纯谓：“水蛭破瘀血不伤新血，……于气分丝毫无损，而瘀血默消于无形，真良药也。”本方以水蛭治疗漏血不止，应为瘀血所致者。

2. 癥瘕积聚　经闭

（1）赵云青先生，医学精深，1929 年又礼盐山张锡纯先生于天津。治验极多。孟广璧室人，小腹癥瘕，月经不通已数月，畏针灸及汤药。先生治以水蛭（微炒）轧面，每日 6g，加白糖冲服。服至 90g，月经通，癥块消。张锡纯先生言，水蛭宜生用，疗效优于制熟者。轧面也宜生用。余见捕水蛭者，均以铁丝穿贯晒干，味殊腥。入丸散时，以烘干为宜。

（2）肖子华室人，经闭数月，小腹膨胀如覆釜。孙雨亭先生治以大剂化瘀药，主用水蛭 24g，辅以虻虫、䗪虫、三棱、莪术、桃仁、西红花、山甲、皂刺、大黄、肉桂等。服第 1 剂略觉腹痛，服第 2 剂后腹大痛，继而下黑紫色血块甚多。同时，入人参 30g、山萸肉 120g，防其血大下而致虚脱。患者血大下时，有气不接续之感觉，急煎人参 15g、山萸肉 30g，频频服之。后用益气和血法，调理月余而愈。

（3）某年治朱克俭室人，结核性腹膜炎用抗痨药已愈。惟体尚瘦弱，脐右有一肿块，触之如馒头大，亦不喜按。为其配制水蛭面，每日服 3g，同时服人参养荣丸，每日 1 丸，以培正气。1 个月后，块消痛除。体弱患者用化瘀药，同时辅以养正，使瘀消而正不伤，且能增强化瘀之力。（《医林锥指》）

编者按　《神农本草经百种录》说：水蛭

“迟缓善入，迟缓则生血不伤，善入则坚积易破，借其力以攻积久之滞，自有利无害也”。此徐洄溪发挥水蛭之功用。遇此等病可以放胆使用，不必顾虑重重也。

3. 癥瘕积聚（子宫肌瘤　卵巢囊肿）

凡腹部癥瘕积聚，久而不消，诸药少效者，参用水蛭，每获殊功。例如张锡纯之“理冲丸”（见本节病案），对于一切脏腑癥瘕积聚及妇女血瘀经闭不行，或产后恶露不尽而结为癥瘕者，有比较显著的疗效。这里所谓“腹部癥瘕积聚”，主要包括子宫肌瘤、卵巢囊肿等疾患。治例：张某某，女，42岁，近两年来，少腹偏左发现坚块，逐渐增大，月经量多而腹痛，舌红、边有瘀、苔薄白，脉弦、尺沉涩。综合症情，乃属《金匮》所说的妇人“癥病”，治以张氏理冲丸以化瘀消癥。处方：水蛭（不用炙）30g，生黄芪45g，生三棱、生莪术各15g，当归、知母、生桃仁（带皮尖）各18g。上药共研极细末，炼蜜为丸，如梧桐子大，每早晚各服6g。月经期暂停服用。先后共服三料，坚块逐步软化缩小，终至消失。（《虫类药的应用》）

4. 输卵管、卵巢肿块　用生水蛭粉（早晚用黄酒冲服3g）治输卵管、卵巢肿块计11例，痊愈6例，包块缩小2例，无效3例。服药时间的长短，视包块的大小而定，一般服2~6个月左右。（刘天峰《新中医》1975；5：27）

5. 输卵管积水　笔者在前贤经验的启示下，逐步探索使用水蛭，体会到只要掌握好适应证、用药剂量、配伍及注意事项，可以大胆应用于输卵管积水症，疗效颇为满意，但须有下列指征之一者：①舌质紫暗或舌体瘀斑、瘀点，舌下静脉曲张瘀血。②下腹痛有定处，并妇科检查触及后穹窿痛性结节，或附件增厚或有包块（卵巢肿痛除外）。③月经量少，经行不畅伴有腹痛或夹有血块，经血畅通则疼减者。笔者常以血府逐瘀汤配水蛭粉胶囊，每次2g，1日2次口服。如治吴某，30岁，1990年1月初诊，经手术证实为右侧卵巢积水，并与周围组织粘连，无法剥离，因未生育，仅予抽水。术后2月做碘油造影，证实为右侧输卵管梗阻粘连，舌质紫暗有瘀点，用血府逐瘀汤原方，加水蛭粉2g，每日2次，共服15剂，再查B超，输卵管积水消失，继以上方为丸服半年，随访时已妊娠2月矣。（马凤友，等《河南中医》1995；2：32）

6. 不孕症

（1）近世方书，多谓水蛭必须炙透方可用，不然则在人腹中，能生殖若干水蛭害人，诚属无稽之谈。曾治一妇人，经血调和，竟不产育。细询之，少腹有癥瘕一块。遂单用水蛭一两，香油炙透，为末。每服五分，日两次，服完无效。后改用生者，如前服法。一两犹未服完，癥瘕尽消，逾年即生男矣。惟气血亏损者，宜用补助气血之药佐之。

或问，同一水蛭也，炙用与生用，其功效何如此悬殊？答曰：此物生于水中，而色黑（水色）味咸（水味）气腐（水气），原得水之精气而生。炙之，则伤水之精气，故用之无效。水族之性，如龙骨、牡蛎、龟甲大抵皆然。故王洪绪《外科证治全生集》谓用龙骨者，宜悬于井中，经宿而后用之，其忌火可知，而在水蛭为尤甚。特别是水蛭不炙，为末甚难，若轧之不细，晒干再轧或纸包置炉台上令干亦可。此须亲自检点，若委之药坊，至轧不细时，必须火焙矣。西人治火热肿疼，用活水蛭数条，置患处，复以玻璃杯，使吮人毒血，亦良法也。（《医学衷中参西录》）

编者按　张锡纯：“《神农本草经》谓主妇人无子，因无子者多系冲任瘀血，瘀血去自能有子也。……最宜生用，甚忌水炙。凡破血之药，多伤气分，惟水蛭味咸专入血分，于气分丝毫无损。且服后腹不觉疼，并不觉开破，而瘀血默消于无形，真良药也。愚治妇女月闭癥瘕之证，其脉不虚弱者，恒但用水蛭轧细，开水送服一钱，日两次。虽数年瘀血坚结，一月可以尽消。”张氏以上所述为经验之谈，甚是可贵。如此应用，才能更好发挥水蛭功效。

（2）1935年我在故乡行医时，曾为井儿里25岁徐姓女治其少腹瘀血已成癥块症。女结婚5年从未受孕，小腹左侧有一癥如鸭卵大，经常作痛，行经时尤甚，推之不移动，大便畅通，不似有燥屎，断为瘀血日久成积，非桃仁承气汤所能荡下，亦非少腹逐瘀汤轻剂所能温化。因先用针刺，再投以有力之祛瘀化积剂常服之。处方：生水蛭60g、生山药240g，共为细末，每服9g，开水冲，早晚各1次。患者在服药期间，行经有黑血块，服完一料后，癥块消失，次年即生一女。（《岳美中医案》）

原按　山药能养正补气，用以成水蛭啮血逐瘀之功，是补而不滞，攻而不伤，攻补兼施法。张锡纯《医学衷中参西录》倡用生水蛭攻瘀，于人无损，破除前人“水蛭见水复能化生啮人脏腑”之谬说。我在初学医时，对峻烈药尝作口服试验，虽曾遇毒而无悔。拿干水蛭为末置水中七日，见无化生复活之事，乃根据张氏之说放胆用之。

（3）林某某，女，28岁，1986年5月因不孕就诊。诉婚后3年余未孕，月经30~50天一行，量少色暗，少腹刺痛，腰骶重坠，面色苍白，纳少便溏，舌淡边有齿痕，苔薄白，脉沉缓。妇科检查：双附件增厚，压痛（+），输卵管通液试验提示：双侧输卵管不通。辨证为脾肾阳虚，寒瘀阻络。予生水蛭200g，鹿角霜100g，桂枝50g，白术50g。共研细末，每服6g，日2次。4个月后停经，妊娠试验阳性，翌年6月足月顺产一女婴。（张云鸣《中医杂志》1993；3：135）

原按　家父尝以生水蛭一味研末治疗胁腹癥积，效果颇佳。受此启迪，近10年笔者以生水蛭末为主，结合辨证配伍用药，治疗妇女附件炎性包块、子宫肌瘤等病近百例，收效较满意。

（4）吴某某，31岁，1991年1月初诊。患者1990年8月因左侧卵巢肿物剖腹探查。术中见左侧卵巢积水与周围组织粘连，无法剥离，因未生育，仅予抽水。术后2个多月做碘油造影，输卵管左侧梗阻粘连，右侧不全梗阻，已继发2年余不孕，妇检左侧附件触及鸡蛋大小包块，与盆腔有粘连压痛，右侧附件增厚压痛，舌质紫暗有瘀点，用桂枝茯苓丸合理冲汤为主方，加清热解毒、活血通络之蒲公英、红藤、路路通、穿山甲等中药内服、外敷，治疗半年仍未妊娠，于1991年7月做B超：子宫7.0cm×5.7cm×5.7cm，呈类液性回声，子宫左侧与子宫相连呈6.3cm×3.9cm之液性无回声区，提示子宫充血，左侧输卵管积水，于原方中去三棱，加水蛭3g入汤药内服，每周4剂，外敷中药加水蛭10g。治疗约2个月，于9月下旬，月经至期未行，自行停药。10月10日复诊有早孕反应，查尿hcG：1250（+），11月2日内诊子宫如孕8周与妊娠月份相符，诊为早孕无疑。患者后因上呼吸道感染等原因，自然流产，流产后B超示：左侧的附件呈2.9cm×1.9cm之囊肿，未见积水。可见水蛭如《本经》所载有“破血癥积聚，无子，利水道”之功。（蔡莲香《中医杂志》1993；1：5）

原按　张仲景“抵当汤”“大黄䗪虫丸”皆用水蛭。近代名医张锡纯亦善用水蛭治妇人癥瘕积聚、瘀血内停等证。张氏“理冲丸”以水蛭为君药，“理冲汤”证中，瘀血坚甚者加生水蛭。笔者在前贤经验的启示下，逐步摸索使用本品，体会到只要掌握好适应证，注意用药剂量、配伍及注意事项，可以大胆使用，并能提高疗效。

（5）杨某，女，26岁。1979年3月11日诊。婚后5年未孕。月经15岁初潮，周期25~40天，经期2~4天不等，量少、色紫暗而稠、夹有大量血块，每逢月经来潮之前，少腹坠胀疼痛，兼头痛乳胀，直至经行排出血块则痛减。刻见：患者情绪急躁，站立不安，环口黧黑。苔薄微黄，脉弦细兼涩。妇检：子宫输卵管碘油造影未见异常。曾用女性激素、胎盘组织液、定坤丹及中草药医治多次，但数年仍未能孕育。据四诊合参，辨证为肝郁血滞，冲任失调，血阻胞宫造成不孕症。拟活血化瘀为主，兼疏肝理气为辅。处方：生水蛭粉800g，每日早晚各服4g，用柴胡9g煎汤冲服，为两次服用量。后患者写信告之，自服此药后，月经调畅，按期而至，经量增多无血块，色鲜红，亦无痛经之苦，更可喜的是，服药之后月余即怀孕，足月产一男婴。（杨希仁《中医杂志》1993；2：71）

7. 引产　《别录》谓水蛭有“堕胎”作用。据《中医验方汇选》载：以水蛭为主，配以大队的破血攻瘀药，可以引产。处方：水蛭、地鳖虫、红花、桃仁、三棱、急性子、凌霄花各9g，虻虫、大黄各4.5g，桂枝2.5g。水煎内服，每日1剂。此方破血攻瘀、引产堕胎之力甚猛，体质壮实者较合，虚人慎用。此方需于白天服，服后要多活动。药后见红如像月经样，经化验证实胎体已下即停药。倘见红为一滴一滴而量少者，要继续服药。本方应在妇产科医师严密观察下应用，病家不要随便服用，以免引起大出血。（《虫类药的应用》）

8. 流产后出血不止　水蛭祛瘀而不伤正，可治流产。不少临床医生畏水蛭性猛而用之甚慎。余临床体会，水蛭药性平和，祛瘀之力甚宏，而几无伤正之弊。故凡病机系瘀血阻滞者，不论新疾沉疴，亦不论体质强弱，均可酌情配伍，放胆使用。这在救治急危重证时，尤显殊功。如何某，妊娠40天流产，阴道流血不止，经清宫并迭用多种止血药和中药桃红四物汤后，出血有增无减，乃决定切除子宫。因无血源，无法手术，邀余会诊。其时患者面色惨白，双目紧闭，奄奄一息，呼之不应，四肢厥冷，脉微欲绝。余细查少腹正中一包块，大如儿拳，重按尚知蹙眉。乃断为败血瘀阻、气随血脱之血崩重证。处以水蛭10g，烘干研末，分3次撬开口腔以桃红四物汤灌下。另用红参20g炖浓汁频灌，以救急。服药1剂，下大量污黑血，内夹细肉丝样物，出血渐止。再剂神清，手足温和，腹部包块消失，调养而愈。（刘方柏《中医杂志》1993；1：7）

9. 恶露不绝（子宫复旧不全） 产后月内恶露排出，本是正常现象，但若产后两个半月仍恶露不绝，且腹痛拒按，少腹坠胀，血色紫黑有块，就不属正常现象了，乃为瘀血之征，王老依通因通用之法，只用一味水蛭攻逐瘀血，药精力专，取效快捷。如恶露不绝患者孔某，女，29岁，产后阴道出血2个月余。一直恶露不净，血量时多时少，色紫黑有小血块，少腹坠胀疼痛，拒按，每次流出血块后腹痛稍缓，纳食尚可，大便通畅，舌苔薄白、质暗红，脉弦细涩。经某妇产医院诊为"子宫复旧不全"。曾服益母草膏、生化汤及少腹逐瘀汤等，治疗数周不效而来我院求治于王老。脉症合参，诊为产后瘀血内停，恶露不绝，用水蛭粉30g，1次冲服，日2次，日总量达60g。服药1天即有烂肉样物从阴道排出，出血量反而增多，但腹痛明显减轻。次日再服，血量较前减少。第3天恶露停止，腹痛若失，少腹坠胀亦消，未见任何不良反应，遂停止服药。（李文芳，等《中医杂志》1993；6：343）

10. 闭经　盆腔炎性包块 自1962年以来，在县名医冯中友的指导下，采用生水蛭粉治愈多种妇科顽难痼疾，临床颇感得心应手，常获捷效，现介绍如下。

（1）闭经　裴某，女，21岁。1971年7月9日诊。14岁月经初潮，有痛经史，月经不能周期而至，且时多时少，1968~1971年闭经历时3年之久，曾肌注黄体酮，服女性激素，中成药定坤丹、八珍益母丸、逍遥丸及中草药活血化瘀之剂，历经医治罔效。故求治于余，刻见：面色晦暗，环口黧黑，五心烦热，懒于动作，舌苔薄白、质绛有瘀点，六部脉均显涩滞不调之象。拟活血化瘀、调理冲任为先，方选生水蛭粉300g，研极细面，每日早晚用温开水各冲服4g，药未尽剂，月经来潮，且下如豆粒之大紫黑血块甚多，患者畏惧，嘱其继服无妨。自服此药后，月经周期而至，亦无痛苦之恙。

（2）盆腔炎性包块　宋某，女，46岁。1992年5月9日诊。自述1991年2月患少腹痛至今已年余，今年入夏以来少腹痛加剧，动则更甚，辗转不安，不能操持家务。曾经多个医院做B型超声检查，均诊为盆腔炎性包块，其块为6.2cm×3.8cm×4.4cm。曾注射氨苄青霉素及抗生素月余，虽经多方调治，亦劳而无功。医生决定采取手术切除，但患者拒绝，故求治于余。刻见，痛苦面容，不时呻吟，少腹部可触及一梨子大小肿块，拒按，按则痛增，舌苔薄白、质暗淡有瘀斑，脉沉涩不畅，故以活血化瘀、软坚散结为法。处方：单选生水蛭粉500g试治，每日早晚用温开水各冲服4g，服药两月余，肿块尽消，诸症霍然告愈。经随访4个多月未见复发。（杨希仁《中医杂志》1993；2：71）

11. 宫腔粘连综合征　子宫卒中综合征　痛性脂肪过多综合征 本人用水蛭治疗妇科疑难重症取得较好效果，分述如下。

（1）宫腔粘连综合征　水蛭治疗人工流产、引产或足月分娩后所致宫腔广泛粘连效果较好。宫腔粘连常致闭经、子宫内膜异位、继发性不孕及再次妊娠引起流产等一系列证候，谓之宫腔粘连综合征。水蛭化瘀作用很强，优于一般活血化瘀药物。对瘀血病灶有较强的吸收功效。宫腔粘连常常导致子宫萎缩和/或子宫颈内口疤痕形成，且有瘀血阻滞脉证，我们在临床研究中证实，化瘀剂有良好疗效，凡难治者，均可以本品治之。经期本品可适当加大剂量，特别是月经量少、色暗、有块者，水蛭在复方中一般可用6~10g，经后期则以3~5g为宜。伴有出血性疾病者则应慎用。

（2）子宫卒中综合征　本病又名老年性子宫内膜出血性坏死，其病因系动脉硬化所致，发病均在绝经后，无子宫增大及盆腔包块的体征，诊断性刮宫为子宫内膜坏死性出血，病理检查提示子宫动脉硬化，且伴有心脏功能失调，与瘀血阻滞、血不归经有关。笔者以活血化瘀、安宫止血法治之效佳。因本病出血停止并非痊愈，为治疗动脉硬化，除去其病之根，我常以水蛭配大黄等份，共研细末冲服治之，一般每日服生药1~3g，初步观察，对防止病情复作有良好的效果。笔者曾治疗多例，疗效均佳。

（3）**痛性脂肪过多综合征**　本病其躯干或四肢末梢出现对称性痛性脂肪隆起的结节，内服活血化瘀祛痰类药有较好的效果，但亦有个别的结节经久不消。无奈之时，笔者以水蛭研末外敷治之，收效明显。曾有一患者，始见几十个脂肪结节，以中医药辨证治疗4个月所剩无几，惟肢端的3个结节不消，再服60余剂药后，仍收效不大。静思良久，忆及水蛭有"吸血"之功，爰以水蛭研末，每次每个结节用1g左右，少许醋调，胶布固定，先后用药4周，结节内消。（王忠民《中医杂志》1993；3：134）

（三）男科病

1. 遗精　水蛭化癥瘕，消积聚，本草称其为化瘀行血之妙品。我姨兄李瑞东得一铃医传授，用之治滑精，则非本草所载也。其法，取生水蛭用炒热之滑石粉烫（不能炒黑），轧面。加朱砂、琥珀。处方为水蛭3g，朱砂、琥珀各0.3g，合研。白水送服。每日一至二次。治愈多人。遗精滑精者，有阴茎勃起者，水蛭可抑制之。亦不引起阳痿。相火旺盛者宜之。（《医林锥指》）

2. 精凝（精液不化症）

（1）男科疾病中，精液不化为顽症之一，是导致不育的重要因素，在临床实践中，我体会到水蛭有液化精液的功能，以本品治疗常收事半功倍之效，举例如下。司某某，28岁，婚后3年不育，经省某医院检查，诊为"精液不化症"，多方治疗未效。患者体格健壮，面色红润，舌质红、薄白苔，脉沉细数，精液检验：量约3ml，呈淡黄色，1小时完全不液化，2小时液化极少许。证属肾火旺盛，灼伤津液，以致精液黏稠而不液化，先以知柏地黄汤治之不应，又以大补阴丸加减无效。思其病始于热，而致于瘀，瘀热互结为病之根源，治宜清热化瘀并举，佐以滋阴生津之法。处方：生地30g，玄参15g，知母30g，黄柏10g，天冬15g，麦冬15g，石斛5g，木通9g，甘草6g。水煎冲服水蛭粉2g，1日2次。用药1周即已见效，1小时液化约50%，又以上方连用半月痊愈。复做精液常规检验未见异常。（周念兴《中医杂志》1993；2：70）

（2）我依据水蛭有破血化瘀的作用，治疗了35例精不液化，或液化迟缓引起的男性不育症，效果显著。用法：每次口服水蛭粉3g，温开水送下，每日2次，2周为1个疗程。治例：王某某，男，28岁，工人，因结婚5年不育而于1987年5月就诊。化验精液1小时不液化，曾在某医院用补肾壮阳药90余剂，效果不明显，张老嘱其服用水蛭粉，每次3g，每日2次，连用2周，再化验精液，液化时间＜30分钟，达到正常液化时间，连用2个疗程，其妻孕育。以后又治疗34例同样病人，屡用屡效，液化时间均＜30分钟。（张文灿，等《中医杂志》1993；5：263）

编者按　水蛭味咸，善入血分。《本经》谓主逐"瘀血"。现代药理研究证明，水蛭含有水蛭素、肝素、抗血栓素等成分。有显著的抗血凝作用，精液与血液同属人体之阴液，血瘀与精凝，其物虽异，其理则同，故以抗血凝之水蛭治精液不化症有效，由于本品是以干燥虫体供药用，其所含的动物蛋白等有效成分遇热易被破坏，使药效降低或失去作用，故临床应用以研末冲服为佳。

3. 阳痿　曹某某，男，26岁，1976年9月10日就诊。1年前因挑土过重扭伤腰部，经治疗，腰伤愈。但自此之后，渐觉阳事不举，迭经医治不愈，遂投以水蛭30g，雄鸡1只（去杂肠）同煮，喝汤吃鸡肉，隔3天1剂，5剂病愈。1977年底结婚，1978年底得一男孩。（曹是褒，等《四川中医》1985；12：37）

编者按　水蛭为破血逐瘀之品，治疗瘀血内停，经脉阻滞而成的阳痿取得良效。故治疗阳痿不应拘泥于补肾壮阳之法，应以辨证为依据，恰当选用不同药物进行治疗。

4. 不育症　阳痿　男性不育，近年来中医同道争相研讨，或补肾疏肝，或健脾祛湿，或活血化瘀，或涤痰通窍，见仁见智，各有所得。我们在临床中曾遇到多例，采用以上诸法，或效或不效，殊为蹙眉。后来在辨证选方中，加入水蛭一味，效果立竿见影，试用数例，只要女方妇检正常，男方属于精子活动度低下，成活率在40%以下，没有其他器质性病变者，每能应手取效。如秦某某，职工，28岁，因结婚5年，妻子不孕而四处求医。经某医学院检查，女方一切正常。该患者精子成活率在40%以下。服中药百余剂而无效，转来我处诊治。患者正当英年，体格健壮。询其以往，时有口干便干，余无不适，检索其以往所服中药处方，皆宗知柏地黄汤加减。遂为其处方：生熟地各15g，山药、山茱萸各30g，云苓、泽泻、丹皮各12g，淫羊藿、女贞子各30g，巴戟天15g，菟丝子30g，柴胡、红花各12g。共服药30余剂，赴原化验单位化验，效果不佳。后思水蛭治妇女无子，移花接木于男性或可奏效。遂于上方加水蛭15g冲服，服药8剂，再次化验，精子成活率上升至70%，后因水蛭缺货，以土鳖虫代之，精子活动度旋即下降至40%，推敲再三，考虑水蛭在本方中实有东风化雨之妙，再加15g水蛭冲服，精子活动度遂上升。后化裁其方，以求药精力专，用淫羊藿500g，配水蛭100g，研末冲服，每日3次，每次10g，一料药未尽，其妻喜怀身孕。后用此方稍事增损，淫羊藿、水蛭两药配伍不变，治疗病因精子成活率低于40%之男性不育或阳痿，均获佳效。（王尽圃，等《中医杂志》1993；2：70）

原按 水蛭活血化瘀而推陈致新，更兼淫羊藿补肾，不燥不腻，冲和大度，肾中真阴真阳盎然萌动，又得水蛭去污涤陈之力，两药配合，共奏阴平阳秘之功。后世多认为水蛭有毒，使其不能广泛应用。根据我们临床所见，生水蛭虽有小毒，但研末冲服未见不良反应。曾用于脑溢血的早、中、晚三期，尤其在早期用水蛭也从未出现过大出血现象。

5. 阴茎外伤异常勃起症 用单味水蛭胶囊治愈一例外伤后阴茎异常勃起病人。患者谢某某，男，28岁，已婚，1990年8月11日初诊。诉昨天从二楼不慎摔下，会阴部撞击在坚硬物体上，造成骑跨伤。症见会阴部剧烈疼痛，尿道口渗血，排尿灼痛。经西药抗炎止血治疗后好转，但次日阴茎持续勃起，尾骶部酸胀明显。此系阴部骑跨伤，瘀血阻滞海绵体所致。用单味水蛭胶囊，每次2g，日服2次，并嘱其卧床休息。药后第2天阴茎有转软之势，尾骶酸胀减轻。连用5天后，阴茎勃起恢复正常，无其他不适。（沈万生《中医杂志》1993；2：69）

（四）外科病

1. 折伤 水蛭，新瓦上焙干，为细末，热酒调下一钱，食顷，痛可，更一服，痛止。便将折骨药封，以物夹定之。（《经验方》）

2. 跌打损伤

（1）治金疮，打损及从高坠下、木石所压，内损瘀血，心腹疼痛，大小便不通，气绝欲死：红蛭（用石灰慢火炒令焦黄色）半两，大黄二两，黑牵牛二两。上各为细末，每服三钱，用热酒调下，如人行四五里，再用热酒调牵牛末二钱催之，须脏腑转下恶血，成块或成片，恶血尽即愈。（《济生方》夺命散）

（2）凡跌打损伤而内有瘀血凝阻，心腹胀痛，二便不通者，用《济生方》"夺命散"（水蛭1.2g，生大黄、牵牛各6g），能化瘀解凝，通利二便，消散瘀血。（《虫类药的应用》）

3. 阑尾包块 锦州医学院用水蛭粉冲服，治阑尾包块甚效。（《虫类药的应用》）

4. 颜面损伤性血肿 用水蛭内外兼治治疗颜面损伤性血肿140例，收效较好，报道如下。①治疗方法：采用内服外敷给药，以破血逐瘀、通经消癥为治疗原则。内服：水蛭研末冲服或装入空心胶囊内吞服，每日2次，每次1g，连服5天。女性患者月经期禁服，小孩减半量服之。外敷：水蛭粉30g用生理盐水调糊敷于血肿部位，一天一换，连用5天。②效果：治愈128例，好转12例，治愈好转率达100%。（杨定芳《云南中医杂志》1996；5：28）

原按 颜面血肿是因外伤致血溢脉外，局部有离经之血停滞而致，治疗取水蛭破血逐瘀、通经消癥之功，内服外敷并用取得满意疗效。

5. 血瘤 筋瘤（血管瘤） 1976年5月，曾治王某，女，19岁。患者出生后左手背即有一粒红痣，并日趋增大，肿势蔓延至手指及前臂。X线片示：左前臂及手背血管瘤，尺骨中下段增粗，尺桡远端关节脱位。诊断为静脉性血管瘤（巨肢症），外科会诊建议截肢。查左前臂周径39cm，手背周径28cm，局部肤色紫暗，青筋暴露，疼痛剧烈难忍，舌暗红苔薄，脉弦细。证属瘀热阻络，血结成瘤，予以清热活血软坚之剂，服药半月，患肢痛势虽减，但肿胀如故，故加用水蛭粉1.5g，分2次吞服，10天后患肢肿势略消，活动亦较灵活，于是将水蛭粉加到3g，分2次吞服。至1978年1月复查左前臂周径缩小至26cm，左手背周径缩小至24cm，疼痛缓解，活动较自如，随访2年，患者已工作，病情稳定。本例先后服药1年多，水蛭粉总量达1000g以上，未发现任何副作用，患者脸色反较以往红润，月经来潮并不因之而增多。嗣后，为了验证水蛭的药效，颜老选用水蛭、元胡、生牡蛎等3味研末泛丸，取名为消瘤丸，先后治疗各种类型的血管瘤50例，结果显效30例，有效19例，无效1例，总有效率98%，证实水蛭对血管瘤确有疗效。（颜乾麟《中医杂志》1993；3：133）

原按 血管瘤属良性肿瘤，国内外对此尚无有效良法。颜德馨老中医擅用水蛭治疗血管瘤，疗效满意。颜老认为血管瘤属中医“血瘤”“筋瘤”范畴，其病因或因胎毒热盛，或外感火毒，或内生热邪，火热毒邪煎熬血液，以致血凝瘀积成瘤，由于病程年久，邪深入络，胶结不散，故非一般药物所能攻逐。水蛭为噬血之物，专入血分，善于搜剔瘀血，寄居阴湿之处，故性寒凉，功能凉血破瘀，消癥散结，张锡纯谓其攻力虽猛，但不伤正气，能使瘀血默消于无形，故治疗久病癥积不散的血管瘤，有破瘀而不伤新血，散结而不损正气之效。水蛭须生用，若加热炮制，其效大减，用量每日1~3g，分2次服，由于其腥味甚浓，入煎剂往往令人作呕，故宜研末装入胶囊，或泛丸吞服。

6. 静脉炎 脑血栓 水蛭具有活血化瘀、破血散结之效。据现代药理研究，水蛭含有水蛭素，水蛭素能延缓和阻碍血液凝固，从而具有抗凝作用。在这一理论启示下，近几年来，我们在辨证论治的基础上每日加水蛭粉10g治疗深浅部静脉炎和脑血栓形成，其中深浅静脉炎48例，有效率为91.6%；脑血栓形成159例，有效率为88.7%。效果较为满意。（李树凯，等《中医杂志》1993；4：199）

7. 颈淋巴结核 流行性腮腺炎 无锡解放公社中草药研究小组用“水蛭散”（《无锡医药》1975；5）治疗颈淋巴结核80例，其中未溃的64例，已溃的16例，治愈率84%；治疗腮腺炎40例，在1~3天内全部治愈。方法简便，效果较好，值得采用。处方：水蛭、冰片等量。方法：①将水蛭放瓦上焙干研细末，加冰片等量共研细末，调于凡士林中，外敷未溃的淋巴结肿及腮腺炎。②将水蛭放瓦上焙干后加冰片少许，研细末外撒于已溃或久溃的淋巴结核创面上。③将水蛭放瓦上焙干后研末，内服每次4.5g，日2次，治已溃、未溃的淋巴结核。这也是破瘀散结的效果。但体虚者宜适当减量，或配补益软坚之品为宜。（《虫类药的应用》）

结　语

水蛭咸能走血，苦善降泄，入肝经血分，功善破血逐瘀。张锡纯认为本品“破瘀血而不伤新血……专入血分”。经方用水蛭治干血劳及蓄血、月水不利者。现代临床开发应用甚广。在心血管疾病方面，水蛭能逆转内皮功能障碍，抗动脉粥样硬化，还能降血压、降血脂，治疗中风（脑出血颅内血肿）。在治疗瘀血导致的各种急病、杂症观察中，水蛭能治流产后出血不止、中风及外伤偏瘫、肺心病、输卵管积水、精液不化症等祛瘀而不伤正。在血液病治疗中，水蛭亦屡建奇功，对原发性、继发性血小板增多获效。在恶性肿瘤治疗中，水蛭对胃癌、肝癌、食道癌的近期治疗能改善症状，但癌肿难以消失。此外，水蛭治疗冠心病、心绞痛、脑梗死等已有详述，不再罗列。

现代药理研究，水蛭的主要成分水蛭素为蛋白质类物质，以及肝素、抗血栓素等，受高热处理后会变性、分解，失去水蛭的生物活性。故使用时须自然阴干，切忌火炙。其药源广、使用方便，极具开发前景。

虻　虫

【基原与药材】 为虻科昆虫复带虻或其他同属昆虫的雌性全虫。气臭，味苦咸，以个大、完整、无杂质者为佳。

【用法与用量】 内服：煎汤，2~6g；研末0.3~0.6g；或入丸、散。

虻虫有毒，一般服后大多引起腹泻，故现代用量较小。孕妇勿服。

【原文】《本经》：蜚虻，味苦，微寒，有毒。主逐瘀血，破下血积，坚痞癥瘕，寒热，通利血脉及九窍。生川谷。

《别录》：蜚虻，有毒。主女子月水不通，积聚，除贼血在胸腹五脏者，及喉痹结塞。生江夏。五月取，腹有血者良。

【经方用药】《本草经疏》解析《本经》《别录》说：“蜚虻，其用大略与䗪虫相似，而此则苦胜，苦能泄结，性善啮牛、马诸畜血，味应有咸，咸能走血。故主积聚癥瘕一切血结为病，如《经》所言也。苦寒又能泄三焦火邪迫血上壅，闭塞咽喉，故主喉痹结塞也。今人以其有毒多不用，然仲景抵当汤、丸，大黄䗪虫丸中咸入之，以其散脏腑宿血结积有效也。”虻虫，《本经》与《别录》皆称“蜚虻”。陶弘景注云：“方家皆呼为虻虫。”虻虫为吮血之物，入于体内可以吸动停血，而飞物之性，又具通络之功。故其主要功能是破血逐瘀。

经方中用虻虫者有3方，均与水蛭合用，所治病证亦与水蛭相同，见上文水蛭内容，不再重复。

【单方治验】

1. 蛇咬伤 蛇螫血出。九窍皆有者，取虻虫（初食牛马血腹满者）三七枚，烧研汤服。（《本草纲目》第四十一卷“蜚虻”引《肘后方》）

编者按 蛇螫血出，九窍皆有者，乃火毒内陷，耗血动血之变，若不及时治疗，继则蛇毒攻心，可致神昏气散。虻虫，为苦凉有毒之品，具凉血破瘀之功。本方用于蛇毒内陷、迫血妄行之危重证候，有泻火凉血、解毒散结、消瘀止血之力。

2. 踠折瘀血 虻虫二十枚，牡丹一两。上二味，治下筛，酒服方寸匕，血化为水。（《千金方》）

3. 肿毒 虻虫、松香等份。为末，置膏药中贴患部。（《现代实用中药》）

结　语

虻虫苦能降泄，寒能清热，善入肝经而性急通破，破血逐瘀功著，其药力胜过水蛭，故体虚无瘀者及孕妇忌用。

经方用虻虫，主治干血劳、蓄血及妇人月水不利等，皆属瘀血所致者。《肘后方》又以之治蛇螫血出，尽取其泻火凉血、解毒散结、消瘀止血之力。

现代药理研究表明，虻虫能扩张血管、强心、抗心肌缺血缺氧等。

䗪　虫

【基原与药材】 为鳖蠊科昆虫地鳖或姬蠊科昆虫赤边水䗪的雌性全虫。药材分土鳖虫与金边地鳖虫两种。质松脆，易破碎，腹内有灰黑色物质，气腥臭，味微咸。以完整、油润光泽、无泥者为佳。

【用法与用量】 内服：煎汤，3~6g；或入丸、散。外用：煎水含漱或捣敷。

【原文】《本经》：䗪虫，一名地鳖。味咸，寒，有毒。治心腹寒热洒洒，血积，癥瘕，破坚，下血闭，生子大良。生川泽及沙中、人家墙壁下土中湿处。

《别录》：䗪虫，有毒。一名土鳖。生河东，及沙中、人家墙壁下土中湿处。十月取暴干。

【经方用药】《本经疏证》解析《本经》䗪虫之论与经方中䗪虫之用，先引录二家分析，后提出自己见解，皆转引如下。“缪仲醇云：‘䗪虫生下湿土壤中，得幽暗之气，故其味咸气寒，以刀断之，中有白汁如浆，凑接即连，复能行走，故今人用之治跌仆损伤、续筋骨有奇效。夫血者，灌溉百骸、周流经络者也。血若凝滞，则经络不通，阴阳之用互乖，寒热洗洗生焉。咸寒能入血软坚，故主心腹血积、癥瘕、血闭诸证。血和则营卫通畅，寒热自除，经脉调匀，月事时至，遂令妇人有子也。又治疟母为必用之药。’刘潜江云：‘仲景治蓄血用水蛭、虻虫，治干血则复加䗪虫、蛴螬，为其能化血导血，助水蛭、虻虫以成功，而不济其悍以致决裂，为干血因于虚劳故也。试观鳖甲煎丸止用䗪虫、蜣螂，而置虻虫、水蛭，则可知破血之功不在䗪虫、蛴螬矣。产后瘀血腹痛仍用抵当汤内之大黄、桃仁，却以䗪虫代虻虫、水蛭，其义亦可思矣。’愚谓：参土瓜根散，䗪虫之用益可知也，夫经一月再见而曰不利，乃桂枝所主，所谓通中不通者也；满痛不在胁下、腹中，而在少腹，乃芍药所主，所谓阴结阳不布也。二病者由于带下，则因带而经络泣涩，用土瓜根是滑泽其途径，用䗪虫是连络其断续也。且通而谓之不利，必其经脉仍通，泣涩则在络，土瓜根本治络中泣涩之物，䗪虫则治络中断续之物矣。”

以上三家之论让我们领悟到3点：①认识药物的功用必须了解其生活特性，这是中药“取类比象”的根本，实践证明有一定的合理性，䗪虫功用就证明了这一点。②从䗪虫之特性可以推断其功用为和血通络，善入血分“破坚”而不峻，宜于久病瘀血证。③从上述分析便可解答为何治伤寒蓄血之急症不用䗪虫，而治杂病“干血”“疟母”及产后瘀结经水不利则用之。以上感悟，更加理解孙思邈大医之感叹：“夫经方之难精，由来尚矣！”（此《备急千金要方·大医精诚》开头引述东汉学者张湛之语）。

经方中共有4首用及䗪虫，主要用于下列3种病证。

1. 和血通络治干血劳　《金匮》大黄䗪虫丸治干血劳。是方有两类药物组成，一类是破血逐瘀之品；一类是润燥养营之品。方以䗪虫为名，可见其为动物性破血逐瘀药之首。本方动物药有四种，为何单以䗪虫命名呢？这说明䗪虫与其他动物破血药不同。䗪虫虽可破血，但亦有和血之功，药性和缓，不仅可以用于实证，亦可用于虚证。干血劳本属虚中挟实，惟䗪虫为对证之药，其他皆为峻悍之品，乃不得已而用之，故不以命名。可见经方之名，仲景亦多苦心。

2. 和血通经治产后瘀血腹痛　产后必虚，因虚致瘀证2方用䗪虫。《金匮》云：“师曰：产妇腹痛，法当以枳实芍药散，假令不愈者，此为腹中有干血着脐下，宜下瘀血汤主之；亦主经水不利。”下瘀血汤所治产后腹痛乃血热瘀结而致。方中䗪虫逐瘀破结，配大黄、桃仁泄热化瘀，共成逐瘀泄热之剂。月水不利属热郁血结者，自然亦可为功。这是瘀血热结运用䗪虫的配伍方法。《金匮》云：“带下经水不利，少腹满痛，经一月再见者，土瓜根散主之。”土瓜根散则是䗪虫配土瓜根、芍药、桂枝而成。运用于血瘀寒凝而致月水不利的腹痛证，说明䗪虫和血通经之功，无论是热结还是寒凝，均可配伍使用。

3. 助软坚药治癥瘕疟母　鳖甲煎丸为仲景治疗癥瘕疟母之方。方中䗪虫等破血化瘀之品与鳖甲相配，助鳖甲软坚之力，共奏破血消癥之功。对于瘀血交阻形成痞块而兼阴虚发热者尤为适宜。

《长沙药解》总结经方4首用䗪虫说：“䗪虫善化瘀血，最补损伤，《金匮》鳖甲煎丸用之治病疟日久，结为癥瘕；大黄䗪虫丸用之治虚劳腹满，内有干血；下瘀血汤用之治产后腹痛，内有瘀血；土瓜根散用之治经水不利，少腹满痛。以其消癥而破瘀也。”笔者重申：上述4个方证，或久病正虚致瘀，或产后体虚致瘀，故4方用䗪虫，皆取其和血通络之功。关于䗪虫炮制法，《得配本草》：“去足，或炒、或酒醉死用。”以上4方或用酒浸，或用酒煮，或用酒送服，这个经验很宝贵，实践证明䗪虫酒浸后炒制效力最佳。

【单方治验】

（一）内科病

1. 腰痛　将地鳖虫焙黄，以酥为度，研末，开水（黄酒更佳）送服。每晚1次，每次3只。对外伤性及肾虚腰痛，均有显效。孕妇忌服。另，鲜地鳖虫，每取大的七八只，小的约十四五只，用温开水洗净，捣烂、绞汁去渣，以白酒冲服，每日1~2次，对急性腰扭伤有显效。（《虫类药的应用》）

2. 坐骨神经痛　民间单方取活地鳖虫二三十只，冷开水洗净，捣取白汁饮，对坐骨神经痛有显效。服后翌日痛即瘥。此亦取其活血通络、疗伤定痛之功，而取其生汁，疗效更好。（《虫类药的应用》）

3. 慢性肝炎　早期肝硬化　对慢性肝炎或早期肝硬化，肝肿久而不消，胁隐痛时作时休、时轻时剧者，作者曾根据“久痛多瘀，久痛多虚”及肝郁气滞、血瘀癖积的机制，拟订了以地鳖虫为主的“复肝散”。一般连续用一月以上，可获效机。本方不仅能缓解胁痛，并可缩小肝肿，促使肝功能恢复正常，升高血浆蛋白总量，调整白、球蛋白的倒置。处方：炙地鳖虫、太子参各30g，紫河车24g，广姜黄、广郁金、参三七、鸡内金各18g，共研细末。每服3g，1日2次，食前服。或另用虎杖、石见穿、糯稻根各120g，煎取浓汁，与上药粉泛丸如绿豆大分服。本方寓攻于补，攻不伤正，补不壅中，可使虚弱、胁痛、癥癖等证逐渐减轻或消失。自1963年报道后，各地采用治疗慢性肝炎及早期肝硬化，均称收效满意。治例：赵某某，男，35岁，教师。患肝炎一年半，肝肿肋下4cm（质中等），胁肋刺痛时轻时剧，稍事活动即疲惫不堪，而胁痛更甚。肝功不正常。夜寐不实，噩梦纷纭。纳谷欠香，食后腹胀，矢气频频。舌苔薄白、质衬紫，脉弦细。此正虚邪恋，肝郁气滞，血瘀癖积，脾失健运之候。治宜活血化瘀，益气运脾，疏肝解郁，以“复肝散”消息之。服完一料后，胁痛消失，肝肿缩减2cm（质稍软），知饥欲食，精神较振，体重增加。乃续服一料，肝肿缩至肋下1cm，肝功正常。后以培益肝肾之品巩固善后。（《虫类药的应用》）

4. 肺结核　芜湖市第一人民医院使用下方治疗浸润型肺结核、慢性纤维空洞型肺结核、肺结核咯血，效果良好，已由芜湖中药厂生产供应。处方：地鳖虫120g，制首乌、白及各450g，混合研粉，炼蜜为丸。每服9g，日3次，开水送下。(《虫类药的应用》)

5. 脑震荡后遗症　本症多呈现头眩而痛，健忘，神疲，视力减退，周身酸痛，天气变化时则更甚。有时食欲不振，睡眠欠佳。因气血瘀滞，面色常见黧暗，舌有瘀斑，脉多沉涩或细涩。在辨证论治上，是属于虚中夹实之候；因其虚，必须大补气血，滋养肝肾；因其实，气血瘀滞，必须化瘀活血。据此，拟订了"健脑散"：红人参15g（太子参30g可代），鳖虫、当归、杞子各21g，制马钱子（编者按：马钱子又名番木鳖，有剧毒，其炮制恰当与否，对疗效很有影响。一般以水浸去毛，晒干，放在麻油中炸。但如火小则呈白色，服后易引起呕吐等中毒反应；火大则发黑而炭化，以致失效；因此在炮制中，可取一枚用刀切开，以里面呈紫色最为合度）、川芎各15g，地龙、制乳没、炙全蝎各12g，紫河车、鸡内金各24g，血竭、甘草各9g。上研极细末，每日早、晚各服4.5g，开水送下。可连续服2~3个月。治例：李某某，男，42岁，军人。在检查施工过程中，突为从上落下之铁棍击于头部而昏倒。当时颅骨凹陷，继即出现血肿，神志不清达20余小时。经抢救始苏。半年后曾去北京检查：脑组织萎缩1/4。头昏痛，健忘殊甚，欲取某物，转身即忘；记不得老战友的姓名，不能作系统发言；有时急躁易怒，失眠神疲。舌苔薄腻、边有瘀斑，脉细涩。此瘀阻脑府，灵窍欠慧，气血亏虚之候，予健脑散消息之。服后1周，头昏痛即见减轻，夜寐较安，精神略振，自觉爽适；坚持服用2个月，病情平稳，已能写信，讲话层次不乱；续予调补肝肾、养益心气之品善后。(《虫类药的应用》)

编者按　朱良春老中医拟订的"健脑散"虽用药较多，但方中重用䗪虫，可见其重视䗪虫和血通脑中脉络之功。

（二）外科病

1. 骨折

（1）治折伤，接骨：①土鳖焙存性，为末，每服二三钱。(《医方摘要》)②蚵虫皮 六钱（隔纸，砂锅内焙干），自然铜二两（火煅醋淬七次），为末。每服二钱，温酒调下，病在上，食后服；病在下，食前服。(《袖珍方》)

（2）地鳖虫善治骨折损伤，能接续筋骨，促进骨痂生长，已被大量临床资料所证实。1976年7月28日河北省唐山、丰南地区发生地震，8月上旬有部分伤员来南通治疗。我院亦收治了肋骨、骨盆及四肢骨折的病员，除给整复固定外，均配合服用"接骨续筋合剂"。处方：炙地鳖虫9g，自然铜、骨碎补各15g，当归、川芎各4.5g，续断12g，红花、赤芍各9g，甘草4.5g。每日1剂。其效能活血散瘀、消肿止痛、接骨续筋，加速骨痂形成。经治患者，多数在3~4周即骨痂增生而愈合。(《虫类药的应用》)

2. 跌打损伤　罗某，在军事演习中不慎腰扭伤，疼痛难忍，活动受限，经局部封闭、理疗、贴膏药及服跌打丸治疗7天，疼痛未解，活动仍困难，即用䗪虫研末1.5g，用红花酒或白酒5钱至1两送服，1日1次，治疗5天痊愈。(陈友宏《四川中医》1987；3：34)

3. 腰肌劳损　肌腱慢性损伤

（1）刘某某，男，40岁。腰部扭伤1年，常感腰部酸痛，弯腰和负重加重。诊断："腰肌劳损"。予䗪虫适量焙干为末，每次10g，日服2次，黄酒冲服。连服半月愈。

（2）赵某某，女，60岁。左膝内侧痛月余。查：局部压痛。诊断：股四头肌腱慢性损伤。䗪虫用量用法同前。1周愈。(刘文汉治验)

4. 外痔　活地鳖虫摘去头，擦搽外痔，每日1次。约3~4次可消。此亦消肿散瘀之功。(《虫类药的应用》)

5. 疯犬咬伤　狂犬病患者每多出现如疯如狂的精神症状。近人乃从仲景之"瘀热在里，其人如狂"悟出，而倡用"下瘀血汤"，意在去瘀生新，泄化邪毒。临床观察，确有一定疗效。处方：地鳖虫7只（去足炒），生大黄9g，桃仁7粒（去皮尖），加白蜜9g，黄酒1碗，煎至七分服。如不饮酒者，用水煎服亦可。小儿减半，孕妇不忌。服后必下恶垢如鱼肠、猪肝状，小便红赤，连续服至二便恢复正常为度。或改为丸剂亦可：生大黄、生桃仁各15g，地鳖虫21只，研细蜜丸如梧子大。每服9g，每日1次，黄酒送下。(《虫类药的应用》)

6. 重舌

（1）治重舌满口，不得语　䗪虫七枚（微

炒），盐一两半。以水一大盏，同煎五七沸。含令吐，勿咽，日三五上。（《圣惠方》煎含䗪虫汤）

（2）治重舌塞痛 地鳖虫和生薄荷研汁，帛包捻舌下肿处。（《鲍氏小儿方》）

结 语

䗪虫又名地鳖虫、土鳖虫。其味咸、辛而性寒。有小毒。归肝经。现代名医朱良春先生善用虫类药，著有《虫类药的应用》一书。他指出：䗪虫功能活血散瘀，消癥破坚，疗伤定痛。凡血瘀经闭，癥瘕积聚，跌打损伤，瘀血凝痛，用之均有良效。其特点是破而不峻，能行能和，《长沙药解》说它"善化瘀血，最补损伤"，故虚人亦可用之。如经方治内有干血的大黄䗪虫丸、产后腹痛的下瘀血汤与土瓜根散以及疟母痞块的鳖甲煎丸均用之。以其善治跌打损伤，具有接续筋骨的作用，故伤科方多用之。《本草从新》谓其"煎含而木舌冰消，水服而乳浆立至"，可知本品有兼治重舌、木舌及催乳之功。一般治木舌肿强，可用本品6g与食盐3g研末吞服。治经闭腹胀痛，可与大黄、桃仁、红花同用。如治腰部扭伤，经久不愈，其痛如刺者，可与当归、刘寄奴、川续断等同用。

黄酒浸炒，可增强其效。一般煎剂用6~12g，丸、散用1~2g。外用则取活者捣如泥，敷患部。凡无瘀滞者及孕妇，均应慎用。

蛴 螬

【基原与药材】 为金龟子科昆虫朝鲜黑金龟子或其他近缘昆虫的干燥幼虫。蛴螬生活在3~6cm深的土内，咬食作物的根部。全体有环节，头部小，棕褐色，体壳较硬而脆，体内呈空泡状。气微臭。以干燥、色黄、条大、完整者为佳。

【用法与用量】 内服：入丸、散。外用：研末调敷或捣敷。

【原文】《本经》：蛴螬，一名蟦蛴。味咸，微温，有毒。治恶血，血瘀，痹气，破折，血在胁下坚满痛，月闭，目中淫肤，青翳，白膜。生平泽及人家积粪草中。

《别录》：蛴螬，微寒，有毒。主治吐血在胸腹不去，及破骨踒折，血结，金疮内塞，产后中寒，下乳汁。一名蛗齐，一名敦齐。生河内及人家积粪草中。取无时，反行者良。

【经方用药】 蛴螬有毒，古今用之不多。《本经》《别录》所言主治皆属瘀血所致。经方中仅《金匮》大黄䗪虫丸1方用之。《长沙药解》说"蛴螬能化瘀血，最消癥块。《金匮》大黄䗪虫丸用之，治虚劳腹满，内有干血，以其破瘀而化积也"。此前所述三味药都论及大黄䗪虫丸证，故不再重述。

【单方治验】

1. 病毒性肝炎 肝炎在临床上的证型较多，一般可分湿热内蕴、肝郁脾虚、肝血瘀阻、肝肾两虚等型，当随证施治。如呈现肝血瘀阻者，当活血化瘀、软坚散结。蛴螬长于化瘀消癥，对此最为合拍。1960~1962年肝炎流行期间，曾用此观察数十例，具有化瘀消癥、缩小肝脾肿大、制止胁痛之功，获效较佳。治例：俞某某，男，36岁，干部。患无黄疸型肝炎已5月余，面色晦滞，神疲纳呆，肝脾肿大，两胁刺痛，有时撑胀，舌质衬紫、边有瘀斑、苔薄腻，脉沉涩。肝脾郁滞，血瘀癖积，治宜疏肝化瘀，而消癥癖。处方：蛴螬60g（洗净、晒干）研细末，装胶囊，每服1粒，1日2次。1周后胁痛定，纳谷增，精神振，2周肿大之肝脾逐步缩小，舌质紫瘀渐化，脉涩渐利，调理善后之。（《虫类药的应用》）

2. 历节病 为痹证之一种，又名白虎风、白虎历节，因其关节肿痛较甚，昼轻夜剧，游走不定，故前人又将其属之痛痹、行痹范畴。《圣济总录》之"蛴螬散"，对此有较好之疗效。处方：蛴螬7枚（研烂），甘草（炙，研末）15g，制没药（研）、滴乳香（研）各3g，同研烂，分2次服，煎黄酒一盏，调下，日2次，能消肿止痛。治例：汪某某，男，47岁，工人。患历节风已四五载，关节肿痛，游走不定，时轻时剧，入暮为甚。舌苔薄腻质衬紫，脉弦细。风寒湿邪袭踞经隧，夹有瘀滞，治宜祛风寒、通痹着、化瘀滞，以《圣济总录》蛴螬散消息之。药后疼痛显减，肿热亦消，舌之紫色略化，此佳象也，前方续进，基本趋于稳定，以汤剂随症调理而愈。（《虫类药的应用》）

3. 破伤风

（1）蛴螬虫一个，将脊背捏住，俟它口中吐水，就擦抹在疮口上，觉麻，身上汗出。（《婴童

百问》）

（2）今人由《婴童百问》启示而用蛴螬治疗破伤风，获得较好的疗效。（《山东医药》1972；4：49）经治14例，结果痊愈11例，死亡3例。有效病例均在15~30分钟张口自如，喉痉挛消失或减轻，口腔分泌物显著减少，能吞咽食物和药物。服药后抽搐虽能减轻，但尚不能制止，仍需配合其他方法治疗。3例死亡者均因年老体弱，并有心肺功能不良。方法：将蛴螬头向下，让其自然吐出黄水（如急用，可剪去其尾部，黄水随即流出）。取黄水搽在伤口上，可使伤口麻木，身上出汗；牙关紧闭者，可用蛴螬水涂牙龈。亦可将蛴螬捣烂如泥，外敷伤口，干后即换；或以蛴螬10个，焙干为末，分2次用黄酒送服（小儿酌减）。上述方法每多合并使用。（《虫类药的应用》）

原按　以蛴螬内服外敷治疗破伤风，有活血散瘀、解毒定痉的作用。但其痉搐不能迅速控制时，即应加蝎尾4枚，蜈蚣1条，防风9g，天麻12g，共研细末，每服6g，陈酒送下，日3次，奏效较速。凡重症均应及早配合使用，以提高疗效。

4. 喉痹　泛指咽喉肿痛的疾病，有外感、内伤之异，外感多责之风热，起病急骤；内伤常由阴虚而致，病情缠绵，不易速愈。《集验方》用活蛴螬取汁点喉痹，得下即开。此当指外感引起之急性喉痹，即《杂病源流犀烛》所述“喉痹，痹者闭也，必肿甚，咽喉闭塞……乃风痰郁火，热毒相攻之症”是也。曩在农村巡迴医疗时亦尝试用，消肿定痛甚速。治例：徐某某，男，39岁，农民。两日前寒热，喉痛面肿，继则肿势加剧，今日有窒塞之感，乃嘱其速觅活蛴螬数条，捣取汁滴入喉中，须臾流涎甚多，频吐之，喉肿渐消退而愈。（《虫类药的应用》）

5. 口疮（口腔溃疡）　刘某某，男，40岁。口腔疼痛3天。查：舌阜、舌尖、舌边各有1处溃疡。令用活蛴螬去头和腹内容物，将皮内面贴溃疡面上摩擦数分钟。3~4小时重复1次，连用2日愈。（刘文汉治验）

6. 经闭　实证经闭，少腹胀痛，舌质紫暗或边有瘀斑者，均选用蛴螬治之，单用或配伍以调经活血之品，均有佳效。治例：冯某某，女，28岁，工人。经闭4个月，少腹胀痛，腰酸带多，舌苔薄、质衬紫，脉涩。此实证经闭，治宜和瘀通经。处方：蛴螬20g，川芎60g，共研细末，装胶囊，每服4粒，日2次，黄酒送下。连服8日，腹部胀痛加剧，继服之，2日后经事即行，色紫成块，腹之痛胀消失，再以逍遥丸早晚各服8g，调理而安。（《虫类药的应用》）

7. 丹毒　丹毒浸淫，走窜皮中，名火丹。以蛴螬捣烂涂之。（《本草纲目》第四十一卷“蛴螬”引《删繁方》）

编者按　蛴螬有破血、行瘀、散结之功。《日华子本草》谓“可敷恶疮”。《子母秘录》用蛴螬研末外敷，治疗痈疽痔漏恶疮及小儿丹毒之证。可知古代医家以本品外敷积累了丰富的经验。

8. 跌仆损伤疼痛　跌仆损伤往往由于络损而血溢脉外，瘀血内阻，不通则痛。蛴螬擅长活血和瘀，疗伤定痛，对此最为适合。治例：金某，男，47岁，工人。因工作中不慎由高处跌下，两侧肩臂及大腿外侧青紫肿痛，经检查未见骨折。舌苔薄腻，脉弦。跌仆损伤络脉，致使瘀血内滞，可予活血消瘀、疗伤止痛之品。处方：蛴螬30g，参三七30g，共研细末，装胶囊，每服3粒，日2次，温陈酒送下。药服3日，疼痛渐定，青紫趋消。（《虫类药的应用》）

9. 失明　晋书盛彦母氏失明，躬自侍养，母食必自哺之。母病既久，至于婢使，数见捶鞭。婢愤恨，伺彦暂行，取蛴螬炙饴之，母食以为美，然疑是异物，密藏以示彦。彦见之，抱母恸哭，绝而复苏。母目豁然，从此遂愈。（《医学衷中参西录》）

原按　蛴螬生粪土中，形状如蚕（俗名地蚕）遍处皆有。《神农本草经》谓：主目中淫肤、青翳、白膜。其善治目翳可知。内障宜油炙服之，外障宜取其汁，滴目中。

结　语

蟦蛴、地蚕、虫肥齐乃蛴螬古代异名。朱良春先生指出：关于本品性味，古人认为本品有微温、微寒之不同，但从服后可以发汗，则《本经》谓其“味咸，微温”是正确的。入肝经。功能破血结，通瘀痹，疗跌损，定创痉。李时珍在《本草纲目》中盛赞其功效：“《本事方》治筋急，养血地黄丸中用之，取其治血瘀痹也。陈氏《经验方》云：盛冲母失明，取蛴螬蒸熟食，目即开。与《本经》治目中青翳白膜，《药性论》汁滴目中去翳障之说相合。《婴童百问》治破伤风，又符疗折、敷恶血、金疮内塞，主血、止痛之说也。盖此药能行血分，散结滞，故能治以上诸病。"《长沙药解》说"蛴螬能化瘀血，最消癥块。《金匮》大黄䗪虫丸用之……破瘀而化积"的解释是很中肯的评价。《本经疏证》说："仲景所用通瘀药不下一二十味，独于两目暗黑之干血证用蛴螬，后人循此而识之，蛴螬可无误用矣。"可供选用时之参考。此外，蛴螬对急性喉痹、实证经闭，疗效亦佳。

蛴螬破血逐瘀之力较峻，孕妇体弱或无瘀滞者忌用。一般入丸散剂，每日约0.5~1g；外用捣敷或研末敷。

鼠　妇

【基原与药材】 为鼠妇科动物平甲虫的干燥全体。质脆易碎。气腥臭。以干燥、完整、灰白色、无霉蛀者为佳。

【用法与用量】 内服：煎汤，3~6g，亦入丸、散。外用：研末调敷。

【原文】《本经》：鼠妇，一名负蟠，一名蛜蝛。味酸，温，无毒。治气癃不得小便，妇人月闭，血瘕，痫，痓，寒热，利水道。生平谷及人家地上。

《别录》：鼠妇，微寒，无毒。一名蛜虫黍。生魏郡及人家地上，五月五日取。

【经方用药】《本经疏证》解析《本经》说："鼠妇利水，白鱼亦利水，又皆气血交阻。但白鱼所主是寒湿阻气，因而及血；鼠妇所主是气阻及血，因壅湿热，故有异云。"《本经》所述证候，无非血气壅瘀所致。经方仅鳖甲煎丸1方用及，取其主"血瘕"之用，配合诸药破癥瘕积聚，以治癥瘕疟母。

【单方治验】

1. 久疟　《金匮》鳖甲煎丸用鼠妇治久疟。因鼠妇"善通经脉，能化癥癖"（黄元御语），所以凡疟疾反复发作，脾脏肿大，而舌有瘀斑或衬紫者，均可以本品为主制丸治之，或采用鳖甲煎丸，每服8g，日2次。治例：薛某，男，42岁，农民。间日疟反复发作，左肋下癥癖质硬，疟母已成，先予鼠妇、豆豉各14枚，捣丸如芡实大。未发前日服2丸，将发前2小时再服2丸，疟即控制。随后每日早晚各服鳖甲煎丸6g，两周癥癖缩小。(《虫类药的应用》)

编者按　《补缺肘后方》治疟病用"鼠妇、豆豉二七枚，合捣，令相和，未发时服二丸，欲发时服一丸"。《金匮》治疟病方蜀漆散要求在"未发前"服药。可见上述治验之医者朱良春国医大师学有源本。

2. 小便不利　凡因气阻及血，湿热内壅，而致小便不利者，均可用鼠妇治之。如《千金方》用鼠妇7枚，研细，黄酒送服。治产后小便不利，甚效。一般可以本品5g，配合车前子、泽泻各12g，煎服，利尿之功颇著。(《虫类药的应用》)

3. 痛证（乳腺癌）　张某某，女，40岁。1999年3月15日就诊。乳腺癌术后1年，髋、膝、踝关节疼3个月，原位红肿破溃2个月。西医检查，诊断为：乳腺癌术后原位复发；骨转移。处理：①化疗。②对症治疗：予鼠妇粉3g，日3次服，次日疼减。维持治疗2个月基本无疼痛。(刘文汉治验)

编者按　鼠妇含蚁酸，具有止疼和镇静作用。

4. 咳喘（慢性气管炎）　商某某，女，60岁，1999年3月21日就诊，咳喘50余年，近5年气短乏力，稍活动即加重。查：呼吸音极弱，未闻及明显啰音。诊断：慢性支气管炎合并肺气肿。予鼠妇粉3g，日3次口服。2周气喘好转；1个月后明显好转，再查能听到呼吸音和少量干鸣音。(刘文汉治验)

编者按　慢性支气管炎较为顽固，不易根治。天津市红桥区第一防治所以鼠妇研细，用60%酒精处理后压制成0.3、0.5g两种片剂，0.5g片每次2~5片，0.3g片每次3~8片，均日服3次，15天为一疗程。共治247例，总有效率为81.8%，对喘、咳、痰均有一定效果。由于本品具有破瘀活血作用，可以改善肺微血管之循环，促使病变恢复，改善肺功能，从而使喘咳渐减。但慢性支气管炎患者服此药后多有口干现象，可取麦冬10g，用开水泡茶送药片，能缓解口干。(转录自《中药大辞典》)

5. 手术后疼痛　①鼠妇有镇静止痛功效，可缓解手术后疼痛。鼠妇洗净，温水杀死，干燥，研细，加入淀粉和糖，使成10%散剂，装胶囊，每粒含鼠妇0.1g，每服2~4粒，日服1~2次。(《全国中草药新医疗法展览会资料选编》)②或将鼠妇洗净，按1∶15至1∶20的比例，加水煎至含量为10%，用三层纱布过滤，加适量防腐剂。每次口服5~10ml。对各种手术后的病员，用后有明显的止痛镇静效果。（《广西药用动物》，广西人民出版社，1976）③治例：赵某，男，54岁，工人。因肠梗阻而施行手术，术后腹部疼痛，乃予鼠妇胶囊，每服4粒，1小时后疼痛趋缓，4小时续服1次，疼痛即定。（《虫类药的应用》）

6. 口腔炎　扁桃体炎　鹅口疮　牙龈炎　鼠妇善于活血散瘀，消解热毒，又长于止痛，故外用对上述诸症有著效。法取活鼠妇30g，洗净，置瓦上焙干研细，加冰片少许，装瓶密封。用时取药粉吹患处，不宜咽下，可随口涎唾出，每日2~3次。据湖南省卫生局报道（《全国中草药新医疗法展览会资料选编》，1970年）曾治疗250例，一般3~5日可以获愈。治例：徐某某，男，28岁，工人。宿有慢性扁桃体炎，受寒即作，扁桃体肿大，疼痛，微有白腐，已作四日。因发热不甚，乃迳予上药末外吹，一日见效，三日悉复。（《虫类药的应用》）

编者按　据文献记载，《寿域神方》："治鹅口白疮：地鸡（鼠妇异名）研水涂之。"《圣惠方》："治牙齿被虫蚀，有蛀孔疼痛：湿生虫（亦鼠妇异名）一枚，绵裹于蛀疼处咬之。"《经验济世良方》："治风牙疼痛：湿生虫、巴豆仁、胡椒各一枚，研匀，饭丸绿豆大，绵裹一丸咬之，良久涎出吐去。"以上引录可知，今人经验传承于古人。

结　语

在鼠妇的性味方面，《本经》主性温，而《别录》谓其性"微寒"，两者迥然不同，但从功效来看，似以"微寒"为是。味酸，无毒，入肝经。朱良春先生指出：鼠妇功善破瘀血，消癥瘕，通经闭，利水道，解热毒，截疟疾，定惊痫，止疼痛。凡瘀血、癥癖、口疮、咽肿、经闭、癃闭、疼痛之属于热证、实证者，均可选用。《本经》除明确记载本品有"治气癃不得小便，妇人月闭血瘕，……利水道"之功外，还指出它有镇痉、清热的作用，施治于痫、痉、寒热、疟疾，均有显效。后世应用于久咳喘嗽，术后疼痛，亦镇痉作用的引申。经方治疟母之鳖甲煎丸，即有本品。

目前临床常用鼠妇与䗪虫、蜣螂、大黄、桃仁等活血化瘀之药伍用，以治经闭、癥瘕；与车前子、泽兰、泽泻等利水消肿药合用，治疗小便不利或水肿；与鳖甲、地鳖虫等软坚散瘀药同用，治疗疟母痞块。因其破瘀之力较猛，凡孕妇或体虚而无瘀滞者慎用。

一般以文火焙黄，研末入药。多作丸、散剂，每日用1~2g；亦可作汤剂。

蜣　螂

【基原与药材】　为金龟子科昆虫屎蜣螂的干燥全虫。体质坚硬，有臭气。以体黑、干燥、完整者为佳。

【用法与用量】　内服：煎汤，1~3g；或入丸、散。外用：研末调敷或捣敷。

【原文】《本经》：蜣蜋，一名蛣蜣。味咸，寒，有毒。治小儿惊痫，瘛疭，腹胀，寒热，大人癫疾，狂易。生池泽。

《别录》：蜣蜋，有毒。主治手足端寒，肢满，贲豚。生长沙。五月五日取，蒸，藏之。临用当炙。勿置水中。令人吐。又，捣为丸，塞下部，引痔虫出尽，永瘥。

【经方用药】《本草经疏》解析《本经》《别录》说："蜣螂，治小儿惊痫瘛疭，腹胀寒热，大人癫疾狂易，皆肝、胃、大肠三经风热壅盛所致，咸寒除三经之邪热，则诸症自瘳。《别录》主手足端寒、支满者，以脾胃主四肢而治中焦，脾气结滞则血液不能通行灌溉于手足，胃家热壅及大肠结实，则中焦不治而气逆支满，行三焦之壅滞则所苦减除矣。咸能软坚入肾，故又主奔豚也。"总之，《本经》《别录》所述蜣螂主治诸症系热邪所致，说明本品具有清热镇惊之功。

经方中仅鳖甲煎丸1方用之，本方用蜣螂不仅取其清热的作用，更取其破癥瘕积聚之功。正如《长沙药解》所说："蜣螂，善破癥瘕，能开燥结，《金匮》鳖甲煎丸用之，治病疟日久结为癥瘕，以其破癥而开结也。"言之甚明。

本品有毒，故后世很少用及，多外用治疮疡。

【单方治验】

1. 历节病　叶天士喜用蜣螂配合其他虫类药治疗数十年不愈之"周痹"，以其能走窜脉络，散结通阳，故奏效甚著。凡关节僵肿变形，屈伸不利者，可与蜂房合用。（《虫类药的应用》）

编者按　上述关节病变与《金匮》所论历节

病桂枝芍药知母汤证颇类似。

2. 顽固性大便不通（肠梗阻　术后肠粘连） 本品治疗大便不通，方书早有记载，如《圣惠方》治大肠闭塞，用本品一味，研末热酒冲服；龚廷贤《万病回春》中治大便不通，列有“蜣螂散”（大便闭用上截，小便闭用下截），《本草纲目》也指出：“治大小便不通，下痢赤白。”清代王孟英最善使用本品。他尝用治便秘吐粪、热毒便秘不通及气结津枯之便秘不通等症，均获佳效。作者用以治疗肠梗阻及术后肠粘连之腹痛便秘，亦有殊功。即用蜣螂虫9g为主药，借其攻窜性能，促使梗阻松解，屡获捷效。但以急性发作之不全性肠梗阻为最适合，并宜辨证施治，佐以他药。倘肠套叠或梗阻时间已长，形成肠道局部坏死者，必须立即施行手术，不宜因循拖延。（《虫类药的应用》）

3. 小儿疳积 民间单方：蜣螂虫1只，洗净晒干，以土包裹，煨熟，去翅足，研细拌糖食之。每日1只，连服数日，即见效机。这是推陈致新，促使胃肠功能恢复，从而转羸弱为健硕之结果。（《虫类药的应用》）

4. 阴疽 此病用新订八将丹外用，疗效较好。处方：蜣螂虫、露蜂房、蝉蜕、制僵蚕、炙山甲、全蝎、蜈蚣、五倍子各等份，研成极细末。每30g药粉，加麝香1g，瓷瓶密贮备用。治例有以下2例。

（1）马某某，男，5岁。患肺结核，头部且有脓疮多枚，疮色淡白，出脓如脂而少，触之极痛，遂用本丹挑入太乙膏上贴之，1日二换。连诊3次，用药6日竟愈。

（2）汤某某，男，17岁。在右腿伏兔穴之上方，患一阴疽，经用十全大补汤内托，外用本丹以药捻塞入（计深二寸），诊治半月，疮口逐渐减小而获治愈。（《虫类药的应用》）

原按 八将丹原出《疡医大全》，本方为近人李仁众参其意重新拟订，方中集中虫类药，功能消痈散肿、活血化瘀、提脓拔毒、推陈致新。适用于阴证，而阳证则非所宜。

5. 瘘管 此症为寒性脓疡穿透而成，经常脓水淋漓不绝，殊难速愈。下方疗效较好，有散血消肿、攻坚排脓、拔毒祛腐、生肌敛疮之功。处方：蜣螂虫8只，蚯蚓、象皮、炮甲各30g，用麻油炙，研细末，蜜丸如绿豆大。每服2g，日2次，食后开水送下。又用蜣螂1只、蛐蜒3条，置瓦上炙酥，研为细末，加冰片1g、蟾酥0.3g，以菜油调，滴渗瘘管内，外以膏药贴盖，每日一换，效果甚佳。（《虫类药的应用》）

6. 多骨　死骨 凡顽疮恶疽，溃之不敛，内有多骨、死骨者，可用林屋山人“推车散”（蜣螂虫炙研细末，每30g加干姜1.5g，再研极细）掺患处，数日可促使多骨、死骨排出，然后再上生肌散以收口。（《虫类药的应用》）

结　语

蜣螂俗称“推车虫”“铁甲将军”。性寒味咸，无毒。入肝、胃、大肠经。功善破癥结，通二便，定惊痫，拔毒生肌，散肿止血，为活血峻烈之品。经方仅鳖甲煎丸1方用之，古今用其推陈致新之功而治疗小儿疳积、顽固性大便不通、术后肠粘连及梗阻有殊功；外用可治瘘管、阴疽等，常以油炙研末与其他活血化瘀之品相合并治。

白鱼（衣鱼）

【基原与药材】 为衣鱼科昆虫衣鱼的全虫。衣鱼体长而扁，长约1cm，外被银色细鳞。多生于古旧的房室和古书中。畏光，好蠹食书籍、衣服及浆糊、胶质等物。

【用法与用量】 内服：煎汤或入散剂。外用：研末调敷或点眼。

【原文】《本经》：衣鱼，一名白鱼。味咸，温，无毒。治妇人疝瘕，小便不利，小儿中风，项强，皆宜摩之。生平泽。

《别录》：衣鱼，无毒。主治淋，堕胎，涂疮，灭瘢。一名蟫。生咸阳。

【经方用药】《本草纲目》：“衣鱼乃太阳经药，故所主中风项强、惊痫、天吊、目翳、口㖞、淋闭，皆手足太阳经病也。”古代文献以衣鱼单味药治疗《本草纲目》所述病症。

经方仅滑石白鱼散1方用及，主治小便不利。《本经》说白鱼主“妇人疝瘕，小便不利”，《别录》说它“主治淋，堕胎”。说明本品除利水通淋之外，尚能行血化瘀。可见白鱼在滑石白鱼散中，一可助滑石利水通淋，一可助乱发活血化瘀，所以本方对血淋效果较好。

第十二章　补　益　药

本章补益药涉及23味药，可分为两类：前13味以补气为主，后10味则主要是养阴血。简述如下。

1. 人参　味甘微苦，性微寒或微温，大补元气，补脾益肺，安神益智。“乃气中之血药也”（《张氏医按》）。为“补气生血，助精养神之药也”（《本草汇言》）。人参对“气虚、血虚俱能补，阳气虚竭者，此能回之于无何有之乡；阴血崩溃者，此能障之于已决裂之后。惟其气壮而不辛，所以能固气；惟其味甘而纯正，所以能补血。……第欲以气血相较，则人参气味颇轻而属阳者多，所以得气分者六，得血分者四，总之不失为气分之药。而血分之所以不可缺者，而未有气不至而血能自至者也”（《本草正》）。人参补气“能补肺中之气，肺气旺则四脏之气皆旺，肺主诸气故也。仲景以人参为补血者，盖血不自生，须得生阳气之药乃生，阳生则阴长，血乃旺矣”（李东垣）。故凡气虚、血虚及气血两虚所致诸多证候，凡“脉之浮而芤濡虚大、迟缓无力，沉而迟涩弱细、结代无力者，皆虚而不足，可用之；若弦长紧实、滑数有力者，皆火郁内实，不可用也”（《月池人参传》）。临证之时，“人参宜同诸药共用，始易成功。……然而人参亦有单用一味而成功者，如独参汤，乃一时权宜，非可恃为常服也。盖人气脱于一时，血失于顷刻，精走于须臾，阳绝于旦夕，他药缓不济事，必须用人参一二两，或四五两，作一剂煎服以救之，否则阳气遽散而死矣”（《本草新编》）。总之，人参应用，总为虚证。暴虚者可起死回生；久虚者能助弱康复；外感正虚者有扶正祛邪之功。用之得当，实为仙草。详见内文，并论及党参、西洋参、太子参。

2. 黄芪　甘而微温，生用能益气固表，利水消肿，托毒排脓而生肌；炙用则补中益气。其“入肺补气，入表实卫，为补气诸药之最，是以有芪之称。与人参相较，则参气味甘平，阳兼有阴；芪则秉性纯阳，而阴气绝少。盖一宜于中虚……一更宜于表虚”（《本草求真》）。故“肌表之气，补宜黄芪；五内之气，补宜人参”（《得配本草》）。黄芪与人参功用之分，大略如上。但这是相对而言，就黄芪而言，既能补内，又能补外，其对内能“补益中土，温养脾胃，凡中气不振，脾土虚弱，清气下陷者最宜。其皮直达人之肤表肌肉，固护卫阳，充实表分，是其专长，所以表虚诸病，最为神剂”（《本草正义》）。之所以内外诸病兼治者，为何？“因其味轻，故专于气分而达表，所以能补元阳，充腠理，治劳伤，长肌肉，气虚而难汗者可发，表疏而多汗者可止。其所以止血崩血淋者，以气固而血自止也，故曰血脱益气。其所以治泻痢带浊者，以气固而陷自除也，故曰陷者举之”（《本草正》）。总之，“黄芪直入中土而行三焦，故能内补中气……中行营气……下行卫气”（《本经疏证》）。“是上中下内外三焦之药”（《汤液本草》）。“能补五脏诸虚……通调血脉，流行经络”（《本经逢原》）。黄芪配伍之道：“黄芪同人参则益气，同当归则补血，同白术、防风则运脾湿，同防己、防风则祛风湿，同桂枝、附子则治卫虚亡阳汗不止，为腠理开阖之总司”（《本经逢原》）。又“防风能制黄芪，黄芪得防风其功愈大，乃相畏而相使也”（李东垣）。有关经方之运用与其广泛的临床用途，以及现代名医岳美中、邓铁涛等应用之宝贵经验，详见附编。

3. 术　古人不分苍术、白术，《本经》与《别录》均记载为“术”。故仲景书中白术之白字，显系后人所加。我们在使用经方时，不应拘泥于书中之白术，而应据具体情况，分别选用白术或苍术。盖“苍术苦辛气烈，白术苦甘气和”（《本草纲目》）。“白术守而不走，苍术走而不守，故白术善补，苍术善行”（《玉楸药解》）。由于苍术苦温而辛，辛烈开腠，则燥湿发汗之功胜于白术；白术苦温而甘，甘缓健脾，则补中除湿之力胜于苍术。白术“既能燥湿实脾，复能缓脾生津……为脾脏补气第一要药”（《本草求真》），“安脾胃之神品”（《本草经疏》）。经方有30首方证以白术健脾而益气、而运脾、而化饮、而安胎、而发汗祛湿，以调治诸病。其中有的方证显然适宜用苍术。白术与苍术详细功用，见后文。

4. 薯蓣（山药） 甘平，健脾，补肺，益肾，为脾肺肾三脏平补之良品。本品可为常食之物，故补虚治病为主药，用量宜大，或为补剂之辅助药。可“健脾补虚，滋精固肾，治诸虚百损，疗五劳七伤”（《本草正》）。山药气微，微甘微酸而液浓，嚼之发黏，长于“补脾肺之阴，是以能润皮毛，长肌肉，不似黄芪性温能补肺阳，白术苦燥能补脾阳也。……入滋阴药中宜生用，入补脾内宜炒黄用”（《本草求真》）。山药列入《本经》上品，“凡上品之药，法宜久服，多则终身，少则数年，与五谷之养人相佐，以臻寿考”（《本草经读》）。名医张锡纯善于重用山药治多种虚性病，见内文。

5. 甘草 性味甘平，“味至甘，得中和之性，有调补之功，故毒药得之解其毒，刚药得之和其性，表药得之助其外（按：此说不确），下药得之缓其速。……随气药入气，随血药入血，无往不可，故称国老”（《本草正》）。上述国老之功尚未尽焉，经方（共252首）约半数（124方）用甘草，调和诸药之用可谓周详，诸如“散剂，外而不内者；攻剂，下而不上者；温剂，燥而不濡者；清剂，冽而不和者；杂剂，清而不群者；毒剂，暴而无制者”，皆用“甘草调剂其间……诚决胜之道”（《本经疏证》）也。甘草不仅具备“国老”之能调和诸药，并且用之为主药可治多病。其调剂、治病之功用，详见内文。尚须明确的是，经方用甘草，有生用、炙用之分。《药品化义》说：“甘草生用，凉而泻火，主散表邪，消痈肿，利咽痛，解百药毒，除胃积热，去尿管痛，此甘凉除热之力也。炙用温而补中，主脾虚滑泻，胃虚口渴，寒热咳嗽，气短困倦，劳役虚损，此甘温助脾之功也。但味厚而太甜，补药中不宜多用，恐恋膈不思食也。”经方如何对生甘草与炙甘草区别应用？经方对甘草的应用有何禁忌、慎用病证，亦详见内文。

6. 大枣 甘温，补中养营，调营卫，和百药。其甘甜可口，“煮食补肠胃，肥中益气第一”（孟诜）。大枣不仅补中，并且“善补阴阳、气血……一切虚损，无不宜之”（《本草汇言》）。任何一味药都有其功效特长，大枣“味浓而质厚，则长于补血，而短于补气。人参之补土，补气以生血也；大枣之补土，补血以化气也，是以偏补脾精而养肝血”（《长沙药解》）。经方调治外感表证、内伤杂病如何用好大枣，其用量多少为宜？详见内文。

7. 蜂蜜 甘平。中药中有两味最甘甜的药，一是甘草，一是蜂蜜。甘草至甘而味特异，口感不好；蜂蜜极甜而气芳香，沁人心脾。蜂蜜“入药之功有五：清热也，补中也，解毒也，润燥也，止痛也。生则性凉，故能清热；熟则性温，故能补中；甘而和平，故能解毒；柔而濡泽，故能润燥；缓可以去急，故能止心腹肌肉疮疡之痛；和可以致中，故能调和百药而与甘草同功”（《本草纲目》）。由于“其气清和，其味纯甘，施之精神气血，虚实寒热，阴阳内外诸病，罔不相宜”（《本草经疏》）。故可“除众病，和百药”（《名医别录》），炼蜜和药为丸功用多矣，妙义详见内文。

8. 粳米 即常食大米之一种，性味甘平（《本草纲目》：“北方气寒，粳性多凉……南方气热，粳性多温”），补益脾胃，充溢周身。经方用之，具有治病辅助护正等作用。

9. 小麦 即家庭常备常食之面粉之原作物——成熟小麦，味甘，性“皮寒，肉热”（《本草拾遗》），补心脾而养诸脏，虽为常食之物，但不宜多食。其用法不同，功效各异，如整个煎汤饮之，止虚汗；烧存性，为末油调外敷，治诸疮、汤火灼伤。详见内文。

10. 大麦 甘咸微寒，“大麦功用与小麦相似，而其性更平凉滑腻，故人以之佐粳米同食，或歉岁（按：指收成不好的年景）全食之，而益气补中，实五脏，厚肠胃之功，不亚于粳米矣”（《本草经疏》）。长于“宽胸下气，凉血，消积，进食”（《本草纲目》）。“有人患缠喉风，食不能下，将此大麦面作稀糊，令咽之，即滑腻，容易下咽，以助胃气”（《本草衍义》）。

11. 胶饴 亦称饴糖，为米、麦等粮食经发酵糖化制成。其性质甘温濡润，功善补脾精，缓里急，止痛。如此之痛，乃不营则痛，“血当行不行”（《本经疏证》），但尚未成瘀血。“胶饴之功，盖似甘草及蜜，故能缓诸急”（《药征续编》）。目前一般中药堂不备饴糖，临证缓急止痛等需要用之，方中可重用蜜炙甘草，或/和以蜂蜜代之亦可。

12. 热粥　医家们多不注解，用什么煮粥呢？小米、大米、玉米面均可。桂枝汤方后云“啜热稀粥一升余，以助药力”，不可忽视。凡需解肌发汗的桂枝汤类方均要求喝粥以助药力。还有，经方中治脾胃虚弱的方子，有的亦强调饮粥以助胃气。粥最益胃养人，有胃气则生也。

13. 羊肉　甘温，益气补虚，温中暖肾。羊肉本为食品，用之得当，又为温补良药。羊肉补虚，可比人参，但人参善补气虚，羊肉补形益血，功用有别。这正如李东垣所说：“羊肉甘热，能补血之虚，有形之物也，能补有形肌肉之气。凡味与羊肉同者，皆可以补之。故曰补可去弱，人参、羊肉之属是也。人参补气，羊肉补形也。”古人以羊肉为主治疗妇人病、虚劳病经验方，详见附编。

14. 当归　甘辛而温，为和血良药，长于调经止痛，润燥通便。“其味甘而重，故专能补血，其气轻而辛，故又能行血，补中有动，行中有补，诸血中之气药，亦血中之圣药”（《本草正》），总之为和血之良药。先贤总结当归之“用有三：心经本药，一也；和血，二也；治诸病夜甚，三也”（《医学启源》引录《主治秘诀》）。“诸病夜甚者，血病也，宜用之”（《本草汇言》）。经方以当归和血之功调治诸病，详见后文。

15. 芍药　其性味《本经》曰“苦，平”；《别录》曰“酸，微寒”。芍药古无赤白之分，六朝以后始分赤芍与白芍。现代考察结果：二者为同一科属，白芍气无，味微苦而酸；赤芍气微香，味微苦涩。赤白芍功用之别：白芍养血柔肝，缓中止痛，敛阴收汗；赤芍行瘀，止痛，凉血，消肿。近代本草学家张山雷分别赤白，十分透彻，他说：“《本经》芍药，虽未分赤白，二者各有所主，然寻绎其主治诸病，一为补血益肝脾真阴，而收摄脾气之散乱，肝气之恣横，则白芍也；一为逐血导瘀，破积泄降，则赤芍也。成无己谓白补而赤泻，白收而赤散，故益阴养血，滋润肝脾，皆用白芍；活血行滞，宣化疡毒，皆用赤芍药。”经方善用芍药和营治“时行寒热”病，活用其“止痛”之功治腹痛及身痛，《本经》曰芍药“利小便”之功效机制值得研究。

16. 阿胶　甘平，补益阴血，止血安胎，润肺止咳。《本草纲目》：“阿胶大要只是补血与液，故能清肺益阴而治诸证。按陈自明云：补虚用牛皮胶，去风用驴皮胶。”“凡造诸胶，自十月至二三月间，用犎牛、水牛、驴皮者为上，猪、马、骡、驼皮者次之……大抵古方所用多是牛皮，后世乃贵驴皮”。《别录》曰：“煮牛皮作之，出东阿。”《水经注》：“东阿县有大井，其巨若轮，深六七丈，岁常煮胶，《本草》所谓阿胶也。故世俗有阿井之名。”综上所述可知，古人所用阿胶，并非限于驴皮，而多用牛皮为原料（药源则更广），而特别强调以东阿县专用井之水制作，可知原料与水质都同等重要。驴皮基本上是蛋白质，水解产生多种氨基酸。其他动物皮的成分与驴皮相似，皆可作为制阿胶原料。

17. 天门冬　味甘微苦而性寒，润燥滋阴，降火清肺。其“统理肺肾火燥为病，如肺热叶焦，发为痿痈，吐血咳嗽，烦渴传为肾消，骨蒸热劳诸证，在所必需者也。……然必以无虚热胜者宜之”（《本草汇言》）。由于天冬“性寒滑湿濡，最败脾胃而泄大肠”（《长沙药解》），故虚寒泄泻及外寒致咳者，皆忌用。天门冬与麦门冬功用似同，实则有异，二冬皆甘寒滋润，入肺清金，而天门冬又走肾滋水，寒凉滑肠，阳虚者切忌；麦门冬又清心养胃，微寒不苦，补益洵良。

18. 麦门冬　甘而微寒，养胃润肺，清心除烦。“泻肺中之伏火，清胃中之热邪，补心气之劳伤，止血家之呕吐，益精强阴，解烦止渴，美颜色，悦肌肤，退虚热，解肺燥，定咳嗽，真可持之为君而又可借之为臣使也。但世人未知麦冬之妙用，往往少用之而不能成功为可惜也。不知麦冬必须多用，力量始大，盖火伏于肺中，烁干内液，不用麦冬之多，则火不能制矣；热炽于胃中，熬尽其阴，不用麦冬之多，则火不能息矣。更有膀胱之火，上逆于心胸，小便点滴不能出……”（《本草新编》），麦冬清中有补，重用之“利尿解热，治小便淋闭”（《福建民间草药》）。又能“生脉保神”（《珍珠囊》），“治经枯、乳汁不下”（《医学启源》），“本是甘药补益之上品”（《本草正义》）。

19. 百合 百合之性味，《本经》曰“味甘，平”，据其功效，应为“味甘微苦、微寒”（《长沙药解》）。功用润肺止咳，清心安神，善“清心肺余热”（《本草求真》），治疗百合病有特殊疗效。有的医家（朱二允）认为百合有“甘敛”之功，说“久嗽之人，肺气必虚，虚则宜敛。百合之甘敛，甚于五味之酸收也”（《本草从新》）。“百合以敛为用，内不足而虚热、虚嗽、虚肿者宜之”（《医林纂要》）。这又强调百合“清痰火，补虚损”（《纲目拾遗》）。总之，百合性柔滑而平和，善清心肺虚热、余邪，乃以清为补良品。

20. 葳蕤（异名很多，目前常称玉竹） 味甘性平，诸家本草或曰“味甘微苦，性平微温”（《滇南本草》），或曰“味甘，性微寒”（《药材学》）。养阴，润燥，除烦，止渴。其“柔润可食”（《本草纲目》），“则知其性本醇良，气味和缓”（《本草经疏》）。如此“温润甘平中和之品，若蜜制作丸，服之数斤，自有殊功，与服何首乌、地黄者，同一理也。……大抵此药性缓，久服方能见功”（《本草备要》）。“主聪明，调气血，令人强壮”（《本草拾遗》）。“考玉竹之性味、功用，与黄精相似……惟玉竹甘平滋润，虽补而不碍邪，故古人立方有取乎此也”（《本草便读》）。现代人用玉竹治心衰，为老药新用法。

21. 鳖甲 咸平，养阴清热，平肝息风，软坚散结。为“除阴虚热疟、解劳热骨蒸之药也。魏景山曰，鳖甲虫也，与龟同类而异种，亦禀至阴之性，入肝，统主厥阴血分为病，……厥阴血闭邪结，渐至寒热，为癥瘕、为痞胀、为疟疾、为淋沥、为骨蒸者，咸得主之”（《本草汇言》）。“鳖甲善能攻坚，又不损气，阴阳上下有痞滞不除者，皆宜用之。但宜研末调服，世人俱炙片入汤药中煮之，则不得其功矣”（《本草新编》）。

22. 鸡子黄 甘平，滋阴润燥，养血息风。“温润淳浓，滋脾胃之精液，泽中脘之枯槁，降浊阴而止呕吐，升清阳而断泄利，补中之良药也”（《长沙药解》）。其“补阴血，解热毒，治下痢”（《本草纲目》）及止呕逆、助消化、疗烧伤、祛湿疹等多种功效，详见附编。

23. 鸡子白 甘微寒，润肺利咽，清热解毒。《别录》曰“止‘小儿下泄’一语，最宜体会。小儿热泄，只以气清微寒之卵白治之即效，若丈夫则宜于苦寒矣”（《本草思辨录》）。还有，鸡子白尚可治汤火烧灼、体表炎症、中耳炎、妇人阴烂及防治疟疾。见附编。

本章补益药是本书最多的一类药。这类药根据功效划分，又可分为补气为主与补血（阴）为主两部分。前13味虽然都可归属补气类，但每味药又功效有别，区别为：①人参为补气主药，特点是既补气，又补血，为补气生血，大补元气之第一要药。若气虚不甚者，用党参即可。②黄芪为补气诸药之最，特点是秉性纯阳，专于补气，更善于补肌表之气。③术之补气专补脾气，非如参、芪并补脾肺之气。之所以补脾气，亦非纯甘补脾，而是甘苦温健脾燥湿补气。术又分白术与苍术，二术都能健脾燥湿，但白术健脾为主，苍术燥湿为长。④薯蓣（山药）补气又益阴，不似黄芪纯阳善补肺气，白术甘而苦专补脾气，而为平补肺脾肾三脏之良品。⑤甘草味至甘，得中和之性，有调和诸药而“纠偏”之功。其本来功用，生甘草偏凉，清热泻火而功效平缓；蜜炙甘草偏温，补中益气，甘令中满，不可多用。⑥大枣甘甜可口，补血以化气为其特点，与人参补气以生血不同，常与生姜相配，调营卫，和百药。⑦蜂蜜极甜，芳香可口，与甘草至甘而味特异不同，其甘润补中润燥，和百药为丸且防腐为其专长。⑧粳米补脾胃而充养周身。⑨小麦补心脾而养诸脏。⑩大麦功用与小麦相似，性偏凉而滑腻，和胃下气是其特点。⑪胶饴（饴糖）甘温濡润，功似蜂蜜。⑫热粥为米面煮熬而成，糜粥养胃，以助药力。⑬羊肉为温补良品，可比人参，但人参善于补气，羊肉长于补血。上述13味，前5味为补气主药，特别是人参、黄芪，更为补气必用之药。随后8味为药食同用之品，皆味甘补中，常食之能充养周身，药用之能强身祛病。

后10味补血或养阴为主的药亦功效有别，区别为：当归既补血，又行血，为和血良药，血中气药。芍药当分赤白，白芍养血柔肝，缓中止痛；赤芍行瘀止痛，且能凉血。阿胶为补血第一要药，且能止血。天门冬与麦门冬皆甘寒滋润益阴，而天冬清肺金并滋肾水，但寒凉滑肠；麦冬微寒不苦，清心润肺养胃，补益洵良。百合柔滑，善清心肺余热，乃以清为补良品。葳蕤（玉竹）养阴，功类百合，百合清补而葳蕤滋润。鳖甲养阴，盖能攻坚，肝病血闭邪结专药。鸡子黄与鸡子白，补养极品，中医治病，加以区分。上述10味，前3味归、芍、阿胶为养血主药；后4味二冬、百合、玉竹皆甘寒养阴；再后之鳖甲味咸攻坚，又能养阴；最后鸡子区分黄与白治内外之病，中医经验，道法自然也。

人　参

（兼论党参、西洋参、太子参）

【基原与药材】 基原为五加科植物人参的根。人参分园参、野山参、移山参、朝鲜人参四种。①园参中又分红参、边条参、糖参、白人参、生晒参、白干参、掐皮参、大力参8种，总以身长、支大、芦（根茎）长者为佳。支瘦小、芦短、糖重者为次。②野山参，又名山参，由于加工不同，又分生晒参、糖参、掐皮参3种，均以支大、浆足、纹细、芦长、碗密、有圆芦及珍珠点者为佳。③移山参体形似野山参，但主根下部往往较肥大，纹粗而浅，常延伸至主根中部，须根珍珠点较少，其品种与野山参相同。以上3种人参主产于“东三省”。④朝鲜人参，又名别直参、高丽参，商品有朝鲜红参及朝鲜白参，而以红者为优。人参产地不同，气味有别，一般气香味甘微苦。

【用法与用量】 内服：煎汤，3~9g，大剂可用至30g；亦可熬膏，或入丸、散。

【原文】《本经》：人参，一名人衔，一名鬼盖。味甘，微寒。无毒。主补五脏，安精神，定魂魄，止惊悸，除邪气，明目，开心益智。久服轻身，延年。生山谷。

《别录》：人参，微温，无毒。主治肠胃中冷，心腹鼓痛，胸胁逆满，霍乱吐逆，调中，止消渴，通血脉，破坚积，令人不忘。一名神草，一名人微，一名土精，一名血参。如人形者有神。生上党及辽东。二月、四月、八月上旬采根，竹刀刮，暴干，无令见风。

【经方用药】《本草经疏》解析《本经》《别录》说：“人参能回阳气于垂绝，却虚邪于俄顷。其主治也，则补五脏，盖脏虽有五，以言乎生气之流通则一也，益真气，则五脏皆补矣。邪气之所以久留而不去者，无他，真气虚则不能敌，故留连而不解也，兹得补而真元充实，则邪自不能容。清阳之气下陷，则耳目不聪明，兼之目得血而能视，阳生则阴长，故明目。真气内虚，故肠胃中冷，气旺阳回则不冷矣。心腹鼓痛者，心脾虚故也，二脏得补，其痛自止。胸胁逆满者，气不归元也，得补则气实而归元也，脾胃俱虚，则物停滞而邪客之，故霍乱吐逆也，补助脾胃之元气，则二证自除。调中者，脾治中焦，脾得补则中自调矣。消渴者，津液不足之候也，气回则津液生，津液生则渴自止矣。通血脉者，血不自行，气壮则行，故通血脉。破坚积者，真气不足，则不能健行而磨物，日积月累，遂成坚积。脾主消化，真阳之气回，则脾强而能消，何坚积之不磨哉？令人不忘者，心主记，脾主思，心脾二脏之精气满，则能虑而不忘矣。”

《本草正义》进一步鉴别说：“古称人参，今有辽参、高丽参、党参之别，形色、性情、功效各有不同，考其气味主治，则《本经》寒，而补五脏、安精神云云，皆似指辽参而言，《别录》则微温，而疗肠胃中冷，心腹鼓痛云云，皆似指高丽参而言，若云皆即今之党参，则实不能具此力量。但上党之所产，岂古时本与辽参无别，而今之所谓潞党参者，别自一种乎？抑古今地气攸殊，古则同于辽参，而今遂成潞党乎？李濒湖《纲目》引陶弘景之言，已有上党来者，形长而黄，状如防风之说，则颇似今之党参；张路玉《本经逢原》别出上党人参一条，但曰甘平清肺，又不似今之党参；惟吴遵程《本草从新》别出防风党参一条，则即今所通用之党参也。盖辽参、高丽参其力皆厚，惟一则甘而能清，一则甘而兼温，功力自别，若党参则为补脾和缓之药，而力量较为薄弱，三者之性情功用，迥乎不侔，万不能一陶同冶而无区别。”

古来人参包括人参和党参两种。党参之名，初不见于古书，所以，《本经》及经方之中不可能有党参之名。然其所述所用之人参很可能包括今之人参与党参两种药物。人参是五加科多年生草本植物人参之根。党参是桔梗科多年生草本植物党参的根，因其生于上党之地，故名之曰党参。两者药用部位的外形及功用相似，古人难以区分，故多混用。近代医家张锡纯大胆地提出古之人参，即今之党参，他说：“人参之种类不一，古所用之人参，方书皆谓出于上党，即今之党参是也。考《本经》载人参味甘，未尝言苦，今之党参味甘，辽人参则甘而微苦，古之人参其为今之党参无疑也。”另，据陶弘景所描述之人参“形长而黄，状如防风”，亦颇似今之党参。《别录》曰人参“生上党及辽东”，故笔者认为，信古者把经方中之人参一概肯定为今之人参，未必确切，但据人参产于上党即把经方所用之人参皆断为今之党参，也不一定恰当。正确的认识应当是：古人受时代的限制，不能将两者严格分开，故多混用。我们在使用经方时，应掌握两者区别，根据病情之轻重缓急，或者选用人参，或者选用党参，还可选用西洋参。

党参与人参之科属不同，乃桔梗科植物党参的根。其分布于东北及河北、河南、山西、陕西、甘肃、内蒙古、青海等地。党参药材由于产地不同，有西党、东党、潞党等3种。性味甘平，《本草正义》对其功效特点论述的切实可从，引录如下：“党参力能补脾养胃，润肺生津，健运中气，本与人参不甚相远。其尤可贵者，则健脾运而不燥，滋胃阴而不湿，润肺而不犯寒凉，养血而不偏滋腻，鼓舞清阳，振动中气，而无刚燥之弊。且较诸辽参之力量厚重，而少偏于阴柔；高丽参之气味雄壮，而微嫌于刚烈者。尤为得中和之正，宜乎五脏交受其养，而无往不宜也。”

西洋参与人参之科属相同，同为五加科植物的根。其主产于美国、加拿大及法国，我国亦有栽培。味甘微苦性凉。《医学衷中参西录》认为西洋参“能补助气分，兼能补益血分，为其性凉而补，凡欲用人参而不受人参之温补者，皆可以此代之。惟白虎加人参汤中之人参，仍宜用党参，而不可代以西洋参，以其不若党参具有升发之力，能助石膏逐邪外出也”。

太子参，据《本草从新》《纲目拾遗》《饮片新参》等书记载，太子参原指五加科植物人参之小者（《本草新编》谓之“大补元气”）。现在商品则普遍用石竹科植物异叶假繁缕的块根（全国大部分地区有分布），虽有滋补功用，但其力较薄。

综上所述，人参由于产地不同，性味略有差异，一般为味甘微苦性微寒（辽参）或微温（高丽参），功能大补元气，起死回生。党参甘平，功用与人参相近，而性味平和，健脾益气，补助中州而滋养诸脏，虚损百病不需急投者，皆可以党参（平和价廉）代人参。西洋参味甘微苦性凉，热病津气两伤与杂病气阴并虚者宜之。今太子参非古人用人参之小者，而用石竹科之细条根茎，补益功力薄弱。需要明确，成书于秦汉时代，或年代更远的《本经》，或年代稍近的《别录》，所用人参之产地“生上党及辽东”，那时可能对五加科的人参与桔梗科的党参没有区分，但都是天然野生，饱含天地之灵气，用之得当，才有起死回生之功。而当今广泛栽培者，补力不及也。古代尚未与欧美遥远国家交流往来，不可能有西洋参，就是邻域朝鲜人参，即高丽参，也是汉代后世矣。

人参是仲景常用药之一，用其组成的方剂达37首之多，经方对人参的具体运用分析如下。

1. 大补气血救治危证 取人参益气生津之功，用治各种气阴两伤证。

（1）治亡阳液竭证 仲景治疗霍乱病出现“恶寒脉微而复利，利止亡血”时，用四逆加人参汤。“恶寒脉微而复利”是少阴阳衰阴盛证，治宜四逆汤，加人参当为“利止亡血”而设。李东垣云：“仲景以人参为补血者，盖血不自生，须得阳气之药乃生，阳生则阴长，而血乃旺矣。”显然，仲景在此方是取人参益气补血之效。若属少阴格阳之症见有亡血者，则用通脉四逆汤加人参。通脉四逆汤方后云：“利止，脉不出者，去桔梗，加人参二两。”此处的“利止”即是亡血的证据，但此亡血的程度较上证四逆加人参汤证亡血的程度更为严重，不仅“利止”，而且“脉不出”，故其加用人参之量为二两，比四逆加人参汤之人参量增加一倍。从这里我们可以学到用药之量要随证之轻重而增减的技巧。此两证相当于现代医学之休克，其所用之人参具有固脱抗休克之功，故应用五加科之人参为佳，后世急救回阳之参附汤即脱胎于此。另外，还有一首茯苓四逆汤，适用于少阴病阴阳两虚烦躁证，其方即四逆加人参汤再加茯苓而成。方中除用人参益气生血外，人参还能与茯苓相配，发挥其“安精神，定魂魄”的作用，协助茯苓健脾宁心止烦躁，所用人参一举两得，反映了仲景选药之精。

（2）治热盛气阴两伤证 《内经》说：“壮火食气”，又云：“阳盛则阴病”，说明邪热过于亢盛，可以造成气阴两伤。在这种情况下，仲景也使用人参益气生津，方如白虎加人参汤。本方以白虎汤清热护阴，以人参益气生津。适用于阳明里热炽盛而兼见“背微恶寒”“时时恶风”“大烦渴不止”“欲饮水数升”等症。由于本方能清热益气生津，故不仅可用于阳明热证，而且亦可用于中暍、消渴而见胃热气阴两伤之证者。若为伤寒热病后期，余热未清，气阴已虚而见“虚羸少气，气逆欲吐”时，可用竹叶石膏汤治疗，该方由人参配竹叶、石膏、麦冬、半夏、甘草、粳米所组成。若纯属虚火上逆而见“火逆上气，咽喉不利”等症时，可用上方去清热之竹叶、石膏，加大枣并重用麦冬，即是麦门冬汤。这两方所用人参的目的相同，一方面与麦冬相合，益气生津；一方面与半夏为伍，健脾和胃，或降逆或止呕。这些都是仲景用人参治疗热病气阴两伤的方剂。

（3）治心之气阴两虚证　用人参治疗心气阴两虚的方剂是大家熟知的炙甘草汤。本方适用于“脉结代，心动悸”等。此乃由心之阴血亏损，不能充养心脏；心之阳气不足，无力宣行气血而致。方用人参一方面协助桂枝、甘草、生姜、大枣益气助阳，既可强心阳以行气血，又可补中益气以资气血生化之源；一方面配合麦冬，生地、阿胶、麻仁益气生津，填补已虚之阴血，并且发挥其安神止惊悸的作用。临床实践证明，人参是本方治疗“脉结代，心动悸”不可缺少的药物，用与不用，效果大不一样。

总之，人参益气生津，既可用于阳虚液竭，又可用于热盛气阴两伤，还可用于阴阳两虚。阳虚液竭及热盛气阴两伤往往是疾病预后吉凶转折的关键时刻，人参起着举足轻重的作用。其用人参除可益气生津充脉之外，尚能加强回阳或清热养阴诸药的功效。但应明确，人参益气生津，非纯为养阴，如果没有气虚的表现，人参则不宜用，应用栝楼根、麦门冬等养阴才是。

2. 健脾益气治中虚升降失调证　人体的气机在不停地进行着升降出入的运动。中焦是其升降运动的枢机，中焦气旺则升降有序，中气虚弱而无力斡旋，升降就会失常。人参具有健脾益气之功，能恢复中焦斡旋之力，而调整气机的升降。经方中使用人参健脾益气，斡旋升降，主要用于如下几种病证。

（1）治寒热互结心下痞证　寒热互结心下胃脘部，必然影响气机的升降运转。升降呆钝，中气壅滞则心下痞满；浊气不降反上逆则呕吐；清阳不升反下陷则下利。仲景治疗此证是从两个方面来着手的：一是用辛开苦降之药，升清降浊以泄心下之痞满，药用干姜、半夏、黄芩、黄连；一是健脾益气恢复中焦升降之枢的功能，药用人参、甘草、大枣。前者治标，后者治本，标本兼顾，这就是被后人推崇的半夏泻心汤。若于方中加生姜减干姜用量，就是生姜泻心汤；若半夏泻心汤重用甘草为君，就是甘草泻心汤。3方使用人参的目的相同，都是顾本扶正，恢复中焦升降之职。

（2）治上热下寒证　升降呆钝除了表现为寒热互结心下证外，还可以表现为上热下寒证。升降源于脾胃，脾主乎升，升之不足因于脾。脾属阴脏而其位在下，故升之不足多从寒化而生下寒；胃主乎降，降之无力因于胃，胃属阳腑而其位在上，故降之不足多从热化而生上热。寒热分居上下的证候特点是呕吐与下利并见。用人参治疗上热下寒（即胃热脾寒）的方剂有3首。一是黄连汤；二是干姜黄芩黄连人参汤；三是乌梅丸。三方证由于寒热的轻重程度不同，或还有兼症，故其清上温下的药物不同，然三方相同之处是均配伍人参健脾益气，以增强中焦斡旋。

（3）治霍乱吐利　霍乱以剧烈的吐利为主症，其致病原因很多，但其基本的病机是中焦气机升降紊乱。经方中使用人参治疗霍乱的方剂理中丸（或汤），适用于中阳不足寒湿内盛者。方用干姜、白术温中健脾燥湿，人参、甘草益气补中，以恢复中焦升降之职。

（4）治湿阻中焦脘腹胀满　中焦升降失司，脾失健运，胃中湿浊不化，留湿生痰，气机升降愈加受阻，遂生腹满腹胀之症，仲景用厚朴生姜半夏甘草人参汤治疗。本证脾虚为本，湿阻为标，但标急于本，故重用厚朴、生姜、半夏化湿理气泄满，少佐人参、甘草益气补脾，体现了治标宜急、治本宜缓的原则。

（5）治虚性呕哕　中焦斡旋无力，升降失司，还可以表现为升多降少，升多降少往往引发胃气上逆。经方中用人参治疗胃气上逆的方剂共5首：①大半夏汤：适用于脾阴胃阳两虚之胃反证，方用半夏开结降逆止呕，白蜜润燥，人参补中，复其升降之常。②干姜人参半夏丸：适用于中阳不足、寒饮上逆之呕吐，方以半夏、生姜汁涤饮降逆，人参、干姜温补脾阳以复升降。③吴茱萸汤：适用于肝胃虚寒呕吐气逆证，方用人参、大枣益气补中以复升降，吴茱萸、生姜温肝暖胃降逆。④旋覆代赭汤：适用于中虚痰阻气滞之“心下痞硬，噫气不除者”，方用旋覆花、代赭石消痰降逆，配合半夏、生姜和胃化痰，四药并用降气止噫之力更强，更用人参、甘草、大枣益气补虚，恢复中焦斡旋升降之功。⑤橘皮竹茹汤：适用于胃虚有热的“哕逆”证，方用橘皮、生姜理气和胃，竹茹清热止逆，人参、甘草、大枣益气补虚，目的仍是恢复中焦升降之常。此五方证，虽表现不同，但其病机均属中虚而升多降少所致。前四方证属虚寒，后一方证属虚热，可见人参益气和中止呕，虚寒或虚热均可使用。虚寒者一般与半夏相配或配干姜；兼饮者与姜汁相合；气逆者合旋覆花与代赭石；兼肝寒者配吴茱萸；虚热者与竹茹为伍。

（6）治脾虚下利　中虚斡旋无力，升降失司，还可以出现升少降多的情况，因脾主升，故升少降多则表现为脾虚下利之证。经方中用人参治疗脾虚下利证的方剂有4首：①理中丸（汤）：本方由人参、甘草、白术、干姜组成，具有温中益气、健脾燥湿之功。仲景用其治疗霍乱吐利，但本方主要为下利而设。这从方后加减法可以得到印证，方后云：“吐多者，去术加生姜三两。”可见若以吐为主时，方药组成还要加以调整。②桂枝人参汤：适用于协热下利证，即脾虚下利而兼表证。桂枝人参汤实际上是理中汤加桂枝。用理中汤温中补脾，燥湿止泻；桂枝后下，用以发散风寒表邪。③吴茱萸汤：适用于三阴虚寒下利之证，方用吴茱萸配生姜，温散三阴之寒，人参配大枣益气升阳止泻。④乌梅丸：适用于久利而寒热错杂证，方药组成复杂，但用人参益气利于止泻。

3. 补正气祛痰饮　经方中用人参治疗痰饮证的方剂有3首：①泽漆汤：适用于痰饮咳喘证。本证特点是饮积较重，症见水肿、咳喘、二便不利等。本方重用泽漆、紫参消痰逐水通利二便为主，辅以生姜、半夏、桂枝、白前等通阳散饮，少佐人参、甘草补正气，标本兼顾，驱邪护正。②木防己汤：适用于膈间支饮而喘满，心下痞坚等症。方用桂枝、防己辛苦通降，行水饮而散气结，石膏清郁热，人参扶正气。③木防己去石膏加芒硝茯苓汤：本方证是上述病情的发展，因水邪结实尤甚，故加芒硝软结，茯苓利水，已有芒硝泄热，故去石膏。后两方证以饮结中焦，心下痞坚为其特点，故治以辛苦通降为主，并重用人参益气行津，且通过人参益气来推动辛苦通降、咸苦软坚、淡渗利水药物发挥作用。但痰饮病正气不虚者，人参不可轻投，以免留邪之弊。

4. 扶正气除邪气，人参可扶正而驱邪

（1）用于少阳病正气已虚　小柴胡汤是治疗少阳病的千古名方。关于本方用人参，汪友苓说：“倘其病初伤本经，或初自太阳、阳明传变，邪气方盛，人参一味，断不可用。若其病过经不解，或本经有留邪未尽，正气已虚，人参一味，方可加也。”小柴胡汤应用范围甚广，除治疗少阳病外，还可治阳微结、热入血室、产后郁冒、发黄等，其用人参的目的，皆在于扶正。其次，柴胡加龙骨牡蛎汤、柴胡桂枝汤、柴胡加芒硝汤，皆用人参扶正气。此外，疟结少阳形成疟母，仲景用鳖甲煎丸治疗，该方用人参配阿胶补益气血，亦属扶正之例。

（2）用于体虚外感表证　体虚感受外邪，用人参可以扶正祛邪，这样的方剂有3首。①竹叶汤：用于产后中风兼阳气不足之证，方中重用竹叶、葛根，配防风、桔梗、桂枝疏散风热；人参、附子益气扶正；生姜、大枣和营卫，甘草调和诸药。②薯蓣丸：适用于虚劳病外感者，其用人参配合山药、当归等益气阴，另有柴胡、桂枝、防风等疏散风邪。③侯氏黑散：“治大风四肢烦重，心中恶寒不足者”。本方重用菊花与13味药配伍，“去风除热，补虚下痰之法具备”（尤在泾），方用人参补虚也。以上3方用人参皆为扶正祛邪而设。《本草经疏》说：“邪气所以久留不去无他，真气虚不能敌，故留连而不解也，兹得补而真气充实，则邪自不能容。”此正是3方加用人参的道理之所在。

5. 补体虚而止痛　人参补虚可以治疗因虚所致之痛证。

（1）治疗身痛　用人参治疗身痛的方剂有2首：①桂枝加芍药生姜各一两人参三两新加汤：适用于气营亏损造成的身体疼痛。方用桂枝汤调和营卫，重用芍药和血，重用生姜宣通阳气，加人参益气和营，使营卫调和而身痛自止。《金鉴》

说："桂枝得人参，大气周流，气血足而百骸理；人参得桂枝，通行内外而益卫阳，表虚身痛未有不愈者也。"②附子汤：适用于少阴元阳虚衰，寒湿留滞之身体疼痛。附子汤由附子、人参、白术、茯苓、芍药组成。其用人参既可与附子配合大补元阳，又可增强白术、茯苓健脾燥湿之功。阳气充足，充溢周身，寒湿消散，身痛自止。

（2）治疗胸痹　经方中使用人参治疗胸痹的方剂为人参汤。本方适用于中阳不足，浊阴上逆而致之胸痹病。人参汤即理中汤，只是炙甘草改为生甘草，易名人参汤意在强调人参在方中的作用，它既能增强干姜、甘草温中益气通脉的作用，又能使白术健脾燥湿行浊之力更加强大，阳气恢复，阴霾四散，胸痹自愈。

（3）治疗腹痛　由人参组成治疗腹痛的方剂有2首：①温经汤：适用于冲任虚寒兼有瘀血的崩漏腹痛等，取人参益气养营，一方面加强吴茱萸、生姜、桂枝温经散寒之功；一方面加强当归、川芎、丹皮养血化瘀之力。气血充盈，寒散瘀通，则腹痛自愈。②大建中汤：适用于脾阳虚衰，寒气上逆而致的腹中大痛，其用人参既可助饴糖温中补虚，缓急止痛；又可增强蜀椒、干姜温中益气而散寒。理中丸方后云："腹中痛者，加人参，足前成四两半。"亦属此例。可见人参对于气虚或血虚引起的各种疼痛，经过适当的配伍，都可以应用。气为血帅，气壮可以冲决一切阻滞，正所谓"大气一转，其气乃散"。

综上所述，人参大补元气可救急证，慢性病取其益气扶正之功，可协调升降，燮（xiè，谐和，调和）理阴阳寒热，并利于化痰饮、祛外邪、止疼痛。人参价昂，除急救外，一般可以党参代替，党参入煎每日量为10~30g。

【单方治验】

人参为甘而微苦，微温或微寒之品，主要功能有四点：本品为"阴中之阳，其力厚，其性醇"，故功善益气生津，此一也；脾为后天之本，气血生化之源，五脏皆赖其滋养，人参能补中益气，令脾运胃健，五脏得养，故《本经》云"主补五脏"，此二也；心为君主之官，藏神而主血脉，人参入心强心，故《本经》说它能"安精神，定魂魄，止惊悸……明目，开心益智"，此三也；《本经》说它能"除邪气"，则言其能扶正而祛邪，此四也。古今文献以人参为主药治各科病症如下。

（一）内科病

1. 伤寒坏证

（1）凡伤寒时疫，不问阴阳，老幼妊妇，误服药饵，困重垂死，脉沉伏，不省人事，七日以后，皆可服之，百不失一，此名夺命散，又名复脉汤。人参一两，水二盅，紧火煎一盅，以井水浸冷服之，少顷鼻梁有汗出，脉复立瘥。苏韬光侍郎云：用此救数十人。予作清流宰，县倅申屠行辅之子妇患时疫三十余日，已成坏病，令服此药而安。(《本草纲目》第十二卷"人参"引王璆《百一选方》)

编者按　伤寒时疫，因失治误治，致病情加重，元气欲脱。症见困重垂死，不省人事，脉沉伏微弱之危象。方用人参一味，以大补元气，复脉固脱。为治元气虚衰而致虚极欲脱，脉微欲绝证之要药。《本草新编》曰："人参，宜同诸药共用，始易成功……然而人参亦有单用一味而成功者，如独参汤，乃一时权宜，非可恃为常服也。……一至阳回气转，急以他药佐之……相济成功，未可专恃一味，期于必胜也。"此论颇有见地，临证可资参考。

现代研究人参具有抗休克、提高机体适应性的作用。人参对过敏性休克豚鼠、烫伤性休克小鼠可减轻休克，延长生命；对失血性急性循环衰竭动物，可使心搏振幅及心率显著增加。在心功能衰竭时，强心作用更为显著。人参可促进狗从失血或窒息的垂危状态中恢复健康。参麦（人参、麦冬）注射液对小鼠及大鼠的实验性内毒素休克也有良好疗效，腹泻和发热减轻，外周血象及网状内皮系统功能改善。

人参的药理活性常因机体功能状态不同呈双向作用。如既可使低血压或休克状态下血压升高，又可使高血压恢复正常，既能阻止ACTH引起肾上腺肥大，又可阻止可的松引起肾上腺萎缩。此外，在短期治疗剂量下，人参对正常生理功能无明显影响，但可增强机体对各种不良刺激，无论是物理性、化学性和生物性刺激，都具有增强机体非特异性抵抗力，提高机体适应性，促进病理过程恢复的功能。

（2）伤寒厥逆，身有微热，烦躁，六脉沉细微弱，此阴极发躁也。无忧散：用人参半两，水一盅，煎七分，调牛胆南星末二钱，热服立苏。

（《本草纲目》第十二卷“人参”引《三因方》）

（3）寒温之证，过十余日大热已退，或转现出种种危象。有宜单治以人参，不必加人参于白虎汤中者。王宇泰曰：余每治伤寒温热等证，为庸医妄汗、误下已成坏证，危在旦夕者，以人参二两，童子小便煎之，水浸冰冷，饮之立效。又张子和曾治一伤寒坏证，势近垂危，手足俱冷，气息将断。用人参一两，附子一钱，于石铫内煎至一碗，新汲水浸之冰冷，一服而尽，少顷病人汗出，鼻梁尖上涓涓如水。盖鼻梁应脾，若鼻端有汗者可救，以土在人身之中周遍故也。（《医学衷中参西录》）

编者按 元气为人生之本，人参能大补元气，故有挽救虚脱的功效，单用本品浓煎，补气固脱即有良效，若与附子同用，则回阳作用更强。

2. 虚损 神伤于上，精败于下，心肾不交，久伤精气，不复谓之损。《内经》治五脏之损，治各不同。越人有“上损从阳，下损从阴”之议，然必纳资生，脾胃后天得振，始望精气生于谷食。自上秋至今日甚，乃里真无藏，当春令泄越，生气不至，渐欲离散。从来精血有形，药饵焉能骤然充长？攻病方法，都主客邪，以偏治偏。阅古东垣、丹溪辈，于损不肯复者，首宜大进参、术，多至数斤。谓有形精血难生，无形元气须急固耳。况上下交损，当治其中，若得中加谷，继参入摄纳填精敛神之属。方今春木大泄，万花尽放，人身应之，此一月中急挽勿懈矣。参术膏，米饮调送。（《清代名医医案精华·叶天士医案》）

3. 吐血

（1）安（次）武（清）两县合并时，卫协开会。安次孙姓老医谈，伊以人参一两煎汤，治愈一吐血重症患者。吐血已数日，倾碗盈盆，止血药如棕炭、军炭……服之无效，奄奄待毙。孙君以人参煎汤饮之而止。听者疑信相半，予则谓孙君乃深得唐容川止血治气之邃旨者。又人参补气，为水中之阳，甘寒滋润，大生津液，津液足而肺金濡润。肺生气，其叶下垂以纳气，此又纳气之旨也。（《医林锥指》）

编者按 人参大补元气，本案用人参治吐血取效，其病机当属气不摄血证。

（2）治吐血下血，因七情所感，酒色内伤，气血妄行，口鼻俱出，心肺脉散，血如涌泉：人参（焙）、侧柏叶（蒸焙）、荆芥穗（烧存性）各五钱。为末，用二钱，入飞罗面二钱，以新汲水调和稀糊服，少顷再啜。（《中藏经》）

4. 水肿 钟耀辉，年逾花甲，在都（指京都）患肿，起自肾囊。气逆便溏，诸治不效。急买车返杭，托所亲谢金堂邀孟英治之。切其脉，微且弱；询其溺，清且长。因问曰：都中所服，其五苓（散）、八正（散）耶？抑肾气（汤）、五皮（饮）也？钟云：诚如君言，遍尝之矣，而病反日剧者何？孟英曰：此土虚不制水也。通利无功，滋阴亦谬。补土胜湿，与大剂（人）参（白）术，果即向安。越八载，以他疾终。（《回春录新诠》）

编者按 夫年迈之人，肾元亏馁，其肿起自肾囊，是病从下焦而始。究其脉搏微弱，小便清长，更兼气逆便溏，显是火衰不能燠土，脾虚而水失堤防。病虽在肾，而治疗则应重点补脾阳之虚。以其肿在肌肉也。夫小便既然清长，则五苓、八正等通利之剂，已非所宜，肿不在皮里膜外，五皮亦不能奏绩。而肾气一方，柔多刚少，重点在肾，且终是益阴之药。故诸方遍尝不能奏效者，无怪其然。盖此病乃元阳衰惫，理宜扶阳抑阴，燠脾厚土，兼以化饮为治，如此方为得法。大剂参、术，性偏守补，缺少辛温流气之品，于义似有未尽。依景岳“理中加附子、茯苓”方意更为周全。

5. 脱证

（1）一人久病滞下，又犯房事，忽发昏晕，不知人事，手撒目暗，自汗如雨，喉中痰鸣，如拽锯声，小便遗失，脉大无伦。丹溪曰：此阴虚阳暴绝也。令煎人参膏饮之，手动。又饮之，唇动。半夜后尽三盏，眼能动。尽三斤，方能言而索粥矣。尽五斤而痢止，至十斤而痊愈。（《顾松园医镜》）

编者按 脱证为阴阳气血严重耗损的综合表现。主要症状为汗出淋漓，四肢厥冷，口开目合，手撒遗尿，脉微欲绝等。当遵“有形之血不能速生，无形之气所当急固”之训，以人参甘温大补元气，使气充脱固，诸症得解。

（2）人参具有大补元气之功，可挽救气脱等危证。当慢性肾衰终末期尿毒症患者卒然出现虚脱、汗出、脉微欲绝之症者，我们常用大剂人参15~30g煎汤顿服，或配以制附片6~15g煎汤服，每能起到救急固脱之功效。（刘宏伟《中医杂志》

1996；9：567）

6. 宗气下陷

（1）经医者调治，大热已退，精神益惫，医者诿为不治。病家亦以为气息奄奄，待时而已。乃迟旬日而病状如故，始转念或可挽回。迎愚诊视，其两目清白无火，竟昏愦不省人事，舌干如磋，却无舌苔，问之亦不能言，抚其周身皆凉，共五六呼吸之顷，必长出气一口，其脉左右皆微弱，至数稍迟，知其胸中大气因服开破降下药太过而下陷也。盖大气不达于脑中则神昏，大气不潮于舌本则舌干。神昏舌干，故问之不能言也；其周身皆凉者，大气陷后不能宣布营卫也；其五六呼吸之顷必长出气者，大气陷后胸中必觉短气，故太息以舒其气也。遂用野台参一两，柴胡二钱，煎汤灌之，一剂见轻，两剂痊愈。

（2）外甥王某某年二十时，卧病数月不愈，精神昏愦，肢体酸懒，微似短气，屡次延医服药莫审病因，用药亦无效验。一日忽然不能喘息，张口呼气外出而气不上达，其气蓄积下迫肛门突出，约二十呼吸之顷，气息方通，一昼夜间如是者八九次。诊其脉关前微弱不起，知其胸中大气下陷，不能司肺脏呼吸之枢机也。遂投以人参一两，柴胡三钱，知母二钱，一剂而呼吸顺，又将柴胡改用二钱，知母改用四钱，再服数剂宿病亦愈。(《医学衷中参西录》)

原按 愚治大气下陷多重用生黄芪，取其补气兼能升气也。而此案与前案皆重用参者，因一当外感之余，津液烁耗，人参兼能滋津液；一当久病之余，元气亏损，人参兼能固元气也。

7. 厥证（颈动脉窦晕厥） 王某，女，21岁。1988年2月13日诊。诉自前年冬季开始，穿一种硬质高领衬衫。此后，每因转头、偏头、抬头而头晕目眩，面色苍白，四肢无力，汗出，眼前如飞蚊，随即倒地，瞳孔扩大，脉搏变慢。1987年10月在某医院诊为“颈动脉窦晕厥”，发作时用阿托品可缓解。此次因仰头稍久，晕厥复发，旁人呼余临场救治。上述诸症悉在，撬开双唇，见舌淡无血色，脉弱，重按脉止，血压45/15mmHg，即刻刺人中、涌泉，三四分钟神苏，用独参汤（生晒参30g）频频灌服，2小时后如常。嘱用生晒参切片，口含嚼3~5g。3个月后，做颈动脉窦压迫试验阴性，无复发。(倪冰《四川中医》1992；5：18)

8. 心悸（窦性心动过缓） 潘某，女，32岁，工人。患者心悸胸闷，眩晕欲脱，呕吐频作已达3个月。曾在家乡医院治疗鲜效。今急诊来院，症见心悸胸闷，气短难以接续，畏寒身体颤抖，眩晕呕吐欲脱。查心音低弱难以听清，血压80/60mmHg。心电图显示：窦性心动过缓。血色素7g。腹软，无压痛。辨证属气血亏虚，心失所养。当即用葡萄糖、维生素等静脉给药，先救其急，同时用人参15g水煎服。第2天停止输液，单用人参15g煎服。5天后寒颤消失，心悸眩晕改善。嘱其每日嚼服人参5g，以善其后。(陈耀兴《江苏中医》1992；10：40)

编者按 《本草汇言》云：“人参，补气生血，助精养神之药也。”本案取用人参，切中病机，故获良效。

9. 心气虚证 人参注射液治疗心气虚证的临床研究结果提示，心气虚患者不仅多有瘀血症状及体征，且其血液凝固性及黏滞性均较正常组增高，左心泵力、心排出量较正常人降低，微循环也有明显异常。心气虚症状、体征积分与血液流变学及微循环参数变化呈正相关，与血液动力学参数变化呈负相关。人参治疗后不仅症状、体征显著好转，同时低左心泵力、低心排出量、血液流变学、微循环等方面也较治疗前有明显改善。从临床及实验方面多层次、多指标、多途径地论证了“气虚致瘀”“益气祛瘀”及气血相关理论的正确性。(韩明向，等《中医杂志》1992；2：43)

10. 消渴

（1）治消渴引饮无度　人参、栝楼根各等份。生为末，炼蜜为丸，梧桐子大，每服三十丸，麦冬汤送下。(《仁斋直指方》玉壶丸)

（2）治消渴引饮　人参为末，鸡子清调服一钱，日三四服。(《本草纲目》)

（二）妇科病

1. 妊娠下血 召翁夫人，怀孕三月，胎动血崩发晕，促往视之。乃告翁曰：“妊娠胎下血晕，已为重险，今胎未下而晕先见，倘胎下晕脱奈何？”翁嘱立方，予曰：“血脱益气，舍独参汤，别无良药。”翁问：“所需若干？”予曰：“数非一两不可。”翁出取参，予闻房内雇妇私语：“胎产服参不宜。”急呼之出，语曰：“尔何知？勿妄言以乱人意。”少顷，翁持参至，予欲辞回，思适才内雇妇所言，恐病人闻之疑而不服，岂不偾事，只得俟之。翁持参汤，予随入房，病人果不肯服，翁无如何。予正色言曰："性命安危，在此一举，今若不服此汤，胎下晕脱莫救，俗见胎产忌服人参，无非恐其补住恶露，在胎下后，犹或可言，今胎未下，与平常临产无异，岂平常临产可服参，今昏晕欲脱，反不可服乎？予治此证颇多，勿为旁言所惑。"病人释疑，一饮而罄。予曰："有此砥柱中流，大势可守，尚防胎下复晕，其参再煎与服为妙。"诘朝复诊，翁云："昨遵谕，仍将参煎服，薄暮胎下，恶露无多，晕亦未作。"（《杏轩医案》）

编者按 案中所谓"怀孕三月，胎动血崩"等症，即《金匮·妇人妊娠病》篇"妊娠下血"之谓也。后世称之为"胞漏""胎漏"，西医学称之为"先兆流产"。为防患于未然，故以人参益气固脱，以防止"胎下暴脱"之危。

2. 妊娠腹痛 治妊娠，酸心吐清水，腹痛不能饮食：人参（去芦）、干姜（炮）各等份。上为末，用生地黄汁，丸如梧子大。每服五十丸，米汤下，食前服。（《局方》小地黄丸）

编者按 小地黄丸制方之法较为新奇。方中既用甘温益气的人参、辛热温中的干姜，又用甘寒凉血养阴的生地黄汁为丸，总之为补益气阴、养营止痛而安胎法。

3. 产后暴盲 李某某，女，23岁。4天前足月顺产一男婴，2天后开始哺乳，今日二目视力急剧下降，明暗不分，视无所见，瞳孔扩大，对光反应消失，伴见面色苍白，神疲乏力，自汗，舌淡、苔薄白，脉虚弱。诊为暴盲。嘱用红参5g，煎汤频服，最后嚼食红参，日1剂，并嘱其加强营养。2剂后精神好转，自汗减轻，继服4剂，视力基本恢复正常，左1.0，右0.9，一星期出院。多次随访，未复发。（王林静，等《四川中医》1992；9：49）

编者按 产后气血大虚，目不得以濡养而成暴盲，人参大补元气，以生气血，气血得复，目有所养，其证自愈。

4. 崩漏

（1）邹某，14岁，学生。1991年8月12日由其母伴诊。患者11岁月经初潮，前后无定期，最短21日，最长4个月一潮，3~7日净，色淡而稀，无血块，轻微腹痛，腰酸，四肢倦怠。今闭经半年。11日下午在校参加长跑比赛，当晚8时许突然腰酸而痛，小腹下坠，随即阴道流血不止，1夜用卫生纸3卷。刻诊：面色蜡黄，心慌气短，声低音微，四肢无力，仍流血不止，舌淡苔薄白，脉微。综其脉症，诊为血虚气脱，急用补气固脱法。处方：人参30g，三七粉3g（冲服），急煎顿服。1剂血少，2剂血止，精神转佳，脉沉细弱。继以滋肾补肝、固冲养任法善后。经随访至今无恙。（刘昭坤《中国中医急症》1995；1：封三）

原按 患者11岁月经初潮，色淡而稀，腰酸体倦，前后无定期。显然是肾气未充，冲任未固，适逢参加赛跑，好胜心切，耗气过度，气不摄血，卒然崩中。《医学心悟·妇人门》说："凡血证……若大吐大下，毋以脉论，当急用独参汤救之。"所以投重剂独参汤，冲服三七粉以补气固脱，摄血而不留瘀，故收1剂病轻，2剂病愈之良效。

（2）霍某某，41岁，工人。月经过多2年，周期提前，经诊断性刮宫，病理报告：子宫内膜增生症。现症：月经来潮16天未净，经量甚多，伴见少气懒言，全身乏力，头晕目眩，腰酸腿软。脉细无力，舌质淡红。予单味党参6剂，每剂60g。服5剂后血止，症状好转，继服对症中药巩固疗效。此后每值经行服用党参，经后服用对症中药。3个月后，经量正常，症状全部消失，停药后1个月即受孕。（魏振装，等《浙江中医杂志》1986；5：207）

编者按 人参不仅补气摄血以治崩漏、月经过多，并且可用于出血者血止后补益之。《十药神书》独参汤即用于"止血后此药补之：大人参（去芦）二两，枣五枚，每服水二盏，煎一盏。细呷之，服后熟睡一觉，诸病除根"。

（三）外科病

痈疽 酒毒生疽。一妇嗜酒，胸（《丹溪心法》卷五作"脑"）生一疽，脉紧而涩。用酒炒人参，酒炒大黄，等份为末，姜汤服一钱，得睡汗出而愈，效。（《本草纲目》第十二卷"人参"引《丹溪医案》）

编者按 人参甘温，大补元气；大黄苦寒，清热泻火，破瘀消肿；引之以酒及生姜，共成攻补兼施、扶正托毒之方。故对于正气不足，热毒内蕴之痈疽肿毒，用之可消，且无伤正之虞。

另据报道，用人参茎叶煎至稠膏，高压灭菌后外涂，治疗60例颈背及面部痈与疖病患者，每日涂药1次。经2~3次用药后，治愈患者48例，显效5例，症状减轻者5例，2例无效。

结　语

人参性味甘、微苦，微温。入肺、脾经。具有大补元气，补脾益肺，安神益智等功效。仲景善用人参，用其组成的经方达37首之多，主要用于治疗气阴两伤证（益气生津），中虚升降失调证（协调升降），气虚痰饮证以及气血亏虚所致的各种痛证。现代临床根据《本经》所论及仲景所用又有新的发挥。

现代药理研究证明：人参对中枢神经系统具有兴奋作用；对心肌和血管有直接作用，一般小剂量时表现为兴奋，大剂量时则抑制；有抗过敏、抗休克、强心作用；能兴奋垂体－肾上腺皮质系统，提高机体对外界不良条件刺激的抵抗力；能降低血糖，并与胰岛素有协同作用；有促进性腺激素样作用，能增强性功能；促进造血，改善贫血的作用；改善消化吸收和代谢功能，促进蛋白合成；降低胆固醇；具有利尿作用。故此现代临床常用本药治疗心血管系统（高血压病、心肌营养不良、冠心病、心绞痛等）、胃和肝脏疾病、糖尿病、神经衰弱、阳痿等均有较好的治疗作用。通过剂型改革，肌内或静脉注射，现代亦广泛地用于急救，如心源性休克或其他一时极端垂危病人的抢救。

人参入药的剂型有丸、散、汤剂。入煎宜文火另煎，饮汁嚼渣。为节省药源亦可研末吞服。若救虚脱，当大剂量、煎汁分数次灌服或制成注射液，肌内注射或静滴。人参价昂，除急救外，多以党参代替。

本品对实证、热证而正气不虚者忌服。人参反藜芦，畏五灵脂，恶皂荚。服人参时不宜饮茶和吃萝卜，以免影响疗效。

黄　芪

【基原与药材】 为豆科植物黄芪或内蒙黄芪等的干燥根。气微弱而特异，味微甜，嚼之有豆腥气。以根条粗长、皱纹少、质坚而绵、粉性足、味甜者为佳。根条细小、质较松、粉性小及顶端空心大者质次。

【用法与用量】 内服：煎汤，9~15g；入丸、散，或熬膏。

古今医家用黄芪治病，有善用小剂量者，如李东垣创补中益气汤，方中君药黄芪一钱（3g）。有善用大剂量者，如王清任创补阳还五汤，方中君药黄芪四两（120g）。现今名医、学者用大剂量黄芪为主药治心衰、肝硬化腹水、慢性肾炎蛋白尿、耳前瘘管感染、胎死腹中、截瘫等，皆取得良效（详见附编）。笔者根据“治未病”的思想，以补阳还五汤重用黄芪60~90g为主方，治疗高血压病气虚血瘀证，可降低血压、改善症状，预防中风（见《仲景医学心悟八十论》专文）。

【原文】《本经》：黄芪，一名戴糁。味甘，微温，无毒，治痈疽，久败疮，排脓止痛，大风癞疾，五痔，鼠瘘，补虚，小儿百病。生山谷。

《别录》：黄芪，无毒。主治妇人子脏风邪气，逐五脏间恶血，补丈夫虚损，五劳羸瘦，止渴，腹痛泄利，益气，利阴气。生白水者冷，补。其茎、叶，治渴及筋挛，痈肿，疽疮。一名戴椹，一名独椹，一名芰草，一名蜀脂，一名百本。生蜀郡、白水、汉中。二月、十月采，阴干。

【经方用药】《本经疏证》解析《本经》《别录》说：“黄芪，直入中土而行三焦，故能内补中气，则《本经》所谓补虚，《别录》所谓补丈夫虚损、五痨羸瘦，益气也。能中行营气，则《本经》所谓主痈疽、久败疮、排脓止痛、大风癞疾，《别录》所谓逐五脏间恶血也。能下行卫气，则《本经》所谓五痔、鼠瘘，《别录》所谓妇人子脏风邪气，腹痛泄利也。历历明征，莫非营卫之病，而营卫所以属三焦，三焦所以属中土者，三者皆本于水谷，是三焦为营卫之本，脾胃之蒸腐变化，又为三焦之本。黄芪一源三派，浚三焦之根，利营卫之气，故凡营卫间阻滞，无不尽通，所谓源清流自洁也。”

黄芪“为补气诸药之最，是以有‘耆’之称”（《本草求真》）。其主要功能为益气补虚及补虚攻邪。经方中虽仅有7方用及黄芪，却发展了其适应证，首次将黄芪用于治水肿。仲景主要取其补虚、通痹、利水、散邪，治疗痹证、虚劳、水肿及黄汗等病证。

1. 益气祛邪治痹证　仲景用黄芪治疗痹证的方剂有3首，分别用于治疗风湿、历节病及血痹。①《金匮》云：“风湿，脉浮，身重，汗出，恶风者，防己黄芪汤主之。”此为风湿在表兼表虚自汗证。此方用黄芪，一是益气固表，治其自汗；一是助防己、白术健脾祛湿通痹。②《金匮》云：“病历节不可屈伸，疼痛，乌头汤主之。”乌头汤证是典型的寒湿痹证，方用麻黄、乌头温经散寒止痛，芍药、甘草缓急舒筋，其配用黄芪的目的，主要是托邪外出。诚如赵以德所言：“黄芪益卫气，气壮则邪退。”由于配用了黄芪，因此本方对气虚而寒湿留伏日久者尤为适宜。③《金匮》云：“血痹，阴阳俱微，寸口关上微，尺中小紧，外证身体不仁，如风痹状，黄芪桂枝五物汤主之。”此血痹乃气血两虚，复受外邪所致。本方用黄芪，一方面取其主“大风”之功，配合姜、桂祛邪外出，如张锡纯所说：“《本经》谓主大风者，以其与发表药同用，能祛外风”；一方面取其“益气”之功，统帅桂、芍温经和血通痹。此方为后世的“气行则血行，治血先治气”之理论的提出奠定了基础。通过上述三方，可见黄芪益气通痹之功甚佳，属风湿者与防己、白术等祛湿药相配；属寒湿者与麻、乌等温经散寒药相伍；血痹者与桂枝、芍药等和血药相合。只要药证合拍，效果必佳。

2. 益气健脾疗水肿 仲景不囿于前人之说，敢于创新，首先应用黄芪利水退肿的功效，治风水及皮水。前文治风湿之防己黄芪汤亦用来治疗风水。《金匮》云：“风水，脉浮，身重，汗出，恶风者，防己黄芪汤主之。”此为风水兼表虚汗出之证，用防己黄芪汤补卫固表以治水。仲景一方两用表明：黄芪配防己、白术，既能除经脉关节之风湿，又能除稽留于肌表之水肿。黄芪不仅善于补肌表之气，并能补中运脾，对气虚不运的水肿证，具有良好的效果。《金匮》云：“皮水为病，四肢肿，水气在皮肤中，四肢聂聂动者，防己茯苓汤主之。”本方证无论是脾虚还是水肿的程度都较重。方中重用茯苓与黄芪、防己、甘草相配，益气健脾，渗湿于下，令水邪从小便而去；黄芪与桂枝相合，益气通阳于外，鼓舞卫气，发散水气。现代实验证实，黄芪对肾性水肿具有利尿作用。

3. 益气建中补虚损 仲景治疗虚劳病用黄芪。《金匮》云：“虚劳里急，诸不足，黄芪建中汤主之。”黄芪建中汤是小建中汤加黄芪而成，小建中汤适用于脾虚营弱之证，加黄芪之后，其补益之力更强，正如尤在泾所说：“充虚塞空，则黄芪尤为专长也。”清代名医叶天士说：“上下交损，当治其中。”据此可进一步说明加黄芪的目的是补中益气。现代药理研究发现，黄芪具有类性激素和兴奋中枢神经系统的作用，其补虚强壮作用，可能与此有关。

4. 益气实表祛黄汗 黄汗病以汗出“色正黄如柏汁”而“粘衣”为特点。汉代张仲景首次记载了此病，并且提出了有效的治疗方剂。仲景治疗黄汗的2首方剂均使用黄芪：一方是芪芍桂酒汤，另一方是桂枝加黄芪汤。芪芍桂酒汤重用黄芪为君，实卫止汗，白芍、桂枝和营卫，并配苦酒（醋）之酸敛，全方重在实表固卫；桂枝加黄芪汤则以桂枝汤发汗为主，加黄芪助其发汗托邪外出。《本草正》说：“黄芪……气虚而难汗者，可发；表疏而多汗者，可止。”准确地表述了黄芪的走表功能。此外，桂枝加黄芪汤还可用于治疗黄疸病邪气在表者。其用黄芪的目的，亦是帮助桂枝托邪外出。

综上所述，经方中使用黄芪组方治疗的病证包括：虚劳、风湿、历节、血痹、风水、皮水、黄汗及黄疸8种病症。本品易升阳动火，故实证及阴虚阳亢者忌用。

【单方治验】

（一）内科病

1. 痢疾 保元化滞汤：治痘五六日后痢疾，或白、或红、或红白相杂皆治。黄芪一两（煎汤冲）、滑石一两（末）。晚服加白砂糖五钱更妙。此方乃余之心法，不独治小儿痢疾，大人初痢、久痢，皆有奇效。然大人初痢，滑石用一两五钱，白糖一两，不必用黄芪；久痢加黄芪，滑石仍用一两五钱。(《医林改错》)

2. 大气下陷

（1）沧州董氏女，年二十余。胸胁满闷，心中怔忡，动则自汗，其脉沉迟微弱，右部尤甚，为其脉迟，疑是心肺阳虚，询之不觉寒凉，知其为胸中大气下陷也。其家适有预购黄芪一包，俾用一两煎汤服之。其族兄某某在座，其人颇知医学，疑药不对证。愚曰：“勿多疑，倘有差错，余职其咎。”服后愈。(《医学衷中参西录》)

（2）一人年四十八，大汗淋漓，数日不止，衾褥皆湿，势近垂危，询方于愚。俾用净萸肉二两，煎汤饮之，汗遂止。翌晨，迎愚诊视，其脉沉迟细弱，而右部之沉细尤甚，虽无大汗，遍体犹湿。疑其胸中大气下陷，询之，果觉胸中气不上升，有类巨石相压，乃恍悟前次之大汗淋漓，实系大气陷后，卫气无所统摄而外泄也，遂用生黄芪一两，萸肉、知母各三钱，一剂胸次豁然，汗亦尽止，又服数剂以善其后。(《医学衷中参西录》)

编者按 本案黄芪为君补气升阳，佐山萸肉、知母以加强敛汗固阴，气阴兼顾，病速愈矣。

3. 诸虚不足 筋解 气虚发热

（1）治诸虚不足，肢体劳倦，胸中烦悸，时常焦渴，唇口干燥，面色萎黄，不能饮食，或先渴而欲发疮疖，或病痈疽而后渴者：黄芪六两（去芦，蜜涂炙），甘草一两（炙）。上细切，每日二钱，水一盏，枣一枚，煎七分，去滓温服，不拘时。(《局方》黄芪六一汤)

（2）治四肢节脱，但有皮连，不能举动，此筋解也：黄芪三两，酒浸一宿，焙研，酒下二钱，至愈而止。(《得配本草》)

编者按 上述“筋解”证候特点，很可能是肢节“脱臼”的表现。应先复位，为防止反复脱臼，若辨证为气虚者，以黄芪益气固本为宜。

（3）治肌热燥热，困渴引饮，目赤面红，昼夜不息，其脉洪大而虚，重按全无，证象白虎，惟脉不长，误服白虎汤必死，此病得之于饥困劳役：黄芪一两，当归（酒洗）二钱。上细切，都作一服，水二盏，煎至一盏，去渣温服，空心食前。(《内外伤辨》当归补血汤)

（4）某些原因不明的发热，病程较长，体温一般在38℃以下，此多属非感染性发热，所以用抗生素治疗无效。症状可见：少气懒言，神倦乏力，时或口干，纳减，大便软溏，舌淡苔黄，脉虚或虚数等。服养阴清热药无效或热反加甚，此即李东垣所说的“阴火”。张海峰教授多以甘温除热法治疗，取东垣升阳益胃汤之意。以黄芪30g配柴胡为主药，柴胡本可退热，但治此类发热，不配黄芪则少效，常加葛根、陈皮、郁金、苍术、白术、当归等。(张小萍，等《山东中医杂志》1996；8：373)

编者按 上述四则文献，一则黄芪六一汤所治诸虚不足，乃气虚为本，虚热为标证；二则“筋解”证候因气虚者，以单味黄芪炮制后治之，方法独特，值得研究；三则当归补血汤所治“证象白虎”，但凭脉辨证乃气虚为本；四则提示：对发热病程较长者，辨证为气虚证候，黄芪为主治之药。

4. 心悸（病毒性心肌炎） 应用黄芪治疗病毒性心肌炎所致持续频发室性早搏，并对患者进行细胞免疫及体液免疫功能测定；同时随机设立普罗帕酮（心律平）治疗组进行对比观察。现将结果报告如下。①治疗方法：两组疗程均为60天，治疗过程中均使用促进心肌代谢药物如ATP、辅酶A、维生素C、胞二磷胆碱。治疗前后均进行细胞及体液免疫功能测定，均定期描记心电图及心功能测定。黄芪治疗组，每次黄芪30g，煎服，1日3次，连续60日。普罗帕酮（心律平）治疗组，每次100mg，口服，1日3次，连续60日。②结果：中药黄芪具有明显抗毒性，增强机体细胞免疫及体液免疫功能，促进抗体合成，提高白细胞诱生干扰素的能力。通过本组使用黄芪治疗前后的对比观察，其体液免疫功能指标，IgA、IgG、IgM及C3均有显著差异（$P < 0.01$）。黄芪治疗组及普罗帕酮（心律平）治疗组治疗前后细胞免疫指标对比观察，NK细胞活性，治疗后黄芪治疗组具有显著差异（$P < 0.01$），而普罗帕酮（心律平）治疗组则无明显差异（$P > 0.05$）。因此认为黄芪具有调节免疫失控的作用，能够增强机体的免疫功能。通过使用黄芪治疗病毒性心肌炎致持续频发室早，治疗前后心电图描记，以及心功能的测定，本文认为黄芪具有保护心肌、改善心功能的作用。因此，我们认为病毒性心肌炎致持续频发室性早搏，治疗上除应用促进心肌代谢药物之外，尚应首选黄芪进行治疗。(赫萍，等《吉林中医药》1995；2：7)

5. 病毒性心肌炎 冠心病 高血压病 心力衰竭 从整体、器官及细胞分子水平的实验证实：黄芪具有正性肌力作用，能保护缺氧和感染病毒的心肌，并能改善心肌细胞的异常电活动，有抗动脉硬化、扩张血管及降压作用，已被有效地用于病毒性心肌炎、冠心病、高血压病及心力衰竭等的临床治疗。(陆曙，等《中草药》1998；1：59)

编者按 中医治病以辨证论治为主。因此，运用黄芪治疗上述病症一定要辨证。编者临床运用补阳还五汤为主方（重用黄芪60~80g），酌情加补益肝肾药，治疗高血压病患者病程较久，年龄较大，辨证为气虚血瘀的患者64例，取得降低血压、消除症状之良好效果。详见于《浙江中医杂志》1999年第5期30页。

6. 缺血性心脏病　应用黄芪（每日50g，水煎分3次服）治疗92例缺血性心脏病，并分别与硝苯地平片（心痛定）和丹参片作对照。结果表明，黄芪组取得比较好的疗效。用药后不仅心绞痛等症状明显缓解，而且能改善心电图、心阻抗图等临床多种客观指标，尤其对心电图改变比较明显，心电图总有效率为82.6%。疗效显著高于对照组（$P < 0.05$）。本文观察结果表明，黄芪治疗冠心病的疗效确切可靠，特别具有远期疗效，而且还具有无毒无副作用，且资源丰富、价格低廉等优点，故认为黄芪是治疗缺血性心脏病比较理想的一种药物，值得临床广泛应用和推广。（李树青，等《8》1995；2：77）

7. 心力衰竭　病窦综合征　系统性红斑狼疮　中风　肠激惹综合征　肝硬化腹水　黄芪，甘，微温，入脾、肺经，为补气而兼化瘀通滞之佳品。笔者在重用本品治疗久治不愈或常法疗效不佳之内科顽难重症方面有一定经验体会，现结合病例介绍如下。

（1）难治性心衰　黄芪补益心气，兼能化瘀利水，药理研究则证实其有强心、利尿、扩血管作用，故对以常法治疗疗效较差的难治性心衰，能产生多方面的治疗效应，但其效必须在大剂量使用且合用大剂益母草时才显著。笔者临床习以黄芪、益母草各60~90g，配以温阳化瘀之剂治之，患者常在服药2~3剂后即尿量著增，浮肿喘急缓解，精神转佳，纳量增加，倘坚持服药1~2个月，则远期疗效亦甚满意。

（2）病窦综合征　大剂量黄芪峻补宗气，益心复脉，兼通瘀滞，对因心气不足、心阳不振而鼓动血脉乏力所致的以窦性心动过缓或快－慢综合征等为基本表现之病窦综合征有较突出的疗效。笔者常以本品60~75g配合温阳化瘀通脉之品治之，获得较佳疗效。

（3）系统性红斑狼疮　黄芪有免疫调节作用，保护心肌细胞、改善肾实质细胞代谢、促进骨髓造血功能等多种药理作用，故对本病常见之免疫调节障碍、心肌及肾脏损害、贫血及白细胞减少等病变能产生较为广泛的治疗作用。笔者据本病多见气虚血瘀证之特点，以大剂黄芪为主辨证用药治之，取得较好疗效。

（4）中风　黄芪补气活血，化瘀通络，大剂使用，有显著的疗瘫振废之功。对本病属气虚血瘀证者，宗王清任之旨，以补阳还五汤加减治疗，确有卓效。但欲提高本方治疗效应，宜同时配用马钱子散（0.5~1g/d），虫类药如蜈蚣、全蝎、水蛭等，以及大剂量豨莶草（90~120g）。笔者近年来曾以此治疗40余例中风患者，皆获较好疗效。

（5）肠激惹综合征　本病多因长期精神抑郁，胃肠气机郁滞，肠腑传导失常而成。黄芪对本病的治疗作用有三：其一，补中气，恢复脾胃之运化功能；其二，"利卫气"、"行营气"（《本草经疏》），能令郁滞消散，气血畅达；其三，升阳止泻，而对久泻顽症有直接治疗作用。笔者治疗本病，常以补中益气汤为主方，黄芪用量45g以上。

（6）肝硬化腹水　气虚血瘀、湿热蕴结、脉络闭阻是本病常见之病理变化，三者互为因果实系导致本病顽痼难愈之重要原因。黄芪重用，则其补气之力大增，逐瘀散结、利水泄浊之功亦更显著，而对上述病理变化皆可发挥较强的治疗效应，配合清热利湿、化瘀利水、软坚散结之品治疗本病，针对性强，且全面兼顾，疗效渐进发挥而稳定，病情较少反复。（况时祥《四川中医》1997；7：24）

原按　黄芪功善补气化瘀，又兼备利水、升阳止泻之效，而其化瘀、利水等又皆与其补气作用密切相关，亦即补气之力愈增，则化瘀利水诸功效愈著，故大剂量使用，同时具有较强的补益和攻伐作用，且攻而不伤正，补而不碍邪，宗气大虚瘀阻水停之重症，以及沉疴顽疾属气虚而败瘀顽痰胶结不化者，非此不能除。笔者治疗此类病证，习惯以本品45~120g融入辨证复方中使用，兼水湿停聚者合用重剂益母草60~90g。疗程最短者1周，最长者1年，疗效甚著且无明显毒副反应出现，个别患者用至60g以上时出现腹胀腹泻，佐用陈皮、芡实、莲米后即缓解。大剂量使用黄芪，一要注意配伍，对重症险候，用药宜精炼，以令药力专注集中，充分发挥本品拯危救险之独特效应，对沉疴痼症，则须数法并施，药味可多，以达多向调节，各个击破之目的；二宜从较小剂量如45~60g开始，逐步增量，使患者能够随药力而不致出现副作用；三是服用时间长者可采用间断服药或1剂2日服等方法。

编者按　上述个别患者用黄芪至60g以上时

出现气壅“腹胀”可以理解，而出现“腹泻”难以解释。编者治疗高血压病气虚血瘀者常重用60~90g，从无出现腹泻现象。

8. 喘证（肺心病心衰） 自1995年11月至1997年12月，我们用黄芪注射液治疗肺心病心衰患者42例，取得满意疗效，现总结如下。①治疗方法：治疗组42例给予吸氧、抗感染、止咳平喘等常规治疗，并加用黄芪注射液20ml加入5%葡萄糖注射液250ml中静滴，每日1次，12天为一疗程，治疗2个疗程。对照组30例在吸氧、抗感染、止咳平喘等基础上，加用强心利尿及扩血管药物，12天为一疗程，治疗2个疗程。②结果：42例肺心病心衰患者临床疗效明显优于对照组，且无不良反应，显示黄芪注射液具有良好的强心作用。是治疗肺心病心衰的有效药物之一，值得推广。（孙琼，等《中国中医急症》1998；5：206）

原按 肺心病心衰患者，由于低氧血症、酸碱失衡、电解质紊乱等，使西药强心、利尿、扩血管剂在本病的应用中受到限制，寻找替代药物已成为共识。依据中医对其病机的认识，心肺之气虚、阳虚是肺心病心衰的基本病机病理，故治疗以温阳益气、补养心肺为主，临床上黄芪为首选药物。药理研究证实黄芪有增强心肌收缩力的作用，同时有扩张血管和利尿作用。黄芪提取出多种有效成分，而黄芪苷Ⅳ的正性肌力作用最强，其为非洋地黄类的有效正性肌力药物，连续应用一段时间后可改善心衰患者的心室构型和射血能力。黄芪具有的扩张血管、降低外周血管阻力作用，在其改善心功能上亦起一定作用。另外，还能降低血液黏稠度及改善异常的血液流变学指标的功能，主要是对红细胞的变形能力有激活和恢复的功能。

9. 痼疾　血证 清代名医王清任所著《医林改错》，对后世医学影响颇大。是书虽以活血化瘀著称，但更善用黄芪，现将其用黄芪的基本规律探析如下。

（1）沉疴痼疾，用黄芪别出心裁 王清任善用活血化瘀法治疗各种疑难病症。通窍活血汤、血府逐瘀汤、膈下逐瘀汤、少腹逐瘀汤、补阳还五汤等均系其著名的代表方剂。鉴于“元气既虚，必不能达于血管，血管无气，必停留而瘀”的观点，王氏用补气药黄芪助活血药治疗沉疴痼疾，确有别出心裁之处。

（2）益气化瘀，取黄芪独辟蹊径 《医林改错》虽以活血化瘀著称，但对瘀血的形成及其治疗无不顾及气虚的一面。从补阳还五汤的药物组合可窥端倪。该方之所以成为一首名方，不但因其组方法度严谨，关键在于王氏将大剂量的补气药黄芪同活血化瘀药联用，将益气和化瘀两个治疗法则熔为一炉，增强活血化瘀药的功效。余如治疗难产的古方开骨散，原由当归、川芎、龟甲、血余四味药组成，前人只想到活血开骨，到了王氏手里，他考虑到产程过长，产妇气力衰微而致胎儿不出亦是难产一端，故在开骨散基础上重加黄芪四两，鼓舞元气，助血运胎，故能取得服之“不过一时胎即下”的较高疗效。

（3）血病治气，惟黄芪桴鼓相应 王清任认为，气是人体生命之源，目视、耳听、头转、身摇、掌握、足步等都是气所支配的，于是治血莫如先治气，气血调和百病瘥的医疗思想充分体现在《医林改错》中。王氏治气擅长用黄芪补气，书中载方33首，其中用黄芪的方剂有15首，用黄芪命名或以黄芪为君的方有10首，黄芪最大用量为八两，最小用量为五钱。综观全书用黄芪的基本规律可归纳为3个方面：①无瘀用芪取其补：如治疗小儿因伤寒诸疾而至抽风，昏沉不省人事的可保立苏汤；治疗老年溺尿玉茎痛的黄芪甘草汤；治疗脱肛不收的黄芪防风汤，3方中均无一味活血化瘀药，用黄芪专为补虚而设。②痘毒用芪顾元气：鉴于痘之顺逆与人体正气盛衰相关，故王氏治痘所立通经逐瘀汤、止泻调中汤、保元化滞汤、助阳止痒汤、足卫和荣汤等方剂除将解毒和活血化瘀药联用外，重加黄芪照顾机体元气虚的一面，另一面取黄芪“补气之中有外达之性”的特点，引血分热毒达表，扶正之中寓有祛邪。③血实用芪存乎运：治产后抽风昏沉不省人事的黄芪桃红汤，治疗痹痛的身痛逐瘀汤、黄芪赤风汤，以及前面提到的补阳还五汤、古方开骨散等无一不是从补气化瘀、调畅气血入手。血靠气运，气足则血能在脉管中畅行，而补气运血要数黄芪独占鳌头。黄芪伍活血化瘀药，能使周身之气通而不滞，血活而不瘀，气通血活则效如桴鼓。总之，王清任在《医林改错》中浓墨重彩谈黄芪，认为黄芪“不论何处所产，药力总是一样，皆可用”。一语破的，《医林改错》用黄芪，内有奥窍，务须细心探究。（严忠《江苏中医》1996；

4：40）

10. 虚劳病（慢性粒细胞减少） 应用黄芪浓缩液治疗40例慢性粒细胞减少症患者，采取以气虚、阴虚为主的辨证分型，并作治疗前后的对比，发现黄芪浓缩液治疗白细胞减少症，对气虚、阴虚均有效，且以气虚组效果更为明显。病程在6个月以上，白细胞计数低于4.0×10^9/L以下，曾用过其他升白细胞药物效果不显著，作为观察对象。①治疗方法：黄芪浓缩液每毫升含生药1g，每日服用30g，服药期间不用其他升白细胞药物，每周随访1次，作白细胞计数及分类，以1个月为1个疗程。治疗过程中，根据辨证特点，分为气虚为主21例，其症状表现为心悸、头晕、乏力、纳呆、舌淡红、脉细濡等；阴虚为主19例，其症状表现为低热、头晕、心悸、舌偏红、脉弦滑等。②结果：两组病例，均在治疗前后进行对比，治疗后，每周进行白细胞计数的检测，其结果说明，治疗前，两组病例白细胞计数无明显差异，气虚组白细胞计数略高于阴虚组，治疗后，两组均有疗效，但气虚组更优于阴虚组。阴虚组治疗前平均白细胞数为2.925×10^9/L，治疗后则上升至4.592×10^9/L（$P < 0.01$），气虚组则由3.006×10^9/L上升至5.790×10^9/L（$P < 0.01$）。（何宗健，等《辽宁中医杂志》1997；8：356）

原按 黄芪主要功效为补气升阳，固表止汗，托毒排脓，利水消肿。通过临床及实验研究，黄芪对白细胞总数及多核细胞的增多有明显的作用。对慢性白细胞减少的机制观察，从24例骨髓涂片来看，骨髓中粒细胞增生正常以及增多占多数，而在血循环中白细胞则减少，肾上腺素试验有60%阳性，可能为假性白细胞减少症，应用黄芪治疗以后，能使边缘池白细胞回流到血液中，使血液中白细胞得到重新分布。但也有少数病例，骨髓中白细胞计数减少，则可能由于骨髓功能低下，免疫功能障碍引起。经黄芪浓缩液治疗后周围血液中白细胞上升，是由于黄芪的补气作用，使周围血液中边缘池白细胞回流到血液中，血液中白细胞得到重新分布结果，同时对促进骨髓细胞的再生以及免疫功能的恢复等也具有一定的作用。

11. 白细胞减少症 白细胞减少症是临床多发病之一，许多病例往往查不出致病原因，病程常反复多年，各种治疗难以奏效，为探索黄芪对本病的疗效，我们选择了115例患者用纯黄芪制剂——黄芪口服液进行治疗，观察其疗效并比较两种不同浓度制剂间的疗效差异。将全部病例随机分为两组，Ⅰ组（58例）用浓制剂，Ⅱ组（57例）用淡制剂，疗程8周。疗程中每两周及停药后两周各复查1次白细胞数，结果Ⅰ组有效率82.76%，Ⅱ组有效率43.37%，两组比较有显著性差异（$P < 0.01$）。停药后两周白细胞数两组比较也有显著性差异（$P < 0.05$）。Ⅰ、Ⅱ两组治疗后白细胞总数均显著高于治疗前（$P < 0.001$）。本研究结果表明，黄芪是治疗白细胞减少症的有效药物，且增加剂量能提高疗效。（翁晓生《8》1995；8：462）

12. 老年慢性心力衰竭 我院于1996年6月至1997年6月，用黄芪注射液治疗老年慢性心力衰竭患者31例。通过临床和多普勒超声心动图（DCG）评价其疗效，表明该药物可明显改善患者心功能。慢性心衰是老年心脏病人的重要死因，而老年慢性心衰病人往往对洋地黄类药物耐受性差，易发生中毒，黄芪为非洋地黄类强心药，恰好弥补了这一不足。经本试验验证，黄芪注射液对老年慢性心衰有确切疗效，其总有效率高达83.8%，与戴瑞鸿（《上海医药》1995；2：20）82.1%相似。加之本品无毒副反应，适合老年慢性心衰病人使用。（王世伟，等《时珍国药研究》1998；1：22）

13. 老年性咳喘 黄芪注射液是由中药黄芪中提取的有效成分精制而成。补中益气，主治气虚乏力。现代研究表明，黄芪具有增强心肌收缩力，保护心肌细胞作用；能降低血压，保护红细胞的变形能力；还具有抗病毒、增强肾上腺皮质功能、抗缺氧、升高红细胞及抗衰老作用。笔者将黄芪注射液临床用于治疗老年性咳喘，取得较满意的疗效，现总结报道如下。①一般资料：60例患者均为因慢性肺部疾患所致咳喘而就诊的住院病人。男性35例，女性25例，年龄48~79岁。全部病例在使用本法治疗前均已接受过抗炎、镇咳、止咳等西药常规治疗1周以上均无效或疗效不佳。②治疗方法：60例患者在使用黄芪注射液治疗时全部停用西药治疗。采用黄芪注射液20ml加入10%葡萄糖溶液250ml中静脉滴注，每日1次，10天为一疗程。显效后维持4天。若静滴10日无效者则停药。③疗效判定：

显效：咳嗽气喘停止或基本停止，双肺干、湿啰音明显减少或消失。有效：咳嗽气喘症状明显减轻。无效：症状及体征无改善。④结果：显效32例（53.3%），有效24例（40%），无效4例（6.7%），总有效率为93.5%。（刘群《中国中医急症》1998；4：190）

原按 老年性咳喘多由其原发肺部疾患如慢性支气管炎肺气肿并发肺部急性感染而引起。笔者认为黄芪注射液的疗效机制可能是黄芪激发了患者的肾上腺皮质功能，增加肾上腺皮质激素的分泌。众所周知，皮质激素具有强大的抗炎、抗过敏作用，可影响中性白细胞的移动和分布，阻止急、慢性炎症时的白细胞浸润反应。皮质激素还可影响某些生物活性物质的释放，阻断血小板活化因子（PAF）的合成，从而减轻支气管的收缩。皮质激素还能通过抑制 Ca^{2+} 内流而减少组织胺释放，使支气管扩张而起到解痉作用。因此，如常规西药抗炎治疗效果不佳时，可应用黄芪注射液治疗。

14. 虚劳病　老年病 为探讨温阳益气药的抗衰老机制，本文主要观察了老年大鼠脑M受体、心肌β受体、血浆环核苷酸、LPO、SOD、T_3、T_4、皮质醇的改变以及黄芪的调节作用，分别用放射自显影方法、放射配基结合分析法、放射免疫分析法测定脑M胆碱受体、心肌β受体、血浆环核苷酸。结果表明：M受体包括 M_1 亚型受体主要分布在大脑皮质、海马、纹状体部位，老年大鼠这3个部位的密度显著低于青年大鼠，老年服黄芪组3个部位的受体密度显著高于老年对照组；老年大鼠心肌β受体最大结合容量Bmax显著低于青年大鼠，黄芪可以显著提高老年大鼠心肌β受体Bmax；cAMP，cGMP含量均显著升高，但cAMP/cGMP比值降低，黄芪可以纠正这种失衡。另外，老年大鼠血浆SOD活力降低，LPO含量升高，甲状腺激素 T_3、T_4 和皮质醇含量均显著降低，黄芪对这些改变均具有调节作用。说明：黄芪抗衰老的作用是多方面的，是针对多个系统的综合性调节。（石瑞如，等《中国中医药科技》1998；1：27）

15. 老年人尿痛 治老年人溺尿玉茎痛如刀割，不论年月深久，立效。黄芪四两（生），甘草八钱。水煎服。病重一日两付。（《医林改错》）

16. 慢性肾炎蛋白尿 黄芪为治慢性肾炎蛋白尿的良药。其用法是：以黄芪为主药，重用60~120g。证型不同，适当配伍治疗。如气虚水肿明显者，配汉防己；伴血尿者配仙鹤草；脾虚证明显者，配补中益气汤；肾阳虚明显者，配济生肾气丸；对肾炎后的蛋白尿，须配益智仁、五倍子。（孟景春《江苏中医》1995；7：28）

原按 肾炎迁延日久转为慢性，其尿蛋白难以消除。黄芪治慢性肾炎蛋白尿不减者，对属于脾气虚和脾肾阳虚型，用之确有良效。黄芪能消除“慢肾”蛋白尿，实验研究亦得到证实。有关资料表明，黄芪对人或动物，均有利尿作用，可增加尿量和氯化物排泄，对大鼠肾毒血清性肾炎，黄芪有减少尿蛋白，减轻肾脏病变的作用。

17. 吃黄芪蒸鸭，防肾病复发 我父亲患有肾病综合征，服过很多昂贵的药物，可就是断不了根，稍不小心便复发。作为女儿，我心里焦急万分。有一次，我在单位里跟一位同事闲聊，说起我父亲的病情。这位同事听了，怪我为什么不早说。原来，他父亲也得过此病，后来吃黄芪蒸鸭治好了。于是，我连忙根据他介绍的方法，做给父亲吃：取活鸭1只（约1kg），黄芪60g，以及生姜、葱白、胡椒粉适量。先宰杀活鸭，拔毛、去内脏和脚爪，入沸水中氽透后捞出，用凉水洗净、沥干。然后将黄芪、生姜切片，葱白剖开，与胡椒粉一齐纳入鸭腹腔内，并注入适量清汤，用棉线缝合好。再把鸭装在盆里放入蒸笼蒸2小时，取出后去掉黄芪、生姜和葱白，吃鸭喝汤，一只鸭可分3天吃。（《大众医学》1999年第4期）

编者按 肾病复发由外感者为多，黄芪功能补气固表以扶正。《本草纲目》中云：“鸭，水禽也，治水利小便。”可见上述食疗方法标本兼顾，既可健体，又可防病治病。

（二）妇科病

1. 血崩 陈姓妇，54岁。因提重过累，忽然腹痛一阵，鲜血大下，头昏眼黑欲仆。时值6月，患者面色苍白，唇舌淡嫩，口干无津，精神萎靡，诊其脉浮芤无力，是血室空虚，法宜急救无形之气，以生有形之血，否则气难统血。方用黄芪为主，当归为辅，服2剂。翌日复诊：血已不下。惟手足无力，面色㿠白，脉仍芤虚，用归脾汤加鹿角胶、续断、侧柏炭等，体渐复常。（《湖南省名老中医医案选·刘天鉴医案》）

编者按 本案以黄芪为主补气摄血。归脾汤则有健脾养血之效。

2. 产后肿胀　一妇人，产后肿胀，腹大如鼓。云初起于腹，后渐及遍体，按之而软，诸医以为是水胀也；皮不起亮光，以为是气胀也；而皮不过急，以为是血鼓也。云产下后，恶露极旺，上法治之皆无效果，反而气紧加甚。今气喘，舌淡红，脉近芤，初按之急甚，重按极虚。余思之良久无法，后忆及《冷庐医话》有治产后肿胀，用生黄芪30g煎汁，煮糯米半杯，成粥，淡食。依法治之，五日霍然若失。（《范文甫专辑》）

编者按　脉证合参本案系气血两虚无疑，理气活血利水更伤正气，故令喘急。取黄芪煎汁煮糯米服之，既调和脾胃，顾护中州，又大补其气，补气生血，故病去矣。

（三）儿科病

1. 小儿小便不通　绵黄芪为末，每服一钱，水一盏，煎至五分，温服无时。（《小儿卫生总微论方》）

编者按　以方测证，其小便不通，必因气虚所致。以黄芪补气，肾及膀胱的气化功能恢复，则小便通也。

2. 水肿（小儿慢性肾炎　蛋白尿）　小儿慢性肾炎后期以黄芪粥治疗有良效。慢性肾炎病的后一阶段，治疗比较棘手，有的浮肿长期不退，有的浮肿虽退而尿蛋白长期不消失，一劳累或一感冒则病势复发。我起初对此不够重视，以为一切症状如腰痛、头晕等消失了，浮肿也不出现了，就算完全治愈。在化验方面，虽有些蛋白尿，身体衰弱些，吃点补养药，休息个时期，也就康复了。哪知尿蛋白极端顽固难去，时间拖长，一有情志或外界的影响，往往演变成尿毒症，以致不可救药，才把慢性肾炎后期重视起来。认为症状虽然消除，体力尚未恢复，麻痹大意，后果堪虞。能够完成后一阶段的治疗，才算全始全终地治疗了慢性肾炎。慢性肾炎善后办法，究竟应当采取何种措施呢？连年遇到不少幼儿慢性肾炎病。有的二三年不愈，有的迁延到十余年，中西医药，间进杂投，而症状却都是起伏无常，不能根治。我想幼儿体质娇脆，脏气未充，久服中西药品，补多则壅滞，攻多则摧伤，而不服药又无以愈病，苦思之下，惟觉谷气可以养人，若得到饮食常品而兼具药物作用者，长期服用，可能有益无害。乃本着陆以湉《冷庐医话》中所载黄芪粥加味成一方：生黄芪30g，生苡仁30g，赤小豆15g，鸡内金（为细末）9g，金橘饼2枚，糯米30g。先以水600ml，煮黄芪20分钟，捞去渣，次入薏苡、赤豆，煮30分钟，再次入鸡内金、糯米，煮熟成粥。作1日量，分2次服之，食后嚼服金橘饼1枚。每日服1剂。本方用黄芪，取《神农本草经》主"久败疮，排脓止痛"。《名医别录》主"益气，利阴气"之功用，以治肾脏伤损，恢复其功能。用薏苡，取《名医别录》消水肿，甄权治积脓血，以渗湿消肿排脓。惟此物力缓，须多用方效。用赤小豆，取《神农本草经》主下水肿。《名医别录》主下腹胀满。以紧小似绿豆状的紫色种脐为白色状呈窄长线形者为良，不可用半红半黑之相思子，亦不可用色红赤粒大圆形之红饭豆。金橘饼，能下气开膈消胀，其功效捷于砂仁、豆蔻，并可防止黄芪服后起壅胀的副作用。若无金橘饼，可用广陈皮3g与黄芪同煮，去渣。鸡内金，能助消化，恽铁樵谓其能补内膜之破坏。糯米能温中益气。此方对于慢性肾炎、肾盂肾炎残存的浮肿疗效较高，消除尿蛋白亦有效。在服用此方之前，要检查肾功能和尿蛋白等。服过1个月后，再事检查，若肾功能有所改善，蛋白尿有所消失，则持续服用1~2个月，待肾功能完全恢复，尿蛋白完全消失后，仍继续服用3个月，以巩固疗效。并应当安排休养，以免复发。此方在肾阳虚肾气衰弱的情况下使用最为适宜。肾阴虚，脉细数，舌质红绛者，不宜用。我用此方曾治愈小儿慢性肾炎迁延不愈者数例，内有尿毒症前期症二例。成人服此，在掌握了辨证论治的法则下，使用得当，亦能收到满意疗效。（《岳美中医案集》）

（四）外科病

1. 阴疮（下肢溃疡、鱼鳞癣）　黄芪膏。制法：黄芪十斤加净水一百斤，煎煮6~7小时后，过滤取汁，再煎煮浓缩成膏五十两，加入等量蜂蜜，混匀贮存备用。功用：补中益气，托毒生肌。主治：疮面久不愈合，阴疮脓毒未尽，下肢顽固性溃疡、鱼鳞癣（蛇皮症）。用法：每次服二钱，日服二次。（《赵炳南临床经验集》）

2. 肛肠病术后加快伤口愈合　口服生黄芪粉促进肛肠病（肛裂、肛瘘、混合痔）术后伤口愈合。①治疗方法：治疗组（冲服生黄芪粉）57例。对照组60例。两组相同病症均采用相同麻醉与手术方式，分别为内注外切术，肛裂切除术与肛瘘切除术。两组术后换药及消炎止血药物使用相同。两组术前各项化验检查均正常。治疗组术后即冲服生黄芪粉9g，每日2次。开放伤口，经过伤口收缩和肉芽组织增生填平伤口，表皮增生覆盖而愈合。②结果：为便于观察，定为2周内愈合为显效，3周内愈合为有效，3周以上愈合为无效。治疗组：显效30例，有效23例，无效4例，总有效率达93%。对照组：显效16例，有效31例，无效13例，总有效率达78%。治疗组与对照组总有效例数比较，显示治疗组疗效高于对照组（$P < 0.05$）。（王和平《新疆中医药》1997；3：11）

原按　痔瘘手术伤口为感染性伤口，由于感染因素可使肉芽组织生长不良，颜色苍白，颗粒不明显，分泌物增多及生长缓慢，迟迟不能填平伤口，或发生水肿、瘀血而高于皮肤表面。为寻求加快伤口愈合的方法，本人在临床中试用黄芪粉口服法，效果满意。《本经》说黄芪"治痈疽，久败疮，排脓止痛……五痔鼠瘘"。黄芪的补益之力能生肌肉使溃脓自出。现代医学认为黄芪可加强毛细血管抵抗力，扩张血管，改善血液循环，使久坏之肌细胞恢复活力，并有抑菌等作用，生黄芪口服对各种伤口都有促进愈合效果，宜于临床广泛应用。

3. 脱肛　不论十年、八年，皆有奇效。生黄芪四两，防风一钱，水煎服。小儿减半。（《医林改错》黄芪防风汤）

（五）头面五官病

1. 鼻鼽　鼽嚏（过敏性鼻炎）　以黄芪为主药制成的鼻敏灵口服液，是导师熊大经教授根据多年临床经验研制而成的一种防治变应性鼻炎的药物，经反复临床验证，疗效颇佳，有效率达92%。从实验研究对其作用机制探讨的结果表明，鼻敏灵口服液能明显抑制小鼠同种被动皮肤过敏反应，具有较强的抗Ⅰ型变态反应作用，并能有效地减少变应性鼻炎大鼠模型鼻黏膜肥大细胞数目，以及防止其脱颗粒，且作用明显优于阳性对照药抗敏口服液。（唐代屹，等《中国中医基础医学杂志》1998；3：21）

原按　变应性鼻炎，又称过敏性鼻炎，为临床常见多发鼻科疾病，其病程反复，难以治愈。就其临床表现当属中医学中的"鼻鼽""鼽嚏"范畴。历代医家对本病认识不一，就其病机有认为肺、脾、肾俱虚，或认为肝胆之气不足，或气滞血瘀，其治法有调理肺卫、健脾补肾、活血化瘀、温阳利水等，常用玉屏风散、小青龙汤加减，虽均有一定疗效，但尚难以令人满意。我们认为本病发生主要是由于肺气虚弱，邪犯鼻窍所致，与脾肾不足也有一定关系。针对这一病机特点，拟四君子汤和玉屏风散加减，以黄芪、党参补益肺气，防风祛风散邪，细辛、山药、五味子等兼顾脾肾，诸药合用，使肺气充足，脾肾得补，其症自愈，在临床上取得了较好的疗效。

2. 耳前瘘管感染　耳前瘘管属先天性疾病，感染后常流脓不止，单纯西医治疗效果欠佳。我们重用生黄芪煎汤频饮治疗，效果显著。现报告如下。①治疗方法：常规处理：瘘管内放置引流条，外敷以无菌纱布，每日更换1次。药物治疗：每日一味生黄芪60~100g（15岁以下每日60g，15岁以上随年龄增加药量也增加），煎汤频饮。②结果：瘘管周围肿胀消失，疼痛缓解，瘘管内脓液排净为治愈。20例患者均治愈。治疗最短2天，最长7天。③治例：张某，女，17岁，学生，1992年8月13日诊。左耳疼痛，左耳前瘘管处略肿，可从瘘管中挤出脓液。西医治疗（每日换药并常规量口服麦迪霉素片）5天，病情无明显缓解。诊断：左耳耳前瘘管感染。嘱停服抗生素，仍每日换药，另服生黄芪100g，煎汤频饮，每日1剂。第2天，排脓量即明显减少，第3天脓液基本排净，症状消失。为根治，又予生黄芪60g巩固疗效，至今未复发。（张学义，等《内蒙古中医药》1998；1：40）

原按　患有耳前瘘管的患者并不罕见，但合并感染者则为数不多。本病多见于青春期的女性，其原因尚不明确。由于瘘管部位不适而经常用手搔痒揉按瘘管部位，这大概是引起感染的一个诱因。目前西医保守治疗本病的方法就是消炎和引流，其治疗时间长，效果一般；手术治疗由于瘘管的枝叉常根植于耳廓的软骨之中，很难将其清除干净，故复发率较高。我们采用中药治疗，重用生黄芪一味，托毒排脓，药少而力专，同时保留了西医常规消毒、引流等方法的长处。现代中药药理学研究证实，黄芪能显著增强人体免疫功能，提高骨髓制造红、白细胞的能力，升高外周白细胞总数并增强其吞噬功能。生黄芪托毒排脓、敛疮生肌的机制可能与此有关。使用生黄芪治疗本病，用量不能过小，否则效果不佳，每剂宜在60g以上才能明显发挥其托毒外出、排脓消肿、敛疮生肌的功能。

附录：

现代名医岳美中论黄芪

黄芪是今日应用最广泛的一种补药，因为它应用最广泛，所以有的人在临床上应用得漫无标准，超出了它的应用范围，这是不能发挥黄芪本来的长处的。现在我根据古代翔实可信的文献记载，结合临床实践，归纳其适应证，非敢云必当，不过是启其端绪，愿与大家共同商讨，因为中医学术蕴藏实多，极待发掘，提出黄芪的应用问题供参考。

1. 张仲景对黄芪的应用 ①治疗慢性衰弱症：在张仲景《伤寒论》中从没有用过黄芪，这一个问题，已很久没有得到解决。要说仲景不用黄芪？何以《金匮要略》中凡七见，而在《伤寒论》虽属三阴证，亦绝对不用？这必有它的理由，后来读邹澍的《本经疏证》谓《伤寒论》绝不用黄芪，假如汗出亡阳，一用黄芪，也是“闭门逐贼”。所谓“闭门逐贼”，是以实表说黄芪，亦未能惬理餍心（说详后）。自后反复研究《伤寒》《金匮》，发现《金匮》治虚寒证，除《呕吐哕下利病》篇治急遽性呕吐及下利病证两用四逆汤外，则概不使用。仲景在《伤寒》则绝不用黄芪，在《金匮》则罕用四逆，是因为黄芪必须多服久服，才能有效，不像附子干姜，才下咽则其效立显呢？到现在还未敢妄下断语。可是就仲景的用药趋向上看，可以肯定说，黄芪对于急性衰弱病，绝无救亡于顷刻像附子那种慓悍捷疾的力量，而对衰弱性病则有它一定的疗效。②治衰弱性肌表病：《金匮要略》中用黄芪的七方，除黄芪建中汤治里虚外，其余六方（如黄芪桂枝五物汤、防己黄芪汤、防己茯苓汤、乌头汤、黄芪芍药桂枝苦酒汤、桂枝加黄芪汤），皆治肌表水湿之证，且黄芪建中汤在日本人浅田宗伯亦谓：“黄芪大抵为托表止汗祛水之用，此方可知亦以外体不足为目的也。”黄芪建中汤主治“虚劳里急诸不足”，而“虚劳里急”小建中汤也有主治之文，则黄芪是主治“诸不足者”，颇为明显。又仲景治虚劳方首推薯蓣丸，而方中并无黄芪，足证黄芪非专治里虚之品。……盖黄芪治肌表衰弱，是从仲景用黄芪诸方归纳出来的。肌表组织之能力恢复，则停水自去，汗出止，水去汗止，是其结果，并非其因，东洞谓主治肌表之水，乃倒果为因，未能说明黄芪真实功用。观《神农本草经》黄芪主治大风，《金匮·血痹病》篇黄芪五物汤主治外证身体不仁如风痹状。结合中医之言风，及风痹之用黄芪，实开后人以黄芪治瘫痪之成法。《千金翼方·中风篇》之大八风汤，主治毒风顽痹，手足不遂，身体偏枯，半身不遂不仁；又三黄汤主治中风手足拘挛，百节疼痛；又黄芪酒主治偏枯；黄芪酒主治八风十二痹，皆是黄芪治瘫痪之明证。黄芪于神经系统疾患之瘫痪麻木肌肉消瘦等确有效，且大症必须以数钱至数两，为一日量，持久服之，其效乃显。

2. 历代医家对黄芪的发挥应用 ①治中气下陷：……。②治痈疽久败疮：……。③黄芪的禁忌：阴虚身热者勿用；表实有热，积滞痞满者忌；上焦热甚，下焦虚寒，及病人多怒，肝气不和，痘疹血分热甚者，均忌。(《岳美中论医集》)

现代名医邓铁涛谈黄芪之妙用

清代王清任善用黄芪，我师其法，用之得当，确有奇效，试作归纳，介绍如下。

1. 陷者举之 重用黄芪以升陷，其适应证为脏器下垂（如胃下垂、子宫下垂、脱肛、肾下垂等等）、重症肌无力、肌肉痿软、呼吸困难、眩晕等属气虚下陷者。以上诸症皆因气虚下陷，升举无力，致使脏器提升不起而下垂；或清阳不升，诸阳不能汇于巅顶而眩晕；或宗气不充而难司呼吸出现呼吸困难；或肺气难支，吐故纳新受阻，朝百脉之职难司，四末失养而肌肉萎软无力。①胃黏膜下垂者可用四君子汤加黄芪30g，再配枳壳3g以反佐，一升一降，升多降少。所以要用枳壳反佐，因胃属腑主受纳，胃气以降为顺，虽然黏膜下垂需升，但胃气需降，故重用黄芪补气升提以治黏膜下垂，而反佐枳壳以顺应胃气以下降，以促进胃黏膜之复原。②治脱肛，内蒙古《中草药新医疗法资料选编》载方：用黄芪120g，防风9g。此方实出自王清任治脱肛之黄芪防风汤。王氏方：黄芪四两，防风一钱。李东垣认为：防风能制黄芪，黄芪得防风其功愈大，乃相畏而相使也。可见王清任之黄芪防风汤实源于东垣。此法治脱肛的确有效。③子宫脱垂，治以补中益气汤加首乌。加首乌之意，一者在于引经，二者因胞宫冲任所系，全赖阴血所养，气得血养，血得气行，气血充和，冲任得调，所系之胞宫则能复其原位。若能配合针灸，加强冲任之调理，则取效更捷。④重症肌无力，治以强肌健力饮，此方为自拟经验方，亦重用黄芪为主药。重症肌无力证候较复杂，除眼睑下垂外，可有复视，吞咽困难，构音不清，四肢无力，重者呼吸困难，大气下陷，危及生命。我认为该病的最大特点是肌肉无力，因脾主肌肉，故此是脾胃气虚之证，并由虚至损，且与五脏相关。治疗上紧抓脾胃虚损这一病理中心环节，重用黄芪以补气升陷，同时针对兼夹之证调理五脏，重补脾胃，以运四旁，促病痊愈。

2. 升者平之 此处言"升"，血压升高也。高血压一病，肝阳上亢者为多，临床上多使用平肝潜阳、降逆息风之品，但亦有不然者。我治疗气虚痰浊型之高血压病患者，则重用黄芪合温胆汤以治之。据《中药研究文献摘要》所载日本寺田文次郎等报告："与其他6种可以注射的降血压制剂比较，证明黄芪的作用强大。"这一结论，从药理研究角度支持了重用黄芪可以降压。此外，我赞同以下的论点：血压之所以升高，是身体自我调节的一个信息，是内脏阴阳失调的结果而不是原因。当然，高血压病经久不愈，进一步可引起心脑肾之病变，西医正因为注意高血压对心脑肾病变的影响，故以动脉血压指标作为辨病诊断的根据，作为治疗的对象，而千方百计地寻找降低血压之药品。近年有些学者，从辨证论治的角度，重新评价这个观点。认为血压升高的原始动因是血流供求的不平衡，其中尤以心脑肾为重要。这3个器官血流需求量很大，当心脑肾血流供求不平衡，发生血压升高，升高血压对维持上述器官的血液供求量方面起着特别重要的作用，而血压长期升高的严重后果，也主要表现在这3个重要器官血流供求矛盾的严重脱节。既然血压升高的深一层本质是血流供求的不平衡，而血压升高本身，又是体内为了克服此种不平衡的代偿反应的努力还不尽善和不成功，于是才有导致血压升高的血管反应持续存在。血压升高并不纯粹是消极的病因病理破坏，不应当是治疗压制的对象，它被看成是治疗的服务对象和依靠对象。治疗若从帮助改善血流供求关系，帮助血压升高所要去实现的调节反应，因势利导，促其成功，则不需要再有高血压反应的持续激起。这一论点正道出了治气虚型高血压重用黄芪，就在于调节脏腑阴阳之平衡，改变"重要器官血流供求矛盾的严重脱节"的局面，促使"血压升高的血管反应"缓解而达到降压之效果。这就是重用黄芪以降压之机制所在。对于高血压危象，我常用针刺太冲穴（双），重用泻法，留针三四十分钟，根据情况1天1~3次治疗，并加服中药，多数取得较满意之疗效。中医治疗中风之针刺疗法，往往就因能疏通经脉，平调气血阴阳而调整血压，收到迅速治疗效果。这亦是上述机制的有力佐证。怎样解释黄芪降压与升陷之理？有人会想到中药往往有"双向作用"，故黄芪又能升提又能降压。如何掌握升降之机？我的体会是：黄芪轻用则升压，重用则降压。为什么药理研究只得一个降压的结果？因为动物实验都是在大剂量用药下进行研究的，所以得出降压的结果。我治疗低血压症，喜用补中益气汤，方中黄芪的分量不超过15g。治疗气虚痰浊型高血压，我喜用黄芪合温胆汤，黄芪分量必用30g以上。诚然，论方剂补中益气汤除了黄芪之外还有柴胡与升麻，可使升提之力倍增；在重用黄芪降血压时亦可加潜阳镇坠之品，效果当然更好，但不加镇坠药亦有降压作用，这是可以肯定的。曾会诊一中风患者，偏瘫失语而血压偏高，辨证为气虚血瘀之证，处方以补阳还五汤，黄芪照方用四两，该院西医生对黄芪四两有顾虑，拟加西药降压。晓之以理，照方服药后血压不升反降，乃信服。虽说黄芪重用可以降压，有证有据，但黄芪仍然是益气升阳之药，这一点不可不加以注意。如果辨证为肝阳上亢或有内热之高血压亦想用几两黄芪以降压，则犯"实实之戒"了！慎之，慎之。由此可见，药理学之研究目前尚未能为我们解答全部之问题，仍须辨证论治。

3. 攻可补之 张锡纯认为，黄芪之升补，尤善治流产崩带。但重用黄芪可下死胎，这是我的经验。死胎之于母体，已转变为致病之物——"邪"，病属实证。自宋代以来，妇科方书，下死胎习用平胃散加朴硝。平胃散是健运胃肠湿滞的主方，苍术猛悍为健运主药；厚朴、陈皮加强行气燥湿之力；加朴硝以润下。前人认为："胃气行则死胎自行，更投朴硝则无不下矣。"明代以后，《景岳全书》提倡用脱花煎催生与下死胎，此方以行血为主，兼用车前、牛膝以利下。平胃散着眼于气滞，脱花煎着眼于血瘀。我曾治一气阴两虚之胎死腹中之患者，初用平胃散加芒硝，并配合针灸，后用脱花煎，皆因药证不符而未效，再经仔细辨证，借用王清任治产难之加味开骨散，重用黄芪 120g，外加针灸，1 剂而死胎产下。开骨散是以宋代龟甲汤加川芎而成，明代又名加味芎归汤，此方重用当归、川芎以行血，龟甲潜降，血余炭引经而止血，本方不用攻下药和破血药，故明代以后多用以治产难。清代王清任认为，本方治产难有效有不效，缘于只着重于养血活血忽视补气行气，故主张在开骨散的基础上，重用黄芪以补气行气，使本方更臻完善。此例何以用加味开骨散取效？缘患者妊娠 8 个月，胎动消失 7 天，诊其舌淡嫩、剥苔，脉大而数、重按无力，更兼问诊知其妊娠反应较甚，呕吐剧烈，食纳艰难，致使伤津耗气，病虽实而母体虚，本不任攻下，故用平胃散加味和脱花煎无效。傅青主指出："既知儿死腹中，不能用药以降之，危道也；若用霸道以泻之，亦危道也。盖生产至六七日，其母之气必甚困乏，乌能胜霸道之治，如用霸道以强逐其死子，恐死子下而母亦立亡矣。必须仍补其母，使母之气血旺，而死子自下也。"实践证明，傅氏这一论点是正确的，为下死胎另辟蹊径。傅氏主张用疗儿散治之，我用加味开骨散取效，可算异曲同工。当时龟甲缺货未用。此例说明重用黄芪可下死胎。这是寓攻于补之法也。

4. 瘫者行之 对于偏截瘫等属于气虚有瘀者，补阳还五汤是一张特别著名的效方。它出自王清任的《医林改错》。张锡纯虽然批评了王氏对于治疗半身不遂过于强调阳气不足之说，但张氏并不否认"补阳还五汤其汤甚妥善也"。我用此方治疗各种脑血管意外后遗症属气虚血瘀之偏瘫者，都有不同程度的疗效，有恢复五成的，也有恢复九成的。曾治一例严重截瘫之女性青年，就诊时已卧床数月，两腿消瘦，自膝下皮包骨头，需人推扶起坐，坐亦不能持久，我用补阳还五汤加减治之，黄芪初用 120g，最大量时用至 200g，服药 8 个多月，并经艰苦锻炼，已能扶一拐杖缓慢行进，1 年后参加工作，2 年后能去掉手杖跛行，后结婚生一子。我体会使用补阳还五汤需要注意两点：一者辨证须是气虚血瘀之证；二者黄芪必需重用至 120g，不宜少于 60g 方效，其他药量也可略为增加，但决不能轻重倒置。

5. 表虚固之 李东垣认为，黄芪能补三焦之外又能实卫气。卫气者，温分肉而充皮肤，肥腠理而司开合者也。"实卫"就是"固表"。自汗一证，玉屏风散为疗效确切的名方。我体会此方不但治自汗，一些盗汗属气虚者亦适用。为了方便，常用汤剂，其分量为：黄芪 12g，防风 3g，白术 15g，防风用量少于黄芪，白术的量是黄芪与防风的量之和（其理见"玉屏风散"）。治自汗盗汗兼阴虚者，我喜用玉屏风散加生龙骨、生牡蛎各 30g，或加浮小麦、糯稻根各 30g，若汗出特多者加麻黄根 10g。治疮疡烂肉，黄芪也是一味重要药物，曾会诊一患者，腋下肿瘤摘除之后，伤口久不愈合，不断渗液，1 天要换多次纱布。用补益气血之剂重用黄芪 30g 后渗液减少，不到半月而伤口愈合，此黄芪内托之功也。小儿疮疖，逢夏则发，此伏彼起，实不少见，亦甚棘手。一军医小孩，自 2 岁开始，夏季疖疮发作，用抗生素稍好，稍好又发，反反复复，此伏彼起，至交秋乃愈。如是者 3 年，乃求助于余，时正 6 月，小孩满头疖疮，人虽不瘦而面黄唇淡，舌胖嫩苔白，脉细。此正气虚不能抗御病邪所致，拟扶正祛邪标本同治。处方：黄芪、皂角刺、青天葵、野菊花、浙贝母、银花、蒲公英各 9g，陈皮、白术、甘草各 6g，茯苓、绿豆、炙甘草各 12g，4 剂。疖疮乃不再起。其父翌年 1 月求治断根，为处预防方：黄芪 9g，防风、甘草、浙贝各 6g，陈皮、白术、蒲公英各 12g，嘱其于 4 月开始，每周 2 剂。此后疮未再发。

6. 证须审之 我虽喜用黄芪，但黄芪到底是药，不是粮，用之对证则效，用之不当则害人。余曾治一肺结核病人，于养阴除痰药中加入黄芪 9g，1 剂额部发热，2 剂全面发热，3 剂颈面均热，撤去黄芪热自消失。又治一中风患者，药后头皮发痒，体温增高，误以为外感，改用辛凉解表之剂，1 剂退热，再用黄芪 90g，又再发热，右上肢活动反而退步，乃知辨证不确当。细想患者脉虽虚大，但舌苔厚腻而舌质不胖亦无齿印，此证痰瘀比较，痰湿重于血瘀，改用祛痰为主，稍加祛瘀之药，以五爪龙代黄芪，证遂向好转。对于使用黄芪的指征，我认为舌见淡胖有齿印，脉虚大或寸部弱，再参察有否其他气虚之证候，便可考虑使用。至于用量之多寡，则要时时留意证候之变化，切戒墨守成规，刻舟求剑。（《邓铁涛

临床经验辑要》）

结　语

黄芪味甘，微温。入肺、脾经，具有补气升阳、固表止汗、托毒生肌、利水消肿等功效。黄芪首载于《本经》上品。仲景有 7 方用及黄芪，主要治疗虚劳、风湿历节、血痹、汗证、黄疸、水肿病等。黄芪为临床常用之补气药，生黄芪偏于走表，故固表止汗、托毒生肌多生用；炙黄芪偏于走里，故补气升阳、利水消肿宜炙用。现代名医岳美中、邓铁涛及诸位学者运用黄芪的经验，值得认真学习，用于临床。

现代药理研究证明，本品对心脏有正肌力作用，使心排出量与每搏量增加，对中毒或疲劳而衰竭的心脏其强心作用更为显著。有扩张血管、抗缺氧、降低肺动脉高压的作用，可调节血压。有抗疲劳、增强免疫功能的作用，对白细胞与巨噬细胞吞噬能力和细胞免疫及体液免疫均可增强，从而提高抗病能力。口服或注射黄芪均有显著的利尿作用，大白鼠口服大剂量黄芪粉对血清性肾炎的发病有阻抑作用，并能延迟蛋白尿与高胆固醇血症的发生，能保护肝脏，有防止肝糖原减少的作用。黄芪可确切地降低血黏度，促进红细胞携氧能力增加，血液流速增加，从而促使脑部灌注量增加，极利于老年人脑部的新陈代谢，延缓大脑衰老退化，故有显著的抗衰老作用。对痢疾杆菌、溶血性链球菌、肺炎双球菌、金黄色葡萄球菌等有抗菌作用。故此现代临床常辨证采用黄芪治疗心（心肌炎、冠心病、心力衰竭等）、肺（肺心病、支气管哮喘等）、肝（肝硬化）、肾（肾炎）、白细胞减少症及外科疮疡等病。

黄芪可用于汤、丸、散、膏等各种剂型。由于本品升阳而易于助火，因此实证及阴虚阳亢者忌用。

白　术（附：苍术）

【基原与药材】 为菊科植物白术的根茎。干燥根茎，呈拳状团块。烘术的断面淡黄白色，角质，中央时有裂隙。生晒术的断面皮部类白色，木质部淡黄色至黄色，有油点。气香，味甜微辛，略带黏液性。以个大、表面灰黄色、断面黄白色、有云头、质坚硬、无空心者为佳。

【用法与用量】 内服：煎汤，5~9g；熬膏或入丸、散。

治脾虚便秘，重用生白术 60g，水煎服，或以济川煎加入生白术 60g，通便肯定。或将生白术研细末，每次 10g，日 3 次，方法简便。

【原文】《本经》：术，一名山蓟。味苦，温，无毒。治风寒湿痹，死肌，痉，疸，止汗，除热，消食。作煎饵久服，轻身，延年，不饥。生山谷。

《别录》：术，味甘，无毒。主治大风在身面，风眩头痛，目泪出，消痰水，逐皮间风水结肿，除心下急满，及霍乱，吐下不止，利腰脐间血，益津液，暖胃，消谷，嗜食。一名山姜，一名山连。生郑山、汉中、南郑。二月、三月、八月、九月采根，暴干。

【经方用药】《本草经疏》解析《本经》《别录》说："术，其气芳烈，其味甘浓，其性纯阳，为除风痹之上药，安脾胃之神品。《本经》主风寒湿痹、死肌、痉、疸者，正以风寒湿三者合而成痹，痹者，拘挛而痛者是也。《经》曰：地之湿气，感则害人皮肉筋骨。死肌者，湿毒侵肌肉也。痉者，风寒乘虚客于肝、脾、肾所致也。疸者，脾胃虚而湿热瘀滞也。如上诸病，莫不由风寒湿而成，术有除此三邪之功，故能祛其所致之疾也。止汗、除热、消食者，湿热盛则自汗，湿邪客则发热，湿去而脾胃燥，燥则食自消，汗自止，热自除也。又主大风在身面者，术气芳烈而悍，纯阳之物也，风为阳邪，发于阳部，故主之也。风眩、头痛、目泪出者，阳虚则风客之而眩，痰厥则头痛，风热壅则目泪出也。消痰水，逐皮间风水、结肿，除心下急痛，及霍乱吐下不止者，湿客于胃则滞而生痰，客于脾则生水，脾虚湿胜则为水肿，湿客中焦则心下急满，脾胃俱虚则中焦不治而湿邪客之，则为霍乱吐下不止也。利腰脐间血者，血属阴，湿为阴部，下流客之，使腰脐血滞而不得通利，湿去则诸证无不愈矣。益津液，暖胃消谷嗜食者，湿去则胃强而津液自生，寒湿散则胃自暖，邪去而脾胃健，则消谷而嗜食矣。"

古人术不分苍、白，《本经》与《别录》均曰为术。故经方中所用之术，当不分赤白。应如《本经》《别录》记载而简称为术，书中白术之白字，显系后人所加。我们在使用经方时，不应泥于书中之白术，而应据具体情况，分别选用白术或苍术。盖“苍术苦辛气烈，白术苦甘气和”（《本草纲目》）。“白术守而不走，苍术走而不守，故白术善补，苍术善行”（《玉楸药解》）。由于苍术苦温而辛，辛烈开腠，则燥湿发汗之功胜于白术；白术苦温而甘，甘缓健脾，则补中除湿之力胜于苍术。苍术与白术科属相同，皆全国分布较广，但白术主产于南方多省，而苍术则南方、北方皆产。苍术更详细功用，见附录。白术之治，总不离脾虚与湿盛两个方面，脾旺健运则湿自化，湿化亦有利于脾气的恢复，这实际是一个问题的两个方面。

经方中用术之方有29首，还有一方后加减用之，共达30首。这些方中用术，后人多习称白术。但临证时应如上所述之区别，或用白术，或用苍术。分析如下。

1.健脾益气治失摄证　脾能摄津统血，脾虚不摄可以造成吐利、遗泄、失血等证，术功善健脾，故能治疗吐利、遗泄、失血等证。

（1）治霍乱吐泻　《伤寒论》云：“霍乱，头痛，发热，身疼痛，热多欲饮水者，五苓散主之；寒多不用水者，理中丸主之。”此为霍乱兼表证两种情况的治法。前者里虚不甚，故表里同治；后者里虚为重，故先里后表。此两方五苓散与理中丸的组成中均有白术。前者属于气化不利，水湿偏渗胃肠而致，故用白术配桂枝、茯苓、猪苓、泽泻，通阳化气，淡渗利湿，兼解表邪；后者属中阳不足，因寒湿内盛而致，故以白术配人参、干姜、甘草温中健脾，益气燥湿。应当指出，此两方治霍乱吐泻，用白术的目的是健脾益气。若脾气虚寒，清阳不升、浊阴不降，既可吐逆，又可泻利。治病求本，或吐或泻，适当配伍，皆可用白术，这从方后加减法可看出。如理中丸方后加减云：“……吐多者去术加生姜三两，下多者还用术。”此健脾止泻之法。当归生姜羊肉汤方后加味法云：“……痛多而呕者，加橘皮二两，白术一两。”此理气健脾止呕之法。

（2）治下利　治疗脾虚下利的方剂除上述之五苓散和理中丸外，还有3首方剂用及白术。①桂枝人参汤：适用于脾虚下利而兼风寒表证者。桂枝人参汤实际是理中丸加桂枝。用理中丸健脾燥湿止泻，用桂枝解散表寒，其用白术的目的与上方理中丸相同。②麻黄升麻汤：此方适用于肺热脾寒证。肺热故见“喉咽不利，唾脓血”；脾寒故见“泄利不止”。其用白术为脾寒下利而设，因属脾寒，故白术与干姜、桂枝、茯苓、甘草配合温脾散寒化湿止利。因兼有肺热，故方中用了麻黄、升麻、石膏、知母等清润肺脏的药物。③真武汤：适用于脾肾阳虚之少阴病下利。由于阳虚水气泛滥，湿盛则泄泻。方用白术配附子、生姜、茯苓、芍药所组成，具有温脾肾之阳而利水之功。总之，白术是治疗脾虚湿泻的极好药物，仲景的经验是一般与淡渗利湿药如茯苓、泽泻等相配，若虚甚者可加配人参、甘草；中寒者加配干姜；肾阳不足者，与附子相配。

（3）治遗精　《金匮》天雄散主治证候缺如。《方药考》认为“此为补阳摄阴之方，治男子失精，腰膝冷痛”。《外台》亦用此方治疗男子失精证。天雄散重用白术与天雄、桂枝、龙骨相配，健脾补肾，固精止遗。说明白术经过适当配伍可以起到固精止遗之功，这种用法突破了《本经》及《别录》的认识，反映了仲景的创新精神。

（4）治便血　《金匮》黄土汤治疗脾虚便血证，这是仲景在《内经》“脾统血”理论指导下创立的著名方剂。方用白术协助灶心黄土并配附子温中健脾，脾气恢复，脾能统血，血自归经；还以地黄、阿胶、黄芩养血宁血止血，标本兼顾，故效如桴鼓。

2.健脾运湿治小便不利　水液在体内代谢的最终产物形成小便，经由膀胱排出体外，水液在体内代谢的过程相当复杂，其中脾主运化水湿，是十分重要的一环，所以后人说脾制水。因此，脾虚可以直接或间接的影响水液的代谢，从而引起小便不利。白术具有健脾运湿的功能，自然就成了治疗小便不利的常规用药了。经方中用白术治疗小便不利的方剂有如下7首：①太阳经腑受邪，气化不畅，小便不利者，可用五苓散治之，五苓散中用白术健脾运湿，可以加强桂枝、二苓、泽泻通阳化气利水之功。②若气化不利兼见黄疸，可用五苓散加茵陈，利水兼能退黄，即茵陈五苓散，适用于黄疸病湿盛小便不利者。③若肾阳虚不能主水，导致水气泛滥小便不利者，可用真武汤治疗，方中用白术健脾运湿以增强附子、生姜、茯苓等温阳利水之效。④若小便不利由于肺热闭塞，不能通调水道所致者，可用白术配合越婢汤治之，此即越婢加术汤，适用于皮水及风水小便不利，方用白术配麻黄、石膏等，外散内利，并清郁热，去一身表里之水湿。⑤《伤寒论》云："服桂枝汤，或下之，仍头项强痛，翕翕发热，无汗，心下满微痛，小便不利者，桂枝去桂加茯苓白术汤主之。"此为脾失健运小便不利兼营卫不和证，故以白术配茯苓健脾利水，以桂枝汤去桂（水饮内停所致营卫失和，故去桂）调和营卫。本方与真武汤均配有芍药，昭示了刚柔相济、利水而兼摄阴津的治疗技巧。⑥若属劳淋小便不利，则用白术配茯苓健脾渗湿，并用戎盐引药入肾，此为茯苓戎盐汤，为缓以治本的原则。⑦若风寒湿痹骨节疼痛，兼见表里阳气俱虚，出现汗出恶风，小便不利，身体微肿等，用甘草附子汤治之，方用白术与桂枝、附子、甘草温阳化湿，外散内利。

3. 健脾化饮治饮停证　经方使用白术治疗痰饮病的方剂共5首：①若饮停中焦，饮阻气滞，症见心下坚，大如盘，边如旋杯，可用白术配枳实，白术健脾化饮，枳实行气散结，此即著名的枳术汤，后世补土派之集大成者李东垣将此方改为丸，治疗脾虚停食证，效果颇佳，可谓师古而不泥古之典范。②若饮停中焦，水气上乘清阳而见眩晕之证者，可用白术配泽泻，健脾利水，导水下行，即泽泻汤。③若饮停中焦兼水饮上逆而现胸胁支满，气上冲胸、目眩等证者，可用白术配桂枝、茯苓、甘草通阳健脾，利水降冲，即后世医家所称苓桂剂的祖方——苓桂术甘汤。④若胃有停水而表现"吐而渴欲饮水者"，用茯苓泽泻汤治疗，本方实际是苓桂术甘汤加和胃止呕的生姜，导水下行的泽泻，其降逆利水之功更强。⑤《金匮》还有一个猪苓散，治脾虚水津不布而"思水者"，方用白术、猪苓、茯苓三味等份为散，健脾利水，脾气健旺则能升清止渴。此外，当归生姜羊肉汤方后云："痛多而呕者，加橘皮二两，白术一两。"亦属此例。

4. 健脾养胎治胎动不安　妇人妊娠后，所需营养增加，脾胃的负担必然加重，营养一旦匮乏，胎儿就难保全。白术能益气健脾，故常被用来安胎。经方中此类方剂用白术的有3首：①白术散：方用白术与蜀椒、牡蛎、川芎相配组成，共奏温中健脾燥湿之功，适用于脾虚寒湿而致胎气不安者。②当归散：由白术配当归、川芎、芍药、黄芩组成，具健脾清热、养血疏肝之功，适用于血虚湿热胎动不安者。③当归芍药散：方由白术配茯苓、泽泻、当归、川芎、芍药所组成，具有养血调肝、健脾利湿之功，适用于肝脾不和，血虚脾湿而致胎动不安，以及妊娠腹痛。仲景开白术安胎之先河，后世纷纷仿效并取得良好效果，故白术被后人称为安胎圣药。

以上四种病证，应用"守而不走……善补"的白术为宜，不宜使用苍术。

5. 健脾祛湿治痹证　痹者闭也，多因风寒湿三气杂至而为病。白术功善祛湿，适宜痹证以湿邪为著者。经方用白术主要治疗下列痹证。

（1）治湿痹于表　经方用白术治疗湿痹于表的方剂有2首。①麻黄加术汤，治湿痹于表之表实证。《金匮》云："湿家身烦痛，可与麻黄加术汤发其汗为宜，慎不可以火攻之。"方用麻黄汤发散风寒，白术祛湿。②防己黄芪汤，用白术配防己、黄芪、甘草益气固表除湿，适用于湿痹于表之表虚证。前方取其发散，可用苍术；后者兼取益气固表，似应以白术为佳。

（2）治阳虚湿痹肢节　用白术治疗这类病证的方剂有4首：①白术附子汤：适用风湿病服了桂枝附子汤之后，风去湿减之善后调理之方。此方用白术配伍附子温经祛湿，姜、枣调和营卫，甘草调和诸药。②甘草附子汤：适用于风寒湿并重，表里之阳俱虚证，方用白术配附子、桂枝兼走表里，助阳散寒，祛风化湿，甘草益气缓急止痛，以甘草附子名其方者，意在突出益气温阳、缓急止痛也。③附子汤：适用少阴元阳大虚，寒湿留滞而身体骨节疼痛之证，方用白术配附子、人参、茯苓、芍药，大补元阳，祛湿通痹。④桂枝芍药知母汤：适用于风湿久痹，气血已衰，身体瘦弱，关节肿大而疼痛等，方用白术配附子、麻黄、桂枝、防风、生姜散表里之湿而助阳，配芍药、知母清热养阴，甘草调和诸药，共奏祛风除湿、温经宣痹、滋阴清热之功。此类痹证因阳气已虚，虽有兼风者，亦不宜过度发散。其配伍的特点是：因阳气已虚，故均与附子相伍；为了增强效果，亦多配有甘草；若属少阴元阳大虚，甘草便缓不济事，必须加用人参；兼风者多配桂枝，需宣痹者还可加用麻黄、防风与生姜；阴血已伤者配知母与芍药，滋阴清热，兼能解决寒热错杂的现象。

（3）治湿痹腰部　经方还用白术治疗寒湿痹阻于腰部，突出的证候是身重腰冷，腹重如带五千钱，方用白术配茯苓、干姜、甘草，健脾温中祛湿，此即甘姜苓术汤，又称肾着汤。

上述之外，还有两个大方之中用白术补脾之功，一是主治“大风”的侯氏黑散，用药14味；一是主治“虚劳诸不足，风气百疾”的薯蓣丸，用药21味。皆不作详解。

【单方治验】

（一）内科病

1.虚羸 治虚弱枯瘦，食而不化：於术（酒浸，九蒸九晒）一斤，菟丝子（酒煮吐丝，晒干）一斤。共为末，蜜丸，梧子大。每服二三钱。（《本草纲目拾遗》）

编者按 白术以浙江於潜所产品质最佳，特称为“於术”。上方以优质白术适当炮制健脾，补益后天之本，与“补不足，益气力，肥健人”（《本经》），“补而不峻，温而不燥”（《本草汇言》），“为补脾肾肝三经要药”之菟丝子相配伍，药仅两味，少而精之方也。

2.痞满

（1）治脾虚胀满 白术二两，橘皮四两。为末，酒糊丸，梧子大。每食前木香汤送下三十丸。（《全生指迷方》宽中丸）

（2）治痞，消食强胃 枳实（麸炒黄色）一两，白术二两。上为极细末，荷叶裹烧饭为丸，如绿豆一倍大。每服五十丸，白汤下，不拘时候，量所伤多少，加减服之。（《兰室秘藏》枳术丸）

3.泄泻

（1）服食滋补，止久泄痢：上好白术十两，切片，入瓦锅内，水淹过二寸，文武火煎至一半，倾汁入器内，以渣再煎，如此三次，乃取前后汁同熬成膏，入器中一夜，倾去上面清水，收之。每服二三匙，蜜汤调下。（《千金良方》白术膏）

（2）治脾虚泄泻：白术一两，芍药半两（冬月不用芍药，加肉豆蔻，泄者炒）。上为末，粥丸。（《丹溪心法》白术丸）

（3）治湿泻暑泻：白术、车前子等份，炒为末，白汤下二三钱。（《简便单方》）

编者按 上述5则文献，皆以白术健脾治脾虚，脾虚痞满，配橘皮或枳实行气消痞除满；脾虚湿泻，配车前子利湿止泻。方虽小，都体现了辨证处方遣药的原则。根据季节不同而用药，也是不可忽视的。

（4）一妇人年三十许，泄泻半载，百药不效，脉象濡弱，右关尤甚，知其脾胃虚也，俾用生白术轧细焙熟，再用熟枣肉六两，和为小饼，炉上炙干，当点心服之，细细嚼咽，未尽剂而愈。（《医学衷中参西录》）

编者按 炒白术补气健脾以止泻，大枣更为补益脾胃之佳品，二药相和制饼而细细嚼咽的食疗方法，值得借鉴。

4.便秘 胡某，女，23岁，便秘已有2~3年，需7~8日方解一次，干结如球状。平素自觉腹胀，纳食欠佳。月经不调，一月两行，脉细弦，苔薄白。证属脾胃虚弱，津液不足，运化失职所致。予生白术适量，研成极细末，每次10g，每日3次。服药10日，排便改善为1~2日一解，便质变软，腹胀已消，纳谷增香，继服10日，大便正常，每日一行，余症皆除。更予10日量，以资巩固。（董自强，等《浙江中医杂志》1990；8：378）

编者按 据现代药理研究，生白术可使胃肠分泌旺盛，蠕动增加，从而促进排便。据文献报道及笔者经验，以大量生白术40~100g为主治疗虚性便秘，疗效满意。

5.成人嗜食黄土症

（1）治忽头眩运，经久不瘥，四体渐羸，食无味，好食黄土：白术三斤，曲三斤。上二味捣筛酒和，并手捻丸如梧子，暴干。饮服二十枚，日三。忌桃、李、雀肉等。（《外台秘要》）

（2）张某某，男，38岁，工人，1963年4月10日就诊。主诉去年得食土症，不思食，逐渐消瘦，四肢酸重无力，每天必吃黄土块（火炕、灶堂黄土块）三次，每次吃一碗，如果不吃心里难受，口甜，身沉，口出异味。颜面苍白，精神倦怠，舌质淡、苔白厚而滑，脉弦而有力，寸尺弱。病属脾运失职，不能制湿，湿郁中焦之故。治以强脾燥湿法。处方：黄土炒白术500g，轧成细面，每次服6g，日3次，白开水送下。忌食瓜果腥冷食物，服完500g而愈。（《老中医经验汇编》）

编者按 黄土“味甘而气和，能安和脾胃”（《本草经疏》）。黄土炒白术同气相求，更增强入脾补土之力，则疗效更佳。

6.汗证

（1）治自汗不止 白术末，饮服方寸匕，日二服。（《千金方》）

（2）治盗汗　白术四两，分作四份，一份用黄芪同炒，一份用石斛同炒，一份用牡蛎同炒，一份用麸皮同炒。上各微炒黄色，去余药，只用白术，研细。每服二钱，粟米汤调下，尽四两。（《丹溪心法》）

（3）治老少虚汗　白术五钱，小麦一撮，水煮干，去麦为末，用黄芪汤下一钱。（《全幼心鉴》）

编者按　上述3则文献表明，单味白术适当炮制可治汗证。汗证成因各异，白术不可能治所有汗证。辨证论治，脾虚而汗出者用白术为宜。

7. 髓溢　治牙齿逐日长，渐渐胀，开口难为饮食，盖髓溢所致：只服白术愈。（《夏子益治奇疾方》）

（二）妇科病

1. 漏下　一妇人因行经下血不止，服药旬余无效，势极危殆。诊其脉象浮缓，按之即无，问其饮食不消，大便滑泻。知其脾胃虚甚，中焦之气化不能健运统摄，下焦之气化因之不固也。遂于治下血药中加白术一两，生鸡内金一两，服一剂血即止，又服数剂以善其后。（《医学衷中参西录》）

编者按　张锡纯说："鸡内金，鸡之脾胃也……若再与白术等份并用，为消化瘀积之要药，更为健补脾胃之妙品。"脾胃强健，中气渐复，摄血有权，则病除矣。

2. 带下　崩漏　胎动不安　《傅青主女科》重用白术，健脾胃以定中州。《女科》所载100余首方剂中，应用白术达60多处，使用频率之高，占全书所载药物之冠，且用量较重，又强调土炒。白术为补气健脾之要药。土炒后同气相求，更增强入脾补土之力。傅氏在《女科》中频频重用白术，意在健脾益胃，安定中州。妇人体禀阴性，以血为用。经、孕、产、乳皆赖阴血，又数伤阴血。若脾胃失健，生化无源，则阴血益亏，可见经少经闭。或脾气不足，失于统摄，则血行无常，易致崩中漏下。若中气虚陷而升举无力，湿注于下则为带病，胞宫垂于下则为阴挺。其他诸如经行泄泻、妊娠恶阻、胎萎不长、子肿子满、产后缺乳等病，莫不与脾胃虚弱有关。傅氏在治疗以上诸疾时，抓住要点，重用白术，健运脾胃，以助气血生化之源；燥湿利水，以除带下肿满之因。如完带汤，即重用白术30g，健脾燥湿为方中主药，以治疗脾虚湿浊下注之带下病。固本止崩汤用土炒白术30g，培补中气，固摄血行，以治疗脾虚型崩漏证。温脐化湿汤用白术30g为君，"以利腰脐之气"，治疗下焦寒湿之痛经。安奠二天汤用白术30g配熟地，治疗脾肾两虚，带脉无力之胎动不安。还有治疗经前泄水的健固汤，治疗妊娠浮肿的加减补中益气汤，治疗脾胃虚弱、妊娠吐泻之援土固胎汤，以及治疗产后肉线出的两收汤等，均重用白术补土健脾，使中州安定，则五脏安和，冲、任、督、带各有所守，气充血足循行有序，诸症自然消除。（周念兴《中医杂志》1992；7：57）

3. 产后呕逆不食　白术五钱，姜六钱。水煎，徐徐温服。（《妇人良方》）

（三）儿科病

1. 滞颐

（1）治儿童流涎：生白术捣碎，加水和食糖，放锅上蒸汁，分次口服，每天用三钱。（《江苏中医》1965年第12期）

（2）汪某某，男，4岁，患儿周岁后常流口水，近年加重，不思饮食，虽经多方求医，无明显好转，观其口角流涎不断，渍湿胸前衣襟，下嘴唇溃烂。此属脾胃虚寒。投生白术10g，切细放碗中加水至半碗，蒸后常饮。服1剂患儿小便增多，食欲增强，4剂痊愈。（郭剑华《辽宁中医杂志》1986；8：42）

编者按　脾在液为涎，涎液过多，当责之于脾。若脾胃虚寒或脾胃湿热，均可致流涎不止。白术甘苦性温专入脾胃，既可补气健脾，又善燥湿利水，对于脾胃虚寒，不能固摄津液，涎液自流者，最为有效。

（3）治小儿流涎：将土炒白术40g、益智仁30g碾细过箩，取药粉加白面粉400g，食盐、炒芝麻各10g，水适量和面，烙焦饼40个。用前放火上烤焦后再食。1~2岁者，1日2次，每次半个；3~4岁者，1日2次，每次1个；5岁以上者，1日3次，每次1个。治例：一位5岁男孩，流涎两年余，下嘴巴经常水湿，并伴纳呆，畏寒等脾肾阳虚见症。给予此饼，一料服完，口涎大减，再服一料，病愈。（王心好《中医杂志》1987；4：53）

原按　流涎多责之于脾肾，如脾肾阳虚，脾不能运化水湿，肾无以蒸化水液，故涎液过盛外溢。白术健脾助运，益智仁补肾气摄涎唾，二药同伍，相得益彰；少量食盐，芝麻起调味之用，故对脾肾阳虚之小儿流涎有效。

编者按　以上治例将白术蒸后常饮、作焦饼法，皆可效法。

2. 嗜食泥土症　本病一般多见于婴幼儿，大多由于食无节制，大饱伤于肠胃所致。笔者用白术维生素 B_1（VitB_1）饼治疗小儿食泥土症 18 例，疗效满意。多数患儿精神欠佳，不欲乳食，乏力，呕吐，腹泻，喜食泥土，面黄，苔黄黏腻。治疗方法：焦白术 100g，VitB_1 100mg×300 片，优质白面 1kg。将白术、VitB_1 片共研细末过 150 目筛，加入面粉制饼用锅烙熟，日食 1 份，分 5~10 日食完，按上法反复食用。治疗时间最短 20 日，最长 60 日，平均 31 日。结果：痊愈（精神佳，停食泥土，吐泻止，面色正常，腹软、青筋消退，舌苔正常）17 例；好转 1 例。（郭子贵《中国中西医结合脾胃杂志》1998；1：51）

原按　小儿食泥土症，临床并不少见，主要由于乳母溺爱，饮食无度，加之滥用补品，使胃肠功能失调而致吐泻；湿阻中焦，郁而化热，湿热生虫，故喜食泥土。白术除湿健脾，VitB_1 治疗消化不良，二者合用不仅疗效显著，而且容易被患儿接受。

（四）外科病

1. 风疹　风瘙隐疹。白术为末，酒服方寸匕，日二服。（《纲目》第十二卷“术”引《千金方》）

按：白术，其气芳烈，其味甘浓，其性纯阳，为除风痹之上药。《别录》谓：“主治大风在身面，……逐皮间风水结肿。”加之酒引，祛风除湿功效益彰。

2. 顽湿疡（慢性湿疹）　臁疮（下肢慢性溃疡）　田螺疮（手足汗疱疹）　白术或苍术膏：白术或苍术十斤。制法：将净水一百斤煮白术十斤，煎煮 6~7 小时，过滤浓缩成膏五十两，加蜂蜜五十两备用。功用：健脾祛湿。用法：每次服二钱，日服二次。（《赵炳南临床经验集》）

编者按　上述诸病之病机同属于湿，故取用燥湿佳品苍、白术。脾虚生湿者宜用白术，湿困脾土者则以苍术为宜。

结　语

白术味甘、苦，性温。入脾、胃经。具有补气健脾、燥湿利水、固表止汗、安胎等功效。古来术不分苍、白，《本经》与《别录》均记为术。仲景用术之方有 30 首，亦不分苍、白，书中白术之白字，为后人所加，使用经方时，应据证分别选用苍术或白术。白术主要用于脾胃虚弱、运化失常所致的各种病症。

现代药理研究证明，白术有明显而持久的利尿作用，还能促进电解质，特别是钠的排出；有轻度降血糖作用；可保护肝脏，防止肝糖原减少作用；其挥发油小剂量有镇静作用；可抑制肿瘤生长，并对化疗、放疗引起的白细胞减少有升高作用；有抗血凝及抗菌等多方面作用。

白术可煎汤，或入丸、散、膏。燥湿利水、通便宜生用；补气健脾宜炒用；健脾止泻宜炒焦用。

附：

苍　术

苍术辛苦而温，“气味辛烈”（《本草衍义》），功能燥湿、健脾、解郁、辟秽。其详细功用主治特点，引录三家论述如下。朱丹溪说：“苍术治湿，上、中、下皆有可用。”《药品化义》具体论述说：“苍术……统治三部之湿，若湿在上焦，易生湿痰，以此燥湿行痰；湿在中焦，滞气作泻，以此宽中健脾；湿在下部，足膝痿软，以此同黄柏治痿，能令足膝有力。取其辛散气雄，用之散邪发汗，极其畅快。”《本草正义》更详细解析说：“苍术，气味雄厚，较白术愈猛，能彻上彻下，燥湿而宣化痰饮，芳香辟秽，胜四时不正之气，故时疫之病多用之。最能驱除秽浊恶气，阴霾之域，久旷之屋，宜焚此物而后居人，亦此意也。凡湿困脾阳，倦怠嗜卧，肢体酸软，胸膈满闷，甚至腹胀而舌浊厚腻者，非茅术芳香猛烈，不能开泄，而痰饮弥漫，亦非此不化。夏秋之交，暑湿交蒸，湿温病寒热头胀如裹，或胸痞呕恶，皆须茅术、藿香、佩兰叶等香燥醒脾，其应如响。而脾家郁湿，或为腹胀，或为肿满，或为泄泻疟痢，或下流而足重跗肿，或积滞而二便不利，及湿热郁蒸，发为疮疡流注，或寒湿互结，发为阴疽酸痛，但有舌浊不渴见证，茅术一味，最为必需之品。是合内外各病，皆有大用者。”

苍术“辛烈”之性，编者的 1 个治例（2014 年 10 月）有典型表现。患者为 60 岁女性，主诉口眼发干，头痛，便秘，多饮半年，舌偏红苔薄黄腻，脉弦略滑，辨证为阳明燥热夹湿。处方以白虎加苍术汤加减（生石膏 30g，知母 15g，山药 20g，生甘草 10g，苍术 40g，天花粉 10g，葛根10g，陈皮10g）。服上方3剂期间，不但本来病情无改善，而且咽中干燥，胃脘发胀，小便不利，大便不通。自行停药来门诊质询。按脉望舌，舌苔由薄黄腻变为苔黄少津。反思处方得失：经验是观察到苍术燥湿功效之速；教训是急于求功，重用了苍术，引发上述不良反应。由于苔腻已退，脾湿消除，守上方去苍术，辨证治之，病情趋于改善。

【单方治验】

（一）内科病

1. 感冒　痹证　胃痛　泄泻　腰痛　郁证　风疹　苍术，又名赤术，其味辛苦，性温无毒。入足太阴、阳明经。功能燥湿健脾，祛风除湿。临床应用范围较广，它不仅用于内科脾胃、郁证诸病，还可用于外科湿疮等疾患。只要配伍得当，则效若桴鼓。现将临床应用简介如下。

（1）治感冒　苍术能祛风除湿，解表发汗，如《用药法象》谓“苍术能除湿发汗”。余在临床常以苍术配羌活、防风、菊花、甘草等，治疗外感风寒夹湿的头痛、身疼、恶寒无汗等症，有相得益彰的效果，尤以无汗者更宜之。此方四季均可应用，既无麻桂发汗易多之虑，又无银翘伤胃之弊。据现代药理研究，苍术有抗菌、抗病毒之效。《医方集解》中的神术散，即苍术伍防风、甘草治“内伤冷饮外感风寒之邪而无汗者”，可见苍术治无汗感冒，古亦习用。

（2）除痹证　苍术有散湿除痹、通利关节之效。凡对风寒湿邪留滞皮肉筋脉的痹痛，无论疼痛性质属寒属热，均可用之。如《本经》谓：苍术“治风寒湿痹，死肌”。痹证多由正气不足，感受风寒湿热之邪，痹阻肌肉骨节经络之间，气血运行失畅而出现痹痛。笔者常以苍术配伍，治疗风寒湿三气杂至的痹证，根据三气的孰多孰少，加减化裁而施，效果令人满意。苍术配附子、桂枝、甘草治寒湿痛痹；配石膏、秦艽、苡仁治热痹关节红肿；配羌独活、防风、威灵仙治风寒湿痹；时逸人在《中国药物学》谓苍术挥发油“影响中枢神经，呈麻痹作用”。可见苍术止痛效果是肯定的。

（3）止胃痛　苍术入太阳、阳明经，长于健脾调胃，能治疗多种原因导致的胃痛。《别录》谓苍术“除心下急满，暖胃消谷嗜食”。《用药法象》又谓“苍术健胃安脾”。胃为水谷之海，主受纳腐熟水谷，宜通而不宜滞。若饮食不节，忧思恼怒，或素体阳虚，脾不健运，而使胃气郁滞，失于和降，则胃痛乃作。笔者常用苍术配木香、陈皮、半夏、砂仁、苏梗等治疗胃痛，有较好的效果。如阴虚胃痛加沙参、麦冬、石斛；胃热胃痛加丹皮、山栀、黄连；血瘀胃痛加丹参、赤芍、元胡等。

（4）主泄泻　苍术燥湿，芳香辟秽，具有除湿止泻之功，为暑夏常用之妙品，善止暑月水泻。《本草备要》谓“苍术止吐泻”。暑夏湿盛，“湿盛则濡泄”。夏感湿邪，乱于肠胃，出现发热、呕吐、腹痛泄泻等症。用苍术配藿香、紫苏、半夏、六一散、鲜扁豆花等，治疗暑泻，能应手取效。如见里急后重，便下脓血者，用苍术配木香、黄连、赤白芍、马齿苋等，临床应用，其效颇佳。热重者加白头翁、黄芩；食滞者加槟榔、焦三仙；有表证者加葛根。

（5）疗腰痛　苍术辛温而燥，能疗腰部冷痛。腰痛病位在肾，多由寒湿之邪入侵肾腑，经脉受阻，气血运行不畅，发为腰痛。笔者根据腰痛的性质，常以苍术配干姜、茯苓、甘草等药，如《金匮要略》肾着汤，治疗湿邪伤肾的腰部冷痛、身重如坐水中，活动转侧不利等症，用之每能应手取效。考肾着汤组成，并无治肾之药，而是温脾祛湿之品。腰为肾之府，痛在腰部，称为肾病。实非肾病，乃湿邪伤肾，用此方治疗腰痛重坠，疗效极为满意。余认为，得效之机在于苍术，辨证要点在于“身重”和“腰重”两个“重”字上。

（6）解气郁　苍术入太阴、阳明二经，气味辛香，功能强胃健脾，发水谷之气，能径入诸经，疏泄阳明之湿，通行湿滞，解诸郁。常用于胸膈痞闷，脘腹胀痛，嗳腐吞酸，恶心呕吐等症。《丹溪心法》谓：“苍术总解诸郁，随证加入诸药。”《本草图解》又云：“苍术宽中，其功胜于白术。”如越鞠丸以苍术等药相伍，治疗气、血、痰、火、湿、食所致的六郁。余在此方的基础上加入绿萼梅、佛手花，其效更著。如胀者加厚朴；痞满加枳实；呕吐加半夏、生姜。

（7）祛风疹　苍术辛苦温燥，芳香气烈，既能内化湿浊，又能外祛风湿，为常用治湿的要药。丹溪谓：“苍术治湿，上中下皆有可用。”《丹溪心法》二妙丸、《医学正传》三妙丸、《成方便读》四妙丸，均配伍苍术，治疗湿邪下注所引起的诸病。笔者常用苍术配苦参、生地、防风、木通、牛蒡子、蝉蜕等，治疗皮肤风疹块，用之颇有特效。如用苍术配黄柏、槟榔、花椒、枯矾，各等份，为末，菜油调敷患处，功能清热除湿、止痒杀菌。治疗皮肤湿疮、坐板疮、阴囊湿疮、一切黄水疮等破溃流黄水者，瘙痒无度，屡用屡验，其效非凡。（谢兆丰《中医杂志》1997；1：5）

2. 郁证　苍术气味芳香，善行而不守，故有行气解郁之功。由于平胃散的广泛应用，苍术燥湿之功大著于世，而行气解郁之效即被疏忽。其实，历代医家早已认识到苍术有良好的行气解郁作用，如《玉楸药解》说："苍术走而不守……泄水开郁。"《本草正义》谓："苍术气味雄厚，较白术愈猛，能彻上彻下。"朱丹溪亦指出苍术能"总解诸郁"。郁证五脏皆有，但以肝郁多见，故笔者认为苍术不仅入脾胃经，而且还归肝经，既可燥湿醒脾，亦能行气解郁，随证配伍，则有解肝郁、降胃气、助脾运等功效，临床每以脘腹胁胀、舌苔厚腻为应用指征。苍术用量一般在6~15g之间，仅见气机郁滞者，以6~10g为宜；而气郁夹湿者，可用至10~15g；若属目昏便燥腹胀，肝郁化火伤阴之证，取苍术与黑芝麻拌炒，或配以石斛、麦冬、玄参，则可避免伤津耗阴之弊。（颜乾麟《中医杂志》1997；1：6）

3. 痞证（胃下垂）　单味苍术治疗胃下垂，是上海市第六人民医院原中医科主任金明渊老中医的宝贵经验之一。笔者效金氏之法，临床用苍术10~15g，加水武火煮沸3分钟，再文火缓煎20分钟，煎成药汁约300ml，亦可用沸水浸泡，服时如喝香茗，少量频饮，不宜一饮尽杯，每日1剂，连服3个月为一疗程。自1990年以来，共治疗胃下垂32例，并嘱饮食调养，坚持锻炼，获良效。（汪益清《中医杂志》1997；2：72）

编者按　现代医学认为，胃下垂是胃支持韧带的松弛或胃壁的弛缓所致。它与中医学者所说的脾胃虚弱，中气下陷，升举无力而成虚损的认识是一致的。现代名医师古人经验，开拓思路，辨证与辨病相结合以治今病，值得效法。

4. 痛风病　苍术有茅山苍术、北苍术及关东苍术之分，历代医家取其气味浓香雄厚，外能解肌表风湿，内能燥脾胃之湿，为治痹证常用药物。我院康良石教授用生茅术为主，治疗由嘌呤代谢紊乱，使血中尿酸过高，沉积于组织器官中所引起的痛风病，依其临床表现，与其他药物相配合，用之甚为得心应手。（康素琼《中医杂志》1997；2：70）

5. 消渴病（糖尿病）

（1）笔者在治疗糖尿病的长期临床实践中，以苍术10~15g，配入黄芪、沙参、天麦冬、玄参、生地、山萸肉、山药、五味子等滋肺益肾，大补气阴剂中，明显地提高了降血糖的协同作用，取其方名为"金水相生饮"。近年来余用此对52例Ⅱ型糖尿病的治疗观察，疗效满意。余曾任选12例病人，特意在该方中抽去苍术，其他药味、剂量不变，令同一患者服用，则降血糖效果明显降低，加有苍术的原方，降糖效果好，速度快。（金美亚《中医杂志》1997；2：70）

原按　*《本草纲目》谓：苍术"治湿痰留饮或夹瘀血成窠囊"。痰浊瘀血为糖尿病的病理产物，始终影响着血糖的生化和代谢，苍术不仅能健脾启中，使诸滋阴凉药不伤脾胃，而其主要功力在于使痰瘀分消，助血糖下降。*

（2）苍术具有健脾燥湿之功效。临床中医中药治疗消渴病的各组方中苍术较多见。为进一步探讨苍术在治疗糖尿病中的应用，本实验研究了单味苍术水煎剂22g/kg连续给药30日，不同时段血糖、胰岛素、糖化白蛋白无影响，胰岛素分泌量高低无规律性变化。综上所述，其在治疗糖尿病中的作用可能由于其与其他中药伍用后而起了积极作用。施今墨云："用苍术治糖尿病是取其'敛脾精，止漏浊'的作用，苍术虽燥但伍玄参之润，可展其长制其短。"达到健脾固肾，扶正培本，降低血、尿糖的作用。对于苍术在治疗糖尿病中的功用及机制尚有待于今后进一步的研究。（高斌，等《中国中医药科技》1998；3：162）

编者按　苍术的降糖作用，主要源于其对消渴病的治疗功效所得出的经验，用否苍术其疗效不同，然现代药理研究证实苍术本身无降糖作用，说明其降糖疗效是与其他药物相伍后出现的协同作用。这就提醒医者在临床遣方用药时，不要完全拘泥于现代药理研究，而应以中医理论为依据，临床疗效为标准，参考现代药理研究，筛选出精确的方药。

6. 水肿（心肌病　心力衰竭）　用苍术治疗

顽固性水肿乃为临证偶得。1991年6月4日收治一“扩张型心肌病并心功能Ⅳ级、心衰Ⅲ度、心律不齐”的男性病人，年近花甲，发病11天。症见心悸气喘，动辄尤甚，咳嗽倚息不能平卧，全身浮肿，小便短少。辨证为肺脾气虚，痰湿内阻。经西药强心利尿，中药益气健脾理气、泻肺利水消肿等综合治疗1周后，心功能转为代偿期，心衰纠正，心悸气喘咳嗽缓解，膝以上浮肿消退，惟有下肢浮肿不能除。用上法停用强心药，继续治疗4天后，下肢浮肿仍如故。思之患者已有该病史5年余，经治疗仅下肢水肿不除，虑为原证未变，但重心为脾阳衰惫。根据许公岩名老中医治湿当以“温运利化”之经验，非大剂苍术莫属。于是撤去所用西药，在原中药处方中加苍术18g，服3剂后，居然浮肿逐渐消退，继服5剂浮肿消失出院。为何使用益气健脾理气、泻肺利水消肿合西药利尿剂，肿不见消退，而在中药原方的基础上重用苍术燥湿健脾，肿却自消？《玉楸药解》有云：苍术“燥土利水，泄饮消痰……”，又曰：“白术守而不走，苍术走而不守，故白术善补，苍术善行。其消食纳谷，止呕止泄亦同白术，而泄水开郁，苍术独长。”此为重用苍术妙处之一。还有，泻肺利水消肿之品及西药利尿剂，皆为寒凉剂，虽有益气健脾理气药物，亦不能抵御其克伐阳气之弊。重用苍术脾阳得以助，阳足则脾得以运，水肿能有不消之理乎！（熊常庆，等《中医杂志》1997；2：71）

编者按 苍术的利水消肿作用，在现代药理研究中未被认可，然其临床疗效却是有目共睹。这种矛盾说明单味中药的研究结论，不能机械地应用到对复方中药的解释中去，更不能拘泥于现代研究的结论去选用药物。

7. 眩晕（内耳眩晕病 亦称梅尼埃综合征） 李士材曰：“苍术下气而消痰食水，开郁有神功……除诸病吐泻。”余据此作用，运用治疗内耳眩晕病，故阐发之。眩晕一病，其病因病机有四：一曰肝阳上亢；二曰气血亏虚；三曰肾虚不足；四曰痰湿中阻。针对本病的病机，对痰浊中阻的内耳眩晕病在组方用药时选用具有芳香燥湿、开郁降浊的苍术每每获良效。临证拟方多宗半夏白术天麻汤之意。考其苍白二术，均有燥湿健脾的功能，然白术偏于补脾，苍术优于燥湿，凡见舌体中部及根部有黄腻苔者，选用苍术尤为合拍，若为薄白苔可选白术。而苍术用量较重，宜掌握在15~20g。（刘树华《中医杂志》1997；2：69）

编者按 内耳眩晕病的病因之一由恣食肥甘，脾被伤而运化失职，湿聚痰生，痰浊壅盛，土壅木郁，肝风挟痰上扰清窍而成。故用苍术燥湿健脾，芳香降浊，消痰开郁，正中病机，故效如桴鼓。

（二）儿科病

1. 小儿泄泻 疳积 厌食 贫血 由于脾胃失和而引起的小儿泄泻、疳积、贫血等常见病证，余常喜用运脾升清的苍术作为主要治疗药物，随证配伍使用。

（1）婴幼儿泄泻 以湿热证多见，湿为氤氲之气，清阳被困，导致脾胃升降失司，水谷不分，杂流而下，产生机体阴阳内在的失调。其湿胜者易伤脾阳，热甚者易耗胃阴。祛湿通阳，首选苍术，即以炒苍术粉每次1~2g，开水冲调，日服3~6次；热重于湿者，加寒水石、滑石各3g煎汤冲服苍术粉，亦可代茶饮用。频繁呕吐者，酌量滴入生姜汁；夹有积滞，另加山楂粉等量。泄利较久，损及脾阳者，加入炮姜炭等量。

（2）疳积 其主要症状为面黄肌瘦，肚腹膨胀，性情急躁，或食不消化。证属脾虚失运，肝火内亢，用苍术二份，胡黄连一份，磨粉匀和，每次1~2g，日服3次，酌加蜂蜜少许调服，连续服用1~2周，忌食生冷、油煎类食物。

（3）厌食 常为脾运失健所引起。本病多发生在缺乏卫生保健知识，尤其独生子女的家庭中，盲目增添过多的所谓高营养食物，超越了脾运正常的负荷。可用苍术、山楂、鸡内金等份制成散剂，消运兼施，以助脾运。

（4）贫血 本病在婴幼儿中颇不少见，与脾运不健，不能化生血脉有关。方用苍术9份，皂矾1份，研细和匀，每次1~1.5g，一日3次，饭后用大枣汤送服。

治疗上述病证使用苍术，如正确掌握苍术的适应证，则不致发生伤阴劫津之弊。此外，该药早有治疗青盲、雀目的记载。近代报道其含有大量A、D两种维生素，故对夜盲症及角膜软化症也有一定的治疗效果。（江育仁《中医杂志》1986；8：65）

编者按 苍术能治疗多种儿科疾病，均缘于其具有健脾燥湿、开郁醒胃之功效。而小儿每易饮食不节，致脾胃功能紊乱，引起多种疾病。故对小儿疾病的治疗多从脾胃入手，可有立竿见影之效。

2. 纳呆（小儿厌食症） 苍术燥湿健脾。笔者根据多年临床应用，体会到苍术对治疗小儿厌食症与鸡内金合用，疗效明显，可促进食欲，增加鸡内金的消食导滞作用。这一临床经验得自偶然。继之临床观察200例，分为治疗组75例，其中男54例，女21例，年龄4~10岁，平均年龄6.5岁；对照组125例，为不能服用汤剂者，其中男90例，女35例，年龄3~9岁，平均年龄5.5岁。病程3月~3年。临床主症：食欲不振、量少、偏食，或伴有手足心热，或伴有便秘。①治疗方法：治疗组用苍术20~40g，头煎加水400~500ml，煮10~15分钟，取汁50~100ml；二煎加水150~200ml，取汁50~100ml，两煎混合。生鸡内金20~40g，研末分日3次以苍术水煎去滓后冲服。饭前1小时服。剂量为：3~4岁20g；5~7岁30g；7岁以上30~40g。苍术与鸡内金药量相同。若兼有热象，舌质红，或便秘或小便黄，可在用苍术同时加泽泻、生地、酒大黄等。对照组服用葡萄糖酸锌干糖浆。5岁以下每次10g，每日2次，5岁以上每次10g，每日3次口服，或者服用健儿冲剂（属健脾益气中成药）。②结果：有效为服药10天食欲明显增加，食量增加；无效为服药前后食欲无明显变化。治疗组：有效56例，有效率75%。对照组：有效74例，有效率59%。经统计学处理，二者差别显著（$P < 0.05$）。③治例：李某，男，6岁，厌食3年，每餐食量少且不喜油腻，消瘦，查肝功能、胃肠钡餐透视、微量元素检测均为正常。舌质淡苔略腻，二便正常。投予苍术30g、鸡内金30g，连服3剂后，食欲开始增加，继服之，10天后食欲明显增加。患儿自述服药后有饥饿感。（朱红赤《中医杂志》1997；1：8）

3. 脐湿 罗某某，男，3岁。患儿半岁起患脐湿，已有两年半时间了，常用龙胆紫药水、滑石粉、炉甘石、消炎膏、消炎粉外治无效。用苍术30g煎服，1周后痊愈，2年后随访未复发。（杨德政《四川中医》1985；3：46）

（三）眼科病

睑缘赤烂（睑缘炎）　湿翳（真菌性角膜炎）　黄斑部肿胀 我在43年眼科临床实践中，认识到苍术既能芳香化湿，还有利水排浊、补益肝肾的作用。现代医学实验证明，苍术含挥发油有镇静作用；煎剂对家兔实验性糖尿病有降低血糖作用；对大鼠有明显排钠、钾、氯作用。对肝细胞有保护作用。苍术内含多量维生素A、维生素D，故可治夜盲症及软骨病、皮肤角化等。吾临床治疗睑缘赤烂、湿翳，尚能消退黄斑部肿胀。

睑缘赤烂是睑缘红肿溃烂、刺痒灼痛的眼病，农村多发，常顽固难愈。现代医学认为是感染金黄色葡萄球菌，或摩－阿氏双杆菌为多，称为“睑缘炎”。祖国医学认为此属风湿浸淫之病，治以祛风化湿为主，吾常用“苍术熏洗汤”得效。苍术10g，明矾1g，食盐2g，生姜3片，煎汤熏洗，1日2次，7天见效，30天痊愈。该方有强烈抑菌作用。临床药理实验：苍术抑制铜绿假单胞菌在实验的302种中药里居突出地位。

湿翳是角膜溃疡面呈“苔垢”或“牙膏”样的特征，面积小的仅在前房内有尘样、点样混浊，面积大的都伴有真菌菌丝，真菌培养以曲霉菌最常见，镰刀菌、念珠菌、青霉菌次之，现代医学称为“真菌性角膜炎”，是一种致盲率很高的化脓性角膜炎。患者舌苔白或白腻，或白中带黄、带灰、重者呈毛苔。祖国医学认为是“湿火酿毒煮青眸”，清化湿火为主。吾善用“苍术白虎汤”内服，外点“虎液膏”（生姜汁制炉甘石、冰片、牛黄、熊胆、月石、蜂蜜煎成膏）而得效。吾常用苍术组方治疗黄斑部肿胀达到消退的目的。明·王肯堂《证治准绳·眼目集》除单用苍术治雀盲的两张药方外，专立了一则“单服苍术法”补下元、明目、治内外障的处方。（柏超然《中医杂志》1997；1：7）

原按 历代医家用苍术治眼病的方药不胜枚举，说明了苍术治眼病的疗效是古今眼科专家一致公认的。

结　语

苍术是一味芳香化湿之要药。其气味浓香雄厚，内能燥湿健脾，外能解肌表之湿，并泄水开郁。历代医家在大量临床实践中总结出苍术对许多疑难杂病的疗效。其主要功用可归纳为如下3个方面：①用于湿阻中焦证。凡湿阻中焦，运化失职而致脘腹胀满，食欲不振，恶心呕吐，倦怠乏力，舌苔浊腻者，本品实为要药，常与厚朴、陈皮等行气燥湿药配伍。对于痰饮、水肿等脾湿偏盛者亦须用本品。②用于风寒湿痹，脚膝肿痛，痿软无力等。本品辛散温燥，能祛风湿治痹证，因其兼能发汗，故亦可用于外感表证之肢体酸痛较甚者。③本品为历代医治目疾常用之药。

现代药理研究证明苍术含有挥发油，有镇静作用，具有降低血糖，排除钾、钠、氯的作用，对肝脏有保护作用，故可用于各种痛证、水肿病及糖尿病的治疗。苍术含有多量维生素A、D，故可治疗夜盲证、软骨病、皮肤角化等疾病。

综上所述，可见苍术的治疗功效之广，药用价值之高，有待进一步研究及开发应用。

薯蓣（山药）

【基原与药材】 为薯蓣科植物薯蓣的块茎。药材有毛山药与光山药两种。气微，味甘微酸，嚼之发黏。以质坚实、粉性足、色洁白者为佳。

【用法与用量】 内服：煎汤，9~18g；或入丸、散。外用：捣敷。

经方用山药皆入丸剂，后世丸、散、煎剂均用之，但煎剂不可煎煮时间过长，丸、散剂若需炒制不可炒得过火，因久煎、炒焦则药性失效。山药因可常食，故补虚治病之用量一般宜大，名医张锡纯及现代学者治多种虚性病症、重病用山药30~120g，有的用治消渴以山药为君药，用量可达60~250g。补阴宜生用，健脾宜炒用。本品健脾，但质润助湿，故湿盛中满及有积滞者慎服。

【原文】《本经》：薯蓣，一名山芋。秦、楚名玉延，郑、越名土藷，齐、赵名山羊。味甘，温，无毒。治伤中，补虚羸，除寒热邪气，补中，益气力，长肌肉。久服耳目聪明，轻身，不饥，延年。生山谷。

《别录》：薯蓣，平，无毒。主治头面游风、风头、眼眩，下气，止腰痛，补虚劳羸瘦，充五脏，除烦热，强阴。秦楚名玉延，郑越名土藷。生嵩高。二月、八月采根，暴干。

【经方用药】 薯蓣即人们熟知的山药。《本经疏证》解析《本经》《别录》说："薯蓣，主伤中补虚羸，即补中益气力也。而《本经》复言之何故，此盖当连下句读，主伤中、补虚羸，除寒热邪气云者，犹云补伤中而致之虚羸，除伤中而受之寒热邪气也。夫虚必有一处为先，他处乃连类及之者。邪之所凑，虽云其气必虚，然亦有阴阳之分，五脏六腑之异。

薯蓣所主之虚之邪，须审定其由伤中伤气，方得无误。不然伤血及他伤亦能致虚羸、成寒热，又何别焉。《别录》所主补虚劳羸瘦，充五脏，除烦热，正与《本经》相印，惟下气、止腰痛、强阴三项为特出。至于头面游风、头风、眼眩，唐以来医家不甚用此味，故无从参其底里，然质之仲景治风气百疾，《本经》除寒热邪气，亦可默会其旨矣。"山药味甘气平，《本经》《别录》极言其补虚之功，其"色白入肺，味甘归脾，液浓益肾"（张锡纯），为肺脾肾三脏平补之良品。山药本可为常食之品，用之得当则补虚治病。

经方中有3方用及山药，用于治疗虚劳、消渴及小便不利。

1. 补脾益肾治虚劳病 薯蓣丸与肾气丸2方均用山药，均适用于虚劳病。但前者之虚劳以脾虚气弱、气血不足为主，兼挟外感，故薯蓣丸重用山药、大枣、甘草健脾为主，少用人参、白术、阿胶、芍药等益气养血，以及柴胡、桂枝、防风疏风散邪。充分体现了《本经》说的山药"治伤中，补虚羸，除寒热邪气，补中益气力"之意。后者之虚劳是肾精不足、气化无力而致，尤在泾说八味肾气丸具有"补阴之虚，可以生气；助阳之弱，可以化水"之功。该方用山药与萸肉协助干地黄填精补肾，以为气化的物质基础，也即是《别录》说的"止腰痛，补虚劳羸瘦，充五脏，除烦热，强阴"之意。可见山药具补脾肾之功，对脾肾虚弱之虚劳病，皆可应用。

2. 补肺生津治"苦渴" 山药用于消渴及小便不利，除上述的八味肾气丸外，还有一方，即栝楼瞿麦丸。《金匮》云："小便不利者，有水气，其人苦渴，栝楼瞿麦丸主之。"栝楼瞿麦丸用山药配栝楼根生津止渴以治"苦渴"（被渴所苦，即苦于口渴），茯苓、瞿麦行水，附子暖下寒以助膀胱之气化。诸药相合能使上焦燥热得润，下焦寒水得化，口渴愈而小便利。肾气丸与栝楼瞿麦丸二方均治消渴与小便不利，均使用山药与附子，但前者是从阴引阳，意在扶阳；后者则是滋上温下，寒润辛温并行而各尽其功。仲景用药配伍之妙，全在于此。

【单方治验】

1. 虚劳病 法库万某某之母，自三十余岁时，即患痰喘咳嗽，历三十年百药不效，且年愈高，病亦愈进，至1921年春，又添发烧、咽干、头汗出、食不下等症。延医诊视，云是痰盛有火，与人参清肺汤加生地、丹皮等味，非特无效，反发热如火，更添泄泻，有不可终日之势。后忽见《衷中参西录》一味薯蓣饮（按：详见附录），遂用生怀山药四两，加玄参三钱，煎汤一大碗，分数次徐徐温服，一剂即见效，至三剂病愈强半，遂改用生怀山药细末一两，煮作粥服之，日两次，间用开胃药，旬余而安，宿病亦大见轻。大约久服宿病亦可除根。又：万某某妻，大便泄泻数年不愈，亦服山药粥而愈。（《医学衷中参西录》）

2. 虚劳病 泄泻 淋证 喘证 咳嗽 痢疾 山药古称“薯蓣”，《神农本草经》中列为上品，寇宗奭在《本草衍义》改称为“山药”。山药性味甘平，善疗肺脾肾三脏之虚损。张锡纯在《医学衷中参西录》中，自拟方176首，48首用山药，135个病例中91例用山药，其中有饮、粥、汤、膏及药膳多种剂型，广泛应用于咳喘、吐衄、消渴、虚劳淋浊、痢疾、泄泻、妇女经带诸疾，现将其用药特点浅析如下。

（1）滋养脾胃，善用山药 张氏善用山药滋养脾胃，名闻医林，其滋脾阴常配薏苡，认为二药合用相得益彰，可久用无弊，若单味久服，山药则偏于黏腻，薏苡则偏于淡渗。养胃则与参术芪配伍，滋胃阴而兼温脾阳，使阴中求阳，阳中求阴，滋而不腻，温而不燥，是谓平补脾胃阴阳之典范。如资生汤、扶中汤重用山药养胃阴，佐以白术理脾阳；十全育真汤与党参、黄芪配伍滋胃健脾，润燥兼施，刚柔相济，以期气旺阴复，阴阳和调。

（2）泄泻淋浊，常用山药 泄泻淋浊，虽病种不一，病因有别，然久泄久淋均可损耗机体阴津，故张氏治此二病常用山药滋阴固本。认为“惟山药脾胃双补，在上能清，在下能固，利小便止大便，其良药也”。以之治泄，如薯蓣鸡子黄粥；以之治淋，如薯蓣术苛粥，皆寓补于攻，标本兼治。

（3）治喘治痢，重用山药 张氏治喘息三方均重用山药，如参赭镇气汤治肾气虚而不摄；薯蓣纳气汤治肝气上逆迫肺而喘；滋培汤治脾虚劳羸，土不生金，胃气上逆迫肺而喘，三方病机虽异，但均以山药为主药。再如滋生汤治喘促咳嗽，重用山药达一两；一味薯蓣饮治喘嗽或产后劳嗽，山药用至六两。认为“疗肺疾之咳嗽，肾虚之喘促，山药最良”。其用意实为脾肺肾三脏同治，固本为要。治久痢重用山药，亦是张氏用药特点之一，其治痢疾方中有五方重用山药，多达一两，如天水涤肠方、通变白头翁汤等，认为“痢久伤阴及下焦气化不固，是以重用山药以滋阴液固气化”。清热利湿不忘健脾扶正，培固根本。

（4）疗阳明病以山药代粳米 张氏用白虎加人参汤以山药替代粳米，治疗阳明病，较之原方粳米更佳。他认为“粳米不过调和胃气，而山药兼能固摄元气，使元气素虚者，不致因服石膏、知母而作滑泄，白虎汤得此，既祛实火，又清虚热，内伤外感，须臾同愈”。总之，张锡纯圆机活法，妙用山药，宝贵经验值得后人可鉴。（刘晓伟《光明中医》1998；1：45）

3. 哮喘 山药半夏粥：山药60g，半夏15g。先将半夏煎汁，去渣，再与山药同煮为粥。酌量缓缓食用。此粥有健脾化痰之功用。主治哮喘。症见平素痰多，喉间有哮鸣，面色暗黑，食少脘痞，倦怠无力，便溏，四肢浮肿，苔白滑腻，脉缓无力。（魏永泉《中药材》1995；11：588）

4. 咳嗽 肺劳咳嗽，最为难治之症。愚向治此症，惟用生怀山药条（泡片者，皆经水泡，不如用条），轧细过罗，每用两许，煮作茶汤，调以糖，令适口，以之送服川贝细末。每日两次，当点心服之。若其脾胃消化不良或服后微觉满闷者，可将黄色生鸡内金，轧成细末，每用二三分与川贝同送服。若觉热时，可嚼服天冬。此方曾治愈肺痨作喘者若干人，且能令人健壮。（《医学衷中参西录》）

5. 肺痨（急性粟粒性肺结核合并肺部感染） 兰某某，男，27岁。1988年2月8日初诊。3个月来感觉疲劳，气短，无力，20多天前始出现全身不适，畏寒发热，午后为甚，伴咳嗽少痰，胸痛，食欲不振，身倦无力，消瘦，某医院按“肺部感染”给予青霉素注射多日未见好转，发热，咳嗽，胸痛加剧，午后热甚，后经西医检查诊断为："急性粟粒性肺结核合并肺部感染"，拟抗痨、抗感染、对症支持疗法，并应用清热养阴之中药17天，未见寸效。经用生山药120g煎水当茶频服，1日1剂，并常规应用抗痨药，停用抗生素，用药第2天体温开始下降，3天后正常，精神转佳，续用8天，症情好转，诸症消失，1个月后随访，病情稳定，已能参加体力劳动。（黄东平《四川中医》，1990；6：26）

编者按 《医学衷中参西录》谓"一味薯蓣饮"能治痨瘵发热。山药甘平，补而不滞，为平补阴阳佳品，故气阴两伤的痨瘵，大剂量服用山药（60~250g）可获良效，量少则不易见功。

6. 小儿滑泻

（1）农村小儿，于秋夏之交，多得滑泻证。盖农家此时多饮凉水，而小儿尤喜饮之。农家此时多食瓜果，而小儿尤喜食之。生冷之物，皆伤脾胃，脾胃伤，则滑泻随之，此自然之理也。而滑泻之证，在小儿为最难治。盖小儿少阳之体，阴分未足，滑泻不止，尤易伤阴分。往往患此证者，数日即浑身发热，津短燥渴，小便不利，干呕懒食，惟嗜凉物。当此之际，欲滋其阴，而脾胃愈泥，欲健其脾，而真阴愈耗，凉润温补，皆不对证。而小儿又多苦服药，病家又多姑息，以婉随小儿之意，以致迁延岁月，竟成不治者多矣。惟山药脾肾双补，在上能清，在下能固，利小便而止大便，真良药也。且又为寻常服食之物，以之作粥，少加砂糖调和，小儿必喜食之。一日两次煮服，数日必愈。若系哺乳稚子，不能食粥，即食之亦不能多者，但浓煮生山药汁，饮之亦可。愚以此方治小儿多矣。志在救人者，甚勿以为寻常服食之物，而忽之也。（《医学衷中参西录》）

（2）赵某某，男，9个月。1988年5月27日就诊，出生以来缺乳，而以奶粉喂养为主。自3个月后，阴雨天则腹泻，日3~4次至7~8次，至今6个月不愈，曾用西药抗菌、消炎治疗，效果不好。患儿体质较消瘦，精神尚可，舌偏红苔薄白，脉细偏数。处方：炒山药500g，研细末。每次服15g，白糖少许，用水调和，煎开数分钟，煮成糊状，即为药，又代食。每日3次服食。约10日服完500g炒山药，阴雨天未再发生腹泻。随访4个月未复发。（吕志杰治验）

编者按 《本经》谓山药"治伤中，补虚羸"。本案乃效法近代名医张锡纯用山药治小儿滑泻之经验。

7. 乳癖结块 治乳癖结块及诸痛日久，坚硬不溃：鲜山药和川芎、白糖霜共捣烂涂患处。涂上后奇痒不可忍，忍之良久渐止。（《本经逢原》）

编者按 编者看过上述文献不久（2014年10月），门诊有一位70岁的女性蔡氏，患右侧乳腺癌手术后，手术伤痕周围大如花生米，小如黄豆的硬结疙瘩二十几个，隐隐皱痛并瘙痒，且右胸紫红。曾采取内服与外敷方法，效果不佳。效法上方（川芎研细末，自备鲜山药、白糖，3味各取适量合成糊状），依法外敷，日2次，7日后复诊：患部紫红变得红润，硬结有的变小，有的自然破溃流血后又愈合。连续用上法及内服汤剂1个多月，逐渐改善。可见上述验方确有软坚散结功效，应继续研究、验证。

附录：

近代名医张锡纯对山药的临床应用

1. 一味薯蓣饮 治痨瘵发热，或喘或嗽，或自汗，或心中怔忡，或因小便不利，致大便滑泻，及一切阴分亏损之证。生怀山药四两（切片）。煮汁两大碗，以之当茶，徐徐温饮之。山药之性，能滋阴又能利湿，能滑润又能收涩。是以能补肺补肾补脾胃。且其含蛋白质最多，在滋补药中诚为无上之品，特性甚和平，宜多服常服耳。陈修园谓：山药为寻常服食之物，不能治大病。非也。若果不治大病，何以《金匮》治痨瘵有薯蓣丸？尝治一室女，温病痰喘，投以小青龙加石膏汤，又遵《伤寒论》加减法，去麻黄加杏仁，喘遂定。时已近暮，一夜安稳。至黎明喘大作，脉散乱如水上浮麻，不分至数，此将脱之候也。取药不及，适有生山药两许，急煮汁饮之，喘稍定，脉稍敛，可容取药，方中仍重用山药而愈。

2. 薯蓣粥 治阴虚劳热，或喘，或嗽，或大便滑泻，小便不利，一切羸弱虚损之证。生怀山药一斤（轧细过罗）。上药一味，每服用药七八钱，或至一两。和凉水调入锅内，置炉上，不住以箸搅之，两三沸即成粥服之。若小儿服，或少调以白糖亦可。此粥多服久服间有发闷者，掺以西药胃蛋白酶（百布圣）一瓦同服，则无此弊，且更多进饮食。一妇人，年三十余。泄泻数月不止，病势垂危。请人送信于其父母，其父将往瞻视，询方于愚。言从前屡次延医治疗，百药不效。因授以山药煮粥方，日服三次，两日痊愈。又服数日，身亦康健。

3. 薯蓣鸡子黄粥 治泄泻久，而肠滑不固者。即前薯蓣粥，加熟鸡子黄三枚。一人，年近五旬。泄泻半载不愈，羸弱已甚。遣人来询方，言屡次延医服药，皆分毫无效。授以薯蓣粥方，数日又来言，服之虽有效验，泻仍不止。遂俾用鸡子数枚煮熟，取其黄捏碎，调粥中服之，两次而愈。盖鸡子黄，有固涩大肠之功，且较鸡子白，易消化也。以后此方用过数次，皆随手奏效。

4. 薯蓣芣苢汤 治阴虚肾燥，小便不利，大便滑泻，兼治虚劳有痰作嗽。生山药一两轧细，生车前子四钱。上二味，同煮作稠粥服之，一日连服三次，小便自利，大便自固。盖山药能固大便，而阴虚小便不利者服之，又能利小便。车前子能利小便，而性兼滋阴，可为补肾药之佐使（五子衍宗丸中用之），又能助山药以止大便。况二药皆汁浆稠沾，同作粥服之，大能留恋肠胃，是以效也。

5. 加味天水散 治暑日泄泻不止，肌肤烧热，心中燥渴，小便不利，或兼喘促。小儿尤多此证，用此方更佳。生山药一两，滑石六钱，粉甘草三钱，作汤服。此久下亡阴，又兼暑热之证也。

6. 珠玉二宝粥 治脾肺阴分亏损，饮食懒进，虚热劳嗽，并治一切阴虚之证。生山药二两，生薏苡仁二两，柿霜饼八钱。上三味，先将山药、薏苡仁捣成粗渣，煮至烂熟，再将柿霜饼切碎，调入融化，随意服之。山药、薏米皆清补脾肺之药。然单用山药，久则失于黏腻，单用薏苡仁，久则失于淡渗，惟等份并用，乃可久服无弊。又用柿霜之凉可润肺、甘能归脾者，以为之佐使。病人服之不但疗病，并可充饥，不但充饥，更可适口。(《医学衷中参西录》)

编者按 从以上所述可知，张锡纯真乃善用薯蓣（即山药）之名医也。所拟六方（内容与病案有删减），一味薯蓣饮与薯蓣粥皆用山药一味，但饮与粥有所不同，张氏谓："诚以山药汁本稠黏，若更以之为粥，则稠沾之力愈增，大有留恋肠胃之功也。"故治疗大便滑泻则"粥"比"饮"更宜。其他五方，辨证配伍辅助药一、二味，皆经验之精简小方也。张氏在山药解中总结说："山药色白入肺，味甘归脾，液浓益肾。能滋润血脉，固摄气化，宁嗽定喘，强志育神，性平可以常服多服。宜用生者煮汁饮之，不可炒用，以其含蛋白质甚多，炒之则其蛋白质焦枯，服之无效。若作丸散，可轧细蒸熟用之。"

结 语

山药味甘性平。入肺、脾、肾经，具有补脾、益肺、固肾的功效。本品首载于《本经》上品。仲景善用此药治疗虚劳、消渴及小便不利证。现代临床广泛应用于脾胃虚弱之食少、泄泻；肺虚喘咳；肾虚遗精、小便频数、带下、消渴等证。山药的特点在于既能补气，又可养阴，补而不滞，滋而不腻，为平补肺、脾、肾之常用之品。

现代药理研究：山药含黏液质、皂苷、胆碱、精氨酸、淀粉酶、淀粉及碘质等。若与碱性药物混合，或煎煮时间过长，能使所含淀粉酶失效。

甘 草

【基原与药材】 甘草为豆科植物甘草的根及根状茎。干燥根呈圆形，不分枝，根状茎形状与根相似。去皮者称粉草。粉草外表平坦，淡黄色，纤维性，有纵裂纹。带皮甘草以外皮细紧、有皱沟、红棕色、质坚实、粉性足、断面黄白色者佳，微具特异的香气，味甜而特殊；外皮粗糙、灰棕色、质松、粉性小、断面深黄色者为次；外皮棕黑色、质坚硬、断面棕黄色、味苦者不可入药。粉草较带皮甘草为佳。

【用法与用量】 内服：煎汤，3~9g；或入丸、散。外用：研末掺或煎水洗。

【原文】《本经》：甘草，一名美草，一名蜜甘。味甘，平，无毒。治五脏六腑寒热邪气，坚筋骨，长肌肉，倍力，金疮，解毒。久服轻身，延年。生川谷。

《别录》：甘草，无毒。主温中，下气，烦满，短气，伤脏，咳嗽，止渴，通经脉，利血气，解百药毒，为九土之精，安和七十二精石，一千二百种草。一名蜜甘，一名美草，一名蜜草，一名蕗。生河西积沙山及上郡。二月、八月除日采根，暴干，十日成。

【经方用药】《本经疏证》解析《本经》《别录》说："甘草春苗夏叶，秋花冬实，得四气之全。其色之黄，味之甘，迥出他黄与甘之上，以是协土德，和众气，能无处不到，无邪不祛，此所谓'主五脏六腑寒热邪气'也。土为万物母，凡物无论妍媸美恶，莫不生于土，及其败也，又莫不归于土，化为生生之气，则所谓能'解百药毒，安和七十二种石，千二百种草'也。人之气犹物之气，和顺者，其妍美也；急疾者，其媸恶也。尽化急疾为和顺，经脉自然通调，血气自然滑利，于是筋骨坚、肌肉长、气力倍矣。特甘性缓，甘弥甚者，缓亦弥甚。凡一身之气因急疾为患者能调之，纵弛而阻滞者，非所宜也。"

经方使用甘草的方剂达124首。甘草是临床医生十分常用的药物，开完处方，医生往往信手添上一味甘草。至于甘草在方中起什么作用，为什么要加，有些人却难以能够确切地回答出来，学习一下仲景运用甘草的经验，对我们将大有裨益。

1. 调和诸药堪称"国老" 国老德高望重，能调和百官之悖，使政通人和；甘草得中和之性，能调和诸药之偏，始曲当病情。甘草如此之功能，《本经疏证》简要概述说："《伤寒论》《金匮要略》两书中，凡为方二百五十，用甘草者一百二十方（按：编者统计为124方）。非甘草之主病多，乃诸方必合甘草，始能曲当病情也。凡药之散者，外而不内（如麻黄、桂枝、青龙、柴胡、葛根等汤）；攻者，下而不上（如调胃承气、桃仁承气、大黄甘草等汤）；温者，燥而不濡（四逆、吴茱萸等汤）；清者，冽而不和（白虎、竹叶石膏等汤）；杂者，众而不群（诸泻心汤、乌梅丸等）；毒者，暴而无制（乌头汤、大黄䗪虫丸等）。若无甘草调剂其间，遂其往而不返……讵诚决胜之道耶！"笔者将邹澍之论衍义如下。

（1）散剂，外而不内者合甘草　此类方剂较多，经方大略有五类：首先是治疗太阳病中风表虚证的桂枝汤类。桂枝汤是其主方或基础方，方用桂枝、芍药、生姜、大枣、炙甘草组成。甘草与桂枝、生姜相配，辛甘发散为阳，能增强其发散温阳之功；甘草与芍药、大枣相合，酸甘化阴，可增强益阴之力。因此，甘草在桂枝汤方内不仅能调和诸药，更重要的是能安内攘外。诸如治疗中风表虚兼项背强的桂枝加葛根汤；治疗兼喘的桂枝加厚朴杏子汤；治疗兼漏汗的桂枝加附子汤；治疗兼寒疝腹痛的乌头桂枝汤；治疗兼营血虚损，身体疼痛的桂枝加芍药生姜各一两人参三两新加汤与治疗柔痉的栝楼桂枝汤；治疗太阳病误下兼见胸满、脉促的桂枝去芍药汤与兼见胸满、脉微、恶寒的桂枝去芍药加附子汤；治疗太阳病表邪轻证的桂枝麻黄各半汤、桂枝二麻黄一汤、桂枝二越婢一汤，以及治疗黄汗证与黄疸病"当以汗解之"的桂枝加黄芪汤等12方，都是以桂枝汤为基础，因此这些方使用甘草的目的均与桂枝汤相似。

第二是治疗太阳病伤寒表实证的麻黄汤类。麻黄汤是其主方或基础方，方中麻黄与桂枝、杏仁相配，宣肺发汗之力甚强，加配甘草甘缓之性，防止发汗太过伤及正气，使之成为有制之师。其他如治疗湿家而风寒之邪在表的麻黄加术汤；治疗风湿在表而化热的麻黄杏仁薏苡甘草汤；治疗风寒在表，发汗后热邪迫肺的麻黄杏仁甘草石膏汤，以及治疗太阳病兼少阴阳虚证的麻黄附子甘草汤等4方，皆与麻黄汤使用甘草相似。

第三是治疗太阳病伤寒表实证并邪客太阳经输的葛根汤，以及治疗太阳与阳明合病的葛根加半夏汤。葛根汤本为桂枝汤与麻黄汤去杏仁加葛根而成，故其用甘草与桂、麻剂无异。

第四是青龙汤类。这一类方剂包括：治疗外感风寒，内有郁热的大青龙汤；治疗外感风寒，肺（宿）有水饮的小青龙汤与饮郁化热的小青龙加石膏汤；治疗水气病风水、皮水"当发其汗"的越婢汤、越婢加术汤、甘草麻黄汤；治疗肺胀咳嗽上气的越婢加半汤；治疗口渴证"兼主微风、脉紧、头痛"的文蛤汤等8方，皆取甘草安内攘外之功用。

第五是柴胡汤类。首先是治疗少阳病的主方小柴胡汤，此方以柴胡、黄芩清透少阳之邪，半夏、生姜和胃止呕，甘草既配合人参、大枣补中益气，又调和诸药。其他如治疗表证未解、邪犯少阳的柴胡桂枝汤；治疗少阳病兼阳明燥结的（小）柴胡加芒硝汤；治疗太阳病误治而邪陷少阳的柴胡桂枝干姜汤等3方，皆取甘草调和诸药。

（2）攻剂，下而不上者合甘草　在攻下剂中不需要猛攻急下者，必得甘草以缓之，如调胃承气汤在于泻燥热、和胃气，故大黄、芒硝合用炙甘草；桃核承气汤在于攻下瘀热，则以调胃承气汤加桃仁、桂枝；大黄甘草汤在于治疗胃肠实热上冲所致的“食已即吐者”，故以大黄为君通腑泻热，少佐甘草缓留在胃，不至于直下而药过病所也。

（3）温剂，燥而不濡者合甘草　以燥热药为主组成，具有温阳散寒、回阳救逆的四逆汤、四逆加人参汤、茯苓四逆汤、通脉四逆汤、通脉四逆加猪胆汁汤等四逆汤类方，皆合用甘草甘缓之性，既缓和姜附之燥烈，又解附子之毒。当然，并非凡是以干姜、附子为主的方剂都用甘草，如单捷小剂干姜附子汤与治疗少阴病阳虚下利的百通汤，即不用甘草，这又另当别论。《本经疏证》还列举了吴茱萸汤，此方由吴茱萸、人参、生姜、大枣组成，未用甘草，可能邹氏记述有误。

（4）清剂，冽而不和者合甘草　清热剂必以寒凉药为主，主方是白虎汤。何言白虎？方有执解析说：“白虎者，西方之金神，司秋之阴兽，虎啸谷风冷，凉生酷暑消。”可知白虎之义，无非赞誉是方清热之神效。白虎汤主药生石膏重用一斤（并用知母六两为臣），其辛寒清透邪热之功才显著，为了佐制其寒凉伤胃之弊，故以甘草与粳米甘味缓中，保护胃气。其他如治疗热盛伤阴的白虎加人参汤，治疗温疟的白虎加桂枝汤，皆白虎汤随证治之加味之方。还有竹叶石膏汤，为白虎汤去知母，加竹叶、麦冬、人参、半夏而成，为《伤寒论》最后一方，主治伤寒解后，余热未除而气阴两伤者，亦为白虎汤之变方。

（5）杂剂，众而不群者合甘草　杂剂，是将寒与热、消与补、燥与润等不同气味之多种多样的药物混合为一方，如此杂合之剂，往往是针对复杂之病而设，配合得当，有相反相成之妙。这类方剂，根据需要，应以“甘草调剂其间”，代表方如半夏泻心汤、生姜泻心汤、甘草泻心汤等三泻心，而黄连汤、旋覆代赭汤、厚朴生姜半夏甘草人参汤等亦属此例。乌梅丸虽然是一首辛甘酸苦、寒热补泻、杂而不群之典型方剂，但方中没有用甘草，此亦《本经疏证》记述有误耶？

（6）毒剂，暴而无制者合甘草　常言道“是药三分毒”。中医“毒药攻邪”的含义有二：一者，药性峻烈，对人体有害之药。二者，中药四气五味之偏，亦称之为毒性。邹氏列举的乌头汤、大黄䗪虫丸两方之前者，即治疗寒湿历节病的乌头汤，方之主药乌头大辛大热有大毒，既以蜜煎之而解毒，又配伍甘草以制之，则方成祛邪而无中毒之忧也。仲景方乌、附之剂，多配合甘草，皆为了解其毒并缓和其燥烈之性。大黄䗪虫丸主治的是五劳七伤，因虚致瘀所致的慢性痼疾，方中主药大黄及䗪虫等虫类药，皆药性峻猛而有一定的毒性，故配伍甘草既解诸药毒性，又补益劳伤所致之虚。

以上散者、攻者、温者、清者、杂者、毒者等六类方剂，基本上概括了经方中用甘草起“国老”作用之诸方，但没有全部论及，读者师其大义，举一反三，触类旁通可也。而经方用甘草，并非局限于“国老”之任，有不少方剂以甘草担当主病之药，解析如下。

2. 作为主药治疗多病　经方以甘草为主药治咽痛、痈脓、心病、产后病、肺痿、脚挛急及金疮等，分别论之。

（1）解毒利咽治咽痛　甘草不仅如《别录》所云“解百药毒”，并且如《本经》所云，本来就有“解毒”功用。以甘草生用性气偏凉，能清热毒，治咽痛。经方即用一味甘草治咽痛，方名甘草汤。《伤寒论》：“少阴病二三日，咽痛者，可与甘草汤；不瘥者，与桔梗汤。”一味甘草汤，或甘草与桔梗相配的桔梗汤，为后世治疗咽喉肿痛方剂的鼻祖。

（2）解毒排脓治痈脓　以上所述的桔梗汤不但治咽痛，而且疗肺痈。《金匮》：“咳而胸满，振寒脉数，咽干不渴，时出浊唾腥臭，久久吐脓如米粥者，为肺痈，桔梗汤主之。”如此肺痈成脓之重病，以桔梗汤（桔梗一两，甘草二两）治之，可知甘草与桔梗并用具有排脓解毒功用。如此功用还有一方为证，即《金匮》第十八篇记载的排脓汤，由甘草、桔梗、生姜、大枣四味组成。

（3）至甘补益治心病　《本草正》：“甘草味至甘，得中和之性，有调补之功。”甘味归脾补中后文再论，在此解析甘草补益而养心治心病之功。这样的方子至少有3个：①甘麦大枣汤。《金匮》：“妇人脏躁，喜悲伤欲哭，象如神灵所作，数欠伸，甘麦大枣汤主之。……亦补脾气。”此方三味皆味甘性平，即补心气，亦补脾气，润燥缓急以缓解神情异常证候，而甘草为方中主药也。②桂枝甘草汤。《伤寒论》：“发汗过多，其人叉手自冒心，心下悸，欲得按者，桂枝甘草汤主之。”此方桂枝与甘草二味，辛甘合化，阳气乃生，以救护过汗损伤之心阳。此外，桂枝甘草龙骨牡蛎汤（主治“火逆下之，因烧针烦躁者”），亦以桂枝甘草汤为母方，再加龙牡潜镇心神、收敛心气。③炙甘草汤。《伤寒论》：“伤寒，脉结代，心动悸，炙甘草汤主之。”此方用通阳复脉、滋阴补血之九味药组成，以炙甘草为方名，必有其特殊功用。首先，甘草具有补脾养心之功。而《别录》曰“甘草……通经脉，利血气”，这如何理解呢？是以补为通？还是甘草本来就有通利血气作用？有待研究。后文单方治验转载《伤寒类要》用一味甘草治“伤寒心悸，脉结代者”，可见其治心病有专功，这种专功也被现代研究所证实。

（4）补益脾气治产后中虚　《金匮》：“妇人乳，中虚，烦乱呕逆，安中益气，竹皮大丸主之。”这是讲产后中气虚，虚热扰胃的证治。竹皮大丸的方药组成有一个特点，即重用甘草七分及大枣肉（为丸），只用桂枝一分，重甘微辛，辛甘化气以“益气”；并以小剂量的竹茹、石膏、白薇一二分，甘寒清虚热以“安中”。此方是对《别录》所云“甘草……主温中下气，烦满短气”之功的恰当应用。

（5）补益肺气治肺痿　《伤寒论》有一个小方，即由炙甘草四两与干姜二两组成的甘草干姜汤“以复其阳”。甘草干姜汤在《金匮》重复应用，主治证候为“肺痿吐涎沫而不咳者，其人不渴，必遗尿，小便数，所以然者，以上虚不能制下故也。此为肺中冷，必眩，多涎唾，甘草干姜汤以温之”。这是论述肺痿属于虚寒的证治，方用甘草干姜汤温肺复气，可知炙甘草有补益肺气之功。《别录》曰甘草主“伤脏咳嗽”，可理解为肺脏损伤咳嗽等证候是甘草之主治范围。此外，《金匮·痰饮咳嗽病》篇第35条（咳逆倚息不得卧，小青龙汤主之）之后的5条，详述虚体服小青龙汤以后的变化，并随机应变，出其治法，所用5方皆有甘草。这更佐证甘草为益肺之药。

（6）甘以缓之治脚挛急　《伤寒论》曰：“脚挛急……芍药甘草汤与之，其脚即伸。”芍药甘草汤由芍药、炙甘草各四两组成，为酸甘化阴、和血养筋、缓急止痛之小方。方虽小，用之得当，治下肢腓肠肌痉挛而痛，立见功效。

（7）长肌肉而治金疮　《金匮》曰：“病金疮，王不留行散主之。”此方用药九味，其主药王不留行等前三味各十分，后五味各二三分，独重用甘草十八分。如何理解治金刃所伤的方子重用甘草呢？这只能从经方用药之源本找答案，《本经》曰甘草能“坚筋骨，长肌肉，倍力”，并治“金疮”。甘草如此主治功用已被人们忽视了！应重视起来，使经方发挥效力。

3. 甘草有益亦有弊　前已论述，甘草调和诸药堪称“国老”，且用之得当，可作为主药治疗多病，此其有益于调剂与治病也。但甘草用之不当，亦有弊端，列举如下。

（1）以方为例　大承气汤不用甘草者，用之不利于急下也；十枣汤不用甘草者，用之不利于逐水也；黄芪桂枝五物汤不用甘草者，用之补中，不利于补外也。

（2）以证为例　中满者忌甘草，呕家忌甘草，酒家忌甘草，为何？以三者皆湿热蕴结于中，若以至甘的甘草治之，其至甘味厚之壅补，必恋湿助热而增病也。

（3）以病为例　经方治疗痰饮病、水气病的不少方剂虽然配伍甘草，但只是用之为辅助药，不可用为主药。这是因为，甘草大量、长期应用，必有恋湿增肿之弊。

总之，正如徐灵胎所说：“甘草，人参误用致害，皆毒药之类也。”（《医学源流论·用药如用兵论》）因此，经方之精，良医善用之，在于熟知每味药之利弊宜忌，明确辨证，精当配方，才能立于不败之地。

最后总结说明，甘草之用，《本经》《别录》不分生用、炙用，经方始分别用之。一般而言，需要清热解毒、利咽、排脓及治金疮，皆应生用之；取其补益之功、调和诸药时，则宜炙用。经方汤剂用甘草，少者不足一两（桂枝二越婢一汤），至多用四两。现代用汉代用量的十分之一到二分之一。

【单方治验】

（一）内科病

1. 心悸

（1）伤寒心悸，脉结代者　甘草二两，水三

升，煮一半，服七合，日一服。(《纲目》第十二卷“甘草”引《伤寒类要》)

(2) 以甘草为主治疗室性早搏 生甘草30g，炙甘草30g，泽泻30g，每日1剂水煎，分早晚2次服。治疗经心电图确诊的室性早搏23例，服用此方3~12剂，全部病例症状消失，心电图复查正常。(李艳，等《长春中医学院学报》1998；3：封三)

编者按 现代学者陈汝兴等（上海中医药大学附属龙华医院）从《伤寒论》炙甘草汤治疗“脉结代，心动悸”得到启发，摸索出重用炙甘草30~40g治疗室早、房早获得较好疗效，并将炙甘草研制成针剂，通过动物实验发现，炙甘草注射液对肾上腺素、毒K、乌头碱等诱发的动物心律失常模型均有一定的对抗作用（中国·北京《国际中医心病学术会议论文集》1992：36）。由此可知，炙甘草汤以炙甘草为主药及上文《伤寒类要》以单味炙甘草治疗心律失常具有科学根据。

2. 胃痛（胃、十二指肠溃疡） 甘草粉、甘草丸及甘草流浸膏对该病症均有较好的近期疗效。据50例以上至200余例的观察，有效率在90%上下，尤以对活动期有疼痛症状者疗效更佳。一般在服药1~3周内疼痛消失或显著减轻，大便潜血转阴；半数以上X线显示壁龛消失。甘草对胃溃疡的疗效优于十二指肠溃疡，对新鲜溃疡较陈旧者为好，治疗后症状的好转比X线改变早。但对有并发症的溃疡病，则往往无效。远期疗效尚欠满意，半数病例出现复发现象。(《中药大辞典》)

编者按 甘草有解痉及抑制胃酸分泌的作用，故有促进溃疡面愈合及止痛作用。

3. 血证

(1) 肌衄（血小板减少性紫癜） 何某某，男，12岁。10天前齿龈出血，第3天开始四肢皮肤出现瘀点，伴少量鼻衄，头晕乏力，时有心悸，唇舌淡红，脉细缓。检血红蛋白11.5g/L，白细胞7.8×10^9/L，血小板24×10^9/L，出血时间7.6分钟，凝血时间2分钟。血块退缩不良，束臂试验（+），骨髓穿刺诊断为：血小板减少性紫癜。予甘草6g，水煎服，早晚各服1剂，连服34天，血小板计数升至114×10^9/L，瘀斑吸收，诸症消失。停药2个月后，血小板复降为57×10^9/L，又服甘草汤，从第3天起血小板上升至102×10^9/L，连服21天，病愈。随访5年未见复发。(钱伯琦《浙江中医杂志》，1988；2：78)

编者按 现代医学研究甘草中含甘草甜素、甘草次酸等成分，有免疫抑制作用，能抑制脾脏中巨噬细胞对血小板的吞噬作用，使血小板生存时间延长，从而使循环血小板量增加，故治血小板减少性紫癜有一定疗效。

(2) 吐血（上消化道出血） 我院从1985年至今11年中，应用甘草人参汤治疗消化性溃疡所致的上消化道大出血362例，取得满意的疗效，现总结分析如下。①一般资料：入院前所有患者均有多年不同程度的反复胃脘部疼痛，伴泛酸、呃逆、消化不良等病史。经胃镜检查确诊为单纯性胃溃疡81例，十二指肠球部溃疡261例，复合性溃疡30例，并排除肝硬化、胃癌等疾病。本组病例发病时的中医四诊多表现为神疲乏力，焦虑不安，颜面萎黄，唇甲色淡，头昏，心悸，气短，大便状如胶漆，舌质淡、苔薄，脉细数无力；甚者突然昏厥，面色苍白，冷汗淋漓，神情淡漠，四肢厥冷，脉沉细数无力或芤。辨证均属脾虚失摄，甚者出现气随血脱之危候。治以健脾益气固脱。②治疗方法：生甘草60g，红参30g。将红参切片加水约800ml先煎20分钟，再入生甘草，煎沸20分钟，过滤取汁，再加水重复煎熬2次，每次煮沸20分钟，即可过滤取汁，每剂总量约1000ml备用。每小时1次，每次温服100ml，重者频频饮之，不受时间、剂量的限制，1日可服用2~3剂。直到血压稳定（收缩压＞90mmHg，舒张压＞60mmHg，脉压＞30mmHg），心率＜100次/分，肠鸣音＜5次/分，血红蛋白上升，大便质变硬，色转黄或变浅，出血停止，可改为每4小时服用150ml；到大便隐血连续3天均为阴性，出血伴随症状明显改善，改为每次服用150ml，每日4次，再连续服用3~5天。③注意事项：在治疗中，均应绝对卧床休息，可适当补液治疗，血红蛋白＜70g/L的患者可输血，休克和老年患者应予吸氧，出血期可进食牛奶或藕粉等无渣流汁，但必须置冷至常温后方可食用，出血停止7天后可酌情进普通软食，但禁食辛辣厚味和冷硬食物。④结果：在该组362例病人中，痊愈307例占84.7%，显效33例占9.3%，无效13例占3.9%，痊愈显效率

93%，且复发率低，大约占10%。（陈天慧，等《中国中医急症》1998；5：215）

原按 在11年临床观察中发现消化性溃疡所致的上消化道大出血，按照中医辨证大多属于脾不统血、气随血脱的虚寒证。甘草人参汤有可靠的中医理论基础，并经现代药理研究证实其有止血作用，在多年临床实践中又得以验证，其疗效肯定，痊愈显效率高，未发现任何不良反应和毒副作用，使用安全，扩大了内科保守治疗范围，且经济价廉，服用方便，口感舒适，易于及时抢救，药源广泛易得，适宜在城乡推广应用。

编者按 《金匮》治疗吐血有温中止血的柏叶汤与泻火止血的泻心汤，即辨证论治以止血。上述以甘草人参汤治之取得良效，但必须是脾气虚寒证方可应用。

4. 蛔厥（蛔虫病） 闫某某，女，8岁。主因腹痛呕吐、便秘3天而就诊。2年前发现患儿嗜食土块、饮食减少、流涎吐清水，屡用驱蛔灵、驱虫丹、中药乌梅汤等药物，均排出蛔虫3~5条，但病情有增无减，由嗜食土块变为见砖亦击破食之。半年前加食布条棉花，将自己的棉袄大襟、袖口处棉花偷吃很多。身体渐衰，食欲锐减，五心烦热。3天前突然腹中胀满疼痛，呕吐频繁，便秘，摸之腹中有积块，四肢发冷。医以虫证并发腑实证处治无效。查：面色萎黄，身微热肢凉，腹隆起似有头足，脐上及左侧有两处积块，状如鹅卵，脉弦细而数，诊为蛔厥证。辨证：患儿肠内积虫2年有余，形体羸弱，五心烦热半年之久，攻下无效者，足见本病并非实热虫积。《金匮·趺蹶手指臂肿转筋阴狐疝蛔虫病脉证治第十九》第六条："蛔虫之为病，令人吐涎心痛，发作有时，毒药不止，甘草粉蜜汤主之。"处方：甘草9g，米粉30g，蜂蜜30g。水煎顿服后四时许，便出多量红褐色糊状粪便，混有大小蛔虫130余条，腹胀痛骤减。此后未再复发。（王若华，等《中医药研究》1996；3：46）

原按 本例患者病程长，虫积重，遂致蛔厥，屡用杀虫驱蛔药无效，本次用药意在顺水推舟。本方重用甘味，诱虫发醉，致其呆动，借蜂蜜润下之效，是其妙也。

5. 痹证

（1）先天性强直 甘草粉3g，日服3次，进低盐饮食，疗程15天。试治1例病史近两年的患者，用药4天后症状即有好转，疗程结束时症状基本消失。（《中华神经精神科》1964；1：42）

（2）血栓性静脉炎 甘草流浸膏每日12~20ml，或甘草50g水煎，均分3次饭前服。经治8例，除2例显著好转后因故出院外，其余均痊愈，局部疼痛、浮肿及索条状物均消失。认为甘草治疗本病有消炎、止痛、增加机体抵抗力及制止肉芽组织增生之作用。个别病例治疗过程中出现轻微浮肿及血压升高，减量后即消失。（《中华外科》1959；7：656。《辽宁医学杂志》1959；5：4）

（3）血栓闭塞性脉管炎 以甘草流浸膏日服15ml（分3次），治愈1例血栓闭塞性脉管炎。用药3周后自觉症状消失，皮肤转红，皮肤温度、足趾关节运动皆恢复正常。（《辽宁医学杂志》1959；5：4）

（4）腓肠肌痉挛 甘草流浸膏成人10~15ml，日服3次。经治254例，有显著疗效的241例，占94.8%。疗程最短3天，最长6天。（《中华外科》1960；4：354）

（5）腰腿痛 在痛点局部注入甘草注射液4ml，隔日1次，4~7次为1个疗程。一般急性者注射1个疗程，慢性者注射2个疗程。治疗腰腿痛27例，治后20例自觉症状消失，运动随意；7例症状基本消失或减轻，治疗期间无不良反应。（李艳，等《长春中医学院学报》1998；3：封三）

编者按 上述5种病症均属中医血痹之范畴。痹者，闭也，是指经脉气血闭阻而不通。而甘草具有"通血脉，利血气"（《别录》），"坚筋骨，长肌肉，倍力"（《本经》）的作用，故此对于肌肉、筋骨、关节所出现的疼痛、麻木、拘挛等病证均有治疗作用。

6. 水肿 门生李某某言，曾有一孺子患腹疼，用暖脐膏贴之，后其贴处溃烂，医者谓多饮甘草水可愈。复因饮甘草水过多，小便不利，身肿腹胀，再延他医治之，服药无效。其地近火车站，火车恒装卸甘草，其姊携之拾甘草嚼之，日以为常，其肿胀竟由此而消。观此，则知甘草生用、熟用，其性竟若是悬殊，用甘草者，可不于生、熟之间加之意乎？（《医学衷中参西录》）

铁岭友人魏某某，其地多甘草，魏某某日以甘草置茶壶中当茶叶冲水饮之，旬日其大小便皆较勤，遂不敢饮。后与愚觌面，为述其事，且问甘草原有补性，何以通利二便？答曰："甘草熟

用则补，生用则通，以之置茶壶中虽冲以开水，其性未熟，仍与生用相近故能通也。”（《医学衷中参西录》）

编者按　张锡纯：“甘草，性微温，其味至甘。能解一切毒性。甘者主和，故有调和脾胃之功，甘者主缓，故虽补脾胃而实非峻补。炙用则补力较大，是以方书谓胀满证忌之。若轧末生服，转能通利二便，消胀除满。”上述张氏所讲案例及所论生甘草与炙甘草不同功用，说明生甘草生食能利小便，这有待研究。

7. 尿崩症　以甘草粉 5g，日服 4 次，试治 2 例病史已 4~9 年的尿崩症，收到一定效果。患者入院时水的出入量在 8000ml 左右，服药后尿量显著减少，维持在 3000~4000ml，1 例最少尿量曾低于 2000ml。（《中华内科》1959；12：1169）

编者按　以上案例所述生甘草能利尿消肿，此又说生甘草能治尿崩症。甘草这种双相调节作用，体现了中药疗效之神奇！

8. 解毒

（1）乌头、半夏中毒　《南唐书》云：丞相冯延已苦脑痛不已。太医吴廷诏曰：公多食山鸡鹧鸪，其毒发也，投以甘草汤而愈。此物多食乌头、半夏苗，故以此解毒耳。（《本草纲目》）

（2）农药（1059、1605、4049 等有机磷制剂）中毒　甘草四两，滑石粉五钱。用时将甘草煎汤，冷后冲滑石粉顿服。一日连服三次。（徐州市《单方验方新医疗法选编》）

（3）铅中毒　生甘草三钱，杏仁（去皮、尖）四钱。二味煎服，一日两次，可连服三至五天。（《健康报》1956 年 10 月）

编者按　甘草在《本经》《别录》有“解毒”“解百药毒”之记载，至今临床仍广泛地应用于食物中毒、药物中毒、农药中毒等，可单用或配伍使用。

（二）外科病

1. 疮　甘草一两，香油十两。制法：甘草浸入油内一昼夜，文火将药炸至焦黄，去渣备用。功用：解毒，润肤。主治：清洁疮面，或作赋形剂用。用法：涂敷患处。（《赵炳南临床经验选》）

2. 赘瘤　缩赘瘤（包括疣，俗称瘊子、皮肤瘤、肉瘤等）：甘草煎膏，笔妆之四围（按：《本草纲目》作“笔妆瘤之四围”。笔妆，用笔沾药膏涂抹），上（上药、用药）三次。乃用芫花、大戟、甘遂等份为末，醋调，别以笔（另外用一枝笔）妆其中，勿近甘草。次日缩小，又以甘草膏妆小晕（圆圈）三次如前，仍上此药，自然焦缩（干枯萎缩）。（《串雅外编》）

编者按　元·危亦林《世医得效方》有此记载。中药“十八反”中，芫花、大戟、甘遂俱反甘草。本条即使用了相反药，可能是利用它们之间相互对抗、相互激发的性能，而发生疗效。

3. 阴头生疮　蜜煎甘草末，频频涂之，神效。（《纲目》第十二卷“甘草”引《千金方》）

编者按《本经》谓甘草治“金疮”，蜂蜜外用有止痛解毒之功。合用之，可减轻疮口疼痛，促进疮面的愈合。

4. 阴下湿痒　甘草一尺，并切，以水五升，煮取三升，渍洗之，日三、五度。（《养生必用方》）

5. 痈疽诸毒　治一切痈疽诸毒，预期服之，能消肿逐毒，使毒不内攻，功效甚大。大横纹粉草（即甘草）二斤捶碎，河水浸二宿，揉取浓汁。再以密绢绞过，入银石器内，慢火熬成膏，以瓷罐收入。每服一二匙，无灰酒或白滚汤下。平日服丹药以致毒发者，亦可解。（《串雅内编》）

编者按　此方名“国老膏”。《外科精要》有此记载。甘草气味甘平，无毒，有清热解毒疗疮之效。凡疮疡肿毒，内服、外敷均宜。据药理研究证明，甘草解毒的有效成分为甘草甜素，这种甘草甜素能解某些药物、食物、体内代谢产物的中毒以及细菌毒素如破伤风、白喉毒素、蛇毒素等。

6. 烧烫伤　汤火灼疮。甘草煎蜜涂。（《纲目》第十二卷“甘草”引李楼《怪证奇方》）

编者按　现代药理研究证明，甘草具有肾上腺皮质激素样作用，并能调节免疫功能。有一定抗炎、镇痛和抑菌的功能。

7. 冻伤　取甘草、芫花各三钱，加水 2000ml 煎后浴洗冻伤部位，每日 3 次（每剂可洗 3~5 次），有破溃及坏死之创面洗后用黄连纱条换药。治疗手、足冻伤共 76 例，经用药 1~3 剂后，58 例痊愈，其余结果不明。实践证明，对单纯红肿者效果最佳，半数以上用药 1 剂浴洗 3~5 次即愈；对红肿加皮肤坏死的创面，洗后肿痛消失，继之坏死组织脱落，创面呈现新鲜肉芽组织，用黄连换药后创面即迅速愈合；对冻裂伤疗效稍逊，但经几次浴洗后可使患部由干燥发硬变为滑润柔软而渐痊愈；对三度冻伤胶体坏死者，洗后可使疼痛迅速消失，坏死组织分离，有利于早期外科治疗。(《中华外科》1959；10：1029)

8. 手足皲裂　取甘草1两切片，浸于75%酒精100ml内，24小时滤出浸液，加入等量的甘油和水混合后涂搽患处。随访17例重症患者，效果均满意。(《中华外科》1965；11：1006)

编者按　手足皲裂、冻疮使用甘草治疗而获效，与《别录》所述"通血脉，利血气"，以改善局部血液循环密切相关。

9. 皮肤炎症　以2%甘草水局部湿敷，2小时1次，每次15~20分钟。治疗接触性皮炎12例，一般1~4天即见红肿消退，渗液停止，糜烂面愈合，继以氧化锌糊剂或炉甘石洗剂外敷数日即愈。用甘草1两，煎水洗患处，每日1次，对过敏性皮炎亦有效果。甘草次酸对湿疹、牛皮癣也有治疗作用。(《安医学报》1960；2、3：164。《中级医刊》1966；2：133。《天津医药杂志》1959；5：406)

10. 无菌性炎症（输液、输血引发局部红肿而痛）　笔者用酒精甘草外敷治疗因静脉给药和输血漏出血管外引起的局部组织无菌性炎症20例，取得了满意效果，现报告如下：全部病例开始均表现局部刺痛，继而红肿范围逐渐向周边扩展，伴疼痛加剧。范围最小面积为2.5cm×1.5cm，最大达上肢中下段。①治疗方法：取生甘草50g研成细末，用75%酒精20ml浸透拌匀备用。如病变范围大再适量增加生甘草和酒精用量。先将病变部位用温水洗净，将已配制好的酒精甘草装入单层纱布袋内，将药袋均匀敷盖在红肿的组织上，敷药面积应大于病变面积，厚度约1cm左右，外以塑料薄膜覆盖，胶布固定。敷药干燥时随时加酒精，以保持药物湿润。每天换药1次，直至红、肿、痛完全消失为止。治疗期间不用其他药物。②结果：局部红肿消退、疼痛消失为痊愈。20例患者全部治愈，其中敷药1次红肿消退、疼痛消失而痊愈者13例，2次痊愈者6例，3次痊愈者1例。(汪言诚《8》1995；4：249)

原按　笔者用酒精甘草外敷屡试见效，可能与生甘草的抗炎作用有关，现代研究发现甘草有肾上腺皮质激素样作用〔江德胜.甘草酊治疗耳鼻部炎症108例观察.中国中西医结合杂志1992；12(6)：372〕，具有稳定生物膜，减少炎性物质释放，提高组织耐受性和非特异抗炎作用，酒精可扩张血管，二药配伍可增强药物效果。该法给药方式简单、无痛苦、见效快，值得推广。

附录：

现代名医张锡纯"甘草解"

甘草性微温，其味至甘。能解一切毒性。甘者主和。故有调和脾胃之功，甘者主缓，故虽补脾胃而实非峻补。炙用则补力较大，是以方书谓胀满证忌之。若轧末生服，转能通利二便，消胀除满。若治疮疡亦宜生用，或用生者煎服亦可。仲景有甘草泻心汤，用连、芩、半以泻心下之痞，即用甘草以保护心主，不为诸药所伤损也。至白虎汤用之，是借其甘缓之性以缓寒药之侵下。通脉汤、四逆汤用之，是借其甘缓之性，以缓热药之僭上。与芍药同用，能育阴缓中止疼，仲景有甘草芍药汤。与干姜同用，能逗留其热力使之绵长，仲景有甘草干姜汤。与半夏、细辛诸药同用，能解其辛而且麻之味，使归和平。惟与大戟、芫花、甘遂、海藻相反，余药则皆相宜也。(《医学衷中参西录》)

炙甘草的副作用不容忽视

国内有关用炙甘草汤治疗心律失常的报道不少。笔者在临床也喜欢应用此方，效果确实不错，但用之不当会产生一定的副作用。最主要的副作用是引起浮肿和血压升高，其副作用的产生与炙甘草的用量有直接关系。临床经验证明其对治疗心律失常的疗效也与炙甘草的用量有关，一般用15~30g，有时可用到30~60g。笔者在临床中发现，上述用量服2周以上就可能出现浮肿或血压升高，有的人可能出现的时间更晚一点。对于炙甘草的副作用，早已引起了人们的重视。现代药理研究证明，其造成浮肿和血压升高的原因与水钠潴留有关。《中药大辞典》记载："甘草制剂能使多种实验动物的尿量及钠的排出减少，钾排出增加，血钠上升。"笔者在临床应用中曾有3例病人出现了上述副作用，经配合应用车前草、钩藤后，其副作用逐步消失。后来一直是炙甘草与车前草、钩藤同用，未再出现过上述副作用，车前草、钩藤每剂一般各用30g。炙甘草副作用的出现与个人的体质有关，有的人炙甘草每日服40g，连服月余，也无任何副作用出现；另有人每日仅服15g，1周就出现头痛、血压升高。这仅是个人的一孔之见，目的是提醒大家超量应用

炙甘草治病时，要时刻警惕其副作用的出现，最好能合理配伍，使其防患于未然。（李伯《湖南中医杂志》1998；9：59）

结 语

甘草性味甘，平。入心、肺、脾、胃经。具有补脾益气，润肺止咳，清热解毒，缓急止痛，缓和药性的功效。甘草首载于《本经》及《别录》。仲景善用甘草，相关处方达 124 方，是仲景使用最广泛的药物。

本品蜜炙则性微温，甘温能补脾益气，润肺止咳，以治脾胃虚弱、肺虚咳喘之证；生用则性平，能解毒，以治疮疡肿毒，咽喉肿痛；其甘缓之性，又能缓急止痛，以治脘腹四肢挛急作痛。由于甘草能调和诸药，同热药用之可缓其热，同寒药用之可缓其寒，能使补药持久，使泻药和缓，故其临床应用十分广泛。

现代药理研究证明，甘草有肾上腺皮质激素样作用，也有较明显的盐皮质激素作用和糖皮质激素样的抗炎及抗过敏反应的作用；对药物、食物、体内代谢产物中毒等，都有一定解毒作用；对动物实验性溃疡有明显抑制作用，能降低胃酸、抑制胃液分泌，对胃肠平滑肌有明显解痉作用；有抗肝损坏的作用，能促进实验性动物的胆汁分泌，并能降低胆红素，有镇痛、抗惊厥及中枢性镇咳作用，可用于气管炎、咽喉炎、声嗄、气喘等；有抗肿瘤作用。

总之，本品可广泛地应用于内、妇、儿、外等多科病症，既可作为君药、臣药，亦可作佐使药。甘草在方中的作用是多向性的，仅用调和诸药来解释甘草的作用是片面的，是浅视甘草之功。其配伍得当，则正如《汤液本草》所说："甘味入中，有升有降，可上可下，可外可内，有和有缓，有补有泻，居中道尽矣。"

久服大剂甘草，每易引发水肿、高血压（水钠潴留），应加以注意。

大 枣

【基原与药材】 为鼠李科植物枣的成熟果实。果实略呈卵圆形或椭圆形，表面暗红色，带光泽，有不规则皱纹。外果皮薄，中果肉质松软，如海绵状，黄棕色，果核纺锤形。气微弱，味香甜。以色红、肉厚、饱满、核小、味甜者为佳。

【用法与用量】 内服：煎汤，6~30 枚；或捣烂作丸。外用：煎水洗或烧存性研末调敷。

【原文】《本经》：大枣，味甘，平，无毒。治心腹邪气，安中养脾，助十二经，平胃气，通九窍，补少气，少津液，身中不足，大惊，四肢重，和百药。久服轻身，长年。叶覆麻黄能令出汗。生平泽。

《别录》：大枣，无毒。补中益气，强力，除烦闷，治心下悬、肠澼。久服不饥神仙。一名干枣，一名美枣，一名良枣。八月采，暴干。三岁陈核中人，燔之，味苦，主治腹痛，邪气。生枣，味甘、辛，多食令人多寒热，枣瘦者，不可食。生河东。又，枣叶，散服使人瘦，久即呕吐；揩热痱疮至良。

【经方用药】 从《本经》《别录》所述可知，大枣是一味补中养脾、助正达邪、调和百药之佳品。邹澍《本经疏证》说：大枣"之和百药也，实与甘草之解百药毒殊，又与石蜜之和百药异矣"。甘草"解百药毒"已如前述，蜂蜜"和百药"详见后文。经方使用大枣的方剂 64 首，其应用要点如何？分析如下。

1. 甘润养营用于表证 邹澍总结说："《伤寒论》《金匮要略》两书用枣者五十八方，其不与姜同用者十一方而已。大率姜与枣联为和营卫之主剂，姜以主卫，枣以主营，故四十七方中，其受桂枝汤节制者二十四方，受小柴胡汤节制者六方，所以然者，桂枝、小柴胡俱调和营卫之剂也。桂枝汤治邪之轩轾于营卫，小柴胡汤治邪之出入于营卫，曰：'病常自汗出者，此为营气和，营气和者，外不谐，以卫气不共营气和谐故尔，复发其汗，营卫和则愈。'非邪之轩轾耶？曰：'本柴胡证，反下之，柴胡证仍在者，复与柴胡汤。此虽已下之，不为逆，必蒸蒸而振，却发热汗出而解。'非邪之出入耶？邪之轩轾，彼此轻重之谓也；邪之出入，则无彼此轻重。第不能御而阻之，任其欲来则来，欲往则往尔，其可同用姜、枣，何也？盖营者，荣养也；卫者，捍卫也。"以上邹氏所述经方用大枣之数目与编者统计结果有差别。邹氏所论桂枝汤与小柴胡汤不同功用，见解新颖，值得品味。上述二方功用虽有所不同，而用姜、枣调和营卫则一。调和营卫之剂用大枣使营阴得养，用生姜使卫阳得助，枣姜并用则养营助卫，以利祛邪外出。前论甘草调和诸药功用之一的“散剂”归纳了五类，即桂枝汤类、麻黄汤类、葛根汤类、青龙汤类及柴胡汤类。这五类只有麻黄汤类用甘草不用大枣与生姜，其他四类多为三味药并用，以达安内攘外、助正祛邪、调和营卫之目的。由于涉及的方剂相类，详见甘草，不重复。

2. 培土固本调和百药用于里证　上面解析了邪气在表者，宜用大枣甘润养营以助正祛邪。若邪气在里而正气已虚者，亦应用大枣培土固本之功、调和百药之能，以利除邪气，愈诸病。《本经》明文大枣具有“治心腹邪气，安中养脾……和百药”等诸多功用，总之为助正气、和百药而祛邪气。经方治里证使用大枣起到如此功用的方剂，可归纳为以下两类。

（1）治内生病邪为主的方剂　如此方剂有3类：①用于水气病，如越婢汤、越婢加术汤、防己黄芪汤。②用于痰饮病，如桂枝去芍药加麻黄细辛附子汤、桂枝去桂加茯苓白术汤、茯苓桂枝甘草大枣汤、十枣汤。③用于咳嗽上气病，如越婢加半夏汤、射干麻黄汤、皂荚丸、葶苈大枣泻肺汤。

（2）治正气不足为主的方剂　如此方剂有7类：①用于血痹病，即主方黄芪桂枝五物汤。②用于虚劳病，如桂枝加龙骨牡蛎汤、小建中汤、黄芪建中汤、薯蓣丸。③用于心脏虚损病，如炙甘草汤、甘麦大枣汤、桂枝去芍药加蜀漆牡蛎龙骨救逆汤。④用于脾胃虚弱病，如麦门冬汤、橘皮竹茹汤、竹皮大丸，而旋覆代赭汤、吴茱萸汤亦属此类。⑤用于中虚寒热错杂病，如“三泻心汤”及黄连汤。⑥用于中虚腹痛证，如前边论及的小建中汤、黄芪建中汤之外，还有桂枝加芍药汤、桂枝加大黄汤、附子粳米汤。⑦用于血虚寒凝证，如当归四逆汤、当归四逆加吴茱萸生姜汤。

上述两大类方剂，或用大枣培土固本，或用大枣调和诸药，或二者兼之。需要进一步深入探讨的是，上述有的方剂重用大枣，或枣膏为丸，其特殊效用为何？解析如下。

3. 用大枣特殊剂量、剂型方

（1）重用大枣的汤剂方　重用大枣有何特殊功用？列举4方：①炙甘草汤，用大枣三十枚，为何？一是重用之滋脾营而养心血以治虚损之病，二是取其甘温之性佐制方中重用的生地黄、麦冬寒凉滑肠之药。②当归四逆汤、当归四逆加吴茱萸生姜汤，前方为桂枝汤去生姜，重用大枣二十五枚，加当归、细辛、通草而成。本方主治的“手足厥寒，脉细欲绝”为血虚寒凝证，故重用大枣“安中养脾，助十二经……补少气、少津液，身中不足”（《本经》）也。后方治前方证兼“内有久寒者”，故加吴茱萸二升，生姜半斤以温通内寒，仍重用大枣二十五枚，既取上方之功用，又取其佐制吴茱萸之极苦，生姜之辛散也。③十枣汤，用“大枣肥者十枚”。肥者，即枣之大而肉厚者也。取之煮汁去滓，纳峻下逐水之芫花、大戟、甘遂三味药末适量服之。该方本为逐水之剂，以大枣名方者，由于大枣具有顾护胃气、缓峻药毒性，令邪去而不伤正之特殊效用。④葶苈大枣泻肺汤，此方药仅两味，其泻肺而治肺痈、支饮咳喘之功在于葶苈子，并以大枣名方者，以其甘缓护正不可忽视也。黄树曾说：“葶苈气寒性滑利，寓巴豆、大黄二物之性，故极速降，能大泻肺中之痰饮、脓血，诚猛药也……协大枣者，恐葶苈太峻，将肺中之津液一并泻出，故以大枣抑之，藉以约束营气而存津液也，与十枣汤之用大枣、皂荚丸之饮以枣膏同义也。”皂荚丸之饮以枣膏法，详见下文。

（2）大枣为丸及枣膏方　此类方剂有3首：①皂荚丸。主治“咳而上气，时时吐浊，但坐不得眠”。此为痰浊黏肺，有胶固难拔之势，故以除痰之力最猛的皂荚扫除之，但此病为痰浊盛而正气虚，故皂荚“末之，蜜丸如梧子大，以枣膏和汤服三丸”，蜜与枣甘润能顾护脾胃，使痰除而不过伤正气。②薯蓣丸。主治“虚劳诸不足，风气百疾”。此为虚劳病人气血虚损，易感外邪者。方以补脾为主及补益气血药扶正气，并用去风气及调气之药，共用药21味为末，以“大枣百枚为膏”及“炼蜜为丸”。如此枣膏、炼蜜为丸，补中养脾，缓以图之，王道无近功也。③竹皮大丸。主治“妇人乳，中虚，烦乱呕逆”。此为妇人产后中虚而虚热内扰证，法当“安中益气”。方用小剂量的竹茹、石膏、白薇清虚热以“安中”；以甘草七分与桂枝一分之比，重甘微辛，并用枣膏和丸以“益气”。上述3方主治病证不同，而取枣膏甘润扶脾，以顾护后天之本则一。

最后综合探讨一下经方用大枣之剂量。汤剂诸方用大枣者，最少为四枚，如解表轻剂桂麻各半汤；最多者三十枚，如止哕清胃中虚热重剂橘皮竹茹汤。那么，大枣在汤剂中的剂量有无规律可循呢？回答是：有。周岩说："仲景法，和营卫以生姜三两、大枣十二枚为相当之数。"确实如此，仲景治表证和营卫诸方姜枣并用，确实如周岩所说之剂量比例。但现代各地大枣的大小悬殊，汉代的大枣为多大呢？编者曾参观过长沙马王堆出土的汉代墓葬品，其中大枣完好如初，个大约2cm×3.5cm。如此大小十二枚的重量（编者称重）约72g。《长沙药解》深入分析大枣功用说："……其味浓而质厚，则长于补血，而短于补气。人参之补土，补气以生血也；大枣之补土，补血以化气也，是以偏补脾精而养肝血。凡内伤肝脾之病，土虚木燥，风动血耗者，非此不可。而尤宜于外感发表之际，盖汗血一也，桂枝汤开经络而泄荣郁，不以大枣补其荣阴，则汗出血亡，外感去而内伤来矣。故仲景于中风桂枝诸方皆用之，补泻并行之法也。十枣汤、葶苈大枣数方悉是此意。惟伤寒荣闭卫郁，义在泄卫，不在泄荣，故麻黄汤不用也。"以上所述使我们明确：大枣长于补脾养血，表证得之能益营血，配生姜则和营卫，适宜于外感病营卫不和，特别是营阴不足者，故麻黄汤不用大枣。内伤杂病用大枣的方子数量不一，以病情需要而定，一般十枚左右，少则六七枚，多者二三十枚。

【单方治验】

1. 虚劳烦闷不得眠 大枣二十枚，葱白七茎，上二味，以水三升，煮一升，去滓顿服。(《千金方》)

编者按 本证虚劳为本，烦闷不得眠为标。大枣"安中养脾"以"除烦闷"，故可治不得眠。

2. 非血小板减少性紫癜 红枣每天吃3次，每次10只，至紫癜全部消退为止。一般每人约需红枣1~2斤。用于治疗非血小板减少性紫癜。(《上海中医药》1962；4：22)

编者按 紫癜属中医"肌衄"范畴，多由血热妄行、阴虚火旺、气不摄血等所致。大枣所治紫癜应以气不摄血者为佳。

3. 降低血清谷丙转氨酶 对于急慢性肝炎、肝硬化患者的血清转氨酶活力较高的病人，每晚睡前服红枣花生汤（红枣、花生、冰糖各1两，先煎花生，后加红枣、冰糖）1剂，30天为一疗程，观察12例均有效。但对合并胆道感染、风湿活动合并心肌炎的病人，应再配合清热利胆或祛风湿的药物。(广西医学院《新医药专刊》1972；2：11)

编者按 上述降酶方法简便，药食两用，有益无害。

4. 虚劳病 邑中友人赵某某，身体素羸弱，年届五旬，饮食减少，日益消瘦，询方于愚，俾日食熟大枣数十枚，当点心用之。后年余觌面貌较前丰腴若干，自言："自闻方后，即日服大枣，至今未尝间断，饮食增于从前三分之一，是以身形较前强壮也。"

表叔高某某，年过五旬，胃阳不足，又兼肝气郁结，因之饮食减少，时觉满闷，服药半载，毫无效验。适愚远游还里，觌面谈及，俾用大枣六斤，生姜一斤，切片，同在饭甑蒸熟，臼内捣如泥，加桂枝尖细末三两，炒熟麦面斤半，和匀捏成小饼，炉上炙干，随意当点心服之，尽剂而愈。(《医学衷中参西录》)

编者按 张锡纯："大枣味甘微辛，性温。其津液浓厚滑润，最能滋养血脉、润泽肌肉、强健脾胃、固肠止泻、调和百药能缓猛药健悍之性，使不伤脾胃……虽为寻常食品，用之得当能建奇功……《神农本草经》名之为大枣者，别于酸枣仁之小枣也。凡枣之酸者皆小，甘者皆大，而大枣又非一种，约以生食不脆、干食肉多、味极甘者为入药之品。若用为服食之物，而日日食之者，宜先用水将枣煮两三沸，迟一点钟将枣捞出（此时尝其煮枣之水甚苦，故先宜将苦水煮出），再用饭甑上蒸熟，则其味甘美，其性和平，可以多服久服，不至生热。"张氏所论大枣之功用与其煮食法，皆切实经验，应认真记取。

5. 虚劳病 胃癌 过敏性紫癜 失眠 高血压病 心悸 黄疸病 大枣，又名红枣，不但清香爽口，而且具有丰富的蛋白质、氨基酸、维生素A、B_2、C、P及磷、钙、钾、铁、铝等36种无机元素和大量环磷酸腺苷（CAMP）。大枣在单用和中药配伍中具有很多显著功效，归纳如下。

（1）大枣可增强机体的免疫力，对细菌、真菌的污染有抑制作用 经实验，成熟大枣含有100~500mug/g的环磷酸腺苷（CAMP），环磷酸腺苷参与机体核酸和蛋白质代谢，促进蛋白质合成，抗体的生成与环磷酸腺苷的浓度成正比。人体内当环磷酸腺苷含量降低，机体即可发生病变。产妇用枣来补血养身，增强机体免疫力，是一种高级的补品，体弱多病老人、小孩（量减半）易患感冒者，每日2次，每次10~15枚大枣，吃枣肉，开水泡枣核喝水，连服大枣1~2个月，可预防感冒，效果显著。英国有个医生对163个虚弱患者做试验，凡经常吃枣子的病人，健康恢复的速度比单纯吃维生素类药者快3倍以上。国外把大枣称为“天然维生素丸”。其维生素含量为百果之冠，所含磷和钙比一般果品多2~12倍。

（2）大枣具有防癌、抗癌作用和抗过敏功效　大枣中的乙基-D呋喃葡萄糖苷衍生物对S-羟色胺和组织有对抗作用，可抑制癌细胞的增殖而有抗癌作用。如防治胃癌：每日1次，10枚大枣煎服，坚持食用，便可产生防治作用。在过敏性紫癜的临床应用，每次服10枚大枣，嚼服，每日3次，连续食用，紫癜便会消退。

（3）大枣具有镇静、催眠、降压作用　大枣中的黄酮类化合物具有镇静、催眠、降压作用。大枣治疗失眠配方：大枣10个，龙眼肉30g，生食，每日1~2次。治疗高血压配方：红枣20只，葵花盘1只，同煎，吃枣饮汤，每日2~3次。治疗心悸配方：大枣10枚、党参15g，煎汤，代茶饮，每日1剂。

（4）大枣具有保护肝脏、增强肌力、增加体重的功效　通过动物实验证明：大枣对四氯化碳所致的肝损伤有保护作用，大枣有增加血清总蛋白和白蛋白的作用，这与大枣含有大量环-磷酸腺苷有关，环磷酸腺苷参与机体蛋白质代谢。治疗黄疸性肝炎配方：大枣200g，茵陈60g，焦山栀30g，水煎早晚各1次。（张建梅《新疆中医药》1998；3：40）

编者按　大枣味甘益脾气，既是甘美的食品，又是脾虚所致的各种病症的补药。药食兼顾，诚为良品，但惟体弱或因虚致病者宜食之，如体壮邪盛者不可多用。

6. 脱发　常吃红枣可防治落发。本人年近五十，各项功能渐渐走下坡路，最明显的是掉头发，脑门一带已掉得稀稀拉拉的。为防止落发，我先后服过不少食疗验方及汤药，均无效。1年前，我回乡下老家探亲，看见年过七旬的舅妈满头黑发，根根粗壮，便问她有何保养头发的秘方？舅妈笑道：“我啥秘方也没有，就是每天吃几颗红枣。”回家后，我便停止其他食疗方案，每天晚上煮50g红枣，再冲个鸡蛋，既作“药方”，又可作宵夜。吃了半个月，头发掉得少了。1个月后，不再掉发。现在时过1年，原先半秃的前额不但没再“向前挺进”，而且逐渐长出了一些新发，色泽黑亮，发丝粗壮，真让我始料不及。患有落发的女士和先生们，不妨也食枣一试。不过，笔者特别提醒两点：一是应长期食用，持之以恒。二是不宜过量，每天50g即可。（《健康导报》1999年4月21日）

编者按　发为血之余，其根在肾。大枣“助阴补血，入肝走肾”（《药品化义》），对于年事已高，脾肾虚弱或大病久病，气血不足而致脱发者，大枣长期食用，可补虚养血以生发。

7. 痛经　笔者1995年5月至1996年5月，以黑豆大枣汤治疗原发性痛经26例（年龄13~18岁）。方法简便，效果良好。①治疗方法：将黑豆100g、大枣50g加水适量，煮成粥状，加红糖20g调服，为1剂量。每次月经来潮前3天开始服用，每日1剂，连服10剂为1个疗程。②结果：26例服1个疗程病愈者12例；服2个疗程病愈者9例；服3个疗程病愈者5例。③治例：岳某，女，18岁，学生，未婚。1995年10月26日来诊。患者16岁月经初潮，每次经期，少腹呈现持续性疼痛，需服止痛药方可缓解。现正值月经来潮，量少，色紫，有血块，少腹剧痛，肢冷汗出，面色苍白，泛恶欲吐，喜热饮，舌淡、苔薄白，脉弦细。证属寒凝胞宫，经血瘀阻不畅。治宜温通散寒，调理冲任。经服黑豆大枣汤1个疗程后，经期腹痛减。服完2个疗程，诸症消失，月经正常，随访半年未复发。（王焕新，等《新中医》1998；4：31）

原按　方中黑豆色黑通肾，能补肾填髓；大枣、红糖色赤入血分，有健脾温经之效，全方共奏补肾益气、温经止痛之功，故治虚性痛经疗效满意。

结　语

大枣性味甘，温。入脾、胃经。具有补中益气、养血安神、缓和药性等多种功效。仲景用大枣组方者达64首，系统全面地揭示了汉代以前使用大枣的丰富经验。历代医家在临床中对大枣的应用越来越广泛而深入。

现代药理研究认为：大枣能增强机体免疫力；对细菌、真菌有抑制作用；防癌、抗癌、抗过敏；镇静、催眠、降压；保护肝脏；增强肌力等作用。

大枣是补益中焦脾胃的要药，脾胃为后天之本，气血生化之源，"内伤脾胃，百病由生"，大枣对脾胃受损所导致的多脏腑病证均可应用。

大枣甘甜，可汤煎，或去核入丸，或蒸熟嚼食，亦可以大枣煎汤送服丸、散剂。

蜂 蜜

【基原与药材】 为蜜蜂科昆虫中华蜜蜂所酿的蜜糖。药材为稠厚的液体，白色至淡黄色（白蜜），或橘黄色至琥珀色（黄蜜）。夏季如清油状，半透明，有光泽；冬季则易变成不透明，并有葡萄糖的结晶析出，状如鱼子。气芳香，味极甜。以水分小，有油性，稠如凝脂，用大棒挑起时蜜汁下流如丝状不断，且盘曲如折叠状，味甜不酸，气芳香，洁净无杂质者为佳。

【用法与用量】 内服：冲调，3~30g；或入丸剂、膏剂。外用：涂局部。

【原文】《本经》：石蜜，一名石饴。味甘，平，无毒。治心腹邪气，诸惊，痫，痓，安五脏诸不足，益气补中，止痛，解毒，除众病，和百药。久服强志，轻身，不饥，不老。生山谷及诸山石中。

《别录》：石蜜，微温，无毒。主养脾气，除心烦，食饮不下，止肠澼，肌中疼痛，口疮，明耳目。久服延年神仙。生武都、河源山谷，及诸山石中，色白如膏者良。

【经方用药】《本经》《别录》所言"石蜜"，即是蜂蜜。上古时多野蜂之蜜，野蜂作巢于岩石上，故称石蜜。后世养蜂盛行，所用皆家养蜂所产之蜜，故径呼蜂蜜。

经方中共有 24 方用及蜂蜜。概括其功效有如下 5 个方面。

1. 润肠治便秘 《伤寒论》云："阳明病，自汗出，若发汗，小便自利者，此为津液内竭，虽硬不可攻之；当须自欲大便，宜蜜煎导而通之……。"用蜜煎导（将蜜以微火煎如饴状，稍凉捻成栓，大如指），以其润燥之性，治津枯肠燥便秘。此乃世界上最早的栓剂剂型，这是药剂学史上的一项发明。另外，治疗"小便数……大便坚，其脾为约"的麻子仁丸，以蜜为丸，亦润肠也。

2. 甘缓而止痛 蜂蜜甘缓，具有良好的"止痛"（《本经》）作用，仲景主要用其止咽痛与腹痛。①治咽喉疼痛：《伤寒论》中的猪肤汤证，乃肾阴枯燥，肺失滋润而致咽喉疼痛。猪肤汤用白蜜协助猪肤治之，说明蜂蜜有润咽止痛之功。②治心腹疼痛：《金匮》云："蛔虫之为病，令人吐涎、心痛，发作有时，毒药不止，甘草粉蜜汤主之。"甘草粉蜜汤即用蜂蜜配合甘草缓急止痛。此外，大乌头煎先用水煎乌头，再用蜜煎，以治疗寒疝腹痛，亦含有缓急止痛之意。

3. 缓峻药之性 《伤寒论》之大陷胸丸，乃治结胸之偏于上者。水热互结非峻药不能破结逐饮，然邪居高位，又非缓攻之法不能驱在上之邪，所谓"在上者治以缓"，故此药不仅为丸，而且以白蜜与水合煮取汁，送服峻下之药，使药力逗留于上，峻药而缓用，峻则能胜破坚荡实之任，缓则能尽际上迄下之邪。另外，治脾约的麻子仁丸、治痰浊壅肺咳喘的皂荚丸、治产后瘀血内结腹痛的下瘀血汤等，皆用蜂蜜为丸，亦有峻药缓投之意。

4. 解峻药之毒 蜂蜜不仅缓峻药之性，又能解峻药之毒，减轻其副作用。如大乌头煎、乌头汤、乌头桂枝汤等方中之乌头均用蜂蜜煎煮。乌头是治寒湿痹痛与阴寒性腹痛的良药，但毒性很大，与蜜同煎可以减轻其毒性，还可增强其止痛、延长其药效时间。再比如甘遂半夏汤用蜂蜜，亦取其缓解甘遂毒性的作用。而大半夏汤用蜂蜜，一取其养脾润燥、补中益气，一取其监制半夏之燥，亦属解药毒之例。

5. 甘润养脾阴 补养为蜂蜜的本来功用。《本经》曰蜜能"安五脏诸不足，益气补中"；《别录》曰蜜"主养脾气"，皆言其滋养之功。《本草纲目》总结蜂蜜的功用之一是"柔而润泽，故能润燥"。总之，甘润乃蜂蜜的功效特点，"味甘主补，滋养五脏"（《药品化义》），更专重滋脾。如此功用在经方的应用有一个代表方剂——大半夏汤。此方主治脾阴胃阳两虚所致的"胃反呕吐者"。此病主症特点是"朝食暮吐，暮食朝吐，宿谷不化”，并可见心下痞闷饱胀、大便干燥如羊屎等。方用半夏“体滑性燥”(《本草经疏》)为君降逆止呕，人参补脾气，用蜂蜜煮药，既养脾阴，又润燥通便。三味并用补脾可助清阳上升，益胃以利浊阴下降，脾升胃降，呕吐自止，肠燥自通。

6.黏合诸药为丸 以“除众病，和百药”经方炼蜜为丸者共计15方，分别是：皂荚丸、下瘀血汤、麻子仁丸、赤丸、乌梅丸、八味肾气丸、薯蓣丸、大黄䗪虫丸、乌头赤石脂丸、理中丸、栝楼瞿麦丸、桂枝茯苓丸、当归贝母苦参丸、半夏麻黄丸、己椒苈黄丸等。可治疗痰浊喘咳、产后瘀血腹痛、脾约、寒疝腹痛、蛔厥、虚劳病、胸痹心痛、霍乱、消渴、妇人癥病、妊娠小便不利、心悸、痰饮等诸病证。这就是《本经》所说有“除众病，和百药”之义。蜂蜜不仅具有良好的滋养作用，而且味甘能矫味。炼制后的蜂蜜不仅粘合力强，而且表面不易硬化，可塑性强。现代研究证明，蜂蜜含大量还原糖，能防止药材有效成分的氧化变质，制成的丸药圆整、光洁、滋润、含水量少，崩解缓慢，作用持久。

蜂蜜的服用方法，在经方中也是丰富多彩的。有炼蜜为丸者，有与药共煮者，有先煮别药，去滓，再内蜜再煎者，有与药丸和药末共煮服之者，有先炼蜜为丸，后以酒煮之者，还有外用栓剂者，等等。

蜂蜜现代每日用量为15~50g。经方中用蜂蜜标明用量者有8方。用于解毒者量最大，如大乌头煎解乌头毒用二升，其次为大半夏汤为一升，蜜煎导为七合，甘草粉蜜汤为四两，大陷胸丸为二合，均比今天的用量大。

【单方治验】

（一）内科病

1.咳嗽

（1）《药品化义》：“蜂蜜采百花之精，味甘主补，滋养五脏，体滑主利，润泽三焦。如怯弱咳嗽不止，精血枯槁，肺焦叶举，致成肺燥之症，寒热均非，诸药鲜效，用老蜜日服两许，约月未有不应者，是燥者润之之义也。生用通利大肠，老年便结，更宜服之。”

（2）治咳嗽：白蜜一斤，生姜二斤（取汁）。上二味，先秤铜铫，知斤两讫，纳蜜复秤知数，次纳姜汁，以微火煎令姜汁尽，惟有蜜斤两在，止。旦服如枣大，含一丸，日三服。禁一切杂食。(《千金方》)

编者按 以上文献说明，肺燥咳嗽，蜜为润肺止咳良药，或适当配合生姜。

2.胃痛（胃、十二指肠溃疡） 治疗方法：每日用新鲜蜂蜜100g，早、中、晚饭前分服；服至第10日后，每日增至150~200g。或用蜂蜜60ml，0.5%普鲁卡因40ml，混合为1次量，日服3次。结果：观察20例，治疗后15例壁龛消失，3例进步，平均为32天；18例疼痛完全消失，2例减轻，疼痛消失时间最短6天，平均为22.2天。国外资料报道治疗数百例的痊愈率为82%。(《江苏省医学科学资料汇编》1959；3：152。《中级医刊》1958；7：483-484)

编者按 胃、十二指肠溃疡患者多呈饭前或饭后出现有规律地胃脘疼痛。蜂蜜甘缓，且有缓急止痛功效，故《本草纲目》谓其“止心腹肌肉疮疡之痛”。

《现代实用中药》：“治疗胃及十二指肠溃疡：蜂蜜一两八钱，生甘草三钱，陈皮二钱，水适量，先煎甘草、陈皮去渣，冲入蜂蜜。一日三次分服。”上述方法简便，且口感又好，患者乐于服用。

3.便秘 适用于习惯性便秘、老年和孕妇便秘。每晨内服，或用20%蜂蜜水灌肠。(《江苏省医学科学资料汇编》1959；3：152)

4.贫血 取蜂蜜80~100g，日分3次服，用于低色素性贫血。治疗后红细胞与血红蛋白有显著的增加。(《江苏省医学科学资料汇编》1959；3：152)

编者按 上述二病不同，其病机则一，均系血虚精亏，故取蜂蜜益气补中，滋养五脏。气血充，则病自愈。

（二）外科病

1.烧烫伤

（1）热油烧伤。以白蜜涂之。(《纲目》第三十九卷“蜂蜜”引《梅师方》)

（2）用蜂蜜涂布烧伤创面，能减少渗出液，减轻疼痛，控制感染，促进创面愈合，从而缩短治愈时间。①治疗方法：一般Ⅰ、Ⅱ度中小面积烧伤，创面经清洁处理后，即用棉球蘸蜂蜜均匀涂布（不宜太厚或太薄），早期每日2~3次或4~5次，待形成胶痂后改为每日1~2次。采用暴露疗法。如痂下积有脓液，可将胶痂揭去，清创后再行涂布，创面可重新结成胶痂，迅速愈合。对已感染的或面积较大的Ⅲ度烧伤，则可用蜂蜜纱布敷于创面，外用无菌棉垫包扎。冬天不便使用暴露疗法者，亦可采用此法。蜂蜜中也可入2%普鲁卡因溶液，配成2∶1混合液使用，以减轻涂药开始时给创面带来的疼痛。有主张在蜂蜜涂布后，创面上再撒布一薄层石膏粉，以增强疗效。②结果：据85例观察，Ⅰ、Ⅱ度烧伤一般涂布蜂蜜2~3天后，创面便形成透明胶痂；6~10天胶痂自行脱落，新生上皮完全生长。晚期入院已有明显感染者，2~3天后创面亦能形成胶痂，并可见痂下上皮细胞生长。采用蜂蜜纱布包扎疗法者，一般经过6~9天肉芽生长良好，2~3周后即可痊愈。在治疗过程中均未发生感染，已感染之创面，涂蜜后脓性分泌物亦逐渐减少。③注意事项：使用本法时仍应尽力创造无菌条件。对胶痂下的感染情况要留意观察，及时处理。在关节处的胶痂易于破裂，要注意保护。同时，本疗法仅限于创面处理，其他如止痛、抗感染、补充液体及控制休克等，均需按常规配合进行。(《中药大辞典》)

编者按 蜂蜜，性味甘平，生凉熟温，外用有止痛解毒之功。《本草衍义》曰："汤火伤涂之痛止。"《本草经疏》亦说用蜂蜜"涂火灼疮能缓痛"。故蜂蜜是治疗烧烫伤之良方。小儿唇部烫伤，用蜂蜜治疗最为理想，因为蜜既可吃，又有外用治疗作用。

2. 冻伤、冻疮 对于Ⅱ度以上有炎症及有分泌物的冻伤，用熟蜂蜜与黄凡士林等量调成软膏，薄薄的涂于无菌纱布上，敷盖于创面，每次敷2~3层。敷盖前先将创面清洗干净，敷盖后用敷料包扎固定。一般用药2~3次后，疼痛及炎症渐趋消失，3~7次可望痊愈。对于冻疮，先用温开水洗涤患部，然后涂蜜包扎，间日换药1次。如未破溃的，可不必包扎。(《江苏省医学科学资料汇编》1959；3：152-155.《中华外科》1965；11：780)

编者按 冻疮（伤）多由寒凝血脉，气血运行受阻所致。《本草纲目》说，蜂蜜"生凉，熟温"。故取其熟蜂蜜外涂，通过温运气血，促进血循环，改善营养，以达创面收敛愈合之目的。

3. 痘疮 治痘疮痒甚，误搔成疮，及疮痂欲落不落者：白蜜不拘多少，涂于疮上，其痂自落，且无疤瘢，亦不臭秽。(《普济方》百花膏)

4. 疔 治疗肿恶毒：生蜜与隔年葱研膏，先刺破涂之，如人行五里许，则疔出，后以热醋汤洗去。(《济急仙方》)

5. 溃疡

（1）年久不愈的慢性溃疡，可试用10%蜜汁洗涤疮口，然后用纯蜜浸渍的纱布条敷于创面，敷料包扎，间日换药1次。曾试治2例下肢溃疡，1周后即有肉芽新生，约2个月即愈。另试治1例梅毒性溃疡，结果无效。(《江苏省医学科学资料汇编》1959；3：152)

（2）郑某，女，76岁。因股骨颈骨折卧床1个月而并发骶部及右臀部褥疮各1处，面积约3cm×3cm×0.1cm~3cm×2cm×0.3cm，色灰暗，表面有少许稀薄分泌物，用蜂蜜外涂（取市售蜂蜜，用量视溃疡面积的大小、深浅而定。溃疡面积小而表浅者，先用生理盐水清洗创面，待干，取蜂蜜适量直接涂于患处，外用敷料固定，每日更换1次。溃疡面积大、长久不愈、深达肌层者，先用毛白杨树叶煎汁冲洗或湿敷后，取适量蜂蜜加入云南白药0.5~2g，调成糊状，然后填入伤口或外涂创面，用无菌纱布块覆盖固定，隔日换药1次，至愈为止），每日换药，治疗25天，溃疡愈合。(赵传铭《中医杂志》1992；5：58)

6. 外伤 皮肤与肌肉的外伤，可用10%蜜汁洗涤伤口，然后涂蜜包扎，能防止感染，获得一期愈合。(《中药大辞典》)

编者按 上述古今资料，足见蜂蜜治疗外科疾病之一斑，局部外用，直达病所。据病情需要可一药独用或数药合用。

（三）头面五官病

1. 皯（为带黑气，即面色晦暗无华） 白蜜和茯苓，涂上。(《补缺肘后方》)

2. 上颌窦炎 对上颌窦炎，经穿刺灌洗后注入20%或40%蜂蜜2ml，每周2次。观察29例，治愈20例。发病时间愈短，疗效愈好。鼻窦灌洗出的分泌物属于黏液性者效果最佳，黏液脓性者效果最差。(《中华耳鼻喉科》1965；6：373)

3. 萎缩性鼻炎 用蜂蜜涂于鼻腔患处（涂蜜前先洗净鼻腔的结痂及分泌物），早晚各1次，治疗萎缩性鼻炎5例，经8~29天后，鼻部痛痒及前额疼痛均消失，鼻腔无分泌物及结痂。4例嗅觉完全恢复，1例好转。除2例鼻黏膜尚有萎

缩现象外，余均恢复正常。(《中医杂志》1964；11：404)

4. 角膜溃疡 用蜂蜜制成5%滴眼液滴眼，治疗角膜溃疡29例，治愈22例，进步4例，无效3例。一般在用药1~2天后，溃疡即由进行性转为静止，基底清洁，透明度增加，浸润边缘消失。奏效的原因可能是增强机体防御能力，或影响病变部位的新陈代谢。(《浙江中医杂志》1960；1：35)

5. 睑缘炎 用蜂蜜外涂，每日3次，治疗睑缘炎76例，平均3.5天治愈。(《中级医刊》1966；6：383)

6. 口腔溃疡 漱口后，取蜂蜜15g，敷在溃疡面处，含1~2分钟，再咽下，2次/日，1日后疼痛可减轻，2日后可愈。(房云霞《时珍国药研究》1998；2：110)

编者按 上述资料表明，蜂蜜治疗头面五官病范围较广，且疗效显著，其关键是抓住了蜂蜜解毒、润燥、敛疮之作用而吻合于诸病之病机，故异病同治而取效。

（四）其他

1. 误吞铜钱 炼蜜服二升，可出矣。(《纲目》第三十九卷“蜂蜜”引葛氏方)

2. 解酒精中毒、晕车、晕船 取蜂蜜40g，用温开水冲服，能解酒精中毒。在乘车、乘船2小时前用40g蜂蜜冲温茶口服，有良好的预防晕车晕船效果。(房云霞《时珍国药研究》1998；2：110)

结 语

蜂蜜性味甘，平。入肺、脾、大肠经。具有补中、润燥、止痛、解毒的功效。经方中有24方用及蜂蜜，仲景除用其治疗津枯便秘、补虚及止痛之外，更多的是用蜂蜜解药物之毒，缓峻药之性，及黏合诸药为丸，治疗多种疾病，即所谓“除众病，合百药”。现代广泛用于治疗肺燥咳嗽、肠燥便秘、胃脘疼痛、鼻渊、口疮、浇伤烫伤、冻伤、解乌头毒、酒精毒等。

现代药理研究证明，蜂蜜中含有多种生理活性物质，有滋补强壮作用，能提高机体抵抗力；对人体能增加呼吸量及血糖；体外试验有杀菌作用。

本品能助湿生满，且可滑肠，故有湿热痰滞、胸闷不宽及便溏泄泻者忌用。

粳 米

【基原与药材】 为禾本植物稻（粳稻）的种仁。稻的类型很多，按米粒的黏性不同，可分为粳稻、灿稻、糯稻3种。粳稻植株较矮，秆硬，叶幅狭，谷粒较短圆，米的黏性较强，胀性小。灿稻植株较高，秆软，叶幅宽，谷粒细长，米的黏性差，胀性大。糯稻在以上2种类型中都有，其米粒中含有多量糊精，黏性最强，胀性小。

【用法与用量】 内服：煎汤30~60g。

【原文】《别录》：粳米，味甘、苦，平，无毒。主益气，止烦，止泄。

【经方用药】《本草经疏》说：“粳米即人所常食米，为五谷之长，人相赖以为命者也。其味甘而淡，其性平而无毒，虽专主脾胃，而五脏生气，血脉精髓，因之以充溢，周身筋骨肌肉皮肤，因之而强健。《本经》益气止烦止泄，特其余事耳。”粳米，首载于《别录》，为甘平之品，功善补养脾胃，故《灵枢·五味》篇曰：“脾病者，宜食秫（即粳米）饭。”经方中有8方明确用粳米。另外，还有一方所用之“粉”与另一方所用之“白粉”，以及5方用“白饮和服”与16种丸、散提出“饮和服”为何？一并探讨如下。

1. 热病方中用之益气生津 在经方中用粳米治疗热证的方剂有6首，主要用于下列几种情况：首先，用于治疗阳明胃热之证，这样的方剂有三，它们是白虎汤、白虎加人参汤、白虎加桂枝汤。三方以白虎汤为基础，皆取粳米益气养胃之功，它既能协助石膏、知母清热润燥，又能伍甘草防止大寒伤胃。气阴两伤者加人参，即白虎加人参汤；兼表寒体痛者加桂枝，即白虎加桂枝汤。另外，竹叶石膏汤用于热病余热未清，而见“虚羸少气，气逆欲吐”者，其用粳米的目的与上三方基本相仿。其次，用于治疗肺胃阴虚火逆证，方如麦门冬汤。方用麦门冬养肺胃清虚火，用粳米配合人参、甘草、大枣养胃益气，中焦气旺，气能生津，津液充沛，虚火自敛，另加半夏下气降逆。《本经疏证》：“仲景用粳米者六方，煮法凡分三等。于白虎汤、白虎加人参汤、麦门冬汤、附子粳米汤，则米药俱下，米熟汤成；于桃花汤，则先煮米汁，后入他药；于竹叶石膏汤，则先煮药物，后方入米。……”上述6方之粳米3种煮法，灵活用之可也。

此外，“百合病篇”中有一方为百合洗方，其方后云：“洗已，食煮饼。”尤在泾认为“煮饼”即粳米或小麦制成，其意义在于“除热止渴”。可见，粳米用于热证，既可用于实热证，亦可用于虚热证，粳米所起的作用，为益气生津、补阴以和阳，即《别录》说的“益气止烦”之意。

2. 寒证方中用之益气和中　在经方中使用粳米治疗脾肾虚寒证的方剂有2首：①附子粳米汤：适用于脾肾虚寒、水湿内停的寒疝腹满痛等症，方由粳米配附子、半夏、甘草、大枣所组成，附子助阳驱寒，半夏降逆化湿，其使用粳米的目的是与甘草、大枣相配健脾和中，兼可缓急止痛。②桃花汤：适用于少阴虚寒“下利便脓血”，方用粳米配赤石脂、干姜组成，共奏温中涩肠固脱之效，其用粳米的目的是益气补中，并可加强涩肠止利之效，此即《别录》之“益气……止泄”之意。

3. 蛔虫腹痛用之甘以安蛔　《金匮》云：“蛔虫之为病，令人吐涎心痛，发作有时，毒药不止，甘草粉蜜汤主之。”甘草粉蜜汤中之“粉”很可能即粳米粉，配合甘草、蜂蜜，三药皆为甘平安胃之品，取其“甘以缓之”之意，缓解蛔虫扰动引起的腹痛。

4. 其他　首先，粳米粉在经方中还被用作黏合剂。《金匮》蛇床子散方云：“蛇床子仁，右一味，末之，以白粉少许，和合相得如枣大，绵裹纳之，自然温。”程林注云：“白粉，即米粉，借之以和合也。”其次，经方中还有散剂5方明确提出用白饮和服。丹波元简云：“白饮，诸家无注，《医垒元戎》作白米饮，始为明晰。”白米即粳米。这5方是：三物白散、牡蛎泽泻散、五苓散、四逆散、半夏散。另外，还有16种丸、散剂提出“饮和服”或“饮服”，它们是蜘蛛散、己椒苈黄丸、猪苓散、百合滑石散、当归贝母苦参丸、滑石白鱼散、蒲灰散、半夏麻黄丸、栝楼瞿麦丸、竹皮大丸、葵子茯苓散、乌梅丸、干姜人参半夏丸、麻子仁丸、栝楼牡蛎散、排脓散等。饮究指何物，注家无注，笔者以为应当是指粳米或粟米饮，因为两者大体相似。为什么要用它送服呢？编者总括前人之说，大体有两个原因：一者，《本草纲目》说：“按罗天益《宝鉴》云，粳、粟米粥气薄味淡，阳中之阴也。所以淡渗下行，能利小便。”故经方中通利小便之方，用粳米送服，可起协同作用，方如五苓散等。二者，丹波元简说：“白饮服，取其适胃。”故药物峻烈，易伤脾胃之气的丸散剂，用粳米饮送服，方如三物白散等。

【单方治验】

1. 粳米粥可补人　《随息居饮食谱》：“粳米甘平，宜煮粥食，功与灿同，灿亦可粥而粳较稠，粳亦可饭而灿耐饥。粥饭为世间第一补人之物，强食亦能致病戕生。患停饮者不宜啜粥。痧胀霍乱虽米汤不可入口，以其性补，能闭塞隧络也。故贫人患虚证，以浓米饮代参汤。至病人、产妇粥养最宜，以其较灿为柔，而较糯不黏也。炒米虽香，性燥助火，非中寒便泻者忌之。又有一种香粳米，自然有香，亦名香珠米，煮粥时加入之，香美异常，尤能醒胃。凡煮粥宜用井泉水，则味更佳也。”

2. 粳米粥可加入药物以治病　《药性裁成》：“粳米造饭，用荷叶煮汤者宽中，芥菜叶者豁痰，紫苏叶者行气解肌，薄荷叶者清热，淡竹叶者避暑。造粥则白粥之外，入茯苓酪者清上实下，薯蓣粉者理胃，花椒汁者辟岚瘴，姜、葱、豉汁者发汗。”

3. 虚劳　虚劳不足。糯米入猪肚内蒸干，捣作丸子，日日服之。（《纲目》第二十二卷“稻”附方）

编者按　《本草纲目》：“粳乃谷稻之总名也……黏者为糯，不黏者为粳。”糯米补中益气；猪肚补虚损，健脾胃。脾胃虚弱致虚劳不足者，宜服之。此为食补之法也。

4. 黄水疮　小儿甜疮，生于面耳。令母频嚼白米，卧时涂之。不过三五次，即愈。（《本草纲目》第二十二卷“粳”附方）

编者按　母嚼过之白米则含口津唾，《纲目》称口津唾“甘、咸，平，无毒，主治疮肿……消肿解毒”。这可能与唾液所含溶菌酶有关。

小　麦

【基原与药材】　为禾本科植物小麦的种子或其面粉。

【用法与用量】　内服：小麦30~60g煎汤，或煮粥。外用：小麦炒黑研末调敷；小麦面干撒或炒黄调敷。

【原文】《别录》：小麦，味甘，微寒，无毒。主除热，止燥渴、咽干，利小便，养肝气，止漏血唾血。以作麴，温。消谷，止痢。以作麦丐，温，不能消热，止烦。

【经方用药】小麦，首载于《别录》，味甘性凉，主要作用是养阴润燥、清热补虚。经方中有3方直接用小麦组方，有1首方后加减用及，共4方。主要功用如下。

1. 养心阴　经方中用小麦养心阴安心神的方剂有2首：一是甘麦大枣汤，适用于妇女脏躁，方由小麦配甘草、大枣而成。脏躁之生，盖由肝气不舒，心神不安，损及脏阴，精神失常。其用小麦既能养心安神，又能润肝缓急，心肝得养，则躁急可止。本方之用，也是《别录》言小麦"养肝气"的最好注脚。第二方是百合洗方，其方后云："洗已，食煮饼。"百合洗方适用于百合病口渴者，是阴虚内热较甚而致。用百合洗方清热养阴、润燥安神，洗后食煮饼，以接续其养阴润燥安神之功。多数注家认为"煮饼"之饼为粳米或小麦制成，可见小麦具有养阴安神之功。这一点丰富了《别录》的认识。

2. 润肺燥　经方治疗咳喘上气的厚朴麻黄汤中有小麦。本方适用于饮邪挟热上迫于肺而致咳喘。热邪迫肺，必伤肺阴，小麦甘凉养阴润燥（《医林纂要》说小麦能"润肺燥"），正好协助石膏清热润燥除烦。当然，本方的重点在于化寒饮，方中多用辛燥之品，用小麦当亦有防止辛燥之品伤及肺阴之意。

3. 和胃气　白术散方后云："若呕，以酸浆水服之；复不解者，小麦汁服之。"程林注："若呕者，复用浆水，服药以止呕；呕不止，再易小麦汁以和胃。"可见小麦能和胃止呕。

【单方治验】

《本草拾遗》：小麦"皮寒，肉热"。《本草纲目》："新麦性热，陈麦平和。小麦面甘温。""陈者煎汤饮，止虚汗；烧存性，油调涂诸疮、汤火灼伤。""小麦面敷痈肿损伤，散血止痛。"小麦及其面粉为家庭常食之物，用法不同，竟然有上述不同功用，以下文献更有具体用法。

1. 疔疮、痈疽、肿毒

（1）疔　一切疔肿。面和腊猪脂封之良。（《纲目》第二十二卷"小麦"引《梅师方》）

（2）疮　头疮。用小麦烧存性，为末，油调傅。（《纲目》第二十二卷"小麦"引《儒门事亲》）

（3）乳痈　乳痈不消。白面半斤炒黄，醋煮为糊，涂之即消。（《纲目》第二十二卷"小麦"引《圣惠方》）

（4）痈疽发背　无名肿毒　治一切痈疽发背、无名肿毒初发，焮热未破者，立效。隔年小粉（即小麦粉），愈久愈佳，以砂锅炒之。初炒如饧，久炒则干成黄黑色，俟冷定研末，陈米醋调糊熬如漆，瓷罐收之。用时摊纸上，剪孔贴之患处，觉冷，疼痛亦即止。少顷觉微痒，听其干燥弗动，久则毒自消，药力尽自然脱落矣。（《串雅内编》）

编者按　此方名"乌龙膏"。《本草纲目》有此记载。麦粉气味甘凉无毒，李时珍认为醋熬成膏，可消一切痈肿、烫火伤。

（5）疮疖　丹毒　治疗外科感染。取陈小麦2斤，加水3斤，浸泡3天后捣烂、过滤、去渣，滤液沉淀后取沉淀物晒干，小火炒至焦黄研细。临用时将药粉加醋适量调成糊状，外敷疮疖、丹毒等患处，日2次，已溃者敷疮口四周。据数千例观察，有效率在90%以上。（《全展选编·外科疾病》1970；32）

2. 汤火伤　治火燎成疮：炒面，入栀子仁末，和油调（涂）之。（《千金方》）

3. 泄泻　治泻痢肠胃不固：白面一斤，炒令焦黄，每日空心温水调（服）一匙头。（《饮膳正要》）

4. 淋证　治老人五淋，身热腹满：小麦一升，通草二两。水三升，煮取一升饮之。（《养老奉亲书》）

编者按　泄泻、淋证属虚者，以上单方取药食两用之功。

大麦

【基原与药材】为禾本科植物大麦的果实。

【用法与用量】内服：煎汤，30~60g；或研末。外用：炒研调敷或煎水洗。

【原文】《别录》：大麦，味咸，微寒，无毒。主治消渴，除热，益气，调中。又云令人多热，为五谷长。

【经方用药】 大麦，首载于《别录》，为甘咸凉之品。经方中有3方用之：一是主治黑疸的硝石矾石散“以大麦粥汁和服方寸匕”，取其消除二石副作用而护胃气。二是主治产后气血郁滞而腹痛的枳实芍药散“以麦粥下之”，取其和胃气并疏肝气。三是“妊娠养胎，白术散主之。……渴者，大麦粥服之。”取其“益气，调中”以养胎也。

胶饴（饴糖）

【基原与药材】 为米、大麦、小麦、粟等粮食经发酵糖化制成的糖类食品。饴糖有软硬之分，软者为黄褐色浓稠液体，黏性很大；硬者系软饴糖经搅拌，混入空气后凝固而成，为多孔之黄白色糖饼。味甘，药用以软饴糖为佳。

【用法与用量】 内服：烊化冲入汤药中30~60g；熬膏或入丸剂。

【原文】《别录》：饴糖，味甘，微温。主补虚乏，止渴，去血。

【经方用药】 胶饴首载于《别录》。陶弘景注云：“方家用饴糖，乃云胶饴。”《本草经疏》解析《别录》说：“饴糖，甘入脾，而米麦皆养脾胃之物，故主补虚乏，仲景建中汤用之是也。肺胃有火则发渴，火上炎，迫血妄行则吐血，甘能缓火之标，则火下降而渴自止，血自去也。”本品甘温而富含营养，能补中益气，缓急止痛，正如《长沙药解》所说：“补脾精，化胃气，生津养血，缓里急，止腹痛。”

经方中使用胶饴的方剂有3首，均治疗虚性腹痛证。《药征续编》总结性地说：“胶饴之功，盖似甘草及蜜，故能缓诸急。考证小建中汤证曰腹中急痛，又曰里急，又曰妇人腹中痛。大建中汤证曰上下痛而不可触近。黄芪建中汤证曰里急。依此三方，则胶饴能治里急，夫腹中急痛，腹中痛，岂非里急矣乎？”《本经疏证》亦总结说：“仲景用饴糖，多在建中汤，建中汤证多有腹痛，此血当行不行之验也。是故饴糖非能去瘀血也，能治血当行不行为腹痛者耳。”建中三方简析如下。①小建中汤：方中重用胶饴，补虚养血，缓急止痛，配桂枝、炙甘草能温中补虚，合芍药、甘草缓急止痛，又以大枣、生姜健胃而和营卫。②黄芪建中汤：方中增加黄芪与胶饴相配，甘温益气之力更强。因此，其补虚之力优于小建中汤。③大建中汤：方中胶饴配人参，甘温益气，缓急止痛；合干姜、蜀椒，温中散寒，通彻上下，以祛沉寒痼冷，散寒而止痛。

综上所述，胶饴甘温濡润，和脾补虚，阳虚轻者，可配桂枝；营虚者，可合芍药；气虚者，可伍黄芪、人参；寒盛者，与蜀椒、干姜配伍。

热 粥

热粥历代医家不注，其成分可能是粟米（异名粟谷、谷子等，为禾木科植物粟的种仁。目前多称之为小米）或粳米，也可能是大麦或小麦。但从中国人的传统来看，北方人以粟米为多，南方人以粳米为多。不管是何种谷物，都具有补益脾胃、健立中气的作用。

【经方用药】

1. 治太阳中风饮粥以助药力 桂枝汤方后云：“啜热稀粥一升余，以助药力。”所谓“助药力”，一借其温暖之性助药力发汗；一可益胃气以资汗源。其他如桂枝加葛根汤、桂枝加附子汤、桂枝去芍药汤、桂枝去芍药加附子汤、桂枝加黄芪汤、栝楼桂枝汤等桂枝汤类方，均要求啜热稀粥以助药力。

2. 治脾胃虚弱饮粥以助胃气 经方治疗脾胃虚弱的方剂中有3首要求饮粥：一是理中汤；一是大建中汤；一是诃梨勒散。三方均饮粥补益脾胃，首方宜于温中，二方利于止痛，三方加强止泻。

羊 肉

【基原与药材】 为牛科动物山羊或绵羊的肉。

【用法与用量】 内服：以适量煮食或煎汤。

【原文】《别录》：羊肉，味甘，大热，无毒。主缓中，字乳余疾，及头脑大风汗出，虚劳寒冷，补中益气，安心止惊。

【经方用药】 羊肉乃血肉有情之品，经方仅1方用之，取其补虚止痛之功，治疗血虚受寒引起的腹痛、胁痛诸症。

《金匮》云："寒疝，腹中痛，及胁痛里急者，当归生姜羊肉汤主之。"又云："产后腹中痛，当归生姜羊肉汤主之；并治腹中寒疝，虚劳不足。"如上所述，其所治腹痛乃血虚及气，气虚生寒，或再因外界寒邪乘之所致。本方用羊肉，一取其味，与当归相配，温补阴血；一取其气，与生姜相合，气味辛香，既可温阳散寒，又可开胃进食以益生血之源。《千金·食治》说羊肉"主暖中止痛，利产妇"。故产后虚寒腹痛者，用之既治病，又食补。

羊肉虽为食品，但性热，外感时邪及有内热者忌服。

【单方治验】

1. 崩漏　治崩中去血，积时不止：肥羊肉三斤，干姜、当归各三两，生地黄二升。上四味细切，以水二斗，煮羊肉，取一斗三升，下地黄汁及诸药，煮取三升，分四服，尤宜羸瘦人服之。（《千金方》）

编者按　以上为大医孙思邈的验方，此为当归生姜羊肉汤的变通应用，如此变通，更切合失血后阴血亏虚而阳气亦虚者，扩大了应用范围。

2. 虚劳病

（1）治五劳七伤虚冷　肥羊肉一腿，密盖煮烂，食汤及肉。（《纲目》）

（2）治胃反，朝食夜吐，夜食朝吐　羊肉，去脂膜，作脯，以好蒜、虀空腹任意多少食之。（孟诜《必效方》）

（3）益肾气，强阳道　白羊肉半斤，去脂膜，切，作生，以蒜虀食之，三日一度。（《食医心镜》）

编者按　上述"去脂膜（羊肉的膻味主要在脂膜），作脯（肉干）"与"切，作生"，根据前后语义，是否指将羊肉做成熟肉干，再辅以佐料，作冷菜食之。《日用本草》说羊肉"治腰膝羸弱，壮筋骨，厚肠胃"。联系上述验方可知，羊肉为脾、肾虚寒以及五劳七伤所致诸虚劳损"虚冷"者药食两用之补养佳品。

3. 疟疾

（1）治虚寒疟疾　羊肉，作臛饼，饱食之，更饮酒，暖卧取汗。（《姚僧坦集验方》）

（2）治三阴疟及久疟　羊肉、甲鱼，寒多倍羊肉，热多倍甲鱼，加糖、盐炖，服一小碗。（《浙江中医杂志》1959年第1期）

编者按　疟疾在《内经》及仲景书称"疟病"。此病目前在我国已少见，但师其大义，对久病寒热如疟而辨证属于虚寒者，将羊肉如上述食法服之，或可胜过药治之疗效。

当　归

【基原与药材】　为伞形科植物当归的根。干燥的根，可分为三部：根头部称"归头"，主根称"归身"，支根及支根梢部称"归尾"。以主根大、身长、支根少、断面黄白色、气味浓厚者为佳。主根短小、支根多、气味较弱及断面棕红色者质次。

【用法与用量】　内服：煎汤，4~9g；浸酒、熬膏或入丸、散。

【原文】《本经》：当归，一名干归。味甘，温，无毒。治咳逆上气，温疟，寒热洒洒在皮肤中，妇人漏下，绝子。诸恶疮疡，金疮。煮饮之。生川谷。

《别录》：当归，味辛，大温，无毒。主温中，止痛，除客血内塞，中风痓，汗不出，湿痹，中恶，客气虚冷，补五脏，生肌肉。生陇西。二月、八月采根，阴干。

【经方用药】　叶天士解析《本经》说："血枯则肝木挟心火上刑肺金而咳逆上气也，当归入肝养血，入心清心，所以主之。肝为风，心为火，风火为阳，但热不寒者为温疟。风火乘肺，肺主皮毛，寒热洗洗在皮中，肺受风火之邪不能固皮毛也。当归入心入肝，肝血足则风定，心血足则火息，而皮毛中寒热自愈也。漏下绝子，血枯故也，当归补血，所以主之。诸恶疮疡，皆属于心火，心血足则心火息，金疮失血之症，清心养血，所以皆主之。"从上述叶氏所注见解可知，《本经》记载当归所治之病症，皆为血虚所致，则当归应为养血之药。此说不可视为定论。统览多家本草学说，当归之功效有三论：有分药用部位而论之者，有不分部位而全用论之者，还有将当归与其他药合用论之者。第一，分而论之，如《汤液本草》："当归……头能破血，身能养血，尾能行血，用者不分，不如不使。"这是强调归头、归身、归尾皆入血而功效不同。第二，全而论之，如《本草正》："当归，其味甘而重，故专能补血，其气轻而辛，故又能行血，补中有行，行中有补，诸血中之气药，亦血中之圣药也。"《本草正义》："当归之气味俱厚，行则有余，守则不足。"这两家虽然表述有所不同，而相同点都是认定全当归具有行血与补血双重功用。第三，若全当归与其他不同功效的药物合用，则其功效因配伍不同而异，如《汤液本草》："当归……若全用，在参、芪皆能养血；在牵牛、大黄皆能破血；……从桂、附、茱萸则热；从大黄、芒硝则寒。"《韩氏医通》："当归主血分之病……血虚以人参、石脂为佐；血热配以生地黄、姜黄、条芩……"。《本草正》总结性地说："当归……大约佐之以补则补……佐之以攻则通……"。《本经》《别录》所论与经方中所用之当归，皆未分归头、归身、归尾，而所论、所用者为全当归，全当归集归头、身、尾之全功，既行血破血，又养血补血，混合功效，可以"和血"两字概之。当归和血之功，会随经方配伍不同而功用不同。

经方中使用当归者共计16方，方药配伍不同，功效各异，分述如下。

1. 和血养肝 人体血液，源本于脾，主导在心，贮藏于肝。肝主藏血，肝血不足，仲景多用当归，并与芍药、川芎相配，和血养肝。

（1）治奔豚气病 肝郁化热导致的奔豚证，仲景用奔豚汤治疗。肝郁化热必然要伤及肝血，故奔豚汤用当归与芍药、川芎相配，补血调肝，协助甘李根皮、黄芩、葛根、半夏等清肝降逆制冲。

（2）治胎动不安 《金匮》云："妇人妊娠，宜常服当归散。"当归散适用于血虚湿热胎动不安证。胎靠血养，肝血不足则胎失所养，加之湿热扰动，故而胎动不安。当归散用当归配芍药、川芎和血补肝，白术、黄芩健脾清热。本方对肝血虚而兼湿热胎动不安者颇为合适。

（3）治妊娠腹痛 《金匮》云："妊娠怀妊，腹中痛，当归芍药散主之。"此乃肝脾不和而致的腹痛证，是方以当归、芍药、川芎养血调肝，以茯苓、白术、泽泻健脾渗湿以和脾，故本方对肝血不足而脾湿偏盛，气血不畅之妊娠腹痛颇为合适。本方养肝而不碍湿，祛湿而不伤肝血，配伍颇为得宜，是后世常用的一首方剂。

2. 和血止血 《本经》说当归主"妇人漏下"，当归非止血药，而具有和血止血作用。

（1）治漏下 用当归治疗漏下的方剂有2首。①胶艾汤：适用于血虚阴不内守而致的漏下等症。尤在泾说："冲任脉虚而阴气不能守也，是惟胶艾汤为能补而固之。"本方重用干地黄配合芍药、阿胶、艾叶等温补冲任而摄血，其用当归有两个目的，一可助地黄补血，一可与川芎相配行血中之气。当归如此和血之功，使全方补阴止血而不留瘀。②温经汤：适用于气血两虚，冲任虚寒，瘀血凝滞而致之漏下等症。方中当归功用有四：一方面与吴萸、生姜、桂枝温冲任而散血中之寒；一方面合川芎、丹皮活血化瘀；一方面配合芍药、阿胶、麦冬补血养阴；与人参、甘草相伍，又可益气养血，气血双补。

（2）治便血 《金匮》云："下血，先血后便，此近血也，赤小豆当归散主之。"此证下血乃大肠湿热蕴结，迫血下行而致。方用赤小豆配合当归，清利湿热，和血止血。

上述可知，当归用治出血，血虚阴不内守者，与地黄相配；血寒而瘀者，与吴萸、桂枝为伍；血热挟湿者，则与赤小豆相合。

3. 和血散寒 当归辛甘温而气味俱厚，故仲景将当归用于血虚寒凝之证。血虚受寒，必然血流迟滞。气为血帅，血为气母。气主煦之，血主濡之。血流迟滞，经络脏腑失去气血的温煦与濡润，故出现肢体欠温与胁腹挛痛等内外病候。治应温养气血以散寒。

（1）治手足厥寒 《伤寒论》云："手足厥寒，脉细欲绝者，当归四逆汤主之。"本证乃素体不足，血气虚寒，与少阴病阳虚不同。其主要区别为"脉细欲绝"，而非"脉微欲绝"。尤在泾说："脉细欲绝者，血虚不能温于四末，并不能营于脉中也。"仲景治以当归四逆汤。此方以当归为君药，正如张元素所说："当归之甘温能和血，辛温能散内寒，苦温能助心散寒。"全方诸药共奏养血通脉、温经散寒之功。血盈寒散，气血流畅则厥寒自温。后人在此方启迪下，用以治疗冻疮、脉管炎、雷诺病等都取得了较为满意的疗效。《伤寒论》承接上条云："若其人内有久寒者，宜当归四逆加吴茱萸生姜汤。"李荫岚说："久寒不但滞在经络，而更滞在脏腑，故用吴萸、生姜，直走厥阴经脏，以散其久滞之陈寒也。”还有，乌梅丸用当归，亦取其与桂枝、细辛、附子、干姜等相配，温煦阳气并调和血脉。

（2）治寒疝腹痛 《金匮》云：“寒疝腹中痛，及胁痛里急者，当归生姜羊肉汤主之。”又治“产后腹中寒疝，虚劳不足”。此腹痛发生于产后，其为血虚无疑，名为寒疝，此系血虚寒凝于里而致，正如尤在泾所言：“此治寒多而血虚者之治法，血虚则脉不荣，寒多则脉绌急，故腹胁痛而急也。当归、生姜温血散寒，羊肉补虚益血也。”《别录》说当归能“温中止痛”，正是指此而言。实验证明，当归确有镇静止痛之功。

上述可知，当归和血散寒，适用于体表经络与内部脏腑多种病变。

4. 和血治疮 《本经》言当归治“诸恶疮疡”，说明当归能祛血中蓄毒。经方取如此之功者有三：①治阴阳毒的升麻鳖甲汤。不论阴毒还是阳毒，都是疫毒侵入血分，血热蓄毒伤及阴血则血滞难行。方中用当归协助鳖甲滋阴养血而散瘀。②治狐蜮病日久的赤小豆当归散。本方证亦为血热蕴毒而致，由于热盛湿郁，瘀血不散酿而成脓。本方用当归活血化瘀、祛瘀生新，配合赤小豆渗湿清热、解毒排脓。两者相合，更能清血中之热，化瘀消肿。近年来临床报道用本方为基础，治疗阴部溃疡取得了满意的疗效，可见经方虽简，其效不可诬也。③治“喉咽不利，唾脓血”等症的麻黄升麻汤。方中重用当归为主药之一，是否取其和血益阴之功，以资麻黄发汗之源，即《别录》所云“汗不出”者耶？

5. 和血补虚 仲景借当归和血之功，还用于下面病证。①治妊娠小便难及大便难。《金匮》云：“妊娠，小便难，饮食如故，当归贝母苦参丸主之。”此由于怀孕之后，血虚有热，气郁化燥影响膀胱气化也。故以当归为君和血润燥。此外，由于当归具有通润大便的作用，故本方亦可用于便秘。②治气血两虚证。当归是一味良好的和血药，与益气之品相配，可用于气血两虚之证。经方中用当归治疗气血两虚证的方剂，除前边讲的温经汤方寓有阴阳气血并补之外，还有薯蓣丸与侯氏黑散2个大方用当归与补气药配合，补益气血。

综上所述可知，当归和血之功广泛，配伍得当，可用于治疗内、妇、外科诸般病证。

【单方治验】

（一）内科病

1. 痛证

（1）手痹疼痛 当归三两，切，酒浸三日，温饮之。饮尽，别以三两再浸，以瘥为度。（《纲目》第十四卷“当归”引《事林广记》）

编者按 当归养血活血以止痛，酒能温通脉络，以酒浸之，则疗效更佳。

（2）痛证 当归液穴位注射，治疗腰肌劳损、肌肉风湿、四肢关节挨伤、关节炎，及各种神经痛（坐骨神经痛、肋间神经痛、枕神经痛等），有较好效果。①治疗方法：用5%~10%当归液循经取穴或痛点、敏感点，或腱鞘内注射。每次选择1~4点，每点注入1~5ml。针刺入肌层，出现酸、胀针感，回抽无血后，推入药液。一般无副作用，但于腱鞘内注射时，则在注射后数小时出现局部肿胀，疼痛剧烈，影响功能活动，无需特殊处理，在1~3日内即可消退，并显出治疗效果。②注意事项：凡因结核、肿瘤引起的腰背痛或四肢关节痛，局部外伤，化脓性病灶以及皮肤病患者，急性损伤局部瘀血、肿胀严重者皆不宜用。孕妇慎用。③结果：据1000例各种原因引起的肌肉、关节、神经、血管组织病症的治疗结果，有效率达89.1%，其中治愈者381例，好转510例。又据50例枕神经痛的观察，经1~15次治疗后，33例获愈，其余亦均有不同程度的好转。绝大部分病例于首次注射后1~3分钟即基本止痛或明显减轻，止痛效果可维持2~8小时，再注射时仍有效。实践证明，当归穴位注射，不仅止痛效果显著，而且具有松弛肌肉，降低软组织的炎性反应，及改善末梢神经和血管功能等作用。（湖北医学院《科技资料》1972；3：9。南通医学院附院《医疗教学参考资料》1972；1。浙江宁波市江北医院《中草药临床应用集》1972；30）

2. 便秘

（1）便秘有血虚阴伤，大肠失润之症，此证于年老之人最为多见，其脉细弦略数，舌淡苔薄，治宜养血滋阴，方用四物汤，甚者合二至丸。余于临证之时，对此类病人，常用当归一味50g，浓煎频饮，其补血润燥之功甚捷。（《中医杂志》1985；1：6）

（2）治老年便秘，我常以当归、肉苁蓉二药煎服，为能坚持久服，常嘱病人以上药各20g沏煎代茶饮，疗效显著。当归辛甘而温，有血中气药之称，补血而润肠，我常以生归尾入药，润肠之功尤好。肉苁蓉甘咸而温，本草学常划入补阳之品。岂不知其补肾助阳之外，尚有养血润燥之能，《汤液本草》称之为“肾经血分药也”。且本品补阳气而不燥，养阴血而不腻，古人名以苁蓉，取其从容不迫之意，故老人用之尤宜。1980年我统计了坚持服药三月以上的85例老年便秘患者，均获良效。（张大宁《中医杂志》1985；1：7）

编者按 《本草正》论当归的功效特点为：“其味甘而重，故专能补血，其气轻而辛，故又能行血……惟其气辛而动，故欲其静者当避之，性滑善行，大便不固者当避之。……其要在动、滑两字。”上述当归补血、行血、滑肠之功效特点，正符合老年便秘以及血虚肠燥便秘者。

3. 脱发 当归、柏子仁各一斤。共研细末，炼蜜为丸。每日3次，每次饭后二至三钱。（《全展选编·皮肤科》）

（二）妇科病

1. 血虚发热 张慈斋室，自春间半产后，发热有时，迄于季秋。广服滋阴之药，竟不能愈。其大父陈霭山延孟英诊脉，按之豁然。投以当归补血汤而热退，继以小建中（汤）愈之。（《回春录新诠》）

原按 “豁然”谓脉大而无力。《内经》谓：“脉虚，血虚”是也。以血不足以充于脉，故按之空豁；气不足以鼓运，则脉来无力。此病得之半产之后，长期发热而有定时，且广服滋阴降火之药而热终不能退。夫按脉豁然，其为气血两虚无疑。先贤有“血实则身凉，血虚则身热”之说，其实阴阳互根，血为气母，未有血虚而气竟无恙者，夫徒补其阴血，固无益也。《内经》云：“虚者补之”，五味之中，惟甘能补。当归补血汤中，乃五份黄芪、一份当归组方。当归味甘而厚，味厚能补血；黄芪味甘而薄，味薄则补气。今补血汤中，黄芪多数倍而云补血者，以有形之血不能自生，生于无形之气故也。王孟英平昔多诋甘温助热之非，而此案独举甘温除热之法，示人“有是证则用是药”，不可以自榜门户而生成见，误人误己。此案正是病“热”而以甘温除热之范例也。以后用小建中汤，仍是甘温之剂，盖此病必须建立中宫，俾气血生于谷食，使营卫调和，阴平阳秘，发热不至，然后虚劳之疾可愈。

2. 产后病痉 当归之性虽温，而血虚有热者，亦可用之，因其能生血即能滋阴，能滋阴即能退热也。其表散之力虽微，而颇善祛风，因风着人体恒致血痹，血活痹开，而风自去也。至于女子产后受风发搐，尤宜重用当归，因产后之发搐，半由于受风，半由于血虚（血虚不能荣筋），当归既能活血以祛风，又能生血以补虚，是以愚治此等证，恒重用当归一两，少加散风之品以佐之，即能随手奏效。（《医学衷中参西录》）

3. 月经病

（1）月经不调 一少妇，身体羸弱，月信一次少于一次，浸至只来少许，询问治法。时愚初习医未敢疏方，俾每日单用当归八钱煮汁饮之，至期所来经水遂如常，由此可知当归生血之效也。（《医学衷中参西录》）

（2）月经不调 痛经 子宫发育不全 将当归20g，红花10g，分别浸于50%酒精50ml中，48小时后过滤，混匀，加酒精至100ml。每日3次饭后服，每次3ml，经期停服。用于治疗月经不调、痛经、子宫发育不全等病54例。服药60~600ml不等，除7例无进步外，其余均有效果。复查的11例痛经患者中有7例妊娠；16例子宫发育不全患者中有8例妊娠（大多与性激素合并治疗）；月经异常的26例中6例妊娠。（《陕西医学情报》1960；4：85）

（三）外科病

1. 无名肿毒 治无名肿毒。当归八钱，黄芪五钱，粉甘草二钱，金银花一两，用水一碗，陈酒一碗，合煎，空心服。（《串雅内编》）

编者按 此方名“四金刚”。即《良朋汇集》治肿毒初起方。中医内治痈疡，不外初起力求消散，中期痈疡不能消散则必须托毒外达，日久疮口难敛则应补养气血，促使疮口早期愈合。四金刚重用当归养血，黄芪补气，意在扶助正气，扫毒外出，佐以双花、甘草清热解毒，用酒活血行瘀，故凡体虚气血不足之人所患痈疡肿毒，难消而不易溃破者，服之未成脓者可消散，已成脓者则可促进破溃和愈合。

2. 缠腰火丹（带状疱疹） 将当归研粉，依年龄大小每服0.5或1g，4~6小时1次。治疗儿童带状疱疹54例，服药后1天止痛的22例；2天止痛的32例。带状疱疹一般在服药后第3天有部分枯萎，未再发生新疹，第4天结痂。又有用0.5g当归浸膏片内服，每次2~4片，4小时1次，治疗成人患者23例，亦取得相似效果。（《中华医学》1961；5：317）

（四）五官科病

鼻炎 用5%当归液于迎香（双）、印堂穴行穴位注射，每穴0.3~0.5ml。每天1次，5天1个疗程。一般1个疗程即可见效，通常作2个疗程。药液注入后，局部有轻度疼痛及酸麻感，无其他不良反应。治疗慢性单纯性、肥厚性、过敏性鼻炎和副鼻窦炎等共120例，治愈73例（60.8%），有效45例（37.5%），无效2例（1.7%）。实践证明，当归液穴位注射具有消炎、消肿、止痛、抗过敏、止血及调节鼻腔自主神经功能等作用，对消除鼻因性头痛有特效。病程越短，疗效越好。（吉林省延边朝鲜族自治州《中西医结合经验资料汇编》1972；1：85）

结　语

当归性味甘、辛，温。入心、肝、脾经。具有补血调经、活血止痛、润肠通便的功效。当归首载于《本经》中品。仲景经方用当归者有16方。当归既能补血，又能活血，故有和血的功效，为治血病之要药。因其长于调经，尤为妇科所重视，凡妇女月经不调、血虚经闭、胎产诸病，均为常用之品。

现代药理研究证明，当归对子宫具有双相调节作用（即兴奋及抑制）；能保护肝脏，防止肝糖原减少；能增强冠状动脉的血流量，预防心肌缺血；有镇静、镇痛和消炎作用，煎剂对多种细菌如痢疾杆菌、溶血性链球菌等有抗菌作用。

当归质润，故湿盛大便溏泄者应忌用。

芍药（赤芍、白芍）

【基原与药材】 芍药现分白芍药与赤芍药两种。①白芍药的基原为毛茛科植物芍药（栽培种）的根。干燥根呈圆柱形，粗细均匀平直，质坚实而重，不易折断，断面灰白色或微带棕色，木部放射线呈菊花心状，气无，味微苦而酸。以根粗长、匀直、质坚实、粉性足、表面洁净者为佳。②赤芍药的基原为毛茛科植物芍药（野生种）、草芍药、川赤芍等的根。干燥根亦呈圆柱形、两端粗细近于相等，质硬而脆易折断，断面平坦，粉白色或黄白色，呈类粉红色，中央部分小，木质部射线明显，有时具有裂隙。气微香，味微苦涩。以根条粗长、外皮易脱落、皱纹粗而深、断面白色、粉性大者为佳。

【用法与用量】 内服：煎汤6~12g；或入丸、散。

【原文】《本经》：芍药，一名白木。味苦，平，有小毒。治邪气腹痛，除血痹，破坚积，寒热，疝瘕，止痛，利小便，益气。生川谷及丘陵。

《别录》：芍药，味酸，微寒，有小毒。主通顺血脉，缓中，散恶血，逐贼血，去水气，利膀胱、大小肠，消痈肿，时行寒热，中恶，腹痛，腰痛。一名白木，一名余容，一名犁食，一名解仓，一名鋋。生中岳及丘陵。二月、八月采根，暴干。

【经方用药】《本草崇原》解析《本经》说："芍药，气味苦平。风木之邪，伤其中土，致脾络不能从经脉而外行，则腹痛，芍药疏通经脉，则邪气在腹而痛者可治也。心主血，肝藏血，芍药禀木气而治肝，禀火气而治心，故除血痹。除血痹则坚积亦破矣。血痹为病，则身发寒热；坚积为病，则或疝或瘕，芍药能调血中之气，故皆治之。止痛者，止疝瘕之痛也。肝主疏泄，故利小便。益气者，益血中之气也。益气则血亦行矣。芍药气味苦平，后人妄改圣经而曰微酸，元、明诸家相沿为酸寒收敛之品，凡里虚下利者多用之以收敛。夫性功可以强辩，气味不可讹传，试将芍药咀嚼，酸味何在？又谓新产妇人，忌用芍药，恐酸敛耳。夫《本经》主治邪气腹痛，且除血痹寒热，破坚积疝瘕，则新产恶露未尽，正宜用之，若里虚下痢反不当用也。"

《本草正义》解析《本经》《别录》并区别白芍、赤芍之功说："芍药，古无赤白之分，而功用自别。白者苦而微酸，能益太阴之脾阴，而收涣散之大气，亦补益肝阴，而安靖甲乙之横逆。《本经》主邪气腹痛，寒热疝瘕，止痛益气，《别录》所谓缓中者，无一非养毓肝脾两脏之真阴，而收摄两脏之逆气，斯邪气退藏，正气裨益，腹痛及心胃之痛皆除，中气和调，寒热自已；疝瘕自定，皆白芍药养脾柔肝之功用也。赤者行滞破血，直达下焦。《本经》所谓除血痹，破坚积，

《别录》所谓通顺血脉，散恶血，逐贼血，消痈肿，中恶腹痛，皆惟赤芍药之能行滞逐瘀者，足以当之；利小便，去水气，利膀胱大小肠，亦赤芍泄导之功。”

芍药于六朝以后始分为赤白两种。近代凡开白花者称为“白芍”，开红花者称为“赤芍”。白芍药多系家栽，赤芍多系野生。二者为同一科属植物，其根外观亦无大区别，故六朝以前统称为芍药。综观《本经》及《别录》对芍药之记载，其性味当为苦酸微寒，其功用为养血敛营，柔肝止痛，活血化瘀。经过后世临床医家的缜密观察，赤芍性偏苦寒，功善通泻；白芍偏于微寒，功善和血。经方中由于未分赤白，在临证时应据我们的治疗意向，或取白芍，或用赤芍，这样更能提高疗效。

经方中用芍药者 54 首，方后注加减法用芍药者 3 方，共计 57 首。其制剂有汤、丸、散 3 种。主要用于下列 4 个方面。

1. 和营调卫治时行寒热 《别录》说芍药主“时行寒热”，此即四时外感病。芍药苦酸寒，何以能除时行寒热呢？这一点令人颇难索解，但看一下仲景方，便会茅塞顿开。

（1）治太阳中风表虚证　桂枝汤是治疗太阳中风表虚证的基本方剂，也是《伤寒论》中的第一方，被后人誉为群方之冠。芍药在桂枝汤方中与桂枝配合，解肌祛风，调和营卫，是方中的君臣之药。《金鉴》分析两药的配伍意义说：“桂枝君芍药，是于发汗中寓敛汗之旨；芍药臣桂枝，是于和营中有调卫之功。”以桂枝汤为基础组成的十几个类方所用芍药之目的均同属桂枝汤之例。

（2）治太阳伤寒表实变证　有下列 4 种情况：①本为伤寒表实证，经麻黄汤发汗之后，由于发汗不当，或复感外邪，重新形成太阳病，因腠理已疏松而应改用桂枝汤治疗。如《伤寒论》云：“伤寒发汗已解，半日许复烦，脉浮数者，可更发汗，宜桂枝汤。”尤在泾说：上述情况“不宜麻黄之峻剂，而宜桂枝之缓法，此仲景随时变易之妙也”。②太阳伤寒表实证而正气较虚者，由于体弱，亦经不起麻黄汤之峻汗，所以，也不得不使用桂枝汤，如《伤寒论》云：“太阳病，外证未解，脉浮数者，当以汗解，宜桂枝汤。”论中所言之太阳病，亦包括太阳中风与太阳伤寒两种类型。③太阳伤寒表实而兼项背强者，经方用葛根汤治疗，而葛根汤则是桂枝汤加麻黄与葛根而成。在此方中，芍药的作用主要在于与甘草、大枣相协，酸甘化阴，既可防止麻黄、桂枝、葛根、生姜发散太过，又可濡润失养之经筋。④太阳病当小发其汗或微发其汗者，方用桂枝麻黄各半汤、桂枝二麻黄一汤及桂枝二越婢一汤 3 方，这些方剂中均用芍药，防止麻黄、桂枝之过汗，使之成为有制之师。以上治疗太阳伤寒表实变证用芍药的目的在于敛营固卫。

（3）治少阳病　少阳病“热结在里，复往来寒热者，与大柴胡汤”。本方用芍药与大黄、枳实、黄芩等相合治重于里，清泄里热，则“往来寒热”自平。

现代药理研究表明，芍药具有抗菌、抗病毒及解热等作用，这佐证了其治疗“时往寒热”之机制。

2. 养血止痛治多种痛证 《本经》明确指出芍药能“止痛”，仲景也极善于使用芍药止痛。现代药理学证明本品能解痉镇痛，并能镇静中枢神经，故有较好的止痛作用。仲景将芍药用于多种疼痛之证。经过适当配伍，芍药既用于不通则痛者，又用于不荣则痛者。分别解析如下。

（1）治腹痛　《本经》曰芍药“治邪气腹痛”，确实，仲景对肝木凌脾的腹痛以芍药治之，而对于脾阴虚、脾阳虚的虚性腹痛亦用芍药。《本草正义》对腹痛者用芍药学贯古今作了深入分析，引录如下：“芍药专治腹痛，仲圣之法，实即秦、汉以前历圣相传之法。说者每谓腹痛是肝木凌脾，芍能助脾土而克肝木，故为腹痛之主药。要知肝秉刚强之性，非借阴液以涵濡之，则暴戾恣睢，一发而不可制，当其冲者，实惟脾土先蒙其害，凡心胃痛、腹满痛、胸胁刺痛、支撑胀闷，无一非肝木凌脾之病。宋、元以来，治此者多尚香燥气药，以刚济刚，气行而通则不痛，非不暂图目前之效，然愈燥而阴愈耗，肝愈横，频发加剧，卒至肝脾之阴两竭，而燥药且不可复施。此行气伐肝，适以变本加厉，非徒无益，而又害之矣。仲圣以芍药治腹痛，一以益脾阴而摄纳至阴耗散之气，一以养肝阴而和柔刚木桀骜之威，与行气之药，直折肝家悍气者，截然两途，此泻肝与柔肝之辨。而芍药所以能治腹痛胀满，心胃刺痛，胸胁胀痛者，其全体大用，即是此法，必不可与伐肝之剂作一例观也。仲景云：‘太阴为病，脉弱，其人续自便利，设当行大黄芍药者，宜减之，以其人胃气弱，易动故也。’是指太阴虚证而言。可见凡腹痛之当用芍药者，皆太阴气滞，肝络郁结不舒为病，非属于虚寒一边，而中气虚寒，则又有建中法在，非芍药一味之所能治。”以下分四点谈经方治不同成因的腹痛。

先说治邪气腹痛。《伤寒论》曰：“本太阳病，医反下之，因而腹满时痛者，属太阴也，桂枝加芍药汤主之；大实痛者，桂枝加大黄汤主之。”如果说前者“腹满时痛”的成因有虚有实，那么，后者“大实痛”则纯为邪实无疑，故加大黄是为了泻实，而方中倍用芍药则是为了止痛。《伤寒论》之黄芩汤（黄芩、芍药、炙甘草、大枣）主治下利，以方测证，并结合临床，此方证应有腹痛，邪气所致也。另外，小柴胡汤方后曰：“若腹中痛者，去黄芩，加芍药。”可能属肝木凌脾，故以芍药柔肝和络止痛。

再说治脾阴虚腹痛。《金匮》虚劳病篇：“虚劳里急，悸，衄，腹中痛，梦失精，四肢酸痛，手足烦热，咽干口燥，小建中汤主之。”综合《金匮》《伤寒论》其他有关小建中汤证的条文可知，小建中汤主治的证候虽多，而主症是腹中痛。其腹痛的成因为脾的营阴不足，不荣则痛。该方以桂枝汤倍芍药，加胶饴，既益脾营之虚以治本，又止痛以治标，一药两用而标本兼顾。接着下一个条文曰：“虚劳里急，诸不足，黄芪建中汤主之。”此为脾阴不足，阴损及气，脾气虚衰证候，以小建中汤加黄芪补益脾气，仍重用芍药养脾阴止腹痛也。

三说治脾阳虚腹痛。《伤寒论》治疗少阴病虚寒重证的通脉四逆汤方后注曰：“腹中痛者，去葱，加芍药二两。”接着下一条治疗阳郁四逆等症的四逆散方后曰：“腹中痛者，加附子一枚，炮令坼。”四逆散方为炙甘草、枳实、柴胡、芍药各十分组成。凡用附子、干姜为主药组成的方子所治之病必是阳虚证候。上述二方皆针对“腹中痛”，或加芍药，或加附子，结果都是芍药与附子并用以治腹痛，且这两个方证的主方中都有炙甘草，如此看来则是芍药、炙甘草、附子三味同用，这正巧是经方之一的“芍药甘草附子汤”。此方之母方是芍药甘草汤，《医学心悟》说芍药甘草汤“治腹痛如神”。但还是要强调说明，芍药苦酸而寒，属阴柔之品，阳虚者宜慎用。如真武汤方后加减法曰：“若下利者，去芍药，加干姜二两。”便为示例。

四说治胎前产后腹痛。《金匮》妇人妊娠病篇共11条，处方10首，有6首方用芍药，这6首方中有3首方证有腹痛，即治疗阳虚寒盛的附子汤（炮附子二枚，茯苓、芍药各三两，白术四两，人参二两）；治疗肝脾不调的当归芍药散（当归三两，芍药一斤，川芎半斤，茯苓四两，泽泻半斤，白术四两）；治疗冲任脉虚的胶艾汤（川芎、阿胶、甘草各二两，艾叶、当归各三两，芍药四两，干地黄六两）。产后病篇治疗“产后腹痛，烦满不得卧，枳实芍药散主之”。此方由枳实（烧令黑，勿太过）、芍药等份组成，治疗产后气血郁滞者。以上治疗腹痛的4个方证，既有虚证（阳虚、血虚），又有实证（肝郁、血滞）。由此可知，妇人诸病腹痛者，皆可在辨证处方中配伍芍药治腹痛之本，或治标，或标本兼治。

（2）治身痛　芍药治疗以身体肢节疼痛为主症的方证有4方：①《伤寒论》曰：“发汗后，身疼痛，脉沉迟者，桂枝加芍药生姜各一两人参三两新加汤主之。”此虚人发汗后营血亏损，经脉失养而身痛者，该方重用芍药养营止痛。②《伤寒论》曰：“少阴病，身体痛，手足寒，骨节痛，脉沉者，附子汤主之。”前面论阳虚寒盛妊娠腹痛提乃附子汤，此阳虚外寒而身痛者，亦用附子汤治之。③《金匮》曰：“病历节，不可屈伸疼痛，乌头汤主之。”此寒湿偏胜，阻痹肢节经脉，不通则痛。乌头汤（麻黄、芍药、黄芪、炙甘草各三两，川乌五枚以蜜煎之）中芍药虽非主药，但取其协助“止痛”是可以肯定的。④《金匮》曰：“诸肢节疼痛……桂枝芍药知母汤主之。”此历节病日久正虚邪痹，病性虚实错杂，病情证候复杂，方取芍药与诸药配合，以止痛为急务，以祛病为目的。上述4个方证，寒、热、虚、实不同，而身痛主症相同，方中配伍芍药“止痛”亦相同。

（3）治脚挛急而痛　《伤寒论》第30条是一条随证变法处方的范文。其中曰：“脚挛急……芍药甘草汤与之，其脚即伸；……”此方是由芍药、炙甘草各四两组成的小方，用之得当，治小腿部腓肠肌阵发性痉挛性疼痛，确有一二剂而解痉止痛之神效。这种功效机制已被现代药理证实。芍药甘草汤不仅治“脚挛急”而痛，并且对多种原因引起的多处痉挛证或/和痛证，以其原方或适当加味，都有良效（详见《伤寒杂病论研究大成》）。如果加以总结就会发现，上述治痛证诸方，多数是芍药与甘草合用。由此可以得出结论：芍药甘草汤酸（苦）甘化阴，养血止痛，是治疗多种痛证的基本小方。

现代学者（容小翔，等《中医研究》1995；1：6）对经方用白芍治痛证总结得较好，引述如下：仲景方中运用白芍治疗痛证具有以下9个要点：①和营补血治外感头项强痛。②敛阴养血治虚劳腹痛。③养阴和里、滋水通便治便秘腹痛。④破坚除积治癥瘕腹痛。⑤调经活血止血治疗妇科痛症。⑥调肝和营治痹证。⑦柔肝活络治痉挛疼痛。⑧调气柔肝治胁肋胀痛。⑨和血活络治四肢逆冷疼痛症。总之，白芍和血养阴、柔肝缓急，既补复泻，可散可敛，凡是阴血不足之症悉可用之。对于里虚不足引发的诸种痛症，更是其拿手好戏。

3. 活血行瘀治瘀血病证 《本经》曰芍药“除血痹，破坚积，寒热，疝瘕”。《别录》进一步曰“主通顺血脉……散恶血，逐贼血……消痈肿”。可知汉代及以前的医家已经认识到芍药有活血行瘀消坚之功。《本草正义》对此有深入分析，说：“《本经》芍药，虽未分别赤白，二者各有所主，然寻绎其主治诸病，一为补血益肝脾真阴，而收摄脾气之散乱，肝气之恣横，则白芍也；一为逐血导瘀，破积泄降，则赤芍也。成无己谓白补而赤泻，白收而赤散，故益阴养血，滋润肝脾，皆用白芍；活血行滞，宣化疡毒，皆用赤芍药。”此论开发《本经》蕴义，甚为精当。依此而论，以上所述芍药主治的两大类病证，应当用白芍药；下列四种病证，以赤芍药为宜。

（1）治妇人瘀血证　经方中使用芍药治疗妇人瘀血病的方剂有3首：①土瓜根散：主治经水不利腹痛，方以芍药配土瓜根、䗪虫、桂枝四味为散，用酒送服，活血化瘀通经，用药较为峻烈。②桂枝茯苓丸：主治妊娠宿有癥病而漏下者，方用芍药配桂枝、丹皮、桃仁化瘀消癥，另加茯苓补益脾气，且制成蜜丸，从小量开始，提示祛邪且勿伤及胎元。③温经汤：主治半产之后冲任虚寒兼有瘀血的病证，方以芍药配丹皮、川芎、当归、阿胶养营化瘀，吴茱萸、桂枝、生姜温经暖血，人参、甘草等益气，这是一首治疗妇人血虚寒凝而瘀的良方，后人一直沿用不衰。

（2）治疟母证　经方中治疟母的名方鳖甲煎丸中也有芍药，取其配软坚散结化瘀之鳖甲、赤硝等共奏化瘀消癥之功。

（3）治疮痈证　疮痈的形成多是气滞血瘀肉腐而致。因此，及时地行气活血，未成脓者可使其消散；已成脓者，有利于脓液的排出，祛瘀生新，使其尽快收口痊愈。芍药能和血化瘀，故可用来治疗疮痈，这样的方剂有2首：①王不留行散：用芍药配合王不留行等活血化瘀，故可治疗金疮肿痛。由于本方能消瘀止血镇痛，故小疮可外敷，大疮可内服。方后注曰：“产后亦可服”，即产后瘀血性腹痛出血不止者，亦可用之。②排脓散：用芍药配枳实、桔梗、鸡子黄组成，方取芍药除血痹，可以协助桔梗、枳实排脓，适用于疮痈成脓已溃者。

（4）治血痹虚劳病　《血痹虚劳病》篇处方7首中有5首用芍药，其中大黄䗪虫丸主治“内有干血”（干血为瘀血日久者），是一首去瘀生新为主的方子。方中将草木类药与虫类活血化瘀通络药并用，其中用芍药养阴血与行瘀血二者兼顾。

4. 其他　上述应用芍药的方证之外，还有许多方子用芍药，罗列如下：《伤寒论》之治脾约证的麻子仁丸；治伤寒误下邪陷的麻黄升麻汤；治心肾不交的黄连阿胶汤；治血气虚寒而手足厥冷的当归四逆汤；治外寒内饮的小青龙汤；治下利的黄芩汤等。《金匮》治痉病的栝楼桂枝汤、葛根汤；治血痹的黄芪桂枝五物汤；治虚劳的桂枝加龙骨牡蛎汤、薯蓣丸；治奔豚病的桂枝加桂汤、奔豚汤；治黄汗的桂枝加黄芪汤、黄芪芍药桂枝苦酒汤；治血虚湿热胎动不安的当归散，以及防己黄芪汤方后云“胃中不和者加芍药”等。这些方证若细加分析，其用芍药的目的不外和营、养血、活血3个方面。

【单方治验】

1. 痢疾

（1）治赤痢多腹痛不可忍　赤芍药二两，黄柏二两（以蜜拌合涂炙令尽，锉）。上药，捣筛为散，每服三钱，以淡浆水一中盏，煎至五分，去滓，不计时候稍热服。（《圣惠方》赤芍药散）

（2）治血痢腹痛　赤芍药、黄柏（去粗皮，炙）、地榆各一两。上三味捣筛，每服五钱匕，以浆水一盏，煎至七分，去滓，不拘时温服。（《圣济总录》芍药汤）

（3）治下痢便脓血，里急后重　芍药一两，当归半两，黄连半两，槟榔、木香二钱，甘草二钱（炒），大黄三钱，黄芩半两，官桂二钱半。上细切，每服半两，水二盏，煎至一盏，食后温服。（《素问病机保命集》芍药汤）

编者按　《伤寒论》："太阳少阳合病，自下利者，与黄芩汤；……"仲景书所说"下利"包括泄泻与痢疾两病。这两种病常下利与腹痛并见。黄芩汤是治下利之祖方，芍药汤之基本方（母方）即黄芩汤。上述治验前两个小方治赤血痢腹痛皆以赤芍药为主。上述3方都佐证了《本经》曰芍药治"邪气腹痛"之论断。现代药理证实：芍药有抗菌、解热之功，对痢疾杆菌有较强的抑制作用。

2. 出血证

（1）治金创血不止，痛：白芍药一两，熬令黄，杵令细为散。酒或米饮下二钱，并得。初三服，渐加。（《广利方》）

（2）治衄血不止：赤芍药为末，水服二钱匕。（《事林广记》）

（3）治妇人血崩不止，赤白带下：香附子、赤芍药。上等份，为末，盐一捻，水二盏，煎至一盏，去渣服，食前。（《圣惠方》如神散）

（4）芍药首载于《神农本草经》，然云白芍有止血作用者，首见于清末名医罗止园的《止园医话》，他在治肺痨咯血验方下说："方中主药是白芍，其止血之效力乃至神妙不可思议"，"放胆用之，率皆一剂而有奇效。"近代名医岳美中亦云："临床上凡吐血，衄血皆可用之。妇女血崩辨证属脾不统血者，可在归脾汤中加白芍一二两，往往可收到止血效果。"他曾治一胃出血病人，每吐量极大，动辄以升斗计，投以旋覆代赭汤加白芍一两半，肉桂三分，服一剂，血即止。笔者吸取前人经验，将白芍用于咳血、便血等血证，果收良效。临床实践证明，白芍对肝不藏血和脾不统血之血证疗效尤佳，且必用大量。量小则效不显著。至于其止血之机制，岳美中认为"芍药味酸，能敛能泄……肝藏血，酸而敛之收之则可止血。"笔者认为除与其养肝敛肝之功有关外，尚与其益脾作用有关，李时珍云："白芍益脾，能于土中泻木。"脾气健则血得统，肝气敛则血得藏，故出血可止。（杨凤常，等《四川中医》1995；2：14）

编者按　芍药之功，不论赤芍，还是白芍，都不是止血药。其之所以对外伤出血与内科、妇人病多种出血有止血之功，要辨证用之。其单味药止血作用尚待研究。

3. 温病　邻村周某某，年二十余，得温病，医者用药清解之，旬日其热不退。诊其脉左大于右者一倍，按之且有力。夫寒温之热传入阳明，其脉皆右大于左，以阳明之脉在右也。即传入少阳厥阴，其脉亦右大于左，因既挟有外感实热，纵兼他经，仍以阳明为主也。此证独左大于右，乃温病之变证，遂投以小剂白虎汤（方中生石膏只用五钱），重加生杭芍两半，煎汤两茶杯顿饮之，须臾小便一次甚多，病若失。（《医学衷中参西录》）

编者按　温病之脉"左大于右"，厥阴肝病之象，故张氏重用生杭芍柔肝养血。用之"利水饮"之功效见下文。

4. 水肿

（1）邻村霍氏妇，周身漫肿，腹胀小便不利，医者治以五皮饮不效。其脉数而有力，心中常觉发热，知其阴分亏损，阳分又偏盛也。为疏方，用生杭芍两半，玄参、滑石、地肤子、甘草各三钱，煎服一剂即见效验，后即方略为加减，连服数剂痊愈。

（2）一妇人年三十许，因阴虚小便不利，积成水肿甚剧，大便亦旬日不通。一老医投以八正散不效，友人高某某为出方，用生白芍六两，煎汤两大碗，再用生阿胶二两融化其中，俾病人尽量饮之，老医甚为骇疑，高某某力主服之，尽剂而二便皆通，肿亦顿消。后老医与愚晤面为述其事，且问此等药何以能治此等病？答曰："此必阴虚不能化阳，以致二便闭塞，白芍善利小便，阿胶能滑大便，二药并用又大能滋补真阴，使阴分充足以化其下焦偏盛之阳，则二便自能利也。"

（3）子某某，治一水肿证，其人年六旬，二便皆不通利，心中满闷，进或烦躁，知其阴虚积有内热，又兼气分不舒也。投以生白芍三两，橘红、柴胡各三钱，一剂二便皆通。继服滋阴理气少加利小便之药痊愈。（《医学衷中参西录》）

编者按　张锡纯在“芍药解”总结说：“芍药味苦微酸，性凉多液（单煮之其汁甚浓）。善滋阴养血，退热除烦，能收敛上焦浮越之热下行自小便泻出，为阴虚有热小便不利者之要药。”

（4）白芍善利水消肿。笔者治疗水肿病，师前贤之经验，在辨证的基础上，尤其是经通常利水消肿药无效时，每喜于方中运用白芍，常能收到意想不到的疗效。特别是阴虚有热之水肿，更有显效，屡试不爽。另外，运用白芍治疗水肿，用量需30~100g，“惟力近和缓，必重用之始能建功”，否则功效不宏。（周益新，等《浙江中医杂志》1996；11：485）

编者按　《本经》明文芍药“利小便”，如此功效及其原理当今一般医者并不知晓。张锡纯之经验是对《本经》的弘扬。芍药不但利小便，而且通大便，见下文。

5. 便秘　便秘有因燥气过胜，津伤便结之证。燥有内外上下之异，老人阴分渐亏，多为内燥，在治疗中除习用麻子仁丸、五仁橘皮汤外，余于此证每用白芍90g，煎汤频饮，多有显效。（赵绍琴《中医杂志》1985；1：6）

编者按　白芍长于养血敛阴，“血主濡之”，津血下润大肠，则便通病除。

6. 妇科病

（1）急性乳腺炎　赤芍一至二两，生甘草二钱。水煎服。如发热加黄芩，另用白蔹根、食盐少许捣敷患处。（《单方验方调查资料选编》）

（2）《傅青主女科》用白芍综述　《傅青主女科》善用白芍平肝阳以安阴血。《女科》用白芍多达40余处。肝藏血，体阴而用阳，阴血充足才能柔润以养肝。若肝阴不足，可致肝阳上亢，临床常见经行眩晕、月经不调、子晕子痫、绝经前后诸证等。女子一生，月经、妊娠、分娩、哺乳，均以血为用，故机体往往处于阴血不足而气分有余之状态。白芍功能养血敛阴、平肝潜阳、缓急止痛。《女科》治妇人带下色红、似血非血、淋漓不断之清肝止淋汤，重用白芍30g，意在“用芍药以平肝，则肝气得舒，肝气舒自不克土，脾不受克则脾土自旺，是平肝正所以扶脾耳”。治妇人血海太热、交接出血如崩的清海丸，重用白芍“补阴而无浮动之虑，缩血而无寒凉之苦……子宫清凉，而血海自固”。治疗月经先后无定期之定经汤，以白芍与菟丝子相配，“既舒肝肾之郁，又通肝肾之气”，母子同治，经水自调。解郁汤重用白芍治子悬胁痛，“舒肝气之郁，补肝血之燥”，使“郁开则木不克土，肝平则火不妄动”，而胁痛自止。（周念兴《中医杂志》1992；7：57）

结　语

白芍性味苦、酸，微寒。入肝、脾经。具有养血敛阴、柔肝止痛、平抑肝阳的功效。芍药在六朝以后始分赤白两种，故仲景经方用芍药者54方皆不分赤白。临证时应据辨证结果，选用赤芍或白芍，方可提高疗效。赤芍性偏苦寒，功善通泻，凉血活血，长于散瘀；白芍性偏微寒，功善养血平肝，长于敛阴。故清热凉血及活血消肿剂中，多用赤芍；补血养血及止痛方中，则多用白芍。如治疗胸腹胁痛，泻痢腹痛，自汗盗汗，阴虚发热，月经不调，崩漏及头痛眩晕等病症，宜用白芍。

现代药理研究证明，白芍具有较好的解痉（子宫平滑肌、肠平滑肌、支气管平滑肌、骨骼肌）、镇痛、镇静、抗惊厥、降压、解热、抗溃疡、保肝、改善血液流变性（降低血液黏度、抑制血小板聚集、降低红细胞压积及抗凝血酶作用），抗病毒、抗菌作用强，且抗菌谱广，尚有抗过敏、降低尿素氮、降低自由基及耐缺氧作用。总之，白芍对免疫系统、心血管系统、血液系统、中枢神经系统以及抗炎、抗缺氧等方面具有肯定的药理作用。

白芍应用时，平肝宜生用；养血敛阴宜炒用。

阿　胶

【基原与药材】　为马科动物驴的皮去毛后熬制而成的胶块。质坚脆易碎，断面棕黑色或乌黑色，平滑，有光泽。气微弱，味微甜。以色乌黑、光亮、透明、无腥臭气、经夏不软者为佳。

【用法与用量】　内服：6~9g开水烊化入汤药汁，或适量入丸、散剂。

【原文】《本经》：阿胶，一名傅致胶。味甘，平，无毒。治心腹内崩，劳极，洒洒如疟状，腰腹痛，四肢酸疼，女子下血，安胎。久服轻身益气。

《别录》：阿胶，微温，无毒。主丈夫少腹痛，虚劳羸瘦，阴气不足，脚酸不能久立，养肝气。生东平郡，煮牛皮作之。出东阿。

【经方用药】《本草经疏》解析《本经》《别录》说："阿胶，主女子下血，腹内崩，劳极洒洒如疟状，腰腹痛，四肢酸疼，胎不安及丈夫少腹痛，虚劳羸瘦，阴气不足，脚酸不能久立等证，皆由于精血虚，肝肾不足，法当补肝益血。《经》曰：精不足者，补之以味。味者阴也，此药具补阴之味，俾入二经而得所养，故能疗如上诸证也。血虚则肝无以养，益阴补血，故能养肝也。入肺肾，补不足，故又能益气，以肺主气，肾纳气也。今世以之疗吐血、衄血、血淋、尿血、肠风下血、血痢、女子血气痛、血枯、崩中、带下、胎前产后诸疾，及虚劳咳嗽、肺痿、肺痈脓血杂出等证者，皆取其入肺、入肾，益阴滋水、补血清热之功也。"阿胶为血肉有情之品，质黏腻，故擅补阴血而止血。《本经》及《别录》所述之症，俱为虚劳血虚所致。经方所用，亦不离此。经方中有10首用及阿胶。

1. 补阴气不足　仲景主要取其补阴血之功，治疗阴血不足之心烦失眠、下利、脉结代、心动悸、虚劳及疟母。

（1）治心烦失眠　《伤寒论》云："少阴病，得之二三日以上，心中烦，不得眠，黄连阿胶汤主之。"本证之心烦失眠为阴虚火旺，虚实并重之症，故用芍药、鸡子黄协助阿胶添补真阴，同时用黄芩、黄连清心泻火。还有猪苓汤亦治少阴真阴亏的心烦失眠，但猪苓汤证以水热互结为主，故在清热利水药中，仅用阿胶一味滋补阴血，安神除烦。可见，阿胶对阴血亏损所致的心烦失眠有较好的疗效。

（2）治血虚下利　《金匮》云："产后下利虚极，白头翁加甘草阿胶汤主之。"本条所述为热毒发生在产后，热毒炽盛，并气血两虚。本方用阿胶有两个用意：一是养血扶正，补产后之血虚（动物实验证明，对失血性贫血，用阿胶溶液灌肠能促进细胞和血红蛋白的增长速度）；二是协助白头翁疏导大肠滞留之热毒，正如李时珍所说："阿胶乃大肠之要药，有热毒留滞者，则能疏导。"说明阿胶虽为补品，但无留滞之弊。

（3）治脉结代，心动悸　《伤寒论》云："伤寒，脉结代，心动悸，炙甘草汤主之。"此证乃心之气血两虚。心失所养则悸动不安，脉来结代。炙甘草汤乃滋阴养血、通阳复脉之方。方用阿胶配麦冬、生地等滋阴补血，养心充脉；合桂、姜、参、枣温经通脉。说明阿胶能养血充脉，可治脉结代，心动悸。

（4）治久病虚劳及疟母　由于阿胶无留邪之弊，故对久病正虚而邪气未尽去者，仲景往往用其扶正祛邪。经方薯蓣丸与鳖甲煎丸皆用阿胶，即是此意。薯蓣丸证以虚为主，虚则易招致外感，故用阿胶配伍大队益气养血之品，以扶正为主，加入少量疏风散邪之药，有外邪者可散邪，无外邪者可助补药之力。鳖甲煎丸证乃久病癥瘕不化，气血受损，因实致虚，故鳖甲煎丸在大队行血软坚散结之药中，仅用人参配阿胶益气养血，是方以祛邪为主，所谓邪去正自安。

2. 止多种出血《本经》说阿胶治"女子下血"，说明阿胶有止血之功。仲景除用于"女子下血"之外，也用于大便下血及尿血。

（1）治妇人下血　《金匮》云："师曰：妇人有漏下者，有半产后因续下血都不绝者，有妊娠下血者，假令妊娠腹中痛为胞阻，胶艾汤主之。"又云："问曰：妇人年五十所，病下利（血）数十日不止，暮即发热，少腹里急，腹满，手掌烦热，唇口干燥，何也？师曰：此病属带下。何以故？曾经半产，瘀血在少腹不去。何以知之？其证唇干口燥，故知之。当以温经汤主之。"二条所属为不同年龄、不同成因导致的女子下血过多，均用阿胶养血止血。但胶艾汤证为冲任虚损，阴血不能守内，故配地、芍、归、芎、艾叶，重在补血调冲任；温经汤证为冲任虚寒，兼有瘀血阻滞，故与吴茱萸、桂枝、人参、甘草、丹皮、川芎等相配，重在散寒补虚化瘀。

（2）治二便出血《金匮》云："下血，先便后血，此远血也，黄土汤主之。"黄土汤用阿胶养血止血治其标，灶心黄土、白术、附子温中健脾治其本。脾能摄血，脾气恢复，血自归经，便血自止。此外，猪苓汤证或伴有尿血，方中配有阿胶，故亦可用于小便尿血，不可不知。

上述可见，阿胶具有良好的止血作用，可用于多种出血症。仲景为我们作了大胆的尝试，使《本经》治"下血"之功具体化了。

3. 反佐祛邪之剂　水气凝滞于内，治当利水。为了防止利水伤阴，经方中往往在利水剂中加入阿胶。"若脉浮，渴欲饮水，小便不利者，猪苓汤主之。”本条既见于《伤寒论》阳明病篇，又见于《金匮》消渴病篇。渴欲饮水是阳明气热的表现，小便不利是水湿内蓄的确据。治当利水泻热。但为了防其伤阴化燥而加阿胶，使邪去而正不伤。《金匮》中的大黄甘遂汤为“妇人少腹满如敦状，小便微难而不渴，生后者，此为水与血俱结在血室”而设。其用阿胶主要是为防止大黄、甘遂攻逐水与血而不损伤真阴。同样属于反佐之例。

阿胶在经方中多入汤剂，计8首，仅2首入丸剂。入煎剂用烊化法，此法一直沿用至今。

【单方治验】

（一）内科病

1. 久咳嗽 阿胶（炙燥）一两，人参二两，上二味，捣罗为散，每服三钱匕，豉汤一盏，入葱白少许，同煎三沸，放温，遇嗽时呷三五呷；依前温服，备嗽时再呷之。（《圣济总录》阿胶饮）

编者按 《汤液本草》：“阿胶益肺气，肺虚极损，咳嗽唾脓血，非阿胶不补。”朱丹溪亦说“久嗽……宜用阿胶”。上述文献针对久嗽耗伤肺之气阴，药取阿胶滋阴润肺，人参培补肺气，气阴渐复则咳嗽自止。惟久嗽不可操之过急，故本案服药方法可资借鉴。

2. 便秘 阿胶（炒）二钱，连根葱白三片，蜜二匙，新水煎，去葱，入阿胶，蜜溶开，食前温服，用于老人虚人，大便秘涩。（《仁斋直指方》胶蜜汤）

编者按 此案系血虚津枯便秘。阿胶、蜜同用，滋阴养血、润燥滑肠治本，葱白通大小肠（《日华子本草》），利大小便（《孟诜》）治标。

3. 大衄 口鼻皆出血不止 阿胶半两（捣碎炒令黄燥），蒲黄一两。上药捣细罗为散，每服二钱，以水一中盏，入生地黄汁二合，煎至六分，不计时候，温服。（《圣惠方》）

4. 恶性尿血 某患者，女，82岁，住院号882。1990年9月22日入院。尿血1年，入院后尿血淋沥不尽，轻则尿色淡红如洗肉水样，重时尿色酱油样，更甚者一次性排出约500ml瘀血块。常因瘀血块堵塞尿道，小便不能自解，而行导尿管引流尿液。实验室检查：小便常规红细胞（++++）。CT报告：膀胱癌（已浸润右侧壁、前后壁）；右肾盂扩张积液（考虑侵及右输尿管膀胱入口所致）；右侧盆壁淋巴结转移，膀胱右侧小肠受侵。入院后经中西医治疗，西药予止血[维生素K_3、肾上腺色腙片（安络血）、酚磺乙胺注射液（止血敏）、氨甲苯酸注射液（止血芳酸）]、抗炎[呋喃坦啶、复方磺胺甲噁唑颗粒（百炎净）、氟哌酸、青霉素、氨苄青霉素、链霉素、庆大霉素、先锋霉素Ⅳ]，中药施予清热解毒，利尿通淋，益气养阴，升提收敛，活血凉血，涩血止血，并结合局部膀胱冲洗，输血（共1980ml）、输液等支持疗法。住院治疗已40多天，尿血持续不止，病情日趋恶化。患者情绪低落，拒服中西药物及输液等治疗3天，亲属亦信心全无，为其准备后事。此时察其面黄体羸，指甲苍白，卧床不起，声低懒言，心烦不寐，不思饮食，下肢浮肿，舌淡嫩、苔少，脉沉细微弱，病危殆矣。几经劝说，作最后一搏，处予单方阿胶30g，日1剂，隔水炖溶化服用。次日病情即有转机，尿血渐减，5天后小便色清，肉眼血尿消失，小便通畅自解，复查小便常规正常。继续守原单方如法隔日1次服用。患者气色日佳，面转红润，纳增食香，夜已安睡，浮肿亦随之消失。再调理数天出院。后继续守原法治疗，1年后随访患者健在。（骆子中《新中医》1995；2：17）

原按 本案系恶性尿血，病程缠绵，病势凶险，阴血大亏，气将随之耗绝。故宗先贤补虚止血之教诲，及时投予阿胶溶服，药虽一味，功专滋阴补血止血，症药相符，立见奇效，痼疾瘥矣。阿胶性味甘平，质润，入肺肝肾经，功能滋阴补血止血，适用于阴血亏损之虚证血证。危重血证投之，确有殊效。

（二）妇科病

1. 崩漏 月水不止。阿胶炒焦为末，酒服二钱。（《纲目》第五十卷“阿胶”引《秘韫》）

编者按 阿胶为血肉有情之品，擅补阴血而止血。《本经》谓阿胶主“女子下血”，《本草纲目》谓阿胶“大要只是补血与液”。本品炒焦增强止血之效，用治经水不止，又补因出血过多引起的血虚。

2. 胞漏 治损动母（胎），去血腹痛：阿胶二两（炙），艾叶二两。上二味，以水五升，煮取二升半，分三服。（《小品方》胶艾汤）

编者按 上述证候即《金匮》所述“妊娠下血”。所用二味药为《金匮》胶艾汤之主药，止血安胎之功更专。

3. 妊娠尿血　阿胶炒黄为末，食前粥饮下二钱。(《纲目》第五十四卷“阿胶”引《圣惠》)

编者按　阿胶具有良好的止血作用，为止血要药。可用治各种出血证。对出血日久而致阴血亏虚者用之尤宜。

4. 产后痉病　一妇人，产后七八日发搐，服发汗之药数剂不效。询方于愚，因思其屡次发汗不效，似不宜再发其汗，以伤其津液。遂单用阿胶一两，水融化，服之而愈。(《医学衷中参西录》)

结　语

阿胶性味甘、平。入肝、肾、肺经。具有补血止血、滋阴润肺的功效。《本经》将本药列为上品。仲景有10方使用阿胶，取其滋补真阴、养血止血之功。现代广泛应用于阴血虚所致的各种出血及其他症状。

现代药理研究证明：阿胶有加速血液中红细胞和血红蛋白生长的作用，能改善动物体内钙的平衡，促进钙的吸收，有助于血清中钙的存留；阿胶能预防和治疗进行性肌营养障碍，还能对抗创伤性休克。总之，阿胶甘平，药性滋腻，为血肉有情之品，故补益力佳，临床以养血止血见长。

本品煎汤宜烊化，药性滋腻有碍消化，故脾胃虚弱者慎用。

天　门　冬

【基原与药材】 为百合科植物天门冬的块根。味甘微苦。以肥满、致密、黄白色、半透明者为佳。

【用法与用量】 内服：煎汤，6~12g；熬膏或入丸、散。

【原文】《本经》：天门冬，一名颠勒，味苦，平。无毒。治诸暴风湿偏痹。强骨髓，杀三虫，去伏尸。久服轻身，益气，延年。生山谷。

《别录》：天门冬，味甘，大寒，无毒。保定肺气，去寒热，养肌肤，益气力，利小便，冷而能补。久服不饥。二月、三月、七月、八月采根，暴干。

【经方用药】《本草正义》解析《本经》《别录》言词真切，释疑解惑，开人心扉，引录如下：“天门冬肥厚多脂，《本经》虽曰苦平，其实甚甘，气薄味厚，纯以柔润养液为功。《本经》主暴风，盖指液枯内动之风而言，滋润益阴，则风阳自息，此即治风先治血之义。痹亦血不养筋之病，正与风燥相因而至，故治风者亦能治痹，非以祛外来之风痹。惟湿为阴寒之邪，痹病固亦有因于湿者，然必无甘寒阴药，可治湿痹之理，盖传写者误衍之，天冬柔润，岂可以疗阴霾之湿邪痹着？《本经》又曰强骨髓，则固益液滋阴之正旨。三虫伏尸，即血枯液燥之痨瘵，甘寒清润，厚以滋燥泽枯，是以治之。《别录》谓保定肺气，则以肺热叶焦、燥金受灼而言，甘寒润燥，本是补肺正将。去寒热，亦阴液耗之乍寒乍热，非外感邪甚之寒热可知。养肌肤，益气力，皆阴液充足之义。利小便者，肺金肃降，而水道之上源自清，亦津液雾霈，而膀胱之气化自旺，固非为湿热互阻之水道不利言也。而结之以冷而能补一句，则可知天冬偏于寒冷，惟燥火炽盛，灼烁阴液者宜之，而阳气式微者，即有不胜其任之意。此《别录》所以有大寒二字，而六朝以来诸家《本草》，固无一非以治燥火之症也。”

经方仅麻黄升麻汤1方用及天冬，主要针对肺热郁闭，热壅肉腐之咽喉不利及唾脓血。正如《长沙药解》所说：“天门冬清金化水，止渴生津，消咽喉肿痛，除咳吐脓血。《伤寒论》麻黄升麻汤用之，治厥阴伤寒，大下之后，咽喉不利，吐脓血，泄利不止者，以其清火逆而利咽喉，疗肺痈而排脓血也。”后人用天门冬治疗肺热咳喘及肺痈咳唾脓血证，盖源于此也。

本品性寒而多汁，《别录》云“冷而能补”，乃指清热益阴而言。若不作配伍，脾胃虚寒者忌用。《长沙药解》说：“天冬润泽寒凉，清金化水之力，十倍麦冬，土燥水枯者甚为相宜。”故大肠燥结不通者宜之。

【单方治验】

1. 燥证　治血虚肺燥，皮肤拆裂，及肺痿咳脓血证：天门冬，新掘者不拘多少，净洗，去心、皮，细捣，绞取汁澄清，以布滤去粗滓，用银锅或砂锅慢火熬成膏，每用一二匙，空心温酒调服。(《医学正传》天门冬膏)

2. 燥结便秘　治老人大肠燥结不通：天门冬八两，麦门冬、当归、麻子仁、生地黄各四两。熬膏，炼蜜收。每早晚白汤调服十茶匙。(《方氏家珍》)

3. 痈肿　新掘天门冬三五两，洗净，沙盆擂细，以好酒滤汁，顿服。未效，再服必愈。此祖传经验方也。(《纲目》第十八卷“天门冬”引虞抟《医学正传》)

编者按　天门冬甘苦性寒,《千金方》谓之主“恶疮，痈疽肿癞”,《植物名实图考》载“拔疔毒”。本品鲜者外用，有清热、消肿之效。

4. 黧黑斑　面黑令白。天门冬曝干，同蜜捣作丸，日用洗面。(《纲目》第十八卷“天门冬”引《圣济总录》)

编者按　天门冬性味甘苦，寒。《日华子本草》称其“润五脏，益皮肤，悦颜色……”。有滋阴、润燥、养肌肤的作用。

5. 催乳　天冬 60g，炖肉服。(《云南中草药》)

编者按　乳汁为精血所化生，天冬肥厚多脂，以柔润养液为功，对气血不足，精津枯涸之乳汁不足者有催乳之功。

6. 乳房肿瘤　治疗方法：每日取鲜天门冬 2 两，剥去外皮，隔水蒸熟，3 次分服。亦可制成片剂内服，或注射剂供肌内或静脉注射。结果：对一般良性乳房肿瘤，尤其是乳房小叶增生，不论肿块大小，奏效迅速，大多数可获治愈。52 例乳腺小叶增生和纤维腺瘤患者，治疗后 30 例临床痊愈，16 例显效，5 例有效，1 例无效。对乳腺癌也有一定的近期效果，表现为用药后肿块缩小，质地变软；但远期疗效尚不显著，表现为用药一段时间后，即呈相持状态，不再有明显进展（纤维瘤亦如此），个别病例虽加大剂量，亦未见明显改善。对开始溃烂出血的乳房肿瘤和广泛转移的晚期乳癌，效果不佳。(江苏省肿瘤协作组《肿瘤防治参考资料》1972；79。湖北中医学院《新医药通讯》1971；2：47。江西药科学校《新医药资料》1972；4、5：15)

7. 缠腰火丹（带状疱疹）　笔者家传秘方，以鲜天门冬捣烂外敷为主并内服治疗带状疱疹，多年来治疗数十例，疗效甚佳。①治疗方法：取鲜天门冬适量（根据病变范围大小而定），剥去外皮，置容器内，另入少量米酒，捣烂成泥状。取捣成泥状的 2/3 量外敷于患部，外用消毒纱布带包扎固定，另 1/3 量则以开水冲泡后 1 次温服。或者捣成泥状后绞汁兑温开水 1 次顿服，将药渣如前法外敷于患部，若外敷药干燥时则用温开水浸湿即可，一般不需换药。此法简便廉验，且无任何毒副作用或不适感。②结果：轻者 3~4 天可愈，较重者 1 周左右可愈。③治例：王某某，男，14 岁，学生，1995 年 9 月 30 日诊。患者发病前有食欲不振，疲倦乏力，轻微发热，次日起于左侧腰胁部发现皮肤发红，继而出现密集成簇的丘疱疹和小水疱，绿豆或黄豆大小，三五成群，聚集排列成带状，长约 21cm，自觉局部灼痛，经皮肤科诊为“带状疱疹”。用鲜天门冬 10 只，按上法加工后，取其中 1/3 量以开水冲泡后，1 次顿服，余 2/3 量外敷于患部，外用消毒纱布带缠腰固定。当晚即感局部灼痛明显减轻，5 天后皮疹完全消退，1 周后食欲、精神恢复正常。(王子福《新中医》1996；11：47)

编者按　天门冬无鲜者，可用干品以水泡软后如上法用之。

结　语

天门冬性味甘、苦，大寒。入肺、肾经。具有清肺降火、滋阴润燥的功效。仲景主要用其治疗肺热郁闭，热壅肉腐之咽喉不利及唾脓血。

现代药理研究证明，天门冬对多种细菌有不同程度的抑制作用。体外试验对急性淋巴细胞型白血病、慢性粒细胞型白血病及急性单核细胞型白血病患者白细胞的脱氢酶有一定的抑制作用，并能抑制急性淋巴细胞型白血病患者的白细胞而具有抗肿瘤作用。用于治疗痈肿、带状疱疹、乳房肿瘤等均获取佳效。

麦　门　冬

【基原与药材】　为百合科植物沿阶草的块根。药材分杭麦冬、川麦冬、土麦冬 3 种。均以表面淡黄白色、肥大、质软、气香、味甜、嚼之发黏者为佳。

【用法与用量】　内服：煎汤 6~12g；或入丸、散。

经方汤剂中麦门冬用量：以容量计多者 7 升，少者 1 升；以重量计半斤。折合现今用量，其多者为一百多克者，少者几十克（古人用的有可能是鲜品）。因此可知，对肺胃阴虚燥热证，“麦冬之妙用……必须多用，力量始大”(《本草新编》)，疗效才好。编者（吕志杰）曾以麦门冬汤治慢性咽炎属阴虚证，重用麦冬 90g 取效。当然，并非用量越大越好，需要用小量时则少用为宜。

【原文】《本经》：麦门冬，味甘，平，无毒。治心腹结气，伤中，伤饱，胃络脉绝，羸瘦，短气，久服轻身，不老，不饥。生山谷及堤坂肥土石间久废处。

《别录》：麦门冬，微寒，无毒。主治身重目黄，心下支满，虚劳、客热，口干、燥渴，止呕吐，愈痿蹶，强阴，益精，消谷调中，保神，定肺气，安五脏，令人肥健，美颜色，有子。秦名羊韭，齐名爱韭，楚名乌韭，越名羊蓍，一名禹葭，一名禹余粮。叶如韭，冬夏长生。生函谷及堤坂肥土石间久废处。二月、三月、八月、十月采，阴干。

【经方用药】《本草正义》解析《本经》《别录》说："《本经》《别录》主治，多就养胃一层立论，必当识得此旨，方能洞达此中利弊。不然者，拘执伤饱支满，身重目黄等说，一概乱投，自谓此亦古人精义所在，岂不益增其困？《别录》又以麦冬主痿蹶者，正是《内经》治痿独取阳明之意。胃主肌肉，而阳明之经，又自足而上，阳明经热，则经脉弛缓而不收，胃液干枯，则络脉失润而不利，补胃之津，而养阳明之液，是为治痿起废之本。但亦有湿流关节，而足废不用者，则宜先理其湿，又与滋润一法，遥遥相对，不知辨别，其误尤大。《别录》又谓其定肺气，而后人遂以麦冬为补肺主药，盖以肺家有火，则滋胃之阴以生肺金，亦是正法，参麦散一方，固为养胃保肺无上妙品。

麦冬气味，《本经》曰"味甘"，《别录》曰"微寒"，故麦冬应为味甘微寒之品。主要功能为润肺养阴，益胃生津，清心除烦。经方虽仅5方使用麦冬，但已备其功用。

1. 甘寒养阴治燥热证 《别录》曰麦门冬主"虚劳客热，口干燥渴，止呕吐……消谷调中……定肺气"，即指麦门冬清养肺胃之功用。经方用麦门冬治疗肺胃津亏燥热的方剂有2方：一是麦门冬汤，一是竹叶石膏汤。《金匮》云："大逆上气，咽喉不利，止逆下气者，麦门冬汤主之。"此为肺胃津亏，虚火上炎之证。麦门冬汤重用麦门冬润肺养胃兼清虚火，配人参、甘草、大枣、粳米益胃气而生津液，为开源之法；少用点半夏止逆下气。竹叶石膏汤即麦门冬汤去大枣，减麦门冬之量，再加竹叶、石膏而成，适用于热病后期，肺胃津伤，而余热未清者。其用麦门冬的目的是：一可与人参相配，益气生津以治"虚羸少气"；一可与半夏相合润胃降逆，以除"气逆欲吐"；一可与竹叶、石膏清热养阴而除烦。麦门冬汤与竹叶石膏汤二方由于配伍不同，故适应证亦不相同。麦门冬汤偏重于滋润阴津；竹叶石膏汤则偏于清未尽余热，故前者重用七升为君，后者只用一升为辅佐。

2. 扶助正气治虚损证 麦门冬用于虚证的方剂有3首。①治疗心脏气阴两虚证的炙甘草汤，方用麦门冬协助地黄、阿胶、麻仁补血充脉。正如寇宗奭所说：麦冬"与地黄、阿胶、麻仁同为润经益血、复脉通心之剂"。又因心阳宣通无力，故又与桂枝、人参、炙甘草、大枣、生姜相伍，阴阳并补，治疗"脉结代，心动悸"。②治虚劳外感的薯蓣丸，本方用大队健脾益气养血药配伍麦冬，以治"虚劳诸不足"，并用调气祛邪药治"风气百疾"。③治疗冲任虚寒兼有瘀血所致崩漏的温经汤，本方在吴茱萸、生姜、桂枝、川芎、丹皮、当归、芍药和营行瘀散寒基础上，用麦冬、阿胶与人参、甘草益气养阴。三方均用麦冬、阿胶配人参、甘草益气养阴。炙甘草汤证为心血虚不能充脉，心气虚不能通脉，故重用地黄配桂枝、清酒补血通脉；薯蓣丸证久病而势缓，故在补养气血同时，重用薯蓣、大枣理脾胃，缓中求功；温经汤证则为虚寒血瘀为主，故以温中散寒化瘀为主。

《本经疏证》对经方用麦门冬5方综合分析后说："盖麦门冬之功，在提曳胃家阴精，润泽心肺，以通脉道，以下逆气，以除烦热，若非上焦之证，则与之断不相宜。"可谓要言不烦。

【单方治验】

1. 虚劳 虚劳客热。麦门冬煎汤频饮。（《纲目》第十六卷"麦门冬"引《本草衍义》）

编者按 麦门冬甘而微寒，《别录》谓其善治"虚劳客热"。凡热病伤阴，病后虚羸，津液未复，体内伏火等所致的症状，皆可以麦冬治之。上述"煎汤频饮"法值得借鉴。

2. 衄血不止 麦门冬、生地黄，每服一两，水煎。（《济生方》麦门冬饮）

编者按 衄血，临床所见以鼻衄、齿衄为多，其因多责之肺胃的实火或虚火。麦门冬入肺胃经，可“泻肺中之伏火，清胃中之热邪”(《本草新编》)，长于清热养阴，更伍生地之凉血止血，则衄血不止者宜之。

3. 消渴

（1）治患热消渴　黄连一升（去毛），麦门冬五两（去心）。上二味，捣筛，以生地黄汁、栝楼根汁、牛乳各三合和，顿为丸如梧子，一服二十五丸，饮下，日再服，渐渐加至三十丸。(《外台秘要方》)

（2）治消渴，喉干不可忍，饮水不止，腹满急胀　麦门冬（去心，焙），乌梅（去核取肉，炒）各二两。上二味粗捣筛，每服三钱匕，水一盏，煎至半盏，去滓，食后温服，日三。(《圣济总录》麦门冬汤)

编者按　以上2则文献可知，麦冬是治消渴燥热者常用药之一。据古代文献综述，黄连亦为治消渴常用药。上述丸剂的黏合用了牛乳，这与现今治消渴病（糖尿病）低糖饮食不谋而合。

4. 咽喉生疮　麦冬一两，黄连五钱。上为末，蜜丸如梧桐子大。每服三十丸，食前麦门冬汤下。(《普济方》麦门冬丸)

编者按　《安徽药材》载麦门冬善治“咽喉肿痛”。凡虚热上攻，肺脾有热所致的咽痛生疮，皆可取麦冬治之。佐黄连泻火解毒，更增疗效，可资借鉴。

5. 乳头皲裂　治疗方法：麦冬50g，研末装瓶内备用。治疗时首先用生理盐水将患处洗净，然后取适量麦冬末用食醋调成糊状，均匀地敷于患处，每隔5小时换药1次，3天为1个疗程。用药期间忌食辛辣物，暂停哺乳。结果：用麦冬局部外敷法治疗乳头皲裂31例，其中初产妇22例，经产妇9例，病程5~20天，经治疗后，1个疗程治愈者8例，2个疗程治愈者16例，3个疗程治愈者7例。(宋淑卿，等《山东中医杂志》1995；1：34)

百　合

【基原与药材】　为百合科植物百合、细叶百合、麝香百合及其同属多种植物鳞茎的鳞叶。质坚硬而稍脆，折断面较平整，黄白色似蜡样。气微，味微苦。以瓣匀肉厚、色黄白、质坚、筋少者为佳。

【用法与用量】　内服：煎汤10~30g；蒸食或煮粥食。外用：捣敷、水煎沐浴。

【原文】《本经》：百合，味甘，平，无毒。治邪气腹胀，心痛，利大小便，补中益气。生山谷。

《别录》：百合，无毒。主除浮肿，胪胀，痞满，寒热，通身疼痛，及乳难喉痹肿，止涕泪。一名重葙，一名重迈，一名摩罗，一名中逢花，一名强瞿。生荆州。二月、八月采根，暴干。

【经方用药】《本草经疏》解析《本经》《别录》所述诸病，认为其皆因“邪热”所致。《本草正义》亦认为所述皆因“热邪”为病，但见解更深一层，录之如下。《正义》说：“百合乃甘寒滑利之品，《本经》虽曰甘平，然古今主治，皆以清热泄降为义，其性可见。《本经》主邪气，《别录》主寒热，皆以蕴结之热邪言之。主腹胀心痛，利大小便，除浮肿胪胀，痞满疼痛、乳难、喉痹，皆滑润开结、通利泄导之功用。《本经》又以为补中益气。《日华》又有安心益志等说，皆谓邪热去而正气自旺，非径以甘寒之品为补益也。仲景《金匮》以主伤寒后之百合病，《外台秘要》中更多此法，则百合病者，本为伤寒病后余热未清之证，所以神志恍惚，莫名所苦，故谓之百脉一宗，悉致其病，百合能清泄肺胃之热，而通调水道，导泄郁热，是以治之。”那么，百合是否只是清邪热，有无扶正气之功呢？请看下文经方如何用之、注家们如何论之，便可心领神会。

经方中有6方用及百合，治疗心肺虚热引起的百合病及其各种变证。《金匮》云：“百合病，不经吐、下、发汗，病形如初者，百合地黄汤主之。”百合病未经治疗，而病形如初，即是百合病的初发症状未发生变化，所以尤在泾说：“此则百合病正治之法也。”关于百合病的产生，《金鉴》说：“伤寒大病之后，余热未解，百脉未和，或平素多思不断，情志不遂，或偶触惊疑，卒临景遇，因而形神俱病。”可见百合病是热病余热未清，或情志失调，气郁日久而化火，消铄阴液而成。尤在泾说：“百合色白入肺，而清气分之热，地黄色黑入肾，而除血中之热。”另外，久病必然耗伤阴血，百合地黄二药不但能清热，而且均具有滋阴养血之功，又不可不知。百合清而润，且兼能利小便，故在清润肺气的基础上，又能导热邪从小便而去。为了加强清热利水之功，本方还特别强调用泉水二升煎之，于此可见仲景清热益阴、导热下行用心之良苦。

《金匮》云："百合病一月不解，变成渴者，百合洗方主之。"这是百合病的进一步发展，出现口渴后的外治法。内服百合地黄汤滋润心肺，凉血清热，因肺与皮毛相合，外用百合汤沐浴，内外相通，无疑大大增强了其除热止渴的功效。此外，"百合病变发热者，百合滑石散主之。"百合病误用汗、下、吐后的救逆方，如百合知母汤、滑石代赭汤、百合鸡子黄汤等3方均用百合。

魏荔彤说："盖古有百合病之名，即因百合一味而瘳此疾，因得名也。"说明百合这味药对百合病有特殊疗效。仲景治百合病7个方剂中有6首用百合为主药而组方，完全可以说明这一点。

为了进一步明确百合对百合病的特殊疗效，再引录两家注解如下。《本经疏证》说："要之，百合病之邪是余邪，以其多在发汗、吐、下后也。百合所治之邪是虚邪，以其利大小便，仍不失返顾根本也。"对"余邪"未尽，正气已虚之"虚邪"，仲圣治之，一定是祛邪不忘护正，兼顾虚实之方法。《本草求真》分析得更为具体，其首先概要说"百合柔滑，清心肺余热"。随后具体分析说："百合专入心、肺，甘淡微寒。功有利于肺心，而能敛气养心，安神定魄。然究止属清邪除热利湿之品，因其气味稍缓，且于甘中有收，故于心肺最宜，而不至于血有碍耳。是以余热未靖（所致），坐卧不安，咳嗽不已，涕泪不收，胸浮气胀，状有鬼神（等），用此治其余孽，收其残虏，安养抚恤，恩威不骤，故能安享无事。岂非宁神益气之谓乎？仲景用此以治百合病症，义亦由此。"

葳蕤（玉竹）

【基原与药材】 为百合科植物玉竹的根茎。干燥者质坚硬，角质样而脆，受潮则变柔软。折断面带颗粒性，黄白色。气微弱，味略甜，有黏性。以条长、肉肥、黄白色、光泽柔润者为佳。

【用法与用量】 内服：煎汤6~9g；熬膏或入丸、散。

【原文】《本经》：女萎，一名左耳丐，一名玉竹。味甘，平，无毒。治中风暴热，不能动摇，跌筋结肉，诸不足。久服去面黑䵟，好颜色，润泽，轻身，不老。生川谷及丘陵。

《别录》：葳蕤，无毒。主治心腹结气，虚热，湿毒，腰痛，茎中寒，及目痛眦烂液出。一名荧，一名地节，一名玉竹，一名马薰。生太山及丘陵。立春后采，阴干。

【经方用药】《本草经疏》解析《本经》《别录》说："葳蕤，详味诸家所主，则知其性本醇良，气味和缓，故可长资其利，用而不穷。正如斯药之能补益五脏，滋养气血，根本既治，余疾自除。夫血为阴而主驻颜，气为阳而主轻身。阴精不足，则发虚热；肾气不固，则见骨痿及腰脚痛；虚而火炎，则头痛不安，目痛眦烂泪出；虚而热壅，则烦闷消渴；上盛下虚，则茎中寒，甚则五劳七伤，精髓日枯，而成虚损之证矣。以一药而所主多途，为效良伙，非由滋益阴精，增长阳气，其能若是乎？迹其所长，殆亦黄精之类欤。其主中风暴热，不能动摇，跌筋结肉湿毒等证，皆是女萎之用，以《本经》二物混同一条故耳。"女萎与玉竹确实为不同药物。玉竹为百合科植物的根茎；女萎为毛茛科植物女萎的茎。《唐本草》说女萎"味辛，温。主风寒洒洒，霍乱泄痢，肠鸣游气上下无常，惊痫，寒热百病，出汗。"目前很少应用。

《本草正义》说："玉竹，味甘多脂，柔润之品，《本草》虽不言其寒，然所治皆燥热之病，其寒何如（可知）。古人以治风热，盖柔润能息风耳，阴寒之质，非能治外来之风邪。凡热邪燔灼，火盛生风之病最宜。今惟以治肺胃燥热，津液枯涸，口渴嗌干等证，而胃火炽盛，燥渴消谷，多食易饥者，尤有捷效。"又指出："《本经》'诸不足'三字，是总结上文暴热诸句……乃昔人误认为泛指诸虚不足而言……皆误读《本草经》'诸不足'三字之咎。"总之，葳蕤主要作用是补人体之阴。由于其补而不碍邪，故对邪热伤阴者亦可用之，对肺胃燥热之证，尤为适宜。

经方中仅麻黄升麻汤1方用葳蕤，取其滋阴

润燥的作用，协同知母、天冬润肺清热，以治疗咽喉不利，唾脓血。因其补而不碍邪，故无碍麻黄等宣肺祛邪。后世将玉竹用于阴虚兼表之证，即发端于此。

【单方治验】

1. 发热口干，小便涩　葳蕤五两，煮汁饮之。(《外台》)

2. 秋燥伤胃阴　玉竹三钱，麦冬三钱，沙参二钱，生甘草一钱。水五杯，煮取二杯，分二次服。(《温病条辨》玉竹麦门冬汤)

3. 男妇虚症　肢体酸软，自汗，盗汗。葳参五钱，丹参二钱五分。不用引，水煎服。(《滇南本草》)

编者按　葳参是玉竹异名之一。

4. 虚咳　玉竹五钱至一两。与猪肉同煮服。(《湖南药物志》)

5. 心力衰竭　以玉竹为主，治疗风湿性心脏病、冠状动脉粥样硬化性心脏病、肺源性心脏病等引起的Ⅱ～Ⅲ°心力衰竭5例，服药后分别在5~10天内心衰得到控制。其中3例对洋地黄过敏，服用少量即出现明显的洋地黄过量反应，改用玉竹治疗后，心衰控制，从未发生不良反应。用法：玉竹5钱，每日1剂，水煎服。5例均停用洋地黄，仅配合应用氨茶碱及氢氯噻嗪。(河南焦作市《科技通讯·医药卫生》1972；1：26)

编者按　“三心病”所致心衰临床较常见，目前用单味玉竹治之不现实，但在辨证论治选取的方药中加入玉竹以增强疗效，这完全可行。据现代药理证实，适量玉竹有“强心”作用（煎剂小量使离体蛙心搏动迅速增强，大剂量则使心跳减弱甚至停止）。

鳖　甲

【基原与药材】　为鳖科动物中华鳖的背甲。质坚硬，衔接缝处易断裂，气微腥，味咸。以个大、甲厚、无残肉、洁净无腐臭味者为佳。

【用法与用量】　内服：煎汤9~24g，熬膏或入丸、散。外用：研末撒或调服。

【原文】《本经》：鳖甲，味咸，平，无毒。治心腹癥瘕坚积，寒热，去痞，息肉阴蚀，痔，恶肉。生池泽。

《别录》：鳖甲，无毒。主治温疟，血瘕，腰痛，小儿胁下坚。肉，味甘，治伤中，益气，补不足。生丹阳，取无时。

【经方用药】《本草经疏》解析《本经》《别录》说：“鳖甲主消散者，以其味兼乎平，平亦辛也。咸能软坚，辛能走散，故《本经》主癥瘕、坚积、寒热，去痞疾、息肉、阴蚀、痔核、恶肉。《别录》疗温疟者，以疟必暑邪为病，类多阴虚，水衰之人，乃为暑所深中，邪入阴分，故出并于阳而热甚，入并于阴而寒甚，元气虚羸，则邪陷而中焦不治，甚则结为疟母。甲能益阴除热而消散，故为治疟之要药，亦是退劳热在骨及阴虚往来寒热之上品。血瘕腰痛，小儿胁下坚，皆阴分血病，宜其悉主之矣。劳复、女劳复为必须之药；劳瘦骨蒸，非此不除；产后阴脱，资之尤急。”

经方中仅2方用及鳖甲，取其软坚散结去寒热，以及凉血滋阴之功。

1. 消癥益阴治疟母　《金匮》云：“病疟以月一日发，当以十五日愈；设不瘥，当月尽解；如其不瘥，当云何？师曰：此结为癥瘕，名曰疟母，急治之，宜鳖甲煎丸。”本方以鳖甲为君，其用意有二：一是软坚散结，即《本经》说的“主心腹癥瘕坚积”。鳖甲能使癥瘕疟母消散，配伍大队虫类药物行血化瘀、消结破坚之力更胜；二是久疟发热阴分必伤，鳖甲尚能滋阴清热，《本经汇言》云“鳖甲除阴虚热疟”，即指此而言，也是鳖甲治“寒热”的体现。

2. 凉血益阴治阴阳毒　《金匮》云：“阳毒之为病，面赤斑斑如锦纹，咽喉痛，唾脓血，五日可治，七日不可治。升麻鳖甲汤主之。”又云：“阴毒之为病，面目青，身痛如被杖，咽喉痛，五日可治，七日不可治，升麻鳖甲汤去雄黄、蜀椒主之。”阴阳毒均为感受疫毒而致。两者均用鳖甲，其目的一是配升麻清热凉血解毒；一是配当归益阴养血散瘀。

鳖甲滋阴清热宜生用，软坚散结宜醋炙。本品性寒而腻，脾胃虚寒、食少便溏者忌用。

【单方治验】

1. 水肿　臌胀（早期肝硬化）　鳖甲具有滋阴潜阳、软坚散结的功效。先父曾言鳖甲尚有治疗水肿的功能，然未见有这方面的治验。笔者治疗一肝硬化患者，试用单味鳖甲研粉吞服，确有退肿之效，兹将验案介绍如下：姜某某，男，78岁。1996年3月23日初诊。症见腹大胀满，胀而不坚，胁下痞胀，脘部隐痛，纳差，食后胀甚，嗳气，小便短少，大便较干，面部晦暗，双足水肿至膝，舌淡红、苔薄白，脉弦细。西医诊断为早期肝硬化、慢性胃炎。曾用护肝、养胃、利水药，利水药一停，水肿复起，故转来中医治疗。病为臌胀，证属肝郁脾虚、气滞湿阻，治拟柴胡疏肝散合平胃散加味。3剂后脘痛止，腹胀减，纳食增加。再进3剂，腹胀消除，二便正常，水肿略退，但面唇仍晦暗，仿膈下逐瘀汤加减。3剂后面色好转，水肿复起至膝。即嘱患者用单味鳖甲15g，久煎5小时后将鳖甲汤喝下，2天后告水肿全消。考虑患者年高脾气虚弱，食后脘胀，另配补中益气丸，每日3次，每次1丸；鸡内金研粉吞服，每日3次，每次10g。以后身体一直正常。1997年3月8日来诊，见水肿又发，从脚背到膝部均肿胀，单用炙鳖甲20g研粉，早晚分2次开水送服，另配鸡内金100g，服法同上。2天后水肿完全消退，至今未复发。（余锦如《浙江中医杂志》1997；8：353）

编者按　鳖甲治水肿古今记载甚少，此案给人以新的启迪，可资参阅。据此案经验，鳖甲治水肿可久煎取汁服下，亦可研粉冲服。

2. 疟病日久

（1）治老疟久不断者：先炙鳖甲，捣末，方寸匕，至时令三服尽。（《衬缺肘后方》）

（2）刘某某，男，25岁，疟疾久延不愈，面黄肌瘦，食少浮肿，曾用中西药品多次治疗，未曾痊愈，已经卧床不起，用鳖甲研末，每服3钱，每日3次，白水送下，服用3周，完全治愈。（《中医验方汇选》）

编者按　鳖甲为治疟要药，以久疟阴伤或疟母为宜。此案与上案互参，可知鳖甲有利水消肿之功。

3. 阴头生疮　人不能治者。鳖甲一枚烧研，鸡子白和傅。（《纲目》第四十五卷“鳖”引《千金翼》）

4. 妇人漏下　治妇人漏下五色，羸瘦、骨节间痛：鳖甲烧令黄，为末，酒调服方寸匕，日三。（《肘后方》）

5. 卒腰痛　治卒腰痛不得俯仰：鳖甲一枚（炙，捣筛）。服方寸匕，食后，日服。（《补缺肘后方》）

6. 石淋　鳖甲杵末，以酒服方寸匕，日二三，下石子瘥。（《肘后方》）

7. 小儿痫　鳖甲炙令黄，捣为末，取一钱，乳服，亦可蜜丸如小豆大服。（《子母秘录》）

8. 痈疽　治痈疽不敛，不拘发背一切疮：鳖甲烧存性，研掺。（《怪证奇方》）

9. 汤火伤　煅灰研极细末，疗汤火伤皮绽肉烂者并效，干则麻油调敷，湿则干掺，其痛立止。（《本经逢原》）

编者按　以上7则文献表明，鳖甲不仅为治疟要药，还可内服、外用治疗各科多种病。其单方治病之疗效，为古人经验，尚待验证。

结　语

鳖甲性味咸、寒，入肝经。具有滋阴清热、平肝息风、软坚散结的功效。主治劳热骨蒸，阴虚风动，劳疟疟母，癥瘕痃癖，经闭经漏等证。仲景经方取用鳖甲者有2方，均取其软坚散结去寒热，以及凉血滋阴之功。

现代药理研究证明，鳖甲能抑制结缔组织增生，起到软化肝、脾的作用，故对肝硬化、肝脾肿大有治疗作用。此外尚可增强机体的免疫功能，临床上对多种慢性虚弱性（特别是阴虚）疾病兼有血瘀癥积者最为相宜。

鳖甲可入煎，熬膏或入丸、散内服。煎汤宜文火先煎。滋阴清热宜生用；软坚散结宜醋炙。外用可研粉干撒或调敷。本品性寒而腻，脾胃虚寒、食少便溏及孕妇忌用。

鸡　子　黄

【基原与药材】　为雉科动物家鸡所产卵之卵黄。

【用法与用量】　内服：生服、煮食或以药汁冲服。外用：调药涂或煮熟熬油涂敷。

【原文】《本经》：鸡子，主除热，火疮，痫，痉。可作琥珀神物。

【经方用药】　鸡子首载于《本经》，无鸡子黄、鸡子白之分。

鸡子黄，《千金·食治》谓其“微寒”；《本草从新》谓其“味甘，性平，无毒”。《药性论》

说："醋煮，治产后虚及痢，主小儿发热。"李时珍说鸡子黄"气味俱厚，故能补形，昔人谓其与阿胶同功，正此意也"。说明其主要功能在于填精补血，其所以能退热，亦在于此。经方中有3方用此，皆取其填精补血之功。

1. 滋养阴血除虚热　《本经》云"除热"，实指阴虚火旺之热。仲景用其养阴清热之功治疗两种病证：①百合病。《金匮》说百合鸡子黄汤治疗"百合病，吐之后者"。百合病本是心肺阴虚，应当使用百合地黄汤治之。误用吐法伤胃，故以百合清养肺阴，并用鸡子黄滋润胃阴。②少阴心烦不眠。《伤寒论》云："少阴病，得之二三日以上，心中烦，不得卧，黄连阿胶汤主之。"此证不仅真阴损伤较重，而且挟有火邪，故用鸡子黄配合阿胶、白芍填精补血而安神，且用黄连苦寒清热泻火。说明鸡子黄亦可用于虚实夹杂证。

2. 大补精血治疮疡　《金匮》排脓散取枳实、芍药、桔梗为散，与一枚鸡子黄等量服之。脓乃精血腐败而成，溃脓久不愈合必然精血受损，故鸡子黄大补精血以扶正，共成养血排脓之功。

《长沙药解》对上述3个方证论述说："《伤寒论》黄连阿胶汤，用之治少阴病，心中烦，不得卧者，以其补脾而润燥也。《金匮》百合鸡子汤，用之治百合病吐之后者，以其涤胃而降逆也。排脓散，用之以其补中脘而生血肉也。"

鸡子黄含有多种营养成分，是人体较好的营养品。适量的食用，还可开胃进食，故《本草再新》说能"补中益气"。但过量亦可为害而损伤脾胃，故《本草求真》说"多食则滞"。本品应以熟食为好。

【单方治验】

（一）内科病

1. 干呕　卒干呕不息：破鸡子去白，吞中黄数枚。（《补缺肘后方》）

2. 呃逆　孟英尝治一角妓，患呃累日。此因破身太早，固是虚证，然血去阴伤，岂可反以温燥助热，遂至下焦不摄。妓性畏药，用一味鸡子黄，连进数服而安。（《回春录新诠》）

编者按　胃气以下降为顺，胃阴不足，胃失润降可致干呕、呃逆。鸡子黄滋阴润澡，补脾精而益胃液，胃液一充，和降如常，乃病安而愈。《药性论》说鸡子黄"炼之，主呕逆"。鸡子黄直接服食与炼油后再服无大的区别。

（二）儿科病

1. 小儿惊痫　鸡子黄和乳汁，量儿大小服之。（《普济方》）

编者按　鸡子黄和乳汁具有滋阴润燥、养血息风之功，适用于突受惊恐，气机逆乱，肝肾受损，阴亏风动之惊痫。

2. 小儿消化不良　蛋黄油每天5~10ml，分2次服。一疗程为4~5天。一般服药1~2天后大便次数及性状即明显好转，用药4~5天可痊愈。如用药2~3天后大便仍无好转，即不必继续服用。治疗20例婴儿患者，入院前或入院后均经多种抗生素或中药治疗无效；粪便常规检查均见较多脂肪滴，部分病例发现少量白细胞，16例粪便培养均为阴性。经内服蛋黄油后，15例治愈，3例好转，2例无效。平均疗程为3.4天。以对婴幼儿慢性或迁延性消化不良疗效最为满意。（《中华儿科杂志》1966；1：49）

编者按　慢性或迁延性消化不良多系脾胃功能低下，鸡子黄含多种营养成分，《长沙药解》云其"温润淳浓……补中之良药也"。

（三）外科病

1. 热疮　孩子热疮。乱发一团如梨子大，鸡子黄十个，煮熟，同于铫子内熬，至甚干始有液出，旋置盏中，液尽为度。用傅疮上，即以苦参粉粉之，神妙。（《本草纲目》第五十二卷"乱发"引刘禹锡《传信方》）

编者按　《千金·食治》称鸡子黄"主除热，火灼，烂疮，痓"。苦参苦寒，清热、燥湿、杀虫，外用治诸疮癣疥。二药配伍，疗效更佳。

2. 汤火伤疮　熟鸡子十个，取鸡蛋黄炒取油，入腻粉（即轻粉）十文（原为钱币的单位，南北朝以来称钱一枚为一文。此处借作用药计量单位）搅匀。用鸡翎扫上，三五日永除瘢痕。（《纲目》第四十八卷"鸡"引《集验方》）

编者按　本方将鸡子黄煎取其油，合以杀虫解毒、生肌敛疮之腻粉，可谓攻补兼顾，标本同治。《日华子本草》说鸡子黄"炒取油，和粉敷头疮"。

3. 天疱水疮　鸡子黄熬油搽之，甚效。（《纲目》第四十八卷"鸡"引唐瑶《经验方》）

4. 烧伤、湿疹、耳脓　卵黄油，加冰片少许，涂上。（《吉林中草药》）

5. 烧伤　将鸡蛋煮熟，去壳取蛋黄，置铜锅内以文火加热，待水分蒸发后再用大火，即熬出蛋黄油，过滤装瓶，高压灭菌备用。同时，将蛋黄油直接涂在经清创处理的烧伤创面上，以暴露疗法为佳。治疗100余例一二度中小面积烧伤，均获良好效果，未发生继发感染。涂药后，创面有清凉感，疼痛减轻，渗出减少，结痂快，痂皮自行脱落，一般不留疤痕或疤痕不显。（《中级医刊》1966；6：382）

6. 静脉曲张性溃疡 将煮熟的鸡蛋，去白留黄，研碎，置铜锅内加热熬出蛋黄油，贮于无菌瓷器中备用。用时先清理创面，然后用浸有蛋黄油的棉片平敷于上，外加包扎。隔日或隔2日换药1次，至痊愈为止。（《山东医刊》1960；4：15）

7. 皮肤湿疹 将蛋黄油直接涂抹患处，每日1次。一般用药后局部发红、渗液、瘙痒等即见减轻，经治3~5次即可获愈。（《广东医学·祖国医学版》1966；3：15）

鸡　子　白

【基原与药材】 为雉科动物家鸡所产卵之卵白。

【用法与用量】 内服：生服、煮食，或与药汁调服。外用：涂敷。

【原文】《别录》：卵白，微寒，治目热赤痛，除心下伏热，止烦满，咳逆，小儿下泄，妇人产难，胞衣不出。醯（xī 即醋）渍之一宿，治黄疸，破大烦热。

【经方用药】《别录》所列鸡子白主治诸症，皆因热而致，故鸡子白具有清热之功。经方中仅苦酒汤1方用及鸡子白，治疗咽喉溃烂之症。

《伤寒论》云："少阴病，咽中伤，生疮，不能语言，声不出者，苦酒汤主之。"本证乃咽喉外伤，挟痰火郁阻，进一步形成溃疡。《日华子本草》说鸡子白"能开喉声失音"。《金鉴》说其"敛疮"。据此可知，苦酒汤用鸡子白，一是清热制半夏辛燥之性，与半夏有相反相成之意；一是营养疮面，助苦酒敛疮而消痈肿。

【单方治验】

1. 汤火烧灼 鸡子清和酒调洗，勤洗即易生肌。忌发物。或生傅之亦可。（《纲目》第四十八卷"鸡"引《经验秘方》）

编者按 鸡子白，性味甘凉，有清热解毒功效。治疗热毒结聚及汤火浇伤者，古今沿用。孟诜曾用鸡子白合白蜜一起服，治疗"热毒发"。时珍谓："和赤小豆末涂一切热毒。"现代临床用于治疗烧烫伤及体表炎症，也取佳效。此法可谓简便效廉，而治疗的关键在于无菌操作，防止感染。据研究，鸡子白中含有溶菌酶及多种优质蛋白质和氨基酸等营养成分。临床用新鲜鸡蛋消毒后，无菌操作取蛋清液，涂布于烧伤创面，第1天2~3次，后可减少次数，直至完全结痂为止。实践证明，蛋清有收敛作用，能降低毛细血管的通透性，涂布后形成的结痂起了保护作用，能减少体液外渗，防止继发性休克的发生；同时痂膜也能防止不洁物质的污染和外来刺激，有减轻疼痛的作用。

2. 阴烂（宫颈糜烂、阴道炎） 宫颈部用生理盐水棉签揩拭后涂布新鲜蛋清（糜烂部多涂一些），而后再用饱蘸蛋清的棉球塞于宫颈处，次日取出。连续3~5日为一疗程，若无效可继续进行第二疗程。月经来潮时停止治疗。观察32例，除7例用药一次中断治疗外，其余18例治愈，7例好转。以宫颈糜烂并有出血者疗效最佳。另用于产后宫颈、阴道炎症7例，治疗3次均愈。（《中华妇产科》1957；4：277）

编者按 鸡子白具有清热解毒之功，《医宗金鉴》云其能"敛疮"，故有上述效验。

3. 体表炎症 对早期疖肿、外伤性肿胀和严重的局部注射反应，局部敷蛋清，有止痛、消炎、防止化脓的作用；对已开始化脓的也有控制炎症扩展，促进炎症局限化的作用。据36例观察，范围较小的，敷1次即见效，范围较大的，约3~4次亦可治愈。用法：在患处先铺上厚约1cm的脱脂棉片，略大于炎症范围；然后按上法取新鲜蛋清均匀饱满地倾于脱脂棉片上，上面再敷以盖布，胶布或绷带固定。每日换敷1次。对皮肤破损的外伤，则敷在破损处的周围，以免蛋白同痂皮粘在一起不易揭脱。（《中级医刊》1966；7：462）

4. 防治疟疾 新鲜鸡蛋1个，取蛋清和入白酒20ml，调匀1次口服。预防用每周1次，连服2~3次；治疗用剂量加倍，发作前1~2小时顿服。预防观察3593人，服药后半年中新发病244人，未发病人数占服药人数的93.24%。与同年上半年比较，成梯形下降；与上年同期比较，也有较大幅度下降。抗复发治疗，观察456例，服药后随访，复发44例，占服药人数9.7%。治疗现症病人113例，痊愈94例，有效率83.2%。副作用：服后有轻度恶心、呕吐、胃部不适等，可自行消失。（中山医学院《新医学》1972；12：32）

5. 慢性化脓性中耳炎 用新鲜鸡蛋清和入等量香油，混合后滴耳，治疗慢性化脓性中耳炎有一定近期效果。（《吉林卫生》1960；12：13）

6. 产后血闭不下 鸡子一枚，打开取白，酽醋如白之半，搅调吞之。（《本草拾遗》）

7. 喉疼 赵晴初曰：鸡蛋能去喉中之风。余治一幼童喉风证，与清轻甘凉法，稍加辛药，时止时发。后有人教服鸡蛋，顶上针一孔，每日生吞一枚，不及十枚，病愈不复发。

友人齐某某曰：平阳何某某患喉疼，医者治以苦寒之药，愈治愈甚，渐至舌硬。后有人教用棉子油煎生鸡蛋，煎至外熟，里仍微生，日服二枚，未十日遂大愈。（《医学衷中参西录》）

第十三章 收 涩 药

本章收涩药6味，简述如下。

1. 乌梅 气特异，味极酸性平（尚有“气寒”与“暖”不同见解），敛肺、涩肠、生津、安蛔。早在《别录》即言其“止下利”，古今许多文献记述乌梅治痢疾，有的强调其“止痢断疟，每有速效”（《本草新编》），辨证“治久嗽，泻痢”（《本草纲目》）等各科慢性、虚性病患更佳，详见内文。

2. 五味子 酸而温，敛肺，收汗，滋肾，涩精，生津。所谓五味子者，“皮肉甘酸，核中辛苦，都有咸味”（《唐本草》）。“五味咸备，而酸独胜，收敛肺气，主治虚劳久嗽”（《药品化义》）。“为咳嗽要药，凡风寒咳嗽，伤暑咳嗽，伤燥咳嗽，劳伤咳嗽，肾水虚嗽，肾火虚嗽，久嗽喘促，脉浮虚，按之弱如葱叶者，天水不交也，皆用之。先贤多疑外感用早，恐其收气大骤，不知仲景伤寒咳喘，小青龙汤亦用之，然必合细辛、干姜以升发风寒，用此以敛之，则升降灵而咳嗽自止，从无舍干姜而单取五味以治咳嗽者”（《本草求原》）。新病邪实咳嗽不可用五味子，小青龙汤类方用五味子治咳之妙，详见内文。古人经验，“黄昏嗽者，是火气浮于肺，不宜用凉药，宜五味子、五倍子敛而降之”（《丹溪心法》）。“阴火上冲激肺之嗽，阳虚火浮，故当黄昏阴盛之时，虚焰发动，乃始作嗽，宜以收摄肺肾为治。然惟脉虚、舌红、无痰者乃合，若舌腻有痰，亦当知所顾忌”（《本草正义》）。五味子不仅善于敛肺止咳以治病，并且用于季节养生以防病，大医孙思邈说：“五月常服五味子以补五脏气。遇夏月季夏之间，困乏无力，无气以动，与黄芪、人参、麦门冬，少加黄柏煎汤服，使人精神顿加，两足筋力涌出。”“六月常服五味子，以益肺金之气，在上则滋原，在下则补肾。”可知夏月元虚不足之人，以五味子配伍人参、麦冬（即生脉散），益气养阴以固正气，可防患于未然也。“五味子入补药熟用，入嗽药生用”，“入滋补药，必用北产者乃良”（《本草纲目》）。

3. 山茱萸 酸而微温，补肝肾，涩精气，固虚脱。为补肝之圣药，扶正气之良品。了解山茱萸需要探讨两点：一者是否去其核；二者是否兼辛味，详见内文。

4. 诃黎勒（诃子） 苦酸涩而温，敛肺，涩肠，下气。“此物虽涩肠，而又泄气，盖其味苦涩”（《本草衍义》）。“诃子同乌梅、五倍子用，则收敛；同橘皮、厚朴用，则下气；同人参用，则能补肺治咳嗽。东垣云，嗽药不用者，非矣，但咳嗽未久者不可骤用尔”（《本草纲目》）。故诃子“仅可施之于久嗽喘乏，其气未艾者，庶有劫截之能”（《本经逢原》）。以其“苦所以泄，涩所以收，温所以通……无非苦涩收敛，治标之功也”（《本草经疏》）。为了减缓其苦泄之性，宜“缓缓煨熟，少服”（《本草衍义》）。

5. 赤石脂 甘涩性温，涩肠，止血，收湿，生肌。“赤石脂与禹余（粮）、（罂）粟壳皆属收涩固脱之剂。但粟壳体轻微寒，其功止入气分敛肺，此则甘温质重色赤，能入下焦血分固脱，及兼溃疡收口长肉生肌也。禹余甘平性涩，其重过于石脂，此则功专主涩，其曰镇坠，终逊禹余之力耳。是以石脂之温，则能益气生肌；石脂之酸，则能止血固下”（《本草求真》）。以口尝之，石脂有黏性，并无酸味，故言其酸者，因其有收敛之功也。

6. 禹余粮 甘涩性平，涩肠止血。主治久泻久痢、妇人崩漏带下、痔漏等。禹余粮“功与石脂相同，而禹余之质重于石脂，石脂之温过于余粮，不可不辨”（《本草求真》）。禹余粮不仅内服有收涩之功，外用还有灭瘢之效。《千金方》：“灭瘢痕：禹余粮、半夏等份，末之，以鸡子黄和，先以新布拭瘢令赤，以涂之勿见风，日二。”

上述收敛药6味，前3味乌梅、五味子、山

茱萸临床常用，皆味酸而性偏温，皆宜于需要收敛之虚证，如涩肠止痢用乌梅最好；敛肺止咳用五味子最好；补肝扶正用山茱萸最好。后3味诃子、赤石脂、禹余粮皆临床用之较少，均味涩都有涩肠之功，而诃子味兼苦酸又能敛肺下气，石脂与禹余味兼甘又有一定的补虚固脱及止血功用。

乌 梅

【基原与药材】 为蔷薇科植物梅的干燥未成熟果实。干燥果实呈扁圆形或不规则球形，表面棕黑色至乌黑色，皱缩，凹凸不平。果肉质柔软。核坚硬，色棕黄，内含淡黄色种仁1粒，形状及气味极似杏仁。气特异，味极酸。以个大、肉厚、核小、外皮乌黑色、不破裂露核、柔润、味极酸者为佳。

【用法与用量】 内服：煎汤，3~6g；或入丸、散。外用：煅研干撒或调敷。

【原文】《本经》：梅实，味酸，平，无毒。主下气，除热烦满，安心，止肢体痛，偏枯不仁，死肌，去青黑痣，恶疾，能益气，不饥。生川谷。

《别录》：梅实，无毒。止下利，好唾，口干。生汉中，五月采，火干。又，梅根，疗风痹，出土得杀人。梅实，利筋脉，去痹。

【经方用药】《本草经疏》解析《本经》《别录》说："梅实，则今之乌梅也，最酸。《经》曰：热伤气，邪客于胸中，则气上逆而烦满，心为之不安。乌梅味酸，能敛浮热，能吸气归元，故主下气，除热烦满及安心也。下利者，大肠虚脱也；好唾口干者，虚火上炎，津液不足也；酸能敛虚火，化津液，固肠脱，所以主之也。其主肢体痛，偏枯不仁者，盖因湿气浸于经络，则筋脉弛纵，或疼痛不仁；肝主筋，酸入肝而养筋，肝得所养，则骨正筋柔，机关通利而前证除矣。"

《伤寒论》和《金匮》只有1方用及乌梅，即乌梅丸。本方主治蛔厥，并主久利。中医认为，蛔虫之动是由于胃热脾寒而致，故乌梅丸中用了黄连、黄柏清胃热；附子、桂枝、蜀椒、干姜、细辛温散脾寒；人参、当归补气血；方中应用大量乌梅为君，这是仲景的发明创造。本方酸苦辛三味俱全，治疗蛔厥证疗效可靠。薛立斋据此提出"盖蛔闻酸则静，得苦则安，遇辣则伏。"为蛔虫的治疗上升到一定的理论高度，也阐明了乌梅治疗蛔厥的作用及原理。另外，乌梅丸还治疗久利，盖取乌梅涩肠止泻之功。

古今医家学习张仲景大胆实践，不断创新的精神，不断丰富和发展了乌梅的临床应用。

【单方治验】

（一）内科病

1. 厥证 丁酉中秋夜，牙行张鉴录，年逾花甲，猝仆于地。急延孟英脉之，弦滑而大。曰：痰、气、食相并而逆于上也。先以乌梅擦开牙关，横一竹箸于口，灌以淡盐姜汤，随以鹅翎探之。太息一声而苏，次与调气和中而愈。后数年以他疾终。(《回春录新诠》)

编者按 突然昏厥为主的病证，《内经》有许多名称；《金匮》称之为"卒厥；目前名曰"厥证"。卒厥牙关紧闭，"以乌梅擦开牙关"，为采用吐法创造了条件。一吐而闭开即苏。法虽无奇，而"成如容易却艰辛"，盖在仓卒间救急之良法也。

2. 久痢 消渴 久咳 不寐 瘫痪 胃痛 清代名医刘鸿恩，善用乌梅为主药，治疗内科杂病。在其所著《医门八法》（中医古籍出版社1986年版）一书中，运用乌梅组方达17方之多，并引乌梅为知己，自号"知梅学究"，并有颇多研究心得与临床经验。乌梅味酸性平，归肝、脾、肺、大肠经，功能敛肺、涩肠、生津、安蛔。而刘氏认为其主要功能在于敛肝养肝，他说："诸病多生于肝，肝为五脏之贼，故五脏之中惟肝最难调理……，盖乌梅最能补肝，且能敛肝，用于阴分药中，功效甚大，凡虚不受补之证，用之尤宜，凡肝经病证，用之皆效。"并说："乌梅毫无邪性，可以多用，或以独用，可以与一切补剂并用。"对乌梅倍加赞赏，在其临证中十分重视肝脏，方多四物、八珍，药则善用乌梅。

（1）久痢 刘氏治疗久痢体虚者，尝用独梅汤（大乌梅五个煎汤，白糖五钱为引冲服）"愈病无数"，"惟独梅汤能舒胃气于独绝"。治虚泻，主张独梅汤合六君子汤，因"阴血亏损、中气下陷"故也。而用乌梅敛肝的理论依据是"肝敛则脾舒，脾舒则泻止"。

（2）消渴 刘氏治疗消渴，用乌梅四物汤

（乌梅、当归、生地、熟地、白芍），上消加花粉，中消去花粉加甘草，下消去甘草加麦冬。他认为消渴是"阴虚内热之证，惟乌梅四物汤能续阴气于垂尽，以此滋之补之，使虚者不虚，则热者自不热也，不虚不热而渴止矣"。此方"补阴生血，壮水滋肾而兼止渴，诚滋阴之主剂，亦可为治消渴之主剂也"。不仅如此，他还用该方治疗怔忡、汗证、吐血等，常获捷效。

（3）久咳　刘氏治咳嗽久不得止，凡属虚证者，尝用金水六君子汤加乌梅（当归、熟地、陈皮、半夏、茯苓、甘草、乌梅）或四物汤去川芎，重加乌梅，亦常奏效。治疗虚喘、气虚甚者"宜独参汤合独梅汤，当阴阳将脱之候，得阴阳交济之功"；血虚甚者"宜贞元饮合独梅汤（熟地、炙甘草、当归身、乌梅）……喘则气散，用乌梅以敛之，正合内经散者收之之义。"

（4）不寐　刘氏治虚热不寐，极力推崇三才膏（熟地、党参、麦冬）中重加乌梅（四十个），"临睡之先，每服一匙，白糖为引，合目即成寐矣"。并述说"盖不寐之证，神气散也，乌梅以敛之；阴血燥也，熟地以滋之；虚火上炎也，麦冬以清之；用党参者，取其以阳济阴"。

（5）瘫痪　刘氏治疗瘫痪系气血两虚者，主张阴阳双补，"宜三分补气，七分补血，尤宜注意于肝。肝主筋，肝藏血，凡瘛疭拘急、抽搐掉眩，皆血不养筋之证，其病皆属于肝也，宜加味两仪膏（当归、熟地、党参、黄芪、乌梅、川木瓜）。如有虚热加麦冬；有微寒则煨姜煎汤为引；有痰涎则陈皮煎汤为引，朝夕常服，日久自愈"。

（6）胃痛　刘氏还用乌梅甘草汤（大乌梅肉五个，甘草五钱）治疗胃气痛，"往往一服即愈"。其药理仍在于敛肝，因"血燥则肝张而肆行克制，胃受制则气阻而痛作"。他还援引其友人任玉如治心痛（胃气痛）歌："三个乌梅两个枣，七个杏仁一处捣，加上一杯黄酒饮，不害心痛直到老。"既治且防，"屡屡施之，甚有捷效"。综上所述，刘氏运用乌梅的规律是：凡各种慢性疾病见虚损之象，衰脱之征，或由肝经之患引发变证的，皆可用乌梅收敛、滋养，即使急性病期，只要没有积滞夹瘀，亦可酌情投入。（张泽生《中医杂志》1991；1：59）

3. 慢性胆囊炎　胆道蛔虫病　胆系结石　泄泻　痢疾　酸梅汤的主要成分是乌梅，乌梅是由未成熟的青梅加工熏制成的。含有柠檬酸、苹果酸、琥珀酸、碳水化合物、谷固醇及齐墩果酸样物质。酸梅汤作为夏季的清暑饮料，能生津止渴，而为人们称道。但应用酸梅汤来治疗胆系疾病，则知之甚少。谈一点体会如下：

（1）患有慢性胆囊炎者，胆囊壁逐渐增厚，胆囊的收缩功能亦随之逐步减弱，胆汁在胆囊内潴留的时间较长，胆汁容易浓缩变稠，一方面影响了排泄的通畅，另一方面增加了胆石的生成。要改变这种情况，解除胆汁排泄过程中的淤积现象，当然服药是可以的，但往往不能长久地坚持，又难免带来药物的某些副作用。我的经验是：患者可在每天清晨，饮服一杯酸梅汤，不必太浓，也不必太多。坚持一段时间后，患者原有的右胁胀满，时有隐痛，嗳气呃逆等症状，可以明显减轻，而且食欲较好，心情舒展，还可增加胆囊的收缩功能，有助于食物的消化、吸收。

（2）胆道蛔虫病引起的急腹症，为右上腹部剧烈的绞痛，甚至呕吐胆汁或蛔虫。这时，应该立即冲服浓的酸梅汤，而且用量适当增加，每次50ml，连服2~3次。作者观察过数例，其效果与用解痉药物654-2、颠茄片等不相上下，但没有应用解痉剂后口干、尿少等现象，佐证了"蛔虫得酸则伏"之说。

（3）胆系结石，肝内胆管及胆总管结石，不管是单个性、多个性，还是泥沙样结石，饮服酸梅汤可以作为一个保健措施，当然，一般浓度及一般量就够了。目的是使胆汁经久不息地流通，不致因潴留、淤积而加剧病情。但当发生急性胆绞痛，或有小结石嵌塞胆囊颈部，胆囊病理性增大时，则不宜再用浓酸梅汤去刺激胆囊收缩，这样反而会加剧局部的疼痛，不利于解除嵌塞现象。应该及时采取其他措施（包括外科手术）进行救治，切莫耽误病情。若伴有恶寒，发热，或是出现黄疸时，更宜及时诊治，切莫自行处理。

（4）酸梅汤还可用治慢性泄泻、慢性痢疾，对于因为胆囊切除后引起大便或干结、或泄泻者，饮服酸梅汤，也是一个有效的饮食保健措施，不一一列举了。

注意事项：饮用的酸梅汤不应太甜。（窦国祥《中医杂志》1991；3：58）

4. 痢疾

（1）久痢不止，肠垢已出　乌梅肉二十个，水一盏，煎六分，食前，分二服。(《肘后方》)

（2）痢兼渴　麦门冬三两（去心），乌梅二大枚。上二味，以水一大升煮取强半，绞去滓，待冷，细细咽之，即定，仍含之。(孟诜《必效方》)

（3）便痢带血　乌梅一两，去核，烧过为末。每服二钱，米饮下。(《圣济总录》)《医原》载曾鲁公痢血百余日，国医不能疗，陈应之用盐水梅肉一枚，研烂，合腊茶入醋服之，一啜而安。大丞梁庄肃公亦痢血，应之用乌梅、胡黄连、灶下土等份为末，茶调服亦效。(《本草纲目》)

（4）细菌性痢疾　取乌梅 18g 压碎，配合香附 12g，加水 150ml 文火煎熬，俟药液浓缩至 50ml 时过滤，早晚分 2 次服。治疗 50 人，治愈 48 人。服药后大便恢复正常最短 1 天，最长 5 天；发热、恶心呕吐、腹痛、里急后重等症都在 1~3 天内消失；服药最短者 2 天，最长 6 天。治疗过程中未发现毒性反应。早期治疗效果较好。对个别病人加大剂量（乌梅、香附各 1 两）可以缩短疗程。(《中药大辞典》)

编者按　上述诸多古今文献都说明，乌梅对急性、慢性痢疾皆有良好的治疗作用，可谓治痢专药，辨证用之疗效更好。现代药理证实，乌梅对大肠埃希菌、宋内痢疾杆菌等多种细菌有抗菌作用。

5. 钩虫病　取乌梅 0.5~1 两，加水 500ml，煎成 120ml，早晨空腹 1 次服完；二煎在午餐前 1 次服下。或用乌梅去核，文火焙干研末，水泛为丸，每服 1~2 钱，每日 3 次，食前服。治疗 20 例，服药天数最少 5 天，最多 23 天，14 例大便检查钩虫卵阴性，6 例阳性。据临床观察，乌梅煎剂疗效似高于丸剂。(《中药大辞典》)

6. 便血　治大便下血不止：乌梅三两（烧存性，为末，用好醋打米糊丸，如梧桐子大。每服七十丸，空心米饮下。(《济生方》)

7. 尿血　治小便尿血：乌梅烧存性，研末，醋糊丸，梧子大。每服四十丸，酒下。(《纲目》)

（二）妇、儿、外科病

1. 崩漏　血崩不止。乌梅肉七枚，烧存性，研末。米饮服之，日二。(《纲目》第二十九卷“梅”附方)

编者按　《妇人良方》治妇人血崩，则用乌梅烧灰为末，以乌梅汤调下，与此小异，更具巧思，可参。

2. 小儿头疮，积年不瘥　乌梅肉烧灰细研，以生油调涂之。(《圣惠方》)

编者按　乌梅外用有杀虫敛疮之力。实验研究乌梅有抗菌作用，对葡萄球菌、链球菌、变形杆菌、铜绿假单胞菌等常见致病菌均有抑制作用。其水煎液在试管内对多种致病真菌有抑制作用，还具有抗过敏作用。

3. 折伤金疮　干梅（即乌梅）烧存性傅之，一宿瘥。(《纲目》第二十九卷“梅”引《千金方》)

4. 诸疮胬肉　乌梅蚀恶疮胬肉，虽是酸收，却有物理之妙，说出《本经》。其法载于《刘涓子鬼遗方》：用乌梅烧存性，研，傅恶肉上，一夜立尽。《圣惠》用乌梅和蜜作饼贴者，其力缓。按杨起《简便方》云：起臂生一疽，脓溃百日方愈，中有恶肉突起，如蚕豆大，月余不消，医治不效。因阅《本草》得此方，试之，一日夜去其大半，再上一日而平。乃知世有奇方如此，遂留心搜刻诸方，始基于此方也。(《纲目》第二十九卷“梅”发明)

编者按　《本经》载乌梅主“死肌，去青黑痣”。现代研究本品浓度较高时，具腐蚀之力，临床可用于治疗溃疡创面不易脱落之坏死组织，或过度增生之肉芽组织及腐蚀窦道瘘管之管壁。

5. 化脓性指头炎　乌梅肉加适量的食醋研烂，或用乌梅二份，凡士林一份，制成乌梅软膏外敷，每日上药一次。此方对脉管炎所引起的指（趾）头溃疡也有效。(《草医草药简便验方汇编》)

6. 牛皮癣　取乌梅 5 斤水煎，去核浓缩成膏约 1 斤，每服半汤匙（约 3 钱），每日 3 次。治疗 12 例，服药 12~37 天不等，基本治愈 5 例，显著好转 4 例。(《中药大辞典》)

结　语

乌梅味酸、涩而性平，归肝、脾、肺及大肠经。功善敛肺止咳，涩肠止泻，安蛔止痛，生津止渴。历代名医皆多用之，如清代名医刘鸿恩自号“知梅学究”，凡各种慢性病见虚损之象、衰脱之征，或由肝经之患引发病证，只要未有积滞夹瘀，皆可用之收敛、滋养。而仲景以乌梅为君之乌梅丸主治蛔厥及久利，为后人推崇。

现代研究表明，乌梅对多种致病杆菌及真菌皆有抑制作用，并能使胆囊收缩，促进胆汁分泌，具有抗蛋白过敏及组织胺作用。故临床又可以乌梅治疗过敏性疾病、皮肤科病症。

五味子

【基原与药材】 为木兰科植物五味子的果实。果肉气微而特殊，味酸。种子破碎后有香气，味辛而苦。以紫红色、粒大、肉厚、有油性及光泽者为佳。

【用法与用量】 内服：煎汤，3~6g；或入丸、散。外用：研末或煎水洗。

据个案报道，补虚水煎代茶饮，五味子用至100g以上。

【原文】《本经》：五味子，一名会及。味酸，温，无毒。主益气，咳逆上气，劳伤羸瘦，补不足，强阴，益男子精。生山谷。

《别录》：五味子，无毒。主养五脏，除热，生阴中肌。一名会及，一名玄及。生齐山及代郡。八月采实，阴干。

【经方用药】《本草经疏》解析《本经》《别录》说："五味子主益气者，肺主诸气，酸能收，正入肺补肺，故益气也。其主咳逆上气者，气虚则上壅而不归元，酸以收之，摄气归元，则咳逆上气自除矣。劳伤羸瘦，补不足，强阴，益男子精。《别录》养五脏，除热，生阴中肌者，五味子专补肾，兼补五脏，肾藏精，精盛则阴强，收摄则真气归元，而丹田暖，腐熟水谷，蒸糟粕而化精微，则精自生，精生则阴长，故主如上诸疾也。"

经方中有9首用五味子，另有3首为方后加减用之，共计12首。主要取其敛肺止咳，温肾降冲，以及敛气的作用。

1. 收肺气治咳逆上气 五味子在经方中主要用于咳喘证。仲景常用五味子、细辛、干姜相配，治疗肺部停饮之咳喘证，一散一收，一升一降，正合肺气的宣发与肃降的功能活动状态，这可以说是仲景治疗寒饮咳喘的一个较为固定的结构。若寒邪郁闭较重者，可与麻黄、桂枝相合，这就是小青龙汤的主要成分；若饮邪有化热之势，兼见烦躁者，加配石膏，即小青龙加石膏汤；若饮热上逆，胸满较甚者，配厚朴、杏仁、石膏，这就是厚朴麻黄汤的主要药物；若痰涎上壅，症见咳喘哮而痰鸣如水鸡声者，配射干、冬花、紫菀，即构成了射干麻黄汤的主要结构；若肺寒较轻，或正气较虚不需发越时，则可不配麻桂，而直接与茯苓甘草相伍，温肺化饮，这便是苓甘五味姜辛汤；若兼胃气上逆而呕者加半夏，即名桂苓五味甘草去桂加姜辛夏汤（即苓甘五味姜辛半夏汤）；若兼形肿者，加杏仁宣肺利水，即名苓甘五味加姜辛半夏杏仁汤；兼面热如醉，是胃热上冲熏其面而致，加大黄泻胃热，即名苓甘五味加姜辛半杏大黄汤。此外，真武汤证水饮上逆犯肺出现咳嗽时，方后云加五味子、干姜、细辛；四逆散证出现咳者加五味子、干姜；小柴胡汤证若咳者，去人参、大枣、生姜，亦加五味子、干姜。这进一步说明仲景治喘常用五味子配干姜和细辛，尤其不能少了干姜（或生姜）。现代药理学证实，五味子不仅能镇咳祛痰，而且对老年性气管炎痰液中常见的细菌有不同程度的抑制作用，可见仲景用五味子治疗咳喘证是有科学依据的，并非只是经验之谈。

2. 敛肾气疗冲气上冲 《本经》云五味子能"补不足，强阴，益男子精"。仲景加以发挥，将五味子用于心肾阳虚，冲气上冲证。《金匮》云："青龙汤下已，多唾口燥，寸脉沉，尺脉微，手足厥逆，气从少腹上冲胸咽，手足痹，其面翕然如醉状，因复下流阴股，小便难，时复冒者，与茯苓桂枝五味甘草汤。"本证由于发越太过，使心肾之阳受损，冲气乘虚上逆，故用五味子酸温，收敛肾气以降冲气，桂枝甘草辛甘化阳以镇冲气，茯苓引逆气下行。李东垣说五味子"补元气不足，收耗散之气"，正源于此。

【单方治验】

（一）内科病

1. 咳嗽 肺经感寒，咳嗽不已：白茯苓四两，甘草三两，干姜三两，细辛三两，五味子二两半。上为细末。每服二钱，水一盏，煎至七分，去滓，温服，不以时。（《鸡峰普济方》五味细辛汤）

2. 肺虚寒 五味子，方红熟时，采得，蒸烂、研滤汁，去子，熬成稀膏。量酸甘入蜜，再上火待蜜熟，俟冷，器中贮，作汤，时时服。（《本草衍义》）

3. 肾泄 五味子二两（拣），吴茱萸半两

（细粒绿色者）。上二味同炒香熟为度，细末。每服二钱，陈米饮下。（《本事方》五味子散）

4. 梦遗虚脱 北五味子一斤，洗净，水浸一宿，以手按去核，再用温水将核洗取余味，通用布滤过，置砂锅内，入冬蜜二斤，慢火熬之，除砂锅斤两外，煮至二斤四两成膏为度。待数日后，略去火性，每服一二匙，空心白滚汤调服。（《医学入门》五味子膏）

5. 腰脊痛 白浊及肾虚，两腰及背脊穿痛。以五味子一两，炒赤为末，用醋糊为丸，醋汤送下三十丸。泻，用蕲艾汤吞下。（《经验良方》五味子丸）

编者按 以上单方文献表明，五味子对肺病虚寒咳嗽，肾虚梦遗、泄泻、白浊及腰脊痛等，皆为专治良药。

6. 失眠 健忘 我们重用五味子配以它药制成口服液，临床用于治疗失眠、健忘，疗效显著，现介绍如下：五味子功能滋阴和阳，敛阳入阴，协调脏腑，以达安神定志之妙，验之于临床，多获良效。如治刘某，男，50岁，教授。因长期伏案读书，写作，致彻夜不寐，继而健忘。就诊时，自述数年来常服安眠药方能入睡2小时，近日加大数倍剂量，亦不能入睡。神志恍惚，心悸，健忘，饮食欠佳，舌苔薄黄，脉象弦细。综观舌、脉、症，属肝肾不足，痰火上逆，胃气不降所致。投五味安眠汤（李培生教授验方）：五味子50g，茯神50g，合欢花15g，法半夏15g。煎服5剂，即能安然入睡，嘱继服本方口服液2周，顽症悉除。（王俊槐《中医杂志》1998；6：325）

原按 笔者以五味安眠汤，治疗失眠健忘50余例，随证加减化裁，均疗效卓著，追访近期、远期疗效均佳。盖五味子入肾滋阴填精，配半夏苦温化痰降浊，佐茯神健脾宁神，合欢花交合阴阳。诸药相伍，以期达到“阴平阳秘，精神乃治”之目的。其组方严谨，配伍巧妙，值得进一步研究。

7. 疲劳综合征 围绝经期综合征

疲劳综合征 患者王某某，男，21岁，篮球运动员，1990年12月4日就诊。自诉紧张训练后出现体困酸楚、夜梦频多、乏力懒动、疲乏不堪言状，休息半月体力仍不见恢复。5天前因预赛中多名队员负伤，咬紧牙关上场替补。但几分钟就汗出如雨，体力不支。在某医院做全面检查，诊断为过量运动后疲劳综合征。予综合补液，经能量合剂、氨基酸静脉滴注后，自觉疗效不满意，遂来我院服中药治疗。查其脉细数，舌红少苔，饮食、二便正常，双下肢肌肉重按则痛。予以五味子150g，人参须10g，水煎代茶饮。1剂后困乏大减，续用3剂后体力恢复，参加大赛多次均未由人替补。随访近几年中偶有小复发，用本方后很快恢复。

围绝经期综合征 患者潘某某，女，52岁，店员，1993年7月19日就诊。自诉近几年脾气反常，因小事难以自抑而与人争吵，发泄后方觉心中平静。月事已停3年，健忘严重。曾在某医科大学全面检查，诊断为围绝经期综合征。服药甚多，自觉无效。查其脉来沉细，舌淡红、苔薄微黄，二便如常，夜睡不宁，乱梦纷纭。予以五味子100g，煎汤代茶饮，每日1剂。服药半月，脾气平和，记忆有增。持续用药月余，随访多次，急躁健忘皆未复发。（夏礼清《中医杂志》1998；6：325）

原按 已故老中医刘祯吉（四川邻水县人）先生素以单方治大病闻名。他常用大剂量五味子治疗劳力后体困酸楚乏力日久不复，民间辗转相传。笔者受此启迪，用大剂量五味子治疗疲劳综合征、围绝经期综合征每获良效。《用药法象》说五味子“补元气不足，收耗散之气”。现代药理研究表明，五味子能改善人的智力，提高工作效率。

8. 排肝胆管泥砂样结石 降转氨酶 笔者在采用五味子内服治疗肝炎后期转氨酶持续不降时，偶尔发现其有促进肝胆管泥砂样结石排出的特效。于是每遇肝内胆管、胆囊或胆总管结石的患者，则有意识地给予五味子粉，均收到满意的效果。共试治36例，年龄28~65岁，结果排石率达64%。如治张某，男，45岁，工人，1993年3月11日因患乙型肝炎住院，住院号0936984，经治疗症状、体征及各项检查均正常，惟转氨酶持续不降。于1993年4月18日邀笔者会诊。观其病历，多次B超探测：肝大，回声欠均匀，肝内胆管、胆囊内均有大量的泥砂样结石。检验转氨酶为96U（正常值＜40U）。嘱取五味子300g，研为细末，每服6g，每日3次，两周为1个疗程。此期间除西药保肝及维生素类药外，未用过任何药物。复查时转氨酶降为66U，B超时意外发现结石回声较前减少。因降酶有效，故继续按量服用两个疗程，并注意筛洗大便情况，继续洗出约20g碎米粒大小砂石，最大者约0.3cm×0.4cm×0.5cm。（周元成，等《中医杂志》1998；6：360）

编者按 肝与胆相表里，胆汁所以能正常排泄乃依靠肝的疏泄功能，肝的功能旺盛则胆汁分泌、排泄有度。五味子既降酶治肝之疾，又利胆治泥砂样淤积，值得深入探讨。

9. 消渴 王某，女，20岁。1985年4月20日初诊。症见烦渴多饮，口干舌燥，尿频，形体消瘦，舌边尖红、苔薄白，脉洪数。嘱用五味子120g，放入250g醋中浸泡12小时，然后取出五味子在适量面粉中拌匀，再放入锅中微火加热焙焦，放入瓶中随时食用。一日3~4次，一次3~5粒。治疗8天后，诸症悉除，1年后随访无复发。（宋超典《河南中医》1987；3：21）

编者按 消渴病机主要为阴虚燥热。五味子为敛肺滋肾生津之佳品，有较好的生津止渴作用，用醋制后，生津作用更强，故治消渴可取效。

10. 泌尿系感染　慢性肾炎 五味子不仅有收敛之功，我们体会重用本品20~30g更有补养五脏之用。如生脉散中用五味子，不仅敛肺敛汗，而且有调养五脏、益气补虚之功。泌尿系感染以湿热下注证多见，对久治不愈反复发作病例，我们常在八正散基础上重用五味子和柴胡，用柴胡升发清气，疏通三焦，推陈致新；用五味子益气补肾，兼有收敛之功，能减少复发，加快愈程。慢性肾炎和肾功能衰竭表现以肾阴亏为主者，重用五味子合六味地黄汤加减治疗，效果良好。五味子重用时其滋阴之力类似山萸、枸杞、熟地等药，且无滋腻之过，又对消除尿蛋白有一定作用。（何天有，等《中医杂志》1990；4：39）

11. 痞证（萎缩性胃炎） 笔者在临床实践中，辨证以五味子治疗萎缩性胃炎30例，取得较好疗效，现介绍如下。治疗方法：以五味子研末冲服，每次3g，每日3次，20天为一疗程。如治王某某，女，35岁。因胃脘胀满2年余，加重10余天来我院就诊。曾做胃镜检查，确诊为萎缩性胃炎。经服多潘立酮片（吗丁啉）、甲氧氯普胺（胃复安）治疗，效果不佳，仍感胃脘胀满不适，纳食量少，大便较稀。予五味子3g研末冲服，每日3次。服药10余天后，患者症状明显减轻。继服20余天，症状消失。又巩固治疗1个疗程。胃镜复查，病变显著减轻。（周静《中医杂志》1998；7：390）

原按 萎缩性胃炎多为胃黏膜受到各种致病因子的经常性侵袭而发生的一种慢性、非特异性、萎缩性病变。现代药理研究，五味子含苹果酸、柠檬酸、酒石酸等有机酸，可做胃酸缺乏的助酸剂。五味子还对部分细菌有抑菌作用。其收敛之功，对病变胃黏膜的恢复亦有良好的作用。

12. 降谷－丙转氨酶 从20世纪60年代末期开始，不少资料报道五味子有降低病毒性肝炎谷－丙转氨酶的作用。但其中大部分文献对五味子的具体服法没有论述，致使不少临床医生在复方中加用五味子水煎服，而达不到预期的降酶效果。五味子降低血清谷－丙转氨酶的主要有效成分是木脂素，特别是五味子乙素，而这些成分存在于五味子的核仁内部。正确的用法是将五味子焙干，研细末，每次3g，每日3次冲服，也可炼蜜为丸服。若用水煎服，至少得先粉碎后再入煎剂。例如，笔者1990年9月10日曾治一慢性病毒性肝炎患者，王某，女，28岁。病人反复纳呆，厌油腻，倦怠乏力2月余，经治疗复查3次肝功能，谷－丙转氨酶持续波动在150~185U之间，查看前医辨证及所用中药基本无误，但五味子在复方中系常规水煎服。遂原方不变，仅改五味子研末，如上法冲服，用药20天，转氨酶降至正常。为巩固疗效继服20天。随访1年，未再复发。另需说明的是，用五味子研末冲服治疗病毒性肝炎谷－丙转氨酶升高，一般1个月为1个疗程。服至转氨酶正常后不要立即停药，仍要继续服药20~30天，以防复发。（王建国《中医杂志》1998；7：390）

13. 无黄疸型传染性肝炎 ①治疗方法：将五味子烘干、研末，过80~100目筛。成人每次3g，日服3次，30天为一疗程。亦可制成蜜丸服。②结果：据102例观察，有效率为85.3%，其中基本治愈（治愈、显效）率为76.4%。尤其对症状隐匿、肝气郁结及肝脾不和三型效果较好。五味子粉对传染性肝炎有较明显的降低谷－丙转氨酶的作用，且奏效较快，无明显副作用，适用类型较多。低酶型（300单位以下）病例的基本治愈率可达84.2%，平均服药10.1天即能见效；高酶型（500单位以上）及中酶型

（300~500 单位）的基本治愈率分别为 71.4% 和 72%，平均服药时间为 23.6 天及 25.2 天。但谷 – 丙转氨酶恢复正常后，如停药过早引起反跳现象，因此疗程长短须因病而异，原则上谷 – 丙转氨酶恢复正常后仍宜服药 2~4 周，以巩固疗效。少数病例服药后，谷 – 丙转氨酶降至一定水平即稳定不动，或治疗效果不明显，可加大剂量，仍可能促使谷 – 丙转氨酶降至正常。（《中药大辞典》）

编者按 上述以五味子治疗胃炎与降酶治疗肝炎的报道表明，本品小量取效的关键是研末冲服。因此，切记不可忽视剂型用法。

14. 急性菌痢 中毒性消化不良 急性肠炎 ①治疗方法：取北五味子 10 斤，水煎 2~4 小时，去渣加红糖 3 斤，浓缩成 5000ml。一般每日服 2 次，重者 3 次，每次 50ml，小儿酌减。②结果：治疗急性菌痢 33 例（其中 8 例静滴 1~3 次氯霉素，3 例用 1~2 次四环素，1 例加用激素，20 例配合补液），29 例痊愈，3 例明显有效，1 例死亡；中毒性消化不良 21 例（14 例补液，5 例加用氯霉素），除 1 例死亡外，均治愈；急性肠炎 10 例（4 例补液），均治愈。服药后 91.1% 的病例在 1~4 天退热；82.7% 的患者在 1~4 天内大便阴转。五味子对急性肠道感染具有退烧敛汗、生津止泻作用，故能奏效。（《中药大辞典》）

15. 神经衰弱 能使患者失眠、头痛、头晕、眼花，及心跳、遗精等症状消失或改善，从而恢复健康。据 73 例观察结果：痊愈 43 例（58.9%），好转 13 例（17.81%），治疗中断 16 例（21.29%），无效 1 例（1.34%）。制剂、剂量：取五味子 40g，浸入 50% 的酒精 20ml 中，每日振荡 1 次，10 天后过滤；残渣再加同量酒精浸泡 10 天过滤。两次滤液合并，再加等量蒸馏水即可服用。成人每日 3 次，每次 2.5ml，1 个疗程总量不超过 100ml。亦可将五味子浸泡于烧酒中 1 个月，制成 40% 酊剂服用，每次 2.5ml 加水 7.5ml，每日 2 次，连服 2 周或 1 个月。（《中药大辞典》）

（二）外、妇、眼科病

1. 疮疡

（1）疮疡溃烂，皮肉欲脱者：五味子炒焦，研末，敷之，可保全如故。（《本草新编》）

（2）取五味子，略炒后研为细末，收贮备用。创面换药时常规清洗处理后，撒布少许五味子粉，以无菌纱布覆盖包扎，一般隔日换药 1 次。如治鲁某某，女，65 岁，1994 年 3 月 11 日就诊。患右足背部溃疡 1 年 7 个月，经中西药治疗创面不愈合。查创面位于右足背前外侧，如麦粒大小，有少许分泌物，创口周围环覆硬性痂皮，无红肿。经用生肌玉红膏纱条换药，修剪痂皮，次日痂皮又生，如此反复，而无上皮生长迹象。改用五味子粉换药，前后共 3 次，创面愈合，随访 2 年未复发。（张玉镇《中医杂志》1998；7：392）

原按 五味子内服能敛肺气、滋肾水、涩精止泻，外用则能敛疮。惟临床应用时应待毒邪已尽，腐肉尽脱，肉芽组织及上皮生长迟滞者才适宜本品。小而深的慢性溃疡，一般多具备上述特征。此外，创面有硬痂者应正确剪痂，药粉应用亦不宜太多，太多则结成硬块，覆盖创面，反不利愈合，以撒布药粉后，创面仍依稀可辨为宜。

2. 乳泣 妇人怀孕未产而乳汁自出者，谓乳泣。《校注妇人良方》曰："产后乳汁自出，乃胃气虚，宜服补药治之；若乳多满痛，用温帛熨之；未产而乳自出，谓之乳泣，生子多不育。"先父治疗妊妇乳泣，每次用五味子 30 粒为粉，食后开水送服，每日 3 次。笔者在临床上曾遇十数例乳泣者，依法用之皆效。如治侯某，26 岁，农民。妊娠 6 个月，因不时乳汁自流来诊。经检查未见异常，即嘱服五味子，每次 30 粒为粉冲服，日服 3 次。服药 3 日，乳泣停止。为巩固疗效，每晚睡觉前服五味子 30 粒 1 个月，未见复发，足月顺产一健康男婴。（陈致善《中医杂志》1998；6：327）

3. 外伤性瞳孔散大 流泪不止

（1）一男青年右眼外伤，经中西医诊疗月余，眼痛出血等症消失，惟瞳孔散大，视物不清。西医诊为"外伤性瞳孔散大"，予缩瞳治疗。3 个月后，仍瞳孔散大，视物不清，头昏加重，必戴墨镜方能外出，性情急躁，心烦眠差。求诊于余，见舌瘦少苔，脉象弦细。证属久病伤正，肝阴不足。药用：五味子 20g（捣碎），甘草 10g。水煎服，日 1 剂。半月后，瞳孔恢复正常，余症改善，改用杞菊地黄丸调理而愈。

（2）一中年男性不明原因流泪近 2 年。泪清冷，时作时止，甚至开会作报告，也常滴泪，非常苦恼。先后就诊于多家医院，查无异常，诊断不明，服用中西药，收效甚微。观其所服之方，乃左归丸合菊睛丸加减。方药对证，何以少效？疑其方滋养之力虽强，但收敛之品则寡。遂于原方中加五味子20g（捣碎），仅服10剂，流泪明显减少。原方继服30剂，流泪便止。随访3年，未见复发。（黄九龄《中医杂志》1998；7：392）

原按 五味子有缩瞳收泪之功，单用或入复方均可。只要用之得当，皆有良效。对五味子的缩瞳功效，《用药法象》指出：五味子“收耗散之气，瞳子散大”。《医学衷中参西录》中明确阐述了缩瞳之机制：“其至酸之味，又善入肝，肝开窍于目，故五味子能敛瞳子散大。”而其收泪之功，尚未阅及。但因肝开窍于目，泪为肝液，五味子酸能入肝，故可收敛固涩止泪。但并非所有瞳孔散大、流泪不止之症都可使用本品。因其性温味酸，故只适用于肝肾亏虚，肝气耗散所致者。“凡肝家有动气，肺家有实热者均不宜用。”（陈达夫《眼科六经法要》）脾虚寒湿者，亦不宜服。此外，应用本品时还应注意三点：一是用量可偏大，笔者常用量为10~20g，长期服用，未见有副作用；二是单用时，应少佐甘草，既可酸甘化阴，增强滋补之功，又可矫正药味，便于久服；三是入汤应捣碎，正如张锡纯所言：“凡入煎剂，宜捣碎。以其仁之味辛，与其皮之酸味相济，自不至酸敛过甚，服之作胀满也。”

结　语

五味子以五味俱全而得名，尤以酸味为著。归心、肺、肾经。功善敛肺滋肾，生津敛汗，涩精止泻，宁心安神。用药以北五味子为传统使用正品。仲景用五味子者有12方，主治咳逆上气及冲气上冲。今人扩大了该药的应用范围，如李培生治失眠健忘效佳；夏礼清用治围绝经期综合征及疲劳综合征效验；周元成用之研末吞服治胆管泥砂样结石及降转氨酶作用令人瞩目，等等。

从现代研究看，五味子能增强中枢神经系统的兴奋与抑制过程，调节神经系统的平衡，改善人的智力，提高工作效率；还能调节心血管运动，对血压双向调节；止咳、祛痰、促胆汁及胃液分泌、改善视听、提高皮肤感受器的分辨力。此外，五味子有类似人参皂苷样作用，能增强机体对非特异性刺激的防御能力。临床辨证以五味子治疗的病证有：消渴、哮喘、失眠、健忘、急慢性肝炎、萎缩性胃炎、无黄疸性传染性肝炎、急性菌痢、急慢性肾炎、泌尿系感染及五官科疾病等。

五味子入煎剂与散剂功效不同，用量有别，应注重区别应用。

山茱萸

【基原与药材】 为山茱萸科植物山茱萸的果肉。新货表面为紫红色，陈久者则多为紫黑色，有光泽。质柔润不易碎。无臭，味酸而涩苦。以无核、皮肉肥厚、色红油润者佳。

【用法与用量】 内服：煎汤，5~10g；或入丸、散。

张锡纯说山茱萸“长于救脱”，用之虚脱危急病症少则50g，最大量达120g，单味用或用之为主药。

【原文】《本经》：山茱萸，一名蜀枣。味酸，平，无毒。治心下邪气，寒热，温中，逐寒湿痹，去三虫。久服轻身。生山谷。

《别录》：山茱萸，微温，无毒。主治肠胃风邪，寒热，疝瘕，头脑风，风气去来，鼻塞，目黄，耳聋，面疱，温中，下气，出汗，强阴，益精，安五脏，通九窍，止小便利。久服明目，强力，长年。一名鸡足，一名思益，一名鬾实。生汉中及琅琊、宛朐、东海承县。九月、十月采实，阴干。

【经方用药】

《本草经疏》解析《本经》《别录》说：“山茱萸治心下邪气寒热，肠胃风邪、寒热头风、风去气来、鼻塞、面疱者，皆肝肾二经所主，二经虚热，故见前证。此药温能通行，辛能走散，酸能入肝，而敛虚热，风邪消散，则心下肠胃寒热自除，头目亦清利而鼻塞面疱悉愈也。逐寒湿痹者，借其辛温散结，行而能补也。气温而主补，味酸而主敛，故精气益而阴强也。精益则五脏自安，九窍自利。又肾与膀胱为表里，膀胱虚寒，则小便不禁，耳为肾之外窍，肾虚则耳聋；肝开窍于目，肝虚则邪热客之而目黄；二经受寒邪，则为疝瘕，二脏得补，则诸证无不瘳矣。”以上解说山茱萸味酸，这无疑问，而说其味辛，如之何？张锡纯解释其味酸与辛说：“山茱萸，大能收敛元气，振作精神，固涩滑脱。收涩之中兼具条畅之性，故又通利九窍，流通血脉，治肝虚自汗，肝虚胁疼腰疼，肝虚内风萌动，且敛正气而不敛邪气，与其他酸敛之药不同，是以《本经》谓其逐寒湿痹也。”张氏又说：“凡人元气之脱，皆脱在肝。故人虚极者，其肝风必先动，肝风动，即元气欲脱之兆也。又肝与胆，脏腑相依，胆为少阳，有病主寒热往来；肝为厥阴，虚极亦为寒热往来，为有寒热，故多出汗。萸肉既能敛汗，又善补肝，是以肝虚极而元气将脱者，服之最效。愚初试出此药之能力，以为一己之创见，及详观《神农本草经》山茱萸原主寒热，其所主之寒热，即肝经虚极之寒热往来也。”

编者将山茱萸功效归纳两点如下：

一是补肝之圣药。肝藏血，喜条达疏泄，体阴而用阳。肝虚以山萸肉治之，其味酸能补肝之血，微辛又能疏肝之气，且性微温并能温肝，一药三用，至善之药也。肝虚得补，正气充实，则因虚所致之“心下邪气”，肝病及胆之“寒热”往来等症，皆可随之而愈。故《本经》所谓“逐寒湿痹，去三虫”者，无非言其扶正以祛邪之功效。此外，《本经》曰山茱萸“温中”，不如《珍珠囊》所谓“温肝”更为确切。

二是扶正之良品。山茱萸扶正之功，《本经》曰“久服轻身”；《别录》谓“强阴，益精，安五脏，通九窍，止小便利。久服明目，强力”；《药性论》说“补肾气，兴阳道，添精髓，疗耳鸣”；《医学衷中参西录》言“大能收敛元气，振作精神，固涩滑脱”。上述种种功效，可一言以蔽之，即山茱萸为扶正气之良品。

经方中仅八味肾气丸1方用山茱萸，但仅此1方即可切中其主要功效。肾气丸在《金匮》正文中凡四见：一是《虚劳病》篇治疗“虚劳腰痛，少腹拘急，小便不利”；二是《痰饮病》篇治疗“短气有微饮”；三是《消渴病》篇治疗“男子消渴”；四是《妇人杂病》篇治疗“转胞不得溺”。上述四篇所治症状不同，但皆由肾虚所致，故皆以肾气丸主之。该方重用干地黄为君药以补肾之虚，配伍山茱萸补肝者，以精血相生，乙癸同源，肾水不足则肝木不荣，故肾虚当间接补肝也。方中并配伍山药甘以补脾，丹皮清虚火，茯苓、泽泻利水湿，附子、桂枝助阳气。全方君臣佐使，无一不从补肾而设。

总之，山茱萸具有补益肝肾、收敛固脱之功效。用于治疗肝肾亏损之阳痿、遗精、小便失禁、崩漏、月经过多、自汗、盗汗及大汗虚脱等病症。

有两个问题有必要深入讨论：首先是山茱萸是否去核，古今说法不一，例如陶弘景说：“山茱萸……既干，皮甚薄，当以合核为用尔。”张锡纯则说“其核与肉之性相反，用时务须将核去净”。其核之功效，古人也有截然不同认识，例如：《雷公炮炙论》说“山茱萸核能滑精”。而《渑水燕谈录》则认为：“山茱萸能补骨髓者，取其核温涩能秘精气，精气不泄，乃所以补骨髓。今人剥取肉用而弃其核，大非古人之意，如此皆近穿凿，若用《本草》中主疗，只当依本说。”也就是说，《本经》《别录》并未强调去核，而曰“采实，阴干”。再就是关于山茱萸之味是否兼辛味。这要从不同角度来说：首先是亲口尝之，则山茱萸“无臭，味酸而涩苦”，并无辛味。但从《本经》《别录》所述功用主治，如曰“逐寒湿痹”，“通九窍”等，则山茱萸又似乎兼辛味。张锡纯解释说山茱萸“收涩之中兼具条畅之性，故又通利九窍，流通血脉”。上述似乎矛盾的两个问题若深入思考，可发现中药学中的一个重大问题：中药之性味与功效的关系。一般而言，中药的功效主治与口尝之五味是一致的，而在特殊情况下，某些药物的功效主治与其口尝之五味不同，那就不必拘泥口尝之味。山茱萸如此，其他药物也一样。中药五味之偏，不可能全部准确地解说诸多药物的复杂功效及其特殊主治。因此可以这样下结论：中药功效与五味的关系，既要凭口尝，又不能拘泥于口尝，要注重研究、总结其实效。

【单方治验】

1.脱证　邻村李某某，年二十余，素伤烟色，偶感风寒，医者用表散药数剂治愈。间日，忽遍身冷汗，心怔忡异常，自言气息将断，急求为调治。诊其脉浮弱无根，左右皆然。愚曰：“此证虽危易治，得萸肉数两，可保无虞。”急取净萸肉四两，人参五钱。先用萸肉二两煎数沸，急服之，心定汗止，气亦接续，又将人参切作小块，用所余萸肉煎浓汤，送下，病若失。(《医学衷中参西录》)

2. 喘证　一人年四十余，外感痰喘，愚为治愈。但脉浮力微，按之即无。愚曰：“脉象无根，当服峻补之剂，以防意外之变。”病家谓病人从来不受补药，服之则发狂疾，峻补之药，实不敢用。愚曰：“既畏补药如是，备用亦可。”病家依愚言。迟半日忽发喘逆，又似无气以息，汗出遍体，四肢逆冷，身躯后挺，危在顷刻。急用净萸肉四两，爆火煎一沸，即饮下，汗与喘皆微止。又添火再煎数沸饮下，病又见愈。复添水将原渣煎透饮下，遂汗止喘定，四肢之厥亦回。（《医学衷中参西录》）

3. 脱证　肝风　咳血　吐血　崩证　痛证　近代名医张锡纯善用山茱萸，《医学衷中参西录》立方涉及山茱萸达200余首（编者按：此数字不确），认为“山茱萸味酸性温，大能收敛元气，振作精神，固涩滑脱……通利九窍，流通血脉……”。故张氏以山茱萸治疗急证因虚者，经验颇丰，临证应用有桴鼓之效。兹浅析如下。

（1）敛元固津，救治虚脱　张氏云：“人之元气，根基于肾，萌发于肝”，“凡人之元气之脱，皆脱在肝”，“人虚极者，其肝风必先动，肝风动，即元气欲脱之兆也”。以为脱有上、下、内、外之别，其病机皆责之于肝虚而致。山茱萸得木气最厚，能敛肝，善补肝，酸敛之中有条畅之性，敛正气而不敛邪气，“凡人身阴阳，气血将散者，皆能敛之”。因此善于治脱，“肝虚极而元气将脱者，服之最效”。又称：“救脱之药，当以萸肉为第一。”张氏认为萸肉救脱之功“较参、术、芪更胜”，“惟重用萸肉以酸敛防其疏泄，借以杜塞元气上脱之路，而元气即可不脱也”，亦是临床效验之谈。山萸肉敛肝气，固元气，酸敛救脱，可单味重用，亦可佐以他药，收效更佳。创立既济汤、来复汤、参赭镇气汤、薯蓣纳气汤、玉烛汤、急救回阳汤等，皆重用萸肉，治疗大病之后，阴阳不相维系，阳欲上脱，或喘逆，或自汗，或目睛上窜，或心中摇摇如悬旌；阴欲下脱，或失精，或小便不禁，或大便滑泄。肝胆虚极之寒热往来，虚汗淋漓，势危欲脱；或霍乱吐泻、误服药物，胸中大气下陷，而致汗出肢冷，元气以息，脉浮弱无根等一派阴阳俱虚将脱之证。如治疗朱某之儿媳，产后角弓反张，汗出如珠，六脉散乱无根，将脱之象，急用净萸肉100g，煎汤服1剂而愈。

（2）息风止搐　张氏谓：“人虚极者，其肝风必先动；肝风动，而元气欲脱之兆也。”肝为风木之脏，体阴而用阳，主筋，主藏血。若汗出津失，肝筋失其濡润，则易生风动搐。当滋阴生津，以荣其筋，息其内风，其搐自止。故用酸温之山茱萸，引诸药入肝，补肝，息内风，治“肝虚内风萌动”。如治一妇人，产后10余日，周身汗出不止，且四肢发搐，以山萸肉、生山药各50g，两剂汗止，搐亦愈。此即补肝养肝，止汗固脱，酸甘化阴，津复风止之举。

（3）收敛止血　张氏言：“咳血之原于肺，吐血之原于胃。”以为肺虚久咳、久嗽，损伤肺络；胃中血管破裂，皆血溢脉外，离经则致咳血、吐血。山萸肉性酸温，敛正气而不敛邪气，“善治内部血管或肺络破裂”。故张氏以其治疗“咳血、吐血久不愈者”俱显神效。肝主疏泄，主藏血，肝木受戕，肝木疏泄不及或太过，亦致出血。山萸肉为补肝气、补肝血之妙品，“凡因伤肝而吐血者，萸肉又在所必需也”。山萸肉性收涩，兼开通，常配伍三七、龙骨、牡蛎，补肺和胃，化瘀血，生新血，止血而不留瘀，“治咳血、吐血久不愈者，均皆随手奏效”。如治一妇人，咳血3天，反复发作，夜间汗多，用净萸肉、生龙骨、生牡蛎各50g，1剂汗止，再1剂咳血止。

（4）通络止痛　张氏认为：“心腹肢体有所疼痛，皆其气血之痹而不行也。”肝主疏泄，调畅气机；主藏血，乃罢极之本；若怒伤肝，“伤肝经之气血，非必郁肝经之气血也。气血伤，则虚弱随之”。肝虚疏泄不及，气血不能周游于全身，郁于经络之间，气血凝滞，不能疏通而作痛。盖“山茱萸禀木气最厚，酸敛之中大具条畅之性”。木主疏泄，善逐邪开痹，通利九窍，疏通血脉，治心腹、胁、腰、腿诸痛，乃遵《本经》山茱萸“逐寒湿痹”之旨。立来复汤、既济汤、曲直汤、加味补血汤等，一般重用山茱萸，以补肝体，行气血，畅血脉，通经络，止痹痛。“凡肝气因虚，不能条畅而作疼痛者，服之皆可奏效也”。如治一壮年男子，屡经恼怒之余，腹中常作痛，知系怒久伤肝，肝虚不能疏泄，以净萸肉，佐以当归、丹参、柏子仁，数剂而愈。又治王某，40余岁，两胁下连腿作痛，其痛剧之时，有如锥刺，且尿道艰涩滴沥，其脉左部微

弱，投曲直汤20余剂而愈。（李承功，等《时珍国药研究》1998；6：508）

编者按　以上总结了张锡纯运用山茱萸之经验，读者应认真参考。

4. 遗尿　治老人小水不节，或自遗不禁：山茱萸肉二两，益智子一两，人参、白术各八钱，分作十剂，水煎服。（《方龙潭家秘》）

5. 五更泄　人有五更泄泻，用山茱萸二两为末，米饭为丸，临睡之时，一刻服尽，即用饭压之，戒饮酒行房，三日而泄泻自愈。盖五更泄泻，乃肾气之虚，山茱萸补肾水，而性又兼涩，一物二用而成功也。推之而精滑可止也，小便可缩也。（《本草新编》）

结　语

山茱萸又名山萸肉。味酸、涩而性温，入肝、肾二经。功善补益肝肾，涩精缩尿，固经止血，敛汗固脱。经方中仅肾气丸1方用及山茱萸。后世视该药为防止元气虚脱之要药，有急用山萸肉60g煎服以疗脱证者。

现代药理研究表明，山萸肉具有利尿、降压作用；对痢疾杆菌、金葡菌及堇色毛癣菌有不同程度抑制作用。体外试验能杀灭小白鼠腹水癌细胞，对于因放疗、化疗所导致的白细胞下降有促其升高作用；有抗组织胺作用等。

从用药部位讲，张锡纯力辨治疗“险证”以“固脱”应当去核用肉。有谓其核善通而肉善补，故核肉并用则通补并行，而弃核用肉，则侧重于补涩之功，尚待进一步研究。

诃黎勒（诃子）

【基原与药材】　为使君子科植物诃子的果实。干燥果实呈卵形或近圆球形。表面黄绿色或灰棕色，微带光泽，有5条纵棱及多数纵皱纹，并有细密横向纹理。质坚实，断面灰黄色，显沙性，陈久则呈灰棕色。内有黄白色坚硬的核，钝圆形。气微，味酸涩。以黄棕色、有光泽、坚实者为佳。

【用法与用量】　内服：煎汤，3~9g；或入丸、散。外用：煎水熏洗。

【经方用药】　诃黎勒于《本经》《别录》无记载。本品苦酸涩而温，主要功能是涩肠，敛肺，下气。仲景仅诃黎勒散1方用之。

《金匮》云：“气利，诃黎勒散主之。”所谓气利，尤在泾说：“气与屎俱失也。”至于气利的特点，《金鉴》说：“所利之气不臭。”可见是一种虚寒性气胀下利。诃黎勒既能涩肠止利，又能宽中下气。故以治疗虚利腹胀者为宜。方用米粥饮和服，取其益肠胃而健中气也。

【单方治验】

1. 久咳　失音

（1）治久咳语声不出　诃子（去核）一两，杏仁（泡，去皮、尖）一两，通草二钱五分。上细切，每服四钱，水一盏，煨生姜切五片，煎至八分，去滓，食后温服。（《济生方》诃子饮）

（2）治嗽，气嗽久者　生诃黎一枚，含之咽汁。瘥后口爽不知食味，却煎槟榔汤一碗服之。（《经验方》）

（3）治失音，不能言语者　诃子四个（半炮半生），桔梗一两（半炙半生），甘草二两（半炙半生）。上为细末，每服二钱，用童子小便一盏，同水一盏，煎至五七沸，温服。（《宣明论方》诃子汤）

2. 尿频　遗尿　老人气虚不能收摄，小水频行，缓放即自遗下，或涕泪频来，或口涎不收：诃黎勒，不用煨制，取肉，时时干嚼化，徐徐含咽。（《本草汇言》）

3. 久泻　治老人久泻不止：诃黎勒三分（煨，用皮），白矾一两（烧灰）。上药捣细罗为散。每服不计时候，以粥饮调下二钱。（《圣惠方》诃黎勒散）

4. 脱肛

（1）治脱肛日久，服药未验，复下赤白脓痢，作里急后重，白多赤少，不任其苦：御米壳（去蒂萼，蜜炒）、橘皮各五分，干姜（炮）六分，诃子（煨，去核）七分。上为细末，都作一服，水二盏，煎至一盏，和渣空心热服。（《兰室秘藏》诃子皮散）

编者按　御米壳即罂粟壳，功用与诃子相类。方中四味药配合，重用诃子为主药涩肠固脱，并用温脾理气药，以助脾气之升，肠道蠕动，如此有利于脱肛之回缩。

（2）包某某，男，63岁。患脱肛病已20年之久，每当大便时，肛门直肠便脱出二寸来长，经常便血，疼痛难忍，大便后必须用手绢或用手纸托着直肠慢慢送回去，非常痛苦，多方求治，未获效。嘱取诃子60g，火煨，研末，每服3g，日服2次，饭后开水冲服。7日后，脱肛完全收回，大便时无血无疼痛，功能恢复正常。6个月后，复发，又用药10天而治愈。现在已保持5年未复发。（鄂嫩吉雅泰《新中医》1977；5：41）

编者按　本案即诃黎勒散方之变通应用。脱肛乃魄门缓纵不收。魄门乃肺与大肠所主。诃子善于敛肺涩肠，故可收到固脱收肛之功效。

5. 口疮日久　治口疮经久不愈：诃黎勒五个（酒润，草纸裹煨热，肉与核共捣细），好冰片一分。共研匀细，不时掺入少许，口含徐徐咽下。（《本草汇言》）

编者按　《本草经疏》说："诃黎勒其味苦涩，其气温无毒。苦所以泄，涩所以收，温所以通，惟敛故能主冷气，心腹胀满；惟温故下食。甄权用以止水道，萧炳用以止肠澼久泄，苏颂用以疗肠风泻血、带下，朱震亨用以实大肠，无非苦涩收敛，治标之功也。"上述病症，皆取诃子"治标之功"，只适宜于诸病日久与老人气虚者，或炒制煨熟为宜，或生用之。根据标本兼治的原则，上述病症以诃子治标，并辨证配合益气健脾补肾等扶正法为宜。

结　语

诃子又名诃黎勒，味苦、酸、涩而性平，入肺及大肠经。生用善敛肺止咳、下气利咽而治疗肺虚喘咳、久咳失音；煨用涩肠止泻而疗久泻久痢、气陷脱肛之证。

现代研究表明，诃子所含鞣质有收涩、止泻作用，但尚含致泻成分，故先致泻而后收敛，诃子素有解痉之力而止咳、止泻以疗支气管及肠管平滑肌之痉挛；外用及煎煮内服，诃子抑制多种杆菌、病毒效果显著，治疗白喉及疥癣疮疡效验，尤其是乙醇提取液有更高的抗菌及抑真菌效果。

赤石脂（附：白石脂）

【基原与药材】　为硅酸盐类矿物多水高岭土的一种红色块状体。有泥土气，味淡。以红色、光滑细腻、易碎、舌舔之黏性强者为佳。

【用法与用量】　内服：煎汤，9~12g；或入丸、散。外用：研末撒或调敷。

【原文】《本经》：赤石脂，味甘，平，无毒。主养心气，下利赤白，小便利及痈、疽、疮、痔。久服补髓，益智，不饥，轻身，延年。生山谷中。　白石脂，味甘，平，无毒。主养肺气，补骨髓，排痈、疽、疮、痔。久服不饥，轻身，长年。生山谷中。

《别录》：赤石脂，味甘、酸、辛，大温，无毒。主养心气，明目，益精，治腹痛，泄澼，下痢赤白，小便利，及痈疽疮痔，女子崩中漏下，产难，胞衣不出。久服补髓，好颜色，益智，不饥，轻身，延年。生济南、射阳，及太山之阴，采无时。　白石脂，味甘、酸，平，无毒。主养肺气，厚肠，补骨髓，治五脏惊悸不足，心下烦，止腹痛，下水，小肠澼热溏，便脓血，女子崩中漏下，赤白沃，排痈疽疮痔。久服安心，不饥，轻身长年。生太山之阴，采无时。

【经方用药】　石脂《本经》与《别录》均载有五种，五种石脂其性味功效大体相近，正如《纲目》所言"五色脂，涩而重，故能收湿止血而固下。甘而温，故能益气生肌而润中。……五种主疗，大抵相同，故《本经》不分条目。《别录》虽分五种，而性味主治亦不甚相远，但以五味配五色为异，亦是强分尔。赤白二种，一入气分，一入血分，故时用尚之。"《本经逢原》："赤石脂功专止血固下。《本经》养眩气，明目益精，是指精血脱泄之病而言，用以固敛其脱，则目明精益矣。疗腹痛肠澼等疾，以其开泄无度，日久不止，故取涩以固之也。治产难胞衣不出，乃指日久去血过多，无力进下，故以重以镇之也。"

经方中有四方用赤石脂，其中风引汤中兼用白石脂。其主要用于下列几个方面。

1. 固涩止泄澼下利赤白　阳虚不甚而滑脱下利者，可与禹余粮相配，即赤石脂禹余粮汤，功专涩肠止利。若中阳虚甚，下利脓血者，则配干姜、粳米，即桃花汤，温中与固涩兼顾。《本草纲目》："仲景桃花汤，治下利便脓血者，取石脂之重涩，入下焦血分而固脱；干姜之辛温，暖下焦气分而补虚；粳米之甘温，佐石脂而固肠胃也。"

2. 重镇治风痫　仲景取赤石脂与白石脂质重之性，以治热盛风动者。风引汤即将赤白石脂加于大队重镇潜阳药中镇肝息风，以治风痫。

3. 疗心痛为佐药　乌头赤石脂丸用于治疗阳虚而阴寒痼结，寒气攻冲的心痛重症。其在乌、附、椒、姜一派大热峻逐阴寒之药的基础上，佐以赤石脂重镇固脱以收阳气，既可重镇其攻冲之寒气，又可缓辛热之药升散之性。急中有缓，走中有守，使回阳药斡旋其中。

太一禹余粮

【基原与药材】　为氧化物类矿物褐铁矿的一种矿石。有土腥气，味淡，嚼之无砂粒感。以整齐不碎、赭褐色、断面显层纹无杂石者佳。

【用法与用量】　内服：煎汤，9~15g；或入丸、散。外用：研末撒或调敷。

【原文】《本经》：太一余粮，一名石脑。味甘，平，无毒。治咳逆上气，癥瘕，血闭，漏下，除邪气。久服耐寒暑，不饥，轻身，飞行千里，神仙。生山谷。禹余粮，一名白禹余粮。味甘，寒，无毒。治咳逆，寒热，烦满。下利赤白，血闭，癥瘕，大热。炼饵服之，不饥，轻身，延年。生东海、池泽及山岛中。

《别录》：太一禹余粮，无毒。主治肢节不利，大饱绝力身重。生太山，九月采。禹余粮，平，无毒。主治小腹痛结烦疼。一名白余粮。生东海及山岛中，或池泽中。

【经方用药】《本经》上品及《别录》均载太一余粮及禹余粮两种。至陶弘景时二药已不细分，陶氏云："今人惟总呼为太一禹余粮。"《唐本草》明确指出："太一余粮及禹余粮，一物而以精粗为名耳。"可见太一余粮与禹余粮二者性味功效并无大异。

关于太一禹余粮性味，据仲景所用，当为甘涩性平。其功效主治，主要是固涩下窍。正如李时珍所说："禹余粮手足阳明血分重剂也。其性涩，故主下焦前后诸病。"经方中有赤石脂禹余粮汤及禹余粮丸2方用之，可惜禹余粮丸已散佚。其用此药治疗下列两症。

1. 涩肠治收大肠之滑泄　下利原因很多，禹余粮仅适用于中虚不固，下焦滑脱不禁的下利。《伤寒论》云："伤寒服汤后，下利不止，心下痞硬……复以它药下之，利不止，医以理中与之，利益甚，理中者，理中焦，此利在下焦，赤石脂禹余粮汤主之。"本方二药均属金石之品，相互配合能增强涩肠止泻之功。但二药固涩有余，而补力不足，故柯韵伯主张"凡下焦虚脱者，以二物为末，参汤调服最效"。此为经验阅历之谈，可师可法。

2. 敛汗疗小便已阴疼　《伤寒论》云："汗家重发汗，必恍惚心乱、小便已阴疼，与禹余粮丸。"禹余粮丸虽然已佚，但是方以禹余粮为主药则是肯定的。本证恍惚心乱，小便已阴痛的原因是津液外泄，心神浮越，尿道失润而致，治疗的关键是迅速止汗。禹余粮质重而涩，既能镇摄浮越之阳气，又固涩外泄之阴津，故能堪此重任。而疗小便已阴疼，这是《别录》说禹余粮"主治小腹痛结烦疼"的很好注解。

仲景一汤一丸用及禹余粮，其主要作用是固涩，非滑脱不禁者勿用。

第十四章 外用药

本章以外用为主的药只5味，简述如下。

1. 铅丹 辛、咸，寒，有毒。功用解毒，生肌，坠痰镇惊。善“解热拔毒，长肉去瘀，故治恶疮肿毒，及入膏药，为外科必用之物也”（《本草纲目》）。铅丹，为橙红色或橙黄色的粉末，还有铅粉（异名粉锡、白粉、胡粉），则为白色的粉末。“胡粉，即铅之变黑为白者也。其作用虽与铅及黄丹同，而无消盐火烧之性”（《本草纲目》）。经方如何用之，详见内文。

2. 雄黄 辛、苦，温，有毒。功用燥湿，祛风，杀虫，解毒。“乃治疮杀毒要药也，而入肝经气分，故肝风，肝气，惊痫，痰涎，头痛眩晕，暑疟泄痢，积聚诸病，用之有殊功。又能化血为水。而方士乃炼治服饵，神异其说，被其毒者多矣”（《本草纲目》）。雄黄广泛的外用价值，详见内文。

3. 矾石（异名白矾、明矾） 酸、涩，寒（气微，味微甜而涩），有小毒（量大刺激性大）。功用消痰，燥湿，止泻，止血，解毒，杀虫。古人总结说“矾石之用有四：吐利风热之痰涎，取其酸苦涌泄也；治诸血痛，脱肛，阴挺，疮疡，取其酸涩而收也；治痰饮，泄痢，崩、带，风眼，取其收而燥湿也；治喉痹痈疽，蛇虫伤螫，取其解毒也”（《本草纲目》）。其“善收湿淫，最化瘀浊，黑疸可消，白带能除”（《长沙药解》）。矾石内服、外用可广泛治疗各科病，详见内文。

4. 露蜂房 性平，味苦咸微甘，有毒。功用祛风定惊，解毒疗疮，散肿定痛，兴阳益肾。内服外用可治疗各科多种难治性病症，详见内文。

5. 蛇床子 辛、苦，温，有小毒。外用有燥湿杀虫止痒之功，内服有温肾助阳之效。故其“功用颇奇，内外俱可施治，而外治尤良。若欲修合丸散，用之于参、芪、归、地、山萸之中，实有利益，然亦宜于阴寒无火之人，倘阴虚火动者，服之非宜”（《本草新编》）。由于蛇床子为“温暴刚烈之品……甄权已谓有毒，濒湖且谓蛇虺喜卧其下，食其子。……外疡湿热痛痒，浸淫诸疮，可作汤洗，可为末敷，收效甚捷，不得以贱品而忽之”（《本草正义》）。蛇床子对男子、妇人、小儿多种皮肤病均有良好功效，详见内文。

上述五味药，皆为有毒之品，故多为外用。中药学所谓毒者有二义：一指气味刚烈者（如麻黄之辛温，大黄之苦寒），用之不当，不良反应较大。二是指部分药物确实含有对人体有害的成分（如乌附之乌头碱，细辛之黄樟醚），用之宜慎。中医有“以毒攻毒”之说，是说上述两类药物用之得当，都能攻除病邪而安正气也。因此，上述外用药亦可内服。而此前讲述的各章之许多以内服为主的药物，亦可酌情外用。

铅　丹（附：铅粉）

【基原与药材】 为用铅加工制成的四氧化三铅。药材为橙红色或橙黄色的粉末，光泽暗淡，不透明，质重，用手指搓揉，先有沙性触及，后觉细腻，能使手指染成橙黄色。有金属性辛味。以色橙红、细腻光滑、无粗粒、见水不成疙瘩者为佳。

【用法与用量】 外用：研末撒、调敷；或熬膏。内服：入丸、散。

【原文】《本经》：铅丹，味辛，微寒。治呕逆，胃反，惊痫，癫疾，除热，下气，炼化还成九光，久服通神明。生平泽。

《别录》：铅丹，止小便利，除毒热脐挛，金疮溢血。生蜀郡。一名铅华，生于铅。

【经方用药】 经方中仅柴胡加龙骨牡蛎汤1方用铅丹。《伤寒论》云：“伤寒八九日，下之，胸满烦惊，小便不利，谵语，一身尽重，难以转侧者，柴胡加龙骨牡蛎汤主之。”其用铅丹的目的有二：一取其气寒，配合大黄泻胃热，使热不上蒸，则谵语可止，即《本经》所曰“除热下气”；二取其质重，配合龙、牡重镇安神，去其烦惊，即成无己所说“收敛神气以镇惊也”。

铅丹有毒，故只宜小量而暂用之。若需久服者，后世多以铁落或磁石代之，既稳妥，疗效亦佳。

附：铅　粉

【基原与药材】 为用铅加工制成的碱式碳酸铅。药材为白色的粉末，或凝聚成不规则的块状，手捻之立即成粉，有细而滑腻感。质重，以色白细腻、无杂质者为佳。

【用法与用量】 外用：研末干撒或调敷，或熬膏贴。内服：1~1.5g；或入丸、散。

【原文】《本经》：粉锡，一名解锡。味辛，寒，无毒。治伏尸，毒螫，杀三虫。

《别录》：粉锡，无毒。去鳖瘕，疗恶疮，堕胎，止小便利。

【经方用药】 经方中没有明确提出用铅粉、粉锡者，仅甘草粉蜜汤中提到用“粉”，有些医家认为是铅粉，但亦有认为是米粉的，两家不仅都能言之成理，而且各有治验病例为证。《本经》言铅粉能“杀三虫”，说明其杀虫的作用是可靠的。临床上使用甘草粉蜜汤，应据具体情况而定，用之缓解腹痛，以米粉为好，若用之杀虫，选铅粉为佳。

另外，还有蛇床子散中的白粉与猪肤汤中的白粉，似为米粉无疑。但后世亦有用铅粉而取得较好疗效的报道，亦不可不知。

雄　黄

【基原与药材】 为硫化物类矿物雄黄的矿石。药材为不规则的块状，大小不一。微有特异的臭气。其中颜色鲜艳、半透明、有光泽者习称“明雄”“雄精”或“腰黄”。以色红块大、质松、无石性者为佳。

【用量与用法】 外用：研末撒、调敷或烧烟熏。内服：入丸、散，0.3~1.2g。

【原文】《本经》：雄黄，一名黄食石。味苦，平，有毒。治寒热，鼠瘘，恶疮，疽，痔，死肌，杀精物、恶鬼、邪气、百虫毒肿，胜五兵。炼食之，轻身神仙。生山谷，山之阳。

《别录》：雄黄，味甘，大温，有毒。主治疥虫，䘌疮，目痛，鼻中息肉，及绝筋，破骨，百节中大风，积聚，癖气，中恶，腹痛，鬼疰，杀诸蛇虺毒，解藜芦毒，悦泽人面。饵服之，皆飞入人脑中，胜鬼神，延年益寿，保中不饥。得铜可作金。生武都、燉煌山之阳，采无时。

【经方用药】《本草经疏》解析《本经》《别录》说：“雄黄，味苦平，气寒有毒，《别录》加甘、大温，甄权言辛、大毒。察其功用，应是辛苦温之药，而甘寒则非也。其主寒热，鼠瘘、恶疮、疽痔、死肌、疥虫、䘌疮诸证，皆湿热留滞肌肉所致，久则浸淫而生虫，此药苦辛，能燥湿杀虫，故为疮家要药。其主鼻中息肉者，肺气结也；癖气者，大肠积滞也；筋骨断绝者，气血不续也；辛能散结滞，温能通行气血，辛温相合而杀虫，故能搜剔百节中大风积聚也。雄黄性热有毒，外用亦见其所长，内服难免其无害，凡在服饵，中病乃已，毋尽剂也。”

经方中用雄黄者有3方，其用皆源于《本经》。

1. 治䘌疮杀百虫 《本经》言雄黄主“恶疮、疽……百虫毒肿”。《别录》谓其主治“䘌疮”。中医认为湿热壅滞，可以生虫而发生肿痛、溃烂。仲景用雄黄疗疮杀虫，其方有二：①《金匮》第三篇雄黄熏方：将雄黄燃后熏肛门，治疗虫“蚀于肛者”。《金匮玉函经二注》说：“蚀于肛，湿热在下。二阴虽皆主于肾，然肝脉循于肛，肛又为大肠之门户。大肠，金也。湿热伤之，则木来侮之，是以虫蚀于此焉！雄黄本主䘌疮杀虫，又有治风之义，故用熏之。”②《金匮》第二十二篇小儿疳虫蚀齿方：取雄黄与葶苈为末，以槐枝点药烙之。《金匮要略直解》说：“小儿胃中有疳热，则虫生而牙龈蚀烂，雄黄味辛，葶苈味苦，辛苦能杀虫故也。”

2. 发散毒热治阳毒 《本经》云雄黄“治寒热”，《别录》言其“主治……百节中大风”，说明雄黄具有发散之功。此外，《本经》与《别录》皆言其有毒，故又可以毒攻毒。仲景正是运用雄黄这两个功能以治阳毒。《金匮》第三篇云："阳毒之为病，面赤斑斑如锦纹，咽喉痛，唾脓血，升麻鳖甲汤主之。"升麻鳖甲汤用雄黄目的有二：一是加强升麻解毒之功；二是借其升散之力，与蜀椒相配，透邪外出。正如《金匮要略心典》所说："其蜀椒、雄黄二物，阳毒用之者，以阳从阳，欲其速散也。"方后注云"取汗"正是此意。

【单方治验】

（一）外科病

1. 痈疽疔疮

（1）痈疽坏烂及诸疮发毒　雄黄五钱，滑石倍用。上为末，洗后掺疮上，外用绵子覆盖相护。凡洗后破烂者，用此贴之。（《世医得效方》生肉神异膏）

（2）疔肿　针刺四边及中心，涂雄黄末。（《千金方》）

（3）手足甲疽　熏黄（雄黄的一种。苏敬《唐本草》载："恶者名熏黄，止用熏疮疥，故名之。"苏颂《图经本草》曰："有青黑色而坚者名熏黄。"）、蛇皮等份为末。以泔水洗净，割去甲，入肉处傅之，一顷痛定，神效。（《本草纲目》第九卷"雄黄"引《近效方》）

编者按　药理研究表明，雄黄对金黄色葡萄球菌、变形杆菌、铜绿假单胞菌及皮肤真菌等均有杀灭或抑制作用。故可治疔疮、甲疽等患。

（4）疔疮恶毒　用雄黄、蟾酥各五分，为末，葱蜜捣丸小米大，以针刺破疮顶，插入，甚妙。（《本草纲目》第九卷"雄黄"引《积德堂方》）

编者按　雄黄辛甘温有毒，功能解毒杀虫、燥湿祛风，为外科常用之品。《本草纲目》言其"乃治疮杀毒要药"。蟾酥甘，辛，温，有毒。《医学入门》载其"治发背疔疮，一切恶肿"。两药合用，疗效更佳。

（5）广东恶疮　雄黄一钱半，杏仁三十粒，去皮，轻粉一钱，为末。洗净，以雄猪胆汁调上，二三日即愈。百发百中，天下第一方。出武定侯府内。（《本草纲目》第九卷"雄黄"引《积德堂方》）

编者按　古代所谓"恶疮"，疑为"梅毒"之患。

（6）白秃头疮　雄黄、猪胆汁和傅之。（《圣济总录》）

编者按　雄黄功效如前述。猪胆汁苦寒，有清热、润燥、解毒之功。《本草拾遗》亦曰："主小儿头疮，取胆汁敷之。"

（7）臁疮日久　雄黄二钱，陈皮五钱。青布卷作大拈，烧烟熏之。（《卫生杂兴》）

（8）痔疮并肠红　雄黄一钱五分，五倍子一两，白矾二钱。共研末，乌梅肉为丸。每服一钱，空心白汤下。（《医方易简》）

2. 蛇缠疮　雄黄为末，醋调涂，仍用酒服。凡为蛇伤及蜂虿、蜈蚣、毒虫、癫犬所伤，皆可用。（《世医得效方》）

3. 蛇咬伤　雄黄一两，生五灵脂一两。共研细末，分成十包，每2小时服一包，每日4至8次，开水送下。另取雄黄二两，研细末，用香烟一两调匀，涂于患处，每日更换2~3次。（《山东医刊》1963；4：23）

4. 疥癣

（1）癣　雄黄粉，大酢和。先以新布拭之，令癣伤，敷之。（《千金翼方》）

（2）遍身虫疥虫癣　雄黄、蛇床子各等份，俱研细，水银减半。以猪油和捣匀，入水银再研，以不见星为度。早晚以汤洗净，搽药。（《姜月峰家传方》）

5. 腋臭　雄黄、石膏各半斤，白矾一斤。石膏研末，放锅内煅成白色，再将雄黄、白矾研细过筛，混合搅匀，密闭保存。用时将手指沾水湿润后，沾适量药粉（约一钱），使成浆糊状（勿过稠或过稀），涂于腋窝部，每日1次，连续涂药至愈。（《全展选编·皮肤疾病》）

6. 酒渣鼻　鼻准赤色。雄黄、硫黄各五钱，水粉（即铅粉）二钱，共研细末，合一处，用（头生）乳汁调傅，不过三五次愈。（《纲目》第九卷"雄黄"引《摄生众妙方》）

编者按　雄黄、硫黄、水粉皆为外科常用之药，都有杀虫、祛风、解毒等作用。常外用治疗疥癣、痈疽、赤鼻、瘰疬等病。据报道，雄黄水浸剂（1:2）在试管内对多种皮肤真菌有不同程度的抑制作用。硫黄内含硫化物，局部外用有溶解角质及杀虫作用。

7. 眉毛脱落　雄黄末一两，醋和涂之。（《纲目》第九卷"雄黄"引《圣济总录》）

8. 带状疱疹

（1）①取雄黄粉50g，加入75%酒精100ml混合。每天搽敷2次。如疼痛剧烈，可在雄黄酊中加入 2% 的普鲁卡因 20ml。治疗 125 例，皆有效。疗程平均为 5.8 天。无副作用及后遗症。(《浙江省·杭州医药》1972；2：27）②有用雄黄 5g，冰片 0.5g，酒精 100ml 混合外搽患部，每日 4~6 次。治疗 10 例，一般在搽药 1~2 天后疼痛减轻，水疱萎缩，红肿逐渐消退，以后自行脱皮而愈。(《辽宁医学杂志》1960；11：37）

（2）用雄黄、蜈蚣治疗带状疱疹 36 例，效果良好。36 例中，男 21 例，女 15 例；年龄 17~63 岁；病程最短 3 天，最长 20 天；发于头面部 5 例，胸背部 26 例，腰腹部 4 例，腹股沟部 1 例。①治疗方法：将蜈蚣焙干，研为细末，与等量雄黄粉混合，加水调至糊状，涂于患处，每日 5 次。用药期间停用其他药物，5 天为 1 个疗程。②结果：5 天内痊愈 29 例，有效 6 例，无效 1 例，总有效率 97%。(任纪林《山东中医杂志》1997；12：569）

原按　*蜈蚣与雄黄治疗带状疱疹有特效，外用后疼痛迅速缓解，疱疹一般 2~3 天结痂。方中蜈蚣通络止痛，解毒；雄黄除有解毒作用外，还能使疱疹溃疡面祛腐、收敛。两药合用，相辅相成，收到止痛、解毒、愈溃之功。*

9. 线状皮炎　①症状：皮肤接触隐翅虫体内毒液后，局部出现条索状皮疹，上有密集的小丘疹、水疱、脓疮，灼热疼痛，触之甚剧。②制法：将雄黄、枯矾等份，研细过筛、混匀，装瓶备用。③用法：取药末适量，兑入适量清茶水，调成糊状，以棉签蘸药擦涂患处，1 日 2 次，一般 3 天可治愈。(喻风朗《中医杂志》1991；1：32）

（二）内科病

1. 癫痫卒倒，常愈常发　雄黄（水飞过）、胆星（俱研细）、蓖麻肉各等份。共研匀，米糊为丸，如绿豆大。每早饭后服一钱，白汤下。(《方脉正宗》)

2. 腹胁痞块　雄黄一两，白矾一两。为末，面糊调膏摊贴。(《集玄方》)

3. 偏头痛　雄黄、细辛等份。研令细。每用一字已下，左边疼吹入右鼻，右边疼吹入左鼻。(《博济方》至灵散）

4. 破伤风　用雄黄粉 15g，豆腐 250g（为成人 1 日量），儿童酌减。将豆腐中心挖一孔，雄黄填于孔内，用挖出之豆腐覆盖，水煮 1 小时。待痉挛停止时将豆腐连汤分 3 次服下，连服 5 天，曾治 2 例，均愈。但由于病例尚少，需继续在实践中验证。(《江苏中医》1963；1：39）

5. 热带性嗜伊红细胞增多症　雄黄中含有三硫化二砷，用雄黄治本病 1 例，结果取得明显效果。用量：每次 1.2g，日服 2 次。服后 4 天气促、咳嗽均减轻，肺部啰音消失，血检白细胞由 18.3×10^9/L 降为 8.4×10^9/L，嗜伊红细胞由 63% 降为 24%，X 线胸片复查与治疗前对比有明显吸收，自觉症状消失出院。(《福建中医药》1960；3：41）

6. 流行性腮腺炎　用雄黄 45g，明矾 50g，冰片 3~5g，共研细末，装入有色瓶中密闭备用。每次取 3~5g 置小杯中，酌加 75% 酒精调成糊状，涂于局部，每日 2~3 次。治疗 16 例（腮腺高度肿胀，体温在 38℃左右），1~2 天后即明显消肿，体温恢复正常；第 3 天症状完全消失。较对症治疗组（计 20 例，疗程为 5~15 天）疗程明显缩短。(《江苏中医》1957；3：16）

矾石（明矾）

【基原与药材】　为矿物明矾石，经加工提炼而成的结晶。药材为不规则的结晶体，大小不一。无色，透明或半透明，表面略平滑或凹凸不平，具细密纵棱，有玻璃样光泽。质硬而脆、易砸碎。气微，味微甜而涩。以色白、透明、质硬而脆、无杂质者为佳。

【用法与用量】　内服：入丸、散，0.6~3g。外用：研末撒或调敷。

【原文】《本经》：*矾石，一名羽碮。味酸，寒，无毒。治寒热，泄利，白沃，阴蚀，恶疮，目痛，坚骨齿。炼饵服之，轻身，不老，增年。生山谷。*

《别录》：礬石，无毒。除固热在骨髓，去鼻中息肉。岐伯云："久服伤人骨。"能使铁为铜。一名羽泽。生河西及陇西、武都、石门，采无时。

【经方用药】《本草经疏》解析《本经》《别录》说："矾石，味酸气寒而无毒，其性燥急收涩，解毒除热坠浊。盖寒热泄痢，皆湿热所为；妇人白沃，多由虚脱，涩以止脱故也。阴蚀恶疮，亦缘湿火，目痛多由风热。除固热在骨髓坚齿者，髓为热所劫则空，故骨痿而齿浮，矾石性入骨除热，故亦主之。去鼻中息肉者，消毒除热燥湿之功也。”

矾石《本经》云：“味酸寒”，《药性论》云“涩”。其性味当为酸涩而寒。主要功能据《本经》“治寒热，泄利，白沃”等，应为清热燥湿收涩，另外，矾石质重，当能降湿气。经方有4首用及矾石，用于治疗下列4种病症。

1. 除湿热黄疸 《金匮》第十五篇云：“黄家日晡所发热，而反恶寒，此为女劳得之。膀胱急，少腹满，身尽黄，额上黑，足下热，因作黑疸，其腹胀如水状，大便必黑，时溏，此为女劳之病，非水也。腹满者难治，硝石矾石散主之。”该方取矾石清热燥湿降气，配硝石破坚消积，使凝结之湿热下行。

2. 止湿热白带 《金匮》第二十二篇云：“妇人经水闭不利，脏坚癖不止，中有干血，下白物，矾石丸主之。”本证是由于经水不利，使瘀血停阻于内，瘀血郁为湿热，下注而形成带下病。矾石清热燥湿，可去胞宫湿热而除白带，烧后其燥湿之力更强。病以瘀血为本，因此应当配合内服活血化瘀消癥之品，标本兼顾，以图根治。

3. 治脚气湿气上冲 《金匮》第五篇云：“矾石汤：治脚气冲心。”矾石汤仅矾石一味，以浆水煎沸“浸脚良”。尤在泾云：“脚气之病，湿伤于下而气冲于上，矾石味酸性燥，能却水收湿解毒，毒解湿收，上冲自止。”

4. 治风痰眩晕 《金匮》第五篇云：“侯氏黑散：治大风四肢烦重，心中恶寒不足者。”脾虚内生痰浊，肝阳挟痰浊上蒙清窍则眩，痰浊旁溢四肢则烦重，痰浊痹阻阳气则心中恶寒。侯氏黑散共计14味药，方用菊花息风，矾石降气化痰，另配有益气健脾之参术苓等，以治其本。本方揭示矾石可用于痰浊上蒙之证。

【单方治验】

（一）内科病

1. 癫狂

（1）治癫狂因忧郁而得，痰涎阻塞包络心窍者　白矾三两，川郁金七两。二药共为末，糊丸梧桐子大。每服五六十丸，温汤下。(《本事方》白金丸）

（2）狂躁型精神病　取明矾、冰糖各120g，加水600ml，浓煎成200ml。空腹时1次顿服100~200ml。治疗3例狂躁型精神病，经分别服药1~2次即恢复正常。患者服药后均出现不同程度的呕吐，呕吐物为黏稠状液体；两例于呕吐后出现水样腹泻。经短时间吐泻即自止，随后便呈现出困倦状态而安静入睡。其中1例女性患者于服药后第2天狂躁制止，语言清楚；2例男性患者次日狂躁好转，经支持疗法于第3日再次服明矾煎液，出现轻微呕吐后即安静入睡，苏醒后狂躁消除，语言清楚，行为正常。报道指出：明矾煎剂是通过涌吐、泄下来达到治愈目的的，因此治疗前对患者的全身情况应做周密观察检查。年老、体弱及合并有慢性胃肠病、心血管疾患以及孕妇，均应禁忌。出现呕吐反应时，应注意电解质的平衡。(《江苏中医》1963；1：37）

2. 癫痫

（1）治风痰痫病　生白矾一两，细茶五钱。为末，炼蜜丸如梧子大。一岁十丸，茶汤下。大人五十丸，久服痰自大便中出。(《卫生杂兴》化痰丸）

（2）治癫痫　白矾研粉，每日早晚各服1次，每次3~4.5g。一般发病1~2个月者服药20天，半年者服药1个月，1年以上者服药1~3个月。试治5例，均控制发作，分别经4个月至3年观察，未见复发。(《福建中医药》1962；6：239）

3. 中风

（1）治中风痰厥，四肢不收，气闭膈塞者　白矾一两，牙皂角五钱。为末，每服一钱，温水调下，吐痰为度。(《本草纲目》)

（2）治初中风失音不语，昏冒不知人，先宜吐风痰，令省觉　白矾二两（生用），生姜一两（连皮擦碎，水二升，煮取一升二合）。上二味，先细研白矾为末，入浓煎生姜汤研滤。分三服，旋旋灌，须臾吐出痰毒，眼开风退，方可救治。若气衰力弱，不宜用猛性药吐之，设吐得痰毒，别增疾。(《圣济总录》白矾散）

4. 胃肠炎　消化性溃疡

（1）治慢性胃炎、胃及十二指肠溃疡　明矾九份，淀粉一份。用冷水做丸，如黄豆粒大小。每日服三次，每次二至三钱。(内蒙古《中草药新医疗法资料选编》)

（2）治肠炎　明矾研末，装入胶囊。每天服2次，每次两个胶囊，温开水送下。(辽宁《中草药

新医疗法资料选编》）

（3）治例

李某某，男，5岁。患儿吃多拉多已半年。查：形瘦色黄黑而干，腹大背凸，大便镜检：无红、白细胞。诊断：消化不良性腹泻。予白矾治疗。为了适口，令做白矾相对较多的香油油条随意吃，2日而愈。

刘某某，男，35岁。1个月前患急性肠炎后，遗留大便次数多而量大，为成形软便，其味恶臭，多食易饥。查：肠鸣音活跃。诊断："慢性肠炎"。予白矾2g，日服2次，3日而愈。

刘某某，男，60岁。烧心吐酸伴胃脘规律性疼痛3年，遇冷加重。诊断："消化性溃疡"。予白矾2g，鸡子1枚，加适量热开水使成汤状，顿服，日2次，连用3天症状悉除。（刘文汉治验）

编者按　白矾既能收敛，又有抗菌、制酸作用，所以对消化系统疾病治疗面广，疗效良好。

5. 上消化道出血　鼻衄　外伤出血

刘某某，男，60岁。吐血、便血一昼夜，神志尚清，面色黄白，脉芤数。化验血色素5g。诊断：上消化道出血。予白矾末、鸡蛋温水调服，当日血止。

白某某，女，75岁。鼻中滴血连珠已半日，曾用肾上腺素棉球堵塞等措施无效。予棉球蘸白矾末堵塞鼻腔出血处，血立止。

张某某，女，60岁。因左锁骨上破溃性淋巴结核行扩疮术，术后回病房时，因咳嗽致颈部动脉破裂，血出成柱状，高达耳垂。立即填塞白矾末压迫，血立止。

白某，女，17岁。刀伤中指末节，血流如注，急敷白矾末，局部加压包扎，血立止，一期愈合。（刘文汉治验）

编者按　白矾是直接用于出血部位的收敛止血药，而且止血极快，数秒钟即可起效，又有抗菌作用，所以用于局部止血既能立即止血，又能防止感染，诚属止血特效药。

6. 遗尿　治妇人遗尿不知：矾石（熬）、牡蛎（熬）各三两。上二味，捣筛为散，酒服方寸匕。亦治丈夫。（《千金翼方》）

7. 久泻　治老人久泻不止：诃黎勒三分（煨，用皮），白矾一两（烧灰）。上药，捣细罗为散。每服不计时候，以粥饮调下二钱。（《圣惠方》诃黎勒散）

8. 传染性肝炎　取明矾研粉装入胶囊，每次1g，日服3次；或每日顿服3g。亦可用枣泥850g，加入甘油500ml，捣成泥膏状，和入明矾粉500g，制成丸剂，每日顿服9g，孕妇减半。儿童以5%明矾糖浆口服，按年龄酌减。均于空腹时服。一般以10~30天为一疗程。初步观察，有使症状很快改善、黄疸及早消退、肝功能迅速恢复等作用。据76例的观察，用药后一般症状和黄疸平均消退日数分别为4.9和12.6天。住院日数8~36天不等（平均19.6天）。出院时除症状完全消失外，肝肿大及肝功能试验，绝大多数病例均恢复或接近正常。此外，明矾对肝硬化引起的黄疸及阻塞性黄疸亦有疗效。服药后除偶有恶心或便秘外，无其他不良反应。（《浙江中医杂志》1959；8：23。《福建·医学文摘》1962：92。《新中医药》1958；1：28。《湖南科技情报·传染性肝炎专刊》1960：23）

编者按　《金匮要略》黄疸病篇以硝石矾石散之两味药治"黑疸"（肝硬化），张锡纯用此方治慢性肝炎，说明矾石治肝病之特殊功用。

9. 腋臭　治腋下狐臭：矾石绢袋盛之，常粉腋下。（《本草纲目》）

（二）外科病

1. 痈疽疔疮

（1）治痈疽肿毒　李迅《痈疽方》云：凡人病痈疽发背，不问老少，皆宜服黄矾丸。服至一两以上，无不作效，最止疼痛，不动脏腑，活人不可胜数。用明亮白矾一两生研，以好黄蜡（即蜂蜡，或称蜜蜡。为中华蜜蜂等公蜂分泌的蜡质经精制而成）七钱溶化，和丸梧子大。每服十丸，渐加至二十丸，熟水送下。如未破则内消，已破即愈合。如服金石发疮者，引以白矾末一二匙，温酒调下，亦三五服见效。有人遍身生疮，状如蛇头，服此亦效。诸方俱称奇效，但一日中服近百粒，则有力。此药不惟止痛生肌，能防毒气内攻，护膜止泻，托里化脓之功甚大，服至半斤尤佳，不可欺其浅近，要知白矾大能解毒也。今人名为蜡矾丸，用之委有效验。（《纲目》第十一卷"矾石"附方）

编者按　白矾酸寒有毒，有解毒、杀虫、燥湿、消痰之功。《本经》载其治"阴蚀恶疮"。《药性论》谓之"治鼠漏瘰疬"。《本草蒙筌》说："敷脓疮收水。"《医林纂要》说："生用解毒，煅用生肌却水。”蜂蜡，性味甘平，有解毒、生肌、定痛之功，还有缓和白矾毒性及赋形的作用。本方可用治疮痈内攻、久溃不敛等证。

（2）治疗肿恶疮　白矾（生用）、黄丹各等份。上各另研，临用时各抄少许和匀，三棱针刺疮见血，待血尽上药，膏药盖之。（《卫生宝鉴》二仙散）

2. 瘙痒（荨麻疹）　①一般资料：年龄最大的为70岁，最小的为3岁；男性32例，女性28例；治疗时间最短1天，最长7天。②治疗方法：白矾10g，花椒5g，食盐10g，以上药味煎20分钟后，取汁250ml，早晚各擦洗1次。③结果：斑疹消退，痒症解除，皮肤舒感为痊愈。用药1~3剂痊愈42例，3~6剂治愈26例，效果欠佳2例。3例在2个月内复发，原方继治，仍显效。（李志刚，等《新疆中医药》1998；1：63）

3. 疥疮　马某某，男，15岁。全身瘙痒1月余。查：全身泛起大小不等的小丘疹，以腹部和阴囊部为重。诊断：疥疮。予白矾适量，轻粉少许研极细末，蘸香油在手掌挫擦，然后再用手掌在病处挫擦，日2次，4日愈。（刘文汉治验）

编者按　中医认为疥疮与潮湿有关，矾石功能燥湿杀虫。现代药理研究证明矾石能杀疥虫。

4. 痔疮（血栓性外痔　内痔　肛窦炎）

白某某，女，40岁。肛门突然肿痛2日就诊。查：膝胸位5点处凸起乳头状紫红色肿块1枚。诊断：“血栓性外痔”。予白矾末30g，加温水1000ml，先熏后坐浴泡洗肛门20分钟左右，每日3次，连用3天痛止肿消。

李某某，男，65岁。间断便血，便时直肠脱出肛外，便后可自行还纳1年，伴肛门坠胀感半年就诊。查：肛镜示：肛窦肿胀红赤，直肠有4枚紫红色肿块，并有黏膜损害。诊断：“内痔Ⅱ期”“肛窦炎”。予白矾6g，加温水100~150ml，行保留灌肠，日2次，连用1周愈。（刘文汉治验）

编者按　刘文汉为编者（吕志杰）同窗好友。他长期临床，勤于实践，胆大心细，具有丰富的临床经验。

据《中药大辞典》转载：将明矾制成注射液，对内痔、脱肛、子宫脱垂等都有良效。另外，用之（枯矾、冰片）制成混悬液，用于控制烧伤创面铜绿假单胞菌感染者254例，具有明显的抑制作用。

（三）五官科、妇科、儿科病

1. 鼻中息肉，不闻香臭　烧矾石末，以面脂和，绵裹着鼻中，数日息肉随药消落。（《千金方》）

2. 鼻痔臭不可近，痛不可摇　白矾（煅枯）二钱，硇砂五分。共为细末，每用少许点上。（《医学心悟》白矾散）

3. 牙齿碎坏　患齿碎坏，欲尽者。常以绵裹矾石含嚼，吐去汁。（《纲目》第十一卷“矾石”引《肘后方》）

4. 治齿断间津液、血出不止　矾石一两（烧），水三升，煮取一升，先拭血，乃含之。已后不用，朽人牙根。（《千金方》）

5. 衄血不止　枯矾末吹之。（《圣济总录》）

6. 赤目风肿　甘草水磨明矾敷眼胞上效，或用枯矾频擦眉心。（《濒湖集简方》）

7. 中耳炎

（1）急慢性化脓性中耳炎：枯矾二钱，冰片四分，五倍子五分。共研细末。将外耳道脓性分泌物用棉棒擦干后，吹入上药，一日三次。（《全展选编·五官科》）

（2）用10%明矾液滴耳，每日1次。治疗50例，用药2~15次后，痊愈32例，显著进步14例。少数因感冒、洗浴而复发。初步观察，明矾液有去腐生新和使中耳腔干燥等作用。（《旅大·医药科研资料汇编》1959：311）另有用10∶1的枯矾、冰片混悬液滴耳，治疗34例，结果有12例经6~20次用药后，耳腔干燥。（沈阳医学院《论文摘要·五官科、皮肤科》1960：14）

8. 妇人阴痒脱　矾石，熬，末之。每日空腹酒和服方寸匕，日三次。（《千金翼方》）

9. 小儿脐中汁出不止兼赤肿　白矾烧灰，细研敷之。（《圣惠方》）

结　语

矾石又名白矾、明矾，煅后称为枯矾。性味酸、咸，寒。归肺、肝、大肠经。外用（多煅成枯矾）解毒杀虫，收湿止痒；内服（多用生矾石）祛痰燥湿，敛肺止血。矾石首见于《山海经》，云：“女床之山，其阳多赤铜，其阴多石涅。”郭璞注云：“即矾石也，楚人为涅石，秦人名为羽涅也。”《本经》亦将矾石称“羽硁”，载于上品。经方用矾石，取其清热、燥湿、降气、止带等功用。古今医家取其治疗内科肝病、胃病、黄肿、癫痫、泄泻、出血证，妇科白带、子宫脱垂，外科痈疽、瘙痒、疥疮、痔疮，以及五官科等疾病，用之得当，疗效奇特。

矾石主要含硫酸铝钾。本品对多种球菌和杆菌有抑制作用；有明显抗阴道滴虫作用；能和蛋白化合成难溶于水的蛋白化合物而沉淀，用于局部创伤出血。内服刺激胃黏膜而引起反射性呕吐，故用之宜慎重。内服多入丸、散，量不可大。

蜂窝（露蜂房）

【基原与药材】 为胡蜂科昆虫大黄蜂或同属近缘昆虫的巢。质轻，似纸质，略有弹性，捏之不碎，气特殊，味淡。以单个、整齐、灰白色、桶长、孔小、体轻、略有弹性、内无幼虫及杂质者为佳。

【用法与用量】 外用：研末调敷或煎水熏洗。内服：煎汤3~5g；或烧存性研末。

【原文】《本经》：露蜂房，一名蜂肠。味苦，平，有毒。治惊痫，瘛疭，寒热邪气，癫疾，鬼精，蛊毒，肠痔。生山谷。

《别录》：露蜂房，味咸，有毒。主治蜂毒，毒肿。一名百穿，一名蜂果力。生（牛羊）（牛可）。七月七日采，阴干。

【经方用药】 蜂窝，《本经》与《别录》均名“露蜂房”。蜂窝为俗名。《本经》云其主“肠痔”，《别录》云其主“毒肿”，可见其有解毒散结之功。经方中仅1方用之。

《金匮》第四篇中治疗癥瘕疟母的鳖甲煎丸，在软坚化癥的基础上，用蜂窝解毒散结。

现代用量：煎服1日量为6~10g，外用适量。需要说明一点，历代本草皆记载其有毒，但近年来一些临床医家观察，并未发现任何不良反应。惟阳证痈疮溃后不宜使用。

【单方治验】

（一）内科病

1. 重舌　治重舌口中涎出：蜂房烧灰细研，以好酒和傅之，日三四次。（《圣惠方》）

2. 阳痿　蜂房炙存性，研末。每服6g，睡前服，有兴阳起痿作用。得效即停服。（《虫类药的应用》）

3. 遗尿　遗尿虽为小恙，但原因较多，部分病例不易根治。考唐《新修本草》记载蜂房能治“遗尿失禁”，可是《子母秘录》却又说它能治二便不通。由此可知，本品治疗遗尿，重在温阳益肾以固本。凡遗尿久治不愈，病情顽缠，体质虚弱者，均可选用。制服法：露蜂房炙存性，研极细末。成人每服3~6g，年幼者酌减，1日2次，黄酒或开水送下。如有其他兼症，宜配合煎剂调治。治例：陈某，男，25岁，工人。自幼即患遗尿，迄今未已，每三、五日一作，辛劳时则增剧。求治多年罔效，颇以为苦。顷方新婚，内心尤感苦闷。察其面色不华，询之有怯冷，腰酸之征，结合脉右尺沉弱，乃下元亏虚，命火不振之候。予蜂房散60g，嘱每服6g，一日2次，开水送下。但患者误以为每服30g，竟于二日服完。药后宿疾顿愈，未发生任何副作用。然此过量之剂，终不足为法，仍以小量连服或递加为宜。（《虫类药的应用》）

4. 咳嗽　喘证（慢性支气管炎）

（1）安徽宿县地革会科技小组（《科技情况》1973年），采用民间验方“蜂房末炒蛋”，经治203例慢支，其有效率分别为92.6%、88.6%及81.8%，控制主要症状的时间（60%以上病人）在3天内。可知本方不但疗效高，而且见效快。经临床观察，本方除具有止咳化痰及平喘的效能外，还有催眠、增加食欲及止血的作用。用法：露蜂房粉1.5~3g，鸡蛋1个（去壳），放锅内混合，不用油盐，炒熟，于饭后一次服用，每日1~2次。副反应：只有少数病人服后有头晕、恶心、腹泻、心悸，不需停药。治例：邱某某，男，50岁，农民。患慢支6年。每年冬天加重，平时受凉即犯。这次治疗前咳嗽频繁，咳痰很多，伴气喘而不能平卧。查体：二肺可闻及哮鸣音（+）。胸透：纹理增加。血检：白细胞11×10^9/L。诊断为：“喘息型慢支”。中医辨证：虚寒型。服药第2天，咳嗽明显好转，咳痰减少，食欲增加，由原来一顿1.25两，增至一顿5两。服用一疗程（10天）后，咳嗽消失，咳痰明显减少，喘息也基本控制。（《虫类药的应用》）

（2）民间流传一治慢性支气管炎的单方，由露蜂房、钩藤各9g组成，谓连服7日即可奏效。证之临床，凡久咳不已，或时作时辍，时轻时剧，咳时面红气急，涕泪俱出者，用之确有疗效。（《虫类药的应用》）

5. 关节肿痛　去痛酒：蜂房60g，生川、草乌各15g，75%酒精300ml浸泡半月。以药棉蘸擦关节肿痛处，或浸纱布湿敷。对关节肿痛而有冷感者最为适合，如为热痹则不宜用。(《虫类药的应用》)

6. 骨结核　骨髓炎　关节炎

（1）以上3种疾病均较顽固，但以解毒疗疮、散肿定痛、蠲痹通络之虫类药组成的“四味解毒丸”（炙蜂房、地鳖虫、全蝎、蜈蚣等份，研细末，水泛为丸如绿豆大，每服3g，一日2次）治之，有较好的疗效。南京铁道医学院附院外科使用多年，甚感满意。(《虫类药的应用》)

（2）骨结核乃毒痰凝结为患，治之必须开其腠理，解其寒凝，气血乃行，毒亦随之而消，自无不愈。遂拟定“蜂房散”治之，收到显效。处方：蜂房、血余炭、大熟地各60g，蛇蜕、蝉蜕、僵蚕各30g，共为细末，每次服3g，日2次，黄酒为引。本方治骨结核无漏孔者最合，体虚过甚者服之易致呕吐，可减小剂量，配合阳和汤并用为宜。(哈尔滨市中医学术经验继承小组《黑龙江中医药》1966；6)

7. 寸白虫　蛔虫　蜂窠烧存性，酒服一匙，虫即死出。(《生生编》)

（二）妇科病

1. 不孕症　崩中漏下，青黄赤白，使人无子：蜂房末，三指撮，酒服之。(《千金方》)

2. 乳痈（急性乳腺炎）

（1）女人妒乳（此证因新生儿未能吮乳，或乳胀捏其汁不尽，导致乳汁蓄结，与血气相搏，壮热大渴，全乳胀硬掣痛，迟则为痈）乳痈汁不出，内结成脓肿，名妒乳。用蜂房烧灰，研，每服二钱，水一中盏，煎六分，去渣温服。(《本草纲目》第三十九卷“露蜂房”引《简要济众方》)

编者按　露蜂房味甘、性平，有毒。《日华子本草》谓治“乳痈”，《本草汇言》载“散疔肿恶毒”。药理研究证实，露蜂房有抗炎、镇痛和抗菌作用。

（2）**蜂房散**　该散治疗急性乳腺炎26例，治愈率88.4%，有效率为92.3%，平均治愈时间仅为2.1天，疗效颇为显著。制服法：将蜂房拣净撕碎，置锅中，以文火焙至焦黄（忌焦黑），再研细末，瓶贮备用。每服2~3g，每4小时一次，以热黄酒一两冲服。如连服3天有明显进步而未全部消散者，可续服之。倘服后无明显好转而有化脓趋势者，应考虑手术。服药期间，应多饮开水，避风寒，多静息。重症可辅以热敷。已有化脓倾向者，则不宜服用。(杨中学《中医杂志》1963；11：407)

原按　蜂房散为民间流传较广的治乳痈的单方，可是医者却很少知道采用；新中国成立后在搜集单方运动中，才加以发掘。

3. 乳癌　乳癌散：本方出自《验方新编》。临床初步观察，乳癌初起，服本方1个月可使坚核趋向缩小；连服2~3个月，轻者即愈；稍重者，则需较长期连续服用。处方：炙蜂房、苦楝子、雄鼠粪各等份，炒研细末（或水泛为丸），每服9g，开水或米酒送下，间日服1次，江苏海门县中医院用本方加山羊角（用量为它药之双倍），制为“乳癌丸”，每服9g，1日2次，开水送下。据称疗效更好，可以试用。(《虫类药的应用》)

4. 清水样带下　带下多因肝郁脾虚，湿热下注，或肾阳不振，下元亏虚，或感受湿毒而致。一般辨证用药，均可取效。惟偶见一种“清水样带下”，类似“白崩”，殊为顽固；如于常规用药中伍以蜂房，则疗效显著。殆因蜂房具有独特的温阳益肾、解毒散肿之功。(《虫类药的应用》)

（三）儿科病

1. 脐风　小儿脐风湿肿久不瘥：露蜂房烧末，敷之效。(《子母秘录》)

2. 喉痹　治小儿喉痹肿痛：蜂房烧灰，以乳汁和一钱匕服。(《食医心镜》)

3. 百日咳　露蜂房1个，先用开水泡4~5次，至无红汤为止，再用清水漂数次，然后用纱布包好，加水两碗，煎数沸。再加冰糖一两，煎取药汁，候温顿服。对百日咳有一定效果。(《虫类药的应用》)

4. 哮喘（慢性支气管炎）　采用前述“蜂房末炒蛋”验方治疗慢支多例，收效良好，用于小儿，效尤显著。如戴某，女，5岁，患哮喘性慢支，已3年余，逐步增剧；夏季略平，入秋以后即转剧，咳喘不已，痰咯不爽，夜难平卧，汗出肢冷，苔薄腻，脉细数。此寒痰蕴肺，气失降和，治宜温肺化痰定喘，予炙蜂房30g，研细末，每日取2g和鸡蛋1枚拌搅炒食。第3日显著好转，6日而平。据其家长反映，此法比过去所用中西药物之效均较优，且能稳定不发。(《虫类药的应用》)

（四）外科病

1. 蜂螫肿疼 蜂房为末，猪膏和傅。或煎水洗。（《本草纲目》第三十九卷“露蜂房”引《千金方》）

编者按 蜂房，性味甘平，有毒。有祛风、攻毒等作用。为治蜂毒之专效药。《名医别录》载其“疗蜂毒，毒肿”。《日华子本草》亦曰：“蜂叮，恶疮，即煎洗。”《本草汇言》谓其“驱风攻毒，散疔肿恶毒”。故而本方用之以毒攻毒，又以甘凉之猪脂膏赋形，更增其祛风解毒之功。现代临床用于治疗多种疮疡肿毒及感染性疾病，效果满意。据现代研究，露蜂房含有蜂蜡、挥发性蜂房油（有毒，内服可导致急性肾炎）等成分。具有抗菌、消炎、镇痛等药理作用。

2. 风痒 风气瘙痒及瘾疹。蜂房（炙）、蝉蜕等份，为末。酒服一钱，日三服。（《本草纲目》第三十九卷“露蜂房”引《姚僧坦集验方》）

3. 疖 软疖频作。露蜂房二枚，烧存性。以巴豆二十一粒，煎清油二三沸，去豆。用油调傅，甚效。（《本草纲目》第三十九卷“露蜂房”引《唐氏得效方》）

4. 疽 疮痈（化脓性感染） 取蜂房1两，加水1000ml，煮沸15分钟，过滤去渣。用于浸泡或冲洗创面，每日1~2次，每次以洗净创面脓液、污物为度，洗后创面用消毒纱布敷盖。本法对外伤性感染、手术后伤口感染、疖、痈、烫伤、蜂窝织炎、新生儿皮下坏疽等均有一定疗效，特别对于坏疽性（溃烂的）和化脓性的疮面更为有效。药液具有去腐、生肌、消炎、止痛等作用，并能促进创口早期愈合。但对伴有发热及全身中毒症状者，则应酌情配合其他药物治疗。（《山东省·聊城医药技术资料》1972；3：6）

5. 疔疮 潮安县风塘中学红医班科研组用“蜂房散”（《中医杂志》1972；8：57）治疗疔疮60例，有效率为100%。发病部位均在面部，未用任何药物配合，值得推广使用。处方：蜂房1个，三黄（黄芩、黄连、黄柏各等量）末5g。制法：蜂房烧存性（以烧至黑褐色为度，切不可烧成灰烬），研末，与三黄末混合即成。用法：菜油调敷患处。若敷上之药能持续保存，即不必换药。一般在敷药2天内出脓，至第3天就可结痂痊愈。（《虫类药的应用》）

6. 脱疽（闭塞性脉管炎） 手指、足趾色黑内陷，痛不可忍，逐节脱落：用蜂房炙研细末，以醋调搽，每日一换；并内服《石室秘录》之“驱湿保脱汤”（苡仁90g，茯苓60g，桂心3g，白术30g，车前子15g，每日1剂，连服10剂），有一定的疗效。（《虫类药的应用》）

（五）口腔科病

牙龈脓肿 牙痛 走马牙疳 牙根腐烂 ①牙龈脓肿多由阳明经蕴热，随经熏灼于上，治宜清胃降火、解毒消痈；而肾主骨，齿为骨之余，又宜兼以益肾。处方：炙蜂房、玄参、骨碎补各9g，水煎服，每日1帖，连服3~5帖可愈。②用露蜂房一小块，加水一小碗，煮沸待温，含漱，治牙痛甚效。③对于走马牙疳，牙根腐烂者，用蜂房加冰片少许，研细末，吹数次可效。（《虫类药的应用》）

结　语

蜂窝，《本经》《别录》及目前均称露蜂房。性平，味苦咸微甘，有毒。入肝、肾、胃三经。具有祛风定惊、解毒疗疮、散肿定痛、兴阳益肾等作用。既能内服，又可外用。对内、妇、儿、外、口腔等各科许多疾患有疗效。

据现代研究，蜂房有强心、利尿、止血、驱虫等作用。本品含有蜂蜡、树脂、挥发油、钙、铁等。

历代本草均谓蜂房有毒，但有的医家临床实践观察，虽服大量，亦未发现毒性反应。故治用一般剂量效果不佳时，可适当加大用量。

蛇　床　子

【基原与药材】 为伞形科植物蛇床的果实。气香，味辛凉而有麻舌感。以颗粒饱满、灰黄色、气味浓厚者为佳。

【用法与用量】 内服：煎汤，3~9g；或入丸散。外用：煎水熏洗；或作坐药（栓剂）；或研末撒、调敷。

【原文】《本经》：蛇床子，一名蛇粟，一名蛇米。味苦，平，无毒。治妇女阴中肿痛，男子阴痿，湿痒，除痹气，利关节，癫痫，恶疮。久服轻身。生川谷及田野。

《别录》：蛇床子，味辛、甘，无毒。主温中下气，令妇人子脏热，男子阴强。久服好颜色，令人有子。一名虺床，一名思益，一名绳毒，一名枣棘，一名墙蘼。生临淄。五月采实，阴干。

【经方用药】《本草经疏》解析《本经》《别录》说："蛇床子，味苦平；《别录》辛甘无毒；今详其气味，当必兼温燥，阳也。故主妇人阴中肿痛，男子阴痿湿痒，除痹气，利关节，恶疮。《别录》温中下气，令妇人子脏热，男子阴强，令人有子。盖以苦能除湿，温能散寒，辛能润肾，甘能益脾，故能除妇人男子一切虚寒湿所生病。寒湿既除，则病去，性能益阳，故能已疾，而又有补益也。"经方中仅1方用及蛇床子，即取其主"湿痒"，"令妇人子脏热"之功。

《金匮》第22篇云："妇人阴寒，温阴中坐药，蛇床子散主之。"尤在泾说："阴寒，阴中寒也，寒则生湿，蛇床子温以去寒，合白粉，燥以除湿也。"其实蛇床子本身即能燥湿。

现在看来，此证乃阴寒湿浊之邪凝着下焦所致，包括现代医学所述的滴虫性阴道炎及非滴虫性阴道炎。蛇床子具有抗滴虫的作用。

【单方治验】

（一）男科病

1. 阳痿 治阳不起：菟丝子、蛇床子、五味子各等份。上三味，末之，蜜丸如梧子。饮服三十丸，日三。（《千金方》）

编者按 有的学者认为，蛇床子具有温肾助阳、散寒燥湿、祛风杀虫等功能。目前临床上多取其燥湿祛风杀虫作用，外用治疗外科、妇科及皮肤科诸疾，而其补肾壮阳作用却不被人重视，不少医生已不习惯用其补虚，这是非常遗憾的。通过对各个历史时期应用蛇床子补肾壮阳治疗虚证情况的考证，可知其有补虚功效。（王滨生《中国中药杂志》1995；1：53）

2. 阴囊肿痛 治男子阴肿胀痛：蛇床子末，鸡子黄调敷之。（《永类钤方》）

3. 湿疹 治阴囊湿疹：蛇床子五钱，煎水洗阴部。（江西《草药手册》）

编者按 《本经》曰蛇床子"治妇人阴中肿痛，男子阳痿，湿痒"。《药性论》说用蛇床子"浴男子阴，去风冷，大益阳事"。蛇床子是一味"温暴刚烈之品"（《本草正义》），用之外用（洗浴、调敷）或内服，可治男子妇人由于寒湿侵于下焦所致的阴痒、阴肿以及阳痿、性欲冷淡。

（二）妇科病

1. 阴痒（滴虫性阴道炎）

（1）阴痒 治妇人阴痒：蛇床子一两，白矾二钱。煎汤频洗。（《濒湖集简方》）

（2）滴虫性阴道炎 治疗方法：先用10%蛇床子煎液500ml，冲洗阴道，然后将0.5g的蛇床子片剂（由蛇床子提取物制成）2片纳入阴道。连续治疗5~7天为1个疗程。结果：经近百例观察，多数用1个疗程即可治愈，滴虫转阴，痒感消失，阴道清洁，白带消失或显著减少。此外，试用于非滴虫性阴道炎，也有减少白带分泌物的作用。对有宫颈糜烂者，应用后未见不良反应。（《中医杂志》1956；5：250）

编者按 滴虫性阴道炎，以带下、阴痒为主症。其病因为湿，"湿生虫"，虫蚀则瘙痒不止。蛇床子之功用，早在《本经》即说主治"湿痒"。《本草新编》谓："功用颇奇，内外俱可施治，而外治尤良。"《本草正义》指出：蛇床子对"外疡湿热痛痒，浸淫诸疮，可作汤洗，可为末敷，收效甚捷，不得以贱品而忽之。"有两篇文献报道治疗滴虫性阴道炎：①蛇床子五钱，水煎，灌洗阴道。（江西《草药手册》）②蛇床子一两，黄柏三钱。以甘油明胶为基质做成（2g重）栓剂，每日阴道内置放一枚。（内蒙古《中草药新医疗法资料选编》）上述报道亦可佐证，蛇床子确是一味主治"湿痒"滴虫性阴道炎的良药，惟"片剂"一般无条件提取。仍可遵守原方用法；或采用水煎剂熏洗阴道法；可两法并用。

2. 阴挺（子宫脱垂）

（1）治妇人子脏挺出 蛇床子一升，酢梅二七枚。水五升，煮取二升半，洗之，日十过。（《僧深集方》蛇床洗方）

（2）治产后阴下脱 蛇床子一升，布裹炙熨之，亦治产后阴中痛。（《千金方》）

3. 白带 治白带因寒湿者：蛇床子八两，山茱萸肉六两，南五味子四两，车前子三两，香附二两（俱用醋拌炒），枯白矾五钱，血鹿胶（火炙酒淬）五钱。共为细末，山药打糊丸梧子大。每早空心服五钱，白汤送下。（《方脉正宗》）

（三）小儿科病

1. 癣 治小儿癣：蛇床实，捣末，和猪脂敷之。（《千金方》）

2. 疮

（1）治小儿唇口边肥疮，亦治耳疮、头疮、瘑疮　白矾一两（烧灰），蛇床子一两。为末，干掺疮上。（《小儿卫生总微论方》）

（2）治小儿恶疮　腻粉三分，黄连一分（去须），蛇床子三分。上药捣细罗为散，每使时，先以温盐汤洗疮令净，拭干，以生油涂之。（《圣惠方》）

编者按　腻粉，很可能是铅粉。以手捻之，有细而滑腻感。

3. 湿疹　蛇床子研成细末，用凡士林调成软膏，涂于患处，每日1~2次。观察15例婴儿湿疹（糜烂期），大多在用药第2天开始渗出减少，以后结痂而愈。（《中华皮肤科杂志》1957；2：154）

4. 痱子　应用家传之方蛇床子配苦参，煎汁温洗治疗小儿痱子56例，疗效甚佳，并能有效预防晶状白痱过程中继发的擦烂、红斑、湿疹样皮炎、假性疖痈或脓疱病等。用法：蛇床子60~90g，苦参15~30g，加水1000ml，煎汁温洗患处，日3~4次。一般2~3天即愈。（杨普选《中医函授通讯》1997；4：22）

编者按　蛇床子与苦参均有良好的燥湿止痒之功效，配合应用，疗效尤佳，不仅小儿，成人瘙痒症亦可应用。

（四）皮肤病

急性渗出性皮肤病　取蛇床子二两，用纱布包好，加水1500ml，煮沸半小时；以棉垫浸透后拧半干，温敷局部，盖以油纸或塑料布包扎，使保持一定温湿度，一般可维持0.5~1小时。每日罨包4~6次。临床观察380例，多数治疗5~10天，渗出物明显减少，炎症消退。未发现任何副作用。（湖北医学院《科技资料》1972；1：47）

结　语

蛇床子性味辛、苦而温，归肾经。外用有燥湿杀虫止痒之功；内服有温肾壮阳之效。《本经》《别录》早已认识到本品外用、内服的上述功效。经方蛇床子散则着重其外治法的应用。临证以蛇床子治疗阴痒（滴虫性阴道炎）及某些皮肤病有良效。

现代研究：蛇床子在试管内对皮肤真菌有抑制作用，动物实验证明能抑制流感病毒。本品有类似性激素作用。外用治疗皮肤病有收敛、吸湿、抑制渗出等作用。

第十五章 杂疗药

本章将不便于归类的22味药合为一章，分别简述如下。

1. 海藻 咸苦，寒（气腥，味咸）。功用软坚，消痰，利水，泄热。专“治瘿瘤马刀诸疮坚而不溃者”（张元素）。盖“瘿瘤结核，皆肝胆火炎，灼痰凝络所致。寒能清热，固其专长，而阴寒凝聚之结核，非其治也”（张寿颐）。“按东垣李氏，治瘰疬马刀散肿溃坚汤，海藻、甘草两用之，盖以坚积之病，非平和之药所能取捷，必令反夺，以成其功也”（《本草纲目》）。

2. 白蔹 苦甘辛，微寒（气微，味甘）。功用清热，解毒，散结，生肌。“为疗肿痈疽家要药”（《本草经疏》）。须知“古人所谓痈疽，本外疡之通称，此‘疽’字，非近世之阴疽。……又可作疡家外治末药”（《本草正义》）。“涂一切肿毒，敷疔疮”（李东垣）。并“治面上疱疮”（《药性论》）等各种炎性肿块。详见内文。

3. 蜀漆 苦辛，温，有毒。功用除痰，截疾，消癥瘕。“其气升散，其性飞腾，能开阴伏之气，能劫蓄结之痰，破血行水，消痞截疟”（《得配本草》）。即常山之幼苗，功效相类，皆截疟专药。

4. 狼牙 据《本经》记载其性味苦寒，主治疥瘙恶疡。近代人罕用之，《中药大辞典》未载。但有现代名医考证后认为，狼牙即仙鹤草根芽，有的学者用之治阴痒有良效。详见《伤寒杂病论研究大成》。

5. 紫参 苦寒，功用泻热，利大小便。唐宋以后很少应用，《中药大辞典》未载。

6. 甘李根白皮（李根皮） 苦咸，寒。为“下肝气之奔冲，清风木之郁热”（《长沙药解》）专药，主治消渴、奔豚气。

7. 槐枝 “苦，平，无毒”（《本草纲目》）。“主洗疮及阴囊下湿痒”（《名医别录》）。

8. 瓜蒂（俗名“甜瓜把”） 苦，寒，有毒。功用吐风痰宿食，泻水湿停饮。以瓜蒂散涌吐治病之神功，详见内文。

9. 冬瓜子 甘，凉。功能润肺，化痰，消痈，利水。“主腹内结聚，破溃脓血，肠胃内壅，最为要药”（《本草述钩元》）。善“治肠痈”（《本草纲目》）及肺痈。

10. 大豆黄卷 甘，平。功能“除胃中积热，消水病胀满”（《本草纲目》）。其为黑大豆“浸水生芽，则有升发之气，故亦能解表”（《本草便读》）。

11. 云母 甘温（有泥土气，无味）。功用纳气坠痰，止血敛疮。“阴虚火炎者，慎勿误与”（《本草逢原》）。

12. 硝石 与芒硝、朴硝异名同类，性味、功用相近，故“古方有相代之说”（《本草纲目》）。查《本经》正名，有“硝石（一名芒消）”、“朴消”，而无芒硝。而仲景方书有芒硝、硝石，而无朴硝之名。如何分辨，详见内文。

13. 戎盐（食盐） 咸，寒。功用涌吐，凉血，解毒，润下。其内服、外用之特殊功效，详见内文。

14. 蜘蛛 苦而微寒，有毒。功用祛风，消肿，解毒。国医大师朱良春老用之有经验，详见内文。

15. 文蛤 咸而微寒（气无，味淡）。功用清热，利水，化痰，软坚。

16. 曲 甘辛，温（有陈腐气，味苦）。功用健脾和胃，消食调中。“古人用曲，即选酒之曲”（《本草经疏》）。故经方所用之“曲”，当为酒曲。后世所用神曲，乃用鲜青蒿、鲜苍耳、鲜辣蓼、赤小豆、杏仁及麦麸、白面等适当配制发酵而成。功“能散气调中，温胃化痰，逐水消滞，小儿补脾，医多用此以为调治，盖取辛不甚散，甘不甚壅，温不见燥也。然必合以补脾等药，并施则佳”（《本草求真》）。从现代药理来说：“神曲是借其发酵作用以促进消化功能，但是在胃酸过多、发酵异常的患者，当绝对避免使用”（《国药的药理学》）。

17. 人尿（10 岁以下健康儿童者为佳） 咸凉。功用滋阴降火，止血消瘀。有的医家强调说：“童子小便，最是滋阴降火妙品，故为血证要药。必用童子者，尤须淡泊滋味，不食荤羶，去其头尾，但以中间一段清澈如水者，始有功效”（《重庆堂随笔》）。“凡跌打血闷欲死，灌此即苏；新产和酒饮之，可免血晕上攻；血瘀作痛，此皆咸以散瘀，见效甚速者。至于骨蒸劳热，咳嗽吐衄，其效诚有之，然非可专恃，盖降泻之用多，而滋补之力微也”（《医林纂要》）。“人尿咸寒入血……惟系曾经腑脏输化之物，与人身阴气相得，非他物咸寒可比，故治产妇血晕，与夫劳嗽血渗入肺，吐血衄血，中暍昏闷，折伤跌仆，至有灵验”（《本草思辨录》）。还有，人尿“揩洒皮肤治皲裂，能润泽人。蛇犬等咬，以热尿淋患处。难产及胞衣不下，即取一升，用姜、葱各一分煎三两沸，乘热饮，便下。吐血，鼻洪，和生姜一分，绞汁，乘热顿饮瘥”（《日华子本草》）。内文尚有上述病症及其他病症的具体用法。如此简、便、廉、验之药品，理应用之。

18. 鸡屎白　苦咸，凉。功用利水，泄热，祛风，解毒。“能下气消积，通利大小便，故治臌胀有殊功。此岐伯方也”（《本草纲目》）。又为痉病（破伤风）之专药，详见内文。

19. 猪胆汁　苦寒，功用清热，润燥，解毒。仲景用“猪胆汁……灌谷道内”，首创了灌肠法。其他具体用途，详见内文。

20. 猪肤　即猪之肉皮，甘凉多脂，其催生、解渴、润喉之具体功用，详见内文。

21. 猪膏　俗称猪油，甘凉，功能补虚，润燥，解毒。王孟英讲了猪膏的贮存经验及禁忌证，他说：“猪脂俗称板油……以白厚而不腥臊者良。腊月炼之，瓷器收藏，油一斤，入糖霜一钱于内，经久不坏。暑月生猪脂，以糖霜腌之，亦可久藏，此物性之相制也。外感诸病，大便溏泻者均忌”（《随息居饮食谱》）。

22. 马通汁　为马屎汁或马尿，其疗效令人怀疑。编者见解，详见内文。

本类 22 种药涉及《神农本草经》上中下三品之草部、木部、谷部、石部、虫部等各部。这 22 种药，属于草部是海藻、白蔹、蜀漆、狼牙、紫参，木部是李根皮、槐枝，谷部是瓜蒂、冬瓜子、大豆黄卷，石部是云母、硝石、戎盐，虫部是蜘蛛，以及介类文蛤与不便于归类的神曲，再就是与人（人尿）、禽（鸡屎白）、兽（猪胆汁、猪肤、猪膏、马通汁）相关的药物。上述 22 种，有临床常用专治之药，如治外疡之白蔹，疗内痈之冬瓜子，消瘿瘤之海藻，消食之神曲以及善治血证之人尿，而其他则不常用或很少用。

海　藻

【基原与药材】 为马尾藻科植物羊栖菜或海蒿子的全草。药材主要有小叶海藻与大叶海藻两种。均为气腥，味咸。

【用法与用量】 内服：煎汤，5~9g；浸酒或入丸、散。

【原文】《本经》：海藻，一名落首。味苦，寒，无毒。治瘿瘤气，颈下核，破散结气，痈肿，癥瘕，坚气，腹中上下鸣，下十二水肿。生东海池泽。

《别录》：海藻，味咸，无毒。主治皮间积聚暴㿗，留气热结，利小便。一名藫。生东海，七月七日采，暴干。

【经方用药】 海藻之性味，理应为咸苦而寒，其主要作用为软坚散结、通利小便，经方中仅牡蛎泽泻散 1 方用及海藻，主要取其破热结、利水之功。

《伤寒论》第 394 条曰：“大病瘥后，从腰以下有水气者，牡蛎泽泻散主之。”此方证为水气凝结，虽见于大病之后，却属实而非虚，是湿热之邪凝结，下焦决渎失职而致。治用牡蛎泽泻散逐水清热，软坚散结。该方由牡蛎、泽泻、蜀漆、葶苈子、商陆根、海藻、栝楼根组成。其用海藻，取其破结利水之功，一可配合牡蛎软坚散结，破水气之结；一可加强商陆、泽泻等逐水之力。本方破结逐水之力甚强，因此近贤陆渊雷指出：“牡蛎泽泻散，治实肿阳水大验。”虚性水肿，决非本方所宜。

海藻，后世医家多取其软坚破结之功，用治瘰疬结核、瘿瘤及疝肿。近年来，中西医结合，发现其有抗凝物质，因此用于血栓形成之证。

【单方治验】

瘿瘤

（1）瘿气初起　海藻一两，黄连二两，为末，时时舐咽。先断一切厚味。（《本草纲目》第十九卷“海藻”引丹溪方）

编者按　《本经》谓海藻“治瘿瘤气”。李东垣曰“瘿坚如石，非此不除”。瘿瘤多为痰火凝络所致，海藻、黄连并用，苦能泻结，寒能清热泻火，且海藻咸能软坚消痰，火去痰消，则瘿瘤自愈。现代药理研究海藻含碘、褐藻酸、甘露醇等成分。对缺碘引起的地方性甲状腺肿大有治疗作用。

（2）颌下瘰疬如梅李　海藻一斤，酒二升。渍数日，稍稍饮之。（《肘后方》）

白　蔹

【基原与药材】为葡萄科植物白蔹的根。质轻，易折断，折断时有粉尘飞出。气微，味甘。以肥大、断面粉红色，粉性足者为佳。

【用法与用量】外用：研末撒或调涂。内服：煎汤，3~9g。

【原文】《本经》：白蔹，一名菟核，一名白草。味苦，平，无毒。治痈肿，疽，疮，散结气，止痛，除热，目中赤，小儿惊痫，温疟，女子阴中肿痛。生山谷。

《别录》：白蔹，味甘，无毒。主下赤白，杀火毒。一名白根，一名昆仑。生衡山。二月、八月采根，暴干。

【经方用药】《本草经疏》解析《本经》《别录》说：“白蔹，苦则泄，辛则散，甘则缓，寒则除热，故主痈肿疽疮，散结止痛。盖以痈疽皆由荣气不从，逆于肉里所致；女子阴中肿痛，亦由血分有热之故；火毒伤肌肉，即血分有热；目中赤，亦血热为病，散结凉血除热，则上来诸苦蔑不济矣。其治小儿惊痫、温疟及妇人赤白，则虽云惊痫属风热，温疟由于暑，赤白淋属湿热，或可通用，然病各有因，药各有主，以类推之，恐非其任矣，尚俟后哲详之。总之为疗肿痈疽家要药，乃确论也。”

《本草正义》更深入解析说：“白蔹苦泄，能清湿热而通壅滞，痈肿疽疮，多湿火为病，古人所谓痈疽，本外疡之通称，此疽字，非近世之所谓阴疽。结气以热结而言，苦泄宣通，则能散之，痛者亦热结之不通，《经》文以止痛与除热并言，则非泛治一切诸痛可知。目赤乃湿热之上凌，惊痫多气火之上菀，温疟本是热痰窒塞，阴中肿痛，亦湿火结于肝肾之络，总之，皆苦泄宣通之作用。”

白蔹苦辛甘微寒，从《本经》言其“治痈肿疽疮”，可知其主要功能为清热解毒，消肿生肌；从其能“散结气，止痛，除热”等作用，可以看出它具有理气止痛之功。经方仅薯蓣丸1方用及白蔹。

《金匮》第六篇曰：“虚劳诸不足，风气百疾，薯蓣丸主之。”虚则气血易滞，气血郁滞过久则易生热，在薯蓣丸中使用小剂量白蔹配合杏仁、桔梗，疏理肺气而清热散结。这样配伍，也含有补而不壅，防止生热之意。故《本经逢原》说：“《金匮》薯蓣丸用之，专取其辛凉散结，以解风气百疾之蕴蓄也。”

后世医家主要将白蔹用于痈疮肿毒之患，内服、外用，因病而施，未脓可消，已脓可拔，脓尽可敛，配合得宜，奏效颇佳，是热毒痈肿、烫火灼伤及因热毒留滞、疮口不敛之要药。

【单方治验】

1. 痈肿　用白蔹二分，藜芦一分，为末，酒和贴之。日三上。（《本草纲目》第十八卷“白敛”引《陶隐居方》）

2. 烧烫伤　汤火灼伤：白蔹末傅之。（《肘后备急方》）

编者按　白蔹有清热解毒、散结止痛、生肌之功。故用于烫伤，可防止感染溃烂，促进疮面愈合。

3. 外科炎症　将白蔹块根去皮研末，取3两（用量根据炎症面积加减）以沸水搅拌成团后，加75%~95%酒精调成稠糊状，外敷患处，每日1次，以愈为度。对于疖、痈、蜂窝织炎、淋巴结炎、各种炎性肿块等急性感染的初期，有显著疗效。共观察31例，除个别病情危急、全身反应严重加用抗生素外，一般不用其他药物。用药后疼痛减轻，炎症很快吸收或局限。一般经治2~3天可愈。（安徽·阜阳第一人民医院《新医学习》1972；1：38）

蜀 漆

【基原与药材】 为虎耳草植物黄常山的嫩枝叶。体轻而薄，质脆易碎。嗅之有特殊的闷气，味微苦。以无老梗、叶大不破碎、味浓者为佳。

【用法与用量】 内服：煎汤，3~6g；或研末。

【原文】《本经》：蜀漆，味辛，平，有毒。治疟及咳逆，寒热，腹中坚，痞结积聚，邪气，蛊毒，鬼疰。生川谷。

《别录》：蜀漆，微温，有毒。主治胸中邪结气吐出之。生江林山及蜀汉中，恒山苗也。五月采叶，阴干。

【经方用药】 蜀漆之性味，当是苦辛温。其主要作用是截疟与破坚痞结，其坚痞结是由痰水凝结而成，这从仲景所用蜀漆之方可知。经方有3方用及蜀漆。

1. 涤痰截疟疾 《金匮》第四篇云："疟多寒者，名曰牝疟，蜀漆散主之。"此牝疟寒多，乃疟痰郁滞，心阳不宣而致。蜀漆既能截疟，又能涤痰，故蜀漆散以之为君，配云母可加强其涤痰截疟之功，加龙骨固敛阴津，可防止涌吐太过，耗伤正气。现代药理学证明，蜀漆有良好的截疟解热作用，但因其升发作用太强，故易引发呕吐之副作用，故仲景蜀漆散中加配龙骨固正。

2. 涤痰疗惊狂 《伤寒论》第112条云："伤寒脉浮，医以火迫劫之，亡阳，必惊狂，卧起不安者，桂枝去芍药加蜀漆牡蛎龙骨救逆汤主之。"此证乃心阳不足，痰饮内生所致。心阳既虚，复被痰扰，心神浮越，故烦躁特甚，发为惊狂。方用蜀漆涤胸中之痰，如《别录》所云"主治胸中邪结气"；桂枝、甘草，温补心阳治其本；龙骨、牡蛎，重镇安神治其标；又因蜀漆易伤胃，故加生姜、大枣和胃护中，共奏温心阳、涤痰饮、重镇安神之功。

3. 升降配伍消水气 仲景还借蜀漆治"腹中坚，痞结，积聚，邪气"之功，破湿热互结之邪，治疗腰以下有水气之病，牡蛎泽泻散即其例。《伤寒论》第394条云："大病瘥后，从腰以下有水气者，牡蛎泽泻散主之。"该方中即使用了蜀漆，借其辛散之力，与牡蛎、泽泻、葶苈子、商陆、海藻、栝楼根配合，共奏逐水清热、软坚散结之力。

蜀漆系常山之幼苗，作用基本相似，惟其发散力量更强。因此，极易伤胃而引起呕吐，故用法当遵从仲景而采用散剂，小量服用。现代多用常山，蜀漆已较少使用。

狼 牙

【原文】《本经》：牙子，一名狼牙。味苦，寒，有毒。治邪气，热气，疥瘙，恶疡，疮，痔，去白虫。生川谷。

《别录》：牙子，味酸，有毒。一名狼齿，一名狼子，一名犬牙。生淮南及宛朐。八月采根，暴干。中湿腐烂生衣者，杀人。

【经方用药】《本经》言狼牙性味苦寒，功能清热燥湿杀虫，主治疥瘙恶疡。经方仅狼牙汤1方用及。

《金匮》第二十二篇云："少阴脉滑而数者，阴中即生疮，阴中蚀疮烂者，狼牙汤洗之。"少阴主统二阴，脉滑而数，说明为湿热下注，湿热下注前阴，可见阴中痒痛糜烂。狼牙一味煎汤，洗涤前阴，可收清热燥湿、杀虫消肿止痒之功。

《千金》《外台》《圣惠》多以此方治阴疮、阴蚀、寸白虫。《别录》指出此药"有毒"，近代之人罕用之，《中药大辞典》未载。

现代名医叶橘泉先生经过考证，认定狼牙即仙鹤草根芽（《黑龙江中医药》1983；3：51）。有的学者（赵云芳，等《北京中医学院学报》1992；5：51）报道用狼牙汤（即用仙鹤草根芽）治带下、阴痒（滴虫性阴道炎）取得良效。

紫 参

【原文】《本经》：紫参，一名牡蒙。味苦，寒，无毒。治心腹积聚，寒热邪气。通九窍，利大小便。治牛病。生山谷。

《别录》：紫参，微寒，无毒。主治肠胃大热，唾血，衄血，肠中聚血，痈肿诸疮，止渴，益精。一名众戎，一名童肠，一名马行。生河西及宛朐。三月采根，火炙使紫色。

【经方用药】 紫参一药使用的历史也许十分悠久。然而，至陶弘景时，已经很少使用，陶氏云："今方家皆呼为牡蒙，用之亦少。"宋以后已绝少应用，《中药大辞典》未载，故紫参的科属待考。经方中有2方用紫参，其作用我们只能根据《本经》《别录》的记载作解。

1. 通里泻热治下利 《金匮》第十七篇云："下利肺痛，紫参汤主之。"程林说："肺痛未译，或云肺痛当是腹痛。"可参。紫参，《本经》云："治心腹积聚……通九窍，利大小便"；《别录》云："主治肠胃大热……肠中聚血。"此证下利而腹痛，说明实邪未去，故用紫参通因通用，配甘草缓急止痛。此与《金匮》"下利脉反滑者，当有所去，下乃愈，宜大承气汤"，有异曲同工之妙。

2. 泻肺逐水治咳逆 《金匮》第七篇泽漆汤中有紫参，泽漆汤用于"咳而脉沉"者，沉脉说明水饮较盛，已见水肿之症。为了迅速地驱逐水饮，泽漆汤借用紫参"通九窍，利大小便"之功，协助泽漆消痰逐水。水为阴邪，非温不化，故方中又配生姜、半夏、桂枝通阳散饮，白前平喘止咳，人参、甘草扶正培土，标本兼顾。水饮久留，郁久化热，故用黄芩清热。

甘李根白皮

【基原与药材】 为蔷薇科植物李根皮的韧皮部。

【用法与用量】 内服：煎汤，6~9g。外用：煎水含漱或磨汁涂。

【原文】《别录》：李……根皮，大寒，主消渴，止心烦，逆奔气。

【经方用药】《本经逢原》对李根白皮详加考究，指出："《药性论》云入药用苦李根皮，而仲景治奔豚气奔豚汤用甘李根白皮，时珍疑为二种，不知仲景言甘，是言李之甘，《药性》言苦，是言根之苦。"本品苦咸寒性降，故功善降冲气，即《别录》所指主"逆奔气"之谓也。经方仅1方用之。

《金匮》第八篇云："奔豚气上冲胸，腹痛，往来寒热，奔豚汤主之。"此奔豚由于肝热上冲所致。方以甘李根白皮配黄芩、葛根清热平肝；与半夏、生姜相配，降其逆气，另用当归、川芎、芍药养血柔肝，甘草调和诸药，共奏平冲降逆、清热理肝之功。

槐　枝

【基原与药材】 为豆科植物槐的嫩枝。

【用法与用量】 内服：煎汤，3~30g；浸酒或入散剂。外用：煎水熏洗或烧沥涂。

【原文】《别录》：槐……枝，主洗疮及阴囊下湿痒。皮，主烂疮。根，主喉痹寒热。生河南。可作神烛。又，八月断槐大枝，使生嫩蘖，煮汁酿酒，治大风痿痹甚效。

【经方用药】《金匮》载小儿疳虫蚀齿方用槐枝，做工具点药烙之。

瓜　蒂

【基原与药材】 为葫芦科植物甜瓜的果蒂。干燥的果蒂，其果柄略弯曲，上有纵棱，微皱缩；连接果实的一端渐膨大，即花萼的残基。表面黄褐色，有时带有卷曲的果皮。质柔韧，不易折断。气微，味苦。以干燥、色黄、稍带果柄者为佳。

【用法与用量】 内服：煎汤，3~5g；或入丸、散。外用：研末嗃鼻。

【原文】《本经》：瓜蒂，味苦，寒，有毒。治大水身面四肢浮肿，下水，杀蛊毒，咳逆上气，及食诸果不消，病在胸腹中，皆吐下之。生平泽。

《别录》：瓜蒂，有毒。去鼻中息肉，治黄疸。其华，主心痛咳逆。生嵩高。七月七日采，阴干。

【经方用药】 瓜蒂主要有两个功用：一是行水消肿；一是涌吐宿食痰涎。经方中有2方用瓜蒂，所治之证正与《本经》相合。

1. 涌吐痰涎宿食 《伤寒论》第166条云："病如桂枝证，头不痛，项不强，寸脉微浮，胸中痞硬，气上冲咽喉不得息者，此为胸有寒（按：'寒'字应理解为'痰'也），当吐之，宜瓜蒂散。"此为痰涎留滞胸中。《金匮》第十篇云："宿食在上脘，当吐之，宜瓜蒂散。"上脘即宿食存留于胃中。据《内经》"其高者，因而越之"的治疗原则，痰涎宿食停于胸脘部，应当采用涌吐法。《本经》曰瓜蒂主"咳逆上气，及食诸果不消，病在胸腹中，皆吐下之"。故瓜蒂散以瓜蒂为君，与赤小豆相配，正与"酸苦涌泄"之经旨相合，再以香豉汤送服，香豉轻清宣泄，更能加强催吐作用，是以瓜蒂散成为古今涌吐方剂的代表。方后云："不吐者，少少加，得快吐，乃止。"是说要防止过服而伤正，此经验十分重要。瓜蒂过量中毒毙命者，近年亦见报道于杂志，不可不防。

2. 用于暑湿证　《金匮》第二篇云："太阳中暍，身热疼重而脉微弱，此以夏日伤冷水，水行皮中所致也，一物瓜蒂汤主之。"程林解读说："脉虚身热，得之伤暑，此证先中于热，再伤冷水，水气留于腠理皮肤之中，则身热疼重也，与瓜蒂汤以散水气。"此证正与《本经》所载瓜蒂"主大水身面四肢浮肿，下水"相合，可见仲景用药不离《本经》。

以瓜蒂散涌吐之法治病虽有神功，但"诸亡血、虚家，不可与"(《伤寒论》)。

【单方治验】

1. 宿食病　哮喘　癃闭

独圣散又名独效苦丁香（瓜蒂异名）散，出自金元名医张子和《儒门事亲》，由单味瓜蒂研细末而成，用韭汁调服。学者瞿桂凤用之有经验，她说：笔者取其具有强烈的催吐作用应用临床，微妙若神，效如桴鼓。独圣散中瓜蒂含甜瓜毒素，有强烈的催吐作用，其功效能涌吐痰涎宿食，主治痰涎宿食停滞膈上所引起的各种病证。笔者取其本义，治疗食积、痰喘以及癃闭，此方奏功之捷胜于汗下。以吐可取汗，兼治风邪束表，使风随汗解。以吐可升提，治疗气陷升提无力之癃闭。瓜蒂味极苦，难以下咽，小儿常需灌服。一般先宜少服，不吐，再少少加服，并用鸡羽不停地在咽部扫动，以助药之涌力，但需中病即止，以防伤胃耗气。吐后可服米汤或稀粥以养胃。忌食生冷、辛辣、厚味。瞿氏验案3则医案如下。

（1）宿食病　马某某，男，6岁，1991年9月23日就诊。中秋家宴，纵恣饮食，脘腹胀满，腹痛微喘，身热口渴，坐卧不宁，数次登厕，欲便不下，苔垢腻，脉沉数。经云："浊气在上，则生膜胀。"证属积食壅滞，中焦气机郁结所致。先予独圣散6g，沸水60ml调澄，待温，取清汁口服，则呷一口，即频频呕吐，皆为酸腐宿食，再呷一口，尽吐宿食及痰涎，脘腹胀满顿减，精神亦振。继予枳实导滞丸作汤温服，是夜腹泻3次，次日痊愈。

原按　脾胃为气机升降之枢纽，宿食内积，壅而不行，运用吐法，兼用下法，一吐一泻，扫尽宿滞陈莝，脾胃升降运纳得以迅速恢复，气机顿开，郁闭立通。

（2）哮喘　黄某某，男，3岁，1992年3月16日就诊。咳嗽气喘2天，声如曳锯，伴发热流涕，纳差腹胀，嗳腐吞酸，舌苔厚腻微黄，脉滑数。证属食滞生痰，复感风寒，肺失宣降。用独圣散6g，沸水60ml调澄，待温，取清汁灌服约20ml，即吐，吐出宿食及较多痰涎如胶黏状，少顷，遍身汗出，渐热退脉静，咳止喘平。

原按　吐法之中寓有汗法，这是张子和的创见，"因其一涌，腠理开发，汗出周身"，如此既涌吐宿食痰涎，又开腠理逐风邪，故一吐而安。

（3）癃闭　秦某某，女，56岁，1990年4月11日就诊。尿闭2天，小腹坠胀，时欲小便而不得出，诸药治疗无效，曾导尿镜检无异常。刻诊：面色萎黄，神疲气短，小腹胀满，膀胱区叩诊浊音，舌质淡、苔薄白，脉细软。此乃中气不足，脾失转输，不能升清降浊所致。先服补中益气汤，后予独圣散9g，沸水100ml调澄，待温，取清汁服下。须臾大吐，涕泪并出，汗出沾衣，吐后旋即小溲畅通，自觉轻松无比，继服稀粥少许后安睡。后服用补中益气汤调养旬日而愈。(瞿桂凤《四川中医》1998；4：56)

原按　吐法的含意很广，它包括升、举、提的意思。运用吐法开肺气、举中气，治疗小便不通，譬如滴水之器，闭其上窍则下窍不通，开其上窍则下窍必利。

2. 风痰

（1）治风涎暴作，气塞倒卧　甜瓜蒂（曝极干），不限多少，为细末。量疾，每用一二钱匕，腻粉一钱匕，以水半合同调匀，灌之。服之良久，涎自出，或涎未出，含砂糖一块，下咽，涎即出。(《本草正义》)

（2）治诸风膈痰，诸痫涎涌　瓜蒂炒黄为

末，量人以酸齑水一盏调下，取吐。(《活法机要》)

3. 黄疸病

(1)治黄疸目黄不除　瓜丁细末如一大豆许，内鼻中，令病人深吸取入，鼻中黄水出。(《千金翼方》瓜丁散)

(2)治瘾黄黄疸及暴急黄　瓜蒂、丁香各七枚，小豆七粒。为末，吹黑豆许于鼻中，少时黄水出。(《食疗本草》)

(3)治急性黄疸型传染性肝炎。鼻腔吸入法　将在七八月间剪下之瓜蒂把阴干，用文火焙黄，研粉分包，每包0.1~0.15g。用时取1包分成4~6等份，于晨起空腹时每隔20~30分钟从两鼻孔各吸入一等份，经40分钟至1小时许鼻腔便流出黄色分泌液。每隔5~7天(视体质情况)用1包，4包为一疗程。吸入深度以至中鼻道为宜；如吸得过深，会引起上呼吸道刺激症状，个别还可能产生发热。吸药时宜取俯卧、侧卧或坐位。临床共治151例，除年老体弱及小儿单用瓜蒂液或丸口服外，其余均并用鼻腔吸入法；重症患者加用其他中药、静脉输液等。结果：治愈(症状消失，肝脾回缩至正常或稳定，肝功能复查2次完全恢复正常)者占93.33%，好转(症状明显减轻，肝功能好转)者占6.67%。平均治愈日数34.77天。普遍在吸药1~2次后食欲增进，黄疸消退；一般吸药3~5次(平均3.17次)即可治愈。计：食欲增加平均6.43天，肝脾回缩正常23.29天，肝功能恢复正常(黄疸指数11.88天，转氨酶及其他项目25.63天)。副作用：吸入后鼻黏膜易干燥，有时可引起少量鼻血。(中国人民解放军201医院《医学资料汇编》1973；1：7)

4. 发狂欲走　瓜蒂末，井水服一钱，取吐。(《圣惠方》)

5. 鼻中息肉　陈瓜蒂一分，捣罗为末，以羊脂和，以少许敷息肉上，日三用之。(《圣惠方》瓜蒂膏)

(冬)瓜子

【基原与药材】为葫芦科植物冬瓜的种子。干燥的种子呈扁平的长卵圆形或长椭圆形。外皮黄白色，一端钝圆，另一端尖。剥去种皮后，可见乳白色种仁，有油性。气微，味微甜。以白色、粒饱满、无杂质者为佳。

【用量与用法】内服：煎汤，3~12g；或研末。外用：煎水洗或研膏涂敷。

【原文】《本经》：白瓜子，一名水芝。味甘，平，无毒。主令人悦泽，好颜色，益气不饥。久服轻身，耐老。生平泽。

《别录》：白瓜子，寒，无毒。主除烦满不乐，久服寒中。可作面脂，令悦泽。一名白瓜子。生嵩高。冬瓜人也，八月采之。

【经方用药】《本经》及《别录》对瓜子功效的论述，未得要领。经方中仅治疗肠痈的大黄牡丹汤1方用及瓜子。方由瓜子配大黄、丹皮、桃仁、芒硝所组成，具有泻热破瘀、散结消肿之效。方用大黄、芒硝荡涤实热，宣通壅滞，丹皮、桃仁凉血逐瘀，使用瓜子的目的是排脓散痈。仲景此方之用，丰富了《本经》及《别录》的内容。后人在此启发下，用瓜子治疗肺痈，亦取得了较好效果。因此，该药是治疗内痈的一味常用之药。

大豆黄卷

【基原与药材】为豆科植物黑大豆的种子发芽后晒干而成。气无，味淡，有油腻感。以粒大饱满、色黑褐、有皱纹及短芽者为佳。

【用法与用量】内服：煎汤，9~15g；捣汁或入散剂。

【原文】《本经》：大豆黄卷，味甘，平，无毒。治湿痹，筋挛，膝痛。

《别录》：大豆黄卷，无毒。主治五脏胃气结积，益气，止痛，去黑皮干，润泽皮毛。

【经方用药】大豆黄卷于经方中仅薯蓣丸1方用之。《金匮》第六篇云："虚劳诸不足，风气百疾，薯蓣丸主之。"薯蓣丸使用大豆黄卷有两种解说：一是理中。魏荔彤说："薯蓣为主，专理脾胃，上损下损，至此可以撑持，以人参、白术、茯苓、干姜、大豆黄卷、大枣、神曲、甘草助之，除湿益气，而中土之令得行矣。"(《金匮要略方论本义》)二是解表。邹澍说："仲景薯蓣丸治风气百疾，取此与柴胡、桂枝、防风、白蔹为伍，亦岂不以其能发耶？"(《本经疏证》)盖

“豆卷……浸水生芽，则有生发之气，故亦能解表”(《本草便读》)。编者认为，豆卷于薯蓣丸中兼有理中与解表两用之功。

当今之医对大豆黄卷很少使用。市场上有黑大豆芽出售，医者用之，可自行晒干即成。

云 母

【基原与药材】 为硅酸盐类矿的云母。药材是规则的片状，无色透明或是白色玻璃样光泽。有泥土气，无味。以易剥离、片大、透明者佳。

【用量与用法】 内服：煎汤 9~15g；或入丸、散。外用：研末撒或调敷。

【原文】《本经》：云母，一名云华，一名云英，一名云菜，一名云液，一名云砂，一名磷石，味甘，平，无毒。治身皮死肌，中风，寒热，如在车船上，除邪气，安五脏，益子精，明目。久服轻身延年。生山谷山石间。

《别录》：云母，无毒。下气坚肌，续绝补中，治五劳七伤，虚损少气，止痢。久服悦泽不老，耐寒暑，志高神仙。一名云珠，色多赤。一名云华，五色具。一名云英，色多青。一名云液，色多白。一名云沙，色青黄。一名磷石，色正白。生太山、齐庐山，及琅琊北定山石间，二月采。

【经方用药】《本草经疏》解析《本经》《别录》说：“云母，石性镇坠，能使火下，火下则水上，是既济之象也，故安五脏，益子精，明目。《别录》主下气坚肌，续绝补中，疗五劳七伤，虚损少气，皆此意也。其曰止痢者，久痢则肠胃俱虚，甘温足以回其虚，下坠足以去其积，故亦主之也。”总之，云母有纳气坠痰、止血敛疮之功。

仲景方中仅蜀漆散 1 方用及云母。《金匮》第四篇云：“疟多寒者，名牝疟，蜀漆散主之。”“疟多寒”指疟疾的症状是寒多热少。《长沙药解》说：“云母，利水泄湿，消瘀除疟。《金匮》蜀漆散，用之治牝疟多寒，以其泄湿而行痰也。疟以寒湿之邪，结于少阳之经，与淋痢之证，皆缘土湿而阳陷，云母泄湿行痰，故治牝疟而除淋痢。”

【单方治验】

1．头痛 治痰饮头痛，往来寒热：云母粉二两，常山一两。上二味捣筛为散。热汤服一方寸匕，吐之止；吐不尽，更服。(《千金翼方》)

2．带下 云母粉服三方寸匕，三五服。(《千金翼方》)

3．难产 治妇人难产，经日不生：云母粉半两，温酒调服。(《积德堂经验方》)

4．痢疾 治小儿赤白痢及水痢：云母粉半大两，研作粉煮白粥调，空腹食之。(《食医心镜》)

5．外伤 治金疮、一切恶疮：云母粉涂之。(《千金翼方》)

6．痔病 云母服三方寸匕。慎房室、血食油腻。(《千金翼方》)

硝 石（朴硝）

【基原与药材】 为矿物硝石经加工炼制而成的结晶。药材为无色透明六角斜方形的柱状晶体，或为白色晶状粉末。质脆易断。

【用法与用量】 内服：入丸、散，1.5~3g。外用：研末点目、吹喉或水化罨敷。

【原文】《本经》：消石，一名芒消。味苦，寒，无毒。治五脏积热，胃胀闭，涤去蓄结饮食，推陈致新，除邪气。炼之如膏，久服轻身。生山谷。

《别录》：消石，味辛，大寒，无毒。主治五脏十二经脉中百二十疾，暴伤寒，腹中大热，止烦满消渴，利小便及瘘蚀疮。天地至神之物，能化成十二种石。生益州，及武都、陇西、西羌，采无时。

【经方用药】《本经》曰“消石（按：古代有的辑本‘消’作‘硝’），一名芒硝”。如何分辨硝石与芒硝，以及朴消等，先引古代文献如下。陶弘景：“按《神农本经》无芒硝，史有消石名芒消尔。后名医别载此说，其疗与消石正同，疑此即是消石。”《唐本草》：“晋宋古方多用消石，少用芒硝。”《开宝本草》：“芒消，此即出于朴消，以暖水淋朴硝取汁炼之令减半，投于盆中，经宿乃有细芒生，故谓之芒消也。”《本草蒙筌》：“按七硝（朴硝、芒硝、英硝、马牙硝、硝石、风化硝、玄明粉）气味相同，俱善消化驱逐，但朴硝力紧，芒硝、英硝、马牙硝力缓，硝石、风化硝、玄明粉缓而又缓也。以之治病致用，病退即已。《本经》载能炼服补益，岂理也耶？”总之，硝石与芒硝以及朴硝等功用相近。由于硝石与芒硝，其外观及功效大体相似，唐宋以前多不能分别，所以《本草纲目》云“古方有相代之说”。关于硝石的性味功效，多数医家认为与朴硝相近，功能破坚散结泻火。

硝石在经方中有3首用之，主要取其破结泻热之功，用于下面两种病证。

1. 泻实退黄疸 黄疸病主要为湿热蕴结所致。《金匮》第十五篇治黄疸病用硝石者有二方：一是大黄硝石汤；二是硝石矾石散。若热盛里实，出现“黄疸腹满，小便不利而赤，自汗出，此为表和里实，当下之，宜大黄硝石汤”。方用硝石配大黄攻下湿郁之热实，再配黄柏、栀子清热泄湿，使湿热之邪迅速从二便而去。若黄疸病后期演变成“黑疸”，则以硝石与矾石相合，方名硝石矾石散，功能消瘀除湿，亦可使湿热之邪从二便而去。

从大黄硝石汤所用硝石之量及服法看，此硝石很可能为今之芒硝。因其用量与大黄、黄柏相等，均为四两，且入煎剂，而今之硝石用量不宜过大，也不宜入煎。此外亦有旁证。《千金要方》卷第十“伤寒发黄”篇述证同本条，而主以大黄黄柏栀子芒硝汤，方用：“大黄三两，黄柏四两，栀子十五枚，芒硝四两。右四味，㕮咀，以水六升，煮取二升，去滓，内芒硝，复煎取一升，先食顿饮之。”《脉经》卷八多为仲景遗文，于本证后亦云：“宜大黄黄柏栀子芒硝汤。”硝石矾石散中之硝石，量小而又不入煎，则很可能为硝石，而非芒硝。硝石于《本草纲目》称“火硝”，遇火则燃也。

2. 破坚化疟母 鳖甲煎丸一方用赤硝，陶弘景云：“硝石……三月采于赤山。”此赤硝之由来。《金匮》第四篇云：“……此结为癥瘕，名曰疟母，急治之，宜鳖甲煎丸。”是方赤硝与君药鳖甲用量相等，大大多于方中其他药品，是协助鳖甲破坚消积的主要药物。冉雪峰说：“润便则芒硝为优，攻坚则硝石为强。”故本方所用之赤硝，当为今天之硝石。

【单方治验】

1. 慢性肝炎　肝硬化 治疗方法：以等量硝石、矾石研粉装胶囊内服。成人每日3次，每次3分。结果：治慢性肝炎5例，症状消失3例，无效1例，中止治疗1例；肝硬化5例，症状消失2例，减轻3例。另有1例肝硬化腹水，治后症状亦告消退。服药时间最短14天，最长5个月（肝硬化腹水）。体会：初步观察，本药对黄疸消除、腹水消退、精神改善等有一定效果。一般服药后无不良反应，但食欲不佳的病人开始服药后稍见胸闷，有轻度泛恶，继续服药便逐渐消失。有的初服时有轻度腹泻，但服用2、3天后即恢复正常。（中华人民共和国卫生部《中医临床经验汇编》第二辑，1956：4）

2. 急性传染性肝炎 用硝石矾石散加减治疗本病90例，疗效显著。治疗方法：矾石、生山药各10份，硝石3份，共研细末，加蜂蜜适量为丸，每丸重1.5g，每次3丸，1日3次。结果：90例患者，其中黄疸指数异常者75例，10天内恢复正常者36例，其余大部于22天左右恢复；谷丙转氨酶异常者87例，15天恢复者29例，其余25天左右恢复；麝浊、麝絮异常90例，30天内几乎完全恢复。（《山西医药杂志》1978；4：47）

3. 钩虫病 余业医30多年，用硝石矾石散治疗钩虫病20余例，例例皆效。实践证明，本方实为治钩虫病的良方。（《黑龙江中医药》1990；3：183）

编者按 急性肝炎→慢性肝炎→肝硬化，这是一种因果发病过程。黑疸与肝硬化颇类似。据《金匮》黄疸病篇第7条与第14条两条所述症状，黑疸轻证（早期肝硬化）之病机以阴虚挟瘀为主；黑疸重证（晚期肝硬化）之病机以瘀血水臌为主。但不论轻证、重证，总以“虽黑微黄”为证候特点，这说明黑疸是由黄疸转变而来，此种成因条文已经言明。《诸病源候论》亦总结说：“夫黄疸、酒疸、女劳疸，久久多变为黑疸。”可知黑疸是诸疸失治、误治，迁延日久（十几年或几十年）而病情恶化的结果。早期尚可治，晚期则“难治”甚至“不治”。硝石矾石散虽药仅三味，却体现了攻（活血消坚、利水排毒）补（健脾扶正）兼施的治则。目前文献报道以本方治阴黄（肝硬化），为师仲景本义，治阳黄（急性肝炎），乃是对本方的发挥应用。此外，本方治钩虫病间有报道。钩虫病与古人所说的“黄病”相类，本方治之有效与方中矾石含“硫酸亚铁”有关。

戎盐（食盐）

【基原与药材】 基原为卤化物类矿物石盐的结晶。质硬，可砸碎，断面洁净而光亮。气微，味咸。以纯净、色青者为佳。

【用法与用量】 内服：煎汤1~1.5g；或入丸、散。作催吐用宜炒黄，10~20g。外用：研末揩牙或水化漱口、洗目。

【原文】《本经》：戎盐，主明目，目痛，益气，坚肌骨，去毒蛊。生北地。大盐，一名胡盐，寒，无毒。治肠胃结热，令人吐。生池泽。

《别录》：戎盐，味咸，寒，无毒。主心腹痛，溺血，吐血，齿舌血出。一名胡盐。生胡盐山，及西羌北地，及酒泉福禄城东南角。北海青，南海赤。十月采。大盐，味甘、咸，寒，无毒。主肠胃结热，喘逆，吐胸中病。生邯郸及河东。

【经方用药】 戎盐，即食盐。据以上《本经》《别录》所述，“戎盐”乃言“盐”之产地。经方中用戎盐1方，还有1方用盐，可能为戎盐，也可能为大盐。二者相近，不必强分。用于下列病症。

1. 入肾润下治小便不利 《金匮》第十三篇云：“小便不利……茯苓戎盐汤并主之。”本条小便不利乃指劳淋而言，症见饮食减少，身体羸弱，腰膝软，小便涩少，脉沉无力。方用戎盐目的有二：一是咸以入肾，《内经》云：“肾欲咸，肾病宜食咸。”《本草纲目》说：“服补肾药用盐汤者，咸归肾，引药气入本脏也。”二是咸能润下。茯苓戎盐汤重用茯苓与小剂量白术，以健脾渗湿利小便，用少许戎盐引药入肾润下也。

2. 咸走血而治头风 《金匮》第五篇之头风摩散方：用炮附子与盐等份，为散，沐了，取方寸匕，以摩疢上，即头痛处。所谓头风，乃风寒之邪客于头部经络，气血闭塞而发。附子大辛大热，与盐同用取其软坚走血，引附子入经络而达血脉，祛风通络，俾外邪解而头风愈。

【单方治验】

（一）急症

1. 阳脱 治阳脱虚证，四肢厥冷，不省人事，或小腹紧痛，冷汗气喘：盐炒热，熨脐下气海。（《方脉正宗》）

编者按 《日华子本草》说盐能“暖水脏”。上述以盐炒热熨气海，即温肾补元气之功。如此功用，有待深入研究。

2. 霍乱

（1）治霍乱腹痛 炒盐，一包熨其心腹，令气透，又以一包熨其背。（《救急方》）

（2）治干霍乱，上不可吐，下不可利，出冷汗，气欲绝 盐一大匙（熬令黄），童子小便一升。二物温和服之，少顷吐下。（柳宗元）

（二）内科病等

1. 厥头痛 治头痛如破，非中冷，又非中风，是胸膈中痰厥气上冲所致，名为厥头痛，吐则瘥：以盐汤吐，不吐撩出。（《肘后方》）

2. 喜笑不止 盐成块者二两。火烧令通赤，放冷研细，以河水一大碗，同煎至三五沸。放温分三次啜之，以钗探喉中。（《儒门事亲》）

编者按 痰迷心窍，则喜笑不止；痰阻胸膈而清阳不升，则头痛。皆以盐汤吐之，痰浊去则病除，此治病求本之法也。吐法目前用之罕矣，故有的顽疾不除。

3. 二便不通 盐和苦酒敷脐中，干即易，仍以盐汁灌肛内，并用纸裹盐投水中饮之。（《杨氏家藏方》）

编者按 《日华子本草》说盐“通大小便”。《本草拾遗》说：“卒小便不通，炒盐纳脐中。”

4. 风眼赤烂 戎盐化水，点之。（《纲目》第十一卷“戎盐”引《普济方》）

编者按 《纲目》谓戎盐“功同食盐”，即日常食用之盐。戎盐功能凉血，明目。《神农本草经》谓：“主明目，目痛。”食盐化水洗目可治目赤肿痛，风眼弦烂。

5. 牙龈出血 早晚用盐细末刷牙，连续用。（《吉林中草药》）

编者按 《本草衍义》说：“齿缝中多血出，常以盐汤漱，即已，益齿走血之验也。”

6. 溃痈作痒 盐摩其四周。（《外科精义》）

蜘　蛛

【基原与药材】 基原为圆网蛛科动物大腹圆网蛛等的全虫。

【用法与用量】 内服：入丸、散。外用：焙干研末撒、捣汁涂或调敷。

【原文】《别录》：蜘蛛，微寒。主治大人小儿㿗。七月七日取其网，治喜忘。又，疗小儿大腹、丁奚，三年不能行者。

【经方用药】 蜘蛛，《别录》云其“主治大人小儿㿗”。程云来云：“㿗，㿗疝也。”说明蜘蛛能行气退疝。经方中仅蜘蛛散1方用及。

《金匮》云：“阴狐疝气者，偏有大小，时时上下，蜘蛛散主之。”此阴狐疝乃厥阴经寒凝气滞所致，治疗当用辛温通利法治之。蜘蛛散中蜘蛛能行气退疝，桂枝入厥阴经而散寒。二药共奏行气散寒退疝之功。故对狐疝属阴寒者有较好效果。

【单方治验】

（一）内科病

1. 疝气

（1）刘某，49岁，商人。患疝10年，屡治不愈，兼感少腹冷痛，时重时轻，甚或冷气上贯于齿，痛连两胁。诊见右侧阴囊肿大如杯，紧若绳缠，舌质晦暗、苔少，脉沉弦。乃属肝经寒闭之证。以“袋蜘蛛”散投治。用药1日，其痛若失；又服2日，疝消七八；再予3日量，顽疾告愈，后未再发。“袋蜘蛛”散使用方法：用时将袋蜘蛛置于瓦器或铜器上微火焙至干脆，以气香色黄为度，研为细末。日服2至3次，每次3g，盐汤下（重症用烧酒下）。（王聘贤《中医杂志》1986；9：9）

原按 “袋蜘蛛”一物，系《金匮》蜘蛛散之蜘蛛正品。其性微温，味辛香，无明显副作用。用治疝气，无论偏左偏右，肿大疼痛，或大如碗，或大如杯，或上拘而痛，或下坠而痛，或木硬不痛，皆有效验。

（2）治疝气坠痛：以草蜘蛛20只（放水中洗净，晒干，置瓦上焙存性）研细末，分作3次服，用温肾理疝的胡芦巴9g煎汤送下，收效满意。（《虫类药的应用》）

2. 高热抽搐 《江苏中医》1994年第1期14页刊登“蜘蛛治热搐”一文，笔者按照此法对17例高热抽搐患儿（发热时间最短者3天，最长13天）进行治疗，经临床验证，确有较好疗效。治疗方法：捉蜘蛛7只，罩在碗中，倒入少量开水，将蜘蛛烫死捣烂，乘温将蜘蛛水灌入患儿口中，每日1次。治疗期间不用其他退热药物。结果：17例高热抽搐患儿，经过1次服此方治愈12例，2次服此方治愈5例。（魏明铎《江苏中医》1995；9：46）

原按 所治17例服此方未见不良反应。此方退热快，缩短了高热的持续时间，对预防各种并发症的发生，提高治愈率均有一定的临床意义。况且药源丰富，到处可寻，值得推广应用。

3. 便血 民间验方：蜘蛛七只，冷开水洗净，鸡蛋一枚；将蜘蛛放蛋内，外用泥封固，火煅成炭，存性，研细，白开水送下，治便血甚效。（《虫类药的应用》）

原按 蜘蛛治出血，本草均未有记载，惟侯延赏《退斋闲录》云“凡人卒暴吐血者，用大蜘蛛网搓成小团，米饮吞下，一服立止”；蜘蛛网既为止血之物，推而蜘蛛当亦有止血之功。有一人患便血三载，一服即止。今后可继续试用观察。

4. 阳痿 其因有二：一为劳倦伤神，思虑过度，精血暗耗，下元亏损，而致阳痿不举；一是由于肝经湿热阻遏，致宗筋痿而不举。后者用龙胆泻肝汤清其肝火，泄其湿热，极易瘥复，但前者治疗则较困难。作者在临床上曾遇到多例，用自拟之“蜘蜂丸”治之，收效尚满意。处方：花蜘蛛30只（微焙），炙蜂房60g，熟地黄90g，紫河车、仙灵脾、淡苁蓉各60g，共研细末，蜜丸如绿豆大。每服6~9g，早晚各1次，开水送下。严重者可加海狗肾（或黄狗肾）两具，以增强其效。盖花蜘蛛、露蜂房能温肾壮阳，以振其痿；而熟地、河车、仙灵脾、苁蓉等则补养肝肾，以复其损。治例：徐某某，男，29岁，教师。体秉素虚，兼之教务繁忙，阴液暗耗，肝肾亏损。近2年来，初为早泄，继则阳痿不举，并见头眩耳鸣，健忘心悸，腰腿软，苔薄质淡，脉细软尺弱。曾用中西药物，兼施针灸，均少效果，乃予蜘蜂丸治之。服后1周，即见效机，不尽剂而愈。（《虫类药的应用》）

原按 个别病员在高度疲劳或情绪抑郁之后，

偶有复发现象，但续服该丸，仍可收效。

5. 腋臭 取大蜘蛛1只，用泥包好烧成灰，取出研细末，加轻粉等量和匀；将局部洗净，以此粉扑上，每晚1次，连续4~5天。（中国人民解放军6313医院）

（二）儿科病

1. 疳积 蜘蛛、鸡蛋各1只，将蛋戳个小孔，纳入蜘蛛，煮熟，去蜘蛛吃蛋。每天1次，连服5~7天。（《虫类药的应用》）

2. 口疮 鹅口疮 用蜘矾散（李景瑞《中医杂志》1966；4：13）治小儿口疮，轻者吹搽1次，重者3次即愈。处方：屋角蜘蛛6只，白矾60g，冰片0.15g。先将白矾用砂锅煅化，再入蜘蛛，直至白矾全部成枯矾，离火剔去蜘蛛，入冰片，研为极细末。外用搽患处，日1~2次。此方蜘蛛解毒消肿，生肌疗疮；枯矾燥湿杀虫，止血定痛；冰片善治口疮，散火止痛，配伍允当。又据报道，用蜘蛛枯矾散（田志高《新中医》1975；2：50）治疗小儿鹅口疮，疗效满意（但对阴虚，口舌光红无苔及圆形小溃疡点者，疗效不佳）。其处方与上方相仿，仅是以冰片易为明雄黄。可以互相参证。如治田某某，女，2岁。患鹅口疮，溃疡面先由两腮开始，随即蔓延于咽舌、齿龈、上颚、口唇，吞咽、呼吸困难。经中西医治疗，效果不佳。后用蜘蛛枯矾散外搽，4次痊愈。（《虫类药的应用》）

（三）外科病

1. 疔疮

（1）疔肿拔根。取户边蜘蛛杵烂，醋和。先挑四畔血出，根稍露，傅之。干即易，一日夜根拔出，大有神效。（《本草纲目》第四十卷“蜘蛛”引《千金》）

（2）凡疔疮，可捕一只大草蜘蛛（将其腹剖开）放于疔疮上，外以膏药（或橡皮膏）压贴之，每半日至一日一换。倘二日无效，即应改用其他疗法。若疔疮已经走黄，形成脓毒败血症者，则必须中西医结合，协力抢救，否则每致贻误。（《虫类药的应用》）

2. 无名肿毒 民间验方用大蜘蛛五只，白糖、陈石灰各适量，同捣烂敷患处，每日换一次，有效。（《虫类药的应用》）

3. 多发与复发性疖肿 用“蜘蛛塞鸡蛋”（将活的大蜘蛛1~2只塞入鸡蛋内，将洞口封好，蒸熟，剥去蛋壳，取掉蜘蛛，服下鸡蛋），每日1只，连服7~10天，对多发和反复发作性疖肿，有良好疗效，无任何不良反应。（《虫类药的应用》）

4. 阑尾炎根治方 对阑尾炎采取保守疗法，用清热解毒、活血消肿之中草药，多能取效，但有部分病例常易复发。《家庭应用良方》载有一根治方，药仅五味，颇为合理，经试用有效，可以进一步观察，加以总结。处方：老蜘蛛2枚，僵蚕、蝉蜕各6g，蜈蚣、大黄各3g，共研细末，空腹用黄酒调服。其功能开瘀散结，解毒化坚，通泄残腐。在阑尾炎临床症状控制后，按此方，可以不再复发。（《虫类药的应用》）

5. 蜂蝎螫伤 蜘蛛研汁涂之，并以生者按咬处吸其毒。（《本草纲目》第四十卷“蜘蛛”引《广利方》）

编者按 蜘蛛用于治疗各种蛇虫蜂蝎咬伤毒肿之证，而具祛风、解毒、消肿之力。陶弘景曾曰：“蜂及蜈蚣螫人，取置肉上，则能吸毒。”《长沙药解》亦称其“破瘀消肿”。本方不仅用生蜘蛛吸出毒液，减轻损伤，并以之研涂伤处，取清热解毒、消肿止痛之功，双管齐下，可知其效速也。

6. 蛇虺咬伤 蜘蛛捣烂傅之，甚效。（《本草纲目》第四十卷“蜘蛛”附方）

编者按 蜘蛛《唐本草》谓“主蛇毒”。《本草图经》亦曰“蛇啮者涂其汁”。

7. 蜈蚣毒蜂螫伤 凡被蜈蚣咬伤或毒蜂刺伤，肿痛不止者，可速捕大黑蜘蛛一枚放于伤处，以伏吮其毒。约经半至一小时，可收肿消痛定之效。（《虫类药的应用》）

结　语

蜘蛛种类甚多。善用虫类药的朱良春先生常用的有两种：一为仲景书“蜘蛛散”中之黑色“草蜘蛛”，即大腹圆网蛛；一则为苏州及浙江山区特产之“花蜘蛛”。二者之形态既殊，功效亦不相同。

草蜘蛛：处处有之。性微寒，有小毒，入肝经。具破结通利作用，善治瘰。仲景书“蜘蛛散”治阴狐疝气甚效。又善化瘀解毒、消肿止痛，凡疔疮或蜂虿蜈蚣螫人肿痛，急取蜘蛛置肿痛处，能吸取其毒而瘥。以其大者烧存性，配合于拔毒生肌药中，可加强药效。

花蜘蛛：体形较黑蜘蛛略小，有红、绿、黄等色之条状斑纹，外貌甚美，故称之为“花蜘蛛”。性微温，入肾经。功善兴阳益肾，对于阳痿有著效。一般微焙用之，多入丸、散剂，每日1只即够。

文　蛤

【基原与药材】 为帘蛤科动物文蛤的贝壳。质坚硬而重，断面显层状。气无，味淡。以光滑、黄白色、无泥垢者为佳。

【用法与用量】 内服：煎汤，6~12g，或入丸、散剂。外用：研末调敷。

【原文】《本经》：文蛤，味咸，平，无毒。治恶疮蚀，五痔，大孔出血。生东海。表有文。

《别录》：文蛤，味咸，平，无毒。主治咳逆胸痹，腰痛胁急，鼠瘘，大孔出血，崩中漏下。生东海，表有文，取无时。

【经方用药】 文蛤为水族动物，其气当凉。仲景用其治疗肺热消渴亦可为证。经方中有2方用及此药，取其清热、坚阴、利水之功。

1. 治热渴饮水 《金匮》第十三篇云："渴欲饮水不止者，文蛤散主之。"本方只文蛤一味为散剂而温服之。《金匮要略心典》："文蛤味咸性寒，寒能除热，咸能润下，用以折炎上之势，而除热渴之疾也。"

2. 治寒闭肺热 《伤寒论》第141条云："病在阳，应以汗解之，反以冷水潠，若灌之，其热被劫不得去，弥更益烦，肉上粟起，意欲饮水，反不渴者，服文蛤散。"本条之病机，因太阳病以冷水喷淋身体，可知为寒闭肺热；从"欲饮水，反不渴"及后文曰"不瘥者，与五苓散"，说明肺虽有热，但兼有水蓄不化。肺为水之上源，肺热气机不降，则水气不得下行而内蓄。因此，治疗此病应清降肺热，兼以利水。仲景用一味文蛤治之，说明文蛤不仅能清降肺热，并有轻微的利尿作用。李时珍说文蛤"能止烦渴，利小便"。其利尿作用很小，当肺热清后，若仍小便不利，就必须加大利尿作用，而改服五苓散。

3. 治吐后贪饮 《金匮》第十七篇云："吐后，渴欲得水而贪饮者，文蛤汤主之。兼主微风，脉紧，头痛。"本症所以出现呕吐，是饮热闭肺，肺胃气逆而致。"吐后渴欲得水而贪饮"之成因有二：一是肺胃之热未除，热能灼津；一是气机未得宣通，饮热未散，不能化湿润燥，故而出现"消渴"之症。文蛤汤用文蛤仍是清解肺热，与石膏配伍可使肺胃之热两清；文蛤又有轻微的利尿作用，与麻、杏、姜等配伍，宣肺开腠。服之后肺气下降，小便通利，热散饮化，呕吐贪饮等症自除。

曲（神曲）

【基原与药材】 神曲为辣蓼、青蒿、杏仁等药加入面粉或麸皮混合后，经发酵而成的曲剂。呈方形或长方形的块状。有陈腐气，味苦。以陈久、无虫蛀者为佳。

【用法与用量】 内服：煮汤，6~12g；或研末入丸、散。

【经方用药】 曲，《本经》及《别录》皆不载。据《重修政和证类本草》采收《食性本草》及《本草拾遗》记载云："曲，味甘大暖，疗脏腑中风，调中下气，开胃，消宿食。主霍乱心膈气，痰逆，除烦，破结及补虚，去冷气，除肠胃中塞，不下食，令人有颜色。六月作者良，陈久者入药，用之当炒香。六畜食米胀欲死者，煮曲汁灌之立消。落胎并下鬼胎。又神曲无毒，能化水谷宿食，癥气，健脾暖胃。"

《本草经疏》说："古人用曲，即造酒之曲，其气味甘温，性专消导，行脾胃滞气，散腑脏风冷。神曲乃后人专造，以供药用，力倍于酒曲。"盖经方所用之曲，当为酒曲。其性甘温，能行脾胃滞气，散脏腑风冷。

经方中仅薯蓣丸1方用及曲。薯蓣丸适用于中虚气血不足之虚劳病兼挟外感之证。方中重用薯蓣、甘草、大枣补中益气，并配伍了大量的补气养血之品和少量的散风祛寒之药。其中配用"曲"的目的是宣通脾胃，令补而不滞。

现代使用均谓神曲。《本草经疏》指出：神曲对"脾阴虚，胃火盛者不宜服用；能落胎，孕妇宜少食"。可资参考，应予注意。

人　尿

【基原与药材】 取健康人的小便，去头尾，用中间一段。一般以10岁以下儿童的小便为佳，名为"童便"。

【用法与用量】 内服：取新鲜者温饮1~2杯，或和汤药内。

【原文】《别录》：人尿，治寒热，头疼，温气，童男者尤良。

【经方用药】 人尿《本经》不载，首见于《别录》。《本草经疏》解析说："人尿为除劳热骨蒸、咳嗽吐血及妇人产后血晕闷绝之圣药。其味咸而走血，咸寒能伏虚热，使火不上炎而血不妄溢，是以能疗诸血证也。苏恭主久嗽上气失声，及日华子止劳渴、润心肺，悉由此故。《本经》主寒热、头疼、温气者，咸寒能除邪热故耳。法当热饮，热则于中尚有真气存在，其行自速，冷则惟存咸味寒性矣。"童便用之"法当热饮"很重要。

经方中仅白通加猪胆汁汤1方用人尿，用治虚阳上越之戴阳证。《伤寒论》第315条云："少阴病，下利，脉微者，与白通汤；利不止，厥逆无脉，干呕烦者，白通加猪胆汁汤主之。服汤，脉暴出者死，微续者生。"戴阳证服了辛热的白通汤之后，病无转机，反有加重之势，故在白通汤中加猪胆汁和人尿。方后云："若无胆，亦可用。"说明人尿必不可缺。人尿咸寒而降，既可滋阴潜阳，引浮越之阳下潜，又可引阳药入阴，防止发生格拒。人尿之气与病性相同，正合《内经》"甚者从之"之意。由于人尿与津液、血液同源，其主要作用为滋阴降火，引火归元，故治疗戴阳证有特效。

【单方治验】

（一）内科病

1. 厥证　薛己治王进士因劳役失于调养，忽然昏愦，此元气虚，火妄动挟痰而作。急令灌童便，神思渐爽。（《名医类案》）

2. 骨蒸发热　三岁童便五升，煎取一升，以蜜三匙和之，每服二碗，半日更服。（《必效方》）

3. 咳嗽（支气管炎）　张某某，男，48岁，医师。平素嗜酒好烟。患支气管炎已5年。每年霜降后立冬初，易患感冒，咳嗽加重，咯痰不爽，缠绵不愈，剧则胸闷，胸前区隐痛，背部大椎穴下，肺俞区凉感，四肢冷。X线胸透，两肺纹理增粗。辨证属肾阳虚型慢性支气管炎。嘱每日晨起饮自身第1次尿50ml，去头尾热饮。饮1个月，自觉四肢转温，咳嗽减轻。连饮56天，时已冬至，患者咳嗽，胸闷消失。随访八载，宿疾霍然。（章传义《上海中医药杂志》1985；6：31）

4. 消渴（糖尿病）　华某某，男，59岁。1990年10月9日诊。自述烦渴多饮，多食，多尿14年，曾在多家医院诊断为"糖尿病"。服盐酸苯乙双胍（降糖灵）及消渴丸等维持。近3个月来，诸症加重，胸部隐痛，服药效差。空腹血糖10.6mmol/L，尿糖（+++~++++），遂来我院，舌暗红有瘀斑、苔薄黄，脉沉细数。辨为阴虚燥热，挟有瘀血，遂建议病人每日饮童尿450ml，分3次空腹服，渐停他药。1个月后，完全停药，空腹血糖8.4mmol/L，尿糖（++），诸症减轻。2个月后，空腹血糖6.2mmol/L，尿糖（–），诸症消失。遂改每日晨饮童尿150ml，以巩固疗效，至今一切正常。（邹世光《四川中医》1992；10：37）

5. 疟疾渴甚　童便和蜜，煎沸顿服。（《简便单方》）

编者按　童便滋阴"降火最速"（《本草衍义补遗》），对以上两种渴证有疗效，应注重应用。

6. 溃疡病等内出血　童尿每日2次，每次服100ml。共治疗83例，有效率为97.6%，但对肿瘤出血无效。（《四川中草药通讯》1972；2：73）

7. 咯血（肺结核）

（1）肺结核病咯血，取12岁以下无病男孩或病者本人的新鲜中段尿，加糖矫味，趁热服。每次150~300ml，日服2次，血止后连服2~3天以巩固疗效。据24例观察，服后有22例血止，平均为2.8天。（《福州市医药卫生通讯》1962；4：53）

（2）江西老中医姚荷生教授，患空洞型肺结核，1983年夏天，气候闷热，姚老因参加会诊较久，散去后，突然鲜血从口中汹涌而出，半小时吐血1000ml，见者甚为惊骇，学院领导提出急送医院抢救，姚老却镇定自若，到家即命家人收集童便，服3碗，当晚吐血即显著减少，次日黎明血已全止。（《长江医话》）

8. 血证　咯血（支气管扩张）　人尿，味咸性寒，无毒。入肝、肺、肾经。功能滋阴降火、止血消瘀，对上部各种出血皆有效。其优点是血止而无留瘀之弊，取之方便，童便更佳。治例：沈某某，男，72岁。患有高血压、冠心病、支气管扩张，大量咯血，经用多种治疗，均未能止血。乃请中医会诊。患者面赤如妆，形体肥胖，所咯之血，色鲜红，大便干结如羊屎，小便短赤，咳嗽少痰，舌红少苔，满口鲜红血迹。脉沉弦间歇，烦躁不安，情绪十分紧张。脉症合参，证属肝火乘肺，迫血上行。治拟平肝潜阳，凉血止血。方选犀角地黄汤加味。但时值午夜，购药不便，征得家属同意，取人尿一碗，冲五倍子末 2g，当晚连服 3 次，翌晨血已止，仅痰中稍带紫色小血块。此乃离经瘀血。继服犀角地黄汤加茜草 10g，同时仍冲服五倍子末。连服 3 天，咯血全止，而后继服六味地黄丸，以善其后。（孟景春《江苏中医》1995；10：22）

编者按 人尿（童便）是一味治疗血证、急症及杂病的良药，其药源随时可得，取之不尽，用之不竭，是以被古今医家重视，愿同道切勿轻弃。

（二）妇科、外伤、儿科及皮肤病

1. 伤胎血结心腹痛 童子小便，日服二升瘥。（《产乳集验方》）

2. 外伤

（1）打伤瘀血攻心者，人尿煎服一升，日一服。（《唐本草》）

（2）折伤跌仆，童便入少酒饮之，推陈致新，其功甚大。薛已云：予在居庸，见覆车被伤七人，仆地呻吟，俱令灌此，皆得无事。凡一切伤损，不问壮弱及有无瘀血，俱宜服此。若胁胀，或作痛，或发热，烦躁口渴，惟服此一瓯，胜似他药。他药虽效，恐无瘀血，反致误人。童便不动脏腑，不伤气血，万无一失。军中多用此，屡试有验。（《本草纲目·人部》第五十二卷）

3. 流行性腮腺炎 取患者本人尿液 10ml 煮沸，待冷后每次肌内注射 1ml，每日 2 次，3 天为 1 个疗程。若症状未退，可继续 1 个疗程。据 39 例观察，有 32 例注射 3 次后痊愈，4 例经 3~6 次注射而愈。（《江西医药》1961；3~4：34）

4. 气瘰 宁津县徐庄孙某，男，7 岁。颈项两旁生气瘰 3 个，大如鸡子，面黄肌瘦，食欲不振，身体微热。用童便、黄酒各 2 盅，煎取 1 盅温服，每日服 1 剂，服 6 剂瘰疬即消。（《中医验方汇选》）

5. 牛皮癣（银屑病） 以妊娠尿治疗银屑病 168 例，效果良好。妊娠尿制备法：怀孕 2~3 个月的健康妇女，充分洗涤外阴，再以 0.1% 新洁尔灭溶液消毒局部，按无菌操作取中段尿液，培养 24 小时无细菌生长即可，贮于冰箱中备用。成人每次肌内注射 5~10ml，每日 1 次，儿童 5ml。经穴注射每穴每次 0.5~1ml，儿童 0.5ml。结果：观察 168 例患者，有效者 139 例（82.7%），其中治愈 74 例（44%），显效 22 例（13.1%）。妊娠尿对带有过敏性质的急性期病变，效果快而显著。妊娠第 2 个月左右的尿液效果最强，可能是尿中绒毛膜促性腺激素的含量较高之故。（江苏皮肤病防治研究所《皮肤病防治研究通讯》1972；3：209）

鸡屎白

【基原与药材】 为雉科动物家鸡粪便上的白色部分。

【用法与用量】 内服：本品晒干，文火焙炒，炒时洒入白酒少许，研末为丸、散内服，每日 3~6g。外用：醋或酒浸外敷。

【原文】《本经》：屎白，治消渴，伤寒寒热。

《别录》：矢白，微寒。破石淋及转筋，利小便，止遗溺，灭瘢痕。

【经方用药】《本草经疏》解析《本经》《别录》说："鸡屎白，微寒。《素问》云：心腹满，旦食不能暮食，名为臌胀。治之以鸡矢醴，一剂和，二剂已。王太仆注云：《本草》鸡矢并不治臌胀，但能利小便，盖臌胀皆生于湿热，湿热胀满，则小便不利。鸡屎能通利下泄，则湿热从小便而出，臌胀自愈。故曰治湿不利小便，非其治也。《本经》主石淋，利小便，止遗溺者，正此意耳。转筋者，血热也；伤寒寒热及消渴者，热在阳明也；瘢痕者，血热壅滞肌肉也；寒能总除诸热，故主之也。"经方中仅鸡屎白散 1 方用此药组成，主要取其利水泻热之功。

《内经》鸡矢醴方，即用鸡矢白治疗臌胀，张景岳注释说："鸡矢之性，能消积下气，通利大小二便，盖攻伐实邪之剂也……凡臌胀由于停积及湿热有余者，皆宜用之。"《金匮》云："转筋之为病，其人臂脚直，脉上下行，微弦，转筋入腹者，鸡屎白散主之。"其病机为积滞或湿浊化热伤阴。取鸡屎白性寒下气，通利大小便，利水泄热，阴无更伤之虞，转筋自然可愈。此为去实之品，若为虚证则不可用。

【单方治验】

1. 痉病（破伤风）

（1）治身体角弓反张，四肢不随，烦乱欲死者：清酒五升，鸡白矢一升（捣、筛）。合和扬之千遍，乃饮之，大人服一升，日三，少小五合。（《补缺肘后方》）

（2）治破伤风：取鸡矢白晾干，研成细末，成人每次3钱，以黄酒2两冲服，每日2次；如服用此量不能控制病情时，可加倍应用。小儿用量酌减。临床试治数十例，一般服药出汗后，诸症即减。（《中医杂志》1962；10：383）

（3）治例：①任某某，男，9岁，因玩耍将左手食指、中指、无名指、小指从第一指节处切断。经包扎后血止，于第5日开始发烧，牙关紧闭，阵发性全身痉挛，呈角弓反张，苦笑面容，急用鸡矢白为末，每日3次，每次一钱，烧酒冲服。连服2日，诸症消失，痉愈。②任某某，男，20岁。因伐木而被树枝刺破左手背，二三日伤口愈合，但突然发热，口噤，牙关紧闭，阵发性全身痉挛，角弓反张，面呈苦笑状，急予鸡矢白三钱为末，黄酒二两冲服，汗出后，诸症悉减，数日而愈。（曲垣瑞《中医杂志》1962；10：23）

编者按　《金匮》所述“痉病”与“破伤风”的主症特点有相似之处。中医认为，本病是由于风邪入内，中于筋脉，以筋急拘挛为主要特征。故祛风于外，是为治疗大法。鸡矢白苦咸而凉，入膀胱经，利水泄热、祛风解毒，借黄酒发散解毒，使邪从汗而解，故破伤风可愈。

2. 臌胀　曾某某，30余岁，肚腹如抱瓮，一身悉肿，小便不利，脉沉而濡弱，治疗数月不愈。最后不得已，以鸡矢醴酒（用羯鸡矢1斤，晒干炒香，再用无灰酒3碗，煎至1碗半，滤汁，五更空心温服。服后五六小时，行黑水秽物，隔日再服1次，如前法）连服2剂，便秽物很多，肿消便利，能饮食矣。（《王修善临证笔记》）

3. 肩关节周围炎　腰肌劳损　腰扭伤　取鸡屎、麦麸各半斤，放锅内用慢火炒热时加入酒精，混匀后用布包好敷于患处，热散后取下。次日再炒热后加酒精使用，连用4~5次后弃去。每日1次，7~10天为1个疗程。治疗肩关节周围炎15例，有的病程近3年，经治7次即愈，观察2年未再复发。此外，上述外治法亦用于治疗腰肌劳损，急性腰扭伤及其他关节炎。（《山东·潍坊医药》1972；3：28）

编者按　《医林纂要》：“打跌伤，酒和鸡屎白饮之，瘀即散而筋骨续也。”可知鸡屎白治外伤，内服、外用皆有疗效。

4. 茎中结石　取鸡屎白半升，暴干，熬之令香，捣筛为散。以酪浆饮方寸匕，日三服，到一二日当下石。（《范汪方》）

猪胆汁

【基原与药材】　猪科动物猪的胆汁。

【用法与用量】　内服：煎汤，取汁冲服3~6g；或入丸、散。外用：涂敷、点眼或灌肠。

【原文】《别录》：豚……胆，治伤寒热渴。

【经方用药】《别录》云猪胆汁“治伤寒热渴”，说明其性为寒，胆汁味苦属水，当为苦寒益阴之品无疑。经方中有3方用猪胆汁，除用其通大便外，还用其与大辛大热之药相配，既可益阴和阳，又能防止格拒现象的发生。

1. 治津枯便秘　仲景首创导法，即今之灌肠法，其中1方用猪胆汁治疗津枯便秘。《伤寒论》第233条云：“……大猪胆汁一枚，泻汁，和少许法醋，以灌谷道内，如一食顷，当大便出宿食恶物，甚效。”猪胆汁苦寒而润，与醋相配，正合酸苦涌泄之旨。

2. 治霍乱阳亡液脱　《伤寒论》第389条云：“吐已下断，汗出而厥，四肢拘急不解，脉微欲绝者，通脉四逆加猪胆汁汤主之。”“吐已下断”，乃既无可吐而自已，又无可下而自断，为水谷津液俱竭，阴阳气血衰亡矣！故“汗出而厥，四肢拘急不解，脉微欲绝”，急宜在通脉四逆汤回阳救逆的基础上加猪胆汁，一可借其性寒而降，引姜附大辛大热之品入阴，防止阴寒之病格拒辛热药物而不受，具有“甚者从之”之意；二可借其质润而滋液，既可补益吐下后之液竭，又可防姜附辛热伤阴劫液之弊，取益阴和阳之效。

3. 反佐辛热之药制止格拒　《伤寒论》第315条云：“少阴病，下利，脉微者，与白通汤；利不止，厥逆无脉，干呕，烦者，白通加猪胆汁汤主之……”阴盛戴阳证服了白通汤之后，病无改善，加猪胆汁与人尿，用猪胆汁协助人尿引阳入阴。正如徐灵胎所说：“因寒热而反用之方，此之谓行间之术”，亦即《内经》“甚者从之”之意。猪胆汁苦寒，用于反佐益阴，对阳气大虚证，用量宜小，如白通加猪胆汁汤用一合，通脉四逆加猪胆汁汤仅用半合。但用于灌肠通便则用量较大。

说明一下，猪与羊、牛、鸡、蛇之胆汁，功效大体相似，故有的医家注云：“无猪胆以羊胆代之”。

近年来对猪胆汁的研究较为深入，发现它具有镇咳、平喘、消炎、抗过敏、抑菌等作用。临床用于预防白喉、急性肠炎、菌痢、百日咳、慢性气管炎、单纯性消化不良等症，都取得一定疗效，是值得引起重视的一味药物。

【单方治验】

1. 汤火伤疮　猪胆汁调黄柏末涂之。（《外台秘要方》）

2. 环跳疔（化脓性炎症）　梁某，男，40岁。左环跳穴处肿痛伴发烧1周。查：局部漫肿如掌大，顶端呈黑色，按之有波动感。诊断：“环跳疔”，西医诊断：“化脓性蜂窝织炎”。予以切开引流，腔内填塞猪胆粉（鲜猪胆放入烤箱内，以30℃低温烤干研细末），日换药1次，5日基本愈。（刘文汉治验）

3. 肛门脓肿　张某，男，40岁。肛门肿痛3日就诊。查：膝胸位肛门1~3点处红肿热痛明显。诊断：“肛周脓肿”予以管式引流，再用鲜猪胆汁保留灌肠，3日愈。（刘文汉治验）

4. 胃脘痛（胃溃疡）　齐某，男，30岁。烧心吐酸伴规律发作性胃脘痛1年就诊。查：中上腹部有压痛，胃镜示：浅表性胃炎、胃溃疡。予服鲜猪胆汁15ml，日3次，饭后半小时服，连服3天，症状基本消失。（刘文汉治验）

编者按　猪胆汁抗菌谱广，抗炎作用强，尤其对消化系感染疗效更突出，无论感染性或非感染性炎症都有较好的作用。

5. 高烧昏睡　赵某某，男，6岁。发烧2天，体温40℃以上，昏睡不醒，但呼之可应。查：面红而唇干裂，呼吸粗，脉洪大。属气血两燔，予以猪胆汁粉2g灌服，每2小时1次，3小时后开始好转，口渴大饮，汗出，10小时后烧退清醒。（刘文汉治验）

编者按　据药理研究证明，猪胆汁含有与牛黄相同的胆酸、钙盐等成分，所以有似牛黄样作用。

6. 急性传染性肝炎　①将鲜猪胆汁烘干研粉，装胶囊，治疗黄疸型肝炎10例，用量以黄疸指数为依据，黄疸指数在10~40单位者每日9g，分3次服；40~70单位者，每日12g，分3次服；70~100单位者，每日15g，分3次服。均在服药3天后消化道症状有不同程度改善，7天后食量大增；黄疸指数在1~2周内恢复正常，黄疸消失平均9.9天。疗程11~25天。随访1年均未复发。（《江苏中医》1965；7：14）②有用猪胆汁片（含猪胆汁粉0.2g），每次1~2片，日服3次，治疗传染性肝炎32例（其中黄疸型7例）。治疗后食欲不振、腹胀、乏力、肝区疼痛等自觉症状均有明显改善，7例黄疸型患者1周后黄疸全部消失；肝肿大26例，治疗后恢复正常者13例，不同程度缩小者8例，无改变者5例；肝功能检查，有前后对照者14例，治疗后对麝香草酚絮状及转氨酶等均有较明显的改善。（《福建中医药》1964；2：91）

7. 急性胃肠炎　菌痢　小儿单纯性消化不良　泌尿系感染　用新鲜猪胆汁100ml，加入绿豆粉1斤混合搅拌，制成药丸（绿胆丸）。成人每次6~9g，儿童每次1g，日服3~4次。治疗急性胃肠炎31例，治愈28例，好转1例，无效2例；细菌性痢疾26例，治愈24例，好转2例；慢性肠炎4例，治愈2例，好转1例，无效1例；小儿单纯性消化不良4例，治愈3例，好转1例；卡他性肠炎3例，好转1例，无效2例；慢性结肠炎7例，治愈3例，好转2例，无效2例；泌尿系感染13例，治愈12例，好转1例。遇有脱水现象者仍须补液。部分病例在用药1~2天内即出现疗效，并无副作用。（《赤脚医生》1970；4：9）

8. 预解胎毒　小儿初生。猪胆入汤浴之，不生疮疥。（《纲目》第五十卷“豕”引姚和众）

编者按　胆汁有清热解毒作用，外用可治疗痈肿疔疮。《本草拾遗》说：“小儿头疮，取胆汁敷之。”李时珍云其“敷恶疮，杀疳（䘌）”。现代研究猪胆汁有消炎、抗过敏及解毒作用。

9. 预防白喉　取新鲜猪胆汁，或猪、鱼胆汁混合，加等量砂糖，蒸30~60分钟。托儿所小孩每次服1~2ml，幼儿园小孩每次服2~3ml，每天服2次，连服4天。咽拭培养阳性的隔1个月再服4天。曾先后在流行区的托儿所、幼儿园用上法给药2046人，经1年以上观察，无1例发病。其中320人在服药前做过咽液培养，阳性带菌者34人，经第1次服药后1~2周复查，28例转阴，4例第2次服药后转阴。同时期散居的儿童未经预防服药者有4例发病。经3次抑菌试验，证明猪胆汁对白喉杆菌有一定的抑菌能力，但无杀灭作用。(《广东中医》1961；2：72)

10. 百日咳　采用猪胆汁粉剂、糖浆和流浸膏等。胆汁粉剂，6个月以内，每次0.2g，每天1~2次；6个月至1岁，每次0.3g，每日2次；1~4岁每次0.4g，每天2次；4~7岁每次0.5~0.6g，每日2次；胆汁流浸膏，1~2岁每次1.5~2.0ml，2~4岁每次2~3ml，4~6岁每次3~4ml，均每日3次，食后服；7.7%猪胆汁糖浆，6个月以内每次5ml，6个月至1岁每次8ml，1~4岁每次10ml，4~7岁每次13~15ml，日服2次，连服3~5日。根据1215例的治疗结果，一般服后2~4天开始生效，疗程为5~14天，总有效率约在62%~97%之间。(《中药大辞典》对6篇临床报道之综述)

猪　肤

【基原与药材】　为猪科动物猪的皮肤。

【经方用药】　猪肤，《本经》《别录》不载。关于本品性味，成无已说“味甘，寒”。猪肤甘凉多脂，经方中仅1方用之。

《伤寒论》第310条云：“少阴病，下利，咽痛，胸满，心烦，猪肤汤主之。”本证乃肾阴亏损，燥热为患。本方取猪肤甘凉濡润，滋燥清热，以治上焦虚浮之火，和白蜜、白粉之甘，润肺和脾，共奏水升火降、上热下行之目的。

猪肤甘凉，虚寒性下利而无咽痛、胸满、心烦者忌用。

【单方治验】

1. 滞产　一少妇，分娩，胞水早破，胎涩不能下。俗谓之“沥浆生”。催生药遍试不应。孟英令买鲜猪肉一二斤，洗净切大块，急火煎汤，吹去浮油，恣饮之，即产，母子皆生。且云：猪为水畜，其肉最腴，大补肾阴而生津液。余尝用治肾水枯涸之消渴，阴虚阳越之喘嗽，并具奇效。仲景治少阴咽痛，用猪肤，亦取其补阴虚而戢浮阳也。后贤不察，反指为有毒之物。汪庵非之，是矣。惟外感初愈，及虚寒滑泻者，湿盛生痰之证，概不可食。以其滋腻更甚于阿胶、熟地、龙眼也。猪以浙产者为良，北猪不堪入用，吾杭之燥肉即猪皮为之，可以致远，入药尤为简当，不必泥于“皮”与“肤”之字面而穿凿以夸考据也。孟英又云：昔老友范君庆簪语雄曰：解渴莫如猪肉汤。凡官炉银匠每当酷暑，正各县倾造奏销银两纳库之际，银炉最高，火光迎面，故非气血充足者，不能习此业。然人受火烁，其渴莫解，必须猪肉，以急火煎清汤，撇去浮油，缸盛待冷，用此代茶。雄闻而悟曰：此渴乃火烁其液，非茶可解。猪为水畜，其肉最腴，功专补水救液，允非瓜果可比，因此推而及虚喘、虚闭、下损、难产诸证之无液者，无不投之辄应，乃知猪肉为滋阴妙品也。(《回春录新诠》)

编者按　以上王孟英反复阐述“猪肉清汤去浮油”补水救液之催生、解渴等功用，颇有巧思。其实此法仲景“猪肤汤”已开先河。王氏学问乃熟诵前贤之书，融会贯通之，并博采广证，旁搜并蓄，经过反复实践而加以总结，诚有功医道也。

2. 喉痹　喉喑

(1) **喉痹**　其病因有外感、内伤之别，其证有实、虚之分。倘系病后虚损，余邪未清，肾阴亏耗，虚火上炎而致虚火喉痹，取猪肤汤甘平凉润，每获良效。王某某，女，10岁，学生。患儿素体较弱，屡发扁桃腺炎，20天前患麻疹病，曾发热，昏谵，瘥后精神不振，纳食不佳，干咳少痰，咽部灼热痛痒，似有物阻隔，常作“吭”声，入夜尤甚，时索水饮，饮而不多。扁桃腺Ⅰ度肿大，其色淡红，舌质嫩红少苔，脉细数。此系病后余邪未清，真阴不足，热邪直犯少阴之证。治当滋肾泄热，仿猪肤汤凉润法：猪肤30g，粳米15g，雪梨1个(去皮核)，水煎汤饮，每日3~10次，连进7剂，诸恙悉平。

(2) **喉喑**　李某某，男，36岁，干部。声音低沉，甚或喑哑，已历三载。初因感冒未愈，劳伤过度，音变嘶哑。虽经治好转，但嗣屡发。近一年来，音哑不愈，咽部微痛，灼热喉痒，吭喀少痰。伴虚烦少寐，手足心热，体倦腰酸，耳鸣遗精，舌红干、少苔，脉细数。此属肺肾亏虚，喉失濡养，虚火上炎，声门开合不利之证。法宜滋补肺肾，方取猪肤汤加味：猪肤30g，粳米、党参各15g，麦冬9g，杏仁6g。煎汤去渣加白蜜一羹匙调服。服药10剂，声音较亮，咽干喉痒已去，夜寐多梦，耳鸣腰酸如故。改拟补肾法以治本。（戴桂满教授治验，秦军整理）

原按 喉喑原因虽多，治当首辨实虚。实者其病在标，治肺为先；虚者其根在肾，固肾为要。若属肾阴亏虚，虚火上炎而致喉喑者，治当滋肾泄热，取猪肤汤加味治之。猪肤汤以猪肤、白蜜、白粉三味组成。为治疗少阴虚热咽痛疗效较著的方剂。系甘平凉润、滋阴清热的平剂。具有复阴液、退虚热、疗咽痛的作用。用之得当，确有出奇制胜之妙。

猪 膏

【基原与药材】 猪科动物猪的脂肪。

【原文】《别录》：豚……肪膏，主煎诸膏药，解斑苗、芫青毒。

【经方用药】 猪膏首见于《别录》，云“肪膏”。李时珍说：“凡凝者为肪为脂，稀者为膏为油。”可见猪脂、猪膏为同物异名，均为猪板油的俗称。猪脂的主要成分为脂肪，其性味与猪肤相同，亦为甘寒。

经方中有2方用猪膏，治疗下列病症：

1. 润燥利肠治黄疸及阴吹 《金匮》第十五篇云：“诸黄，猪膏发煎主之。”第二十二篇又云：“胃气下泄，阴吹而正喧，此谷气之实也，膏发煎导之。”二条病症不同，但病机一致，均属阴虚血燥、湿浊瘀滞。猪膏发煎用猪脂润燥利肠而和中，中气和则郁结开而黄可愈，阳明之气下行而阴吹自已。

2. 解毒杀虫治小儿疳虫蚀齿 《金匮》第二十二篇小儿疳虫蚀齿方，是治疗小儿疳热齿部生虫之病症，其用猪脂作为基质，助雄黄、葶苈行气活血、消肿解毒而杀虫。

清代吴仪洛《本草从新》说：“脂膏，润燥利肠，散风解毒，杀虫……”这是对经方用猪脂的总结。

【单方治验】

1. 二便不通 治大小便不通：猪脂如半鸡子大，碎切。以酒一升微煮沸，投猪脂更煎一二沸，分为二度，食前温服，未通再服。（《圣济总录》猪脂酒）

2. 咳嗽喘息 治上气咳嗽，胸膈妨满气喘：猪脂肪四两，煮百沸以来，切，和酱醋食之。（《食医心镜》）

3. 暴瘖 治肺热暴瘖：猪脂油一斤炼过，入白蜜一斤，再炼少顷，滤净冷定，不时挑服一匙。无疾常服，亦润肺。（《本草纲目》）

4. 胞衣不下、小便不通 并以猪脂一两，水一盏，煎数沸服。（《随息居饮食谱》）

5. 产后体虚 治产后体虚，寒热自汗出：猪膏一升，清酒五合，生姜汁一升，白蜜一升。上四味煎令调和，五上五下，膏成，随意以酒服方寸匕，当炭火上熬。（《千金方》猪膏煎）

编者按 产前多热，产后多寒。故产后宜食温补之肉类，如羊肉，《金匮》当归生姜羊肉汤即为代表方。《千金·食治》曰羊肉“主暖中止痛，利产妇”者，即温补之功也。总之，产后体虚而血气虚寒者，宜羊肉，不宜猪膏（俗称肥肉）。但上述“猪膏煎”用之配合清酒（可用黄酒代之）、生姜之辛热，则佐制了猪膏寒凉滋腻之性，故可用于产后体虚者。

6. 手足皴裂 治手足皴裂，血出疼痛：猪脂着热酒中洗之。（《千金方》）

编者按 陶弘景亦说猪膏“能悦皮肤，作手膏，不皴裂”。中医治病之一部分药物，即人们日常生活常食之谷、肉、果、菜，具备了相关知识，食物可作为药物以治病。故曰“药食同源”也。

7. 蝼蛄疮（头部毛囊周围炎） 娄某某，男，24岁。头部肿痛流脓3年余。查：头部有多枚脓肿，并且脓肿之间有隧道串通。诊断：“毛囊周围炎”。令用鲜猪脂肪（肥肉）切成1cm厚的大片贴患处，日换4次，两日好转，10日愈。（刘文汉治验）

编者按 鲜猪脂含有多种生物活性物质，具有较强的抗感染能力，再者脂肪中水分相对偏少，渗透吸附作用强，能将坏死组织和脓液等黏附在脂肪上，起到清洁疮面的作用。

马 通 汁

【原文】《别录》：白马……屎，名马通，微温。治妇人崩中，止渴，及吐下血，鼻衄，金创，止血。

【经方用药】 马通，《本经》不载，首见于《别录》。《别录》云马通“微温”，《本草经疏》则指出：“白马通，《本经》（按：当为《别录》）虽云微温，然必是苦而凉者也，惟其苦凉，所以能疗诸血热证、止渴。”可见，马通是一味清热凉血止血药。

经方中只有柏叶汤 1 方以水五升与马通汁一升合煮。《金匮》第十七篇云：“吐血不止者，柏叶汤主之。”此方以干姜、艾叶温中摄血，侧柏叶清降止血，以马通汁煮药，意在取其降下之功。

马通汁或曰为马屎水浸后取清汁，或曰是马尿。此药历来少用，现代一般不再入药，其成分亦未见报道。编者认为：取类比象是中医学一种观念，这种观念确有符合客观实际的一面，但也有唯心的色彩。柏叶汤治吐血用马通汁难免是唯心的，以童便代之更切实。

第十六章　水、酒、醋、粥

本章所论，水7种，酒与苦酒（醋）各1种，简述如下。

1. 浆水　为炊热粟米，浸冷水中经发酵而成的白色浆液，味甘酸（古人或曰性凉，或曰微温），这类似现今之"酸奶"。用之送服散剂或煎药，可"调和脏腑"（《本草蒙筌》）

2. 泉水　为"土厚水深，源远而质清"（《本草纲目》）之井泉水也。"甘而偏凉，功善下热气，利小便"（《嘉祐本草》）。如此优良之水，更适宜煎药。

3. 井花水　即井泉水"平旦第一汲"（见《本草纲目》之"集解"）者。

4. 甘澜水　即大江小溪之流水，经人工扬泛千万遍而成。如此"芳之则甘而轻，取其不助肾气而益脾胃也"。（《本草纲目》）

5. 东流水　为江河自然流动的清洁水。经方之绝大多数以这样的水煎药。

6. 潦水　从天而"降注雨水谓之潦"（《本草纲目》）。这就是说，清洁的雨水也可用之煎药。

7. 酒　甘苦辛，温，有毒。功用通血脉，御寒气，行药势。"酒，能益人，亦能损人。节其分剂而饮之，宣和百脉，消邪却冷也。若升量转久，饮之失度，体气使弱，精神侵昏。宜慎，无失节度"（《养生要集》）。还要指出："酒，人知戒早饮，而不知夜饮更甚，既醉既饱，睡而就枕，热壅伤心伤目，夜气收敛，酒以发言，乱其清明，劳其脾胃，停湿生疮，动火助欲，因而以致病者多矣"（汪颖《食疗本草》）。总之，好喝酒者，总以少饮为宜，"少饮未至有损，多饮自必见害"（《本草纲目》）。若沉湎无度，过饮致醉，"解烧酒毒，莱菔汁、青蔗浆随灌，绿豆研水灌，或以枳椇子煎浓汤灌"（《随息居饮食谱》）。所述"莱菔汁"，即萝卜绞成汁。"绿豆研水灌"法，可以绿豆煮水饮之。若酒醉急性中毒之重者，陷入昏迷状态，则应采取洗胃或注射咖啡因等，并注意保温。

8. 苦酒　就是"醋"，酸苦，温。功用散瘀，止血，解毒，杀虫。"大抵醋治诸疮肿积块，心腹疼痛，痰水血病，杀鱼肉菜及诸虫毒气，无非取其酸收之意，而又有散瘀、解毒之功"（《本草纲目》）。"凡诸药宜入肝者，须以醋拌炒制，应病如神"（《本草汇言》）。醋在妇人产科方面还有特殊功用，例如，"产妇房中常得醋气则为佳，醋益血也"（《本草衍义》）。更具体来说："以火淬醋入鼻，则治产后血晕"（《本草求真》）。

9. 粥　用米、面熬煮而成。仲景书以"糜粥自养"有许多具体用法。李时珍《本草纲目》将"药食同源"的20多种药物煮粥分别治疗不同病症。详见内文。

以上所述7种水，可归纳为五：一是地下之泉水（泉水、井化水）；二是地上之流水（甘澜水、东流水）；三是从天而降之雨水，即潦水；四是烧开之水，即麻沸汤；五是将煮熟的米浸水发酵而成之浆水。目前从实际出发，只要清洁卫生的水都可用来煎药。酒有数种，只有米酒适宜入药，醋亦为以米为主酿成的。粥能养胃，用"药食同源"的不同药物煮成粥，可治疗许多病症。

浆　水

【基原与药材】 为用粟米加工，经发酵而成的白色浆液。

【用法与用量】 内服：冲水煎汤或煮粥。

【经方用药】《本经》《别录》未载浆水。关于浆水的制法与功用，《本草蒙筌》："熟炊粟饭，乘热投瓷缸内，冷水浸五六朝，味渐酸而生白花，色类浆，故名浆水。或醋热当茶饮下，或薄暮作粥啜之，醒睡除烦，消食止渴，调和脏腑。"经方中有5方提及浆水，其名或曰浆水，或曰清浆水，或曰醋浆水，此皆浆水也。《本草纲目》称浆水名“酸浆”。经方以浆水功用如下：

1. 调和和胃治呕吐　浆水可以和胃止呕，故经方中治疗呕吐的方剂有时用之。方如《金匮》第十七篇之半夏干姜散，要求以浆水煮散服之，即取其和胃止呕的作用。其次，白术散方后云：“……心烦、吐、痛，不能食饮，加细辛一两，半夏大者二十枚。服之后，更以醋浆水服之；若呕，以醋浆水服之。”白术散为妊娠脾虚寒湿，胎动不安而设。遇心烦、吐、痛是寒饮阻于中所致，加细辛、半夏温中散寒、降逆化饮；服后烦、吐、痛止，可服醋浆水和胃；若仅见呕吐，则可用浆水送服白术散，显然是取浆水和胃止呕之功。此外，治疗牝疟的蜀漆散亦提出用浆水送服。蜀漆易致呕吐，故用浆水送服，取其和胃止呕，以减轻蜀漆对胃的伤害。

2. 调和脏腑治热证　在经方治疗热证的方剂中有 2 首提到使用浆水。一首是治疗劳复的枳实栀子豉汤，其方要求以清浆水煎药。本方适用于热病后因过劳余热复聚，留扰胸膈胃脘。热扰胸膈可见心烦，热壅胃脘可见胃脘痞塞纳呆之症。枳实栀子豉汤具有清热除烦、宽中下气之功，用浆水煎药，取其通关开胃之功，增强枳实宽中下气之力。另一首是赤小豆当归散，适用于狐蜮病酿脓或便血者，用浆水送服。本证是由湿热蕴结而致，赤小豆当归散具有清热利湿、排脓解毒之功，此方散剂用浆水送服。另外，《金匮》第五篇治脚气冲心之矾石汤用法云：“上一味，以浆水一斗五升，煎三五沸，浸脚良。”需要考证的是，《金匮·杂疗方》：“救卒死而壮热者方：矾石半斤，以水一斗半煮消，以渍脚令没踝。”无“浆”字。因此，矾石汤用法之“浆”字是否错简，尚难确定。

泉　水

泉水的性味功能主治至宋《嘉祐本草》始载说：“泉水，味甘平，无毒，主消渴，反胃、热痢、热淋、小便赤涩……。久服祛邪调中，下热气，利小便。”可见，泉水甘而偏凉，功善下热气，利小便。

《本草纲目·水部》曰为“井泉水”，并解析说：“井泉地脉也，人之经血象之，须取其土厚水深，源远而质洁者，食用可也。”指出水质乃“性从地变，质与物迁，未尝同也”。确实，水深不同，水质有别。泉水清洁，优良之水也。

【经方用药】　经方仅《金匮》第三篇治疗百合病的 4 方用泉水煎药。百合病是一种阴虚内热证，治疗应当采用滋阴清热法，其中百合知母汤、百合地黄汤、滑石代赭汤、百合鸡子黄汤等 4 方，仲景均明确要求以泉水煎服。盖取泉水“下热气，利小便”，即导热下行之义也。另外，水属阴，故亦当有利于阴液之恢复。

井　花　水

井花水最早见于《嘉祐补注本草》说：“井花水，味甘无毒，主人大惊，九窍出血……此水井中平旦第一汲者。”关于井花水的功能，《本草从新》概括前人论述，说：“凉能清热，甘可助阴，宜煎补阴药及气血痰火药。”可见井花水味甘性凉，能清热益阴、破气血痰火之结。

《本草纲目》井泉水集解说：“无时初出曰新汲（jí），将旦首汲曰井华。”就是说，早晨从井里第一次打的水为“井华水”，随时打的井泉水为“新汲水”，总之，二者都是井泉水。

【经方用药】　经方中仅风引汤 1 方要求以井花水煎服。风引汤治疗肝胃火盛、热盛生风之证，热盛也易生痰涎，用井花水煎服，可以取其清热益阴消痰火之功，有利于清息内风。

甘　澜　水

《本草纲目·水部》于“流水”说：“千里水、东流水、甘烂（《说文解字》：‘烂，热也。’今通作‘澜’）水（一名劳水），气味甘，平，无毒。主……伤寒后欲作奔豚。”并解说甘烂水的制法：“劳水即扬泛水，张仲景谓之甘烂（澜）水，用流水二斗，置大盆内，以杓高扬之千万遍，有沸珠相逐，乃取煎药。盖水性本咸而体重，劳之则甘而轻，取其不助肾气而益脾胃也。”

【经方用药】　经方中仅茯苓桂枝甘草大枣汤 1 方用甘澜水煎。方后曰“甘澜水法：取水二斗，置大盆内，以杓扬之，水上有珠子五六千颗相逐，取用之。”此方是治疗心阳不振，不能制约肾水，肾水欲动之证。茯苓桂枝甘草大枣汤具有温通心阳、化气行水之功，其用甘澜水煎药，盖取其益脾胃以制水，以防肾水妄动，协助方药以化水。

东流水

《金匮》第七篇之泽漆汤先将“泽漆三斤，以东流水五斗，煮取一斗五升”，再纳入其他9味药煮取五升分次温服。上已论及，东流水即江河自然东流之水。可以这样理解，经方绝大多数，凡未言特殊需要之水的方子以水煮之，都是用江河自然流动的清洁水煎煮。

潦水

潦水为何？《本草纲目》说：“降注雨水谓之潦，又淫雨为潦。”认为其“气味甘，平，无毒。煎调脾胃，去湿热之药。”《本草从新》认为潦水应为“降注雨水”，而“淫雨为潦，反助湿热，不可用”。此语可供参考。

【经方用药】 经方中仅《伤寒论》第262条主治“伤寒瘀热在里，身心黄”的麻黄连轺赤小豆汤1方，要求用“潦水”煎服。麻黄连轺赤小豆汤是治疗湿热发黄兼表证之有效方药，为什么要求用潦水煎药呢？成无己注云：“取其味薄则不助湿气也。”可以这样来理解：经方之大多数用地上流动的清洁水煎之，而也可用天降之雨水煎之。

麻沸汤

经方中将麻沸汤亦称沸汤，即滚开之水。《本草纲目》称之为“热汤”，说：“按汪颖云：热汤须百沸者佳。若半沸者，饮之反伤元气，作胀。”

【经方用药】 经方中有3方提到麻沸汤或沸汤。一是大黄黄连泻心汤用“麻沸汤二升渍之”。二是附子泻心汤中之大黄、黄连、黄芩三味药亦提到用“麻沸汤二升渍之”。为什么用麻沸汤渍之呢？《本草纲目》说：“取其气薄而泄虚热也。”另外，理中丸要求“以沸汤数合和一丸，研碎，温服之”。理中丸是温补中焦阳气之方，将药丸用滚开的水泡烂研碎，温服之“助阳气，行经络”（《本草纲目》），使理中丸更好发挥功用。

【单方治验】

1. 感冒 初感风寒，头痛憎寒者。用水七碗，烧锅令赤，投水于内，取起再烧再投，如此七次，名沸汤，乘热饮一碗，以衣被覆头取汗，神效。（《本草纲目》第五卷“热汤”引《伤寒蕴要》）

2. 痈肿 痈肿初起。以热汤频沃之，即散也。（《本草纲目》第五卷“热汤”引《集验方》）

3. 手指、足趾肿痛（急性化脓性炎症） 代指肿痛（代指为病名，即由于指、趾外伤感染所致指、趾红肿热痛，爪甲边结脓，甚者指、趾脱落。相当于现代医学急性化脓性炎症），麻沸汤渍之，即安。（《本草纲目》第五卷“热汤”引《千金方》）

酒

【基原与药材】 为米、麦、黍、高粱等和曲酿成的一种饮料。

【用法与用量】 内服：温饮、和药同煎或浸药。外用：淋洗、漱口或涂擦。

【原文】《别录》：酒，味苦、甘、辛，大热，有毒。主行药势，杀百邪恶毒气。

【经方用药】 我国造酒历史悠久。然而，真正把酒当作药物来对待，并详究其性味主治，始于《别录》。据《唐本草》云，古时酒类甚多，“惟米酒入药用”。烧酒是元代发明的，故经方所用之酒为米酒，无疑。米酒色呈琥珀色，一般称为清酒。在经方中还有一种称作白酒者，这是米酒初熟，其色白，故称白酒。经方中提到用酒的方剂达22首，概括起来，主要取其如下几种作用。

1. 辛热助阳散邪

（1）治疗阳虚内寒证 酒性辛甘大热，能够增强温阳药物的作用，所以在经方中一些温阳散寒的方药，往往提出用酒来送服。这样的方剂有4首，其中天雄散、八味肾气丸偏于温补肾阳；赤丸、白术散偏于温脾阳。其用酒来送服，可以散阴邪之凝结，行温阳药之力以强其功。

（2）治疗风邪在表证 防己地黄汤适用于血热如狂兼风寒袭表之证。方中祛风散邪之品防风、桂枝、防己、甘草要求以酒浸绞汁，然后与清热凉血之地黄汁相合服用，说明其用酒的主要目的在于协助表散之药疏风散邪。《汤液本草》说酒“为引导，可以通行一身之表”，即指此而言。此外，侯氏黑散、薯蓣丸 2 方用酒送服，亦含此意。

2. 辛热走窜通痹

（1）治疗胸痹证　在经方中用酒治疗胸痹的方剂有 2 首：一是栝楼薤白白酒汤；一是栝楼薤白半夏汤。前方适用于痰饮较轻者，故不用半夏；后方适用于痰饮较重者，故加用半夏。两方均具理气豁痰、通阳散结之功，只不过后者力量更强大一些。两方使用白酒的目的相同，均是借其辛散上行之力以疏通胸膈之气，兼可温煦胸阳。《本经疏证》说：“白酒，酒之新者也，其色白，其性甘辛，其气轻扬，故为用在上焦之肺而治胸痹。”较准确地阐明了两方使用白酒的意义。

（2）治疗血脉痹阻证　清酒用于血脉痹阻的方剂主要有 2 首。①炙甘草汤，适用于心之气阴两虚而致心脉运行无力的“脉结代，心动悸”证。②当归四逆加吴茱萸生姜汤，适用于血虚寒凝而致之“手足厥寒，脉细欲绝”兼内有久寒者。两方均取清酒与水共煎药物，其取用清酒的目的均在于散寒通阳，振奋血行，以通血脉之痹阻。

（3）治疗瘀血证　由于酒能通阳亢奋血行，所以经方亦用酒治疗瘀血证。这样的方剂有 5 首。①治疗干血劳的大黄䗪虫丸。②治疗经水不利及痛经的土瓜根散。③治疗产后腹痛及经水不利证的下瘀血汤。④治疗癥瘕疟母的鳖甲煎丸。⑤治疗腹中血气刺痛的红兰花酒。五方所用药物及所治证候尽管不尽相同，但其治疗的关键都是破除瘀血。5 方使用酒的目的都是和血行气，助其活血化瘀之功。

3. 其他

（1）用以宣达药力　经方中治疗妊娠病的当归芍药散、当归散均要求以酒送服。为什么呢？丹波元简说：“酒服，取其宣达”，即借酒宣达之性，以助药力迅速发挥疗效。

（2）用以修制药性　大、小、调胃三承气汤中之大黄，均要求以酒洗，目的是制约其寒凉之民生，并增强其“推陈致新”（《神农本草经》）之力。

（3）用以行补药之迟滞　仲景方中凡是重用生地者，均用酒。如炙甘草汤、芎归胶艾汤等，用酒以行补药之滞。后人说“地黄得酒良”，正是对仲景经验的总结。

在经方中使用酒的方剂达 22 方之多，其中标明剂量者九方，它们是：炙甘草汤、当归四逆加吴茱萸生姜汤、鳖甲煎丸、防己地黄汤、栝楼薤白白酒汤、栝楼薤白半夏汤、下瘀血汤、红兰花酒、芎归胶艾汤。其他则未标明用量，以适量为度。

在经方中酒的使用方法亦有多种，分别是：①酒煎药物法，如下瘀血汤、栝楼薤白白酒汤、栝楼薤白半夏汤、鳖甲煎丸、红兰花酒。②水酒混合煎药法，如芎归胶艾汤、炙甘草汤、当归四逆加吴茱萸生姜汤。③酒浸药物绞取汁法，如防己地黄汤。④酒洗药物法，如大、小、调胃三承气。⑤酒送服丸散法，如白术散、薯蓣丸、大黄䗪虫丸、土瓜根散、天雄散、侯氏黑散、当归散、八味肾气丸、赤丸、当归芍药散。

现代以酒入药的方法，应继承仲景之法，其用量应因人而异，适量为度。

【单方治验】

1. 牙痛　治风虫牙痛：烧酒浸花椒，频频漱之。（《本草纲目》）

2. 身痒　治妇人遍身风疮作痒：蜂蜜少许，和酒服之。（《奇效良方》）

3. 腹泻（产后单纯性腹泻）　取黄酒 0.5 斤，煮沸后加红糖 4 两，继续煮 2~3 分钟，待凉，顿服或两次分服（间隔 3~4 小时）。共治产后单纯性腹泻 24 例，痊愈 10 例，停药后自愈 11 例，症状减轻 2 例，效果不明显 1 例。有的服药 3 天内自愈。治程中仅 1 例诉轻度头晕，余均正常。（《中华妇产科杂志》1957；4：312）

4. 乳痈　笔者根据民间验方，拟米酒蜂蜜治疗早期乳痈，疗效颇佳，现介绍如下。①治疗方法：取米酒、蜂蜜 1∶1 比例（约 10~15ml），混合调匀口服，每日 2 次。同时用木梳从乳根至乳头自上而下连梳 10 下，早晚各 1 次。②结果：10 例早期乳痈患者，经本法治疗，1 天内治愈（乳房肿胀及硬块消失，乳汁分泌通畅）4 例，2 天内治愈 5 例，3 天内治愈 1 例。③治例：李某某，女，21 岁。产后 20 天，乳房胀痛伴寒热不适 5 小时来诊。查：乳房肿胀，皮肤微红，局部压痛，触摸乳房有硬块数个，体温 37.5℃，舌淡红、苔薄黄，脉弦数。嘱病人如上法治疗，第 2

天上午来诊时寒热已除，硬块消失，为巩固疗效，嘱病人续用1天。（曾凤兰《新中医》1996；8：39）

原按 乳痈多因产后乳汁瘀积或肝郁胃热导致气滞血壅，乳络闭塞而成。根据其病机，采用梳法疏通乳络，解除乳积，米酒蜂蜜口服可活血祛瘀、解毒消肿。两法合用共奏疏肝理气、活血祛瘀、通络除积、消肿散结之功，治疗早期乳痈取效甚捷。

附文

酒的由来和应用

有的学者（维四元恺《新中医》1996；1：11）对于酒的由来和应用进行了考究。选录如下。

酒，是用谷、麦类、薯类、果类等作原料加工制造出来的一种液体，是医、食同源的典型物品。谷、麦类如高粱、麦、黍、米；薯类如马铃薯、番薯、木薯；果类如葡萄、苹果、甘蔗、橘子等等，这些原料经过蒸馏或酿造而制成各种类型的酒，以供使用。据史书记载，我国在四五千年前已能造酒。《说文解字》酒字注释云："古者仪狄作酒醪，禹尝之而美，遂疏仪狄、杜康作酒。"酒与医直接有关。《说文解字》在医字注释说："医殳，病声，酒所以治病也。"故医字医殳之下从酉，酉，即酒字。《释名》云："酒，酉也，酿之类，酉泽久而味美也。"古人作字，往往是根据实际情况创作出来，字便是如此，现存最早的医学经典著作《黄帝内经》中有《汤液醪醴论篇》云："自古圣人之作汤液醪醴者，以为备耳。"说明原始制酒是以备治病之用。其后更有多种药物和砭石、针灸等来综合治疗，效果更好。酒之医疗作用便退居次要地位。而酒，饮之可使人兴奋，便渐渐成为民众嗜好之饮品。但长期或过量饮用，足以产生毒副作用，影响健康，故《内经》批评一些人"以酒为浆，以妄为常，醉以入房，以欲竭其精，以耗散其真"，不正常对待酒的弊端，足以影响健康。说明我国很早对酒已有正确的认识。由于酒有兴奋作用，故在宴会及各种喜庆欢乐场合中，酒往往成为不可缺少的物品，但亦有些人以酒作为不可或缺的嗜好品，以至慢性酒精中毒，影响本身及下一代的健康，这是酒从药用发展至饮用、由有利变成有害的情况。

酒的品种很多，有高粱酒、麦酒、米酒、葡萄酒、苹果酒、药酒、啤酒等等，不胜枚举。我国北方以高粱酒为多，南方以米酒为主，英国以麦酒有名，如威士忌（Whisky），法国以葡萄酒为优，如白兰地（Brandy），至于风行世界的啤酒，则以啤酒花为主要原料。酒，因原料、酿造、加工、贮藏等条件不同，其成分差别较大。但凡酒类都含乙醇，其含量多少各不相同，有高达70%者，有低于10%者。一般蒸馏酒比非蒸馏酒为高，其中以高粱酒最高，啤酒最低。乙醇对中枢神经系统、循环系统、消化系统和局部组织都有一定的影响和刺激作用，其毒副作用也在于乙醇，轻性中毒可出现神经兴奋，心跳加快，呕吐等；重者陷入昏睡状态，甚则可致死亡。近年来有因酗酒过度而致死亡者多例，这是值得注意和警惕的。酒量大小各人不同，很难定出一个限制数量。孔子自谓"为酒无量，不及乱"，即是此意。饮量多少，一方面要看酒的度数高低，一方面要根据各自身体的情况来掌握和控制。

酒在药用方面，古方有以酒煮药者；有以水与酒共同煮药者；有以酒送下丸、散者；有以一种药物或多种药物浸酒者；有以酒洗某药或酒炒某物然后与其他药物煎煮或制成丸、散者，这是酒在药治方面的运用方法。至于膳食方面用酒作为佐料，厨师颇为普遍使用，目的是为了增进菜式的香味和改变食菜腻滞的一种方法。

苦酒（醋）

【基原与药材】 为以米、麦、高粱或酒、酒糟等酿成的含有乙酸的液体。

【用法与用量】 内服：入汤剂或拌制药物。外用：烧热熏嗅、含漱或和药调敷。

【原文】《别录》：醋，味酸，温，无毒。主消痈肿，散水气，杀邪毒。

【经方用药】 苦酒即是醋，首载于《别录》。本品应为酸苦而温之品，因有苦味，故称之为"苦酒"。《本草经疏》解析《别录》说："醋惟米造者入药，得温热之气，其味酸，气温无毒。酸入肝，肝主血，血逆热壅则生痈肿，酸能敛壅热，温能行逆血，故主消痈肿。其治产后血晕，癥块血积，亦此意耳。散水气者，水性泛滥，得收敛而宁谧也。杀邪毒者，酸苦涌泻，能吐出一切邪气毒物也。”经方中有 3 方用及醋。

1. 消痈肿治咽喉生疮　《伤寒论》云：“少阴病，咽中伤，生疮，不能语言，声不出者，苦酒汤主之。”此条所述之咽中疮乃痰火郁结而致，此火乃阴火上攻，非寒凉之品可治。其用苦酒煎药，既取其酸敛之性收阴中热淫之气，而敛疮消痈肿；又可取其味苦配合半夏辛开苦降而加强其劫涎散结之功。这就是《别录》说的“主消痈肿”的体现。

2. 散水气治黄汗　《金匮》黄芪芍药桂枝苦酒汤适用于黄汗证。黄汗是由于“汗出入水中浴，水从汗孔入得之”。方用苦酒配合桂枝、黄芪解肌腠之邪而散水气，这是《别录》言苦酒“散水气”之谓也。另外，苦酒之苦与芍药之酸相合，又可增强泄营中之郁热的作用。

3. 取醋之酸安蛔治蛔厥　仲景留给了我们许多千古名方，乌梅丸便是其中的一首。乌梅丸适用于蛔厥证，方中用苦酒浸渍乌梅一宿。既可增强乌梅之酸，以安抚蛔虫，又可与黄连、黄柏相配，形成酸苦涌泄之势以除胃热，这是仲景对苦酒功效的发展。直到今天，不从事中医者可能不知道张仲景的名字，但几乎都知道与张仲景同时代的东汉名医华佗，《三国志·魏书·方技传》“华佗传”就记载了以醋治蛔厥的病例。

【单方治验】

（一）内科病

1. 预防流行性感冒　预防流行性脑脊髓膜炎　关闭门窗，取适量醋（每立方米空间用 2~10ml）用 1~2 倍水稀释后加热蒸熏，每次 1 小时，每日或隔日 1 次，连续 3~6 天。如某年初冬，某部队先后有 13 个连队发生流感，其中 12 个连队经用此法后第 2 天即控制了流行；而另一连队未曾应用，结果 2 天后有 60% 的人染病，于第 3 天应用此法后便很快控制了蔓延。此外，在“流脑”流行期间，曾对 84 名带菌者行食醋蒸熏，每日 2 次，连续 10 天，结果带菌者全部转为阴性。经试验，食醋蒸熏对流感病毒具有良好的杀灭作用；同时食醋对甲型链球菌、卡他球菌、肺炎双球菌、白色葡萄球菌及流感杆菌等 5 种细菌也有杀菌作用。（《全国·防治感冒、慢性气管炎药物新苗头选编》1972；1）

2. 急、慢性传染性肝炎　取米醋 2 斤，鲜猪骨 1 斤，红、白糖各 4 两，置锅内共煮（不加水），至沸后 30 分钟取出过滤。成人每次 30~40ml，小儿（5~10 岁）10~15ml，每日 3 次饭后服。1 个月为一疗程，慢性者可服 2~3 个疗程。对有高热者不适用。据 3 例观察，服药 40~60 天后均告恢复。（《广东医学·祖国医学版》1966；4：39）

3. 霍乱转筋入腹　酢（音义同“醋”）煮青布搨（音 tà，同拓）之，冷复易之。（《千金方》）

4. 食积　过食鱼腥、生冷水菜果实成积者：生姜捣烂，和米醋调食之。（《日华子本草》）

5. 积聚　治一切积聚，不拘远年近日皆治之：京三棱四两（醋煮，切片，晒干），川芎二两（醋煮，微软，切片），大黄半两（醋湿纸裹，火煨过）。上三味，同为末，水煮和为丸，如桐子大。每服三十丸，温水送下，不拘时候。病甚者一月效，轻者半月效。（《普济方》醋煮三棱丸）

6. 牙痛　陈醋 120g，花椒 6g。水煎，去椒含漱。（内蒙古《中草药新医疗法资料选编》）

（二）妇科病

1. 乳痈　乳痈坚硬。以罐盛醋，烧热石投之二次，温渍之。冷则更烧石投之，不过三次即愈。（《纲目》第二十五卷“醋”引《千金方》）

2. 产后血晕　用铁器烧红，更迭淬醋中，就病人之鼻以熏之。（《随息居饮食谱》）

编者按　《本草衍义》：“醋，酒糟为之，有米醋、麦醋、枣醋。米醋比诸醋最酽，入药多用之，谷气全也，故胜糟醋。产妇房中常得醋气则为佳，醋益血也。

（三）外科病

1. 手指肿痛　浆水（又名酸浆。陈嘉谟云：“浆，酢也。炊粟米热，投冷水中，浸五六日，味酢，生白花，色类浆，故名。”）入少盐，热渍之，冷即易之。（《纲目》第五卷“浆水”引孙真人方）

编者按　浆水“味酢”，与食醋相类，皆能活血消肿止痛，故可以醋代替。

2. 烧伤　孙光宪《北萝消言》云：一婢抱儿落炭失火，烧灼。以醋泥敷之，旋愈无痕。（《本草纲目》）

3. 石灰烧伤　根据酸碱中和的原理，试用 5% 食醋溶液浸洗患部，获得良好效果。洗后患处的灼热刺痛及颜面潮红等症状能立即解除；如形成腐蚀性溃疡者，亦可自行结痂愈合。（《广华卫生杂志》1965；5：271）

4. 汤火伤　醋淋洗。（《随息居饮食谱》）

5. 外科炎症　取食醋250ml，置搪瓷碗中加热，沸后加入乳香、没药末各6g，边搅拌边加入淀粉（山芋粉亦可）60g，待成糊状后即将其涂于牛皮纸上（面积应大于病变范围，厚约1~1.5cm），俟温度降至50℃左右时敷于患处，外加三、四层纱布包扎。如有伤口，按常规处理，在敷以凡士林纱布后再敷醋膏（勿直接涂于伤口，以免腐蚀扩大）。凡疖、痈、蜂窝织炎、丹毒、脓肿、腮腺炎、乳腺炎等急性炎症皆可应用，对结核性炎症及骨髓炎等则不适宜。临床观察50例，除5例（系寒性脓肿、喉头结核及骨髓炎）无效外，均获治愈。一般在2小时后疼痛开始减轻，6小时后开始消肿。治愈时间在3天内者16例，6天内者20例，9天内者7例，10天以上者2例。（《山东医刊》1960；8：34）

（四）虫病

1. 胆道蛔虫病

（1）1979年夏末傍晚，西王孝村一老妪携其女来诊，14岁，首言其父早逝，家境贫穷，在家治病已花去60余元，并无效验，恳请先生为之施治。听其言，怜其苦，察其状，乃蛔虫所扰。庸医不识，乱投止痛之品。殊不知，蛔虫不驱，其痛无终日。随慰之，可不住院，亦可不花钱，即可见效。老妪面露喜色，将信将疑。余入厨房取食醋250g，花椒10余粒，借火煮开，候温饮下。1小时后，其女胃脘痛止，面露笑容。1984年秋末，陈湾村张峰之子患此症，3日来腹痛经治未果，邀余一视，听其所述，实为胆道蛔虫，故未去，只告之此法，当夜即愈，未再复发。（《偏方奇效闻见录》）

（2）按年龄大小顿服酸醋30~50ml或更多，以后视情况可再次服用，直至不痛为止。在疼痛明显减轻的当天或次日，按常规服用驱蛔药物。观察15例，服药总量为300~500ml；结果12例2天内完全止痛，3例在3~4天疼痛亦完全解除。（广西中医学院《教育革命》1971；2：40）

编者按　饮醋治疗胆道蛔虫病，早在《三国志·魏书·方技传》“华佗传”中就有记载。曰：佗行道，见一人病咽塞，嗜食而不得下，家人车载欲往就医。佗闻其呻吟，驻车往视，语之曰：“向来道边有卖饼家，蒜齑大酢（用“醋”），从取三升饮之，病自当去。”即如佗言，立吐蛇（指吐出的寄生虫，很可能是蛔虫）一枚，悬车边，欲造佗。佗尚未还，小儿戏门前，逆见，自相谓曰：“似逢我公，车边病是也。”疾者前入坐，见佗北壁悬此蛇辈约以十数。

2. 蛲虫病　用食醋灌肠治疗58例，经1~3次即愈，无不良反应。方法：将食醋用凉开水稀释（每30ml醋加凉水至100ml），于睡眠前用消毒导尿管一根插入肛门内约20cm，然后以消毒注射器将药液注入肠内，每次100~140ml（小儿酌减），每日1次。（《中级医刊》1965；9：580）

3. 毒蛇咬伤　急饮好醋一、二碗，令毒气不随走。或饮香油一、二盏，然后用药。需要将绳扎定伤处两头。次用白芷为末，白水调下半两许服之，顷刻咬处黄水出尽，肿消，皮合而愈。（《串雅内编》）

编者按　清·祁坤《外科大成》有此记载。醋性味酸收，能散瘀血，消痈肿，杀邪毒。芝麻油有解热毒、消肿痛之力，二药用于蛇咬伤，可以防止毒素的扩散。用白芷治疗蛇伤，古代文献多有记载，如洪迈《夷坚志》载有：服用白芷末，引用麦冬汤，并用白芷末擦伤口，可使腥气黄水从伤口流出。此法目前试用不多，效果怎样，有待研究。

粥

【基原与药材】　用米、面等煮成的比较稠的半流质食物。

【用法与用量】　服药后一会儿，饮温暖可口的适量糜粥（约200~400ml），以助药力，或服药后“糜粥自养”。

【经方用药】《伤寒杂病论》之方后注有许多食疗法值得重视，其中，饮粥疗法就很有学问，列举3个方子探讨如下。

大家最熟悉的一个方子就是桂枝汤，方后注曰：“服已须臾，啜热稀粥一升余，以助药力，温覆令一时许，遍身絷絷微似有汗者益佳……”

第二个就是第386条之理中汤，指出：“……服汤后，如食顷，饮热粥一升许，微自温，勿发揭衣被。”

第三个是《金匮要略》第十篇第14条的大建中汤，强调服药后“……如一炊顷，可饮粥二升，后更服（按：指再服药）。当一日食糜粥，温覆之”。

以上三方的饮粥疗法可归纳为以下4个要点：①饮粥时间：服药“须臾”，即服药后“如食顷”（吃一顿饭的时间），或“如一炊顷”（烧一顿饭的时间），大约20~30分钟。②饮粥之量：“一升许”，或“一升余”，或“二升”。汉代一升折合当今约200ml，大概一碗粥。③饮粥温度：强调饮“热稀粥”，即温暖可口而偏热、偏稀（不宜太黏稠）的玉米面粥，或小米粥，其他如面片汤、挂面汤等亦可。④饮粥后一定要加衣或盖被“温覆”以保暖。

以上三方服药后饮热粥的目的：桂枝汤证是“以助药力”而发汗解表；理中汤证与大建中汤证皆为以助药力而补脾温里。总之，“五谷为养”而补充胃气，胃气强则有利于内外诸病的祛除。

饮粥食疗法不止以上三方，如服了十枣汤，“得快下利后，糜粥自养”，则另有学问。

【单方治验】

1. 药食同源粥能养生治病法 《本草纲目·谷部》对“粥”的“发明”一项，采集诸家之说，将粥的养生功用与“诸谷作粥（按：以谷类为多）……治病”作了详细论述，引录如下，以供参考。

进珍曰：按罗天益宝鉴云：粳、粟米粥，气薄味淡，阳中之阴也。所以淡渗下行，能利小便。韩懋医通云：一人病淋，素不服药。予令专啖粟米粥（编者按：粟米即谷子去皮后的小米），绝去他味。旬余减，月余痊。此五谷治病之理也。又张耒粥记云：每晨起，食粥一大碗。空腹胃虚，谷气便作，所补不细。又极柔腻，与肠胃相得，最为饮食之良。妙齐和尚说：山中僧，每将旦一粥，甚系利害。如不食，则终日觉脏腑燥涸。盖粥能畅胃气，生津液也。大抵养生求安乐，亦无深远难和之事，不过寝食之间尔。故作此劝人每日食粥，勿大笑也。又苏轼贴云：夜饥甚。吴子野劝食白粥，云能推陈致新，利膈益胃。粥既快美，粥后一觉，妙不可言也。此皆著粥之有益如此。诸谷作粥，详见本条。古方有用药物、粳、粟、粱米作粥，治病甚多。今略取其可常食者，集于下方，以备参考云。

赤小豆粥：利小便，消水肿脚气，辟邪疠。

绿豆粥：解热毒，止烦渴。

御米粥：治反胃，利大肠。

薏苡仁粥：除湿热，利肠胃。

莲子粉粥：健脾胃，止泄痢。

芡实粉粥：固精气，明耳目。

菱实粉粥：益肠胃，解内热。

栗子粥：补肾气，益腰脚。

薯蓣粥：补肾精，固肠胃。

芋粥：宽肠胃，令人不饥。

百合粉粥：润肺调中。

萝卜粥：消食利膈。

胡萝卜粥：宽中下气。

马齿苋粥：治痹消肿。

油菜粥：调中下气。

莙荙菜粥：健胃益脾。

波稜菜粥：和中润燥。

荠菜粥：明目利肝。

芹菜粥：去伏热，利大小肠。

芥菜粥：豁痰辟恶。

葵菜粥：润燥宽肠。

韭菜粥：温中暖下。

葱豉粥：发汗解肌。

茯苓粉粥：清上实下。

松子仁粥：润心肺，调大肠。

酸枣仁粥：治烦热，益胆气。

枸杞子粥：补精血，益肾气。

薤白粥：治老人冷利。

生姜粥：温中辟恶。

花椒粥：辟瘴御寒。

茴香粥：和胃治疝。

胡椒粥、茱萸粥、辣米粥：并治心腹疼痛。

麻子粥、胡麻粥、郁李仁粥：并润肠治痹。

苏子粥：下气利膈。

竹叶汤粥：止渴清心。

猪肾粥、羊肾粥、鹿肾粥：并补肾虚诸疾。

羊肝粥、鸡肝粥：并补肝虚，明目。

羊汁粥、鸡汁粥：并治劳损。

鸭汁粥、鲤鱼汁粥：并消水肿。

牛乳粥：补虚羸。

酥蜜粥：养心肺。

鹿角胶入粥食：助元阳，治诸虚。

炒面入粥食：止血痢。

烧盐入粥食：止血痢。

2. 饮粥发汗案 卢不远治严忍公内人，病发热无汗（伤风亦多无汗），呕吐不止，脉反沉弱

（伤风脉当浮，今沉故曰反），人皆以为少阴证。卢脉之，沉弱中独右关表弦而中滑。盖风邪挟胃中水饮停积所致。用干葛、半夏、吴萸、黄连急煎缓服，呕吐遂止，而热转盛。复诊视，脉势欲浮，命其进粥，皆不敢。再三强之，呷浓米饮半杯，遂有汗而热平。再进薄弱，汗多而热退。乃问曰："风寒之邪，世欲大禁饮食，今啜粥而热退何也？"曰："风之与寒，原自有别，世益溷之耳。仲景桂枝汤治风，服已啜粥，古人之精义也。盖风者木也，木克土，脾胃受之。仲景治法，妙在不治风木，但令湿土气行，而风木之邪自散。今热转盛而脉势欲浮，是风邪欲散也。非谷气扬溢，则胃力孱弱，汗何从来。是借桂枝之义，以除风邪之不能汗者。"

编者按　此案医者的高明，不仅平脉辨证准确，治法得当，并且深刻领会到服了桂枝汤"啜粥"之精义。更高明之处是以"粥"为药，凭其"脉势欲浮"，邪有外解之象，"命其进粥"。

下部

经方诠释类解与验案精选

第一章　桂枝汤类——调和营卫发汗剂

凡以解表药为主组成，具有发汗、解肌、散邪等作用，可以解除表证的方剂，统称为解表剂，属于八法中的“汗法”。

肌表是人身的藩篱，所以外感六淫伤人，一般都是先出现表证。此时邪气轻浅，可用解表剂使外邪从肌表而出。《素问·阴阳应象大论》曰：“其在皮者，汗而发之”，就是外邪在表的治疗原则。如果失时不治，或治不如法，病邪不能及时外解，必转而深入，变生他证。所以《素问·阴阳应象大论》又曰：“善治者，治皮毛，其次治肌肤，其次治筋脉，其次治六腑，其次治五脏，治五脏者，半死半生也。”故汗法居八法之冠，是寓有深意的。

尤在泾说：“伤寒一证，古称大病。而太阳一经，其头绪之繁多，方法之庞杂，又甚于他经，是以辨之非易，然非不可辨也。盖太阳之经，其原出之病，与正治之法，不过二十余条而已，其他则皆权变法、斡旋法、救逆法、类病法也。假使治伤寒者，审其脉之或缓或急，辨其证之有汗无汗，则从而汗之解之，如桂枝、麻黄等法，则邪却而病解矣。”（《伤寒贯珠集·太阳篇上》）张仲景将太阳病表证分为表实证与表虚证两大类，治疗表实证以麻黄汤为主方，表虚证以桂枝汤为主方。麻黄汤类在第二章中论述，本章论述桂枝汤类。桂枝汤具有调和营卫、解肌祛邪之功效，故本方不但是太阳表虚证及其兼症或变证的主方，而且杂病涉及肌表病变者皆可辨证采用本方加减治之。

吴谦说：“今人一见麻桂，不问轻重，亦不问温覆与不温覆，取汗与不取汗，统不敢用，皆因未究仲景之旨。麻黄、桂枝只是营卫之药，若重剂温覆取汗，则为发营卫之药；轻剂不温覆取汗，则为和营卫之方也。”（《医宗金鉴·订正仲景全书·伤寒论注》）从吴氏解析可知，桂枝汤之功用，有取汗与不取汗两法：若用桂枝汤发汗解表，宜避风寒、增衣、覆被、啜热粥，以助药力而发汗，以遍身漐漐微汗者为佳。若不用桂枝汤发汗，方如解外止冲的桂枝加桂汤、潜阳镇逆的桂枝甘草龙骨牡蛎汤，这两方确无温覆、啜粥、取微汗、将息如前法等字样。周衡教授总结说：“桂枝汤既能解肌，又能和中（《金匮·妊娠病》篇取其小和之，治妊娠呕吐），还能入里交阴阳，是多向的。前人说它是群方之冠，和法之首（王晋三），就不难理解了。”

桂枝汤（阳旦汤）

【原文辑录】 太阳中风，阳浮而阴弱，阳浮者热自发，阴弱者汗自出，啬啬恶寒，淅淅恶风，翕翕发热，鼻鸣干呕者，桂枝汤主之。（12）

太阳病，头痛，发热，汗出，恶风，桂枝汤主之。（13）

太阳病，下之后，其气上冲者，可与桂枝汤，方用前法；若不上冲者，不可与之。（15）

太阳病，初服桂枝汤，反烦不解者，先刺风池、风府，却与桂枝汤则愈。（24）

太阳病，外证未解，脉浮弱者，当以汗解，宜桂枝汤。（42）

太阳病，外证未解，不可下也，下之为逆。欲解外者，宜桂枝汤。（44）

太阳病，先发汗不解，而复下之，脉浮者不愈，浮为在外，而反下之，故令不愈。今脉浮，故在外，当须解外则愈，宜桂枝汤。（45）

病常自汗出者，此为荣气和，荣气和者，外不谐，以卫气不共荣气谐和故尔。以荣行脉中，卫行脉外，复发其汗，荣卫和则愈，宜桂

枝汤。(53)

病人脏无他病，时发热、自汗出而不愈者，此卫气不和也。先其时发汗则愈，宜桂枝汤。(54)

伤寒，不大便六七日，头痛有热者，与承气汤；其小便清者，知不在里，仍在表也，当须发汗，若头痛者，必衄，宜桂枝汤。(56)

伤寒发汗，已解，半日许复烦，脉浮数者，可更发汗，宜桂枝汤。(57)

伤寒，医下之，续得下利清谷不止，身疼痛者，急当救里；后身疼痛，清便自调者，急当救表。救里，宜四逆汤；救表，宜桂枝汤。(91)

太阳病，发热汗出者，此为荣弱卫强，故使汗出。欲救邪风者，宜桂枝汤。(95)

伤寒大下后，复发汗，心下痞，恶寒者，表未解也，不可攻痞，当先解表，表解乃可攻痞。解表，宜桂枝汤；攻痞，宜大黄黄连泻心汤。(164)

阳明病，脉迟，汗出多，微恶寒者，表未解也，可发汗，宜桂枝汤。(234)

病人烦热，汗出则解，又如疟状，日晡所发热者，属阳明也。脉实者，宜下之；脉浮虚者，宜发汗。下之，与大承气汤；发汗，宜桂枝汤。(240)

太阴病，脉浮者，可发汗，宜桂枝汤。(276)

下利腹胀满，身体疼痛者，先温其里，乃攻其表。温里，宜四逆汤；攻表，宜桂枝汤。(372)

吐利止而身痛不休者，当消息和解其外，宜桂枝汤小和之。(387)

师曰：妇人得平脉，阴脉小弱，其人渴，不能食，无寒热，名妊娠，桂枝汤主之。于法六十日当有此证，设有医治逆者，却一月加吐下者，则绝之。(二十·1)

产后风续续数十日不解，头微痛，恶寒，时时有热，心下闷，干呕，汗出，虽久，阳旦证续在耳，可与阳旦汤。(二十一·8)

【方药用法】 桂枝三两（去皮），芍药三两，甘草二两（炙），生姜三两（切），大枣十二枚（擘），上五味，㕮咀三味，以水七升，微火煮取三升，去滓，适寒温，服一升。服已须臾，啜热稀粥一升余，以助药力。温覆令一时许，遍身漐漐微似有汗者益佳，不可令如水流离，病必不除。若一服汗出病瘥，停后服，不必尽剂。若不汗，更服依前法。又不汗，后服小促其间，半日许令三服尽。若病重者，一日一夜服，周时观之。服一剂尽，病证犹在者，更作服。若不汗出，乃服至二三剂。禁生冷、黏滑、肉面、五辛、酒酪、臭恶等物。

【方证释义】 本方功能解表和里，外证得之调和营卫以解表，内证得之调和阴阳以和里。方中桂枝、生姜、大枣、甘草辛甘化阳；芍药、大枣、甘草酸甘化阴；全方能调阴阳、和营卫也。其中芍药甘草（汤）具和里缓急之功；桂枝甘草（汤）具有振奋心阳之效。如此方中有方，法中有法，全在临证变通用之。“而精义在服后须臾，啜稀粥以助药力。盖谷气内充，不但易为酿汗，更使已入之邪，不能少留，将来之邪，不得复入也。又妙在温覆令一时许，漐漐微似有汗，是授人以微汗之法也。不可令如水流离，病必不除，是禁人以不可过汗之意也。此方为仲景群方之冠，乃解肌发汗，调和营卫之第一方也”。(吴谦，等《医宗金鉴·订正仲景全书·伤寒论注》)总之，本方证是以风寒外袭，营卫不和，或阴阳失调为主要病机的病证。根据《伤寒杂病论》对本方证的叙述，可归纳为如下6点：①太阳中风，症见发热、汗出、头痛、恶风、鼻鸣、干呕、脉浮缓或浮弱等。②太阳病汗下后，外证未解。如下之后，其气上冲；伤寒发汗已解，半日许复烦，脉浮数等。③营卫不和，症见常自汗出，或脏无他病，时发热、自汗出而不愈者。④表里证俱在，当先解表者。例如：伤寒不大便六七日，而头痛有热，小便清者；心下痞而兼恶寒者；阳明病，脉迟，汗出多，微恶寒者；或病人烦热如疟，脉浮虚者；太阴病，脉浮者。⑤表里同病者，先治其里，里和表未解者，如下利清谷或下利腹胀满，服四逆汤后清便自调，仍身体疼痛者；或霍乱病吐利止而身痛不休者。⑥《金匮》所叙妇人产后风，续之数十日不解，头微痛，恶寒，时时有热，心下闷，干呕，汗出等；妊娠得平脉，阴脉小弱，其人呕，不能食，无寒热者，亦归本方证之范围。其舌淡红苔薄白，脉缓或弱。需要进一步明确，前人王子接等说桂枝汤是和剂，意思是本方不仅能调和营卫以解表，同时也能和里，与麻黄汤之专于发表及三承气之专于泻里者不同。正因为本方具有解表和里的功用，所以仲景不但用之于太阳病而胃气失和者，而且用于妊娠病。临床需掌握本方的适应证及禁忌证，灵活运用，方证相对，方可收到良效。

【验案精选】

1. 太阳中风

（1）汤左，二月十八日。太阳中风，发热，有汗，恶风，头痛，鼻塞，脉浮而缓，桂枝汤主之。川桂枝三钱，生白芍三钱，生甘草钱半，生姜三片，红枣六枚。（《经方实验录》1页）

原按 大论曰："太阳病，发热，汗出，恶风，脉缓者，名曰中风。"又曰："太阳病，头痛，发热，汗出，恶风，桂枝汤主之。"观此二条，知桂枝汤证又名曰中风。所谓"名曰"者，知前人本有此名，仲圣不过沿而用之。惟严格言之，桂枝汤证四字，其义较广，中风二字，其义较狭。易言之，中风特桂枝汤证之一耳……

仲圣方之药量，以斤两计，骤观之，似甚重。实则古今权衡不同，未许齐观。历来学者考证，达数十家，比例各异，莫知适从。且古今煎法服法悬殊。古者若桂枝汤但取初煎之汁，分之为三，曰一服，二服，三服。今则取初煎为一服，次煎为二服，是其间不无径庭。姑摒此种种勿论，简言之，吾师之用量，大抵为原方之什一，例如桂枝、芍药原作三两者，师常用三钱是也。余视证之较轻者，病之可疑者，更减半用之，例如桂、芍各用钱半是也。以此为准，利多弊少。

曹颖甫曰：桂枝汤一方，予用之而取效者屡矣。尝于高长顺先生家，治其子女，一方治三人，皆愈。大约夏令汗液大泄，毛孔大开，开窗而卧，外风中其毛孔，即病中风，于是有发热自汗之症。故近日桂枝汤方独于夏令为宜也。

又按 近世章太炎以汉五铢钱考证，每两约当三钱，则原方三两，一剂当得九钱，再以分温三服折之，每服亦仅得三钱耳。由是观之，原方三两，今用三钱，于古法正无不合也。

编者按 编者曾撰文"经方度量衡现代应用考究"（《伤寒杂病论研究大成》附录），考证结果：有经方一两折今15g、10g、3g之不同。详见"考究"原文。

（2）患者刘某某，男，30岁。夜读劳倦，汗出中风，因而发热，恶寒，无汗，头痛，周身酸痛，体温38.7℃。服安乃近后大汗出，寒热稍减而病不解，动则汗出，脉浮，舌质偏红、苔薄白。病已4日，服银翘解毒丸亦不效。证属发汗太过，表气已虚，余邪未尽。《伤寒论》第57条说："伤寒发汗，已解，半日许复烦，脉浮数者，可更发汗，宜桂枝汤。"处方：桂枝30g，白芍30g，炙甘草20g，生姜30g，大枣12枚。水900ml，微火煮取300ml，去渣分日3次温服，病者为求速效，竟1次服下，约半小时后食稀米粥一碗，盖被入睡，2小时后醒来，遍身微似汗出，诸症若失。这正如陈修园所说："凡营卫不和者，得桂枝汤而如神。"（《经方新论》161页）

2. 时发热自汗证（围绝经期综合征？） 李某某，女，53岁。患阵发性发热汗出1年余，每天发作2~3次。前医按阴虚发热治疗，服药20余剂罔效。问其饮食、二便尚可，视其舌淡苔白，切其脉缓软无力。辨为营卫不和，卫不护营之证。当调和营卫阴阳，用发汗以止汗的方法，为疏桂枝汤：桂枝9g，白芍9g，生姜9g，炙甘草6g，大枣12枚。2剂。服药后，啜热稀粥，覆取微汗而病瘳。（《刘渡舟临证验案精选》3页）

原按 夫营卫者，人体之阴阳也，宜相将而不宜相离也。营卫谐和，则阴阳协调，卫为之固，营为之守。若营阴济于卫阳，热则不发；卫阳外护营阴，汗则不出。今营卫不和，两相悖离，阴阳互不维系，故患者时发热而自汗出。《伤寒论》第54条说："病人脏无他病，时发热自汗出而不愈者，此卫气不和也。先其时发汗则愈，宜桂枝汤。"本案为一典型例证。

3. 午后低热 朱某某，女，41岁。低热2个月，伴头痛，腰酸，全身酸痛乏力。体检无异常发现，胸部X线检查阴性，结核菌素试验（±），白细胞计数及分类、尿常规、血沉均正常。曾试用阿司匹林、巴甫洛夫合剂、合霉素、链霉素等治疗，低热不退，2月余后，乃转我低热门诊治疗。辨证及治疗：病已4个月，午后发热（37.4~38.1℃为多），暮晚恶寒，出汗，头昏乏力，脉细濡，苔薄白。证属营卫不和，拟调合营卫法，方用桂枝汤加味。药用桂枝、白芍、甘草、生姜、大枣、煅牡蛎等。服药20剂，体温正常，诸症消失，体力增强。最后以复方胎盘片调养气血以善后。（林宗广《中医杂志》1965；4：1）

编者按　古今汇通，特别从现代来看，千变万化的疾病可以分为两大类：一类是功能性的，即有病情表现，但多种现代检查无异常；一类是器质性的，即患者既有病情表现，相关检查亦有异常。其功能性的病中医治疗有优势，而器质性的病则中医与西医各有优势。上述刘渡舟先生与林氏治例，就体现了中医辨证论治的优势。

4.妊娠呕吐　患者王某某，女，24岁，农民。1971年6月初诊。自诉妊娠月余，呕吐频频不止，饮食甚少，神疲体怠，在当地求治于中医数人，服中药乏效。继在某地区医院接受西医药治疗，住院数天，静脉点滴葡萄糖，维生素C、林格尔液……仍呕吐不止。遂出院转余诊之。近日来呕哕冲心难忍，阵阵腹痛，面色不华，精神不安，语声无力，舌苔舌质无明显改变，脉象弦滑而数，小便黄，大便干。细询之，病人言其对冷热饮食均无食欲，强食之则食入即吐，不食亦觉“胎气上攻心口”。采索病家所服之中药方数首视之，为小半夏加茯苓汤、黄连温胆汤，丁香柿蒂汤等加减方，思前医投药不效，应归咎于病之本在于冲气上逆，药与证情不符。遂书方：桂枝、芍药各9g，竹茹9g，生姜6g，大枣5枚，炙甘草3g（因证情中兼有胃热，故加竹茹以清胃热止呕）。暂投1剂，以观消息。5天后病者告余：服1剂后自觉心中安定，呕吐有减，自照药方连用3剂，呕吐止而腹痛除。（《伤寒论临床应用五十论》第2版73页）

编者按　脉弦滑而数，本为痰热内蕴，然而孕妇本脉即滑数，且舌、苔均无明显改变，说明热势不重，只需桂枝汤加竹茹即可。裴氏此案治疗方法，很可能受到《金匮·妇人妊娠病》篇第1条治用桂枝汤的启发。而此案“呕哕冲心难忍，阵阵腹痛”，则更适宜以桂枝、芍药治之。

【临证指要】　桂枝汤具有调和营卫、解表和里之功用，其临床用途极为广泛。凡由于营卫失和，或阴阳、气血失调所致的许多疾病，不论外感热病表虚证或各科杂病中以体表为主的病变，皆可以桂枝汤原方或适当加减治之。现代常用于治疗伤风感冒、流行性感冒、原因不明性发热、自汗证、多发性动脉炎、寒冷性多形红斑、皮肤病、风湿病、妊娠病、产后病及小儿病，等等。方证相对，营卫调和，气血通畅，诸病可愈。

【实验研究】　现代药理学、药效学研究证明，桂枝含桂皮醛，可刺激汗腺分泌，扩张皮肤血管，有解热功能，又含桂皮油，可促进胃液分泌，帮助消化，并有解痉、镇痛及强心作用；芍药能收敛止痛；甘草有强心、抗炎、抗过敏之功；大枣可明显增加实验动物的血清总蛋白和白蛋白；生姜能促进血液循环及胃液分泌。合而用之，桂枝汤对体温、汗液分泌、肠道蠕动、免疫功能亢进或抑制等方面均有双向性调节作用，体现了调和营卫功能；本方还有抗病毒、抗炎、镇痛、抑制迟发型超敏反应、增强应激能力等功能，调动机体战胜疾病。

桂枝加桂汤

【原文辑录】　烧针令其汗，针处被寒，核起而赤者，必发奔豚，气从少腹上冲心者，灸其核上各一壮，与桂枝加桂汤，更加桂二两也。（117）

发汗后，烧针令其汗，针处被寒，核起而赤者，必发奔豚，气从少腹上至心，灸其核上各一壮，与桂枝加桂汤主之。（八·3）

【方药用法】　桂枝五两（去皮），芍药三两，生姜三两（切），甘草二两（炙），大枣十二枚（擘），上五味，以水七升，煮取三升，去滓，温服一升。本云：桂枝汤，今加桂满五两。所以加桂者，以能泄奔豚气也。

【方证释义】　本方功能调阴阳而平冲逆。方由桂枝汤加重桂枝用量振奋心阳，平降冲逆。本方证以心阳不振，水寒之气上逆为主要病机。《伤寒论》说这是烧针令其汗，针处被寒所致。症见气从少腹上冲咽喉（典型）或上冲心胸（不典型），气还则止，常反复发作。常兼见心悸或脐下悸、短气或窒闷、惊恐不安、腹痛、手足欠温等。脉多弦紧，苔白润或白滑。

【验案精选】

奔豚气病 湖北张某，为书店帮伙，一日延诊，云近日得异疾，时有气痛，自脐下少腹起，冲痛到心，顷之止，已而复作，夜间尤甚，已一月，诸医不能治。审视舌苔白滑，脉沉迟，即与桂枝加桂汤，一剂知，二剂愈。(《遁园医案》)

编者按 验之临床，奔豚气病之病因多由情志因素，病机多与肝肾有关，而其上冲则与冲脉（冲脉起于下焦，上循咽喉）有联系。从肾病得者，编者有治验。如治疗约70岁女性患者，得奔豚气病，气从小腹起，上冲至咽，已数月。舌红少苔，脉细无力，皆为肾阴亏虚之象。处方：六味地黄汤加少量砂仁、沉香、肉桂、乌药等，以标本兼治。4剂，日1剂。1个月后又因胃病来求医，诉说上次服药4剂，奔豚气病至今未发。

【临证指要】目前中西医结合研究表明，奔豚气病主要是边缘系统、下丘脑、自主神经功能失调，交感神经功能偏亢，腹腔神经丛功能紊乱或病损，皮质内抑制过程减退，间脑释放所致。在440例观察组中，包括神经、消化、泌尿生殖、心血管、呼吸系统等40多个病种，这些疾患表现为奔豚气者，皆可辨证以本方为主治之。

桂枝加芍药汤

【原文辑录】本太阳病，医反下之，因尔腹满时痛者，属太阴也，桂枝加芍药汤主之……（279）

【方药用法】桂枝三两（去皮），芍药六两，甘草二两（炙），大枣十二枚（擘），生姜三两（切），上五味，以水七升，煮取三升，去滓，温分三服。本云：桂枝汤，今加芍药。

【方证释义】本方功能调脾和中，缓急止痛。为桂枝汤倍芍药而成。“此用阴和阳法也，其妙即以太阳之方治太阴之病。腹满时痛，阴道虚也，将芍药一味倍加三两，佐以甘草，酸甘相辅，恰合太阴之主药，且加芍药又能监桂枝，深入阴分，升举其阳，解太阳陷入太阴之邪，复有姜枣为之调和，则太阳之阳邪不留滞于太阴矣。”（王晋三《绛雪园古方选注》）本方证是以脾络郁滞、气血不和为主要病机的病证。《伤寒论》说这是太阳病误下伤脾所致，症见腹满时痛。此外，尚可见腹中挛急、下利、脉弦等。本证尚未至里虚程度，故不用小建中汤，而以桂枝加芍药汤主之。

【验案精选】

下利（慢性菌痢） 王某某，男，46岁。下利达1年之久，先后用多种抗生素，收效不大。每日腹泻3~6次，呈水样便，并挟有少量脓血，伴有里急后重，腹部有压痛，以左下腹为甚，畏寒，发热（37.5℃左右）舌红苔白，脉沉弦。粪便镜检有红、白细胞及少量吞噬细胞。西医诊为“慢性菌痢”。辨证：脾脏气血凝滞，木郁土中所致。治法：调脾家阴阳，疏通气血，并于土中伐木。桂枝10g，白芍30g，炙甘草10g，生姜10g，大枣12枚。服汤2剂，下利次数显著减少，腹中颇觉轻松。3剂后则大便基本成形，少腹之里急消失，服至4剂则诸症霍然而瘳。(《刘渡舟临证验案精选》105页)

原按 患痢日久，致脾胃不和，气血不调。腹泻而痛，里急后重，痛则不通，为脾家气滞血瘀之象。脾属土，肝属木，脾家气血不利，而使肝木之气不达，故其脉见沉弦。又因久利伤阴，气血郁滞，脾阴不和，故见舌红。治用桂枝加芍药汤以调和脾胃，疏通气血，益脾阴，平肝急，兼能疏泄肝木。本方用于太阴病之下利、腹痛，别具一格。这正如李东垣所说：“腹中痛者加甘草、白芍药，稼穑作甘，甘者己也；曲直作酸，酸者甲也。甲己化土，此仲景之妙法也。”临床运用本方时，如能抓住脾胃不和、气血不利和肝木乘土三个环节，则用之不殆，历验不爽。

编者按 《伤寒论》第172条治“自下利者，与黄芩汤”（下利包括泄泻与痢疾），方中有芍药。后世治痢疾常用方即“芍药汤”。张锡纯治痢七方之六方用了“生杭芍”（仅治痢久的三宝粥不用），现代研究也证实白芍有治菌痢之功。故刘老治下利之方重用白芍取得良效。

【临证指要】本方对于胃肠痉挛、慢性胰腺炎、慢性菌痢等疾患以脘腹痛为主症者可辨证用之。

桂枝加大黄汤

【原文辑录】……大实痛者，桂枝加大黄

汤主之。(279)

【方药用法】 桂枝三两(去皮),大黄二两,芍药六两,生姜三两(切),甘草二两(炙),大枣十二枚(擘),上六味,以水七升,煮取三升,去滓,温取一升,日三服。

【方证释义】 本方功能和里通络,泻实止痛。方即桂枝汤倍芍药加大黄而成。本方证是以脾络郁滞、腑气不畅为主要病机的病证。《伤寒论》说这是太阳病误下,邪陷太阴所致。其证较桂枝加芍药汤证偏实,症见腹痛拒按,大便秘结或下利不爽,或便脓血而后重,脉弦,舌苔偏厚。本证病之本在太阴,与阳明胃家实证不同,其所以形成实证,正如尤在泾所说:“阳明者,太阴之表,以膜相连,脏受邪而腑不行则实。”(《伤寒贯珠集》)

【验案精选】

表里同病 庆孙,7月27日。起病由于暴感风寒,大便不行,头顶痛,此为太阳阳明同病。自服救命丹,大便行,而头痛稍愈。今表证未尽,里证亦未尽,脉浮缓,身常有汗,宜桂枝加大黄汤。川桂枝三钱,生白芍三钱,生草一钱,生大黄三钱,生姜三片,红枣三枚。(《经方实验录》46页)

原按 治病当先解其表,后攻其里,此常法也。余依临床所得,常有表解之后,其里自通,初不须假药力之助者。缘先表束之时,病者元气只顾应付表证,不暇及里,及表解之后,则元气自能反旌对里。夫元气之进退往返,谁能目之者,然而事实如此,勿可诬也。故余逢表束里张之证,若便闭未越三日者,恒置通里于不问,非不问也,将待其自得耳。

若本方之合解表通里药为一方者,又是一法。然其间解表者占七分,通里者占三分,不无宾主之分。以其已用里药,故通里为宾;以其未用(过)表药,故解表为主。双管齐下,病去而元气乃无忧。

【临证指要】 西医学所述的菌痢、肠炎、阑尾炎初起、胰腺炎、顽固性荨麻疹等,皆可辨证采用本方治疗。

桂枝加芍药生姜各一两人参三两新加汤

【原文辑录】 发汗后,身疼痛,脉沉迟者,桂枝加芍药生姜各一两人参三两新加汤主之。(62)

【方药用法】 桂枝三两(去皮),芍药四两,甘草二两(炙),人参三两,大枣十二枚(擘),生姜四两(切),上六味,以水一斗二升,煮取三升,去滓,温服一升。本云:桂枝汤,今加芍药、生姜、人参。

【方证释义】 本方简称桂枝新加汤,功能调和营卫,益气养血。方以桂枝汤调和营卫,加重芍药滋养营血,并加重生姜宣通阳气,增加人参益气补虚。本方证是以发汗太过,营气虚损,筋脉失养为主要病机的病证。症见身疼痛,脉沉迟。就临床来看,本证还常见于妇人产后。其证还可见四肢拘挛,恶风,舌淡等。本方证与桂枝加附子汤证均可见于发汗太过,但彼为阳虚卫外不固,以汗漏不止为特点;此为营亏筋脉失养,以身体疼痛较突出。

【验案精选】

产后身痛 兰某某,女,31岁。1993年5月8日初诊。产后1个月,身痛,腰痛,两脚发软如踩棉花,汗出恶风,气短懒言而带下颇多。曾服用“生化汤”5剂,罔效。视其舌体胖大,切其脉沉缓无力。刘老辨为产后气血两虚,营卫不和之证,为疏《伤寒论》“桂枝新加汤”加味,以调和营卫,益气扶营。桂枝10g,白芍16g,生姜12g,炙甘草6g,大枣12枚,党参20g,桑寄生30g,杜仲10g。服药5剂,身痛止,汗出恶风已愈,体力有增。口干,微有腰部酸痛,乃于上方加玉竹12g,再服3剂而愈。(《刘渡舟临证验案精选》172页)

原按 本案的身痛,并非外受邪气所致,乃是由于产后气血不足,经脉失养,故脉来沉而不浮。病属气血不足,气不温煦而血不濡润,则见身痛汗出恶风等气血双虚之候。故治法当益气养血,调和营卫,用“桂枝新加汤”治疗,正与本案合拍。方用桂枝汤调和营卫;重用芍药以养营阴,滋润经脉;加党参以益气补卫;妙在加重生姜之剂量,一方面能鼓舞营阴外达,与卫相和;另一方面借用辛散之力将益气养营补养之功达于体表，使其更直接地发挥治疗作用。可谓一举而数得。本方调中有补，且补而不滞，临床用于发汗后，或妇人经后、产后，或老年气血亏虚之身体疼痛，麻木等外证，俱有较好疗效。

【临证指要】 本方适宜于治疗虚人感冒、产后身痛等。

桂枝加葛根汤

【原文辑录】 太阳病，项背强几几，反汗出恶风者，桂枝加葛根主之。(14)

【方药用法】 葛根四两，桂枝三两（去皮），芍药三两，生姜三两（切），甘草二两（炙），大枣十二枚（擘），上六味，以水一斗，先煮葛根减二升，内诸药，煮取三升，去滓，温服一升。覆取微似汗，不须啜粥，余如桂枝法将息及禁忌。

【方证释义】 本方功能解肌祛风，升津舒经。方以桂枝汤解肌祛风，调和营卫；加葛根，既可加强解肌祛风的作用，又可升腾津液，疏通经脉的凝滞。本方证是以风寒外袭，太阳经腧不利为主要病机的病证。症见汗出、恶风等太阳中风的同时，兼见项背强几几。此外，还可见项背疼痛，转侧不利，脉浮缓，苔薄白等。

【验案精选】

太阳中风项强 庚戌，建康徐南强，得伤寒背强，汗出，恶风，予曰：桂枝加葛根汤证。病家曰，他医用此方，尽二剂而病如旧，汗出愈加。予曰，得非仲景三方乎（编者按：桂枝加葛根汤，按宋本《伤寒论》次序为太阳上篇第2方）？曰：然。予曰，误矣！是方有麻黄，服则愈见汗多，林亿谓止于桂枝加葛根汤也。予令生而服之，微汗而解。(《伤寒九十论》)

编者按 宋本《伤寒论》桂枝加葛根汤中，有麻黄三两，方后注云："臣亿等谨按仲景本论，太阳中风自汗用桂枝，伤寒无汗用麻黄，今证云'汗出恶风'，而方中有麻黄，恐非本意也。第三卷有葛根汤，证云'无汗恶风'，正与此方同，是合用麻黄也。此云'桂枝加葛根汤'，恐是桂枝中但加葛根耳。"此说为是。案中说，"他医用此方"，即葛根汤，方中有麻黄，故服后"汗出愈加"。许氏用桂枝加葛根汤治之，取桂枝汤解肌祛风，调和营卫，葛根可疗伤寒中风头痛，解肌发表，且可鼓舞胃气上行，升津液以濡润经脉，而解项背拘急。方证相对，故"微汗而解"。

【临证指要】 本方治太阳中风表虚证兼项背强几几，转侧不利等疗效颇佳。临床还可用于治疗符合本方病机、主症的杂病如颈椎病、落枕、面神经炎、下颌关节炎、高血压病项强或后脑痛、痢疾初起、急性肠炎等。

【实验研究】 本方系桂枝汤加葛根组成。桂枝汤的实验研究详见前文。葛根具有解热、扩张冠状动脉、扩张脑动脉、增加心脑有效血流量、减少耗氧量等作用。

栝楼桂枝汤

【原文辑录】 太阳病，其证备，身体强，几几然，脉反沉迟，此为痉，栝楼桂枝汤主之。(二·11)

【方药用法】 栝楼根二两，桂枝三两（去皮），芍药三两，甘草二两（炙），生姜三两（切），大枣十二枚（擘），上六味，以水九升，煮取三升，分温三服，微取汗。汗不出，食顷，啜热粥发之。

【方证释义】 本方功能调和营卫，清热生津。方用桂枝汤调营卫以达邪，加栝楼根凉润滋津液以养筋。本方证是以津液不足，外感风邪化燥而成痉为主要病机的病证。本方证与《伤寒论》桂枝加葛根汤证相类，"伤寒项背强几几，汗出恶风者，脉必浮数，为邪风盛于表。此证身体强，几几然，脉反沉迟者，为风淫于外，而津伤于内。故用桂枝则同，而一加葛根以助其散，一加栝楼根兼滋其内，则不同也。"（尤在泾《金匮要略心典》）

【验案精选】

柔痉（肌肉萎缩） 陈某某，男，56岁。患者肌肉萎缩，反映在后背与项下之肌肉，明显塌陷不充。尤为怪者，汗出口渴，肩背作痛，两臂与手只能紧贴两胁，不能张开，亦不能举，如果强行手臂内外活动，则筋骨疼痛难忍。切其脉弦细，视其舌质红苔薄。刘老辨为脉细，舌红，口渴为阴伤津少之象；肩背作痛，肌肉萎缩，筋脉拘急不能伸开，则为太阳经脉感受风邪，日久不解，风阳化热伤及阴血所致。处方：桂枝15g，白芍15g，生姜10g，炙甘草10g，大枣12枚，栝楼根30g。连服10余剂，诸症皆愈，肩背肌肉充盈，病家讶以为神。(《刘渡舟临证验案精选》141页）

原按　本方栝楼根剂量重用至30g，取其润燥解渴，大滋肺胃之阴，一制桂枝之温，一治津液之约。仲景治口渴，惯用栝楼根而不用他药，以栝楼根甘酸而润，化阴生津止渴，则为其所专也。

编者按　此案疗效确为神奇，奇在辨证论治柔痉而肌肉萎缩亦愈。究其医理，似为本方益营阴之功效。

【临证指要】　本方可辨证加味治疗外感病、慢惊风（小儿抽搐症）、精神病患者。

【实验研究】　方中栝楼根有增强免疫、抑菌、抗癌等作用。桂枝能扩张血管，有促进发汗、解热、降温、镇痛、抗菌及增强机体免疫等功能。故该方可广泛应用于感染性疾病、变态反应疾病及精神疾病等，栝楼根尚可用治肿瘤。

桂枝加黄芪汤

【原文辑录】　黄汗之病，两胫自冷；假令发热，此属历节。食已汗出，又身常暮盗汗出者，此劳气也。若汗出已反发热者，久久其身必甲错；发热不止者，必生恶疮。若身重，汗出已辄轻者，久久必身瞤，瞤即胸中痛，又从腰以上必汗出，下无汗，腰髋弛痛，如有物在皮中状，剧者不能食，身疼重，烦躁，小便不利，此为黄汗，桂枝加黄芪汤主之。（十四·29）

诸病黄家，但利其小便；假令脉浮，当以汗解之，宜桂枝加黄芪汤主之。（十五·16）

【方药用法】　桂枝三两，芍药三两，甘草二两，生姜三两，大枣十二枚，黄芪二两，上六味，以水八升，煮取三升，温服一升，须臾饮热稀粥一升余，以助药力，温服取微汗；若不汗，更服。

【方证释义】　本方功能调和营卫，行阳散邪。方以桂枝汤解肌调和营卫，尤赖饮热稀粥以助取汗；表气已虚，故加善走皮肤之黄芪，益气固卫增强药力。全方助正气以祛邪气，病去而表不伤。本方证是以营卫失和，表气已虚而邪气稽留肌表为主要病机的病证。《金匮要略》论及本方主治有两病：一是黄汗病，以汗出色黄沾衣，如柏汁为特点，且身体重，或两胫自冷，小便不利等。二是黄疸病而表气虚者，以脉浮缓少力为特点。

【验案精选】

1. 表虚感冒　某某，男，67岁。经常感冒，往往一二月接连不断，症状仅见鼻塞咳嗽，头面多汗，稍感疲劳。曾服玉屏风散，半个月来亦无效果。我用桂枝汤加黄芪，服后自觉体力增强，感冒随之减少。此证同样用黄芪而收效不同，理由很简单。桂枝汤调合营卫，加强黄芪固表，是加强正气以御邪。玉屏风散治虚人受邪，邪恋不解，目的在于益气祛邪。一般认为黄芪和防风相畏相使，黄芪得防风，不虑其固邪，防风得黄芪，不虑其散表，实际上散中寓补，补中寓疏，不等于扶正固表。正因为此，如果本无表邪，常服防风疏散，反而给予外邪侵袭的机会。(《谦斋医学讲稿》140页）

2. 黄汗　黑疸（肝硬化）　韩某，女。41岁，哈尔滨人。以肝硬化来门诊求治。其爱人是西医，检查详尽。诊断肝硬化已确信无疑。其人面色黧黑，胸胁串痛。肝脾肿大，腰髋痛重。行动困难，必有人扶持，苔白腻，脉沉细，黄疸指数、胆红素检查皆无异常，皮肤、巩膜尤黄染。曾在当地多年服中西药不效，特来京求治。初因未注意黄汗，数与疏肝和血药不效，后见其衣领黄染，细问乃知其患病以来即不断汗出恶风，内衣每日重换，每日黄染，遂以调和营卫，益气固表以止汗祛黄为法，与桂枝加黄芪汤治之：桂枝三钱，白芍三钱，炙甘草二钱，生姜三钱，大枣四枚，生黄芪三钱。嘱其温服之，并饮热稀粥，盖被取微汗。结果：上药服三剂，汗出身痛减，服六剂黄汗止，能自己行走，继依证治肝病乃逐渐恢复健康。返回原籍。两年后特来告之仍如常人。(《中国百年百名临床家胡希恕》第60页）

原按　本例是肝硬化并见黄汗之证，黄汗不去，则肝病长期治疗不效，提示了仲景学说的“先表后里”治则的正确性、重要性。也提示医者必须掌握黄汗的证治。因本患者有汗出恶风、身痛身重等，为桂枝汤的适应证，故治疗以桂枝汤调和营卫。因表虚湿踞，故加黄芪益气固表，使营卫协和，正气固于皮表，汗止湿消，黄汗自除。

编者按 黄汗病见于《金匮·水气病》篇，此病临床罕见之。仲景书治黄汗病有桂枝加黄芪汤与黄芪白芍桂枝苦酒汤两方。上述治例若非熟知经方治黄汗之专方，则难于取得专方之特效。仲景书黑疸证治收入《金匮·黄疸病》篇。

【临证指要】 本方治疗黄汗病、黄疸病以及汗证、感冒、风湿病、皮肤病等属于营卫失和，表气虚者。

【实验研究】 本方具有改善皮肤循环，调整汗腺功能，增强免疫等作用。

桂枝加附子汤

【原文辑录】 太阳病，发汗，遂漏不止，其人恶风，小便难，四肢微急，难以屈伸者，桂枝加附子汤主之。(20)

【方药用法】 桂枝三两（去皮），芍药三两，甘草三两（炙）（编者按：按前后文桂枝汤之剂量，炙甘草应为二两），生姜三两（切），大枣十二枚（擘），附子一枚（炮，去皮，破八片），上六味，以水七升，煮取三升，去滓，温服一升。本云：桂枝汤，今加附子。将息如前法。

【方证释义】 本方功能调和营卫，扶阳固表。方以桂枝汤调和营卫，解肌祛风，加附子补助阳气，助阳即所以止汗，止汗即所以救液。本方证是以卫阳不固，表邪不解为主要病机的病证。《伤寒论》说这是由于太阳病发汗太过所致，症见汗漏不止，恶风，小便难，四肢微急，难以屈伸等。此外，本方证还可因为素体阳虚，复感外邪而成。其脉象多浮大而虚，舌淡苔白润。本证系表阳虚，与四逆汤证心肾阳气大虚有轻重浅深之别。

【验案精选】

漏汗

（1）高某某令堂，女性，86岁，农民。2011年8月14日初诊。缘由头痛，发热，经当地医生诊断为感冒，给予抗菌消炎、解热镇痛及激素治疗3周，热已退，惟多汗恶风来诊，询知周身虚汗涔涔，恶风，食纳差，神疲乏力，舌质淡苔薄白，脉虚细略数。《伤寒论》第20条："太阳病，发汗，遂漏不止，其人恶风，小便难，四肢微急，难以屈伸者，桂枝加附子汤主之"。通过分析脉证，是知高年阳虚，汗出过多而过汗伤阳。有形之阴液不能速生，无形之阳气所当急固。应以桂枝加附子汤扶阳固表敛汗。处方：桂枝、白芍、甘草、生姜、大枣、炮附子各10g。日1剂，水煎2遍，合汁约500ml，日3次温服。服药3剂汗止病痊。

（2）林某某，男性，33岁，私企老板。2012年5月30日初诊。主诉：近2年来一年四季周身汗出不止，毛巾常持手中，以备擦之，常觉周身寒冷，且天气炎热时感觉酷暑难耐，开空调、风扇等则头痛，舌质淡苔薄白，脉弦细。详析脉症，四诊合参，是知阳气虚弱，腠理不密。以桂枝加附子汤合玉屏风散加味，处方：桂枝10g，白芍15g，甘草、生姜、大枣各10g，炮附子15g，黄芪20g，白术、防风各15g，煅龙骨、煅牡蛎各30g。日1剂，水煎2遍，合汁约600ml，日3次温服。服药5剂，汗出减少，恶风怕冷减轻，药已中病，守方继服10剂汗止病痊。（张顺启验案）

【临证指要】 本方常用于治疗阳虚感冒，以及风湿与类风湿关节炎等。方中附子有毒，用之不当易引起中毒症状，甚至危及生命，故用之宜慎。仲景书治杂病用乌头解其毒性有六法，这完全适合于附子。详见《上部》乌头条附文。

【实验研究】 本方系桂枝汤加附子而成。桂枝汤的实验研究详见前文。附子具有强心、扩张冠状动脉及肢体血管、消炎、镇痛等作用。

桂枝加厚朴杏子汤

【原文辑录】 喘家，作桂枝汤，加厚朴、杏子佳。(18)

太阳病，下之微喘者，表未解故也，桂枝加厚朴杏子汤主之。(43)

【方药用法】 桂枝三两（去皮），甘草二两（炙），生姜三两（切），芍药三两，大枣十二枚（擘），厚朴二两（炙，去皮），杏仁五十枚（去皮尖），上七味，以水七升，微火煮取三升，去滓，温服一升。覆取微似汗。

【方证释义】 本方功能解肌祛风，降气定喘。方以桂枝汤解肌祛风，调和营卫，加厚朴、杏仁降气止咳定喘（厚朴不仅降气，并且有解表之功，详见《上部》厚朴条）。本方证是以外感后营卫失调，肺气不利为主要病机的病证。《伤寒论》指出本方症见于两种情况：一是太阳病误下之后；一是素有喘疾，又病太阳中风，外感引动宿疾。本方证应注意与麻黄汤证之喘（由风寒犯肺，肺气失宣导致）属太阳伤寒表实证相鉴别。

【验案精选】

喘证　戊申正月，有一武弁在仪真，为张遇所虏，日夕置于舟艎板下，不胜跧伏，后数日得脱，因饱食，解衣以自快，次日遂作伤寒。医者以因饱食伤，而下之。一医以解衣中邪，而汗。杂治数日，渐觉昏困，上喘，予诊之曰：太阳病，下之，表未解，微喘者，桂枝加厚朴杏子汤，此仲景法也。一投而喘定，再投而濈濈汗出，至晚，身凉而脉已和矣。（许叔微《伤寒九十论》）

编者按　成无己说："下后大喘，则为里气大虚，邪气传里，正气将脱也。下后微喘，则为里气上逆，邪不能传里，犹在表也，与桂枝汤以解外，加厚朴杏子以降气。"这段论述，对于分析喘疾之表里虚实有指导意义。许氏此案，佐证了桂枝加厚朴杏子汤的实用价值。

【临证指要】　本方适宜于太阳中风表虚证兼见肺病咳喘者，如慢性气管炎复感外邪。

【实验研究】　现代药理学研究发现，杏仁含苦杏仁苷、苦杏仁酶和苦杏仁油，前者经酶水解后产生氢氰酸，微量氢氰酸能抑制呼吸中枢，使呼吸运动趋于安静而奏止咳平喘作用，过量则可导致中毒。厚朴煎剂对肺炎球菌、白喉杆菌、溶血性链球菌、志贺及施氏痢疾杆菌、金黄色葡萄球菌等有抑制作用。研究表明，将小鼠灌服桂枝加厚朴杏子汤后1小时，显示了本方良好的镇咳平喘作用。

桂枝加龙骨牡蛎汤

【原文辑录】　夫失精家，少腹弦急，阴头寒，目眩，发落，脉极虚芤迟，为清谷、亡血、失精。脉得诸芤动微紧，男子失精，女子梦交，桂枝加龙骨牡蛎汤主之。（六·8）

【方药用法】　桂枝、芍药、生姜各三两，甘草二两，大枣十二枚，龙骨、牡蛎各三两，上七味，以水七升，煮取三升，分温三服。

【方证释义】　本方功能调和阴阳，固涩肾精。由桂枝汤加龙骨、牡蛎而成。方以桂枝汤内调阴阳，加龙骨、牡蛎潜镇摄纳，如此阴平阳秘，精亦不致外泄。本方证是以精液耗损太过，阴损及阳，阴阳失调，心肾不交，精关不固为主要病机的病证。症见男子遗精，女子梦交，或兼见少寐多梦，头晕目眩，毛枯发落，少腹弦急，前阴寒冷，脉弦细弱。

【验案精选】

1. 遗精　周左。早年精气不固，两足乏力，头晕目花，证属虚劳，宜桂枝加龙骨牡蛎汤。川桂枝三钱，生白芍三钱，生甘草二钱，龙骨一两（先煎），左牡蛎三两（先煎），大黑枣十二枚，生姜八片。（《经方实验录》57页）

原按　略。

2. 盗汗　季左，10月12日。夜寐喜盗汗，脉阳浮阴弱，宜桂枝加龙骨牡蛎汤。川桂枝四钱，生白芍三钱，生草一钱，龙骨四钱，左牡蛎一两，生姜八片，红枣十二枚。（《经方实验录》58页）

原按　《金匮要略》云："男子平人，脉虚弱细微者，喜盗汗也。"《诸病源候论·虚劳盗汗候》云："盗汗者，因眠睡而身体流汗也。此由阳虚所致，久不已，令人羸瘠枯瘦，心气不足，亡津液故也。诊其脉，男子平人脉虚弱微细，皆为盗汗脉也。"丹波氏云："《金鉴》云此节脉证不合，必有脱简，未知其意如何。盖虚劳盗汗，脉多虚数，故有此说乎？"吾师则曰此证桂枝加龙骨牡蛎汤所得而主之也。如本案所示，即其一例。服药后，每每周身得微微热汗出，以后即不盗汗矣。余用本方者屡，得效与治失精同。吴兄凝轩昔尝患盗汗之恙，医用浮小麦、麻黄根、糯稻根以止其汗。顾汗之止仅止于皮毛之里，而不止肌肉之间，因是皮肤作痒异常，颇觉不舒。后其检方书，得本汤服之，汗止于不知不觉之间云。本汤既可治盗汗，又可治遗精，更可治盗汗之兼遗精者，所谓虚劳人是也。

编者按　以上曹颖甫先生及其门人姜佐景，反复议论桂枝加龙骨牡蛎汤治遗精、盗汗、遗精兼盗汗（久患遗精者常兼盗汗）之医理、治例，曰："治愈甚众。"此等经验，当引为重视。编者临床曾用本方治疗青年遗精、小儿盗汗各1例，确有灵验。

【临证指要】本方原方应用或适当加味，可治疗遗精、梦交、不射精症、遗尿、盗汗、脱发及神经衰弱等。

【实验研究】详见桂枝汤条。所加龙骨、牡蛎有镇静等功用。

桂枝去芍药汤

【原文辑录】太阳病，下之后，脉促，胸满者，桂枝去芍药汤主之。（21）

【方药用法】桂枝三两（去皮），甘草二两（炙），生姜三两（切），大枣十二枚（擘），上四味，以水七升，煮取三升，去滓，温服一升。本云：桂枝汤，今去芍药。将息如前法。

【方证释义】本方功能解肌祛风，宣通胸阳。方中桂枝配甘草，辛甘化阳，宣通胸中阳气；生姜辛散，助桂枝解表通阳；大枣甘缓，合甘草益气和中；姜、枣又能调和营卫。芍药阴柔，有碍宣通阳气，故去之不用。本方证是以胸阳不展，表邪未解为主要病机的病证。《伤寒论》说这是由于太阳病误下损伤胸阳所致，其症除见胸满、脉促之外，还可伴有心悸、气短、咳逆、苔薄白等。本方证脉促是胸阳不振，阳郁不伸，正邪相争之象，与阳热亢盛之促脉有别。

【临证指要】本方可用于治疗体虚感冒伴脾胃虚弱，以及各种心脏病恢复期脾胃虚弱，食欲不振者。

【实验研究】桂枝去芍药汤煎剂灌服小鼠结果提示，本方对小鼠流感病毒感染、肺炎、单核巨噬细胞系统、吞噬功能和超敏反应、新斯的明导致肠道功能紊乱等均有明显作用。

桂枝去芍药加附子汤

【原文辑录】若微恶寒者，桂枝去芍药加附子汤主之。（22）

【方药用法】桂枝三两（去皮），甘草二两（炙），生姜三两（切），大枣十二枚（擘），附子一枚（炮，去皮，破八片），上五味，以水七升，煮取三升，去滓，温服一升。本云：桂枝汤，今去芍药加附子。将息如前法。

【方证释义】本方功能解表祛风，温经助阳。方以桂枝去芍药汤解表祛风，再加附子温经助阳。本方证是以阳气虚损，胸阳不振，或兼表邪未解为主要病机的病证。《伤寒论》说这是由于太阳病误下损伤胸阳所致。本方证与桂枝去芍药汤证相比，彼为胸阳受挫，此则阳气转衰。其证在脉促、胸满、心悸、短气等桂枝去芍药汤证的基础上，更兼畏寒等。

【临证指要】本方可用于治疗阳气偏虚之感冒、冠心病、心肌炎等，并可用于阳虚体质而平素畏寒、自汗或肢体痛等。

桂枝去桂加茯苓白术汤

【原文辑录】服桂枝汤，或下之，仍头项强痛，翕翕发热，无汗，心下满微痛，小便不利者，桂枝去桂加茯苓白术汤主之。（28）

【方药用法】芍药三两，甘草二两（炙），生姜三两（切），白术、茯苓各三两，大枣十二枚（擘），上六味，以水八升，煮取三升，去滓，温服一升。小便利则愈。本云：桂枝汤，今去桂枝加茯苓、白术。

【方证释义】本方由桂枝汤去桂枝加苓、术组成。其功能不在解表，而在利水通阳。方中茯苓、白术健脾利水；芍药、甘草益阴（芍药有“利小便”“去水气”功用。详见《上部》芍药条）；生姜、大枣调和营卫。所以去桂枝者，一是因病非桂枝证，二是因汗下后津液有伤。本方证是以水气内停，太阳经气不利为主要病机的病证。本证关键在于小便不利，这是水邪内停，膀胱气化失司的表现。水邪郁遏，太阳经气为之不利，故又出现头项强痛、发热、无汗等类似太阳经表证。因病不在表，故服桂枝汤不效。本方利水通阳，俾小便利，太阳经气通达，则内外证俱除。历代医家对于本方颇有争议，如成无己认为不去桂而加苓、术；吴谦等认为去桂当是去芍之误；柯琴、陈修园服膺原文，仍主去桂之说。

【验案精选】

见《附翼》刘渡舟先生谈“我的学医经历与学习《伤寒论》方法”一文中讲的陈修园与陈慎吾两个案例。

【临证指要】 古今医家对本方证之客观性多持肯定态度，并师本方证病机、治法以指导临床。

桂枝甘草汤

【原文辑录】 发汗过多，其人叉手自冒心，心下悸，欲得按者，桂枝甘草汤主之。(64)

【方药用法】 桂枝四两（去皮），甘草二两（炙），上二味，以水三升，煮取一升，去滓。顿服。

【方证释义】 本方功能补助心阳。方中桂枝扶助心阳，炙甘草益气补中，二味合用，辛甘化阳，可振奋心胸之阳气。本方证是以心阳不振为主要病机的病证。《伤寒论》说这是由于发汗过多，损伤心阳所致。此外，亦可见于平素心阳不足者，症见其人叉手自冒心，心下悸，欲得按，甚者可见耳聋，惕惕不安，或短气，头晕等，其脉虚数，或缓弱，或结代。

【临证指要】 本方原方或适当加味，可用于治疗心阳不足之轻证。

桂枝甘草龙骨牡蛎汤

【原文辑录】 火逆下之，因烧针烦躁者，桂枝甘草龙骨牡蛎汤主之。(118)

【方药用法】 桂枝一两（去皮），甘草二两（炙），牡蛎二两（熬），龙骨二两，上四味，以水五升，煮取二升半，去滓，温服八合，日三服。

【方证释义】 本方功能补助心阳，潜镇安神。方中桂枝、甘草辛甘化阳以复心阳之气，龙骨、牡蛎重镇潜敛以安烦乱之神。本方证是以心阳不足、心神不敛为主要病机的病证。《伤寒论》说这是因火逆烧针所致，症见烦躁不安，以及心悸，怔忡，胆怯易惊，夜不成寐，自汗等，其脉多数而无力，或缓弱、结代。

【临证指要】 本方为主可治疗心脏病、神经官能症、癔病、汗证等见有心阳不足、心神不敛之证者。

【实验研究】 方中桂枝所含桂皮醛对小鼠有明显的镇静作用；龙骨、牡蛎亦有镇静作用。

桂枝去芍药加蜀漆牡蛎龙骨救逆汤

【原文辑录】 伤寒脉浮，医以火迫劫之，亡阳，必惊狂，卧起不安者，桂枝去芍药加蜀漆牡蛎龙骨救逆汤主之。(112)

火邪者，桂枝去芍药加蜀漆牡蛎龙骨救逆汤主之。(十六·12)

【方药用法】 桂枝三两（去皮），甘草二两（炙），生姜三两（切），大枣十二枚（擘），牡蛎五两（熬），蜀漆三两（洗去腥），龙骨四两，上七味，以水一斗二升，先煮蜀漆，减二升，内诸药，煮取三升，去滓，温服一升。本云：桂枝汤，今去芍药，加蜀漆、牡蛎、龙骨。

【方证释义】 本方功能补益心阳，潜镇安神，涤痰定惊。方中桂枝合甘草，辛甘以扶心阳之虚；生姜配大枣，补益中焦而调和营卫；龙骨、牡蛎重镇潜敛以安定心神；心阳既虚，则阴霾内生，痰浊扰神，故以蜀漆涤痰逐邪。本方证是以心阳伤亡，痰浊扰心，神气散乱为主要病机的病证。《伤寒论》说这是伤寒以火劫汗所致，症见惊狂，卧起不安，以及心悸，胸满，烦躁不安，胆怯不寐，妄闻妄视等，其舌苔多白润或滑腻，脉虚数，或弦滑。

【验案精选】

心悸（心律失常） 有路姓中年患者，每日午后先微恶寒，旋即热作，并汗自出，历两小时许，热、汗渐止，心中怵惕，惴惴不安，多方求治，未尝一效。脉之，则三五动辄一止。此桂枝去芍药加蜀漆牡蛎龙骨救逆汤证也。因我处药房不备蜀漆，而易以常山。并嘱之曰："此方虽与汝证相合，然非常用者，效与不效，必来复诊。"越二日，路某欣然而至，曰："药一帖，次日发热汗出俱止，惊悸亦大减。"脉之，仅稍涩，继服两帖，后未再作。三年之疾，一旦霍然，由是更知经方之妙，不可胜言。(《上海中医药杂志》1985；1：34)

编者按 医者皆知炙甘草汤治心律失常，而鲜知救逆汤亦治心律失常，本方之功，以蜀漆（常山）为主，其机制已被药理研究所证实。

【临证指要】 可辨证与辨病结合，采用本方治疗癫证、精神分裂症、神经官能症、心律失常、疟病等。

【实验研究】 本方具有发汗解热、健胃制酸、抗疟、抗流感病毒、减低兴奋性等作用。方中蜀漆为常山幼苗，常山具有奎尼丁样作用，可用于房性和室性心律失常，对于窦性心动过速的效果较好。动物实验和临床观察发现，常山可以延长Q-T间期和P-R间期、QRS波加宽，其作用很像奎尼丁，而且与血浓度是平行的。本药的副作用有头晕，乏力，胃肠道不适，偶有皮疹，发热，视力模糊。少数患者可因药物蓄积而致色素沉着，发生皮肤发黄，伴口唇与眼圈发黑。

桂枝芍药知母汤

【原文辑录】 诸肢节疼痛，身体尪羸，脚肿如脱，头眩短气，温温欲吐，桂枝芍药知母汤主之。（五·8）

【方药用法】 桂枝四两，芍药三两，甘草二两，麻黄二两，生姜五两，白术五两，知母四两，防风四两，附子二枚（炮），上九味，以水七升，煮取二升，温服七合，日三服。

【方证释义】 本方功能祛风除湿，温经散寒，养阴清热。方为桂枝汤去大枣加味而成。方中"桂、麻、防风，发表行痹；甘草、生姜，和胃调中；芍药、知母，和阴清热；而附子用知母之半，行阳除寒；白术合于桂、麻，则能去表里之湿；而生姜多用，以其辛温，又能使诸药宣行也"（丹波元简《金匮玉函要略辑义》）。本方证是以历节病日久，正虚而风寒湿邪阻痹，化热伤阴，肝肾不足为主要病机的病证。症见诸肢节疼痛，关节肿大而变形，身体瘦弱，或头眩短气，恶心欲吐，脉弦细弱等。

【验案精选】

历节病（类风湿关节炎） 杨某某，女性，40岁。3年前患两手足麻木，喜热怕冷，每着风寒后两手足关节即疼痛，同时局部皮肤呈现青紫色，经数日后色渐消失，疼痛也随之缓解。2年来，虽经治疗，但未见显效。于1962年秋季发展为上下肢关节连续性剧痛。初诊（1962年12月9日）：四肢大小关节剧烈疼痛，日轻夜重，阴雨天尤甚，局部肿胀灼热，汗出，两手足皮肤呈现青紫色，行步艰难，手指不能弯曲。经常头眩，恶心欲呕，胃纳不佳，二便正常。有时耳鸣心悸，日晡潮热，脉短细而数。处方：桂枝、芍药各15g，甘草、麻黄、淡附子各9g，白术、知母各24g，防风9g。上药为细末，分10日服完。二诊（1962年12月21日）：服药后疼痛肿胀减轻十之五六，手指伸屈较前灵活，灼热、汗出皆止，头眩、恶心未发作，耳鸣、心悸、潮热皆减轻，手足部皮色仍呈青紫，胃纳仍不佳，原方再进（日服量稍增加）。三诊（1963年1月17日）：关节疼痛已减十之八九，其他症状完全消失，胃纳佳，手足部皮色好转，但和其他部分比较仍然有别，行走以及缝衣做饭灵活自如。仍予前方，再服1个月。共服药治疗2个月。（赵明镜《上海中医药杂志》1965；1：30）

编者按 此案主证特点颇似类风湿关节炎，即《金匮》所谓"历节病"。本病中、西医治疗都很棘手。本方治之有如此良效，值得效法。原方为汤剂，此案变通为散剂（宜煎煮数分钟），方便患者切合实用。

【临证指要】 本方为治疗历节病日久正虚邪痹的主方。原方或适当加减，可治风湿与类风湿关节炎、坐骨神经痛等。

【实验研究】 附子、防风有类肾上腺皮质激素样作用，可以抗风湿性关节炎；麻黄、桂枝、防风有发汗解热作用；白芍、防风、附子有镇痛作用；白术强壮、利尿，与生姜均有促进胃液分泌及促进血液循环作用，生姜还有抑制大鼠蛋白性关节炎作用。

黄芪桂枝五物汤

【原文辑录】 血痹阴阳俱微，寸口关上微，尺中小紧，外证身体不仁，如风痹状，黄芪桂枝五物汤主之。（六·2）

【方药用法】 黄芪三两，芍药三两，桂枝三两，生姜六两，大枣十二枚，上五味，以水六升，煮取二升，温服七合，日三服。（一方有人参）

【方证释义】 本方功能益气助阳，和血行痹。即桂枝汤去甘草，倍生姜，加黄芪组成。方中诸药"调养营卫为本，祛风散邪为末也"（吴谦等《医宗金鉴》)。本方证是以体虚受风、血凝于肌肤为主要病机的病证。症见局部或周身肌肤麻木不仁，或兼有酸痛，脉微细或小紧，舌淡红或略紫、苔白。

【验案精选】

1. 末梢神经炎　高某某，男，49岁，工人。患者两手指及右下肢麻木刺痛怕冷，已2年之久。每遇阴冷加重，少事活动反觉舒服，但过劳则麻木更重。西医诊为末梢神经炎。用维生素等药治疗不效。病人面色不华，肌肤肢体无异常，脉弦细而涩，舌质淡红、苔白滑，舌下络脉淡紫略粗。此证系阳气不足，气虚血滞，营卫不和之血痹病。宗《金匮》法，拟以益气和血，调和营卫，黄芪桂枝五物汤加味。黄芪50g，桂枝15g，赤芍15g，王不留行15g，生姜15g，大枣5枚，水煎服。服10剂，病情好转，不怕冷，又照方加减服20余剂，刺痛消失，麻木大减，仅在寒冷时尚感不适，嘱其照方加当归50g，配丸药服之，以善其后。(李寿山《辽宁中医杂志》1979；1：1)

编者按　血痹由卫气不足、血行痹阻所致。在治疗上，当以通阳行痹为大法，黄芪桂枝五物汤为主方。若误用六味、八味、十全等，则不但不效，反会助其壅、增其痹。《医宗金鉴·杂病心法要诀》说得好：黄芪桂枝五物汤“……其功力专于补外，所以不用人参补内、甘草补中也”。

2. 不安腿综合征　吕某某，女，56岁。近3个月以来，两下肢肌肉酸胀，皮中如蚁行感，夜卧加重，烦扰难得入睡，白天劳动则减轻。舌质偏淡苔薄白稍腻，脉细而少力。处方：黄芪40g，白芍、桂枝各30g，生姜60g，大枣12枚，当归10g。每日1剂，水煎分日3夜1服。服用3剂，症状逐渐减轻。守原方减少用量，续服3剂后，症状基本消失。(吕志杰验案)

【临证指要】　本方主治血痹，亦可治风痹。适当加减，可辨证治疗肩周炎、末梢神经炎、坐骨神经痛、风湿与类风湿关节炎、中风后遗症等病症。

【实验研究】　方中黄芪有增强机体免疫、扩张血管等作用。桂枝油能使血管扩张，调整血液循环，使血流向体表，有利于发汗和散热。桂枝汤有镇痛镇静作用。

黄芪芍药桂枝苦酒汤

【原文辑录】　问曰：黄汗之为病，身体肿，发热汗出而渴，状如风水，汗沾衣，色正黄如柏汁，脉自沉，何从得之？师曰：以汗出入水中浴，水从汗孔入得之，宜芪芍桂酒汤主之。(十四·28)

【方药用法】　黄芪五两，芍药三两，桂枝三两，上三味，以苦酒一升，水七升，相和，煮取三升，温服一升，当心烦，服至六七日乃解。若心烦不止者，以苦酒阻故也。

【方证释义】　本方功能调和营卫，扶正祛邪。方中重用黄芪补中固表，扶正祛邪；桂枝通阳，芍药和阴，桂芍相伍，以调营卫；黄芪与桂枝能振奋卫阳而行水湿；苦酒(即米醋)宣泄营中郁热，又收敛走散之津气。四药合用，能使营卫调和，水湿得除。本方证是以水气内遏热气，水热交蒸互郁为主要病机的病证。症见汗出色黄沾衣如柏汁等。

【临证指要】　本方所治之黄汗病，临床极罕见。

【实验研究】　本方主药黄芪具有强心、利尿、抑菌、提高机体免疫功能、兴奋中枢神经、调整汗腺功能、营养皮肤等多种作用。

桂枝去芍药加麻黄细辛附子汤

【原文辑录】　气分，心下坚，大如盘，边如旋杯，水饮所作，桂枝去芍药加麻辛附子汤主之。(十四·31)

【方药用法】　桂枝三两，生姜三两，甘草二两，大枣十二枚，麻黄二两，细辛二两，附子一枚(炮)，上七味，以水七升，煮麻黄，去上沫，内诸药，煮取二升，分温三服，当汗出，如虫行皮中，即愈。

【方证释义】　本方功能温经通阳，宣散水气。方为桂枝去芍药汤与麻黄细辛附子汤之合方。“方中桂枝温通心阳，温化水湿；附子温暖肾阳，蒸化水气；细辛温经散寒，消散水饮；麻黄宣通肺气，通畅水道；生姜、甘草、大枣温脾和胃，调和营卫。服温药取汗，气机通畅，寒水消散，诸症可除”（《金匮要略诠解》）。本方证是以阳虚寒凝，水饮积留于心下为主要病机的病证。《金匮》所谓“气分，即寒气乘阳之虚，而结于气者，心下坚，大如盘，边如旋盘，其势亦已甚矣。然不直攻其气，而以辛甘温药，行阳以化气，视后人之袭用枳、朴、香、砂者，工拙悬殊矣。云当汗出如虫行皮中者，善欲使既结之阳，复行周身而愈也”。（《金匮要略心典》）

【验案精选】

臌胀（肝硬化腹水） 丁某某，男，43岁。胁痛3年，腹满臌胀3个月，经检查诊为“肝硬化腹水”，屡用利水诸法不效。就诊时见：腹大如鼓，短气撑急，肠鸣辘辘，肢冷便溏，小便短少。舌质淡、苔薄白，脉沉细。诊为阳虚气滞，血瘀水停。疏方：桂枝10g，生麻黄6g，生姜10g，甘草6g，大枣6枚，细辛6g，熟附子10g，丹参30g，白术10g，三棱6g。服药30剂，腹水消退，诸症随之而减，后以疏肝健脾之法，做丸善后。（《刘渡舟临证验案精选》75页）

原按 臌胀的基本病机为肝、脾、肾三脏功能失调，导致气滞、血瘀、水裹，积于腹内而成。早在《内经》中就已论述了本病的证候及治疗方药，《素问·腹中论》说：“有病心腹满，旦食则不能暮食，……名为臌胀。……治之以鸡矢醴，一剂知，二剂已。”臌胀是以心腹大满为主要临床表现，其治疗方法繁多，本案所用方药为张仲景“桂枝去芍药加麻辛附子汤”加味。《金匮》所谓“气分”病，巢元方认为是“由水饮搏于气，结聚所成”。陈修园则潜心临证，颇有所悟道：此证“略露出其臌胀机倪，令人寻译其旨于言外”。根据刘老治腹水之经验，凡是大便溏薄下利，若脉弦或脉沉，腹满以“心下”为界的，则用本方，每用必验；腹胀而两胁痞坚的，则用柴胡桂枝干姜汤，其效为捷；腹胀居中而且利益甚的，用理中汤，服至腹中热时，则胀立消；若小腹胀甚，尿少而欲出不能，则用真武汤，附子可制大其服，则尿出胀消。此上、中、下消胀之法，为刘老治肝硬化腹水独到之经验，提出供同道参考。

【临证指要】 本方可用于治疗符合本方证病机的水肿、痰饮、胃痛、痹证、喘证、感冒等病症。

【实验研究】 方中桂枝含有桂皮油、桂皮醛，能使皮肤血管扩张，促进血液循环，故能发汗解热，又有镇痛解痉作用，作用于大脑感觉中枢，提高痛阈而收镇痛效果，还能解除内脏平滑肌痉挛，治疗腹痛；麻黄所含生物碱中主要为麻黄碱，有发汗、平喘、利尿的作用；附子含乌头碱、次乌头碱等，有强心作用，对感觉运动神经有麻痹作用，其止痛可能与此有关；细辛中的挥发油对呼吸中枢有麻醉作用，另有镇静作用，故有止痛效果。

桂枝麻黄各半汤

【原文辑录】 太阳病，得之八九日，如疟状，发热恶寒，热多寒少，其人不呕，清便欲自可，一日二三度发。脉微缓者，为欲愈也；脉微而恶寒者，此阴阳俱虚，不可更发汗、更下、更吐也；面色反有热色者，未欲解也，以其不得小汗出，身必痒，宜桂枝麻黄各半汤。（23）

【方药用法】 桂枝一两十六铢（去皮），芍药、生姜（切）、甘草（炙）、麻黄（去节）各一两，大枣四枚（擘），杏仁二十四枚（汤浸，去皮尖及两仁者），上七味，以水五升，先煮麻黄一二沸，去上沫，内诸药，煮取一升八合，去滓，温服六合。本云：桂枝汤三合，麻黄汤三合，并为六合，顿服。将息如上法。

【方证释义】 本方功能调和营卫，小发其汗。为桂枝汤与麻黄汤各取三分之一剂量合方而成，乃偶方小汗之剂。方以桂枝汤调和营卫，益汗液之源；麻黄汤疏达表邪，为发汗之用。本方证是以微邪郁于肌表为主要病机的病证。症见发热恶寒，热多寒少，如疟状，一日二三度发，无汗，身痒，面色略红等。本证用麻黄汤则嫌其峻，用桂枝汤又虑其缓，故宜桂枝麻黄各半汤治之。

【验案精选】

1. 痘证身痒 万密斋治郑氏子，痘将见形，作痒不能禁。曰：“起发时作痒者，逆也；贯脓时作痒者，逆也；浆靥时作痒者，险也。险者可治，逆者不可治。才见便痒，书无此症，因思仲景《伤寒正理》论云：‘病身痒，此邪在表，欲出而不得出也，桂枝麻黄各半汤。阳明经病，皮中如虫行者，此肌肉虚也，建中汤。今此身痒，正是痘欲出不得出，与太阳症同，非阳明肌肉虚也。”乃以各半汤去桂、杏，加升麻、葛根、牛蒡，一服痒止，痘出甚密，调治半月而安。（雄按：真善读古人书者。）（《续名医类案·卷二十七·痘症·痒》）

编者按　此案以《伤寒论》主治“太阳病……不得小汗出，身必痒”之桂枝麻黄汤适当加减，治疗痘症初发作痒者，真善用经方也。仲景书论及小儿病证治者只有两处：即小青龙加石膏汤与升麻鳖甲汤方后注（据考很可能仲景“有幼科书而亡佚”。《金匮·妇人杂病》篇最后的“小儿疳虫蚀齿方”可能为补遗方）。而善用经方者，其部分方子皆可用于治疗小儿病，此案就是例证。

2. 银屑病（寒湿难解，郁热发斑，顺势外散赖麻黄）　乔某，男，19岁，高三学生。银屑病史10年，急性爆发，以麻黄类方为主治疗收效满意。

2009年4月25日初诊：因慢性银屑病急性泛发2个月求诊余。刻下症见：四肢厥逆，皮损多为绿豆至黄豆大小，数目多而遍布全身，头面、躯干、四肢、手足均有，色红，鳞屑较多。很少出汗。左脉缓滑，右脉细弱，舌苔白腻略厚。治以麻桂各半汤加味：麻黄6g，桂枝6g，杏仁6g，甘草6g，白芍9g，僵蚕6g，蝉蜕6g，小蓟30g，槐花10g，苍术6g，苍耳子10g，白鲜皮15g，大黄6g，生石膏15g，4剂。生姜7片，大枣3枚，大米10粒为引。嘱禁忌生冷饮食，多穿、多晒，低强度长时间运动，药须温服，服药后温覆以得微汗。

二诊：4日后胸部已得微汗少许，继服上方。

三诊：5月13日，自觉汗出部位增多，汗出处皮损明显好转。因面部出汗少，舌苔白腻甚，舌下暗，左脉细，右脉浮弱。治疗方案为先用麻杏苡甘汤加味去除湿邪为主，腻苔变薄后用处方二越鞠丸方加减散郁补气阴。处方一：麻黄10g，桂枝9g，杏仁6g，甘草5g，薏苡仁15g，僵蚕6g，蝉蜕6g，小蓟30g，槐花10g，苍术6g，滑石30g，公英15g，荆芥10g，防风10g，白蔻仁6g，半夏曲9g，羌活6g，石菖蒲6g，姜黄6g，大黄5g，炒白术6g，藿香6g（后下），焦三仙各15g。处方二：川芎15g，苍术9g，神曲30g，栀子10g，淡豆豉10g，麻黄6g，连翘10g，炒山楂10g，茯苓10g，半夏10g，炒莱菔子10g，陈皮6g，黄芪30g，黄精30g，益母草30g，苏叶6g（后下）。水煎服，日1剂。

四诊：5月23日，身上皮损明显变薄，瘙痒明显，面部发红。双手脉缓弱，舌苔变薄，舌下红润。改方为：麻黄6g，羌活3g，白蒺藜15g，荆芥6g，川芎15g，苍术9g，神曲30g，栀子10g，淡豆豉10g，连翘10g，炒山楂10g，茯苓10g，半夏10g，莱菔子10g，陈皮6g，黄芪30g，黄精30g，益母草30g，白茅根30g。

五诊：6月20日，左脉细弦，右脉缓滑，苔腻。身上皮肤已不干，苔腻，故于前方中去黄芪、黄精、白茅根。为加强温燥体内湿邪的力量，加入草果5g，干姜12g。

六诊：7月1日，双手脉细弱，苔腻减，不上火，出汗不彻。考虑脉弱为暑湿阻滞导致，遂于方中加入香附6g、厚朴6g、陈皮6g加强理气化湿之功。汗出不彻，故另加生姜7片作药引，嘱如不上火，则每日逐加7片。

七诊：7月8日，生姜加至49片，服药则汗，微有牙痛，生姜维持在49片。

八诊：7月15日，出汗较多，在49片生姜基础上，加入温白酒1两，药后服用为引。

九诊：7月29日，出汗均匀，皮损大部分消失，嘱1周后停药。

停药后继续每日饮温白酒3两，坚持多晒、多动、多穿、多吃辛味温热食物，自疗巩固。停药后持续好转，2个月后皮损全部消失，随访至今体健。（《银屑病经方应用心法》第156页）

编者按　张氏为山西省晋中市第三人民医院大夫，喜用经方，重视病机，认为银屑病属于体内阳气不足，外邪浸淫肌肤，汗出受阻所致，治疗善用麻黄类方以发汗的方法因势利导治疗银屑病，取得了良好的效果。张氏将鳞屑比喻为冰，以鳞屑厚薄来判断进退，注重固护阳气，多运动，适当食用发物等很有启发性。本案张氏认为：患者脉弱，苔腻，汗少为寒邪外束，化热夹湿。治之初以桂麻各半汤为主，后亦以麻黄为主治疗，效果良好。此案的学术价值在于：以经方解表的方法治疗顽固性银屑病。这是对经方以及《内经》“邪在皮者，汗而发之”之大法的发挥应用，很能启发临床思路。

【临证指要】 本方可辨证用于治疗外感等热性病，并可治荨麻疹、皮肤瘙痒症、湿疹初起等。

【实验研究】 桂枝汤与麻黄汤均有解热作用，方中之麻黄、桂枝对流感病毒都有抑制作用。

桂枝二麻黄一汤

【原文辑录】 服桂枝汤，大汗出，脉洪大者，与桂枝汤，如前法。若形似疟，一日再发者，汗出必解，宜桂枝二麻黄一汤。(25)

【方药用法】 桂枝一两十七铢（去皮），芍药一两六铢，麻黄十六铢（去节），生姜一两六铢（切），杏仁十六个（去皮尖），甘草一两二铢（炙），大枣五枚（擘），上七味，以水五升，先煮麻黄一二沸，去上沫，内诸药，煮取二升，去滓，温取一升，日再服。本云：桂枝汤二分，麻黄汤一分，合为二升，分再服，今合为一方。将息如前法。

【方证释义】 本方功能调和营卫，微发其汗。由于“邪气稽留于皮毛肌肉之间，故非桂枝汤之可解，已经汗过，又不宜麻黄汤之峻攻，故取桂枝汤三分之二，麻黄汤三分之一，合而服之，再解其肌，微开其表，审发汗于不发之中，此又用桂枝后更用麻黄法也”（柯琴《伤寒来苏集·伤寒附翼》）。本方证是以发汗之后，仍有小邪郁于肌表不解为主要病机的病证。症见寒热如疟，一日再发等。本证与桂枝麻黄各半汤意略同，但此因大汗出后，故用桂枝汤略重，麻黄汤略轻。

【临证指要】 与桂枝麻黄各半汤略同。

【实验研究】 详见桂枝麻黄各半汤条。

桂枝二越婢一汤

【原文辑录】 太阳病，发热恶寒，热多寒少，脉微弱者，此无阳也，不可发汗，宜桂枝二越婢一汤。(27)

【方药用法】 桂枝（去皮），芍药、麻黄、甘草（炙）各十八铢，大枣四枚（擘），生姜一两二铢（切），石膏二十四铢（碎，绵裹），上七味，以水五升，煮麻黄一二沸，去上沫，内诸药，煮取二升，去滓，温服一升。本云：当裁为越婢汤、桂枝汤合之，饮一升。今合为一方，桂枝汤二分，越婢汤一分。

【方证释义】 本方功能微发其汗，清透郁热。即大青龙汤以芍药易杏仁。方以桂枝汤解肌祛风，越婢汤清热透邪。本方证是以微邪不解，阳郁化热为主要病机的病证。症见发热恶寒，热多寒少，脉略数，舌偏红苔微黄，或见口干，微烦，无汗，咳嗽等。本方证与桂枝麻黄各半汤证、桂枝二麻黄一汤证相比，同是微邪郁表，但已有化热趋势；与大青龙汤证相比，则邪郁较轻。

【验案精选】

邪郁肌表数月　刘某某，女，10岁。深秋受感，迤至初冬不解，发热恶寒，每日发作数次，脉浮无力，舌质红薄白苔。问其二便正常，饮食尚可。辨为风寒表邪不解，寒将化热而游离于表里之间的轻证。为疏：麻黄、桂枝、芍药、炙甘草、生姜各3g，大枣4枚，生石膏6g，玉竹3g。共服2剂，得微汗而解。(《新编伤寒论类方》第16页)

【临证指要】 本方可辨证治疗流行性感冒、上呼吸道感染、急性肾炎或慢性肾炎急性发作、支气管炎等。

【实验研究】 本方具有桂枝汤与越婢汤两方的综合作用，即解热、抗菌、抗炎、利尿、止咳、镇静、增强免疫功能等。

经方类解

本章共24首方剂，是以桂枝汤为主方的类方。按其加减变通规律，可归纳为4大类：一是桂枝汤变量方；二是桂枝汤加味方；三是桂枝汤加减方；四是桂枝汤与其他方合用方。

1. 桂枝汤变量方　本类方是指桂枝汤的方药组成不变，而根据病机的变化而变通方药剂量。如治疗奔豚气的桂枝加桂汤；治疗腹满时痛的桂枝加芍药汤。还有，桂枝加芍药生姜各一两人参三两新加汤，既属于本类方，也属于下类加味方。

2. 桂枝汤加味方　本类方有桂枝新加汤（即桂枝汤变量加人参）、桂枝加葛根汤、栝楼桂枝汤（即桂枝汤加栝楼根）、桂枝加大黄汤、桂枝加黄芪汤、桂枝加附子汤、桂枝加厚朴杏子汤、桂枝加龙骨牡蛎汤等8方。这类方剂在桂枝汤调和营卫的基础上，根据具体病机，或加人参益气养血，或加葛根升津舒经，或加栝楼根清热生津，或加大黄通腑泄实，或加黄芪益气固卫，或加附子温经助阳，或加厚朴、杏仁以宣肺利气，或加龙骨、牡蛎以固涩肾精等。

3. 桂枝汤加减方　本类方剂比较复杂，大体可归为两大类：①本为桂枝汤证，由于误诊误治，导致变证，为了适应病情，故以桂枝汤加减治之。本类有桂枝去芍药汤、桂枝去芍药加附子汤、桂枝去桂加茯苓白术汤、桂枝甘草汤、桂枝甘草龙骨牡蛎汤、桂枝去芍药加蜀漆牡蛎龙骨救逆汤等6方。②以桂枝汤加减治疗杂病，如治疗历节病的桂枝芍药知母汤；治疗血痹病的黄芪桂枝五物汤；治疗黄汗病的黄芪芍药桂枝苦酒汤；治疗水气病的桂枝去芍药加麻黄细辛附子汤等4方。

4. 桂枝汤与其他方合用方　本类方是根据具体病情，将桂枝汤与其他成方合用之，如桂枝麻黄各半汤、桂枝二麻黄一汤、桂枝二越婢一汤等3方。

上述可知，桂枝汤加减变通，其用途极为广泛。此方“为仲景群方之魁，乃滋阴和阳，调和营卫，解肌发汗之总方也。凡头痛发热，恶风恶寒，其脉浮而弱，汗自出者，不拘何经，不论中风、伤寒、杂病，咸得用此发汗。若妄汗、妄下而表不解者，仍当用此解肌”（柯琴《伤寒来苏集·伤寒附翼》）。总之，临床上可根据具体病情，将桂枝汤或变通原方剂量，或适当加减药味，或与其他方剂联合应用。其辨证之审慎，处方之精细，用药之灵活，真乃万世之法门也。

第二章　麻黄汤类——发汗解表祛邪剂

凡以解表药为主组成，具有发汗、散水、祛湿及宣肺止咳、平喘等作用，用于解除表证的方剂，统称为解表剂。属于八法中的“汗法”。

由于外感邪气有六淫之别，人体有虚实之异，故解表剂应因病因人而异。本章方剂可以分为三大类：一是针对风寒、寒湿、风湿、风水等，其共同病位在肌表，故以麻黄汤、麻黄加术汤、麻杏苡甘汤、越婢汤分别治之。二是针对表里同病而设，即表证兼内热、痰饮、里水等病邪，此类方证繁杂，详见各条。三是针对虚人外感，如治疗阳虚外感的麻黄细辛附子汤等。后人发展了仲景扶正解表之法，创立了益气解表、养血解表、补阴解表等方剂。

麻　黄　汤

【原文辑录】 太阳病，或已发热，或未发热，必恶寒，体痛，呕逆，脉阴阳俱紧者，名为伤寒。(3)

太阳病，头痛发热，身疼腰痛，骨节疼痛，恶风，无汗而喘者，麻黄汤主之。(35)

太阳与阳明合病，喘而胸满者，不可下，宜麻黄汤。(36)

太阳病，十日已去，脉浮细而嗜卧者，外已解也；设胸满胁痛者，与小柴胡汤；脉但浮者，与麻黄汤。(37)

太阳病，脉浮紧，无汗，发热，身疼痛，八九日不解，表证仍在，此当发其汗。服药已微除，其人发烦，目瞑，剧者必衄，衄乃解，所以然者，阳气重故也。麻黄汤主之。(46)

脉浮者，病在表，可发汗，宜麻黄汤。(51)

脉浮而数者，可发汗，宜麻黄汤。(52)

伤寒脉浮紧，不发汗，因致衄者，麻黄汤主之。(55)

脉但浮，无余证者，与麻黄汤；若不尿，腹满加哕者，不治。(232)

阳明病，脉浮，无汗而喘者，发汗则愈，宜麻黄汤。(235)

【方药用法】 麻黄三两（去节），桂枝二两（去皮），甘草一两（炙），杏仁七十个（去皮尖），上四味，以水九升，先煮麻黄，减二升，去上沫，内诸药，煮取二升半，去滓，温服八合。覆取微似汗，不须啜粥，余如桂枝法将息。

【方证释义】 本方功能发汗解表，宣肺平喘。方中“麻黄气味轻薄，辛温发散肺经，开鬼门之专药也。杏仁苦辛，滑利肺气之要药也。仲景治太阳伤寒，皆用手太阴药者，以肺主皮毛故也。用甘草者，经云寒淫所胜，平以辛热，佐以苦甘是也。一剂之中，惟桂枝为卫分解肌之药，而能与麻黄同发营分之汗者，以卫居营外，寒邪由卫入营，故脉阴阳俱紧。……盖皮毛外闭，则邪热内攻，而肺气膹郁，故麻黄甘草同桂枝引出营分之邪，达之肌表，佐以杏仁，泄肺而利气，是则麻黄汤虽太阳发汗重剂，实为发散肺经火郁之药也。”（钱潢《伤寒溯源集》）总之，方中四味药合用，表寒得散，肺气宣通，为仲景开表逐邪发汗第一峻剂。本方证是以风寒束表，卫阳被遏，营阴郁滞为主要病机的病证。症见恶寒，发热，头项强痛，身疼腰痛，骨节疼痛，无汗而喘，脉浮紧。或呕逆，或喘而胸满，或鼻衄，或脉但浮。麻黄汤证与桂枝汤证均属于太阳表证，都可见恶寒发热，头项强痛，脉浮，但麻黄汤证为太阳表实证，临床以全身疼痛重，无汗而喘，脉浮而紧为辨证要点；桂枝汤为太阳表虚证，临床以汗出脉浮缓，全身疼痛较轻为辨证要点。

【验案精选】

1. 太阳伤寒证　予友沈镜芙之房客某君，十二月起，即患伤寒。因贫无力延医，延至一月之久。沈先生伤其遇，乃代延余义务诊治。察其脉浮紧，头痛，恶寒，发热不甚，据云初得病时即如是。因予：麻黄二钱，桂枝二钱，杏仁三钱，甘草一钱。又因其病久胃气弱也，嘱自加生姜三片，红枣两枚，急煎热服，盖被而卧。果一刻后，其疾若失。按每年冬季气候严寒之日，患伤寒者特多，我率以麻黄汤一剂愈之，谁说江南无正伤寒哉？（《经方实验录》11页）

原按　《内经》一日太阳，二日阳明，三日少阳……之说，殊不足以为训。若本案所示，其人作麻黄汤证，不服药者一月之久，而麻黄汤证依然存在。乃投以麻黄汤，一剂而愈，其效又依然如响。是盖其人正气本旺，故能与邪久持也。余在广益医院施诊，曾遇一小儿惊厥之恙。目瞠神呆，大便不行，危在旦夕。迭用承气下之，白虎清之，数日方定。旋竟转为少阳寒热往来之证，予以小柴胡汤加味。如是数日，又略安，意其愈矣。某日偶巡视邻近某善堂，惊见此儿又在就医调理。予更细察其病情，则寒热日数度发，又是麻桂各半汤之证矣。屈指计之，距其起病之日，已近一月。观其病变曲折，仿佛“离经叛道”，是又岂一日二日之说，所得而限之哉？

编者按　中医治病之精华为辨证论治，有是证，用是方，方证相对，必有良效。

2. 杂病伤寒证　患者刘某某，男，47岁，北京人，工作单位在国家水文勘察院。初诊时间为1998年12月4日。病人主诉全身怕冷，背部恶寒尤甚，已病3年余。患病后从不觉夏暑热，曾接受中、西药多方治疗而罔效。我在望、闻、问、切四诊中抓住3点：①病人正气不虚；②脉证无热象；③病人口诉说每当出汗后其病痛减轻，汗止后不到半小时左右病状复原，但要想出点汗很困难。查其舌苔薄，脉弦，无其他任何不适，遂以太阳伤寒证论治之。投以麻黄汤：净麻黄10g，桂枝10g，杏仁10g，炙甘草6g。3剂，水煎服，每日服1剂，每剂煎2次，每次取药汁200ml左右，两次药汁混合后再分2次温服，间隔1小时左右。二诊时间为1998年12月8日，病人主诉服药后没有出汗，病情毫无改善。我仍认为是太阳伤寒证，其服药后不出汗的原因是表寒闭郁已3年之久，寒凝而皮毛腠理不开，非峻汗不解，乃继投麻黄汤，麻黄增至12g，加用葛根10g。3剂，煎服法同前。三诊时间为1998年12月11日，病人告之服药后微微汗出约1小时左右，自觉恶寒背冷之情已十愈近半。效不更方，继投二诊方3剂。四诊时间为1998年12月15日，患者告之服药后汗出畅快，病症全部消失，但出现稍有活动则汗出现象。查舌按脉，诊为外寒虽解，却有表气不固而动则汗出之情，改投玉屏风散善后调理而愈。（《伤寒论临床应用五十论》第2版46页）

3. 误治案例　太守钱东圩先患肩疽，属足三阴虚，火不归原，用壮水之主，以制阳光而愈。曰：“疮疾虽愈，当摒去侍女，恐相火一动，其精暗流，金水复竭，必致变证。”后果咳嗽，痰出如涌，面目赤色，小便淋涩。又误认为外感风寒，用麻黄汤表散，汗出不止。迎视其脉已脱，惟太冲未绝，曰：“此脾虚不能摄涎，肾虚不能生水，肺虚不能摄气，水泛为痰，虚极之证也。”辞为难治，勉以益火之源，以消阴翳而愈。继又劳伤神思，外邪乘之，仍汗出亡阳，以致不愈。（《续名医类案·卷十四·喘》）

编者按　此为麻黄汤误治案。麻黄汤只适合于表实证，若兼有内虚者，切不可用之，“常须识此，勿令误也”。编者曾提出“千般疢难”之新的三因学说：内因、外因、内外相因。此案例内因三阴虚极，又有外感风寒之外因。如此“内外相因”的证候，是一部《伤寒论》许多条文论述的“脉证并治”。领悟了这一点，再读《伤寒论》才能深入进去，才能与先圣张仲景心灵相通也。

【临证指要】　麻黄汤是辛温发汗的峻剂，具有发表散寒、止咳定喘、通利小便的作用。凡感冒、流行性感冒、支气管炎、支气管哮喘、急性风湿性关节炎、水肿等属伤寒表实者，均可选用。惟本方开表泄卫作用很强，故凡表证而气、血、阴、阳虚弱者，皆当禁用。

【实验研究】　麻黄汤具有促进腺体分泌（发汗作用与增加泪腺及唾液分泌的作用）、解热、镇咳、祛痰、平喘、抗炎、抗菌、抗病毒及调整免疫功能等作用。

麻黄加术汤

【原文辑录】 湿家身烦疼，可与麻黄加术汤发其汗为宜，慎不可以火攻之。（二·20）

【方药用法】 麻黄三两（去节），桂枝二两（去皮），甘草一两（炙），杏仁七十个（去皮尖），白术四两，上五味，以水九升，先煮麻黄，减二升，去上沫，内诸药，煮取二升半，去滓，温服八合，覆取微似汗。

【方证释义】 本方功能发汗解表，散寒除湿。方中用麻黄汤发汗解表，加白术治"风寒湿痹"（《本经》）。麻黄得白术，虽发汗而不致过汗；白术得麻黄，能行表里之湿。本方证是以寒湿在表，经脉闭阻不通为主要病机的病证。症见身体疼痛且重，恶寒，发热，无汗，脉浮紧。

【临证指要】 麻黄加术汤可辨证治疗流行性感冒、上呼吸道感染、急性肾炎、风湿病、皮肤病等。

【实验研究】 麻黄加术汤中的麻黄、白术均有利尿、抑菌等作用，且麻黄尚能发汗、解热、降温、抗变态反应；白术尚能护肝、降血糖、扩张血管、升高白细胞等。

麻黄杏仁甘草石膏汤

【原文辑录】 发汗后，不可更行桂枝汤，汗出而喘，无大热者，可与麻黄杏仁甘草石膏汤。（63）

下后，不可更行桂枝汤，若汗出而喘，无大热者，可与麻黄杏仁甘草石膏汤。（162）

【方药用法】 麻黄四两（去节），杏仁五十个（去皮尖），甘草二两（炙），石膏半斤（碎，绵裹），上四味，以水七升，先煮麻黄，减二升，去上沫，内诸药，煮取二升，去滓，温服一升。

【方证释义】 本方功能辛凉宣肺，清热平喘。方中麻黄辛微苦而温，为肺经专药，能开皮毛，宣肺气；石膏辛甘大寒，清热透邪；石膏用量倍于麻黄，二者寒、温相伍，目的在于宣泄肺热，使宣肺而不助热，清肺而不留邪，属"火郁发之"。杏仁降气平喘止咳，与麻黄相配则宣降相因；与石膏相伍则清肃协同。炙甘草益气和中，更能调和诸药。四味药相合，清宣降三法俱备，有辛凉宣泄、清肺平喘之功。本方证是以风热袭肺，或风寒郁而化热，壅遏于肺，肺失清肃为主要病机的病证。症见发热，汗出，口渴，气喘，咳嗽，痰黏，或恶风，头痛，鼻塞，舌尖红苔薄白而干，或薄黄，脉浮数或滑数。热、渴、喘、咳四大症，是麻杏石甘汤的特点。

【验案精选】

1. 表寒肺热证 冯蘅荪，嵩山路萼庐帐房。10月29日。始而恶寒，发热，无汗，一身尽痛。发热必在暮夜，其病属营，而恶寒发热无汗，则其病属卫，加以咳而咽痛，当由肺热为表寒所束，正以开表为宜。净麻黄三钱，光杏仁四钱，生石膏五钱，青黛四分（同打），生甘草三钱，浮萍三钱。（《经方实验录》25页）

原按 本案脉案中所谓营卫，盖本《内经》"营气夜行于阳，昼行于阴，卫气昼行于阳，夜行于阴"之说。余则谓本案乃麻黄汤证化热而为麻杏石甘汤证耳。观其恶寒发热无汗身疼，非麻黄汤证而何？观其咳而咽痛，非由寒邪化热，热邪灼津而何？方依证转，病随药除。

桂枝汤证，或以服药故，或以病能自然传变故，可一变而为白虎汤证。同理，麻黄汤证可一变而为麻杏石甘汤证。此可证之以大论。曰："发汗后，不可更行桂枝汤，汗出而喘，无大热者，可与麻黄杏仁甘草石膏汤。"此言本属麻黄汤证，予麻黄汤发汗，孰知药剂太重，竟致肺部转热，虽汗出，而仍喘。浅人无知，见无汗变为有汗，疑麻黄汤证转为桂枝汤证。初不知身无大热，热反聚于肺脏，而肺脏之邪，并非传于肠胃也。经文俱在，可以覆按。

余前谓白虎汤为桂枝汤之反面，今当续曰，麻杏甘石汤为麻黄汤之反面。此说当更易明了。何者？二汤中三味相同，所异者，一为桂枝，一为石膏。而后知麻黄汤证为寒实，麻杏甘石汤证为热实。攻实虽同，寒热不一。麻黄汤证有喘，麻杏甘石汤证亦有喘。其喘虽同，而其喘之因不一。喘为肺闭，而其所以闭之因不一。人当健时，肺部寒温调匀，启阖合度，无所谓闭。其受寒，则闭，受热，则亦闭。闭者当开，故均用麻杏以开之，甘草以和之，而以桂枝石膏治其原。于是因寒而闭者开，因热而闭者亦开，仲圣制方之旨，于焉大明！

2. 咳嗽　喘证（间质性肺炎并发肺气肿、肺心病　高血压病） 高拴子，男，60岁，平山县人。患高血压病10年，间质性肺炎7年，于2015年9月6日入院。检查：体温38.5℃，血压150/100mmHg。患者咳嗽、喘息、呼吸困难，面色红紫，被迫左侧半卧位，稍动即加重。口唇紫绀，手足杵状指（趾）并呈青紫色，肝脾肿大，肝颈静脉回流征阳性，舌紫暗，苔白腻，脉浮数。诊断：①间质性肺炎并发肺气肿、肺心病；②高血压病。查阅《伤寒杂病论研究大成》中“大叶肺炎病案”与此相似，故拟用麻杏甘石汤加味，予生麻黄10g，生石膏40g，杏仁10g，炙甘草10g，鲜生姜10g，金银花15g，大青叶30g，鱼腥草30g。1剂体温正常，诸症均减轻。3剂后即可步行500米，能平卧，口唇手足指（趾）红润，示缺氧状态消除。今表证已去，遂改为阳和汤加味治疗以观疗效。（刘文汉验案）

原按　临床实践使我深刻体会到3点：①古人的经验只要后人挖掘、完善、发展，就能古为今用，永不失瑰宝之作用。②借鉴别人的经验要比自己独创省力省时，还能收获意外结果，集众人之长就能长自己之长。③有《伤寒杂病论研究大成》一书在手，等于万卷齐备，置于案头随时备查，为我释惑解难，如同古今一技之长者，皆我随身之师，得此众师指点，愚拙可减矣！

【临证指要】 本方可广泛用于呼吸、循环、泌尿、神经、精神、传染及五官科疾病，其中以肺炎、支气管炎、感冒、麻疹最常用。只要基本病机为热邪壅肺、肺失肃降者，均可用之。

【实验研究】 本方具有解热、镇静、止咳、平喘、利尿、抗病毒等作用。

麻黄杏仁薏苡甘草汤

【原文辑录】 病者一身尽疼，发热，日晡所剧者，名风湿。此病伤于汗出当风，或久伤取冷所致也。可与麻黄杏仁薏苡甘草汤。（二·21）

【方药用法】 麻黄（去节）半两（汤泡），甘草一两（炙），薏苡仁半两，杏仁十个（去皮尖，炒），上剉麻豆大，每服四钱匕，水盏半，煮八分，去滓，温服，有微汗，避风。

编者按　本方剂量及煎法，疑是后人所定。《外台》为：麻黄四两，甘草二两，薏苡仁半升，杏仁二两。右四味，㕮咀，以水五升，煮取二升，分温再服，汗出即愈。

【方证释义】 本方功能轻清宣化，解表祛湿。方中麻黄、甘草微发其汗，杏仁、薏苡仁利气祛湿。全方使在表之风湿得微汗而解。本方证是以风湿在表而化热为主要病机的病证。症见周身疼痛，无汗，微恶风寒，发热不甚，苔白腻，脉浮缓。麻黄加术汤证和麻杏苡甘汤证均属湿邪在表，前者为寒湿偏盛，而后者为风湿偏盛且有化热趋向。

【验案精选】

风湿　黄某某，男，14岁。南宁市民船户。1952年10月间，颈项肿大，上及腮颊，状类虾蟆瘟，一身尽疼，微寒发热，日晡尤甚。脉浮软稍带数象，舌苔白薄粗腐，大便黄软，小便微黄。此乃风湿，非虾蟆瘟，前医以银翘散加减治疗无效。患者系船户，病前日中行船，帮同拉缆，汗出当风，日晡停船即于河中洗浴，《金匮要略》所谓“伤于汗出当风，或久伤取冷所致也”。一身尽疼，发热，日晡所甚则与风湿证候相符合，颈项肿大其副症也，故以麻杏苡甘汤加苍术。处方：麻黄4.5g，北杏4.5g（炒杵），薏仁12g，甘草3g，苍术9g。治其风湿为主。服药5剂，主症尽解，副症亦随之而愈。（蒋其学，等《哈尔滨中医》1962；4-5：94）

编者按　患者一身尽疼，发热、日晡为甚，属风湿无疑。前医误认风湿为风温、颈肿为痄腮，治用银翘，故药效难期。按仲景法，进麻杏苡甘汤加苍术散风祛湿、清热消肿，5剂而安。

【临证指要】 麻杏苡甘汤可辨证治疗急性风湿热、风湿与类风湿关节炎、荨麻疹、急性肾炎、扁平疣等。方中薏苡仁为治疣专药（与大米混合煮食即可），用量50~60g。

【实验研究】 本方中麻黄具有发汗、解热降温、镇咳平喘、抗变态反应、消炎利尿等作用；杏仁具有镇咳平喘、抑菌之功；薏苡仁能增强机体免疫功能、抑制中枢神经系统等。

麻黄细辛附子汤

【原文辑录】 少阴病，始得之，反发热，脉沉者，麻黄细辛附子汤主之。(301)

【方药用法】 麻黄二两（去节），细辛二两，附子一枚（炮，去皮，破八片），上三味，以水一斗，先煮麻黄，减二升，去上沫，内诸药，煮取三升，去滓，温服一升，日三服。

【方证释义】 本方功能温经扶阳，发汗散邪。方中麻黄解表发汗，附子温经助阳，细辛气味辛温雄烈，佐附子以温经，佐麻黄以解表。三味药合用，于温阳中促进解表，于解表中不伤阳气，为表里兼治之剂。主治太少两感证。本方证是素体阳气不足，外感风寒为主要病机的病证。症见发热，恶寒，头痛，无汗，手足逆冷，舌淡苔白，脉沉而少力。

【验案精选】

1. 太少两感证

（1）金鉴春日病瘟，误治二旬，酿成极重死症，壮热不退，谵语无伦，皮肤枯涩，胸膛板结，舌卷唇焦，身倦足冷，二便略通，半渴不渴，面上一团黑滞。前医所用之药，不过汗下和温之法，绝无一效。喻曰："此症与两感伤寒无异，但彼日传二经，三日传经已尽即死。不死者，又三日再传一周定死矣。此春温症不传经，故虽邪气留连不退，亦必多延几日，待元气竭绝乃死。观其阴症阳疾，两下混在一区，治阳则碍阴，治阴则碍阳。然法曰：'发表攻里，本自不同。'又谓：'活法在人，神而明之，未尝教人执定勿药也。'吾有一法，即以仲景表里二方为治，虽未经试验，吾天机勃勃自动，若有生变化行鬼神之意，必可效也。"于是以麻黄附子细辛汤，两解其在表阴阳之邪，果然皮间透汗，而热全清。再以附子泻心汤，两解其在里阴阳之邪，果然胸前柔活，而人事明了，诸症俱退，次日即食粥，以后竟不需药。只在此二剂，而起一生于九死，快哉！（此案后学宜反复详玩之。）(《续名医类案·卷五·疫》)

编者按 此案病情复杂难辨，医者抓住内外兼病之"两感"证特点，采取先"两解其在表阴阳之邪"（既表阳虚，又有伤寒之表邪），尔后"再以附子泻心汤，两解其在阴阳之邪"（以方测证：既里阳虚，又有邪实之里结）。此活用先表后里之法也。

（2）张某某，年42岁。住云南省昆明市武庙下南联升巷底。肾气素亏。于1929年9月2日返家途中，时值阴雨，感冒风寒而病。初起即身热恶寒，头疼体痛，沉迷嗜卧（即少阴病但欲寐之病情也），兼见渴喜热饮不多，脉沉细而兼紧象。舌苔白滑，质夹青紫。由于肾气素亏，坎阳内弱，无力卫外固表以抵抗客邪，以致寒风乘虚直入少阴，阻塞真阳运行之机，而成是状。以仲景麻辛附子汤，温经解表辅正除邪治之。黑附片36g，麻黄10g（先煮数沸，去沫），北细辛6g，桂尖13g。3日，服上方1剂即汗，身热已退，惟觉头晕，咳嗽，神怯。表邪虽解，肺寒尚未肃清，阳气尚虚，以四逆合二陈加细辛、五味子，扶阳温寒主之。黑附片50g，干姜26g，甘草10g，广皮10g，法夏13g，茯苓13g，北细辛4g，五味子2g。1剂尽，咳嗽立止，食量增加，精神恢复，病遂痊愈。(《吴佩衡医案》5页)

（3）王某，女，42岁。1992年10月诊治，自述感冒月余发热恶寒，头痛无汗鼻塞声重，神疲欲卧，四末微凉，虽经中西医多方调治，效果不佳，故前来门诊求治。检查脉沉细，舌淡白。证属：素体阳虚，复感寒邪，即形成太少两感证。治宜温经散寒解表，方用麻黄附子细辛汤：麻黄9g，附子30g（先煮40分钟），细辛6g。麻、细二味后入合煎，2剂。后遇患者告知，药后诸症消失。(吴茂荣《河南中医药学刊》1995；1：58)

原按 少阴病是里虚寒证，一般不发热，今反发热，说明兼太阳表证。太阳病，脉必浮，今脉不浮而沉，沉为主里，为少阴里虚寒。脉症合参，知是少阴兼表证。治疗当以温少阴为主，兼发汗解表，故方用麻黄附子细辛汤，两获其益，仅服2剂而愈。

编者按 麻黄附子细辛汤旨在温经散寒，扶正祛邪，助阳解表，用于治疗少阴真阳本虚复感外邪的太少两感证，表里兼治，最为恰当。古今验案颇多，方证相对，必有疗效，读者识之。

2. 凭脉辨麻黄细辛附子汤证与四逆汤证 张氏仆病经五日，发热，脉沉微，口燥，烦躁不眠。曰："发热为阳，脉沉微为阴，少阴证似太阳也。口燥烦躁，乃邪气内扰，当用麻黄附子细辛汤，以温少阴之经，而驱内陷之邪。”或以子身安得阴证？别商栝楼滋解之法，症益甚。再脉之，沉微转为虚散，已犯条款，不得已，惟四逆汤一法，或亦可挽回。遂连进二服，是夜得睡，明日热退脉起而安。(《续名医类案·卷一·伤寒》)

编者按　此案论述简明，论理清晰。案语分辨麻黄细辛附子汤与四逆汤证之别：少阴伤寒而“脉沉微”，可“以温少阴之经而驱内陷之邪”的温里表散方法。若脉由“沉微转为虚散”，则病情由阴气衰弱转为虚阳有外越之势，其麻黄、细辛发散之药切不可用，“惟四逆汤”辛甘温热助阳法驱阴回阳，才能治阳虚发热证。此案论脉辨证，指导治疗，此乃中医学之精华、之特色。《脉经》曰“脉理精微，其体难辨”，这难免令人产生畏难情绪而不加深究，须知“天下无难事，只怕有心人”，有志于中医者，知难而进，必成良医。

3. 失音　患者某某，女，38岁。素有肺结核，初以感冒，未予治疗，突然寒热止，声嘶，发音不扬，喉痛咳痰，深恐触发旧疾，于1974年4月25日就诊。舌质淡白少苔，脉象沉迟细弱，此因感冒失治，寒邪犯少阴经，拟麻黄附子细辛汤加味。处方：麻黄三钱，附片三钱，细辛五分，石菖蒲钱半，法夏三钱。越二日，患者来告，2剂服毕，音开痛止。续求治结核方，遂疏补肺益胃之剂，嘱其常服。(《新中医》1975；3：25)

4. 头痛　鼻流清涕

（1）头痛　张某，男，54岁，农民。于1989年8月4日就诊。自诉头痛7年之久，前额及两鬓为甚，遇冷加剧，头痛欲呕，饮食欠佳，口淡无味，小便清长，夜尿多，大便正常，脉沉紧，苔薄白。诊患者为风寒头痛，宜温经解表。方用麻黄附子细辛汤加味：麻黄10g，制附子10g，细辛6g，白芷10g，羌活10g。4剂而愈。

（2）流清涕　温某，男，43岁，农民，于1988年5月12日就诊。言其3年来不分冬夏，稍遇冷则鼻流清涕似水，不觉而滴，余无不适，无头痛。经五官科检查鼻部亦无异常，苔白而润，脉象沉紧，乃阳虚受寒而致，宜温阳散寒，方用麻黄附子细辛汤加味：麻黄10g，附子10g，细辛6g，苍耳子10g，辛夷10g。水煎服，连服6剂而愈。(黄保楠，等《甘肃中医》1998；2：17)

5. 哮喘案　朱某，男，46岁，农民，1991年2月6日诊。患者哮喘4年余，久治未见寸效，秋冬加重，近期因受寒而加剧。症见咳逆喘息，不能平卧，且伴有抽搐，口吐痰涎，色白量少，胸膈满闷，形弱怯寒，神疲乏力，胃不思纳，舌淡、苔白厚腻，脉沉细而滑。证属脾肾阳虚，寒邪袭肺，湿痰停滞，阻塞肺道。治宜温阳蠲饮。急投麻黄附子细辛汤加味：麻黄9g，炮附子12g，细辛6g，干姜10g，炒苏子9g。水煎，少量频服。上方服至7剂，痰少抽止。继用上方加干姜量为15g，服药13剂诸症悉除。(曲战河，等《国医论坛》1995；2：10)

6. 眩晕（高血压病）　吴某，男，47岁，1994年7月29日初诊。眩晕2年余，曾服天麻片、六味地黄丸等药治疗罔效。诊见精神萎靡，每至傍晚时畏寒肢冷，眩晕尤甚，头痛，失眠，注意力不集中，记忆力减退，大便时溏，夜尿反多，舌淡苔薄白，脉沉细。血压165/105mmHg。中医诊为眩晕。证属少阴阳虚兼外寒证。治宜内扶少阴之阳，外散肌表头目之寒。方用麻黄细辛附子汤加味。处方：麻黄、白术各6g，细辛3g，制附片（先煎）、山茱萸各10g。3剂，水煎服。药后肢变暖，精神振，纳食增，血压150/82mmHg。守原方继进3剂，症状消失，血压恢复正常。后以苓桂术甘汤加减调治1周而愈。随访半年，血压正常，眩晕尽除。(唐春芳《新中医》1996；7：51)

原按　药理研究证明，麻黄能收缩血管升高血压，作用缓慢而持久；细辛煎剂可升高血压；附子则有强心作用。本例说明，少阴阳虚之眩晕，尽管其血压偏高，仍可拟温阳散寒之麻黄细辛附子汤。加山茱萸滋养肝肾之阴，与附子配伍，寓“阴中求阳”之意，温补肝肾之元阳；加白术健脾益气以固表，即可病愈。

7. 疲劳综合征　嗜睡症　心动过缓　低血压　用麻黄附子细辛汤加人参治疗疲劳综合征、气虚寒湿性嗜睡症，有血瘀者加水蛭、丹参甚效。麻黄附子细辛汤加人参、珍珠母、甘草治疗心动过缓或低血压病，表现为胸闷、气短乏力、脉迟缓无力，服上药后，症状可明显改善，心率提高，血压上升并持久。(马山《中医杂志》1992；4：5)

【临证指要】　本方具有宣通温散之功效。许多疾病凡以脉弱，舌淡苔润等阳虚证为特点，或有外感寒邪的因素，皆可考虑以本方或适当加味治之。用之得当，疗效称奇！

【实验研究】 本方具有抗炎、抗过敏、抗氧化及加快心率的作用。可抑制灌服蓖麻油所致的小鼠腹泻，并能显著抑制因腹泻所导致的小鼠直肠体温的下降，提示本方确能温经助阳散寒。

麻黄附子甘草汤（麻黄附子汤）

【原文辑录】 少阴病，得之二三日，麻黄附子甘草汤微发汗。以二三日无里证，故微发汗也。（302）

水之为病，其脉沉小，属少阴。浮者为风。无水虚胀者，为气。水，发其汗即已。脉沉者宜麻黄附子汤；浮者宜杏子汤。（十四·26）

【方药用法】 麻黄二两（编者按：《金匮》为三两），甘草二两（炙），附子一枚（炮，去皮，破八片），上三味，以水七升，先煮麻黄一两沸，上去沫，内诸药，煮取三升，去滓，温服一升，日三服。（编者按：《金匮》本方煎服法与《伤寒论》略有不同）

【方证释义】 本方功能温经助阳，发汗解表。方由麻黄细辛附子汤去细辛之辛散，加炙草甘缓和中。功用较麻黄细辛附子汤缓和。《伤寒论》用于治疗少阴太阳两感证，其病机、主症参见“麻黄附子甘草汤证”条。《金匮》麻黄附子汤与本方药同量异，用于治疗水气病脉沉者。

【验案精选】

小儿麻疹　阳虚感冒　余尝治上海电报局高君之公子，年五龄，身无热，亦不恶寒，二便如常，但欲寐，强呼之醒，与之食，食已，又呼呼睡去。按其脉，微细无力。余曰：此仲景先圣所谓少阴之为病，脉微细，但欲寐也。顾余知治之之方，尚不敢必治之之验，请另乞诊于高明。高君自明西医理，能注射强心针，顾又知强心针仅能取效于一时，非根本之图，强请立方。余不获已，书：熟附片八分，净麻黄一钱，炙甘草一钱。与之，又恐其食而不化，略加六神曲、炒麦芽等消食健脾之品。次日复诊，脉略起，睡时略减。当与原方加减。五日，而痧疹出，微汗与俱。疹密布周身，稠逾其他痧孩。痧布达五日之久，而胸闷不除，大热不减，当与麻杏甘石重剂，始获痊愈。一月后，高公子又以微感风寒，复发嗜寐之恙，脉转微细，与前度仿佛。此时，余已成竹在胸，不虞其变，依然以麻黄附子甘草汤轻剂与之，四日而蒇。（《经方实验录·附列门人治验》49页）

原按　麻黄能开肺气，附子能强心脏，甘草能安肠胃，三者合则为麻黄附子甘草汤，能治虚人之受邪，而力不足以达邪者。……

曹颖甫曰：予治脉微细但欲寐者，往往以四逆汤取效。然姜生所治高姓小儿，实由太阳表证内伏少阴。故非麻黄不能奏功，断非四逆汤所能治。盖四逆汤仅能由少阴外达肌腠，以干姜炙草能温脾胃，脾胃固主肌肉也。若改干姜为麻黄，方能由少阴直达肺部，而皮毛为之开泄，以肺主皮毛故也。观其证治三变，而始终不脱麻黄，其用心之细密，殆不可及。况身热而不恶寒，似无用麻黄之必要，此证竟毅然用之，其识解尤不可及乎。盖呼之则醒，听其自然则寐，有蒙蔽之象，故可决为非少阴本病，而为太阳内陷之证。且以小儿纯阳之体，不当有此少阴病故也。

编者按　本案之医理可引申发挥应用之，凡阳虚之人受邪，而力不足以达邪者，不论小儿、老人，皆可以麻黄附子甘草汤治疗。

【临证指要】 参见麻黄细辛附子汤条。

【实验研究】 参见麻黄细辛附子汤条。

大青龙汤

【原文辑录】 太阳中风，脉浮紧，发热，恶寒，身疼痛，不汗出而烦躁者，大青龙汤主之。若脉微弱，汗出恶风者，不可服之。服之则厥逆，筋惕肉瞤，此为逆也。（38）

伤寒脉浮缓，身不疼，但重，乍有轻时，无少阴证者，大青龙汤发之。（39）

病溢饮者，当发其汗，大青龙汤主之；小青龙汤亦主之。（十二·23）

【方药用法】 麻黄六两（去节），桂枝二两（去皮），甘草二两（炙），杏仁四十枚（去皮尖），生姜三两（切），大枣十枚（擘），石膏如鸡子大（碎），上七味，以水九升，先煮麻黄，减二升，去上沫，内诸药，煮取三升，去滓，温服一升。取微似汗。汗出多者，温粉扑之。一服汗者，停后服。若复服，汗多亡阳，遂虚，恶风，烦躁，不得眠也。

【方证释义】 本方功能发汗解表，清热除烦。本方由麻黄汤倍麻黄、甘草，加石膏、生姜、大枣而成。方中重用麻黄加强发汗解表，以解除风寒所闭之邪；加石膏是取其清而兼透之功，以清内热，除烦躁；本方证"烦躁"虽为热象，但与"不汗出"有密切关系。通过麻黄配桂枝以发汗为主，加石膏清热除烦，使汗出而透热于外，此所谓"体若燔炭，汗出而散"之意。倍甘草，加生姜、大枣和中气，调营卫，协助发汗解表。本方证是以表寒外束，郁热不宣为主要病机的病证。症见恶寒，发热，头身疼痛，无汗而烦躁，脉浮紧；或身不痛，但重，乍有轻时，脉浮缓；或"溢饮"头面及肢体浮肿，小便短少。大青龙汤证与麻黄汤证均表现恶寒，发热，头身疼痛，无汗，脉浮紧等风寒表实之证，但大青龙汤证又增烦躁，为内有郁热证候；麻黄汤证喘息较甚，为肺寒气逆所致。

【验案精选】

1. 伤寒似少阴病 程某某，60岁。一日忽发寒热无汗，精神疲倦，神志较模糊。家人屡问所苦，才勉强答以自觉心烦，全身疼痛，难以转侧，有人认为是少阴证，须急用姜、附回阳。家属犹豫不决，请我诊治。我按他的脉象是浮而微数，摸他的两足胫又很热，遂断为大青龙汤证。因患者恶寒发热，无汗，脉浮数，大青龙证的证候群已具。虽然精神疲倦呈嗜睡状态和大青龙汤证的烦躁不得眠有异，但这是老年患病，精神不支的缘故，所以患者外表虽无烦躁现象，但却自觉心烦。本病容易被认为少阴病的原因，除上述精神疲倦而呈嗜睡，可被误认为少阴证之"但欲寐"外，尚有身体疼痛难以转侧的症状；但脉象浮而不微细，足胫温而不冷，则和少阴病有很大区别。本证因风寒外束，所以身疼不能转侧；阳热内郁，所以发热而烦，当用大青龙汤双解表里邪热。处方：生石膏30g，麻黄、桂枝、杏仁、生姜各9g，炙草6g，大枣5枚。水煎服。但考虑患者年老体虚，发汗太过，可能导致虚脱，因嘱其将药分作3次温服，每2小时服1次，如得汗出，即停服。果服2次，全身微汗出，所有症状完全消失。（沈炎南《江苏中医》1963；2：38）

编者按 大青龙汤证由外寒内热而起，此证往往因邪热太盛，正为邪困，精神不支而出现类似少阴病的证候。此时应特别注意鉴别：如大青龙汤证的身重是乍有轻时，而少阴病的身重是重无已时；大青龙汤证虽有神疲现象，但尚有烦躁，而少阴病则多为精神萎靡而无烦躁；大青龙汤证有太阳表证，少阴病有全身性虚寒证。此例高热发于年迈之体，虽有神志模糊，身重难以转侧等症，但仍以心烦，身痛，足胫热，脉浮数为主，故当属大青龙汤证。

2. 杂病无汗 杨某某，女，35岁，农民。1987年8月31日诊。缘于18年前患麻疹合并肺炎，治愈后，遗留周身无汗，沉重拘紧，两目肿如卧蚕，即使夏暑野外劳动，肌肤仍不汗出，甚或战栗起粟。近1年来日益加重，且时时欲伸臂后仰，上肢拘紧而酸痛，虽经多方诊治，但无起色，遂来就诊。细察皮肤，汗毛倒伏，汗孔不显，舌淡暗，苔白腻微黄，脉滑。纵观患者脉证，病虽十几载，但疹后复感外邪，表气郁闭，汗不得泄是其基本病机。《内经》谓："其在皮者，汗而发之。"又忆医圣《伤寒论》有用大青龙汤治无汗表实之法；《金匮》更有"饮水流行，归于四肢，当汗出而不汗出，身体疼重"，治用大青龙汤之训。因拟大青龙汤加味。处方：麻黄12g，桂枝9g，杏仁9g，生石膏24g，炙甘草6g，生姜6g，大枣6枚，白芍9g，苍术9g。4剂，日1剂，以水900ml，煮取300ml，分3次温服。服药2剂，病无变化。患者自行将后2剂合煎，分3次服。药后胸背及上肢汗出如珠，上半身肢体顿觉轻快，汗孔显露。二诊：因下肢汗出较少，故以上方去白芍，加炮附子6g通达阳气。又服药6剂，下肢亦漐漐汗出，诸症悉除。（吕志杰，等《北京中医药大学学报》1991；4：25）

编者按 《伤寒论》是一部以治疗外感热性病为主的典籍。而其辨证论治的精神，为治百病之准绳。故历代医家不但用其治热病，而且用以治杂病，皆收良效。大青龙汤原本就是既治伤寒表实里热证，又治杂病溢饮的良方。笔者以此方治疗18年无汗证，乃师"异病同治"之大法，灵活变通而获效。柯韵伯说："仲景方可通治百病。"确为精辟阅历之谈，此例可见一斑。

3. 水肿（急性肾小球性肾炎） 邹某某，男，8岁。其母代诉：因发烧（当时体温为39.5℃）2

天，并见头面浮肿甚而在某医院就诊，经尿检后确诊为“急性肾小球性肾炎”，建议住院治疗。时值病儿父亲外出未归，家中无人照应，遂谢绝住院治疗而转诊于中医，查：患儿发热恶寒，口渴，面肿明显，小便短黄，舌尖红，苔白，脉弦滑数。诊为水肿病，属阳水，乃水湿之邪郁于表而兼里热之证，投以大青龙汤。1剂后恶寒发热均减，2剂后汗出热退，肿势渐消。二诊时仿越婢汤法，于方中去杏仁和桂枝，加芦根30g，白茅根30g，迭进3剂，水肿全消，诸症若失。嘱其尿检，结果正常。继用竹叶石膏汤加减3剂善其后。2年过后，该患儿并未外感而突发水肿，两目难开，口渴引饮，苔白脉数。余径投越婢汤加减，5剂而愈。数年后其母因病就诊，言其子病未复发。（《伤寒论临床应用五十论》第2版76页）

原按 由此案可悟，举凡外邪而水气居表，兼有热象者，当率先选用大青龙汤发越在表之水气和外邪。若外邪不甚而肿势急剧者，又当以风水之证而治以越婢汤为是。

编者按 裴氏此案将《伤寒论》治外因方与《金匮要略》治水气病风水方融会贯通，治疗“急性肾小球肾炎”取得良效。这显示了经方的无限生命力。谁说“古方不能治今病”？不得其要领也。

【临证指要】 大青龙汤可用于治疗感冒、流行性感冒、肺炎、麻疹、急性肾炎、支气管哮喘、流行性脑脊髓膜炎、汗腺闭塞症等病症符合本方证者。

【实验研究】 大青龙汤的酒浸液对大鼠和猫的血压研究，可见在小量时，血压轻度上升，大量时则血压下降。方中麻黄、桂枝、石膏三药合用，能促进汗及尿液的分泌。方中石膏的主要成分硫酸钙，内服经胃酸作用，一部分变为可溶性钙盐，在小肠被吸收入血液中，可抑制神经应激性（包括体温调节中枢）和减少血液渗透性。故有解热、镇痛和抗过敏的作用。石膏在消化道起吸附和中和毒素的作用，减少病人中毒症状，减少传染病的并发症（脑水肿、心肌炎、神经性精神障碍），因其对神经肌肉有抑制作用，故对烦躁有镇静作用，对高热抽搐有一定的镇痉作用。

小青龙汤

【原文辑录】 伤寒表不解，心下有水气，干呕，发热而咳，或渴，或利，或噎，或小便不利、少腹满，或喘者，小青龙汤主之。（40）

伤寒，心下有水气，咳而微喘，发热不渴。服汤已渴者，此寒去欲解也。小青龙汤主之。（41）

病溢饮者，当发其汗，大青龙汤主之；小青龙汤亦主之。（十二·23）

咳逆倚息不得卧，小青龙汤主之。（十二·35）

妇人吐涎沫，医反下之，心下即痞，当先治其吐涎沫，小青龙汤主之；涎沫止，乃治痞，泻心汤主之。（二十二·7）

【方药用法】 麻黄三两（去节），芍药三两，干姜三两，五味子半升，甘草（炙）三两，桂枝三两（去皮），半夏半升（洗），细辛三两，上八味，以水一斗，先煮麻黄，减二升，去上沫，内诸药，煮取三升，去滓，温服一升。

【方证释义】 本方功能解表散寒，温肺化饮。方用麻黄、桂枝发汗解表，兼能宣肺平喘；芍药配桂枝调和营卫；干姜、细辛内以温化水饮，外以发散风寒；半夏燥湿化痰，蠲饮降逆；五味子敛肺止咳，并防温燥药耗气劫阴；炙甘草调和诸药。共成散寒化饮、平喘止咳之剂。《伤寒论》用于治疗伤寒而心下有水气之证。《金匮》用于治疗支饮、溢饮及妇人吐涎沫等病证。本方证是以风寒客表，水饮内停为主要病机的病证。症见恶寒，发热，头身疼痛，无汗，咳喘，痰涎清稀量多，干呕；或头面肢体浮肿，舌质淡红苔白滑，脉浮紧或浮滑。本证与大青龙汤证同属表里俱病之证，但所主各有不同，大青龙汤证热闭于里，表证为多，以不汗出而烦躁为特点；小青龙汤证是饮伏于内，里证为重，临床以咳喘为特点。本证与麻黄汤证虽同属表寒之证，但麻黄汤证为典型的风寒表实证候；小青龙汤证重在寒饮犯肺。

【验案精选】

1. 咳喘（慢性支气管炎） 柴某某，男，53

岁。1994年12月3日就诊。患咳喘10余年，冬重夏轻，经过许多大医院均诊为“慢性支气管炎”，或“慢支并发肺气肿”。选用中西药治疗而效果不显。就诊时，患者气喘憋闷，耸肩提肚，咳吐稀白之痰，每到夜晚则加重，不能平卧，晨起则吐痰盈杯盈碗，背部恶寒，视其面色黧黑，舌苔水滑，切其脉弦、寸有滑象。诊断为寒饮内伏，上射于肺之证，为疏小青龙汤内温肺胃以散水寒。麻黄9g，桂枝10g，干姜9g，五味子9g，细辛6g，半夏14g，白芍9g，炙甘草10g。服7剂后咳喘大减，吐痰减少，夜能卧寐，胸中觉畅，后以《金匮》之桂苓五味甘草汤加杏仁、半夏、干姜正邪并顾之法治疗而愈。（《刘渡舟临证验案精选》18页）

原按　小青龙汤是治疗寒饮咳喘的一张名方，张仲景用它治疗“伤寒表不解，心下有水气”以及“咳逆倚息不得卧”等支饮为患。本案咳喘吐痰，痰色清稀，背部恶寒，舌苔水滑，为寒饮内扰于肺，肺失宣降之职。方中麻黄、桂枝发散寒邪，兼以平喘；干姜、细辛温肺胃，化水饮，兼能辅麻桂以散寒；半夏涤痰浊，健胃化饮；五味子滋肾水以敛肺气；芍药养阴血以护肝阴，而为麻、桂、辛三药之监，使其去邪而不伤正；炙甘草益气和中，调和诸药。服用本方可使寒邪散，水饮去，肺气通畅则咳喘自平。

应当指出的是，本方为辛烈发汗之峻剂，用之不当，每有伐阴动阳之弊，反使病情加重。因此，刘老强调临床运用本方时尤须抓住以下几个关键环节：①辨气色：寒饮为阴邪，易伤阳气，胸中阳气不温，使荣卫行涩，不能上华于面，患者可见面色黧黑，称为“水色”；或见两目周围有黑圈环绕，称为“水环”；或见头额、鼻柱、两颊、下巴的皮里肉外之处出现黑斑，称为“水斑”。②辨咳喘：可见几种情况，或咳重而喘轻，或喘重而咳轻，或咳喘并重，甚则倚息不能平卧，每至夜晚则加重。③辨痰涎：肺寒金冷，阳虚津凝，成痰为饮，其痰涎色白质稀；或形如泡沫，落地为水；或吐痰为蛋清状，触舌觉凉。④辨舌象：肺寒气冷，水饮凝滞不化，故舌苔多见水滑，舌质一般变化不大，但若阳气受损时，则可见舌质淡嫩，舌体胖大。⑤辨脉象：寒饮水邪，其脉多见弦象，因弦主饮病；如果是表寒里饮，则脉多为浮弦或见浮紧，若病久日深，寒饮内伏，其脉则多见沉。⑥辨兼症：水饮内停，往往随气机运行而变动不居，出现许多兼证，如水寒阻气，则兼噎；水寒犯胃，则兼呕；水寒滞下，则兼小便不利；水寒流溢四肢，则兼肿；若外寒不解，太阳气郁，则兼发热、头痛等症。以上六个辨证环节，是正确使用小青龙汤的客观标准，但六个环节，不必悉具，符合其中一两个主证者，即可使用小青龙汤。关于小青龙汤的加减用药，仲景已有明训，此不一一重复。根据刘老经验，常在本方基础上加茯苓、杏仁、射干等药，以增强疗效。

小青龙汤虽为治寒饮咳喘的有效方剂，但毕竟发散力大，能上耗肺气，下拔肾根，虚人误服，可出现手足厥冷，气从少腹上冲胸咽，其面翕热如醉状等副作用。因此，本方应中病即止，不可久服。一旦病情缓解，即改用苓桂剂类以温化寒饮，此即《金匮要略》“病痰饮者，当以温药和之”的精神。

编者按　刘老应用小青龙汤的宝贵经验来之不易，读者应十分珍重。

2.哮喘　痛经　韩某，女，42岁，1996年10月18日诊。患哮喘病15年之久，一年四季均有发病。近日因受凉而加重，头痛恶寒，喘息咳嗽，喉中痰鸣，胸部满闷，脉弦细无力，舌淡苔白润。拟标本兼治法。处方：熟地40g，当归18g，陈皮、半夏、茯苓、麻黄、细辛、干姜、五味子、炙甘草各9g，制附子、肉桂各6g。服药4剂，哮喘等症状好转。服药期间，正值月经来潮，既往痛经甚、血块多的情况此次亦明显减轻。（吕志杰，等《实用中医药杂志》1997；5：33）

编者按　久病哮喘，上盛下虚，取金水六君煎合小青龙汤加减治之而获效。并意外地起到了调经止痛之功。本方之所以对痛经亦有殊效，在于熟地、当归调补冲任，滋阴和血之功，及小青龙汤温经散寒活血去瘀止痛之效，相得益彰。

小青龙汤为外寒内饮（或虽未外感风寒，但因气候骤变引动伏饮）所致咳喘或哮喘病之主方，不论少儿、老人，方证相对，皆有灵验。

【临证指要】　本方为治疗肺病寒饮咳喘的祖方主剂，可辨证治疗急、慢性支气管炎，喘息型支气管炎，支气管哮喘，百日咳，肺炎，肺气肿，肺心病，胸膜炎等呼吸系统疾患，也可用于肾炎、结膜炎、泪囊炎、过敏性鼻炎等。本方有伐阴动阳之弊，临证宜谨慎用之。

【实验研究】 小青龙汤及其主要组成药物的水煎剂和乙醇提取液，对豚鼠离体气管均有不同程度的气管平滑肌松弛作用，并有抗组织胺、抗乙酰胆碱和抗氯化钡作用。这一复方组成，既有抗过敏作用和抗胆碱能神经作用，又有直接松弛气管平滑肌的作用。此外，在对支气管解痉作用方面，本方水煎剂均比同剂量的乙醇提取液为差，说明方中的解痉成分水溶性较差而乙醇溶性较好。

附方：

（一）桂苓五味甘草汤

【原文辑录】 青龙汤下已，多唾，口燥，寸脉沉，尺脉微，手足厥逆，气从小腹上冲胸咽，手足痹，其面翕热如醉状，因复下流阴股，小便难，时复冒者，与茯苓桂枝五味甘草汤。（十二 · 36）

【方药用法】 茯苓四两，桂枝四两（去皮），甘草三两（炙），五味子半升，上四味，以水八升，煮取三升，去滓，分温三服。

【方证释义】 本方功能敛气平冲。本方证及以下五条详述体虚患者服小青龙汤以后的变化，并随机应变，出其治疗方法。咳逆倚息不得卧症，服小青龙汤以后，痰唾多而口干燥者，此为寒饮将去之征。但由于其人下焦真阳素虚，支饮上盛，是一种下虚上实证，所以寸脉见沉，尺脉微弱，而且手足厥逆。这种病情，虽然寒饮在于上焦，但不能仅用温散之剂，因温散易于发越阳气，影响冲脉，滋生变端，必须兼顾下焦，始为虚实两全之图。服小青龙汤后，固然寒饮得以减轻，但虚阳亦随之上越，冲气反因而上逆，出现种种变证，如气从少腹上冲直至胸咽，四肢麻木，其面翕热如醉等。由于冲脉为病是时发时平的，所以冲气有时又能还于下焦，但冲逆则一身之气皆逆，所以下则小便困难，上则作昏冒，当此之时，宜急予敛气平冲，用桂苓五味甘草汤，使上冲之气平，然后再议他法。方中桂枝、甘草辛甘化阳，以平冲气；配以茯苓能引逆气下行；又用五味收敛耗散之气，使虚阳不致上浮。

【验案精选】

肾虚咳喘 申（左），咳嗽气喘，卧难着枕，上气不下，必冲而上逆，脉象沉弦；谅由年逾花甲，先后天阴阳并亏，则痰饮上犯，饮与气涌，斯咳喘矣。阅前方叠以清肺化痰，滋阴降气，不啻助纣为虐；况背寒足冷，阳气式微，藩篱疏撤，又可知也。仲圣治饮，必以温药和之，拟桂苓甘味合附子都气，温化痰饮，摄纳肾气。桂枝八分，云苓三钱，炙甘草五分，五味子五分，生白术五钱，制半夏二钱，炙远志一钱，炒补骨脂五钱，熟附块五钱，怀山药三钱，大熟地三钱，核桃肉二枚。（《丁甘仁医案》）

编者按 丁氏为近代名医。本案以桂苓五味甘草汤加补肾药治之，上实与下虚兼顾，更加切实，乃善师仲景者。

【临证指要】 本方可用于治疗心阳不足、寒水之气循冲脉上逆，即“水气凌心”之证。但对“戴阳证”则非所宜。

【实验研究】 本方中桂枝具有强心、增加心脏输出量的作用；茯苓的乙醇提取物有使心脏收缩加强的作用；五味子具有“适应原样”作用，能够调节血压中枢，使低者升，高者降，并能增强肾上腺皮质的功能；甘草具有肾上腺皮质激素样作用，可使患者体重增加，体力增强，食欲增进，血压增高。上述四味药合用以强心补肾。

（二）苓甘五味姜辛汤

【原文辑录】 冲气即低，而反更咳、胸满者，用桂苓五味甘草汤去桂加干姜、细辛，以治其咳满。（十二 · 37）

【方药用法】 茯苓四两，甘草三两，干姜三两，细辛三两，五味子半升，上五味，以水八升，煮取三升，去滓，温服半升，日三服。

【方证释义】 本方功能散寒泻满，蠲饮止咳。本方证论述服前方以后，冲气即见下降，但咳嗽胸满之症又复发作，这是冲逆虽平，而支饮又作，宜再除饮治咳，用苓甘五味姜辛汤。因冲逆已平，故不须桂枝，但咳满又加，故用干姜、细辛以散寒泄满，合五味子以蠲饮止咳。

【临证指要】 本方可用于治疗慢性支气管炎、肺气肿，属于痰饮性咳嗽者。

（三）桂苓五味甘草去桂加干姜细辛半夏汤

【原文辑录】 咳满即止，而更复渴，冲气复发者，以细辛、干姜为热药也。服之当遂

渴，而渴反止者，为支饮也。支饮者法当冒，冒者必呕，呕者，复内半夏以去其水。（十二·38）

【方药用法】茯苓四两，甘草，细辛，干姜各二两，五味子，半夏各半升，上六味，以水八升，煮取三升，去滓，温服半升，日三服。

【方证释义】本方功能降逆化饮，燥湿涤痰。本方证论述服前方后的复杂变化，应予细致鉴别。服前方后而咳满即止者，是姜、辛的功效已著，病情缓解，为好转现象。但亦有服药后见口渴，冲气复发者，是因姜、辛温热，转从燥化，动其冲气所致，此种变化自当酌用桂苓味甘汤以治之。另一种变化为口渴不久反止，咳满又发，此为支饮复盛之故。支饮内盛，上逆眩晕而并见呕吐者，应用苓甘五味姜辛汤加半夏以治水止呕。

【临证指要】本方加减治疗肺心病并发心力衰竭，常收到满意的疗效。

（四）苓甘五味加姜辛半夏杏仁汤

【原文辑录】水去呕止，其人形肿者，加杏仁主之。其证应内麻黄，以其人遂痹，故不内之。若逆而内之者，必厥，所以然者，以其人血虚，麻黄发其阳故也。（十二·39）

【方药用法】茯苓四两，甘草三两，五味子半升，干姜三两，细辛三两，半夏半升，杏仁半升（去皮尖），上七味，以水一斗，煮取三升，去滓，温服半升，日三服。

【方证释义】本方功能宣肺利气，化饮祛痰。本方证论述服用上方之药后，水去呕止。其人形肿者，为何加杏仁而不用麻黄，魏荔彤论述甚精，他说："形肿者，气浮也，即支饮中如肿之也。阳浮弱于外，而阴盛凝于里也。前方加杏仁降气为主治药，气降而饮自行，肿自消矣。如肿之证，似四肢之溢饮，而非四肢之溢饮，乃支饮也。溢饮之水在皮肤，支饮如肿之水在分肉之中、经络之内也，所以皮肤之水可发汗，而经络分肉之水不可发汗也。况如肿之证，阳已外浮，阴已内盛，何可重汗之以亡其阳？若逆而治之，其阳愈衰，必成厥逆之证，见阴盛之不宜更弱其阳也。其人血虚者，即经络分肉之间隧道空虚也，虽是血虚，究为气弱，既为气弱，即为阳浮，麻黄发越阳气，愈无内固之守，此所以以杏仁降气行水于内，而具温中理脾，不同于麻黄之治溢饮也。此仲景为亡阳顾虑者深切也。"（《金匮要略方论本义》）。本方证可用麻黄而不用之，是考虑其人原有"尺脉微""手足痹"等阳虚证存在，若误用麻黄，必犯"虚虚"之戒，非但阳受其损，且亦必累及其阴血而见"厥"，故用杏仁最为恰当。由此可知"病痰饮者，当以温药和之"之"和"的道理，就在于温之而不能太过。

【验案精选】

吐涎沫　叶瑞初君，丽华公司化妆部。初诊：二月十七日。咳延四月，时吐涎沫，脉右三部弦，当降其冲气。茯苓三钱，生甘草一钱，五味子一钱，干姜钱半，细辛一钱，制半夏四钱，光杏仁四钱。二诊：二月十九日。两进苓甘五味姜辛半夏杏仁汤，咳已略平，惟涎沫尚多，咳时痰不易出，宜与原方加桔梗。茯苓三钱，生草一钱，五味子五分，干姜一钱，细辛六分，制半夏三钱，光杏仁四钱，桔梗四钱。（《经方实验录》52页）

原按　叶君昔与史惠甫君为同事，患咳凡四阅月，问治于史。史固辞之，以习医未久也。旋叶君咳见痰中带血，乃惧而就师诊。服初诊方凡二剂，病即减轻。服次诊方后，竟告霍然。

【临证指要】本方可辨证治疗心肺慢性疾病。

（五）苓甘五味加姜辛半杏大黄汤

【原文辑录】若面热如醉，此为胃热上冲熏其面，加大黄以利之。（十二·40）

【方药用法】茯苓四两，甘草三两，五味半升，干姜三两，细辛三两，半夏半斤，杏仁半升，大黄三两，上八味，以水一斗，煮取三升，去滓，温服半升，日三服。

【方证释义】本方功能化饮降逆，佐以泄热。本方证论述服前方后，前述症状悉具，又兼见"面热如醉"的症状。此为水饮挟热之证，故在温化蠲饮方中，加入大黄以苦寒泄热。

桂苓五味甘草汤、苓甘五味姜辛汤、桂苓五味甘草去桂加干姜细辛半夏汤、苓甘五味加姜辛半夏杏仁汤，苓甘五味加姜辛半杏大黄汤等五方，是为患支饮而又体虚者，服用辛温发散之小青龙汤后变证迭出的治疗方。五方主症基本相同，兼症各异，差异较小，辨证须明小结如下：

桂苓五味甘草汤证属支饮上盛而下焦阳虚，服小青龙汤温散后，发越阳气而引动冲气，虚阳上浮，以手足厥逆，气从少腹上冲胸咽，面翕热如醉，小便难，时时眩晕为主症。

苓甘五味姜辛汤证为服桂苓五味甘草汤后冲气已平但支饮又发，以咳嗽胸满加剧为主症。

桂苓五味甘草去桂加姜辛夏汤证属饮邪内盛，水气有余而逆，以呕吐、口不渴、头昏目眩为主症。

苓甘五味加姜辛半夏杏仁汤证为水饮迫于肺，肺卫之气壅滞不通，以头面肢体浮肿，胸闷气喘为主症。

苓甘五味加姜辛半杏大黄汤证为水饮内停，胃热随经上冲于面，以面赤口干，咳嗽胸满呕吐为主症。

【临证指要】 上述五方大多数药物均作用于肺心两脏，故临床多用于治疗慢性支管炎、支气管哮喘、心源性哮喘，以及渗出性胸膜炎等疾病。

【实验研究】 上述五方中茯苓有利尿作用，其所含多糖具有提高机体免疫力、改善炎症的作用。五味子、杏仁、半夏、细辛、甘草皆具镇咳祛痰之效。五味子能改善糖蛋白在气管内的分布，消除自由基，缓解支气管平滑肌痉挛。半夏则能抑制腺体分泌，减少痰液的产生，纠正心律失常，镇咳祛痰。杏仁所含苦杏仁苷，在体内分解产生微量氢氰酸，轻度抑制呼吸中枢，达到镇咳平喘之效。甘草则具有类皮质激素样作用。细辛能缓解支气管平滑肌痉挛，对肺部常见致病菌均有一定的抑制作用，还有一定的强心作用。大黄有抑菌等多种功效。

编者按 以上五条，实为一份上盛下虚支饮咳喘的诊治病历，详细记述了服小青龙汤以后的各种变化，具体反映了辨证论治的原则性与灵活性。由此可以更加明确小青龙汤的适应证及禁忌证，以及随证加减用药的规律。诸如平冲气用桂枝；化水止呕用半夏；虚人形肿不宜麻黄而用杏仁；支饮挟胃热者可用大黄等。如此药随证变，虚实标本兼顾的治疗方法，为我中医之大经大法，临证之纲要。

小青龙加石膏汤

【原文辑录】 肺胀，咳而上气，烦躁而喘，脉浮者，心下有水，小青龙加石膏汤主之。（七·14）

【方药用法】 麻黄、芍药、桂枝、细辛、甘草、干姜各三两，五味子、半夏各半升，石膏二两，上九味，以水一斗，先煮麻黄，去上沫，内诸药，煮取三升。强人服一升，羸者减之，日三服。小儿服四合。

【方证释义】 本方功能解表化饮，清热除烦。方中以小青龙汤外散风寒，内化水饮。加石膏清热除烦，与麻黄相协，可发越水气。本方证是以外感风寒，内有水饮，饮郁化热为主要病机的病证。症见恶寒发热，无汗，咳喘，咯痰量多，微烦，舌苔白或微黄，脉浮而滑。

【验案精选】

1. 小儿咳喘 冯某某，女，6岁。1961年3月14日会诊。腺病毒肺炎住院3周，发热，咳嗽气喘，发憋，面青白，下利，舌淡苔灰黑，脉滑数，肺部啰音较多。属内饮兼感，治宜宣肺。处方：麻黄1.5g，干姜0.9g，细辛0.9g，五味子（打）10枚，法半夏3g，桂枝1.5g，生石膏6g，炙甘草1.5g，杏仁10枚，白芍1.5g，大枣2枚。以水300ml煎，分3次温服。3月16日复诊：身微热，面红润，喉间有痰，胃口好些，大便次数已减少。舌淡苔灰黑已减，脉滑微数。治宜调和脾胃，理肺化痰。处方：法半夏3g，橘红2.4g，炙甘草1.5g，紫菀2.4g，五味子（打）10枚，细辛0.9g，苏子（炒）3g，前胡1.5g，生姜2片，大枣2枚。3月17日三诊：热退，喘憋减，精神转佳，食纳好，脉缓，舌淡苔减。继服前方而愈。（《蒲辅周医疗经验》274页）

原按 腺病毒肺炎，亦有属伤寒范畴的。此例患儿，据脉证属内饮兼感，先宜小青龙加石膏汤发散风寒、温化寒饮。药后肺气得宣，病情好转。继宜调和脾胃、兼化痰湿。采取了先宣后降的治疗原则。三诊热退，喘憋均减，精神转佳，食纳较好，病愈而康复。

2. 炎夏咳喘 孙某某，女，46岁。时值炎夏，夜开空调，当风取凉，因患咳嗽气喘甚剧。

西医用进口抗肺炎之药，而不见效。又延中医治疗亦不能止。马君请刘老会诊：脉浮弦，按之则大，舌质红绛，苔则水滑，患者咳逆倚息，两眉紧锁，显有心烦之象。辨为风寒束肺，郁热在里，为外寒内饮，并有化热之渐。为疏：麻黄4g，桂枝6g，干姜6g，细辛3g，五味子6g，白芍6g，炙甘草4g，半夏12g，生石膏20g。此方仅服2剂，则喘止人安，能伏枕而眠。(《刘渡舟临证验案精选》20页)

编者按 本案为《金匮》之小青龙加石膏汤治例。原方石膏为二两，说明本方之石膏应为小剂量。刘老认为，本方具有寒热兼顾之能，燥而不伤之优。凡小青龙汤证的寒饮内留，日久郁而化热而见烦躁或其他热象，如脉滑口渴，或舌红苔黄者，用之即效。

【临证指要】 参见小青龙汤条。

【实验研究】 参见小青龙汤条。

射干麻黄汤

【原文辑录】 咳而上气，喉中水鸡声，射干麻黄汤主之。(七·6)

【方药用法】 射干十三枚（一法三两），麻黄四两，生姜四两，细辛三两，紫菀三两，款冬花三两，五味子半升，大枣七枚，半夏（大者洗）八枚（一法半升），上九味，以水一斗二升，先煮麻黄两沸，去上沫，内诸药，煮取三升，分温三服。

【方证释义】 本方功能散寒降逆，祛痰开结。“上气而作水鸡声，乃是痰碍其气，风寒入肺之一验，故于小青龙方中，除桂心之热、芍药之收、甘草之缓，而加射干、紫菀、款冬、大枣。专以麻黄、细辛发表，射干、五味下气，款冬、紫菀润燥，半夏、生姜开痰，四法萃于一方，分解其邪，大枣运行脾津和药性也。”（张璐《张氏医通·诸气门》）本方证是以寒饮郁肺、肺气不宣、痰阻气道为主要病机的病证。症见发热恶寒，咳嗽喘息，喉中痰鸣，痰多清稀，常伴胸膈满闷，甚则不能平卧，舌苔白滑，脉浮弦。

【验案精选】

1. 哮喘 冯仕觉，7月21日。自去年初冬始病咳逆，倚息，吐涎沫，自以为痰饮。今诊得两脉浮弦而大，舌苔腻，喘息时胸部间作水鸡之声。肺气不得疏畅，当无可疑。昔人以麻黄为定喘要药，今拟用射干麻黄汤。射干四钱，净麻黄三钱，款冬花三钱，紫菀三钱，北细辛二钱，制半夏三钱，五味子二钱，生姜三片，红枣七枚，生远志四钱，桔梗五钱。(《经方实验录》51页)

拙巢注：愈。

曹颖甫曰：有张大元者向患痰饮，初，每日夜咯痰达数升，后咯痰较少，而胸中常觉出气短促，夜卧则喉中如水鸡声，彻夜不息。当从金匮例投射干麻黄汤，寻愈。又有杨姓妇素患痰喘之证，以凉水浣衣即发，发时咽中常如水鸡声，亦用金匮射干麻黄汤应手辄效。又当其剧时，痰涎上壅，气机有升无降，则当先服控涎丹数分，以破痰浊，续投射干麻黄汤，此又变通之法也。

编者按 曹颖甫先生，晚年署名拙巢老人。上述反复论证射干麻黄汤治疗“喉中水鸡声”有确切疗效。我辈由此应强化认识，注重应用。否则，舍良方而乱堆药，岂能取效！

2. 哮证（支气管哮喘） 记得30多年前编者在河北省中医院内科病房工作期间，收治一老年女性哮喘患者，先用的小青龙汤，效果不佳。晚上巡视病人时，在楼道都能听见哮鸣声，受到“咳而上气，喉中水鸡声，射干麻黄汤主之”之启发，然后改用射干麻黄汤，服之哮喘明显减轻。(吕志杰验案)

编者按 临床观察与实验研究资料表明，射干麻黄汤对寒饮闭塞肺气所致的咳喘、哮证，不论是小儿还是成人患者，都有确切的疗效。原文“咳而上气，喉中水鸡声”一句，属“点睛”之笔。用西医学来解释，射干麻黄汤证的病变部位以支气管为主。这与本方君药射干的功效密不可分。《本经》谓射干“主咳逆上气，喉痹咽痛”。中医所谓的“喉痹”“喉中”病位盖指支气管病变。本方治证与小青龙汤相较：则两方都治疗寒饮咳喘，但本方主治“喉中水鸡声”，以支气管病变为主；小青龙汤主治“心下有水气”，以肺实质病为主。以此为辨，两方主治分明，应用会更加切实。

【临证指要】 本方多用于治疗以支气管病变为主的寒性哮喘或咳喘。

【实验研究】射干麻黄冲剂的动物实验研究结果表明，本方有镇咳、祛痰、平喘作用。由于射干麻黄冲剂能促进酚红分泌入支气管，因而其祛痰作用可能是由于增加呼吸道的分泌与稀释痰液所致，其平喘作用是由于射干麻黄冲剂具有松弛平滑肌的作用，并可对抗乙酰胆碱引起的平滑肌收缩作用。

厚朴麻黄汤

【原文辑录】咳而脉浮者，厚朴麻黄汤主之。（七·8）

【方药用法】厚朴五两，麻黄四两，石膏如鸡子大，杏仁半升，半夏半升，干姜二两，细辛二两，小麦一升，五味子半升，上九味，以水一斗二升，先煮小麦熟，去滓，内诸药，煮取三升，温服一升，日三服。

【方证释义】本方功能宣肺散饮，止逆除烦。为小青龙汤去桂、芍、草，加石膏、厚朴、杏仁、小麦而成，两方功用大致相同，而厚朴麻黄汤“散邪蠲饮之力居多，而厚朴辛温，亦能助表，小麦甘平，则同五味敛安正气者也”（《金匮要略心典》）。本方证是以饮邪挟热上迫，病势倾向于表为主要病机的病证。症见咳嗽喘息痰多，胸满烦躁，咽喉不利，舌苔白滑腻或微黄，脉弦滑。

【临证指要】本方可辨证治疗外感咳喘、气管炎、肺气肿等。

越婢加半夏汤

【原文辑录】咳而上气，此为肺胀，其人喘，目如脱状，脉浮大者，越婢加半夏汤主之。（七·13）

【方药用法】麻黄六两，石膏半斤，生姜三两，大枣十五枚，甘草二两，半夏半升，上六味，以水六升，先煮麻黄，去上沫，内诸药，煮取三升，分温三服。

【方证释义】本方功能宣肺清热，降逆平喘。方中重用麻黄、石膏辛凉配伍，可发越水气，兼清里热；生姜、半夏散水降逆；甘草、大枣安中以调和诸药。本方证为素有内饮痼疾，复感外邪，饮热郁肺为主要病机的病证。症见咳甚喘急，目如脱状，肺胀（即肺气肿呈桶状胸）满闷，舌红苔黄，脉浮大。本方与前述小青龙加石膏汤、射干麻黄汤、厚朴麻黄汤等4方，均主治外寒内饮所致的“咳而上气”（喘）等症。惟射干麻黄汤证尚未化热，其余3个方证都已化热，故均以石膏辛甘寒清热散邪。

【验案精选】

1. 肺胀（肺气肿？） 社友孙芳其令爱，久嗽而喘，凡顺气化痰清金降火之剂，几于遍尝，绝不取效。一日喘甚烦躁，余视其目则胀出，鼻则鼓煽，脉则浮而且大，肺胀无疑矣。遂以越婢加半夏汤投之，一剂而减，再剂而愈。余曰：今虽愈，未可恃也，当以参术补元，助养金气，使清肃下行，竟因循月许，终不调补，再发而不可救药矣。（《医宗必读》306页）

编者按　此案为明代著名医家李中梓的代表作《医宗必读》所附医案。此案发人深省，示人以大法于案语之中。潜心读之可知，此案病机必属上盛下虚，本虚标实，故以越婢加半夏汤治标救急，缓则“当以参术补元，助养金气”，以固根本。本篇治疗咳嗽上气七方皆以治标为主，缓则均应培本以收功。急则治标，缓则治本，医者皆知，但施治不当，仍然无效。如此案前医治法亦属治标，为何“绝不取效”？关键在法不妥，方不专，方证不对，故而无效。

2. 哮喘（支气管哮喘） 傅某，男，15岁。1999年6月10日。自幼患咳喘病，多年来反复发作，常因外感风寒而诱发。发时咳嗽，喘息，甚则喉中哮鸣，或兼发热等表证。西医诊断：支气管哮喘。近4~5年来每年复发数次，常由编者诊治，辨证以小青龙汤或射干麻黄汤加减治之，多3~5剂而愈。本次复发以小青龙加石膏汤治之，服药3剂，咳喘明显缓解，但仍感胸部憋闷，鼻流涕，脉沉滑，舌暗红苔薄黄。听诊：胸背部可闻及哮鸣音。以越婢加半夏汤再加厚朴宽胸利气。处方：麻黄15g，生石膏60g，清半夏15g，厚朴24g，炙甘草9g，生姜30g，大枣6枚。水煎分日3次温服。服2剂诸症缓解。（吕志杰验案）

3. 子肿　刘某某，女性，35岁。因妊娠8个月，全身浮肿，咳嗽气逼，入省妇女保健院，住院治疗已7天，曾服双氢克尿噻、利尿素，以及中药五皮饮加白术、当归、黄芪等剂，全身浮肿加剧，腹水增加，病情严重，正在考虑引产未决之际，经该院应邀会诊。诊得患者颜面及全身浮肿，恶风鼻衄，咳喘不已，呕逆不能食，大便尚通，小便短赤，舌苔白尖红，脉浮数有力，虽未见发热口渴等症，而肺经风水交冲挟有胃热之候显然可见。遂从《金匮》风水论治。处方：越婢加半夏汤。净麻黄4.5g，生石膏12g，法半夏6g，生甘草3g，生姜4.5g，红枣4枚，加杏仁9g。连服6剂，虽汗出不多，而尿量增加，输出量大于输入量，每天高达2900ml，全身浮肿消失，腹水亦除，体重由61kg减至46kg，心肺正常，咳喘见平，饮食睡眠均恢复正常。（杨志一《浙江中医杂志》1963；9：29）

编者按　本案虽非肺胀咳喘，但病机符合本方主治，故采取“异病同治”而获效。

【临证指要】本方可辨证治疗肺病咳喘痼疾，复感外邪等病症，如慢性支气管炎、肺气肿复感外邪者。

越　婢　汤

【原文辑录】风水恶风，一身悉肿，脉浮而渴，续自汗出，无大热，越婢汤主之。（十四·23）

【方药用法】麻黄六两，石膏半斤，生姜三两，甘草二两，大枣十五枚，上五味，以水六升，先煮麻黄，去上沫，内诸药，煮取三升，分温三服。恶风者加附子一枚，炮。风水加术四两。（《古今录验》）

【方证释义】本方功能发越水气，兼清郁热。方中以麻黄配生姜宣散水气；石膏清肺胃郁热；甘草、大枣补益中气。如果水湿过盛，可加白术健脾除湿、增强消肿之功；汗多易伤阳，恶风者可加附子温经复阳止汗。本方证是以风水挟热为主要病机的病证。症见周身浮肿，小便不利，脉浮，自汗，恶风，或咳嗽，口渴等。

【验案精选】

1. 风水重症　陆某，年逾四旬。务农为业。1954年6月病风水。时当仲夏，犹穿棉袄，头面周身悉肿，目不能启，腹膨若瓮，肤色光亮，恶风发热无汗，口微渴，纳呆溺少，咳嗽痰多，气逆喘促，不能正偃，倚壁而坐。前医迭进加减五皮饮，并配西药治疗，非惟无效，且见恶化，乃邀余往诊。一望显属风水重症，因审《金匮》辨水肿之脉，谓风水脉浮，此证寸口脉位肿甚，无从辨其脉之为浮为沉，然据其主诉及临床表现则属风水。即仿《金匮》越婢汤加味。方用：净麻黄18g，生石膏15g，粉甘草6g，飞滑石12g（分两次送服）鲜生姜4片，大枣12枚（擘）。嘱服后厚覆取汗。服后1小时许，周身皆得透汗，三更内衣，小便亦多，气机渐和，寒热消失，身肿腹胀随消十之八，病果顿挫，患者喜出望外。复诊寸口，可行切诊，脉濡滑，舌苔淡白，神色颇佳，较之初诊，判若两人，惟偶或咳嗽，肿胀余波未清耳。为疏方以五苓散加味。连进3剂而愈。追访，病未复发。（顾介真，等《江苏中医》1965；11：2）

2. 风水（急性肾炎）　崔某某，男，12岁。旬日来畏寒发热，开始眼睑浮肿，逐渐波及下肢及全身。遍体酸楚，咽喉肿痛，咳嗽，体温37.8℃，小便短赤。尿检：蛋白（+++），白细胞2~4/HP，透明管型（++）。舌质红苔薄微黄，脉浮数。根据脉证属风邪袭肺，肺失宣降，不能通调水道所致。宜宣肺利水，越婢汤加减。麻黄6g，生石膏15g，白术6g，甘草3g，连翘15g，赤小豆30g，泽泻10g，白茅根60g，柴胡15g，赤芍10g。服药3剂后浮肿尽消，发热已退，咽喉肿痛消失。6剂后一切症状尽消，脉转缓和，尿检（-）。（《肾与肾病的证治》82页）

编者按　本案处方用药，为越婢汤合用麻黄连翘赤小豆汤之意，以治“瘀热在里”。其证候与尿检合参，为急性肾炎无疑。越婢汤治小儿急性肾炎效果尤佳。

【临证指要】本方可辨证治疗急性肾炎、流行性出血热（发热期）及外寒内热等病症。

【实验研究】本方中麻黄有利尿、解热、降温、抗菌、抑制流感病毒、抑制过敏介质的释放及抗炎等多种作用。石膏水煎剂用于人体及动物实验性发热，均证明有解热作用。

越婢加术汤

【原文辑录】里水者（《脉经》注：“一云

皮水”。可知里水即为皮水），一身面目黄肿（《脉经》作“洪肿”），其脉沉，小便不利，故令病水。假如小便自利，此亡津液，故令渴也。越婢加术汤主之。（十四·5）

《千金》越婢加术汤：治肉极，热则身体津脱，腠理开，汗大泄，厉风气，下焦脚弱。（五·附方）

【方药用法】 麻黄六两，石膏半斤，生姜三两，甘草二两，白术四两，大枣十五枚，上六味，以水六升，先煮麻黄，去上沫，内诸药，煮取三升，分温三服。恶风加附子一枚，炮。

【方证释义】 本方功能发肌表之邪，清内蓄之热，健脾利水消肿。方中“麻黄通痹气，石膏清气之热，姜、枣以和营卫，甘草、白术以理脾家之正气”。（徐彬《金匮要略论注》）本方证是以肺病不能通调水道，脾病不能运化水湿，水邪泛滥周身为主要病机的病证。症见周身肿甚，小便不利，脉沉，舌苔白滑或罩黄。《千金》以本方治疗肉极变热证候。本方与越婢加半夏汤均为越婢汤之加味方，但一治咳嗽上气病，一治水气病，这也体现了异病同治之大法。

【验案精选】

水肿 兰女，14岁，脉数，水气由面肿至足心，经谓病始于上而盛于下者，先治其上，后治其下。议腰以上肿当发汗，越婢加术汤法：麻黄（去节）五钱，白术三钱，杏仁泥五钱，石膏六钱，桂枝三钱，炙甘草一钱。（《吴鞠通医案》）

编者按 此案“水气由面肿至足心”，正合风水由轻到重，水肿先上后下的发病规律，病至“一身面目洪肿”，则由风水演变为皮水。治依仲景方法，灵活变通，必有效果。

【临证指要】 本方可辨证治疗肾炎水肿、气管炎咳喘等病症。

【实验研究】 本方中之麻黄、白术均有明显而持久的利尿等作用。

甘草麻黄汤

【原文辑录】 里水，越婢加术汤主之；甘草麻黄汤亦主之。（十四·25）

【方药用法】 甘草二两，麻黄四两，上二味，以水五升，先煮麻黄，去上沫，内甘草，煮取三升，温服一升，重覆汗出，不汗，再服。慎风寒。

【方证释义】 本方功能发汗散水消肿。方中剂量为麻黄倍于甘草，取“辛甘发散为阳”之义，以发汗散水消肿。本方证是以水湿浸渍于肌里，阳气郁阻为主要病机的病证。症见皮水无汗，口不渴，小便不利，苔白滑，脉沉。

【验案精选】

皮水（急性肾炎） 患者王某，男，3岁，1983年10月27日由儿童医院转来本院。患儿1周前发热，咽痛，经治热退，因汗出过多，其母用凉毛巾揩之，次日下午，患儿面目出现浮肿，到某院确诊为“急性肾炎”。用西药效微，转本院中医诊治。症见：睑如卧蚕，全身浮肿，头面、下肢尤甚，其睾丸肿大如小杯，尿二日来几闭，不欲饮食，呼呼作喘，病属《金匮》所云“气强则为水”“风气相击”之证候。治以“启上闸开下流”之法，气行则水去矣。处方：麻黄15g，甘草15g。水煎，频频而少喂。患儿家长每十几分钟喂一匙，半剂尽，尿道口尿液淋漓，半小时后，第一次排尿约300ml，又隔45分钟，第二次排尿约700ml，此时喘促减，余嘱尽剂，夜间服5~6次，次日清晨，其肿大消，身溃溃汗出，改培土利湿剂善后。（顾兆农《中医药研究杂志》1984；创刊号：22）

编者按 处方以二三味药的单方小剂，如同单刀直入，切中要害，此古人神奇之法。当今之医，信乎？不信就谈不上用了！具体此案，其巧妙之处，在于对尿闭水肿小儿，采用“启上闸开下流”法，亦即“提壶揭盖”法。患儿幼小，少量频服，拨动气机，通调水道，尿利则水消矣。如此单方小剂，详见上部“单方治验”部分。

【临证指要】 甘草麻黄汤用之得当，可治急性肾炎。

文 蛤 汤

【原文辑录】 吐后，渴欲得水而贪饮者，文蛤汤主之。兼主微风、脉紧、头痛。（十七·19）

【方药用法】 文蛤五两，麻黄三两，甘草三两，生姜三两，石膏五两，杏仁五十枚，大枣十二枚，上七味，以水六升，煮取二升，温服一升，汗出即愈。

【方证释义】 本方功能解表清里。即大青龙汤去桂枝加文蛤而成。方中文蛤咸而偏寒，配石膏清热止渴；麻黄、杏仁宣肺发汗；姜、枣、草调和营卫并安中。历代医家对本方证病机、主症见解不一，待考。

经方类解

本章共21首方剂（其中附方5首），按其主治功效，可分为辛温解表、辛凉解表、扶正解表三类。按其病机与方药组成归类，可分为三大类：一是单纯表证，以麻黄汤为主方；二是表里同病，即表证兼有热、饮、水、湿等，以麻黄为主药，配伍清热、化饮、散水、除湿，以表里兼治；三是表证兼有阳虚，用麻黄配伍助阳药以扶正解表。

1.治表证为主的麻黄汤类 本类方剂有麻黄汤与甘草麻黄汤。麻黄汤是开表逐邪发汗之峻剂，是外感风寒表实证之主方。甘草麻黄汤主治皮水，即水邪稽留于皮肤，故重用麻黄为主药，少佐甘草，取“辛甘发散为阳”之义，以发汗散水消肿，取法于《内经》所谓“其在皮者，汗而发之”之大法。

2.表里兼治，以麻黄为主药的方剂 本类方证繁杂，共有17个方证，分述如下：①主治外感风寒，肺有郁热的大青龙汤和麻杏石甘汤。大青龙汤由麻黄汤倍麻黄、甘草，加石膏、生姜、大枣而成。麻杏甘石汤乃麻黄汤去桂枝，加石膏也。②主治风寒客表，水饮内停的小青龙汤与射干麻黄汤。由于小青龙汤为温散之剂，对于上盛下虚证用之不当，会引发变证，故《金匮·痰饮病》篇有调治服小青龙汤后变证五方。不仅误用小青龙汤有如此变证，其他以发散为主的方剂误用之，皆可引发变证。故此5个方证为示人以法，学者应触类旁通。③主治外寒内饮，肺饮化热的小青龙加石膏汤、厚朴麻黄汤、越婢加半夏汤以及主治风水、皮水挟热的越婢汤、越婢加术汤。上述五方均以麻黄与石膏相伍为主药，外散风寒或水邪，内清郁热。④主治寒湿在表的麻黄加术汤、风湿在表的麻杏苡甘汤。这两方一是麻黄汤的加味方，一是麻黄汤的加减方。此外，还有一个治外寒内热的文蛤汤。

3.主治表证兼阳虚的方剂 此类方有麻黄附子细辛汤、麻黄附子甘草汤（麻黄附子汤）。这两方都是针对阳虚之人，复感风寒而设。均以麻黄发汗散邪，以附子温经助阳，酌加细辛或甘草。如此方剂示人以法，凡虚人外感，应分别气虚、血虚、阴虚、阳虚以及五脏虚损之不同，适当采用扶正祛邪之法。后人师此大法，衍化了许多经验良方，应勤求博采之，以开拓思路，提高疗效。

总之，本类方剂都是以麻黄汤为主方，以麻黄为主药。根据具体病机、主症及兼挟症的不同，或加石膏以清热，或加白术、薏苡仁以祛湿，或加干姜、半夏、细辛、五味子、白芍以温肺（敛肺）化饮，或加紫菀、冬花以止咳，或加厚朴以利气，或加射干以利咽，或加小麦以护正，或加附子以扶阳，等等。如此加减化裁，力求方证相对，必取良效。

第三章 瓜蒂散、栀子豉汤类——吐剂

凡以涌吐药为主组成，具有涌吐痰涎、宿食、毒物、郁热等作用，以治疗痰厥、食积、误食毒物的方剂，统称为涌吐剂。属“八法”中的吐法，“十剂”中的宣剂。

涌吐剂的功用是使停留在咽喉、胸膈、胃脘的痰涎、宿食、毒物从口中吐出。适用于中风、癫狂、喉痹之痰涎壅盛，宿食停留胃脘，毒物尚在胃中等，由于病情急迫而急需采用吐法治之者。《医学心悟》说：“吐者，治上焦也。胸次之间，咽喉之地，或有痰、食、痈脓，法当吐之。经曰：‘其高者因而越之’是已。”

涌吐剂作用迅速，疗效确切，用之得当，可收立竿见影之效。但也易伤胃气，应中病即止。若年老体弱、孕妇、产后等均宜慎用。

服涌吐剂后，其人不吐者，可用手指或翎毛探喉，或多饮开水，以催其吐。如果呕吐不止，可服用生姜汁少许，或服冷粥、冷开水等以止之；服了瓜蒂散而呕吐不止者，可服丁香末0.3~0.6g以解之。

服涌吐剂时，须令病人避风，以防止吐后汗出体虚而患感冒。还要注意调理脾胃，食以糜粥自养，切勿骤进油腻及不易消化之物，以免重伤胃气。

栀子豉汤类五方之方后注皆说：“得吐者，止后服。”故王子接说：“栀豉汤，吐剂祖方也。……栀豉汤、瓜蒂散，宜可决壅也。瓜蒂散，吐上焦之重剂；栀豉汤，吐中焦之轻剂。”（《绛雪园古方选注·条目》）瓜蒂散为吐剂毫无疑问，而栀子豉汤类是否为吐剂，尚有争议（编者见解，详见本章“经方类解”）。现将本类方暂称之为吐剂。

瓜蒂散

【原文辑录】 病如桂枝证，头不痛，项不强，寸脉微浮，胸中痞硬，气上冲咽喉不得息者，此为胸有寒也，当吐之，宜瓜蒂散。（166）

病人手足厥冷，脉乍紧者，邪结在胸中，心下满而烦，饥不能食者，病在胸中，当须吐之，宜瓜蒂散。（355）

宿食在上脘，当吐之，宜瓜蒂散，（十·24）

【方药用法】 瓜蒂一分（熬黄），赤小豆一分，上二味，各别捣筛，为散已，合治之。取一钱匕，以香豉一合，用热汤七合，煮作稀糜，去滓。取汁和散，温，顿服之。不吐者，少少加。得快吐，乃止。诸亡血、虚家，不可与瓜蒂散。

【方证释义】 本方功能涌吐痰实。方中取瓜蒂味极苦，赤小豆味酸，二药配伍，具有酸苦涌泄之功。且豆豉轻宣辛散，载药上浮，可助瓜蒂以催吐。本方法符合《素问·阴阳应象大论》所谓“其高者，因而越之”的原则，使壅阻胸脘之痰食邪气，一并吐之而解。本方证是以痰涎、宿食，壅滞胸脘，胸阳不畅为主要病机的病证。《伤寒论》以本方治疗寒痰结聚胸中证候。若是胸中阳气被遏，不能布达于外，还可见手足厥冷。此外，本方证还可见痰塞喉中，不能言语，懊侬不安，欲吐不能等症。《金匮》用瓜蒂散治疗宿食在上脘（胃中）。若单用瓜蒂一味煎服，《金匮》名一物瓜蒂汤，用治太阳中暍，又治黄疸。

【验案精选】

1. 痰厥 张子和治一人，痰厥不知人，牙关紧急。诸药不能下，候死而已。张见之，问侍病者曰：“口中曾有涎否？”曰：“有。”遂先以防风、藜芦煎汤，调瓜蒂末灌之。口中不能下，乃取长蛤甲，磨去刃，以纸裹其尖，灌于右鼻窍中，咽然下咽有声，复灌其左窍亦然，曰：“可治矣。”良久，涎不出，遂以砒石一钱，又投之鼻中，忽偃然仰面，似觉有痛，斯须作嗖，吐胶涎数升，颇腥。砒石寻常勿用，以其病大，非此莫能用动，然无瓜蒂，亦不可便用，宜消息之。大凡中风痰塞，往往止断为风，专求风药，灵宝、至宝，误人多矣。故刘河间治风，舍风不论，先论二火也。(《续名医类案·卷二·厥》)

编者按　此案为善用汗、吐、下祛邪法的先贤张子和，以瓜蒂末、砒石灌于鼻取吐法，治中风急症，真神奇之法也！当今之医，还有如此之胆识者乎？

2. 寒痰　张子和治一妇人，心脐上结硬如斗，按之若石。人皆作痞治，针灸毒药，祷祈无数，如捕风然。一日，张见之曰："此寒痰也。诊其两手，寸关皆沉，非寒痰而何？"以瓜蒂散吐之，连吐六七升，其块立消过半。俟数日后，再吐之，其涎沫类鸡黄，腥臭特殊，约二三升。凡如此者三，以人参调中汤、五苓散，调服以平矣。(《续名医类案·卷十六·痰》)

编者按　如此怪病，以先吐后调法收功，非先贤张子和者，谁能治之？

3. 伏饮　一妇从少年时，因大哭罢，饮冰困卧，水停心下，渐发痛闷，咸以为冷积，治以温热之剂，及禁食冷物，一闻茶气，病辄内作。如此数年，燎灸烧艾，疮孔数千。十余年后，小大便秘闷，两目如昏，积水转甚，流于两胁，世谓水癖，或谓支饮，硇（náo）、漆、棱、莪攻磨之药，竟施之矣。食日衰，积日茂，上至鸠尾，旁至两胁及脐下。但发之时，按之如水声，心腹结硬，手不可近者，月发五次，甚则欲死，已二十余年。张诊其脉，寸口独沉而迟，此胸中有痰。先以瓜蒂散涌痰五七升，不数日再越痰水及斗，又数日上涌数升。凡三涌三下，汗如水者亦三，其积皆去。以流湿饮调之，月余大瘥。(《续名医类案·卷十六·饮》)

编者按　此案病因清楚，病情深重，反复发作"已二十余年"。其病机及发病特点，更像《金匮·痰饮咳嗽病》篇之伏饮（水饮潜伏而反复发作）。如此病深日久者，"以瓜蒂散……凡三涌三下，汗如水者亦三"，久积之痰水从上吐、下泄、外散三个途径而去。如此良善简易之法，惜未传承矣！

4. 留饮　张子和治一人，病留饮者数十年不愈。诊之，左寸脉三部皆微而小，右手脉三部皆滑而大。微小为寒，滑大为燥。以瓜蒂散涌其寒痰数升，汗出如沃。次以导水禹功去肠中燥垢亦数升，其人半愈。然后以痰剂流其余蕴，以降火之剂开其胃口，不逾月愈。(《续名医类案·卷十六·饮》)

编者按　留饮者，痰饮病久留而不去也。这在《金匮》第十二篇有详细诊治。此案以先吐后下等法综合调治而愈。可知杂病不得只靠一法。

5. 头中寒湿　一人素病黄，忽苦头痛不已，发散降火历试无效。诊得脉大而缓，且一身尽痛，又兼鼻塞，乃湿家头痛也。投瓜蒂散一匕内鼻中，黄水去一大杯而愈。(《续名医类案·卷十六·头》)

编者按　此案与《金匮·痉湿暍病》篇第20条所述非常类同。

【临证指要】　本方涌吐可用于治疗食物或药物中毒、消化不良、精神病、中风及某些呼吸系统疾患等。瓜蒂散鼻腔吹入法与口服法治诸黄，详见第二十五章之一物瓜蒂汤的相关内容。

【实验研究】　实验动物内服瓜蒂的主要成分甜瓜素后，有呕吐及下利的症状，但皮下注射或静脉注射则无此反应。由此可知，瓜蒂散涌吐是甜瓜素刺激胃感觉神经后，反射性地兴奋呕吐中枢而引起呕吐和下利。甜瓜素0.02g/kg以上的剂量给犬喂服，引起强烈呕吐，终至呼吸中枢麻痹而死亡。以2.5mg/kg注于家兔静脉，亦可致死。

栀子豉汤

【原文辑录】　发汗吐下后，虚烦不得眠；若剧者，必反复颠倒，心中懊侬，栀子豉汤主之……（76）

发汗，若下之，而烦热胸中窒者，栀子豉汤主之。(77)

伤寒五六日，大下之后，身热不去，心中结痛者，未欲解也，栀子豉汤主之。(78)

阳明病，脉浮而紧，咽燥，口苦，腹满而喘，发热汗出，不恶寒，反恶热，身重。若发汗则躁，心愦愦，反谵语。若加温针，必怵惕，烦躁不得眠。若下之，则胃中空虚，客气动膈，心中懊侬，舌上胎者，栀子豉汤主

之……（221）

阳明病，下之，其外有热，手足温，不结胸，心中懊侬，饥不能食，但头汗出者，栀子豉汤主之。（228）

下利后，更烦，按之心下濡者，为虚烦也，宜栀子豉汤。（375）

下之后，更烦，按之心下濡者，为虚烦也，栀子豉汤主之。（十七·44）

【方药用法】 栀子十四个（擘），香豉四合（绵裹），上二味，以水四升，先煮栀子，得二升半，内豉，煮取一升半，去滓，分为二服，温进一服，得吐者，止后服。

【方证释义】 本方功能清宣郁热，除烦透邪。方中栀子苦寒泄热，清心除烦；香豉经酿制，宣热和胃。先煎栀子，意在取其味；后内香豉，意在取其气。二药相合，清宣互济，发散火郁而除烦，为清宣心胸郁热之良剂。本方证是以热郁心胸为主要病机的病证。《伤寒论》说本方症见于以下几种成因：①伤寒发汗吐下后，火郁不伸，热扰胸膈，症见虚烦不得眠，剧者反复颠倒，心中懊侬，或烦热、胸中窒，或身热不去、心中结痛。②阳明病下之，胃中空虚，客气动膈，其外有热，手足温，不结胸，心中懊侬，饥不能食，但头汗出，舌上胎。③下利后，更烦，按之心下濡。从舌脉而论，本方证多见舌质偏红，舌苔微黄，脉略数。

【验案精选】

1. 寒热往来　胡晏年五十，病伤寒十六日不解。其症乍寒时，即以衣被浓覆，蒙头而卧，不胜其寒；乍热时，即撤去衣被，暴露其身，更用扇，不胜其热。如此一日夜十余次，医皆不识。万至，告以病状可怪，邀诊其脉。曰："不必诊，此易知耳。夫恶寒，病在表也，何以无头痛症？恶热，病在里也，何以无渴及便溺不利症？此病在半表半里，阴阳混乱也。阴气乘阳则恶寒，阳气乘阴则恶热。宜用小柴胡以治其半表半里之邪，栀子、豆豉以治其阴阳错杂之邪。服之，寒热不再作而愈。(《续名医类案·卷一·伤寒》)

编者按　此案病者"伤寒十六日不解……乍寒……乍热……如此一日夜十余次"，此典型的邪入少阳病，以小柴胡汤主之可也。为何又合用栀子、豆豉呢？取之清透内陷之邪，以助小柴胡汤之力耶？

2. 主症　难入睡，反复辗转；按压剑突下部位（当胸骨剑突至鸠尾穴处，可以拇指按压），患者觉局部有明显的憋闷感或兼有不同程度的疼痛感；脉寸关之间尤以右脉寸关间浮滑而数。举四则案例如下：

（1）发热　头痛　李某，女，14岁；李某，女，12岁。农村儿童。1972年8月21日诊。两患儿是姐妹，病发热、头痛已4天，当地乡村医生予抗生素及解热镇痛剂治疗无效。时值余正作为下乡医疗队员到此巡回医疗，防治乙型脑炎，该医生恐患儿罹本病，遂邀余往诊。当日下午2时到病家，见儿皆躺卧炕上，反复辗转，口呼头痛。询之皆曰以前额疼痛为甚，伴恶心、心烦、小便发黄，虽发热而无汗，不恶寒。颈部活动正常，亦未见其他脑膜刺激症状。测体温，姐姐39℃，妹妹39.5℃。在切脉时，两姐妹仍然在炕上翻来覆去。望其舌，均舌尖红，苔薄黄。诊脉均觉在右寸关之间有明显的浮滑而数之象。继按其剑突下，均诉有明显的憋闷感，稍加重按，并均有疼痛感。遂疏予栀子豉汤原方：栀子10g，淡豆豉10g。每人1剂，水煎服，嘱立即购药服用。翌日去病家复诊，患儿已愈。

原按　此两例患儿同时发病，均由温热邪气郁于胸膈之间所致，故以心中烦闷、辗转不安为主要表现，即《伤寒论》所谓"反复颠倒，心中懊侬"之症。热邪不得发越于外，故发热不恶寒而无汗。热郁胸膈，肺气不得宣降，致胃气亦难下降，故前额痛甚并伴有恶心。肺居上焦，胃居中焦，热郁胸膈，病在肺胃之间，正当上焦、中焦交界的剑突下部位，热郁于此，气血运行不畅，故按之有憋闷及疼痛之感。右寸脉候肺，右关脉候胃，患儿右寸关脉之间浮滑而数，恰与热郁胸膈、病在肺胃之间的部位特点相对应。

（2）鼻衄　倒经　王某，女，19岁，本院学生。1989年11月10日诊。患者近3个月以来常鼻出血，服消炎止血药无效。近1周来出血量增多，甚则鼻孔中滴注而下，用棉球堵塞而不止。余诊其脉，觉寸关间滑数有力；继按其剑突下部位，诉有明显的憋闷及疼痛感；询其夜间睡眠近半年来一直翻覆展转，心烦，历两小时始能入睡。遂疏方：山栀10g，淡豆豉10g。3剂，水煎服。3 日后患者复诊，诉服 1 剂后，鼻出血即止；更有趣者，患者告曰，她已半年未来月经，服药 1 剂后，月经亦同时来潮。可见，患者鼻出血乃属“倒经”。此后，患者鼻出血未发，月经一直正常。

原按　由于本人疏忽，初诊时未问患者的月经情况。其实本病乃属倒经。由热郁胸膈之间，阻碍心火下降所致。《素问·评热病论》说：“心气不得下通，故月事不来也。”栀子豉汤中栀子引心火屈曲下行，则心气即可下通于胞宫，经血自然得以通畅；淡豆豉宣散郁热，则心火、肺热亦得以宣散，不再上熏于鼻络，则鼻衄自可随之而止。本证病在胸膈，胸中为心、肺所居，心主血，肺主气，故本证病位实际在气血之间。《伤寒论》已明确指出栀子豉汤可治疗气血之间的病证。如“发汗，若下之，而烦热，胸中窒者，栀子豉汤主之”，即属热郁于气，病在肺；而“伤寒五六日，大下之后，身热不去，心中结痛者，未欲解也，栀子豉汤主之”，则属热郁于血，病在心。惟发病均由热郁所致，但解其热郁，则肺气、心血的运行均可转为正常，故均可以栀子豉汤治疗。因此，本方可用作温热病“透热转气”的主方。

（3）指端脓疮　张某，女，35 岁，石家庄市仓安路某商店售货员。1989 年 10 月 20 日初诊。患者半年来在手 10 指端反复出现脓疮。初起疼痛，继则肿而成脓，破溃而流脓水，虽服大量抗菌消炎药亦不愈。近 3 个月以来，脓疮更发生于手 10 指甲下，以致疼痛难忍。患者去省级某医院治疗，医生先将手食、中指指甲拔掉，脓液得以排除，疼痛暂减；但当指甲长出来后，脓疮又复发如前。继转谋某中医予清热解毒药治疗亦无效果，遂来我处就诊。患者体质尚好，面色发红，性情急躁。切其脉，觉右寸关间浮滑数而有力；再按其剑突下部位，果诉憋闷及疼痛明显；继询其睡眠必经 1 个多小时反复辗转始能入睡，心胸间亦觉烦闷不舒。遂疏栀子豉汤原方，栀子与淡豆豉各 10g。3 剂。10 月 23 日复诊：见患者 10 指脓疮已减 1/3，肿痛明显减轻，睡眠已转正常，心烦懊侬之感消失。嘱其继服 5 剂。10 月 28 日三诊：见患者 10 指脓疮已全部消失，触按其剑下，已不觉憋闷及疼痛。停药。随访至今，未见复发。

原按　本病手 10 指端脓疮，乃因热郁胸膈，邪热欲向外发越而不畅，反而进一步郁阻于上肢末梢所致。以其病本在胸膈之郁热，故一般清热解毒之方无效，而栀子豉汤宣散透泄反而收功，足见《内经》所谓“治病必求于本”的正确性。这里顺便提出，热邪郁于胸膈，不仅欲向外发越，而且亦向上发越，从而引起头面部的痒疹、酒渣鼻、粉刺等多种皮肤病。由于热郁于内而发越不畅，故此类疾病常缠绵难愈。临床体会，审主症如上所述者，迳投栀子豉汤，多能取得满意疗效。

（4）胸痹　心悸（冠心病）　张某，女，53 岁，河北省冀县，农民。1998 年 3 月 28 日初诊。近日感冒后难入睡，躺 1~2 小时始睡。每躺下必心悸，心中扑腾。西医诊其患冠心病。胸闷，当胸骨至剑突透不过气来，生气时天突至上脘闷甚，烦甚，每天阵发烘热汗出，面、手、足肿均已 20 年，此皆由生二胎后引起。此外，鼻不闻香臭已 4~5 年。脉弦细涩，寸关间滑数，舌红苔腻。剑突下及脐上压痛甚。予栀子豉汤加枳壳、香附、柏子仁、丹参各 10g，三七粉 3g（分冲）。10 剂。4 月 7 日二诊：心烦大减，已能睡觉，鼻已知香臭，诉吃饭闻味“香得不行”，已能打喷嚏了。“心里闷得慌”等症均大减。继以上方加减治疗，诸症渐愈。（刘保和教授验案）

原按　本案虽然主治其冠心病胸闷、心悸等症，但附带更将已达 4~5 年的鼻不闻香臭顽疾治愈。可见栀子豉汤宣透力之强大。

编者按　以上刘保和教授发现的栀子豉汤证主症的经验，太宝贵了！四则案例及理论分析，令人开窍。读者应学以致用，提高诊治水平，病人之幸也。

【临证指要】　栀子豉汤“微苦以清降，微辛以宣通”，具有清透郁热之功。主治热病、杂病导致的胸膈（心肺胃肝）郁热证。临床表现为虚烦、懊侬及或然症，舌偏红苔微黄薄腻，脉滑或数或弦或浮者，皆可本方或加减治之。

栀子甘草豉汤

【原文辑录】　发汗吐下后，虚烦不得眠，若剧者，必反复颠倒，心中懊侬……若少气者，栀子甘草豉汤主之。（76）

【方药用法】　栀子十四个（擘），甘草二两

（炙），香豉四合（绵裹），上三味，以水四升，先煮栀子、甘草，取二升半，内豉，煮取一升半，去滓，分二服，温进一服，得吐者，止后服。

【方证释义】本方功能清宣郁热，益气和中。即在栀子豉汤证的基础上，如果兼见少气者，加入甘草以益气和中。本方证是以热扰心胸，中气受损为主要病机的病证。症见虚烦不得眠，心中懊侬，剧者反复颠倒，卧起不安而少气等。

栀子生姜豉汤

【原文辑录】发汗吐下后，虚烦不得眠，若剧者，必反复颠倒，心中懊侬……若呕者，栀子生姜豉汤主之。(76)

【方药用法】栀子十四个（擘），生姜五两（切），香豉四合（绵裹），上三味，以水四升，先煮栀子、生姜取二升半，内豉，煮取一升半，去滓，分二服，温进一服，得吐者，止后服。

【方证释义】本方功能清宣郁热，和胃止呕。即在栀子豉汤证的基础上，如果兼见恶心欲吐者，加入生姜降逆和胃止呕。本方证是以胸中郁热，胃气上逆为主要病机的病证。症见虚烦不得眠，心中懊侬，恶心欲吐，甚者反复颠倒，卧起不安等。

【验案精选】

宿食 郑某某，胃脘痛。医治之，病不减，反增，大便秘结，胸中满闷不舒，懊侬欲吐，辗转难卧，食少神疲，历七八日，按其脉沉弦而滑，验其舌黄腻而浊，检其方多桂附香砂之属，此病系宿食为患，初只需消导之品，或可获愈。今迁延多日，酿成夹食致虚，补之固不可，下之亦不宜，乃针对心中懊侬欲吐二证，投以栀子生姜豉汤：生栀子9g，生姜9g，香豉15g。分温作两服，尽剂后（未发生呕吐）诸症均瘥，昨夜安然入睡，今晨大便已下，并能进食少许。(《伤寒汇要分析》67页)

栀子厚朴汤

【原文辑录】伤寒下后，心烦，腹满，卧起不安者，栀子厚朴汤主之。(79)

【方药用法】栀子十四个（擘），厚朴四两（炙，去皮），枳实四枚（水浸，炙令黄）

上三味，以水三升半，煮取一升半，去滓，分二服，温进一服，得吐者，止后服。

【方证释义】本方功能清热除烦，行气除满。方中栀子苦寒，清热除烦；厚朴苦温，行气消满；枳实苦寒，破结消痞。本方证是以热扰心胸，误下伤中，气机不畅为主要病机的病证。症见心烦，腹满，卧起不安，舌红苔腻，脉滑等。

【验案精选】

烦满 单某某，女，29岁。1994年1月10日初诊。素来性急善怒，稍不遂心，则抑郁满怀。产后坐月期间因琐事与家人生气，遂感心胸满闷，腹部胀满，以手按其腹部，咕咕作响，得矢气后则稍舒。病延三月，胸腹满闷不除，近日更增加心烦不宁，睡眠欠佳，嗳气频作，不欲饮食。曾服中药20余剂不效。视其舌红、苔白腻，脉来稍沉。此气郁化火，扰于胸膈，迫及脘腹所致。治宜清热除烦，宽中除满。方选栀子厚朴汤。栀子12g，枳实12g，厚朴16g。服5剂胸腹满闷大减，自诉以手按腹，已无“咕咕”作响之声。心情转佳，嗳气消失。又称大便偏干，乃于上方加水红花子10g，大黄1g。又服3剂，胸腹宽，烦满除，胃开能纳，睡眠安然。又予丹栀逍遥散2剂，调理而愈。(《刘渡舟临证验案精选》48页)

原按 病起于气郁化火，火热扰于胸膈，累及脘腹，故致胸中烦闷，腹中胀满。病机属火郁虚烦之列，故以栀子厚朴汤清胸中之热以除烦，宽胃肠之气以消满而获良效。

【临证指要】用于杂病食积化热、急性胃肠炎、肝胆疾病、消化不良等。

【实验研究】本方具有利胆、抑菌、增加胃肠节律性蠕动等作用。

栀子干姜汤

【原文辑录】伤寒，医以丸药大下之，身热不去，微烦者，栀子干姜汤主之。(80)

【方药用法】栀子十四个（擘），干姜二两，上二味，以水三升半，煮取一升半，去滓，分二服，温进一服，得吐者，止后服。

【方证释义】 本方功能清宣郁热，温中散寒。方中栀子苦寒，清上焦之邪热；干姜辛热，温中焦之虚寒。方仅二味，寒热并用，清上温中。本方证是以热扰心胸，误下伤中，寒凝中焦为主要病机的病证。症见伤寒因误下损伤脾阳，出现便溏食少、腹满或痛等；身热未去而反增微烦。微烦亦虚烦之证候。

栀子柏皮汤

【原文辑录】 *伤寒，身黄，发热，栀子柏皮汤主之。*（261）

【方药用法】 肥栀子十五个（擘），甘草一两（炙），黄柏二两，上三味，以水四升，煮取一升半，去滓，分温再服。

【方证释义】 本方功能清热，燥湿，退黄。方中栀子苦寒，善治郁热结气，泄三焦之火从小便而出；黄柏清热燥湿；炙甘草甘缓和中。本方证是以湿热郁遏于里，热重于湿为主要病机的病证。症见身目小便俱黄，鲜明如橘子色，发热，小便短赤，心烦懊憹，口渴，舌红、苔黄，脉数。

【临证指要】 本方可治疗肝炎、菌痢、钩端螺旋体病发黄等。

【实验研究】 栀子柏皮汤中栀子体外实验有广谱抗菌作用，其水浸膏、醇浸膏，均有降血胆红素和促进胆汁分泌的利胆作用。黄柏抗菌谱很广，对痢疾、伤寒、大肠、铜绿假单胞、白喉、百日咳、结核等细菌感染均有抑制作用，对钩端螺旋体、阿米巴原虫、各型流感病毒、皮肤真菌等亦有抑制作用；对血小板有保护作用，使其不易破碎，此外尚有利尿作用。甘草能增强肝脏功能而有解毒作用。

枳实栀子豉汤

【原文辑录】 *大病瘥后，劳复者，枳实栀子豉汤主之。*（393）

【方药用法】 枳实三枚（炙），栀子十四个（擘），香豉一升（绵裹），上三味，以清浆水七升，空煮取四升，内枳实、栀子，煮取二升，下豉，更煮五六沸，去滓，温分再服。覆令微似汗。若有宿食者，内大黄如博棋子大五六枚，服之愈。

【方证释义】 本方功能清热除烦，行气宽中。系栀子豉汤加重豆豉的用量，再加枳实而成。方中枳实宽中行气；栀子清热除烦；豆豉宣散透邪。用清浆水煮药，取其性凉善走，调中开胃以助消化。若兼有宿食停滞，而见腹痛，大便不通者，可加大黄以荡涤肠胃，下其滞结。本方证是以病后余热未尽，因劳累而复发为主要病机的病证。推测其证候尚可见发热口渴，心烦懊憹，胸脘痞塞，或大便秘结，腹满等，其舌苔黄，脉数或滑。《金匮》将枳实栀子豉汤加大黄称之为栀子大黄汤，主治酒黄疸，症见身黄发热，心中懊憹，或热痛，不能食，时欲吐等。

【验案精选】

食复 吴蕴香之仆吴森，在越患感，旋杭日，鼻衄数升，苔黄大渴，脉滑而洪。孟英投白虎汤二帖而安。遽食肥甘，复发壮热，脘闷昏倦。孟英以枳实栀子豉汤而瘥。（《回春录新诠》138页）

【临证指要】 本方多用于治热病后劳复或食复证。

【实验研究】 参见栀子豉汤条。

附录：

《伤寒论》栀子豉汤方证论难（摘要）

栀子豉汤，今本仲景书凡6见。本证的难点是虚烦和懊憹，许叔微称懊憹是“仲景论中极难晓处”之一。虚烦和懊憹是一个什么样的症状？病人是一种什么样的感觉？自成无己以来，注家们说法不一。探索本论，综合历代医家所述，可以得出这样一个结论：第76条之虚烦是胃脘部空虚饥饿之感，是欲吐不吐、恶心、搅扰纠结之状，是胃的受纳腐熟功能失调，而不是神志症状之所谓心中郁郁而烦。懊憹则是比虚烦更加严重的胃脘嘈杂如饥之状。栀子豉汤方后注有：“得吐者，止后服。”成无己把本方与瓜蒂散对举曰：“二症均是烦也，药均是吐也。”自成无己把本方径指为吐剂以来，方有执、王肯堂、张卿子、程应旄等均沿袭成氏之说。比成无己稍晚的刘完素曾提出过不同看法，他认为：“或吐者，止后服，凡诸栀子汤，皆非吐人之药，以其燥热郁结之甚，而药顿攻之，不能开通，则郁发而吐。”本证虚烦乃胃脘空虚之状，搅扰纠结、恶心欲吐之感；懊憹乃虚烦之甚，系胃脘灼热嘈杂、欲吐不吐之感。在此状态下，得栀子豉汤偶有呕吐，则是非常合乎病情变化的。故汪琥从实践出发指出："与病人服之未必能吐"，其言外之意，亦含"未必不吐"。对此，陈元犀云："愚每用此方，服之不吐者多，即或有时吐。要之，吐与不吐，皆药力胜病之故也。"由此可知，虚烦和懊憹用栀子豉汤得吐，全不在方药之力，而在于胃脘部搅扰纠结、嘈杂恶心欲吐之病势。或问，豆豉若不能吐，瓜蒂散用之何意？答曰：《伤寒论》第166条、355条用瓜蒂散，方用"香豉一合，用热汤七合，煮作稀糜，去滓，取汁和散"。此用香豉意在既顾护胃气而又不碍吐。仲景用香豉和胃调中之秘，在1300年之后的《本草纲目》中才被认识到，李时珍把它概括为"调中下气"。瓜蒂散的吐力，全在瓜蒂不在豆豉，当已明晰。而《金匮要略》之一物瓜蒂汤更可为之佐证。又，本论393条枳实栀子豉汤，用豉至一升之多，服后并不言吐。从中亦可见，吐与不吐，不在栀子和豆豉，而在病势。综上所述，栀子、豆豉配伍，外能宣透肌表浮游之热，内能清泄胃脘积郁之火，安中和胃以调治胃脘之虚烦懊憹，亦即搅扰纠结、嘈杂恶心欲吐之状。（李心机《北京中医药大学学报》1998；2：13）

经方类解

本章共8首方剂。按其主治功效，可分为以下3类。

1. 涌吐痰涎宿食的祖方——瓜蒂散。

2. 以栀子豉汤为主方的类方　有栀子豉汤、栀子甘草豉汤、栀子生姜豉汤、枳实栀子豉汤等4方。栀子豉汤为主方、基础方。方中栀子与香豉合用，清宣泄心胸中无形之郁热。"若少气者"，加甘草以益气，名栀子甘草豉汤。"若吐者"，加生姜以止吐，名栀子生姜豉汤。若"大病瘥后，劳复者"，加枳实，并加重香豉用量，以行气调中开胃，名枳实栀子豉汤；"若有宿食者"，再加大黄以"调中化食"。（《本经》）

3. 以栀子为主药的类方　有3方。其中栀子干姜汤是用栀子清热，干姜温中，主治"伤寒……身热不去，微烦"，又误下伤中者。栀子厚朴汤以栀子清热，厚朴、枳实行气，主治"心烦腹痛，卧起不安者"。栀子柏皮汤以栀子与黄柏清热退黄，用甘草之甘以缓和苦寒之性，主治"身热、发黄"等症。

栀子豉汤类方是否吐剂，探讨如下：综合分析发现，其类方7首之太阳病篇5首方后注曰："得吐者，止后服"。再综合仲景书有关栀子豉汤证7条原文（76、77、78、221、228、375、十七·44）可知，栀子豉汤所治为热郁心胸证候，服之后"药力胜病"之势，即"火郁发之"之机，或有得吐者。如此之吐，非瓜蒂散之药物的直接作用，而是药力清透郁热的间接功用。但从栀子豉汤类或可致吐的结果而言，不妨将本类方称之为吐剂。

第四章　承气汤、十枣汤类——泻下逐水剂

凡以攻泻药物为主组成，具有通导大便、泻下积滞、攻逐水饮等作用，用于治疗阳明里实和水饮内停的方剂，统称泻下逐水剂。属“八法”中的“下法”范畴。

里实证涉及的范围甚广，包括气滞、瘀血、停痰、积饮、食滞、便秘、虫积等诸多有形之邪所引起的病症，本章讨论以阳明里实和水饮内停为主的治疗方剂。

根据“其下者，引而竭之；中满者，泻之于内；……其实者，散而泻之”（《素问·阴阳应象大论》）的原则，便秘和水结均应以泻下法为治，使六腑通畅，气血调和。又根据热结、寒结、虚秘和水结的不同，泻下逐水剂又分为寒下、温下、润下、逐水和攻补兼施五类。

1. 寒下剂　适用于热结里实便秘证。症见大便秘结，脘腹胀满，疼痛拒按，潮热谵语，苔黄，脉实等。当以寒下法治疗。常以大黄、芒硝泻热通便为主，若兼气滞不行，多配以厚朴、枳实等以行气导滞，方如大承气汤等；若兼水热互结，则可与甘遂、葶苈子等配伍以攻逐利水，方如大陷胸汤等。

2. 温下剂　适用于寒结里实便秘证。症见大便秘结，腹痛喜温，手足不温，甚或厥冷，舌苔白滑，脉沉紧等。当以温下法治疗。一般寒积里实者，多以附子与大黄为主组成方剂，如大黄附子汤；若寒实冷积，暴急发病者，则多以辛热峻下的巴豆为主组织成方，如三物白散。

3. 润下剂　适用于肠燥便秘证。其证情有二：一种是热邪伤津，或素体火盛，肠胃津伤，以致大便燥结，小便频数的“脾约”证，治宜润肠与寒下法同用。常以麻仁、杏仁等与大黄同用组织成方，代表方如麻子仁丸。另一种是因肾阳不足，或病后肾虚，关门不利而致，治宜温肾与润下法同用。常用肉苁蓉、当归等为主组成方剂，代表方如《景岳全书》济川煎，补经方之不及。

4. 逐水剂　适用于水热结聚或痰饮结聚的里实证。症见肺气喘满，心下痞坚，胸水，水肿，二便不利，形气俱实，脉沉实有力等。当以攻逐利水法治疗。常用大戟、芫花、甘遂等为主组成方剂，代表方如十枣汤、甘遂半夏汤等。

5. 攻补兼施剂　适用于里实正虚而大便秘结之证。此时不攻则里实不去，不补则正虚无救，惟用攻补兼施之法，使攻不伤正，补不助邪，各得其所。可变通应用麻子仁丸、大黄甘草汤，以及后世《温病条辨》的新加黄龙汤、增液承气汤等。

泻下逐水剂是为里实证而设。若表证未解，里实不甚，应根据先表后里的原则。若表证未除，里实已成者，宜用表里双解之法。对于年老体弱，病后津亏，产后血虚，以及亡血家等，虽有大便秘结，亦不可专事攻下，应攻补兼施，虚实兼顾。攻泻剂易耗损胃气，故得效即止，勿使过剂。孕妇当慎用本剂，以防堕胎。服攻泻剂后，不宜早进油腻及不易消化的食物，以防重伤胃气。

大承气汤

【原文辑录】 阳明病，脉迟，虽汗出不恶寒者，其身必重，短气，腹满而喘，有潮热者，此外欲解，可攻里也。手足濈然汗出者，此大便已硬也，大承气汤主之……（208）

阳明病，潮热，大便微硬者，可与大承气汤，不硬者，不可与之……（209）

伤寒，若吐、若下后，不解，不大便五六日，上至十余日，日晡所发潮热，不恶寒，独语如见鬼状。若剧者，发则不识人，循衣摸

床，惕而不安，微喘直视，脉弦者生，涩者死。微者，但发热谵语者，大承气汤主之。若一服利，则止后服。（212）

阳明病，谵语，有潮热，反不能食者，胃中必有燥屎五六枚也；若能食者，但硬耳。宜大承气汤下之。（215）

汗出，谵语者，以有燥屎在胃中，此为风也。须下者，过经乃可下之。下之若早，语言必乱，以表虚里实故也。下之愈，宜大承气汤。（217）

二阳并病，太阳证罢，但发潮热，手足漐漐汗出，大便难而谵语者，下之则愈，宜大承气汤。（220）

阳明病，下之，心中懊侬而烦，胃中有燥屎者，可攻。腹微满，初头硬，后必溏，不可攻之。若有燥屎者，宜大承气汤。（238）

病人烦热，汗出则解，又如疟状，日晡所发热者，属阳明也。脉实者，宜下之；脉浮虚者，宜发汗。下之，与大承气汤；发汗，宜桂枝汤。（240）

大下后，六七日不大便，烦不解，腹满痛者，此有燥屎也。所以然者，本有宿食故也，宜大承气汤。（241）

病人小便不利，大便乍难乍易，时有微热，喘冒不能卧者，有燥屎也。宜大承气汤。（242）

得病二三日，脉弱，无太阳柴胡证，烦躁，心下硬……若不大便六七日，小便少者，虽不能食，但初头硬，后必溏，未定成硬，攻之必溏，须小便利，屎定硬，乃可攻之，宜大承气汤。（251）

伤寒六七日，目中不了了，睛不和，无表里证，大便难，身微热者，此为实也。急下之，宜大承气汤。（252）

阳明病，发热，汗多者，急下之，宜大承气汤。（253）

发汗不解，腹满痛者，急下之，宜大承气汤。（254）

腹满不减，减不足言，当下之，宜大承气汤。（255）

阳明、少阳合病，必下利。其脉不负者，为顺也。负者，失也。互相克贼，名为负也。脉滑而数者，有宿食也，当下之，宜大承气汤。（256）

少阴病，得之二三日，口燥，咽干者，急下之，宜大承气汤。（320）

少阴病，自利清水，色纯青，心下必痛，口干燥者，急下之，宜大承气汤。（321）

少阴病六七日，腹胀，不大便者，急下之，宜大承气汤。（322）

痉为病，胸满，口噤，卧不着席，脚挛急，必齘齿，可与大承气汤。（二·13）

腹满不减，减不足言，当须下之，宜大承气汤。（十·13）

问曰：人病有宿食，何以别之？师曰：寸口脉浮而大，按之反涩，尺中亦微而涩，故知有宿食，大承气汤主之。（十·21）

脉数而滑者，实也，此有宿食，下之愈，宜大承气汤。（十·22）

下利不欲食者，有宿食也，当下之，宜大承气汤。（十·23）

下利三部脉皆平，按之心下坚者，急下之，宜大承气汤。（十七·37）

下利脉迟而滑者，实也，利未欲止，急下之，宜大承气汤。（十七·38）

下利脉反滑者，当有所去，下乃愈，宜大承气汤。（十七·39）

下利已瘥，至其年月日时复发者，以病不尽故也，当下之，宜大承气汤。（十七·40）

病解能食，七八日更发热者，此为胃实，大承气汤主之。（二十一·3）

产后七八日，无太阳证，少腹坚痛，此恶露不尽；不大便，烦躁发热，切脉微实，再倍发热，日晡时烦躁者，不食，食则谵语，至夜即愈，宜大承气汤主之。热在里，结在膀胱也。（二十一·7）

【方药用法】 大黄四两（酒洗），厚朴半斤（炙，去皮），枳实五枚（炙），芒硝三合，上四味，以水一斗，先煮二物，取五升，去滓，内大黄，更煮取二升，去滓，内芒硝，更上微火一两沸。分温再服。得下，余勿服。

【方证释义】 本方功能通腑泄热，行气除满，急下存阴。方中大黄苦寒，荡涤肠胃，泻热通便；芒硝咸寒，软坚润燥；厚朴苦温泄满，枳实苦寒消痞，二药通利肠胃之气，以助硝、黄泻下燥热积滞。四味合用，制大其服，有通顺腑气，推陈致新之功，为峻下之剂。因可迅速泻去邪热，故能保存津液。本方证是以胃家燥热结实为主要病机的病证。典型证候可见痞、满、燥、实、坚：痞者，心下痞闷窒塞；满者，腹胁满急䐜胀；燥者，肠中燥屎干结；实者，腹痛大便不通；坚者，脘腹扪之硬坚。总为不大便六七日，腹满硬痛而拒按，潮热，谵语，不恶寒，舌苔干黄或焦燥起刺，脉沉实有力。其他见症还可有手足濈然汗出，甚则汗出不止，或身重短气，甚则喘冒不能卧，或烦躁，心中懊憹，独语如见鬼状，甚则不识人，循衣摸床，惕而不安；或目中不了了，睛不和，直视，或热结旁流，自利清水，色纯青，气味臭秽，以及口舌干燥，不能食等。据《金匮》载，本证还包括：①痉病，胸满口噤，卧不着席，脚挛急，龂齿；②宿食，脉数而滑，或寸口脉浮而大，按之反涩，尺中亦微而涩，下利，不欲食；③下利，脉反滑，按之心下坚，或至其年月日时复发；④产后恶露不尽，少腹坚痛，不大便，烦躁发热，不食，食则谵语。本方证候，临床上只要抓住里热化燥结实，腑气不通之病机，便可大胆用之。

【验案精选】

伤　寒

1. 赤斑　一人病伤寒，他医皆以为痉证，当进附子，持论未决。伯仁切其脉，两手沉实而滑，四末觉微清，以灯烛之，遍体皆赤斑，舌上苔黑而燥如芒刺，身大热（苔黑不可凭为实，燥如芒刺则可凭矣。身大热为关键。）神恍惚，多谵妄语。滑曰："此始以表不得解，邪气入里，里热极甚，若投附必死。"乃以小柴胡剂益以知母、石膏饮之，终夕三进，次日以大承气汤下之，调理兼旬乃安。(《名医类案·卷一·伤寒》)

编者按　所谓"病伤寒"之"寒"，非外寒，而是泛指病邪。赤斑、苔黑而燥（火极似水），身大热，谵语等，皆热毒内盛，波及血分证候。治宜清泄内热，凉血解毒之法。清气宜白虎汤，泄热宜承气汤，清营凉血宜清营汤、犀角地黄汤，"四汤"之法合用，古（伤寒方）今（温病方）接轨，如余师愚清瘟败毒饮之例，大力清热于内，透热于外、泄热于下，所谓"入营犹可透热转气"之法也。如此治之，比"小柴胡剂"加味更切实，比"大承气汤下之"更周全，其疗效会更速，何至"兼旬乃安"？编者之意，非妄议古人，而是独立思考，学术争鸣。读者以为如何？

2. 厥证　张令韶治一妇人，患伤寒十余日，手足躁扰，口目动，面白身冷，谵语发狂，不知人事，势甚危笃。其家以为风，缚其手足。或以为痰迷心窍，或以为虚，或以为寒，或辞不治。张诊之，切其脉全无，问其证不知，按其身不热。张曰："此非人参、附子证，即是大黄、芒硝证，出此入彼，死生立判。"因坐视良久，聆其声重而且长（亦有中焦停食，而奄奄似不属者，亦下之而愈。见缪仲淳治姚平之案）。曰："若是虚寒证，到脉脱之时，气沉沉将绝，哪得有如许气力，大呼疾声，久而不绝？"即作大承气汤，牙关紧闭，挖开去齿，药始下咽，黄昏即解黑粪半床。次早脉出身热，人事亦知，舌能伸出而黑，又服小陷胸汤二剂而愈。(《续名医类案·卷一·伤寒》)

编者按　此案病情深重，虚实难判，"因坐视良久，聆其声重而且长"之特点，判断为实，以大承气汤泻下燥实后而真象显现。此案凭望诊、闻诊与上案凭舌诊、脉诊而辨明腑实证的经验告诫我们：临床上必须四诊合参，以辨明病情之本质。

3. 哕病　邃嵓（yán）治一人伤寒，阳明内实，地道不通而发呃，其脉长而实，以大承气汤下之而愈。(《续名医类案·卷十四·呃逆》)

编者按　《金匮》第十七篇第7条曰："哕而腹满，视其前后，知何部不利，利之即愈。"哕，即呃逆。此案是遵从仲景书，依其法而处方也。

4. 阳明悍热证（昏迷）　黄某某，15岁。四日患发热，口渴，咳嗽，大便三四日一行，医十余日不愈，始延余诊。以大柴胡汤退热止咳，五月四日热退尽，可食饭，惟青菜而已。六日晚，因食过饱，夜半突然腹痛甚，手足躁扰，循衣摸床，撕咬衣物，越日午刻延诊。诊时手足躁扰，惕而不安，双目紧闭，开而视之，但见白睛，黑睛全无，其母骇甚，惊问何故？余曰："此阳明悍热也，慓悍滑疾之气上走空窍，目系为其上牵而黑睛为之抽搐，故只见白睛也。"其母曰："可治否乎？"余曰："急下则可医，如救焚之效，稍缓则无及也。"即立大承气汤一剂，嘱其速煎速服，务必大下乃有生机。其母畏惧，留余座医。三时服药，四时未下，再与大承气汤一剂，五时依然未动，再照此方加重其量，七时许，腹中雷鸣，转矢气，知为欲下之势，当乘机直鼓而下，惟大承气汤已服数剂，始欲下而未下，遂嘱其将全数药渣煮，半敷脐上，半熏谷道。不及二十分钟即下泥浆状黑粪一大盆。一般大承气所下为水，此连服数剂而仅下泥浆，其悍热之凶险可知。下后，手足安静，宁睡一宵。次早诊之，人事虽醒，两目依然白睛。悍热已退，大势安定，毋庸再下。但热极伤阴，燥极伤络，阴伤无以荣筋，故目系急而睛未下耳，当清热养阴为要。遂拟竹叶石膏汤去半夏加竹茹，或黄连阿胶汤，或芍药甘草汤加竹茹、丝瓜络，交替煎服，十五日黑睛仅露一线，十六七日再露一半。十八日晨，黑睛全露，并能盼顾自如，再调理数日而愈。（黎庇留《广东医学·祖国医学版》1963；1：36）

编者按 本案属阳明热极危候。由于实热内结、气机痹阻则腹痛甚；热极神迷则手足躁扰，惕而不安；邪热牵引目系则黑睛上吊。医者诊为阳明悍热，曾三投大承气汤，并且在燥屎欲下未下之时，灵活地将药渣半敷脐上，半熏谷道，因势利导而收全功。此案作者匠心独运、临危取胜，可为后学效法。

5."实实"误治案

（1）虞恒德治一人，三月间得伤寒证，恶寒发热，小便淋涩，大便不行。初病时，茎中出小精血片，如枣核大，由是众医皆谓房事所致，遂作虚证治，而用补中益气等药，七八日后，热愈甚（用补而热愈甚，当思转矣），大渴引饮，胃中满闷，语言错乱。召虞诊视，六脉俱数甚，右三部长而沉滑，左手略平，亦沉实而长。虞曰："此大实大满证，证属阳明经，宜大承气汤。"众皆惊愕，虞强作大剂，连进二服，大泻后，热退气和而愈。十日后，因食鸭肉太多，致复热，来问虞，教用鸭肉烧灰存性，生韭汁调下六七钱，下黑粪一碗许而安。（《名医类案·卷一·伤寒》）

编者按 二便病变为邪热内蕴所致的实证，大承气汤泻热通大便，方中之药大黄既"下瘀血"（《本经》）又能泻"州都"之瘀热。

（2）虞恒德治一人，病伤寒阳明内实，医以补药治之，而成咳逆，十日后，召虞诊其脉，长而实大，与大承气汤大下之，热退而咳亦止。（《名医类案·卷四·咳逆》）

编者按 阳明内实误补而咳者，以肺与大肠相表里，若肠腑不通，肺失肃降，故"咳逆"于上。以承气通腑泄热，釜底抽薪，肺气宣肃恢复而"咳亦止"。《金匮要略》首篇首条最后引述"经曰：虚虚实实……"，大意是说：虚证如用泻法，则虚者更虚；实证如用补法，则实者更实，故"虚虚实实"概指误治。应"无虚虚，无实实"（《灵枢·九针十二原》），"补不足，损有余"，才是正治。

6.大承气汤证杂治案 一人四月间得伤寒证，恶寒（太阳经），发大热而渴（阳明），舌上白苔。三日前，身脊（太阳）、百节俱痛，至第四日，惟胁痛而呕（少阳），自利（三阳合病皆自下利）六日，来请虞治。诊其脉，左右手皆弦长而沉实且数甚。虞曰："此本三阳合病，今太阳已罢，而少阳与阳明仍在。"与小柴胡合黄连解毒，服三服，胁痛呕逆皆除，惟热犹甚。九日后，渐加气筑，痰响声如拽锯，出大汗，退后而身复热愈甚。法当死。视其面上有红色。洁净而无贼邪之气，言语清亮，问有谵语，而不甚含糊。虞故不辞去，而复与治，用凉膈散倍大黄，服二服，视其所下，仍如前自利清水，其痰气亦不息，与大承气汤合黄连解毒汤二服，其所下亦如前。虞曰："此盖热结不开而燥屎不来耳。"（此纯清水，方可断燥屎，然前云舌白苔，亦须细审。白苔为痰，想九日痰喘身热愈甚，此时舌苔亦黄。）后以二方相间，日三四服，每药又各服至五帖，始得结屎如肥皂子大者十数枚，痰气渐平，热渐减，至十五日，热退，气和而愈。（《名医类案·卷一·伤寒》）

编者按 此案似乎辨证不确，治法不精。编者以为：病初曰"本三阳合病"，但"发大热而渴……诊其脉左右手皆弦长而沉实且数甚"，此

"热结在里"之大柴胡汤证。却先后"与小柴胡合黄连解毒……凉膈散倍大黄……与大承气汤合黄连解毒汤……二方相间……始得结屎……十数枚……而愈"。先后四方，用之杂乱，选方不精也，如小柴胡汤之参、草、枣甘补，不宜也；黄连解毒汤（连、芩、柏、栀子）之苦寒燥湿清热，且主药黄连又"厚肠胃"，不当也；凉膈散虽以调胃承气汤三味泻热，而配伍的栀子、薄荷、黄芩、连翘及竹叶等，乃清透胸膈之热，于阳明腑实证何宜？惟大承气汤为方证相对之方，惜用之不专，以致于应急下之病症，却延续"至十五日"始燥屎得下才愈。所幸患者素体健壮，才经得起如此"折腾"。若体弱者如此，则不知如何矣！

内伤、妇人、小儿病

1. 劳倦发热凭脉定虚实案　一人年四十五，正月间，路途跋涉，劳倦发热，身体略痛，而头不痛，自以为外感，而用九味羌活汤，三帖汗出热不退，前后又服小柴胡汤五六帖，热愈甚。经八日，召虞诊视，至卧榻前，见煎成汤饮一盏在案，问之，乃大承气汤，将欲饮，切其脉，右三部浮洪，略弦而无力，左三部略小，而亦浮软不足。虞曰："汝几自杀，此内伤虚证，服此药，大下必死。"伊曰："我平生元气颇实，素无虚损证，明是外感无疑也。"虞曰："将欲作阳明内实治而下之欤？脉既不沉实，又无目疼、口干、潮热、谵语等症。将欲作太阳表实治而汗与欤？脉虽浮洪而且虚，又无头痛、脊强等症。今经八日，不应仍在表，汝欲作何经而治之乎？"伊则唯唯不语。以补中益气汤加附子，大剂与之，是夜连进二服，天明往诊，脉略平和。伊言尚未效，仍谓前效，欲易外感退热之药。虞曰："前药再饮二服不效，当罪我。"又如前二服，脉证俱减半。伊始曰："我几误矣。"去附子，再煎二服与之，热退，气和而愈。但体犹困倦如前，服前药二十余帖，始得强健复元而安。(《名医类案·卷二·内伤》)

编者按　李东垣著《内外伤辨惑论》，以其不可不辨也。此案例病因劳倦而发热，其脉似实而本虚。如此凭脉辨证以定虚实，良医之本色，中医之精华也。

2. 六年不寐凭脉定虚实案　钱国宾治陕西喻少川，久以开毡店居杭，体厚刚健，偏嗜炙爆，性躁动肝气，年逾五旬，终夜不寐者六年，用痰火气血之药多矣。早晨诊候，寸关洪浮有力，若坚实之象，惟两尺脉大。熟思之，以脉论，肥人当沉，今六脉洪浮有力；以症论，上身怕热，足反畏冷；以药论，清补俱已尽服。《难经》曰："人之安睡，神归心，魄归肝，意归脾，志藏肾，五脏各安其位而寝。"且夜属阴主静，日属阳主动，阴阳和平，安然寤寐。此六年不睡，乃阳亢症也，当大泄其阳，使阴气渐复，则寐矣。用大承气汤加大黄二两，泄十余行，其人昏倦，睡数日方醒，进以粥食愈。(《续名医类案·卷二十一·不眠》)

编者按　此案凭脉判断"经夜不寐者六年……乃阳症也"，用大承气汤"大泄其阳，使阴气渐复，则寐矣"。此平脉辨证之功夫也，非有胆有识者，岂能以承气之法治失眠之病耶？"早晨诊脉"，乃遵《内经》诊法，《素问·脉要精微论》曰："诊脉常以平旦，阴气未动，阳气未散，饮食未进，经脉未盛，络脉调匀，气血未乱，故乃可诊有过之脉。"

3. 九月怀胎浊气冲心案　陆养愚治一妇，孕九月，大小便不通，已三日，忽胎上冲心，昏晕数次。诊之，脉洪大而实，谓当下之，与服大承气汤一剂，少加木香、豆仁。村医见用大黄两许，摇头伸舌，其良人有难色。乃谓之曰："余坐汝家，待其得生始去。"始安心煎服。一二时许，二便俱行，去黑矢极多，胎亦无恙。乃留调气养荣汤二剂而不服，数日后小水不利，乃煎服之而愈，月余产一男。(《续名医类案·卷二十四·胎前·疟疾》)

编者按　仲景书有产后"胃实"用大承气汤法，此案"孕九月"而脉证俱为"胃家实"，以承气下之"胎亦无恙"。此即《内经》所谓"妇人重身，毒之何如？……有故无殒，亦无殒也。"

4. 痘证　一儿季春出痘，七朝顺朗，亢极便秘，狂烦，舌有黑苔刺，痘空处隐隐有黑点，此感疫失解也。先用大承气汤治之，次以理气血而愈。(《续名医类案·卷二十七·痘症·疫疠》)

【临证指要】　西医学所述的许多疾病，凡具有阳明腑实重证或热毒内盛者，皆可借助大承气汤攻下之功去除病邪以愈疾。例如：传染性疾病

（乙型脑炎、菌痢、肝炎、肝昏迷等）、消化系统疾病（多种原因引起的肠梗阻、急性胰腺炎、胆道感染、胆石症等）、呼吸系统疾病（急性呼吸窘迫综合征、顽固性哮喘、肺心病急性发作等）、心脑血管疾病（脑梗死、脑出血、冠心病等）、妇科病、儿科病、五官科病（牙痛、鼻衄、口疮、目赤等），等等。方证相对，腑气一通，一通百通，热毒遂去，诸病可除。

【实验研究】 现代药理研究证实，大承气汤具有增加肠蠕动、增加肠胃容积、改进肠管血液循环及降低毛细血管通透性等作用。此外，还具有抗炎、抗微生物、解热、保肝、降酶、降尿素氮、利胆、排石、止血等多种作用。

小承气汤

【原文辑录】 阳明病，脉迟，虽汗出不恶寒者，其身必重，短气，腹满而喘，有潮热者，此外欲解，可攻里也。……若腹大满不通者，可与小承气汤，微和胃气，勿令致大泄下。（208）

阳明病……若不大便六七日，恐有燥屎，欲知之法，少与小承气汤，汤入腹中，转矢气者，此有燥屎也，乃可攻之。若不转矢气者，此但初头硬，后必溏，不可攻之。攻之必胀满不能食也。欲饮水者，与水则哕。其后发热者，必大便复硬而少也，以小承气汤和之……（209）

阳明病，其人多汗，以津液外出，胃中燥，大便必硬，硬则谵语，小承气汤主之。若一服谵语止者，更莫复服。（213）

阳明病，谵语，发潮热，脉滑而疾者，小承气汤主之。因与承气汤一升，腹中转气者，更服一升；若不转气者，勿更与之。明日又不大便，脉反微涩者，里虚也，为难治，不可更与承气汤也。（214）

下利谵语者，有燥屎也。宜小承气汤。（374）

太阳病，若吐、若下、若发汗后，微烦，小便数，大便因硬者，与小承气汤，和之愈。（250）

得病二三日，脉弱，无太阳柴胡证，烦躁，心下硬，至四五日，虽能食，以小承气汤少少与，微和之，令小安。至六日，与承气汤一升……（251）

下利谵语者，有燥屎也，小承气汤主之。（十七·41）

【方药用法】 大黄四两（酒洗），厚朴二两（炙，去皮），枳实三枚（大者，炙），上三味，以水四升，煮取一升二合，去滓，分温二服。初服汤当更衣，不尔者尽饮之。若更衣者，勿服之。

【方证释义】 本方功能泻热通便，除满消痞。方中大黄荡涤实热，攻下积滞，推陈致新；厚朴行气泄满；枳实破结消痞。与大承气汤相比，本方无芒硝，大黄不后下，厚朴、枳实用量减轻，故泻下力量较缓。“厚朴倍大黄，是气药为君，名大承气；大黄倍厚朴，是气药为臣，名小承气。味多性猛，制大其服，欲令泄下也，因名曰大；味少性缓，制小其服，欲微和胃气也，故名曰小。二方煎法不同，更有妙义，大承气用水一斗，先煮枳、朴，煮取五升，内大黄者取三升，内硝者，以药之为性，生者锐而先行，熟者气钝而和缓，仲景欲使芒硝先化燥屎，大黄继通地道，而后枳朴除其痞满，缓于制剂者，正以急于攻下也。若小承气则三物同煎，不分次第，而服只四合，此求地道之通，故不用芒硝之峻，且远于大黄之锐矣，故称为微和之利。”（柯琴《伤寒来苏集》）本方证是以里热结实，腑气不畅为主要病机的病证。其临床表现与大承气汤证类似，但较轻，症见大便硬，腹胀满，心下痞硬，烦躁，谵语，潮热，多汗，脉滑，舌苔黄等，患者多能食。除大便不通较为常见之外，亦有下利者，其下利属肠胃热实，积滞内蓄，故多下利黏秽而不爽，或伴有腹痛拒按。

【验案精选】

下利 同社王月怀，伤寒至五日，下利不止，懊侬目胀，诸药不效。有以山药茯苓与之，虑其泻脱。余诊之，六脉沉数，按其脐则痛，此协热自利，中有结粪，小承气倍大黄服之，得结粪数枚，诸症悉安。（《医宗必读》158页）

编者按 本案与仲景所述“下利谵语者，有燥屎也，小承气汤主之”之病机、证候正相符合。“下利”者，燥屎内结而清水旁流也；“懊憹”与“谵语”者，皆热扰神明所致也；脉象沉数与腹诊“按其脐则痛”，为阳明腑实证无疑。故以小承气汤倍用大黄治之而愈。

【临证指要】 小承气汤与大承气汤的临床应用相类似，但所主治的病证较轻。凡由于胃肠里热结实而引起的便秘、下利、腹胀、腹痛、胃脘痛、呃逆、呕吐、眩晕、热厥、蛔厥、黄疸、喘证、痫证、食积、不寐等，均可用本方加减治疗。

【实验研究】 现代药理研究证实，小承气汤具有增进肠道推进功能及抗病原微生物、抗炎、解热、利胆、清除肠内容物等作用。

调胃承气汤

【原文辑录】 伤寒，脉浮，自汗出，小便数，心烦，微恶寒，脚挛急，反与桂枝欲攻其表，此误也。……若胃气不和，谵语者，少与调胃承气汤。(29)

发汗后，恶寒者，虚故也。不恶寒，但热者，实也。当和胃气，与调胃承气汤。(70)

太阳病未解，脉阴阳俱停，必先振栗，汗出而解。但阳脉微者，先汗出而解；但阴脉微者，下之而解。若欲下之，宜调胃承气汤。(94)

伤寒十三日，过经，谵语者，以有热也，当以汤下之。若小便利者，大便当硬，而反下利，脉调和者，知医以丸药下之，非其治也。若自下利者，脉当微厥，今反和者，此为内实也，调胃承气汤主之。(105)

太阳病，过经十余日，心下温温欲吐，而胸中痛，大便反溏，腹微满，郁郁微烦，先此时自极吐下者，与调胃承气汤。若不尔者，不可与。但欲呕，胸中痛，微溏者，此非柴胡证，以呕故知极吐下也，调胃承气汤。(123)

阳明病，不吐，不下，心烦者，可与调胃承气汤。(207)

太阳病三日，发汗不解，蒸蒸发热者，属胃也，调胃承气汤主之。(248)

伤寒吐后，腹胀满者，与调胃承气汤。(249)

【方药用法】 大黄四两（去皮，清酒洗），甘草二两（炙），芒硝半升，上三味，以水三升，煮取一升，去滓，内芒硝，更上火微煮令沸，少少温服之。

【方证释义】 本方功能泻热和胃，润燥软坚。方中大黄苦寒，泄热去实，推陈致新；芒硝咸寒，润燥软坚，通利大便；炙甘草味甘气温，既能和中，又能缓硝黄峻下。三味相合，共成泻下阳明燥热结实而不损胃气之剂。本方证是以燥热结实，胃气不和为主要病机的病证。《伤寒论》指出本证是因太阳病不解，邪传阳明，或伤寒汗吐下后耗伤胃津而成。症见不恶寒，蒸蒸发热，不大便，腹胀满，谵语，心烦，口渴喜冷饮，舌红苔黄而干，脉滑数等。若火热上炎，还可见目赤、龈肿、口舌生疮等症。本证与小承气汤证相比，系燥热初结而气滞不甚。

【验案精选】

1. 随证变法救治案 郭雍治一人盛年恃健不善养，因极饮冷酒、食肉，外有所感，初得疾，即便身凉自利，手足厥，额上冷汗不止，遍身痛，呻吟不绝，偃卧不能转侧，心神俱无昏愦，不恍惚，请医视之，治不力。言曰：“此症甚重，而病人甚静（静字细玩），殊不昏愦，身重（寒湿）不能起，自汗自利，四肢厥，此阴证无疑也。又遍身痛，不知处所，出则身如被杖，阴毒证也，当急治之。医言缪矣，不可听。”郭令服四逆汤，灸关元及三阴交，未知，加服九炼金液丹（一味硫黄），利厥汗证皆少止，稍缓药艾，则诸证复出，再急灸治，如此进退者三，凡三日两夜，灸千余壮，服金液丹亦千余粒，四逆汤一二斗，方能住灸汤药，阳气虽复，而汗不出，证复如太阳病（证复如太阳，当以附子理中汤加石膏。仿《名医杂著》治法），未敢服药，以待汗，二三日，复大烦躁饮水，次则谵语，斑出热甚（三日后始烦渴见斑热甚，当细审斑之为阳为阴而用药），无可奈何，复与调胃承气汤，得利，大汗而解。阴阳反覆，有如此者，前言烦躁不可投凉药，此则可下证具，非止小烦躁而已，故不同也。(《名医类案·卷一·伤寒》)

编者按　此案病因病机，跌宕起伏，诊治经过，启发心思。首曰患者病因：盛年体健，不善慎养，暴饮（冷酒）暴食（肥腻肉食）而内伤，又外有所感，表里同病。二曰证候：诸症所见，“阴证无疑”。过度伤阳，阴盛至极，故曰“阴毒证也”。三曰治法：以祛除阴寒，恢复阳气为当务之急，故针药并施，协同增效，故内服四逆汤，外灸关元及三阴交，“未知”者，法非不善也，以阴寒太盛矣！故加服火中精之良药——硫黄（张锡纯颇有经验，编者《张锡纯活用经方论》专列附录论之），如此专方专药＋温灸，强力助阳攻邪，“凡三日两夜”，终于迎来曙光！四曰机转：患者放任恣意，自残阳气，制造“寒冬”；良医慈悲，以良药召唤“春天”，其“阳气虽复，而汗不出”者，以春寒未尽，束缚卫阳也。本可用温煦方药发汗透邪，但“未敢服药”，以造成阳气蕴结于内而生热，热盛“复大烦躁饮水，次则谵语，斑出”等，此阳复太过至极，《伤寒论》厥阴病篇有论述。医圣大经大法：“观其脉证，随证治之。”故“复与调胃承气汤”泻热。里热去，卫阳通，故“大汗而解”。联系原文，此案颇似《伤寒论》第29条随证变法救治过程，可为之范例之一，又可进一步证实仲景书源于实践也。

2. 阳厥　喻嘉言治黄长人犯房劳，病伤寒，守不服药之戒，身热渐退。十余日外，忽然昏沉，浑身战栗，手足如冰（乃热深厥亦深也）。亟请喻至，一医已合就姜、附之药矣。见而骇之，诊毕，再三辟其差谬。主人自疑阴证，言之不入，又不可以理服。乃与医者约曰：“此一病，药入口中，出生入死，关系重大，吾与丈各立担承，倘用药差误，责有所归。”医者云：“吾治伤寒三十余年，不知甚么担承。”喻笑曰：“有吾明眼在此，不忍见人活活就毙，吾亦不得已也。如不担承，待吾用药。”主家方安心请治。与以调胃承气汤，约重五钱，煎成热服半盏，少顷又热服半盏。其医见厥渐退，人渐苏，知药不误，辞去。仍与前药服至剂终，人事大清。忽然浑身壮热（厥止则阳回，复现热症），再与大柴胡一剂，热退身安。门人问曰：“病者云系阴证见厥，先生确认为阳证，而用下药果应，其理安在？”答曰：“其理颇微，吾从悟入，可得言也。凡伤寒病初起发热，煎熬津液，鼻干、口渴、便秘，渐至发厥者，不问可知其为热也。若阳证忽变阴厥者，万中无一，从古至今无一也。盖阴厥得之厥症，一起便直中阴经，唇青面白，遍身冷汗，便利不渴，身蜷多睡，醒则人事了了，与伤寒传经之热邪转入转深，人事昏惑者，万万不同。诸书类载阴阳二厥为一门，即明者犹为所混，况昧者乎。如此病，先犯房劳，后成伤寒，世医无不为阴证之名所惑，往往投以四逆等汤，致阴竭莫救，促其暴亡，尚不知悟，总由传派不清耳。盖犯房劳而病感者，其势不过比常较重，如发热则热之极，恶寒则寒之极，头痛则痛之极。所以然者，以阴虚阳往乘之，非阴盛无阳之比，况病者始能勿药，阴邪必轻，旬日渐发尤非暴症，安得以阴厥之例为治耶？且仲景明言：‘始发热六日，厥反九日，后复发热三日，与厥相应，则病旦暮愈。’又云：‘厥五日，热亦五日，设六日当复厥，不厥者，自愈。明明以热之日数定厥之痊期也。’又云：‘厥多热少则病进，热多厥少则病退。’厥愈而热过久者，必便脓血发痈。厥应下而反汗之，必口伤烂赤。先厥后热，利必自止。见厥复利，利止反汗出咽痛者，其喉为痹。厥而能食，恐为除中；厥止思食，邪退欲愈。凡此之类，莫非热深发厥之旨，原未论及于阴厥也。至于阳分之病，而妄汗妄吐妄下，以致势极。如汗多亡阳，吐利烦躁，四肢逆冷者，皆因用药差误所致，非以四逆、真武等汤挽之，则阳不能回，亦原不为阴证立方也。盖伤寒才一发热发渴，定然阴分先亏，以其误治，阳分比阴分更亏，不得已从权用辛热，先救其阳，与纯阴无阳，阴盛格阳之证，相去天渊。后人不窥制方之意，见有成法，转相效尤，不知治阴证以救阳为主，治伤寒以救阴为主（此一语，为治传经证之秘旨）。伤寒纵有阳虚当治，必看其人血肉充盛，阴分可受阳药者，方可回阳。若面黧舌黑，身如枯柴，一团邪火内燔者，则阴已先尽，何阳可回耶？故见厥除热，存津液元气于什一，已失之晚，况敢助阳劫阴乎？证治方云：‘若证未辨阴阳，且以四顺丸试之。’《直指方》云：未辨疑似，且与理中丸试之。亦可见从前未透此关，纵有深心，无可奈何耳。因为子辈详辨，并以告后之业医者云。”（《续名医类案·卷一·伤寒》）

编者按　此案对诊治过程谈论详细，细细读之，发人深省，其中要点，大略有五：首先是面对病人“药入口中，出生入死”的“担承”精神，令人钦佩！第二，明确了阳厥（由阳证渐至发厥）与阴厥（初得之便表现厥冷证候）的辨别方法。第三，学从仲圣，深明“热深发厥之旨”。第四，临证“若证未辨阴阳”，不得已，可采用试探之方以辨之。第五，阳厥治“以调胃承气汤……煎成热服”法，此恐寒药治热证发生格拒，如此之法，非为通便，意在泻热，亦“火郁发之”之大法也。

3. 误补致实　一妇人素有虚弱之症，后患伤寒。一医以为阴虚发热，用滋阴之药，命食鸡子火肉，而病更甚。所用皆玉竹、骨皮、丹皮、归、芍之类，十余日，死症悉具。延张至，其人已死。张请视之，气虽绝，而脉尚在且带滑。曰：“此症不死，乃误服补药，使邪不解，胃络不通，胃家实也。幸正气未败，可治，少顷果苏（亦以厥故）。”用调胃承气汤，一服而结粪解，诸症愈。次日大汗如雨，此虚象也，用人参三钱，芪、术、枣仁各五钱而愈。(《续名医类案·卷一·伤寒》)

编者按　此案医家凭脉以决生死，泻实而起死回生！

4. 胃痛（十二指肠溃疡）　杨某某，女，32岁。1987年3月17日诊。胃痛反复发作8年，消化道钡餐证实为十二指肠溃疡。今春胃痛复发，服益气、养阴、制酸、止痛等药20余剂，效差。现胃脘部灼热样持续性疼痛，夜间痛甚，喜按，恶心不欲食，食已即吐，口干苦不欲饮，大便9日未行，溲黄，舌红苔薄黄，脉弦细。证属胃阴不足，肠腑不通。拟胃痛治肠，通腑治标法。处方：大黄12g，炙甘草、芒硝各6g，白芍18g。以水600ml，煎取200ml，放入芒硝，再微煎令沸，分5~6次少少温服之。服药，当晚大便通，便下如羊屎，便后胃痛减，食已不吐。改拟甘寒养阴润肠以治本。(吕志杰《四川中医》1991；8：28)

编者按　此例患者胃虚而肠实，本着“六腑以通为用”“以通为补”“胃宜降则和”等法则，用调胃承气汤加白芍治之，胃肠和降，大便通，痛减吐止。妙在少与频服，则承气之剂为调胃之方。

【临证指要】　调胃承气汤主治燥热结实所致的各种病症。

【实验研究】　现代药理研究证实，调胃承气汤具有促进胃肠蠕动的功能，并有抗炎、改善微循环等作用。

厚朴三物汤

【原文辑录】　痛而闭者，厚朴三物汤主之。（十·11）

【方药用法】　厚朴八两，大黄四两，枳实五枚，上三味，以水一斗二升，先煮二味，取五升，内大黄，煮取三升，温服一升。以利为度。

【方证释义】　本方功能行气除满，消积导滞。其方药组成与小承气汤相同，但用量不同，故主治有区别。厚朴三物汤重用厚朴，由小承气汤之三两加至八两，枳实由三枚加至五枚，大黄仍用四两，可知主要在于行气除满。小承气汤重用大黄，主要在于通利积滞。正如尤在泾所说：“痛而闭，六腑之气不行矣。厚朴三物汤与小承气同。但承气意在荡实，故君大黄；三物意在行气，故君厚朴。”(《金匮要略心典》)本方证是以实热内结、气滞不行为主要病机的病证。症见腹部胀痛，大便不通，脉滑实有力，舌质红苔黄厚。

【验案精选】

1. 腹痛（急性胰腺炎）　王某某，男，42岁。腹部胀痛3天。几天来腹部胀痛、拒按，日益加重，连及胃脘、两胁、嗳气不止，呕吐黏痰，口干口苦，脉弦数。西医诊断：急性胰腺炎。此为湿热挟食滞交结肠胃，通降失常。法当行气通腑。处方：川厚朴18g，炒枳实12g，生大黄6g。水煎服。服药2剂后，大便2次，先干后溏，脘、腹胀痛及嗳气、呕吐大减，黄厚苔转薄。守原意减其用量再进：厚朴6g，枳实6g，熟大黄4g。2剂。三诊：服药后，日行软便2次，腹胀痛已除，嗳、呕亦止。惟仍觉胃脘痞闷，食少。转为健脾和胃，用枳术汤：炒枳实6g，炒白术12g。3剂。药后症状消退。(夏锦堂教授验案)

2. 呕吐　脘腹胀痛　便秘（单纯性肠梗阻、幽门梗阻术后、钡剂填塞结肠、粘连性肠梗阻）　用厚朴三物汤治疗急腹症3例取得良效。

（1）男，57岁，1993年3月20日就诊，有胃痛史20余年，间歇性发作，伴烧心反酸，有时大便呈黑色。4天前突然发热恶寒、头身疼痛，2天后寒热渐平，但腹痛胀满，呈阵发性加剧，呕吐频作，每因进食或饮水而诱发，呕吐物初为食物和黏液，后为黄绿色液体，经X线腹部透视，发现肠腔内有大量气体和液平面。诊断：完全性单纯性肠梗阻。建议立即手术治疗，病人惧怕手术，邀吾师赵广安诊治。症见：患者烦躁不安，腹胀、疼痛、自觉有气体在腹内冲动，达右上腹时疼痛剧烈，大便2天未行，亦无矢气，小便量少色赤。切诊腹痛拒按。听诊肠蠕动音高亢。舌质略赤，苔黄燥，脉沉滑。辨证：初为寒邪袭表，入里化热，与胃肠郁热搏结，致使肠道燥屎内结而腑气不通。《金匮要略》云："痛而闭者，厚朴三物汤主之。"急用厚朴三物汤通腑下气、泻热导滞。处方：厚朴100g，枳实30g，大黄15g（后入）。水煎分2次服。1剂后腹中矢气频频，随后泻下燥屎及黏液。3剂后诸症消失，再予健脾和胃药3剂调理而愈。

（2）男，49岁。1994年4月1日及6日早消化道钡餐透视，确诊为"幽门梗阻"。7日在我院行胃大部切除术，术后6天出现腹胀满，进食、饮水均引起呕吐，左下腹扪及坚硬团块，压痛，体温38.9℃，大便9日未行，亦无矢气，形羸神困，舌红苔黄燥，脉沉滑。X线腹部平片示：横结肠和降结肠积存大量硫酸钡。诊断"钡剂填塞结肠"。迭用胃肠减压、灌肠、抗痉挛等治疗，罔效。此乃钡剂与肠内宿热积结，治宜通腑行气、泻热导滞。处方：厚朴100g，枳实60g，大黄30g（后入），玄明粉20g（冲服）。水煎服。2剂后排出坚硬钡剂6枚及粪液约500ml，3剂后又排出钡剂如枣大4枚及粪液约200ml，体温降至36.3℃，诸症消除。X线腹部透视未发现异常。

（3）男，55岁，1996年10月28日收住院。患者1993年3月因溃疡病在本院行胃大部切除。术后曾因"粘连性肠梗阻"住院2次。1996年10月27日又突感腹部胀闷、脐周隐痛、恶心纳呆，继则阵发性全腹疼痛，拒按，腹中雷鸣，伴呕吐、口渴，小便色黄，大便3日未行，舌质红，苔黄少津，脉弦细。证属腑气不通，津亏肠燥。处方：厚朴100g，枳实60g，大黄15g（后入），生地黄、玄参、麦冬各30g。水煎服。服药3剂，腹痛减轻，恶心呕吐止，大便2次。上方改厚朴为60g，去大黄，5剂而愈。（张宗圣《山东中医杂志》1997；8：375）

原按 厚朴三物汤是仲景为治大便闭结不通、腹满痛而设。从药物组成看，此方以厚朴为主药，以行气除满为主，现常用以治疗腑气不通之急腹症。吾师赵广安主张其用量要大，《金匮要略》原方厚朴用量为八两，按一两约等于现代13.9g计，约110g。所以赵老师一般用量为100g，相当于常用量的6倍。再者大黄一定要后入，配合厚朴、枳实行气泻下。临床应用厚朴三物汤除注重剂量外，还可进行加味配伍，如例2加玄明粉，寓大承气汤之意，用以软坚散结；例3加增液汤生津润燥，增水行舟。此方所治病证，多属急证、重证。因此辨证要准确，用药要谨慎，密切观察病人。另，厚朴、枳实、大黄三药皆有促进肠蠕动作用，像肠套叠引起的肠梗阻、肠道化脓性病变应禁用或慎用。

编者按 上述三则案例以厚朴三物汤治急证、重证取得良效，首先是辨证准确，方药得当，而敢于重用厚朴等也是取效之关键。

【临证指要】 厚朴三物汤主治阳明腑实证气滞为甚的病症。

【实验研究】 现代研究认为，厚朴三物汤、小承气汤及后文厚朴大黄汤三方的药理作用与煎熬过程中金属元素的析出率有一定的关系。三方用药虽然相同，但由于三方之药物剂量的比例不同，在煎熬过程中金属元素的析出率不同。锌、锰在厚朴三物汤中提取率明显高于其他两方；钙、镁、铁于三方的提取率变化不大；铜在厚朴大黄汤中的提取率高于其他两方。药理分析表明，三方的通便、消胀、止痛功能与元素钙、镁有关。钙为肌肉收缩的激活因子；镁是泻盐的活性物质，刺激肠道蠕动增强；钙、镁与蒽醌类物质的协同作用，增强了肠道的蠕动和肠壁平滑肌的收缩运动，达到通便的目的。三方的行气除满作用还与锌元素有关。现代医学认为腹胀腹痛的原因是由于消化道平滑肌收缩运动的减弱，肠蠕动低下，随食物吞咽的气体和肠内容物受细菌分解，发酵腐败过程增加，产生大量的二氧化碳，使肠腔膨胀刺激肠壁而引起。而锌元素通过作为锌酶的必需因子，参与二氧化碳的转移和分解，减轻或排除肠膨胀和肠刺激，而达到"行气除满"的作用，三方以厚朴三物汤的锌元素含量最高，亦证明厚朴三物汤重在行气除满的功效。此外，厚朴大黄汤的“开胸泄饮”与镁、钙浓度的比值有关。从厚朴大黄汤的测试结果看，镁浓度高于钙浓度，其他两方则相反。

厚朴大黄汤

【原文辑录】 支饮胸满者，厚朴大黄汤主之。（十二·26）

【方药用法】 厚朴一尺，大黄六两，枳实四枚，上三味，以水五升，煮取二升，分温再服。

【方证释义】 本方功能行气除满，泻实破结。厚朴大黄汤与小承气汤及厚朴三物汤之用药相同，但用量与煎服法不同。本方证是以饮结胸膈，兼阳明腑实为主要病机的病证。症见咳逆倚息，短气不得卧，胸部满闷，或兼见腹部胀满疼痛，大便不通等。关于厚朴大黄汤之厚朴用量与厚朴大黄汤证之病位（是胸满，还是腹满）的探讨，详见《伤寒杂病论研究大成》此条“大论心悟”。

【临证指要】 本方主治与“三承气汤”、厚朴三物汤类似。

大黄甘草汤

【原文辑录】 食已即吐者，大黄甘草汤主之。（十七·17）

【方药用法】 大黄四两，甘草一两，上二味，以水三升，煮取一升，分温再服。

【方证释义】 本方功能通腑泄热，和胃止吐。方中大黄为君，直泻胃肠实热，热去则胃气因和，呕吐自止；少佐甘草调和胃气，以缓和大黄泻下之性。本方证是以胃热上冲为主要病机的病证。症见食已即吐，或便秘，舌红苔黄，脉滑实。

【验案精选】

1. 呕吐（消化系统癌） 曾治一胃癌患者，男，56岁，农民。身体消瘦，呕吐不能食，舌红苔黄腻，脉滑。以大黄12g，甘草6g，加入清热化湿药，服药3剂呕吐渐轻。（吕志杰验案）

编者按 细读《本经》中大黄记载，体会到大黄是治疗消化系疾病的要药，贵在一个“通”字，即泻腑实、利水谷、破积聚的功效，可以辨证治疗消化系统功能性和器质性病变所致的呕吐。

2. 新生儿疾病 民间流传，小儿初生即以大黄甘草煎药液拭口并饮之，能起到祛胎毒、洁脏腑、防治新生儿疾病的作用。近年来，我们在临床实践中用此方治疗新生儿疾病，取得了显著疗效，现简述如下。

（1）不乳　新生儿出生24小时尚不能吮乳者，即为病态，称为“不乳”。因在出生过程中吞入秽浊郁积肠胃，或因胎粪不下，秽热壅结，气机不运，腑气不通，导致不乳，症见烦躁，面赤，啼哭声粗，大便不通或兼呕吐，腹部胀满，舌苔黄厚，指纹紫滞。可用本方。如张某，男，出生56小时，不吮乳，呕吐，烦躁，腹胀，面赤，舌苔黄厚，指纹紫。证属秽热积于肠胃而致不乳，处方：大黄5g，甘草3g。1剂，大便通，始吮乳，“六腑以通为顺”，诸症消失，病愈。

（2）锁肚　新生儿一般在生后12~24小时排出胎粪，若48小时仍不排便，则属病态，称为“锁肚”。症见烦躁啼哭，面赤，唇干，腹胀，无大便，小便短赤。属胎热壅结肠胃。用本方加川朴，以燥湿散满，泄热通便。如刘某，出生3日，未排胎粪，吮乳即吐。检查：发育正常，哭声响亮，烦躁不安，面赤，唇红，口干，腹胀，小便量少色黄，指纹紫。证属胎热壅结，腑气不通。方用：大黄5g，川朴3g，甘草3g。服后即见排出黑褐色胎粪。1剂痊愈。

（3）黄疸　新生儿黄疸有生理性与病理性两种。属生理性的，多在生后2周左右消退，小儿一般情况良好，不伴有其他临床症状，不需治疗。属于病理性的，黄疸出现早，消退晚，或见日益加深，并伴有其他症状，必须及时查明原因，积极治疗。因湿热郁蒸引起的阳黄，黄疸颜色鲜，兼有小便深黄，大便秘结，腹胀，不欲吮乳，舌苔黄腻等症状，可用本方合茵陈蒿汤加味。如赵某，女，21天，生后4日出现黄疸，精神佳，吮乳好，10日黄疸消退。近5日来患儿发热，黄疸再现且日渐加深，色鲜如橘。精神差，不吮乳。大便色白如陶土，小便深黄如浓茶。舌苔黄腻，证属湿热熏蒸。方用大黄5g，茵陈12g，栀子6g，茯苓6g，泽泻6g，甘草3g。服3剂，大小便正常，黄疸渐退，食欲大增。继服5剂，痊愈。（周青云《河南中医药学刊》1995；3：23）

原按 大黄甘草汤仅由大黄、甘草两味药组成。大黄性味苦寒，有泻热毒、祛瘀血、荡涤肠胃积垢、推陈出新的作用；甘草性味甘平，有和中缓急、润肺、解毒、调和诸药的作用。二者配伍，泻中寓补，通中寓守，攻下而不伤胃，实为治疗小儿诸疾的良药。通过临床实践，我们认为，凡胃肠实热，腑气不通的诸症，只要认症准确，随证加减，投以本方，均可收到良好效果。

【临证指要】 以大黄甘草汤为主治疗胃肠实热、火邪上冲所致的呕吐、目痛、鼻衄、口疮、牙痛与新生儿不乳、便秘、胎黄、鹅口疮等疾病，外用治疗外科病，均取得满意疗效。

大黄附子汤

【原文辑录】 胁下偏痛，发热，其脉紧弦，此寒也，以温药下之，宜大黄附子汤。（十·15）

【方药用法】 大黄三两，附子三枚（炮），细辛二两，上三味，以水五升，煮取二升，分温三服；若强人煮取二升半，分温三服。服后如人行四五里，进一服。

【方证释义】 本方功能温阳散寒，通便止痛。方中“大黄苦寒，走而不守，得附子、细辛之大热，则寒性散而走泄之性存。”（《金匮要略心典》）本方证是以寒实内结为主要病机的病证。症见腹痛，大便不通，恶寒肢冷，脉紧弦，舌苔白腻等。

【验案精选】

1. 胁痛（肋间神经痛） 钟某某，女，50岁。主诉：左胁疼痛已7天，不大便3天，曾经西医诊断为“肋间神经痛”。检查：体温正常，左胁疼痛处无红肿，脉弦紧，舌滑无苔。余曰：“此乃阴寒凝聚，阳气被郁以致胁下疼痛，应予温下。”乃给大黄附子汤：锦生大黄24g（后下），黑附子24g，北细辛4.5g。水2碗，煎成大半碗。翌日复诊：据云服药后泻下2次，胁疼已基本消除。（黄展鹏《广东中医》1960；1：13）

编者按 患者病左胁痛，大便不通，脉沉紧，此系寒凝经络，冷积肠间所引起。予以温下之大黄附子汤，服后便泻2次，寒消积去，胁痛遂止。

2. 腹痛（粘连性肠梗阻） 王某某，男，45岁，1989年8月初诊。主诉：腹痛1年，加重1天。病史：患者1年前因急性坏死性肠炎曾作手术治疗，此后下腹部经常隐痛不舒，遇寒加重，伴腹胀、肠鸣，多次以手术后肠粘连给予对症治疗。昨天因贪食凉物下腹疼痛剧烈发作，腹部胀满、恶心呕吐、未解大便，矢气亦无。腹部透视见多个液平面，外科诊为“粘连性肠梗阻”，拟行手术治疗，病人要求中药治疗。患者急性病容，面色萎黄，痛苦呻吟不止，腹痛拒按，身寒肢冷，舌质色暗、舌苔白厚而腻，脉象沉紧。证属寒实内结，腑气被阻，不通则痛。治宜温中散寒，泻下腑实，佐以缓急止痛，方用大黄附子汤合芍药甘草汤。处方：大黄15g，制附子15g，细辛5g，白芍30g，炙甘草9g。2剂，将水煎2次药液，一次顿服。服药1次，大便得通，泻下黏浊粪便甚多，腹痛顿减；2剂后腹痛消失，一如常人。后来腹痛曾又发作过，病人自用上方2剂痊愈，随访2年，未再复发。（周念兴《中医杂志》1992；5：23）

3. 腿痛（下肢静脉曲张疼痛） 笔者自1994年以来，运用经方大黄附子汤热敷患肢，治疗因下肢静脉曲张引起的腿痛56例，均收到较好的效果，治疗方法：大黄60g，附子60g，细辛30g。加水至500ml，武火煎至300ml。将两条干净毛巾浸入药液中，取出后迅速热敷于双侧患肢上。毛巾凉后再浸入药液中加热，缠绕在患肢上，反复3~5次。此法每晚睡前应用，治疗后将双脚垫高入睡。每日1次，7天为1个疗程。如治付某，女，48岁，干部，1994年1月27日就诊。主诉：双下肢水肿疼痛1个月。患者有双下肢静脉曲张史5年，近日因劳累，双腿开始疼痛，后渐发水肿，需服止痛药后方敢行走。就诊时患者腿痛，入夜更甚，足不能着地行走，双小腿水肿发凉。中医辨证：寒滞经脉，脉络痹阻。处方：大黄60g，附子60g，细辛30g。煎汤后用毛巾裹腿热敷。1个疗程疼痛减轻，水肿渐消。2个疗程疼痛消失，行走自如。后又巩固1个疗程。追访患者至今未再复发。（李蜜蜂，等《河南中医》1998；6：342）

编者按 大黄附子汤采用上述热敷疗法简便易行，又无服药之忧，可效法。

【临证指要】 以本方为主可治疗寒实内结所

致的多种消化系统疾病，如肠梗阻、阑尾炎、胆囊炎、胆石症等。对睾丸肿痛、附睾结核等生殖系统疾病亦有良效。尚可治疗多种皮肤病符合上述病机者。

【实验研究】现代研究证实，大黄附子汤的水煎液对家兔离体肠管在小量时呈现明显的兴奋作用，其兴奋作用不被阿托品所阻断，这说明本方对肠管的兴奋作用，可能是直接作用于肠管的结果；在大量时未见兴奋作用明显加强，也未见有抑制作用。

大黄牡丹汤

【原文辑录】肠痈者，少腹肿痞，按之即痛如淋，小便自调，时时发热，自汗出，复恶寒，其脉迟紧者，脓未成，可下之，当有血。脉洪数者，脓已成，不可下也，大黄牡丹汤主之。（十八·4）

【方药用法】大黄四两，牡丹一两，桃仁五十个，瓜子半升，芒硝三合，上五味，以水六升，煮取一升，去滓，内芒硝，再煎沸，顿服之，有脓当下，如无脓，当下血。

【方证释义】本方功能破瘀逐血，泄热消肿。方中“重用大黄、芒硝开大肠之结，桃仁、丹皮下将败之血。至于清肺润肠，不过瓜子一味而已。”（王子接《绛雪园古方选注》）若肠痈已腐败成脓者，不可用本方，当以薏苡附子败酱散为主方治之。本方证是以急性肠痈脓未成为主要病机的病证。症见振寒发热，右少腹疼痛拒按，或右足曲而不伸，按之则痛剧，腹肌紧张、反跳痛，自汗出，烦躁欲呕，口渴欲饮，舌质红苔黄或黄腻，脉滑数有力。

【验案精选】

肠痈（急性阑尾炎） 张某某，男，25岁。昨天始上腹部至脐周阵发性疼痛，位置不固定，恶心欲吐，乏力。数小时后腹痛转移并固定在右下腹部，且振寒，发热。乡村医生按“急性阑尾炎”予以抗生素治疗。今日病情加重，来门诊要求配合中药治疗。查其右下腹压痛；腰大肌试验阳性。脉滑数，舌红苔薄黄。体温39.2℃。大黄牡丹汤加减：大黄、牡丹皮、桃仁、赤芍各12g，红藤30g，芒硝6g（后下煎数沸）。水煎分日4次温服。服药1剂，腹泻3次，腹痛等诸症减轻。原方去芒硝，加甘草6g，连服4剂，症状消失。适当加减，再服3剂，巩固治疗，以防复发。（吕志杰验案，张顺启协助整理）

编者按 上述编者治例，是较典型的急性肠痈患者。治取良效，不足为奇。大黄牡丹汤是自古以来治疗急性肠痈的主方。目前大量临床报道表明，本方适当加行气活血、清热解毒药，治疗急性阑尾炎有确切可靠的良好效果（关于非手术治疗急性阑尾炎的远期疗效观察、注意事项及防止复发的问题，详见《伤寒杂病论研究大成》之“大论心悟”）。配合局部外敷或针刺，病情重者应用抗生素，则疗效更快更好。疗效不好者，应掌握手术指征，及时手术。

【临证指要】大黄牡丹汤是治疗急性阑尾炎的专方，肠痈未成脓、轻度化脓及阑尾周围脓肿，不论老幼、妊娠期，均可应用。此外，对多种妇科病、泌尿系统疾病、肝脓肿、肺脓肿等，只要是以瘀热毒盛，腑气不通为主要病机者，亦均可以本方为主治之。

【实验研究】本方具有抑菌、杀菌、消炎、镇痛、增强阑尾蠕动、改善阑尾壁血循环、排除肠道的运动障碍等药理作用。

麻子仁丸

【原文辑录】趺阳脉浮而涩，浮则胃气强，涩则小便数，浮涩相抟，大便则硬，其脾为约，麻子仁丸主之。（247）

趺阳脉浮而涩，浮则胃气强，涩则小便数，浮涩相抟，大便则坚，其脾为约，麻子仁丸主之。（十一·15）

【方药用法】麻子仁二升，芍药半斤，枳实半斤（炙），大黄一斤（去皮），厚朴一尺（炙，去皮），杏仁一升（去皮尖，熬，别作脂），上六味，蜜和丸，如梧桐子大，饮服十丸，日三服。渐加，以知为度。

【方证释义】本方功能滋液润燥，泄热通便。为小承气汤加麻仁、杏仁、芍药组成。方中麻仁质润多脂，杏仁肃降肺气，二味润肠通便；芍药滋脾和里；大黄、枳实、厚朴泄热去实，行气导滞；蜂蜜润燥滑肠。合而为丸，服时渐加，取其缓缓润下之义。本方证是以胃强热结、脾弱阴亏为主要病机的病证。本方证之大便“坚”“硬”为大便干燥，数日不行，努挣难下，一般无潮热、腹满硬痛等燥热结实证表现。

【验案精选】

脾约证　刘某某，男，28岁。大便燥结，五六日一行。每次大便困难异常，往往因用力太过而汗出如雨。口唇发干，以舌津舐之则起厚皮如痂，撕则唇破血出。其脉沉滑，舌苔干黄，是属胃强脾弱之脾约证。因脾荣在唇，故脾阴不足，则唇燥干裂。为疏麻子仁丸一料，服之而愈。(《伤寒论通俗讲话》96页)

【临证指要】麻子仁丸用于治疗阴虚热结所致的尿频与便秘兼见者，每每获效。目前常以本方辨证治疗不全性肠梗阻、蛔虫性肠梗阻、老年人便秘、产后便秘、习惯性便秘、噎膈、老年人支气管哮喘、神经性尿频、膀胱炎，以及肛肠外科术后、痔疮、肛裂、感染性疾病、冠心病、肺源性心脏病、高原性心脏病、糖尿病等。

【实验研究】现代药理研究证实，本方中小承气汤具有增进肠道推进功能及抗病原微生物、抗炎、解热、利胆、清除肠内容物等作用；麻子仁、杏仁有滑润性缓泻作用；芍药有解痉、镇痛、抗炎等作用。

大陷胸汤

【原文辑录】太阳病，脉浮而动数，浮则为风，数则为热，动则为痛，数则为虚，头痛发热，微盗汗出，而反恶寒者，表未解也。医反下之，动数变迟，膈内拒痛，胃中空虚，客气动膈，短气躁烦。心中懊侬，阳气内陷，心下因硬，则为结胸，大陷胸汤主之。若不结胸，但头汗出，余处无汗，剂颈而还，小便不利，身必发黄。(134)

伤寒六七日，结胸热实，脉沉而紧，心下痛，按之石硬者，大陷胸汤主之。(135)

伤寒十余日，热结在里，复往来寒热者，与大柴胡汤。但结胸，无大热者，此为水结在胸胁也，但头微汗出者，大陷胸汤主之。(136)

太阳病，重发汗而复下之，不大便五六日，舌上燥而渴，日晡所小有潮热，从心下至少腹硬满而痛不可近者，大陷胸汤主之。(137)

伤寒五六日，呕而发热者，柴胡汤证具，而以他药下之，柴胡证仍在者，复与柴胡汤，此虽已下之，不为逆，必蒸蒸而振，却发热汗出而解。若心下满而硬痛者，此为结胸也，大陷胸汤主之；但满而不痛者，此为痞，柴胡不中与之，宜半夏泻心汤。(149)

【方药用法】大黄六两（去皮），芒硝一升，甘遂一钱匕，上三味，以水六升，先煮大黄，取二升，去滓，内芒硝，煮一两沸，内甘遂末。温服一升。得快利，止后服。

【方证释义】本方功能泻热逐水。方中大黄苦寒，泻热通下；芒硝咸寒，软坚开结；甘遂苦寒，峻逐水邪。药虽三味，力专效宏，为泻热逐水散结之峻剂。本方与“大承气汤”均用硝、黄，但因病因病位不同，故药物配伍有别，煎煮先后各异。本方比大承气汤更为峻猛，必须审证无误，方可使用。服后中病即止，虚人、老人、孕妇禁用。本方证是以水热互结于胸腹为主要病机的病证。《伤寒论》提到本证系由伤寒六七日或十余日，邪热与水结于胸胁所致，或因太阳病误下之后，胃中空虚，阳气内陷而成。症见脉沉而紧，心下痛，按之石硬，甚则从心下至少腹硬满而痛不可近，或见膈内拒痛，短气躁烦，心中懊侬，或不大便五六日，舌上燥而渴，日晡所小有潮热，或无大热，但头微汗出等。

【验案精选】

膈间留饮　温某某，女，52岁，社员。患者平素喜饮冷水，四肢关节常感酸痛。1973年10月26日初诊。见少腹至心下痞满胀痛，拒按，心中懊侬，起卧不安，大便秘结，口渴，舌燥苔黄，脉寸浮关沉。察其形素盛，必多痰湿，且喜冷饮多年，属膈间留饮为患，水与热互结心下，治宜大陷胸汤泻热逐水。处方：甘遂一钱半（醋炒），大黄四钱，芒硝三钱。水煎去渣，温分二服。10月30日复诊，自诉药后得快利，胸腹满痛顿减，诸症减轻。仍照原方半量加味连服3剂，病情好，停药数日，诸症复见。如此反复两次，此乃顽饮根固，药力不足，续与前方1剂。次日得悉药后心中懊侬比前更甚，坐立不安，患者以反应严重，试进稀粥一小碗，以求暂安。突然倾吐清水数碗，此后诸症悉平。半月后追访，痞消便畅，康复如常。(《新中医》1974；5：31）

编者按　此案为杂病结胸证，意在攻下留饮，却吐之而愈，值得研究（三物小白散方后注曰：服药之后“病在膈上必吐，在膈下者必利”）。

【临证指要】　目前用之治疗肠梗阻、急性胰腺炎、急性胃炎、胸腔积液、急性腹膜炎，以及肝、肾疾患引起的腹水等属于本方证者。

【实验研究】　药理研究证实，大陷胸汤有很强的导泻、利尿作用。方中大黄是分泌性泻下药物，能兴奋胃肠道平滑肌，有增进肠管蠕动功能，使肠内水分增加，从而起到泻下作用。芒硝是渗透性泻下药物，主要含有硫酸钠，在肠内溶解后成高渗钠盐液，由于渗透压的作用，保持肠内有大量水分，同时扩张肠管，反射性地增强肠蠕动而致泻。二药同煎时，可使大黄的有效泻下成分结合成黏液物质而不溶于水，增强了泻下作用。甘遂也属分泌性泻下药物，其主要泻下成分为不溶于水的黄色树脂状物质，故用时多直接将药粉冲服。

大陷胸丸

【原文辑录】　病发于阳而反下之，热入因作结胸；病发于阴而反下之，因作痞也。所以成结胸者，以下之太早故也。结胸者，项亦强，如柔痉状，下之则和，宜大陷胸丸。(131)

【方药用法】　大黄半斤，葶苈子半升（熬），芒硝半升，杏仁半升（去皮尖，熬黑），上四味，捣筛二味，内杏仁、芒硝合研如脂，和散，取如弹丸一枚。别捣甘遂末一钱匕，白蜜二合，水二升，煮取一升。温，顿服之。一宿乃下；如不下，更服，取下为效。禁如药法。

【方证释义】　本方功能泻热逐水。方中大黄、芒硝泻热破结，甘遂逐痰水，杏仁、葶苈子降肺气、泄肺水。诸药为丸，每服仅一丸，更有白蜜之甘缓，乃峻药缓攻之法，能搜尽在上之邪。本方证与大陷胸汤证相比，邪结病位偏高。是以邪热内陷与痰水搏结为主要病机的病证。

【验案精选】

伏饮　天津罗某某，素有茶癖，每日把壶常饮，习以为常。身体硕胖，面目光亮，每以身健而自豪。冬季感受风寒后，自服青宁丸与救苦丹，病不效而胸中硬痛，呼吸不利，项背拘急，俯仰为难。经人介绍，乃请余诊。其脉弦而有力，舌苔白厚而腻。辨为伏饮踞于胸膈，而风寒之邪又化热入里，热与水结于上，乃大陷胸丸证。为疏：大黄6g，芒硝6g，葶苈子9g，杏仁9g。水二碗、蜜半碗，煎成多半碗，后下甘遂末1g。服1剂，大便泻下2次，而胸中顿爽。又服1剂，泻下4次。从此病告愈，而饮茶之嗜亦淡。(《新编伤寒论类方》第81页）

编者按　“伏饮”病名见于《金匮·痰饮病》篇第11条，为“膈上病痰”之证候。

己椒苈黄丸

【原文辑录】　腹满，口舌干燥，此肠间有水气，己椒苈黄丸主之。(十二·29)

【方药用法】　防己、椒目、葶苈（熬）、大黄各一两，上四味，末之，蜜丸如梧子大，先食饮，服一丸，日三服，稍增，口中有津液。渴者加芒硝半两。

【方证释义】　本方功能分消水饮，攻坚决壅。方中防己、椒目辛宣苦泄，导水从小便而出；葶苈、大黄攻坚决壅，逐水从大便而去。前后分消，则脾气转输，津液自生，故方后云“口中有津液”，这是饮去病解之征。若服药后反加口渴，则为饮阻气结，故加芒硝以软坚破结。本方证是以饮结肠间，腑气壅塞为主要病机的病证。症见腹部胀满，口舌干燥，二便不利，可见体胖或水肿，脉弦滑有力。

【验案精选】

臌胀　朱某，男，25岁。春间患风寒咳嗽，寖至全身浮肿。医用“开鬼门”法，浮肿全消，但咳嗽仍紧，腹感胀满，又用六君子汤加姜、辛、味，温肺健脾，咳得减而腹更胀大，行动则气促。易医亦认为虚，疏实脾饮，服后胀不减，胸亦甚觉痞满，经治十余日无效，迁延半年，腹大如鼓。吾夏月治其邻人某之病，因来就诊。按脉沉实，面目浮肿，口舌干燥，却不渴，腹大如瓮，有时胀满延及膻中，小便黄短，大便燥结，数日一行，起居饮食尚好，殊无羸状。如果属虚，服前药当效，而反增剧者，其为实也明矣。审病起源风寒，太阳表邪未尽，水气留滞，不能由肺外散，反而逐渐深入中焦。与太阴之湿合而为一，并走肠间，辘辘有声，而三焦决渎无权，不从膀胱气化而出，积蓄胃肠而成水臌。当趁其体质未虚，乘时而攻去之。依《金匮》法，处方：己椒苈黄丸（改汤）。此以防己、椒目行水，葶苈泻肺，大黄清肠胃积热，可收快利之效。药后水泻数次，腹胀得减。再2剂，下利尤甚，腹又逐消，小便尚不长，用扶脾利水滋阴之法，改用茯苓导水汤配吞六味地黄丸，旬日而瘥。（《治验回忆录》36页）

编者按　编者曾用己椒苈黄丸治例二则：一是治一60多岁女性患者，形体肥胖，动则气喘，胸腹四肢憋胀，二便不利。察其正气不衰，湿浊壅于周身（胖人多湿），故以本方四药各24g，改为汤剂，服药后二便通利，憋胀等症遂减轻。二是治一60多岁女性，患糖尿病合并肾病，周身面目洪肿，按之如泥，频频吐涎沫，小便少，大便难。用己椒苈黄丸各18g，煎汤分日3次温服，泻下止后服。约一日后方泻下，量多盈痰盂，水肿顿消。但数日后浮肿又甚，此元气虚衰，难以救治！本方只能治标，不能固本也。

【临证指要】目前以己椒苈黄丸治疗饮邪结聚、壅塞不通所致的各种病症，如胸痹、悬饮、水肿、哮喘、咳嗽、臌胀及妇人闭经等，今之肺心病水肿、肺性脑病、心包炎、心包积液、胸膜炎、肝硬化腹水、幽门梗阻等。

【实验研究】动物实验证明，本方中葶苈子的醇提取物有强心作用，对衰竭的心脏可增加输出量，降低静脉压。但均需较大剂量才能引起以上强心苷样作用。己椒苈黄丸的水煎液对家兔离体肠管有兴奋作用，且该作用不被M受体阻断剂阿托品所抑制，因此认为己椒苈黄丸对离体肠管的兴奋作用可能与M受体无关。另外，经研究发现，己椒苈黄丸水煎液对麻醉家兔有轻微的利尿作用。

大黄甘遂汤

【原文辑录】　妇人少腹满如敦状，小便微难而不渴，生后者，此为水与血俱结在血室也，大黄甘遂汤主之。（二十二·13）

【方药用法】　大黄四两，甘遂二两，阿胶二两，上三味，以水三升，煮取一升，顿服之，其血当下。

【方证释义】　本方功能破瘀逐水，养血扶正。方中“大黄下血，甘遂逐水，二邪同治矣，入阿胶者，就阴分下水血二邪，而不至于伤阴也。顿服之，血当下，血下而水自必随下矣。”（魏荔彤《金匮要略方论本义》）本方证是以“水与血俱结在血室”为主要病机的病证。症见妇人经闭，产后恶露不尽，小腹满痛拒按，二便不利，舌质紫暗，苔黄或黄腻，脉沉而涩。

【验案精选】

1. 产后而水与血俱结在血室　霍某某，女，农民。主因产后半个月，情志变异，哭笑无常，就诊于1990年10月1日。患者产后小腹一直发胀，有下坠感，小便微难，不疼不痛无出血；偶发情志变异，哭笑无常，舌质胖紫暗，脉弦。素无痼疾。曾服药无效。查《金匮》大黄甘遂汤证，恍然悟之，此证属水血互结血室。遂用：甘遂1.5g，大黄12g，阿胶6g。嘱其水煎分4次服完，每日2次。病人疑药少力微，分4次不足以生效，自作主张顿服之，后半夜小便数次，泻出大量水样便，腹胀消失，诸症骤减。随访半年，再无他变。（王若华，等《中医药研究》1996；3：46）

编者按　产后多虚多瘀，治以扶正祛邪是常法。今产后却用峻攻之甘遂、大黄，此为变法。仲景远在一千八百年以前就以辨证论治为主，知常达变，总结出如此绝妙之法，真乃医家之圣也。

2. 经行落水而水与血俱结在血室　龚某某，女，28岁。病由经行时，赴塘边洗衣，失足落入水中，月经即止。因而小腹胀满如鼓，剧痛不已，前阴肿，二便不利。此水与血瘀留而不去故也。治宜逐水祛瘀，佐以补虚养血。处方：大黄12g，甘遂6g，阿胶6g，3剂。复诊：服上方后，大便下如米泔水，小便下血水，腹胀渐消，但小腹仍痛。此水结已解而瘀未化也，治宜逐瘀。处方：大黄10g，虻虫5g，水蛭10g，桃仁6g。3剂。三诊：连服上方，药后下瘀血块甚多。嗣后

经色逐渐如常，但小腹稍有疼痛，以小建中汤加当归，数剂痊愈。(《湖南省老中医医案选·廖仲颐医案》181页)

【临证指要】 据个案报道，以大黄甘遂汤原方治产后“少腹满如敦状”、癥瘕、尿潴留及闭经，均取得速效。适当加味治疗肝硬化腹水、精神分裂症等亦取得较好疗效。

十　枣　汤

【原文辑录】 太阳中风，下利，呕逆，表解者，乃可攻之。其人漐漐汗出，发作有时，头痛，心下痞硬满，引胁下痛，干呕短气，汗出不恶寒者，此表解里未和也，十枣汤主之。(152)

脉沉而弦者，悬饮内痛。(十二·21)

病悬饮者，十枣汤主之。(十二·22)

咳家其脉弦，为有水，十枣汤主之。(十二·32)

夫有支饮家，咳烦胸中痛者，不卒死，至一百日或一岁，宜十枣汤。(十二·33)

【方药用法】 芫花(熬)、甘遂、大戟各等份，上三味，各别捣为散，以水一升半，先煮大枣肥者十枚，取八合，去滓，内药末。强人服一钱匕，羸人服半钱，温服之，平旦服。若下少病不除者，明日更服加半钱。得快下利后，糜粥自养。

【方证释义】 本方功能攻逐水饮。方中甘遂善行经隧之水，大戟善泄脏腑之水，芫花善消胸胁伏饮痰癖，合而用之，为逐水饮、消肿满之峻剂。由于三药皆有毒，故用大枣十枚为君，于峻下逐水之时不忘顾护胃气。方后云“平旦服”，即清晨空腹服用，使药力速行。“糜粥自养”，此快利后，借谷气以补养正气之意。本方证是水饮停聚胸胁为主要病机的病证。《伤寒论》所言是悬饮病初起，正邪交争于内，营卫失和于外之类似太阳中风证候与饮停胸胁证候。《金匮》所言咳唾，胸胁引痛，脉沉而弦的悬饮证，病机与《伤寒论》所述相类，亦为水停胸胁。《金匮》又言及痰饮伏肺所致咳家以及素罹咳逆倚息，气短不得卧，其形如肿之支饮家，皆属本汤证范围。

【验案精选】

1. 悬饮(渗出性胸膜炎) 刘某某，患者胸膈胀满，气促喘急，面微浮肿，自服宽胸调气药不效。转请西医诊治，诊断为“胸腔积液”。胸腔积水甚多，曾抽水数百毫升，暂获轻松，但不久又反复如前。自觉疗效不佳，来我所详述病程，要求治疗。脉弦滑，胸脘胀痛，喘息不安。西医诊断为胸水，即中医之悬饮内停，病名虽殊，其理则同。此为中阳不振，水不运化，结聚胸膈，因而胀痛，呼吸转侧均觉困难。在治疗上，惟当峻攻其水，十枣汤、大陷胸汤，皆为本证方剂，但大陷胸汤适合胸水及肠胃积热而大便不利者。本病仅为水饮结胸，肠无积热，则以十枣汤为宜：甘遂2.4g，大戟、芫花各3g。研末，另大枣10枚煎汤送下，分2次冲服。服竟，峻下4~5次，连服2日，胸不胀满，气亦不喘，此胸腔积水经攻逐从大便去也。后以《外台》茯苓饮健脾利水，续服半月，遂告无恙。(《治验回忆录》)

编者按 本方现在用法，以诸药为末，每服1.5~4.5g，装入空心胶囊，每日1次，清晨空腹枣汤调下。如此服法，大大减少其伤胃、呕吐、腹痛等副作用。同时宜从小量逐渐增加，以中病(服药后大便日泻5~6次)为度，不可连续使用。

枣汤证在《伤寒论》中叙述甚详，悬饮病十枣汤证与现代医学所述的“渗出性胸膜炎”颇类似。其病因复杂，以结核性胸膜炎最多见，病初表现为干性胸膜炎，进一步发展则为渗出性胸膜炎而致“胸腔积液”。文献资料表明，十枣汤对渗出性胸膜炎确有良效，不但疗效确实可靠，而且安全经济简便。但本方对脓胸、干性胸膜炎无效。

2. 石水(肝硬化腹水) 程某某，男，39岁，于1959年10月4日初诊。即日入院。去年曾患黄疸型肝炎，继患肿胀，诊断为：“肝硬化腹水”。近又旧患复发，黄疸肿胀并作，肝功能检查：凡登白试验直接弱阳性、麝香草酚浊度试验24单位、脑磷脂胆固醇试验(++++)、高田反应(+++)、黄疸指数60U。腹围102cm，目黄，溲黄而少，肿胀连及胸脘，肢肿以两腿为甚，胸痞呕逆，右肋下作痛，舌红苔白，脉滑数。用利胆退黄、化湿行水诸药治疗1个半月，黄疸指数降至25U，腹围缩至97cm，效果仍不满意。考虑水已积聚，不攻而逐之，则水邪无从宣泄，将有溃决泛滥之虞，且病延虽久，体质尚未大虚，轻剂恐不足以愈重病。遂于11月19日用十枣丸4.5g，服后吐泻出黏痰、稀水甚多，肿胀大减，腹围缩至90cm，腹部颇觉宽舒，饮食由每餐一二两稀粥，骤增至一顿食五两多。此属邪去则正安，胃气旺盛的佳兆。嗣于11月24日~11月29日又用十枣丸2次，每服后必下稀水七八次。11月30日检查：腹围87cm，黄疸指数12U，肝功能亦有所改善。西医检查：肝大两指半，质软。计自1959年11月19日~1960年1月26日，两个多月当中，先后用十枣丸8次，水始泄尽。在这过程中，间用四逆散、逍遥散、金铃子散等以疏肝理气。常用健脾补肾方法，如香砂六君、桂附八味等相间互用，取攻补兼施之义，以调治之，腹围逐渐递减，最后缩至73cm而愈。为巩固疗效，用健脾补肾方，以善其后。三月份肝功能检查正常。（张莘家《新中医》1975；1：40）

编者按 水邪流于胁下为悬饮，浸渍肌腠为水肿，两者异病同源，理无二致。若论治法，水不去则温补无益。故水肿后期，狂澜莫制之势已成，则非攻不克。十枣汤逐水消肿有推墙倒壁之力，用治本病，恰到好处。但在应用时，要分辨虚实，攻补得当，或先攻后补，或先补后攻，或攻多于补，或补多于攻，或寓攻于补，或寓补于攻，随机应变，灵活掌握，才能收效。本案虽黄疸水肿并作，但形气尚实，故采取以攻为主的治则，方用十枣汤改为丸剂则攻逐之力较和缓，并且攻补兼施，间用疏肝理气、健脾补肾之剂，终获缓解。

《金匮·水气病》篇首条总论水气病四种类型的脉症，并提出风水及皮水的治疗原则。简要探讨如下：风水其脉自浮，外证骨节疼痛，恶风，此为外邪束表所致；外邪束表，肺气不宣，不能通调水道，水气外溢则为风水。风水的特点：面目先肿（《素问·评热病论》："诸有水气者，微肿先见于目下也。"），继则肿及四肢或周身。皮水是风水的发展，一旦外证胕肿，按之没指，则脉象必沉。皮水特点：四肢水肿较风水为甚，按之如泥，尿少，或血尿。风水与皮水的治法皆"当发其汗"以散水。正水病因是风水、皮水失治或误治，迁延日久而成。正水的特点：四肢水肿难消，甚则肿及头面，腹水胀大，其脉沉迟。石水病因与肝肾病变密切相关，《素问·大奇论》说："肾肝并沉为石水。"石水的特点：其脉亦沉，腹水肿大，四肢消瘦，其形如蛙，面色晦暗，甚则四肢亦肿者更为难治。中西医汇通，以上所述风水、皮水类似急性肾炎或慢性肾炎急性发作；正水类似慢性肾炎甚至慢性肾功能衰竭；石水类似肝硬化。

中医治病以辨证为主，不可拘于西医病名而脱离了辨证论治的法则。上述治案可谓善于把辨病与辨证相结合的范例。

3. 实热痰喘 本县东关吴姓妇，20岁，怀孕7个月患热病，曾经中西治疗未见好转，迁延20余日，症状日趋严重，旋由某君介绍余诊治。当时病者高热（体温39.5℃），咳喘，痰涎壅盛，大便秘结。余初投以香苏饮合凉膈散2剂，未见效；继即用十枣汤，服1剂后大便始通，但他症未减。次日余邀请张荣光同志会诊，同认为前药用量太轻，遂将甘遂、大戟、芫花各加0.6g（即各用3g），服后泻下甚多，喘平，痰减，热退，胎亦无故。（邵武《福建中医药》1958；3：42）

编者按 患者因痰热阻肺，肺失宣降而发暴喘，便秘，高热不已等。因其病重且急，故虽属有孕之躯，亦应予十枣汤，泻热逐饮。《内经》曰："有故无殒，亦无殒也。"初因病重药轻，效果不著，后放胆用之而获显效。

【临证指要】 目前以十枣汤治疗渗出性胸膜炎、小儿肺炎、胃酸过多症均取得较好疗效，对消除腹水及水肿亦有肯定疗效。

【实验研究】 十枣汤的药理作用可归纳为三个方面：一是泻下作用；二是利尿作用；三是镇咳、祛痰等作用。此外，研究表明，若方中甘遂入煎剂，则其致泻及消除胸水作用明显减弱。这提示十枣汤有效成分可能难溶于水或者可能易被加热破坏，证明仲景煎服法有科学道理。

甘遂半夏汤

【原文辑录】 病者脉伏，其人欲自利，利反快，虽利，心下续坚满，此为留饮欲去故也，甘遂半夏汤主之。（十二·18）

【方药用法】 甘遂大者三枚，半夏十二枚

（以水一升，煮取半升，去滓），芍药五枚，甘草如指大一枚（炙），上四味，以水二升煮取半升，去滓，以蜜半升，和药汁煎取八合，顿服之。

【方证释义】 本方功能逐饮祛痰，散结除满。方中甘遂攻逐水饮，半夏散结除痰，芍药在《本经》记载有“破坚积”“利小便”之功，炙甘草、白蜜甘缓安中，即缓和甘遂峻下之性，又解药毒。关于本方的药物配伍及煎法，历代医家多数认为甘遂、半夏与芍药、甘草相配伍，是取其相反相成的作用，一方面牵制药物毒性，另一方面加强药物功效。尤其是煎加白蜜，缓解本方的峻猛之性。特别需要指出，方中甘遂、甘草同用，适犯“十八反”之戒，然用量配伍得法，用之得当，却有“相反相成”之功。本方证是以痰饮久留于心下为主要病机的病证。症见心下坚满，脉沉伏，苔滑腻，未经攻下而其人欲自利，虽下利，心下续坚满。

【验案精选】

留饮 张小菊，女，14岁。前以伤食胀满作痛，服平胃散加山楂、神曲、谷麦芽之类得愈。未期月，胃又胀痛而呕，有上下走痛感觉，但便后可稍减，再服前方不验，辗转半年未愈。夏月不远百里来治，且曰：“绵绵无休止，间作阵痛，痛则苦不堪言，手不可近。服破血行气药不惟不减，且致不饮食，是可治否？”问曰：“痛处有鸣声否？”则曰：“有之”。此病即非气血凝滞，亦非食停中焦，而为痰疾作痛，即《金匮》之留饮证也。盖其痰饮停于胃而不及胸胁，则非十枣汤所宜。若从其胃胀痛，利反快而言，又当以甘遂半夏汤主之。是方半夏温胃散痰，甘遂逐饮，又恐甘遂药力过峻，佐白蜜、甘草之甘以缓其势，复用芍药之苦以安中。虽甘草、甘遂相反，而实则相激以相成，盖欲其一战而逐留饮也。服后痛转剧，顷而下利数行，痛胀遂减，再剂全瘳。（《治验回忆录》32页）

编者按 方中甘遂与甘草并用，为“十八反”之一。须知十八反始于汉代以后，而汉代尚无十八反之说。是否相反，全在制方之妙。据现代动物实验表明：甘遂与甘草配伍，如甘草的用量与甘遂相等或少于甘遂，则无相反作用，有时还能减轻甘遂的副作用，但如甘草的用量大于甘遂，则有相反作用，且配伍的甘草愈多，毒性越大。（转引自《中药大辞典》第574页）其相反毒性作用的产生，可能是甘草的甘缓作用（大量用甘草可造成水钠潴留）虽然缓和了甘遂的峻下之性，同时也使甘遂的毒性不能随泻下排出体外而潴留于体内，故发生中毒反应。

【临证指要】 据个案报道，目前以甘遂半夏汤治疗痰饮积聚，阳气不通而致的腹水、臌胀、水肿、咳嗽喘息、胃脘痞痛、闭经等病症取得疗效。

【实验研究】 本方水提取液（浓度为100%）对家兔有显著的利尿作用。

三物小白散

【原文辑录】《伤寒论》：寒实结胸，无热证者，与三物小陷胸汤，白散亦可服。(141)（编者按:《玉函经》《千金翼方》中均无“陷胸汤”及“亦可服”六字）

【方药用法】 桔梗三分，巴豆一分（去皮心，熬黑，研如脂），贝母三分，上三味，为散。内巴豆更于臼中杵之，以白饮和服。强人半钱匕，羸者减之。病在膈上必吐，在膈下必利。不利，进热粥一杯；利过不止，进冷粥一杯。

《金匮要略》第七篇附方之《外台》桔梗白散：治咳而胸满，振寒脉数，咽干不渴，时出浊唾腥臭，久久吐脓如米粥者，为肺痈。

桔梗、贝母各三分，巴豆一分（去皮，熬，研如脂）。上三味，为散，强人饮服半钱匕，羸者减之。病在膈上者吐脓血，在膈下者泻出。若下多不止，饮冷水一杯则定。

【方证释义】 本方功能涌吐痰实，泻下寒积。方中巴豆辛热峻泻，以下沉寒冷饮结聚；贝母清金化痰，开结解郁；桔梗开提肺气，排吐痰涎。三药合用，可使寒痰积冷经吐、下而去。“和以白饮之甘，取其留恋于胃，不使速下。”（柯琴《伤寒来苏集·伤寒附翼》）“不利进热粥，利过进冷粥，盖巴豆性热，得热则行，得冷则止。不用水而用粥者，借谷气以保胃也。”（吴谦，等《医宗金鉴·订正伤寒论注》）本方证是以寒与痰结，阻滞胸膈为主要病机的病证。症见胸中或心下硬满疼痛而拒按，呼吸不利，大便不通，或痰涎壅盛，呆滞不语，舌淡苔白滑或白腻，脉沉弦或沉迟。

【验案精选】

寒实结胸 郑某某，七十余岁，素嗜酒，并有气管炎，咳嗽痰多，其中痰湿恒盛。时在初春某日，大吃酒肉饭后，即入床眠睡，翌日不起，至晚出现昏糊，询之瞠目不知答。因不发热，不气急，第三天始邀余诊，两手脉滑大有力，满口痰涎粘连，舌苔厚腻垢浊，呼之不应，问之不答，两目呆瞪直视，瞳孔反应正常，按压其胸腹部，则患者蹙眉，大便不行，小便自遗，因作寒实结胸论治。用三物小白散五分，嘱服三次，以温开水调和，缓缓灌服。两次药后，呕吐黏腻胶痰，旋即发出长叹息呻吟声。三次服后，腹中鸣响，得泻下两次，患者始觉胸痛，发热，口渴，欲索饮等。继以小陷胸汤两剂而愈。（叶橘泉，等《江苏中医》1961；8：40）

编者按 嗜酒之体，痰湿素盛；醉后入睡，寒凉外加，以致寒痰互结胸腹，成寒实结胸证。治用桔梗白散，先吐后泻，寒痰渐解，阳郁得伸，热象毕露，续以小陷胸汤清热涤痰而愈。

【临证指要】 三物白散（《外台》桔梗白散）为治疗急症、怪病的神方。凡寒实内结所致的痰饮结胸、肺痈成脓及其他病证属于痰实为主者，皆可用本散治疗，使病在膈上者吐之而去，在膈下者泻痢而出，一举荡除邪气，药不嫌其峻，缓剂则无功也。为了慎重起见，对本散应先从小量开始（每次0.3~1g）。若泻痢不止，《伤寒论》明文“进冷粥一杯”。《外台》则曰：“饮冷水一杯则定。”

三物备急丸

【原文辑录】 三物备急丸方：原注见《千金》。司空裴秀：为散用亦可，先和成汁，乃倾口中，令从齿间得入，至良验。（二十三·3）（编者按：孙思邈《千金要方·卷十二》云：“张仲景三物备急丸，司空裴秀为散用，治心腹诸卒暴百病方。”据此可证“三物备急丸”本为仲景方）

【方药用法】 大黄一两，干姜一两，巴豆一两（去皮心，熬，外研如脂），上药各须精新，先捣大黄、干姜为末，研巴豆内中，合治一千杵，用为散，蜜和丸亦佳，密器中贮之，莫令歇。主心腹诸卒暴百病，若中恶客忤，心腹胀满，卒痛如锥刺，气急口噤，停尸卒死者，以暖水若酒，服大豆许三四丸，或不下，捧头起，灌令下咽，须臾当瘥，如未瘥，更与三丸，当腹中鸣，即吐下便瘥。若口噤，亦须折齿灌之。

【方证释义】 本方功能攻逐寒积，开通壅塞，临危救急。方名备急丸：“备，先具以待用也；急，及也，谓临事之迫也。《金匮》以备急丸救中恶客忤神昏口噤者，折齿灌之立苏，若临时制药则无及矣。巴豆辛热大毒，生用性急，开通水谷道路之闭塞，荡涤五脏六腑之阴霾，与大黄性味相畏，若同用之，泻人反缓。妙在生大黄与生干姜同捣，监制其直下之性，则功专内通于心，外启胃之神明，协助心神归舍，却有拨乱反正之功。”（王子接《绛雪园古方选注》124页）本方证是以将摄失宜，冒犯邪客不正之气，充塞脏腑，真气不通，卒病危急为主要病机的病证。症见“心腹胀满，卒痛如锥刺，气急口噤”，突然昏厥，脉沉大而滑，甚者沉伏难寻等。

【验案精选】

1. 肠梗阻 患者张某，男，24岁，农民。因腹痛腹胀，便秘于8月29日来急诊住院。患者29日午饭饱食后即去劳动，突感腹部绞痛甚剧，并伴腹胀，继则呕吐，吐后痛得以暂缓，俄顷又剧，吐亦加频，初吐为食物，继为清水，最后则作干吐，渴饮水即吐，腹部逐渐胀大，起病以来未矢气排便，平素体健。检查：体温37.2℃，脉搏68次/分，腹胀大如鼓，可见肠型及蠕动波，有压痛，肌紧张不明显，肠鸣音亢进，余无异常。拟诊为急性肠梗阻（小肠空肠段扭转）。在禁食、输液、注射抗生素等处理下，同时请老中医黎鹤轩先生会诊。根据患者卒然腹痛，腹胀如鼓，便秘，舌苔白滑，脉象沉迟，辨证系阴寒积滞结于肠胃，暴病属实，治宜温下。用三物备急丸5粒（2.3g）。服后不久，肠鸣音加强，疼痛先剧烈，随即缓解，自觉有气在肚内走动，约五分钟后再服上药3粒，服后不久，觉肛门坠胀，解出少量稀便，大量气，腹痛、腹胀逐渐消失，继服调养之剂，3天出院。该院用此药丸治过本病10余例，均获良效。（符开智《云南中医杂志》1982；2：27）

2. 中恶病 1978年夏，气候炎热酷烈。某日，我因暴饮冷水，午后卒然脘腹胀痛难忍，喜热拒按，痛如锥刺，虽得热敷而痛不减。先后服理中丸、藿香正气水、十滴水等药皆不效。腹痛逐渐加重，四肢厥冷，口唇发青，有暴厥之势。危急之时，幸得一栓剂，塞入肛门，须臾，腹中雷鸣，有便意感，即便出稀水便升许；随之腹痛顿减，半小时后，腹痛已愈。追访此药，得知出自民间一位老叟祖传之方。凡遇寒冷固结肠胃之中恶病，即将“大黄、干姜、巴豆”三味药制成栓剂，塞入肛门，无不应手取效。

寒结肠胃之中恶病，即指由于寒邪侵袭以致突然心腹胀满，剧痛如锥刺，气急牙关紧急之症。多因饮食不调，过食生冷，或暴饮暴食，食停肠胃，寒结于中，以致上焦不行，下脘不通，故卒然心腹胀痛，甚至气急口噤暴厥。当此之时，非巴豆的峻利，不能开其闭；非大黄之荡涤，不能消其食；更加干姜之守中，使邪去而脾阳不伤，此方配伍精当，疗效甚捷。我按老叟之法，配制成栓剂，凡亲属及邻里患此疾患，即按此法治之，果有奇效。继之，用于临床，几年来用此药治疗寒结肠胃之中恶病百余例，皆治愈。

三物备急栓制法：大黄、干姜、巴豆各等份，将大黄、干姜研细末，巴豆去壳，捣仁为泥，去油成霜（呈微黄色），三药合均，炼蜜为丸，每枚含纯药1~1.5g，密器中贮存备用，勿使泄气，勿令干燥。用法：凡患寒结肠胃之中恶病，即可取此药一枚放入肛门2cm深处，须臾当泻下而愈。若不泻，可更入一丸。注意事项：①巴豆必须将油去尽，制成霜，方可配制。②凡用此药，必须除外急腹症，确属寒结肠胃之中恶病，方可用之。（刘维强《中医杂志》1988；2：66）

编者按　案中所谓“老叟祖传之方”，即三物备急丸之方药组成与制丸法，只不过改口服为“塞入肛门”的栓剂，如此则更安全而便于应用。刘氏用之“治疗寒结肠胃之中恶病百余例”的宝贵经验，足供效法。

【临证指要】　原文云“主心腹诸卒暴百病”。古代医家或用原方，或适当加减，用之很广。现代临床用三物备急丸主治消化系统疾病，有报道（符开智《云南中医杂志》1982；2：27）用本方治疗肠梗阻疗效显著。其通下之力，远在承气辈之上。其优点是比汤剂快，药量少，体积小，可避免或减轻腹胀呕吐，病人乐于接受，服法简便，价格低廉。梗阻解除后，宜用健脾益气之品善后。应用本方注意事项：①本方为攻逐峻剂，方中巴豆辛热有毒，作用猛烈，对于消化道的刺激极强，故非体质强壮、寒实积聚者不可妄用。②孕妇、年老体衰者禁用。③如服后泻下不止，可食冷粥以止之。

【实验研究】　三物备急丸对家兔离体小肠运动有提高肠管紧张性，加强收缩的作用，其作用较单味巴豆为强。肠管运动加强时，可以自行克服梗阻。巴豆的作用与用量有关，用量过大，反可抑制肠管的收缩作用，且药效也存在着个体差异，无疑辨证用药是重要的。有资料考证，“三物备急丸”每丸含生药约0.4g。

经方类解

本节共17首方剂，按其主治功效，可分为寒下、温下、润下、逐水四类。按其方药组成归纳，可分为如下四类。

1. 以大黄为主药的承气汤类　本类有大承气汤、小承气汤、调胃承气汤、厚朴三物汤、厚朴大黄汤、大黄附子汤、大黄甘草汤、大黄牡丹汤及麻子仁丸等9方。①大、小、调胃承气汤等三方所主，均属阳证、里证、热证，即阳明腑实证，皆有潮热或发热、心烦、汗出、大便秘结、谵语等症状。然大承气汤证痞满燥实皆重，同时因里实较盛，累及神明，所以呈现独语如见鬼状，循衣摸床，目中不了了，睛不和等。用大黄、芒硝、厚朴、枳实等四味药相配伍，协力增效，相得益彰，攻下之力峻猛，为泻下剂之代表方。腑实证较轻以痞满为主者，减去芒硝，只用大黄、厚朴、枳实，名小承气汤。腑实证以燥实为主者，减枳、朴，加炙甘草，名调胃承气汤。邹树说：“三承气汤中，有用枳、朴者，有不用枳、朴者；有用芒硝者，有不用芒硝者；有用甘草者，有不用甘草者；惟大黄则无不用，是承气之名，固当属大黄。”（《本经疏证·卷十一》）此说很有道理。②厚朴三物汤、厚朴大黄汤两方之药与小承气汤相同，只是具体病机不同，故方药剂量有所变通，方名为之变。③大黄甘草汤专为胃热上冲，食已即吐而设。本方重用大黄为君通腑气，少佐甘草和胃气，如此单捷小剂，用之得当，立竿见影。④大黄附子汤主治寒实内结证。方中大黄与附子、细辛相伍，寒温并用，为温下代表方。⑤大黄牡丹汤乃承气汤变通之剂，方以大黄、芒硝泻热通腑药与桃仁、丹皮凉血活血药以及瓜子相伍，治疗营血瘀结于肠之肠痈脓未成者。⑥麻子仁丸亦为承气汤变通之方，主治脾阴不足并肠中燥热的脾约证。故方以小承气泻肠中之热，麻仁、杏仁、芍药益脾阴之虚，合而用之，恰合病机。

2. 大黄与逐水药共用的承气汤类　本类有大陷胸汤、大陷胸丸、己椒苈黄丸、大黄甘遂汤等4方。①大陷胸汤证与大承气汤证皆属实热证，两方皆用大黄、芒硝二药。但大陷胸汤证为水热互结于胸膈脘腹的证候，以胸、膈、脘、腹的疼痛为主症，疼痛拒按，按之板硬，故用硝、黄泄热开结，特用甘遂以泻下逐水。大承气汤证既有日晡潮热、谵语、烦躁、多汗或手足多汗等热毒内盛的证候，又有腹满痛、绕脐痛、大便燥结等腑气不通的证候，故除用硝、黄泻热通便外，特用枳实、厚朴行气消满以畅腑气。②大陷胸丸证和大陷胸汤证皆为水热互结的大结胸证，两方亦皆用大黄、芒硝二药，但大陷胸汤为配伍甘遂，大陷胸丸为配伍葶苈子、杏仁。"汤者，荡也，荡涤邪秽，欲使其净尽也。丸者，缓也，和理脏腑，不欲其速下也。大陷胸丸以荡涤之体，为和缓之用，盖以其邪结在胸，而至如柔痉状，则非峻药不能逐之，而又不可以急剂一下而尽，故变汤为丸，煮而并渣服之，乃峻药缓用之法。峻则能胜破坚荡实之任，缓则能尽际上迄下之邪也。"（尤在泾《伤寒贯珠集·卷二》）③己椒苈黄丸证为饮结肠间，致使气机阻滞，腑气壅塞不通，而见腹满肠鸣，大便秘结，更因气不化水，津液不能转输上承，而见小便不利，口舌干燥，甚则身体浮肿，故治以己椒苈黄丸。方用大黄通大便，防己、椒目利小便，取葶苈子泻肺者，以肺与大肠相表里，为腑病治脏之法。④大黄甘遂汤证"为水与血俱结在血室"而阴血不足。故本方用大黄意在"下瘀血"，甘遂逐停水，阿胶养阴血以扶正气，可谓以攻为主，攻补兼施之方。

3. 不用大黄的逐水剂　本类有十枣汤、甘遂半夏汤、三物小白散等3方。①十枣汤为逐水剂中最峻者，主治水饮停于胸胁的悬饮证。方中"甘遂、芫花、大戟，皆辛苦气寒而禀性最毒，并举而任之，气同味合，相须相济，决渎而大下，一举而水患可平矣。然邪之所凑，其气已虚，而毒药攻邪，脾胃必弱，使无健脾调胃之品主宰其间，邪气尽，而元气亦随之尽。故选枣之肥大者为君，顾护脾土，且制水气之横，又和诸药之毒，既不使邪气之盛而不制，又不使元气之虚而不支，此仲景立法之尽善也。"（柯琴《伤寒来苏集·伤寒附翼》）②甘遂半夏汤与十枣汤均可治疗痰饮病，均为峻下攻邪之剂，同用泻下逐水之甘遂，但二者病机、病位、病证、方药配伍有所不同。前者病属留饮，饮邪久留心下胃肠不去，致使阳气不通而出现伏脉，不经攻下而欲下利，利后反感舒适，是饮邪欲去，但因大部分饮邪仍盘结在心下，故而心下仍感痞胀坚满，治以甘遂半夏汤因势利导，攻逐留饮。后者病属悬饮、支饮，由于饮邪结聚胸胁，咳引胁下痛，伴见干呕、短气、不得卧，大便秘结或不畅等症，故以峻下逐水之十枣汤。③三物小白散证与大陷胸汤证皆为邪气结滞的结胸证，皆有胸胁心下硬满疼痛拒按的实证表现，但大陷胸汤证为水热互结，有热证，可伴见舌上燥而渴、日晡所小有潮热、心烦、心中懊侬、但头汗出等热象，故用大陷胸汤泄热逐水破结。而三物小白散证为寒邪与痰饮相结的寒实证，有寒象，诸如畏寒喜暖、舌淡苔白厚腻、脉沉迟等，故用三物小白散温下寒实。方中"贝母善开心胸郁结之气，桔梗能提胸中陷下之气，然微寒之品不足以胜结硬之阴邪，非巴豆之辛热斩关而入，何以使胸中之阴气流行也。"（柯琴《伤寒来苏集·伤寒附翼》）

4. 三物备急丸　本方既非以大黄为主的承气汤类，亦非大黄与逐水药共同剂，而是将苦寒泻下之大黄与辛热峻下之巴豆相畏同用，并用干姜温阳守中，三味合用为丸，共奏攻逐寒积之功，以作备急救危之用，为神奇之良方也。

第五章　下瘀血汤类——活血消癥剂

活血消癥剂具有通畅血脉、化瘀消癥的功用，是用于治疗以血行不畅、瘀滞内停为主要病证的一类方剂。

活血消癥剂是依据《素问·阴阳应象大论》“疏其血气，令其条达，而致和平”、“血实者宜决之”，以及《素问·至真要大论》“坚者削之”、“留者攻之”、“逸者行之”等法则组方。临床主要用于瘀血阻滞所致的胸腹疼痛、癥积包块、痈肿、蓄血、经闭、痛经、产后恶露不下等。常用的药物有桃仁、红花、桂枝、大黄、䗪虫、水蛭、鳖甲等。代表方如桃核承气汤等七方。后世医家继承和发扬了仲景活血消癥方法，创制了许多新方，如王清任《医林改错》之血府逐瘀汤、补阳还五汤等。

活血消癥剂乃克伐之剂，逐瘀过猛或使用日久，均可伤正，故宜兼顾调补，或间隔使用，或制成丸剂，使消瘀而不伤正。另外，本类方药对月经过多及孕妇等当慎用或禁用。

桃核承气汤

【原文辑录】 太阳病不解，热结膀胱，其人如狂，血自下，下者愈。其外不解者，尚未可攻，当先解其外。外解已，但少腹急结者，乃可攻之，宜桃核承气汤。（106）

【方药用法】 桃仁五十个（去皮尖），大黄四两，桂枝二两（去皮），甘草二两（炙），芒硝二两，上五味，以水七升，煮取二升半，去滓，内芒硝，更上火微沸，下火，先食温服五合，日三服。当微利。

【方证释义】 本方功能活血逐瘀泄热。系调胃承气汤加桃仁、桂枝而成。方中重用桃仁破血祛瘀，大黄攻下瘀积，荡涤热邪，二药合用，直达病所，使瘀热从下而去；桂枝辛温通利血脉，助桃仁活血化瘀；芒硝咸寒软坚，助大黄通便泄热下瘀；炙甘草，顾护胃气以防寒下伤胃，并且缓和诸药峻烈之性，使祛瘀而不伤正。诸药合用，使血分瘀滞得行，热结得清，下焦蓄血瘀热所致证候自愈。本方证是以下焦蓄血，瘀热互结为主要病机的轻证。《伤寒论》指出本证的形成是由于太阳病不解，热结膀胱，其症见少腹急结，其人如狂、下血等。就临床看来，本证除少腹硬痛拒按外，还可见大便色黑或便秘、小便利或赤涩不利、妇人闭经或经行不畅、产后恶露不尽、谵妄、不寐、烦躁等症。其脉沉涩或沉实，舌质紫暗或有瘀斑。

【验案精选】

蓄血证　住毛家弄鸿兴里门人沈石顽之妹，年未二十，体颇羸弱。一日出外市物，骤受惊吓，归即发狂，逢人乱殴，力大无穷。石顽亦被击伤腰部，因不能起。数日后，乃邀余诊。病已七八日矣，狂仍如故。石顽扶伤出见。问之，方知病者经事二月未行。遂乘睡入室诊察，脉沉紧，少腹似胀。因出谓石顽曰，此蓄血证也，下之可愈。遂疏桃核承气汤与之。桃仁一两，生军五钱，芒硝二钱，炙甘草二钱，桂枝二钱，枳实三钱。翌日问之，知服后黑血甚多，狂止，体亦不疲，且能啜粥，见人羞避不出。乃书一善后之方与之，不复再诊。（《经方实验录》78页）

原按　狂止体不疲者，以病者体弱不甚，而药复适中病也。即使病者体气过虚，或药量过剂，致下后疲惫者，不妨用补剂以调之。病家至此，慎勿惊惶，反令医者不克竟其技也。

【临证指要】 临床凡具有瘀热互结的病症，皆可使用本方。例如：精神病（精神分裂症、农药中毒后出现的精神异常），脑外伤（脑震荡、脑外伤性后遗症、脑挫伤、脑外伤性瘫痪、脑外伤性癫痫），胸、腰椎骨折并发肠麻痹，妇产科疾病（痛经、闭经、经行衄血、难产、产后发狂、产后阴道大面积血肿、恶露不尽、子宫肌瘤、宫外孕、亚急性盆腔炎），传染性疾病（暴发型痢疾、流行性出血热少尿期），皮肤病（急性湿疹、面部痤疮、脂溢性皮炎、毛囊炎、风湿性结节性红斑），不明原因之血尿、血瘀腰痛、高血压及轻度脑溢血病人等。

【实验研究】 桃核承气汤中之桃仁醇提取物，有抗凝血作用及较弱的溶血作用，在 23 种活血祛瘀药中，其增加血流量的作用最强，镇痛作用也较好。桂枝能促进血液循环；大黄、芒硝能增加胃肠蠕动，改善肠道的血液循环及减少毛细血管通透性等作用。本方主药桃仁活血通瘀，与大黄之祛瘀推陈相合，则降低阴血之凝聚性力量更大。桂枝、甘草辛甘化阳，宣阳化气，旨在助长阳的温动性，以相对降低阴的凝聚性，间接助长桃仁、大黄活血祛瘀之力。大黄与芒硝相合，苦寒沉降，直泄下焦邪热，以清泄因瘀而阳郁所生之热，从而降低病理性阳热的升温性、动性，并能制约桂枝之上升性。故本方温清兼施，有升有降，实际是体现了平调阴阳的双重作用。

抵当汤

【原文辑录】 太阳病六七日，表证仍在，脉微而沉，反不结胸，其人发狂者，以热在下焦，少腹当硬满，小便自利者，下血乃愈。所以然者，以太阳随经，瘀热在里故也，抵当汤主之。(124)

太阳病，身黄，脉沉结，少腹硬，小便不利者，为无血也；小便自利，其人如狂者，血证谛也，抵当汤主之。(125)

阳明病，其人喜忘者，必有蓄血。所以然者，本有久瘀血，故令喜忘，屎虽硬，大便反易，其色必黑者，宜抵当汤下之。(239)

病人无表里证，发热七八日，虽脉浮数者，可下之。假令已下，脉数不解，合热则消谷善饥，至六七日不大便者，有瘀血，宜抵当汤……（259）

妇人经水不利下，抵当汤主之。(二十二 · 14)

【方药用法】 水蛭（熬）、虻虫（去翅足，熬）各三十个，桃仁二十个（去皮尖），大黄三两（酒洗），上四味，以水五升，煮取三升，去滓，温服一升。不下，更服。

【方证释义】 本方功能破血逐瘀。方中水蛭、虻虫直入血络，善能破血逐瘀，其力峻猛；桃仁活血化瘀；大黄泻热导瘀。四味组方，为攻逐瘀血之峻剂。本方证是以下焦瘀血，瘀热互结为主要病机的重证。据《伤寒论》和《金匮》所述，本方证包括：①太阳蓄血，症见少腹硬满，发狂或如狂，小便自利，身黄，脉微而沉或沉结；②阳明蓄血，症见善忘，屎虽硬而大便反易，其色黑；或发热脉数，消谷善饥，六七日不大便；③妇人经水不利。就临床看来，本方证还可见少腹癥积肿块、疼痛拒按、闭经及产后恶露不下等，其舌紫或有瘀斑，脉涩沉、沉结或沉而有力。关于抵当汤与桃核承气汤二方之区别，尤在泾曰："抵当汤中水蛭、虻虫食血去瘀之力，倍于芒硝，而又无桂枝之甘辛，甘草之甘缓，视桃核承气汤为较峻矣。"(《伤寒贯珠集 · 太阳病上》)

【验案精选】

蓄血证 凌东阳患伤寒，已经汗下，身体外不热，扪之则热极，不能食而饥不可忍，及强进稀粥，即胀不可任，必用力揉之一二时，始下大腹，甫下，又饥不能支，大便五六日不行，而少腹不硬满。医以汗下身凉，而用开胃养血顺气剂，病日甚。诊之，两寸关浮数，两尺沉数有力，曰："此蓄血症也。因下之太早，浊垢虽去，邪热尚留，致血结成瘀。胃中饥甚者，火也。食即胀者，邪热不杀谷也。揉下仍饥者，胃中空涸，邪热尚在也。法宜清上焦之热，去下焦之瘀，而后议补。"或曰："许学士谓血在上则喜忘，血在下则发狂，今云瘀血，何以无此症也？"曰："成无己固深于伤寒者也，谓不大便六七日之际，无喜忘如狂之症，又无少腹硬满之候，何以知其有蓄血？盖以脉浮数故也。浮则热客于气，数则热客于血，下后浮数俱去，则病已。如数去而浮仍在，则邪热独留于卫，善饥而不杀谷，潮热及渴也。浮去而数仍在，则邪独留于荣，血热下行，血得泄必便脓血。若大便六七日不行，血不得泄，必蓄在下焦而为瘀，须以抵当汤下之，此前贤之成案也。"乃用淡盐汤送抵当丸三钱，取咸走血之意，以去荣中之结热；随浓煎人参汤，调凉膈散五钱，以去卫中之结热。用人参汤者，病久数下，恐元气不能支也。如此两日，结血去，浮热解，饮食进。后以清气养荣汤，调理旬日而愈。(《续名医类案·卷一·伤寒》)

编者按　此案病情少见，医者平脉辨证，详论精详。治法对营中结热，卫中结热及元气已虚之不同病情，分别处方联合治之。如此方法，曲应病情，授人以活泼心法也。

【临证指要】　本方可辨证治疗热病蓄血证、妇人闭经、痛经、精神分裂症、癫痫、狂犬病、血吸虫病、跌打损伤等病症。本方为攻逐瘀血之峻剂，体弱者慎用，孕妇禁用。

【实验研究】　抵当汤能显著降低全血黏度、血浆黏度及红细胞压积，亦降低纤维蛋白原含量。还有，该方治疗老年期血管性痴呆实验研究表明，该方有改善记忆作用，并改善血液流变学和微循环。这证实了治“久瘀血……喜忘”(237)的宝贵经验。

抵当丸

【原文辑录】　伤寒有热，少腹满，应小便不利，今反利者，为有血也，当下之，不可余药，宜抵当丸。(126)

【方药用法】　水蛭二十个(熬)，虻虫二十个(去翅足，熬)，桃仁二十五个(去皮尖)，大黄三两，上四味，捣分四丸。以水一升，煮一丸，取七合服之。晬时当下血，若不下者，更服。

【方证释义】　本方功能破血逐瘀，峻药缓图。本方药物与抵当汤完全相同，惟方中水蛭、虻虫的剂量减少，桃仁剂量增加，改汤为丸，力缓而持久，取峻药缓攻之义。本方证与抵当汤证相似。《伤寒论》言其证为发热、少腹满、小便自利。就临床看来，本证表现与“抵当汤证”相近，惟病势较为轻缓。尤在泾说：“其人必有不可不攻，而又有不可峻攻之势。”(《伤寒贯珠集》)如少腹满而硬痛不甚，脉尚未至于沉实等。

【验案精选】

闭经　常熟鹿苑钱钦伯之妻，经停九月，腹中有块攻痛，自知非孕。医予三棱、莪术多剂，未应。当延陈葆厚先生诊。先生曰：三棱、莪术仅能治血结之初起者，及其已结，则力不胜矣。吾有药能治之。顾药有反响，受者幸勿骂我也。主人诺。当予抵当丸三钱，开水送下。入夜，病者在床上反复爬行，腹痛不堪，果大骂医者不已。天将旦，随大便，下污物甚多。其色黄白红夹杂不一，痛乃大除。次日复诊，陈先生诘曰：昨夜骂我否？主人不能隐，具以情告。乃予加味四物汤调理而瘥。(《经方实验录》84页)

曹颖甫曰：痰饮证之有十枣汤，蓄血证之有抵当汤丸，皆能斩关夺隘，起死回生。近时岐黄家往往畏其猛峻，而不敢用，即偶有用者，亦必力为阻止，不知其是何居心也。

【临证指要】　与抵当汤略同。

【实验研究】　参见抵当汤与桃核承气汤条。

下瘀血汤

【原文辑录】　师曰：产妇腹痛，法当以枳实芍药散，假令不愈者，此为腹中有干血着脐下，宜下瘀血汤主之；亦主经水不利。(二十一·6)

【方药用法】　大黄三两，桃仁二十枚，䗪虫二十枚(熬，去足)，上三味，末之，炼蜜和为四丸，以酒一升，煎一丸，取八合顿服之，新血下如豚肝。

【方证释义】　本方功能活血逐瘀。方中大黄荡逐瘀血，桃仁活血化瘀，䗪虫逐瘀破结，三味相合，破血之力颇猛。用蜜为丸，是缓其性而不使骤发；酒煎是取其引入血分。本方证是以产后瘀血日久为主要病机的病证。症见产后小腹痛而拒按，按之有硬块，或恶露量少而色紫暗，或恶露不下，口燥舌干，大便干结，甚则可见肌肤甲错，舌质紫红或有瘀斑、瘀点，脉沉涩有力。

【验案精选】

产后恶露不畅　杨某某，32岁。产后4个月，恶露行而不畅，有时挟有血块，少腹胀满，拒按，脘闷恶心，自觉有气上冲，舌质红、右边缘有紫斑，苔灰白。病乃恶露瘀阻难行，有瘀血上冲之势。治当急下其瘀血。方以下瘀血汤加味：大黄6g，桃仁10g，䗪虫6g，当归10g，川芎6g，赤芍10g，牛膝10g，甘草5g。连服2剂，恶露渐多，挟有紫血块，腹痛减轻。守原方改桃仁6g，大黄4g，加艾叶3g。再服2剂，腹痛解除，胀满消失，病即痊愈。（张谷才《辽宁中医杂志》1980；8：13）

【临证指要】 多种疾病凡属瘀血内结者，均可应用本方。如肝硬化、肠粘连、脑血栓后遗症、产后恶露不行所致蓄血发狂、慢性盆腔炎、宫外孕、胎盘残留而致漏下不止、长期低热、肥胖症等。

【实验研究】 本方具有抑制血小板凝集、抗血凝、降低血脂、抗炎等作用。

鳖甲煎丸

【原文辑录】 病疟以月一日发，当以十五日愈，设不瘥，当月尽解；如其不瘥，当云何？师曰：此结为癥瘕，名曰疟母，急治之，宜鳖甲煎丸。（四·2）

【方药用法】 鳖甲十二分（炙），乌扇三分（烧），黄芩三分，柴胡六分，鼠妇三分（熬），干姜三分，大黄三分，芍药五分，桂枝三分，葶苈一分（熬），石韦三分（去毛），厚朴三分，牡丹五分（去心），瞿麦二分，紫葳三分，半夏一分，人参一分，䗪虫五分（熬），阿胶三分（炙），蜂窝四分（炙），赤硝十二分，蜣螂六分（熬），桃仁二分。上二十三味，为末，取煅灶下灰一斗，清酒一斛五斗，浸灰，候酒尽一半，着鳖甲于中，煮令泛烂如胶漆，绞取汁，内诸药，煎为丸，如梧子大，空心服七丸，日三服。

【方证释义】 本方功能扶正祛邪，消癥化结。方中鳖甲化癥块，除寒热，入肝络而搜邪，灶下灰消癥祛积，清酒活血通络，三者共制成煎，混为一体，活血化瘀，软坚消癥，是方中君药。臣以赤硝破坚散结，大黄攻积祛瘀，䗪虫、蜣螂、鼠妇、蜂窝、桃仁、紫葳、丹皮破血逐瘀，助君药软坚散结。再以厚朴疏畅气机，瞿麦、石韦利水祛湿，半夏、乌扇（即射干）、葶苈祛瘀散结，柴胡、黄芩清热疏肝，干姜、桂枝温中通阳，以调畅郁滞之气机，清除凝聚之痰湿，平调互结之寒热。佐以人参、阿胶、白芍补气养血，使全方攻邪而不伤正。综观全方，寒热并用，攻补兼施，升降结合，气血津液同治，集诸法于一方，且以丸剂缓图，俾攻不伤正，祛邪于渐消缓散之中。本方证是以疟疾久踞少阳，进而深伏经隧，以致正气日衰，气血运行不畅，痰湿之邪与气血相搏结，聚而成形，结为癥瘕，留于胁下为主要病机的病证。症见癥瘕结于胁下（名曰疟母），按之有块，推之不移，纳少，肌肉消瘦，或腹中疼痛，或寒热往来发有定时，舌质暗紫或有瘀斑，脉弦。

【验案精选】

疟母（脾大） 张某，男，34岁。2年来患三日疟，反复发作。今夏，病发至秋，病尚未愈。形体消瘦，面色萎黄，肢体无力，脘闷腹胀，饮食不佳，脾肿大，肋下4cm。疟来先恶寒怕冷，随即发热，体温38℃上下，2小时后汗出热退。脉象稍弦，舌苔薄白。邪在少阳留恋不解，痰湿内蕴，气滞血瘀，结于右肋。治当先截其疟，后治其痞。方拟鳖甲汤加减。处方：鳖甲15g，柴胡、黄芩、半夏各10g，常山、槟榔、草果各6g，生姜3片，大枣2枚。于疟发前服药。服药3剂，疟发停止。随用鳖甲煎丸，以治其癥结。每日服鳖甲煎丸30g，分3次服。连服两月，疟未发作，脾肿大缩小为肋下2cm。再服鳖甲煎丸1个月，疟发根本控制，脾肿大缩小为1cm。形体渐壮，饮食增加，病已痊愈。嘱常服鳖甲煎丸，以消余癥，防其再发。（张谷才《辽宁中医杂志》1980；7：1）

原按 鳖甲煎丸除用治疟母外，现在常用它治疗各种慢性病引起的肝脾肿大，如慢性肝炎、肝硬化以及血吸虫等病导致的肝硬化均有消除症状、缩小肝脾的作用。但须注意应久服不断，才能获效。

至于急性病脾肿大，或急性肝炎肝肿大，或发热不解，可用本方减味，将丸剂改为汤剂。取柴胡、黄芩和解清热；鳖甲软坚消痞；赤芍、丹皮、大黄凉血泻热；䗪虫、桃仁活血化瘀，有解热、缩小肝脾作用。

【临证指要】 鳖甲煎丸原治病疟日久不愈而致之疟母。其病因病机为正虚邪实，气滞血瘀之患，故凡由此而引起的癥瘕、积聚、瘰疬、闭经、经血不调、肿胀、痫证、痰核等，均可用本方加减治疗。目前用本方治疗疟疾久病所致的脾大及肝大、消化系统疾病（血吸虫病之肝脾肿大、早期肝硬化、慢性肝病、酒精性肝脾肿大、肝血管瘤、肝癌）、子宫肌瘤、卵巢囊肿、顽固性胸胁痛、垂体瘤及其他瘀血证等。

【实验研究】 目前尚未见鳖甲煎丸的复方研究报道。

大黄䗪虫丸

【原文辑录】 五劳虚极羸瘦，腹满不能饮食，食伤、忧伤、饮伤、房室伤、饥伤、劳伤、经络营卫气伤，内有干血，肌肤甲错，两目暗黑。缓中补虚，大黄䗪虫丸主之。（六·18）

【方药用法】 大黄十分（蒸），黄芩二两，甘草三两，桃仁一升，杏仁一升，芍药四两，干地黄十两，干漆一两，虻虫一升，水蛭百枚，蛴螬一升，䗪虫半升，上十二味，末之，炼蜜和丸小豆大，酒饮服五丸，日三服。

【方证释义】 本方功能攻逐瘀血，补中养阴。"举世皆以参、芪、归、地等以补虚，仲景独以大黄䗪虫丸补虚，苟非神圣，不能行是法也。夫五劳七伤，多系劳动不节，气血凝滞，郁积生热，致伤其阴，世俗所称干血劳是也。所以仲景乘其元气未离，先用大黄、䗪虫、水蛭、虻虫、蛴螬等蠕动吸血之物，佐以干漆、生地、桃仁、杏仁行去其血，略兼甘草、芍药以缓中补虚，黄芩开通瘀热，酒服以行药势，待干血行尽，然后纯行缓中补虚之功。"（张璐《张氏医通·诸伤门》）需要强调指出，本方与鳖甲煎丸均用虫类化瘀药较多，盖虫类药其性善走，搜其经络瘀血之力最强，尤对积瘀日久之干血，非用蠕动啖血之物不可。本方证是以五劳七伤损其元气，阴虚血瘀日久而成"干血"为主要病机的病证。症见虚极羸瘦，腹部胀大，青筋暴露，不能饮食，肌肤干错，面色萎黄，两目无神，目眶色黑，目睛发青，舌有瘀斑，脉沉涩带弦。

【验案精选】

1. 闭经

（1）王某，女，28岁，未婚，住北京市海淀区。闭经3个月，肌内注射黄体酮无效。患者常感周身乏力，心烦，性情急躁，少腹拘急，大便干结不爽，小便赤黄，口唇干燥，不时舐润。望其两目暗青，面色不荣，皮肤干燥角化，舌色红绛，无苔，中有裂纹，脉沉。刘老辨为血热相搏，日久变成干血内结。治当泻热逐瘀，嘱病人购服同仁堂产的大黄䗪虫丸180g，每次6g，一日服3次。二诊，服药不久，月经来潮，周期5天，经量中等，颜色暗红，其他诸症亦随之减轻。视其舌色仍然红绛，脉沉而略涩，此乃干血尚未尽化，瘀热犹存之象，令其仍服"大黄䗪虫丸"。观其诸症皆愈，又疏"圣愈汤"一方（党参、黄芪、生地、川芎、白芍、当归）3剂，以善其后。（《刘渡舟临证验案精选》163页）

原按　本案闭经缘于五劳虚极，内有干血，俗称"干血劳"。《金匮要略》认为，"干血劳"多因"食伤、忧伤、饮伤、房室伤、饥伤、劳伤、经络营卫气伤"，导致瘀血内留，日久则成为"干血"，干血内结，不但使新血不生，而且郁久化热，则更耗阴血。故本证特点是虚、瘀并存，大实而有羸状。值得注意的是，本方毕竟破血逐瘀之品较多，而补虚扶正之品不足，故待干血尽则应补虚巩固之，正如《张氏医通》所说："待干血行尽，然后纯行缓中补虚收功。"所以，本案又用圣愈汤善治其后。

（2）石某，女，19岁。患者16岁月经来潮，18岁初月经渐少，后即经闭不行，形体日渐消瘦，面色皖白，饮食减少，精神衰弱，头眩心悸，诸医有从气血虚弱论治，常服八珍、归脾汤；有从虚寒论治，用温经汤等诸药乱投，月经不行，形体更瘦，少腹拘急不舒。脉象迟涩，舌中有紫斑。病久气血内损，治宜补气养血。但月经不行，瘀血内阻，新血不生。因此治当通瘀破瘀。治仿《金匮》大黄䗪虫丸，攻补兼施，汤丸并进，久服方能达到气血恢复，月经通行的目的。处方：当归、党参、白术、熟地各10g，桃仁、䗪虫、红花各6g，甘草4g，大枣5枚，川芎6g。两日服1剂。大黄䗪虫丸每服4g，日服3次。原方加减共服2个月，形体健壮，面渐红润，月经已行1次量少。原方既获显效，再服1月，经行正常，病即痊愈。（张谷才《辽宁中医杂志》1980；7：1）

原按　大黄䗪虫丸现在临床中多用于久病正虚，血瘀成块，或久病不解，妇女月经不行等症。目前对于肝脾肿大，阑尾脓肿用之均有一定的疗效。至于因腹部手术引起的肠粘连、腹中疼痛，或按之有块，或腹拘急，甚则腰背不能直立，可用本方去干漆、虻虫、蛴螬，加川芎、乳香、枳壳理气行滞，将丸剂改为汤剂内服，如瘀血祛除，气机舒通，粘连自解，诸症自除。

2. 脉痹（下肢血栓性静脉炎） 胡某某，男，32岁，左小腿肚发红、肿胀、灼热、疼痛、并有15cm长硬性索状物，痛而拒按，足向背侧弯曲时，小腿肚疼痛加剧，难以行走，并伴轻度发热，全身不适，脉滑而数，曾经某医院诊断为“左下肢血栓性静脉炎”。先拟四妙勇安汤加味10多剂，症稍有减轻，但静脉硬索状物无明显好转，且稍走路症即加重，局部又红肿热痛，后改用大黄䗪虫丸直攻其血栓，每次服1~2丸（初服大便稀，后则大便正常），日服3次，连服6盒，条索状物变软，且缩短至10cm，红肿热痛等症大减，又继服8盒，硬性索状物消失，诸症痊愈，走路活动无不适感觉，至今8个月未复发。（薛平定《新中医》1974；2：35）

编者按 患者小腿局部红肿热痛，有硬条索状物，显系瘀热阻络之候。先予四妙勇安汤解毒和营，其效不著；后改进大黄䗪虫丸搜剔经络瘀凝始逐渐痊愈。

【临证指要】 本方可治疗多种疾病，如消化系统疾病（肝脾肿大、阑尾脓肿、手术后引起的肠粘连、活动性肝炎、慢性胆囊炎、胃肠神经官能症）、神经、造血系统疾病（病毒性脑炎后遗症、原发性血小板减少性紫癜、血栓闭塞性脉管炎）、妇科疾病（子宫肌瘤、葡萄胎、宫颈癌、慢性盆腔炎继发不孕）以及肾炎、颜面黑斑、银屑病、鱼鳞病、奇痒等，凡属瘀血内结者，均可应用。

【实验研究】 大黄䗪虫丸的研究成果是多方面的，归纳如下：①抗肝损伤、肝纤维化作用；②抑制血小板聚集，并能使聚集后的血小板逐渐解聚；③改善微循环障碍，降低血液黏度，并且具有血管壁内膜保护作用，改善心肌血流量，从而起到降血脂、抗凝血、抗动脉硬化及溶血栓等作用；④改善脑缺血、脑出血对脑组织造成的病理损害；⑤对难治性肾病综合征能改善肾功能，减轻肾间质纤维化程度及改善高凝状态；⑥促进肠蠕动、减轻肠粘连；⑦对外伤性组织损伤能促进其愈合。总之，大黄䗪虫丸对脑、心、肝、肾等脏器病变及血脉病变，该药具有“活血通络，峻药缓攻，补益阴血之攻瘀而不伤正”的功效。

桂枝茯苓丸

【原文辑录】 妇人宿有癥病，经断未及三月，而得漏下不止。胎动在脐上者，为癥痼害。妊娠六月动者，前三月经水利时，胎也。下血者，后断三月衃也。所以血不止者，其癥不去故也，当下其癥，桂枝茯苓丸主之。（二十·2）

【方药用法】 桂枝、茯苓、牡丹（去心）、芍药、桃仁（去皮尖，熬）各等份，上五味，末之，炼蜜和丸，如兔屎大，每日食前服一丸。不知，加至三丸。

【方证释义】 本方功能化瘀消癥。方中桂枝通利血脉，茯苓渗湿，且益心脾之气；丹皮、桃仁活血祛瘀，丹皮还可清郁热；芍药养血和营，既可治漏下所致之阴亏血少，又可祛瘀血而不伤新血。炼蜜和丸，以起到渐消缓散之功。宿有癥病又妊娠而用本方者，即《素问·六元正纪大论》所谓“有故无殒，亦无殒也”之义。本方证是以瘀血留结胞宫为主要病机的病证。症见癥病阴道出血，量不多，淋漓不尽，血色紫暗挟瘀块，小腹疼痛拒按，舌质紫暗或有瘀点，脉沉涩或弦紧等。

【验案精选】

1. 癥病（子宫肌瘤） 张某某，45岁。半年前发现腹部有一肿块渐增，并伴有腹痛、月经不调、白带多等症。近来肿块日益增大，约有8cm×8cm×10cm大小，经妇科检查，确诊为子宫肌瘤，建议手术治疗。患者拟大医院手术，但因床位太紧，故先试以中药治疗，以桂枝茯苓丸合当归芍药散剂制丸药1付，服用1个月。服完后，到妇科检查，肿块缩小到3cm×3cm×5cm，已无做手术之必要，又照前方继服2付丸药，肿块消失，诸症痊愈。（《经方发挥》76页）

原按 “癥”与现代医学的“子宫肌瘤”很相似，是妇科常见的一种良性肿瘤，中医认为是气滞血瘀久而成块。临床上多表现为月经量多，经期延长，月经周期缩短，以及不规则的阴道出血。肌瘤较大时，可以在腹部摸到肿块。采用上述合方治疗本病，常可使结块缩小，甚至消失。如癥块较大，积留时间过久，此方恐难以胜任，当考虑手术摘除。

编者按　据本案作者赵明锐先生的经验，桂枝茯苓丸与当归芍药散合用，药效更为完整，治疗范围更为广泛。二方合用，可治疗妇科多种疾病，诸如痛经、经闭、月经不调、崩漏、癥瘕结聚等。只要确属寒凝血滞、瘀血内阻，或湿滞血瘀，其主要症状为少腹痛，拒按，下血紫暗，血内有块，下血块后疼痛减轻，遇寒则甚，得热痛减，或白带过多，腰困，下肢浮肿等，皆有卓效。其可使闭者通，崩者止，实属奇妙。又将此方试用于因上节育环后，有腹痛出血、白带多反应者，也屡用屡效。服此方治瘀血，一部分患者排出少量瘀血块，一部分患者则不排出，考虑是肌体吸收。用本方治疗妇女崩漏等证，从未发现因去瘀活血而引起血出不止。

2. 腹诊——左少腹压痛或悸动而痛　桂枝茯苓丸证腹诊特点：左少腹（脐的左下方相当足阳明胃经的左外陵穴，在天枢穴下1寸，任脉阴交穴向左旁开2寸取穴）按之悸动而痛。脉右寸浮而涩，左关弦细涩。桂枝茯苓丸证多见于妇产科病。凡月经不调、痛经、不孕、习惯性流产，死胎不下、产后胎盘残留、人工流产后遗症而见上述腹诊特点，可以本方作汤剂，每味药各10g，治疗效果殊佳。

病案举例

（1）胃痛　痛经　不孕症　董某，女，30岁。河北省昌黎县泥井村人。1964年5月11日初诊。患者因胃脘部剧烈疼痛而来泥井卫生院门诊。经本院医生注射吗啡后痛减而返。但未至家中胃脘剧痛又发，现在家中疼痛难忍。本人遂应邀前往诊治。至病家，见患者正在炕上蜷曲身体，翻滚呻吟，表情非常痛苦，地上并有患者的呕吐物。当即嘱病人忍痛仰卧，按其胃脘部确实痞硬而痛，然病人又诉，有气从下向上冲于胃脘，则疼痛加重，同时必恶心、呕吐。病人的主诉提醒我检查她的下腹部，按其左少腹部有条索状物悸动而痛。至此，我恍然大悟：胃脘痛乃由此而引起。遂细询其经产情况：知患者曾于5年前冬季生产一胎，但产后未能成活，后即月经不痛，每月行经错后，色紫黑有块，腹痛难忍，而胃脘痛亦多于经前发作，至今未再怀孕。此外，又知其平素大便常易干燥，现大便已3日未下。舌质红尖甚，苔薄黄，脉右寸浮涩，左关沉弦涩。拟下方：桂枝9g，茯苓9g，丹皮9g，桃仁9g，赤芍9g，生大黄6g（后下）。水煎服，1剂。疏方后，嘱病人如服药后阴道下血，勿惧。翌日去患者家中往诊，见患者胃脘痛已止，饮食正常，大便已下，并诉服第一煎药后阴道即下大量紫黑血块，随即脘痛渐减。但按其左少腹部仍悸动而痛。再以上方去大黄，继服3剂。5月15日再诊，患者服药后阴道下血已渐止，今已无血，按其左少腹部已不痛。停药观察。后于次年4月顺产一男婴，胃脘痛亦未复发。

原按　此证乃因首次分娩时不慎遇冷而瘀血留阻所致。瘀血留于左少腹处，因此气不得降，而反上逆，攻冲于胃脘，故痛发而难愈。今以桂枝茯苓丸加大黄，逐其瘀血，治其根本，不仅脘痛得愈，且更顺产一男婴，足见本方之确凿效验。据临床体会，按其左少腹部当髂总动脉处悸动而痛，是运用本方的诀窍所在。或问“为何痛在左，而不在右？”答曰：“以左主血，右主气也。”

（2）胞漏（先兆流产）　1976年曾治一小学女教师，26岁，婚后5年不孕，经以解郁消愁汤治疗而受孕。但怀孕后2个月阴道即出血。西医诊为先兆流产，以西药治疗无效，遂又邀本人诊治。查其左少腹部按之悸动而痛，断其乃瘀血所致。瘀不去则胎必不安，果断疏以桂枝茯苓丸原方，每味药各10g，水煎服。1剂后阴道下一紫黑血块，2剂后血竟止，终于顺产一足月女婴。

（3）呕吐　周其，女，36岁，河北省四建职工。1990年2月19日初诊。23岁始即发呕吐，至今仍时发不断。心悸，不能右卧，卧则右胸不适，呕吐酸苦水。两腿胀重，腰痛，卧重起轻。按其脘腹有振水音，左少腹压痛。带清稀而多，经25日一次，多血块。予桂枝茯苓丸加半夏、白术各10g，炙甘草6g。2剂。2月21日二诊：未呕吐，带见少，未感右胸不适，心悸未发，已能右卧。脘腹振水音未闻及。诉药后觉矢气多。按其左少腹压痛明显减轻。再予原方化裁，继服15剂，诸症均愈。

原按　本病虽以呕吐为主要痛苦症状就诊，但左少腹压痛明显则证明乃久瘀血所致。以其兼有脘腹部振水音，乃水停心下，故以桂枝茯苓丸合苓桂术甘汤加味而效。

（4）头颤　杨某，女，39岁，河北省藁城县农民。2009年2月15日初诊。头一往左转，头即颤动，头向右转时则不颤动，已10年。头往左转时，觉颈部筋肉僵硬板滞。左少腹压痛。予桂枝茯苓丸（含赤芍、白芍各10g）。7剂。2月22日二诊：似好一点。原方15剂。3月8日三诊：头左转颤已大减，减一半以上，转头颈筋似痛。上方加葛根10g。15剂。3月23日四诊：头颤消失。停药。

原按 叶天士曰："人身左升属肝，右降属肺，当两和气血，使升降得宜。"肝藏血，主血的运行，故肝气从左而升。本患者左少腹压痛，血瘀于左，而不能升于上，不能营养颈左之筋脉，故头向左转则颤动不止，并伴颈筋僵硬板滞不舒。今以桂枝茯苓丸化其左少腹瘀血，则正常血液可升达于上而诸症均愈。

（5）左半身不舒 闫某，女，29岁，河北省林业厅干部。1998年11月9日初诊。从春节始即觉左半身（颈、上下肢）筋脉不舒，转动头部及伸屈左上下肢均感拘紧。2年前做过人流。左少腹有压痛，脉如桂枝茯苓丸证样。予桂枝茯苓丸（含赤芍、白芍）加活络效灵丹加益母草、川牛膝、炮山甲、葛根各10g。7剂。11月16日二诊：药后诸症消失。这两天因感冒，又有些不舒。原方5剂。11月24日三诊：近2日停药，小腹觉凉，受凉则不舒。上方加炮姜10g。7剂。12月1日四诊：小腹已不凉。仅觉左肩不舒。桂枝茯苓丸加益母草、当归、葛根、丹参各10g。7剂。12月8日五诊：上下肢已正常，仅左颈肩稍有不舒。上方加蜈蚣3条，全蝎、土鳖虫各6g。7剂。12月15日六诊：诸症均除。配丸方巩固。（刘保和教授验案）

原按 左半身不舒，均应想到是否桂枝茯苓丸证，但要加味，必要时加虫类药。

【临证指要】 本方主治妇产科疾病（子宫肌瘤、宫外孕、异位妊娠亚急性期、慢性盆腔炎、慢性附件炎及多种胞络瘀阻所致的妇科血证）及瘀血所致的各科疾患。

【实验研究】 桂枝茯苓丸能够降低血液黏稠度、改变血流动力学及流变学，以恢复正常的血液循环；对凝血系统与中枢神经系统有抑制作用；对生殖、内分泌系统与免疫功能均有一定的影响；具有抗炎（抗急性、亚急性、慢性炎症）及抗肿瘤作用。此外，制剂学研究表明，该方丸剂与煎剂之成分含量不同，其丸剂含量（桂皮醛、芍药苷、苦杏仁苷等）比煎剂为高。

附方：

（一）硝石矾石散

【原文辑录】 黄家日晡所发热，而反恶寒，此为女劳得之；膀胱急，少腹满，身尽黄，额上黑，足下热，因作黑疸，其腹胀如水状，大便必黑，时溏，此女劳之病，非水也。腹满者难治。硝石矾石散主之。（十五·14）

【方药用法】 硝石、矾石（烧）各等份，上二味，为散，以大麦粥汁和服方寸匕，日三服。病随大小便去，小便正黄，大便正黑，是候也。

【方证释义】 本方功能消瘀，燥湿。方中硝石即火硝，能入血分消瘀活血；矾石即白矾，烧后名枯矾，入气分祛痰燥湿，二石易伤胃耗血，故用大麦粥汁调服，以保养胃气。本方证是以肾虚挟有瘀血湿热为主要病机的病证。症见腹部胀大，甚至腹中有水，小便不利，大便色黑，时作溏泄，面色晦暗，脉沉细涩，舌质紫斑等。

【临证指要】 本方是为黑疸而设。黑疸与西医学所述肝硬化相类。目前用于治疗肝硬化腹水、血吸虫病早期和晚期肝腹水等。亦有用本方治急、慢性肝炎及钩虫病有疗效。

（二）红蓝花酒

【原文辑录】 妇人六十二种风，及腹中血气刺痛，红蓝花酒主之。（二十二·16）

【方药用法】 红蓝花一两，上一味，以酒一大升，煎减半，顿服一半，未止再服。

【方证释义】 本方功能活血止痛。方用"红蓝花一味之力能概之者，色红与血同类，性味辛温而微苦，能入心、肝、冲任而行血和血，血和则风自灭也，得酒则力更大，故凡风证、血证者皆宜之。"（徐彬《金匮要略论注》）本方证是以妇人产后及经后，风寒与血气相搏，血滞不通为主要病机的病证。症见经前、经期或产后腹中刺痛，或经行不畅，色暗红有血块，脉弦或涩。

【临证指要】 本方可治疗妇产科疾病（月经不调、痛经、产后腹痛、产后恶露不净）、循环系统疾病（心绞痛、陈旧性心肌梗死、心律失常）、血液系统疾病（播散性血管内凝血、急性粒细胞性白血病）以及扁平疣、砸伤与扭伤所致的皮下出血、腱鞘炎、褥疮等。凡属于血脉瘀滞者，均可应用。

【实验研究】 现代药理研究证实，红花中含有钾盐，具有抑制心脏和降压的作用，对平滑肌的紧张度及收缩均具有兴奋作用。能增强子宫的紧张性和兴奋性，促使子宫收缩。红花中含有腺苷，腺苷除具有血小板凝集抑制作用外，还有镇静、解痉、镇痛、通经等生理作用。红花注射液对周围血管有明显的扩张作用，其作用相似于罂粟碱，同时这种血管扩张反应主要是直接作用，而且有效剂量较大，提示临床使用红花，加大用量则可提高疗效。实验证实，红花用量达30~60g，并未发现不良反应，而且效果满意。

经方类解

本章方剂有正方7首，附方2首，共9首。正方7首按其主药组成与主治功效分类，可以归纳为如下几点规律：

1.本章7首方剂中都用桃仁。可知桃仁为活血化瘀的主药。

2.本章7首方除桂枝茯苓丸之外，其他6首都用桃仁与大黄。可知大黄不但是“荡涤肠胃”的主药，而且是“下瘀血”的要药。

3.本章7首方中有5方是把草果类药（大黄、桃仁）与虫类药（其中有3方用䗪虫；3方并用水蛭与虻虫；1方并用䗪虫、水蛭、虻虫；此外还用及鳖甲、鼠妇、蜣螂、蛴螬等）并用。5方主治病证分别为：①抵当汤、抵当丸：主治下焦蓄血重证。②下瘀血汤：主治产后“腹中有干血着脐下”。③鳖甲煎丸：主治疟邪假血依痰，“结为癥瘕，名曰疟母”。④大黄䗪虫丸：主治虚劳病“内有干血”。上述四种方证，或为蓄血急症，或为久瘀重症，故以草果类活血药与虫类化瘀并用，相得益彰，攻逐瘀血之功更著。此外，主治下焦蓄血轻证的桃核承气汤与主治妇人癥病的桂枝茯苓丸都用桂枝，可见桂枝不只是解表药，并且是和营行瘀药。

4.本章7首方中有2方将攻瘀与补正药并用：一是鳖甲煎丸，方中用干姜之温中阳，阿胶、芍药之养阴血，人参之益元气等。二是大黄䗪虫丸，方中重用干地黄、芍药滋养阴血，所谓“润以濡其干”，且用甘草，显然为“缓中补虚”，扶助正气而设。上述两方之法表明，正虚邪实者，治应扶正与泄实兼顾，此千古不移之法也。

5.附录2方：红蓝花酒有活血之功；硝石矾石散有消癥之效，故列于本类中。

第六章　柴胡汤类——和解剂

“和解”一词，始见于金人成无己《伤寒明理论》：“伤寒邪气在表者，必渍形以为汗；邪在里者，必荡涤以为利；其于不外不内，半表半里，既非发汗之所宜，又非吐下之所用，是当和解则可矣。”这是和解法和和解剂的最早涵义。

后人认为，“和者，和其不和也；解者，解化之，使之不争而协其平者也。”即不论外感内伤，凡病之不专在表，不专在里，不专于虚，不专于实，不宜单纯使用汗、下、温、清、补、泻之药，而须诸法配合运用者，皆属“和解”的范围。诚如戴北山所说：“寒热并用之谓和，补泻合剂之谓和，表里双解之谓和，平其亢厉之谓和。”（《广温疫论》）故和解剂寓有“调和”之义。“和解”在广义上讲包括调和营卫、表里双解、和解少阳、透达膜原、调和肝脾、疏肝和胃、调和肠胃、分消上下等。用药多寒热并用，补泻兼施，上下同治，升降合剂，作用较为平和。但和解剂毕竟是祛邪安正的一类方剂，平和之中皆有针对性，切不可因其平和，在辨证不清的情况下作敷衍之用，以免贻误病人。

本章主要讨论和解少阳方法。

小柴胡汤

【原文辑录】 少阳之为病，口苦、咽干，目眩也。（263）

伤寒五六日，中风，往来寒热，胸胁苦满，嘿嘿不欲饮食，心烦喜呕，或胸中烦而不呕，或渴，或腹中痛，或胁下痞硬，或心下悸、小便不利，或不渴、身有微热，或咳者，小柴胡汤主之。（96）

血弱气尽，腠理开，邪气因入，与正气相搏，结于胁下，正邪分争，往来寒热，休作有时，嘿嘿不欲饮食，脏腑相连，其痛必下，邪高痛下，故使呕也，小柴胡汤主之。服柴胡汤已，渴者属阳明，以法治之。（97）

得病六七日，脉迟浮弱，恶风寒，手足温，医二三下之，不能食而胁下满痛，面目及身黄，颈项强，小便难者，与柴胡汤，后必下重；本渴饮水而呕者，柴胡不中与也，食谷者哕。（98）

伤寒四五日，身热，恶风，颈项强，胁下满，手足温而渴者，小柴胡汤主之。（99）

伤寒，阳脉涩，阴脉弦，法当腹中急痛，先与小建中汤；不瘥者，小柴胡汤主之。（100）

伤寒中风，有柴胡证，但见一证便是，不必悉具。（101）

凡柴胡汤病证而下之，若柴胡证不罢者，复与柴胡汤，必蒸蒸而振，却复发热汗出而解。（102）

本太阳病不解，转入少阳者，胁下硬满，干呕不能食，往来寒热，尚未吐下，脉沉紧者，与小柴胡汤。若已吐下发汗温针，谵语，柴胡汤证罢，此为坏病。知犯何逆，以法治之。（266）

太阳病，十日已去，脉浮细而嗜卧者，外已解也。设胸满胁痛者，与小柴胡汤；脉但浮者，与麻黄汤。（37）

太阳病，过经十余日，反二三下之，后四五日，柴胡证仍在者，先与小柴胡汤；呕不止，心下急，郁郁微烦者，为未解也，与大柴胡汤下之则愈。（104）

妇人中风七八日，续得寒热，发作有时，经水适断者，此为热入血室。其血必结，故使

如疟状，发作有时，小柴胡汤主之。(144)

伤寒五六日，头汗出，微恶寒，手足冷，心下满，口不欲食，大便硬，脉细者，此为阳微结，必有表复有里也，脉沉亦在里也。汗出为阳微，假令纯阴结，不得复有外证，悉入在里，此为半在里半在外也。脉虽沉紧，不得为少阴病。所以然者，阴不得有汗，今头汗出，故知非少阴也，可与小柴胡汤。设不了了者，得屎而解。(148)

伤寒五六日，呕而发热者，柴胡汤证具，而以他药下之，柴胡证仍在者，复与柴胡汤。此虽已下之，不为逆，必蒸蒸而振，却发热汗出而解。(149)

阳明病，发潮热，大便溏，小便自可，胸胁满不去者，与小柴胡汤。(229)

阳明病，胁下硬满，不大便而呕，舌上白苔者，可与小柴胡汤。上焦得通，津液得下，胃气因和，身濈然汗出而解。(230)

阳明中风，脉弦浮大而短气，腹都满，胁下及心痛，久按之气不通，鼻干，不得汗，嗜卧，一身及目悉黄，小便难，有潮热，时时哕，耳前后肿，刺之小瘥，外不解。病过十日，脉续浮者，与小柴胡汤……(231)

伤寒瘥以后，更发热，小柴胡汤主之。脉浮者，以汗解之；脉沉实者，以下解之。(394)

呕而发热者，小柴胡汤主之。(379，十七·15)

诸黄，腹痛而呕者，宜柴胡汤。(原注：必小柴胡汤，方见呕吐中)。(十五·21)

产妇郁冒，其脉微弱，呕不能食，大便反坚，但头汗出。所以然者，血虚而厥，厥而必冒。冒家欲解，必大汗出。以血虚下厥，孤阳上出，故头汗出。所以产妇喜汗出者，亡阴血虚，阳气独盛，故当汗出，阴阳乃复。大便坚，呕不能食，小柴胡汤主之。(方见呕吐中)(二十一·2)

【方药用法】 柴胡半斤，黄芩三两，人参三两，半夏半升(洗)、甘草(炙)、生姜(切)各三两，大枣十二枚(擘)，上七味，以水一斗二升，煮取六升，去滓，再煎取三升，温服一升，日三服。若胸中烦而不呕者，去半夏、人参，加栝楼实一枚；若渴，去半夏，加人参合前成四两半，栝楼根四两；若腹中痛者，去黄芩，加芍药三两；若胁下痞硬，去大枣，加牡蛎四两；若心下悸、小便不利者，去黄芩，加茯苓四两；若不渴、外有微热者，去人参，加桂枝三两，温覆微汗愈；若咳者，去人参、大枣、生姜，加五味子半升，干姜二两。

【方证释义】 本方功能和解少阳。方中柴胡、黄芩同用，一散一清，清透并用，外解半表之邪，内清半里之热，故而和解少阳；半夏、生姜调理胃气，降逆止呕；人参、甘草、大枣益气和中，既扶正以助祛邪，又实里以防邪入；柴胡配半夏，犹能升清降浊；生姜和大枣，更可调和营卫。本方诸药为伍，寒温并用，升降协调，扶正祛邪，有疏利三焦，调达上下，和畅气机的作用。可使枢机畅利，脾胃安和，三焦疏达，内外宣通，则半表半里之邪得解，虽不用汗、吐、下三法，而达到祛邪之目的。本方证是以邪在少阳，气机郁结，枢机不利为主要病机的病证。包括外感和内伤两方面内容。就外感病而言，本证多发生于正气相对不足或体质较为虚弱的基础之上，即所谓血弱气尽，邪正相搏。其病位在半表半里或胸胁。据《伤寒论》和《金匮》叙述，本证主要包括：①邪入少阳，症见往来寒热、胸胁苦满、默默不欲饮食、心烦喜呕、口苦、咽干、目眩、脉弦细，或胸中烦而不呕，或渴，或腹中痛，或胁下痞硬，或心下悸、小便不利，或不渴、身有微热，或咳；②热入血室，为妇人中风伤寒，寒热发作有时，如疟状，经水适来适断，或胸胁下满，谵语，如见鬼状；③阳明里实未甚，兼见少阳，症见潮热、大便溏、小便自可、胸胁满不去，或胁下硬满、不大便而呕、舌上白苔；④阳微结，症见头汗出、微恶寒、手足冷、心下满、口不欲食、大便硬、脉细或沉紧；⑤产妇郁冒，症见脉微弱、呕不能食、大便反坚、但头汗出；⑥诸黄，腹痛而呕；⑦伤寒瘥以后更发热；⑧木强土弱，阳脉涩，阴脉弦，腹中急痛，先与小建中汤而不瘥；⑨其他，如呕而发热，或身热、恶风、颈项强、胁下满、手足温而渴，或短气、腹满、胁下及心痛、鼻干、不得汗、嗜卧、一身及目悉黄、小便难、有潮热、时时哕、耳前后肿。除此之外，临床还常见头晕、头痛、耳鸣、耳聋、疲乏、发作有定时等。本证临床表现甚多，涉及外感内伤诸多方面，但中心病机不离乎枢机不利，胆气内郁。

据统计，本证最常见的症状有四组：一是往来寒热或发热；二是胃肠症状，如食欲不振、恶心、呕吐等；三是胸胁部症状，如胸胁苦满、胁痛等；四是口苦、咽干、目眩。脉象多为弦数、弦细，舌苔多见薄白、薄黄（高飞. 小柴胡汤证解析. 北京中医学院学报，1988；11：16/1989；12：19）。小柴胡汤是治疗这类病证的主方。辨证时强调抓主症和辨病机，不必面面俱到，即所谓"但见一证便是，不必悉具"。根据本方证的病机及症状变化，仲景于方后有加减法。"胸中烦而不呕者，邪聚于膈而上逆也，热聚则不得以甘补，不逆则不必以辛散，故去人参、半夏，而加栝楼实之寒，以除热而荡实也。渴者，木火内烦而津虚气燥也，故去半夏之温燥，而加人参之甘润，栝楼根之凉苦，以彻热而生津也。腹中痛者，木邪伤土也，黄芩苦寒，不利脾阳，芍药酸寒，能于土中泻木，去邪气止腹痛也。胁下痞硬者，邪聚少阳之募，大枣甘能增满，牡蛎咸能软坚，好古云：牡蛎以柴胡引之，能去胁下痞也。心下悸，小便不利者，水饮蓄而不行也，水饮得冷则停，得淡则利，故去黄芩加茯苓。不渴外有微热者，里和而表未解也，故不取人参之补里，而用桂枝之解外也。咳者，肺寒而气逆也。经曰：肺苦气上逆，急食酸以收之。又曰：形寒饮冷则伤肺。故加五味之酸以收逆气，干姜之温以却肺寒，参、枣甘壅，不利于逆，生姜之辛，亦恶其散耳。"（尤在泾《伤寒贯珠集·少阳篇》）

【验案精选】

伤寒

1. 外感发热（病毒性感冒） 赵某某，男，28岁，为住院患者。患病毒性感冒，发高烧持续不退，体温39.6℃，并与恶寒交替出现，类似疟证。特邀刘老会诊。经仔细询问，夜晚发热更甚，身疼痛无汗，头痛，眩晕，口苦，咽干口渴，呕恶不欲食，胸胁满闷，视其舌红而苔黄，切脉则弦数。刘老辨为邪客少阳之半表半里，正拒邪入则发热，邪进正退则恶寒，正邪分争所以往来寒热而如疟。然口渴苔黄反映少阳与阳明并病。当和解少阳，兼清阳明之热。柴胡16g，半夏14g，党参6g，炙甘草6g，黄芩10g，生姜8g，大枣7枚，桔梗10g，枳壳10g，连翘10g，生石膏30g，板蓝根16g，玄参14g。服药3剂，汗出热退，体温降至38℃，又服2剂，寒热不发，脉静身凉而病愈。（《刘渡舟临证验案精选》4页）

原按　本案寒热往来为邪在少阳。少阳居于半表半里之间，为三阳之枢机。伤寒，邪传少阳，正邪分争，正胜则热，邪胜则寒，故见发热与恶寒交替出现，更有口苦、咽干、眩晕、胸胁满闷、呕恶不欲食等症，则断为少阳病无疑。其身痛、无汗之症，为邪热壅盛，气机不利所致。治疗以和解少阳，斡旋气机为主，兼以清解气分热毒。方以小柴胡汤和解少阳枢机，肝胆出入之机转，从而鼓正祛邪；枳壳、桔梗，一降一升，斡旋上下；石膏、连翘、板蓝根、玄参，清气分之热毒，彻邪外出。诸药共伍，能和畅气机，宣通内外，调达上下，疏利三焦。服之则使少阳和畅，枢转气活，自能鼓邪热随汗外出。本方用于外感发热不退，邪入少阳者，屡获效验。

编者按　此为寒、温并见之证，故刘老采用寒、温并治之方。

2. 外感内伤相杂 张某某，女，59岁。患风湿性心脏病。初冬感冒，发热恶寒，头痛无汗，胸胁发满，兼见心悸，时觉有气上冲于喉，更觉烦悸不安，倍感痛苦，脉来时止而有结象。此为少阳气机郁勃不舒，复感风寒，由于心阳坐镇无权，故见脉结而挟冲气上逆。此证原有风心病而又多郁，外感内伤相杂，治法：解少阳之邪，兼平上冲之气。处方：柴胡12g，黄芩6g，桂枝10g，半夏9g，生姜9g，大枣5枚，炙甘草6g。服3剂后诸症皆安。（《刘渡舟临证验案精选》90页）

原按　本案治疗用小柴胡汤去人参加桂枝法。加桂枝一药，起到治疗三种证候的作用：①桂枝解表；②桂枝通阳下气；③桂枝又治风心病。柴胡汤方后注云："若不渴，外有微热者，去人参，加桂枝三两，温覆微汗愈。"不渴，为邪未入里；外有微热，是兼有表邪。故以小柴胡汤去人参之壅补，加桂枝以解外。可见本方是用于少阳病兼表邪不解之证。本案患者素有心脏病又兼感冒，出现发热、恶寒、头痛、胸胁发满、心悸等少阳气机不利而兼表证不解。此外，患者还突出表现为“气上冲”而致烦悸不安。桂枝于解表之中又善于温通心阳，平冲降逆下气。刘老常将小柴胡去人参加桂枝汤用于治疗少阳病又兼有心悸、气上冲等症，疗效确切。

3. 病后劳复　一人病伤寒后劳复发热，自汗，经七日，或以为病后虚劳，将复补之。滑曰：不然，劳复为病，脉浮，以汗解。奚补为（编者按：病后劳复怎么补呢）？以小柴胡汤三进，再汗而安。（《名医类案·卷一·伤寒》）

编者按　理解此案，需要理解《伤寒论》第394条随证治之之法，曰：“伤寒瘥以后，更发热，小柴胡汤主之。脉浮者，以汗解之；脉沉实者，以下解之。”若病伤寒后期，“正气不足，余邪未尽，留在半表半里之间，故亦用小柴胡”（徐灵胎）助正达邪，“必蒸蒸而振，却发热汗出而解”（149）。如此案“发热，自汗……以小柴胡汤三剂，再汗而安”。

类伤寒

1. 肝郁寒热

（1）薛立斋治一寡妇，因怒致不时寒热，久而不已，肝脉弦紧，用小柴胡加生地治之而愈。但见风，寒热仍作，此是脾胃气虚，用加味归脾、补中益气二汤，兼服而止。（《名医类案·卷十一·妇人症·师尼寡妇寒热》）

编者按　因怒而伤肝，肝胆相连，枢机不利可“不时寒热”，此肝郁证而类伤寒，如肝郁“奔豚……往来寒热，奔豚汤”证之例。阴血不足，肝脉拘急，可见“肝脉弦紧”，故“用小柴胡汤加生地”滋水涵木，调理少阳而愈。此后治法，说明“脾胃气虚”亦可发生寒热之类伤寒证候。

（2）一室女寒热，左手脉弦长而出寸口，用小柴胡加生地、乌梅治之而愈。既嫁而诸症悉痊。（《名医类案·卷十一·妇人症·师尼寡妇寒热》）

编者按　室女肝脉弦而发寒热，非因外感，乃是肝郁类伤寒也。“既嫁而诸症悉痊”者，此乃事随心愿，病因去除而病自愈。

2. 阳虚发热误治案　一人七月内病发热，或令其服小柴胡汤，必二十六剂乃安。如其言服之，未尽二剂，则升发太过，多汗亡阳，恶寒甚，肉瞤筋惕。乃请滑诊视，脉细欲无，即以真武汤，进七八服，稍有绪，更服附子七八枚乃愈。（瓘曰：汗多亡阳则内益虚；恶寒甚而肉瞤、筋惕者，里虚而阳未复也。故宜真武汤，多服附子而效。）（《名医类案·卷一·伤寒》）

3. 虚证似实误治案　一产妇恶寒发热，欲以八珍加炮姜治之。其家知医，以为风寒，用小柴胡汤。薛曰：“寒热不时，乃气血虚。”不信，仍服一剂，汗出不止，谵语不绝，烦热作渴，肢体抽搐。薛用十全大补一剂，益甚。脉洪大，重按如无，仍以前汤加附子，数剂稍缓，再服而安。（此真本领！）（《名医类案·卷十一·妇人症·产后》）

编者按　从此案所述诊治经过可知，其产后“寒热”非外感，乃体虚营卫失和之类伤寒。所服小柴胡汤虽为虚实兼顾和解之剂，但重用柴胡“主除伤寒”（《别录》）而治“寒热邪气”，则发汗祛邪为主，若误用之，故表现“汗出不止”等恶候。薛氏凭“脉洪大，重按如无”，在“用十全大补一剂，益甚……仍以前汤加附子……再服而安”。如此临危而方寸不乱，敢于守方守法者，非良医莫为，真功夫也！深入思考，为何“大补”无误，却“益甚”呢？此特殊病人之特殊反应，知常达变，临变不惊，泰然处之，此学验俱丰之良医本色。所谓“大器晚成”，此之谓也。

内科杂病

1. 肝木乘土　太守朱阳山，因怒，腹痛作泻，或两胁作胀，或胸乳作痛，或寒热往来，或小便不利，饮食不入，呕吐痰涎，神思不清。此肝木乘脾土，用小柴胡，加山栀子、炮姜、茯苓、陈皮、制黄连（黄连、吴茱萸各等份，用热水拌湿，淹二三日，同炒焦，取连用），一剂即愈。（《名医类案·卷六·中气亏损 心腹作痛》）

2. 肝火血热　一妇人因怒，寒热头眩，或耳项胸胁胀痛，或少腹阴道闷坠，或小便频数下血。此属肝火血热，先用小柴胡汤，加炒黑山栀、川芎、当归、车前，二剂，诸症顿退。又用加味逍遥散，补其阴血而愈。（《名医类案·卷八·臁疮》）

编者按　怒伤肝，肝郁化火，此案诸症皆肝胆经郁热证候。其“小便频数下血”者，以少阳主胆，亦主三焦，“三焦者，决渎之官，水道出焉”，少阳郁热，影响三焦水道通调，故可致尿频及尿血也。如此证候肝胆火盛者，是否用龙胆泻肝汤更切合病机？

3. 胁下肿痛　薛己治一妇人，胁下肿痛、色赤、寒热。用小柴胡加芍药、山栀、川芎，以清肝火而愈。但经行之后，患处仍痛，用八珍汤以补气血而安。若因肝胆二经，血燥所致，当用小柴胡加山栀、胆草、芎、归主之。久而脾胃虚弱，补中益气为主。若兼气郁伤脾，间以归脾汤。朝寒暮热，饮食少思，须以逍遥散为主。（《名医类案·卷六·胁痛》）

编者按　经行后胁痛，肝血虚少，不荣则痛，故补虚可止痛。

4. 胁痛　咳嗽　一娠妇因怒，咳嗽吐痰，两胁作痛，此肝火伤肺金。以小柴胡汤加山栀、枳壳、白术、茯苓治之而愈。但欲作呕，此肝侮脾也。用六君子汤加柴胡、升麻而愈。（《续名医类案·卷二十四·胎前·咳嗽》）

5. 瘀血胁痛误治　虞恒德治一人，年四十余，因骑马跌仆，次年，左胁胀痛，医与小柴胡汤，加草龙胆、青皮等药，不效。诊其脉，左手寸尺皆弦数而涩，关脉芤而急数，右三部，唯数而虚。虞曰：明是死血症（脉涩为血少。又云：失血之后，脉必见芤。又曰：关内逢芤则内痛作，论脉固属血病，然断之曰死血，亦因跌仆胁胀痛故耶？）。用抵当丸一剂，下黑血二升许，后以四物汤，加减调理而安。（《名医类案·卷六·胁痛》）

编者按　治病必求于因、必求于本。此案病因跌仆，伤之重者，必致瘀血，血瘀不去，久之则成“死血”（仲景书称曰“干血”）。肝为藏血之脏，肝气行于左，外伤引发内脏瘀血，血瘀碍气，肝气失于条达，故“左胁胀痛”。胁痛之本为瘀血，标为气滞，故以小柴胡汤加味舍本治标法“不效”。抵当丸本为治“太阳随经，瘀热在里”之蓄血证的缓治方。根据异病同治之大法，以善于攻逐瘀血的抵当丸，将虫类逐瘀通络药（水蛭、虻虫）与草木类活血化瘀药（大黄、桃仁）并用，此乃治瘀血重病之仲景心法。服了抵当丸，“晬（zuì 醉）时（周时，即一昼夜）当下血，若不下者，更服”。服之“下血”，乃瘀血得去之验。此案“下黑血”，久瘀之血也。

6. 疟母　疟后，胁下积痞不消，下连少腹作胀。此肝邪也。当以法疏利之。人参，柴胡，青皮，桃仁，茯苓，半夏，甘草，牡蛎，黄芩，生姜。（《增评柳选四家医案·尤在泾医案》48页）

诒按　此小柴胡法也。加青皮以疏肝，桃仁以和瘀，牡蛎以软坚，用意可云周到。惟少腹作胀，乃肝邪下陷之证。若再加川楝子、归尾、延胡，似更完密。

邓评　疟母以此法缓消，极称妥善。想其不用仲圣之鳖甲煎丸者，良以中虚作胀故也。再合金铃子散亦未尝不可。

编者按　小柴胡汤为和解少阳主方，由于本方具有助正达邪之功效，故所有外感、内伤之患，五脏、六腑之疾，凡属于正虚邪恋者，皆可以本方变通治之。尤氏治疟母此案，即活用小柴胡汤法也。

男科病

1. 阴囊肿痛

（1）司厅张检斋阴囊肿痛，时发寒热，若小腹作痛，则茎出白津。用小柴胡，加山栀、胆草、茱萸、芎、归而愈。（《名医类案·卷八·前阴病》）

（2）一男子患囊痈，肿痛发热，以小柴胡汤加黄连、青皮，四剂少愈，更以加减龙胆泻肝汤而愈。（《续名医类案·卷三十三·外科·囊痈》）

（3）一男子囊痈，脓热作胀，致小便不利。令急针之，以小柴胡汤加黄柏、白芷、银花，四剂少愈，更以托里消毒散，数剂而痊。（《续名医类案·卷三十三·外科·囊痈》）

编者按　龙胆泻肝汤清泄热毒的功用更强，上述黄柏、白芷、金银花皆可加入。

2. 茎中作痛　薛立斋治庶吉士刘华甫茎中作痛，或出白津，或小便秘涩，先用小柴胡加山栀、泽泻、黄连、木通、胆草、茯苓二剂，以清肝火，导湿热，诸症渐愈。因劳倦，忽寒热，用补中益气汤治之而安，又用六味丸以生肝血、滋肾水，诸症痊愈。（《名医类案·卷十·下疳疮》）

3. 悬痈

（1）一男子患悬痈，脓不溃，胀痛，小便不利，急针之，尿脓皆利。更以小柴胡汤加黄柏、白芷、金银花，四剂痛止，以托里消毒四剂而愈。常见患者多不肯用针，待其自破。殊不知紧要之地，若一有脓，宜灸针之，使毒外发，不致内溃。故前人云："凡疮，若不针烙，毒结无从而解，脓瘀无从而泄。"又云："宜开户以逐之。"今之患者，反谓地部紧要，而不用针，何其悖哉！（《续名医类案·卷三十三·外科·悬痈》）

编者按 从案语所谓"悬痈"证候特点，很可能是男子尿道，即阴茎发生之痈肿。此案表明，针灸与方药，乃中医学治病的两套方法，应结合应用，以提高疗效。

（2）一男子患此症（指悬痈），肿痛发热，以小柴胡汤加黄连、青皮，四剂少愈，更以加减龙胆泻肝汤而消。（《续名医类案·卷三十三·外科·悬痈》）

4. 下疳

（1）薛立斋治一男子下疳，肿痛不消；一男子溃而肿痛，发热，小便秘涩，日晡或热；一小儿肿痛，诸药不应。俱以小柴胡汤吞龙荟丸，数服而愈。（《续名医类案·卷三十五·外科·下疳》）

（2）一男子患下疳，肿硬焮痛，寒热。先以人参败毒散，二剂而止。更以小柴胡汤加黄连、青皮，治之而愈。（《续名医类案·卷三十五·外科·下疳》）

（3）一男子患下疳，溃而肿痛，小便赤涩。以加减龙胆泻肝汤加青皮、黄连，二剂少愈。又以小柴胡汤加知、柏、当归、茯苓，数剂而愈。（《续名医类案·卷三十五·外科·下疳》）

（4）一男子患下疳，溃而肿痛，发热，日晡尤甚。以小柴胡汤加黄连、知母、当归而愈。（《续名医类案·卷三十五·外科·下疳》）

（5）一男子患下疳已愈，惟茎中一块不散。以小柴胡汤加青皮、荆、防服之，更以荆、防、牛膝、首乌、滑石、甘草各五钱，煎汤熏洗，各数剂而消。（《续名医类案·卷三十五·外科·下疳》）

（6）王锦衣年逾四十，素有疳疮，焮痛倦怠。用小柴胡汤加黄连、黄柏、青皮、当归而愈。（《续名医类案·卷三十五·外科·下疳》）

5. 梅疮

（1）一童子外肾患此症，延及小腹数枚，作痛发热，以小柴胡汤吞芦荟丸，更贴神异膏，月余而安。（《续名医类案·卷三十五·外科·梅疮》）

（2）一男子阴茎患此症，肿痛。先以导水丸、龙胆泻肝汤各四服，少愈。再以小柴胡汤加黄柏、知母、苍术，五十余剂而平。（《续名医类案·卷三十五·外科·梅疮》）

（3）一男子患此症，阴茎肿溃，小便赤涩，肝脉弦数。以小柴胡汤加木通、青皮、龙胆草，四帖，又服龙胆泻肝汤，数帖而痊愈。（《续名医类案·卷三十五·外科·梅疮》）

妇人病

1. 热入血室

（1）一妇经来适断，寒热往来。以小柴胡汤二服，寒热即止。继以四物汤，数服而安。（《名医类案·卷十一·妇人症·经水》）

（2）雷妇于农忙时，经虽行，仍复参加劳作。晚浴用水稍冷，致感受风邪，经行遂止，次日发寒热，其夫用辛温药汗之，白天人尚安适，只觉胸胁满痛，口苦微干，夜复寒热，神昏谵语，如见鬼状，历时旬日未解。延余往诊，其夫备述病程始终，因此处予小柴胡汤去半夏加丹皮、鳖甲、生地、栀仁、桃仁、红花等，3剂而愈。（赵守真《新中医》1963；5：32）

编者按 血室空虚，冷浴外邪乘虚而入，以致经血内结。心主血脉，又主神明，血结不行，可见神志症状。以小柴胡汤加减助正达邪，凉血活血，方证相对，故取效甚捷。

2. 热入血室变治法 虞恒德治一少妇，夏月行经，得伤寒似疟，谵语狂乱（此行经在先而病在后）。诸医皆以伤寒内热，投双解散、解毒汤，服之大汗如雨，反如风状，次以牛黄丸、金石之药，愈投愈剧。一日，延虞诊视，脉弦而大。虞思伤寒内热狂乱，六阳俱病，岂不口干舌黑，况脉不数，病体扪之，或热或静，其腹急痛。意必有内伤在前，伤寒在后。今伤寒得汗虽已，内伤则尚存故也。因细问之，患者曰：正行经时，因饮食后多汗，用冷水抹身，因得此症。方知冷水外闭其汗，内阻其血，邪热入室，经血未尽，血得邪热，乍静乍乱，寒热谵语，掉眩类风，须得玉烛散下之而愈（玉烛散：四物加大黄、朴硝，非大便燥结不可用），下后，谵语已定，次以四物、小柴胡汤，调理五日，热退身凉，其患遂瘳。（《名医类案·卷十一·妇人症·热入血室》）

编者按 此案审病求因，辨证论治，随证变法，先以玉烛散之四物汤调经血，黄、硝下内结之蕴热，"次以四物、小柴胡汤调理"未调之气血及未尽之余邪。如此治法，乃热入血室之变治法。

3. 热入血室类证　张仪表令爱发热，经水来，昏乱谵语，如见鬼状，投小柴胡汤增剧。询其病情云："醒时下体恶寒，即愦时亦尝牵被敛衣。"因语此证，平素必患带下，且完姻未久，隐曲之事未免过当。复值经水过多，精血两亏，阴阳并竭。其恶寒发热，由阴阳相乘所致，非外感邪热深入也。投发散清热，证同亡阳。《伤寒论》云："亡阳则谵语。"《内经》云："脱阳者，见鬼是也。"用肾气丸，早晚各二钱，神气即清。随以苁蓉易桂、附，数剂痊愈。(《续名医类案·卷二十三·妇人症·经水》)

编者按　此案证候类似热入血室，而"非外感邪热深入也"。乃因新婚房劳伤肾，"复值经水过多，精血两亏，阴阳并竭"，而表现为恶寒发热等类热入血室证候。肾精（阴）亏虚，阴损及阳，阴阳两虚者，为肾气丸证，故用之而获效。

4. 月经不调　薛立斋治一妇人，因怒，经事淋漓，半月方歇。遇怒，其经即至，甚则口噤筋挛，鼻血头痛，痰涎搐搦，瞳子上视。此肝火炽甚，以小柴胡汤加熟地、山栀、钩藤治之，后不复发。(《续名医类案·卷三·痉》)

编者按　此案因怒，气郁化火，肝火炽甚，波及血分而月经不调。治用小柴胡汤加熟地补血虚，山栀解火郁，钩藤止痉挛。以方测证，不仅火甚，并且正虚。

5. 妊娠淋证　一妊妇小便作痛，其胎不安，气攻左右，或时逆上，小便不利，用小柴胡汤加青皮、山栀，清肝火而愈。后因怒，小腹胀满，小便不利，水道重坠，胎仍不安，此亦肝木炽盛所致。用龙胆泻肝汤一剂，诸症顿愈。乃以四君子加柴胡、升麻，以培脾土而安。(《续名医类案·卷二十四·胎前·胎动》)

编者按　古人有"淋属少阳"之说。淋证者，尿频、尿急、尿痛，以尿痛为特点。此案"妊妇小便作痛"等，用小柴胡加味治之而愈。此案还告诉我们，肝火轻者，小柴胡汤为主方；肝火盛者，龙胆泻肝汤为主方。

6. 妊娠尿血　一妊娠六月，每怒气便见血，甚至寒热头痛，胁胀腹痛，作呕少食。薛谓寒热头痛，肝火上冲也，胁胀腹痛，肝气不行也，作呕少食，肝侮脾胃也，小便见血，肝火血热也。用小柴胡加芍药、炒黑山栀、茯苓、白术而愈。[《名医类案·卷十一·妇人症·娠症（附男女辨验）》]

7. 妊娠吐血　一妊娠因怒，吐血块，四日不止，两胁胀痛，小便淋涩。此怒而血蓄于上部，火炎而随出也。胁胀腹痛，小便淋涩，肝经本病也。用小柴胡合四物，四剂而止，却用六君子、安胎饮调理而安。[《名医类案·卷十一·妇人症·娠症（附男女辨验）》]

外科病

1. 项痈　一妇人项患痈，焮痛，发寒热，以荆防败毒散，二剂少愈。以小柴胡汤加连翘、牛蒡、桔梗，四剂而消。(《续名医类案·卷三十一·外科·项痈》)

2. 结核

（1）一妇人因怒，肢体结核，睡中发搐，左关弦洪，此肝火血燥筋挛。当清肝火养元气，遂用加味小柴胡汤、加味逍遥散，渐愈。又用八珍汤加丹皮、柴胡、山栀、钩藤而愈。(《续名医类案·卷三十四·外科·结核》)

（2）一妇人项患五核，时常寒热，肝脉弦长，而出寸口，此血盛无耦之症也。用小柴胡汤加生地、乌梅，治之而愈。(雄按：阴虚者，每见此脉，治宜壮水，小柴加梅、地，不过用法之一格耳。)(《续名医类案·卷三十四·外科·结核》)

3. 疙瘩

（1）一妇人因忿怒，身发疙瘩，憎寒发热。此肝火，用小柴胡汤加山栀、黄连，治之而愈。后口苦胁痛，小便淋漓，复用前药，遂痊愈。(《续名医类案·卷三十五·外科·疙瘩》)

（2）一妇人患前症，发热，夜间谵语。此血分有热，以小柴胡汤加生地，治之而安。后用四物汤加柴胡、山栀、丹皮而热退，又用逍遥散痊愈。(《续名医类案·卷三十五·外科·疙瘩》)

4. 斑疮　一室女年十四，天癸未至，身发赤斑痒痛，左关脉弦数，此因肝火血热。以小柴胡汤加山栀、生地、丹皮，治之而愈。若因怒而致者，亦宜治以前药。(《续名医类案·卷三十六·外科·斑疮》)

5. 杖伤　一人杖后，瘀血失砭，胀痛烦渴，纵饮凉童便，胀顿止。以萝卜细捣涂之，血渐散。已而患处作痒，仍涂之，痒止后口干作渴，小腹引阴茎作痛，小便如淋，时出白津，此肝经郁火也。遂以小柴胡汤加大黄、黄连、山栀饮之，诸症悉退，再用养血药而安。夫小腹引阴茎作痛等症，往往误认为寒证，投以热药，则诸窍出血，或二便不通，以及危殆。轻亦损其目矣。（凡肝郁病，误用热药皆贻大患）（《续名医类案·卷三十六·外科·杖伤》）

编者按　杖伤，指用刑法后致伤。杖伤之处瘀血，当用针刺散血法以去瘀血。内饮童便，伤处外涂萝卜，皆疏散瘀血之简便法。此案以小柴胡汤加味所治，乃"肝经郁火"之阴茎作痛等。

头面五官病

1. 耳内外肿痛

（1）吴开之，二月间患头痛身热，服药已逾旬日矣。忽耳后红肿作痛，大发寒热。或以为毒，用花粉、连翘解表，数剂不效。或以为痰核，用南星、半夏，数剂反甚，胸胁满痛，饮食不进，气喘而粗，夜卧不安。脉之，两寸关弦数，两尺和。此本伤寒少阳之邪不解，所以发颐。耳之前后上下，乃少阳部分，寸关弦数，亦少阳不和之脉，宜小柴胡汤和解之。用软柴胡七钱，干葛、黄芩各三钱，生甘草、桔梗、苏子、白芥子各一钱，姜、枣煎服，二剂喘定，四剂肿痛全消而愈。（《续名医类案·卷一·伤寒》）

编者按　此案凭脉辨证，凭经络辨证，明确"耳后红肿作痛"乃少阳之邪，以小柴胡汤加减治之而愈。

（2）一妇人耳内外肿痛，胸胁不利，寒热往来，小便不调。此肝火伤血，先用龙胆泻肝汤四剂，诸症顿退，又用加味逍遥散而愈。又因怒复作，用小柴胡汤而痊。（《续名医类案·卷十七·耳》）

编者按　此案经验表明：耳肿火盛者，以龙胆泻肝汤为宜。肝胆气郁化火轻证可用小柴胡汤。

（3）一妇人怀抱素郁，因怒耳作肿痛，经行不止，发寒发热，面色青赤，肝脉弦数。此久郁伤脾，暴怒伤肝，先用加味小柴胡汤，随用加味逍遥散而痊。（《续名医类案·卷十七·耳》）

（4）一妇人耳内肿痛出水，寒热口苦，肿连颈项，饮食少思，此肝火甚也。用小柴胡汤加山栀、丹皮稍愈，又加味逍遥散渐愈。用八珍汤加柴胡、丹皮、山栀，调补肝脾痊愈。（《续名医类案·卷十七·耳》）

（5）一男子每怒耳下肿，或胁作痛，以小柴胡汤加青皮、木香、红花、桃仁，四剂而愈。（《续名医类案·卷十七·耳》）

编者按　以上数案经验：小柴胡汤为治肝胆火郁耳肿之专方，但应随证加减为宜。若肝胆火甚者，又以龙胆泻肝汤为好。酌用逍遥散加味调肝脾以善后。

2. 耳壳流痰（耳廓假性囊肿）　谷某某，男性，40岁，2001年7月6日初诊。主诉：右侧耳壳肿大约3周，经口服抗生素、激素等药物治疗无效来诊。刻诊：右侧耳壳肿大如硬币，局部皮肤无红肿渗液等变化，按之有柔软波动感，抚之无热感，口苦，食少，尿赤，舌质淡苔薄黄腻，脉弦缓。西医诊断：耳廓假性囊肿（渗出性软骨膜炎）；中医诊断：耳壳流痰。《伤寒论》第231条："……耳前后肿，刺之小瘥……与小柴胡汤。"此证系风邪挟痰湿上窜耳壳。①内治：清热疏风，燥湿祛痰，消肿散结。方宜：柴胡二陈汤加法。处方：柴胡10g，清半夏10g，党参10g，甘草10g，黄芩10g，生姜10g，大枣10枚，橘皮10g，茯苓10g，川连9g，南星9g，连翘、蒲公英、金银花各30g。日1剂，水煎2遍，合汁约600ml，日3次温服。②外治：常规消毒穿刺，抽出黄色黏性液体约1.5ml，抽液后肿胀消退，并加压包扎。服药3剂而病愈。（张顺启验案）

原按　该患素嗜烟酒，痰湿内蕴，挟风邪循经上扰耳壳。小柴胡汤善清透半表半里之邪热，发中有收，攻中有补以祛外邪；而内里痰湿以二陈汤燥湿祛痰，散结消肿而收功。柴胡二陈两汤古今接轨，则枢机畅利，痰湿可祛，可谓安内攘外，各建其功。

3. 耳聋　范某某，男，42岁。1987年3月12日诊。素体健壮，近日因事不悦，心情郁闷，饮食乏味，不耐操劳，耳鸣耳聋，头晕目眩。去某医院诊治，查血压偏高162/94mmHg，云"肾虚肝火"，以杞菊地黄丸与牛黄降压丸治之。各服用30丸，竟无效果，反耳聋益甚，且胸胁胀满，心中烦闷，苦不堪言。转诊求治，按其脉弦细略数，舌偏红，苔微黄。审病求因，乃因于肝郁，脏病及腑，火郁少阳之经。治病求本，本在少阳，与肾无涉，故补肾降压无功。小柴胡汤为主治之方，处方：柴胡24g，黄芩12g，半夏9g，党参9g，炙甘草6g，生姜6g，大枣6枚。日1剂，煎服如原法，并嘱其节思戒怒。服3剂见效，6剂显效。原方减少柴、芩用量，加白芍、菊花。又服4剂后，耳聪目明，神清纳增，血压复常。（吕志杰，等《北京中医药大学学报》1991；4：53）

编者按　“肾开窍于耳”，肾虚则耳鸣耳聋，此言其常也。然耳聋之因，并非一端，亦有少阳郁火，循经上扰而致聋者，法当清少阳之火，若补肾则愈补愈聋。《伤寒论·少阳病》篇说：“少阳中风，两耳无所闻。”此为外邪传入少阳，循经上扰于耳所致，与内伤七情，气郁化火上扰者，病因虽异，但病机相似，皆可用小柴胡汤统治。且患者所现诸症，均属少阳病候，故以小柴胡汤治之取效。有曰柴胡升散，血压高者不宜用。须知《内经》有“火郁发之”之法。方中柴胡与黄芩，君臣相得，有升有降，疏泄肝胆，发散郁火。火清则耳聪，火降则血压随之而降，经方之精如此。

4. 鬓疮

（1）薛立斋治一男子，患鬓疽，焮肿作痛，发热，以小柴胡汤加连翘、金银花、桔梗，四剂而消。（《续名医类案·卷三十一·外科·鬓疽》）

（2）一男子因怒后鬓际肿痛发热，以小柴胡汤加连翘、银花、花粉、桔梗，四剂根畔俱消。惟疮头作痛，以仙方活命饮二剂，痛止。脓成针之，更以托里消毒药而愈。（《续名医类案·卷三十一·外科·鬓疽》）

（3）维阳俞黄门，年逾三十，冬月鬓患毒肿，烦躁，便秘脉实，此胆经风热壅上而然也。马氏云：“疮疡之症，热壅而不利者，大黄汤下之。”遂以一剂，便通疮退。更以荆防败毒散二剂，再以十宣散去桂，加花粉、银花，数剂而愈。大宗伯罗公耳后发际患此痛，脉紧数，以小柴胡汤加桔梗、牛蒡、银花，四剂而愈。（《续名医类案·卷三十一·外科·鬓疽》）

编者按　鬓疽（非阴疽，而是泛指外疡疮肿），即脸旁边靠近耳朵处患疮肿作痛。治以小柴胡汤为主方疏解少阳经之邪，或加清热解毒药排痈（连翘、银花、花粉、桔梗），或以发表剂（荆防败毒散）透邪于外，或以大黄为主药清泄热毒于下。如此或透热于外，或泄热于下，皆为了使少阳邪热有出路也。

5. 瘰疬

（1）一室女年十七，项下时或作痛，乍寒乍热如疟状，肝脉弦长，此血盛之症也。先以小柴胡汤二剂，少愈。更以地黄丸治之而痊。（《续名医类案·卷三十四·外科·瘰疬》）

（2）一室女性急好怒，耳下常肿，痛发寒热，肝脉弦急。投以小柴胡汤加青皮、牛蒡、荆、防而寒热退。更以小柴胡对四物，数剂而肿消。其父欲除病根，勿令再发。谓肝内主藏血，外主荣筋。若恚怒气逆则伤肝，肝主筋，故筋蓄结而肿。须病者自能调摄，庶可免患，否则肝迭受伤，则不能藏血，血虚则为难瘥之症矣。后不戒，果结三核，屡用追蚀药而殁。（《续名医类案·卷三十四·外科·瘰疬》）

（3）一妇人发怒，耳下焮肿，头痛寒热，与荆防败毒散加黄芩，表证悉退，但饮食少思，日晡发热。东垣云：“虽有虚热，不可太攻，热去则寒生也。”遂以小柴胡汤加地骨皮、川芎、当归、茯苓、白术、陈皮，十余剂而愈。次年春，复肿坚不溃，来索方，与八珍汤加香附、柴胡、地骨皮、桔梗，自制服之。至六七剂，以为延缓，仍服人参败毒散，势愈甚。又服流气饮，则盗汗发热，口干少食。至秋复求治，诊视气血虚极，辞不治，果殁。今人有疮疡，不审元气虚实，病在表里，便服败毒、流气药，殊不知败毒散乃发表之剂，果有表证，亦只宜一二服，多则元气反损，其毒愈甚，虽有人参莫补。流气饮乃耗血之剂，果气结膈满，亦只宜一二服，多则血气愈伤，反为败症，虽有芎、归莫救。丹溪云：“此不因膏粱丹毒之变，因虚劳气郁所致也。（《续名医类案·卷三十四·外科·瘰疬》）

编者按　上述案例警示：瘰疬等体表病变，必须详“审元气虚实”，实者可酌情发表透邪，血气虚者不可只顾祛邪，忽略护正。

其　他

1. 小柴胡汤剂与散（颗粒）剂不同　朱肱，吴兴人，尤深于伤寒。在南阳，太守盛次仲疾作，召肱视之曰：小柴胡汤证也，请并进三服。至晚，觉胸满，又视之，问所服药安在，取视，乃小柴胡散也。肱曰：古人制㕮咀，锉如麻豆大，煮清汁饮之，名曰汤，所以入经络，攻病取快。今乃为散，滞在膈上，所以胸满而病自如也。因旋制自煮以进，两服遂安。(《名医类案·卷一·伤寒》)

编者按　朱肱著《伤寒治人书》(又名《类证活人书》《南阳活人书》)。徐大椿《医学源流论》说："宋人之书，能发明《伤寒论》，使人有所执持而易晓，大有助于仲景者，《活人书》为第一。"此案即表明朱肱研究伤寒方证之精深。同为小柴胡汤方药，制方则汤剂与散剂不同。目前将小柴胡汤制成"颗粒"剂型，投入市场，用之若疗效不佳，不可谓小柴胡汤方不良也。

2. 陈慎吾先生用小柴胡汤治各科病经验

综上所述，可知小柴胡汤为一神奇良方，方证相对，疗效卓著，故古今医家多喜用本方。现代名医陈慎吾先生临床擅用经方，尤其对小柴胡汤临床运用有独到之处。除少阳病外，尚有内、外、妇、儿各科杂病，每用必效，人所公认，堪称一绝。今特介绍如下，以利后学。

(1)外感热病　不论是《伤寒论》所说之少阳病，还是今天所说的病毒引起的流感、肺炎、腮腺炎等等，只要见到少阳病的主症、主脉皆可用小柴胡汤治之，疗效显著。如果是高热不退，可加生石膏、金银花、板蓝根等清热解毒之品。

(2)小儿病　幼儿为稚阳之体，脾胃之气尚未充实，故多见小柴胡汤证。该方祛邪而不伤正，对小儿肺炎常用此方加石膏、杏仁、橘皮；若大便不通者，可加枳实、栝楼以通腑气；百日咳者，加竹茹、茯苓、青皮、陈皮、桔梗；消化不良者，加枳实或枳壳。小儿发热时易使阴血不和，常加一味芍药以和之。

(3)肝病　如急性肝炎、慢性肝炎、肝硬化、肝硬化腹水患者，用小柴胡汤治之均获良效。急性肝炎兼有黄疸的，多症见口渴、小便不利、黄疸、腹胀满等，用本方与茵陈蒿汤或五苓散合方。若是无黄疸型肝炎，用小柴胡汤随证加减皆效。血虚型的慢性肝炎症见口苦、胸满、食少、呕吐、心烦、胁下痞硬、腹部喜按时，用本方合当归芍药散治疗。若是血瘀型的慢性肝炎，症见口苦、心烦、胸腹满痛拒按时，用本方合桂枝茯苓丸治疗。两胁疼痛较剧时，加香附、郁金或元胡，腹胀满重者加厚朴，其余随证加减。肝硬化腹水，腹水去后，多用小柴胡汤作善后调理。此种治法疗效尚属满意。此外，治阿米巴性肝脓肿用本方加鸦胆子。

(4)胆与胰疾患　如两胁下痛，其性属于少阳者，基本用小柴胡汤加减。

(5)外科病　如瘰疬患者，用小柴胡汤加海藻、昆布、牡蛎等软坚散结。乳疮重者用本方合小金丹或犀黄丸消癥散结；轻者用本方加赤芍、丹皮、芒硝、当归、桃仁活血化瘀。

(6)五官科病　如少阳耳聋可单用小柴胡汤；若兼有水气上冲者可与苓桂术甘汤合方；目赤甚或红肿，本方加生石膏；鼻渊证用本方加桔梗、辛夷、薄荷辛透开窍；口腔糜烂、咽喉肿痛，用本方与桔梗汤合方，或加生石膏、栀子等，皆可奏效。

(7)妇科病　小柴胡汤除可治热入血室外，若是由于肝胆情志不遂引起的气血不和，血虚或血瘀的亦多用本方随证加减。(《北京中医》1987；1：3)

3. 刘保和教授根据腹诊特点运用小柴胡汤的案例与马洪仕医师应用小柴胡汤的七个验案，皆见《附翼》。

【临证指要】　小柴胡汤是《伤寒论》中治疗少阳病的主方。本方功能和解表里，调和阴阳，疏利肝胆，调节上下升降，为扶正达邪之总方。故应用范围颇为广泛。本方不仅用于外感发热性疾病，还广泛运用于内、外、妇、儿、五官诸科的多种疾病的治疗。但是，本方不论用于治疗何种疾病，其病机、主症必须与本方证相合，然后以小柴胡汤原方或适当加减，方能取得良效。

【实验研究】　国内外学者对本方的药理作用进行了多方面的深入的研究，综合有关资料可知，本方毒性很小，具有显著的抗炎、保肝利胆、解热、镇痛、解痉、镇静、抗惊、增强非特异性抗感染免疫、抑制变态反应等作用。其解热、抗炎、增强免疫等可缓解寒热往来征象；抗炎、保肝、解痉及镇痛等可缓解"胸胁苦满"症(在日本则以腹诊中季肋下有抵抗、压痛为特点)；镇静抗惊，促进消化分泌、镇吐等作用有助于默默不欲食和心烦喜呕症状的治疗。

大柴胡汤

【原文辑录】 太阳病，过经十余日，反二三下之，后四五日，柴胡证仍在者，先与小柴胡汤；呕不止，心下急，郁郁微烦者，为未解也，与大柴胡汤下之则愈。（103）

伤寒十余日，热结在里，复往来寒热者，与大柴胡汤……（140）

伤寒发热，汗出不解，心中痞硬，呕吐而下利者，大柴胡汤主之。（165）

按之心下满痛者，此为实也，当下之，宜大柴胡汤。（十·12）

【方药用法】 柴胡半斤，黄芩三两，芍药三两，半夏半升（洗），生姜五两（切），枳实四枚（炙），大枣十二枚（擘），上七味，以水一斗二升，煮取六升，去滓再煎，温服一升，日三服。一方，加大黄二两。若不加，恐不为大柴胡汤。

【方证释义】 本方功能和解少阳，兼泻阳明里实。是小柴胡汤去人参、甘草，加大黄、枳实、芍药而成。方中柴胡专入少阳，疏邪透表为君药，黄芩擅清少阳之郁热，与柴胡同用，能和解少阳，是为少阳病未解，往来寒热，胸胁苦满而设；少用大黄通腑泻热，枳实行气破结，二者相配，可内泻热结，是为“热结在里”之心下痞满硬痛，大便不解，呕不止，郁郁微烦而设；芍药缓急止痛，配大黄可治腹中实痛，伍枳实能调和气血，协柴胡、黄芩可清肝胆之热，以防木乘中土；半夏和胃降逆，生姜重用则止呕之功更著，以治呕逆不止；大枣和中益气，合芍药酸甘化阴，既可防热邪入里伤阴之虞，又能缓和枳实、大黄泻下伤阴之弊。总之，“柴胡证在，又复在里，故立少阳两解之法。以小柴胡汤加枳实、芍药者，解其外以和其内也；去参草者，以里不虚也；少加大黄，所以泻结热也；倍生姜者，因呕不止也。”（吴谦，等《医宗金鉴·订正仲景全书·伤寒论注》）本方配伍体现了和解和攻下两法的结合运用，但以和解少阳为主，泻下之力较缓。本方证是以少阳腑证为主要病机的病证。症见往来寒热，心下痞硬急迫而拒按，呕不止，郁郁微烦，或发热汗出，呕吐不利。据统计，本证还可见到便秘、口干、不欲饮食、胁腹满痛拒按、烦躁、黄疸、头痛等症，舌象多见舌红、苔黄腻、黄厚、黄燥，脉象多见弦数、弦滑。笔者曾撰文“大柴胡汤证是少阳腑证论”，详见《仲景医学心悟八十论》第50论。

【验案精选】

1. 大小柴胡汤脉证不同 一人病伤寒，心烦喜呕，往来寒热，医以小柴胡与之，不除。许曰：脉洪大，而实热结在里，小柴胡安能去之。仲景云：“伤寒十余日，热结在里，复往来寒热者，与大柴胡汤。”三服而病除。大黄荡涤蕴热，伤寒中要药。王叔和云：“若不用大黄，恐不名大柴胡，须是酒洗、生用为有力。”（《名医类案·卷一·伤寒》）

编者按 《伤寒论》第265条曰：“伤寒，脉弦细，头痛发热者，属少阳……”“属少阳”句下，《伤寒总病论》《南阳活人书》作“属少阳，宜小柴胡汤”。所述“脉弦细”，为“血弱气尽，腠理开，邪气因入，与正气相搏”（97）之脉；此案所见“心烦喜呕，往来寒热”，为少阳病正邪分争之症。而患者“脉洪大”为“热结在里”之纯实脉象，故以虚实兼顾的小柴胡汤“与之不除”，而“与大柴胡汤下之则愈”（103）。下之者，下其里热也。两方相较：小柴胡汤去人参、炙甘草之甘补，加枳实、芍药、大黄之苦泄，则为大柴胡汤。

2. 少阳与阳明腑证分辨 江应宿治休宁潘桂，年六十余，客淳安，患伤寒，亟买舟归。已十日不更衣，身热如火，目不识人，谵语烦躁，揭衣露体，知恶热也。小便秘涩，腹胀脉沉滑疾，与大柴胡汤，腹中转矢气，小便通，再与桃仁承气汤，大下黑粪，热退身凉而愈。（《名医类案·卷一·伤寒》）

编者按 “患伤寒……已十余日不更衣”等诸般证候，为阳明腑证，法当急下，宜承气汤，却“与大柴胡汤”，方证不大切合，故需“再与桃仁承气汤大下……而愈”。须知三阳病皆有经证与腑证：太阳病之腑证是膀胱蓄水证；阳明病之腑证是阳明肠腑实证。少阳病之腑证为何？编者认为是少阳胆郁热证（如胆囊炎、胆结石等）。所谓“与大柴胡汤下之则愈”（103）者，意在使胆腑之郁热假道阳明而去除。三阳病腑证，仲圣各有主治之方，用之不当则疗效不佳。此案江氏是否选方不当呢？我们尊重古代名医，但不可盲从。

3. 腹痛（急性胆囊炎） 王某某，男，27岁，工人。于1960年2月18日入院。患者于7天前发生畏寒发热，心窝部剧痛，而呕吐及腹泻水样粪便。经打针止痛2天无效，第3天起出现右上腹疼痛，时或加剧，并发现两目发黄。5年前有类似病史，经服草药治愈。体检：体温38.4℃，脉搏78次/分。巩膜黄染，心、肝、脾均无异常，两肺有少量干性啰音，右上腹及心窝部腹肌较紧张，有抵抗及压痛。化验：白细胞13.2×10^9/L，中性粒细胞0.82；黄疸指数50U，总胆红素30.8μmol/L，凡登白试验阴性，其余各项肝功能均正常。入院诊断：急性胆囊炎。即予禁食，输液，注射青、链霉素及用吗啡、阿托品、针刺等止痛，病情未见好转，且于21日体温升至39.5℃，脉搏92次/分。22日用柴胡、黄芩、半夏、枳实、大黄、芍药、老姜、红枣、甘草、元胡、川楝子。水煎服治疗。服药3剂后，体温降至正常，食欲日增。3月1日停用青霉素。3月3日黄疸指数10U，总胆红素1.71μmol/L。3月5日右上腹疼痛及腹肌紧张消失，于3月15日痊愈出院。共住院25天，服药22剂。（黄银富，等《福建中医药》1961；3：4）

编者按　《金匮·黄疸病》篇说："诸黄，腹痛而呕者，宜柴胡汤。"本案可谓典型例证。

4. 胁痛

（1）急性胆囊炎　赵某某，男，39岁，自由职业，2010年5月18日初诊。主诉：右胁疼痛伴发热呕吐厌油腻3天。自诉3天前晚上饮酒过量，夜里则出现右胁胀痛，呕吐，以为是醉酒所致，未在意，次晨则上述症状加重，厌油腻。遂到居处附近门诊行输液治疗（具体用药不详）而症状不见缓解，故来就诊。刻诊：症如上述，面容憔悴，胁痛拘急不欲伸，痛连胃脘，腹胀，大便4日未解，小便黄赤。查体：墨菲征阳性。舌红苔黄腻，脉弦滑。诊为：湿热蕴结胆腑（急性胆囊炎）。治法：利胆和胃，清利湿热。方用大柴胡汤合茵陈蒿汤，处以：柴胡25g，黄芩15g，清半夏15g，生姜20g，大枣10g，白芍15g，大黄15g（后下），枳实15g，茵陈30g（后下），炒山栀15g，枳椇子15g。每日1剂，水煎3次，兑在一起分3次温服。服3剂后复诊：服药1次右胁疼痛减轻，1剂药服完，次日泻下黄色而黏稀便，味酸腐而臭，右胁胀满疼痛明显减轻。3剂药服完，除稍有恶心厌油腻外，无不适，舌转淡红，苔薄黄微腻。药已中病，嘱照原方续服3剂，以尽除肝胆湿热，防止复发。3月后告知，服完3剂药后，诸症皆除，至今体健未病。（马洪仕验案）

原按　本例患者素蕴湿热，复因饮食不节，致使少阳胆腑气机失常，胆汁分泌不畅，进而影响脾胃之运化，故有右胁胀满疼痛，恶心呕吐厌油腻等症。用大柴胡汤清利胆腑，用茵陈蒿汤清利肝胆湿热，枳椇子解酒醒醉保肝护肝。方证相对，效如桴鼓。这也从临床实践中验证了吕师"大柴胡汤证是少阳腑证"见解的正确性。

（2）慢性胆囊炎　李某某，女。患慢性胆囊炎，右季肋部有自发痛与压痛感，常有微热，并出现恶心，食欲不振，腹部膨满，鼓肠嗳气，脉弦大。投以大柴胡汤加味：柴胡12g，白芍9g，枳实6g，川军6g，黄芩9g，半夏9g，生姜15g，大枣4枚（擘），金钱草24g，滑石12g，鸡内金12g。连服7剂，食欲渐佳，臌胀嗳气均大减。再进原方4剂，胁痛即轻，惟微热未除，改用小柴胡汤加鳖甲、青蒿、秦艽、郁金治之。（《岳美中医案集》52页）

编者按　本例乃少阳经脉壅滞，胆热犯胃。用大柴胡汤疏通少阳，泻下积热，服十余剂诸症基本消失，惟微热不已，继以小柴胡汤调理。

5. 哮喘（支气管哮喘） 康某，男，36岁，中学教师。1964年4月29日初诊。3年前因食青辣椒而引发哮喘，始终未离西药治疗迄今未愈，冬夏无休，每次发作，常因偶尔咳嗽或喷嚏引发。自觉消化不好，大便干燥即为将发之预兆。发作时喘满胸闷，倚息不得卧。曾在长春、沈阳、哈尔滨等各大医院治疗均不见效而来北京治疗。来京亦多处求医，曾用割治疗法、两侧颈动脉体手术等疗法，皆毫无效果。又多处找名中医诊治，一名中医以宣肺定喘、补肾纳气等方药治疗7个多月，证有增无减，并告之："伤色太甚，虚不受补。"颇感精神痛苦，以至绝望。计返故里等死，后听别人介绍，到胡老这里最后一试。现在症状：喘闷，胸腹胀满，昼轻夜重，晚上哮喘发作，倚息不得卧，大汗淋漓，口干，便秘，心中悸烦，眠差易醒，舌苔薄白，脉沉缓。

据证与大柴胡合桂枝茯苓丸加生石膏汤：柴胡12g，黄芩9g，半夏9g，生姜9g，枳实9g，炙甘草6g，白芍9g，大枣4枚，大黄6g，桂枝9g，桃仁9g，茯苓9g，丹皮9g，生石膏45g。二诊5月3日：上药服第2剂后，症状减轻，服第3剂时，大便通畅，哮喘已，胸胁满、腹胀、心中悸烦均不明显，已不用西药氨茶碱等，上方继服3剂。三诊1966年9月25日：出差来京，告知病情，2年来曾数次感冒咳嗽，但未出现哮喘。（冯世伦《中国百年百名临床家胡希恕》第24页）

原按 本患者为支气管哮喘，3年来用中西药及手术治疗无效，关键是辨证不准确，实证用补法，方不对证，致使病长久不愈。初诊时证的特点：胸胁满闷，心中悸烦，汗出口干.大便秘结等，为少阳阳明合病证。发病既不为外感所诱发，又无痰饮证候，尤其昼轻夜重，多属瘀血为害。综合以上分析，为大柴胡合桂枝茯苓丸加生石膏汤方证，故予两解二阳之病，兼以祛瘀活血，因方药对证，故服之而收捷效。徐灵胎说："用药如用兵，实邪之伤，攻不可缓，用峻厉之药，而以常药和之。"本患者为瘀血实邪所致的哮喘，治疗应急速攻逐瘀血里实之邪，故用大黄、枳实、桃仁等峻厉之药，而以大枣、甘草、茯苓、生姜等常药和之。故大柴胡合桂枝茯苓丸加生石膏汤治疗瘀血里实证属少阳阳明合病之哮喘。其攻邪速捷，但不伤正。临床屡用此方药皆不用麻黄，而治疗哮喘屡见显效。

编者按 此案的宝贵经验是治喘不同麻黄剂，而是辨证治从少阳、阳明及活血法。以少阳主枢，肺与大肠相表里，疏通枢机与通调胃肠，皆可调理气机以利肺气宣肃、久病多瘀，本案依据"昼轻夜重"等瘀血证而合用逐瘀法。

【临证指要】 现代常用于治疗胆囊炎，胆石症，胆道蛔虫症，急性胰腺炎，急、慢性肝炎，急、慢性阑尾炎，急性胃炎，三叉神经痛等病症属于上述病机者。

【实验研究】 大柴胡汤具有调节胃肠功能、保肝利胆、抗胃溃疡、影响胃酸调节机制及对急性胰腺炎有保护作用，并能降血脂、抗动脉粥样硬化、抑制脂肪肝、改善钙与磷的代谢，且有抗炎、抑菌（葡萄球菌、大肠埃希菌）、解痉、解热、镇痛、镇吐等作用，对血液流变学具有双向调节作用。

柴胡加芒硝汤

【原文辑录】 伤寒十三日不解，胸胁满而呕，日晡所发潮热。已而微利，此本柴胡证，下之以不得利，今反利者，知医以丸药下之，此非其治也。潮热者，实也。先宜服小柴胡汤以解外，后以柴胡加芒硝汤主之。(104)

【方药用法】 柴胡二两十六铢，黄芩一两，人参一两，甘草一两（炙），生姜一两（切）半夏二十铢（本云五枚，洗），大枣四枚（擘），芒硝二两，上八味，以水四升，煮取二升，去滓，内芒硝，更煮微沸，分温再服。不解，更作。

【方证释义】 本方功能和解少阳，兼泻热去实。为取小柴胡汤三分之一剂量，加芒硝而成。条文中说"医用丸药，此是许学士所云巴豆小丸子药，强迫溏粪而下，夫巴豆性烈，大伤胃气，若仍用大柴胡，则枳实、大黄之峻，胃中之气已不堪受其削矣，故易以小柴胡加芒硝汤，用人参、甘草以扶胃气。且微利之后，溏者既去，燥者自留，加芒硝者，能胜热攻坚，又其性速下而无碍胃气，乃一举两得也。"（汪苓友《伤寒论辨证广注》）本方证是以少阳兼阳明里实证误用丸药攻下，正气较虚，里实未甚为主要病机的病证。治疗采取先后治法，"先宜服小柴胡汤以解外，后以柴胡加芒硝汤主之"，意在取小剂量之小柴胡汤疏理气机，而以芒硝泻阳明之"实"热。

【验案精选】

热入血室（疟疾） 郑某某，女，29岁，工人。患者因月经来潮忽然中止，初起发热恶寒，继即寒热往来，傍晚热更甚，并自言乱语，天亮时出汗，汗后热退，又复恶寒，神倦，目赤，咽干，口苦，目眩，胸胁苦满，心烦喜呕，不欲饮食，九天不大便，脉弦数，舌苔白。经某医院血液检查疟原虫阳性，诊断为"疟疾"。按疟疾治疗无效。追询病史，据云，结婚已多年，未曾生育，过去月经不正常，一般都是推迟三四个月来潮一次，经期甚短，经量又少，继即恶寒发热，虽经服药治疗，但未能根治。此次也是月经来潮后出现寒热的。处方：柴胡9g，黄芩9g，半夏9g，党参9g，生姜9g，炙草6g，大枣6枚，芒硝9g（另冲）。加清水二杯，煎取八分杯，一次

谦，等《医宗金鉴·订正仲景全书·伤寒论注》）思考原文与以方测证，本方证是以太阳病“已发汗而复下之”而邪传少阳并寒下伤中为主要病机的病证。《伤寒论》叙其症为胸胁满微结，小便不利，渴而不呕，但头汗出，往来寒热，心烦。胆热脾寒证见口苦、口渴、心烦、胁痛、便溏、腹胀、纳差、脉弦而缓等。

【验案精选】

胁痛（肝炎） 刘某某，男，54岁。患肝炎而腹胀作泻，不欲饮食，胁痛及背，服药无数，效果不显。某君请余为治，脉弦而缓，舌淡苔白。此乃肝病及脾，脾阳先衰之象，为疏柴胡桂枝干姜汤：柴胡12g，黄芩4.5g，炙甘草9g，干姜9g，桂枝9g，天花粉12g，牡蛎12g。凡4剂而腹胀与泻俱止，饮食较前为多，精神亦有好转，后以肝脾共调，佐以利湿之品，转氨酶日趋正常而告愈。（刘渡舟《新中医》1979；2：36）

【临证指要】 现代常用于治疗慢性肝炎、胆囊炎、胃肠病、结核病、疟疾、肾脏疾患、感冒及呼吸系统疾病、乳腺小叶增生、月经不调等病证，属于上述病机者。

柴胡加龙骨牡蛎汤

【原文辑录】 伤寒八九日，下之，胸满烦惊，小便不利，谵语，一身尽重，不可转侧者，柴胡加龙骨牡蛎汤主之。（107）

【方药用法】 柴胡四两，龙骨，黄芩生姜（切），铅丹，人参，桂枝（去皮），茯苓各一两半，半夏二合半（洗），大黄二两，牡蛎一两半（熬），大枣六枚（擘），上十二味，以水八升，煮取四升，内大黄（切如棋子），更煮一两沸，去滓，温服一升。本云：柴胡汤，今加龙骨等。

【方证释义】 本方功能和解少阳，化痰泻热，重镇安神。“此以柴胡、桂枝二汤，去芍药、甘草，加龙骨、牡蛎、茯苓、大黄、铅丹者也。本太阳误下，故主桂枝；然不见少阳一证，何以柴胡主治耶？烦惊虽系乎心，未有不因于胆，何者？胆为将军之官，失荣则多畏也。故以龙骨合牡蛎镇肝胆，盖龙骨可以定魂魄，同牡蛎可以疗惊怖。用人参辅正也；加茯苓利水去膀胱热也；半夏去满；大黄除胃实，去谵语也；铅丹宅心安神也；姜可以散表，可以通神明；枣不独安中，且和百药，补津液。皆照原方减一半，法斯当矣。”（周禹载《伤寒论三注》）本方证是太阳病误下后正气受伤，邪气内陷，枢机不利，心神被扰为主要病机的病证。症见胸满，烦，惊，谵语，身重，小便不利，或大便秘结，或身热，舌红、苔黄或腻，脉弦、细、滑、数等。

【验案精选】

1. 心悸失眠（围绝经期综合征） 杨某，女，51岁，农民，2009年4月21日初诊。主诉：心悸失眠伴气短烘热汗出3年。自诉3年前因生气而出现月经先后不定期，心悸易怒，失眠多梦，头晕乏力，气短，时烘热汗出，血压忽高忽低。到县中医院就诊，心电图检查无异常，诊为“围绝经期综合征”，予更年康片和归脾丸，2周后月经闭止，而余症不除，故来就诊。刻诊：面色萎黄不泽，神疲气怯，时惊惕，小便黄赤，舌红苔黄厚而腻，脉左弦细而数，右弦滑而数。诊为：肝火痰热，心之气阳不足。治法：清肝利胆化痰，宁心安神。方用柴胡加龙骨牡蛎汤加减。处方：柴胡15g，黄芩15g，生晒参12g，清半夏15g，生姜15g，大枣20g，桂枝15g，茯苓15g，茯神15g，大黄12g（后下），生龙骨、生牡蛎各20g，珍珠母、石决明各20g（上4味打碎先煎20分钟），浮小麦30g。5剂，每日1剂，水煎2次，兑在一起分2次温服。上药服完复诊：心悸，汗出，乏力，易怒都明显好转，夜能安睡6小时，大便变为黄色软便，隔日1次。惟心中时有惊惕，舌转淡红，苔变薄白，脉转和缓。原方加龙眼肉15g，再进5剂后来告知，诸症悉除。（马洪仕验案）

原按 围绝经期综合征属临床常见病，《素问·上古天真论》云：“女子二七肾气盛，天癸至……七七任脉虚，太冲脉衰少，天癸竭。”可知本病的基本病机是肾气不足，天癸竭所导致的阴阳水火失衡，如果患者素有痰瘀阻滞，则表现为虚实寒热错杂，据此，笔者常以本方作为基本方，加减化裁运用，可取捷效。

2. 杨华主任医师以柴胡加龙骨牡蛎汤治疗郁证（抑郁证）、痴呆（脑外伤后遗症）经验，详见“附翼”。

【临证指要】 柴胡加龙骨牡蛎汤除用于外感热病外，尚广泛用于治疗杂病，如神经官能症、神经衰弱、自主神经功能紊乱、癫痫（徐大椿《伤寒论类方》说“此方能下肝胆之惊痰，以之治癫痫必效”）、精神分裂症、脑震荡后遗症、小儿惊厥、舞蹈病、心脏疾患等病症，属于上述病机者。方中铅丹有毒，临床曾有服本方铅中毒的报告，故用时不宜过量，一般不超过5g，且不应连续长期服用，以免造成蓄积铅中毒。现今有用生铁落（一般用30g）代之亦有效。

【实验研究】本方具有延长睡眠时间、抗痉挛、降低体温等作用，还具有抗高脂血症、抗氧化作用，并有较好地防止动脉硬化作用。

经方类解

本章共6首方剂，均系由小柴胡汤加减变化而成；病机皆有少阳枢机不利之共性；证候均有往来寒热，胸胁满闷，脉弦等相似之处；组成上均有柴胡、黄芩二味药。柴胡汤类可分为以下几种证型：

1. 少阳经证 小柴胡汤证为典型的少阳经病，病在少阳一经，其证候以口苦，咽干，目眩，往来寒热，胸胁苦满，默默不欲饮食，心烦喜呕，苔薄白或微黄，脉弦细为特征。

2. 少阳腑证 古今文献多认为大柴胡汤证是少阳与阴明合病。编者经过对大柴胡汤证的病因、病机、病位、病症、治法及方药反复考究，撰文认为“大柴胡汤证是少阳腑证”，即西医学所述的“急性胆囊炎”或“胆石病”证候。详见内文提示。

3. 少阳兼阳明里实证 柴胡加芒硝汤证本为“柴胡证”兼里热成“实”，误用“丸药下之”。治之采取先后治法，即“先宜服小柴胡汤以解外，后以柴胡加芒硝汤主之”疏理气机，而重点在泻阳明“实”热。

4. 少阳兼太阳表证 柴胡桂枝汤证为表证未解，邪犯少阳，症见发热，微恶风寒，肢节烦痛等表证，并见微呕，心下支结之少阳病证，舌苔多薄白，脉多弦中带浮。

5. 太少并病及误下寒中证 古今文献有些医家认为，柴胡桂枝干姜汤证为少阳邪陷兼水饮内停证。编者思考原文与以方测证，认为本方证本是太阳病，“已发汗而复下之”，邪传少阳并寒下伤中证候。

6. 少阳兼心神被扰证 柴胡加龙骨牡蛎汤证为太阳病误下，邪入少阳，病邪弥漫，心神被扰之证候。以胸满烦惊，小便不利，谵语，一身尽重，不可转侧为特点。

第七章　白虎汤、黄芩汤类——清热剂

凡以清热药为主组成，具有清热、泻火、凉血、解毒等作用的方剂，统称为清热剂。属于八法中的“清法”。

清热剂用于治疗里热证，《素问·至真要大论》所谓“热者寒之”“温者清之”是清法的理论依据。清热剂的作用，张介宾概括为：“寒方之制，为清火也，为除热也。”（《景岳全书·寒略》）里热证在病机上分为温、热、火三类，一般是温盛为热，热极似火，三者程度不同，而属性皆为里热。

里热证从部位上划分，大体上有气分、血分、脏腑等区别，故治法相应分为：清气分热、清血分热、气血两清、清脏腑热、清虚热等五类，本章主要讨论清气分热主方白虎汤类与清脏腑热之黄芩汤类。

白　虎　汤

【原文辑录】 伤寒，脉浮滑，此表有热，里有寒，白虎汤主之。（176）

三阳合病，腹满，身重，难以转侧，口不仁，面垢，谵语，遗尿。发汗则谵语；下之则额上生汗，手足逆冷。若自汗出者，白虎汤主之。（219）

伤寒，脉滑而厥者，里有热，白虎汤主之。（350）

伤寒脉浮，发热无汗，其表不解，不可与白虎汤。……（170）

【方药用法】 知母六两，石膏一斤（碎）甘草二两（炙），粳米六合，上四味，以水一斗，煮米熟汤成，去滓，温服一升，日三服。

【方证释义】 本方功能清热透邪生津。方中石膏辛甘寒而质重气轻，性寒质重则沉降而清热，味辛气轻则透热而解肌，善清阳明气分之热，并清透肌热；知母苦寒而润，能清热养阴；甘草、粳米益胃和中。柯琴说：“经曰：甘先入脾。又曰：以甘泻之。又曰：饮入于胃，输精于脾，上归于肺，水精四布，五经并行。以是知甘寒之品，乃泻胃火生津液之上剂也。石膏大寒，寒能胜热，味甘归脾，质刚而主降，备中土生金之体，色白通肺，质重而含脂，具金能生水之用，故以为君；知母气寒主降，苦以泄肺火，辛以润肺燥，内肥白而外皮毛，肺金之象，生水之源也，故以为臣；甘草皮赤中黄，能土中泻火，为中宫舟楫，寒药得之缓其寒，用此为佐，沉降之性，亦得留连于脾胃之间矣；粳米稼穑作甘，气味温和，禀容平之性，为后天养生之资，得此为佐，阴寒之物则无伤损脾胃之虑也。”（《伤寒来苏集·伤寒论注》）本方证是以里热炽盛，尚未成实为主要病机的病证。《伤寒论》说到本方证：一是三阳合病，邪热弥漫，而以阳明经证为主；二是热邪内盛，阳气不能外达，症见脉滑而厥等。后世医家不仅以本方治疗阳明经热盛，并且用于治疗温热病气分热盛。症见高热头痛，口干舌燥，烦渴引饮，面赤恶热，大汗出，舌红苔黄燥，脉洪大有力或滑数。后世常言本方证须具“四大症”，即大汗、大热、大渴、脉洪大。“白虎汤治阳明经表里俱热，与调胃承气汤为对峙。调胃承气，导阳明腑中热邪，白虎泄阳明经中热邪。”（王晋三《绛雪园古方选注》）

【验案精选】

伤　寒

1. 三阳合病

（1）光禄卿吴玄水患伤寒，头痛腹胀，身重不能转侧，口中不和，语言谵妄，有云表里俱有邪，宜以大柴胡下之。余曰：此三阳合病也，误

下之，决不可救。乃以白虎汤连进两服，诸症渐减，更加花粉、麦门冬，二剂而安。(《医案必读》158页)

（2）一人伤寒六日，两脉微弱不起，面垢遗尿，自汗谵语，身重不能转侧。此三阳合病，汗、下两不可用。仲景云："腹满身重，口不仁而面垢，谵语遗尿，自汗者，白虎汤主之。"盖三阳合邪，至遗尿谵语，其中州扰乱，真气与津液并伤可知。故仲景复云："发汗则谵语，下之则额上生汗，手足逆冷。"以汗则偏于阳，而津液益伤；下则偏于阴，而真气复损。惟白虎一法，解热而不碍表里。但三阳病，其脉当浮大，而反微弱不起者，以邪热郁遏不得外达，非阳衰脉微之比，但清其壅热，而脉自起矣。用大剂白虎，一服便得大睡，再剂神清脉起。与补虚清热而痊。(《续名医类案·卷一·伤寒》)

2. 伏暑发疹 柴屿青治陈勾山舆人梁大患疹，身热谵语，口渴遗尿。服药增剧，求治。两脉沉伏，意其疹尚未透，拟用消毒饮子。不信，势已濒危，复求诊，脉尚如故，探其舌，燥裂生刺，且面垢唇焦，始信为伏暑（即伏气也，发于阳明，故现以上诸症。）实热之症。急投白虎汤二剂，病解而脉始洪矣。故临证者，脉既难凭，尤当察其舌也。(《续名医类案·卷四·热病》)

编者按 案语最后说："临证者，脉既难凭，尤当察其舌也。"此临床经验之真言。"其舌燥裂生刺"，显然为燥热之象。而"身热谵语，口渴……唇焦"等，皆热盛于内证候。热壅于内，其"两脉沉伏"，细心寻按，其沉伏应为搏指有力之脉，只不过非典型的洪数之象。诊脉师法仲景，望舌当学叶氏。

3. 头痛齿痛 施笠泽治孝廉唐后坡长公，病寒热面赤，头齿大痛。诊之，脉洪而数，此热症也，当用白虎汤。每剂石膏一两，一剂而头痛齿痛俱已，寒热亦除。但脉尚搏指，曰："须仍前再进一剂，不然两日后定发斑矣。"乃疑而谋之专科，曰："是何斗胆也，石膏岂堪重剂乎？"置不服。半月后复求治，云："两日后果发斑，斑十日不退，退后犹灼热。"曰："曲突徙薪，其有功乎？"投柴苓芍药汤，一剂而热退。后用参、术调理而痊。(《续名医类案·卷四·热病》)

编者按 服了白虎汤痛已热除，"但脉尚搏指"，此病根未除之象。仲景心法曰："……脉数急者，为传也。"有如此诊脉功夫，才是合格中医。

4. 热入血室 沈尧封治一妇，热多寒少，谵语夜甚，经水来三日，病发而止。本家亦知热入血室，用小柴胡数帖病增，舌色黄燥，上下齿俱是干血。沈用生地、丹皮、麦冬等药不应，药入则干呕，脉象弱而不大。因思弱脉多火，胃液干燥，所以作呕。遂用白虎汤加生地、麦冬，二剂热退神清。惟二十余日不大便，与麻仁丸，三剂得便而安。(《续名医类案·卷二十三·妇人症·经水》)

编者按 小柴胡汤为治热入血室之方，但方不对证，当然无效。其舌苔"黄燥"，为热伤气阴之象，故"用白虎汤加生地、麦冬"，清气热、益阴津，始方证相对而获效。仲景书曰："阳明病，下血谵语者，此为热入血室……"（二十二·4）此案则说"热多寒少，谵语夜甚，经日来三日，病发而止"。皆为阳明热盛，影响血分，一者"下血"；一者"经水……而止"，由于二者病机相同，故皆以白虎汤清热而凉血可也。

5. 反复高热 某女，约30岁。高热反复发病数月之久。曾采用多种抗生素、激素及中药治疗，热势时起时伏。近来又复发热，医院输液、打针治之不退。请求诊治。诊其发热（T39.6℃），头痛，口渴，脉滑数，舌绛红苔黄等证候，显系阳明气分热盛，久病波及血分，为气血两燔之证。治用白虎汤清透邪热，加银花、连翘以解毒，再加丹皮、生地以凉血。服药3剂而热退身凉（T37.5℃），惟头晕、时呕欲吐，食欲不振。改拟竹叶石膏汤（3剂）善后调治。数日后及2个月后两次相告，热退不复升矣。(吕志杰验案)

中　暑

1. 中暑产后体虚案 汪希说治一壮男子，形色苍黑，暑月客游舟回，患呕哕，颠倒不得眠，粒米不入六日矣。脉沉细虚豁，诸医杂投藿香、柴、苓等药，不效，危殆。汪曰："此中暑也。"进人参白虎汤，人参五钱，服下呕哕即止，鼾睡，五鼓方醒，索粥，连进二三服，乃减参稍轻，调理数剂而愈。(《名医类案·卷二·暑》)

编者按 患者健壮，暑月出门在外而中热，暑热内伤气阴，胃失和降则呕哕、粒米不入；热扰神明故不得卧；“脉沉细虚豁”者，以热伤气阴，又六日不进食、不得眠，其脉岂能不虚？患者素体健壮而“形色苍黑”，只因暑热伤气阴，治宜白虎汤清暑热，人参益气阴，此仲圣传授的千古不移之大法良方也。此案提示：辨证不可忽略体质。素体攸关病情的发展。如少阴病有寒化、热化以及“三急下”证者，体质使然也。

2. 老年中暑案　江应宿治岳母年六十余，六月中旬，劳倦中暑，身热如火，口渴饮冷，头痛如破，脉虚豁，二三至一止，投人参白虎汤，日进三服，渴止热退。头痛用白萝卜汁吹入鼻中，良愈。（《名医类案·卷二·暑》）

编者按　“脉虚豁”，既由年老体衰，又与暑伤气阴有关。而脉“二三至一止”，则为年老心病（室早）故疾。以白虎汤治中暑乃常法，“用白萝卜汁”吹鼻治头痛乃经验之谈。

3. 中暑护理古法　江篁南曰：夏月热倒人，昏迷闷乱，急扶在阴凉，切不可与冷饮，当以布巾衣物等，蘸热汤，覆脐下及气海间，续续以汤淋布巾上，令撒脐腹，但暖，则渐醒也。如仓卒无汤处，掬道上热土于脐端，以多为佳，冷则频换也，后与解暑毒。若才热倒，便与冷饮，或冷水淋之，即死。又一法，道途无汤下，即掬热土于脐上，仍拨开作窝子，令众人溺于中，以代热汤，亦可取效。解暑用白虎汤、竹叶石膏汤之类。凡觉中暑，急嚼生姜一大块，冷水送下，如不能嚼，即用水研灌之，立醒。路途仓卒无水，渴甚，急嚼生葱二寸许，和津同咽，可抵饮水二升。（《名医类案·卷二·暑》）

编者按　夏月中暑热甚者，“解暑用白虎汤、竹叶石膏汤之类”，此千古不易之法。护理之法，此案经验是：“急扶在阴凉，切不可与冷饮……便与冷饮，或冷水淋之，即死”！所以然者，暑热伤气阴，冷水饮之、淋之则冻结气血，气血不周流，故暑热虽去，寒疾又生。法当热汤覆脐，或热土覆脐而溺于其中。内治简易法为“急嚼生姜一大块，冷水送下……”此亦白虎汤法。以生姜之辛、冷水之寒，为白虎汤主药生石膏辛寒之性清热透（散）热之法。现代西医对高热者采取冰镇之物理降温法，以寒治热，不无道理，但难免顾此失彼，冰伏其邪，冰结气血，变症随起矣！治病之道，充满了辩证法。不可孤立、静止、片面地看问题，偏执一端，与“一阴一阳谓之道”相悖也。

小儿病

1. 痘证

（1）一痘八朝浆满，身热而渴，咳有痰涎，火盛津液涸也，用白虎汤而愈。（《续名医类案·卷二十七·痘症·渴》）

（2）一痘后热渴能食，便秘溺赤，咽干口燥，此心胃二经受邪也，用白虎汤而愈。（《续名医类案·卷二十七·痘症·渴》）

（3）一痘如前，顶突根绽，此是阳火有余，胃气大热也，服白虎汤一剂而愈。（《续名医类案·卷二十七·痘症·靥期》）

2. 高热　孙某某，女，3岁。出麻疹后，高热不退，周身汗出，一身未了，又出一身，随拭随出，与《伤寒论》所说“濈濈汗出”之证极为相似。患儿口渴唇焦，饮水不辍，视其舌苔薄黄，切其脉滑数流利。辨为阳明气分热盛而充斥内外，治宜急当清热生津，以防动风痉厥之变。处方：生石膏30g，知母6g，炙甘草6g，粳米一大撮。服1剂即热退身凉，汗止而愈。（《刘渡舟临证验案精选》5页）

原按　本案为《伤寒论》的“白虎汤”证。该方为阳明之热，弥漫全身，充斥内外的“表里俱热”而设，临床以大热、大汗、大渴、脉洪大为辨证要点。患儿疹出之后，续发阳明病的“四大”证候，说明邪热弥漫表里，尚未敛结成实，未见大便燥结而用白虎汤大清阳明气分邪热，故能热退身凉汗收而病愈。

【临证指要】　白虎汤的主治病证可归纳为热病与杂病两大类。本方治疗外感热病具有广泛的适应范围，不论是传染病还是非传染病；细菌感染还是病毒感染，只要辨证属于正邪交争的气分热盛，或波及血分，以白虎汤为主方，重用生石膏，都有确切的疗效。各科疑难杂病及危急重症，只要是以里实热为主的病变，均可以白虎汤为主，适当加味，疗效可靠。

【实验研究】　白虎汤对内毒素所致发热的家兔有明显的解热作用。白虎汤退热作用与石膏含钙密切有关，而肠道对石膏中钙吸收的多少则是影响退热作用强弱的重要因素。现在已知钙离子有很强的中枢作用，能抑制出汗和烦渴感，从而解除白虎汤证。石膏还可以促进吞噬细胞成熟，并可增强肺泡巨噬细胞对细菌的吞噬能力，且可扩张血管，使兔耳及后肢血管灌流量增加，并有一定的利胆、利尿、促血凝等作用。知母对多种致病菌有抑制作用，有较为复杂的保护肾上腺皮质功能的效果，有明显的降血糖作用。此外，石膏退热虽快但作用弱而短暂，知母起效虽缓而持久，两药有协同退热作用。

白虎加人参汤

【原文辑录】 服桂枝汤，大汗出后，大烦渴不解，脉洪大者，白虎加人参汤主之。（26）

伤寒若吐、若下后，七八日不解，热结在里，表里俱热，时时恶风，大渴，舌上干燥而烦，欲饮水数升者，白虎加人参汤主之。（168）

伤寒无大热，口燥渴，心烦，背微恶寒者，白虎加人参汤主之。（169）

伤寒，脉浮，发热，无汗，其表不解，不可与白虎汤。渴欲饮水，无表证者，白虎加人参汤主之。（170）

若渴欲饮水，口干舌燥者，白虎加人参汤主之（222）

太阳中热者，暍是也。汗出恶寒，身热而渴，白虎加人参汤主之。（二·26）

渴欲饮水，口干舌燥者，白虎加人参汤主之。（十三·12）

【方药用法】 石膏一斤（碎，绵裹），知母六两，甘草二两（炙），粳米六合，人参三两，上五味，以水一斗，煮米熟汤成，去滓，温服一升，日三服。

【方证释义】 本方功能清热透邪，益气生津。方中白虎汤清透里热，加人参益气生津。本方证是以阳明里热炽盛，津气两伤为主要病机的病证。据《伤寒论》和《金匮》所述，本方证包括：①伤寒表邪已解，热盛于里，津气两伤，症见表里俱热，时时恶风，大渴，舌上干燥而烦，欲饮水数升，或虽无大热，而口燥渴，心烦，背微恶寒，或大汗出后，大烦渴不解，脉洪大等；②肺胃热盛之消渴，症见渴欲饮水，口干舌燥，及多食多尿等；③夏季中暑，身热而渴等。本方证与白虎汤证相比，除里热炽盛外，气伤津亏是其特点。“若更虚羸，则为竹叶石膏汤症矣”。（徐大椿《伤寒论类方》）

【验案精选】

1. 感冒 翁具茨感冒壮热，舌生黑苔，烦渴。势甚剧。诸昆仲环视挥泪，群医束手。缪以大剂白虎汤加人参三钱，一剂立苏。或问缪，治伤寒有秘方乎？缪曰：“熟读仲景书即秘方也。”（蓺按：此系温病，故以人参白虎汤取效。）（《续名医类案·卷一·伤寒》）

编者按 此案医家缪仲淳氏道出了一个古今医家治伤寒的共同秘方，即“熟读仲景书”。

2. 瘅疟 顾文学年逾八旬，初秋患瘅疟，昏热谵语，喘乏遗溺。或以为伤寒谵语，或以为中风遗溺，危疑莫定。张曰：“无虑，此三阳合病，谵语遗溺，口不仁而面垢，仲景暑症，原有是例。”遂以白虎加人参，三啜而安。同时顾文学夫人，朔客祁连山，皆患是症，一者兼风，用白虎加桂枝；一者兼湿，用白虎加苍术，俱随手而瘥。或问今岁疟脉不弦之故。曰：“疟属少阳经证，其脉当弦，而反不弦如平人者，以邪气与正气浑合不分故也。《金匮》云：‘温疟者，其脉如平，身无寒但热，骨节烦疼，时呕，白虎加桂枝汤主之。’当知脉既不弦，便非风木之邪，即不当用柴胡少阳经药，岂可以常法施治乎？”（《续名医类案·卷七·疟》）

3. 气血两燔证 住三角街梅寄里屠人吴某之室，病起四五日，脉大身热，大汗，不谵语，不头痛，惟口中大渴。时方初夏，思食西瓜，家人不敢以应，乃延予诊。予曰：此白虎汤证也。遂疏方如下：生石膏一两 肥知母八钱，生甘草三钱，洋参一钱，粳米一小杯。服后，渴稍解。知药不误，明日再服原方。至第三日，仍如是，惟较初诊时略安，本拟用犀角地黄汤，以其家寒，仍以白虎原剂，增石膏至二两，加赤芍一两，丹皮一两，生地一两，大小蓟五钱，并令买西瓜与食，二剂略安，五剂痊愈。（《经方实验录》21页）

原按 本案方……石膏所以清热，人参所以养阴，养阴所以佐清热之不逮，同属于里，非若白虎加桂枝汤、桂枝加大黄汤之兼有表里者。后人于白虎汤中加玄参、生地、麦冬之属，即是人参之变味，不足异也。

4. 中暑

（1）吴孚先治一人，奔驰烈日下，忽患头疼发热，或时烦躁，汗大出，大渴引饮，喘急乏气，服香薷饮尤甚，此暑证也。然受暑有阳有阴，道途劳役之人，所受者炎热，名曰伤暑。亭馆安逸得之，为中暑也。香薷饮只宜于阴暑，若阳暑服之，反为害矣。与人参白虎汤而愈。（《续名医类案·卷四·暑》）

编者按　《金匮·痉湿暍病》篇暍病论治有3条，白虎加人参汤为治阳暑主方。此案所述患者，为典型的阳暑之成因证候。

（2）臧玉涵子岁半，盛夏咳嗽。七日，因浴受惊，又伤食，大热倦顿，三日不敢与药，目翳唇焦舌干。仲淳曰："此暑病也。当与白虎汤。"曰："腹泻，石膏无害乎？"曰："先以天水散探之。"服二钱，少顷，药夹痰而吐，微汗身凉。黄昏复热，又以天水散二钱，不效。仲淳曰："其为暑症无疑，当以白虎汤加人参。"因儿患肺热，且止。再诊之，曰："暑邪客于皮肤分肉，有热无寒，是为瘅疟，断当用白虎汤。"连服两剂，不效，鼻露眼开，口不纳气，势甚急危。曰："此症气不足胜邪也。刺疟论云：凡疟，先时一食顷，乃可治，过时则失之也。又云：无刺之热，无刺浑浑之脉，无刺漉漉之汗。意者，服药不得时耶？"将前药并剂煎，露一宿，鸡鸣温服之，病顿失。不须调补，精神渐复，以此知察病望气及服药之贵及时也。（《续名医类案·卷二十八·小儿科·暑》）

编者按　此案最大的启发是：临证就是辨证准确，方药得当，但"服药不得时"，也会影响疗效。《金匮·疟病》篇之蜀漆散，亦强调在"未发前"服之。总之，治病要适时合理用药。

（3）谌某某，男，7岁，1944年盛暑于日中游戏归，甫入室，猝然昏倒，旋即高热神昏，喘息鼻煽，自汗足冷，舌色鲜红无苔，脉细弱，乃手太阴肺中暍使然，内经所谓"息贲"。息贲者，呼吸奔逆之谓，暑热刑金，失其清肃，故喘逆，痰鸣，鼻煽，诚险重之候，急用人参白虎汤加味。处方：西洋参三钱，生石膏八钱，肥知母八钱，麦冬三钱，甘草三钱，粳米半合；并嘱其用麦冬、玄参等煎水代茶饮频服。一剂痊愈。（张应瑞，等《江西中医药》1960；4：47）

编者按　《素问·热论》曰："凡病伤寒而成温者，先夏至日者为病温，后夏至日者为病暑。"《素问·生气通天论》曰："因于暑，汗，烦则喘喝，静则多言。"患儿盛暑之时，戏于日中，暑热闭窍耗液，炎上刑金，故高热神昏，喘息自汗，舌红无苔，脉细弱等指征相继出现。此际非白虎不足以撤其热，非人参不足以益气阴，故急切投之，一剂豁然。

【临证指要】　白虎加人参汤主治里热炽盛、耗气伤阴为主的急性热病与各科杂病。

【实验研究】　本方具有解热、抗炎、镇静、降血糖等作用，详见白虎汤。

白虎加桂枝汤

【原文辑录】　温疟者，其脉如平，身无寒但热，骨节疼烦，时呕，白虎加桂枝汤主之。（四·4）

【方药用法】　知母六两，甘草二两（炙），石膏一斤，粳米二合，桂枝（去皮）三两，上剉，每五钱，水一盏半，煎至八分，去滓，温服，汗出愈。

【方证释义】　本方功能清热生津，解肌发表。方中白虎汤清热以治里，加桂枝通营卫达表以治"骨节疼烦"。本方证是以里热兼表为主要病机的病证。《金匮》主治温疟之身热，不恶寒或微寒，汗出口渴，骨节疼烦，或时呕，舌红苔薄黄，脉浮洪或弦数。

【验案精选】

1. 暍病（中暑）　余二十五岁时，能读医书，而尚不善于治病。随表兄陈尚白买舟赴南京，应秋试。陈夫妇同宿中舱，余宿前舱。天方溽暑，骄阳如炽。舟泊无锡，陈夫妇相偕登陆，赴浴惠泉，嘱余守舱中。余汗出浃背，又不便易衣，令其自干。饮食起居又不适，因是心恒悒悒然。舟泊五日，方启碇。又五日，乃抵镇江。下榻后，部署初定，即卧病矣。延医疏方，不外鲜藿香、鲜佩兰之属。服之数日，病反加剧。汗出，热为清，而恶寒无已。当夜乘轮赴京。时觉天昏地黑，不知人事。比抵石城，诸友扶住堂子巷寓所。每小便，辄血出，作殷红色，且觉头痛。时为八月初五日，距进场之期仅三天矣。是时，姻丈陈葆厚先生已先余到南京。丈精于医，诊脉一过，即亲出市药，及荷叶露三大瓶，生梨十余枚以归。并属先饮露，饮已口即不干。顷之又渴，复啖生梨，梨皮不遑削，仅弃其心，顷刻尽十枚。迨药煎成，即进一大碗，心中顿觉清朗，倦极而睡。醒后，头已不痛，惟汗未出。更进二煎，浓倍于前。服后，又睡。醒时，不觉周身汗出，先小汗，后大汗，竟至内衣夹袄被褥上下皆湿，急起更易，反被以盖。于是方觉诸恙悉除，腹中知饥，索热粥。侍者曰：粥已备，盖陈丈所预嘱者也。初啜一小碗，觉香甜逾恒。稍停，又续进，竟其夜，竟尽二大碗。初七日，即能进场。试期达九日夜，毫无倦容。余乃惊陈丈医术之神。叩其药，则桂枝、石膏二味同捣也。问其价，曰：适逢新开药铺，共费钱六文已，遂相与大笑。（《经方实验录》48页）

原按　头痛而恶寒，此太阳病未罢也，法当令其汗出而解。然小便已见血出，安复有余液可以作汗？故先饮荷叶露及生梨者，增其液以为作汗之根本也。于是与石膏以清其内蕴之热，与桂枝以祛其外束之寒。寒因汗解，热因凉除。醒来索粥，是即白虎汤之粳米，向之饮露，亦犹加参汤之人参。看其啖梨啜露之顷，孰之已含圣法。呜呼，化仲圣方活而用之，其功效必无穷也！

又按　白虎加桂枝汤证多见于夏日，诚以炎暑蒸人，胃肠本已热化，入夜凉风习习，未免贪享，故至表里交病。表为寒束，则热无外泄之机，势必愈炽。热既内炽，则更易伤津，使无从作汗以解表。惟有投白虎汤以治其本（肠胃之热），同时加桂枝以治其标（表证之寒），标本并治，方可热除津复，汗出表解。依余经验，桂枝轻至一钱，生石膏轻至三钱，亦可有效。设不尔者，但用白虎以清热，则表证将愈甚，但用桂枝以解表，则内热将愈炽，终不免坏病之变，此乃桂枝、石膏二药必须合作而不可分离之理也。或曰：君前谓石膏凉胃，桂枝温胃，何能温凉并进，反获奇功耶？曰：仲圣方温凉并用者，诸泻心汤即在其例。若桂枝与石膏犹其始焉者尔。盖人体之机构复杂繁杳，灵敏万分，及其病时，作用尤显。各部机构每自能吸取其所需，而放任其所不需者。若论本汤证，则胃取石膏之凉而消热，动脉取桂枝之散而致汗，故二者非但不相左，抑且相成。

编者按　本案对经方大法之灵活运用，颇有巧思。学者应有所领悟。

2. 小儿瘅疟　1974年，刘永昌，男，4岁，发热20余天，午后较热，热高时两颧微赤，饮食大小便正常，诊断为瘅疟病，邪在皮肤分肉之间。处方：生石膏17g，知母6g，甘草3g，粳米9g，桂枝3g。服2剂，热略退，面仍赤，眼有些红筋，原方减粳米，去桂枝加葛根9g，服3剂。热退大半，面赤红筋退，再将前方生石膏减为9g，葛根6g，加花旗参6g，服2剂热全退。（卢宗强《广东中医》1958；12：26）

编者按　瘅疟与温疟同类，但程度不同。先热后寒，热重寒微者为温疟；但热不寒，少气烦冤，甚或消烁脱肉者为瘅疟。瘅疟初期热在分肉者，其治疗与温疟同。本例小儿瘅疟属邪在分肉，津伤未甚阶段，故初投白虎加桂枝汤热仅略退，尔后于上方去桂枝加葛根，以起阴气而生津液，热乃大减。将上方减石膏、葛根用量、加西洋参大补气阴，二帖而瘥。

3. 产后发热　张某某，女，32岁。新产9天，不慎感邪，突然寒战，发热至39℃，上身烦热，汗出较多，下身反冰冷无汗，口中干渴，时时呼饮，饮后渴仍不解，伴有恶风、头痛等症。视之，面缘缘正赤，舌质红绛、苔薄黄，切其脉则浮大而充盈有力。此乃阳明久有伏热，新产之后，阴血亏损，风阳之邪乘虚入侵，致营卫运行逆乱，阴阳之气不相顺接而成。治当清热养阴，兼透风邪外出。桂枝10g，生石膏30g，知母10g，玉竹10g，白薇10g，炙甘草10g，粳米15g。服2剂，微见汗出，上身热退，下肢由凉转温而愈。（《刘渡舟临证验案精选》170页）

原按　本案脉证：发热、恶寒、头痛，为邪在表；口渴、汗出、心烦，为邪在里；上身烦热，下身厥冷，为阳热于上不能下达，属“热深厥亦深”也；新产之后，舌质红绛，则为阳热伤阴之征。此证阳明内有伏热，又兼风邪外感，且又有阴津不滋之候。治应清阳明内有伏热，兼透肌腠风邪，佐以滋阴养血。选方用《金匮》之白虎桂枝汤加味，内清伏气之热，外解肌腠之邪。加玉竹、白薇者，能退邪热而滋阴血与津液。《素问·通评虚实论》说：“乳子中风病热，喘鸣肩息者，脉何如？岐伯曰：喘鸣肩息者，脉实大也，缓则生，急则死。”所谓“乳子”者，指产后以乳哺子之时期而言。本案患者脉虽浮大，但和缓从容，为正气充盛之象，故能两剂获愈。

【临证指要】本方可广泛用于治疗多种发热性疾病，如疟疾、肺炎、乙型脑炎、变异性亚败血症、风湿热、风湿性关节炎、系统性红斑狼疮、结节性红斑、成人异位性皮炎等，属于本方证者。

【实验研究】本方具有解热、镇痛、镇痉、抗菌或抑菌等作用。

竹叶石膏汤

【原文辑录】伤寒解后，虚羸少气，气逆欲吐，竹叶石膏汤主之。(397)

【方药用法】竹叶二把，石膏一斤，半夏半升（洗），麦门冬一升（去心），人参二两，甘草二两（炙），粳米半升，上七味，以水一斗，煮取六升，去滓，内粳米，煮米熟汤成，去米，温服一升，日三服。

【方证释义】本方功能清热生津，益气和胃。为白虎汤去知母加味而成。方中竹叶、石膏清热；人参、麦冬补气养阴；半夏和胃降逆；甘草、粳米和中养胃。诸药合用，清热而不伤胃，补虚而不留邪。本方证是以热病后余热未清，气虚津伤，胃气失和为主要病机的病证。《伤寒论》叙述本证为伤寒解后，虚羸少气，气逆欲吐。就临床看来，本证可见久热不退、神倦心烦、不思饮食、恶心欲吐，或咽干唇燥、烦热口渴，或咽痛、咳嗽、口舌糜烂，或消渴善饥等，舌象多见舌红少苔，脉象多见细数、数而无力。

【验案精选】

1. 疟病　沈少卿中丞，请告时苦疟，仲淳往诊之，愈甚。曰：“再一发死矣。先生何方立止之？”仲淳曰：“何言之易也。”疏三方，作五剂，一日夜饮之尽，次早疟止。先二剂清暑，用大剂竹叶石膏汤加桂枝，以其渴而多汗也。次二剂健脾去滞，用橘红、白豆蔻、白术、茯苓、谷蘖、乌梅、扁豆、山楂、麦芽。最后一剂，人参一两，生姜皮一两，水煎露一宿，五更温服，尽剂而效。(《续名医类案·卷七·疟》)

编者按　此案治疟“疏三方，作五剂，一日夜饮之尽，次早疟止”。此乃神奇独出心裁之法也。这种创新的方法，很能启发临证思路。

2. 发背　通府张廷仪背患疽，作呕焮痛，大便秘结，口干作渴，此内蕴热毒。用竹叶石膏汤二剂，诸症顿退。用托里消毒散，四畔肿消。用仙方活命饮，疮亦寻愈。(《续名医类案·卷三十二·外科·发背》)

编者按　此案治热毒发背，用竹叶石膏汤只能清内热，对热毒蕴结之疮肿，则需用托里消毒散、仙方活命饮。

3. 痘证　一儿痘后烦渴，乳多则吐，身热喜凉，此余毒在胃，竹叶石膏汤治之而愈。(《续名医类案·卷二十七·痘症·呕吐哕》)

4. 胎前伤寒　缪仲淳治于润父夫人，妊九月，患伤寒阳明症，头痛壮热，渴甚，舌上黑苔有刺，势甚危。缪投竹叶石膏汤，索白药子（医马病者）不得，即以井底泥涂脐上，干则易之。一日夜尽石膏十五两五钱。病瘳产一女，母子无恙。《续名医类案·卷二十四·胎前·伤寒》

编者按　对高热不退患者，西医学常规采取冰镇之物理疗法。此案“以井底泥涂脐上”，即古人之物理疗法。对“妊九月”患阳明热盛，“一日夜尽石膏”近一斤，真乃有胆识者也。

5. 乳腺炎术后发热　张某某，女，25岁。住某县医院。因患乳腺炎手术，术后发热不退，体温在38.5~39.5℃之间。西医认为是手术后感染，注射各种抗生素效果不显，后又用“安乃近”发汗退热，然旋退旋升，不能控制。因为手术后几经发汗，患者疲惫不堪，又见呕吐而不欲饮食，心烦，口干，头晕，肢体颤动。舌质嫩红、苔薄黄，脉数而无力。此阳明气阴两伤，胃逆作呕使然，治当清热之时，又须两顾气阴，以培补其本，处竹叶石膏汤方：竹叶10g，生石膏30g，麦冬24g，党参10g，半夏10g，炙甘草10g，粳米一大撮。上方仅服4剂，即热退呕止，而胃开能食。(《刘渡舟临证验案精选》17页)

原按　本案为乳腺手术后所致气阴两伤之证。乳房属阳明胃经，手术后阳明气分之热充斥不退，胃中之气阴两虚，气逆作呕，故见发热，呕吐等症。方选《伤寒论》的竹叶石膏汤，清泄胃热，益气养阴。本方用石膏、竹叶清热而和胃气；麦冬、人参、炙甘草、粳米两补气阴，治脉络灼伤，而扶虚羸；妙在用半夏一着，既能降逆止呕和胃，又能行人参、麦冬之滞而又调和阴阳，且能防寒药伤中之弊。刘老常将本方用于治疗阳明经所主的乳腺病变，凡见高热、烦呕、不食、神疲、舌红、脉数，疗效非凡。

【临证指要】 竹叶石膏汤为医圣治热病初愈调养清补之方。临床上可变通用于治疗热病与各科杂病之气阴两伤，虚热内扰的证候。

黄 芩 汤

【原文辑录】 太阳与少阳合病，自下利者，与黄芩汤；……（172）

【方药用法】 黄芩三两，芍药二两，甘草二两（炙），大枣十二枚（擘），上四味，以水一斗，煮取三升，去滓，温服一升，日再夜一服。

【方证释义】 本方功能清热止利，和中止痛。方中黄芩清热燥湿止利，芍药和营止痛，甘草、大枣和中益脾胃。本方证是太少合病，邪热不从少阳之枢外出，反从枢内陷，以少阳胆热下迫大肠为主要病机的病证。症见下利，腹痛，发热，口苦，肛门灼热，或里急后重，小便黄赤，舌苔黄，脉弦数等。太阳阳明合病下利偏于表，属葛根汤证；少阳阳明合病下利偏于里，属承气汤证；本证介乎表里之间，当以黄芩汤主之。汪昂《医方集解》称本方为“万世治利之祖方”，后世治利名方芍药汤，即由本方演化而来。

【验案精选】

1. 痢疾 盛某某，男，26岁。夏季间患痢疾，痢下脓血便，红多白少，腹部挛急而痛，肛门作坠，身热，脉弦数，舌苔黄。治以调气和血，清热燥湿。黄芩9g，白芍9g，甘草3g，广木香6g（后下） 连服3剂，下痢止，腹痛除。（张德超《陕西新医药》1979；9：31）

2. 阿米巴痢疾 欧阳某，女，22岁，干部。9月21日入院。下痢红白，腹痛，里急后重已2天。患者妊娠2个多月，9月4日因头晕呕吐，曾在本院（省中医实验院）门诊检查：青蛙试验弱阳性。9月20日早晨起，忽腹痛频频，下痢红白黏液，红多白少，日20~30次，里急后重颇剧，并觉小腹坠胀，有如欲产情形而入院。诊察：体瘦神疲，按腹呻吟，有重病感。脉象稍沉弱，舌质淡苔白。体温37.9℃。心肺无异常，肝脾未触及，腹部有压痛。化验检查：……大便检出阿米巴原虫。诊断：阿米巴痢疾。方用黄芩汤加减：黄芩3g，白芍9g，甘草4.5g，香连丸3g。服上药3剂后，腹痛、里急后重已除，下痢次数大减，日仅2~3次，并带有黄色稀粪。体温正常，食欲渐启。原方再进1剂，下痢红白便全除，大便正常，惟觉起床行走时，头晕足软。再以原方去香连丸，加党参9g，当归6g。调理数日，连检大便2次，已无阿米巴原虫，于9月29日出院。（杨志一《江西中医药》1954；10：46）

3. 泄泻（急性肠炎） 王姓妇，年50余，夏间突患泄泻，暴注下迫，一日夜20余次，发热口渴，胸闷腹痛，舌苔黄腻，脉数，溲热。盖暑湿蕴伏，肠胃中兼有宿滞，遂用黄芩汤加连翘、苡仁、六一散、佩兰、枳壳，1剂热退痢减，2剂痊愈。（《伤寒论医案集》155页）

【临证指要】 本方多用治急性细菌性痢疾、急性肠炎及阿米巴痢疾等。

【实验研究】 黄芩具有抗菌、抗炎、解热、解痉、镇痛、镇静等作用。

黄芩加半夏生姜汤

【原文辑录】 ……若呕者，黄芩加半夏生姜汤主之。（172）

【方药用法】 黄芩三两，芍药二两，甘草二两（炙），大枣十二枚（擘），半夏半升（洗），生姜一两半（一方三两，切），上六味，以水一斗，煮取三升，去滓，温服一升，日再夜一服。

【方证释义】 本方功能清热和中，降逆止呕。方以黄芩汤清热止利，和中止痛；加半夏、生姜降逆止呕。本方证是以少阳胆热内迫胃肠，胃气上逆为主要病机的病证。症见如前黄芩汤所述脉症，更兼有呕吐。

【临证指要】 本方多用治急性细菌性痢疾、急性胃肠炎、胆囊炎及神经性呕吐等。

【实验研究】 本方具有抗菌、抗炎、解热镇静、镇吐、缓解平滑肌痉挛等作用。

经方类解

本章白虎汤类共4首方剂，4方均以石膏为清热要药，以白虎汤为清热主方。仲景治疗热病与杂病里热炽盛而耗气伤阴者，以白虎加人参汤清气热而养气阴；治温疟，以白虎加桂枝汤清里热而解表邪；治伤寒解后，气阴受伤而余热未除的竹叶石膏汤，亦为白虎汤之变方。白虎汤为清热法代表方剂，张仲景用作治疗阳明经热证的主方，清代温病学派将其视为清气分热的良方。本方治疗由于外因或内因所致的里热实证，用之得当，效果卓著。后世医家师仲景心法，衍化出一系列的白虎汤类方，例如：《类证活人书》之白虎加苍术汤；《景岳全书》之玉女煎；《温病条辨》之化斑汤；《温热经纬》之羚羊白虎汤；《疫病篇》之清瘟败毒饮；《血证论》以白虎汤加大黄；《医学衷中参西录》以白虎汤加蜈蚣等。诸如此类，不断扩大了白虎汤的临床应用范围。

黄芩汤类方只2首。《伤寒论》第172条："太阳与少阳合病，自下利者，与黄芩汤；若呕者，黄芩加半夏生姜汤主之。"此条所述病机，主要是邪热内迫于肠，则下利（腹痛）；若兼有胃气上逆者，故呕吐。黄芩汤以黄芩为君药清里热，芍药、甘草酸（苦）甘化阴，缓急止痛，甘草、大枣甘缓调中，总以清里热为目的。若呕者，黄芩汤力所不及也，故加半夏、生姜以降逆止呕。条文名曰"太阳与少阳合病"，其实是病在内影响于外，邪热壅遏营卫，故症见振寒发热，周身酸楚等"状如太阳病"表现。透过表象抓本质，治病必于求本。黄芩汤乃清里热治本之方，不涉治太阳病之药也。

第八章　四逆汤类——回阳温阳剂

凡是以温热药为主组成，具有回阳救逆、温阳散寒、温通经脉的作用，用于治疗阳虚寒盛的方剂，统称为回阳温阳剂。属于“八法”中的“温法”。《素问·至真要大论》所谓“寒者热之”“治寒以热”的原则是温法的理论依据。

由于阳虚有轻重、久暂、急缓之分，阴寒水之邪侵犯的病位有脏腑、经络、肢节之别，故的具体制方遣药有所不同。本类方剂可分为剂与温阳剂两大类。

阳救逆剂乃用于救治危急之病症。适用于衰，阴寒内盛，或内外俱寒，甚至阴盛格阳之证。肾阳为一身阳气之根，心为五脏主，病至心肾阳衰，多为阴寒极盛，真重证，临床每表现为四肢厥逆，畏寒蜷腹痛，下利清谷，精神萎靡，脉沉微细，或冷汗淋漓，脉微欲绝等全身性阴寒证候。甚至阴盛格阳于外，或虚阳浮越于上，反见身热干呕烦躁，两颧淡红如妆等真寒假热之象。此际，非大剂辛热不足以驱散阴寒，回阳复脉，挽救危亡。常用生附子、干姜等辛热药物为主组成方剂。代表方剂为四逆汤。阴寒太盛，服热药入口即吐者，可取热药冷服法，或酌配少量苦寒咸润之品如人尿、猪胆汁等反佐为用，既防拒药，又杜辛热伤阴，于格阳、戴阳之证，犹有滋阴除烦，潜纳浮阳之用。

温阳剂乃针对阳气虚衰，阴寒水湿之邪内侵外淫所致的水气病、痛证、胸痹等痼疾杂病。温阳剂与回阳剂一样，亦以附子（炮）为主，适当配伍桂枝、茯苓、白术、芍药等药。具体方剂详述如下。

四　逆　汤

【原文辑录】 伤寒，脉浮，自汗出，小便数，心烦，微恶寒，脚挛急，反与桂枝欲攻其表，此误也。……若重发汗，复加烧针者，四逆汤主之。（29）

伤寒，医下之，续得下利清谷不止，身疼痛者，急当救里；后身疼痛，清便自调者，急当救表。救里宜四逆汤……（91）

病发热，头痛，脉反沉，若不瘥，身体疼痛，当救其里，宜四逆汤。（92）

脉浮而迟，表热里寒，下利清谷者，四逆汤主之。（225）

少阴病，脉沉者，急温之，宜四逆汤。（323）

少阴病，……若膈上有寒饮，干呕者，不可吐也，当温之，宜四逆汤。（324）

大汗出，热不去，内拘急，四肢疼，又下利厥逆而恶寒者，四逆汤主之。（353）

大汗，若大下利而厥冷者，四逆汤主之。（354）

吐利，汗出，发热，恶寒，四肢拘急，手足厥冷者，四逆汤主之。（388）

既吐且利，小便复利而大汗出，下利清谷，内寒外热，脉微欲绝者，四逆汤主之。（389）

下利腹胀满，身体疼痛者，先温其里，乃攻其表。温里宜四逆汤……（372，十七·36）

呕而脉弱，小便复利，身有微热，见厥者，难治，四逆汤主之。（377，十七·14）

【方药用法】 甘草二两（炙），干姜一两半，附子一枚（生用，去皮，破八片），上三味，以水三升，煮取一升二合，去滓，分温再服。强人可大附子一枚，干姜三两。

【方证释义】 本方功能回阳救逆。方中姜、附俱辛热，附子善走，回阳祛寒；干姜善守，温中散寒；更以甘草甘温益气和中，辛甘化阳，而为温补脾肾，回阳救逆之剂。本方证是以阳气虚衰，阴寒内盛为主要病机的病证。《伤寒论》记载本证包括：①少阴病虚寒证；②霍乱吐利，阴阳暴脱证；③阳虚之体复感外邪或伤寒误治伤阳，虽有身体疼痛等表证，而以里阳虚证为急者；④阳虚不化，寒饮内停证等。症见神疲欲寐，恶寒蜷卧，腹中冷痛，口鼻气冷，口淡不渴，甚则四肢厥冷，二便失禁，舌质淡、苔白滑，脉沉迟细微等。

【验案精选】

1.“五虚”阳微 至元己巳六月，罗住夏于上都。佥事董彦诚，年逾四旬，因劳役过甚，烦渴不止，极饮潼乳，又伤冷物，遂自利、肠鸣、腹痛、四肢逆冷、汗自出，口鼻气亦冷，六脉如蛛丝，时发昏愦。众医议之，以葱熨脐下，又以四逆汤五两，生姜二十片，连须葱白九茎，水三升，煮至一升，去渣凉服，至夜半，气温身热，思粥饮，至天明而愈。《玉机真脏论》云：“脉细、皮寒、气少、泄利、饮食不入，此谓五虚，死。浆粥入胃，则虚者活。”信哉？（《名医类案·卷一·伤寒》）

2.阳厥误治 一人患厥阴直中，四肢厥冷，脉细欲绝，爪甲青紫，但不吐利，与四逆汤。至三日，四肢暖，甲红发热，脉转实数有力，此阴极阳生也，使与凉剂。病家疑一日寒温各异，不肯服。至九日，热不退，热利下重，饮水不辍，再求诊，用白头翁、秦皮、黄连、黄柏各二钱，一帖减，二帖痊（真寒症，断无饮水下痢之变）。按：肢冷脉伏，恐是阳厥。至爪甲青紫，则是欲战汗也。四逆汤之误，特隐而不彰耳。余有凌二官案可参（凌二官即热病门之凌表侄。）（《续名医类案·卷二·中寒》）

编者按 此案病情，病家之怀疑与“按”之分析很有道理。若是四逆汤证，岂能演变成白头翁汤证呢？

3.寒湿霍乱 陈某，50余岁，住大西门。陡然腹痛，吐泻大作。其子业医，投以藿香正气散，入口即吐，又进丁香、砂仁、柿蒂之属，亦无效。至黄昏时，四肢厥冷，两脚拘挛，冷汗淋漓，气息低微，人事昏沉，病势危急，举家惶惶，求治于予。及至，患者面色苍白，两目下陷，皮肤干瘪，气息微弱，观所泄之物如米泔水，无腐秽气，只带腥气，切其脉细微欲绝。余曰：此阴寒也。真阳欲脱，阴气霾漫，阳光将熄，势已危笃，宜回阳救急，以挽残阳。投大剂四逆汤，当晚连进两剂，冷服。次日复诊：吐利止，厥回，脉细，改用理中加附子而康。（《湖南省名老中医医案选·刘天鉴医案》24页）

原按 是岁霍乱暴发流行，死者不计其数，时医投藿香正气散、六和汤之类罔效，以四逆、理中得救者数百人。霍乱一证，在新社会中，政府关怀人民疾苦，每年有预防注射，此病得到消灭。作者业医以来，目击霍乱流行二届，一为光绪三十年乙己岁，一为民国二十四年乙亥岁。该病所发，来势猛烈，发病急骤。有人上午还在做事，下午患此变为危笃致死，死者沿门皆是，真是千村遗尸，万户萧疏。目此惨景，毛骨寒悚。察其所因，均属阴寒为患，治宜照仲景师法。清·王孟英著《霍乱论》，分寒热两种，治此者，宜审慎辨证。今附此案，使后世业医者，如阴寒霍乱，与孟英之论暑热霍乱的辩证关系。

编者按 寒湿霍乱多由饮食不洁，贪凉饮冷，感受寒湿秽气所致。其辨证要点是：吐泻汗出，面青目黑，四肢微冷，厥逆或抽筋，脉沉微无力。

4.内外皆寒 一人冒雪进凉食，病内外伤，恶寒头疼，腹心痛而呕（两感）。诊之脉沉且紧，时伏而不见（死脉）。曰：“在法下利清谷，当急救里；清便自调，当急救表。今所患内伤冷饮食，外受寒沴，清便自调，急救表里，以桂枝汤力微，遂为变法。”与四逆汤服之，晬时服附子一两。明日则脉在肌肉，惟紧自若，外症已去，内伤独存，乃以丸药下去宿食，后调中气数日即安。（《名医类案·卷一·伤寒》）

编者按 此案冒雪外伤而恶寒头痛；凉食内伤而腹心痛且呕，治用四逆汤辛甘热之剂，既发散外寒，又助阳温里。凉食不去，则脉紧不除。以“脉紧如转索无常者，有宿食也”（十·25）。当“以温药下之，宜大黄附子汤”（十·15）方法。

5.太少两感 唐某某，男，75岁。冬月感寒，头痛发热，鼻流清涕，自服家存羚翘解毒丸，感觉精神甚疲，并且手足发凉。其子恳求刘老诊治。就诊时，见患者精神萎靡不振，懒于言语，切脉未久，即侧头欲睡，握其两手，凉而不温。视其舌则淡嫩而白，切其脉不浮而反沉。脉证所现，此为少阴伤寒之证候。肾阳已虚，老人体衰最怕伤寒，如再进凉药，必拔肾根，恐生叵测。法当急温少阴，与四逆汤。附子12g，干姜10g，炙甘草10g。服1剂，精神转佳。再剂，手足转温而愈。(《刘渡舟临床验案精选》2页)

原按 《伤寒论》281条云："少阴之为病，脉微细，但欲寐也。"本案患者精神不振，出现"但欲寐"，为少阴阳光不振，阴寒用事的反映。《素问·生气通天论》说："阳气者，精则养神。"今阳虚神失所养，是以嗜睡而精神不振。手足发凉，脉不浮而沉，故用四逆汤以急回少阴之阳气，亦"脉沉者，急温之，宜四逆汤"之义。本方能兴奋心脏，升高血压，促进血液循环，并能增强胃肠消化功能。对大汗出，或大吐泻后的四肢厥逆，阳气虚衰垂危之证，极有功效。需要注意的是，本方宜用文火煎五十分钟之久，以减低附子的毒性。

6. 便秘 郝某，男，35岁。患便闭10个多月，初因头目眩晕，曾多次服用黄连、川军等泻火药，眩晕未愈，渐至食少便难，形衰体羸，每隔十数日大便一次，燥屎停滞，便时十分困难，便后气促神疲，辗转疼痛，半日始安，又经过多种通便治疗，如：川军、芒硝之类，但是愈通愈涩，以致不起，来我所诊治。患者面色青黑，目小而陷，舌黑不燥，脉沉而伏，身冷嗜睡，腹胀不痛。根据脉症分析，系寒盛阴凝，脾胃冷结，肠道既乏津液之滋润，亦无推送之能力，其根本原因为太阴之土与少阴之水无阴以化，水谷之气无阳以运；而最苦之头眩，亦为阴盛格阳之征，参阅以前用药经过，拟不再用通降之品，单以回阳方剂鼓动蒸发，以温通启闭，用四逆汤3剂后，感觉大便稍松，服至10剂，食多神健，眩晕亦愈，后以金匮肾气丸继服，诸疾尽去而安。(王与贤，等《上海中医药》1964；6：41)

编者按 患者便秘10个月，曾迭进苦寒通下，但愈通愈涩，竟至不起。脉症合参，显系脾肾阳虚的冷结便秘。治宜温阳启闭，予四逆汤而头晕、便秘皆愈。

张有俊(《经方临证集要》)对四逆汤的见解很有学术价值。他说：人体以阴精为体，阳神为用，阳气尤为生命之主宰。如果千般疢难，导致真阳衰微，就会发生吐利厥逆，无热恶寒，脉微神衰，口鼻冷气，唇指发绀等症。此时，宜选用四逆汤救治。临证时，姜、附用量不宜过少，少则无功。此外，还应注意药物间的配伍量。如"附子无姜不热"，所以在阳虚阴盛未至四逆，舌质虽淡而不甚，舌苔虽白而不厚的情况下，干姜就要酌情少用；反之，可多用，直至与附子等量。甘草用量一般不超过附子的一半。还应注意：阳虚阴盛患者，初服本方，每有心烦、鼻衄、咽干、目赤、周身浮肿、腹痛腹泻等，这是热药运行，清阳施化，从阴出阳之佳兆，不可轻易用寒凉撤热，以防阴寒复盛，前功尽弃。临床大剂量应用附子时，必先煎久煎，以无麻味为度，否则就会发生毒性反应。

【临证指要】 四逆汤为回阳救逆的主方。主治热病转阴、杂病虚损之阳虚寒盛证，特别是少阴心肾阳虚者。其脉沉迟或浮或弦或弱，甚者脉微欲绝，舌质多淡或淡青色或淡红而嫩，苔白滑或白腻。西医学所述的多种衰竭性危急重病，皆可辨证以本方为主救治。

【实验研究】 四逆汤对蟾蜍及家兔心脏的各种药理实验结果表明：本方具有强心样物质，有直接加强心脏的收缩作用，对心脏有Ca^{2+}样的作用，能使受抑制后的心率明显增加，并能显著地增加冠状动脉血流量，增大心肌收缩振幅。四逆汤具有保护休克小肠，改善血液循环，阻止休克不可逆发展等抗休克作用。此外，四逆汤的主药——附子的有效成分对心血管的作用主要体现在以下几方面：强心、抗心律失常、提高耐缺氧等作用，且既能扩张血管，改善微循环，又能收缩血管，提高血压等调节作用。总之，四逆汤的回阳救逆功效与本方对心血管系统药理作用密切相关，是治疗亡阳证的有力药理依据。

四逆加人参汤

【原文辑录】 恶寒脉微而复利，利止亡血也，四逆加人参汤主之。(385)

【方药用法】 甘草二两(炙)，附子一枚(生，去皮，破八片)，干姜一两半，人参一两，上四味，以水三升，煮取一升二合，去滓，分温再服。

【方证释义】 本方功能回阳救逆，益气生津。即四逆汤加人参而成。张璐说：“亡血本不宜用姜附以损阴……此以利后恶寒不止，阳气下脱已甚，故用四逆以复阳为急也。其所以用人参者，不特护持津液，兼阳药得之，愈加得力耳。”（《张氏医通》）本方证是以阳气欲亡，阴液欲竭为主要病机的病证。《伤寒论》叙其证为霍乱下利，忽而自止，恶寒脉微。就临床看来，还可见四肢厥逆，汗多，呼吸浅促，神疲嗜睡等症。本证的特点是不仅亡阳而且亡阴。临床上除了亡阳之证候外，还可见到皮肤干燥，口唇淡皱，口干，烦躁等亡阴表现。四肢厥冷为本方证的主症之一，临证应与热厥、蛔厥、痰厥、气厥等诸厥证鉴别。

【验案精选】

1. 夹阴伤寒　夹阴伤寒，先因欲事（指房事），后感寒邪，阳衰阴盛，六脉沉伏，小腹绞痛，四肢逆冷，呕吐清水，不假此药，无以回阳。人参、干姜（炮）各一两，生附子一枚（破作八片）。水四升半，煎一升，顿服，脉出身温即愈。（《纲目》第十二卷“人参”引吴绶《伤寒蕴要》）

编者按　夹阴伤寒，因房事伤及肾气，肾气骤虚，复感寒邪。寒为阴邪，其性收引，使肾虚寒凝，经脉拘挛，阳衰阴盛，症见小腹绞痛，呕吐清水，四肢逆冷，六脉沉伏。治宜助阳补气，温经散寒，方选附子辛热温肾阳助命火，配干姜温里散寒止痛，人参甘温补虚益气。据《伤寒蕴要》载，原方为“加味四逆汤”，即四逆汤中加入人参。《纲目》引用去炙甘草，其益气“回阳”之力更强。

2. 痢疾　杨氏，年过七旬。暑月患痢，痢下脓血，腹痛，里急后重等。病过三日，日益沉重，神识恍惚，脉微细，血压下降。西医经输液、用抗生素及升压药等抢救处理，病无转机。邀笔者会诊，脉症所见，乃痢下伤及气阴，且年迈元气已衰，惟大补气阴为上策。《伤寒论》第385条说：“恶寒脉微而复利，利止亡血也，四逆加人参汤主之。”处以该方加山萸肉敛阴固脱。一日一夜频服2剂，病趋稳定，血压回升，守方少加黄连治痢“厚肠胃”，调治3日而病愈。（吕志杰验案）

【临证指要】 参见四逆汤。

【实验研究】 四逆加人参汤制成注射液具有升高血压、加强心肌收缩力、调整心率、改善末梢循环等疗效，其作用缓和，可代替升压药、扩血管药或辅助强心药。用药中未发现副作用。

茯苓四逆汤

【原文辑录】 发汗，若下之，病仍不解，烦躁者，茯苓四逆汤主之。（69）

【方药用法】 茯苓四两，人参一两，附子一枚（生用，去皮，破八片），甘草二两（炙），干姜一两半，上五味，以水五升，煮取三升，去滓，温服七合，日二服。

【方证释义】 本方功能回阳益阴，兼伐水邪。方用四逆汤回阳救逆，加人参、茯苓补气益阴，宁心安神。“茯苓感太和之气化，伐水邪而不伤阳，故以为君；人参生气于乌有之乡，通血脉于欲绝之际，故以为佐；人参得姜、附，补气兼以益火；姜、附得茯苓，补阳兼以泻阴；调以甘草，比之四逆为稍缓和，其相格故宜缓也。”（吴谦，等《医宗金鉴·订正仲景全书·伤寒论注》）本方证是以阴阳两虚为主要病机的病证。《伤寒论》说这是误汗误下，病仍不解，反增烦躁。症见四肢厥冷，恶寒，烦躁，心悸，惊惕，或小便不利，浮肿等，其脉沉微，苔白而润。

【验案精选】

亡阳竭阴烦躁证　段某某，素体衰弱，形体消瘦，患病年余，久治不愈。症见两目欲脱，烦躁欲死，以头冲墙，高声呼烦。家属诉：初起微烦头疼，屡经诊治，因其烦躁，均用寒凉清热之剂，多剂无效，病反增剧。面色青黑，精神极惫，气喘不足以息，急汗如雨而凉，四肢厥逆，脉沉细欲绝。拟方如下：茯苓30g，高丽参30g，炮附子30g，炮干姜30g，甘草30g。急煎服之。服后，烦躁自止，后减其量，继服10余剂而愈。（周连三，等《中医杂志》1965；1：28）

【临证指要】 本方可辨证治疗风湿性心脏病、肺源性心脏病、冠心病等各种心脏病心力衰竭，以及肾炎阳虚水肿等。

通脉四逆汤

【原文辑录】 少阴病，下利清谷，里寒外

热，手足厥逆，脉微欲绝，身反不恶寒，其人面色赤，或腹痛，或干呕，或咽痛，或利止脉不出者，通脉四逆汤主之。（317）

下利清谷，里寒外热，汗出而厥者，通脉四逆汤主之。（370，十七·45）

【方药用法】 甘草二两（炙），附子大者一枚（生用，去皮，破八片）干姜三两（强人可四两），上三味，以水三升，煮取一升二合，去滓，分温再服。其脉即出者愈。面色赤者，加葱九茎；腹中痛者，去葱，加芍药二两；呕者，加生姜二两；咽痛者，去芍药，加桔梗一两；利止脉不出者，去桔梗，加人参二两。病皆与方相应者，乃服之。

【方证释义】 本方功能破阴回阳，通达内外。通脉四逆汤与四逆汤药味完全相同，只是干姜、附子的用量较大，温阳驱寒之力量更强，有回阳复脉之功。本方证是以阳气大衰，阴寒内盛，格阳于外为主要病机的病证。症见下利清谷，里寒外热，汗出，手足厥逆，脉微欲绝，身反不恶寒，其人面色赤，或腹痛，或咽痛，或利止脉不出。此外，还可见口鼻气冷，躁扰不宁，渴而得水不欲咽等症。除脉微欲绝外，尚可见洪大无伦、按之则无，舌质淡、苔白滑或黑滑。关于本方与四逆汤的鉴别，汪苓友说："武陵陈氏云，通脉四逆，即四逆汤也，其异于四逆者，附子云大，甘草干姜之分量加重，然有何大异，而加通脉四逆以别之？曰四逆之汤者，治四肢逆也。论曰：阴阳之气，不相顺接，便为厥，厥者阳气虚也，故以四逆益真阳，使其气相顺接，而厥逆愈矣。至于里寒之甚者，不独气不相顺接，并脉亦不相顺接，其证更剧，故用四逆汤而制大其剂，如是则能通脉矣。同一药耳，加重则其治不同，命名亦别，方亦灵，怪矣哉！"（《伤寒论证广注》）关于本方与四逆汤、附子汤、白通汤的鉴别，以及本方之加减法，陈修园说："阳气不能运行，宜四逆汤；元阳虚甚，宜附子汤；阴盛于下，格阳于上，宜白通汤；阴盛于内，格阳于外，宜通脉四逆汤。盖以生气既离，亡在顷刻，若以柔缓之甘草为君，岂能疾呼散阳而使返耶？故倍用干姜，而仍不减甘草者，恐散涣之余，不能当姜、附之猛，还藉甘草以收全功也。若面赤者，虚阳上泛也，加葱白引阳气以下行；腹中痛者，脾络不和也，去葱，加芍药以通脾络；呕者，胃气逆也，加生姜以降逆气；咽痛者，少阴循经上逆也，去芍药之苦泄，加桔梗之升提；利止脉不出者，谷气内虚，脉无所禀而生，去桔梗，加人参以生脉。"（《长沙方歌括》）

【验案精选】

1. 痼疾加卒病，阴证似阳 一妇人患发热，胸中闭塞，骨节烦疼。一医作停食，投小沉香煎一服，大便利下三十余行，随致困笃，热烦愈甚，不省人事。又更医诊，见脉烦热（原按：此句有误），投四苓饮，亦不效，病势危急。又来招诊视，得两寸口脉沉微而伏。外症：唇口㖞斜，足趾微冷，面色赤而烦热，神昏不食，即与夺命散（原按：夺命散：没药、血竭、生地、丹皮、干荷叶，乃行瘀之方，恐非是。又夺命散乃礞石一味）。至夜半，胸间少得汗，药虽见效，人犹未苏，复诊，其脉如故。江谓此证，始初感寒，合和解，而反用丸药下之太过，遂成阴证似阳，投以通脉四逆汤，加人参四服，热渐退，脉稍起，再作四逆加葱白汤八服，人始平复，调理半月而愈。（《名医类案·卷一·伤寒》）

编者按 患者若外感发热，误用消食法，岂能造成下利不止等病急证候？视其"两寸口脉沉微而伏……唇口㖞斜"等脉症，必阳虚久病及中风之患。"夫病痼疾，加以卒病"（一·14），数经施治不当，"遂成阴证似阳"，内寒外热及戴阳证（面色赤），故以通脉四逆汤"加葱……加人参"法，温通阳气，补虚扶正而愈。读古人医案其简略处，一定要独立思考，始得要领。

2. 下利厥逆 刘某某，女，56岁。其家人代诉：腹泻1个月，每日3~5次不等，便极稀薄，杂有米谷颗粒。近2天来，恶心，未进饮食，也未大便，仅小便3次，量不多。半日来神志不清，手脚发凉，1小时前全身发热，两手躁动，意欲裸衣。曾经邻人用针"在心窝挑羊毛疔"未效。发病之初不恶寒发热，未曾呕吐，未言腹痛，从未服任何药物。检查：形体消瘦，两目微陷，神志不清，……头时时左右摇摆，两手躁动不安，面色红，两目闭合，口时开时闭，唇不焦，色略淡，舌淡红，湿润无苔，……呼吸较快，且时时长吁气……脉微欲绝，身手足皆较热，腹部按之柔软。辨证：久利清谷，脾胃虚寒可知；脉微欲绝，乃阴盛阳衰之候。至于面红及一身手足发热，盖为阴盛格阳，孤阳外越之征。凭舌验脉，实属真寒，未可以假热为据，且神昏烦躁，尤为阳气暴露，生气将离，病极危殆。治疗：急当抑阴扶阳，宜通脉四逆之剂。处方：炙甘草6g，干姜6g，附子9g。患者于服药后3小时，神志清楚，体温恢复正常，不再躁动，呼吸平稳，一如常人，且有饥饿感觉。乃嘱食小米粥以养护。但脉尚沉细，乃继投升阳益胃汤去黄连加芍药。第二天饮食、二便均可，已能做炊，乃告痊愈。（滕捷《哈尔滨中医》1960；1：58）

3. 吐泻亡阳　卢某某，男，35岁。五月间患疟疾，愈后饮食不慎，忽患吐泻症，服多药不效，病反增剧，众医皆辞不治，半夜邀余往诊。患者四肢厥冷，六脉全无，气息微细，言语断续，大汗出，唇舌淡白，吐泻交作，诊断为亡阳证，危在旦夕。幸神志尚清尚可挽救。遂为灸中脘、神阙（炒盐研末填脐中）、天枢、关元、足三里各五壮。灸后吐泻较疏，手足微温。继给大剂通脉四逆汤与服。处方：北干姜45g，炮附片30g，炙甘草18g。翌日复诊：泄泻已止，呕吐仍有，脉搏仍无，手足稍温，用原方加减用量。处方：北干姜18g，黑附片15g，炙甘草9g，生姜片15g。三诊：呕吐已止，手足转温，但脉仍未见，宜原方加味。处方：高丽参15g，黑附片12g，北干姜18g，炙甘草9g。服后脉现，饮食渐进，继投以健脾之剂而安。（邓介豪《福建中医药》1963；3：45）

4. 脏结　马某，中年人。中秋节前，午餐后因食果饵而引起腹痛，发自两胁，下趋少腹，自申至戌，疼痛如掣，辗转呻吟，举凡内服外敷之药均不应，乃着其兄到舍就诊。见其面色青黄，额上微汗，言而微，呻声已转弱，当由于疼痛过甚所致。手足冰冷，舌白无苔，脉沉微，意其外肾必收缩，探之果然。以三阴经脉相交于腹胁，阳气衰微，阴寒凝聚，厥阴为风木之脏，其势向下，阴筋受凝寒惨栗之殃，此为脏结之危候。仲师谓："病胁下素有痞，连在脐旁，痛引少腹入阴筋者死。"其阳虚当非一日，舌白已露一斑，果饵之食，特诱因耳。除着其炒老姜、葱头热熨外，即与通脉四逆汤：炮天雄30g，干姜21g，炙草9g。嘱其连服两帖。归后拈书复对，《金匮》谓"入腑则生，入脏则死。"入腑入脏为气机转变使然，因无定律，系念不已。越晨，闻敲门之声甚厉，着妇出应，知复邀诊，当下心戚戚，意其病必入脏而成定局，操刀之咎，恐难窒谗人之口。急问其病情何若？对以能睡，病况好转，逖听之下如释重负。复往诊之，已能起行，只有余痛未泯耳！与真武加龙骨、牡蛎之轻剂而愈。（马云衢，等《广东中医》1963；3：33）

编者按　《伤寒论》书中，虽有脏结的脉证记载，但未出具体方治。本案用通脉四逆汤，并以天雄易附子治愈，可补仲景之未备，特录出，以供临床参考。

【临证指要】　参见四逆汤。本方后有加减法，则适应证更广泛。

【实验研究】　参见四逆汤条。

通脉四逆加猪胆汁汤

【原文辑录】　吐已下断，汗出而厥，四肢拘急不解，脉微欲绝者，通脉四逆加猪胆汁汤主之。（390）

【方药用法】　甘草二两（炙），干姜三两（强人可四两），附子大者一枚（生，去皮，破八片），猪胆汁半合，上四味，用水三升，煮取一升二合，去滓，内猪胆汁，分温再服，其脉即来。无猪胆，以羊胆代之。

【方证释义】　本方功能回阳救逆，益阴和阳。系通脉四逆汤加猪胆汁组成。以通脉四逆汤破阴回阳而救逆，加猪胆汁之苦寒性滑，一则借其性寒，引姜附大辛大热之药入阴，以防盛阴对辛热药物格拒不受，具有"甚者从之"之意；二则借其苦润以润燥滋液，既可补益吐下后之液竭，又可制约姜附辛热伤阴劫液之弊，是谓益阴和阳之法。这正如成无己所说："若纯与阳药，恐阴为格拒，或呕或躁，不得复入也；与通脉四逆汤加猪胆汁，胆苦入心而通脉，胆寒补肝而和阴，引置阳药不被格拒。《内经》曰：微者逆之，甚者从之，此之谓也。"（《注解伤寒论》）本方证是以阳亡阴竭为主要病机的病证。症见于霍乱吐利之后，吐已下断，汗出而厥，四肢厥逆，或拘急不解，脉微欲绝。就临床看来，还可见转筋，眼眶凹陷，肌肉枯削，干呕等。需要鉴别的是：四逆汤证、通脉四逆汤证和通脉四逆加猪胆汁汤证等三方证均属阳虚阴盛证候，但在病情程度及临床表现等方面有所不同。四逆汤证属一般阳虚阴盛证，以肢厥，下利，脉沉多见；通脉四逆汤证为阳虚阴盛，虚阳外脱证，除有阳虚阴盛证外，还有汗出，反不恶寒，或面赤，咽痛等虚阳外脱之候。通脉四逆加猪胆汁汤证则是在通脉四逆汤证的基础上，更有吐利俱止，四肢拘急不解，脉不出等阴液涸竭之危候，病变程度更为严重。要之，通脉四逆加猪胆汁汤证与四逆加人参汤证，皆为阳亡液竭之候，但本方证病情尤为危笃。

【临证指要】 本方可治疗霍乱、急性胃肠炎、食物中毒等疾患所导致的脱水、循环衰竭等。

【实验研究】 参见四逆汤条。

干姜附子汤

【原文辑录】 下之后，复发汗，昼日烦躁不得眠，夜而安静，不呕，不渴，无表证，脉沉微，身无大热者，干姜附子汤主之。（61）

【方药用法】 干姜一两，附子一枚（生用，去皮，破八片），上二味，以水三升，煮取一升，去滓，顿服。

【方证释义】 本方功能急救回阳。系四逆汤去甘草而成。方中生附子、干姜大辛大热，破阴回阳。因病情变化急剧，阴寒特甚，阳气欲脱，故不用甘草之缓，以免牵制姜、附回阳之力。本方有单刀直入之势，可使将散的阳气很快回复。浓煎一次顿服，俾药力集中，收效更速。“……不知此义者，加增药味，和合此汤，反牵制其雄入之势，必致迂缓无力。”（喻昌《尚论篇》）本方证是以阳气暴虚，阴寒独盛为主要病机的病证。编者对干姜附子汤证有一“新解”，即联系本条上下文及前后条文全面分析，认为本方证用小剂干姜附子汤为“善后调治之法”。详见《伤寒杂病论研究大成》之“大论心悟”。

【验案精选】

阴盛似阳证 李东垣治一人，目赤，烦渴引饮，脉七八至，按之则散，此无根之脉。用姜附加人参，服之愈。（《名医类案·卷五·恶热》）

【临证指要】 本方为单捷小剂，用于治疗暴中风冷、心腹冷痛、霍乱转筋等虚寒之证。对阳虚寒凝咽痛（咽部不红不肿无滤泡增生）亦疗效较好。

白 通 汤

【原文辑录】 少阴病，下利，白通汤主之。（314） 少阴病，下利，脉微者，与白通汤。……（315）

【方药用法】 葱白四茎，干姜一两，附子一枚（生，去皮，破八片），上三味，以水三升，煮取一升，去滓，分温再服。

【方证释义】 本方功能破阴回阳，宣通上下。由四逆汤去甘草之缓，加葱白破阴通阳而成。本方证是以阴盛阳虚，虚阳被格拒为主要病机的病证。《伤寒论》叙述本证较简，仅言少阴病下利脉微。若就临床看来，可见手足厥逆，畏寒背冷，咽喉痛不肿而色淡滞，下利清谷，舌苔白滑，脉微或沉伏等；若是虚阳上越，则可见面赤如妆，即所谓戴阳证。白通汤与通脉四逆汤证均属阳气虚衰，阴盛格阳之证。白通汤证为阴寒内盛，格阳于上，故称阴盛戴阳证。通脉四逆汤证为阴寒内盛，格阳于外，故称阴盛格阳证。两者同中有异，需加以鉴别。

【验案精选】

1. 上盛下虚 鲍坤厚病经半月，两寸独鼓，两关尺虚微，头痛如斧劈，汗出不止，谵语神昏。曰：“寸大尺小，为上盛下虚之候。况头痛如破者，虚阳上僭也；汗出不止者，虚阳外散也；谵语神昏者，孤阳气浮，神失其守也。非人参、附子，无以追散失之元气；非童便、猪胆、葱白，无以通僭逆之阳气。法当用白通汤以急救之。”时夜半，特宰猪取胆，比药成，牙关紧急，不知人事，乃挖而灌之。黎明，神气渐清，此阳气已渐归原，但欲其深根固蒂，非大剂温补不可，用人参四两，附子二两，肉桂五钱，合附子理中汤法，连投数剂，痛定汗止，调理而安。（《续名医类案·卷一·伤寒》）

编者按 案语凭脉辨证，极其精准，头头是道，理明法当，立见功效，转危为安。如此医案，启发心思，令人痛快！为了“急救之”，当时已“夜半，特宰猪取胆”，古人如此认真，今人能做到吗？

2. 妊娠厥逆戴阳证　谢某某，女，36岁。起床后精神如常，忽然头晕眼花，跌倒灶后，即扶之床上静卧，昏迷不醒。延余往诊：脉伏不见，四肢厥冷，面色白，两颧微红，时有恶心欲吐之状。因肝肾阳气俱虚，眩晕发厥；阴气下盛，虚阳上浮，致有戴阳证象。问及怀孕日期已进9月，白通汤加味主之。处方：黑附片15g，干姜9g，炒吴萸6g，公丁香2.4g，桂枝9g，葱白3茎，炙甘草6g。服药后觉胸腹辘辘作响，泻了很多水分。下午往诊，平复如常，次日仍有腹泻，以理中汤加味为治。（李筱圃《云南中医学院学报》1979；2：40）

【临证指要】　本方主治“戴阳证”，并可治疗阳虚性感冒、头痛、咽喉痛、脓肿、腹泻、便秘、雷诺病等。

【实验研究】　参见“四逆汤”条。

白通加猪胆汁汤

【原文辑录】　少阴病，下利，脉微者，与白通汤。利不止，厥逆无脉，干呕烦者，白通加猪胆汁汤主之。服汤，脉暴出者死，微续者生。（315）

【方药用法】　葱白四茎，干姜一两，附子一枚（生，去皮，破八片），人尿五合，猪胆汁一合，上五味，以水三升，煮取一升，去滓，内胆汁、人尿，和令相得，分温再服。若无胆，亦可用。

【方证释义】　本方功能破阴回阳，宣通上下，益阴和阳。即白通汤加人尿、猪胆汁而成。以白通汤破阴回阳，通达上下；加人尿、猪胆汁之咸苦寒，引阳入阴，使热药不致格拒，亦取其滋阴补液之功。吴谦说：“少阴病下利脉微者，与白通汤，下利当止。今利不止，而转见厥逆无脉，更增干呕而烦者，此阴寒盛极，格阳欲脱之候也。若专以热药治寒，寒既甚，必反格拒而不入，故于前方中加人尿、猪胆汁之阴，以引阳药入阴。经曰：逆者从之，此之谓也。无脉者，言诊之而欲绝也。服汤后，更诊其脉，若暴出者，如烛烬焰高，故主死。若其脉徐徐微续而出，则是真阳渐回，故可生也。”（《医宗金鉴·订正仲景全书·伤寒论注》）本方证是以阴寒内盛，阳亡阴竭，虚阳上越为主要病机的病证。症见下利不止，四肢厥逆，干呕而烦，面色赤，舌质淡，苔白滑润，脉微欲绝甚至无脉。而本方证是在白通汤证的基础上，更见干呕而烦，无脉等阳亡阴竭的危候。

【验案精选】

久病脏寒中满　由夏季目黄神倦，渐至中焦胀满。延至霜降，上吐瘀血，下便污浊。按脉弱细不调，视色神采不振，兼以呼吸带喘，素有寒疾气逆，其宿饮之蓄，已非一日。当夏三月，脾胃主令，天气热，地气升，人身气泄。加以饥饱劳役，而遂减食胀满，是皆病于中，绵延上下矣。夫六腑以通为用，不但腑不用事，其间经脉络脉中，气血皆令不行。气壅血瘀，胀势愈加。古人治胀病专以宣通为法，而有阴阳之殊。后之攻劫宣通，如神佑、舟车、禹功等方，值此久病淹淹，何敢轻试？议以专通三焦之阳气，驱其锢蔽之浊阴，温补兼进，若不阳气渐苏，难以拟投。引用仲景白通汤。去须葱白、干姜、猪胆汁、淡附子。（《清代名医医案精华·叶天士医案》51页）

【临证指要】　本方可用于治疗食物中毒、盛夏突发吐泻不止等疾患所导致的脱水、循环衰竭等。本条凭脉判断生与死的预后论述，为诊脉之妙诀。

真　武　汤

【原文辑录】　太阳病，发汗，汗出不解，其人仍发热，心下悸，头眩，身瞤动，振振欲擗地者，真武汤主之。（82）

少阴病，二三日不已，至四五日，腹痛，小便不利，四肢沉重疼痛，自下利者，此为有水气，其人或咳，或小便利，或下利，或呕者，真武汤主之。（316）

【方药用法】　茯苓、芍药、生姜（切）各三两，白术二两，附子一枚（炮，去皮，破八片），上五味，以水八升，煮取三升，去滓，温服七合，日三服。若咳者，加五味子半升，细辛、干姜各一两；若小便利者，去茯苓；若下利者，去芍药，加干姜二两；若呕者，去附子，加生姜，足前成半斤。

【方证释义】本方功能温阳利水。方中炮附子辛热，温肾壮阳，使水有所主；茯苓、白术健脾利水；生姜温散水气；芍药和里益阴，《本经》谓其能“利小便”。汪苓友曰：“真武汤，专治少阴里寒停水，君主之药当是附子一味，为其能走肾温经而散寒也；水来侮土，则腹痛下利，故用苓、术、芍药，以渗停水，止腹痛；四肢沉重是湿，疼痛是寒，此略带表邪，故用生姜以散邪；或疑芍药酸寒，当减之，极是，然上证是里气虚寒，方中既有姜、附之辛，不妨用芍药之酸，以少敛中气。若咳者，水寒射肺，肺叶张举，既加细辛、干姜以散水寒，不妨加五味子以敛肺，但五味子酸味太厚，不须半升之多也；小便利者，不得云无伏水，乃下焦虚寒，不能约束水液，其色必白，去茯苓者，恐其泄肾气也；若下利者，里寒甚，故去芍药加干姜；呕者，水寒之气，上壅于胸中也，加生姜足前成半斤，以生姜为呕家圣药，若去附子，恐不成真武汤矣。”（《伤寒论辨证广注·中寒辨证》）本方证是以阳虚阴盛、水气内停为主要病机的病证。《伤寒论》记载本症见于两种情况：①少阴病阳虚水泛，症见腹痛，下利，小便不利或利，四肢沉重疼痛，或咳，或呕等；②太阳病发汗伤阳，导致阳虚水动，症见其人仍发热，心下悸，头眩，身瞤动，振振欲擗地等。此外，临床还常见浮肿，面白，畏寒，气短，头晕，手足冷，咯痰稀白等。其舌多淡嫩而胖，舌苔白或灰黑而滑；脉沉细微或浮大无根。

【验案精选】

1. 暑月阴盛格阳 滑伯仁治一妇暑月身冷，自汗、口干、烦躁，欲卧泥水中，伯仁诊其脉，浮而数，沉之豁然虚散。曰：“《素问》云：‘脉至而从，按之不鼓，诸阳皆然，此为阴盛格阳，得之饮食生冷，坐卧风露。’”煎真武汤冷饮之，一进汗止，再进烦躁去，三进平复如初。（《名医类案·卷一·伤寒》）

2. 凭脉辨证处方 一人病恶寒发热，头体微痛，苦呕，下泄，五日矣。其亲亦知医，以小柴胡汤治之，不解。招滑诊视，脉弦而迟，曰：“是在阴，当温之，为制真武汤。”其亲争之，强以人参竹叶汤进，进则泄甚，脉且陷弱，始亟以前剂服之，连进四五剂乃效。（《名医类案·卷一·伤寒》）

3. 气隧寒壅案 一人病恶寒战栗，持捉不定，两手背冷，汗浸淫，虽厚衣炽火不能解。撄宁滑，即与真武汤。凡用附六枚。一日，病者忽出，人怪之。病者曰：“吾不恶寒即无事矣。”或以问滑，滑曰：“其脉两手皆沉微，余无表里证，此盖体虚受寒，亡阳之极也。初，皮表气隧为寒邪壅遏，阳不得伸而然也。是故血隧热壅，须用硝、黄；气隧寒壅，须用桂、附，阴阳之用不同者，有形无形之异也。”（《名医类案·卷一·伤寒》）

4. 痰饮 马元仪治沈表侄，因悲哀劳役，面色枯白，形体憔悴，右胁有块，凝结作痛，痛则呕，手足厥逆，饮食不思，大便时溏时结，吐出痰饮，动辄盈盆，或一日一发，或间日一发，苦楚万状。诊其脉，左三部弦而劲急，右三部虚微无力。方用附子理中加桂汤，稍安。越三日又发，与前方不应，乃倍加附子，甚安。后复发，前方又不应。因思仲景伤寒治法，有用真武汤一法，原以真火飞越，水气上逆，故用此以复阳收阴，坐镇少阴北方之位。究其功用，全在行水醒脾之妙。今因劳郁所伤，中气损甚，由是所胜之木乘脾，所不胜之水侮之而逆。木横则痞结作呕，水逆则痰饮泛溢。若非真武，何以摄元阳而镇阴邪耶？遂用此方倍加分两，多用人参，连进三十余剂，呕渐已，痰渐少。令早服八味丸，晚服附桂理中丸调理，诸症悉愈。惟结块不除，则以久积阴寒难解，恐成痼疾也。（《续名医类案·卷十六·饮》）

编者按 此案先“用附子理中加桂汤”有效而复发者，以其温阳散寒，非温阳化饮之方。对阳虚并痰饮泛溢证候，真武汤才能“摄元阳而镇阴邪”。“连进三十余剂”始渐见疗效，并继续用两种丸剂调理至愈。此治杂病之法，王道无近功也。“其脉左三部弦而劲急，右三部虚微无力”，此《金匮》所谓“脉偏弦者，饮也”之典型脉象耶？

5. 水肿 魏某某，男，59岁，城关水果店营业员，于1963年7月诊治。患者初病时，因头面及下肢午后浮肿，服西药治疗月余，未见疗效，改用中药治疗2个月左右，仍未见效，病日增重，而来就诊。现症：全身除胸部及手心未肿之外，均浮肿，按之凹陷不起，小便稀少，饮食不进，口虽渴但不饮，神倦体寒，着衣被而不暖，面色灰暗无华，舌苔黑而滑润，舌质红色娇艳，脉浮大无根。此乃真阳衰极，土不制水所致。拟方：

炮附子 60g（先煎 50 分钟，下同）白术 24g，白芍 24g，茯苓 24g，潞党参 60g，玉桂 6g，炙甘草 24g，生姜 30g。水煎 3 次，头煎 1 次顿服，二、三煎不论次数，频频饮服，1 日尽 1 剂。上药连进 3 剂，浮肿已消退十之六七，查其苔已不黑，脉不浮而反沉，此乃虚焰渐衰，正气渐复之佳象。上方附片、党参、玉桂、生姜量减半，续服 4 剂而愈。（唐声庵《中医杂志》1965；7：39）

编者按　益火生土，温阳化水实为治阴水要法。本案全身浮肿，神疲恶寒，小便不利，舌苔黑滑，乃阳衰寒水失制之象；舌质娇艳，脉浮大无根，乃阴盛阳浮之征。故用重剂真武汤加肉桂益火温阳，化气行水，服 3 剂浮肿大减，减量续服而愈。

6. 腹痛（肠炎）　高某某，女性，78 岁，农民。2013 年 4 月 8 日初诊。腹部疼痛，肚脐周围疼痛明显，每痛则欲排大便，每日发作 3~5 次约 8 年，曾就诊于当地卫生所、市医院及华北石油总医院等诸多医疗机构，诊断“胃炎、肠炎”，遍服西药如：维 U 颠茄铝胶囊（胃得宁）、胃康灵、多潘立酮、苯乙哌啶、溴丙胺太林……；中成药如：三九胃泰、气滞胃痛、参苓白术、补脾益肠……；中药如：散寒之良附、消食之保和、理气之柴胡、养阴之益胃、健脾之黄芪、温肾之四神……服用则显效或无效，停则复发，烦闷异常，且下肢疼痛，需每日肌内注射解热镇痛、激素类药物，近日腹痛加重来诊。刻诊：腹痛，肚脐周围明显，每痛则欲排大便，泻下暂安，每日发作 3~5 次不等，粪质正常，头昏，口干不欲饮，肢体沉重疼痛，小便正常，舌质红绛无苔少津，脉沉细弱。《伤寒论》316 条：“少阴病，二三日不已，至四五日，腹痛，小便不利，四脚沉重疼痛，自下利者，此为有水气，其人或咳，或小便利，或下利，或呕者，真武汤主之。”详审脉症，四诊合参，证属少阴阳虚寒盛，水气不化。治宜：温肾利水止泻，真武汤主之。处方：炮附子 10g，茯苓 20g，白芍 30g，白术 20g，生姜 15g。日 1 剂，水煎 2 遍，合汁约 600ml，日 3 次温服。服药 5 剂，腹痛，肢体沉重疼痛等症缓解，舌脉同前，药已中病，守方继服 15 剂病情稳定。（张顺启验案）

原按　成无己：“腹痛者，寒湿内甚也；四肢沉重疼痛，寒湿外甚也；小便不利，自下利者，湿胜而水谷不别也。”（《注解伤寒论》）此例高年少阴肾阳虚寒盛，水气不化，水寒下趋大肠，肾失其司而下利；阳虚而水寒之气外攻于表而“四肢沉重疼痛”，真武汤温肾利水止泻，肾阳得复，其职司而水气去则利止痛蠲。

编者按　此案患者舌脉所见，舌红一般为阴虚之象；脉诊乃“少阴之为病，脉微细”（281）之机。分析病情，舍脉从症，以真武汤治之取得良效。

7. 身痒（荨麻疹）　蔡某某，男性，39 岁，农民。2011 年 12 月 30 日初诊。服用某种药物及接触某物等诱因出现周身瘙痒，不分时间、地点，每发则奇痒无比，剧烈刺痛，烦杂无奈，无明显皮疹及皮肤划痕，需口服或肌内注射赛庚啶、马来酸氯苯那敏片（扑尔敏）、泼尼松、维丁胶性钙等抗组织胺类、激素及钙剂治疗瘙痒暂缓；曾服祛风散寒，清热化湿，和营固表等中药，病情迁延不愈，反复发作约 5 年。近日病发来诊，证如上述，伴夜尿频，日 3~4 次，大便不调日 4 次，舌质淡苔薄白齿痕，脉沉细。详审脉症，四诊合参，证属：脾肾阳虚，水泛皮肤。治宜：温肾健脾，燥湿止痒。真武汤加味。处方：炮附子 10g，茯苓 20g，白术 20g，白芍 30g，生姜 15g，白鲜皮 15g，地肤子 15g，土茯苓 15g，蝉蜕 10g。方用真武汤温阳利水，所加 4 味药以燥湿止痒，意在标本兼顾。日 1 剂，水煎 2 遍，合汁约 600ml，日 3 次温服。服药 6 剂，瘙痒无发，二便正常，药已中病，守方继服 12 剂疹恙除。（张顺启验案）

原按　本案脾肾阳虚，制水失宜，水邪泛溢皮肤，而发为本病。真武汤温肾运脾以制水邪，加味燥湿止痒，标本兼顾，脾肾之阳得补则水邪自不为犯也。

8. 真寒假热　肖某某，女性，38 岁，2001 年 2 月 2 日初诊。症见：心悸，胸闷，气短约 9 年，每因烦劳、恼怒复发或加剧，当地医生诊断：“心肌缺血”，给服“丹参片、地奥心血康”等药物，病情暂缓，近因家庭琐事，情志怨郁病情复发，故来求治。刻诊：胸闷，气短，脘痞，纳差，神疲，脉沉细无力，舌淡嫩苔薄白，血压 70/40mmHg。诊断为胸痹，首用通阳宽胸法，以枳实薤白桂枝汤治之效果不佳。二诊以人参汤加减十数剂，仍无改善。且近来晚间先发冷，继而周身肌肤灼热，尚需引衣盖覆，静卧床榻，每次发作历时 2~3 小时不等，甚则半日方缓解，期间胸膺后背冷汗涔涔，手足寒凉，肢体不能自行活动，不能言语，有如木僵状态，测体温正常，听心跳十分微弱，但醒后家人话语均能清晰表述。详审脉症，四诊合参，因思患者证候表现与《伤寒论》11 条所述真寒假热证颇类似，即“病人身大热，反欲得近衣者，热在皮肤，寒在骨髓也”。病机为阳虚阴盛，阳浮于外，真武汤为的对之方，处方：炮附子 20g，党参 10g，茯苓 10g，白术 10g，白芍 10g，生姜 10g。日 1 剂，水煎 2 遍，合汁约 600ml，日 3 次温服。服药 3 剂，周身肌肤灼热，胸闷，气短，胸膺后背冷汗涔涔等症遂缓，药已中病，守方继服 10 余剂，病情稳定，至今无复发。（张顺启验案）

9. 畏寒彻骨 张某某，女性，31 岁，农民。2015 年 1 月 21 日初诊。患者畏寒肢冷，虽值盛夏亦须厚衣重裘，腰部以下怕冷尤甚，双脚犹如站在冰水中，每晚热水泡脚后肢冷略缓，拂晓时分，畏寒加剧，冷气彻骨，几至冻醒，心悸，气短，多梦，头晕，且头部摇晃则有天旋地覆感，甚则仆倒在地，腰骶疼痛，膝胫酸软僵硬，尿频，舌质淡苔薄白，边有齿痕，脉沉细无力。《伤寒论》82 条：“太阳病，……心下悸，头眩，身瞤动，振振欲擗地者，真武汤主之。”《伤寒论》351 条：“手足厥寒，脉细欲绝者，当归四逆汤主之。”详审脉症，四诊合参，证属肾阳虚衰，血虚寒凝。治宜：温肾助阳，养血散寒。真武汤合当归四逆汤加减，处方：炮附子 20g，茯苓 15g，白芍 20g，白术 20g，生姜 15g，当归 20g，黄芪 20g，桂枝 10g，甘草 10g，杜仲 15g，川断 15g，大枣 10 枚。日 1 剂，水煎 2 遍，合汁约 600ml，日 3 次温服，服药 7 剂，心悸，多梦减缓，头部摇晃无仆倒现象，药已中病，守方继服 7 剂，腰骶疼痛，膝胫酸软僵硬减轻，肢冷畏寒略感好转。效不更方，守方继服 4 周，肢冷畏寒缓解。（张顺启验案）

原按 本案下肢冰冷，寒气彻骨，几至冻醒等症显系真元大衰，肾阳失煦；血虚寒凝，营卫失运，则气血不能温养四末。柯韵伯曰：“坎中火用不宜，故肾家水体失职，是下焦虚寒不能制水也，法当壮元阳以消阴翳。”以真武汤温肾壮阳；佐当归、黄芪补益气血；桂枝和营通阳；生姜、大枣调和营气。诸药合用，俾离照当空，气血和畅，冰寒自释。

【临证指要】 真武汤为温阳利水之主方，临床用途很广，热病与杂病，凡具备阳虚水泛的舌脉特点（舌淡嫩而胖、舌苔白滑或灰黑，脉沉细微或浮大无根），皆可以本方治之。尤其是慢性心肾功能衰竭之病，本方更为适宜。

【实验研究】 真武汤有抗慢性肾衰和强心、抗心肌缺血的作用。方中茯苓、白术有利尿作用；白芍（赤芍）具有增加心肌收缩力，改善微循环的功用，尚能通过中枢神经而发挥镇痛效果等。

附 子 汤

【原文辑录】 少阴病，得之一二日，口中和，其背恶寒者，当灸之，附子汤主之。（304）

少阴病，身体痛，手足寒，骨节痛，脉沉者，附子汤主之。（305）

妇人怀娠六七月，脉弦发热，其胎愈胀，腹痛恶寒者，少腹如扇，所以然者，子脏开故也，当以附子汤温其脏。（方未见）（二十 · 3）

【方药用法】 附子二枚（炮，去皮，破八片），茯苓三两，人参二两，白术四两，芍药三两，上五味，以水八升，煮取三升，去滓，温服一升，日三服。

【方证释义】 本方功能温补脾肾，祛寒化湿，暖宫安胎。方中炮附子扶先天之阳气，温经止痛；人参补后天之根本，益气扶正；白术、茯苓助人参以补中培土，协附子以利水消阴；芍药和血通痹，既监制附子之燥热，又助附子散寒滞，疗身痛。本方系真武汤减生姜加人参而成，组成仅差一味，功用却有不同。真武汤用姜不用参，重在温散水气；本方用参，更倍术附之用量，旨在温补元阳。本方证是以元阳虚衰，寒湿凝滞为中心病机的病证。《伤寒论》言其证为口中和，背恶寒，身体痛，手足寒，骨节痛，脉沉。《金匮》记载，妊娠六七月，见有脉弦发热，其胎愈胀，腹痛恶寒，少腹如扇者，由阳虚寒盛，不能温煦胞宫所致，亦属本方所治范围。其舌淡苔白滑或灰黑而润，脉沉弦无力。

【验案精选】

1. 妊娠腹痛 王某某，35 岁，经产妇。怀孕

7个月，忽腹部疼痛，绵绵不休。经多方治疗，痛益甚。诊时已病月余，患者畏寒，腹部更甚，口中和，喜热饮，泛清涎，脉弦而无力。先以逍遥散加味治之，无效。不得已用附子汤，处方：附子15g，茯苓15g，党参25g，白术25g，白芍15g。连服3剂而愈，至期产一男婴，甚壮。(《辽宁中医杂志》1980；4：15)

编者按　本案所述病情与原文相近，以附子汤治之而愈，佐证了本方的实用价值。古人认为附子有坠胎之弊，而阳虚又必须用此，应辨证准确，方可使用。关于如何正确运用附子，周连三先生(《中医杂志》1981；11：39)说得好："此方为温阳峻剂，附子又为有毒之品，妊娠三四月时要慎用。仲景在妊娠六七月时用附子是因为胎元已成，此时用附子则无坠胎之弊，何况胞宫虚寒，失于温煦，有是证则用是药，有故无殒也。其辨证须严格掌握，主要有腹痛发冷，入夜痛甚，喜按喜暖，小便清长，恶寒身倦，胎胀脉弦，舌淡苔白多津等症，方可以本方加减施治。附子乃扶阳止痛之佳品也。"

2.癃闭　钟大延治徐大理，病小便秘，肿胀，面赤发喘。众医皆从热症治，愈甚。大延诊之，曰："是无火也。"急煮附子汤，一服而愈。(雄按：亦须以脉参之。)(《续名医类案·卷二十·小便秘》)

编者按　王士雄所言甚是，诊病不诊脉，焉为中医？但有如下情况：由于某种原因，病人不能临诊，又需要处方治之，如何？这就只能靠遥远的问诊为主，凭借经验，以及既往诊治得失情况，如本案"众医皆从(实)热症治，愈甚"，则考虑从虚寒证治之。所用附子汤为真武汤去生姜加人参而成，对元阳虚衰性"小便秘，肿胀"等证候，治之更切实。

【临证指要】　本方可治疗风湿病、感冒、冠心病、心绞痛、胃肠病、阳痿、妇科病(滑胎、羊水过多、虚寒性早产)肾脏疾患等属于阳虚阴盛者。

【实验研究】　附子汤具有抗心肌缺血、增加红细胞膜流动性及抗血小板聚集等作用。本方主药附子主要含乌头碱等，具有强心、消炎、镇痛等作用，对垂体—肾上腺系统有兴奋作用，这与附子温补肾阳的中医理论相一致。小剂量附子对神经系统有兴奋作用，大剂量则表现为镇痛麻醉功效。人参含多种皂苷、氨基酸、胆碱、组胺、挥发油等，能提高机体应激能力，并有促进造血、促进肝内核糖核酸的合成等多种作用。本方中附子有毒，其主要毒性成分是双酯型生物碱，3~4mg即可致死，但经加热煎煮易被水解，变成低毒的乌头次碱或无毒的乌头原碱。故应用本方时一定要合理的煎煮。

桂枝附子汤

【原文辑录】　伤寒八九日，风湿相搏，身体疼烦，不能自转侧，不呕不渴，脉浮虚而涩者，桂枝附子汤主之。若其人大便硬，小便自利者，去桂加白术汤主之。(174)

伤寒八九日，风湿相搏，身体疼烦，不能自转侧，不呕不渴，脉浮虚而涩者，桂枝附子汤主之。若大便坚，小便自利者，去桂加白术汤主之。(二·23)

【方药用法】　桂枝四两(去皮)，附子三枚(炮，去皮，破)，生姜三两(切)，大枣十二枚(擘)，甘草二两(炙)，上五味，以水六升，煮取二升，去滓，分温三服。

【方证释义】　本方功能温经散寒，祛风除湿。方中桂枝辛温，温通经络，祛风散寒；附子辛热，温经扶阳，驱逐寒湿；甘草、生姜、大枣调和营卫，扶正祛邪。诸药合用，可使风湿之邪从外而解。本方与桂枝去芍药加附子汤用药相同而用量有所不同。彼方附子量小，温经助阳，用于胸阳不振、表邪不解之脉促胸满恶寒；本方附子量大，散寒止痛，用于风湿相搏之身体疼烦。本方证是以风湿相搏，其病势偏于肌表为主要病机的病证。症见身体疼烦，不能自转侧，不呕不渴，脉浮虚而涩。桂枝附子汤证即《素问·痹论》"风寒湿三气杂至，合而为痹也"之意。原文冠"伤寒"二字，泛指感受外邪，此条实指外感风寒湿之邪。原文提到不呕、不渴，说明本方证与少阳、阳明无关。

【验案精选】

痹证(风湿性关节炎、坐骨神经痛)　黄某某，女，24岁。下肢关节疼痛已年余，曾经中西医治疗，效果不显。现病情仍重，关节疼痛，尤以右膝关节为甚，伸屈痛剧，行走困难，遇阴雨天则疼痛难忍，胃纳尚好，大便时硬时溏，面色䀮白，苔白滑润，脉弦紧、重按无力。诊为寒湿痹证。处方：桂枝尖30g，炮附子30g，生姜18g，炙草12g，大枣4枚。3剂。（程祖培，等《广东医学·祖国医学版》1964；6：40）

原按　患者病历1年，疼痛缠绵不愈，查其服药存方，皆是通络祛风除湿之品，不明寒湿须温之理。根据脉象弦紧，重按无力，肌肤白嫩，考虑此乃腠理疏松，卫阳不固，寒湿乘虚而入，流注关节，闭塞隧道，以致气血凝滞而为痛痹，故用桂枝附子汤取效。

桂枝附子去桂加白术汤

【原文辑录】　……若其人大便硬，小便自利者，去桂加白术汤主之。（174）

……若大便坚，小便自利者，去桂加白术汤主之。（二·23）

【方药用法】　附子三枚（炮，去皮，破），白术四两，生姜三两（切），甘草二两（炙），大枣十二枚（擘），上五味，以水六升，煮取二升，去滓，分温三服。初一服，其人身如痹，半日许复服之，三服都尽，其人如冒状，勿怪。此以附子、术并走皮内，逐水气未得除，故使之耳，法当加桂四两。此本一方二法：以大便硬，小便自利，去桂也；以大便不硬，小便不利，当加桂。附子三枚，恐多也，虚弱家及产妇，宜减服之。

编者按　以上桂枝附子汤与去桂加白术汤录自《伤寒论》。《金匮要略》之去桂加白术汤的剂量、方后注与《伤寒论》不同。

【方证释义】　本方又名白术附子汤，功能温经散寒，健脾燥湿。方中附子温经扶阳，散寒止痛；白术燥湿健脾，术、附合用，以逐寒湿之邪；姜、枣调营卫；甘草和中。需要说明，服大量附子，往往易产生中毒现象，即条文所谓“其人身如痹……如冒状”，但服后病势顿挫而迅速获愈。《尚书》谓“药弗瞑眩，厥疾勿瘳”，殆即指此类情况而言。本方证是以寒湿偏胜，痹着肌肉为主要病机的病证。症见身体疼烦，转侧不利，舌苔薄白腻或白滑。

【临证指要】　桂枝附子汤主治阳虚性痹证（风湿性关节炎、坐骨神经痛）、头痛、感冒及低血压、心动过缓等。重用生白术为主药治疗虚性便秘（习惯性便秘、老年便秘、术后便秘）有良效。

【实验研究】　桂枝附子汤与去桂加白术汤有抗炎、镇痛、镇静、提高机体免疫力等作用。对风湿痹痛有良好治疗效果。

甘草附子汤

【原文辑录】　风湿相抟，骨节疼烦，掣痛不得屈伸，近之则痛剧，汗出短气，小便不利，恶风不欲去衣，或身微肿者，甘草附子汤主之。（175，二·24）

【方药用法】　甘草二两（炙），附子二枚（炮，去皮，破），白术二两，桂枝四两（去皮），上四味，以水六升，煮取三升，去滓，温服一升，日三服。初服得微汗则解，能食，汗止复烦者，将服五合。恐一升多者，宜服六七合为始。

【方证释义】　本方功能温经散寒，祛风除湿，通痹止痛。方中附子温经散寒，白术健脾运湿，桂枝通阳祛风，方名冠以甘草，取其益气和中，缓和诸药，使峻烈之剂缓缓发挥作用，以祛尽风寒湿之邪。本方证是以表里阳虚，风寒湿邪留着关节为主要病机的病证。《伤寒论》叙其证为风湿相抟，骨节疼烦，掣痛不得屈伸，近之则痛剧，汗出短气，小便不利，恶风不欲去衣，或身微肿。其舌苔多为白腻或白滑，脉象或缓或涩。“桂枝附子汤、桂枝附子去桂加白术汤、甘草附子汤，三方俱用附子者，以伤卫而表阳已虚，加寒湿而里阴更胜。凡所见证，皆阳气不充，故经络关节着湿，而卫阳愈虚耳。”（汪苓友《伤寒论辨证广注·辨太阳阳明病中寒脉证并治法》）“此证较前条更重，且里已受伤，曷为反减去附子耶？前条风湿尚在外，在外者利其速去；此条风湿入里，入里者，妙在缓攻。仲景正恐附子多，则性猛且急，筋节之窍，未必骤开，风湿之邪，岂能托出，徒使汗大出，而邪不尽耳。君甘草也，欲其缓也，和中之力短，恋药之用长也。此仲景所以前条用附子三枚者，分三服，此条止二枚，初服五合，恐一升为多，宜服六七合，全是不欲尽剂之意。”（周扬俊《伤寒论三注·太阳下篇》）由于体质强弱的不同，对附子汤的耐受量有别，故体较弱、病较重者宜师甘草附子汤之意，适当减少附子用量。

【验案精选】

太少两感　薛立斋治一妇人，肢节作痛，不能转侧，恶风寒，自汗盗汗，小便短，虽夏亦不去衣，其脉浮紧。此风寒客于太阳经，用甘草附子汤，一剂而瘥。（《续名医类案·卷十三·痛痹》）

编者按　此案与甘草附子汤证相类，如肢节痛而活动受限，汗出，小便少，恶风（寒）不欲去衣等症，综合分析，表里阳气皆虚也。但所治妇人，“恶风寒……脉浮紧”，若问之有外感之因，则为阳虚伤寒之“太少两感”证。甘草附子汤能治之乎？此案经验，确实为此方新用开拓了一个新的思路。对“太少两感”证而阳虚较甚者，甘草附子汤比麻黄细辛附子汤、麻黄附子甘草汤更切合。以“三方”皆“微汗则解”之方也（302条：“……麻黄附子甘草汤微发汗”。显然，麻黄细辛附子亦当微汗而解。甘草附子汤方后注：“初服得微汗则解”。）

芍药甘草附子汤

【原文辑录】　发汗，病不解，反恶寒者，虚故也，芍药甘草附子汤主之。（68）

【方药用法】　芍药、甘草（炙）各三两附子一枚（炮，去皮，破八片），上三味，以水五升，煮取一升五合，去滓，分温三服。

【方证释义】　本方功能扶阳益阴。方中附子辛热，温经复阳以实卫气；芍药、甘草酸甘化阴以养营血。三药配合，成阴阳双补之剂。本方证是以虚人误发其汗，汗后阴阳营卫两虚为主要病机的病证。症见发汗后病不解，恶寒反加剧，脚挛急，脉弦细弱。

【验案精选】

脚挛急　郭某某，女，64岁，会计。2001年11月30日诊。体质较胖，有风湿性关节炎十几年，两腿沉重，冷痛，屈伸不利，轻度浮肿。七八年以来，间断性小腿抽筋，近半年日渐加重，多为夜半后1~5点发作，持续时间短则几十分钟，长则几个小时，下地行走可缓解，上床后又加重。经多种中药西药治疗都不能缓解。饮食尚可，但食后腹胀，大便不爽，日2~3次，小便正常，舌质淡苔稍黄，脉沉迟按之少力。治用芍药甘草附子汤，益阴扶阳以缓挛急，处方：白芍30g，炙甘草30g，炮附子25g。日1剂，水煎分3次温服。服药1剂后，夜半后小腿抽筋减轻，服2剂未发作，且下肢痛、重、冷亦好转。（吕志杰验案）

编者按　患者年老体衰，四诊合参，为阴阳俱虚之象，阴血亏虚则不能濡润筋脉；阳气不足则不能温煦血脉。夜间属阴，夜半后阴气盛，寒性收引，故小腿挛急。芍药甘草附子汤，方证相符，故疗效显著。

【临证指要】　本方治疗腓肠肌痉挛、胃痛、坐骨神经痛等属于阴阳两虚者。

薏苡附子散

【原文辑录】　胸痹缓急者，薏苡附子散主之。（九·7）

【方药用法】　薏苡仁十五两，大附子十枚（炮），上二味，杵为散，服方寸匕，日三服。

【方证释义】　本方功能温阳除湿。方中炮附子温里祛寒，通阳止痛；薏苡仁除湿宣痹，更能缓解“筋急拘挛”（《本经》）。二药合为散剂，便于服用以应急，使寒湿去，阳气通，痹痛自解。本方证是以上焦阳虚，寒湿阻痹为主要病机的病证。症见胸痹心痛急性发作，胸背痛势急剧，甚者口唇发紫，手足不温，汗自出等，舌淡暗苔白滑，脉弦。

【验案精选】

胸痹心痛（心绞痛）　吴某某，女，49岁，干部。患冠心病心绞痛已近两年，常感胸膺痞闷，憋气，甚则不能平卧，服栝楼薤白半夏汤加丹参、鸡血藤、降香等多剂，证情已趋和缓，但今日突然心胸疼痛，痛连脊背，呻吟不已，口唇青紫，手足冰冷，额汗如珠，家属急来邀诊，舌暗水滑，脉弦迟极沉。询其原因系由洗头劳累受凉所致。此属寒甚而阳衰，痹甚而血阻，若疼痛不解，阳将脱散，生命难保，故急以大剂薏苡附子散合独参汤救治：薏苡仁90g，熟附子30g，人参30g，参三七24g。先煎参、附，后纳苡仁、三七，浓煎频呷。只2剂，疼痛即缓解，厥回肢

温，额汗顿止。(《中医自学丛书·金匮》第207页)

【临证指要】 本方适当加味可辨证治疗冠心病心绞痛；与芍药甘草汤合用可治疗坐骨神经痛、三叉神经痛、神经血管性头痛等；加败酱草治附件炎、慢性阑尾炎。

【实验研究】 本方中薏苡仁能使肺血管显著扩张，小剂量兴奋呼吸，大剂量麻痹甚至可使呼吸停止，并有解热镇痛作用；附子能强心，增加血流量，升高血压，提高耐氧能力，具有镇静、镇痛、抗寒冷、抗炎等作用。两药合用，有缓解疼痛之效。

附子粳米汤

【原文辑录】 腹中寒气，雷鸣切痛，胸胁逆满，呕吐，附子粳米汤主之。(十·10)

【方药用法】 附子一枚（炮），半夏半升，甘草一两，大枣十枚，粳米半升，上五味，以水八升，煮米熟，汤成去滓，温服一升，日三服。

【方证释义】 本方功能温阳散寒，化饮降浊。方中“附子温通三焦以散阴寒，半夏降逆以止呕吐，粳米、甘草（大枣）以扶持胃气，犹大建中之意也。然寒气充塞，治贵温通，无取人参、胶饴之守，且脾为稼穑之区，胃为仓廪之腑，腹痛呕逆，脾胃极伤，用粳米所以承土德培元气也”。(朱光被《金匮要略正义》）本方证是以脾胃虚寒，水湿内停为主要病机的病证。症见腹痛势甚，喜热喜按，肠鸣辘辘，胸胁逆满，呕吐清涎，脉弦无力，舌苔白滑。

【验案精选】

腹痛（肠功能紊乱） 周某某，女，65岁。1994年3月28日初诊。病腹中绞痛，气窜胁胀，肠鸣辘辘，恶心呕吐，痛则欲便，泻下急迫，便质清稀。某医院诊断为“肠功能紊乱”，服中、西药，效果不显。病延20余日，经人介绍，转请刘老诊治。其人身凉肢冷，畏寒喜暖，腹痛时则冷汗淋漓，心慌气短，舌淡而胖、苔腻而白，脉沉而缓。综观脉证，辨为脾胃阳气虚衰，寒邪内盛。《灵枢·五邪》篇云：“邪在脾胃……阳气不足，阴气有余，则寒中肠鸣腹痛。”治用《金匮要略》附子粳米汤温中止痛，散寒降逆。附子12g，半夏15g，粳米20g，炙甘草10g，大枣12枚。服3剂，痛与呕减轻，又服2剂病基本而愈。改投附子理中汤以温中暖寒，调养10余日，即康复如初。(《刘渡舟临证验案精选》92页)

原按 本案为胃肠阳虚寒盛，水阴不化之候。阴寒滞腹，经脉收引，故致腹痛剧烈。腹中寒气奔迫，上攻胸胁、胃脘，则见胸胁胀满，恶心呕吐。《素问·举痛论》所谓：“寒气客于肠胃，厥逆上出，故痛而呕也。”脾胃阳虚，不能运化水湿，反下渗于肠，故见肠鸣辘辘，下利清稀。凭证而辨，恰切附子粳米汤之治。本方为温中定痛，散寒止呕之良剂，用于中焦阳虚寒盛，兼有水饮内停之腹痛、呕吐、肠鸣之症，俱获效验。

【临证指要】 本方可用于治疗消化系统疾病，如急、慢性胃炎，胃痉挛，溃疡病，胰腺炎等，症见阳虚寒盛者。

【实验研究】 附子粳米汤的水煎液，对家兔的离体肠管有明显的兴奋作用，阿托品对这种兴奋作用无明显影响，其兴奋作用可能与M受体无关。本方水煎液小量时对离体蛙心有明显的兴奋作用，加大剂量后则使整个心脏抑制，停止跳动。

经方类解

本章共16首方剂。这16首方均用附子，其中8首方用生附子，皆为阳气欲亡之急症，取其回阳救逆之功；8首方用炮附子，均为阳虚之杂病，或取其温阳利水，或取其温阳化湿，或取其温阳止痛等。从主治功效，方药配伍来分析，本类方剂可有如下规律：

1. 四逆汤类方 本类方有5首。①四逆汤：本方由生附子、干姜、炙甘草三味药组成，主治阳衰寒盛证候，为回阳救逆之主方。②四逆加人参汤：本方为四逆汤原方原量加人参而成，主治阳衰阴竭证候，为回阳益阴之剂。③茯苓四逆汤：为四逆加人参汤原方原量加茯苓而成，主治阴阳两虚，或兼有水气内停证候，为回阳益阴，兼伐水邪之剂。④通脉四逆汤：本方为四逆汤原方加重附子、干姜剂量而成，则回阳救逆之功更强，主治证候为阳衰寒盛更甚，且表现格阳于外，虚阳浮越之危候，为回阳救逆之重剂。⑤通脉四逆加猪胆汁汤：本方为通脉四逆汤原方原量加猪胆汁而成，主治证候是在通脉四逆汤证的基础上，更有阴液涸竭之证，为回阳济液之良方。

上述可知，以上五方均是以四逆汤为主方，结合具体病情，加味或加量而成。

2. 干姜附子汤类方　本类方有 3 首。①干姜附子汤：本方即姜、附两味药组成，亦即四逆汤去甘草，主治阳气暴虚证候，为回阳救脱之单捷小方。本方亦可作为善后调治之方。②白通汤：即干姜附子汤原方原量加葱白而成，主治阳衰寒盛，虚阳上越之“戴阳证”，为破阴回阳，宣通上下之方。③白通加猪胆汁汤：即白通汤原方原量加猪胆汁、人尿而成，主治证候是在白通汤证的基础上，更有阴液衰竭之危症，为回阳补液，宣通上下之方。上述三方均以姜、附回阳为主，或加葱白以通阳，或再加胆汁、人尿以济阴。

3. 以炮附子为主的类方　本类方有 8 首。①真武汤：本方由附子一枚合茯苓、白术、生姜、芍药组成，主治阳虚水停证候，为温阳利水之方。②附子汤：本方即真武汤减去生姜加人参倍用附子、白术而成，主治元阳虚衰，寒湿凝滞证候，为温补脾肾，祛寒化湿之方。③桂枝附子汤、去桂加白术汤、甘草附子汤：这 3 方俱用附子（三枚或二枚）、炙甘草，或配伍桂枝、生姜、大枣；或去桂加术；或桂、术并用，不用姜、枣，均主治阳虚而风寒湿邪阻痹于肌肉关节之证候，皆为温经散寒，祛风除湿，通痹止痛之方。④芍药甘草附子汤：本方三药合剂，主治阴阳营卫并虚证候，为阴阳双补之方。⑤薏苡附子散：本方二药合剂，杵为散，备用以救治胸痹急症，为温阳除湿止痛之方。⑥附子粳米汤：本方为附子、半夏、甘草、大枣、粳米组成，主治中阳虚寒，水湿内停证候，为温通降浊之方。上述 8 方可知，附子辛热之功，既可温通三焦脏腑，又可温通肢节肌腠，针对阳虚水停、阳虚湿阻、阳虚寒盛及阴阳两虚等不同，适当配伍，以加强疗效。

第九章　理中汤、建中汤类——温中补虚剂

凡以温热药物为主组成，具有温中祛寒作用，用于治疗脾胃虚寒为主的方剂，称为温中剂，属于八法中的“温法”。凡以补益药物为主组成，具有补益人体气血阴阳及脏腑虚损作用，以治疗各种虚证的方剂，称为补益剂，属于八法中的“补法”。本章方剂多是针对具体证候，把温法与补法结合起来运用。

本章类方主治证候以阳气虚损为主，里虚、里寒是其主要病机。根据《素问·三部九候论》“虚者补之”；《素问·至真要大论》“损者益之”、“寒者热之”、“治寒以热”；《素问·阴阳应象大论》“形不足者，温之以气”等治疗原则而立法处方。本章方剂的主治功效，可分为温中祛寒剂、建中补虚剂、补虚降逆剂三类。

1. 温中祛寒剂　适用于中焦虚寒证。脾胃为后天之本，主受纳运化，中阳不足，阴寒内盛，可见脘腹冷痛，喜温喜按，手足不温，呕吐下利，吞酸吐涎，不思饮食，口淡不渴，舌苔白滑，脉沉细或沉迟等。本类方剂的配伍特点是温中散寒与健脾益气药相结合。代表方剂如理中汤。

2. 建中补虚剂　适用于脾虚营弱，甚则脾气虚衰所致的阴阳气血虚损证。脾胃为后天之本，气血生化之源，气属阳，血属阴；阳根于阴，阴根于阳；无阳则阴无以生，无阴则阳无以化。故脾胃虚弱初起以脾胃病变为主，病深日久则见阴阳气血诸不足及“五脏不安”病变。症见腹中时痛，喜温喜按，食欲不振，以及心悸，虚烦不宁，睡眠不安，面色无华，或四肢酸楚，咽干口燥，手足烦热等。当以建中补虚法为治，代表方剂如小建中汤、黄芪建中汤等。

3. 补虚降逆剂　适用于肝寒脾弱，胃气上逆证。症见恶心呕吐，吞酸嘈杂，心下痞闷，形体瘦弱，神疲乏力，舌苔滑腻，脉虚缓。治当温肝补脾，和胃降逆，代表方如吴茱萸汤、大半夏汤等。

理中丸及汤（人参汤）

【原文辑录】 自利不渴者，属太阴，以其脏有寒故也，当温之，宜服四逆辈。(277)

霍乱，头痛发热，身疼痛，热多欲饮水者，五苓散主之；寒多不用水者，理中丸主之。(386)

大病瘥后，喜唾，久不了了，胸上有寒，当以丸药温之，宜理中丸。(396)

胸痹，心中痞，留气结在胸，胸满，胁下逆抢心，枳实薤白桂枝汤主之；人参汤亦主之。(九·5)

【方药用法】 人参、干姜、甘草（炙）、白术各三两，上四味，捣筛，蜜和为丸，如鸡子黄许大。以沸汤数合，和一丸，研碎，温服之，日三四夜二服。腹中未热，益至三四丸，然不及汤。汤法：以四物依两数切，用水八升，煮取三升，去滓，温服一升，日三服。若脐上筑者，肾气动也，去术，加桂四两；吐多者，去术，加生姜三两；下多者，还用术；悸者，加茯苓二两；渴欲得水者，加术，足前成四两半；腹中痛者，加人参，足前成四两半；寒者，加干姜，足前成四两半；腹满者，去术，加附子一枚。服汤后如食顷，饮热粥一升许，微自温，勿发揭衣被。

人参汤与理中汤用药、剂量、煎服法等皆相同，唯前方用甘草，后方用炙甘草。

【方证释义】 本方功能温中祛寒，健脾益气。方中干姜温中祛寒；人参补中益气，气充则阳旺；白术健脾燥湿，助运化水湿；炙甘草甘缓补中，调和诸药。四药合用，共奏温运脾阳之功。本方有丸、汤二法，一般病缓用丸，病急用

汤。《金匮》称本方为人参汤，其中甘草不炙，四味药用量亦为各三两。本方证是以中焦虚寒为主要病机的病证。据《伤寒论》和《金匮》，本方证包括：①中寒霍乱，症见吐利，头痛，发热，身疼痛，寒多不用水；②大病瘥后，胸上有寒，喜唾，久不了了；③胸痹属中焦虚寒，寒气上冲者，症见心中痞气，胸满，胁下逆抢心；④太阴病，腹满而吐，食不下，自利益甚，时腹自痛，不渴。本证特点是腹痛，喜温喜按，腹虽满而不坚，常兼见倦怠乏力，手足欠温，舌淡苔白，脉迟弱。

【验案精选】

伤寒　危症

1. 太阳太阴并病　喻嘉言治刘泰来，年三十二岁，面白体丰，夏月用冷水灌汗，坐卧当风，新秋病疟。三五发后，用药截住，遂觉胸腹胀满。不旬日外，腹大胸高，上气喘急，二便全无，食饮不入，能坐不能卧，能俯不能仰，势颇危急。医以二便不通，下之不应，商用大黄二两，作一剂。喻骇曰："此名何病，而敢放胆杀人耶？"医曰："伤寒肠结，下而不通，惟有大下一法，何谓放胆？"喻曰："世有不发热之伤寒乎？伤寒因发热，故津液枯槁，肠胃燥结，可用下药，以开其结，然有不转矢气者，不可攻之戒，正恐误治太阴经之腹胀也。此病因腹中之气散乱不收，故水液随气横溢成胀，全是太阴脾气不能统摄所致。一散一结，相去天渊，再用大黄猛剂，若不胀死，定须腹破矣。"医唯唯辞去，病家仍欲服之，喻乃掷去其药，另与理中汤，畏不敢服，欲俟来日。喻曰："腹中真气渐散，今夜子丑二时，阴阳交剥之界，必大汗眩晕，难为力矣。"不得已，令煎就以待，既而果发晕，即服下得睡片时，次日略觉减轻。遂以三剂作一服，加人参至三钱，服后又进一大剂，少加黄连，胀已大减。谓大便未通不敢进食，但饮米汤。喻曰："腹中原是大黄推荡之滞粪，以膀胱胀大，撑住大肠不得出耳"。于是以五苓散与之，以通膀胱之气。药才下咽，即觅圊，小便先出，大便随之，滞下半桶而愈。（《续名医类案·卷十三·肿胀》）

编者按　此案审病求因，辨证论治，审"胸腹胀满……势颇危急"之虚实，以理中汤治之，又以五苓散"通膀胱之气"治二便不通。如上幽微辨证，神妙治法，皆师法医圣仲景也。

2. 伤寒黑苔　薛立斋云：郑汝东妹婿患伤寒，得纯黑舌。医士曾禧曰：当用附子理中汤，人咸惊骇，遂止。迨困甚，治棺，曾往视之，谓用前药，犹有生理。其家既待以死拚从之，数剂而愈。大抵舌黑之症，有火极似水者，即杜学士所谓薪为黑炭之意也，宜凉膈散之类以泻其阳；有水来克火者，即曾所疗之人是也，宜理中汤以消阴翳。又须以老生姜擦其舌，色稍退者可治，坚不退者不可治。（《续名医类案·卷一·伤寒》）

编者按　此案凭舌诊辨证：舌苔黑者有热极（火极似水）与寒甚（水来克火）之分。热极必苔黑而燥，且有阳热证候；寒甚必苔黑而润，且有虚寒证候。

3. 阴证似阳　一人伤寒，烦躁面赤，乱闷欲绝，时索冷水，手扬足踢，难以候脉，五六人制之，方得就诊，洪大无伦，按之如丝。李曰："浮大沉小，阴证似阳也，与附子理中汤，当有生理。"其弟骇曰："医者十辈至，不曰柴胡、承气，则曰竹叶石膏，今反用此热剂，乌乎敢？"李曰："温剂犹生，凉剂立毙矣。"卜之吉，遂用理中汤加人参四钱，附子一钱，煎成，入井水冷与饮。甫及一时，狂躁定矣，再剂而神爽。服参至五斤而安。（得力在入井水冷服）（《续名医类案·卷一·伤寒》）

编者按　此案阳热证候十分典型。而中医之真功夫，凭脉辨证也。患者脉"洪大无伦，按之如丝"，此"阴证似阳"之象无疑。温补方药"煎成，入井水冷与饮"者，以"时索冷水"，故采取热药凉服，此"从治"之法也。

4. 理中汤精减治危症　一孀妇，年六十，素忧怒，胸痞少寐，所食枣栗面饼少许，略进米饮，则便利腹痛十年矣，复大怒，两胁中脘，或小腹作痛，痰有血块。用四君加炒黑山栀、茯苓、神曲，少佐以吴茱萸十余剂，及用加味归脾汤二十余剂，诸症渐愈。后因子忤意，忽吐紫血块碗许，次日复吐鲜血盏许，喘促自汗，胸膈痞闷，汤水不入七日矣，六脉洪大而虚，脾脉弦而实，此肝木乘脾，不能统摄，其血上涌，故其色鲜，非热毒所蕴（辨证精确）。以人参一两，炮黑干姜一钱，服之即寐，觉而喘汗稍缓，再剂，

熟寐半日，喘汗吐血俱止。若脾胃虚寒，用独参汤，恐不能运化，作饱，或大便不实，故佐以炮姜。(《名医类案·卷八·下血》)

编者按　治病之方不在多而在精。此案非见血止血，而是辨证重用人参大补元气，少佐温而不燥的炮姜温运脾气。如此小方比理中汤更精良专一而不杂，补其不足，所谓“有胃气则生”也。

5. 药治与食疗并用救危症　罗谦甫治真定府武德卿，年四十六岁，因忧思劳役，饮食失宜，病四肢体冷，口鼻气亦冷，额上冷汗出，时发昏愦，六脉如蛛丝。……遂以理中汤，加黑附子，每服五钱，多用葱白，煎羊肉汤，取清汁一大盏，调服之。至夕，四肢渐温，汗出少，夜深再服。翌日，精神出，六脉生，数服而愈。(《名医类案·卷五·寒中》)

编者按　此案脉证所现，阳气极度衰微之危候。治以理中汤加附子温补脾肾，此乃常法，而“多用葱白煎羊肉汤”调服之，以加强温通、温养之功，乃此案之独到经验，值得效法。

内　科　病

1. 灸与药并治法　罗谦甫治廉台王千户，年四十五，领兵镇涟水，此地卑湿，因劳役过度，饮食失节，至秋深，疟痢并作，月余不愈，饮食全减，形羸瘦，仲冬舆疾归。罗诊脉弦细而微，如蛛丝，身体沉重（湿也），手足寒逆（寒也），时复麻痹（虚），皮肤痂疥，如疠风之状，无力以动，心腹痞满，呕逆不止，皆寒湿为病久淹（断之寒湿妙，宜细玩之），真气衰弱，形气不足，病气亦不足。《针经》云：“阴阳皆不足也，针所不为，灸之所宜。”《内经》曰：“损者益之，劳者温之。”《十剂》云：“补可去弱。”先以理中汤加附子，温养脾胃散寒湿。涩可去脱，养脏汤加附子，固肠胃，止泻痢，仍灸诸穴以并除之。经云：“腑会太仓（即中脘也）。”先灸五七壮，以温养脾胃之气，进美饮食。次灸气海百壮，生发元气，滋荣百脉，充实肌肉。复灸足三里（胃之合也），三七壮，引阳气下交阴分，亦助胃气。后灸阳辅（足少阳胆穴）二七壮，接续阳气，令足胫温暖，散清湿之邪。迨月余，病气去，神完如初。(《名医类案·卷四·痢》)

编者按　补益以扶助正气，艾灸以温养阳气，此中医治阳气虚衰之两大“法宝”，善于辨证用之，可彰显中医治病优势。此案药治与艾灸并用，确能提高疗效，理应效法。

2. 咳嗽　张致和治沈方伯良臣患痰嗽，昼夜不能安寝。屡易医，或曰风、曰火、曰热、曰气、曰湿，汤药杂投，形羸食减，几至危殆。其子求治。张诊脉沉而濡，湿痰生寒，复用寒凉，脾家所苦，宜用理中汤加附子。其夜遂得贴枕，徐进调理之剂，果安。或曰：“痰症用附子，何也？”殊不知痰多者，戴元礼常用附子疗治之。(《名医类案·卷三·咳嗽》)

3. 喘证　给谏黄健庵，中气大虚，发热自汗，喘急。余诊之，脉大而数，按之如无，此内有真寒，外见假热，当以理中汤冷饮。举家无主，不能信从，惟用清火化痰之剂，遂致不起。(《医宗必读》305页)

4. 呕吐　杜壬治安业坊阎家老妇人，患呕吐，请石秀才医，曰：“胃冷而呕。”下理中丸至百余丸，其病不愈。石疑之，杜至，曰：“药病相投，何必多疑。”石曰：“何故药相投，而病不愈？”杜曰：“药力未及，更进五十丸必愈。”果如其言。石于是师法于杜。(《续名医类案·卷六·呕吐》)

编者按　此案说明，虚寒久病，不可急于求功。方证相对，应守方守法，药力达到了，必见功效。

5. 宿食病　叶茂卿幼男病痢噤口，发热十余日，呕哕连声不绝，关脉尺脉俱上涌而无根。喻曰：“此非噤口，乃胃气将绝之症也。噤口痢，虚热在胃，壅遏不宣，治宜补虚清热。此因苦寒所伤，不能容食，惟有清补（编者按：“清”字疑为“温”之误）一法而已。”连投理中汤二剂，不一时，痢下十余行。叶疑药误，喻曰：“吾意先救其胃气之绝，今腹中瘀积，藉药力催之速下，正为美事，焉可疑之？”服二日，人事大转。四日后，止便糟粕，以补中益气调理，旬日而安，可见小儿之痢，纵啖伤胃者多，内有积热者少，尤不可轻用痢疾门中通套治法也。(《续名医类案·卷八·痢》)

编者按　此案细细分析，其小儿下利，实乃“纵啖伤胃”之宿食病所致呕哕、下利也。凭脉辨证用温补法，意外收获是食积“藉药力催之使下，正为美事”。

6. 痢疾

（1）噤口痢　褚某尊堂深秋久痢，噤口不食者半月余，但饮开水及瓜汁，啜后必呕胀肠鸣，绞痛不已，烦渴闷乱，至夜转剧，所下皆脓血，日夜百余次，小水涓滴不通，六脉皆弦细乏力。验其积沫，皆瘀淡色晦。询其所服，皆芩、连、槟、朴之类。所见诸症俱逆。幸久痢脉弱，尚宜温补，用理中加桂、苓、紫菀调之。服后，小便即通，得稍寐，数日糜粥渐进，痢亦渐减。更与理中倍参，伏龙肝汤泛丸，调理而痊。（《续名医类案·卷八·痢》）

编者按　此案乃久痢误用苦寒攻伐，而正气日虚，以理中温补救误而渐愈。

（2）除中死证　某刑部高年久痢，色如苋汁，服芩、连、白芍之类二十余剂，渐加呃逆。六脉弦细如丝，与理中加丁香、肉桂。疑不服，仍啜前药。数日病愈甚，而骤然索粥，诸医皆以能食为庆。张再诊，则脉至如循刀刃（真脏脉也），此中气告竭，求救于食，除中症也。与伤寒之例同，不可为矣。（《续名医类案·卷八·痢》）

编者按　此案彰显良医凭脉以判断生死之功夫。患者“六脉弦细如丝”，此阳气衰微，而胃气尚存。《内经》曰：“病深者，其声哕。”故病人“呃逆”已是病危之兆。病至其“脉至如循刀刃”，即《内经》所谓“……死肝脉来，急益劲，如新张弓弦，曰肝死”（《素问·平人气象论》）。此“但弦无胃”之义，“人无胃气曰逆，逆者死”。

（3）慢性痢疾　蔡某某，男，43岁。腹痛泄泻已3年，腹微痛，大便稀，日3~4次，便有黏液，甚则里急后重，近年来腹痛增剧，阵发性疼痛，曾两次住院治疗，诊为慢性痢疾（便培养为费氏痢疾杆菌），用过各种抗生素及盐酸小檗碱片（黄连素），治疗期间各种症状减轻，出院后症状时轻时重，常觉胸闷作呕，口淡无味，胃口尚好，精神差，易疲倦，舌质淡红润滑，苔少，脉细弱，先由我诊治。我以固脾为主，佐以清热解毒药，用香砂六君汤与左金丸、香连加姜夏合方，研末为丸，日服12g，治疗3个月，里急后重消失，其他症状未见明显减轻，乃请教程老师，诊为脾胃虚寒，应用附子理中汤治疗。处方：炮附子18g，桂枝9g，白术9g，炙草9g，党参9g。给药3剂。复诊：腹痛作闷减少，由于病人煎药困难，改用陈李济附桂理中丸，日3次，饭前服1丸，服药40多天，症状消失。（程祖培，等《新中医》1964；5：21）

7. 泄泻下血　韩晋度春捷锦旋，患腹痛，泄泻下血。或用香连丸，遂饮食艰进，少腹急结，虽小便癃闭，而不喜汤饮，面色萎黄，日夜去血五十余度。诊之，气口沉细而紧，所下之血，瘀晦如苋菜汁。与理中汤加肉桂二钱，一剂溺通，小腹即宽。再剂血减食进，四剂泄泻止三四次。去后微有白脓，与补中益气加炮姜，四剂而愈。（《续名医类案·卷八·痢》）

编者按　香连丸原名“大香连丸”，首载于《太平惠民和剂局方》。该丸重用黄连（二十两，同吴茱萸十两同炒令赤，去茱萸），少用木香（四两八钱八分），为细末，醋为丸。治“下痢脓血，里急后重”等症。此案患者服香连丸“遂饮食艰进”为何？其主药黄连苦寒，以寒凉药治虚寒证，故反甚也。

8. 痞块　喻嘉言治袁聚东，年二十岁，生痞块，卧床数月，进化坚消痞之药，渐至毛瘁肉脱，面黧发卷，殊无生理。其块自少腹脐旁，分为三岐，皆硬如石，按之痛不可忍。脉只两尺洪盛，余俱微细。谓初时块必不坚，以峻猛之药攻，至真气内乱，转获邪气为害，其实全是空气聚成，非如女子月经凝而不行，即成血块之比。观两尺洪盛，明是肾气传于膀胱，误施攻击，其气不运，结为坚块，故按之则愈痛也。虚症亦有按之而愈痛者，姑用大补中药一剂，以通中下之气，然后用大剂药内收肾气，外散膀胱之气，约三剂，可痊愈矣。先以理中汤加附子五分，一剂，块减十之三。再用桂、附一大剂，肠中气响甚喧，顷之，三块一时顿没。再服一剂，果痊愈。更用补肾药加桂、附，多用河车为丸以善后，取其以胞补胞，而助膀胱之化源也。（俞东扶曰：此人攻伐太过，易以温补，未足为奇。惟两尺洪盛，非此诠解，谁不面墙？至于桂、附、河车，同补肾药为善后计，则与肾气传膀胱之论，紧切不泛，非通套治痞成法可比。）（《续名医类案·卷十·痞》）

编者按　此案凭脉辨证，真乃良医功夫，处方遣药，更显良医本色。中医有如此本领，岂能不振兴乎！

9. 腹胀 马元仪治华氏子，患腹胀已三月，形色憔悴，而脉沉微。治者但谓邪气盛，不知其正气虚也。《灵枢》曰："脉之应于寸口，其大坚以涩者，胀也。"《素问》曰："征其脉与色俱夺者，此久病也。"今两脉微弱无神，面色不华，肢体倦怠，其初亦邪正相搏而成。治者但责其实而忘其虚，攻伐过多，始则邪气当之，继乃转伤元气，运化失职，升降不利，热者变寒，实者变虚，而病机迁矣。经曰："足太阴之别，公孙（穴）虚则臌胀。又胃中寒则满胀。"可见中脏虚寒，亦能成胀，不独实病为然也。治法但用温补之剂，健脾胃，补三焦。然须积久成功，不可欲速，所谓新病可急治，久病宜缓调也。遂恪服加桂理中汤三十余剂，胀渐消，脉渐转，两月后全安。（《续名医类案·卷十三·肿胀》）

编者按 此案论理精当，分析证候，脉、色、症相参；分析病机，阐明实热证不可过于攻伐；分析治法，指出"新病可急治，久病宜缓调"。中脏虚寒而腹胀者，"当与温药"温补之剂，此亦仲圣成法。

10. 痛证

（1）胃痛 一妪胃痛久，诸药不应。六脉微小，按之痛稍定，知中气虚而火郁为患也。投理中汤，一服随愈。（《续名医类案·卷十八·心胃痛》）

编者按 此案凭脉为虚证，胃痛喜按亦为虚象。中气虚寒宜投理中汤，而"火郁"应少佐黄连，或加白芍以止痛。

（2）腹痛 陆肖愚治尤少溪，年近六十，性急多怒，因食冷粽四枚，遂患腹痛，并胁亦痛。医用平胃散加枳实、黄连不效。彼亦知其家润字丸方，以五钱分三服，令一日内服之，大便已泻，而痛仍未止。谓通则不痛，今通而仍痛，药力浅而积未尽也。再以五钱，令一日服之，大便数十行皆清水，而痛反增剧，号叫不已，饮食不进，面色青紫，势危极。陆脉之，弦细沉弱，右关弦而有力，曰："虚中有实，消则元气即脱，补则腹痛尚剧。"因用理中汤料五钱，配枳实五钱，一日二剂，始下坚积缶许，是夜痛大减。明日减枳实之半，又二剂而腹痛痊愈。第胁间尚微痛，去枳实加青皮、吴茱萸，数剂而痊。后以调气养荣汤理之。（《续名医类案·卷十八·腹痛》）

编者按 此案凭脉辨证、处方、遣药。枳实为中焦理气导滞药，青皮、吴茱萸入肝行气止痛，故分别用之。

（3）脐周痛 朱丹溪治一人，痛当脐，绵绵不已，脉弦伏无力，因作挟阴治，理中加肉桂八分，附子三分，煎冷服，遂愈。（《续名医类案·卷十八·腹痛》）

（4）少腹痛 胡京卿少腹作痛，连于两胁，服疏肝之剂，一月以来，日甚一日。李诊之，左关尺俱沉迟，治以理中汤加吴茱萸。（《续名医类案·卷十八·腹痛》）

编者按 此案加吴茱萸甚妙，以其既温肝经，又善止痛。

（5）疮痛 王文远臂患疮，作痛，服寒凉药，遂致食少，大便不实。以理中丸二服，更以六君子汤加砂仁、藿香治之，再以托里药，脓溃而愈。大凡疮痛甚者，如禀厚有火，则宜苦寒之剂。若禀薄者，则宜补中益气汤加芩、连之类，在下加黄柏。人肥而疮作痛者，用荆、防、羌、独之类，盖取其风能胜湿也。（《续名医类案·卷三十一·外科·臂痈》）

编者按 此案以理中丸救治寒凉药伤中之误。后叙体强、体弱、体胖之体质不同，若患疮痛则治法不同，此为经验之谈，弥足珍贵。

11. 痔 一男子年逾四十，有痔漏，大便不实，服五苓散，愈加泄泻，饮食少思。此非湿毒，乃肠脾胃虚也，当以理中汤治之。不信，乃服五苓散，愈甚，乃以理中汤及二神丸，月余而平。（《续名医类案·卷三十三·外科·痔》）

编者按 痔漏属肛肠科病，应用专治之法。而痔漏又大便不实，参合脉症为中气虚寒，当用理中汤为主。若脾虚及肾，则当兼用温肾固肠方药。

12. 胸痹（冠心病 心绞痛）

（1）宋某，患胸膺痛数年，延余诊治。六脉沉弱，两尺尤甚，予曰：此为虚痛，胸中为阳气所居，经云上焦如雾，然上天之源，在于地下，今下焦虚寒，两尺沉弱而迟，在若有若无之间，生阳不振，不能化水为气，是以上焦失其如雾之常，虚滞作痛。治此病宜摆脱气病套方，破气之药，固在所禁，顺导之品，亦非所宜。盖导气始服似效，久服愈导愈虚，多服一剂，即多加虚痛。胸膺为阳位，胸痛多属心阳不宣，阴邪上犯，脉弦，气上抢心，胸中痛，仲景用栝楼薤白汤泄其痞满，降其喘逆，以治阴邪有余之证。此证六脉沉弱，无阴邪盛之弦脉，胸膺作痛即非气上撞心，胸中痛之剧烈，与寻常膺痛迥别，病在上焦，病源在下焦，治法宜求之中焦。盖执中可以运两头，且得谷者为后天之谷气充，斯先天之精气足，而化源有所资生。拟理中汤加附子，一启下焦生气，加吴茱萸，一振东土颓阳。服十剂后，脉渐敦厚，痛渐止，去吴萸，减附子，又服二十余剂痊愈，数月不发。次春赴乡扫墓，因外感牵动又作，体质素弱，真气未能内充，扶之不定，而况加以外邪，嗣后再发，再治再愈。治如前法，与时消息，或温下以启化源，或温上以宣化机，或温中以生生之本，又或申引宣发，合上下而进退之，究之时仍微发，未能除根，盖年逾八八，肾气就衰，未能直养无害，经进一步筹划，觉理中加附子虽曰对证，而参、术呆钝，徒滞中焦，桂、附刚烈，反伤阴液，因借镜虚劳而悟到仲景小建中汤刚中之柔，孙处士复脉汤柔中之刚，纯在凌空处斡旋，不以阳求阳，而以阴求阳，直于阴中生出阳来。丸剂常饵，带病延年。克享遐龄，于此盖不无帮助。(《冉雪峰医案》30页)

编者按 《金匮》论胸痹有属虚属实的不同，属实者，宜用枳实薤白桂枝汤通阳宣痹；属虚者，宜用人参汤（即理中汤）补助阳气。此例胸痛数年，六脉沉弱，属脾肾阳衰无疑。故予理中汤加附子、吴萸鼓舞阳气，驱散阴霾而获效。

（2）马某某，女，49岁。1997年12月12日诊。2年前感冒时发生胸骨后憋闷且喘息，当地按“气管炎”治疗无效。近2个多月来发作频繁，故来求治。详问病情，其胸骨后憋闷时发时止，甚则伴有辛辣灼热感，多在活动时发病，持续几分钟到十几分钟，休息后可自行缓解。患者经常心中悸动，倦怠乏力，食少便溏，脘腹胀满，脉沉细而结（62次/分，每分钟间歇十几次），舌淡紫体胖、苔薄腻。查心电图示：冠状动脉供血不足、频发室性早搏。以栝楼薤白半夏汤与冠心Ⅱ号方（丹参、川芎、红花、赤芍、降香，为现代名医郭士魁经验方）复方治疗，服药7剂，疗效不佳。审查病机，乃脾阳不足，胸阳不振，心脉瘀阻。上述方药只能治标，不能治本，病在上焦，治法宜求之于中焦。仍以原方治标，加人参汤治本。处方：人参、白术、干姜、甘草各15g，栝楼18g，薤白12g，清半夏9g，丹参18g，川芎、赤芍、红花、降香各9g。服药3剂，病情好转。守方连续服用20余剂，胸闷而喘很少发作，心悸基本控制，其他诸症均明显改善。复查心电图示：冠状动脉供血不足有改善，偶发室性早搏。用人参归脾丸、复方丹参片以巩固治疗。(吕志杰，等《中医杂志》1998；增刊：104)

13. 伤暑 马元仪治陆太史，时值秋暑，偶发热头痛。诊得脉大而虚，谓中气大虚，非补不克。彼云：“伤暑小恙，况饮食不甚减，起居不甚衰，何虚之有？但清暑调中，去邪即已，何用补为？”乃勉与清暑益气而别。明晨复诊，脉之大者变为虚微，发热如故，曰：“今日不惟用补，更当用温，宜亟服之，迟则生变矣。”遂用理中汤，服下少顷，出汗如涌泉。午后复诊，两脉虚微特甚，汗如贯珠，乃连进人参四两，附子两许，日夜约用人参十两，附子四两，汗止精藏，渐调而愈。(《续名医类案·卷四·暑》)

编者按 读罢此案，不得不感叹良医之凭脉辨证功夫。此案也给读者领会了“用补……用温”之不同脉象。

14. 口舌生疮

（1）薛立斋治周上舍脾胃虚，服养胃汤、枳术丸，初有效而久反虚。口舌生疮，劳则愈盛，服败毒药则呕吐，此中气虚寒也，以理中汤治之少愈，更以补中益气汤加半夏、茯苓，月余而平。夫养胃汤，香燥之药也，若饮食停滞，或寒滞中州，服之则燥开胃气，宿滞消化，少为近理。使久服则津液愈燥，胃气愈虚，况胃气本虚而用之，岂不反甚其病哉？(《续名医类案·卷五·燥》)

编者按 此案是一则难得的教学案例。其讲述的要点有三：首先是重点分析了治病变化，即服药后“初有效而久反虚”，及病“反甚”之道理。二是以药测证，即从“服败毒药则呕吐”，推测“口舌生疮，劳则愈甚”为“中气虚寒”。以虚火当补，不可凉药泻之。三是转方之法，即虚寒当温补，但不可温之太过，故“以理中汤治之少愈，更以补中益气汤”补虚为主。

（2）立斋治一男子，口舌生疮，服凉药愈甚，治以理中汤而愈。又一男子，口舌生疮，饮食不甘，劳而愈甚，亦与前汤顿愈。(《续名医类案·卷十七·口》)

编者按 此案为从服药测证法与凭问诊测证法。

小儿病

1. 痘证　一儿痘四五日，毒已尽，形色无神，二便自利，四肢厥冷，腹胀发哕，里气虚弱也，稍迟则胃气脱矣。急以理中汤，连进二服，内气一暖，痘即发光红活，四肢温暖。又以补中益气汤加丁香，哕止而愈。(《续名医类案·卷二十七·痘症·厥逆》)

2. 惊证　夹食伤寒　喻嘉言治袁仲卿子，因捉彭蜞，仆水中，家人救出，少顷，大热呻吟。或与镇惊清热丸散，二日，遂昏迷不醒，胸高三寸，颈软头倾，气垂绝无生理矣。诊其脉，止存蛛丝，过指全无。以汤二匙入口，微有吞意。曰："外症之重不足惧，但脉已无根，不可救也。"一医云："鼻如烟煤，肺气已绝，纵有神丹，亦将奈何？"因思此儿受症，何至此极？请主人及客稍远，待某一人独坐静筹其故（病危之家，亲朋满座，议论纷纭，徒乱人意，不可不知）。良久曰："得之矣，凡惊风一症，乃前人凿空妄谈，后之小儿受其害者，不知凡几。昔与幼科争论，殊无证据。后见方中行《伤寒条辨》后附《痉书》一册，颛言其事，始知昔贤先得我心。如此症，因惊而得，其实跌仆水中，感冷湿之气，为外感发热之病，其食物在胃中者，因而不化，当比夹食伤寒例，用五积散治之。医者不明，以金石冷药，镇坠外邪，深入脏腑，神识因而不清。其食停胃中者，得寒凉而不运。所进之药，皆在胃口之上，不能透入（何以上云镇坠深入脏腑？），转积转多，以致胸高而突。宜以理中汤，运转前药。倘得症减脉出，再从伤寒门用药，尚有生理。或谓鼻如烟煤，肺气已绝，而用理中，得无重其绝乎？"曰："所以独坐沉思者，正为此耳。盖烟煤不过大肠燥结之征，若果肺绝，当汗出大喘，何得身热无汗？又何得胸高而气不逼，且鼻准有微润耶？此所以望其生也。"遂以理中汤一盏，灌入口中，大爆一口，前药一齐俱出，胸突顿平，颈亦稍硬。但脉仍不出，人亦不苏，此食尚未动，关窍阻塞之故。再灌前汤些少，热渐退，症渐减，乃从伤寒下例，以元明粉一味，化水连灌三次。是夜，下黑矢甚多。次早，忽然一声云："我要酒吃。"此后尚不知人事，以生津药频灌，一日而苏（雄按：此用理中，必加枳实，所云镇坠之药，性皆重降，药虽停于胃口，邪则不能外解而深入矣）。(《续名医类案·卷二十八·小儿科·伤寒》)

编者按　此案细细读之，启发良多。首先，医者临证面对病危者，应临危不乱，镇定自若，细审发病之因，病机之变，施治之法，如良将临敌，运筹帷幄，才能克敌制胜。第二，脉理精微，因病而异，应审脉求因，凭脉辨证，不可脱离具体病情而论脉。第三，此案"以理中汤，运转前药"，乃治病求因法，即治前误治之因。而"从伤寒下例，以元明粉一味"，于上吐后润燥通下，治法之巧，用药之精，非良医莫为矣！

3. 呕吐　万密斋治教谕熊文村子，二岁病呕吐，更数医不效，食饮入口即吐出。万视之曰："病可治也。问用何方？"曰："理中汤。"曰："服多剂矣，不效奈何？"曰："如在《内经》乃阴盛格阳之病，寒因热用，伏其所主，先其所因则效矣。"乃作一剂，取豮猪胆汁、童便各半，和药炒干，煎而服之（即仲景白通汤入人尿、猪胆汁之法），吐立止。后称渴，以汤饮之，复作吐。万曰："凡呕家多渴者，胃脘之津液干也，当得一二时吐止，胃气回，津液生，渴自止矣。"令将前药渣再煎服之，仍禁其饮食，半日而安。熊问同是理中汤，前用之不效，今用之而效，何也？曰："公子胃寒而吐，当以热药治之。乃寒盛于中，投之热剂，两情不得，故不效也。今以理中为治寒之主，用猪胆汁之苦寒，小便之咸寒为佐，以从其格拒之寒，药下于咽，而寒相得入于胃，阴体渐弱，阳性乃发。其始则同，其终则异，故曰：'伏其所主，先其所因也。'此轩岐之秘旨，启元子之奥义，张长沙之良法也。"后珉肃子半载，呕吐不纳乳，昏睡仰卧而努其身，有作慢风之候，亦以理中末三分，用水一杯，煎至半杯，入胆汁、童便各一匙搅匀，徐徐灌之而瘥。(《续名医类案·卷二十九·小儿科·呕吐》)

编者按　幼儿病治之之难，在于不能问诊，又不能脉诊，缺此二诊，如何正确诊治呢？从上述案例，可总结三点经验：一是思考前医施治之误。如"更数医不效"、药与食入口即吐，如何不效？为何即吐呢？明确了病机，施治得当，自然取效。二是病程。患儿"半载呕吐不纳乳"，久病多虚也。再望之"昏睡仰卧而努其身"，此虚证无疑。三是活用经方。所用方药，师法仲圣，但具体用之，有独到之处，前者取猪胆汁、童便与理中“和药炒干，煎而服之”；后者煎“理中末”（当今台湾岛厂家采取现代工艺，将经方等成方制成粉末备用）与胆汁、童便搅匀“徐徐灌之”，皆因人、因病而宜之法。关于吐止“后称渴”云云，即仲景书所谓“先呕却渴者，此为欲解”之机制。总之，师法仲圣，智慧无穷。

4. 吐泻　一儿暴吐泻，上下所出皆乳不化，用理中丸服之效。一儿暴吐泻，上下所出皆黄水，中有乳片，用二陈汤加黄连姜汁炒，煎服效。或问二病同，而治之异者，何也？曰：所出之乳不化者，胃有寒也，故以理中丸急温之。所出乳片不化者，胃有邪热，邪热不杀谷，宜半夏、黄连以解之，此病同异治法也。(《续名医类案·卷二十九·小儿科·吐泻》)

编者按　此案观察小儿吐泻之物，分辨寒证与热证，同病而异治之。

5. 噤口痢　嘉言治叶氏幼男病痢，噤口发热，呕哕连声。诊其关脉，上涌而无根。再诊其足脉，亦上涌而无根。曰：“此作噤口痢症，乃胃气将绝之症也。噤口痢者，虚热在胃，壅遏不宣，故不思食，治宜补虚清热两法。此因苦寒之药所伤，不能容食，惟有温补一法而已。”以理中汤连进二剂，不一时，下十余行。叶恐误，求更方。喻曰：“吾意在先救胃气之绝，原不治痢。即治痢，人之大小肠，盘叠腹中甚远，虽神丹不能遽变其屎，今藉药力催之速下，正为美事，焉可疑之？”遂与前药连服二日，人事大转，思食不哕。四日后，只便糟粕，以补中益气调理旬日痊愈。此可见小儿之痢，纵啖伤胃者多，内有积热者少，尤不宜用痢疾门中通套治法也。(《续名医类案·卷二十九·小儿科·痢》)

编者按　首先应明确：案语所述非痢疾，而为泄泻。此案寸口脉与趺阳脉合诊，乃胃气将绝，“因苦寒之药所伤”也。治用温补，意在先救胃气，不意服药后下十余行。从而总结经验说：“小儿之病，纵啖伤胃者多”。可知小儿病常见病因之一是不知饥饿而伤食，家人应节制之。

6. 腹胀泄泻　一小儿腹胀，饮食后即泻，手足逆冷。此脾气虚寒也。先用人参理中汤，后用六君子汤而愈。(《名医类案·卷十二·小儿症·腹胀》)

编者按　脾不运化，气滞则腹胀；脾虚且寒，不能腐熟水谷，故食后即泻。治以先温补，后调补，此转方之法也。

【临证指要】　理中汤（丸）是“温调脾土之剂，为温中第一方也”（文通《百十三方解》），凡脾胃虚寒所致的各科病症，皆可以该方主治，或适当加减治之。

【实验研究】　理中汤对脾虚泄泻的动物进行实验性治疗，结果发现症状可以减轻，免疫功能提高，并能增强体力及抗寒能力，减少死亡，只是止泻作用不够理想。研究表明，脾肾阳虚患者的肾上腺皮质功能减退，以理中汤治疗后，对肾上腺皮质功能有一定的调整作用。

桂枝人参汤

【原文辑录】　太阳病，外证未除，而数下之，遂协热而利，利下不止，心下痞硬，表里不解者，桂枝人参汤主之。(163)

【方药用法】　桂枝四两（别切），甘草四两（炙），白术三两，人参三两，干姜三两，上五味，以水九升，先煮四味，取五升，内桂，更煮取三升，去滓，温服一升，日再夜一服。

【方证释义】　本方功能温中解表。方由理中汤加桂枝而成。以理中汤温中散寒止利；用桂枝后下以解太阳之表，为表里兼治之法。“理中加桂枝，不曰理中，而曰桂枝人参者，言桂枝与理中分头建功也。故桂枝加一两，甘草加二两，其治外发热而里虚寒，则所重仍在理中，故先煮四味，后纳桂枝，非但人参不佐桂枝实表，并不与桂枝相忤，故直名桂枝人参汤。”（王晋三《绛雪园古方选注》）本方证是以脾胃虚寒而表邪不解为主要病机的病证。症见下利不止，心下痞闷，恶寒发热，头痛，汗出，或见腹痛绵绵，四肢倦怠，肢冷，舌质淡苔白滑，脉浮弱。

【验案精选】

1. 寒热日作　顾允谐寒热日作，胸满不舒，自汗不止已数日。或用柴胡、黄芩两解之法不愈。诊其脉，右三部虚微，左三部弦涩。望其色，枯白不泽。脉微为阳微，弦为虚风，由正气不足，虚邪外袭而成寒热，治宜补中益气。即有胸满，亦是阳虚不布，非气实而然也。况自汗者，阳虚不能卫外故也。面色不华者，气血亏

损，无以上荣于面也。遂与理中汤理其中气，加桂枝以祛虚邪。后倍加参、附，不数剂而愈。(《续名医类案·卷六·寒热》)

编者按 “寒热日作”为少阳病热型，而用柴胡剂不愈者，脉与症相参，为太阴病兼感外邪也，故以温里解表法而愈。

2. 腹泻 1959年，余带领学生到揭阳县防治麻疹，设简易病床数十张，收治病情较重之病孩。内有一女孩，三岁许，疹子已收，身热不退，体温39℃，头痛恶寒与否不得而知，下利日十余次，俱为黄色粪水。脉数无歇止，舌质尚正常。遂诊断为麻疹后热毒不净作利。与葛根芩连汤加石榴皮。服后体温反升至39.5℃，仍下利不止。嗅其粪味并无恶臭气，沉思再三，观病孩颇有倦容，乃毅然改用桂枝人参汤，仍加石榴皮，一服热利俱减，再服热退利止。(沈炎南《新中医》1963；3：40)

【临证指要】 本方适用于素体脾胃虚寒又感受外邪者。

甘姜苓术汤

【原文辑录】 肾著之病，其人身体重，腰中冷，如坐水中，形如水状，反不渴，小便自利，饮食如故，病属下焦，身劳汗出，衣里冷湿，久久得之，腰以下冷痛，腹重如带五千钱，甘姜苓术汤主之。(十一·16)

校勘：“肾著”，程、尤、《金鉴》注本作“肾着”。“腹重”，《脉经》《千金》为“腰重”。

【方药用法】 甘草、白术各二两，干姜、茯苓各四两，上四味，以水五升，煮取三升，分温三服，腰中即温。

【方证释义】 本方功能温中散寒除湿。方中重用干姜配甘草以温中散寒，茯苓配白术以健脾除湿。使其在经之寒湿除，肾着可愈。“……病不在肾之中脏，而在肾之外府。故其治法，不在温肾以散寒，而在燠土以胜水。甘、姜、苓、术，辛温甘淡，本非肾药，名肾着者，原其病也。”（尤在泾《金匮要略心典》）本方证是以寒湿痹着于腰部为主要病机的病证。症见腰部冷痛沉重，小便自利，饮食如故，舌淡苔白，脉沉缓。

【验案精选】

1. 腰腿痛 迟某，男，50岁。其病为腰腿、两足酸痛，恶寒怕冷，行路则觉两腿发沉。切其脉沉缓无力，视其舌硕大，苔则白滑。沉为阴脉，属少阴阳气虚也；缓为湿脉，属太阴脾阳不振也。本证为《金匮》所述“肾著”之病，为疏：茯苓30g，白术15g，干姜14g，炙甘草10g。此方服至12剂，则两足变热，恶寒怕冷与行路酸沉、疼痛之证皆愈。(《刘渡舟临证验案精选》145页)

原按 本案腰痛腿沉怕冷，与“肾着病”相符。本病病因为脾阳不运，寒湿痹着于腰部所致，其病变部位并不在肾之本脏，而在肾之外府，临床以腰以下寒冷疼痛为特点。所以在治疗上不必温肾以祛寒，而应燠土以胜水。

2. 带下 白某某，女，38岁。体肥而白带反多，且有秽浊气味。久治不愈。视之皆为治湿热之药。切其脉沉缓，视其苔白滑不燥。疏方：白术30g，干姜14g，茯苓30g，炙甘草10g。服至5剂，白带减少大半，至10剂则痊愈。进修学生张君不解，问曰：带为湿浊之邪，味臭秽自是“湿热”所变。先生竟用“肾着汤”之温燥而又反加重干姜之剂量，而不知其理为何也？刘老曰：其人脉沉缓是为阴，是为寒湿，寒湿带下味秽，乃湿郁阳气而使之然。今方去其寒湿，则使下焦阳气不为湿邪所着，是以带止而味亦自除也。(《刘渡舟临证验案精选》167页)

原按 妇人带下，属热属寒，当据证而断。本案带下见舌苔白滑不燥，脉象沉缓，更无口渴、溲赤、便结之症，则为阴寒之证，故不可只据带下秽浊味臭而断为有热。前医不识，率用寒药治之，必然久治不愈。本证为脾阳不运，寒湿下注所致，故以《金匮》甘姜苓术汤（又名“肾着汤”）燠土以制水。土健则湿去，脾温则寒除，带下自能痊愈。

【临证指要】 本方原用于肾着病，后世医家又将其用于治疗脾虚湿盛所致的泄泻、腹痛、浮肿等病症。

【实验研究】 甘姜苓术汤的水煎剂在小量时对家兔离体肠管有轻微兴奋作用，加大剂量后其兴奋作用也未显著加强。由此认为，其水煎剂兴奋肠管的作用与剂量关系不大。

甘草干姜汤

【原文辑录】 伤寒，脉浮，自汗出，小便数，心烦，微恶寒，脚挛急，反与桂枝欲攻其表，此误也。得之便厥，咽中干，烦躁吐逆者，作甘草干姜汤与之，以复其阳；若厥愈足温者，更作芍药甘草汤与之，其脚即伸；若胃气不和，谵语者，少与调胃承气汤；若重发汗，复加烧针者，四逆汤主之。(29)

肺痿吐涎沫而不咳者，其人不渴，必遗尿，小便数，所以然者，以上虚不能制下故也。此为肺中冷，必眩，多涎唾，甘草干姜汤以温之。若服汤已渴者，属消渴。(七·5)

【方药用法】 甘草四两（炙），干姜二两，上二味，以水三升，煮取一升五合，去滓，分温再服。

校勘:《金匮要略》本方干姜曰“炮”。

【方证释义】 本方功能振奋中阳，温肺益气。方中甘草益气和中；干姜温中复阳，二药合用，辛甘化阳。中阳得复，则厥回足温；肺中虚冷而痿者，也可因中焦阳复，促使气化，津液得摄而愈。本方证是以中焦阳虚，脾弱肺寒为主要病机的病证。《伤寒论》说到伤寒挟虚而误汗可导致本证，症见四肢厥冷，咽中干，烦躁，吐逆。《金匮》指出，肺痿而症见吐涎沫，其人不渴，必遗尿，小便数，头眩者，系肺中冷，上虚不能制下所致，当属本证范畴。此外，就临床看来，本证还包括脾胃虚寒之脘腹疼痛，喜温喜按，吐酸、腹泻；脾阳虚衰，失于统摄所致吐血、衄血、便血；脾虚肺寒之咳嗽，其特点是痰多稀白，咳则遗尿等。舌象多见舌质淡苔白而润，脉象多为沉弱迟涩。“甘草干姜汤，桂枝甘草汤，同为辛甘化阳，而有分头异治之道。桂枝走表，治太阳表虚；干姜守中，治少阴里虚。病虽在太阳，而见少阴里虚证，当温中土，制水寒以复其阳。至于二方分两，亦各有别。彼用桂枝四两，甘草二两，是辛胜于甘；此用甘草四两，干姜二两，为甘胜于辛。辛胜则能走表护阳，甘胜则能守中复阳，分两之间，其义精切如此。”（王晋三《绛雪园古方选注》）

【验案精选】

寒证　据“甘草干姜汤治疗寒证34例报告”（朱颜《中医杂志》1965；11：6）：本方温复阳气之功效，可治疗寒证所致的许多病症。所治34例患者包括：胃脘痛8例，吐酸2例，脘腹胀2例，肠鸣腹泻1例，胸痛2例，眩晕13例，咳喘2例，经来腹痛4例。其方量病轻重，用甘草3~5钱，干姜3~5钱，煎汤温服，取效每在1~2剂之间，重者3~5剂亦愈。而投用此汤，必须辨明确系寒证，如脉迟，舌淡、苔白，不渴，恶寒等。若见脉数有力，舌绛，苔黄，口渴，发热，则为热证。慎勿用此。本文所报道34例，症状虽异，而脉迟，舌淡，苔白，不渴多同。其本为寒则一，故可异病同治，以其本同故尔。再试从脉证推之，脉迟则心率缓慢可知；呕吐，反酸，胃脘痛，则有胃肠蠕动及分泌功能有亢进之征；咳嗽气喘，则可由于气管平滑肌收缩亢进而起；眩晕，血压下降，则有周围血管扩张，引起暂时性脑贫血之象；经来腹痛，多有子宫肌痉挛。临床表现虽异，而无法可用副交感神经兴奋之理解释。换言之，中医称寒证，实包含副交感神经过度兴奋的病理生理学现象。本文作者曾以实验证明，辛辣刺激可升高健康人血压，与交感神经兴奋现象相似（《中医杂志》1960；6：47）。此汤干姜辛辣，服后刺激口舌及胃黏膜，可能引起反射性交感神经兴奋而起对抗副交感神经作用。甘草对胃平滑肌有一定解痉作用（见《中药的药理与应用》第268页，1958年）。此与《素问》“甘以缓之”之理相合，二药同用，一可抗副交感神经兴奋，一能解平滑肌痉挛，相辅为用，则对上述34例所列诸症表现副交感神经兴奋的平滑肌痉挛现象者，皆可收效。

【临证指要】 本方常用于治疗虚人或老人尿频、遗尿症、咳嗽伴尿失禁、支气管炎、哮喘、过敏性鼻炎、消化性溃疡、慢性结肠炎、慢性胃炎、唾液分泌过多症，以及上消化道出血、鼻衄、便血、子宫出血等属阳虚者。

【实验研究】 甘草对消化系统有解痉作用；对正常犬及溃疡病大鼠能降低其胃酸；对动物离体肠管有抑制作用；此外，尚有解毒、镇咳、祛痰、保肝、镇痛、抗惊、解热、抗炎等作用。

小建中汤

【原文辑录】 伤寒，阳脉涩，阴脉弦，法当腹中急痛，先与小建中汤；不差者，小柴胡汤主之。(100)

伤寒二三日，心中悸而烦者，小建中汤主之。(102)

虚劳里急，悸，衄，腹中痛，梦失精，四肢酸疼，手足烦热，咽干口燥，小建中汤主之。(六·13)

男子黄，小便自利，当与虚劳小建中汤(十五·22)

妇人腹中痛，小建中汤主之。(二十二·18)

【方药用法】 桂枝三两(去皮)，甘草二两(炙)，大枣十二枚(擘)，芍药六两，生姜三两(切)，胶饴一升，上六味，以水七升，煮取三升，去滓，内饴，更上微火消解，温服一升，日三服。(呕家不可用建中汤，以甜故也。)

【方证释义】 本方功能建中补虚，和里缓急。该方系桂枝汤倍芍药加胶饴而成。不以桂枝加味名方，是因其重点不在于解表，而在于建中。"盖中气虽虚，表尚未和，不敢大补，故仍以桂枝和营卫，倍芍药加胶饴，调建中州，而不啜稀粥温覆令汗者，其意重在心悸中虚，而不在伤寒之表也。中州建立，营卫自和，津液可生，汗出乃解，悸烦可除矣。"(吴谦，等《医宗金鉴·订正仲景全书·伤寒论注》)"……细按此方，乃健胃滋脾，以阳生阴之法。归脾汤从此方重浊处套出，补中汤从此方轻清处套出。"(唐容川《血证论·卷七》)本方证是以脾虚营弱，气血化源不足为主要病机的病证。小建中汤为调补中焦的平和之剂，通过"建中以养四旁"。而综合《伤寒论》《金匮》所述，小建中汤主治为不荣则痛之"腹中痛"。

【验案精选】

1. 胃痛

(1)孙文垣治张二尹近川，始以内伤外感，服发散消导多剂，致胃脘当心而痛。诊之，六脉皆弦而弱，法当补而敛之。白芍五钱，炙甘草三钱，桂枝一钱五分，香附一钱，大枣三枚，饴糖一合(小建中加香附)，煎服，一剂而瘳。(《续名医类案·卷十八·心胃痛》)

编者按 案语所谓"始以内伤外感"，为素有内伤，卒感外邪。大法当扶正祛邪，由于误用消导，使虚者更虚，故导致不荣则痛之胃脘痛。诊之六脉弦而弱，弦为肝脉，弱为脾脉，肝强脾弱，木来克土，故"胃脘当心而痛"(心之下者，胃脘之部)。治法"补而敛之"，补脾胃营气之虚以扶弱，滋养肝血而收敛肝气以抑强，小建中汤为的对之良方，少加香附理气止痛以治标，方证相对，立竿见影，"一剂而瘳"。我历经七八年编著而成的《伤寒杂病论研究大成》，潜心研究发现，仲景书中贯穿始终的一条规律，即"千般疢难"的成因之一是：内外相因(素有内伤杂病，又感受外邪等卒病。此案"始以内伤外感"，即例证之一)。明确了这一条规律，就掌握了打开仲景书条文"密码"的钥匙。再读仲景之书，"思过半矣"。

(2)吴仰元患胃脘痛则彻于背，以手重按之少止，痛时冷汗如雨，脉涩。孙曰："此气虚而痛也。"以小建中汤加御米壳而愈。(《续名医类案·卷十八·心胃痛》)

编者按 此案曰胃痛彻背，颇似西医学所述的"复合性胃溃疡(胃之后壁溃疡可见后背痛)"。"痛时冷汗如雨"一症，应与"真心痛"进行鉴别：真心痛不会"按之少止"，喜按者为虚性胃病特点。脉涩主病之一是血瘀，若气虚而血行不畅亦可脉涩。小建中汤中养营并止痛，加米壳意在加强止痛之功。

2. 腹痛 王右。腹痛，喜按，痛时自觉有寒气自上下迫，脉虚弦，微恶寒，此为肝乘脾，小建中汤主之。川桂枝三钱，大白芍六钱，生草二钱，生姜五片，大枣十二枚，饴糖一两。(《经方实验录》61页)

原按 ……吾师以本汤治此寒气下迫之证，而兼腹痛者，其效如神。……今之医者每不用饴糖，闲尝与一药铺中之老伙友攀谈，问其历来所见方中，有用饴糖者乎？笑曰：未也。可见一斑。先贤汪讱庵曰："今人用小建中者，绝不用饴糖，失仲景遗意矣。"然则近古已然，曷胜叹息。夫小建中汤之不用饴糖，犹桂枝汤之不用桂枝，有是理乎？

编者按 目前一般药店均无饴糖，可用蜂蜜代之。综合分析《伤寒论》与《金匮》所述小建中汤证，可知该方以治“腹中痛”为主，其他症状凡由脾虚营弱所致者，皆可以小建中汤化裁治之。另据报道（《陕西中医》1992；2：57），用小建中汤加减治疗反复发作性腹痛83例。其中病程最长者5年之久，最短者亦在8个月左右。腹痛多在脐周至胃脘部，一般持续数分钟至半小时后可自行缓解，无器质性病变。用小建中汤日1剂，7天为1个疗程。结果：治愈59例，显效21例，无效3例，总有效率96.3%。

3. 肺痨（肺结核） 苏某某，女性，34岁，家庭主妇。患肺结核已8年，反复住院多次。此次因咳嗽，潮热，盗汗再次住院。西医治以各种抗痨药物，仍久热不退，请中医会诊合治。症见形瘦肌削，颧红如妆，下午尤甚，眠后汗湿透衣，咯血痰或带血丝，手足心热，唇红，舌质淡而边尖红绛，苔薄黄稍干，脉细数，一息六七至，左尺弱。诊系阴虚及阳，水亏火旺，内热炽灼所致，治宜甘温建中，从阴引阳，从阳引阴，以协调其偏盛。桂枝3g，白芍15g，炙草4.5g，大枣4g，北五味6g，蜜糖（代饴糖）25ml（冲服）。服药共13剂，潮热尽退，咳及盗汗亦愈，胃纳转佳，精神好转。（苏炳基《广西中医》，1966；1：15）

4. 失音 陈某，男，35岁。初患咳嗽，恶寒，头痛，前医以外感风寒治疗，表证虽除而咳嗽未愈，渐至失音。脉两尺重按无力，面色黧黑，腰部酸痛无力，此系肾阳虚损之候。盖肾为肺之子，久咳之后，则母子俱病，应滋水而补母，与六味地黄丸加减。连服6剂，咳嗽顿减，但食量不增，面色无华，失音犹在。患者经X线透视，肺部并无病征，不久又来求诊。初用清肺金之药，未见生效，后察其食量不增，面色无华，知为土衰，无以生金，乃用小建中汤治之。经服数剂，食量增多，咳嗽亦止，声音响亮。（《福建中医医案》第一辑，124页）

编者按 失音一证有虚实之别，所谓“金实不鸣，金碎亦不鸣”。观《张氏医通》治失音案，亦是因脾胃虚衰而“声喑无闻”，且亦是采用补养脾肺而收功。

【临证指要】 小建中汤多用于治疗虚性消化系统疾病（消化性溃疡、胃下垂、胃癌早期心下部疼痛、慢性胃炎、慢性痢疾、慢性肝炎、消化不良）、血液系统疾病（再生障碍性贫血、溶血性黄疸、缺铁性贫血）、神经衰弱、发热、糖尿病合并低热、产后体虚腹中痛等。呕家不宜用本方，以其甘能腻膈也。

【实验研究】 小建中汤具有抑制溃疡及疼痛等作用。方中芍药能解除腹部挛急，其中所含的芍药苷具有良好的解痉作用，对豚鼠、大鼠的离体肠管和在位的胃运动有明显抑制作用，并具有镇痛、镇静、抗惊厥作用，特别是有抗炎及抗溃疡作用，对大白鼠应激性溃疡有预防作用。桂枝含的桂枝油可促进胃液分泌，帮助消化，并有解痉、镇痛及强心等作用。生姜可广泛用于腹部虚性疼痛的疾患。大枣有保护肝脏、增强肌力和增加体重的功效。饴糖则能提供人体所需的能量，这可能是本方能治疗虚劳的机制。有人认为，经X线和生化检查，脾胃虚寒型的消化性溃疡胃张力较高，分泌功能较旺盛。而本方的药理实验证明有降低胃张力的效应。说明药理与临床效果是一致的。

黄芪建中汤

【原文辑录】 虚劳里急，诸不足，黄芪建中汤主之。（六·14）

【方药用法】 于小建中汤内加黄芪一两半，余依上法，气短胸满者加生姜；腹满者去枣，加茯苓一两半；及疗肺虚损不足，补气加半夏三两。

【方证释义】 本方功能益气建中。方用小建中汤建中补虚，和里缓急；加甘温益气升阳之黄芪，增强益气建中之力。尤在泾曰：“里急者，里虚脉急，腹中当引痛也。诸不足者，阴阳诸脉并俱不足，而眩、悸、喘喝、失精、亡血等证，相因而至也。急者缓之必以甘，不足者补之必以温，而充虚塞空，则黄芪尤有专长也。”（《金匮要略心典》）本方证是以脾气虚衰所致诸不足为主要病机的病证。症见前条小建中汤所述，以及气虚证候。

【验案精选】

1. 水气病 一女子，十余岁，因发热，咳嗽喘急，小便少，后来成肿疾，用利水药得愈。然虚羸之甚，遂用黄芪建中汤，日一服，一月余遂愈。盖人禀受不同，虚劳小便白浊，阴脏人，服橘皮煎、黄芪建中汤，获告愈者甚众。至于阳脏人，不可用暖药，虽建中汤不甚热，然有肉桂，服之稍多，亦反为害。要之，用药当量其所禀，审其冷热，而不可一概用也。（《名医类案·卷五·痨瘵》）

编者按　治此案医者经验：禀受"阴脏人"（阳虚体质）虚羸之甚者，治宜补中焦、补阳气，以黄芪建中汤（加陈皮行脾气，如橘皮煎意）治愈者众，真良方也。这是对仲圣所谓"虚者里急，诸不足"（六·15）的发挥运用。

2. 中风　罗谦甫治中书左丞张仲谦，年三十余，正月在大都患风证，半身麻木。一医欲汗之，罗曰："治风当通因通用，法当汗。但此地此时，虽交春令，寒气犹存，汗之则虚其表，必有恶风寒之症。"张欲速瘥，遂汗之，觉体轻快而喜。数日复作，谓罗曰："果如君言，官事烦剧，不敢出门，如之何？"罗曰："仲景云，大法夏宜汗，阳气在外故也。今时阳气尚弱，初出于地，汗之则使气亟夺，卫气失守，不能肥实腠理，表上无阳，见风必大恶矣。《内经》曰：'阳气者，卫外而为固也。'又云：'阳气者，若天与日，失其所则折寿而不彰。'当汗之时，犹有过汗之戒，况不当汗而汗者乎？"遂以黄芪建中汤，加白术服之，滋养脾胃，生发荣卫之气，又以温粉扑其皮肤。待春气盛，表气渐实，即愈矣。《内经》曰："化不可伐，时不可违，此之谓也。"（《名医类案·卷五·麻木》）

编者按　此案罗氏联系经文，阐发因地因时制宜，如此天人相应，整体观念等中医精华理论，是善于养生、善于治病之大道，欲为良医，不可不知。具体而言，"年三十余……患风证，半身麻木"，此仲圣所述"风之为病，当半身不遂……"（五·1）之先兆或轻证（脑梗死之轻者）。"法当汗"（此为当今治中风提示了新的方法思路），但中原大地（罗谦甫为今河北省藁城市人），"正月……虽交春令，寒气犹存"，"阳气尚弱"，汗法犹当慎用。如此因时制宜，勿伐天和的理念，养生之本也。治病的目的是为了养生，故治病之法应时时保护正气。罗氏针对汗法不当虚其阳气引发的卫阳不固证候，以黄芪建中汤而愈。

3. 虚劳病　吐血　张路玉治颜氏女，虚羸寒热，腹痛里急，自汗喘嗽者三月余，屡更医不愈，忽然吐血数口。脉之，气口虚涩不调，左皆弦微，而尺微尤甚。令与黄芪建中加当归、细辛。或曰："虚涩失血，曷不用滋阴降火，反行辛燥乎？"曰："不然。虚劳之成，未必皆本虚也，大抵皆由误药所致。今病欲成劳，乘其根蒂未固，急以辛温之药，提出阳分，庶几挽回前失。若仍用阴药，则阴愈亢（原按：亢字未妥），而血愈逆上矣。从古治劳，莫若《金匮》诸法，如虚劳里急诸不足，用黄芪建中汤。即腹痛悸衄，亦不出此。加当归以和荣血，细辛以利肺气，毋虑辛燥伤血也。"遂与数帖，血止。次以桂枝人参汤，数服腹痛寒热顿除。后用六味丸，以枣仁易萸肉，或时间进保元、异功、当归补血之类，随症调理而安。（《续名医类案·卷十一·虚损》）

编者按　此案凭脉辨证，与黄芪建中汤加味治之，此治病求本法，非见血止血之对症用药。所加当归，为《千金》内补当归建中汤法，此方见于《金匮·妇人产后病》篇附方。加"细辛以利肺气"，以其肺病喘嗽也。

4. 虚黄　面目身体悉黄，而中无痞闷，小便自利。此仲景所谓虚黄也。即以仲景法治之。桂枝，黄芪，白芍，茯苓，生姜，炙甘草，大枣。（《增评柳选四家医案·尤在泾医案》49页）

诒按　案明药当。

邓评　如此认证，便觉了无疑义。引用古方，亦自确切不泛。

孙评　仲景法，黄芪建中汤。

5. 产后胃脘痛　李某，女，28岁。1991年5月29日初诊。产后失血，形体虚羸，饮食衰退，脾气先伤。近日又因气恼发生胃脘拘急疼痛，喜温喜按，泛吐清水，自汗而面色青黄，后背酸痛，并有带下，大便溏又有虚寒证情，舌淡、苔薄白，脉弦按之无力。证属产后脾虚肝逆，阴阳失调。治当温中补虚，和里缓急。为疏黄芪建中汤：黄芪15g，桂枝10g，白芍30g，炙甘草6g，生姜10g，大枣12枚，饴糖30g。服5剂而痊愈。（《刘渡舟临证验案精选》173页）

原按　产后失血，导致血虚气衰，阴阳失调，中气不健；又因气恼，肝气乘之，故见胃脘拘急而痛，喜温喜按。阳虚不固，故自汗出；血虚不养，则后背酸痛。证属气血营卫俱不足，阴阳失调而不相维系，所以在治疗上当以调和阴阳气血为要务。

《金匮要略心典》指出："欲求阴阳之和者，必于中气，求中气之立者，必以建中也。"本案建中气，宜从两方面着手：一是甘温补益脾气，健运中州；二是补血柔肝缓急，以节制肝木克伐脾土。待脾气得健，则能执中央以运四旁，从阴引阳，从阳引阴，俾使阴阳调和，气血充盛。

【临证指要】 黄芪建中汤是治疗脾气虚衰所致脘腹痛（胃、十二指肠溃疡）的专方、良方。该方并可治疗脾虚所致的多种病症。

【实验研究】 黄芪建中汤注入大白鼠皮下，可以防止幽门结扎所致胃溃疡的发生，抑制胃液分泌，减少游离酸和总酸度，使胃液 pH 上升。黄芪建中汤能增强脾胃虚证患者的免疫功能，能使淋巴细胞转化比用药前平均增加 14.190，$P<0.001$；能使免疫球蛋白比治疗前明显增加，$P<0.05$，均具有统计学意义。说明本方对细胞免疫与体液免疫均有较好的促进作用。

大建中汤

【原文辑录】 心胸中大寒痛，呕不能饮食，腹中寒，上冲皮起，出见有头足，上下痛而不可触近，大建中汤主之。（十·14）

【方药用法】 蜀椒二合（炒去汗），干姜四两，人参二两，上三味，以水四升，煮取二升，去滓，内胶饴一升，微火煮取一升半，分温再服；如一炊顷，可饮粥二升，后更服，当一日食糜，温覆之。

【方证释义】 本方功能大建中阳，温中散寒。方中蜀椒、干姜大辛大热，逐寒温中，杀虫止痛；人参、胶饴甘缓益气，补虚助阳。四药合用，使中阳建立，阴寒散去，阳气复生，痛呕自止。本方证是以中阳衰弱，阴寒内盛或蛔生扰动为主要病机的病证。症见脘腹痛势剧烈，或腹部可见头足状块状物，上下攻冲作痛，呕吐剧烈，不能饮食，手足逆冷，舌质淡、苔白滑，脉沉迟。

【验案精选】

寒　疝

（1）中阳虚弱，厥阴寒疝僭逆，腹痛筋痛，大便坚结，痛甚则呕吐，拟大建中汤：川椒，炮姜，党参，附子，半夏，橘饼。（《柳选四家医案·环溪草堂医案》）

（2）韦某，男，40 岁，农民。1964 年 10 月 15 日诊。患者下午在农田劳动，当时天气较寒冷，又在地里吃煮熟的凉红薯，傍晚即发腹痛，以致未干完活儿即被迫回家，但腹痛仍未停止。自用热敷及喝姜糖水，腹痛稍减，但至夜间 21 点，腹痛更甚，遂急召余至其家诊治。见患者正在炕上来回翻滚，呻吟不止，地上并有呕吐物。余遂令其解衣，检查腹部，见其胃脘部及脐周时有条状凸起及蠕动，触之痛更甚，患者以手护其腹，拒绝再按。诊其脉弦紧而迟大，舌淡润苔白腻。当时因距医院较远，且正在夜间，患者又要求迅速止痛，来不及取药，因思《金匮》云："心胸中大寒痛，呕不能饮食，腹中寒，上冲皮起，出见有头足，上下痛而不可触近，大建中汤主之。"盖此方恰与本证相应，且患者为体壮农民，方中人参可以不用，余药均可就地取材，遂拟：花椒 10g，干姜 10g。水煎取汁 200ml，冲入红糖 30g，顿服。患者服药后 20 分钟，腹痛见轻，凸起于腹皮的条索状物消失，又过 10 分钟，腹痛完全消失。患者喝热稀粥一碗，痛未再发。（刘保和教授验案）

【临证指要】 本方多用于治疗胃痉挛、胃与十二指肠溃疡、胆道蛔虫症、蛔虫性肠梗阻等消化系统病症以脘腹痛为主症，属于中阳衰弱，阴寒内盛者。

【实验研究】 大建中汤的水煎液，在小量时对家兔离体肠管有明显的兴奋作用，当用大量时则出现抑制作用。这表明，大建中汤的水煎液对家兔离体肠管的活动呈双相调节作用。

大半夏汤

【原文辑录】 胃反呕吐者，大半夏汤主之。（十七·16）

【方药用法】 半夏二升（洗完用），人参三两，白蜜一升，上三味，以水一斗二升，和蜜扬之二百四十遍，煮取二升半，温服一升，余分再服。

【方证释义】 本方功能补虚安中，降逆润燥。方中“半夏止呕逆，人参扶正气，而以极甘润之白蜜与水扬之二百四十遍，去其黏腻之质，而独取其甘润之性，使枯槁之胃得润则苏，逆上之气得甘自缓也，立法最神。”（朱光被《金匮要略正义》）本方证是以脾阴胃阳两虚，脾胃运化升降失职，胃气上逆为主要病机的病证。症见朝食暮吐，暮食朝吐，宿谷不化，呕吐不消化饮食或涎沫，心下痞闷，大便燥结如羊粪状，形体瘦弱，神疲乏力，脉象虚缓。

【验案精选】

1.噎膈 邑宰张孟端夫人，忧怒之余，得食辄噎，胸中隐隐痛。余诊之曰：“脉紧且滑，痰在上脘，用二陈加姜汁、竹沥。”长公伯元曰：“半夏燥乎？”余曰：“湿痰满中，非此不治。”遂用四剂，病尚不减。改大半夏汤，服四剂，胸痛乃止。又四剂而噎亦减，服二十剂而安。若泥半夏为燥，而以他药代之，其能愈乎？惟痰不盛，形不肥者，不宜与服也。（《医宗必读》21页）

编者按 以方测证，患者必正虚为本，湿痰为标，忧怒则为诱因，故用二陈汤加味只能治标而病不减，改用大半夏汤补虚燥湿，标本兼治而安。

2.呕吐 兵尊高云圃，久患呕吐，阅医颇众，病竟不减。余诊之：气口大而软，此谷气少而药气多也，且多犯辛剂，可以治表实，不可以治中虚；可以理气壅，不可以理气弱。投以熟半夏五钱，人参三钱，陈仓米一两，白蜜五匙，甘澜水煎服，两剂减，十剂安。（《医宗必读》338页）

【临证指要】 大半夏汤可治某些神经性呕吐、胃癌、贲门痉挛、幽门梗阻、胃扭转、溃疡病等病，以胃虚呕吐为主者。

吴茱萸汤（茱萸汤）

【原文辑录】 食谷欲呕，属阳明也，吴茱萸汤主之；得汤反剧者，属上焦也。（243）

少阴病，吐利，手足逆冷，烦躁欲死者，吴茱萸汤主之。（309）

干呕，吐涎沫，头痛者，吴茱萸汤主之。（378）

呕而胸满者，茱萸汤主之。（十七·8）

干呕，吐涎沫，头痛者，茱萸汤主之。（十七·9）

【方药用法】 吴茱萸一升（洗），人参三两，生姜六两（切），大枣十二枚（擘），上四味，以水七升，煮取二升，去滓，温服七合，日三服。

【方证释义】 本方功能暖肝和胃，降逆止呕。方中吴茱萸温肝暖胃，散寒降逆；重用生姜温胃散寒，长于止呕；人参补气健脾；大枣甘缓和中。本方证是以肝胃虚寒，浊阴上逆为主要病机的病证。据《伤寒论》和《金匮》记载，本证包括：①阳明胃寒，食谷欲呕；②少阴吐利，手足逆冷，烦躁欲死；③厥阴头痛，干呕，吐涎沫；④胸阳不足，阴寒上逆，呕而胸满。就临床看来，本证头痛系巅顶痛，还常见胃脘冷痛，嘈杂吞酸，吐清涎不止，目眩，口淡，面色苍白等症，往往夜间症状较甚，其舌苔白滑，脉多沉弦。

【验案精选】

1.呕吐（急性胃肠炎、神经性呕吐、幽门梗阻）

（1）夏某某，男，40岁。素患胃疾，又食生冷瓜果，初始脐痛，少顷则恶心呕吐，兼有大便泄泻如水状，一日10余次，从早到晚频吐不止约20余次，吐物初见水食，后为黏沫，面色苍白，四肢厥冷，身倦，言语低微，精神恍惚，两脉弦细无力，舌质淡红、苔薄白而润。证属胃中虚冷，中阳不振。拟吴茱萸汤1剂，水煎分3次服下，每半小时服1次。第2天复诊，脉来见缓，呕吐已止，上述症状均消失。再用香砂六君子汤养脾胃以善后，4天后，患者体健如常。（吴庆虹，等《上海中医药杂志》1964；10：14）

（2）郭某某，女，62岁。先上吐下泻，厥逆无脉，泻下清水，转筋。用通脉四逆汤，并注射葡萄糖盐水后，泻减，脉现微细，但烦躁呕吐甚剧，手足厥冷，此属阴寒浊气上逆。治宜吴茱萸汤，处方：吴茱萸15g，高丽参9g，生姜24g，大枣4枚。服1剂后，症减，再服1剂，诸症愈。改用理中汤加减，调理善后。（《新中医》1964；5）

编者按 以上二案，颇似《伤寒论》309条所述“少阴病”吴茱萸汤证，辨证论治而获捷效。

（3）伍某某，女，32岁。患者胃脘疼痛，呕吐水涎，入夜烦躁难忍，坐卧不安，头疼而眩冒，脉弦缓无力，舌淡苔白而水滑。初诊辨为胃气虚寒，投香砂六君子汤，但效果不显。再诊始悟烦躁、吐涎是吴茱萸汤之见症。遂开是方2剂，服之而愈。(《伤寒论通俗讲话》125页)

编者按　本案明辨病机，抓准主症，方证相对，故而效佳。患者"入夜烦躁难忍"，此乃夜晚阴盛之时，阴寒之体与阳气交争之象。此外，李氏(《中医药研究》1990；1：17)曾用吴茱萸汤治阳虚阴盛之"阴烦"患者，"彻夜烦躁不得眠"，服药1剂后当夜安然入睡。

2. 头痛　张某某，男，30岁。患重感冒后引起头痛，疼痛剧烈难忍，并时时烦躁，恶心呕吐，吐出物皆痰涎之类，恶寒而不发热，手足不温，自觉口、鼻、齿冰冷难忍，脉沉迟，舌色淡、苔滑。从脉症看为中焦虚寒，复感外邪，引起浊阴之气上逆于清阳所致。以吴茱萸汤，服1剂后，头痛顿减，呕吐恶寒也有好转。守方共服3剂痊愈。(《经方发挥》145页)

3. 尸厥　周某室，38岁。体质素弱，曾患血崩，平日常至余处治疗。此次腹部不舒，就近请某医诊治，服药后腹泻，病即陡变，晕厥瞑若已死，如是者半日许，其家已备后事，因族人以其身尚微温，拒入殓，且争执不休，周不获已，托其邻居来我处请往视以解纠纷，当偕往。病人目瞑齿露，死气沉沉，但以手触体，身冷未僵，扪其胸膈，心下微温，恍惚有跳动意，按其寸口，在若有若无间，此为心体未全静止，脉息未全绝之症。族人苦求处方，姑拟参附汤：人参3g，附子3g。煎浓汁，以小匙微微灌之，而嘱就榻上加被。越二时许，复来邀诊，见其眼半睁，扪其体微温，按其心部，跳跃较明晰，诊其寸口，脉虽极弱极微，亦较先时明晰。予曰：真怪事，此病可救乎？及予扶其手自肩部向上诊察时，见其欲以手扪头而不能，因问："病人未昏厥时曾云头痛否？"家人曰："痛甚。"因思仲景头痛欲绝者，吴茱萸汤主之。又思前曾患血崩，此次又腹泻，气血不能上达巅顶，宜温宣冲动，因拟吴茱萸汤一方：吴茱萸三钱，人参钱半，生姜三钱，大枣4枚。越日复诊，神识渐清，于前方减吴萸之半，加人参至三钱。一周后病大减，用当归内补建中汤、炙甘草汤等收功。(《冉雪峰医案》16页)

编者按　厥阴乃阴尽阳生之地。此例前患血崩，继病腹泄，以致阳随液脱，根本动摇，头失温养则痛剧，生阳欲绝则昏厥。患者病情垂危，幸遇起死回生之良医，先予参附汤回阳救逆，待病有转机后，及时投以吴茱萸温扶生阳，一剂神志渐清，转用扶助正气方法以收功。

综合文献资料可知，吴茱萸汤可用于治疗肝胃虚寒，浊阴上逆所致的各科病症，具有良好的止痛、止呕等效果。方证相对，即用原方，并应采用原方剂量比例，必要时可适当加味，变通应用。少数患者服用本方后有症状反而加重之反应，应告之患者不必惊慌，安心静养数小时自然逐渐消失，病情自愈。

【临证指要】　吴茱萸汤用于肝胃虚寒，浊阴上逆所致的内、妇、儿及眼科等各科病症，具有良好的止呕、止痛等效果。现代常用于治疗神经血管性头痛、神经性呕吐、耳源性眩晕、胃肠炎、胃或十二指肠溃疡、妊娠恶阻、肝炎、高血压、神经官能症、肾功能不全、青光眼等病症，符合上述病机者。

【实验研究】　本方主药吴茱萸具有镇吐、镇痛、强心、扩血管、降压及升体温的作用。全方对硫酸铜所致的家鸽呕吐，有显著的抑制效果，而正交实验对方中各药镇吐作用的分析，说明吴茱萸作用最强，配伍生姜效果可得到增强，四药皆用的全方镇吐效果更为明显。吴茱萸汤全方还能明显减少大鼠的胃液分泌，显著降低其胃酸浓度，因此本方具有制酸作用，有助于缓解吞酸的临床症状，也可能是抗溃疡形成的原理之一。

甘麦大枣汤

【原文辑录】　妇人脏躁，喜悲伤欲哭，象如神灵所作，数欠伸，甘麦大枣汤主之。(二十二·6)

【方药用法】　甘草三两，小麦一升，大枣十枚，上三味，以水六升，煮取三升，温分三服。亦补脾气。

【方证释义】　本方功能补脾养心，润燥缓急。方中以甘平性缓之甘草，养心脾并缓肝急；小麦养心宁神，《灵枢·五味》载"心病者宜食麦"，《千金》中记有小麦养心气；大枣性温味甘，补益脾气。本方证是以情志郁结，化火伤阴，脏阴不足，心肝脾气失和为主要病机的病证。症见喜怒无常，易悲伤欲哭，频频打呵欠，或神疲乏力，心烦失眠或多梦，坐卧不安，甚至癫痫样抽搐发作，舌红少苔，脉虚。

【验案精选】

1. 脏躁（癔病）

（1）1936年于山东菏泽某县医院，诊一男子，年约30，中等身材，黄白面色，因患精神病，曾两次去济南精神病院治疗无效而来求诊。查其具有典型的悲伤欲哭，喜笑无常，不时欠伸，状似"巫婆拟神灵"的脏躁病。遂投以甘麦大枣汤：甘草9g，小麦9g，大枣6枚。药尽7剂而愈，追踪3年未发。

1940年于滦县，诊治一女性徐某，19岁，欠伸不安，哭笑无常，得脏躁病，亦投以上方，其父曰："方中之药，系经常之食品。"归后，取仓中之小麦约500g左右，大枣约500g左右，购甘草一大把，用锅煎熬之，令其女恣饱饮之，药后患者感头晕颇重，继之昏睡一昼夜始醒，翌日其父来述服药经过，嘱按原方服之。进数剂，经久未发。（《岳美中医案集》96页）

原按 甘麦大枣汤治妇人脏躁，是方是病，医籍屡载。惟男子患此，且以本方治愈，则罕见。……本病悲伤欲哭，时出妄言，与癫狂相近，然癫狂的妄言特点为前后相失，出口即忘；本病则近似情理，移时犹记。表现不同，机制有异，方药亦殊。

（2）胡某某，女，19岁。时发左肢或右肢抽搐，又时发强直一阵便止，时而失听，时而视糊，通夜不睡，时哭时笑，伸欠频作，已有1个月，屡治不好。询及月经时早时迟，食欲时强时弱，大小便正常，舌边红、苔薄，六脉弦数。治宜养心安神，缓肝息躁。处方：小麦30g，大枣5粒，甘草6g，白芍12g，铁落90g（布包）。30剂。复诊：诸症完全消失，睡眠安静，食欲正常，舌边红退，脉数减缓，惟情绪易于激动，仍宜舒郁调经，缓肝息躁。处方：当归9g，白芍18g，柴胡10g，茯苓12g，白术6g，薄荷5g，甘草6g，小麦30g，大枣5粒，丹皮9g。20剂。三诊：月经时，量正常，无痛苦，情绪激动，仍宜养阴潜阳，缓肝息躁。处方：龙骨12g，牡蛎粉12g，小麦24g，甘草6g，大枣5粒，15剂。（《湖南省名老中医医案选·赵志壮医案》151页）

原按 患者青春时期多有此证。运用《金匮》甘麦大枣汤"甘以缓之"之法，加味施用，皆收到良好效果。用本方加白芍，且重加铁落；二诊用逍遥散以解肝郁，加丹皮以调月经，仍合甘麦大枣汤。三诊用甘麦大枣汤加龙骨、牡蛎以潜阳，达到疗效巩固。

（3）①新中国成立前治一妇女，自诉见恐怖之物，心悸惊恐，整天要人陪伴。诊其面色青，舌色如常，脉弦。治以甘麦大枣汤，2剂而愈。②1968年治一女干部，心悸惊恐，一天晚上，家人外出，她坐于走廊上，竟不敢返回房间去。诊其舌嫩苔白，脉虚。处方：甘草9g，大枣5枚，面粉1汤匙（冲熟服）。1剂而愈。（《邓铁涛临床经验辑要》）

原按 本方为治脏躁的有效方，药虽三味，心脾并补。因药房常缺小麦，我喜用面粉代之，分量一般为1汤匙。可先用小量冷开水调为稠糊状，再用煎好滚烫之药液冲熟和匀即可。《素问·脏气法时论》："肝苦急，急食甘以缓之。"甘草又能缓肝急，故甘麦大枣汤除补心脾之外还兼治肝。上述2例脏躁病，用甘麦大枣汤治疗，效如桴鼓。可见经验之可贵，值得继承和发扬。现在一些青年医生因其成方年代远古，组方简单，药不似药，故对其功效存疑。我却认为它是一张验、便、廉的好方子，根据临床经验，此方不仅治妇人脏躁，男、女、老、少（如小孩夜啼）用之对证都有效。我除常用本方以治脏躁病及心脾不足的失眠证之外，对于一些病情比较特殊，不易用一般辨证理论加以解释而有心脾虚象的，往往喜用此方，与其他方合用。或兼治肝，或兼补气固表，或兼和胃除痰。虽治疗稍费时月，但能收到效果。这是甘麦大枣汤的变法。所谓变法亦不离谨守病机，辨证论治。即抓住心脾之虚象，病证特殊而又与神志方面有关者，分清有关脏腑的主次与其他方药合用。看来这一类疾病不仅是功能紊乱问题，而是脏腑本身先有所不足，外加损害，致脏腑受损不易恢复，所以治疗费时。

编者按 通过上述古今医案说明，以甘麦大枣汤原方或适当加味治疗脏躁，疗效确实显著，不可因此为平淡之剂而忽视之。本方用量用法，医家或用数两之大剂，或用数钱之小剂；多为水煎饮药汁；有的"浓煎，去甘草啖食"；有的以面粉代小麦，临床之时，可斟酌应用。如用小量效果不好，可加大剂量，用原方效果不好可适当加味。

2. 梦游症　陈某某，男，38 岁，会计，1956 年 12 月 29 日就诊。患者自 1953 年下半年起，头昏失眠，多梦心悸，健忘，寐必呓语，从未间断，近来发展至半夜不由自主下床乱走，当时神志模糊，观者劝阻，亦不能清醒，必强行挟持上床睡眠，翌日自觉精神疲倦，四肢无力，询忆昨宵情景，茫然无知。饮食较少，口干味苦，心烦，大便结，舌净，脉弦软，诊为梦游症。属心肝营虚，心火内扰，以致神志不安。治则：养血安神。处方：甘麦大枣汤加味：甘草 12g，小麦 24g，大枣 10 枚，酸枣仁 15g，草河车 9g，柏子仁 9g，生地 15g。上方计服 24 剂，诸症消失。于 1964 年 1 月 31 日因胃病来我院就诊，询其梦游症，迄今 7 年未再发作。（《老中医医案医话选》137 页）

编者按　心主血而藏神，肝藏血而舍魂，若阴血充足则神逸魂安，寤寐如常。今阴血不足，心肝火盛，致使神魂飞荡而梦游不知。用甘麦大枣汤加生地、枣仁、柏子仁、草河车等滋养阴血，安神定志，连服数十剂，其症乃止。此案有两点值得效法：一是结合辨证，灵活使用经方加味治疗；二是临证有主见，守方守法以获效。

3. 产后盗汗　袁某，女，35 岁。1984 年 5 月 24 日诊。产后失血过多（出血量达 1500ml）而致盗汗，心慌诸症。他医投止盗汗片、钙剂、多种维生素参合治之罔效，后又用桂枝甘草龙骨牡蛎汤等 10 余剂亦不见好转，迁延至今 2 月有余。症见：面色㿠白，心悸少寐，气短神疲，肢体倦怠，纳差，入夜即盗汗淋漓，湿透衣被，醒后汗止肢体湿凉，舌淡苔薄白，脉虚弱。证属产后血虚，心神失养。投甘麦大枣汤加味。处方：炙甘草 15g，淮小麦 100g，黑豆 100g，大枣 10 枚，桂枝 10g。每日 1 剂，分 3 次于饭前服。服 8 剂后，其症大减，盗汗明显减少，继服 10 剂病瘥。（史宪莹，等《江苏中医》1998；1：29）

原按　汗乃心之液，汗血同源。心血不足则血不养心，心神浮越，心血不藏而外泄则睡中汗出。气血不足则面色㿠白，气短神疲，肢体倦怠。舌淡，脉虚弱均为血不能营舌鼓脉故尔。前医用药只能调达营卫而不能生血，故盗汗不愈；桂枝甘草龙骨牡蛎汤虽能止汗但生血增阴液力较差，盗汗亦不能速去。甘麦大枣汤方中甘草、大枣甘润缓急而补中气，小麦养心阴安心神以生血，加桂枝开发胃气，调达营卫和阴阳，黑豆补肾气滋肾阴达水火共济，阴阳相交，荣卫偕和，阴血得充，盗汗自止。

4. 情绪紧张症　李某，女，70 岁。1989 年 3 月 15 日诊。患者每进食即觉梗噎于食管下部近心口窝处（贲门）而不得下，病已 20 年，经多家医院检查，未见器质性病变，用中西药治疗均无效验。近 2 年来病情日益加重，现只能缓慢进食少量流质，仍觉噎塞难下而不时反流呕出。由于每日总计只能进食 1~2 两，营养缺乏，而致形体消瘦，面容枯槁，行动乏力，呼吸短促。今日由于咽下更为困难，由其丈夫搀扶来门诊治疗。切其脉弦细无力，观其舌淡胖、中有裂纹、苔少。患者深以此病久治不愈而苦恼，精神委顿，不时悲伤而流泪。询其是否在吞咽食物之前即心中恐惧而紧张，惟恐食不能下而吐出？答曰："然。"可见此症乃由肝气郁久，脾气大虚，气血不足，神魂失其所养，不能主持胃气下行所致，为神思间病。经云："肝苦急，急食甘以缓之"；仲景云："见肝之病，知肝传脾，当先实脾"，此之谓也。遂拟甘麦大枣汤治疗。炙甘草 10g，淮小麦 30g，大枣 10 枚。2 剂，水煎服。2 日后患者复诊，诉服上方第 1 剂后，再进食即不觉梗阻，食物下行十分顺畅，至今一切正常。患者喜形于色，言多年大病竟瞬间消失，简直难以思议。遂嘱其续服本方 8 剂，之后本病未再复发。（刘保和教授验案）

原按　甘麦大枣汤在《金匮要略》里是个很奇怪的方子。《金匮要略》里说"妇人脏躁，喜悲伤欲哭，象如神灵所作，数欠伸，甘麦大枣汤主之"。"妇人"是说该病多发于女性。"脏躁"，脏，是内脏；躁，是烦躁，指病发于内而导致躁扰不安。"喜悲伤欲哭"，指病人感到悲伤，总想哭，《内经》说"肝虚则悲"，所以这绝对不是实证。"数欠伸"，指打哈欠、伸懒腰，打哈欠是深吸，伸懒腰是伸直腹肌，证明病位在肝，因为《难经》说"吸入肾与肝"，深吸气是太息，病位在肝；伸懒腰是因为腹肌拘挛，病位也在肝。这个病不仅病位在肝，而且是肝虚。当肝虚时才能补脾，肝不虚绝对不能补脾。甘味药补脾，所以用甘麦大枣汤。《临证指南医案》中叶天士最擅用甘麦大枣汤。我临床中发现，甘麦大枣汤的主症是紧张。"肝苦急，急食甘以缓之"，"急"就是紧张的意思。主要是情绪紧张，表现为病人感觉沉不住气，只要见到这个症状，就是甘麦大枣汤证，不用管其他症状。我治疗了男女老少几例不同病情的患者，只要他们具备“情绪紧张”的特点，以甘麦大枣汤或适当加味，都取得意想不到的疗效，以上为案例之一。

编者按　刘教授的经验，甘麦大枣汤证之主要病机是“肝虚”；主症特点是“情绪紧张”。

5. 心病等　高辉远老师，行医50余年，阅历广博，熟谙药性，对小麦及甘麦大枣汤的应用，独有见解。兹将随师所得，整理于后，仅供同道参考。高老师说：“历代医家对甘麦大枣汤颇为推崇，许叔微《本事方》、陈自明《妇人良方》都载有本方之验案。《沈氏女科辑要》载本方加芍药、紫石英，治疗脏躁症见反张者。叶天士用此方随症加味治疗肝风、虚劳、失血、头晕、心悸、胸闷等病证。”蒲辅周先生谓此方“用之灵活适当，能治不少病，不可轻视之。”近人程氏门雪谓“本方是一张治疗心病，养心气，泻虚火的好方子，也是肝苦急，急食甘以缓之，损其肝者缓其中的好方子。”本方可用于治疗神经衰弱、神经官能症、自主神经功能紊乱、抑郁型精神病、围绝经期综合征、冠心病心绞痛、阵发性房颤以及病后体虚、小儿夜啼等病症，临床凡见头晕健忘，心悸怔忡，心神烦乱，自汗盗汗，夜寐不实，多梦纷纭，而病变在于心与肝者。以小麦为主，或甘麦大枣汤加味，不拘男女老幼均能获效。（王发渭，等《时珍国药研究》1995；2：6）

【临证指要】　本方原治妇人“脏躁”，男子亦可用之。叶天士谓本方用之得当“可愈疑难大症”。故精神神经系统疾病（癫痫、癔病精神性发作、脑血管硬化并震颤麻痹、小儿痫证、重症眩晕、精神分裂症、心脏神经官能症、神经衰弱、失眠症、精神神经性不食症、夜游症及情绪紧张者），循环系统疾病（病毒性心肌炎、窦性心动过速），妇科疾病（围绝经期综合征、更年期忧郁症、更年期高血压、经前紧张症、产后惊悸）等，均可辨证以本方为主治之。

【实验研究】　本方具有一定的镇静、抗惊厥作用，能抑制组织胺、乙酰胆碱所致离体豚鼠回肠收缩，并能显著抑制大鼠子宫的自发性收缩。

经方类解

本章共10首方剂，是以温中补虚为主的类方。其主治功效，用药规律，可归纳如下。

1. 理中汤类　本类有4首方剂：①理中汤：本方由人参、干姜、白术、炙甘草各三两组成。主治脾胃虚寒所致的多种病证，本方温中健脾，使中阳温运，中气旺盛，以恢复脾胃清阳上升，浊阴下降，阴阳顺接之功能。②桂枝人参汤：本方是理中汤原方，加桂枝四两，并加重炙甘草用量至四两而成。主治脾胃虚寒，兼有表证，取温中解表，内外兼治之功。③甘姜苓术汤：本方是以理中汤去人参加茯苓而成。主治寒湿之邪留着于腰部之病证。④甘草干姜汤：为理中之半，本方用炙甘草四两，干姜二两，重甘微辛，辛甘合化为阳，温补脾肺之气以“复阳”。如此单捷小剂，不可轻视之。上述四方，皆用干姜、炙甘草温补脾肺，或配人参、白术健脾益气，或合白术、茯苓以健脾除湿，或用桂枝以解表，全在临证变通。

2. 建中汤类　本类有3首方剂：①小建中汤：本方由桂枝汤倍芍药加胶饴组成。是针对虚劳病脾虚营弱的证治。《灵枢·本神》篇说：“脾藏营，营舍意，脾气虚则四肢不用，五脏不安。”《灵枢·决气》篇说：“中焦受气取汁，变化而赤，是谓血。”上述表明，脾气虚弱，不能消化水谷，精微不足，营血乏源，五脏失养则病矣。本条所述症状以里急、腹中痛等脾虚证为主。脾气虚乏，不能营养脉络，则脘腹拘急空虚感，即“里急”，甚则腹中痛，饥不得食尤易发作；脾虚营弱，心失所养则心悸；脾不统血可致鼻衄等血证；脾虚及肾，肾关不固则梦失精；脾虚不能营养肢体则四肢酸疼，手足烦热；脾虚阴津不能上承则咽干燥也。小建中汤为治病求本之方法。本方以桂枝汤为主，辛以开胃，甘以健脾，辛与甘合，调和脾胃，增进饮食；倍用芍药滋养脾营，缓急止痛；加入胶饴之甘润以建中。全方辛甘温润，变解表之方为建中之剂，为调补中焦的平和之剂，所治诸般症状为脾虚营弱，或累及“五脏不安”的证候。②黄芪建中汤：本方是于小建中汤内加黄芪一两半而成。是针对小建中汤证（脾虚营弱）发展成脾气虚衰者而设。黄芪入脾、肺经，为纯阳之品，善补阳气。若脾气虚弱，精微乏源，阳无以生，阴无以长，阴阳并虚“诸不足”者，则黄芪建中汤方法，为尽善尽美之良策也。③大建中汤：本方主治中阳衰弱，阴寒内盛之病证。方取干姜、蜀椒温中逐寒，人参、胶饴甘缓益气。本方证与上两方证相较，不仅初病脾营虚之轻、久病脾气虚之重，并且脾阳虚衰而大寒痛，故以大建中气之方药治之。本方温中补虚之力，胜于理中汤。

3. 其他　上述之外，还有与脾胃病变有关的四个方证：①大半夏汤：本方主治“朝食暮吐，暮食朝吐，宿食不化”等症状，为脾阴胃阳两虚所致。故以半夏为君燥湿止呕，人参、胶饴甘润补虚。②吴茱萸汤：本方主治“干呕，吐涎沫，头痛”等症状，为肝寒脾弱，胃气上逆所致。故以吴茱萸为君温肝暖胃，人参、大枣补脾，重用生姜止呕。③甘麦大枣汤：主治“妇人脏躁”病。为甘味缓急以治“脏躁”之剂，方后云本方“亦补脾气”。

第十章 百合地黄汤类——养阴清热剂

以养阴清热药为主组成，具有养阴清热、宁心安神或补虚降逆等作用，用于治疗阴虚内热所引起的虚热扰心、心神不宁及虚火上炎、肺胃气逆等病证的方剂，统称为养阴清热剂。属“八法”中“补法”和“清法”的范畴。

五脏六腑皆可因阴虚内热而为病。本节主要讨论阴虚内热所致的心神不定、虚烦失眠、心悸不安及虚热上扰、肺胃气逆的虚火咳喘、哕逆、烦乱等病症。

根据“虚者补之”“损者益之”（《素问·阴阳应象大论》），“惊者平之”“逆者平之”（《素问·至真要大论》）的原则，阴虚内热之证当以养阴清热为法，阴津充足，虚热自平。根据所治病证的不同，养阴清热剂分为养阴安神剂、益阴降逆剂。

1. 养阴安神剂 适用于阴虚内热、虚热扰心、心神不宁之证。症见精神恍惚不定、百脉失和者，以养阴清热、宁心安神为法，以百合为主药，以百合地黄汤为其代表方剂；症见虚烦不眠者，以酸枣仁为主药组方，如酸枣仁汤；症见心动悸，脉结代者，以炙甘草汤为代表方。

2. 益阴降逆剂 适用于虚火上炎、肺胃气逆之证。症见虚火上逆、咽喉不利或咳喘者，以麦门冬汤为主方；阴虚内热、胃气上逆之哕逆者，以橘皮竹茹汤为其代表方；产后中虚而烦乱呕逆者，以竹皮大丸为其代表方。

百合地黄汤

【原文辑录】 百合病，不经吐、下、发汗，病形如初者，百合地黄汤主之。（三·5）

【方药用法】 百合七枚（擘），生地黄汁一升，上以水洗百合，渍一宿，当白沫出，去其水，更以泉水二升，煎取一升，去滓，内地黄汁，煎取一升五合，分温再服。中病，勿更服。大便当如漆。

【方证释义】 本方功能养阴清热，补益心肺。方中百合色白入肺，养肺阴而清气热；生地黄色黑入肾，益心营而清血热，泉水清热利小便，诸药合用，心肺同治，阴复热退，百脉因之调和，病自可愈。服药后“大便当如漆”，即大便呈漆黑色，为地黄汁本色。百合地黄汤是治疗百合病之主方。本方证是以心肺阴虚内热、百脉失和为主要病机的病证。百合病的临床表现可归纳为：①消化功能的异常：意欲食复不能食，饮食或有美时，或有不用闻食臭时，得药则剧吐利。②感觉异常：如寒无寒，如热无热。③神志异常：常默默，欲卧不能卧，欲行不能行，如有神灵者。上述证候的共同特点是变化不定，“全是恍惚去来，不可为凭之象。惟口苦，小便赤，脉微数，则其常也。”（尤在泾《金匮要略心典》）本病的成因，或因热病后余热未清，心肺阴虚；或因气郁化火伤阴而致，总属虚多邪少，阴血不足。本方为甘润之法，使阴足热平，心神得安。

【验案精选】

外感热病转属百合病 一人病昏昏默默，如热无热，如寒无寒，欲卧不能卧，欲行不能行，虚烦不耐，若有神灵，莫可名状，此病名百合。虽在脉，实在心肺两经，以心合血脉，肺朝百脉故也。盖心藏神，肺藏魄，神魄失守，故见此症。良由伤寒邪热，失于汗下和解，致热伏血脉而成。用百合一两，生地汁半盅，煎成两次服，必俟大便如漆乃瘥。（《续名医类案》14页）

【临证指要】 百合地黄汤主治心肺阴虚内热、百脉失和的百合病，现主要用于神志异常疾病。例如：神经官能症、癔病及热性病后余热未清、神志不宁的病症，表现为阴虚内热者。可辨证与甘麦大枣汤合用。

【实验研究】 本方中的地黄有抗炎、抗菌、解毒、降血糖等作用，对人红细胞钠泵有抑制作用，从而达到滋阴清热之目的；百合有祛痰镇咳、镇静等作用。故本方可用治现代医学所述的多种精神性及感染性疾病。

百合知母汤

【原文辑录】 百合病，发汗后者，百合知母汤主之。（三·2）

【方药用法】 百合七枚（擘），知母三两（切），上先以水洗百合，渍一宿，当白沫出，去其水，更以泉水二升，煎取一升，去滓；别以泉水二升煎知母，取一升，去滓；后合和，煎取一升五合，分温再服。

【方证释义】 本方功能养阴清热，补虚润燥。方中以百合润肺清心，敛气安神；知母滋阴清热，除烦润燥；泉水煎药清热利尿。百合病不应发汗，若医者误认为“如寒无寒，如热无热”为表证而误用汗法，汗后津液更伤，肺阴更为不足，虚热加重，则用百合知母汤。本方证是以心肺阴虚内热、百脉失和、虚热加重为主要病机的病证。具体表现在百合病本证（百合地黄汤证）的基础上，更见心烦少寐，口燥口渴等症者。

【临证指要】 现代医学所述的神经衰弱、哮喘等疾病偏于心阴不足、心神不宁，或肺肾阴伤、燥热口渴者，可配合本方治疗。

【实验研究】 百合知母汤中百合有镇咳、平喘作用；知母能解热抗菌、降低血糖，两药都有明显的镇静作用，百合还有较强祛痰作用和抗疲劳效能，对泼尼松龙所致的肾上腺皮质功能衰竭起显著的保护作用。

滑石代赭汤

【原文辑录】 百合病，下之后者，滑石代赭汤主之。（三·3）

【方药用法】 百合七枚（擘），滑石三两（碎，绵裹），代赭石如弹丸大一枚（碎，绵裹），上先以水洗百合，渍一宿，当白沫出，去其水，更以泉水二升，煎取一升，去滓；别以泉水二升煎滑石、代赭，取一升，去滓；后合和重煎，取一升五合，分温服。

【方证释义】 本方功能养阴清热，降逆利尿。方中百合清润心肺而养阴，滑石清热而利小便，代赭石重镇而降逆气，以泉水煎药下热利尿。百合病不应用下法，若误认为“意欲食，复不能食”为里实证而使用下法，下后部分阴液从大便排出，故小便反而减少，表现为小便短涩；同时又因泻下之药每为苦寒之品，用后伤其胃气，则出现胃气上逆之证。本方证是以耗津热重、胃失和降为主要病机的病证。具体表现为在百合病基本症状的基础上，又出现小便短涩，呕吐、呃逆之症。

【临证指要】 本方主要用于治疗精神神经系统疾病，表现虚热气逆之证候者。

【实验研究】 滑石代赭汤中滑石对胃肠道黏膜及破损的皮肤黏膜有保护作用；代赭石能使家兔离体小肠紧张性升高，收缩幅度下降。

百合鸡子汤

【原文辑录】 百合病，吐之后者，百合鸡子汤主之。（三·4）

【方药用法】 百合七枚（擘），鸡子黄一枚，上先以水洗百合，渍一宿，当白沫出，去其水，更以泉水二升，煎取一升，去滓，内鸡子黄，搅匀，煎五分，温服。

【方证释义】 本方功能养阴除烦和胃。方中百合补益肺气，清肺养阴；鸡子黄滋润胃阴，和胃止吐。百合病本属阴液不足之病，本不应用吐法，若误认为痰涎壅滞而使用吐法，吐后肺胃阴伤，失于和降，故用百合鸡子黄汤。本方证是以津伤燥热、肺胃气逆为主要病机的病证。具体表现为百合病本证未愈，又见虚烦不寐、胸中烦扰不安、胃气不和等。

百合鸡子汤证、百合知母汤证与滑石代赭汤证均属百合病误治后产生的一些变证，其中百合知母汤证为误汗后伤津化燥，见口渴心烦；滑石代赭汤证为误下后小便不利，兼有呕逆；百合鸡子汤证为误吐后虚烦不眠，呕吐不止。兼症不同，而百合病本证及病机则一。

【临证指要】 本方主要用于治疗精神类疾病及热性病后期出现百合病，如产后高热伤阴转属百合病、病毒性脑炎精神不复、肝昏迷等，可配合本方治疗。

百合洗方

【原文辑录】 百合病，一月不解，变成渴者，百合洗方主之。（三·6）

【方药用法】 上以百合一升，以水一斗，渍之一宿，以洗身。洗已，食煮饼，勿以盐豉也。

【方证释义】 本方功能养阴清热润燥。百合病日久不愈，症见口渴，说明虚热较甚，津伤较重，此时仅用百合地黄汤则恐药力不及，故采用内服、外洗并用之法，在内服百合地黄汤的基础上，再用百合渍水洗身，可收良效。“病久不解而变成渴，邪热留聚在肺也。单用百合渍水洗身，以皮毛为肺之合，其气相通故也。”（尤在泾《金匮要略心典》）“皮毛为肺之合，洗其外，亦所以通其内也；又食煮饼者，假麦气谷气以输津；勿以咸鼓者，恐咸味耗水以增渴也。”（陈修园《金匮方歌括》）本方证是以阴津亏损，虚热更甚为主要病机的病证。具体表现除百合病本证外，更见口渴症状，内外兼治，常可获效。

百合滑石散

【原文辑录】 百合病，变发热者，百合滑石散主之。（三·8）

【方药用法】 百合一两（炙），滑石三两，上为散，饮服方寸匕，日三服。当微利者，止服，热则除。

【方证释义】 本方功能滋养肺阴，清热利尿。方中百合滋养肺阴，清其上源，使其不燥；滑石清气分之热而利小便，使热从小便排出。本方证是以心肺阴虚，内热较盛，外浮于表为主要病机的病证。具体表现是在百合病本证之外，又见发热、小便不利等。

防已地黄汤

【原文辑录】 防已地黄汤：治病如狂状，妄行，独语不休，无寒热，其脉浮。（五·附文）

【方药用法】 防已一分，桂枝三分，防风三分，甘草一分，上四味，以酒一杯，浸之一宿，绞取汁；生地黄二斤，吹咀，蒸之如斗米饭久，以铜器盛其汁；更绞地黄汁，和，分再服。

【方证释义】 本方功能养血清热，祛风和络。方中重用生地黄二斤之多，蒸绞浓汁，重在养血以清热，其余四味，分量极轻，以酒渍取清汁，其中防已、防风、桂枝疏风祛邪，甘草补虚和中。本方证是以血虚生热、热扰心神为主要病机的病证。徐彬曰：“二防桂甘去其邪；而以生地最多，清心火，凉血热。谓如狂妄行，独语不休，皆心火炽盛之证也，况无寒热，则知病不在表，不在表而脉浮，其为火盛血虚无疑尔。”（《金匮要略论注》）。症见烦躁不安，如狂妄行，独语不休，无寒热，脉浮。

【验案精选】

盗汗 于2014年在海南省中医院治一女性患者，约50岁，正处于更年期，盗汗如洗，前医与笔者多种方法效果不佳。记得其舌红少苔，脉细。证属阴虚盗汗。想到防已地黄汤以重用生地黄为主，遂处方：生地黄50g，防已10g，防风10g，桂枝10g，生甘草10g。7剂，日1剂，水煎服。7天后患者欣然告之：服药后盗汗明显减轻，这个方子效果太好了！（吕志杰验案）

【临证指要】 以防已地黄汤为主，视具体病情加减出入可用于治疗癫、狂、郁证、神经衰弱、癔病、强迫症等辨证为血虚或血虚受风者。另外，还可用于急、慢性风湿性关节炎，类风湿关节炎。

【实验研究】 防已地黄汤中生地有强心利尿、降血糖作用；防已有降压、镇痛、抗炎、解热作用；桂枝发汗解热、强心；防风解热镇痛；防已、生地、防风还有抗风湿作用，防已对横纹肌有松弛作用。

麦门冬汤

【原文辑录】 火逆上气，咽喉不利，止逆下气，麦门冬汤主之。（七·10）

【方药用法】 麦门冬七升，半夏一升，人参三两，甘草二两，粳米三合，大枣十二枚，上六味，以水一斗二升，煮取六升，温服一升，日三夜一服。

【方证释义】本方功能清养肺胃，止逆下气。方中重用麦门冬为君，润肺养胃，并清虚火；半夏下气化痰，用量很轻，且与大量清润之药配伍，即不嫌其燥；人参、甘草、大枣、粳米养胃益气，使胃得养而气能生津，即所谓“培土生金”法。喻嘉言说：“此胃中津液枯燥，虚火上炎之证，麦门冬汤乃治本之良法也。”（《医门法律·肺痈肺痿门》）本方证是以肺胃津伤，虚火上炎为主要病机的病证。症见咳喘气逆，咽喉不利，咯痰不爽，或久咳口咽干燥，喜得凉润，舌光无苔，脉虚数等。

【验案精选】

1. 咽喉不利（慢性咽炎） 杨某某，女，44岁。素患“慢性咽炎”。近2个月来，咽中堵闷，干燥不利，咯痰不爽，口干欲得凉润，尿黄便秘，脉细略滑数，舌质嫩红有裂纹，苔薄黄，中心无苔，曾服养阴清热剂如玉女煎、增液汤而效不佳。证属肺胃阴伤，虚火上炎。宜麦门冬汤。处方：麦冬70g，清半夏10g，党参12g，山药15g，生甘草10g，大枣12枚。服3剂，诸症悉减，再3剂缓解。以麦冬泡水代茶饮，巩固疗效。（吕志杰《中医杂志·日文版》1989；5：51）

编者按 经方的灵验，用量是一个重要环节。《本草新编》说：“但世人未知麦冬之妙用，往往少用之而不能成功为可惜也。不知麦冬必须多用，力量始大，盖火伏于肺中，炼干内液，不用麦冬之多，则火不能制矣；热炽于胃中，熬尽其阴，不用麦冬之多，则火不能息矣。”可见麦门冬汤必须重用麦冬，方收良效。

2. 吐血 吴球治一少年，患吐血，来如涌泉，诸药不效，虚羸瘦削，病危。亟脉之，沉弦细濡，其脉为顺，血积而又来，寒而又积，疑血不归原故也。尝闻血导血归，未试也。遂用病者吐出之血，瓦器盛之，候凝，入铜锅炒血黑色，以纸盛放地上出火毒，细研为末，每服五分，麦门冬汤下，进二三服，其血遂止。后频服茯苓补心汤数十帖，以杜将来，保养半年，复旧。（《名医类案·卷八·血症》）

编者按 此案吐血不止而病危，以“病者吐出之血”，炒黑为末，辨证用麦门冬汤送服，其血遂止。如此“血导血归”之经验颇稀奇，有待研究。

【临证指要】本方临床用于虚火上炎、肺胃气逆所致的多种病症，如呼吸系统疾病：虚热肺痿、支气管扩张、失音、慢性咽炎、肺结核、矽肺等；消化系统疾病：胃脘痛、萎缩性胃炎、胃及十二指肠溃疡、呃逆、呕吐等；以及反应性淋巴结增生、妇女倒经等。

【实验研究】本方能使人外周血细胞内CAMP水平明显升高，有显著的降血糖作用，对实验性矽肺有预防和治疗作用。

炙甘草汤

【原文辑录】伤寒，脉结代，心动悸，炙甘草汤主之。（177）

《千金翼》炙甘草汤：治虚劳不足，汗出而闷，脉结悸，行动如常，不出百日，危急者十一日死。（六·附方）（编者按：《千金翼》炙甘草汤之方药用法与《伤寒论》炙甘草汤完全相同，故实为仲景方。用治虚劳病，为善师仲景心法之良医也。）

《外台》炙甘草汤：治肺痿涎唾多，心中温温液液者。（七·附方）

【方药用法】甘草四两（炙），生姜三两（切），人参二两，生地黄一斤，桂枝三两（去皮），阿胶二两，麦门冬半升（去心），麻仁半升，大枣三十枚（擘），上九味，以清酒七升，水八升，先煮八味，取三升，去滓，内胶烊消尽，温服一升，日三服。一名复脉汤。

【方证释义】本方功能滋阴养血，通阳复脉。方中炙甘草补中益气，使气血生化有源，以复脉之本，为方中主药；生地、麦冬、阿胶、麻仁益阴养血；人参、大枣补气滋液；桂枝振奋心阳，配生姜更能温通血脉；药用清酒煎煮，可增强疏通经络，利血脉的作用。本方证是以阴虚血少，心阳不振、心气不足为主要病机的病证。症见脉结代，心动悸，以及胸闷，气短，汗出，头昏，失眠等。本方补中焦，益心气，扶化源，以复脉之本，滋心阴以充脉之体，使心血充盈，脉道畅行，则“脉结代，心动悸”自然消失，故一云复脉汤。另据《外台》所载，本方生津润燥，益气滋阴之功，亦可用于虚热肺痿之候。

【验案精选】

1. 心悸脉结 一人年五十余，中气本弱，至元庚辰六月中病伤寒，八九日，医者见其热甚，以凉剂下之，又食梨三四枚，痛伤脾胃，四肢冷，时昏愦。罗诊之，其脉动而中止，有时自还，乃结脉也，心亦悸动，吃噫不绝，色变青黄，精神减少，目不欲开，蜷卧，恶人语，以炙甘草汤治之。成无己云："补可去弱。"人参、大枣之甘，以补不足之气；桂枝、生姜之辛，以益正气；五脏痿弱，荣卫涸流，湿剂所以润之，故用麻仁、阿胶、麦门冬、地黄之甘，润经益血，复脉通心是也。加桂枝、人参，急扶正气；生地黄减半，恐伤阳气。锉一两剂服之，不效。罗再思脉病对，莫非药陈腐而不效乎？再于市铺选尝气味厚者，再煎服之，其病减半，再服而愈。凡药，昆虫草木，生之有地，根叶花实，采之有时，失其地，性味少异，失其时，气味不全，又况新陈不同，精粗不等，尚不择用，用之不效，医之过也。《内经》云："司岁备物，气味之专精也，修合之际，宜加意焉。"（烺按：《医学纲目》是东垣案。）（《名医类案·卷一·伤寒》）

编者按 此案患者"中气本弱……病伤寒……其脉动而中止……以炙甘草汤治之……复脉通心是也。加桂枝、人参，急扶正气；生地黄减半，恐伤阳气"。如此辨体质，审病求因，辨证论治，以炙甘草汤变通剂量（加重桂枝、人参，减少地黄）治之，诚良医也。却"服之不效"，为何？乃"药陈腐"矣！"凡药，昆虫草木，生之有地……性味少异……又况新旧不同"哉！沈括《良方·自序》曰："予尝论治病有五难：辨疾、治疾、饮药、处方、别药，此五也。……医诚艺也（技能高明），方诚善也，用之中节也（符合规规法度），而药或不良，其奈何哉！橘过江而为枳（又称'枸桔''臭桔'，味酸肉少，不堪食用）……此辨药之难，五也。"辨药有难度，又不可不辨。否则，处方选药不良，甚至陈腐变质，则良医之良方前功尽弃，谁之过呢？追究责任是必须的，祸及病人，良心何忍？故采药、制药、售药者，皆应以人命为重，不可重财忘义也。

2. 心悸（病毒性心肌炎） 高某某，女，24岁，学生。1989年10月7日诊。患者感冒发热5天后感觉心悸、胸闷、气短、乏力等，心电图检查：频发室性早搏呈短阵二联律。以"病毒性心肌炎"收住某院。住院采用中西药治疗1个多月，虽有好转，但心悸时发时止，病情时轻时重。自动出院，转由笔者治疗。症见心悸，胸闷，气短，乏力，头晕，少寐，食少，脉缓无力时结时代，舌淡红嫩少苔。治以炙甘草汤加减，处方：炙甘草15g，党参18g，桂枝12g，生地50g，麦门冬15g，阿胶（烊化）9g，生姜12g，大枣15枚，桑寄生24g，炒枣仁15g。服药3剂后心悸等症状减轻；守方服用15剂，心悸等症状明显好转，脉和缓偶有结象，舌淡红苔薄白，查心电图：窦性心律，偶发室性早搏。前方略加减化裁，服药近1个月，病情缓解，症状消除。复查心电图正常。随访半年，在学业劳心过度或感冒时偶发心悸。（吕志杰，等《国际中医心病学术会议论文集》189页，1992年于北京）

原按 《伤寒论》原文于"脉结代，心动悸"之前冠以"伤寒"，可知与感受外邪有关。孙思邈等医家扩大了炙甘草汤的应用范围，不论有无外感因素，凡因虚所致的心脏病、心律失常均以炙甘草汤加减治之。本方以炙甘草命名，取其味至甘以补中，中气充足，则能变化水谷之精气而为血，心血充盈，脉道自然通利，故《别录》谓其能"通经脉，利血气"。方中重用生地黄，取其峻补真阴，补养充足，自然流动洋溢，痹着自行，此即《本经》所谓"逐血痹"和《别录》所谓"通血脉"之义。总之，本方以阴润药为主，温通药为助，共同起到滋阴补血，通阳复脉之功效，故又名"复脉汤"。临证体会到，炙甘草汤去麻仁，加酸枣仁、桑寄生（本药对房性、室性早搏以及房颤都有较好疗效）对心律失常表现为阴血亏虚或气阴两虚者效果较好，其他证型疗效较差。因此，使用本方要明辨病机，抓住主症，随证加减，灵活变通，以适应病情。只要方证相对，无不取效。

3. 两目干涩（视力疲劳症） 王某，女，23岁。1996年5月20日诊。素体消瘦，两目干涩酸胀4年余，看书疲劳后尤甚，眼科诊断为"视力疲劳症"。自述2个多月前患"病毒性心肌炎"。现心悸、脉结、气短、乏力，舌嫩红少苔。心电图检查：窦性心律，室性早搏。拟炙甘草汤加减治之，处方：炙甘草15g，党参12g，桂枝、阿胶（烊化）各10g，麦冬18g，生地45g，五味子9g，大枣12枚。服药5剂见效，15剂显效，

心悸等症状基本消失，而久治不愈的目干涩亦缓解。（吕志杰，等《实用中医药杂志》1997；5：33）

原按 用炙甘草汤治疗病毒性心肌炎屡有报道，疗效确切，不足为奇。而本案疗心悸却对目涩亦有此神效，则在意料之外。究其缘由，以肝藏血，开窍于目，肝血不足，势必目涩，方中重用生地黄滋水涵木，木荣则目润，故目涩遂愈。

【临证指要】 本方主要用于脉结代、心动悸之病症，可治疗多种心脏疾病，如室性早搏、心房纤颤、冠心病、风心病、病毒性心肌炎、克山病、病态窦房结综合征等有心律失常表现者。由于本方气血双补、阴阳并调，还用于治疗萎缩性胃炎、红斑性肢痛、大动脉炎、脑外伤后遗症、肩凝症、功能性子宫出血、围绝经期综合征、胎漏、恶露不绝等多种病证。另有报道，可用本方辨证治疗青盲、内障、视惑、瞳神干缺、翳陷、目妄见、云雾移睛、神气枯瘁、视力疲劳症等眼科疾患。

【实验研究】 初步的实验研究表明，炙甘草汤对垂体后叶素所致的大鼠实验性心肌缺血及心律失常，有显著的抑制作用，对急性心肌缺血有一定的保护作用。还有研究表明，本方抗心律失常对心阴虚大鼠效佳，而对脾虚大鼠则差。本方能增强高级神经活动，旺盛新陈代谢，可改善呼吸、循环、消化、造血等系统的功能。

附方：

（一）栝楼牡蛎散

【原文辑录】 百合病，渴不瘥者，栝楼牡蛎散主之。（三·7）

【方药用法】 栝楼根、牡蛎（熬）各等份，上为细末，饮服方寸匕，日三服。

【方证释义】 本方功能清热坚阴，润燥止渴。百合病口渴，用百合地黄汤、百合洗方内服外洗仍不解，是热盛津耗，病重药轻，药不胜病，故再服本方。方中栝楼根清解肺胃之热，生津止渴；牡蛎咸寒坚阴，引热下行，使热不致炎上而消灼津液。本方证是以阴虚热重，伤津灼液为主要病机的病证。具体表现为在百合病本证的基础上，更见口渴口干，舌质红少苔，脉微数。

【临证指要】 神经官能症、溃疡病及发热性疾病等，其病机为阴虚热盛、伤津较甚者可配合本方治疗。

【实验研究】 方中牡蛎能增强体液免疫，有抗溃疡及促吞噬等作用；栝楼亦有增强免疫功能、抗癌及抗溃疡等作用。

（二）酸枣仁汤

【原文辑录】 虚劳虚烦不得眠，酸枣仁汤主之。（六·17）

【方药用法】 酸枣仁二升，甘草一两，知母二两，茯苓二两，川芎二两，上五味，以水八升，煮酸枣仁，得六升，内诸药，煮取三升，分温三服。

【方证释义】 本方功能养阴清热，宁心安神。方中酸枣仁酸以养肝血，安心神；川芎味辛调血疏肝气；茯苓、甘草味甘以健脾宁心，知母性寒以清热除烦。本方妙在重用酸枣仁之酸以补肝。本方证是以心肝阴血亏虚为主要病机的病证。症见虚烦不眠，心悸眩晕，口干，脉弦细，舌红少苔等。另外，编者经深入研究后认为：酸枣仁汤以酸枣仁之甘为主药补脾之虚，以滋养“四旁”（心肝肺肾）而治“虚劳虚烦不得眠”。详见《伤寒杂病论研究大成》之“大论心悟”。

【临证指要】 酸枣仁汤可辨证治疗失眠、神经衰弱、忧郁症、焦虑性神经症、精神分裂症妄想型、肝豆状核变性精神障碍、更年期综合征等。另外，在辨证论治的处方中加入酸枣仁治疗各种痛证（头痛、胁痛、胃痛、四肢痛、腰痛）有很好的镇痛作用，尤以虚证疼痛为优，用量15g以上效果才好。

【实验研究】 酸枣仁汤具有镇静催眠、抗惊厥、镇痛、降温、降压等多种药理作用，酸枣仁对乌头碱、三氯甲烷、氯化钡诱发的实验动物心律失常有对抗作用，尤其是对乌头碱所致的心律失常既有预防又有治疗作用。本方对神经系统的镇静作用，尤其对大脑皮层兴奋性失调有良好的调节作用。

（三）竹皮大丸

【原文辑录】 妇人乳，中虚，烦乱呕逆，安中益气，竹皮大丸主之。（二十一·10）

【方药用法】 生竹茹二分，石膏二分，桂枝一分，甘草七分，白薇一分，上五味，末之，枣肉和丸弹子大，以饮服一丸，日三夜二服。有热者倍白薇，烦喘者加柏实一分。

【方证释义】 本方功能清虚热以“安中”，

重甘微辛以“益气”。方中甘草、桂枝合用，重甘微辛，枣肉和丸，意在补中之虚；竹茹、石膏、白薇清泄虚热以除烦止呕。虚热甚者，倍用白薇；烦乱甚而喘者，加柏子仁以宁心。本方证是以中焦气阴不足、虚热扰心、胃失和降为主要病机的病证。症见哺乳期心中烦乱，时时呕吐，或见口干，脉虚数等。妇人在哺乳期，乳汁去多，阴血不足，中气亦虚，中虚气逆，虚热扰心而致本证。

【验案精选】

脏躁（围绝经期综合征） 王某某，女，50岁。1994年8月29日初诊。近半年来感觉周身不适，心中烦乱，遇事情绪易激动，常常多愁善感，悲恸欲哭。胸闷，心悸，气短，呕恶不食，口干喜饮，失眠多梦，颜面潮红，但头汗出。月经周期不定，时有时无。某医院诊断为“围绝经期综合征”，服“更年康”及“维生素”等药物，未见效果。舌苔薄白，脉来滑大，按之则软。刘老辨为妇女50岁乳中虚，阳明之气阴不足，虚热内扰之证。治宜养阴益气，清热除烦，为疏《金匮要略》“竹皮大丸”加减：白薇10g，生石膏30g，玉竹20g，丹皮10g，竹茹30g，炙甘草10g，桂枝6g，大枣5枚。服药5剂，自觉周身轻松，烦乱呕逆之症减轻，又续服7剂，其病已去大半，情绪安宁，睡眠转佳，病有向愈之势。守方化裁，共服20余剂而病瘳。（《刘渡舟临证验案精选》160页）

原按 本案所现脉证，发于经断前后，亦是由于气血阴津俱虚所致。月经欲断未断，每易伤阴耗气，气阴不足，则因虚而生内热，热扰于中焦，胃气不得下降，故见呕恶不食；上扰于胸位，使心神无主，又加中焦匮乏，不能“受气取汁，变化而赤为血”，则心血不充，神明失养，故可见心中烦乱，失眠多梦以及情绪异常等症。治疗当师仲景“安中益气”为大法，清热降逆，养阴和胃，用竹皮大丸。

【临证指要】 本方主要用于妇女哺乳期间阴虚发热，烦乱呕逆之证，另有报道可用于围绝经期综合征、小儿夏季热等。

（四）黄连阿胶汤

【原文辑录】 少阴病，得之二三日以上，心中烦，不得卧，黄连阿胶汤主之。（303）

【方药用法】 黄连四两，黄芩二两，芍药二两，鸡子黄二枚，阿胶三两（一云三挺），上五味，以水六升，先煮三物，取二升，去滓，内胶烊尽，小冷，内鸡子黄，搅令相得，温服七合，日三服。

【方证释义】 本方功能滋阴清火。方中黄芩、黄连苦以除热，鸡子黄、阿胶甘以补血，芍药之酸敛阴气而泄邪热。正如柯韵伯所说：“病在少阴而心中烦不得卧者，既不得用参、甘以助阳，亦不得用大黄以伤胃矣。用芩、连直折心火，用阿胶以补肾阴，鸡子黄佐芩、连于泻心中补心血，芍药佐阿胶于补阴中敛阴气，斯则心肾交合，水升火降。是以扶阴泻阳之方，变而为滋阴和阳之剂也。”（《医宗金鉴·删补名医方论·卷八》）。本方证是以肾阴亏虚、心火亢盛、心肾不得相交为主要病机的病证。症见心烦不眠，口燥咽干，手足心热，舌红或红绛少津、少苔或薄黄，脉细数等。

【验案精选】

1. 阴虚苔剥 舌乃心之苗。舌上之苔剥落不生者久矣，是心阴不足、心阳有余也。黄连阿胶汤去芩，加大生地。（《增评柳选四家医案·曹仁伯医案》93页）

诒按 胃阴枯涸者，每有此病。心阴不足之说，亦可备一法也。

邓评 苔之剥落，不归咎胃阴，而独责心阴，想其舌必绛色。

2. 少阴温病 吴某某，昆明人，住昆明市绣衣街，有长子年15岁，于1921年3月患病延余诊视，发热不退已11日，面红唇赤而焦，舌红苔黄而无津，虚烦不得卧。食物不进，渴喜冷饮，小便短赤，大便不解，脉来沉细而数。查其先前所服之方，始而九味羌活汤，继则服以黄连、栀子、连翘、黄芩、银花、桑叶、薄荷等未效。此系春温病误以辛温发散，又复苦燥清热，耗伤真阴，邪热内蕴，转为少阴阴虚热化证。拟黄连阿胶汤治之。黄连10g，黄芩12g，杭芍24g，阿胶10g（烊化兑入），鸡子黄2枚。先煎芩、连、芍药为汤，稍凉，兑入已烊化之阿胶，再搅入生鸡子黄2枚和匀而服。服1剂后即得安静，烦渴已止，唇舌转润，脉静身凉。继以生脉散加生地、玄参、黄连。上方连进2剂而愈。（《吴佩衡医案》19页）

编者按 《温病条辨》下焦篇曰：“少阴温

病，真阴欲竭，壮火复炽、心中烦，不得卧者，黄连阿胶汤主之。”此例初病春温，反治以辛温、苦燥之剂，以致邪热愈炽，真阴大伤，遂成少阴温病。此时，甘寒滋润，苦寒直折皆非所宜。只有滋阴泻热并举，方属合拍，故选用黄连阿胶汤与之，1剂而愈。

3. 暑温（脑炎高热） 田姓儿，方1岁，患脑炎高热不退，神昏痉厥，病儿床下置巨冰一块，另以冰囊敷其头部，复以盐酸氯丙嗪（冬眠灵），使其沉睡，但儿醒时痉厥即作，高热如故，邀余会诊，凡安宫牛黄、局方至宝、紫雪、白虎及清热解毒、滋阴增液等剂均用之不效，查其舌赤烦躁，遂以黄连阿胶汤治之，服后热退病愈。（《赵锡武医疗经验》43页）

编者按 此例脑炎重证，经用中、西医多种疗法俱不效。其后医者据其舌赤烦躁，诊断为邪入少阴，阴伤热炽，予黄连阿胶汤育阴清热，药到病除。可见临证之际既应辨证论治，又要选用对证之方，方证相对，疗效始著。

【临证指要】 本方可治疗热性病后期与杂病属于阴虚火旺、心肾不交之病机者。

经方类解

本类方剂共13首，按照其方中主药和功用特点，大体可分三部分，一是以百合为主药的方剂，二是以地黄为主药的方剂，三是以养阴清热为主要作用的方剂。

1. 以百合为主药的方剂 此类方剂为百合地黄汤等6首方剂，主方百合地黄汤用治百合病的本证；百合知母汤、滑石代赭汤、百合鸡子黄汤3方分别用于百合病误用汗、下、吐后；百合洗方、百合滑石散用于百合病迁延失治，病久不愈出现变证者。以上5个方证，虽有变证出现，但本证仍在，故均以百合为主药。

2. 重用地黄的方剂 此类方剂为防己地黄汤、炙甘草汤2方。防己地黄汤重用生地黄二斤，绞取汁，以养血清热，治疗虚热所致病如狂状等症；炙甘草汤重用生地黄一斤，滋阴复脉，用治“伤寒，脉结代，心动悸”。柯琴说炙甘草汤“用生地为君，麦冬为臣，炙甘草为佐，大剂以峻补真阴，开来学滋阴之一路也”（《伤寒来苏集·伤寒附翼》）

3. 以养阴清热为主要作用的方剂 本类方剂是从其功效而言，包括5首方剂：麦门冬汤、栝楼牡蛎散、酸枣仁汤、竹皮大丸、黄连阿胶汤等，主药、主治病证虽不同，但均能滋阴液，清虚火。

第十一章　肾气丸类——补肾剂

凡以补肾药物为主组成，具有补肾阴、助肾阳作用的方剂，称之为补肾剂。属“八法”中的“补法”范畴。

肾虚证可表现为肾阴虚、肾阳虚、阴阳两虚、肾虚水停等不同病证，本节主要讨论补肾祖方肾气丸。

肾气丸是针对肾阴不足、阴损及阳、阴阳俱虚、水湿内停的病机而设。症见腰膝冷痛，酸软无力，少腹拘急冷痛，小便不利或小便频数，阳痿，早泄，舌淡苔白，脉沉弱等。后世医家在肾气丸的基础上，针对肾虚的具体病机，衍化出许多补肾名方，如《小儿药证直诀》中的六味地黄丸；《景岳全书》中的左归丸、右归丸、左归饮、右归饮等。还有，肾与其他脏腑的关系非常密切，如肾阴不足，可导致水不涵木，肝阳上亢；肾阳亏虚又易形成火不生土，脾阳虚衰。这些病证，则需要在补肾的同时兼治他脏。

肾　气　丸

【原文辑录】 虚劳腰痛，少腹拘急，小便不利者，八味肾气丸主之。（六·15）

夫短气有微饮，当从小便去之，苓桂术甘汤主之；肾气丸亦主之。（十二·17）

男子消渴，小便反多，以饮一斗，小便一斗，肾气丸主之（十三·3）

问曰：妇人病饮食如故，烦热不得卧，而反倚息者，何也？师曰：此名转胞不得溺也，以胞系了戾，故致此病，但利小便则愈，宜肾气丸主之。（二十二·19）

崔氏八味丸：治脚气上入，少腹不仁。（五·附方）

【方药用法】 干地黄八两，山茱萸四两，薯蓣四两，泽泻三两，茯苓三两，牡丹皮三两，桂枝一两，附子一两（炮），上八味，末之，炼蜜和丸，梧子大。酒下十五丸，日再服。

【方证释义】 本方功能补肾阴，助肾阳，利水邪。方中重用干地黄大补肾精之亏；山药甘以补脾，《本经》言其“补中益气力”；山茱萸味酸以补肝，《雷公炮炙论》谓其能“壮元气，秘精”。三味相合，君一臣二，补阴之力悉备，乃本方之大体，求本之治法。又正常时水能克火生木，若肾水不足，则心火易亢，肝火易炽，《素问·逆调论》曰此为“一水不能制二火”，故佐丹皮以制虚火。肾精亏损，阴损及阳，故略佐附子以助肾阳之弱，少用乃取“少火生气”之义，王冰说附子可“益火之原，以消阴翳”，因而使“便溺有节”。桂枝之用，意在通阳以助附子，利水以助苓、泽。盖阴阳之质，阳以动为顺，以静为逆，故助阳不在温，而在得其通，阳气得通，阴霾自散，气化水行。用茯苓、泽泻者，功在利水而通小便。八味肾气丸如此配伍，补阴之虚以生气，助阳之弱以化水，渗利水湿以护正，而成扶正祛邪，祛邪安正之剂。本方证是以肾阴亏损、阴损及阳、气化不利、开阖失司为主要病机的病证。症见虚劳腰痛，少腹拘急，小便不利，脉大无力或弱，舌淡苔白润。另据《金匮要略》载，本方还用于：①痰饮病，短气有微饮；②消渴病，男子消渴，小便反多，以饮一斗，小便一斗；③妇人转胞不得溺，饮食如故，烦热不得卧而反倚息；④脚气上入，少腹不仁。本方所治病证颇多，关键在于抓住肾阴阳两虚并水湿内停的病机。各科疾病，凡方证相对者，皆可用之。

【验案精选】

1. 虚劳

（1）一妇，患痰热，治者多以寒凉，偶得小愈。三四年，屡进屡退，于是元气消烁。庚子夏，遍身浮肿，手足麻冷，日夜咳嗽，烦躁引饮，小水不利，大肉尽去，势将危殆。薛诊脉洪大无伦，按之如无，此虚热无火，法当壮火之源，以生脾土。与金匮肾气丸料，服之，顿觉小水溃决如泉，俾日服前丸，及大补汤愈。三四年间无恙。一日，因哀悲动中，前证复作，体如焚燎，口肉尽腐，胸腹胀满，食不下咽者四日，投以八味二服，神思清爽，服金匮肾气丸料，加参、芪、归、术，未竟而胸次渐舒，陡然思食，不三日而病去五六矣，嗣后，日用前二丸间服，逾月而起。至秋深，复患痢，又服金匮肾气丸，加参、芪、归、术、黄连、吴萸、木香，痢遂止，但觉后重，又用补中益气，加木香、黄连、吴萸、五味，数剂而痊愈。（《名医类案·卷五·虚损》）

编者按　此案脉“洪大无伦，按之如无”，是《金匮》所谓“脉大为虚”（六·3）之类也。“法当壮火之源，以生脾土”，土厚则生肺金，肺脾肾三脏真元恢复，诸症可愈。

（2）一儒者失于调养，饮食难化，胸膈不利，或用行气消导药，咳嗽喘促；服行气化痰药，肚腹渐胀；服行气分利药，睡卧不能，两足浮肿，小便不利，大便不实，脉浮大，按之微细，两寸皆短。此脾肾亏损，朝用补中益气加姜、附，夕用金匮肾气丸加骨脂、肉果，各数剂，诸症渐愈。再佐以八味丸，两月乃能步履，却服补中、八味，半载而康。（博按：以上二案旧刻前案佚其尾，后案佚其首，并作一案。）（《名医类案·卷九·淋闭》）

编者按　此案“脾肾亏损，朝用补中益气……夕用金匮肾气……”，于上午阳气较盛时以补中益气汤补已虚之阳气，傍晚以肾气丸阴阳并补，以利由阳转阴。

（3）阳维为病苦寒热，阴维为病苦心痛。阳维维于阳，阳气弱则腹痛而便溏；阴维维于阴，营阴虚则心痛而舌红也。脉微形瘦，阴阳并损，损及奇经，当以甘温。黄芪，桂枝，当归，炙甘草，白芍，川贝，陈皮，砂仁，鹿角霜。（邓评：是即《金匮》阴阳俱不足，调以甘药之旨，况此病阳分比阴分更虚，治须甘温无疑；惟川贝不伦。）再诊：但寒不热，便溏脉细，肢体面目俱浮，悉属阳虚见象。惟舌红无苔，此属阴伤之候；但口不干渴，乃君火之色外露。治当引火归元。附桂八味丸加鹿角霜、党参、冬术。（《增评柳选四家医案·王旭高医案》228页）

诒按　论病贯串，认证真切。至用药之浅深轻重，亦觉步步稳实。

邓评　口不干渴，火之无力可知。昔人论胸中有聚集之残火，腹内有积久之阴寒也，其斯之谓欤。

编者按　补脾、补肾为治疗虚劳病两大法则。此案首诊以补脾为主，再诊以补肾为主。何者为主，当以具体病情而定。此案四诊合参，辨证而舍舌（舌红者一般主阴虚）从脉，如此对具体病情具体分析的辨证方法，应当效法。

2. 水气病

（1）杨乘六治孙氏女，年十九，病臌证。先自头面肿起，渐次手足浮肿，又次肚腹肿胀，小水不利，医杂用枳壳、厚朴、苍术、陈皮、三棱、莪术、半夏、黄芩等，并利水药，肿胀益甚，更加痰喘。询其起病之由，知为寒水侮土，因治不如法，致水势冲激，而土崩防溃也。以大剂补中益气加木瓜、干姜，送《金匮》肾气丸，月余而愈。（《续名医类案·卷十三·肿胀》）

编者按　从此案“起病之由”与“先自头而肿起……小水不利”等发病特点，颇似西医学所述急性肾炎至慢性肾炎之发病过程。辨证以汤与丸并用、脾与肾兼治法而愈。

（2）吴孚先治一人患肿胀，皮绷急。脉之系脾肾虚，用二陈去甘草，加人参、干姜、肉桂、木香、茯苓、大腹皮、姜皮、车前，十帖腹有皱纹。复与《金匮》肾气丸，一料痊愈。（《续名医类案·卷十三·肿胀》）

编者按　此案为先理脾而后补肾法。治肿“去甘草”妙。妙在甘草恋湿而易增肿，故肿胀患者不用，用之宜少。

3. 表里同病　上盛下虚证　正红旗孙兄，粤东转运高公令亲也。高扎云：“舍亲孙某，患不起之症，非某不治，亦作善之一端。时因余创育婴局于广省，故云然也。”往诊其脉，空豁恍恍不定，重按无根，神昏谵语，寒热大作，加之咳嗽痰喘，转侧不能寐，昼夜惟伏几呻吟，且胸膈胀闷，足冷恶寒。询之，夏秋积劳，寒暑皆受。一月以前，初感头风身痛，憎寒恶热，咳嗽。或用桔梗、杏仁、干葛、羌活，汗而不解。复用桑皮、前胡、苏子、半夏、贝母、知母、黄芩，亦不应，寒热更甚。又用小柴胡加山栀、玄参、薄荷，咳嗽更甚。不知此症，夏秋暑湿风寒，兼感而发，尚未得汗，何能解散？遂用五积散二剂，汗出如淋，咳嗽亦减，可伏枕矣。惟寒热未退，病久元气已亏，气上喘，小便如油短数，其火从下而上，上盛下虚，用《金匮》肾气丸二服，气平便顺。然潮热如故，时有呓语昏冒，午后用参附六君子汤，朝与肾气丸，经月汗止神清。凡用参、附共斤许，又服还少丹加河车、桂、附、鹿胶，及十全大补汤，五十余日，元气始复，饮食如常。此与李别驾同一病形，脉虽少异，一以信药而生，一以不信药而殒。噫！（《续名医类案·卷六·瘴》）

编者按 此案脉象"空豁恍恍不定，重按无根"，显然为大虚之脉，《金匮》所谓"脉大为劳，极虚亦为劳"（五·3）也。询问病因，乃"一月以前……夏秋暑湿风寒，兼感而发，尚未得汗"，辨证先以五积散治之（本方是为消除气、血、痰、食、寒五积而设，但以发表温里为主。出自《局方》，方药组成：麻黄、白芷、生姜、干姜、肉桂、苍术、厚朴、陈皮、半夏、茯苓、当归、川芎、白芍、枳壳、桔梗、甘草），汗出邪解。后以肾气丸、参附六君子汤、十全大补汤等温补脾肾方药补虚，使危重复杂之病转危为安。此案是表里同病者先解表后治里法则的范例。

4. 胃热肾虚证　先泻后补案　施沛然治吕孝廉沈仆，患惊悸三月，闻响则甚，遇夜则恐，恐甚则上屋逾垣，旋食旋饥，日啖饭无算。或谓心偏失神，用补心汤益甚。脉之，右关洪数无伦，两尺浮大，按之极濡。病得于酒且内。肾水枯竭，客热犯胃。经云："肾主恐。"又曰："胃热亦令人恐。"又曰："消谷则令人饥。"又曰："足阳明病，闻木音则惕然而惊，甚则逾垣上屋。此病在胃与肾脾。心属火，是脾之母，补心则胃益实，火盛则水益涸，故药之而病反甚也。但病本在肾，而标在胃也。先治其标，用泻黄散，后治其本，用肾气丸。一病而寒热并用，补泻兼施。第服泻黄散三日，当不饥矣，服肾气丸十日，当不恐矣。"已而果然。（《续名医类案·卷二十一·惊悸》）

编者按 此案脉诊以辨病机（"右关洪数无伦"乃胃热之象；"两尺浮大，按之极濡"乃肾虚阳浮之象）；问诊以求病因（"病得于酒且内"者，嗜酒致胃热，房劳伤肾精）。"用补心汤益甚"者何？以"补心则胃益实，火盛则水益涸，故药之为病反甚也"。故治之先用泻黄散治胃热火盛之标，后以肾气丸补肾之虚并引火归原。方法得当，疗效在意料之中。泻黄散源自《小儿药证直诀》，方为：石膏、栀子、藿香、防风、甘草。功能泻脾胃伏火。

5. 脾肾虚寒危症　立斋治州同刘禹功，素不慎起居七情，以致饮食不甘，胸膈不利。用消导顺气，肚腹痞闷，吐痰气逆；用化痰降火，食少泄泻，小腹作胀；用分利降火，小便涩滞，气喘痰涌；服清气化痰丸，小便愈滞，大便愈泻，肚腹胀大，肚脐突出，不能寝卧。六脉微细，左寸甚虚，右手短促，此命门火衰，脾肾虚寒之危症也。先用《金匮》加减肾气丸料，肉桂、附各一钱二分，二剂，下瘀秽甚多。又以补中益气送二神丸，二剂，诸症悉退五六，又用前药数剂，并附子之类，贴腰脐及涌泉穴，六脉渐和而安。后因怒腹闷，惑于人言，服沉香化气丸，大便下血，诸症悉至。曰："此阴络伤也。"辞不治，果殁。（《续名医类案·卷十一·虚损》）

编者按 此案辨脉理之精微，凭脉辨证。治法先用肾气丸加减补肾，"下瘀秽甚多"者，扶正可祛邪也（若肾气丸重用干地黄，可致大便增多而色黑）。"又以补中益气送二神丸"，此乃脾肾兼补之方法。更难得可贵的是采取了内外兼治法，外"贴腰脐及涌泉穴"，必能增强疗效。"后因怒"伤身，病情又复加重，他医治不得法而亡，足见患者本来就病属"危证"矣。

6."虚虚"至死案　一宦者，年已近耄，因劳倦伤脾，脾虚病疟，疟愈而脾胃之虚日益，旋病肿，此时饮食尚进，起居亦不甚衰，正宜补中益气汤，随症加减，以调脾胃元气。后用《金匮》肾气丸，补肾行水，使肿自消，始为至治。乃日以泽泻、猪苓、柴胡、葛根、厚朴、陈皮等药，朝饵暮餐，咸不知返。两月后真气克削无余，肿胀弥剧，喘息不得眠者六昼夜。更一医，犹以为肺病，而用苏子、芥子、二母、二冬之类，卒至汤饮俱废而死。王宇泰曰："手足浮肿，未必成水也。服耗气利水之药而不已，则水病成矣。赵养葵曰：'肾虚不能纳气归元而作喘'，徒从事于肺者，执流而忘源也。惜哉！"（《续名医类案·卷十三·肿胀》）

编者按 临证治病，应首先分辨虚实。此案本为虚证，却滥用“克削无余”方药，使虚者更虚，病情加剧，“卒至汤饮俱废而死”。此即《金匮》所谓“(勿)虚虚”之戒也。古圣真言，垂训千古！

7. 重视问诊案　吴圣符单腹胀，腹大如箕，坚硬如石，胃中时生酸水，吞吐皆然，经年罔效。盖由医辈不察病之所起，与病成而变之理耳，惟肾气丸一方，犹是前人成法。但此病用之，譬适燕而南其指也。夫肾气丸为肿胀之圣药者，以能收摄肾气，使水不泛溢耳。今小水一昼夜六七行，水无泛溢之虞也。且谓益火之源，以消阴翳耳。(《续名医类案·卷十三·肿胀》)

编者按　案曰“察病之所起，与病成而变之理”一语，为医者临证之至理名言。这说明：患者病起之成因，病成之变化(病情之变化、治疗之过程等)，只有问诊才能获得。故喻昌说：“凡治病，不问病人所便，不得其情，草草诊过，用药无据，多所伤残，医之过也。”(《医门法律·卷一》)

8. 妇人肾亏类似热入血室状　张仪表令爱发热，经水来，昏夜谵语，如见鬼状，投小柴胡汤增剧。询其病情云：“醒时下体恶寒，即愦时亦尝牵被敛衣。”因语此证，平素必患带下，且完姻未久，隐曲之事未免过当。复值经水过多，精血两亏，阴阳并竭。其恶寒发热，由阴阳相乘所致，非外感邪热深入也。投发散清热，证同亡阳。《伤寒论》云：“亡阳则谵语。”《内经》云：“脱阳者，见鬼是也。”用肾气丸，早晚各二钱，神气即清。随以苁蓉易桂、附，数剂痊愈。(《续名医类案·卷二十三·妇人症·经水》)

编者按　此案最大的启发是：对恶寒发热的病人，首先应分辨是外感，还是内伤。此案所述部分证候，颇似热入血室之小柴胡汤证。但详细询问病情，全面分析，才识得病“非外感”，而为内伤也。编者著《仲景医学心悟八十论》，第十三论为“《伤寒杂病论》中类伤寒证治论”，可知仲景书即有其系统辨证论治。后世李东垣又有《内外伤辨》之专著。若将先圣后贤之理论吃透，临证不惑也。

9. 头耳口鼻为病　真阳以肾为宅，以阴为妃，肾虚阴衰，则阳无偶而荡矣。由是上炎则头耳口鼻为病，下走则膀胱二阴受伤。自春及秋，屡用滋养清利之剂，欲以养阴，而适以伤阳，不能治下，而反以戕中。《内经》所谓热病未已，寒病复起者是也。鄙意拟以肾气丸，直走少阴，据其窟宅而招之，同声相应，同气相求之道也。所虑者，病深气极，药入不能制病，而反为病所用，则有增剧耳。肾气丸。(《增评柳选四家医案·尤在泾医案》6页)

诒按　立论透切，医案中仅见之作。

邓评　要知滋清太过，每有是症。缘虚阳游行于三焦经络，非阳火亢盛、上充下斥之比。此案洵属可法。非阅历有得者不能道只字。反为病所用者，恐其桂、附助阳耳。病至深极，每有此弊。

孙评　议论非名大家，其孰能之。

10. 眩晕(高血压病　单纯性肥胖)　葛某某，女，45岁。1984年4月18日收入院。眩晕10余年，体质发胖6年，二便不利2年。北京某医院诊断为“高血压病Ⅱ期，单纯性肥胖”。现腰部酸痛，周身乏力，体形肥胖，头晕眼花，动则胸闷，气短，喘息，小便频数，淋沥不尽，甚则失禁，大便不固，黎明即泄，舌质淡暗，苔薄白而润，脉弦尺弱。分析病机，以肾虚为本，肾气丸主之，处方：生地、熟地各15g，山萸肉15g，山药15g，丹皮9g，泽泻9g，茯苓9g，炮附子5g，桂枝5g，生龙骨15g，生牡蛎15g。服药5剂，二便好转，诸症改善，更可喜的是，血压下降，体重减轻。遂去西药(原经常服复方降压胶囊等)，守方服药1个月，体重减轻5kg；血压由入院时的170/110mmHg下降至150/90mmHg。(吕志杰，等《北京中医药大学学报》1991；4：26)

编者按　《金匮》虚劳病篇说：“虚劳腰痛，少腹拘急，小便不利者，八味肾气丸主之。”本方属寓利于补之法。再加生龙牡以潜镇虚浮之阳，固涩二便，标本兼治，故而效著。

肾气丸为补肾的祖方、主剂，临床应用极其广泛，凡虚劳病肾阴阳两虚或肾虚水湿为患者，皆可以本方化裁治之。肾气丸用之得当，疗效确切，故历代医家都十分重视本方的研究和应用。

肾气丸证为肾阴(精)亏损，阴损及阳，气化不利，开阖失司。肾气丸为补肾阴，助肾阳，利水邪。如此，则补阴之虚，可以生气；助阳之弱，可以化水；利水祛邪，可以护正，“乃补下治下之良剂也”。(《心典》)后世医家师此方法，灵活变通，衍化出许多补肾名方。

11. 其他 刘保和教授根据腹诊运用肾气丸经验见《附翼》。

【临证指要】 现代医学的多种疾病，如高血压病、肝硬化、慢性咳喘、肾炎水肿、尿崩症、尿潴留、淋证、腰痛、溃疡病、胃炎、糖尿病等；月经不调、不孕症、滑胎小产、白带增多、崩漏结扎术后腰痛等；阳痿早泄、遗精、性交不射精等；老年白内障、耳鸣耳聋、慢性中耳炎、牙周脓肿、牙痛、口舌生疮、喉痹、失音及黑变病前额及颞侧黑斑等。凡表现为肾阴阳两虚者皆可以肾气丸原方或适当加减治之。其他如泼尼松引起的肾上腺皮质功能低下，在服用激素的同时或撤减激素过程中服用肾气丸，可预防或治疗撤减激素综合征，等等。

【实验研究】 肾气丸对整个机体具有综合效应。主要表现为：①调节神经中枢细胞代谢，降低副交感神经兴奋性；②改善肾功能，影响垂体肾上腺皮质功能，利尿消肿；③降血脂、抗动脉硬化、降低血压；④改善糖代谢；⑤抑制血清脂质过氧化反应，从而具有抗衰老作用。此外，本方还能调节和增强机体免疫功能，延缓抑制白内障的发生，改善性功能等多种作用。

栝楼瞿麦丸

【原文辑录】 小便不利者，有水气，其人苦渴，栝楼瞿麦丸主之。（十三·10）

【方药用法】 栝楼根二两，茯苓三两，薯蓣三两，附子一枚（炮），瞿麦一两，上五味，末之，炼蜜丸梧子大，饮服三丸，日三服；不知，增至七八丸，以小便利，腹中温为知。

【方证释义】 本方功能润燥生津，化气利水。方中栝楼、薯蓣生津润燥，以治其渴；瞿麦、茯苓渗湿行水，以利小便；炮附子一味，温阳化气，使津液上蒸，水气下行。“本方的配伍特点，是寒凉温燥、淡渗补益相互并用，使寒凉滋燥不伤阳气，温阳暖寒不损阴津，淡渗伐水助阳救阴不伤津气，诸药相伍攻补兼施，阴阳并调，寒热杂投，各达病所，所谓并行而不悖。”（李克光等《高等中医院校教学参考丛书·金匮要略》）本方证是以肾阳不足、下寒上燥为主要病机的病证。症见小便不利，口渴，腹中冷等。本证与肾气丸证均有口渴症状，其病机同为肾阳不足，气化无权，但本证下寒上燥，因于寒水积结于下，肾虚不能蒸津行水，津液不能上承，燥气盛于上所致，口渴与小便不利并见。后者口渴欲饮，小便反多，饮一斗，溲一斗，是因肾虚，不能蒸津摄水所致。栝楼瞿麦丸方实为肾气丸之变制，方后注云：“以小便利，腹中温为知”，说明服药前当有小腹冷，小便不利；水气内停，外溢肌肤，必见水肿，脉沉等。

栝楼瞿麦丸源于“消渴小便不利淋病”，这三种病具有一定的因果关系，消渴病与糖尿病相类似，糖尿病日久不愈，病情发展，可导致糖尿病性肾病。如此合并病症，就会表现为：既有原发病——上消证之残留证候“其人若渴”，又有继发病——肾病之证候“小便不利，有水气”，形成上燥下寒之复杂病情。故医圣制方，以润燥药治原发病，以利水、温阳药治继发病。

天 雄 散

【原文辑录】（六·附方）

【方药用法】 天雄三两（炮），白术八两，桂枝六两，龙骨三两，上四味，杵为散，酒服半钱匕，日三服。不知，稍增之。

【方证释义】 本方功能补阳摄阴。方中天雄（为附子之形长而细者，可以附子代之）、桂枝、白术温补脾肾阳气，龙骨收敛摄精。本方证是以脾肾阳虚，精关不固为主要病机的病症。据《方药考》云：“此为补阳摄阴之方，治男子失精，腰膝冷痛。”

【临证指要】 本方目前应用较少。《类聚方广义》：“天雄散治老人腰冷，小便频数或遗溺，小腹有动者。又曰：阴痿（编者注：即阳痿）病，脐下有动，或兼小便白浊者，严禁入房，服此方不过一月必效。”

经方类解

本章方剂只3首，即肾气丸、栝楼瞿麦丸、天雄散。

肾气丸是补肾祖方，对后世补肾学说和方法的丰富和完善影响深远。历代医家在此方的基础上，衍变出了许多补肾的著名方剂。肾气丸的衍化发展，主要有五个方面：①用肾气丸加味，如《济生》肾气丸、十补丸等；②以肾气丸去桂、附之温燥，如钱乙之六味地黄丸；③以肾气丸去丹皮、泽泻之清利，再酌情加补益药，如朱丹溪之滋阴大补丸，张景岳的左、右归丸，左、右归饮；④以六味地黄丸为主方再加味，如七味都气丸、知柏地黄丸、杞菊地黄丸、八仙长寿丸；⑤对肾气丸、六味地黄丸治疗范围的扩大应用，如薛己善用肾气丸、六味地黄丸和十补丸治疗杂证。赵献可以六味地黄丸、肾气丸治血、治瘀、治喘、治消渴、治疟疾等。以上的变通应用，都是以肾气丸的补肾大法为宗旨，针对具体病情，或以补肾阴为主，或肾阴肾阳并补，或补肾为主并酌情调补其他四脏，或如《济生》肾气丸再加利水祛邪药。总之，肾气丸创立了补肾阴、助肾阳、利水邪之大法。后世医家临床上对肾气丸的变通应用，详见本章“验案精选”。

栝楼瞿麦丸、天雄散 2 方实为肾气丸之变通方，开肾气丸变通应用之先河。

第十二章　泻心汤类——消痞剂

凡具有开结降逆、和中消痞等作用，用于治疗邪气内陷、气机痞塞、升降失常所致的痞证及腹满等病症的方剂，统称为消痞剂。属“八法”中“和法”的范畴。

邪气内陷，气机升降失常可致多种疾病。本章主要讨论正虚邪陷，寒热错杂，中焦气机痞塞之痞证，以辛开苦降为基本治法，主方如半夏泻心汤、生姜泻心汤、甘草泻心汤。再宗“随证治之”的原则，根据具体证候不同，另列不同治方，如痰气交阻，噫气不除之旋覆代赭汤证；上热下寒、腹痛欲吐之黄连汤证；寒热格拒，食入口即吐之干姜黄芩黄连人参汤证；脾虚气滞，腹胀满之厚朴生姜半夏甘草人参汤证；痰热互结于心下之小陷胸汤证；邪热结于心下之大黄黄连泻心汤证；内热表寒之附子泻心汤证等。分述如下。

半夏泻心汤

【原文辑录】 伤寒五六日，呕而发热者，柴胡汤证具，而以他药下之，柴胡证仍在者，复与柴胡汤。此虽已下之，不为逆，必蒸蒸而振，却发热汗出而解。若心下满而硬痛者，此为结胸也，大陷胸汤主之。但满而不痛者，此为痞，柴胡不中与之，宜半夏泻心汤。(149)

呕而肠鸣，心下痞者，半夏泻心汤主之。(十七·10)

【方药用法】 半夏半升（洗），黄芩、干姜、人参、甘草（炙）各三两，黄连一两，大枣十二枚（擘），上七味，以水一斗，煮取六升，去滓，再煎取三升。温服一升，日三服。

【方证释义】 本方功能和中降逆，开结消痞。方中用半夏为主药以降逆止呕，芩、连苦寒以泄热，姜、夏辛温以散寒，人参、甘草、大枣甘温，补脾胃之虚。尤在泾说：本方“……所以泻与散者，虽药之能，而实胃气之使也。用参、草、枣者，以下后中虚，故以之益气也，而助其药之能也”(《伤寒贯珠集·卷二》)。诸药配合，辛开苦降，寒温并用，补益中气，从而达到恢复中焦升降、消除痞满之目的。本方证是以中气不足、脾寒胃热、中焦升降失职为主要病机的病证，症见心下痞满而不痛，恶心呕吐，肠鸣下利，舌色稍淡，苔白腻或微黄，脉弦细数，有的注家认为“呕、利、痞”是本方证之主症特点。半夏泻心汤与生姜泻心汤、甘草泻心汤三个方证均以心下痞满为主症。但具体病因病机及症状有所不同，故三方主药不同。

【验案精选】

1. 胸痞颅胀　泄泻

（1）张路玉治内兄顾九玉，大暑中患胸痞颅胀。脉得虚大而濡，气口独显滑象，此湿热泛滥于膈上也。与清暑益气二剂，颅胀止而胸痞不除。与半夏泻心汤，减炮姜，去大枣，加枳实，一服而愈。(《续名医类案·卷四·暑》)

（2）张路玉治陈总戎泄泻，腹胀作痛，服黄芩、白芍之类，胀急愈更甚。其脉洪盛而数，按之则濡，气口大三倍于人迎，此湿热伤脾胃之气也。与厚朴生姜半夏人参汤二剂，泻痢止而饮食不思。与半夏泻心汤，二剂而安。(《续名医类案·卷七·泄泻》)

编者按　案一曰“脉得虚大而濡，气口独显滑象，此湿热泛滥于膈上也”。案二曰“其脉洪盛而数，按之则濡，气口大三倍于人迎，此湿热伤脾胃之气也”。以上所述“气口”脉与“人迎”脉为何？夫人迎有三解：①结喉旁两侧颈总动脉搏动处，又称“人迎脉”。②诊脉部位，即左手寸口脉的别称。③足阳明胃经穴位名，位于结喉旁颈总动脉之后。在此案当指“左手寸口脉”。

寸口脉（分为寸、关、尺三部），又称“气口”。根据“左人迎右气口”的说法，上下两案皆为右手寸脉（气口）大于左手寸脉（人迎），这符合上下两案皆为湿热伤及脾肺之气的病机。

2.噤口痢　痞证　凌伯尹患痢，两月不止，百治益甚。诊之，右关尺虚而结滞，胸中有块突起如拳，水浆不得下咽（是噤口矣）。曰：“此症屡经误治，邪未得除，而胃气已伤，客邪乘虚结于心下，与痰饮相搏而成痞。水不得下咽者，土虚不能胜水，且以寒饮内格而不入也。”与半夏泻心汤，二剂结块渐平，再剂而症减七八，渐进粥饮。盖外邪挟内饮相结，其留连胶固，有非一表一里所能尽者。攻之则正愈伤，补之则痞益甚，然舍此则治法何从而施？乃用人参、大枣以安胃气之虚，而加炮姜、半夏、黄芩、黄连以涤痰治邪，而成倾痞之用，正如良吏治民，威惠兼着，而治功成矣。（《续名医类案·卷八·痢》）

3.不寐　李某某，女性，年约六旬，山东大学干部家属。1970年春，失眠复发，屡治不愈，日渐严重，竟至烦躁不食，昼夜不眠，每日只得服安眠药片，才能勉强略睡一时。当时我院在曲阜开门办学，应邀往诊。按其脉涩而不流利，舌苔黄厚黏腻，显系内蕴湿热。因问其胃脘满闷否？答曰，非常满闷。并云大便数日未行，腹部并无胀痛。我认为，这就是“胃不和则卧不安”。要使安眠，先要和胃。处方：半夏泻心汤原方加枳实。傍晚服下，当晚就酣睡了一整夜，满闷烦躁，都大见好转。接着又服了几剂，终至食欲恢复，大便畅行，一切基本正常。（《伤寒解惑论》144页）

编者按　中焦为四运之轴，升降之机。今湿热积滞壅遏胃脘，上扰神明则失眠。用半夏泻心汤加枳实泄热导滞，舒畅气机，俾湿热去，气机畅，胃气和，则卧寐安。

【临证指要】　本方临床应用广泛，主要应用于消化系统疾病，如溃疡病，急、慢性胃炎，急、慢性肠炎，胃黏膜脱垂，十二指肠壅积症，幽门不完全性梗阻，顽固性腹胀，肝炎性腹胀，胆囊炎，慢性非特异性溃疡性结肠炎及胃病术后痞满，腹泻以及梅尼埃病，妊娠呕吐，口腔黏膜溃疡，小儿久泻等，只要符合本方证之病机，均可应用。

【实验研究】　半夏泻心汤对胃肠道的作用有以下6点：①对胃肠运动有双向调节作用。②对炎症性腹泻有止泻作用。③对胃黏膜慢性炎症有消炎作用。④对应激性溃疡有抑制作用。⑤对幽门螺旋菌有杀菌作用。⑥对抗癌药所致消化道症状有改善作用。此外，本方对内窥镜检查所见胃黏膜糜烂、充血、水肿、出血等慢性胃炎表现有改善作用。

生姜泻心汤

【原文辑录】　伤寒汗出，解之后，胃中不和，心下痞硬，干噫食臭，胁下有水气，腹中雷鸣，下利者，生姜泻心汤主之。（157）

【方药用法】　生姜四两（切），甘草三两（炙），人参三两，干姜一两，黄芩三两，半夏半升（洗），黄连一两，大枣十二枚（擘），上八味，以水一斗，煮六升，去滓，再煎取三升。温服一升，日三服。

【方证释义】　本方功能和胃降逆，散水消痞。本方为半夏泻心汤加生姜、减少干姜用量而成。方“名生姜泻心汤者，其义重在散水气之痞也。生姜、半夏散胁下之水气；人参、大枣补中州之土虚；干姜、甘草以温里寒；黄芩、黄连以泻痞热。备乎虚、水、寒、热之治”（吴谦，等《医宗金鉴·订正仲景全书·伤寒论注》）。本方证是以脾胃气虚、水气内停、寒热错杂、气机痞塞为主要病机的病证。症见心下痞硬，噫气带有食臭味，肠鸣有声，泄泻，或见下肢浮肿，小便不利等。

【验案精选】

痞证（慢性胃炎）　胡某某，男性，患慢性胃炎。自觉心下有膨闷感，经年累月当饱食后嗳生食气，所谓“干噫食臭”；腹中常有走注之雷鸣声。体形瘦削，面少光泽。认为是胃肠功能衰弱，食物停滞，腐败成气，增大容积，所谓“心下痞硬”；胃中停水不去，有时下走肠间，所谓“腹中雷鸣”。以上种种见证，都符合仲景生姜泻心汤证，因疏方予之：生姜12g，炙甘草9g，党参9g，干姜9g，黄芩9g，黄连3g（忌用大量），半夏9g，大枣4枚（擘）。以水8盅，煎至4盅，去滓再煎，取2盅，分两次温服。服1周后，所有症状基本消失，惟食欲不振，投以加味六君子

汤，胃纳见佳。（《岳美中医案集》43页）

编者按 方中以生姜为主药，宣散水气之聚结；更辅以干姜、半夏开痞结；黄芩、黄连泻湿热；参、草、大枣益中州。本案具有生姜泻心汤所主治的典型脉证，故能奏效。此外，运用本方应注意“去滓再煎”，以协调药味、和解胃气。

甘草泻心汤

【原文辑录】 伤寒中风，医反下之，其人下利日数十行，谷不化，腹中雷鸣，心下痞硬而满，干呕，心烦不得安。医见心下痞，谓病不尽，复下之，其痞益甚。此非结热，但以胃中虚，客气上逆，故使硬也。甘草泻心汤主之。（158）

狐蜮之为病，状如伤寒，默默欲眠，目不得闭，卧起不安，蚀于喉为蜮，蚀于阴为狐，不欲饮食，恶闻食臭，其面目乍赤、乍黑、乍白。蚀于上部则声喝（一作嗄），甘草泻心汤主之。（三·10）

【方药用法】 甘草四两（炙），黄芩三两，干姜三两，半夏半升（洗），大枣十二枚（擘），黄连一两，上六味，以水一斗，煮取六升，去滓，再煎取三升。温服一升，日三服。（编者注：《伤寒论》载本方无人参。《金匮要略》用本方有人参三两，且甘草为生甘草）

【方证释义】 本方功能补中和胃，消痞止利。本方即半夏泻心汤重用甘草。“方以甘草命名者，取和缓之意也。用甘草、大枣之甘，补中之虚，缓中之急；半夏之辛，降逆止呕；芩、连之寒，泻阳陷之痞热；干姜之热，散阴凝之痞寒。缓中降逆，泻痞除烦，寒热并用也”（吴谦，等《医宗金鉴·订正仲景全书·伤寒论注》）。用人参者，以本方治误下后胃气更虚，痞利俱甚之证，故应当用人参补虚。本方证是以脾胃气虚，邪气内陷、气机痞塞、寒热错杂为主要病机的病证。症见心下痞满而硬，心烦呕逆，肠鸣，下利频作，完谷不化，舌苔白或微黄滑腻，脉濡或弦缓。

【验案精选】

甘草泻心汤治药疹案例见“附翼”张顺启经验。

【临证指要】 主治病证参见半夏泻心汤条。但需注意，如果将炙甘草改为生甘草，即为《金匮要略》甘草泻心汤，以清热解毒，除湿健脾为治，为治疗狐蜮病（现代医学之白塞病隶属于此）主方。

【实验研究】 方中主药甘草所含甘草甜素有解毒和吸附作用，可用于抗炎和抗过敏反应。实验研究还证明甘草流浸膏有缓解胃肠平滑肌痉挛，抑制组织胺所引起的胃酸分泌作用。用于溃疡病时，对溃疡面还能形成薄膜起到保护作用。并能保护发炎的咽喉和气管黏膜。

大黄黄连泻心汤

【原文辑录】 心下痞，按之濡，其脉关上浮者，大黄黄连泻心汤主之。（154）

伤寒大下后，复发汗，心下痞，恶寒者，表未解也。不可攻痞，当先解表，表解乃可攻痞。解表，宜桂枝汤；攻痞，宜大黄黄连泻心汤。（164）

【方药用法】 大黄二两，黄连一两，上二味，以麻沸汤一升渍之，须臾，绞去滓，分温再服。（宋·林亿等校正云：臣亿等详看大黄黄连泻心汤，诸本皆二味；又后附子泻心汤，用大黄、黄连、黄芩、附子，恐是前方中亦有黄芩，后但加附子也。故后云附子泻心汤，本云：加附子也。）

【方证释义】 本方功能泻热消痞。方中大黄苦寒，泻热和胃开结，黄连、黄芩苦寒以清心胃之火。本方用法不取煎煮，而以麻沸汤浸泡，少顷，绞汁即饮，以取其气味俱薄，使之利于清泄无形邪热，热去结开，则痞塞自消。本方证是以邪热结于心下、中焦气机痞塞为主要病机的病证，症见心下痞满，按之柔软，伴心烦口渴，小便黄赤，大便不爽或秘结，舌红苔薄黄，关脉浮或数。

【验案精选】

1. 心下痞　真心痛（冠心病　心绞痛　心力衰竭） 孙某某，女，67岁。1983年10月11日初诊。嗜烟几十年。阵发性心下痞，甚则胸骨后憋闷而痛2年，加重半个月，以冠心病、心绞痛、左心衰入院。住院半月以来，用温胆汤合冠心Ⅱ号（丹参、川芎、红花、赤芍、降香）加减治之无效，病日甚。心痛发作时，口含硝酸甘油、硝酸异山梨酯（消心痛）、硝苯地平片（心痛定）等不能很快缓解。肌内注射盐酸哌替啶（杜冷丁）、罂粟碱亦不能控制发作。服普萘洛尔（心得安），心率仍快。印象：心肌梗死先兆？已下了病危通知单。现频发心下痞，甚则胸骨后及心前区憋闷而痛，向左肩、臂、背、颈部传导，20~30分钟后方能缓解，伴恶心，呕吐，大汗出，面苍白，血压180/80mmHg，心率加快至124次/分，心律不齐。心电图检查：窦性心动过速，室性早搏。且口干口苦，食则呕恶，诱发心痛，小便不利，大便不爽，带下色黄腥臭，舌暗红、苔薄黄腻、水滑、龟裂，脉促无力。辨证：痰热中阻，升降悖逆，浊气攻心，心脉痹阻。治拟心病调中法。处方：大黄10g，黄连、黄芩各6g。用滚开水渍之须臾，分3次温服。服药1剂，大便4次，质溏，而心痛发作明显减少。连服7剂，心痛发作控制。饮食可，二便调，带下少，诸症缓解，出院调养。1个月后随访，偶发心下痞，能自行缓解。（吕志杰《中医杂志日文版》1989；5：51）

原按　中医治疗冠心病，常常根据其本虚标实的基本病机，补心气、助心阳、补益肝肾以治本，宣痹通阳、清热化痰、活血化瘀以治标。方法得当，常可取效。而取大黄通腑法，历来罕见。上述治例，虽属个案，却体现了辨证论治，属心胃同治法，方药对证，大黄可治冠心病重证。立方之意，是受到《伤寒论》启发，煎煮亦遵仲景法。临证有这样的情况，冠心病便秘者，由于排便困难而诱发心绞痛甚至心肌梗死。由此可见，大黄通腑法不可废。

2. 咯血（肺结核）　吴某，男，50岁，工人，住院号881964。入院日期1993年9月6日。患肺结核20余年，曾因反复咯血多次住院治疗。近5天来，发热，体温38.5℃，咳嗽，咯吐黏痰，黄白相兼，伴有间断性咯血或痰中带血，此次因突然大咯血，1次咯血量约500ml而急诊入院，入院后给予西药氨甲苯酸（止血芳酸）0.2g，加入到50%葡萄糖40ml内静脉注射；脑垂体后叶素10单位，加入5%葡萄糖盐水500ml中静脉滴注。治疗3天后，出血量明显减少，5天后患者再次大量咯血，出血量达400ml，再用上述方法治疗，疗效不佳。遂给予中药生大黄10g，炒黄芩10g，黄连5g。用沸水150ml浸泡10分钟后，去渣，徐徐饮服。药进1剂，出血量大减；药进2剂，咯血基本控制，体温降至正常，大便微溏，咳嗽咯痰明显好转。再服1剂以巩固疗效。停药后半个月内未见咯血。（杨秀珍，等《国医论坛》1997；6：12）

原按　肺结核咯血，应急则治标，惟以止血为第一要务。咯血是肺结核常见症状之一，采用泻心汤泡服治疗该病60例，取得较好的效果，比西药酚磺乙胺（止血敏）对照组为优。肺结核毕竟是虚损之候，用泻心汤治其咯血既不能畏其药味峻猛，也不能无限止使用，应血止药停，以补虚为收功之法。

3. 便血（上消化道出血）　阮某某，男，68岁。一诊（5月1日）：有高血压病史10余年，时常头晕心悸，近来胃脘不适，嘈杂吞酸，昨起大便色黑，量多，曾晕厥1次，口苦，脉弦小，苔黄腻。肝阳上亢，湿热内蕴，阴络损伤而便血，拟苦寒泻火，化湿泄热，方以《金匮》泻心汤加味3剂。二诊（5月4日）：大便先黑后黄，量不多，胸脘不舒，口干苦，脉弦小，苔薄黄腻。肠胃湿热蕴滞尚未清彻，仍守前法出入。三诊（5月6日）：大便色黄，隐血转阴，心腹烦热，口干便艰，脉弦滑，苔黄腻渐化。湿热未净，肝胃不和，拟小陷胸汤加味，以宽胸泄热。（《张伯臾医案》56页）

原按　本例便血，乃由脾胃湿热蕴积、损伤阴络所致，故用泻心汤泻脾胃之湿热。本方以大黄为君，有祛瘀生新、泻火止血之功效，且止血而不留瘀。从本例可知，古人所谓下血“色暗者，寒也；鲜红者，热也”之说，未必全面，属寒抑属热，尚须结合临床症状，脉舌全面分析，不可机械从事，方能达到药症相符，应手得效。

【临证指要】　本方对血热妄行的吐血、衄血、便血等多种出血有较好疗效。上述血症见于上消化道出血（包括胃溃疡、肝硬化、十二指肠球部溃疡、食道静脉破裂等出血）、急性肺出血（包括肺结核、支气管扩张等出血）以及鼻出血、尿血、痔疮出血、子宫出血、流行性出血热出血、流脑皮肤瘀斑、急性血小板减少出血等属血热妄行者。本方还用于治疗感染性疾病，如：急、慢性胃肠炎，急性扁桃体炎，小儿急性口疮，结膜炎，巩膜炎，痢疾，皮肤感染，化脓性阑尾炎术后感染等。并可辨证治疗高血压病、脑血管意外等病证。

【实验研究】 本方有较强的抑菌作用。大黄酸类物质，能刺激大肠壁，引起血管收缩，分泌增加，使大肠内容物易于排出。本方还有明显的抗缺氧作用，能增强心肌耐缺氧能力、降低脑的耗氧量，提高脑对缺氧的耐受力以及减少机体细胞耗氧量。另外，本方并有抑制血小板凝集、抗凝血等作用。

附子泻心汤

【原文辑录】 心下痞，而复恶寒汗出者，附子泻心汤主之。（155）

【方药用法】 大黄二两，黄连一两，黄芩一两，附子一枚（炮，去皮，破，别煮取汁），上四味，切三味，以麻沸汤二升渍之，须臾，绞去滓，内附子汁。分温再服。

【方证释义】 本方功能泻热消痞，扶阳固表。方中大黄、黄连、黄芩之苦寒，以麻沸汤浸渍，少顷，绞去滓，取其味轻气薄，以清泻邪热，达到消痞之目的；附子别煮取汁，使辛热之药发挥温经扶阳固表的作用。陈尧道说：“心下痞，故用三黄以泻痞，恶寒汗出，故用附子以回阳。无三黄则不能去痞热，无附子恐三黄益损其阳，热有附子，寒有三黄，寒热互用，斯为有制之兵矣。”（《伤寒辨证·卷四》）。本方证是以邪热壅滞心下，兼有表阳虚为主要病机的病证。症见心下痞满，按之柔软不痛，同时又见恶寒汗出，舌苔白或舌淡红苔微黄等。本方与大黄黄连泻心汤，同治无形邪热壅滞心下所致之热痞证，但本证则不仅无形邪热壅滞心下，且兼表阳虚，卫外不固，是二者的主要区别点。

【验案精选】

上热下寒证 韩某某，男，28岁，未婚，宁夏回族自治区人。患者背热如焚，上身多汗，齿衄，烦躁不安。但自小腹以下发凉，如浴水中，阴缩囊抽，大便溏薄，尿急尿频，每周梦遗2~3次。在当地易数医治疗无效，专程来京请刘老诊治。视其舌质偏红，舌苔根部白腻，切其脉滑而缓。刘老曰：此上热下寒之证，治当清上温下。然观病人所服之方，率皆补肾固涩之品，故难取效。刘老处以附子泻心汤：黄芩6g，黄连6g，大黄3g（沸水浸泡10分钟去渣），炮附子12g（文火煎40分钟，然后兑“三黄”药汤，加温后合服）。药服3剂，大便即已成形，背热减轻，汗出止，小腹转暖，阴囊上抽消失。又续服3剂而病愈。（《刘渡舟临证验案精选》7页）

原按 人体的水火阴阳藉赖脏腑气机运动的升降出入，周济于表里上下，维持着一个相对的平衡。一般而言，火在上而下行以温水寒，水在下而上升以济火热；阳卫外以守阴，阴守内以助阳。从本案的脉证分析，显为上热下寒，水火不能上下交济所致。病变的焦点则在于上焦热盛，盛则亢，亢则不下行，则下寒无火以温，故呈现上热下寒的病理局面。徒用补肾固涩之法，则隔靴搔痒，定难取效，治当清上热而温下寒，而用附子泻心汤。黄芩、黄连、大黄用沸水浸渍，在于薄其味而取其轻清之气，治上达下，以泄在上之热；附子熟用，文火久煎，取其醇厚之味，则力大气雄，以温下焦之寒。诸药合之，则“寒热异其气，生熟异其性，药虽同行，而功则各奏”（尤在泾《伤寒贯珠集》）。服此方则热得三黄而清，寒得附子而温，阴阳调和，水火既济，其寒热错综复杂之证自愈。

编者按 附子泻心汤原本治疗里热盛而表阳虚者，刘老教授用以治“上热下寒证”，诚为善用经方者。

黄　连　汤

【原文辑录】 伤寒，胸中有热，胃中有邪气，腹中痛，欲呕吐者，黄连汤主之。（173）

【方药用法】 黄连三两，甘草三两（炙），干姜三两，桂枝三两（去皮），人参二两，半夏半升（洗），大枣十二枚（擘），上七味，以水一斗，煮取六升，去滓。温服，昼三夜二。

【方证释义】 本方功能清上温中，和胃降逆。方中黄连苦寒，以清在上之热；干姜辛热，以温在中之寒；桂枝辛温，既可散寒、又能交通上下阳气；人参、甘草、大枣益胃和中，以复中焦升降之职；半夏降逆和胃，以止呕吐。本方证是以上热中寒、胃失和降为主要病机的病证，症见胸中烦热，恶心欲吐，腹痛，舌尖红苔白腻等。黄连汤即半夏泻心汤去黄芩加桂枝，二方药物仅一味之差，但主治各有不同。半夏泻心汤治寒热错杂，痞结心下，挟有痰气而以呕吐为主；

黄连汤治寒热之邪分踞上下，以腹中痛，欲呕吐为主。

【验案精选】

1. 呕吐　陈某某，男，25 岁。久泻愈后，又复呕吐，医者以为虚也，进以参、术、砂、半；又以为热也，复进竹茹、麦冬、芦根，诸药杂投，终属无效。其证身微热，呕吐清水，水入则不纳，时有冲气上逆，胸略痞闷，口不知味，舌尖红燥，苔腻，不渴，脉阴沉而阳则浮数，乃上热中虚之证。治之以黄连汤。此用姜、桂、参、草温脾胃而降冲逆，黄连清胸热，伴半夏以止呕吐，为一寒热错综之良方。服药呕吐渐止，再剂，症全除，能进稀糜，后用五味异功散加生姜温胃益气而安。(《治验回忆录》41 页）

编者按　此例呕吐、胸痞、舌尖红燥，系上焦有热；不渴、冲气上逆，系中虚有寒。予本方清上温下、补虚和中，2 剂而瘳。

2. 痫证　刘宏壁治一女，年方及笄（jī 古代盘头发用的簪子），忽染怪病，医莫能识。邀视，牙关紧闭，手足抽搐，目睛上瞪，昼夜两发（非痫而何？）。苏后腹内搅痛，欲吐不得，冷汗淋漓（皆肝木为祟）。察其邪不在表里，而在上下，上部有热，下部有寒，胸胃互异，寒热交战。投以黄连汤，势渐杀。再数剂辄颂更生。盖连以治热，姜以治寒，桂枝、半夏祛风化痰，参、枣、甘草辅心和中，使正气创建，邪气分散，如心应手矣。(《续名医类案·卷二十一·痫》)

琇按　痫证多由肝病兼挟痰火。方中姜、夏以豁痰，连、桂以平肝，甘草缓肝而和脾，参、枣补脾而壮肺，肺盛则木亦自平。刘用此获愈当矣。然目之为怪痰，而曰上热下寒，迨知其然而未知其所以然者也。(阐发精透。医案中如此等方论不相关照者甚多，皆认证未真而适遇对症之方，因而获愈。故用方者，亦不知所以获效之故也。)

编者按　此案痫证，以黄连汤治之取得疗效，确属奇巧。但是否不再发病，不得而知。此等个案，有待验证。

3. 产后胸痛　马元仪治卜氏外家，产后胸中作痛，痛甚则迫切不能支，至欲求死，诸治不效。延至五月，病转危急。诊其脉，两手弦涩少神，不能转侧，不得言语，曰："胸中者，阳气所治之部，今为阴邪所入，阴与阳搏，所以作痛。前医破气不应，转而和血，又转而温补，又转而镇逆，不知阴阳相结，补之则无益，攻之则愈结。若镇堕之，益足以抑遏生阳，而阻滞邪气。惟交通一法，足尽开阳入阴，通上彻下之妙，使阴治于下，阳治于上，太虚之府旷然，何胸痛之有哉？"用人参三钱，肉桂一钱，合仲景黄连汤，一剂痛减，二三剂顿释。次进加桂理中汤，数剂痊愈。(《续名医类案·卷二十五·产后·痛痹》)

编者按　此案以黄连汤加味，治疗产后胸痛取得捷效。案语说理透彻，令人信服。"交通"之功，为黄连取效的关键。

4. 发背　一男子患此症（发背），溃而瘀肉不腐，欲取之，更以峻补。一妇素弱，未成脓，大痛发热，谓须隔蒜灸，以拔其毒，令自消。皆不从，俱致不救。常治不问日期阴阳肿痛，或不痛，或痛甚，但不溃者，即与灸之，随手取消。势未定者，先用箍药围之。若用乌金膏，或援生膏贴患处数点尤好。若头痛拘急，乃表证，先服人参败毒散一二帖。如焮痛发热，脉数者，用金银花散，或槐花酒、神效托里散。如疼痛肿硬，脉实者，以清凉饮、仙方活命饮、苦参丸。肿硬木闷，疼痛发热，烦躁饮冷，便秘，脉沉实者，内疏黄连汤，或清凉饮。大便已利，欲其作脓，用仙方活命饮、托里散、蜡矾丸，外用神异膏。如饮食少思，或不甘美，用六君子汤加藿香，连进三五剂。更用雄黄解毒散洗患处，每日用乌金膏涂疮口处，俟有疮口，即用纸作燃，蘸乌金膏纴入疮内。若有脓为脂膜间隔不出，或作胀痛者，宜用针引之，腐肉堵塞者去之。若瘀肉腐动，用猪蹄汤洗。如脓稠或痛，饮食如常，瘀肉自腐，用消毒与托里药相兼服之，仍用前二膏涂贴。若腐肉已离好肉，宜速去之。如脓不稠不稀，微有疼痛，饮食不甘，瘀肉腐迟，更用桑柴灸之，亦用托里药。若瘀肉不腐，或脓清稀，不焮痛者，即服大补之剂，亦用桑木灸之，以补接阳气，解散郁毒。常观患疽稍重，未成脓者，不用蒜灸之法。及毒熟不开，或待腐肉自去，多致不救。大抵气血壮实，或毒少轻者，可假药力，或自腐溃。怯弱之人，热毒中隔，内外不通，不行针灸，药无全功矣。然此症若脓已成，宜急开之，否则重者溃通脏腑，腐烂筋骨，轻者延溃良肉，难于收功，因而不敛者多矣。(《续名医类案·卷三十二·外科·发背》)

编者按 此案治发背之方法很具体，但最宝贵的经验是"隔姜灸以拔其毒"。"发背"乃痈疽之生于脊柱部位的，属督脉及足太阳膀胱经，系火毒内蕴所致。案语所述"内疏黄连汤"（方中有大黄、槟榔等），不是仲景黄连汤，但出于何人，查不到出处，尚待核实。

【临证指要】 本方可治疗急性胃肠炎、慢性胃炎、胃及十二指肠溃疡、急性胰腺炎、慢性胰腺炎、慢性胆道感染、痢疾等属上热中寒及寒热夹杂者。

【实验研究】 参见半夏泻心汤条。

干姜黄芩黄连人参汤

【原文辑录】 伤寒本自寒下，医复吐下之，寒格，更逆吐下，若食入口即吐，干姜黄芩黄连人参汤主之。（359）

【方药用法】 干姜、黄芩、黄连、人参各三两，上四味，以水六升，煮取二升，去滓，分温再服。

【方证释义】 本方功能苦寒泄降，辛温通阳。方中芩、连苦寒以清热，干姜辛温以祛寒，人参补益中气。全方意在辛开苦降，调补脾胃。本方证是以误治伤胃、寒热格拒为主要病机的病证。症见呕吐频作或食入口即吐，下利，舌质淡苔薄黄，脉缓弱或虚数等。

【验案精选】

呕吐　泄泻 林某，50岁，患胃病已久。近来时常呕吐，胸间痞闷，一见食物便产生恶心感，有时勉强进食少许，有时食下即呕，口微燥，大便溏泄，一日2~3次，脉虚数。与干姜黄芩黄连人参汤。处方：潞党参15g，北干姜9g，黄芩6g，黄连4.5g。水煎分4次服。本案属上热下寒，如单用苦寒，必致下泄更甚；单用辛热，必致口燥、呕吐增剧。因此只宜寒热苦辛并用，调和其上下阴阳。又因素来胃虚，且脉虚弱，故以潞党参甘温为君，扶其中气。药液不冷不热分4次服，是含"少少与微和之"之意。因胸间痞闷热格，如果顿服，虑药被拒不入。服1剂后，呕吐泄泻均愈。因病者中寒为本，上热为标；现标已愈，应扶其本，乃仿内经"寒淫于内，治以甘热"之旨，嘱病者购生姜、红枣各1斤，切碎和捣，于每日三餐蒸饭时，量取一酒盏，置米上蒸熟，饭后服食。取生姜辛热散寒和胃气，大枣甘温健脾补中，置米上蒸熟，是取得谷气而养中土。服1个疗程后，胃病几瘥大半，食欲大振。后病者又照法服用1个疗程，胃病因而获愈。（《伤寒汇要分析》173页）

编者按 患者因胃病已久，中虚不运，脾气当升不升，胃气当降不降，上下阻格，遂发呕吐，胸闷，便泻，脉虚数。此与《伤寒论》"寒格吐利证"病机相同，故投干姜黄芩黄连人参汤可效。此外，本案善后调治之方尤妙，补中健胃、药简力专，切勿忽之。

【临证指要】 本方可用于治疗急慢性胃炎、肠炎、痢疾、泄泻等病症。属寒热格拒，或寒热夹杂者。

旋覆代赭汤

【原文辑录】 伤寒发汗，若吐，若下，解后，心下痞硬，噫气不除者，旋覆代赭汤主之。（161）

【方药用法】 旋覆花三两，人参二两，生姜五两，代赭一两，甘草三两（炙），半夏半升（洗），大枣十二枚（擘），上七味，以水一斗，煮取六升，去滓，再煎取三升，温服一升，日三服。

【方证释义】 本方功能和胃降逆，化痰下气。方中"旋覆花能消痰理气，代赭石镇肝降逆，同旋覆花协作平肝降逆以治噫气；半夏、生姜辛温而散，涤痰饮而消心下痞满；人参、甘草、大枣补脾胃扶正虚，俾中气健则津液布，痰饮除而气道通，诸症自可痊愈"（刘渡舟《伤寒挈要》）。本方证是以胃虚气逆、痰气交阻、升降失和为主要病机的病证。症见心下痞硬，噫气不除，或见纳差，恶心或呕吐，舌苔白或厚腻，脉缓或滑。

【验案精选】

1. 痰饮 谷之不入，非胃之不纳，有痰饮以阻之耳。是当以下气降痰为法。代赭之用，先得我心矣。旋覆代赭汤。（《增评柳选四家医案·尤在泾医案》40页）

诒按 识既老当，笔亦爽健。

邓评 功夫纯熟，自能意到笔随。

2. 噫气 呕吐 喻嘉言治倪庆病膈气，十四日粒米不入口，始吐清水，次吐绿水，次吐黑水，次吐臭水，呼吸将绝，医已歇手。喻适诊之，许以可救，渠家不信。喻曰：“尽今日昼夜先服理中汤六剂，不令其绝，来早转方，一剂全安。”渠家曰：“今已滴水不食，安能服药六剂？”曰：“但得此等甘温入口，必喜而再服也。”渠诸子或庠或弁，颇识理析，佥曰：“既有妙方，何不即投？必先与理中，此何意也？”曰：“《金匮》云，病患噫气不除者，旋覆代赭石汤主之。吾于此病分别用之者有二道：一者以黑水为胃底之水，臭水为肠中之水，此水且去，则胃中之津液，久已不存，不敢用半夏以燥其胃也。一者以将绝之气，止存一丝，以代赭坠之，恐其立断，先用理中，然后代赭得以建奇奏绩，一时之深心，即同千古之已试也。及简仲景方，见方中只用炮姜，而不用干姜，又谓干姜比半夏更燥，而不敢用。曰今所噫者，下焦之气也，所呕者，肠中之水也。阴乘阳位，加以日久不食，诸多蛔虫，必上居膈间，非干姜之辣，则蛔不下转，而上气亦不必下转，妙处正在此，君曷可泥哉？”服之果再索药，三剂后能言，云内气稍接。但恐太急，俟天明再服，后日转方为妥。次早旁议交沮，后三剂不肯服矣。乃持前药一盏，勉令服之。曰：“立地转方，顷刻见效何如？”乃用旋覆花一味煎汤，调代赭石末二匙与之。才入口，病者曰：“好药，吾气已转入丹田矣。”二剂胸腹顿爽，已有起色。因触冷气复呕，与前药立止。思粥，令食半盏，饥甚竟食二盏，少顷已食六盏。复呕，与前药立止。又因动怒，以物击婢复呕，与前药立止。以后不复呕，但精神困倦之极，服补药二十剂，丸药一斤，将息二月，始能出门，方悔从前少服理中二剂耳。(《续名医类案·卷十三·膈》)

编者按 此案以医者与病家之问与答，阐述病变之机，用药之巧。处方先服理中汤甘温补虚，转方再用旋覆代赭汤治噫止呕。用方之巧思，只选方中主药二味，其中奥妙，非深究药理不可。

3. 痞证 呕吐（慢性胃炎 神经性呕吐） 李某某，女性，60岁。2004年3月6日初诊：心下痞闷胀痛约6个月，伴恶心呕吐，食少纳差，倦怠乏力，面色萎黄，尿赤，便秘而十余日一行。经华北石油总医院、北京、天津等医院检查，诊断：慢性胃炎，神经性呕吐，给服诸多西药治疗罔效，他人介绍来诊，舌质淡苔薄略黄，脉弦缓。证为胃虚气逆，升降失和，治宜和胃降逆，化痰下气。处方以旋覆代赭汤加味：旋覆花10g，代赭石18g，清半夏10g，党参30g，甘草10g，大枣12枚，生姜15g，木香10g，白芍30g，枳壳10g，焦三仙各10g，日1剂，水煎2遍，合汁约300ml，日3次温服。服药3剂，心下痞闷胀痛，恶心呕吐等症缓解，食少纳差，面色萎黄如前，继用香砂六君子汤6剂调理而痊，至今无复发。(张顺启验案)

【临证指要】 本方主要治疗慢性胃炎、神经性呕吐、膈肌痉挛、胃及十二指肠溃疡、幽门不全梗阻、胃扩张、胆道感染、食道癌等病症符合本方证之病机者。

【实验研究】 本方中旋覆花的主要成分含黄酮类化合物及菊糖等；代赭石对中枢神经有镇静作用，在肠道能收敛肠壁、保护黏膜；半夏有健胃镇咳作用；生姜降逆止呕、促进循环、健胃止泻、抗菌消炎、祛痰镇咳；参、草、枣在本方中能滋补脾胃。

厚朴生姜半夏甘草人参汤

【原文辑录】 发汗后，腹胀满者，厚朴生姜半夏甘草人参汤主之。(66)

【方药用法】 厚朴半斤（炙，去皮），生姜半斤（切），半夏半升（洗），甘草二两（炙），人参一两，上五味，以水一斗，煮取三升，去滓。温服一升，日三服。

【方证释义】 本方功能健脾温运，宽中除满。方中厚朴苦温，下气除湿，宽中消满；生姜辛温，散饮和胃；半夏辛温，降逆开结涤痰；人参、甘草甘温，补益脾气而助运化。诸药配伍，补而不滞，消而无伤，为消补兼施之剂。本方证是以脾虚气滞为主要病机的病证。症见腹部胀满，按之虚软，喜温喜按，舌淡苔薄，脉虚弱无力。

【验案精选】

腹胀 叶某某，男，39岁，1977年8月10日就诊。患者行胃次全切除术后，恢复良好。惟出院后逐渐感觉脘腹痞满，嗳气频作，大便不畅，虽少食多餐以流质软食为主，亦感痞闷不饥，病情日渐明显。脉象细弱，舌白润，病者虽属手术之后腹胀满，但与《伤寒论》“发汗后，腹胀满”对照，病因虽不同，而病症相同，故用厚朴生姜半夏甘草人参汤加味论治：党参12g，法半夏9g，枳壳6g，厚朴9g，炙甘草6g，佛手片9g，广木香6g，生姜3g。服5剂后自觉气往下行，腹胀嗳气大减。继则服至20余剂，每隔1~2日服1剂，经2个多月，一切正常。1年后腹胀未发作，消化良好，体略发胖。（陈瑞春《中医杂志》1977；6：35）

编者按 患者因术后中虚，气机壅滞，遂发脘腹痞胀，嗳气食少，苔白润，脉细弱等。故用辛开苦降之品调理气机，以消痞满；术后中虚，故用参、草补中益气，数药合用，共奏通补兼施之功。

【临证指要】 本方原用于汗后脾虚腹胀之证。现代多用于治疗慢性胃炎、慢性肠炎、慢性胰腺炎、慢性消化功能紊乱、溃疡病、慢性肝炎等病，符合本方证之病机者。

小陷胸汤

【原文辑录】 小结胸病，正在心下，按之则痛，脉浮滑者，小陷胸汤主之。（138）

【方药用法】 黄连一两，半夏半升（洗），栝楼实大者一枚，上三味，以水六升，先煮栝楼，取三升，去滓，内诸药，煮取二升，去滓，分温三服。

【方证释义】 本方功能清热涤痰开结。方中黄连苦寒，以清泄心下之热；半夏辛温，涤痰化饮而散结；栝楼实甘寒，清热涤痰开结而兼润下。本方证是以痰热结于心下为主要病机的病证。本方证与大陷胸汤证皆属热实结胸，但小陷胸汤证为痰热互结，其势轻浅，病位局限；大陷胸汤证为水热互结，邪结深重，病位广泛。

【验案精选】

1. 结胸病 孙某某，女，58岁。胃脘作痛，按之则痛甚，其疼痛之处向外鼓起一包，大如鸡卵，濡软不硬。患者恐为癌变，急到医院作X线钡餐透视，因需排队等候，心急如火，乃请中医治疗。切其脉弦滑有力，舌苔白中带滑。问其饮食、二便，皆为正常。刘老辨为痰热内凝，脉络瘀滞之证。为疏小陷胸汤：糖栝楼30g，黄连9g，半夏10g。此方共服3剂，大便解下许多黄色黏液，胃脘之痛立止，鼓起之包遂消，病愈。（《刘渡舟临证验案精选》95页）

原按 “心下”，指胃脘。观本案脉证，正为痰热之邪结于胃脘，不蔓不枝的小结胸证。故治用小陷胸汤，以清热涤痰，活络开结。方中栝楼实甘寒滑润，清热涤痰，宽胸利肠，并能疏通血脉；黄连苦寒，清泄心胃之热；半夏辛温，涤痰化饮散结。三药配伍，使痰热各自分消，顺肠下行，而去其结滞。刘老认为：①栝楼实在本方起主要作用，其量宜大，并且先煎。②服本方后，大便泻下黄色黏涎，乃是痰涎下出的现象。③本方可用于治疗急性胃炎、渗出性胸膜炎、支气管肺炎等属痰热凝结者。若兼见少阳证胸胁苦满者，可与小柴胡汤合方，效如桴鼓。

2. 吐血（食道憩室） 小陷胸汤主治的病变部位在心胸及胃脘部，症见痞满闷胀，按之疼痛或有黄稠痰，舌苔黄腻。临床凡具有上述症状或者其病机为痰热交阻者，均可以用小陷胸汤治疗。笔者试用本方治疗痰热互结的吐血获取良效。病者女性，45岁，3天前因中上腹部不适，隐隐疼痛而呕吐，初起为呕吐胃内容物或见有黄色黏稠液体，以后呕吐次数增多，每日2~3次，呕吐物内见有血液，少量汗出，口干不欲多饮，脉濡滑，舌红苔根黄腻。来院心电图检查排除心脏疾患，胃镜检查发现有“食道下端憩室”。拟诊为痰热交阻，灼伤血络，胃失和降，取清热化痰，降逆宁络之法，处方：黄连6g，姜半夏10g，全栝楼15g。服药5剂病人复诊，谓药后呕吐好转，但胃脘部仍有不适感，续用六君子汤合小陷胸汤加减而愈。另外，笔者也常用小陷胸汤治疗痰热互结的慢性支气管炎急性发作的病例，也能起到痰咯喘平的效果。（李家榕《中国中医急症》1995；5：220）

【临证指要】 小陷胸汤为主方或适当加味，主治痰热互结于中。症见心下痞，按之痛，或不按即痛，脉浮滑或滑数，舌苔黄腻为特点的胃病（急、慢性胃炎，胃与十二指肠溃疡，胃窦炎，胃神经官能症）等杂病以及温病。

经方类解

本章共10首方剂，所治病证多以正虚邪陷的脾胃病变为主要病机，以心下痞满为主要症状，以调中消痞为大法。由于具体病因病机、临床表现有所不同，故具体治法、处方有别。归纳如下：

1. 辛开苦降补中消痞法　此为调补中焦脾胃之大法。脾气当升不升，宜用辛开升运之品，如干姜、半夏；胃气当降不降，宜用苦降泄下之药，如黄芩、黄连；中焦脾胃之虚，宜用甘味药物补之，阳气虚者宜用人参、炙甘草、大枣等甘温之类，阴血亏者宜用麦冬、百合等甘寒之类。半夏泻心汤乃针对脾胃气虚、寒热互结之“心下痞”而设。若“水气”较重者，当以生姜为君散之，故曰生姜泻心汤。若“胃中虚”为甚者，当重用炙甘草为君补之，故曰甘草泻心汤。还有，如上热中寒的黄连汤证、寒热格拒的干姜黄芩黄连人参汤证、脾虚气滞的厚朴生姜半夏甘草人参汤证等，皆不外辛开苦降补中法，惟病情有所不同，故方药有所出入。

2. 辛开苦降涤痰消痞法　方如小陷胸汤证。

3. 降逆补中消痞法　方如旋覆代赭汤。

4. 苦寒泄热消痞法　方如大黄黄连泻心汤。

5. 苦寒泄热消痞与辛热助阳固表并用法　方如附子泻心汤。

第十三章　五苓散类——利水剂

凡以甘淡渗利药物为主组成，具有通利小便、利水渗湿作用，用于治疗津气不化、水湿内停所导致的水肿、小便不利及痰饮等病证的一类方剂，统称为利水剂。属“八法”中“消”法的范畴。

《素问·汤液醪醴论》指出：“平治于权衡，去宛陈莝，……开鬼门，洁净府。”利水属“洁净府”之法，常用茯苓、泽泻、猪苓等利水渗湿药物组成方剂，代表方剂如五苓散，苓桂术甘汤等。

津液不化，水湿内停，可由外邪不解，内传膀胱，膀胱气化不利所致，或因内伤，肺脾肾功能失调，水液停蓄而成。故本节病证可见于外感病及内伤杂病，包括膀胱蓄水证、水气病、痰饮病、小便不利及泄泻等。

本类病证的形成，多因肺脾肾功能失调，膀胱气化不利所致，故治疗上需联系有关脏腑，辨证论治，注意温运阳气，使“气化则湿亦化”。由于本类方多由甘淡渗利之品组成，易于耗伤阴津，故素体阴虚津亏及病后体弱者慎用；滑利之品，有碍胎气，故孕妇亦当慎用。

五　苓　散

【原文辑录】 太阳病，发汗后，大汗出，胃中干，烦躁不得眠，欲得饮水者，少少与饮之，令胃气和则愈；若脉浮，小便不利，微热消渴者，五苓散主之（71）。

发汗已，脉浮数，烦渴者，五苓散主之（72）。

伤寒，汗出而渴者，五苓散主之；不渴者，茯苓甘草汤主之（73）。

中风发热，六七日不解而烦，有表里证，渴欲饮水，水入则吐者，名曰水逆，五苓散主之（74）。

本以下之，故心下痞，与泻心汤，痞不解，其人渴而口燥，烦，小便不利者，五苓散主之（156）。

霍乱，头痛，发热，身疼痛，热多欲饮水者，五苓散主之；寒多不用水者，理中丸主之（386）。

太阳病，寸缓，关浮，尺弱，其人发热汗出，复恶寒，不呕，但心下痞者，此以医下之也。如其不下者，病人不恶寒而渴者，此转属阳明也。小便数者，大便必硬，不更衣十日，无所苦也。渴欲饮水，少少与之，但以法救之。渴者，宜五苓散（244）。

病在阳，应以汗解之，反以冷水潠之，若灌之，其热被劫不得去，弥更益烦，肉上粟起，意欲饮水，反不渴者，服文蛤散；若不差者，与五苓散（141）。

假令瘦人脐下有悸，吐涎沫而癫眩，此水也，五苓散主之。（十二·31）

脉浮，小便不利，微热消渴者，宜利小便发汗，五苓散主之。（十三·4）

渴欲饮水，水入则吐者，名曰水逆，五苓散主之。（十三·5）

【方药用法】 猪苓十八铢（去皮），泽泻一两六铢，白术十八铢，茯苓十八铢，桂枝半两（去皮），上五味，捣为散，以白饮和服方寸匕，日三服。多饮暖水，汗出愈。如法将息。

【方证释义】 本方功能化气利水，兼以解表。方中猪苓、泽泻渗湿利水；茯苓、白术健脾利湿；桂枝通阳化气，兼以解表。五药共为散剂。“使膀胱津液得以通调，外则输津于皮毛，内则通行于上下，自然小便利，口渴除。观方后云‘多饮暖水，汗出愈’，则本方不但有利水之功，且具有发汗之用，又可知五苓散为太阳经府两解之剂。”（《伤寒论译释》）本方证是以水蓄下焦，气化不利，兼有表证为主要病机的病证。症见发热，烦渴或渴欲饮水，水入则吐，小便不利，苔白，脉浮或浮数。《伤寒论》以本方治太阳蓄水证、水逆证等。据《金匮》载，本方还用于痰饮病头目眩晕，吐涎沫，脐下悸动，小腹胀满者。本方表里同治，通里达表，但重在化气行水，故临床以水停下焦为病机要点，而不拘于有无表证。

【验案精选】

伤　寒

1. 伤风寒而腹泻

（1）王成三患伤风，腹泻百二十来度。五苓散加白术三钱，前胡八分，羌活一钱（风能胜湿），苍术二钱，神曲（炒）一钱。（《名医类案·卷一·伤风》）

（2）吴亮年六十三岁，患伤寒，发热头痛，泄泻。一日一夜，二三十度，五苓散加白术、神曲、芍药、砂仁各一钱，服之愈。（《名医类案·卷一·伤寒》）

2. 水逆证　友人王晓同寓云中，一仆十九岁，患伤寒发热，饮食下咽，少顷尽吐，喜饮凉水，入咽亦吐，号叫不定，脉洪大浮滑，此水逆证。投五苓散而愈。（《名医类案·卷一·伤寒》）

3. 二便不通　一卒伤寒，大小便不通，予与五苓散而皆通。五苓固利小便矣，而大便亦通者，津液生故也。或小便通而大便尚不通，宜用蜜煎法导。（《续名医类案·卷一·伤寒》）

4. 太阳伤寒误下变证　沈明生治叶惟和室，月夜探亲，其母留之食，时春寒犹峭，归途即觉肌寒懔懔。次早复当窗梳栉，重感于邪，无热恶寒，胸膈填闷。一医见其肌表无热，竟作食伤太阴主治，遽用大黄下之，不特不更衣，反致水道闭涩。尤可异者，白物腥秽如膏淋之状，从大肠来，绵绵不绝，渐至肌体瘘弱，骨立难支。诊之，脉沉而涩，虚寒可知，计惟有温中益元之法。然虑大便尚结，小水未行，或有增满之患。遂先用五苓散倍加肉桂，一服而水道果通，再服而宿垢并下。嗣用附子理中汤三四剂，后白物渐止。更以十全大补，调理一月而安。夫白淫白沃，载在灵兰之典，皆指前窍中来，今乃转移于后，何也？盖此病始终是一寒症，初因食在胃脘之上，火衰不能熟腐，而反下之太早，则有形之物不能即降，而无形之寒抑遏于阑门之际，遂致清浊混淆，涓涓不息，似乎淋带，而实非淋带也。今先以五苓分利阴阳，而倍肉桂，使寒随溺泄，上下宣通。继以理中之剂，撤其余邪，鼓其阳气，令脾土湿燥，而浊流有制，宜其效如桴鼓也。夫始用行大便之药，大便不行，并致小便赤涩。今用利小便之药，小便即利，并致大便亦通，其得失为何如哉。（《续名医类案·卷二十三·妇人症·交肠》）

杂　病

1. 妊娠水肿　一妇年三十八，妊娠水肿，以鲤鱼汤加五苓散、人参，湿加苍术一钱，厚朴、陈皮五分，萝卜子、炒车前子、滑石各一钱，作一帖。若喘急，加苦葶苈，小便不利，加木通、灯心草，甚者车前子、浚川散，其湿毒自消。防己治腰以下湿热肿，如内伤胃弱者，不可用也。（《名医类案·卷十一·妇人症·胎水胎肿》）

编者按　此案以鲤鱼汤配合五苓散适当加味，用治妊娠水肿的经验切实可法。

2. 水痘泄泻溺涩

（1）一痘将靥（yè 液。本指脸上嘴旁酒窝儿，此指痘症已将干瘪），忽作泄泻，口渴饮水，小便短少，其痘胖壮红润，此内热也。用五苓散加黄芩、白芍，煎调益元散而愈。（《续名医类案·卷二十七·痘症·泄泻》）

编者按　泄泻伤津则渴饮、尿少，以五苓散利小便而实大便，辨证加入了清热益阴药更佳。

（2）一痘泄泻溺涩，此阴阳不分，五苓散加车、通而愈。（《续名医类案·卷二十七·痘症·便秘》）

编者按　泄泻而致溺涩，此水湿偏渗大肠也。五苓散加车前、通草，以利小便而实大便。

3. 霍乱　江应宿治一妇人，六月中旬，病霍乱，吐泻转筋。一医投藿香正气散，加烦躁面赤，揭衣卧地。予诊视，脉虚无力，身热引饮，此得之伤暑，宜辛甘大寒之剂，泻其火热。以五

苓散加滑石、石膏，吐泻定，再与桂苓甘露饮而愈。（凡治霍乱，俱要辛热寒凉并用。）（《名医类案·卷四·霍乱》）

4. 癃闭　程仁甫治孚潭汪尚新之父，年五十余，六月间，忽小便不通，更数医，已五日矣。予诊其六脉沉而细，曰："夏月伏阴在内，因用冷水凉药过多，气不化而愈不通矣。用五苓散倍加肉桂（桂属龙火，使助其化也）。"外用葱白煎水热洗，一剂顿通。（《名医类案·卷九·淋闭》）

编者按　此案治病求因（因冰水凉药过多），因时辨证（夏月伏阴在内），以脉定证（六脉沉细）。用五苓散加肉桂通阳利水，重在温里；葱白煎水热洗，意在温表，表里阳气通畅，气血周流，三焦"水道出焉"，故一剂小便顿通。可见方证相对，疗效则如《灵枢·九针十二原》一连串形象的比喻："夫五脏之有疾也，譬犹刺也，犹污也，犹结也，犹闭也。刺虽久，犹可拔也；污虽久，犹可雪也；结虽久，犹可解也；闭虽久，犹可决也。或言久疾之不可取（治）者，非其说也（即其说非也。为主谓倒装句）……言不可治者，未得其术也。"

5. 停饮　一妇患时疫，饮水过多，心下坚痞，咳逆倚息，短气不卧，诸药无效。作停饮治之，进以五苓散一剂而安。（《续名医类案·卷十四·呃逆》）

6. 呃逆　老仆王忠妇呕逆呃气，几无宁刻。脉之，右寸独大，余脉虚微。此中州土败，水气不行，五阳不布，浊阴上逆也。与五苓散一剂。此肝邪挟水气上逆也，五苓利水，中有桂以制肝，故速愈。服后一时许吐逆顿止，再与附桂理中汤连服之，明日两脉向和，呃逆亦止。微觉倦怠，与加桂理中汤，四五剂而安。（《续名医类案·卷十四·呃逆》）

7. 蓄水证　何某某，男，54岁，农民。春季，复修江堤，气候甚暖，上午劳动口渴，肆饮凉水；下午天气骤变，又冒风雨，旋即发热汗出，口微渴，肢软神疲，延医诊治，与银翘散加减，表热稍减，渴反转增，口不离杯，犹难解渴。医又与白虎汤加生津等药，非惟口渴不减，且见饮水即吐，胸闭气喘。遂更他医，与行气宽胸、清热止吐之剂，仍无寸效。如期六七日，乃邀余治。脉微浮有力，舌苔微黄而润，身热不扬，面容暗淡，气促胸闭，随饮随吐。询其二便，小便短赤，大便如常；询其饮食，稍进干食，尚不作呕。细推此证，虽似实热，实为蓄水，否则干食何由能纳？《伤寒论》云："渴欲饮水，水入则吐者，名曰水逆。"正属斯病。且《内经》云："劳则气耗，热则气散。"其始劳动口渴，大饮凉水，体内气化，先已有亏；继而保护失宜，更冒风雨，体表欠和，致使元真之气不能化水成津，故渴欲饮水，饮不解渴，更以旧水不行，新水难入，故水入即吐而干食能纳。前服银翘疏解，辛凉散热，有伤体气；白虎生津，甘寒腻滞，抑遏胸阳；行气清热，苦辛开泄，耗损中气，俱非中的之方，无怪愈医愈变。此际化气行水，自为正法，然身热不扬，犹有表湿，拟五苓散改白术为苍术，表里兼顾。处方：桂枝6g，炒苍术9g，猪苓6g，泽泻9g，云苓9g。一服即瘥。（《湖北中医医案选集》第一辑，17页）

编者按　患者初因劳作伤阳，暴饮留中，继又触冒风雨，新凉外加，致使体热不得泄越，水热相搏，影响膀胱气化，形成蓄水重证。银翘、白虎俱与病机不合，故药效难期。五苓化气行水，切合病机，故其应如响。

8. 水肿　金某某，女，52岁。1992年1月15日就诊。主诉下肢浮肿，按之凹陷不起，时轻时重，小便不利，色如浓茶，排尿时足跟麻木，口渴，胸闷，气上冲咽，腰酸，困倦无力，时发头晕等。舌体胖大、苔白，脉弦无力。刘老辨为气虚受湿，膀胱气化不利，水湿内蓄之证。治应补气通阳，化湿利水。拟春泽汤。茯苓30g，猪苓20g，白术10g，泽泻20g，桂枝12g，党参12g。服3剂，小便畅利，下肢之浮肿随之消退，口渴与上冲之症皆愈。转方党参加至15g，又服5剂，肿消溲利，诸症若失。（《刘渡舟临证验案精选》113页）

原按　《素问·灵兰秘典论》曰："膀胱者，州都之官，津液藏焉，气化则能出矣。"气化不及，水蓄于州都，则上不能润而口渴，下不能通而小便不利。水气内蓄，代谢不利，导致下肢浮肿。春泽汤转载于《医方集解》，为"气虚伤湿，渴而小便不利"设。方用五苓散洁净府以通足太阳之气，渗利水湿从小便而出；加党参者，补益脾肺之气，复振气化之机，则水能化气，输布津液于周身。

编者按　五苓散证在《消渴小便不利淋病》篇与《伤寒论》诸条均有论及，本方主要为治疗蓄水证、水逆证而设。古今医家扩大了五苓散的应用范围，用于治疗内、妇、儿、五官等各科病证水液代谢失常者。五苓散之所以能够治疗水液代谢失常所致的诸病，主要在于本方的利水作用。现代实验研究已证实，五苓散的利尿作用缓和而持久，并有整体调节作用。

【临证指要】 临床多种病症，如急性肾炎水肿、肾积水、肾性高血压、早期肾功能不全、肾盂肾炎、输尿管结石、垂体性尿崩症、睾丸鞘膜积液、结扎术后并发阴囊血肿、卵巢囊肿、闭经、带下、中耳炎、内耳眩晕病、青光眼、过敏性鼻炎、假性近视眼、中心性视网膜脉络膜炎、心包积液、慢性充血性心力衰竭、结核性渗出性胸膜炎、慢性支气管炎、百日咳、慢性胃炎、肝硬化腹水、呕吐不止、急性胃肠炎等，凡具有水停下焦、气化不利的病机特点，皆可以五苓散治疗。另外，用本方治疗脑积水、精神性尿频、胃肠型感冒、汗证等，也有一定疗效。

【实验研究】 五苓散具有缓和、持久的利尿作用，并能够调节机体水盐平衡；对乙醇中毒症的种种代谢异常有效，对水、电解质代谢有调整作用；并有抗脂肪肝作用，可预防高脂性食物和乙醇所引起的对肝脏的损害。

猪 苓 汤

【原文辑录】 若脉浮，发热，渴欲饮水，小便不利者，猪苓汤主之。(223)(十三·13)

阳明病，汗出多而渴者，不可与猪苓汤，以汗多胃中燥，猪苓汤复利其小便故也。(224)

少阴病，下利六七日，咳而呕渴，心烦不得眠者，猪苓汤主之。(319)

夫诸病在脏，欲攻之，当随其所得而攻之。如渴者，与猪苓汤。余皆仿此。(一·17)

【方药用法】 猪苓（去皮）、茯苓、泽泻、阿胶、滑石（碎）各一两，上五味，以水四升，先煮四味，取二升，去滓，内阿胶烊消。温服七合，日三服。

【方证释义】 本方功能养阴清热利水。方中猪苓、茯苓、泽泻甘淡渗湿以利水；阿胶甘平育阴以润燥；滑石清热祛湿通窍以利小便。本方证是以水热互结于下焦，兼有阴伤为主要病机的病证。症见发热，渴欲饮水，小便不利，或兼有心烦不眠，或兼咳嗽，呕吐，下利，脉浮等。本方与五苓散皆用于小便不利，五苓散证为表邪入腑，膀胱气化失职，水蓄下焦，故除有烦渴、小便不利外，尚可兼有表证，或见渴欲饮水，水入即吐的水逆证；本方证为阴伤有热，水与热结之候。

【验案精选】

1. 痢疾　……一人阴虚发热，下利不食，郭友三用猪苓汤、黄连阿胶汤而痊。张飞畴曰："世患阴虚下利者颇多，未有不发热，不烦渴，不畏食，不见红，不夜甚者。盖阴气内亡，势必虚阳外扰，故治阴虚之痢，凉血死，攻积死，补气亦死。惟清解热毒，兼滋阴血，庶可保全。此用仲景少阴例中，救热存阴之法。"与《金匮》治产后下利，虚极用白头翁加甘草阿胶汤不殊也。(《续名医类案·卷八·疟痢》)

2. 淋病（慢性肾盂肾炎） 高某某，女性，干部，患慢性肾盂肾炎，因体质较弱，抗病功能减退，长期反复发作，久治不愈。发作时有高热，头痛，腰酸，腰痛，食欲不振，尿意窘迫、排尿少、有不快与疼痛感。尿检查：混有脓细胞，上皮细胞，红、白细胞等；尿培养：有大肠埃希菌。中医诊断属淋病范畴。此为湿热侵及下焦。法宜清利下焦湿热。选张仲景《伤寒论》猪苓汤。因本方为治下焦蓄热之专剂。即书原方予服。处方：猪苓 12g，茯苓 12g，滑石 12g，泽泻 18g，阿胶 9g（烊化兑服）。水煎服 6 剂后，诸症即消失。(《岳美中医案集》16 页)

原按　猪苓汤能疏泄湿浊之气而不留其郁滞，亦能滋润其真阴而不虑其枯燥，虽与五苓散同为利水之剂，一则用术、桂暖肾以行水，一则用滑石、阿胶以滋阴利水。日本医生更具体指出其治"淋病脓血"；加车前子、大黄，更治尿血之重证。

3. 产后癃闭　阚某某，23 岁，业医。新产未久，小便癃闭，小腹胀痛拘急，心烦渴饮，但以尿闭故，不敢稍饮。病急投诊，先是西医利尿剂，无显著效果，惟导尿方可缓解一二。越三日，又因导尿所致尿道口肿大，痛苦难当，乃邀余会诊。视其舌质红而无苔，脉来洪数无伦。据悉，初由失利而胀急，继转胀急而拘痛。病系产后血虚，阴阳失调，膀胱气化不利，水热搏结使然。取育阴利水法，宗仲景"猪苓汤"意，加乌药、小茴香以行气，俾使阴阳互根，小便自然通

利无阻。顿服一剂，溲利；再剂，尿溲如注，胀痛除；三剂病乃瘥。(《湖南省老中医医案选》第一集，81页）

编者按 猪苓汤证揭示了人体客观存在的一种特殊复杂的病变，即阴虚、有热、水停并见。猪苓汤育阴清热利水法与真武汤、苓桂术甘汤等温阳化气利水法相对应，确立了治疗虚性水气病的两大法则。猪苓汤所用五味药的配伍独具匠心，含意深刻，文献资料中凡运用猪苓汤者一般都谨守原方。故临证之时，虽可适当变通用药，但切不可随意加减，以免影响原方疗效，这是应用古方的一般原则。

【临证指要】 本方可治疗水热互结兼有阴伤所致的多种泌尿系统疾患，如慢性肾盂肾炎、泌尿系感染、泌尿系结石、前列腺炎、肾炎、肾积水、产后尿潴留、乳糜尿等。

【实验研究】 本方对大鼠有明显的利尿作用，在人体利尿同时有保钾作用，并能改善代谢性酸中毒。其利尿作用以不破坏机体水盐平衡为特点，其利水消肿的原理与其对肾素—血管紧张素—醛固酮的影响密切相关。在动物实验中，本方提取物可抑制草酸钙性肾结石的形成，但机制尚难解释。有人用本方提取物连续5日经腹腔注入，可显著增强艾氏腹水癌荷瘤小鼠的网状内皮系统吞噬功能。

猪苓散

【原文辑录】 呕吐而病在膈上，后思水者，解，急与之。思水者，猪苓散主之。（十七·13）

【方药用法】 猪苓、茯苓、白术各等份，上三味，杵为散，饮服方寸匕，日三服。

【方证释义】 本方功能健脾利水。方中猪苓利水化饮，白术健脾燥湿，茯苓渗湿利小便。本条是说："膈间饮邪阻碍津液而作渴，因渴而多饮，可是旧饮未去，而新饮又增，旧饮、新饮合而上泛，则易成为呕吐之病证。所以应乘其尚未呕吐之时，用猪苓散驱其膈间之饮邪，使脾精能够升布，脾精升布，则思水之证可除，而呕吐不生。"（李今庸《金匮要略讲解》）本方证是以胃中停饮、脾虚饮逆为主要病机的病证。症见口干多饮，饮后呕吐，吐后又渴而饮，苔白，脉弦等。

【临证指要】 现代应用本方治疗小儿脾虚泄泻，小儿单纯性消化不良。

茯苓甘草汤

【原文辑录】 伤寒，汗出而渴者，五苓散主之；不渴者，茯苓甘草汤主之。(73)

伤寒，厥而心下悸，宜先治水，当服茯苓甘草汤，却治其厥。不尔，水渍于胃，必作利也。(356)

【方药用法】 茯苓二两，桂枝二两（去皮），甘草一两（炙），生姜三两（切），上四味，以水四升，煮取二升，去滓。分温三服。

【方证释义】 本方功能温胃化饮，通阳利水。方中茯苓健脾利水，桂枝通阳化气，生姜温中散饮，炙甘草补虚和中，兼调诸药。本方证是以胃阳不足、水停心下为主要病机的病证。症见心下悸，口不渴，四肢不温，或小便不利等。

【验案精选】

心下悸 阎某某，男，26岁。患者心下筑筑然动悸不安，腹诊有振水音与上腹悸动。三五日必发作一次腹泻，泻下如水，清冷无臭味，泻后心下之悸动减轻。问其饮食、小便，尚可。舌苔白滑少津，脉象弦。辨为胃中停饮不化，与气相搏的水悸病证。若胃中水饮顺流而下趋于肠道，则作腹泻，泻后胃饮稍减，故心下悸动随之减轻。然去而旋生，转日又见悸动。当温中化饮为治，疏方：茯苓24g，生姜24g，桂枝10g，炙甘草6g。药服3剂，小便增多，而心下之悸明显减少。再进3剂，诸症得安。自此之后，未再复发。(《刘渡舟临证验案精选》94页）

原按 胃中停饮一证，临床可见有心下悸动，四肢不温，或见下利，舌苔水滑，脉象滑或弦。本案脉证，主胃中停饮无疑，根据仲景治水之法，处以茯苓甘草汤温胃化饮获效。本方为苓桂术甘汤去白术加生姜而成，因生姜有健胃化饮行水之功，用于水饮停胃，与气相搏，阻碍气机与阳气所致的"厥而心下悸"之证，甚为切中，故生姜为本方治疗主药，剂量一定要大，起码是15g以上。病重者亦可改之用生姜汁冲服。本证的特点是水饮停滞于中焦胃腑，而非下焦之水邪，故治疗总以温中暖胃，通气化饮为法。

【临证指要】现代医家有以本方与苓桂术甘汤合方治疗某些痰饮病证，如梅尼埃病、胃潴留等。

茯苓泽泻汤

【原文辑录】胃反，吐而渴欲饮水者，茯苓泽泻汤主之。（十七·18）

【方药用法】茯苓半斤，泽泻四两，甘草二两，桂枝二两，白术三两，生姜四两，上六味，以水一斗，煮取三升，内泽泻，再煮取二升半，温服八合，日三服。

【方药释义】本方功能健脾利水，化饮止呕。方中茯苓、泽泻淡渗利水，桂枝通阳，生姜和胃，白术、甘草健脾补中。本方证是以胃有停饮、中阳不运为主要病机的病证。症见反复呕吐，渴欲饮水，愈吐愈渴，愈饮愈吐，或兼见心下悸，头眩等。本方可令气化得行，水饮得除，胃气得和，呕吐、口渴则自然解除。本方证与五苓散水逆消渴之病机、治法相似，“惟五苓散重点在于膀胱气化不行，小便不利，以致水反上逆；本条证候重点在于水停在胃，中阳不运，故口渴、呕吐并见。五苓散偏于利小便，故泽泻用量独重，佐以桂枝、二苓；本方偏于和胃止呕，故茯苓独重，配以甘草、生姜；至于化气行水，则桂枝之功，两方皆有；本方独不用猪苓者，恐其淡渗太过，以其人多吐伤津也”。（李博鉴《金匮要略注评》）

【验案精选】

胃反　成迹录云：安部侯臣菊池大夫，从侯在浪华，久患胃反，请治于先生曰：不佞曩在江户得此病，其初频吐水，间交以食，吐已乃渴，一医教我断食，诸症果已。七日始饮，复吐如初，至今五年，未尝有宁居之日。先生乃诊其腹，自胸下至脐旁硬满，乃与茯苓泽泻汤，数日而痊愈。（转录自《金匮今释·卷六》356页）

编者按　本案治例表明，用仲景方既要辨证，又要抓主症。抓准主症，辨清病机，方证相对，治无不效。

【临证指要】本方可辨证治疗慢性胃炎、幽门水肿等表现反复呕吐、渴欲饮水者。并可用于原发性低血压、慢性肾炎而小便不利符合本证病机者。

防己黄芪汤

【原文辑录】风湿，脉浮身重，汗出恶风者，防己黄芪汤主之。（二·22）

风水，脉浮身重，汗出恶风者，防己黄芪汤主之。腹痛加芍药。（十四·22）

【方药用法】防己一两，甘草半两（炒），白术七钱半，黄芪一两一分（去芦），上剉麻豆大，每炒五钱匕，生姜四片，大枣一枚，水盏半，煎八分，去滓，温服，良久再服。喘者加麻黄半两，胃中不和者加芍药三分，气上冲者加桂枝三分，下有陈寒者加细辛三分。服后当如虫行皮中，从腰下如冰，后坐被上，又以一被绕腰以下，温令微汗，瘥。

编者按　本方之用量与煎法，疑是后人改定，而《千金》卷八所载却是原方，为：“防己四两，甘草二两，白术三两，黄芪五两，生姜三两，大枣十二枚。上六味，㕮咀，以水六升，煮取三升，分三服。服后坐被中，欲解如虫行皮中，卧取汗。”

【方证释义】本方功能补卫固表，利水除湿。方中防己祛风行水，黄芪补虚固表，利水消肿，白术、甘草健脾祛湿，生姜、大枣调和营卫。尤在泾说：“风湿在表，法当以汗而解，乃汗不待发而自出，表尚未解而已虚，汗解之法不可守矣。故不用麻黄出之皮毛之表，而用防己驱之肌肤之里。服后如虫行皮中，及从腰下如冰，皆湿下行之征也。然非芪、术、甘草，焉能使卫阳复振，而驱湿下行哉？”（《金匮要略心典》）本方证是以水湿在表、卫阳不固为主要病机的病证。症见汗出恶风，身体疼重或浮肿，小便短少，舌淡苔白，脉浮缓。据《金匮》载，本证包括风湿表虚证和风水表虚证。

【验案精选】

功能性水肿　王某某，女，41岁，营业员。1993年1月29日初诊。常年久立，双下肢浮肿，尤以左腿为重，按之凹陷不起，两腿酸沉无力，小便频数量少。查尿常规（-）。伴有自汗，短气，疲乏，带下量多，面色皖白虚浮，神色萎靡，舌胖大、苔白润，脉浮无力。诊为气虚挟湿，水湿客于肌腠。当益气固表，利水消肿，治用防已黄芪汤加茯苓：黄芪30g，防已15g，白术20g，茯苓30g，炙甘草10g，生姜3片，大枣4枚。服药14剂，下肢浮肿明显消退，气力有增。拟上方加党参10g，又进7剂，浮肿全消，亦不乏力。舌脉如常，病愈。（《刘渡舟临证验案精选》112页）

原按　本案下肢浮肿伴见汗出、短气、身重、脉浮等症，显为风水表虚之候。由脾肺气虚，卫气不固，湿邪内渍所致。本方功专益气固表，补益脾肺，渗利水湿。刘老常用于治疗气虚挟湿，表虚不固之浮肿，甚为效验。脾虚湿盛者，加茯苓；水湿犯肺作喘，加麻黄；水气上冲者，加桂枝。

编者按　防已黄芪汤属于补气健脾与渗利水湿的标本兼治之方。凡是由于脾气虚运化水湿不利与肺气虚卫外不固所致的虚性水肿，皆可以本方或适当加味治疗，守方守法服用，疗效满意。上述病案便是佐证。

【临证指要】目前以本方为主，辨证治疗急慢性肾炎、肾病综合征、风心病、肺心病心衰、功能性水肿、肝硬化腹水、围绝经期综合征水肿、风湿性关节炎、类风湿关节炎、单纯性肥胖症、高脂血症等。

【实验研究】本方中防已能解热镇痛、抗炎、抗过敏，可松弛横纹肌，具强心降压、抗心律失常、扩张冠脉、改善心肌营养、调整血管张力等作用；黄芪具有消炎利尿、增强机体免疫功能、抗疲劳及强心降压等作用；白术具有强壮利尿、护肝、扩张血管、抑菌、升高白细胞等作用。需要说明，汉防已服用过量会出现血红蛋白尿、恶心呕吐、头晕寒颤、呼吸窘迫等，甚至发生急性肾小球坏死等副作用，故临床运用时应注意。

防已茯苓汤

【原文辑录】皮水为病，四肢肿，水气在皮肤中，四肢聂聂动者，防已茯苓汤主之。（十四·24）

【方药用法】防已、黄芪、桂枝各三两，茯苓六两，甘草二两，上五味，以水六升，煮取二升，分温三服。

【方证释义】本方功能益气通阳，利水消肿。方中重用茯苓甘淡健脾利水。“防已、茯苓善驱水气，桂枝得茯苓，则不发表而反行水，且合黄芪、甘草助表中之气，以行防已、茯苓之力也。”（尤在泾《金匮要略心典》）本方证是以水气壅盛、阳郁不宣为主要病机的病证。症见四肢浮肿较甚，肌肉轻轻跳动，口不渴，或腹如鼓等。本方与防已黄芪汤均为治疗水肿病气虚之方，本方重用茯苓，利水消肿之力较强，故用于浮肿较重之皮水病；防已黄芪汤多用于风水病表气虚证。

【验案精选】

皮水　李某某，男，6岁。全身浮肿，先自足跗部开始，面目及身逐渐浮肿，腹皮膨胀如鼓，四肢水气聂聂动，色明亮，皮光薄，按之凹陷，阴囊肿大如柑，水液淋漓渗出，溲短气喘，脉象浮弱。病缘脾虚不能制水，肾关不利，复外感风寒，湿邪引动而急剧发作。治宜补虚托表，兼佐利水，使卫气行而潴留体表之水邪消退。仿《金匮》防已茯苓汤加味而治，日服1剂，七日后体重由48斤减为24斤，水去殆半，痊愈出院。防已一钱，茯苓一钱，黄芪一钱，桂枝六分，炙草四分，陈皮六分，腹皮一钱。（《陈耀庚医案》17页）

编者按　数十例临床观察表明（康爱秋，等《天津中医》1989；1：14）重用茯苓30~100g治疗各种心脏病所致的心衰性水肿，茯苓的利水作用随其剂量的递增而增强。这正合防已茯苓汤重用茯苓本义。编者曾听有经验的临床医生在学术报告中亦谈到，重用茯苓60~120g治疗心衰性水肿，取得较好疗效。茯苓甘淡性平，非大剂不足以健脾利水消肿。

【临证指要】本方可辨证治疗慢性肾炎、肾病综合征、心力衰竭性水肿、营养不良性水肿、特发性水肿以及妊娠高血压综合征等。

苓桂术甘汤

【原文辑录】伤寒，若吐若下后，心下逆满，气上冲胸，起则头眩，脉沉紧，发汗则动

经，身为振振摇者，茯苓桂枝白术甘草汤主之。(67)

心下有痰饮，胸胁支满，目眩，苓桂术甘汤主之。(十二·16)

夫短气有微饮，当从小便去之，苓桂术甘汤主之；肾气丸亦主之。(十二·17)

【方药用法】 茯苓四两，桂枝三两（去皮），白术，甘草（炙）各二两，上四味，以水六升，煮取三升，去滓，分温三服（编者注：《金匮》有“小便则利”四字）。

【方证释义】 本方功能通阳健脾，利水降冲。方中茯苓淡渗利水；桂枝通阳降冲，助气化以行水；白术、甘草补脾和中以制水。本方证是以脾阳不振、水停心下为主要病机的病证。症见心下逆满，气上冲胸，头晕目眩，甚则身为振振摇等。另据《金匮》载，本方还主治心下有痰饮，胸胁支满，目眩，以及短气有微饮，咳嗽，痰多稀白，小便不利者。《金匮》云：“病痰饮者，当以温药和之。”苓桂术甘汤方温而不燥，利而不峻，为痰饮之和剂，可令饮去脾健。

【验案精选】

1. 眩晕 郭某某，女，48岁。患者头晕1年多，每于饮食不适，或者受风寒时即发作。头晕时目眩，耳鸣，脘闷，恶心，欲吐不得，食欲减退，不喜饮水，甚时不能起床，脉缓，舌淡、苔白。证属脾胃阳虚，中气虚衰，致水气内停，清阳不得上升，浊阴不得下降所致。治以苓桂术甘汤2剂后，头晕及烦满，恶心，皆有好转。后宗此方制成散剂，日服四钱，服1个月痊愈，以后未复发。(《经方发挥》97页)

原按 眩晕为临床常见症状之一，病因多端，病机复杂，本例因痰饮停于中焦，致升降失司，清阳不升，浊气不降，痰浊上蒙清阳，遂致“起则头眩”而晕，故用苓桂术甘汤治疗获效。此外，本方还可以治疗痰厥头痛、头晕。这种头痛头晕的特点是：痛时目眩、耳鸣、烦闷、恶心、甚则呕吐，得吐则头痛能稍微缓解。从表现的这一系列现象看来，颇似现代医学的梅尼埃病。以苓桂术甘汤为主，酌加半夏、天麻之类治之，常获捷效。

2. 咳喘 赵某某，女，76岁。患心脏病多年，最近续发咳喘，日轻夜重，面目浮肿，小便短少。迭经医治，服药无算，病终无起色。视其舌体胖、苔少滑，切其脉弦，辨为水寒射肺之证，以通阳去阴，利肺消肿法治之。处方：茯苓30g，桂枝12g，杏仁10g，炙甘草6g。患者见药仅4味，面露疑色，然服至5剂，即小便畅利，咳喘大减；又服5剂，则咳喘平，面目浮肿消退而病愈。(《刘渡舟临证验案精选》24页)

原按 本方由《伤寒论》苓桂术甘汤演变而来，为苓桂术甘汤去白术加杏仁而成，名为“苓桂杏甘汤”，有通降水气，疏利肺气之功能。临床用于治疗“水气上冲”，水寒射肺，迫使肺气不利，不能通畅、疏利三焦而出现的咳喘，面目浮肿，小便不利等症，效果甚优。

3. 泄泻（慢性肠炎） 李姓，男，50岁，病腹泻经年，反复进丸药汤剂，终未能效。西医确诊为慢性肠炎。症见腹痛泄泻，日5~6行或7~8行，便下稀水或软便，有时夹杂少许食物残渣，偶有里急坠胀感，食量减少。前医投附桂理中汤、理中汤加吴茱萸，四神丸等，温补则稀便稍硬，数次不减；用赤石脂禹余粮丸、真人养脏汤等，收涩则腹胀更甚，数次略减。上述医治，温无益，涩不止，实难为力。笔者接诊，视其有里急，便意频，初用痛泻要方，略有转机，再剂无效。改用半夏泻心汤，胀痞缓解，便次依然，再服亦无效。又改用理中汤加青皮、陈皮，服后竟无反应。前后互参，收涩不止，温中无益，培土抑木，调和寒热，一概无功。再详审病情，询及其泄泻之前，肠鸣特甚，如水走肠间，辘辘有声，泻之则快，旋即又鸣，脉沉弦紧，苔白而滑润。《伤寒论》说：“伤寒……心下逆满，气上冲胸，起则头眩，脉沉紧，茯苓桂枝白术甘草汤主之。”《金匮》说：“水走肠间，沥沥有声，谓之痰饮。”本病实为痰饮，有形之水下趋肠间，则腹痛肠鸣而泻，泄泻是标，痰饮为本，遵《金匮》“病痰饮者，当以温药和之”遂处以苓桂术甘汤加味：茯苓20g，白术15g，桂枝10g，炙甘草10g，广木香10g，枳壳10g。服5剂后大有转机，肠鸣腹泻均减。继服30余剂后（并辅以参苓白术散冲服，每日早起空腹服药15g），大便日行1次，临床痊愈。由此可见，主症与主方必须一致，不然则恐难中病。(陈瑞春《伤寒实践论》第141页)

编者按 此案诊治过程叙述的具体而简明扼要，最后受仲景书原文的启发，以苓桂术甘汤为主治之而收功。其取效的宝贵经验是：详细问诊，联系仲景原文，明辨病机而准确处方。处方以苓桂术甘汤为主，“辅以参苓白术散冲服”，这可能考虑到两点：一是“无湿不成泻”；二是泄泻较久者脾虚也。如此经方与时方联合应用，更加切合病机，故收到了前述诸方起不到的疗效。

【临证指要】 本方临床应用十分广泛，凡脾虚饮停者，用之皆有效，如耳源性眩晕、呕吐、慢性胃炎、胃及十二指肠溃疡、幽门狭窄、慢性支气管炎、支气管哮喘、肺心病、高血压病、冠心病、风心病、心肌炎、脑积水、充血性心力衰竭等。

【实验研究】 本方有抗心律失常、抗心肌缺血及正性肌力作用。方中桂枝有促进血液循环的功能，能增加肾小球的滤过率；白术、茯苓有明显利尿作用。

茯苓桂枝甘草大枣汤

【原文辑录】 发汗后，其人脐下悸者，欲作奔豚，茯苓桂枝甘草大枣汤主之。(65)

发汗后，脐下悸者，欲作奔豚，茯苓桂枝甘草大枣汤主之。(八·4)

【方药用法】 茯苓半斤，桂枝四两（去皮），甘草二两（炙），大枣十五枚（擘），上四味，以甘澜水一斗，先煮茯苓，减二升，内诸药，煮取二升，去滓。温服一升，日三服。

作甘澜水法：取水二升，置大盆内，以杓扬之，水上有珠子五六千颗相逐，取用之。

【方证释义】 本方功能温阳化气，培土制水。方中重用茯苓以利水，先煮则其力更专，“桂枝能伐肾邪，茯苓能泄水气，然欲治其水，必益其土，故又以甘草、大枣补其脾气。”（尤在泾《金匮要略心典》）用甘澜水者，取其性柔而势缓不助肾邪。本方证是以心阳不振，下焦寒水之气欲作奔豚为主要病机的病证。症见脐下悸动，欲作奔豚，小便不利，或心悸等。

【验案精选】

脐下悸　任某某，女，26岁，于2007年11月4日应诊。主诉：阵发性小腹悸动1周。患者7天前，无明显诱因出现阵发性小腹跳动（诉说如眼皮跳动），发作历时3~5分钟。3天前在某诊所就诊，医生怀疑欲发生阑尾炎，患者服左氧氟沙星、替硝唑，无效。其纳可，寐安，二便正常，月经正常。腹诊：无异常。舌淡红少苔，脉和缓。诊断：“欲作奔豚”。处方以茯苓桂枝甘草大枣汤：茯苓40g，桂枝30g，炙甘草15g，大枣12枚。6剂，每日1剂，分3次温服。服上方2剂后即“脐下悸”消失，继服4剂停药，随访1周未复发。（吕志杰验案）

【临证指要】 本方所治脐下悸动，欲作奔豚证，见于现代医学所述的神经官能症、癔病、围绝经期综合征等，还可用于耳源性眩晕。

【实验研究】 本方能扩张血管，改善循环，减轻心脏前负荷，消除肺瘀血与水肿。

木防已汤

木防已去石膏加茯苓芒硝汤

【原文辑录】 膈间支饮，其人喘满，心下痞坚，面色黧黑，其脉沉紧，得之数十日，医吐下之不愈，木防已汤主之。虚者即愈，实者三日复发，复与不愈者，宜木防已汤去石膏加茯苓芒硝汤主之。(十二·24)

【方药用法】 木防已汤方：木防已三两，石膏十二枚鸡子大（校勘：《外台·卷八》作“石膏鸡子大三枚”。《心典》《浅注》等作“如鸡子大二枚”。），桂枝二两，人参四两，上四味，以水六升，煮取二升，分温再服。

木防已去石膏加茯苓芒硝汤方：木防已桂枝各二两，人参四两，芒硝三合，茯苓四两，上五味，以水六升，煮取二升，去滓，内芒硝，再微煎，分温再服，微利则愈。

【方证释义】 木防已汤功能行水化饮，散结消痞，补虚清热。方中防已、桂枝一苦一辛，行水饮散结气，消心下痞坚；石膏辛凉以清郁热；人参扶正补虚。本方证是以膈间支饮、正虚饮盛、饮郁化热为主要病机的病证。症见咳嗽喘满，心下痞胀坚硬，面色黧黑晦暗，脉沉紧，甚者可见小便不利，其形如肿，为虚实夹杂的支饮重证。木防已汤方邪正兼顾，服药之后，可令水去气行，结聚消散，痞坚虚软，即条文所说：“虚者即愈。”若数日之后，仍为心下痞闷坚实，是水停气阻，病情又复加重，且病情有了变化，故宜木防己汤去石膏加茯苓芒硝汤主之。

【验案精选】

1. 痰饮　刘某某，年近古稀，酷嗜酒，体肥胖，精神奕奕，以为期颐之寿可至。讵意其长子在1946年秋因经商折阅，忧郁以死，家境日转恶化，胸襟以而不舒，发生咳嗽，每晨须吐痰数口，膈上始宽，但仍嗜酒，借资排遣。昨日饮于邻居，以酒过量而大吐，遂病胸膈痞痛，时吐涎沫。医用涤痰汤有时少安，旋又复作，渐至面色黧黑，喘满不宁，形体日瘠，神困饮少，犹能饮，因循数月，始觉不支……按其心下似痛非痛，随有痰涎吐出；再从其脉沉弦与胸胀痛而论，实为痰饮弥漫于胸胃之间而作痛。又从病理分析，其人嗜酒则湿多，湿停于胃而不化，水冲于肺则发喘，阴不降则阳不升，水势泛溢则面黧黑，湿因久郁而化热，津不输布故口渴。总而言之，乃脾湿不运，上郁于肺所致。若言治理，如用小陷胸汤清热化痰，则鲜健脾利水之功；如用苓桂术甘汤温阳燥湿，则乏清热之力；欲求其化痰利水清热诸作用具备，莫若《金匮》之木防己汤。方中防己转运胸中之水以下行，喘满可平；湿久热郁，则有石膏以清之；又恐胃气之伤，阳气之弱，故配人参益气，桂枝温阳，以补救石膏、防己之偏寒而助成其用，乃一攻补兼施之良法，极切合于本证者。方是：防己、党参各四钱，石膏六钱，桂枝二钱，另加茯苓五钱增强燥脾利水功能而大其效。三剂喘平，夜能成寐，舌现和润，胸膈略舒，痰吐亦少，尚不思食。复于前方中去石膏，增佛手、砂仁、内金调气开胃。又四剂各证递减，食亦知味，精神转佳，惟胸膈间略有不适而已。吾以事不能久留，书给《外台》茯苓饮调理而归。(《治验回忆录》)

2. 喘证（风心病　心力衰竭）　木防己汤所治证候特点，颇似各种心脏病导致心力衰竭的表现。“心下痞坚”为心衰所致的肝大。曾治疗一例50多岁的风心病心衰患者，其临床表现即如原文所述，用木防己汤治疗而获效，但易复发。(吕志杰)

【临证指要】　木防己汤和木防己去石膏加茯苓芒硝汤原书用于治疗痰饮病之支饮重证，临床多用于治疗咳嗽、哮喘、心悸、腹水、臌胀等病证，包括现代医学之慢性支气管炎、支气管哮喘、风湿性心脏病、肺源性心脏病、心功能不全、心源性肝硬化、渗出性胸膜炎等疾病，辨证属饮停于下，寒热错杂，虚实互见者即可用之。

【实验研究】　木防己汤有抗组织胺与抗乙酰胆碱作用。

泽　泻　汤

【原文辑录】　心下有支饮，其人苦冒眩，泽泻汤主之。(十二·25)

【方药用法】　泽泻五两，白术二两，上二味，以水二升，煮取一升，分温再服。

【方证释义】　本方功能利水除饮，佐以健脾。方中重用泽泻利水除饮，泻浊于下；少用白术健脾制水，使水饮不生。尤在泾说：“水饮之邪，上乘清阳之位，则为冒眩，……泽泻泻水气，白术补土气以胜水也。”(《金匮要略心典》)古人云泽泻“利水不伤阴”，令邪水去，则真阴得养。本方证是以饮停心下，浊阴上冒为主要病机的病证。症见头晕目眩，恶心呕吐，小便不利等。

【验案精选】

1. 支饮眩晕证　管右，住南阳桥花场，9月1日。咳吐沫，业经多年，时眩冒，冒则呕吐，大便燥，小溲少，咳则胸满，此为支饮，宜泽泻汤。泽泻一两三钱，生白术六钱。(《经方实验录》56页)

原按　本案病者管妇年三十余，其夫在上海大场莳花为业。妇素有痰饮病，自少已然。每届冬令必发，剧时头眩，不能平卧。师与本汤，妇服之一剂，既觉小溲畅行，而咳嗽大平。续服五剂，其冬竟得安度。明年春，天转寒，病又发。师仍与本方，泽泻加至二两，白术加至一两，又加苍术以助之，病愈。至其年冬，又发。宿疾之难除根，有如是者！

2. 眩晕、呕吐、耳鸣（内耳眩晕病）

（1）冯某某，女，45岁。头晕目眩4天。素有眩晕宿患，近日发作。头晕欲倒，自觉屋内物件旋转，不能起床。勉强坐起，则恶心不止，呕吐痰水，脘腹胀满，食少，便溏，小便少。舌苔白腻，脉弦细滑。证属脾失健运，痰饮内聚，不下行而上冒，清阳被阻。法当利水健脾。处方：

泽泻30g，炒白术18g，猪苓15g。2剂，水煎服。服药2剂后，小便增多，眩晕较轻，呕恶亦减。原方继服3剂。三诊：头目眩晕大减，脘腹胀势亦轻，已不呕吐，能坐起进食，二便如常。水饮渐去，脾运初复。仍从前法以善其后：泽泻10g，白术10g。服3剂，已无不适。（夏锦堂教授治验）

（2）李某，女，45岁，职员。1992年5月13日诊。患者近半月来不时眩晕，并伴耳鸣，某医院诊为"梅尼埃病"，严重时并伴呕吐痰水，下肢有轻度浮肿。诊其脉沉弦，舌淡胖、苔薄白而润滑。询其眩晕时前额部是否有贴物之感，答曰：然。此正为《金匮》所云"心下有支饮，其人苦冒眩"之证，遂拟：泽泻30g，白术10g。3剂，水煎服。3日后患者复诊，诉服药后眩晕、耳鸣皆消失，头部清爽如常，下肢浮肿亦无。再嘱其续服原方7剂，病愈未再复发。（刘保和教授治验）

（3）杨某某，女，35岁。头眩伴呕吐1天，眩而眼不能睁，晕而头不能转侧。诊断："梅尼埃病"。投泽泻汤原方，1剂轻，3剂愈。（刘文汉治验）

编者按 *综合以上医案与文摘资料可知，泽泻汤治疗内耳眩晕病疗效可靠，可谓特效专方。现代药理研究证实，泽泻与白术均有明显而持久的利尿作用。本方治疗内耳眩晕病（梅尼埃病）疗效显著，似与减轻迷路积水及降低内淋巴压力有关。此外，重剂泽泻汤为主治疗其他病症亦取得良效，但应辨证采用。*

3. 小儿眩晕症 张某，女，13岁。患者近2年来，每隔10天或半月便易发生眩晕，甚则恶心呕吐。经中西医治疗可缓解。但因反复发作，曾作多种检查，未发现器质性病变。近日又发作，不能上学，故来就诊。察其身体较消瘦，舌脉如常。据主症为"其人苦冒眩"，故治用泽泻汤。处方：泽泻15g，白术6g。3剂，日1剂，水煎分3次温服。1年后因患"病毒性心肌炎"来诊治，方知服泽泻汤3剂后，至今未再发生眩晕。（吕志杰验案）

【临证指要】 泽泻汤是治疗内耳眩晕病的特效专方，并可辨证治疗水饮上泛所致的其他病症。

【实验研究】 泽泻与白术均有明显而持久的利尿作用。本方具有减轻内耳淋巴水肿的作用。

蒲 灰 散

滑石白鱼散

茯苓戎盐汤

【原文辑录】 小便不利，蒲灰散主之；滑石白鱼散、茯苓戎盐汤并主之。（十三·11）

厥而皮水者，蒲灰散主之。（十四·27）

【方药用法】 蒲灰散：蒲灰七分，滑石三分，上二味，杵为散，饮服方寸匕，日三服。

滑石白鱼散：滑石二分，乱发二分（烧），白鱼二分，上三味，杵为散，饮服方寸匕，日三服。

茯苓戎盐汤：茯苓半斤，白术二两，戎盐弹丸大一枚，上三味，先将茯苓、白术煎成，入戎盐再煎，分温三服。

【方证释义】 蒲灰散方功能凉血消瘀，通利小便。方中蒲灰，《千金》载为"蒲黄"，可凉血，化瘀，消肿；滑石清热利湿。本方证是以水湿内停，郁而化热，湿热下注为主要病机的病证。症见小便不利，溲时茎中疼痛，或小腹急痛，舌苔黄腻，或水肿，手足厥冷，脉沉者。

滑石白鱼散方功能凉血止血，消瘀利小便。方中滑石清热利湿；白鱼消瘀行血，治"小便不利"（《本经》），"疗淋堕胎"（《别录》）；乱发止血消瘀利尿，"主五淋，大小便不通"（《别录》）。本方证是以湿热瘀结，下注膀胱，迫血妄行为主要病机的病证。症见小便不利，小腹胀痛，或有血尿，茎中刺痛等。

茯苓戎盐汤方功能益肾清热，健脾利湿。方中茯苓渗利水湿；白术健脾利湿；戎盐即青盐，性味咸寒润下。本方证是以中焦脾虚湿盛，下焦肾虚有热，膀胱气化受阻为主要病机的病证。症见小便不利，茎中轻微刺痛，尿后余沥不尽，或有少量尿血或白浊。

上述三方，同治小便不利，有轻重虚实之异，需辨证准确，方能运用恰当。

【临证指要】 以上三方，临床结合辨证，单用或合用，可治疗小便不利，茎中刺痛或血尿。

如现代医学之急性泌尿系感染、急性肾盂肾炎等。

葵子茯苓散

【原文辑录】 妊娠有水气，身重，小便不利，洒淅恶寒，起即头眩，葵子茯苓散主之。（二十·8）

【方药用法】 葵子一斤，茯苓三两，上二味，杵为散，饮服方寸匕，日三服，小便利则愈。

【方证释义】 本方功能通窍利水。方中葵子滑利通窍，茯苓淡渗利水。本方证是以胎压膀胱，气化受阻，水湿停聚为主要病机的病证。症见妊娠水肿，身体沉重，小便不利，起则头昏目眩，或微微恶寒，或足跗浮肿，苔白润，脉滑。

【临证指要】 本方适宜于治疗妊娠水肿属实证者，故孕妇素体气虚，或有滑胎史者，则当慎用。尚应明确，妊娠晚期，可见下肢轻度浮肿，一般无需处理。

牡蛎泽泻散

【原文辑录】 大病瘥后，从腰以下有水气者，牡蛎泽泻散主之。（395）

【方药用法】 牡蛎（熬）、泽泻、蜀漆（暖水洗，去腥）、葶苈子（熬）、商陆根（熬）、海藻（洗，去咸）、栝楼根各等份，上七味，异捣，下筛为散，更于臼中治之，白饮和，服方寸匕，日三服。小便利，止后服。

【方证释义】 本方功能逐水清热，软坚散结。方中牡蛎、海藻软坚散结行水；葶苈子、泽泻宣泄上下，通调水道以利水；蜀漆、商陆根祛逐水饮，破水热之互结；栝楼根生津止渴，与牡蛎相伍，又能行津液，散结滞以和阴。本方逐水之力较猛，过服则有伤正之弊，故方后注云："小便利，止后服"。本方证是以湿热壅滞，气化不利，水气停聚为主要病机的病证。症见全身浮肿，腰以下肿甚，小便不利，大便秘结，腹部胀满，脉沉等。

【验案精选】

肿胀　某，脉如涩，凡阳气动则遗，右胁汩汩有声，坠水少腹，可知肿胀非阳道不利，是阴道实，水谷之湿热不化也。议用牡蛎泽泻散：左牡蛎四钱泄湿，泽泻一钱半，花粉一钱半，川桂枝木五分通阳，茯苓三钱化气，紫厚朴一钱，午服。（《临证指南医案·肿胀》）

徐（大椿）评　胀满之为病，即使正虚，终属邪实，古人慎用补法。又胀必有湿，湿则有热……胀满必有有形之物，宜缓缓下之。

经方类解

本章类方共17首，多以淡渗利水药为主组成，五苓散是其代表方剂。按其处方用药规律，可以归纳为以下三个方面：

1. 以茯苓为君药的方剂　本章17首方剂中用茯苓者达11首，可知茯苓为利水的常用药物之一。在这11首方剂中，充分体现茯苓利水之功的有以下5方：①防己茯苓汤：本方重用茯苓六两为君药，主治"皮水为病，四肢肿"甚，取茯苓利水消肿；②茯苓泽泻汤：本方重用茯苓半斤，主治胃有停水，呕吐与口渴并见的"胃反"证，取茯苓利水以止呕；③苓桂甘枣汤：本方亦重用茯苓半斤，主治下焦水饮有上冲之势的"欲作奔豚"证，取茯苓"伐肾邪"（《别录》）；④茯苓戎盐汤：本方也是重用茯苓半斤，主治"小便不利"，显然取茯苓"利小便"（《本经》）之功效。⑤苓桂术甘汤：本方用茯苓四两，为四味药中剂量最大者，主治"心下有痰饮"，取茯苓渗利胃中之停饮。需要明确，评价一味药在方剂中的主次地位与功用，必须参考其剂量。"方制君臣"（《内经》）之分，多在剂量之别。李东垣说得好："君药分量最多，臣药次之，使药又次之，不可令臣过于君，君臣有序，相互宣摄，则可以御邪除病矣。"张景岳进一步说："主病者，对症之要药也，故谓之君。君者，味数少而分量重，赖之以为主也。……"上述五方之外，还有五苓散、猪苓汤、猪苓散、茯苓甘草汤、木防己去石膏加茯苓芒硝汤、葵子茯苓散等6方，均取茯苓作为方中的辅助药以利水。茯苓性味甘淡而平和，不仅利水，并能健脾，一药两用，最适宜于脾虚不能运化水湿而为患者。为了增强茯苓的健脾利水之功，仲景常取其他健脾利水药与茯苓合用而成方。例如，上述11首方剂中，茯苓与白术合用者有4方；与猪苓合用者有2方；与泽泻合用者亦有2方。更值得探讨的是，上述11首方剂中，有7首方剂是茯苓与桂枝同用，桂枝辛甘而温，不仅辛温发散以治表证，并能通阳化气行水以治里证，运用之妙，存乎于仲景方法之中。

2. 以泽泻为君药的方剂 本章17首方剂中用泽泻者有5首，可知泽泻亦为利水的常用药物之一。在这5首方剂中，突出体现泽泻利水之功者有2方：一是主治“蓄水证”的五苓散，本方泽泻剂量最大；二是主治“心下有支饮，其人苦冒眩”的泽泻汤，本方重用泽泻五两以利水饮，只用白术二两“培土而防之于堤岸”。古有泽泻“利水不伤阴”之说，实乃“令邪水去，则真阴得养”。(《药品化义》)

3. 利水剂配合补益药 在本类方剂中，有2首方应提出讨论，一是治疗“风水”而卫气虚者用防己黄芪汤，本方取黄芪补卫气固表以助治水；二是治疗“膈间支饮”而里气虚者用木防己汤，本方取人参补内脏虚损以助化饮。这表明，水气病、痰饮病为患，水饮邪盛而正气虚者，应适当配合补益药物，正气充实才能祛邪有力。此外，本章17首方剂中有5方用甘草补中或取其调和诸药。必须明确，甘草在治疗水饮疾患的处方中，只能用作佐使药，用量比例较小，切记不可为主药而用大剂量，因其用之过量有恋湿加重水肿之弊也。

第十四章　小半夏汤类——化痰止呕剂

凡具有消痰化饮、和胃止呕作用，用于治疗痰饮所致呕吐等病证的方剂，称之为化痰止呕剂。

呕吐原因很多，不论内伤、外感，虚实寒热，均可损及于胃，使胃失和降，气逆于上而致病，本章主要讨论胃中停饮、胃气上逆所致的呕吐，临床表现为呕吐清水痰涎，心下痞满，眩晕，心悸，口渴或不渴，舌苔白滑，脉弦等症。以小半夏汤为代表方。见于妊娠期间者，称妊娠恶阻，亦可辨证采用本类方剂。

需要明确，呕吐既是一种证候表现，有时又是人体排出胃中有害物质的保护性反应，如《金匮·呕吐哕下利病》篇曰："夫呕家有痈脓，不可治呕，脓尽自愈。"对于此种情况，就不能见呕止呕了。

小半夏汤

【原文辑录】 呕家本渴，渴者为欲解，今反不渴，心下有支饮故也，小半夏汤主之。（十二·28）

黄疸病，小便色不变，欲自利，腹满而喘，不可除热，热除必哕。哕者，小半夏汤主之。（十五·20）

诸呕吐，谷不得下者，小半夏汤主之。（十七·12）

【方药用法】 半夏一升，生姜半斤，上二味，以水七升，煮取一升半，分温再服。

【方证释义】 本方功能散饮降逆，和胃止呕。方中"半夏味辛性燥，辛可散结，燥能蠲饮，生姜制半夏之悍，且以散逆止呕也。"（尤在泾《金匮要略心典》）本方证是以胃中停饮，胃失和降为主要病机的病证。症见恶心，呕吐，不能进食，口不渴，或呃逆不止，脉弦，舌苔白滑等。据《金匮》载，小半夏汤应用有三：一是痰饮呕吐而口不渴者；二是黄疸病由于误治而致哕逆者；三是各种病伴有呕吐而不能进食者。

【验案精选】

1. 眩晕（内耳眩晕病） 王某某，女，53岁，退休工人，1963年5月10日初诊。眩晕3天，呕吐频频，呕吐物俱是清水涎沫，量多盈盆，合目卧床，稍转动便感觉天旋地转。自述每年要发数次，每次长达月余，痛苦不堪，西医诊断为"内耳眩晕病"。刻诊见形体肥胖，苔薄白而腻，脉沉软滑。此水饮停胃，浊邪僭上，清空不清。法当和胃化饮，饮化浊降则诸症除。处方：制半夏12g，生姜10g。2剂。5月13日复诊：眩晕、呕吐均止。原方加茯苓12g，续服2剂。并予丸方（二陈汤加白术、姜汁泛丸）常服，以求巩固。追访2年，未发作。（陈嘉栋《中医杂志》1980；7：16）

编者按 本例频吐涎沫清水，形体胖，脉沉滑，为水饮停胃之特点，经投小半夏汤化饮和胃，2剂而眩晕、呕吐皆愈。

2. 妊娠恶阻 郄某某，女，25岁。怀孕2个月，恶心呕吐半月。患者时时恶心，见脏物、闻异味加重，时有呕吐。诊断："妊娠恶阻"。予鲜生姜20g，清半夏15g（清水漂洗），水煎频服。1剂呕恶止。（刘文汉验案）

编者按 自古有妊娠忌用半夏之说。金元医家张元素说："半夏动胎，妊妇忌之，用生姜则无害。"以生姜能解半夏之毒也。《金匮要略》治"妊娠呕吐不止"之"干姜人参半夏丸"，即"以生姜汁糊为丸"解半夏之毒性，并加强止呕之功。

【临证指要】 小半夏汤为治疗呕吐之祖方，降逆止呕作用颇佳，除用于治疗痰饮呕吐外，通过加味配伍，又适用于各种证型的呕吐。

【实验研究】 小半夏汤对中枢性呕吐有抑制作用，对胃黏膜有明显的保护作用。方中半夏有镇吐作用，其机制为对呕吐中枢的抑制，而经低温处理的半夏流浸膏和生半夏，则有催吐作用，生半夏粉于120℃焙2~3小时，镇吐作用仍存在，而催吐作用消失，可见镇吐成分耐热，催吐成分不耐热。半夏还有镇咳、抑制腺体分泌、抗癌、降低眼内压等作用。生姜浸膏、姜汁以及从生姜中分离出来的姜油酮与姜烯酮的混合物均有止吐效果，另外，生姜还能促进血液循环与胃液分泌。

小半夏加茯苓汤

【原文辑录】 卒呕吐，心下痞，膈间有水，眩悸者，小半夏加茯苓汤主之。（十二·30）

先渴后呕，为水停心下，此属饮家，小半夏加茯苓汤主之。（十二·41）

【方药用法】 半夏一升，生姜半斤，茯苓三两（一法四两），上三味，以水七升，煮取一升五合，分温再服。

【方证释义】 本方功能降逆止呕，化饮利水。即小半夏汤加茯苓而成。方中半夏、生姜止呕降逆，加茯苓去其停水。尤在泾说："饮气逆于胃则呕吐；滞于气则心下痞；凌于心则心悸；蔽于阳则眩。……先渴后呕者，本无呕病，因渴饮水，水多不下而反上逆也。"（《金匮要略心典》）本方证是以水停心下、胃失和降为主要病机的病证。症见呕吐清水痰涎，心下痞满，眩晕，心悸，口渴或不渴，或先渴后呕，苔白滑，脉弦等。

【验案精选】

1. 呕吐 东洋某某某某曰，英国军医某某某屡屡吐，绝食者久矣。其弟与美医某某协力治疗之，呕吐卒不止，乞诊于余，当时已认患者为不起之人，但求余一决其死生而已。美医某某等遂将患者之症状及治疗之经过，一一告余。余遂向两医曰：余有一策，试姑行之。遂辞归检查汉法医书，制小半夏加茯苓汤，贮瓶令其服用，一二服后奇效忽显，数日竟回复原有之康健。至今半夏浸剂，遂为一种之镇呕剂，先行于医科大学，次及于各病院与医家。（《医学衷中参西录》）

原按 此证若用大半夏汤加赭石尤效，因吐久则伤津伤气，方中人参能生津补气，加赭石以助之，力又专于下行也。若有热者，可再加天冬佐之，若无自制半夏，可用药房清半夏两许，淘净矾味入煎。

2. 妊娠呕吐　诸病呕逆 治恶阻不能受药者，可用小半夏加茯苓汤，若仍不受可用伏龙肝一两，置器中，用水二盏搅之，后静置使澄，取一盏，用此水煎服小半夏加茯苓汤，无不受者，不但治恶阻呕吐，用于诸病呕逆，诸医所束手者，皆得奇验。（《医事小言》）

编者按 现代学者（陈慧珍《广西中医药》1992；2：16）以小半夏加茯苓汤再适当加味治妊娠呕吐66例，大多数患者服药5~10剂治愈或显效。

3. 神经性呕吐 姜某，女，33岁。1986年5月3日来诊。呕吐1年余，或在饭前，或在饭后，或进食即吐，或夜阑（尽，晚）而呕，发作无时。吐物或为未尽消化之食物，或为清水痰涎。曾于哈市医院作多项检查。除轻度胃下垂外，未见其他异常，诊为"神经性呕吐"，但中西药物屡用乏效。刻诊：体质瘦弱，面色苍白，纳减，体倦，头晕心悸，脘腹部痞闷不舒，中下腹时肠鸣，舌质淡红、苔白腻，脉弦细，证属胃失和降，痰饮内停。治宜降逆和胃化痰，拟小半夏加茯苓汤与之。半夏30g（温水浸30分钟后，去水，合诸药共煎），生姜25g（切片），茯苓20g。徐服。药下呕吐即大为减轻，仅进5剂，呕吐肠鸣诸症悉止。（李华《河南中医》1996；1：21）

4. 痰饮病 笔者有机会随我国著名经方专家、北京中医药大学刘渡舟教授侍诊多年，见刘老以小半夏加茯苓汤原方治疗多种疾患而获出奇之效，使我们对小半夏加茯苓汤本身及仲景关于痰饮水气的理论都有了更深刻的认识。例如治刘某，女，42岁。1995年1月23日初诊。1年来不明原因而见恶心，嗳气，心下痞闷，纳食不馨，曾服用舒肝和胃丸等中成药，药后稍缓。其后病情如故，伴口苦咽干，胸闷心悸头晕，月经2~3月一行，月水量少色暗，呈酱油色，观舌淡苔白腻，脉沉弦，辨属水饮停于胃脘之证。治当行水散痞，引水下行：茯苓30g，半夏18g，生姜16片。7剂。二诊：述服药后第2天，恶心、嗳气、心下痞闷均明显好转，胸膈间有豁然开朗之感，头晕心悸若失，值月经来潮，月水颜色转红，量亦增多，苔腻已减，治疗有效，继宗上法：茯苓30g，半夏18g，生姜16片，泽泻15g，白术6g。7剂。三诊：脘痞、嗳气、恶心、心悸、头晕均好转，要求巩固疗效。茯苓30g，半夏14g，天麻10g，猪苓20g，泽泻16g，白术10g，桂枝10g。7剂。（舒友廉《北京中医药大学学报》1997；3：48）

原按　针对上述病例，刘老分析到，根据病人的症状，最先想到的是肝气不舒，肝气犯胃之证，因为有口苦、咽干、目眩的少阳主症，又有心下痞闷、纳食不馨、嗳气等肝气犯胃的症状，但仔细分析，疏肝理气和胃的中成药不在少数，病人一定服过，详问果然多次服过舒肝和胃丸等中成药，服后稍有好转，但其后病情如故，若是木郁克土之证，症状定会明显减轻，可患者至今未愈，考虑其中该有其他缘由，脾胃主运化受盛，运化不及时，痰浊水饮最易生成，基于此再问诊，病人述胃脘部总有水汪汪、凉凉的感觉，自觉胸腹之间气不通畅，胸膈部似有物阻隔其间，平日口干不欲饮水，与小半夏加茯苓汤证“卒呕吐，心下痞，膈间有水，眩悸”的描述十分相像，观舌淡苔白腻，脉沉弦，经云沉潜水蓄是也，沉脉主水饮，弦亦为阴脉，这样辨证便从肝胃不和之证转为水饮停于胃脘之证，那又如何解释肝气不畅的少阳证及月经量少的血瘀证呢？水饮阻隔于心下膈间，势必影响肝气的运行，服用和胃理气中药后，肝气稍有顺畅，但水饮未去，肝气复又阻滞如初，所以见病情稍有好转复又如故。肝气不畅，由气及血，又可见血分不畅，月经量少色暗。可见本证为水饮停于心下胃脘为本，肝气不畅为标。治病先治本，饮去则胃脘部诸症好转，气畅则嗳气、痞闷、口苦、咽干若失，血行则月水量多色红。

【临证指要】　本方为古今推崇的止呕良方。可辨证治疗各种原因引起的呕吐，如慢性胃炎、神经性呕吐、妊娠呕吐、梅尼埃病、肿瘤化疗及肾炎尿毒症所导致的呕吐等。

【实验研究】　小半夏加茯苓汤能对抗硫酸铜引起的呕吐，并发现本方能使小鼠小肠蠕动作用减慢及中枢镇静作用加强。同时发现本方能对抗顺氨氯铂兴奋胃肠平滑肌的作用，使胃肠平滑肌运动频率减慢、强度减弱；使肠平滑肌强直收缩次数及呕吐次数明显减少，使肠平滑肌肌电活动频率、峰电位数和峰电位强度明显降低。

生姜半夏汤

【原文辑录】　病人胸中似喘不喘，似呕不呕，似哕不哕，彻心中愦愦然无奈者，生姜半夏汤主之。（十七·21）

【方药用法】　半夏半升，生姜汁一升，上二味，以水三升，煮半夏，取二升，内生姜汁，煮取一升半，小冷，分四服，日三夜一服。止，停后服。

【方证释义】　本方功能辛散寒饮，宣通阳气。方中重用生姜汁辛散寒饮，佐以半夏开结降逆，令饮去阳通。“生姜半夏汤即小半夏汤，而生姜用汁，则降逆之力少，而散结之力多，乃正治饮气相搏，欲出不出者之良法也。”（尤在泾《金匮要略心典》）本方证是以中焦寒饮，上逆于胸，气机受阻为主要病机的病证。症见胸中烦闷较甚，似喘不喘，似呕不呕，似哕不哕，心中烦乱不安，舌苔白腻或白滑，脉象弦滑。仲景于方后注云：“小冷，分四服”，即温药凉服，少量频服法。

小半夏汤、半夏干姜散、生姜半夏汤等三方的主要鉴别要点是：小半夏汤，用生姜以止呕为主；半夏干姜散，用干姜以温中为主；生姜半夏汤，用生姜汁以散饮为主。

【临证指要】　生姜半夏汤原用于寒饮搏结胸中所致的证候，现代个案报道，本方治眉棱骨痛有良效。

半夏干姜散

【原文辑录】　干呕，吐逆，吐涎沫，半夏干姜散主之。（十七·20）

【方药用法】　半夏、干姜各等份，上二味，杵为散，取方寸匕，浆水一升半，煮取七合，顿服之。

【方证释义】　本方功能温中散寒，降逆止呕。方中“干姜辛热，善能温中祛寒，半夏辛燥，长于降逆止呕。二药合用，不仅温胃止呕，尚可温肺化饮，对于胃寒呕逆者宜之，寒饮上逆者亦可用之。用浆水和服者，以浆水能调中下气，以助止呕也。”（段富津《金匮要略方义》）本方证是以中阳不足，寒饮内盛为主要病机的病证。症见干呕，吐逆，吐涎沫，且畏寒喜热，舌淡苔白滑，脉沉迟。本方证与吴茱萸汤证之干呕、吐涎沫类似，但后者为肝寒犯胃，故用吴茱萸为主药温肝降逆，肝胃同治；本方证病位在胃，故用干姜、半夏温胃降逆，专治其胃。

【临证指要】 本方用于治疗阳虚寒饮所致之呕吐、吐涎沫以及眩晕者有良效。

干姜人参半夏丸

【原文辑录】 妊娠呕吐不止，干姜人参半夏丸主之（二十·6）

【方药用法】 干姜、人参各一两，半夏二两，上三味，末之，以生姜汁糊为丸，如梧桐子大，饮服十丸，日三服。

【方证释义】 本方功能温中补虚，蠲饮降逆。方中干姜温中散寒，人参扶正补虚，半夏、生姜汁蠲饮降逆，和胃止呕。本方证是以胃虚寒饮，胃失和降为主要病机的病证。症见妊娠呕吐不止，病程较久，其呕吐物为清水或涎沫，并伴有口淡不渴，或渴喜热饮，头眩心悸，倦怠嗜卧，舌淡苔白滑，脉弦滑无力，为妊娠恶阻之重症。

历代许多医家对“半夏动胎”之说多持否定态度。如《金匮要略浅注》指出：“半夏得人参，不惟不碍胎，且能固胎。”《金匮要略直解》引“……娄全善曰：余治妊阻病，屡用半夏未尝动胎，亦有故无殒之义，临床之工，何必拘泥。”总之，仲景方法为万世之法门。辨证论治，依法处方，可保万全。

妊娠呕吐，假如属于胃热呕吐，“宜用川连三四分，苏叶二三分，两味煎汤，呷下即止。”（薛生白《湿热病篇》第17条）王孟英说：“……余用以治胎前恶阻，甚妙。”

【验案精选】

妊娠恶阻 林某某，26岁。停经2个月，开始胃纳不佳，饮食无味，倦怠嗜卧，晨起头晕恶心，干呕吐逆，口涎增多，时或吐出痰涎宿食。根据经验自知是妊娠恶阻，认为恶阻乃妊娠常事，未加适当处理。延时将近1个月，渐至水饮不进，食入则吐，所吐皆痰涎清水，稀薄澄澈，动则头晕，甚则呕吐。始延诊治。诊其脉虽细，但滑象明显，面色苍白，形容憔悴，羸瘦衰弱，无力以动，闭眼畏光，面里蜷卧，唇舌色淡，苔白而滑，口中和，四末冷，胸脘痞塞不舒，二便如常而量少。脉症合参，一派虚寒之象毕露。遂拟：干姜4.5g，党参9g，半夏4.5g。水煎，日1剂。连服3剂，呕吐大减，略能进食稀粥和汤饮。再服3剂，呕吐俱停，但饮食尚少，继以五味异功散调理而安。7个月后顺产一男婴。（林善星《中医杂志》1964；9：31）

【临证指要】 本方用治重症妊娠恶阻属虚寒性者。还可用于胃虚寒饮停胃所致的腹痛、吐逆、眩晕、痞证等。

【实验研究】 方中半夏浸膏对家兔在位子宫无明显作用，对离体小鼠子宫则小量兴奋，大量抑制。

半夏麻黄丸

【原文辑录】 心下悸者，半夏麻黄丸主之。（十六·13）

【方药用法】 半夏、麻黄各等份，上二味，末之，炼蜜和丸小豆大，饮服三丸，日三服。

【方证释义】 本方功能蠲饮降逆，通阳宣肺。尤在泾说：“此治饮气抑其阳气者之法。半夏蠲饮气，麻黄发阳气。妙在作丸与服，缓以图之，则麻黄之辛甘，不能发越津气，而但升引阳气；即半夏之苦辛，亦不特蠲除饮气，而并和养中气。非仲景神明善变者，其孰能与于此哉？”（《金匮要略心典》）本方证是以水饮停聚于中为主要病机的病证。症见心下悸动不宁，或伴咳喘痰稀，心下痞塞，头目昏眩，恶心呕吐，舌质淡苔白滑或腻，脉缓滑等。

【验案精选】

心下悸（慢性气管炎） 张某某，男，58岁。患者素有慢性气管炎，入冬以来，自感心窝部悸动不宁，久不减轻，心电图检查尚属正常。脉滑苔白，治宜蠲饮。处方：姜半夏、生麻黄各30g。上两味各研末和匀，装入胶囊中。每次服2丸，蜜糖冲水吞服，1日3次。胶丸服完后，心下悸动已瘥。又续配1剂，以巩固之。（何若苹《浙江中

医杂志》1988；4：178）

编者按 本案为整理的国医大师何任何老验案。

经方类解

本章共6首方剂，是以小半夏汤为主方的类方。本类方剂的用药规律是以姜、夏为主要药物，通过药味、剂量、配伍及剂型的变化，适用于不同证候特点的痰饮呕吐。

小半夏汤方用半夏一升，生姜半斤，功在和胃止呕，散饮降逆，用于痰饮呕吐，为治呕之祖方，适当加味，可治疗各种呕吐。痰饮较盛，不但呕吐，且兼“眩悸”者，则加茯苓导水下行，是为小半夏加茯苓汤。半夏干姜散为小半夏汤以干姜易生姜而成，干姜温阳，守而不走，治疗中阳不足，寒饮呕逆之证。生姜半夏汤重用生姜取汁，主要在于散饮去结，用于寒饮搏结，阳气郁遏之呕哕之证。干姜人参半夏丸，方中半夏、姜汁、干姜温胃散寒，化饮降逆，人参补虚，为治胃虚寒饮之妊娠呕吐。此外，半夏麻黄丸一方，尤在泾解说为主治“饮气抑其阳气者之法”，深得仲景本义。

本章6首方剂皆用半夏（汤剂3方、散剂1方、丸剂2方），合用生姜者2方、生姜汁者2方、干姜者2方，可知仲景书化痰饮止呕逆之剂常常是半夏与姜配合应用，或加茯苓以健脾化饮，或加人参以健脾益气。而半夏与麻黄为末炼蜜和丸，则是一配伍奇巧之方。总之，6首方皆为单捷小剂，方小而力专，用之得当，良效奇特，仲景匠心独运之处，堪为后世效法。

第十五章 栝楼薤白白酒汤类——宽胸通阳剂

宽胸通阳剂是以辛温通阳、化痰理气药为主组成，具有祛痰通痹、宣达阳气作用的方剂。属《内经》“结者散之”、“逸者行之”之法。

此类3首方剂，主要有豁痰下气、宣痹通阳之功效，用治胸痹心痛病。但因其中有些药物功能宽胸降逆，和胃理气，故用治咳嗽气喘、脘腹胀痛等症亦有疗效。3方以祛邪为主，若病以虚为主者，非其所宜。

栝楼薤白白酒汤

【原文辑录】 胸痹之病，喘息咳唾，胸背痛，短气，寸口脉沉而迟，关上小紧数，栝楼薤白白酒汤主之。（九·3）

【方药用法】 栝楼实一枚（捣），薤白半斤，白酒七升，上三味，同煮，取二升，分温再服。

【方证释义】 本方功能化痰散结，宣痹通阳。方中栝楼涤痰宽胸，薤白通阳散结，白酒辛温通阳，调达气血。三药相辅相成，使痰去结散，阳气宣通，则诸证可愈。其中白酒为古代的一种米酒，临证可用绍兴黄酒。本方证是以胸阳不振，痰浊阻痹为主要病机的病证。症见胸部窒闷疼痛，短气，甚则胸痛彻背，或喘息咳唾痰浊，多为形体肥胖，苔白厚腻等。编者认为：原文所述“寸口脉沉而迟，关上小紧数”，为心律失常之脉。详见《伤寒杂病论研究大成》之“大论心悟”。本证与支饮虽然都有咳唾短气等症，但“支饮……乃饮重而滞气；胸痹则由阳虚而气削，痰饮因之”。（徐忠可《金匮要略论注》）二者在病机证候上有所相同。

【验案精选】

胸 痹

（1）病者但言胸背痛，脉之沉而涩，尺至关上紧，虽无喘息咳吐，其为胸痹则确然无疑。问其病因，则为寒夜伛偻制裘，裘成稍觉胸闷，久乃作痛。予即书栝楼薤白白酒汤授之。方用栝楼五钱，薤白三钱，高粱酒一小杯。二剂而痛止。（《金匮发微》77页）

（2）朱某，患胸痛，以膻中周围为甚，波及乳上胸部憋闷，气短，脉象沉迟，苔白微腻。处方以栝楼、薤白、半夏、厚朴、枳实（麸炒）、砂仁、茯苓等，每剂加镇江米醋3匙同煎（前曾服该方4剂，因未加米醋无效），连服5剂痛止。米醋味酸收敛温行，可敛其下焦之阴而温其上焦之阳，与病机亦甚合拍。（《浙江中医杂志》1964；9：25）

编者按 例1例2均为胸痹心绞痛，特别是例2，是典型的心绞痛发作病位。例1用原方，例2以原方加味，皆获速效。需要说明，方中之白酒，不少学者有考证，一般认为是米酒，而绝非目前饮用之白酒，亦非黄酒及米醋。但古之米酒，当今药店早已断档，结合治疗经验，凡高粱酒、白烧酒、黄酒或米醋，皆可酌情选用，以作煎药溶剂，并有清扬宣通之功，确能提高疗效。

【临证指要】 本方可辨证治疗形体肥胖，痰浊偏盛之冠心病、心律失常、病窦综合征、心肌炎等，亦可用治慢性气管炎、渗出性胸膜炎等呼吸系统疾患。此外，本方加减用治肋间神经痛，或胸部软组织损伤等，亦有疗效。

【实验研究】 本方栝楼能扩张冠状动脉，增加冠脉流量，降低耗氧量，减慢心律，抑制血小板凝集；薤白提取物可降低动物血脂，抑制主动脉及冠状动脉脂质斑块的形成，保护血管内壁。以这两种药物组成的复方，具有扩冠、强心、增强心肌缺氧耐受力及抗动脉粥样硬化等作用，这是本方治疗胸痹心痛的药理基础。

栝楼薤白半夏汤

【原文辑录】 胸痹不得卧，心痛彻背者，栝楼薤白半夏汤主之。（九·4）

【方药用法】 栝楼实一枚（捣），薤白三两，半夏半升，白酒一斗，上四味，同煮，取四升，温服一升，日三服。

【方证释义】 本方功能通阳泄浊，化痰降逆。是在上方基础上加半夏半升，以化痰浊、降逆气。主要用治痰浊壅盛之胸痹心痛病。陆渊雷《金匮要略今释》说："前条证亦为此条所有，故知不得卧者，喘息、咳唾、短气之甚也；心痛彻背者，胸背痛之甚也。"

【验案精选】

胸痹（冠心病、心绞痛）

（1）胡某某，男，48岁。胸背痛半年。近因劳累太过，胸痛彻背，每天发作4~5次，已经3天，胸闷，气短，咳吐黏痰。舌苔白腻，脉沉滑。此乃痰浊壅阻心肺，胸阳不得展布。法当豁痰通阳。处方：全栝楼30g，干薤白15g，法半夏12g。水煎服。二诊：服药3剂后，胸背痛已减，黏痰仍多，原方继服3剂。三诊：今日胸痛未作，胸部较前舒畅，咳痰亦少，惟食欲欠佳。拟将原方用量减半，并加理气药：栝楼15g，薤白8g，半夏6g，陈皮6g。取3剂。服药后，未再胸痛，胸闷、气短亦除，停药休养。（夏锦堂教授治验）

（2）解某某，女，58岁。1986年8月30日初诊。患者嗜食肥甘，形体丰腴。3年来阵发性下颌部拘急不适，胸骨后及心前区憋闷而痛，"短气不足以息"，历时3~5分钟，发作日趋频繁，近1周发作3次，含服速效救心丸后1~2分钟缓解。多因饱食或情绪波动而诱发。舌紫绛、苔黄腻，脉沉弦硬。血压正常。血脂测定：胆固醇6.37mmol/L，甘油三酯6.68mmol/L，脂浊（±）。心电图检查：窦性心律，冠状动脉供血不足。B/M超声提示：冠心病。诊断：冠心病，心绞痛。辨证：痰瘀交结，气血壅实，湿热内蕴，心脉痹阻。治法：活血化瘀，清热化痰，宽胸理气。冠心Ⅱ号合栝楼薤白半夏汤加减：丹参18g，红花、川芎、降香各6g，栝楼24g，赤芍、薤白、清半夏各10g，郁金12g，黄连3g。日1剂，分温3服。服药至第2剂仅发作1次，症状较轻，时间亦短。尔后守方服药1个月，胸闷、心痛基本控制，黄腻苔渐退，舌渐红活。复查血脂：胆固醇4.29mmol/L，甘油三酯5.23mmol/L，脂浊正常。改服复方丹参片巩固治疗。嘱其要饮食清淡，加强活动。数月后随访，心绞痛很少发作。（田乃庚教授治验，吕志杰整理《新中医》1988；1：9）

编者按 上述医案是把宽胸通阳法与活血化瘀法结合运用。此为目前治疗冠心病的常用方法之一。配合运用活血化瘀法要注意三辨：①辨气之虚实：气与血关系极其密切，"气帅血行，气滞血瘀"。冠心病者，心脉瘀阻，或因于气虚，或因气滞（实），二者治法截然不同，不可犯"虚虚实实"之戒。②辨血之虚实：一般来说，瘀血当为血实证，然血虚亦可致瘀。冠心病者可因瘀血阻滞心脉而发心痛，亦可因血虚，血不养心致心悸而痛，前者为不通则痛，后者为不荣则痛，实则泻之，虚则补之。若不辨血之虚实，血虚再活血，则更伤正气，病情反甚。故对血虚致瘀者，治当养血活血。目前治疗冠心病的有效方剂中，多用丹参，古人有"一味丹参，功同四物"之说，这说明养血活血是治疗冠心病的基本法则之一。③辨瘀血之寒热：瘀血可因寒而凝，亦可因热而结，但一般受"血得热则行，得寒则凝"的传统理论影响，大多认为瘀血多因寒而起，其实不尽如此。冠心病者心绞痛之发作，若因感寒而发，或遇寒加重，冬季发病率尤高，这可用"血得寒则凝"来解释。但该类病人合并高血压、吸烟、嗜食膏粱厚味及情绪易于波动者，常兼"阴虚内热"或"痰热内阻"的现象，不可拘泥温通之法，否则适得其反，则热伤阴血。因此，心痛因寒而瘀者宜温通化瘀，因热而结者则宜凉血化瘀，二法不可偏废。

【临证指要】 本方用于治疗冠心病、心绞痛及慢性气管炎、支气管哮喘等属痰浊壅盛者。

【实验研究】 方中半夏可抑制咳嗽中枢，促进支气管黏膜分泌而达到祛痰镇咳之功效。栝楼对多种细菌有较好抑菌作用。

枳实薤白桂枝汤

【原文辑录】 胸痹，心中痞气，气结在胸，

胸满，胁下逆抢心，枳实薤白桂枝汤主之；人参汤亦主之。（九·5）

【方药用法】 枳实四枚，厚朴四两，薤白半升，桂枝一两，栝楼实一枚（捣），上五味，以水五升，先煮枳实、厚朴，取二升，去滓，内诸药，煮数沸，分温三服。

【方证释义】 本方功能宽胸下气，通阳散结。方中枳实、厚朴宽胸下气除满；桂枝、薤白通阳散结；栝楼豁痰开痹。本方证是以痰气郁闭心胸，牵及胁肋为主要病机的病证。症见胸部满闷而痛，喘息咳唾，短气，心中痞，胁下逆抢心等。本方与前两方证的区别，诚如唐容川《金匮要略浅注补正》所说："观仲景此节用药，便知义例严密，不得含糊也……故但解胸痛，则用栝楼薤白白酒汤；下节添出不得卧，是添出水饮上冲也，则添用半夏一味以降水；再下一节又添出胸痞满，则加枳实以泄胸中之气，胁下之气亦逆抢心，则加厚朴以泄胁下之气。"

【验案精选】

胸痹心痛 刘某某，年四旬许，店员。每日持筹握算，晷无寸闲。如俯伏时久，则胸极感不舒，寝至微咳吐痰，尚无若何异象。近以年关，尤多焦劳，初觉胸膈满胀，嗳气时作，继则喘咳痰唾，夜不安眠，甚而胸背牵引作痛，服调气化痰药不效，乃走治于余。诊脉弦滑，舌苔白腻，不渴，喘咳，胸背掣痛不休，并无恶寒肢厥现象。此固《金匮》之胸痹证。非调气化痰之所能治也。盖胸痹一证，因阳气不振，阴寒乘之，浊痰上泛，弥漫胸膈，气机阻滞，上下失调，故前后攻冲，胸背剧痛。如属阴寒剧盛，胸痛彻背、背痛彻心者，则宜辛温大热，与乌头赤石脂丸以逐寒邪；如内寒不甚而兼虚者，则当相其轻重分别用人参汤或大建中汤以为温补。本证则阳未虚甚而寒亦不盛，既不合前者椒附之大温，亦不宜后者姜参之温补，仅应温阳祛痰，舒展中气，运用栝楼薤白半夏枳实桂枝汤调理，可谓方证切合，三剂可愈。数日病者来告，果如所期。（《治验回忆录》25页）

【临证指要】 本方多用于辨证治疗冠心病、慢性气管炎、渗出性胸膜炎等心肺疾患；亦可用治胆胃气滞之消化系统疾患，如慢性胃炎、胆囊炎等。

【实验研究】 方中枳实既有降低肠管平滑肌张力和解痉的作用，又能兴奋胃肠，增强蠕动，这种双重作用，有助于病态下胃肠功能失调的恢复。近年研究发现，心血管病与某些微量元素缺乏或比例失调有关，而薤白、桂枝等通阳药物则含有锰、钼、铜等微量元素，这些微量元素对心血管系统有很好的保护、调节作用。

经方类解

本章3方是治疗痰气痹阻所致胸痹心痛的常用方剂。其中栝楼薤白白酒汤为宣痹通阳之基础方，主症是"喘息咳唾，胸背痛，短气"。栝楼薤白半夏汤加用了化痰降逆之力较强的半夏，用治胸痹心痛之痰气阻痹较重者。枳实薤白桂枝汤宽胸下气之力较盛，用治胸痹心痛之气滞较重者。三方相较，在治疗范围上，第一、二方主治心胸病变，第三方则兼及胃脘及两胁之症。就功效而言，三方同中有异，临证当仔细选用。

第十六章　橘枳姜汤类——理气剂

凡以理气药为主组成，具有行气或降气作用，用于治疗气滞或气逆病证的方剂，统称理气剂。

应用本类方剂，首先应分辨气病的病因病机，而选用相应的理气剂。本类方剂多针对气滞或气逆之实证而设。若兼正气不足者，应适当配伍补益之品，以防进一步损伤正气。此外，理气剂多由芳香辛燥药物组成，易耗津伤气，故应中病即止，勿使过剂，尤其对素体阴亏气弱者，用之更要谨慎。

橘枳姜汤

附：茯苓杏仁甘草汤

【原文辑录】 胸痹，胸中气塞，短气，茯苓杏仁甘草汤主之；橘枳姜汤亦主之。（九·6）

【方药用法】 橘枳姜汤方：橘皮一斤，枳实三两，生姜半斤，上三味，以水五升，煮取二升，分温再服。

茯苓杏仁甘草汤方：茯苓三两，杏仁五十个，甘草一两，上三味，以水一斗，煮取五升，温服一升，日三服。不瘥，更服。

【方证释义】 橘枳姜汤功能行气散结。方中橘皮、枳实畅达心胸气机，配以生姜化饮和胃，理气降逆。本方证是以饮阻气滞于心胸为主要病机的病证。症见“胸中气塞、短气”，即胸中局部堵闷而短气，此为胸痹（冠心病）轻证的特点。所述两方均治胸痹轻证之饮阻气滞者，属同病异治方法，若饮邪偏盛者，治宜宣肺化饮，方用茯苓杏仁甘草汤；若气滞偏盛者，治宜行气散结，方用橘枳姜汤。

【验案精选】

胸痹　何某某，男，34岁。咳嗽5年，经中西医久治未愈。细询咳虽久而并不剧，痰亦不多，其主要证候为入夜胸中似有气上冲至咽喉，呼吸作声，短气，胃脘胸胁及背部隐隐作痛，畏寒，纳减，脉迟而细，苔薄白。乃以橘枳生姜汤加味治之。橘皮12g，枳实12g，生姜15g，姜半夏12g，茯苓12g。二诊：服药3剂后，诸症消退，惟胃脘尚有隐痛，再拟原方出入。橘皮12g，枳实9g，生姜12g，桂枝6g，薤白9g，全栝楼12g。三诊：五年宿疾，基本痊愈，痛亦缓解，再拟上方去薤白、栝楼、桂枝，加半夏、茯苓、甘草以善其后。（姚国鑫，等《中医杂志》1964；6：22）

编者按　本例师仲景治胸痹之法，而不泥守一方，根据病机，数方合之加减出入，以对证为要。胸痹病情有轻重，病机有虚实，病势有缓急，临证当明辨轻重、虚实、缓急以治之。何时希说：“此治轻症之二方，化痰之力多，散寒之力弱，而虚则未顾及也。上海已故名医丁甘仁先生治上中下三焦之湿，用轻剂辛开、苦降、淡渗三法，曰杏朴苓，曰桔枳苓，曰杏蔻苡，其开上最佳者曰杏蔻桔橘。综观胸痹数方，知丁氏亦法乳仲景者也。”

【临证指要】 上述两方均可辨证治疗冠心病之轻证患者，重者可与栝楼薤白半夏汤合用。此外，橘枳姜汤加味治疗消化系统疾病，如慢性胃炎、神经性呕吐等属气滞饮停者，亦常有效。

【实验研究】 橘枳姜汤中橘皮含挥发油，可刺激呼吸道黏膜，使分泌物增多，对痰液有稀释作用，有利于痰浊咳出；枳实可增加胃肠兴奋性，增加肠蠕动，同时又可降低肠管平滑肌张力，起到解痉作用，这种对胃肠的双重作用，有利于胃肠功能的恢复；生姜可促进消化液分泌，对胃肠张力及蠕动有双向作用，故对食欲不振、呕吐、胃肠胀气等，有较好的治疗效果。

茯苓杏仁甘草汤之茯苓，因含有茯苓多糖，故可以增强细胞免疫力，有抗肿瘤、利尿以及镇静作用；杏仁中所含的杏仁苷，可镇咳平喘；甘草则有肾上腺皮质激素样作用，有抗炎、免疫抑制、祛痰止咳等作用。

桂枝生姜枳实汤

【原文辑录】 心中痞，诸逆，心悬痛，桂枝生姜枳实汤主之。（九·8）

【方药用法】 桂枝、生姜各三两，枳实五枚，上三味，以水六升，煮取三升，分温三服。

【方证释义】 本方功能通阳化饮，降逆消痞。方中桂枝、生姜辛温开散，能通阳化饮，和胃降逆；枳实气香味苦，能下气消痞。本方证是以气滞饮逆为主要病机的病证。胸中局部痞闷，心如牵引悬空似的难受。前述橘枳姜汤与桂枝生姜枳实汤，仅一药之差，前者用橘皮重在理气开痹，治胸痹"胸中气塞短气"；后者用桂枝重在通阳降逆，主治"诸逆，心悬痛"。

【验案精选】

呕吐

（1）一妇女，患吐水，水升胸间，漫漫有声，遂致吐水，每日晡而发，至初更乃已，诸医与大小柴胡汤及小半夏汤之类无效。先生诊之，用桂枝枳实生姜汤乃愈。（《成绩录》）

（2）一男子，患吐水数十日，羸瘦日加，每至黄昏，脐旁有水声，扬腾上迫，心下满痛，吐水数升，至初更必止，饮食如故。先生投桂枝枳实生姜汤，其夜水虽上行，然遂上吐，翌夜，诸症尽退，五六日而痊愈。（《成绩录》）

编者按 上述二例以桂枝生姜枳实汤治"吐水"，疗效称奇，所述证候，既似痰饮病，又似奔豚气，但发作有时为其特点。如此怪病用如此小方而治愈，诚为可贵。贵在经验心得，非理论套话所能概之。

【临证指要】 本方多与其他方剂合用治疗胸痹心痛或胃脘痛等疾患。

【实验研究】 心血管病与某些微量元素缺乏或比例失调有关。而桂枝等通阳利水药物含有较多对心血管系统有保护作用的微量元素（如锰、钼、铜等）。因部分微量元素在食物中摄取量很低，而服用此类药物可补充其微量元素，这可能是有些中药能治疗心血管疾病的药理基础之一。

枳 术 汤

【原文辑录】 心下坚，大如盘，边如旋盘，水饮所作，枳术汤主之。（十四·32）

【方药用法】 枳实七枚，白术二两，上二味，以水五升，煮取三升，分温三服。腹中软即当散也。

【方证释义】 本方功能行气散结，燥湿健脾。方中枳实下气散结消痞，白术健脾燥湿利水。本方证是以脾虚气滞，水湿结聚心下为主要病机的病证。症见胃脘痞满，按之坚硬如盘，或小便不利等。

【验案精选】

痞证（腹腔镜胆囊切除术后腹胀痞满） 邵某某，男，42岁。教师。1994年10月15日入院。入院诊断：慢性胆囊炎、胆石症（择期手术）。患者入院1周后作腹腔胆囊切除术，术后全麻醒即感腹部作胀，胸脘痞塞满闷，阻塞不舒以致辗转不安。体检后诊断：腹腔镜胆囊切除术后反应。经常规对症处理未取效。乃于术后24小时即给予枳实24g，白术12g，加水300ml，煎至150ml，分3次口服。服药4小时后，患者即感腹部作胀、胸脘痞塞满闷明显减轻，7小时后临床症状全部消失。患者手术后3天即出院。（陆永才，等《浙江中医杂志》1996；3：107）

原按 腹腔镜胆囊切除术（简称LC）后的腹胀痞满之证，我们观察到《金匮要略》枳术汤治疗组（117例）痊愈率及总有效率均大于西药对照组（112例）。这说明，对于本证的治疗中药优于西药。应用中药枳术汤治疗该证，总有效率为96.6%，可见枳术汤是目前治疗腹腔镜胆囊切除术后腹胀痞满较为理想的方法之一。腹腔镜胆囊切除术后，由于二氧化碳等气体残留在患者的腹腔内而产生腹胀痞满之证，根据中医理论可理解为，该证是由于气阻而导致脾滞不运所致。枳术汤药虽简却能消补平行，寓消于补。方中枳实利气机泄痞满，白术补脾运湿，共奏消滞健脾之效。在服法及疗效观察上，《金匮要略》中也明确指出："分温三服，腹中软即当散也。"现代药理实验也证明枳实有使胃肠节律性蠕动增强作用，我们在临床上又观察到在LC术后24小时给药疗效最好。

【临证指要】本方主要用于辨证治疗消化系统病症，如慢性胃炎、胃下垂、消化不良、胃肠功能紊乱、胃结石、十二指肠壅积症以及便秘等。

【实验研究】方中枳实能增强胃肠等平滑肌的节律性蠕动，行气排便。由于枳实能提高平滑肌的兴奋性，所以对胃下垂、子宫脱垂等病有较好疗效。白术中含有挥发油及维生素A，并有利尿及降血糖作用。还有资料表明，应用加味枳术汤（即枳术汤重用生白术，加肉苁蓉。治疗慢性便秘50例，结果有效49例，其中服药1次有效者46例，服药2次有效者3例，服药至排便时间平均为11.3小时）能使家兔回肠肌张力升高，收缩幅度加大；能增强小鼠小肠的推进运动。

橘皮汤

【原文辑录】干呕、哕，若手足厥者，橘皮汤主之。（十七·22）

【方药用法】橘皮四两，生姜半斤，上二味，以水七升，煮取三升，温服一升，下咽即愈。

【方证释义】本方功能通阳散寒，理气降逆。方中橘皮理气降逆，生姜散寒和胃，气行胃和，呕哕自止。本方证是以胃寒气逆为主要病机的病证。症见呕恶、呃逆，舌苔白润等，或手足发凉，泛吐清水。

橘皮竹茹汤

【原文辑录】哕逆者，橘皮竹茹汤主之。（十七·23）

【方药用法】橘皮二升（《医统》本作“二斤”），竹茹二升，大枣三十枚，人参一两，生姜半斤，甘草五两，上六味，以水一斗，煮取三升，温服一升，日三服。

【方证释义】本方功能补虚清热，和胃降逆。李彣《金匮要略广注》云：“哕逆有属胃寒者，有属胃热者。此哕逆因胃中虚热气逆所致。故用人参、甘草、大枣补虚，橘皮、生姜散逆，竹茹甘寒，疏逆气而清胃热，用以为君。”本方证是以胃虚有热，气逆上冲为主要病机的病证。症见呃逆或呕吐，嗳气，并伴有纳呆，少气乏力，口干，舌苔薄黄，脉虚数等。橘皮汤与本方均治哕逆，但前者为胃寒，本方证为胃中虚热，二者舌脉不同。

【验案精选】

1. 干呕　便秘　胃虚气热，干呕不便。橘皮竹茹汤加芦根、粳米。再诊：呕止热退。石斛，茯苓，半夏，广皮，麦冬，粳米，芦根，枇杷叶。三诊：大便不通。生首乌，玄明粉，枳壳。四诊：大便通，脉和。惟宜滋养。石斛，归身，秦艽，白芍，丹皮，炙草，茯苓，广皮。（《增评柳选四家医案·尤在泾医案》37页）

诒按　迭用四方，运意灵巧，自能与病机宛转相处。

邓评　至此大势去矣，故惟和养为宜。而用石斛、秦艽、丹皮者，肠中之燥热殆未尽清耶。

2. 呃逆　冯某某，女，48岁。1986年10月5日初诊。外感后低热不退3个多月，食少乏味，大便数日一行，神疲，虚乏，少寐，动则微喘，口干欲得凉润。一日因食凉物而致呃逆不止。曾用丁香柿蒂汤治疗效不佳。查脉细略数，舌红少苔。分析病机：胃阴不足为本，食凉只是诱因，寒热相激，升降相悖，故发呃逆。用橘皮竹茹汤治之，处方：鲜橘皮90g，竹茹12g，太子参15g，生甘草15g，生姜24g，大枣15枚。3剂，日1剂，水煎两遍合计约400ml，从早至晚分4~5次温服之。复诊：服药3剂不仅呃逆止，食欲亦增，守方服5剂。五日后三诊：低热渐趋正常，体温由午后37.8℃左右降至37℃以下，其他症状均好转。（吕志杰治验）

编者按　“哕”自明代之后统称“呃逆”，俗称“打嗝”。西医学认为是由于“膈肌痉挛”所致。《素问·宣明五气》说：“胃为气逆为哕”，故其主要病位在胃。临床表现以喉间气逆上冲而作声（或频频相连，或时断时续）为特点。其辨证论治要分清寒热虚实，本篇第22条所述为胃寒气逆，治宜散寒降逆止哕；第23条所述为虚热气逆，治宜补虚清热、降逆止哕；第7条所述为腑实为患，治宜通利方法。从呃逆判断疾病的预后很有意义，《内经》说：“病深者，其声哕。”《济生拔萃》亦说：“大抵老人、虚人、久病人及妇人产后有此证者，皆是病深之候，非佳兆也。”《医碥》并说：“病重得此，多为气脱。”编者临证中曾遇一“心肌病”患者，男性，52岁。曾3次住院，逐年加重。第3次住院出现呃逆时断时续，呃声低微，用大补元气、温阳止呃方药，延续20余天而病故。

3.呕吐（急性肾功能衰竭） 陈某某，男，26岁，丰城镇涧下村农民，1993年7月24日初诊。患者因面部浮肿，症状逐渐加重，10天后至全身浮肿、无尿、神志模糊、谵妄，而转广州南方医院治疗，诊断为“急性肾小球肾炎并急性肾功能衰竭”。经住院抢救，15天后病情虽有好转，但患者因经济困难，且见其全身浮肿又少尿，欲放弃治疗，自动出院。回家后试来找中医治疗。初诊时，患者神志不太清楚，时谵语，全身浮肿，下肢肿甚，按之凹陷久久不复，小便每天250ml左右，恶心，时吐清水，纳呆，舌淡胖，脉沉细数。血压156/92mmHg，尿素氮28.4mmol/L，尿常规：蛋白（+++），管型1~2，红细胞（++），白细胞（1~3）。因体弱病重又无钱住院，拟用平和轻淡之橘皮竹茹汤加黄芪、白术、钩藤治之，水煎后少量多次慢慢喂之。2天后，来人说病情稳定，呕吐大减，谵语也减，尿量稍增，家人渐增信心，嘱原方续服。再1周后来诊，神志已清，恶心呕吐已除，尿量已增至每天800~1200ml，血压144/90mmHg，尿素氮17.1mmol/L，尿蛋白（++）。主症已除，改用健脾固肾泄浊之法调治，3个月后病愈。（温应水《新中医》1996；9：40）

原按 肾功能衰竭在古医籍中虽无记载，但根据临床症状可归属于中医“关格”“癃闭”等范畴。其病位主要在脾肾，病机是湿浊充斥于内，正气不得升降，故当以调和气机、降逆化浊为主治之。橘皮竹茹汤正切病机，本方药味虽然平和轻淡，但有很好的调节脾胃气机升降、清化湿浊的功效。所以用本方加味治疗肾功能衰竭31例都收到疗效。本方治疗肾功能衰竭是针对“恶心，呕吐，腹胀，纳呆”主症而设，若非此主症，病机不符则疗效不显，这是辨证论治的原则。此外，本方功效虽说治本，但对整个肾功能衰竭来说仅为治标，即改善症状，解除痛苦，渡过难关。主症改善后，还须继续治肾，以巩固疗效。

编者按 “肾衰”治愈相当困难。中医药辨证论治得当，确能缓解症状。

【临证指要】 本方主要用于治疗消化系统病症，如急、慢性胃炎，胃神经官能症等属胃虚有热者。另外，本方治疗妊娠恶阻亦有良效。

四逆散

【原文辑录】 少阴病，四逆，其人或咳，或悸，或小便不利，或腹中痛，或泄利下重者，四逆散主之。(318)

【方药用法】 甘草（炙），枳实（破，水渍，炙干），柴胡，芍药，上四味，各十分，捣筛，白饮和服方寸七，日三服。咳者，加五味子、干姜各五分，并主下利。悸者，加桂枝五分。小便不利者，加茯苓五分。腹中痛者，加附子一枚，炮令坼。泄利下重者，先以水五升，煮薤白三升，煮取三升，去渣，以散三方寸匕，内汤中，煮取一升半，分温再服。

【方证释义】 本方功能疏肝解郁，畅达血气。方中柴胡辛苦平，可疏肝解郁，和解表里；枳实苦寒泄降，行气开郁；芍药、甘草酸甘化阴，养肝缓急。本方证是以邪气内郁，阳郁不伸为主要病机的病证。症见手足厥冷，胸胁闷胀，以及某种或然症。

【验案精选】

阳厥 颜某，男孩，1岁多。1956年9月间，突然高热呕吐泄泻，经县人民医院作急性肠胃炎治疗3日，呕泄均止，转而心烦扰乱，口渴索饮，四肢厥冷，其母抱往我院陈医处诊治，陈医以吐泻后，四肢逆冷，为阴寒内盛，拟桂附理中汤，因病势较急，就商于予。予视之，手足虽厥冷如冰，扪其胸部跳动急促，肤热灼手，触其腹部亦如炕。予曰：初病即手足逆冷，可辨证用桂附理中；此发病三日之后，虽手足逆冷，桂附理中不可轻试，况患儿舌深绛，溲短赤涩，大便成黑黄色而又带有窘迫，时索冷饮，烦扰不宁，是为阳郁厥逆也，宜四逆散。陈医惑其手足冰冷，疑四逆散不能胜任，适彭医至，复邀参看此证，彭医亦赞同四逆散，非急服不可，遂投以此药。服尽1剂，夜半手足变温，心亦不烦，尚能安睡，继服2剂而病愈。（《湖南省老中医医案选》第一集，28页）

编者按 此例患者虽手足逆冷，但胸腹灼热，心烦饮冷，小溲短赤，舌深绛。此为阳气内郁而厥。用四逆散解郁疏肝清热，药到病除。此与少阴寒厥完全不同，一热一寒，一实一虚，临证之际当细心辨识。

刘保和教授根据腹诊运用四逆散经验见《附翼》。

【临证指要】 用本方作为主方可辨证治疗急、慢性肝炎，急、慢性胆囊炎，慢性胃炎，溃疡病等以及妇科肝郁气滞所致的病证。

【实验研究】 四逆散能增强巨噬细胞的吞噬功能、抑制肠管痉挛、增加心肌收缩力。方中柴胡、芍药合用，能增强镇痛作用，并有镇咳、抑制消化性溃疡形成等功效。

半夏厚朴汤

【原文辑录】 妇人咽中如有炙脔，半夏厚朴汤主之。（二十二·5）

【方药用法】 半夏一升，厚朴三两，茯苓四两，生姜五两，干苏叶二两，上五味，以水七升，煮取四升，分温四服，日三夜一服。

【方证释义】 本方功能行气散结，降逆化痰。方中“半夏、厚朴、生姜辛以散结，苦以降逆；茯苓佐半夏利痰气；紫苏芳香入肺，以宣其气也。”（尤在泾《金匮要略心典》）本方证是以七情郁结，痰气交结于咽喉为主要病机的病证。症见咽中如有异物感，吐之不出，吞之不下，但与饮食无碍，或伴有胸胁满闷，善太息等，诸症常随情绪波动而时轻时重。

【验案精选】

梅核气 孙文垣治张溪亭乃眷，喉中梗梗有肉如炙脔，吞之不下，吐之不出，鼻塞头晕，耳常啾啾不安，汗出如雨，心惊胆怯，不敢出门，稍见风则遍身疼痛，小腹时痛，小水淋漓而疼，脉两尺皆短，两关滑大，右关尤搏指。孙曰：此梅核症也。以半夏四钱，厚朴一钱，苏叶一钱，茯苓一钱三分，姜三片。水煎食后服。每用此汤调理多效。（《续名医类案》334页）

编者按 条文所谓“妇人咽中如有炙脔”的证候。中医通称为“梅核气”，属于“郁证”范畴。本病证与西医学所谓的“癔病”“神经官能症”颇类似。其由痰凝气滞者，半夏厚朴汤确有疗效。

【临证指要】 本方可谓治疗“梅核气病”的专方，并可用治神经官能症所致的无意识咬唇、咬舌患者。

【实验研究】 本方具有镇静作用，方中紫苏和厚朴对喉反射有抑制作用，这可能是本方消除咽喉异物感作用的一个较适当的解释。本方对于气管及食道无器质性病变的病人，在发生神经性疾病、支气管炎或哮喘时，常可收到显著的疗效。

经方类解

本章共8首方剂。根据病因病机的不同，采用不同的理气药。并针对具体病情，辅佐适当药物。

1. 调理中气方 脾胃为人体之中轴，脾以升为健，胃以降为和。若脾气当升不升，胃气应降不降，气机悖逆则病矣，可见心中痞，心下坚，干呕，哕等症。仲景常用橘皮、枳实、生姜以理气和胃，代表方如橘枳姜汤、橘皮生姜汤。或用桂枝以降逆，如桂枝生姜枳实汤；或用白术以健脾，如枳术丸；或用竹茹清虚热，人参益气阴，甘草、大枣补中气，如橘皮竹茹汤。

2. 调理肺气方 肺主一身之气，主宣发肃降。肺气上逆则见咳嗽，喘息；而肺气不利，则见“胸中气塞，短气”等症，应辨证选用有关方药。本章只有茯苓杏仁甘草汤一方，可酌情选用，或与其他方合用，以方证相对为准则。

3. 调理肝气方 肝喜条达疏泄，情志不畅，气机郁结多累及于肝。肝气不舒，阳气不能达于四末则见“四逆”；木乘土则见“腹中痛”；木刑金则见“咳”；影响膀胱气化不利则见“小便不利”，等等。治病必求于本，故四逆散以柴胡、枳实疏肝理气为主，并用芍药、甘草酸甘化阴，即养血柔肝，又缓急止痛以治“腹中痛”。若见“咳”或“小便不利”，则应如四逆散方后注所云：加五味子之酸以收敛肺气，干姜之辛以散外寒，或加茯苓之甘淡健脾利水。

4. 理气化痰方 痰为病理产物，脏腑经络，头项四肢，皆可为之。痰的成因很多，六淫、七情、饮食不节，皆可生痰。治痰之法，当随其成因而求之。因气而得者，治当理气与祛痰药物相配伍。以痰之为物，随气而升降，气壅则痰滞，气顺则痰消。故“善治痰者，不治痰而治气，气顺则一身之津液亦随气而顺矣。”（《证治准绳·杂病·痰饮》）本章治气郁生痰，痰气凝滞于咽喉所致的“妇人咽中如有炙脔”方——半夏厚朴汤，就是一个典型的理气祛痰剂。

第十七章　当归芍药散类——和血剂

和血即调和营血之义。血化于脾，由心所主，藏之于肝，故和血当以健脾、补心、调肝为大法。并应视其寒热虚实，寒者温之，热者清之，虚者补之，逸者行之，结者散之，以达到调和营血之目的。

仲景此类方剂，多以养血和血之当归、芍药为主药，再结合具体病情，或用桂、附、细辛、吴茱萸以温阳；或用黄芩、苦参以清热；或用枳实以行气；或用茯苓、泽泻、白术以治湿，以期达到血气畅达、营血调和之目的。

当归芍药散

【原文辑录】 妇人怀妊，腹中㽲痛，当归芍药散主之。（二十·5）

妇人腹中诸疾痛，当归芍药散主之。（二十二·17）

【方药用法】 当归三两，芍药一斤，川芎半斤（一作三两），茯苓四两，泽泻半斤，白术四两，上六味，杵为散，取方寸匕，酒和，日三服。

【方证释义】 本方功能养血调肝，健脾除湿。方中重用芍药益肝阴以制肝用，配以当归、川芎养血活血以调肝；白术健脾燥湿，伍以茯苓、泽泻甘淡渗湿以健脾。本方证是以肝脾不和，血滞湿阻为主要病机的病证。症见妇人腹痛绵绵，或腹中拘急不适，或见性躁易怒，纳呆食少，或小便不利，带下清稀，或足跗浮肿，舌淡苔白，脉弦缓等。

【验案精选】

1. 妊娠腹痛

（1）于某，23岁，自孕后1个月，觉小腹隐痛，时作时止，4个月后痛及上腹，有时牵及两胁，呈游走痛，而且胀满，伴胸闷太息，嗳气，身沉，食少，面色萎黄，脉弦滑、关脉弦细。脉证合参，属肝郁脾虚之妊娠腹痛。以当归芍药散为汤剂：当归、川芎、茯苓各10g，白术、白芍各15g，泽泻6g。水煎服。服2剂后腹痛即除。后随访，足月顺产一男孩。（张天恩，等《陕西中医》1985；7：315）

（2）汤某某，27岁。婚后2个月停经而孕，至今3月，脐下疼痛不舒，时重时轻，疼痛甚时欲解大便，便后疼痛略减，有时夜间痛醒，伴有恶心呕吐，以晨间为甚，面色萎黄，头晕目眩，舌苔薄腻，脉滑数。此属肝郁脾滞。治拟疏肝健脾，当归芍药丸主之，日服3次，每次5g。服药后小腹痛日减，1周后基本消失，恶阻亦好转。后随访，顺产一女婴，母女平安。（戚广崇《中成药》1984；6：18）

编者按 作者将本方之散剂改为蜜丸，制如绿豆大，备用。临床应用于妇科病中的先兆流产、妊娠腹痛、排卵期子宫出血、功能性子宫出血等属肝虚血滞、脾虚湿恋的患者，均获得较为满意的效果。

2. 滑胎（习惯性流产） 某女，29岁。婚后2年先后流产3次。平素身瘦体弱，易外感，有过敏性鼻炎及荨麻疹病史。月经量多，并有经前腹痛及带下病等。投予当归芍药散加小茴香、牡蛎。嘱常服。共治1年3个月，体质已壮，平时亦不易外感，过敏性鼻炎、荨麻疹已愈。继调治1年。来诊已妊娠7个月，并无流产之忧。（《汉方临床》1977；2：24）

编者按 日本汉方医用经方，常取原方剂型，小量常服。如此服用法，很适合慢性疾患的调治。本案一方治愈多病，以小剂量的当归芍药散常服，具有健脾益气、调肝养血之功。脾健则体壮，体壮则能抵御外邪，故不易外感，且鼻炎自愈。至于调经血、止腹痛、治带下、防滑胎，本方之功不言而喻。

3. 崩漏　王某某，女，36岁。每次月经来潮，量多而又淋漓不止，以致身体虚衰，不能自持。欲做子宫摘除手术，又恐体弱不能胜任。右小腹时痛，白带淋漓为多。切脉沉弦而滑，舌苔白腻。刘老辨为肝血不荣，脾虚湿多，肝脾不和之证。治当调经止带，为疏当归芍药散：当归15g，白芍20g，川芎10g，白术30g，茯苓20g，泽泻20g。服药6剂，小腹痛止，白带减少。惟觉心悸气短，寐少而梦多。此乃心之阴阳不足，神气浮荡不敛之象。为疏炙甘草汤加减：炙甘草12g，党参15g，麦冬30g，生地15g，酸枣仁30g，麻仁12g，阿胶10g（烊化），大枣12枚，龙骨20g，牡蛎20g。连服6剂，则得寐而梦安。又进归脾汤10余剂而体力有增，此病从此痊愈。（《刘渡舟临证验案精选》166页）

原按　本案为肝脾不调，气血郁滞所致。肝虚气郁血滞，故见月经淋漓，小腹疼痛；脾虚气弱湿胜，则见带下量多，舌苔白腻；肝郁脾湿，所以脉象沉弦且滑。故用当归芍药散以养血疏肝，健脾利湿。重用白芍以敛肝和营，又佐归、芎以养血调肝，更用苓、术、泽泻健脾益气，渗利水湿。本方肝脾并调，气血兼顾，服之则使肝血充、气机畅而崩漏止；脾气健，湿气去而带下除。由于本方的组成，与时方逍遥散相似，故临床应用较广。凡妇人经、带、胎、产诸疾，属肝脾气血不调者，用之皆有效验。

编者按　当归芍药散为妇人胎前、产后及杂病腹痛的主方，具有调肝脾、和气血、止疼痛的综合作用。除上述个案之外，目前以本方比例共研细末，装入胶囊服用，分别治疗妇科腹痛206例、痛经178例、妊娠高血压综合征轻中度患者92例，或改为汤剂，适当加减治疗阴道炎437例、胎位不正217例等，均收到较好疗效。历代医家推而广之，本方不仅用于妇科，并且用于肝脾不调所致的各种疾病，收效良好。

刘保和教授根据腹诊运用当归芍药散经验见《附翼》。

【临证指要】　本方主要用于辨证治疗妇产科病，如月经不调、功能性子宫出血、痛经、围绝经期综合征、卵巢囊肿及妊娠腹痛、先兆流产、妊娠腹泻、妊娠高血压综合征、胎位不正及宫外孕等。此外，本方还可辨证治疗内科病。

【实验研究】　本方能在一定程度上改善卵巢功能，促进胎盘发育，调节内分泌功能，故对诸多妇产科病症有较好治疗作用。其对大白鼠离体子宫平滑肌痉挛的抑制作用，以及明显减少出血，缩短出血时间等药理作用，可能是本方治疗先兆流产的药理基础。本方能降低全血黏度和血小板中血栓素合成，有改善周围循环、调节内分泌及抗炎、镇静、镇痛等作用。

当 归 散

【原文辑录】　妇人妊娠，宜常服当归散主之。（二十·9）

【方药用法】　当归、黄芩、芍药、川芎各一斤，白术半斤，上五味，杵为散，酒饮服方寸匕，日再服。妊娠常服即易产，胎无疾苦。产后百病悉主之。

【方证释义】　本方功能养血调肝，健脾除湿清热。尤在泾《金匮要略心典》说："妊娠之后，最虑湿热伤动胎气，故于芎、归、芍药养血之中，用白术除湿，黄芩除热。丹溪称黄芩、白术为安胎之圣药。夫芩、术非能安胎者，去其湿热而胎自安耳。"本方证是以血虚肝郁，湿热内扰，胎动不安为主要病机的病证。症见胎动不安，少腹时痛、下坠，口苦，溲黄，舌苔薄黄腻，脉滑等。

【验案精选】

预防滑胎（习惯性流产）　一妇年龄30余，或经住，或成形未具，其胎必堕，察其性急多怒，色黑气实，此相火太盛，不能生气化胎，反食气伤精故也。因令住经第二月，用黄芩、白术、当归、甘草，服至三月尽，止药，后生一子。（《古今验案精选按·卷九·堕胎》）

编者按　堕胎为早期流产，一般指妊娠三个月以内，胎儿还未成形时堕下。在三个月以上，胎儿已经形成的，称为"小产"或"半产"。若连续堕胎或小产超过三次以上者，称为"滑胎"。在未经堕胎、小产之前，一般先有胎动不安，点滴出血，腹部隐痛等"先兆流产"症状，应及早防治。此案"令住经第二月"即服药，更属于"治未病"思想。

【临证指要】　本方可辨证治疗胎动不安或先兆流产，亦可用于习惯性流产患者，以保胎、安胎、预防流产。

【实验研究】本方有镇静、镇痛、补血等作用。方中白术、黄芩有健脾、镇静功用，可保胎、安胎。当归能降低子宫反应性，故可安胎。本方对子宫的作用机制是复杂的，可能主要在于对子宫的调节作用；本方能改善血液循环，对实证（血瘀气滞）与虚证（血气两虚）具有双向调节作用；对自主神经系统尚有一定的调整作用。此外，尚有降血压、降血脂、抗动脉粥样硬化、抗贫血及抗炎等多种作用。

当归四逆汤

【原文辑录】手足厥寒，脉细欲绝者，当归四逆汤主之。（351）

【方药用法】当归三两，桂枝三两（去皮），芍药三两，细辛三两，甘草二两（炙），通草二两，大枣二十五枚（擘，一法十二枚）上七味，以水八升，煮取三升，去滓，温服一升，日三服。

【方证释义】本方功能养血通络，温经散寒。方中桂枝、细辛温通经脉，辛散表里之寒；当归、芍药养血和营；甘草、大枣补养脾气；通草可通利血脉关节。本方证是以血虚寒凝为主要病机的病证。症见手足厥寒、麻木，甚或疼痛，遇冷加重，舌淡苔白，脉细等。

【验案精选】

1. 腰痛　刘宏辟曰："一女病腰痛，医以杜仲、补骨脂等治之不效。诊其脉浮细缓涩，知为风寒入于血脉耳。与当归四逆汤，剂尽痛瘥。"同年周六谦患腰痛，牵及两胯，每酉、戌、亥三时则发，余时则否，脉沉而涩，予以此汤少加附子，二剂而愈。次日前医来，深诋此汤之谬，复进杜仲等药，腰痛如故。怪而问之，曰："或又服他药耶？"已以实对。令其再服四逆汤一剂愈。（《续名医类案·卷十九·腰痛》）

编者按　血气虚寒之人，风寒入于肾之外府，正合当归四逆汤之适应证，故补肾药无功。又，"每酉、戌、亥三时则发"，类似"病人脏无他病，时发热自汗出而不愈……宜桂枝汤"（54）之机。当归四逆汤亦桂枝汤方之类。总之，此案对当归四逆汤的活用开拓了思路。

2. 小儿麻痹症　杨某某，男，2岁，患小儿麻痹症月余，营养状况尚好，颜面苍白，四肢厥冷，仰卧位，上下肢均呈运动性障碍，肌肉弛缓，各种病理反射迟钝，颈项不强直。腹部肌肉松弛无力，无抵抗、压痛，脉沉细、状如游丝。与"手足厥寒，脉细欲绝"的证候相符，乃予当归四逆汤。处方：当归、桂枝、赤芍、木通各一钱，细辛、甘草各七分，大枣一枚。3剂，每日1剂。服至17剂时，患儿已能在扶持下学步，四肢已无冷感，其肌肉亦较治疗前丰满充实，面色脉象均转正常，乃停药继续观察。1个月后随访，四肢活动完全恢复正常，11个月后随访，疗效巩固。（雷声《中医杂志》1965；9：24）

【临证指要】本方可辨证治疗雷诺病、末梢神经炎、坐骨神经痛、血栓闭塞性脉管炎等。此外，本方还可治疗冻疮、多形性红斑、荨麻疹、痛经等。

【实验研究】本方具有扩张血管、改善血液循环、增加器官及末梢血液供应、增强机体缺氧耐受力及解痉、镇痛之功效。

当归四逆加吴茱萸生姜汤

【原文辑录】若其人内有久寒者，宜当归四逆加吴茱萸生姜汤。（352）

【方药用法】当归三两，芍药三两，甘草二两（炙），通草二两，桂枝三两（去皮），细辛三两，生姜半斤（切），吴茱萸二升，大枣二十五枚（擘），上九味，以水六升，清酒六升和，煮取五升，去滓，温分五服（一方，水、酒各四升）。

【方证释义】本方功能养血通络，温里散寒。本方以当归四逆汤养血通络，温经散寒；更加吴茱萸、生姜温散肝胃之陈寒久滞；以清酒入煎引经，散寒通脉。本方证是以寒凝血滞，兼肝胃虚寒为主要病机的病证。症见与"当归四逆汤证"略同，并兼见脘腹冷痛，呕吐清涎，巅顶疼痛等肝胃虚寒表现。

【验案精选】

1. 脐腹冷痛　罗谦甫治赵运使夫人，年五十八岁，于至元甲戌三月中，病脐腹冷疼，相引胁下痛不可忍，反复闷乱，不得安卧，以当归四逆汤主之，灸中庭穴。（《续名医类案·卷

十四·诸气》）

编者按　本案患者脐腹冷痛者，此“内有久寒”所致；引胁下痛，以肝脉布两胁，乃肝经血气虚寒所致也。治宜当归四逆加吴茱萸生姜汤。

2. 产后肝虚招风　萧万如治陈昌之内，首胎恃壮，当风澡体，即病发热如燎，口眼㖞斜，喘呕有沫，面目青黄，心腹膨胀，扬手舞足，脉见弦数不鼓。曰：“此肝虚自招风也，非表病也。”急以姜附丸灌下，仍用当归四逆汤加入吴茱萸，两剂诸症如失。（《续名医类案·卷二十五·产后·类风》）

编者按　产后必虚，恃壮招风，其“脉见弦数”为邪实；“不鼓”乃正虚之象。外邪乘虚内扰血室，故所见类似“热入血室”证候。当归四逆汤加味，为暖肝养血、和营卫祛邪之剂。

3. 肢端冷痛（雷诺病）　钱步元，男，38岁。1960年12月20日就诊。自诉1960年冬发病，就诊时面部青紫斑斑，鼻尖、耳轮几乎呈青黑色，两手青紫及腕际，指尖更甚，有麻冷感，拇指亦紫。体温35℃，脉象细微。遇火烤则转红，束臂试验阴性，血小板计数正常，诊断为早期“雷诺病”。处方：当归三钱，桂枝三钱，赤芍二钱，北细辛八分，木通二钱，吴茱萸二钱，艾叶一钱五分，桃仁三钱，红花一钱，炙甘草八分，红枣五枚，生姜三片。服30余剂而愈，至1963年未复发。（朱遇春《江苏中医》1963；6：15）

编者按　此案“脉象细微”，不仅血虚，阳气亦衰。治用当归四逆加吴茱萸生姜汤，再加艾叶、桃仁、红花以温通血络，效果更佳。

4. 痛经　万某某，女，22岁，学生。患者经行腹痛已有5年之久，曾服温经汤及调经诸药，收效甚微，乃请余诊治。自述平时身冷，恶寒，四肢酸软无力，小腹常觉不温，月经愆期，白带多而清稀，每逢经期，小腹剧痛，痛时手足冰冷，口不渴，时吐清涎，小便量多。查其舌质淡暗、苔薄，脉沉迟细弱。余认为证属虚寒痛经，欲以当归四逆汤加吴茱萸生姜汤治之。有人问温经诸方皆不应，当归四逆加吴茱萸生姜汤乃厥阴伤寒之方，用之何据？答曰：患者素体血虚，肝阳不足，久处潮湿之地，阴寒侵袭三焦，厥阴经寒，阳气不振，不通则痛，当归四逆是为厥阴伤寒而设，然而伤寒中最多杂病，女子又以肝为先天，厥阴之脉绕阴器而抵少腹，从其见症，当属厥阴虚寒，用当归四逆加吴茱萸生姜汤温而散，补而通，何疑也？处方如下：当归15g，桂枝12g，白芍（酒炒）15g，细辛6g，大枣18g，木通9g，炙草6g，官桂6g，台乌9g，艾叶（炒）6g，吴萸9g，生姜9g，加白酒1杯同煎。嘱在经前煎服本方3剂，下月经前再服3剂。后6剂而愈。（陈源生《中医杂志》1978；3：7）

编者按　编者多年来亦常以当归四逆加吴茱萸生姜汤治疗血气虚寒性痛经，多能取得缓解痛经之良效。但方中吴茱萸极苦而难以下咽，故原方剂量多用大枣可佐制之。

【临证指要】　本方主治与当归四逆汤略同，并兼见里寒之病症。

【实验研究】　参阅当归四逆汤条。

当归生姜羊肉汤

【原文辑录】　寒疝，腹中痛及胁痛里急者，当归生姜羊肉汤主之。（十·18）

产后腹中㽲痛，当归生姜羊肉汤主之；并治腹中寒疝，虚劳不足。（二十一·4）

【方药用法】　当归三两，生姜五两，羊肉一斤，上三味，以水八升，煮取三升，温服七合，日三服。若寒多者加生姜成一斤；痛多而呕者加橘皮二两，白术一两。加生姜者亦加水五升，煮取三升二合，服之。

【方证释义】　本方功能补养精血，散寒止痛。方中“当归、羊肉兼补兼温，而以生姜宣散其寒。然不用参而用羊肉，所谓‘精不足者，补之以味’也”（徐彬《金匮要略论注》）。“胎前责实，故当归芍药散内加茯苓、泽泻，泻其水湿；此属产后，大概责虚，故以当归养血而行血滞，生姜散寒而行气滞，又主以羊肉味厚气温，补气而生血，俾气血得温，则血自散而痛止矣。此方攻补兼施，故并治寒疝虚损，或疑羊肉太补，而不知孙真人谓羊肉止痛利产妇”（魏念庭《金匮要略方论本义》）。本方证是以血虚内寒为主要病机的病证。症见腹中绵绵作痛，喜温喜按，或有胁痛里急，面白无华，唇舌淡白，脉虚缓或沉细等。

【验案精选】

1. 产后腹痛

（1）衍义治一妇人，产当寒月，脐腹胀满，痛不可按，百治不效。或作瘀血，将用抵当汤。曰："非其治也，此脾虚寒，邪客于子门也。"以羊肉四两，当归、川芎、陈皮各五钱，姜一两，煎服，二三次而安。(《续名医类案·卷二十五·产后·腹痛》)

编者按　一般而言，腹痛者拒按为实，喜按为虚。此案产后必虚，因"产当寒月，脐腹胀满，痛不可按"者，似实而本为虚也。以寒性收引，脏寒生满病，故见是症。处方乃《金匮》治"产后腹中㽲痛"之当归生姜羊肉汤加味，补虚温血散寒而安。

（2）周某某内人。冬日产后，少腹绞痛，诸医称为儿枕之患。去瘀之药，屡投愈重，乃至手不可触，痛甚则呕，二便紧急，欲解不畅，且更牵引腰胁俱痛，势颇迫切。急延二医相商，咸议当用峻攻，庶几通则不痛。余曰：形羸气馁，何胜攻击？乃临产胎下，寒入阴中，攻触作痛，故亦拒按，与中寒腹痛无异。然表里俱虚，脉象浮大，法当托里散邪，但气短不续，表药既不可用，而腹痛拒按，补剂亦难遽投。仿仲景寒疝例，与当归生姜羊肉汤，因兼呕吐，略加陈皮、葱白，一服微汗而愈。(《谢映庐医案》171页)

编者按　据王伯章报道(《上海中医药杂志》1991；12：17)以当归生姜羊肉汤作为食疗方，先后介绍百余例产妇服食，经随访均疗效满意。治疗方法：全当归60g，生姜150g，羊肉500g。适应证：产妇失血较多，气血虚损，郁冒头晕，大便难，或恶露不净，腹中痛，乳汁不畅，均宜服用。一般1~3天服1剂，可连服5~7剂。寒重加生姜；血热减少当归剂量；津液亏加甘蔗150g，并能去羊肉之膻气味。煲至羊肉熟烂、汤成。调味即可饮汤。羊肉可取出切成小块蘸酱油吃。结果：服后大多数产妇的恶露能在1~2周内干净，腹痛消失。

当归生姜羊肉汤既是药治方，又是食疗法，为切实可行的补虚良方。但本方只适用于气血虚寒证，不可用于阴虚火旺证。

2. 白细胞减少症　治一男性患者，48岁。腹泻半年，1日3~4次，腹胀且痛，头昏腰酸，神疲乏力，面色㿠白，颜面及双下肢浮肿，舌苔白腻，脉濡细。白细胞在（2~3）$\times 10^9$/L之间，中性粒细胞0.2~0.4。用温肾助阳，运脾健中药未效。处方：羊肉1kg，当归30g，生姜60g，加黄芪100g。先将羊肉煮熟后捞起，汤中放入上药再煎。患者自服本方1周后，胃纳顿增，大便成形。以后汤、肉连同服用，1个月后白细胞增至（5~6）$\times 10^9$/L之间，中性粒细胞0.5~0.6，余症消失。(来春茂《浙江中医杂志》1986；1：21)

3. 皮痹　肌痹（多发性神经炎）　周某某，男，35岁。患者双侧手足及臀部感酸麻似虫行，疼痛如针刺，反复发作3年余，加重月余。其病每于秋末冬初辄发，如是者已3年余，稍遇寒冷即须穿戴棉鞋、棉手套。1970年12月14日野营拉练后，发展至臀部亦感酸麻、疼痛，曾经多家医院治疗罔效。诊见舌质淡、苔薄白，脉沉细。西医诊断：多发性神经炎。中医诊断：皮痹合并肌痹。治用当归生姜羊肉汤加益气养血药，3剂。服头煎后，自觉臀部酸麻疼痛减轻；3剂服完，症状基本消失。嘱再服3剂以资巩固。后随访3年内未复发。(张宏志《浙江中医杂志》1997；4：177)

原按　多发性神经炎，又名周围神经炎，或末梢神经炎，是对称性的肢体远端的感觉障碍，松弛性瘫痪和营养功能障碍。临床主要表现为对称性肢体远端有针刺、蚁行、烧灼、皮肤发冷、肌肉压痛等感觉。大致相当于祖国医学痹证中的皮痹和肌痹。《素问·痹论》云：痹"在于肉则不仁，在于皮则寒"，清·张隐庵认为："如逢吾身之阴寒，则如虫行皮肤之中"，皆认为痹之为病，系因人体正气不足，外被风、寒、湿邪侵袭所致。根据祖国医学"形不足者，温之以气；精不足者，补之以味"的理论，笔者在当归生姜羊肉汤的基础上加黄芪、赤芍、白芍、川芎、鸡血藤以加强补气养血活血药的力度，用来治疗多发性神经炎42例，故取效较满意。

编者按　综上所述可知，当归生姜羊肉汤为妇人产后以及虚劳诸不足偏于阳虚者之通用调补方，是治疗与食疗兼顾之良法。

【临证指要】　当归生姜羊肉汤用于辨证治疗产后恶露不尽、乳汁不畅、腹痛，以及十二指肠球部溃疡、虚寒性脐腹痛、白细胞及血小板减少症等。本方为药疗与食疗结合之方。故本方不仅可以祛病，亦可作为食疗、保健之用。

【实验研究】　方中当归的挥发性成分，对子宫收缩有抑制作用，而非挥发性成分，可使子宫收缩增强，这种对子宫的双相调节作用，是治疗诸多妇产科疾病的药理基础。此外，当归还有抗炎、镇痛及抗贫血、抗维生素 E 缺乏等作用。生姜可兴奋血管运动中枢，亦有镇痛作用。羊肉含有脂肪、蛋白质及钙磷等多种营养成分。

芍药甘草汤

【原文辑录】 伤寒，脉浮，自汗出，小便数，心烦，微恶寒，脚挛急，反与桂枝欲攻其表，此误也。得之便厥，咽中干，烦躁吐逆者，作甘草干姜汤与之，以复其阳；若厥愈足温者，更作芍药甘草汤与之，其脚即伸……（29）

【方药用法】 芍药、甘草（炙）各四两，上二味，以水三升，煮取一升五合，去滓，分温再服。

【方证释义】 本方功能酸甘化阴，缓急止痛。方中芍药养阴和血，甘草补中缓急，二药共成化阴柔肝、缓急止痛之用。本方是以阴血亏虚，筋脉失养为主要病机的病证。症见脚挛急（小腿部肌肉阵阵痉挛），或周身内外拘挛、疼痛，舌红少津，脉细等。

【验案精选】

1. 脚挛急（腓肠肌痉挛）

（1）四嫂，十一月十三日。足遇多行走时则肿痛，色紫，始则右足，继乃痛及左足。天寒不可向火，见火则痛剧。故虽甚恶寒，必得耐冷。然天气过冷，则又痛。眠睡至凌晨，而肿痛止，至夜则痛如故。按历节病足亦肿，但肿常不退，今有时退者，非历节也。惟痛甚时筋挛，先用芍药甘草汤以舒筋。赤芍、白芍各一两，生甘草八钱。（《经方实验录》67 页）

拙巢注 二剂愈。

（2）康某某，男，45 岁。1980 年 10 月 25 日诊。有高血压病史 10 余年。右臂憋胀，右手拇、食指麻木数日。近 2 天夜间下肢亦憋胀，且阵阵小腿挛急，疼痛难忍，不能行动，前天夜间发作 3 次，昨夜发作 6 次，彻夜难眠，脉弦细，舌质偏红、苔黄腻，舌体胖有齿痕。《伤寒论》说："脚挛急，……更作芍药甘草汤与之，其脚即伸。"遂处方：白芍 31g，生甘草 31g。服药 1 剂，当夜即脚挛急未作，上下肢憋胀亦减，测血压亦有所下降，惟手指麻木如故。观察数日未复发。（吕志杰《四川中医》1986；5：10）

编者按 高血压病日久而出现手指麻木，此乃中风先兆之象。罗天益说："凡大指、次指麻木或不用者，3 年中有中风之患。"患者小腿挛急，据舌脉分析，乃湿热内蕴，筋脉失去阴血濡养所致。芍药甘草汤酸甘之味，化生阴血，筋脉得养，故"脚挛急"缓解。肝血得养，故因血不养肝，肝阳上亢所致的血压高亦下降。且《本经》谓芍药能"利小便"，可使湿热有去路也。

2. 上下肢痉挛 张某，女，40 岁，农民。1984 年 7 月 2 日诊。患者亦因颈椎病经某院手术后，出现肢体痉挛，但不仅下肢拘挛，而且上肢亦拘挛，以致四肢蜷缩，不能伸展。该院医生亦云不能治疗。患者因闻刘某患此病被余治愈，遂乘吉普车到余处治疗。当时因患者不能下车，只能在车内诊察，见患者上下肢拘挛，以致全身蜷缩成团状，痛苦难忍，如此已 1 月余。诊其脉弦细，舌淡红苔薄白，遂拟芍药甘草汤与服。白芍 20g，炙甘草 15g。3 剂，水煎服。患者服上方 3 剂后，上下肢伸展已较为松缓，但仍难以完全伸直。再予原方 7 剂，上下肢拘挛完全消失，一切恢复正常，以后未再复发。（刘保和教授治验）

3. 肝风 孙某某，女，中年，两臂乱动，昼夜不止。却自已不住地说："累死我了！累死我了！"由其家人强按其手臂，才能诊脉。现已记不住脉象，也记不起处方是什么，只记得当时是以养血息风为治，服药后无效。后一老药工李树亭予一方：芍药 30g，甘草 30g，服后竟获痊愈。（《伤寒解惑论》143 页）

编者按 《素问·至真要大论》说："诸风掉眩，皆属于肝。"肝主筋，阴血不足，筋脉失养，故可见本案疾患。芍药甘草汤养血柔肝，缓急止痛而效佳。

4. 踝部扭伤肿痛 赵某，男，19 岁，学生。初因打篮球不慎右踝部扭伤肿痛半天，于 1998 年 8 月 6 日就诊。处方：赤芍、白芍各 30g，生甘草 20g，丹参 20g。每日煎服 2 次，第 3 次水煎趁温洗患处，每次洗 30 分钟。如此 14 日肿消而愈。（秦发中教授经验 秦军整理）

原按 芍药甘草汤中赤白芍并用活血化瘀，缓急止痛。本案加丹参加强活血消肿止痛之功。此外，笔者以本方加桂枝治扭伤疼痛后遗症；加红花治软组织挫伤患部肿痛；加木瓜、桂枝治小腿肚痉挛疼痛等，如上法煎服、熏洗，均取得较好疗效。

编者按 综述众多文献资料可知，古今医家从芍药甘草汤养血缓急止痛治“脚挛急”受到启发，对本方推而广之，以本方原方或适当加味，用于治疗阴血不足，筋脉失养所致的周身内外上下各个部位的疼痛，都取得满意疗效。本方治疗痛证的广泛用途已被现代实验研究所证实。故芍药甘草汤可作为痛证的通治方。为了提高其疗效，尚应辨证用之或适当加味。

如上所述，芍药甘草汤可视为治疗痛证的专方、基础方。此外，辨证采用本方原方或适当加味，还可治疗哮喘（陈瑞祥《南京中医药大学学报》1995；6：24）；阳痿（郭本传《国医论坛》1995；6：17）；尿毒症末梢神经病变（《江西中医药》1995；3：64）；便秘（傅寿根，等《吉林中医药》1996；3：35）等。

芍药甘草汤原剂量为各四两，水煎后分2次温服。目前应用，有的遵照原量而等量应用，但多是重用芍药（一般用白芍），少用甘草。用量范围是：白芍30~90g，炙甘草10~30g。其白芍多生用，或炒用；甘草多用炙者，或生用，皆视病情而定。

【临证指要】 本方主治腓肠肌痉挛，并可治疗阴血不足所致的多种部位痉挛性痛证及其他许多疾患。

【实验研究】 方中芍药的主要成分是芍药苷，具有镇静、镇痛等中枢抑制作用和抗炎症作用、平滑肌弛缓作用、血管扩张作用等，其降压作用是因能松弛平滑肌，并能扩张冠状血管及后腿血管等。甘草具有肾上腺皮质激素样作用、抗炎及抗免疫作用；甘草还具有解毒作用，对多种药物中毒、食物中毒、体内代谢产物中毒及细菌毒素等，均有一定解毒能力；甘草尚有镇咳祛痰、抗菌等作用。本方综合效应在研究中得以显示：对平滑肌、横纹肌的挛急，不管是中枢性的，或是末梢性的，均有镇静作用。对身体的挛急有效，不仅对表浅性的躯体和四肢的横纹肌，并且对深在的平滑肌性的脏器，如胃、肠、胆囊、输卵管、子宫、膀胱、尿道和血管等都能缓解其挛急，制止其疼痛。

当归贝母苦参丸

【原文辑录】 妊娠，小便难，饮食如故，当归贝母苦参丸主之。（二十·7）

【方药用法】 当归、贝母、苦参各四两，上三味，末之，炼蜜丸如小豆大，饮服三丸，加至十丸。

【方证释义】 本方功能养血解郁，清热利湿。方中“当归以和血润燥，贝母清肺开郁，苦参以利窍逐水，并入膀胱，以除湿热也”（张璐《张氏医通》）。本方证是以血虚热郁为主要病机的病证。症见妊娠小便不利，或淋漓涩痛，舌红苔黄脉滑等。若兼见大便干结，其效亦佳。

【验案精选】

小便不利（急性泌尿系感染） 包某某，女，42岁，住北京朝阳区。1994年6月22日就诊。尿急，尿频，小便时尿道灼热涩痛。尿检：白细胞10~16个，红细胞3~4个。某医院诊为“急性泌尿系感染”，服诺氟沙星（氟哌酸）等西药，效果不佳。伴腰酸，小腹胀，足踝部略有浮肿，心烦少寐，口干不欲饮，微咳，大便偏干，二日一行，小便黄，舌红、苔薄腻，脉滑细。辨为血虚挟有湿热下注，治当养血清热利湿。方用《金匮要略》之当归贝母苦参丸。当归20g，浙贝母15g，苦参12g。7剂。服4剂后，症状明显减轻，小便灼痛消失，排尿通畅。然足踝处之浮肿，腿重，乏力未瘥。转方当归贝母苦参汤与防己黄芪汤合方，清热除湿之中并扶卫气之虚。又服7剂，诸症悉除，尿常规化验为阴性。（《刘渡舟临床验案精选》）

原按 本案为血虚湿热下注，又加上焦肺气不宣，上壅下闭，水道不利，湿无从出所致，故上有微咳、口干、心烦，下见尿频、尿急、尿痛。血虚不润，则大便偏干。此虚实夹杂之证。若徒用清利，则必伤津化燥，刘老以《金匮》“当归贝母苦参丸”养血润燥，清热通淋。本方原为“妊娠小便难”而设，方中当归养血润肠，贝母开郁结利肺气，通调水道，苦参清利膀胱之湿热。全方上下并调，标本兼顾。临床用于治疗妇人小便不利，其色发黄，尿道热涩，或见大便秘结，身发虚弱之证，屡有效验。

编者按 据张浩良经验（《中医杂志》1992；3：

55)，用当归贝母苦参丸适当加大剂量（当归10g，大贝母24~30g，苦参24~30g)，结合辨证处方选药，治疗急、慢性前列腺炎，肺热久咳，湿热痢疾均有明显效果。

【临证指要】 本方主要用于治疗妊娠期间出现的尿道炎、膀胱炎等泌尿系感染或妊娠大便难。此外，辨证以本方为主尚可治疗急、慢性前列腺炎，前列腺肥大，肾盂肾炎等病。

【实验研究】 方中当归可改善血流动力；贝母可镇咳、祛痰、解除平滑肌痉挛；苦参可扩张肾血管，兴奋膀胱平滑肌。这些可能是本方治疗上述病症的药理基础。

枳实芍药散

【原文辑录】 产后腹痛，烦满不得卧，枳实芍药散主之。(二十一·5)

【方药用法】 枳实（烧令黑，勿太过)，芍药各等份，上二味，杵为散，服方寸匕，日三服，并主痈脓，以麦粥下之。

【方证释义】 本方功能行气和血止痛。方中"芍药以利血，用枳实而必炒黑，使入血分，以行血中之气。并主痈脓者，脓乃血所化，此能行血中之滞故也。"（唐宗海《金匮要略浅注补正》）每服方寸匕，并以麦粥调服，说明病情不重，意在缓治。本方证是以产后正虚，血气郁滞为主要病机的病证。症见产后小腹部胀满疼痛，痛甚可累及心胸烦满，不得安卧，舌暗滞苔薄白，脉弦等。

【验案精选】

产后腹痛 杨某某，女，21岁，1981年4月15日就诊。产后7天，恶露已尽，小腹隐痛，前医治疗无效。现小腹疼痛剧烈，面色苍白带青，痛苦面容，烦躁满闷，不能睡卧，拒按，舌质淡紫苔薄白，脉沉弦，此乃气血壅结。治以破气散结，和血止痛，投枳实芍药散：枳实（烧黑)、芍药各12g，水煎服。当晚即安，1剂而愈。(尹光候《四川中医》1986；11：38)

【临证指要】 本方为主可治疗产后恶露不尽、胎盘残留或情志不畅所致的腹痛，并可用于治疗血气郁滞所致的胃痛、腹痛、胃下垂、子宫脱垂、痛经等病症。

【实验研究】 方中枳实对子宫、胃肠运动均具有兴奋的作用，能使子宫及胃肠的收缩节律有力；芍药中所含芍药苷，具有良好的解痉、镇痛、镇静等作用。

温经汤

【原文辑录】 问曰：妇人年五十所，病下利数十日不止，暮即发热，少腹里急，腹满，手掌烦热，唇口干燥，何也？师曰：此病属带下，何以故？曾经半产，瘀血在少腹不去。何以知之？其证唇口干燥，故知之。当以温经汤主之。(二十二·9)

【方药用法】 吴茱萸三两，当归、川芎、芍药、人参、桂枝、阿胶、生姜、牡丹皮（去心)，甘草各二两，半夏半升，麦门冬一升（去心)，上十二味，以水一斗，煮取三升，分温三服。亦主妇人少腹寒，久不受胎；兼取崩中去血，或月水来过多，及至期不来。

【方证释义】 本方功能温经散寒，养血行瘀。"经寒者，温经茱萸、姜、桂；血虚者，益以芍药、归、芎；气虚者，补以人参、甘草；血枯者，润以阿胶、麦冬；半夏用以止带下，牡丹用以逐坚癥。十二味为养血温经之剂，则瘀血自行而新血自生矣"（程云来《金匮要略直解》)。本方证是以冲任虚寒，瘀血内结为主要病机的病证。症见50岁左右的妇女淋漓下血，数十日不止，色暗或有血块，或伴有小腹拘急冷痛，唇干口燥，但欲漱水不欲咽，或手足心烦热，午后低热，舌淡红，脉弦或细涩少力等。

【验案精选】

1.崩漏（更年期子宫出血） 黄某，女，52岁。年过大衍，天癸应去而不去。今年来，经行淋漓不净，少则10天，多则20多天，这次经来1月未止。有认为血热而用固经丸；有认为血虚而用胶艾汤；有认为脾虚而用归脾汤。诸药不能止，怀疑肿瘤，经妇科检查，诊断为子宫出血。宜服中药治疗，因来门诊求治。望其面色红润，形体丰满。问其证，经来32天，淋漓不尽，色暗紫，有时夹有血块，腹中隐痛拘急不舒。脉来迟滞不利，舌中有紫斑。病瘀血内阻，欲行不畅，非血热、血虚引起，故用清热、收涩、补虚诸法治疗无效。治当活血化瘀，但年纪将老，气血渐衰，不任攻破。仿《金匮》温经汤法。因为血瘀遇热则行，遇冷则凝，故用温经以行其瘀。处方：吴萸 5g，桂枝 8g，当归、阿胶（水化服）、白芍各 10g，桃仁 5g，红花 5g，党参 10g，甘草 5g，艾叶 5g。嘱服药 3 剂。说明药后漏血可能会更多，切勿惊怕。因为瘀血必须排泄，瘀尽血自止。药后果然出血比前时多，并有血块，乃瘀血外泄佳象。遂按原方去桃仁、红花，再服 3 剂。漏下停止，腹痛方解。后用八珍汤调理。下次月经来，预服温经汤 2 剂，3 日经尽。以后月经渐少而断，病告痊愈。（张谷才《辽宁中医杂志》1990；8：13）

原按　老年妇人崩漏日久不止，常因寒凝血瘀，经行不畅，淋漓不尽，少腹拘急疼痛，形寒怕冷，脉迟涩，舌色紫，治疗必用温经汤，温经行血，瘀血去除则崩漏自止。如挟有血块，可暂加桃仁、红花活血化瘀。本方应用时要注意的是，初用时则下血更多，再用则下血渐止，此瘀血已去，新血渐生的征象，勿因血多而不敢再服。

2. 崩漏　郭妇，年 30 岁，于 1956 年 6 月来我处就诊。患者自诉：二月间小腹胀痛，间有赤白带下，草医作“风气”医治，服草药 3 剂，忽然血大下，抬至人民医院针药兼治，治疗月余，小腹仍痛，流血不止。予按其脉弦迟，询其所下之血紫红色，或成块，或腥臭，伴有手心发热，口干不欲饮。断为血海虚寒，冲任受损，拟用《金匮》温经汤，服 5 剂，腹痛减轻，下血亦少，神色好转，症状大减；继服前方 10 剂，诸症悉愈，形神健旺。（《湖南省老中医医案选》第一辑 40 页）

编者按　本案脉属虚寒，证属虚热挟瘀，总的病机符合温经汤证。虚则无力摄血，瘀则新血不能归经，治以温经汤 5 剂见效，10 剂收功，真神方也。

3. 不孕症（子宫发育不良、子宫小）

（1）患者 32 岁。结婚 5 年未孕，婚后经期日趋错后，妇科检查：“子宫小”。用性激素治疗未效。现已 6 个月未潮，焦思忧虑，饮食日减，精神萎靡，面色枯白，舌淡嫩无苔，脉沉细。证属先天肾气不足，继发心脾亏损，胞虚经闭。治宜温肾养心健脾，用大温经汤加减。连服 30 剂，经水来潮，经量亦趋增加，饮食日增。2 个月后经闭，经妇科检查，已然怀孕。（邵文虎《天津中医》1991；1：11）

（2）张某，女，30 岁。患者于 21 岁时生一女孩，产后因经期发热过饮生冷，导致月经不调。经来少腹剧痛，形寒怕冷，喜热熨，喜按，经期每次过期，有时 40 多天方行。脉象沉迟，舌淡苔白，边缘有瘀斑。病因寒凝气滞血瘀，故宫寒而不孕，月经不调。治以温经汤化裁，暖宫而调经。处方：吴萸 5g，川芎 6g，当归、白芍各 10g，桂枝 8g，丹皮 6g，生姜 3 片，甘草 3g，半夏 6g。嘱于每月经行前服 5~7 剂。经行即停服药。连服半年，月经渐调正常。后怀孕，生一男孩。原方后云：“亦主妇人少腹寒，久不受胎。”用之竟获良效。（张谷才《辽宁中医杂志》1980；8：13）

编者按　不孕症原因很多，诸如上述“子宫发育不良”“子宫小”等发育不足为成因之一。所述 4 案或初潮迟、经期错后，或痛经，或经闭，从而导致不孕。病机皆是先天肾气未充，冲任不盛，胞中虚寒，用温经汤温补肾气，调补冲任，养血补脾，均取得生儿育女之效果。

温经汤不仅治原发性不孕症，并治继发性不孕症（即生育一胎后数年不能再怀孕），临床有报道，编者亦有治验。

4. 经闭　李姓，38 岁。产后 10 余天，进食大量瓜果及生冷食物，次日即感少腹冷痛。服用生姜煎汤，得汗，症状稍减。此后未经医治病情渐重，月经已 3 年未行，曾服中药数十剂，未获效。经某医院妇产科检查，诊为“继发性闭经症”，注射黄体酮 2 周，效果亦不明显。现面色白而浮肿，四肢不温，少腹冷痛，倦怠乏力，目眩，动则喘促，胸闷恶心，饮食欠佳，大便不实，白带量多，唇舌淡红，脉沉而紧。乃产后过食生冷，血为寒凝，滞于冲任，壅于胞脉，致经闭不行。属虚寒闭经证。治宜温经散寒、养血调经，用《金匮》温经汤加减。服药 4 剂后，食欲增加，少腹冷痛、四肢不温已消，其他症状均有减轻。原方续服 4 剂后月经来潮。（李贯国《上海中医药杂志》1966；5：193）

编者按　本案闭经与前述崩漏，临床表现截然不同，温经汤何以能使经闭者通，崩漏者止？一言以蔽之，即“辨证论治”。

5. 月经后期（慢性盆腔炎）　郭某某，45 岁。近年来，月经愆期，2~3 个月一次，色黑量多，旬日不净，小腹隐痛，白带清稀，甚以为苦。经某医院妇科检查，诊断为“慢性盆腔炎”。由友人介绍来我处就诊，患者面色不华，自觉下腹如扇冷风，饮食二便尚可，舌苔薄白，脉象沉细尺弱。此子脏虚寒所致，治宜温经摄血，用温经汤：西党参15g，当归10g，川芎3g，白芍10g，桂枝10g，吴萸3g，丹皮6g，法半夏10g，麦冬10g，阿胶10g（烊化），生姜3片，甘草3g。连服20余剂，月经基本正常，惟白带未净。继用六君子汤加鹿角霜、煅牡蛎、乌贼骨、炒白芷等味，健脾止带以善其后。(《金匮要略浅述》407页)

编者按 《金匮》温经汤又俗称大温经汤。大温经汤之主治，前贤多有论述，曹颖甫《金匮要略发微》指出：“此为调经总治之方，凡不受孕，经水先期或后期，或见紫黑，或淡如黄浊之水，施治无不愈者。”《医宗金鉴》谓：“凡胞中虚寒，一切经病，经来多，胞虚受寒，或因受寒过期不行，小腹疼痛者，宜用大温经汤。”上述名医平生应用温经汤之宝贵经验，对临床有指导意义。

综合以上诸家医案可知，温经汤对妇人经、带、胎、产诸病具有广泛的用途，用之得当，疗效卓著。本方配伍严谨，药多而不杂，具有温经散寒而不燥、活血化瘀而不峻、补益冲任而不滞的特点及综合功用。故温经汤之“温”乃“温通”、“温养”之义。明确了本方的主治功效，才能运用自如，方尽其用。

【临证指要】 温经汤对冲任虚寒兼瘀血所致的多种妇人病具有可靠疗效，特别是对“妇人少腹寒，久不受胎”之不孕症的特殊疗效，更应重视。温经汤配伍严谨，药多而不杂，具有温经散寒而不燥，活血化瘀而不峻，补益冲任而不滞等特点及综合功用，故温经汤之“温”乃“温通”“温养”之义。根据异病同治的原则，符合本方证病机的内科病等许多病症，该方亦有疗效。

【实验研究】 日本学者采用“间脑—脑垂体连续环流法”动物试验，研究温经汤对促性腺激素分泌的影响。结果证明，温经汤可作用于间脑，促进LH—RH的分泌，并进而促使脑垂体激素的分泌，以及卵巢性激素的分泌，加速性成熟。试验还发现方中丹皮具有促LH分泌作用，故温经汤可望用于治疗临床上因间脑功能不全而导致的无排卵症。此外，温经汤还有对抗虚寒、补益强壮及镇痛作用，并能明显降低血瘀动物血液流变学指标（红细胞压积、全血黏度、纤维蛋白黏度和血浆黏度）。

经方类解

本章类方共9首。其中用当归者7首，用芍药者7首，归、芍并用者5首。由此可见，当归、芍药为和血剂之主药，并结合具体病机，酌情配伍健脾、渗湿、散寒、清热等药物。归纳如下：

1. 当归、芍药并用的类方 ①当归芍药散：本方芍药剂量最大为君，配合当归、川芎和血以调肝，合用白术、茯苓、泽泻三药健脾渗湿，全方肝脾并调，主治“妇人怀妊，腹中疠痛”。②当归散：本方归、芍、芎三药剂量相等以和血，合用白术健脾，黄芩清热，主治“妇人妊娠”而血虚胎热者。本方与上方均能调补肝脾，而本方并能清热，上方并能利湿。③当归四逆汤、当归四逆加吴茱萸生姜汤：两方均为归、芍并用，配合其他温经通络药，主治血虚寒凝所致的“手足厥寒，脉细欲绝者”。④温经汤亦为归、芍、芎并用以和血，但病机复杂，本方12味药总为温经和血而设。

2. 应用当归的类方 ①当归生姜羊肉汤：本方三药合用，具有养血散寒之功，主治“产后腹中疠痛……并治腹中寒疝，虚劳不足”。②当归贝母苦参丸：本方三药合用，具有养血清利湿热之功，主治“妊娠，小便难”因血虚郁热，而膀胱气化不利者。以上两方均取当归养血，而前方并能散寒，本方并能清热，这提示胎前多热、产后多寒之机制。

3. 应用芍药的类方 ①芍药甘草汤：两药合用酸甘化阴，主治阴血不足，筋脉失养所致的“脚挛急”疼痛等痛证。②枳实芍药散：本方芍药和血，枳实烧黑亦入血分以利血中之气，两药合用和血行气，主治“产后腹痛”及其他病症因气血郁滞者。需要明确，“仲景凡治腹痛，多用芍药，何也？以其能治气血积聚，宣行脏腑，通则痛止也”（赵以德《金匮玉函经二注》)。《本经》谓芍药“主邪气腹痛……止痛”，故仲景治腹痛多用之。

第十八章　泻心汤、柏叶汤等——止血剂

凡具有止血功能，用于治疗吐血、衄血、下血、崩漏等出血性疾患的方剂，称为止血剂。出血成因当分寒、热、虚、实。属实热证者，清热泻火即可止血，如泻心汤、赤小豆当归散等；属虚寒证者，温补固涩即可止血，如柏叶汤、胶艾汤、黄土汤等。因此，治出血证的关键不在止血，而是要"谨守病机，勿失其宜"。古人所谓"见血勿止血"即是此意。

泻　心　汤

【原文辑录】 心气不足，吐血、衄血，泻心汤主之。（十六·17）

【方药用法】 大黄二两，黄连、黄芩各一两，上三味，以水三升，煮取一升，顿服之。

【方证释义】 本方功能清热泻火止血。方中大黄、黄连、黄芩苦寒清泄，直折上炎之火，泻心即是泻火，泻火即可止血。本方证是以火热内盛，迫血妄行为主要病机的病证。症见吐血或衄血，情势急迫，血色鲜红，伴口渴心烦，溲赤便秘，舌红苔黄，脉数有力等。

【验案精选】

吐血　史，50岁。酒客大吐狂血成盆，六脉洪数，面赤，三阳实火为病，与：大黄六钱，黄连五钱，黄芩五钱，泻心汤一剂而止，二剂脉平，后七日又发，脉如故，又二剂。（《吴鞠通医案》第77页）

【临证指要】 泻心汤是泻火剂的主方，主治三焦火盛所致的出血证及各科多种病症，参见第十二章大黄黄连泻心汤。

【实验研究】 泻心汤有明显的抗凝血和抗血小板聚集作用。在组合中出现相加作用（黄连—黄芩）、协同作用（大黄—黄芩）、拮抗作用（黄连—大黄）。

赤小豆当归散

【原文辑录】 病者脉数，无热，微烦，默默但欲卧，汗出，初得之三四日，目赤如鸠眼；七八日，目四眦黑。若能食者，脓已成也，赤小豆当归散主之。（三·13）

下血，先血后便，此近血也，赤小豆当归散主之。（十六·16）

【方药用法】 赤小豆三升（浸，令芽出，曝干），当归（编者按：剂量有十两、三两不同版本），上二味，杵为散，浆水服方寸匕，日三服。

【方证释义】 本方功能清热利湿，活血排脓。方中"当归主恶疮疡，赤小豆主排痈脓，浆水能调理脏腑，三味为治痈脓已成之剂。此方蚀于肛门者当用之。案先血后便此近血也，亦用此汤，以大肠肛门本是一源，病虽不同，其解脏毒则一也"（程云来《金匮要略直解》）。本方证是以湿热邪毒上蒸下注，兼夹血瘀为主要病机的病证。症见目赤如鸠眼（赤在瞳子），眼睑内外眦灰黑，或痔疮下血等。

【验案精选】

痔疮出血　王（左），内痔便血又发，气虚不能摄血，血渗大肠，兼湿热内蕴所致，拟益气养阴而化湿热。赤小豆一两，当归二钱，党参一钱五分，荆芥炭八分，炙黄芪二钱，大白芍一钱五分，侧柏炭一钱五分，炙甘草六分，生地炭三钱，槐花炭三钱（包）。（《丁甘仁医案》）

编者按　丁氏为近代名医。本案清利湿热、凉血止血以治标，益气养阴以固本，标本兼顾。如此既治疗局部病变，又照顾整体，颇见临证功夫，此乃中医特色。

【临证指要】 本方加味可治疗痔疮下血，以及渗出性皮肤病等。

柏叶汤

【原文辑录】吐血不止者，柏叶汤主之。（十六·14）

【方药用法】柏叶、干姜各三两，艾叶三把，上三味，以水五升，取马通汁一升，合煮取一升，分温再服。

【方证释义】本方功能温中止血。方中柏叶、马通汁（后世很少应用，改以童便为宜）清降止血；艾叶、干姜温阳守中，摄血止血。四味合用，温中止血，标本兼治。本方证是以中气虚寒，阴血失守为主要病机的病证。症见吐血日久不止，色淡红或暗，面色苍白，形倦神疲，舌淡，脉弱等。

【验案精选】

1. 吐血（胃溃疡出血） 段某某，男，38岁，干部。旧有胃溃疡病，并有胃出血史，前20日大便检查潜血阳性，近因过度疲劳，加之出差适大雨受冷，饮葡萄酒一杯后，突然发生吐血不止，精神萎靡，急送某医院检查为胃出血，经住院治疗2日，大口吐血仍不止，恐导致胃穿孔，决定立即施行手术，迟则将失去手术机会，而患者家属不同意，半夜后请蒲老处一方以止血。蒲老曰：吐血已两昼夜，若未穿孔，尚可以服药止之。询其原因是受寒饮酒致血上溢，未可凉药止血，宜用《金匮要略》侧柏叶汤，温通胃阳，化瘀止血。处方：侧柏叶三钱，炮干姜二钱，艾叶二钱。浓煎取汁，兑童便60ml，频频服之。次晨复诊吐血渐止，脉细涩，舌质淡无苔，原方再进，加西洋参四钱益气摄血，三七（研末吞）二钱止血消瘀，频频服之。次日复诊，血止，神安欲寐，知饥思食，并转矢气，脉两寸微、关尺沉弱，舌质淡无苔，此乃气弱血虚之象，但在大失血之后，脉证相符为吉，治宜温运脾阳，并养营血，佐以消瘀。主以理中汤，加归、芍补血，佐以三七消瘀。服后微有头晕耳鸣，脉细数，此为虚热上冲所致，于前方加入地骨皮二钱，藕节三钱，浓煎取汁，仍兑童便60ml续服。再诊：诸症悉平，脉亦缓和，纳谷增加，但能矢气而无大便，继用益气补血，养阴润燥兼消瘀之剂，处方：白人参三钱，柏子仁二钱，肉苁蓉四钱，火麻仁四钱（打），甜当归二钱，藕节五钱，新会皮一钱，山楂肉一钱。浓煎取汁，清阿胶四钱（烊化）和童便60ml纳入，分4次温服。服后宿粪渐下，食眠俱佳，大便检查潜血阴性，嘱其停药，以饮食调养，逐渐恢复健康。（《蒲辅周医案》43页）

编者按 蒲辅周先生（已故）是现代一位学验俱丰的著名老中医。本案治吐血不止师仲景方法，先后四诊，灵活变通，化险为夷，足以表明先生的渊博学识与丰富经验。读者仔细推敲，学以致用，自能提高临床水平。

2. 齿衄 张某，男，5岁。患儿脾胃素虚，麻疹回落后，牙龈流血不止，曾服养阴清热止血之品，出血有增无减。细察症状，见精神疲乏，盖被向内而卧，齿衄涓涓不断，但血色淡红，牙龈不肿，上腭有两个溃疡点，周围不甚红晕，二便通调，手足尖微凉，舌淡红，脉细。此属中焦虚寒，血不归经，宜温中止血，柏叶汤主之。侧柏叶6g，炮姜炭3g，艾叶炭3g，童便10ml（兑入）。3剂后不仅齿衄止，口疮亦见好转，继用健脾养胃之剂调理而愈。（戴子辰《河北中医》1997；1：30）

【临证指要】本方用治胃、十二指肠溃疡性出血、支气管扩张咯血等病属中焦虚寒者，每有良效。

【实验研究】方中侧柏叶有缩短出血时间和凝血时间的作用，生用比炒炭用止血效果更好。

黄土汤

【原文辑录】下血，先便后血，此远血也，黄土汤主之。（十六·15）

【方药用法】甘草、干地黄、白术、附子（炮）、阿胶、黄芩各三两，灶中黄土半斤，上七味，以水八升，煮取三升，分温二服。

【方证释义】本方功能温中健脾，补血摄血。“方用灶土、草、术，健补脾土以为摄血之本；气陷则阳陷，故用附子以振其阳；血伤则阴虚火动，故用黄芩以泻火；而阿胶、熟地又滋其既虚之血。合计此方，乃滋补气血，而兼用温、清之品以和之，为下血崩中之总方”（唐容川《血证论》）。该方以黄土（又名伏龙肝）为君，周衡教授认为其“止血作用有三：一是会含有百草霜止血；二是温脾止血；三是黏附止血”（编者与周老通信语）。本方证是以脾气虚寒，统摄失职为主要病机的病证。症见：先便后血，血色暗滞或如柏油状，并伴有脘腹疼痛，喜温喜按，面色苍白，肢冷身倦，舌淡苔白，脉细弱等。柏叶汤与黄土汤皆治中气虚寒所致之出血证。盖柏叶汤所主，病位偏上（胃），出血势急；黄土汤所主，病位偏下（肠），出血势缓。还需要明确，便血之人不一定吐血，而吐血者必然伴便血。故吐血、衄血、便血之病机属于虚寒者，即可酌情选用两方之一治疗。

【验案精选】

1. 便血　泻痢便血，五年不愈，色黄心悸，肢体无力。此病始于脾阳不振，继而脾阴亦伤。治当阴阳两顾为佳。人参，白术，附子，炙草，熟地，阿胶，伏龙肝，黄芩。（《增评柳选四家医案·尤在泾医案》第72页）

2. 胃痛（十二指肠球部溃疡）便血　毛某某，男，18岁。胃脘痛已10年，每逢冬春则发作，1周来胃脘痛，夜间较剧，反酸泛恶，便血色黑，苔白质淡，脉细。脾虚生寒不能摄血，肝虚生热不能藏血，统藏失职，血不归经，下渗大肠则为便血，拟《金匮》黄土汤，刚柔温清，调和肝脾以止血。处方：党参12g，炒白术9g，熟附片9g（先煎），熟地12g，炒黄芩9g，阿胶9g（烊冲），仙鹤草30g，灶心土30g（包）。服4剂，大便隐血阴性。（《张伯臾医案》55页）

编者按　此案胃痛“每逢冬春则发作”，这是十二指肠球部溃疡之特点。

3. 胞漏（先兆流产）　赵某某，婚后初孕，患早期流产，出血不止，索方求治。用黄土汤加味，数剂而愈，后生一女。二孕又出现先兆流产，仍服前方数剂得保无恙，两女均甚健。处方：熟地60g，桂圆肉30g，当归12g，黄芪18g，白术9g，附子9g，甘草9g，黄芩9g，鹿角胶30g，伏龙肝12g。以上10味，以水12杯，先煮伏龙肝，取8杯去渣，再煎前8味2杯去渣，入鹿角胶，再上火候胶化尽，分2次服。（《赵锡武治疗经验》93页）

编者按　赵锡武先生认为，早期流产病因冲任脉虚，故本方重用熟地、鹿角胶，以补冲任。并依据清·唐宗海所谓“血上逆者宜降，下泄者当升”之理，认为鹿角胶补督脉而性升，当用于下血；阿胶滋补任脉，性潜，用于吐衄为优。

4. 小儿瘛疭　钱乙治皇子病瘛疭，国医莫能疗。闻乙有异能，召之，进黄土汤而愈。神宗问此何以能愈此疾。对曰：“以土胜水，木得其平则风自止。”帝悦，擢（zhuó着，提拔）太医丞。《名医类案·卷十二·小儿症·瘛疭》

【临证指要】　本方主要用于治疗中焦虚寒所致的出血证，如溃疡病出血。此外，坏死性肠炎、慢性痢疾、痔疮出血、崩漏、紫癜等，亦可辨证用本方加减治疗。

胶艾汤

【原文辑录】　师曰：妇人有漏下者，有半产后因续下血都不绝者，有妊娠下血者，假令妊娠腹中痛，为胞阻，胶艾汤主之。（二十·4）

【方药用法】　川芎、阿胶、甘草各二两，艾叶、当归各三两，芍药四两，干地黄（编者注：《二注》为六两），上七味，以水五升，清酒三升，合煮取三升，去滓，内胶，令消尽，温服一升，日三服。不瘥，更作。

【方证释义】　本方功能调补冲任，和血止血。方以阿胶为君养血止血，艾叶温经暖胞，地、芍、芎、归和血养血，甘草调和诸药，清酒以行药势。此汤实为调治胎前产后之总方，凡冲任脉虚，阴气不守者，皆宜之。本方证是以冲任虚寒，阴血不固为主要病机的病证。症见妇女经水淋漓不尽，或小产后阴道出血不止，或妊娠下血伴腹痛隐隐，喜温喜按，所下之血色皆暗淡，或挟有少许血块，舌淡苔白润，脉沉细或沉滑无力。

【验案精选】

1. 滑胎（习惯性流产）妊娠下血（先兆流产）　侯某某，女，36岁。第三胎怀孕三月，偶因闪挫发生腹痛腰酸出血。自云：以往每怀胎3个月就要流产，已流产两胎。察其面色萎黄，精神忧郁恐怖，脉象浮缓，腰酸腹痛，小腹下坠，有轻度出血。妇科检查：子宫大如鹅卵，宫口未开。数经滑胎，冲任脉虚，正气不固。此属习惯性流产前期症状。胶艾汤加味，处方：全当归9g，川芎4.5g，白芍6g，大熟地12g，阿胶12g

（烊化），甘草4.5g，白术9g，桑寄生9g，党参12g，升麻4.5g，杜仲9g，黄芪9g，艾叶7片。服药4剂，出血等症状消失，嘱其休息1周。以后未发生意外，临产母子安全。（许永龙《中医杂志》1965；3：24）

编者按　据本文作者报道，用胶艾汤加白术、寄生等治疗先兆流产及习惯性流产15例，全部治愈。轻症1~2剂，重症2~4剂即效。

2. 崩漏（功能性子宫出血）　于某某，女，40岁。1993年11月29日初诊。患者素来月经量多，近月余淋漓不断。某医院诊为"功能性子宫出血"。经色鲜红、质稀，头晕乏力，腰酸腿沉，口渴，口苦，便干，舌体胖大、边有齿痕、苔白，脉沉按之无力。此证属于气血两虚兼有虚热。古人云：冲为血海，任主胞胎。今冲任不固，阴血不能内守，而成漏经。治当养血止血，益气养阴调经，方用《金匮》之胶艾汤加味。阿胶珠12g（烊化），炒艾叶炭10g，川芎10g，当归15g，白芍15g，生地20g，麦冬20g，太子参18g，炙甘草10g。服7剂而血量大减，仍口苦，腰酸，大便2日一行，于上方中加火麻仁12g，又服7剂，诸症皆安。（《刘渡舟临证验案精选》164页）

原按　综合本案脉证，月经不止而质稀、头晕、乏力、舌胖、脉沉无力等，究为气血两虚，冲任不固。冲任调和，则血海、胞脉充盛，月事以时下。若血虚冲任失养，气虚冲任不固，则可使经血频至，甚则淋漓不止。故治疗应益气血，调冲任，止崩漏，处以胶艾汤。本方善治"妇人有漏下"属血虚冲任不固者。

3. 交阴痛　曾治疗一例30多岁患者，每次夫妻同房时则阴道内疼痛，同房后阴道少量出血，因而惧怕同房，以致夫妻不睦。用胶艾汤治之，三剂不再出血，真是妙不可言。（吕志杰验案）

【临证指要】　本方常用于治疗冲任虚寒之崩漏、月经过多、先兆流产、产后恶露不尽、产后子宫恢复不良等妇产科疾病，以及取环后出血，宫外孕或人工流产后出血、习惯性流产等，亦有较好效果。

【实验研究】　本方有促进子宫收缩、残留排除，消瘀镇痛，以及促进新陈代谢等作用。

胶姜汤（方未见）

【原文辑录】　妇人陷经，漏下黑不解，胶姜汤主之。（二十二·12）

【方药用法】　编者按：胶姜汤原书有方无药，后世医家有以下三种说法：①林亿等认为胶姜汤即胶艾汤。②陆渊雷认为是《千金要方》之大胶艾汤，即胶艾汤加干姜。③尤在泾认为本方应由阿胶、干姜二药组成。当以尤说为是。

【方证释义】　本方功能补虚温里止漏。"陷经漏下，谓经脉下陷，而血漏下不止，乃气不摄血也。黑不解者，瘀血不去则新血不生，荣气腐败也。然气血喜温恶寒，用胶姜汤温养气血，则气盛血充，推陈致新，而经自调矣"（李彣《金匮要略方论广注》）。"胶姜汤方未见，然补虚温里止漏，阿胶、干姜二物已足"（尤在泾《金匮要略心典》）。本方证是以冲任虚寒，经气下陷为主要病机的病证。症见漏下不止，血色暗黑，质清稀，无秽臭，或小腹隐痛，喜温喜按，头晕心悸，神疲乏力，憎寒畏冷，面色苍白，舌淡苔白，脉弱等。

【临证指要】　本方主要用治冲任虚寒之漏下证。若偏气虚，可加人参、黄芪等益气摄血；偏血虚挟瘀可合用四物汤以和血止血。

王不留行散

【原文辑录】　病金疮，王不留行散主之。（十八·6）

【方药用法】　王不留行十分（八月八日采），蒴藋细叶十分（七月七日采），桑东南根白皮十分（三月三日采），甘草十八分，川椒三分（除目及闭口，去汗），黄芩二分，干姜二分，厚朴二分，芍药二分，上九味，桑根皮以上三味烧灰存性，勿令灰过；各别杵筛，合治之为散，服方寸匕。小疮即粉之，大疮但服之，产后亦可服。如风寒，桑东根勿取之。前三物皆阴干百日。

【方证释义】　本方功能化瘀消肿，止血定痛。"本方为金疮肿痛瘀血者而设。……方中王不留行，《本经》'主金疮，止血逐痛'，故为本方君药；蒴藋细叶活血化瘀，消肿定痛；桑根白皮续脉绝，行水消肿；三药烧灰存性，尤能入血分而止血。倍用甘草，既可益气解毒，且能缓急止痛。川椒祛风邪，芍药通血痹，黄芩清血热，干姜通血脉，厚朴行气滞。诸药合用，可以化瘀血，续绝伤，止血消肿。凡属金疮出血、肿痛者，皆宜用之，内服、外敷均可。产后亦可服者，盖取其祛瘀止血之功。”（段富津《金匮要略方义》）

【验案精选】

谭展望博士用王不留行散治疗产后恶露不绝有良效。详见“附翼”。

【临证指要】 本方外敷或内服，可治疗金疮出血肿痛以及产后恶露不绝。

【实验研究】 方中蒴藋叶（异名落得打）能促进磷在骨痂中的沉积，因而加速骨折愈合，并可加强血管收缩，减轻血管通透性，从而达到消肿止痛作用。

经方类解

本章共7首方剂。可分为清热止血剂、温补止血剂和祛瘀止血剂三类。

1. 清热止血剂　本类用于治疗热性出血证。以苦寒直折之泻心汤为代表方。而赤小豆当归散则属清利湿热，祛瘀和血之剂。

2. 温补止血剂　本类用于治疗中焦虚寒，血失统摄所致的吐血、便血等出血证，酌情选用柏叶汤、黄土汤。若属于冲任虚寒、阴血不固或兼瘀血所致的漏下不止、妊娠下血等病症，可选用胶艾汤或胶姜汤。

3. 祛瘀止血剂　即王不留行散，主治金疮出血、肿痛血瘀等。

第十九章　大乌头煎类——止痛剂

痛证病因复杂。治之大法以通为主，所谓痛则不通，通则不痛也。而通无定法，泻实、补虚、祛寒、清热，皆可令通则不痛。此类止痛剂是以温经散寒为主的方剂，主治阳虚寒凝之痛证，方中均以乌头、附子等温经散寒之峻药为主，再根据不同证候，或兼解表，或兼扶正，或兼化饮降逆，令寒去邪除，则诸痛向愈。

大乌头煎

【原文辑录】 腹痛，脉弦而紧，弦则卫气不行，即恶寒，紧则不欲食，邪正相搏，即为寒疝。寒疝绕脐痛，若发则白汗出，手足厥冷，其脉沉紧者，大乌头煎主之。（十·17）

【方药用法】 乌头大者五枚（熬，去皮，不㕮咀），上以水三升，煮取一升，去滓，内蜜二升。煎令水气尽，取二升，强人服七合，弱人服五合。不瘥，明日更服，不可一日再服。

【方证释义】 本方功能温经散寒止痛。“乌头大热大毒，破积聚寒热，治脐间痛不可俯仰。……一味单行，则其力大而厚。甘能解药毒，故内蜜以制乌头之大热大毒”（程云来《金匮要略直解》）。本方证是以沉寒痼结为主要病机的病证。症见脐腹拘急冷痛，伴畏寒肢冷，痛剧则冷汗出，唇青面白，脉沉紧等。

【验案精选】

寒疝（胃肠神经官能症） 沈某，50余岁。有多年宿恙，为阵发性腹痛，因旧病复发，自外地来京住我院。诊为“胃肠神经官能症”。自述每发皆与寒凉疲劳有关。症见腹痛频作，痛无定位，惟多在绕脐周围一带，喜温可按，痛甚以致大汗出。查舌质淡，苔薄腻而滑，脉沉弦。证为寒气内结，阳气不运。曾投理中汤，药力尚轻，不能胜病，非大乌头煎不可，故先小其量以消息之。乌头用4.5g，以药房无蜜，权以黑豆、甘草代之。2剂后，腹痛未作，知药证相符，乌头加至9g。4剂后复诊，腹痛未复发，只腹部微有不适，腻苔已化，舌转嫩红，弦脉缓和，知沉寒痼冷得乌头大热之品，涣然冰释矣。病者月余痊愈出院。（魏龙骧《中医杂志》1978；12：14）

编者按　上述治例表明，大乌头煎对寒疝阵发性腹痛疗效确切。为了防止过量中毒，应先用小量，逐步加量，适可而止。

【临证指要】 本方主要用治寒性腹痛以及关节痛、疝瘕、胃肠神经官能症、晚期癌症疼痛、风湿与类风湿关节炎、头风等。

【实验研究】 乌头有抗炎、抗寒冷、抗肿瘤及镇痛等作用，还有强心、一过性降压及扩张肢体血管的作用。蜂蜜可减低乌头类药物的毒副作用。此外，乌头用之不慎易发生中毒反应，严重者造成死亡事故。如何防止中毒，详见上编第六章乌头之有关论述。

乌头桂枝汤

【原文辑录】 寒疝腹中痛，逆冷，手足不仁，若身疼痛，灸刺诸药不能治，抵当乌头桂枝汤主之。（十·19）

【方药用法】 乌头，上一味，以蜜二斤，煎减半，去滓，以桂枝汤五合解之，令得一升后，初服二合；不知，即服三合；又不知，复加至五合。其知者，如醉状，得吐者为中病。

桂枝汤方：桂枝三两（去皮），芍药三两甘草二两（炙），生姜三两，大枣十二枚，上五味，剉，以水七升，微火煮取三升，去滓。

【方证释义】 本方功能解表和营，温里止痛。方“以乌头攻寒为主，而合桂枝汤以和营卫，所谓七分治里、三分治表也”（徐彬《金匮要略论注》)。本方证是以里寒内盛兼外感风寒为主要病机的病证。症见腹中冷痛，手足逆冷，痛剧则手足不仁，出冷汗，并伴有身体疼痛，恶寒头痛等。本方与大乌头煎同治阴寒性腹痛，但前者纯属里寒内盛，而后者则兼有表寒证。

【验案精选】

寒疝　袁某某，青年妇女，体甚健，经期准，已育子女三四人矣。一日，少腹大痛，筋脉拘急而未少安，虽按亦不住，服行经调气药不止，迁延十余日，病益增剧，迎余治之。其脉沉紧，头身痛，肢厥冷，时有汗出，舌润，口不渴，吐清水，不发热而恶寒，脐以下痛，痛剧则冷汗出，常觉有冷气向阴户冲出，痛处喜热敷。此由阴气积于内，寒气结搏而不散，脏腑虚弱，风冷邪气相击，则腹痛里急，而成纯阴无阳之寒疝。窃思该妇经期如常，不属血凝气滞，亦非伤冷食积，从其脉紧肢厥而知为表里俱寒，而有类于《金匮》之寒疝。……处以乌头桂枝汤：制乌头 12g，桂枝 18g，芍药 12g，甘草 6g，大枣 6 枚，生姜 3 片。水煎，兑蜜服。上药连进两帖，痛减厥回，汗止人安。换方当归四逆加吴茱萸生姜汤，以温通经络，清除余寒，病竟愈。(《治验回忆录》76 页)

编者按　此例寒疝由内外皆寒而发。寒邪痹表则头身痛；寒气内结、阳气不行则畏寒肢厥，腹痛，不渴，脉沉紧；疼痛剧烈则汗出。因属表里兼病，故宜选用乌头桂枝汤两解表里寒邪。服药 2 剂，痛减厥回，汗止人安。遂改进当归四逆加吴茱萸生姜汤善后调理。

【临证指要】　本方主要用治风寒湿痹，如风湿与类风湿关节炎、血栓闭塞性脉管炎等，兼表证者更加适宜。

乌　头　汤

【原文辑录】　病历节，不可屈伸，疼痛，乌头汤主之。(亦治脚气疼痛，不可屈伸)(五·10)

【方药用法】　麻黄、芍药、黄芪各三两，甘草三两(炙)，川乌五枚(㕮咀，以蜜二升，煎取一升，即出乌头)，上五味，㕮咀四味，以水三升，煮取一升，去滓，内蜜煎中更煎之，服七合。不知，尽服之。

【方证释义】　本方功能温经祛寒，除湿止痛。本方为“治寒湿历节之正法也。寒湿之邪，非麻黄、乌头不能去，而病在筋骨，又非如皮毛之邪，可一汗而散者，故以黄芪之补，白芍之收，甘草之缓，牵制二物，俾得深入而去留邪”(尤在泾《金匮要略心典》)。本方证是以寒湿痹阻肢节为主要病机的病证。症见多处关节剧烈冷痛，屈伸不利，舌苔白润，脉沉弦或沉紧等，或脚气疼痛因伤于寒湿者。

【验案精选】

1. 痛痹(风湿性关节炎)　张某某，女，28 岁。1982 年 12 月 3 日初诊。2 年前，因产后大失血，复感风寒引致恶寒发热，周身骨节疼痛，不能转侧。经诊查为风湿性关节炎，多方求医，服多种中西药，疗效不佳。近十余日，病情逐日加重。现全身关节掣痛，得温则舒，遇寒加剧，每午后肢体困重，疼痛更甚，舌体胖大、质淡、苔薄白，脉沉弱。证属气血亏虚，寒湿内侵之痛痹。治宜温经补血，散寒止痛。拟方：制川乌 9g，黄芪 24g，麻黄 6g，炒白芍 12g，炙甘草 6g，当归 12g，白蜜 30g。水煎服。5 剂后，疼痛缓解。继进 6 剂，仅感腰痛，守原方加杜仲 12g，续断 12g，连服 10 剂，痊愈。1 年后，随访未见复发。(李清海，等《吉林中医药》1985；6：27)

编者按　本案病因产后气血骤虚，外邪乘虚侵犯肢节。证属寒湿痹痛，正气亏虚。治以乌头汤加当归而效著，续加补肝肾、强筋骨药而收功。

据临床报道，以乌头汤适当加味，分别治疗坐骨神经痛 54 例、坐骨神经炎 120 例、椎管狭窄症 35 例等，中医辨证为寒湿腰腿痛者，均取得较好疗效。

2. 脚气重症　梁某某之子，15 岁。因得脚气症返自香江，四肢瘫痪，医辈齐集，纷无定见，亟备来迎。患者面色青白，气逆上喘，腿部胫骨疼痛，麻木不仁，脉细小而浮，重按无力，此乃白虎历节重症，《金匮》以乌头汤主治，余用其方重用麻黄 15g。服 1 剂，麻木疼痛立减，略能舒动，因照前方连服 10 余剂，麻木疼痛全失，已能举步行动，惟尚觉脚筋微痛，关节屈伸不利，改用芍药甘草汤，以养阴血，方中白芍、甘草均用 60g，连服 8 剂，应手奏效。(程祖培《新中

医》1962；1：37）

编者按 此案病情之重，疗效之著非良医莫为！案中所谓"脚气"为古代病名，今人多闻之生疏。《景岳全书·卷三十二》说："脚气之说，古所无也，自晋苏敬始有此名。然其肿痛麻顽即经之所谓痹也；其纵缓不收即经之所谓痿也；其甚而上冲即经之所谓厥逆也。……夫脚气本水湿下壅之病。"并认为"脚气之因有二：一则自外而感；一则自内而致也。"由此可知，脚气病因复杂，病证多端，但病始必先起于脚（下肢）为其特点。"……必先中脚，久而不瘥，遍及四肢腹背头项也。微时不觉，痼滞乃知。"（《张氏医通》275页）

【临证指要】 乌头汤主治外感风寒湿引起的肢体疼痛（风湿、类风湿关节炎），特别是腰腿疼痛（坐骨神经痛、坐骨神经炎、椎管狭窄症），并应根据寒重、湿重及是否阳气虚等不同病情，变通方中剂量或加减药物。

乌头赤石脂丸

【原文辑录】 心痛彻背，背痛彻心，乌头赤石脂丸主之。（九·9）

【方药用法】 蜀椒一两（一法二分），乌头一分（炮），附子半两（炮，一法一分），干姜一两（一法一分），赤石脂一两（一法二分），上五味，末之，蜜丸如桐子大，先食服一丸，日三服。不知，稍加服。

【方证释义】 本方功能逐寒止痛。方中乌、附、椒、姜，一派大辛大热，别无他顾，峻逐阴邪而已，复佐赤石脂，取其固涩之性收敛阳气，以防辛热之品温散太过。又以蜜为丸缓之，首次服小量，"不知，稍加服"，可谓慎之又慎也。本方证是以阳虚寒盛，阴寒痼结心胸为主要病机的病证。症见心痛彻背，背痛彻心，疼痛剧烈而持久，伴四肢厥冷，面色青白，舌暗苔白，脉沉弦等。

【验案精选】

真心痛（心肌梗死） 刘某某，男，73岁。患冠心病，心肌梗死，住某军医院。脉症：心痛彻背，背痛彻心，面色发绀，汗出肢冷，舌质紫暗，脉象沉细。此为心阳衰弱，心血瘀阻，治宜回阳固脱，通瘀止痛。用乌头赤石脂丸：炮乌头5g，炮附子10g，川椒3g，干姜5g，赤石脂10g，加红参10g，苏木10g。作汤剂服，并配合西药抢救，1剂汗止肢温；再剂心痛渐止，继用柏子养心丸调理。（《金匮要略浅述》149页）

编者按 乌头赤石脂丸所主治证候，很类似《灵枢·厥病》篇所述的"真心痛，手足青至节，心痛甚，旦发夕死，夕发旦死"之证候。亦与现代医学讲的心肌梗死先兆或心肌梗死相类似。心梗先兆的特点为：突然发生或出现较以往更剧烈而频繁的心绞痛，心绞痛持续时间较以往长，诱因不明显，口含西药硝酸甘油或中药速效救心丸、丹参滴丸皆疗效差，心绞痛发作时伴有恶心、呕吐、大汗、心动过缓、急性心功能不全、严重心律失常或血压有较大波动等。如此时心电图示ST段一时性明显抬高或压低，T波倒置或增高，更应警惕近期内发生心肌梗死的可能。及时积极治疗，有可能使部分病人避免发生心肌梗死。若病情进一步加重，便会发生心肌梗死，心梗典型者表现为阳气欲脱（低血压和休克）及心力衰竭等危候，随时可危及生命。中西医结合积极抢救，可以控制病情的发展，有起死回生之望。

临床观察表明，心绞痛发作较甚或发生心肌梗死者多有诱因，如体力劳累、情绪激动、肥腻饱餐及寒冷环境等，数因相加，更易诱发。因此，冠心病患者应注重护理，防患于未然。

【临证指要】 本方主要用于治疗冠心病、心绞痛或心肌梗死，以及脘腹痛等消化系统疾病辨证为阳虚寒盛者。

【实验研究】 本方煎剂，小量对离体蛙心有兴奋作用，大量则对心肌产生抑制作用，甚至处于停跳状态。方中赤石脂主要成分为矽酸铝，能吸着消化道内有毒物质及食物异常发酵产物，有保护胃肠黏膜、吸着炎性渗出物，以及止血等功效。

赤 丸

【原文辑录】 寒气厥逆，赤丸主之。（十·16）

【方药用法】 茯苓四两，半夏四两（洗，一方用桂），乌头二两（炮），细辛一两（《千金》作人参），上四味，末之，内真朱为色，炼蜜丸如麻子大，先食酒饮下三丸，日再夜一服；不知，稍增之，以知为度。

【方证释义】 本方功能散寒止痛，化饮降逆。方用茯苓、半夏化饮和胃降逆，乌头、细辛温阳散寒止痛，以朱砂为衣，取其护心而镇逆也。本方证是以脾肾虚寒，饮气上逆为主要病机的病证。症见腹部冷痛，手足厥冷，或泛吐清稀，心下悸动，舌淡苔白，脉弦等。

【验案精选】

急性腹痛 周某，男，28岁。患者白天因天气炎热，口渴，饮大量河水，晚餐又食酸腐食物，夜宿露天乘凉，半夜突然出现心腹绞痛，呕吐饮食，四肢厥冷，脉象沉迟，舌淡苔白。寒湿内伤，中焦阳虚，治当温中散寒，降逆化湿。仿仲景赤丸方意：制乌头（先煎）、甘草各4g，细辛2g，半夏、苍术各6g，太子参、茯苓各10g，生姜汁5滴（冲服）。煎200ml，分两次服。1剂痛解呕止，再服1剂痊愈。（张谷才《安徽中医学院学报》1983；2：40）

【临证指要】 本方主要用治阴寒性腹痛，有个案报道用治顽固性头痛、结核性脑膜炎有疗效。

【实验研究】 方中茯苓有消炎、镇静、降糖、松弛肠管、强心、利尿等作用；半夏有祛痰、镇咳、止呕作用；乌头、细辛有消炎、镇痛、抗过敏及提高机体新陈代谢等作用；朱砂有镇静、催眠作用。

经方类解

本章共5首方剂。皆以乌头为主药，或内治“寒气厥逆”“寒疝绕脐痛”“心痛彻背，背痛彻心”；或外治“病历节不可屈伸，疼痛”。均取其温通散寒止痛之功效。

1. 方制君臣 ①沉寒痼结，寒气凝滞，绕脐剧痛，则以一味乌头（蜜煎）单行独治之。②若不仅“寒疝腹中痛”，且兼见“身疼痛 ”者，则以乌头与桂枝汤合方，兼祛表里之寒止全身内外之痛。③若寒湿之邪痹着肢节，筋脉拘急，掣痛不可屈伸，则以乌头配麻黄散寒祛湿以除邪气，并用黄芪、芍药、炙甘草益气和血以扶正气，祛邪而不伤正，至善之法也。④若“阴寒邪甚，浸浸乎阳光欲熄”（《医宗金鉴》），心痛甚，有“旦发夕死，夕发旦死”之虞，则以乌头配合附子、干姜、蜀椒，皆大辛大热，温散壮烈，相得益彰，取赤石脂佐制之。⑤若寒气挟饮邪肆虐于内而为“厥逆”诸疾患，则以乌头配伍细辛以祛寒邪，并用茯苓、半夏以除饮邪。

2. 煎服方法 煎法：上述5方，前3方为汤剂，乌头皆生用（不可“㕮咀”，以免中毒）以蜜煎之；后2方为丸剂，乌头均炮用以蜜为丸，5方都是取蜜缓解其毒性，并能延长乌头止痛之疗效。服法：①大乌头煎“强人服七合，弱人服五合。不瘥，明日更服，不可一日再服”。②乌头桂枝汤“初服二合，不知，即服三合；又不知，复加至五合”。③乌头汤“……服七合，不知，尽服之”。④乌头赤石脂丸为“先食服一丸，日三服。不知，稍加服”。⑤赤丸为“先食酒饮下三丸，日再夜一服；不知，稍增之，以知为度”。综上所述可知，服用乌头煎剂与丸剂，都要谨慎注重两点：一是先服用小剂量，然后视病情适当加大用量；二是服用间隔的时间要适当，以免造成蓄积中毒。所谓“以知为度”，“其知者，如醉状，得吐者为中病”。即出现眩晕如喝醉酒状，或呕吐者，此乃乌头中毒的表现，“不可一日再服”。如此看来，古人用乌头可谓胆大而心细，认识到该药非用到一定“火候”，才能达到最佳疗效。这些宝贵的经验来之不易，后人应当记取。

第二十章　茵陈蒿汤类——退黄剂

本章所述退黄剂是针对湿热疫毒蕴结于血分，外溢体表发生黄疸而设。《金匮》有黄疸病专篇，系统阐述了黄疸病的脉证并治，内容丰富而切实。

关于黄疸病的病因病机及主症，张仲景明确指出："黄家所得，从湿得之。"可知黄疸病因以"湿"为主。由于湿毒（一种特殊病毒）化热，致使湿热疫毒深入血分，血分瘀热成为本病之主要病机。"瘀热以行"，下流膀胱则尿黄（呈浓茶水色）；上熏面目则目黄；外熏皮肤则身黄。正如《素问·平人气象论》所说："溺黄赤安卧者，黄疸。……目黄者，曰黄疸。"

关于黄疸病的分类，《金匮·黄疸病》篇分为谷疸、酒疸、女劳疸、黑疸四种类型。顾名思义，显然谷疸与饮食（不节或不洁）有关；酒疸与嗜酒有关；女劳疸与房劳有关（其实与肝郁、劳倦、体弱均有关）；而黑疸则为诸疸恶化的晚期表现。此外，病因不明者，概称黄疸。至于火劫发黄、燥结发黄以及虚黄，则为特殊的黄疸类型。后世医家将黄疸病分为阳黄与阴黄两大类，阳黄指病情初起，湿热疫毒方盛者；阴黄则为病程日久，正虚邪恋，已成痼疾者。本章方药论述阳黄证治，对阴黄证治参见其他章节。

茵陈蒿汤

【原文辑录】 阳明病，发热汗出者，此为热越，不能发黄也。但头汗出，身无汗，剂颈而还，小便不利，渴引水浆者，此为瘀热在里，身必发黄，茵陈蒿汤主之。（236）

伤寒七八日，身黄如橘子色，小便不利，腹微满者，茵陈蒿汤主之。（260）

谷疸之为病，寒热不食，食即头眩，心胸不安，久久发黄为谷疸，茵陈蒿汤主之。（十五·13）

【方药用法】 茵陈蒿六两，栀子十四枚（擘），大黄二两（去皮），上三味，以水一斗二升，先煮茵陈，减六升，内二味，煮取三升，去滓，分三服。小便当利，尿如皂荚汁状，色正赤。一宿腹减，黄从小便去也。

【方证释义】 本方功能清热利湿退黄。方中茵陈蒿、栀子清热利湿，大黄泄热。方中重用茵陈为君，少用大黄者，特假其"推陈致新"之力，而助下趋之势，使"瘀热"从小便排除，故方后云："一宿腹减，黄从小便去也。"本方证是以湿热疫毒蕴结于血分为主要病机的病证。症见一身面目皆黄，色鲜如橘，伴脘腹满胀，纳呆呕恶，厌油腻，口渴心烦，振寒发热，心胸不安，小便不利而赤，大便不调，舌红苔黄腻，脉滑数等。

【验案精选】

1. 黄疸病（急性黄疸型病毒性肝炎）

王某某，女，41岁。1周来全身不适，近几天发热，头眩，脘腹痞满，恶心欲吐，不思饮食，厌食油腻。乡村医生以为"感冒"，对症治疗而无效。正值编者因事回乡，患者求治。问之小便黄如浓茶，大便灰白。肝大肋下约1.5cm，质软而触痛，肝区叩击痛。舌红苔黄腻，脉滑。经查肝功能异常，诊断为"病毒性肝炎"。告之一二日后必发黄疸，应急服中药以"治未病"。处方：茵陈45g，栀子15g，大黄15g。日1剂，水煎服。3日后复诊：巩膜与周身发黄如橘黄色，而寒热、厌食、腹满、头眩等症状均减轻，大小便较前通利。发黄为邪有外达之机，故湿热疫毒内蕴的症状减轻。守方略加变通，连服20余剂黄疸退净，惟遗留上腹部不适，食欲不振，改拟调和肝脾法而收功，2个月后复查肝功能已正常。（吕志杰治验）

原按　患者为阳黄湿热证，故以茵陈蒿汤加味治之而显效。所遗留之症状表现，为湿热渐清，脾虚欠运所致，改拟调和肝脾法，即首篇首条所谓“此治肝补脾之要妙也”。以茵陈蒿汤为主治疗阳黄，古今医案屡见不鲜，编者治例，不足为奇。茵陈蒿汤中茵陈与大黄的用量比例为3∶1。古今不少名医、学者认为，临证应用本方可酌情重用大黄。编者认为，若黄疸病热重湿轻者，可加重大黄用量以泻血分中的“瘀热”疫毒。若湿热并重者，仍以茵陈蒿汤之用量比例为宜。

2. 黄疸病　昏迷（重症肝炎）　王某某，男，19岁。黄疸昏迷，西医诊为急性肝萎缩，病情危笃。据脉症所见系湿热郁蒸阳明，内陷心包，上蒙清窍之候。一方面用茵陈蒿汤合栀子柏皮汤加减清热解毒利胆，一方面用安宫牛黄丸芳香开窍。治疗3日，神识渐清，大便已通，黄疸渐退。6日后基本治愈。（杨护生，等《福建中医药》1962；4：封3）

编者按　西医学根据病理变化、病变轻重以及病程经过，将病毒性肝炎分为急性、慢性和重症3大类。其中重症肝炎的肝实质破坏严重，呈大块或亚大块坏死，因而称肝坏死；由于肝细胞大量丧失和自溶，肝脏体积缩小，因而亦称肝萎缩。重症肝炎按病程和病变程度，可分为急性和亚急性两型。重症肝炎起病急，病程短，病情重，其病死率很高，可达70%~90%左右（《实用内科学》第8版，1983：55）。重症肝炎如此危重，中医药有如上之疗效，实乃幸事。当继承发扬，进一步深入研究。

据统计，近年来用茵陈蒿汤治疗急性黄疸型病毒性肝炎上万例，近期治愈率均在95%以上，有效率100%。故茵陈蒿汤可作为治疗黄疸病阳黄的专治方。

【临证指要】　本方主要用于治疗湿热内蕴所致的肝胆疾患，如急性传染性黄疸型肝炎、急性传染性无黄疸型肝炎、慢性肝炎、亚急性重症肝炎、胆道蛔虫症及胆汁性肝硬化、肝脓肿等。此外，其他疾病引起的湿热黄疸，如胡豆黄病、溶血性黄疸及血吸虫病、钩端螺旋体病，以及新生儿黄疸等，亦有较好疗效。另据报道，本方加味治疗过敏性皮肤病，如过敏性皮炎、接触性皮炎、荨麻疹等，亦有疗效。但湿邪其性黏腻，其病多缠绵难愈，故用此方治疗湿热发黄，应有耐心，不能操之过急，务必使湿热之邪尽去，方能罢手。否则病情反复，将更难医治。

【实验研究】　茵陈蒿汤利胆、抗肝损伤、促进肝功能恢复的作用十分显著。方中茵陈蒿具有利胆、解热、抗微生物、降压及利尿等作用；栀子亦具有促进胆汁分泌之利胆作用和降低血中胆红素作用；大黄有广泛的药理作用，如利胆、通便、抗菌、抗病毒、抗过敏、抗高胆固醇血症等作用，还可制约茵陈抑制肠蠕动的副作用及治疗热毒所致的便秘，保持大便通畅。复方研究表明，茵陈蒿汤具有抑制乙型肝炎抗原及抗菌、泻下、解热、镇静、利尿、止血等多种作用。

茵陈五苓散

【原文辑录】　黄疸病，茵陈五苓散主之。（原注：一本云茵陈汤及五苓散并主之）（十五·18）

【方药用法】　茵陈蒿末十分，五苓散五分，上二物和，先食饮方寸匕，日三服。

【方证释义】　本方功能利湿为主，佐以清热而退黄。方用茵陈清热利湿退黄；五苓散渗利水湿。本方证是以湿热内蕴，湿重热轻为主要病机的病证。症见身黄，目黄，小便黄少，色泽鲜明如橘子色，振寒发热，肢体困倦，腹满，食欲不振，小便不利，便溏。舌苔白腻微黄，脉缓或沉迟。

【验案精选】

黄疸病（急性黄疸型传染性肝炎）

（1）曾某某，男性，20岁。病者1周前发热，全身不适疲倦，数日后即出现黄疸，食欲更加不振，恶心呕吐，极度疲倦，便溏，肝区作痛，舌苔白腻，脉弦迟。查体：肝大二横指多，有触痛及叩击痛，脾未触及。化验室检查后，西医诊断为“急性黄疸型传染性肝炎”。中医诊断：阳黄（湿重于热）。嘱患者卧床休息，高糖低脂适量蛋白饮食，内服酵母片，维生素C，并投以茵陈五苓散加减。服至14剂黄疸消退，肝缩小至一横指，各种症状均有所改善。1个月后复查，病者无任何不适，肝已不大，肝功能恢复正常。（叶任高《新中医》1959；6：250）

（2）姜某某，男，26岁。久居山洼之地，又值春雨连绵，雨渍衣湿，劳而汗出，内外交杂，遂成黄疸。前医用清热利湿退黄之剂，经治月余，毫无功效，几欲不支。就诊时，黄疸指数85单位，转氨酶高达500单位。察其全身色黄而暗，面色晦滞如垢。问其二便，大便溏，日行二三次，小便甚少。全身虚浮似肿，神疲短气，无汗而身凉。舌质淡、苔白而腻，脉沉迟。脉证合参，辨为寒湿阴黄之证。治宜温阳化湿退黄。疏方：茵陈30g，茯苓15g，泽泻10g，白术15g，桂枝10g，猪苓10g，附子10g，干姜6g。初服日进2剂，3天后诸症好转。继则日服1剂，3周后痊愈。化验检查：各项指标均为正常。（《刘渡舟临证验案精选》63页）

原按 本案辨证属于“阴黄”范畴。阴黄之因，或外受寒湿之伤，或食生冷伤脾，或医者过用寒凉之药损伤脾胃。寒湿阻于中焦，肝胆气机疏泄不利，胆汁外溢而发生黄疸。寒湿为阴邪，故黄疸之色晦暗。又见便溏，虚肿，小便不利，舌淡、苔白，脉来沉迟等症。一派寒湿之象，故辨为阴黄。治当健脾利湿，退黄消疸。方以茵陈蒿为主药，本品无论阳黄、阴黄，皆可施用。用五苓散温阳化气以利小便，所谓“治湿不利小便，非其治也”。加附子、干姜以温脾肾之阳气，阳气一复，则寒湿之邪自散。临床上，刘老常用本方治疗慢性病毒性肝炎、黄疸型肝炎、肝硬化之属于寒湿内阻者，服之即效，颇称得心应手。

【临证指要】 本方所治病证与茵陈蒿汤大致相同，但其病机以湿重热轻为特点。本方治疗新生儿溶血性黄疸、小儿胆汁淤积综合征、心源性黄疸等，效果亦佳。

【实验研究】 方中茵陈实验研究已在茵陈蒿汤中述及，五苓散对人和兔的利尿作用显著，可使健康人尿量及排钠量增加；对慢性乙醇中毒动物体内的代谢异常可使之恢复正常；对慢性肾功能不全的大鼠能促进各器官电解质的排泄，对电解质的平衡有调节作用。

栀子大黄汤

【原文辑录】 心中懊侬而热，不能食，时欲吐，名曰酒疸。（十五·2）

夫病酒黄疸，必小便不利，其候心中热，足下热，是其证也。（十五·4）

酒疸，心中热，欲吐者，吐之愈。（十五·6）

酒黄疸，心中懊侬或热痛，栀子大黄汤主之。（十五·15）

【方药用法】 栀子十四枚，大黄一两，枳实五枚，豉一升，上四味，以水六升，煮取二升，分温三服。

【方证释义】 本方功能清心除烦，泄热退黄。方中“栀子、淡豆豉彻热于上，枳实、大黄除实于中，亦上下分消之法也”（尤在泾《金匮要略心典》）。本方证是以酒热内结，热重湿轻为主要病机的病证。症见一身面目皆黄，黄色鲜明，心中懊侬或热痛，小便不利而赤，或大便秘结，不欲食，时欲吐，舌红苔黄，脉数实等。

【验案精选】

1. 酒疸 万某某，64岁。此人好饮酒，数斤不醉，适至六月湿暑当令，又饮酒过量，遂致黄疸重证。壮热不退，面目遍身色如老橘，口渴思饮，大小便不利，日渐沉重，卧床不起。六脉沉实而数，舌苔黄燥。察其致病之由，参以脉症，知系湿热阳黄重证也。阳黄证宜清解，因仿仲景茵陈蒿加大黄栀子汤主之。……处方：茵陈一两，生锦纹三钱，川朴钱半，炒黑山栀三钱，汉木通钱半。连进两剂，二便均通，黄亦消退，脉象亦较前柔和。仍照原方减去木通，加云茯苓三钱，六一散四钱包煎，续进两剂。至四日黄疸已退过半，但年高气弱，不宜过于攻伐，因照原方减去大黄，加薏苡仁四钱。又接服四剂，未十日而黄疸逐渐痊愈矣。（《重印全国名医验案类编》177页）

编者按 本案发黄疸，病因嗜酒，病机热重于湿，故以栀子大黄汤加减为的对之方。

2. 食复 曹翁，夏月患感冒，自用白虎治愈，后因饮食不节，病复发热腹胀，服消导药不效，再服白虎汤亦不效，热盛口渴，舌黄，便闭。予曰：此食复也。投以枳实栀子汤加大黄，1剂知，2剂已。（《古方医案选编》）

编者按 《伤寒论》第393条说：“大病瘥后，劳复者，枳实栀子豉汤主之。”方后云：“……若有宿食，内大黄如博棋子大五六枚，服之愈。”本案所述之病情，即病瘥之后，余热未尽，气血未复，胃气未充，因饮食不节，宿食停滞所致的“食复”。所处之方，即枳实栀子豉汤加大黄，亦即本条的“栀子大黄汤”。由此可见，仲景此一方治多病，即“异病同治”的法则。

栀子大黄汤以栀子豉汤为基础方。《伤寒论》有关栀子豉汤的类方有八方，计十三个条文，八个汤证。分别载于太阳病篇、阳明病篇、厥阴病篇、阴阳易瘥后劳复病篇。本方证以病后无形郁热结于胸膈为基本病理。《金匮》除本篇外，《呕吐哕下利病》篇亦有论及（“下利后更烦，按之心下濡者，为虚烦也，栀子豉汤主之。”）栀子豉汤类方药少功专，组方巧妙，用途广泛，无论热病、杂病，凡以“虚烦”证候为主者，皆可变通使用。后世医家，尤其是温病学家多有发挥。

编者在河北省中医院门诊工作时曾治一心中懊侬为主症的患者，男，年50岁许，用栀子豉汤治之，一剂轻，三剂止（愈后查肝功能轻度异常）。经方之神妙常如此。

【临证指要】 本方主要用于治疗热重湿轻之肝胆疾患，或心经郁热者。

【实验研究】 参见茵陈蒿汤条。

大黄硝石汤

【原文辑录】 黄疸腹满，小便不利而赤，自汗出，此为表和里实，当下之，宜大黄硝石汤。（十五·19）

【方药用法】 大黄、黄柏、硝石各四两，栀子十五枚，上四味，以水六升，煮取二升，去滓，内硝，更煮取一升，顿服。

【方证释义】 本方功能通腑泄热退黄。方中栀子、黄柏苦寒清热，大黄、硝石攻下瘀热，四药合用清泄三焦疫毒以退黄，是治疗阳黄重症的主方。本方证是以湿热疫毒深重，热盛成实为主要病机的病证。症见身目尽黄，黄色鲜明，小便短少色赤，腹满，便结，潮热，汗出，口渴，烦躁，舌绛红、苔黄燥，脉弦滑数有力等。

【验案精选】

黄疸重证（亚急性重症肝炎） 静俭堂治验云：荻原辨藏患黄疸，更数医，累月不见效。发黄益甚，周身如橘子色，无光泽，带暗黑，眼中黄如金色，小便短少，色黄如柏汁，呼吸急促，起居不安，求治于予，乃以指按胸肋上，黄气不散，此疸证之尤重者也，乃合茵陈蒿汤、大黄硝石汤，作大剂，日服三四剂，及三十日，黄色才散去，小便清利而痊愈。（《金匮要略今释》312页）

编者按 本案颇似亚急性重症肝炎（又称亚急性肝坏死），与急性重症肝炎相似而稍轻，病程较长，可达数周至数月。患者临床表现为黄疸迅速加深，伴高度乏力，明显食欲减退或恶心，呕吐，显著腹胀等。由于病重邪盛，故“作大剂”服，这正合大黄硝石汤“顿服”之法。

据考证《脉经》《千金》等古代文献，大黄硝石汤中之“硝石”应为“芒硝”。

【临证指要】 本方主要用治重症黄疸病，如急性、亚急性重症肝炎等。

【实验研究】 尚未见本方复方研究报道。

经方类解

本章共4首方剂，皆为黄疸病急性期的主治方药。4方之中，用茵陈者2方；用栀子与大黄者3方。由此可见，茵陈蒿汤为治疗黄疸病的主方。茵陈蒿汤中茵陈与大黄的用量比例为3∶1。古今不少名医、学者认为，临证应用本方可酌情重用大黄。如《温疫论·发黄》茵陈汤：茵陈一钱，山栀二钱，大黄五钱，加生姜煎服。方中大黄用量反是茵陈的五倍。吴又可强调指出：“……设去大黄而服山栀、茵陈，是忘本治标，鲜有效矣。”关于单味大黄治疗重症肝炎及急性黄疸型病毒性肝炎的显著疗效，详见吕志杰主编的《大黄实用研究》一书。

本章所述4方虽皆主治湿热发黄（阳黄），但病机有所不同：茵陈蒿汤证是湿热两盛；茵陈五苓散证是湿重于热；大黄硝石汤与栀子大黄汤证均是热重于湿，不同之处，栀子大黄汤证病位偏上、病情较轻，大黄硝石汤证病位偏下、病情较重。既然是黄疸病，故四个方证皆以“三黄”为主，由于湿热内蕴，故皆有脘腹胀闷、厌食、呕恶等症状，鉴别要点可从舌脉上区分：湿盛之舌苔白腻，脉缓；热盛之舌苔黄燥，脉数；湿热两盛之舌苔黄腻，脉滑。此外，随湿热之偏重，还会有不同兼症。

第二十一章 桂梗汤类等——排脓剂

排脓剂是针对邪热火毒阻遏，气血凝滞，肉腐成痈化脓而设。痈疡的发病机制，《灵枢·痈疽》云："营气稽留于经脉之中，则血泣（泣通涩）不行，不行则卫气从之而不通，壅遏不得行，故热。大热不止，热胜则肉腐，肉腐则为脓，故命曰痈。"《医宗金鉴》说："痈疽原是火毒生，经络阻隔气血凝。"据上可知，本病主要病机是营卫失调，气血凝滞，经络阻塞，壅遏生热，热胜肉腐而为脓。此外，整体气血盛衰和痈疡发病与否有着密切关系。因此，在治疗本病过程中，在清热解毒排脓以祛邪的同时，应辨证参用补气托毒，调补气血等法，这是中医治疗痈疡的特色。痈疡治法，除从整体观念，辨证论治着手之外，还要依据外科疾病的发展过程，分期论治，一般分为初起、成脓、溃后三个不同阶段，循此立出消、托、补三项治疗原则，分别运用于三个不同阶段。

本章所述桔梗汤、排脓散、排脓汤及薏苡附子败酱散4方，主要针对痈脓已成的治疗方法。

桔 梗 汤

【原文辑录】 少阴病二三日，咽痛者，可与甘草汤。不瘥者，与桔梗汤。（311）

咳而胸满，振寒脉数，咽干不渴，时出浊唾腥臭，久久吐脓如米粥者，为肺痈，桔梗汤主之。（七·12）

【方药用法】 桔梗一两，甘草二两，上二味，以水三升，煮取一升，分温再服。（编者注：《金匮》此后有"则吐脓血也"一句。）

【方证释义】 本方功能宣肺祛痰，利咽解毒排脓。方中桔梗苦辛开降，调理肺气，利咽排脓；甘草清热解毒。本方证是以邪热壅肺，毒结咽喉为主要病机的病证。症见咽喉肿痛，烦渴溲黄，或咳唾胸痛，吐脓血痰，脉数实等。

【验案精选】

肺痈（肺脓肿）

（1）一武职，因饮食起居失宜，咳嗽吐痰，用化痰止嗽之药。时仲夏，左尺洪数而无力，胸满面赤，吐痰腥臭，自汗。曰：肾虚水泛为痰，而反重亡津液，得非肺痈乎？不信，仍服前药。翌日吐脓，脉数，右寸为甚，用桔梗汤一剂，脉数与脓顿减。又二剂将愈，佐以六味而痊。《续名医类案·卷三十二·外科·肺痈肺痿》

（2）施某某，男，17岁。患者憎寒发热1周，咳嗽胸闷不畅，吐少量白色黏痰。结合血象与胸透检查，诊断为左下肺脓肿。经住院治疗八天，使用大量抗生素，发热不退。遂邀中医诊治，用桔梗60g，生甘草30g。服药1剂，咳嗽增剧，翌晨吐出大量脓痰，夹有腥臭。原方续进2剂，排出多量脓痰，发热下降。减桔梗为20g，生甘草10g，加南沙参、银花、鱼腥草、生苡仁、栝楼皮等。服至10余剂，脓尽热退，精神佳，饮食增，胸透复查，脓肿已消散吸收，血象亦正常。（《中医函授通讯》1981；3：35）

编者按 桔梗汤祛痰排脓解毒的作用，与西医学治疗肺脓肿采用抗菌（常用青霉素）和脓痰引流（用祛痰药或体位引流）方法不谋而合。上述病例也佐证了桔梗汤的祛痰排脓解毒作用，但剂量应较大。临床将桔梗汤与《千金》苇茎汤（苇茎、薏苡仁、桃仁、冬瓜子）合用治疗肺痈，则疗效更好。

【临证指要】 古人用桔梗汤治疗咽痛、喉痹、肺痈咳唾脓血等病症。现代多用之与其他方合用治急性咽喉炎、扁桃体炎、扁桃体周围脓肿、食道炎、肺脓肿等。

【实验研究】 桔梗汤治疗化脓性疾病时，桔梗无直接抗菌作用，但可增强巨噬细胞的吞噬功能，增强嗜中性白细胞的杀菌力，提高溶菌酶的活性，通过人体防御系统而发挥作用。桔梗汤的主药桔梗含有桔梗粗皂苷，此成分具有抗炎作用。桔梗粗皂苷对皮肤有局部刺激作用，能使炎症血液循环改善，促使炎症好转。其对黏膜的刺激，引起分泌增加，具有保护作用，能防止黏膜受到外界损伤性刺激，从而促使炎症过程的吸收。

排　脓　散

【原文辑录】 排脓散方：（十八）（编者按：原文未列证候）

【方药用法】 枳实十六枚，芍药六分，桔梗二分，上三味，杵为散，取鸡子黄一枚，以药散与鸡黄相等，揉和令相得，饮和服之，日一服。

【方证释义】 本方功能养血和血，行气排脓。方中芍药、鸡子黄滋养阴血，和血散瘀；枳实、桔梗调气行滞，解毒排脓。本方证是以气郁血滞，瘀腐成脓为主要病机的病证。症见胸胁闷胀、疼痛，口舌干燥，吐脓血，脉数等。

【临证指要】 本方可用治内痈脓成将溃者，如肺痈、胃痈等。

【实验研究】 排脓散有抗菌作用。

排　脓　汤

【原文辑录】 排脓汤方：（十八）（编者按：原文未列证候）

【方药用法】 甘草二两，桔梗三两，生姜一两，大枣十枚，上四味，以水三升，煮取一升，温服五合，日再服。

【方证释义】 本方功能排脓解毒，调中和营。"方中甘草调中补气，清热解毒；桔梗开提肺气，大气一转，瘀结自散；生姜、大枣辛甘化阳，调和荣卫，固护胃气，扶正祛邪"（赵凌云《简明金匮要略校释及临床应用》）。本方证是以毒热内壅，蒸腐成脓为主要病机的病证。症见喉痛咽肿，咳嗽胸痛，吐脓血腥臭，振寒发热，脉滑数等。

【临证指要】 本方可用治喉痹、肺痈等病症。

薏苡附子败酱散

【原文辑录】 肠痈之为病，其身甲错，腹皮急，按之濡，如肿状，腹无积聚，身无热，脉数，此为肠内有痈脓，薏苡附子败酱散主之。（十八·3）

【方药用法】 薏苡仁十分，附子二分，败酱五分，上三味，杵为末，取方寸匕，以水二升，煎减半，顿服。小便当下。

【方证释义】 本方功能解毒消痈，散结排脓。方中"以苡仁甘淡微寒，排脓利湿，健脾益气为主；配败酱辛苦微寒以清热解毒，行瘀排脓；少加辛温之附子以振奋衰弱之功能，行郁积之气滞，三药合用，共奏排脓消肿之功"（中国中医研究院中医研究生班《金匮要略注评》）。本方证是以肠痈瘀热互结而已化脓为主要病机的病证。症见右少腹压痛，触按有濡软之肿物，低热或无热等。

【验案精选】

1. 急性肠痈（急性化脓性阑尾炎） 张某某，男，23岁。腹痛一天，发热呕吐，继则腹痛转入右下腹，经西医诊断为急性化脓性阑尾炎。先后用抗生素等药治疗，疼痛持续不解，且发热呕吐。患者不愿手术而求治于中医。症见面色青黄，神色困惫，右少腹持续疼痛，阵发性加剧，有明显压痛、反跳痛及肌紧张，包块如掌大，畏寒发热，剧痛时四肢冰冷，苔黄有津，脉滑数。体温38.7℃，血中白细胞20×10^9/L。处方：薏米90g，炮附子30g（先煎），败酱草30g。嘱其浓煎顿服。4剂后疼痛大减，呕吐止，体温正常，白细胞下降。继服上方6剂，白细胞总数10×10^9/L，右下腹包块不消。再服上方20余剂，包块消失而愈。（《上海中医药杂志》1982；5：5）

2. 慢性肠痈（慢性阑尾炎） 胡某某，女，60岁。患慢性阑尾炎五六年，右少腹疼痛，每遇饮食不当，或受寒、劳累即加重，反复发作，缠绵不愈。经运用青霉素、链霉素等消炎治疗，效果不佳。建议手术治疗，因患者考虑年老体衰，而要求服中药治疗。初诊时呈慢性病容，精神欠佳，形体瘦弱，恶寒喜热，手足厥冷，右少腹阑尾点压痛明显，舌淡苔白，脉沉弱。患者平素阳虚寒甚，患阑尾炎后，数年来久服寒凉之药，使阳愈衰而寒愈甚，致成沉疴痼疾，困于阴寒，治宜温化为主。处方：熟附子15g，薏苡仁30g，鲜败酱全草15根。水煎服，共服6剂，腹痛消失，随访2年，概未复发。（《经方发挥》147页）

编者按 以上两案均将薏苡附子败酱散改为汤剂，变通剂量，对急、慢性阑尾炎都有确切疗效。对阑尾脓肿坚持服药，可使包块消失。

3. 少腹痛（附件炎） 巴某某，38岁。患附件炎3~4年，经常两侧少腹疼痛，受寒或劳累即加重，反复发作，经久不愈。经青霉素、鱼腥草等消炎治疗，效果不佳。初诊慢性病容，精神欠佳，虚肥，四肢不温，恶寒，附件处压痛明显。舌质淡、苔白，脉细数而无力。妇科检查及B超诊断为附件炎。证属阳虚寒甚，湿滞血瘀，沉疴乃困于阴寒所致。治以辛热散结，活血消肿，予薏苡附子败酱散。方用薏苡仁30g，熟附子15g，败酱草20g，水煎温服。3剂后，腹痛消失；复投4剂，顽疾得愈。随访2年，未见复发。（王树平《浙江中医杂志》1996；1：8）

4. 脐周腹痛（蛔虫病） 任某某，女，12岁，主因脐周腹痛20天，于1975年12月8日就诊。问诊：患儿素日嗜食甘味，有便蛔虫史。本次发病已20日，初为腹痛，发作有时，脐周较重，吐蛔两条；服驱虫丹30粒，便出蛔虫13条，腹痛稍减未止。半个月前骤然腹中痛剧，辗转难忍，随之，腹部渐膨大变硬，周身发热。当地诸医曾用四环素、青霉素、中药数剂，诸症未减，胀疼日趋加重。2日左右便矢全无，溲赤量少，进食则吐，6天前突然脐部破裂，流出黄白色恶臭脓液半碗许，混有10条已死的半腐蛔虫，长7~8寸，粗如筷状；此后脓流不止，先后流出死虫33条。望诊：形体瘦削，面白无华，神疲无力，肌肤甲错，舌瘦苔白腻微黄。闻诊：酸腐略臭，语声怯怯然。切诊：身无大热（体温37℃），腹板硬拒按，破溃处压出淡清脓液，脉细数无力。辨证分析：本证系因脏腑亏虚，寒温失调，蛔虫搔扰破腑而出，痈肿日久，营血俱伤，不得濡养内外，可见舌干瘦，其身甲错；阴损及阳，阳气不振，则脉细数无力，身无大热。本证和《金匮·肠痈浸淫病脉证并治第十八》第3条脉证相符。当排脓消痈，振奋阳气，托毒外出。处方：薏苡仁30g，败酱草30g，制附片8g。水煎服，每日1剂。连服3剂后胀痛大减，精神转佳。效不更方，共用8剂，诸症俱息，破口痊愈。（王若华，等《中医药研究》1996；3：46）

【临证指要】 薏苡附子败酱散清热解毒，排脓散结之功效，不但是治疗肠痈已成脓的专方，而且可以治疗多种病症形成脓肿（如阑尾周围脓肿、肝脓肿、卵巢囊肿等）或湿热蕴结者（如霉菌性肠炎、顽固性滞下等）。

【实验研究】 方中薏苡仁有镇痛、解热作用，亦有报告称该药有抑制癌细胞成长及伤害作用。

经方类解

本章4首方剂，前3方内容简略，惟桔梗汤明确指出治疗“肺痈”，其排脓散与排脓汤没有列出主治证候，但从方名来看，这2方有排脓之功是没有疑问的。“排脓散，即枳实芍药散加桔梗、鸡子黄；排脓汤，即桔梗汤加姜、枣，二方除桔梗外，无一味同，皆以排脓名，可见桔梗为排脓之要药。枳实芍药散，本治产后瘀血腹痛，加桔梗、鸡子黄为排脓散，则其所排乃结于阴分血分之脓；桔梗汤本治肺痈吐脓咽痛，加姜、枣为排脓汤，则其所排必系阳分气分之脓矣。”（黄树曾《金匮要略释义》）

本章所列4方，皆以解毒排脓为大法，前3方以桔梗汤为主方，加生姜、大枣，即为排脓汤；若生痈之成因为气滞血郁，并兼见阴血亏虚者，桔梗汤去甘草加枳实、芍药、鸡子黄调血气，益阴血，即为排脓散。薏苡附子败酱散为肠痈已成脓之主方，适当应用，尚可治疗其他部位之痈肿。

痈脓证治，本章只是示人以法，后世经验丰富多彩，尚须参考之，方能全面掌握本类病症的辨证论治。

第二十二章　赤石脂禹余粮汤类——固涩剂

凡用收涩药为主组成，具有收敛固涩的作用，用于治疗脏器亏虚，气、血、精及津液耗散，滑脱不禁等证的方剂，统称固涩剂。

本类方剂以《素问·至真要大论》所谓“散者收之”及十剂中“涩可固脱”等原则为立法依据，是治疗滑脱不禁的基本原则。

固涩剂所治的耗散滑脱之证，皆由正气亏虚所致，故应根据气血、阴阳、精气、津液耗伤程度的不同，酌情配伍相应的补益药，以标本兼顾。

本章3方主要针对正气亏虚，大肠滑脱不禁者而设，并非包括所有固涩剂。

赤石脂禹余粮汤

【原文辑录】 伤寒，服汤药，下利不止，心下痞硬。服泻心汤已，复以他药下之，利不止。医以理中与之，利益甚。理中者，理中焦，此利在下焦，赤石脂禹余粮汤主之。复不止者，当利其小便。(159)

【方药用法】 赤石脂一斤（碎），太一禹余粮一斤（碎），上二味，以水六升，煮取二升，去滓，分温三服。

【方证释义】 本方功能涩肠止利。方中“二石皆土之精气所结，……实胃而涩肠。用以治下焦之标者，实以培中宫之本也。此症土虚而非火虚，故不宜于姜附。……凡下焦虚脱者，以二物为本，参汤调服最效”。(柯琴《伤寒来苏集·伤寒附翼》)本方证是以下焦滑脱不禁为主要病机的病证。《伤寒论》说到本证为利在下焦，服泻心汤、理中汤后利不止或益甚。从临床来看，可见下利日久不愈，或滑脱不禁，或杂见黏液、脓血，所下脓血色暗不鲜，或肛门脱出，其腹痛喜温喜按，脉迟弱或沉细，舌苔白滑等。妇人还可见崩中、漏下、白带绵绵不止等症。

【验案精选】

老年下利 陈某某，男，67岁。1966年诊。病者年近古稀，恙患泄泻，屡进温补脾肾诸药，淹缠日久，泄泻不止。症见形瘦面憔，懒言短气，脉息细弱，舌淡苔白。病根系久泻滑脱。治应固涩。方用赤石脂禹余粮汤合四神丸、五味异功散加减。处方：赤石脂24g，禹余粮18g，肉豆蔻9g，党参15g，白术9g，茯苓9g，陈皮3g，炙甘草3g，巴戟天9g。上方服5剂显效，续服5剂，诸恙均撤。后予参苓白术散15剂，嘱隔日1剂。恢复正常。(《医案选编》26页)

【临证指要】 本方主要用于治疗下焦虚寒所致的大便滑脱不禁症，如慢性痢疾、慢性腹泻。因本方纯系固涩治标之剂，故可酌情与桂附理中汤或五苓散等方合用，则疗效更佳。

【实验研究】 方中禹余粮内服能吸附消化道内毒物，如磷、汞、细菌毒素及食物异常发酵的产物等。本品对发炎的肠黏膜有保护作用，一方面减少异物刺激，另一方面吸附炎性渗出物。内服对胃肠道出血有止血作用。

桃花汤

【原文辑录】 少阴病，下利，便脓血者，桃花汤主之。(306)

少阴病，二三日至四五日，腹痛，小便不利，下利不止，便脓血者，桃花汤主之。(307)

下利便脓血者，桃花汤主之。(十七·42)

【方药用法】 赤石脂一斤（一半全用，一半筛末），干姜一两，粳米一升，上三味，以水七升，煮米令熟，去滓，温服七合，内赤石脂末方寸匕，日三服。若一服愈，余勿服。

【方证释义】 本方功能温中涩肠，固脱止利。方中赤石脂涩肠止利而固脱，干姜温中祛寒，粳米甘缓和中。本方证是以脾肾虚寒，下元不固，大肠滑脱为主要病机的病证。《伤寒论》叙其证为下利不止，便脓血，腹痛，小便不利。就临床看来，本证下利经久不愈，脓血色暗不鲜，腹痛绵绵，喜温喜按，无明显里急后重，可伴有疲乏倦怠、脱肛等症，其脉细弱，舌淡苔白。此外，本证还包括某些因下元不固所致的崩中、漏下、白带等。本证与白头翁汤证均可见下利便脓血，但一属虚寒，一属湿热，病机截然不同。

【验案精选】

1. 虚寒下利 示吉曰："毛方来忽患真寒症，腹痛自汗，四肢厥冷，诸医束手，予用回阳汤急救而痊。"吴石虹曰："症暂愈，后必下脓血则危矣。"数日后，果下痢如鱼脑，全无臭气，投参、附不应。忽思三物桃花汤，仲景法也，为丸与之，三四服愈。（《续名医类案·卷十九·腹痛》）

编者按 "下痢如鱼脑，全无臭气"，此虚寒下痢之特点。治用桃花汤，改汤为丸。如此变通用之，对辨证准确而汤剂疗效不著者，可以效法。丸剂更益于药效缓留在肠也。

2. 滑脱痢疾 倪某某，男，51岁。1959年9月3日诊。患者下痢已久，便下白垢，清彻不多，有时随矢气而出，难以自禁，精神倦怠，里急后重不甚，舌苔白，脉细。拟温中固涩法，投以桃花汤。处方：赤石脂30g，淡干姜9g，粳米一撮，诃子肉（煨）3枚。服2剂痢止，后以异功散调理治愈。（倪少恒《江西医药杂志》1965；9：1012）

【临证指要】 本方主要用于治疗脾肾虚寒所致的慢性痢疾、阿米巴痢疾、慢性肠炎，以及妇人漏下、带下等症。

【实验研究】 本方主药赤石脂含硅酸铝及铁、锰、钙的氧化物。本品主要有吸附作用，内服能吸附消化道内的毒物如磷、汞、细菌毒素及食物异常发酵的产物；对于发炎的肠黏膜有局部保护作用；对于胃肠出血有止血作用。

诃梨勒散

【原文辑录】 气利，诃梨勒散主之。（十七·47）

【方药用法】 诃梨勒十枚（煨），上一味，为散，粥饮和，顿服。

【方证释义】 本方功能涩肠安中，固脱止利。方中诃子性温味涩，敛肺涩肠，止利固脱；粥饮和服益胃气。本方证是以气虚不固为主要病机的病证。症见下利不止或肛门重坠，或脱肛，或久咳，短气乏力，舌淡苔白润，脉沉弱。

【验案精选】

1. 痢疾 刘禹锡《传信方》云："予曾苦赤白下痢，诸药服遍久不瘥，转为白脓。"令孤将军传方，用诃黎勒三枚，两炮一生，并取皮末之，以沸浆水一合服之。若止水痢，加一钱匕甘草末（谓加甘草末钱也），若微有脓血及血多，加三七，亦加甘草。（《本草纲目》《续名医类案·卷八·痢》）

编者按 查阅《本草纲目·木部·第三十五卷》诃黎勒附方之一"下痢转白：诃子三个，二炮一生，为末，沸汤调服。水痢，加甘草末一钱。普济方"。又附方之一与诃黎勒散颇同，但更具体可法，曰"气痢水泻：诃黎勒十枚面裹，塘火煨熟，去核研末，粥饮顿服。亦可饭丸服。……图经本草"。《本草纲目》引录其主治："下宿物，止肠澼久泄，赤白痢。"

2. 泄泻

（1）久利而气虚下陷 气利用止涩之诃梨勒散者，实因久利而气虚下陷，意与近人晨泄用四神丸略同。予昔寓白克路，治乡人陶姓曾用之，所用为诃子散，取其味涩能止，彼以药末味涩，不能下咽，和入粥中强吞之，日进一服，三日而止……诃梨勒今名诃子，味涩而苦，煨不透则研不细，入咽梗塞。（《金匮发微》175页）

编者按 四神丸治脾肾阳虚之五更泄，为温补剂；诃梨勒散治气虚下陷之气利，为固涩剂。若下利由中气虚所致者，以补中益气汤送服诃梨勒散，则疗效更著。

（2）小儿久泻 一小儿，腹泻月余不止，遍服中西药无效。观其面白、指纹淡，为书炮姜9g为末，红糖适量炒黑，二味调和，分6包服用，药尽泄止。又一小儿腹泻日久，肛门周围常有粪水，擦之不尽，嘱用前法不效。遂改用诃子8枚煨，剥去核研面，和入米粥中调服，3日而止。（乔登元，等《山西中医》1992；3：33）

编者按 炮姜所治，为脾阳虚之泄泻；诃梨勒散所治，为肠滑气利之泄泻。

【临证指要】 本方主要用治久泻、下痢而见气虚不固者。据个案报道，本方用治急性菌痢及白喉带菌者，疗效亦佳，可酌情采用。本方仅诃梨勒一味，力量稍逊，故一般认为可加补气升提药，如黄芪、党参、升麻等；如果脾肾两虚，又应配伍温肾固涩之品，如补骨脂、吴茱萸、肉豆蔻、罂粟壳等。

【实验研究】 诃子对痢疾杆菌有较强的抑制作用，因富含鞣质，对痢疾形成的黏膜溃疡有收敛作用，诃子素有缓解平滑肌痉挛的作用，因而对痢疾有治疗作用。

经方类解

本章只3首方剂。赤石脂禹余粮汤，二药甘温而涩，直趋下焦，功专收敛，主治下焦滑脱不禁症，属治标之法。桃花汤亦用赤石脂涩肠止泻以治标，并用干姜、粳米温中补虚以固本，主治脾肾虚寒之肠滑下利。诃梨勒散敛肺涩肠，上下同治，除治气虚下利者外，尚可治肺气亏虚之久咳、遗尿等症。三方虽同属固涩剂，但用药、主治有所不同。

第二十三章　表里兼治类方剂

凡以解表药配合治里药为主组成，具有表里同治、内外分解作用，用于治疗表里同病证候的方剂，统称为表里兼治方剂。

表里同病证候，是指表证未解，又见里证，或原有宿疾，又感新邪而出现表证与里证同时并见的证候。对于其中表证未除，里证又急者，若仅治其表，则在里之邪不得去；仅治其里，则在外之邪亦不解，必须表里同治，内外分解，方能使病邪得以表里分消。

表里同病证候的临床表现因表里各证的不同而类型各异。如就表证而言，有表寒与表热之异；以里证而论，有里寒、里热、里实、里虚之别。因此表里同病证候可见到表寒里热、表热里寒、表里俱寒、表里俱热、表寒里实、表寒里虚、表热里实、表热里虚等多种复杂的情况。但若概括起来，上述证候亦不外表证兼里寒、表证兼里热、表证兼里实、表证兼里虚等四大类型。表里双解剂的组成，即是针对表里致病之因及表里证候的性质，将汗法与温、清、攻、补四法有机地配伍组合，以适应复杂的病情。诚如程钟龄所说："一法之中，八法备焉；八法之中，百法备焉。"（《医学心悟·首卷·医门八法》）

临床使用表里兼治方剂时，应当注意以下几个方面：①本章方剂是为表里同病之证而设，故临证必须见到表里证俱备，方可应用。②表、里证之寒热虚实相互交织，错综复杂，故须详审其证，辨明表里各证的属性，以便针对病情选择适当的方剂予以治疗。③表、里证候的轻重缓急往往并非均衡，故表里双解剂在组方配伍时，必须权衡表、里各证的主次，以确定表药与里药的比例，如此方可避免太过或不及之弊。

葛根汤

【原文辑录】 太阳病，项背强几几，无汗，恶风者，葛根汤主之。（31）

太阳与阳明合病者，必自下利，葛根汤主之。（32）

太阳病，无汗而小便反少，气上冲胸，口噤不得语，欲作刚痉，葛根汤主之。（二·12）

【方药用法】 葛根四两，麻黄三两（去节），桂枝二两（去皮），生姜三两（切），甘草二两（炙），芍药二两，大枣十二枚（擘），上七味，㕮咀，以水一斗，先煮麻黄、葛根，减二升，去白沫，内诸药，煮取三升，去滓，温服一升。覆取微似汗。余如桂枝法将息及禁忌。

【方证释义】 本方功能解表发汗，升津舒筋。方"以桂枝汤为主，而加麻、葛以攻其表实也。葛根味甘气凉，能起阴气而生津液，滋筋脉而舒其牵引，故以为君；麻黄、生姜，能开玄府腠理之闭塞，祛风而出汗，故以为臣；寒热俱轻，故少佐桂、芍，同甘、枣以和里。此于麻桂二方之间，衡其轻重而为调和表里之剂也"（柯琴《伤寒来苏集·伤寒附翼》）。本方证是以风寒之邪外侵，太阳经腧不利为主要病机的病证。据《伤寒论》和《金匮》记载，本证包括：①太阳表实兼经输不利，症见项背强几几，无汗，恶风等；②欲作刚痉，症见无汗而小便反少，气上冲胸，口噤不得语，以及恶寒发热等；③太阳阳明合病，症见下利，同时可伴有恶寒发热，无汗，项背强，身体痛等；其脉浮紧。本证与桂枝加葛根汤证相比，虽均有太阳经腧不利，但彼证有汗，为表虚；此证无汗，为表实。本证与葛根黄芩黄连汤证虽均见下利，但彼以里证为著，表证较轻；此以表证为著，影响及里。

【验案精选】

太阳温病

（1）封姓缝匠，病恶寒，遍身无汗，循背脊之筋骨疼痛不能转侧，脉浮紧。余诊之曰：此外邪袭于皮毛，故恶寒无汗，况脉浮紧，证属麻黄，而项背强痛，因邪气已侵及背腧经络，比之麻黄证更进一层，宜治以葛根汤。葛根五钱，麻黄三钱，桂枝二钱，白芍三钱，甘草二钱，生姜四片，红枣四枚。方意系借葛根之升提，达水液至皮肤，更佐麻黄之力，推运至毛孔之外。两解肌表，虽与桂枝二麻黄一汤同意，而用却不同。服后顷刻，觉背内微热，再服，背汗遂出，次及周身，安睡一宵，病遂告瘥。（《经方实验录》14页）

原按　葛根汤主治温病者也。学者当知今人所谓温病，非仲圣所谓温病。仲圣所谓温病，非今人所谓温病。吾人先具今人温病之概观，乃读《伤寒论》温病之条文，无怪格不相入。我姑仿狭义伤寒，广义伤寒之例，当曰仲圣所谓温病乃狭义温病，今人所谓温病乃广义温病。虽然，我但愿学者心知此意，我却不愿杜撰名辞，转滋纠纷。今为求名正言顺计，不妨称仲圣之所谓温病为太阳温病，如是，即可别于今人之所谓温病。称仲圣之所谓伤寒，与温病对称者，为太阳伤寒，如是，即可别于《伤寒论》广义之伤寒。称仲圣之所谓中风，与伤寒对称者，为太阳中风，如是，即可别于杂病中之中风。命名既定，乃论大旨。

然则太阳温病之异于太阳中风、太阳伤寒者何在乎？余斗胆，敢揭一旨。曰：太阳中风、太阳伤寒是指太阳病之津液未伤者也。若其人先自伤津，续得太阳病，是即太阳温病。是故“伤津”二字，实在太阳温病之内蕴，此乃绝无可疑者。惟其内津已伤，不能上承口舌，故作“渴”。故仲圣曰：“太阳病，发热而渴……者，为温病。”且将“渴”字特置于“而”字之下，以彰其首要。惟其内津已伤，不能注输背脊，故非但头痛项强，且进而为背部亦强几几矣。故仲圣曰：“太阳病，项背强几几，……葛根汤主之。”是故“渴”与“项背强几几”同是“伤津”之外证，实一而二，二而一者也。

学者既已知渴与项背强几几同为太阳温病葛根汤证之主症，更可由此左右推求，自得逢源之乐。例如由太阳温病之渴，可以推知太阳中风、太阳伤寒之不渴。故恽铁樵先生教学之谓：桂枝汤、麻黄汤当同以口中和为主症云云。学子遵此施治，不啻指南良针。实则口中和即不渴之易辞，不渴即由太阳温病之渴字悟来。仲圣待人以智，故遂不自觉其言之约耳。更例如由太阳温病之“项背强几几”，可以推知太阳痉病之“背反张”，“身体强，几几然”者，乃痉病之传变也。诚以“项背强几几”尚为津伤邪袭之轻者，若治不如法，更汗下以伤其津，势必“背反张”“身体强，几几然”，而为进一层之痉病矣。此《伤寒》《金匮》之可以通释者也。

阅者必将发问曰：然则《伤寒论》温病条下之“若发汗已，身灼热者，名风温”又作如何解说？答曰：此乃仲圣后人之注语，非仲圣原文也。虽然，彼为仲圣之后人，犹为吾侪之前贤，故其言非无理致。彼之意若曰：“假使逢太阳温病之葛根汤证，医者误认为太阳伤寒之麻黄汤证，径予麻黄汤以发其汗，则汗虽出，表虽解，必将引起全身之灼热，必不克一剂而竟全功。若是者，其初病非为伤寒，实为温病。但嫌温病之病字与太阳病之病字重，故不若改称‘风温’，因葛根汤原有麻桂以治风，葛根以治温也。”由是观之，风温即是温病之别名，初不必另眼视之。又此风温与近日温热家所说之风温亦异，为免除混淆计，宁削而不论。抑尤有进者，学者当知发汗已，身灼热，并非绝对坏病之谓，不过由太阳转入阳明。此时但随其证，或用白虎以清之，或用麻杏甘石以开之，或用葛根芩连以折之，其病即得全瘥，初不必过事张皇。惟经方家之治病，其可以一剂愈者，不当用二剂，即其可以用葛根汤一剂痉愈者，不当用麻黄汤使入阳明，以致二剂而愈。

阅者又将问曰：然则《伤寒论》原文“风温为病，脉阴阳俱浮，自汗出，身重，多眠睡，鼻息必鼾，语言难出。若被下者，小便不利，直视，失溲；若被火者，微发黄色，剧则如惊痫，时瘛疭；若火熏之，一逆尚引日，再逆促命期”。又作如何解说？答曰：此亦仲圣后人之言也。注家有视此为错误，任意颠倒改易，以求曲符己意者矣。是乃窃所不取。细按此条大意，重在申明二禁，一禁被下，二禁被火。何以禁下？盖下为阳明正治，今温病病在太阳，未到阳明，故不可下，下之将更伤其津。何以禁火？盖温病津液既已内伤，安堪更以火灼烁之？如此治之，是为一逆再逆。逆之重者，促命期。逆之轻者，或语言难出，或直视，或惊痫，或瘛疭，合考种种症状，无一不由津液内竭，神经失其濡养所致。或小便不利，则伤津之重者，几无余液足以外泄。或微发黄色，则津竭血溶，血液变色，尤为显明之病理。夫下与被火未始合于太阳中风太阳伤寒之治，今独在温病条下剀切告诫者，抑亦何哉？无非中风伤寒者津液未伤，虽误下误火，逆犹不甚，今温病者津液已伤，实未许毫厘误治故也。呜呼，前贤之旨微矣！

编者按　以上议论是对《伤寒论》第6条之注释，深入浅出，耐人寻味。

（2）葛根汤方治取效之速，与麻黄汤略同。且此证兼有渴饮者。予近日在陕州治夏姓一妇见之。其症见太阳穴剧痛，微恶寒，脉浮紧，口燥。予用：葛根六钱，麻黄二钱，桂枝三钱，白芍三钱，生草一钱，天花粉四钱，枣七枚。按诊病时已在南归之前晚，亦未暇问其效否。及明日，其夫送至车站，谓夜得微汗，证已痊愈矣。予盖因其燥渴，参用栝楼桂枝汤意。吾愿读经方者，皆当临证化裁也。（《经方实验录》16页）

原按　本案为吾师所亲撰。夏姓妇所病者即太阳温病也。向使吾师用葛根汤原方，未始不可优治之。今又以花粉易生姜，则更为恰切。

虽然，读者于此，有不能释疑者在焉。曰：温病条言"不恶寒"，葛根汤条言"恶风"，风寒本属互称，如是得毋自相矛盾乎？答曰：此正仲圣之互文见意处，可以深长思者也。夫曰风寒为互称，此言不谬。但当知寒为重，风为轻，恶寒为重，恶风为轻。故温病及葛根汤二条合一之后，即成"恶风不恶寒"。其意犹曰"微恶风寒"，节言之，即本案吾师所谓"微恶寒"是也。为其尚不能尽脱恶寒本色，而合于太阳首条提纲之旨，故仲圣称此为太阳病。又为其兼口渴津伤，易于化热，故仲圣称此为太阳温病。

（3）予昔在西门内中医专校授课，无暇为人治病，故出诊之日常少。光华眼镜公司有袁姓少年，其岁八月，卧病四五日，昏不知人。其兄欲送之归，延予诊视以决之。余往诊，日将暮。病者卧榻在楼上，悄无声息。余就病榻询之，形无寒热，项背痛，不能自转侧。诊其脉，右三部弦紧而浮，左三部不见浮象，按之则紧，心虽知为太阳伤寒，而左脉不类。时其兄赴楼下取火，少顷至。予曰：乃弟沉溺于酒色者乎？其兄曰：否，惟春间在汕头一月，闻颇荒唐，宿某妓家，挥金且甚巨。予曰：此其是矣。今按其左脉不浮，是阴分不足，不能外应太阳也。然其舌苔必抽心，视之，果然。予用：葛根二钱，桂枝一钱，麻黄八分，白芍二钱，炙草一钱，红枣五枚，生姜三片。予微语其兄曰：服后，微汗出，则愈。若不汗，则非予所敢知也。临行，予又恐其阴液不足，不能达汗于表，令其药中加粳米一酒杯，遂返寓。明早，其兄来，求复诊。予往应之，六脉俱和。询之，病者曰：五日不曾熟睡，昨服药得微汗，不觉睡去。比醒时，体甚舒展，亦不知病于何时去也。随请开调理方。予曰：不须也，静养二三日足矣。闻其人七日后，即往汉口经商云。（《经方实验录》18页）

原按　《素问·金匮真言论》曰："夫精者，身之本也。故藏于精者，春不病温。"《生气通天论》曰："冬伤于寒，春必病温。"此数语也，凡习中医者类能道之。然而议论纷纷，每悖经旨。佐景不敏，请以本案袁姓少年病为《内经》之注释可也。简言之，袁姓少年宿妓荒唐，不藏于精，故生温病。治之以葛根汤，应手而起者，以葛根汤为温病之主方故也。夫精者，津之聚于一处者也。津者，精之散于周身者也。故精与津原属一而二，二而一之物。其人平日既不藏精，即是津液先伤，及其外受邪风之侵，乃不为太阳中风，亦不为太阳伤寒，而独为太阳温病，乃不宜乎桂枝汤，亦不宜乎麻黄汤，而独宜乎葛根汤。此《内经》《伤寒》之可以通释者也。

抑尤有当知者，藏精之要，初不必限于冬时，然尤以冬时为甚。故《伤寒例》曰："冬时严寒，万类深藏。君子固密，则不伤于寒。触冒之者，乃名伤寒耳。"温病之成，初不必限于春日，观袁姓少年之呻吟于仲秋可知，然尤以春日为甚。盖春继冬来，于时为迩，冬不闭藏，使扰乎阳，则春不发陈，无能随天地万物以俱生荣也。精之泄，初不必限于男女之间，凡志勤而多欲，心怵而常惧，形劳而致倦，高下必相慕，嗜欲伤目，淫邪惑心者，是皆不藏于精之类也，然尤以直耗肾精为甚。故吾人可作结论曰："冬不藏精，春必病温。"必，犹言多也。此经旨之所当达观者也。

虽然，余走笔至此，窃不禁凛然有所惧焉。所惧者何？曰：人将以本案为根据，而伸其温病伏少阴之说，盖所谓少阴云者，指足少阴经肾言也。余曰：肾精亏耗者，全身津液不足，一旦外受邪风之侵，无能祛邪，反易化热，此犹为抽象之言，差近于是，犹曰：平素肠胃虚寒者易患桂枝汤证，同不失为平正之论。若必欲一口咬定温病之邪气久伏于肾，则犹曰中风证之邪气必久伏于肠胃，其可通乎？不特此也，小儿天真烂漫，肾精不耗，为何患麻疹等一类温病特多？盖为其纯阳之体，长育之日，需津既亟，化热自易，初不关肾家事也。奈何温病伏于少阴，发于他经之说，竟亦风行医林，斯乃不可解者。

2. 水痘

（1）一痘报点粗肥有红盘，间有细密隐隐者，此水痘夹疹也。内症安宁，但表邪宜散，葛根汤加荆、防、翘、芷，二剂而愈。（《续名医类案·卷二十七·痘症·夹疹》）

（2）一水痘不脓而干枯，身热烦躁，此失解同于倒陷也。治以葛根汤加荆芥、防风、连翘、牛蒡子、木通、蝉蜕，遍身发红点，此余毒散也。又用荆防解毒汤而愈。（《续名医类案·卷二十七·痘症·夹疹》）

（3）一儿痘三日，耳前红肿如桃，用葛根汤加荆芥、防风、桔梗、牛蒡而愈。（《续名医类案·卷二十七·痘症·夹丹》）

编者按　以上三案皆为葛根汤加味以透邪为主而散“余毒”，主治水痘“内症安宁”者，这符合《内经》所云“其在皮者，汗而发之”（《素问·阴阳应象大论》）之大法。

【临证指要】　本方主要用治风寒外感而兼见头身强痛或兼见下利者。并可辨证治疗心血管病。本方加味用治流行性脑脊髓膜炎、支气管哮喘、风寒湿痹及过敏性鼻炎、荨麻疹等亦有疗效。

【实验研究】　①葛根汤对麻醉狗、猫具有显著扩张脑血管、增加脑血流量、降低脑血管阻力的作用，这种作用与临床葛根汤主治“太阳中风，项背强几几”相符。②葛根汤对难治性三叉神经痛及症状性颜面痛有使西药（卡马西平、镇痛药及三环类抗焦虑药）停用或减量的效果。能延长神经阻断的有效期，从皮肤电阻图形变化来看，也有较好的临床效果，副作用小，能长期使用。③ 20 世纪 70 年代末，发现单味葛根对冠心病、高血压等有较好的疗效，国内外对葛根进行了深入的研究。葛根中主要含黄酮类物质，有大豆苷、大豆素、葛根素等多种化合物。通过动物试验表明：在心血管系统方面，给麻醉犬注射葛根总黄酮，可使血压下降、心率减慢和外周血管阻力降低，高血压病人静注葛根素 100~200mg 后，同样也引起血压下降和心率减慢。给麻醉狗经颈内动脉注射葛根总黄酮，脑血流量增加，血管阻力降低。另有实验证明葛根能扩张冠状血管，减低心肌氧消耗。临床上观察到冠心病患者口服葛根制剂或注射葛根素后，对缓解心绞痛和改善心电图缺血反应有一定疗效，这可能与上述各种药理作用有关。④在解热作用方面，《别录》记载葛根“疗伤寒、中风头痛，解肌发表，出汗，开腠理”。药理研究证明葛根醇浸剂灌胃，对因注射疫苗发热的家兔有明显的解热作用。

葛根加半夏汤

【原文辑录】　太阳与阳明合病，不下利，但呕者，葛根加半夏汤主之。（33）

【方药用法】　葛根四两，麻黄三两（去节），甘草二两（炙），芍药二两，桂枝二两（去皮），生姜二两（切），半夏半升（洗），大枣十二枚（擘），上八味，以水一斗，先煮葛根、麻黄，减二升，去白沫，内诸药，煮取三升，去滓，温服一升。覆取微似汗。

【方证释义】　本方功能解肌发汗，降逆止呕。本方与上方证相比较：“邪气外甚，阳不主里，里气不和，气下而不上者，但下利而不呕；里气上逆而不下者，但呕而不下利。与葛根汤以散其邪，加半夏以下逆气”（成无己《注解伤寒论》）。本方证是以风寒袭表，胃气上逆为主要病机的病证。症见发热，恶寒，无汗，项强，头身疼痛，并伴有恶心呕吐，或下利等症。

【验案精选】

伤寒　罗石娣，女，年 41。3 月 9 日发病，恶寒无汗，头痛，项背肩胛痛，恶心口和，周身抽掣疼痛，脉浮紧，呻吟太息。其家惶恐，急请西医，用镇痛镇静剂注射无效。又延中医用荆防羌独等药丝毫不效。3 月 13 日晨，前往诊视，症如上述。寻思伤寒论曰：“太阳病，项背强几几，无汗恶风者，葛根汤主之。”依据条文，遂处方葛根汤。因其食肉后发病，兼有恶心，故加半夏、麦芽、山楂。一剂头煎服后，汗出寒罢痛止。可见葛根汤一服便见神效。（沈炎南《广东中医》1963；3：39）

编者按　患者因停食感寒，致卫闭营郁，太阳经俞被阻，遂成伤寒表实兼项背强痛之证。用葛根汤发汗解表，升津舒脉，加半夏和胃降逆，并加山楂、麦芽以消食，一剂而愈。

【临证指要】　本方多用于治疗胃肠型感冒或流行性感冒，以发热、恶寒、无汗，或呕或利为主症特点。

【实验研究】　参见前方葛根汤条。半夏煎剂对去水吗啡、洋地黄、硫酸铜引起的呕吐都有止吐作用，但生半夏末口服反有催吐作用。

葛根黄芩黄连汤

【原文辑录】　太阳病，桂枝证，医反下之，利遂不止，脉促者，表未解也；喘而汗出者，葛根黄芩黄连汤主之。(34)

【方药用法】　葛根半斤，甘草二两（炙），黄芩三两，黄连三两，上四味，以水八升，先煮葛根，减二升，内诸药，煮取二升，去滓，分温再服。

【方证释义】　本方功能解表清里。方中“葛根解肌于表，芩、连清热于里，甘草则合表里而并和之耳”（尤在泾《伤寒贯珠集·卷二》）。本方证是以表证未解，邪热内陷，下迫大肠为主要病机的病证。症见下利不止，喘而汗出，脉促。就临床看来，本证可见暴注下迫，或下利肛门灼热，小便短黄，发热，口渴，或微恶寒，头痛肢楚，腹痛，脉滑数，舌边尖红、苔黄。本方证与桂枝人参汤证均为下利兼表证未解，但彼为表里皆寒，此为表里皆热。还有，本方与葛根汤虽均治下利，但葛根汤证为邪气在表，里气失和，故用葛根配桂枝汤加麻黄以解表为主，表解则利止；本方证则虽表邪未解，但以里热证为主，故重用葛根配芩连以清解里热为主，热清则里和。

【验案精选】

1. 麻疹　李孩。疹发未畅。下利而臭，日行二十余次，舌质绛，而苔白腐，唇干，目赤，脉数，寐不安，宜葛根芩连汤加味。粉葛根六钱，细川连一钱，怀山药五钱，生甘草三钱，淡黄芩二钱，天花粉六钱，升麻钱半。(《经方实验录·附列门人治验》29页)

原按　李孩服后，其利渐稀，疹透有增无减，逐渐调理而安。湘人师兄亦在红十字会医院屡遇小孩发麻疹时下利，必治以本汤。良佳。又有溏泄发于疹后者，亦可以推治。

麻疹之利属于热者，常十居七八，属于寒者，十不过二三，故宜于葛根芩连汤者十常七八，宜于理中汤或桂枝人参汤者十不过二三。一或不慎，误投汤药，祸乃立至，可不畏哉！

今人每以葛根芩连汤证之利为协热利，实则葛根芩连汤证之利虽属热性，仲圣并未称之为协热利，至桂枝人参汤证之寒性利，反称之为协热而利。盖协热者，犹言挟表热也，此不可不知。

太阳病，当解表，若不予解表，而用治阳明法以下之，则变证。但或从寒化，或从热化，每无定局。正气盛者多从热化，正气衰者则从寒化。仲圣云：“太阳病，外证未除，而数下之，遂协热而利，利下不止，心下痞硬，表里不解者，桂枝人参汤主之。”此从寒化之例也。又曰：“太阳病，桂枝证，医反下之，利遂不止，脉促者，表未解也，喘而汗出者，葛根黄连黄芩汤主之。”此从热化之例也。本条有余意，有省文，若欲知其详，而不嫌辞赘者，可在“也”字下，加“宜葛根汤，若利不止”诸字样，则经旨明矣。意谓桂枝汤证因下伤津，利不止亦伤津，而脉促近于浮，为表未解，故宜葛根汤，以解其表，而养其津。若表解之后，内热甚炽，肺受热灼而喘，汗受热蒸而出者，当用葛根芩连汤以直折之。

余前谓桂枝汤证化热，则为白虎汤证，麻黄汤证化热，则为麻杏甘石汤证，今当续为之说，曰葛根汤证化热则为葛根芩连汤证。征之于临床，考之于经文，历历不爽。

曹颖甫曰：表未解者，必不汗出，盖利不止而脉促为表未解。表未解者，宜葛根汤。利不止而喘汗，为表病入里，则宜葛根芩连汤。脉促为脉紧变文，前于《伤寒发微》中已略申其旨。固知葛根芩连汤惟已经化热者宜之耳。惟其化热者宜之，而舌苔白腐，唇干目赤，乃无乎不宜，不惟热利为然也。

2. 暑温（流行性乙型脑炎）　黄某某，男，3岁。确诊为流行性乙型脑炎，于1958年8月20日入院。患儿入院时，高热达40℃，有汗，口渴，面赤，唇干，呕吐，舌苔黄而润，大便日2次，微溏，脉数、右大于左。认为暑邪已入阳明气分，予以辛凉重剂白虎汤加味：生石膏45g，知母6g，山药9g，连翘9g，粳米9g，炙甘草3g。21日晨二诊：热反加高到40.5℃，舌黄而腻，大便日3次，溏薄。仍进原方，石膏量加至60g。午后再诊，体温升到40.9℃，再加入人参服之，热仍如故。大便溏泻不减。22日三诊：前后大剂白虎汤连用2天，高热不但不退，而且溏便增至1~4次，闻声惊惕，气粗呕恶，病热趋向恶化。但高热，汗出，口渴，舌黄，脉大而数，均是白虎汤之适应证，何以服后诸症不减反有加重呢？苦思良久，忽悟到患儿人迎脉数，面赤，高热，汗出，微喘，是表有邪；舌黄不燥，呕恶上逆，大便溏泻且次数多，是脾胃蕴有暑湿，乃挟热下利证。前屡投清阳明经热之白虎，既犯不顾表邪之错误，又犯膏、母凉润助湿之禁忌，无怪服药后高热和溏泻反有增无减。患儿既属挟热下利，纯系葛根黄芩黄连汤证，因亟为下方：葛根12g，黄芩9g，黄连1.5g，甘草3g。1剂甫下，热即减至39.4℃，2剂又减至38.8℃，大便转佳，呕恶亦止，很快痊愈出院。（《岳美中医案集》123页）

编者按　岳美中是现代已故名老中医。本案结合具体病情，详细辨析白虎汤证与葛根芩连汤证的不同之处，堪为后学者借鉴。其诊脉经验亦应重视："脉数，右大于左……忽悟到患儿人迎脉数"。以寸口脉古人有"右人迎左气口"之说，而寸口脉右寸脉主肺，肺主皮毛，故"人迎脉数……足表有邪"之象也。

【临证指要】　本方目前主要用于治疗各种胃肠道炎症性疾病，如菌痢、肠炎、小儿腹泻及肠伤寒等。

【实验研究】　方中葛根所含之黄酮能明显解热，黄芩、黄连有广谱抗菌作用，尤其对大肠埃希菌、痢疾杆菌和伤寒杆菌的抑制力较强。本方对五联疫苗所致家兔发热具有明显的降温作用，解热抗菌作用明显。

麻黄连轺赤小豆汤

【原文辑录】　伤寒，瘀热在里，身必黄，麻黄连轺赤小豆汤主之。（262）

【方药用法】　麻黄二两（去节），连轺二两（连翘根是），杏仁四十个（去皮尖），赤小豆一升，大枣十二枚（擘），生梓白皮（切）一升，生姜二两（切），甘草二两（炙），上八味，以潦水一斗，先煮麻黄，再沸，去上沫，内诸药，煮取三升，去滓，分温三服，半日服尽。

【方证释义】　本方功能解表发汗，清热利湿退黄。方以"麻黄、杏仁、生姜之辛温，以发越其表；赤小豆、连轺、梓白皮之苦寒甘，以清热于里；大枣、甘草甘温悦脾，以为散湿驱邪之用；用潦水者，取其味薄，不助水气也。合而言之，茵陈蒿汤是下热之剂；栀子柏皮汤是清热之剂；麻黄连轺赤小豆汤是散热之剂也"（尤在泾《伤寒贯珠集·卷四》）。本方证是以湿热内蕴，表邪不解为主要病机的病证。症见发热，恶寒，无汗，一身面目皆黄，胸闷心烦，小便短赤，苔黄脉数等。

【验案精选】

1. 湿疹　喻某某，女，34岁，工人。1965年4月21日初诊。皮肤起小疹瘙痒已10余天，经皮肤科诊断为"湿疹"，服药效果不显。检视患者臀部及两腿上端丘疹（对称性）血痂满布，尤以两腿外侧为甚。入夜瘙痒特甚，搔后流血水，灼热，舌苔薄黄，脉象细弦。断为心脾血亏，风湿郁热。拟养血祛风清热为治，麻黄连轺赤小豆汤加减。处方：麻黄、生甘草各4.5g，连翘、当归身各9g，细生地12g，赤小豆15g。连服5剂，湿疹消退大半，瘙痒大减。原方继进5剂痊愈。（龚子夫《浙江中医杂志》1966；4：36）

2. 水气病（糖尿病）　谭春柏，男，37岁，哈尔滨市阿城区和平街人。2015年8月30日入院。患者患2型糖尿病18年，近半年发生全身水肿、腹胀、视力模糊，在当地医院检查示：肝硬化、肝脏弥漫性病变、脾大、双肾弥漫性改变、胸水、腹水、心包积液。现面色㿠白，眼睑水肿，双眼仅有光感，30cm内可见指影，全身水肿，腹部及下肢尤甚，舌淡苔薄白，脉沉弦细数。卧位血压200/120mmHg，直立血压150/80mmHg。化验示：乙肝小三阳、肝功能受损、肾功能不全。予麻黄连翘赤小豆汤加薏米30g，陈皮15g，人参20g，苍术20g，干姜30g。查阅《伤寒杂病论研究大成》有关验案中说：白芍100g，白术30g，黄芪100g，均有较强的持续利水作用，故一并加用。服药1剂尿量增，水肿减轻，3剂上半身及头面部水肿消失，体重减轻

3kg。风水已去，故原方去麻黄、连翘继服之，以观后效。（刘文汉验案）

【临证指要】本方主要用治肝胆疾患所致黄疸而兼有表证者，如急性传染性黄疸型肝炎、急性胆囊炎等；亦可用于治疗急性肾小球肾炎，以及湿热在表之皮肤病，如湿疹、荨麻疹、玫瑰糠疹、水痘等。

【实验研究】本方具有保肝与止痒作用。方中麻黄含麻黄碱、伪麻黄碱及麻黄挥发油等成分。麻黄碱有拟肾上腺素作用及兴奋中枢作用，可使心率加快，血管收缩、血压升高，促使汗腺和唾液分泌增加，缓解支气管和胃肠平滑肌痉挛；伪麻黄碱有显著利尿作用，亦能扩张支气管平滑肌；麻黄挥发油则能促进发汗，油中所含松油醇有解热作用，麻黄挥发油对流感病毒有抑制作用。连轺临床常以连翘代替，疗效并无多大差异。连翘具有抗菌、抗炎、强心利尿及抗肝损伤等多种作用。

厚朴七物汤

【原文辑录】病腹满，发热十日，脉浮而数，饮食如故，厚朴七物汤主之。（十·9）

【方药用法】厚朴半斤，甘草三两，大黄三两，大枣十枚，枳实五枚，桂枝二两，生姜五两，上七味，以水一斗，煮取四升，温服八合，日三服。呕者加半夏五合；下利去大黄；寒多者加生姜至半斤。

【方证释义】本方功能行气除满，发表祛邪。方以桂枝汤去芍药发表祛邪，因腹满不痛故去芍药；厚朴、枳实、大黄行气除满。本方证是以太阳表证未解，外邪入里化热成实为主要病机的病证。症见发热汗出，微恶风寒，脘腹胀满，或大便秘结，舌苔薄黄，脉浮数等。

【验案精选】

表里同病　潘某某，男，43岁。先因劳动汗出受凉，又以晚餐过饮伤食，致发热恶寒，头痛身痛，脘闷恶心。单位卫生科给以藿香正气丸1包，不应；又给保和丸3包，亦无效。仍发热头痛，汗出恶风，腹满而痛，大便3日未解，舌苔黄腻，脉浮而滑，此表邪未尽，里实已成，治以表里双解为法。用厚朴七物汤：厚朴10g，枳实6g，大黄10g，桂枝10g，甘草3g，生姜3g，大枣3枚，加白芍10g。嘱服2剂，得畅下后即止服，糜粥自养，上症悉除。（《金匮要略浅述》159页）

编者按　本案外感寒邪，内伤饮食，表里同病，故以厚朴七物汤解表攻里。因“腹满而痛”，故加白芍。灵活加减，方证相对，故而效佳。

【临证指要】本方主要用治食积发热或停食兼外感者。日本学者曾用此方治疗前列腺肥大获效，可资参考。

竹叶汤

【原文辑录】产后中风，发热，面正赤，喘而头痛，竹叶汤主之。（二十一·9）

【方药用法】竹叶一把，葛根三两，防风、桔梗、桂枝、人参、甘草各一两，附子一枚（炮），大枣十五枚，生姜五两，上十味，以水一斗，煮取二升半，分温三服，温覆使汗出。颈项强，用大附子一枚，破之如豆大，煎药扬去沫。呕者加半夏半升，洗。

【方证释义】本方功能祛风解表，益气温阳。方中“竹叶、葛根、桂枝、防风、桔梗解外之风热，人参、附子固里之脱，甘草、姜、枣以调阴阳之气而使其平，乃表里兼济之法。凡风热外淫，而里气不固者，宜于此取则焉”（尤在泾《金匮要略心典》）。本方证是以产后正气亏虚，复感外邪为主要病机的病证。症见发热，恶风，汗出，头痛，气喘，面红，脉虚数等。

【临证指要】本方可用治素体阳气亏虚或产后体弱而感受外邪者。

薯蓣丸

【原文辑录】虚劳诸不足，风气百疾，薯蓣丸主之。（六·16）

【方药用法】薯蓣三十分，当归、桂枝、曲、干地黄、豆黄卷各十分，甘草二十八分，人参七分，川芎、芍药、白术、麦门冬、杏仁各六分，柴胡、桔梗、茯苓各五分，阿胶七分，干姜三分，白敛二分，防风六分，大枣百枚为膏，上二十一味，末之，炼蜜和丸，如弹子大，空腹酒服一丸，一百丸为剂。

【方证释义】 本方功能补益脾胃，益气养血，祛风散邪。“虚劳证多有挟风气者，正不可独补其虚，亦不可着意去风气”（尤在泾《金匮要略心典》）。方中“四君、四物养其气血，麦冬、阿胶、干姜、大枣补其肺胃，而以桔梗、杏仁升提肺气，桂枝行阳，防风运脾，神曲开郁，黄卷宣肾，柴胡升少阳之气，白蔹化入营之风。虽有风气，未尝专治之，谓正气运而风气自去也。然薯蓣最多，且以此为汤名者，取其不寒不热，不燥不滑，脾肾兼宜，故以为君，则诸药皆相助为理耳”（徐彬《金匮要略论注》）。本方证是以虚劳诸不足，易感外邪为主要病机的病证。症见多种虚损证候，如望之面白、神疲、体瘦；闻之喘息、声微；问之心悸、乏力、眩晕、纳差；切脉虚弱细微或浮大无力等诸不足表现，并见外感表现，如恶寒、发热、咳嗽、肢体酸痛等。

【验案精选】

虚劳（神经官能症） 冯某某，女，36岁，教师。患心悸、失眠、头晕、目眩数年，耳鸣，潮热盗汗，心神恍惚，多悲善感，健忘，食少纳呆，食不知味，食稍不适即肠鸣腹泻，有时大便燥结，精神倦怠，月经愆期，白带绵绵，且易外感，每感冒后即缠绵难愈。已经不能再坚持工作，病休在家。数年来治疗从未间断，经几处医院皆诊断为“神经官能症”。患者病势日见增重，当时面色皖白少华，消瘦憔悴，脉缓无力，舌淡胖而光无苔。综合以上脉症，颇符合诸虚百损之虚劳证，投以薯蓣丸，治疗3个月之久，共服200丸，诸症消除而康复。(《经方发挥》163页)

【临证指要】 本方可广泛用于脾胃虚弱，气血亏虚而兼外感者。并可用于治疗心功能减退、心肌炎、肺结核等，均有确切疗效。

【实验研究】 薯蓣丸能提高肾气虚患者红细胞SOD含量，有抗氧化、抗自由基的作用，可延缓衰老过程。薯蓣丸水煎液对家兔离体回肠有明显抑制作用，可使肠管的收缩幅度降低，频率减少，并可解除氯化钡引起的肠管痉挛，具有一定的解痉作用。

麻黄升麻汤

【原文辑录】 伤寒六七日，大下后，寸脉沉而迟，手足厥逆，下部脉不至，喉咽不利，唾脓血，泄利不止者，为难治，麻黄升麻汤主之。(357)

【方药用法】 麻黄二两半（去节），升麻一两一分，当归一两一分，知母十八铢，黄芩十八铢，葳蕤十八铢（一作菖蒲），芍药六铢，天门冬六铢（去心），桂枝六铢（去皮），茯苓六铢，甘草六铢（炙），石膏六铢（碎，绵裹），白术六铢，干姜六铢，上十四味，以水一斗，先煮麻黄一两沸，去上沫，内诸药，煮取三升，去滓，分温三服。相去如炊三斗米顷，令尽。汗出愈。

【方证释义】 本方功能清上温下，扶正益阴，发越郁阳。方中麻黄、升麻、桂枝，以发越其阳气。“麻黄乃发散肺经火郁之药”（李时珍），升麻不仅升清，且擅解毒。由于误下阴伤络损，故佐以石膏、黄芩、知母、葳蕤、天冬、当归、芍药等育阴清热，润肺解毒。此与发越郁阳之品似乎性味相反，但对此复杂之病，正可相得益彰。又因脾肾气陷，寒邪虽在下，但未至肾阳不足之程度，故用小量之白术、干姜、甘草、茯苓等温中健脾祛寒，以补下后之虚。由此可见，本方的药味虽多，但其药物之选择，用量之大小，仍较谨严，值得深入研究。本方证是以正虚邪陷，阳郁不伸，上热下寒为主要病机的病证。症见寸脉沉而迟，手足厥逆，下部脉不至，喉咽不利，唾脓血，泄利不止。由方后注“汗出愈”可知，其证当见无汗。本证错综复杂，虚实互见，肺热脾寒并存，故用麻黄升麻汤繁杂之方治之。

【验案精选】

伤寒误下 李梦如子，曾两次患喉炎，一次患溏泻，治之愈。今复患寒热病，历十余日不退。邀余诊，切脉未竟，已下利两次。头痛、腹痛、骨节痛、喉头尽白而痛，吐脓样痰夹血。六脉浮中两按皆无，重按亦微缓不能辨其至数。口渴需水，小便少（据证当有四肢厥冷——编者注）。两足少阴脉似有若无。诊毕无法立方，且不明其病理，初拟排脓汤、黄连阿胶汤、苦酒汤等皆不惬意；复拟干姜黄连黄芩人参汤，终觉未妥；又改拟小柴胡汤加减，以求稳妥。继因雨阻，寓李宅附近。然沉思不得寐，复讯李父，病人曾出汗几次？曰：“始终无汗。”曾服下剂否？曰：“曾服泻盐三次，而致水泻频仍，脉忽变阴。"余曰："得之矣，此麻黄升麻汤证也。"病人脉弱易动，素有喉炎，是下虚上热体质，新患太阳伤寒而误下之，表邪不退，外热内陷，触动喉内旧疾，故喉间白腐，脓血交并，脾弱湿重之体，复因大下而成水泻，水走大肠，故小便不利。上焦热甚，故口渴。表邪未退，故寒热头痛，骨节痛各证仍在。热闭于内，故四肢厥冷。大下之后，气血奔集于里，故阳脉沉弱；水液趋于下部，故阴脉亦闭歇。本方组成，有桂枝汤加麻黄，所以解表发汗；有苓、术、干姜化水，利小便，所以止利；用当归助其行血通脉；用黄芩、知母、石膏以消炎清热，兼生津液；用升麻解咽喉之毒；用玉竹以祛脓血；用天门冬以清利痰脓。明日，即可照服此方。李终疑脉有败征，恐不胜麻、桂之温，欲加丽参。余曰："脉沉弱肢冷是阳郁，非阳虚也。加参转虚掣消炎解毒之肘，不如勿用，经方以不加减为贵也。"后果愈。（转引《伤寒论语释》1210页）

编者按 此案录自"陈逊斋治案"。案语翔实可靠。据所述证候，确实非常复杂，无怪乎屡医不效。陈氏开始也未能识得本证，足见审证之难。从案中可知，确诊本证的关键，在于"沉思"问诊，从而测知该病之由来。因之投以麻黄升麻汤，效如桴鼓。可见本方用药之"复杂"，为病情之所需也。

【临证指要】 麻黄升麻汤是《伤寒论》中最复杂的一首方剂。仲景立法组方，以方证相对为原则，对杂合之病，即以杂合之方治之。杂合之大方，《伤寒论》有麻黄升麻汤、乌梅丸，《金匮要略》有鳖甲煎丸、薯蓣丸，互相参照，仲景处方遣药之大经大法自能有所领悟。本方可用治上呼吸道感染、胃肠病及自主神经功能紊乱等疾患，其病因病机复杂，与本方证相类似者。

经方类解

本章共8首方剂，就其表里兼治的功效而言，可以作如下归纳。

1.解表和中剂 方如葛根汤、葛根加半夏汤。适用于表证为主，胃气失和者。症见发热恶寒，头项强痛，兼呕吐，下利等。

2.解表退黄剂 方如麻黄连轺赤小豆汤。适用于表邪未解而见湿热发黄者。症见发热恶寒，身痛无汗，身目发黄等。

3.解表攻里剂 方如厚朴七物汤。适用于表证未解而里热结滞者。症见发热恶寒，便结腹满等。

4.解表清里剂 方如葛根芩连汤。适用于里热较重而表邪较轻者。症见以腹痛下利为主，兼身热，咽干，舌红脉数等。

5.解表补益剂 适用于气血阴阳亏虚而复感外邪者。因外感有寒热之殊，内虚有阴阳之异，病情复杂，可辨证选用竹叶汤、薯蓣丸、麻黄升麻汤等。

上述方证以表证为主者，解表则里气易和；以里实证为主者，清里攻下则表邪易去；虚实夹杂者，当视其虚实之具体情况，以定攻补之主次。

第二十四章　寒热补泻并用类方剂

《内经》在论述治病大法时说："寒者热之，热者寒之。"（《素问·至真要大论》）"实则泻之，虚则补之。"（《素问·三部九候论》）若病机为寒、热、虚、实错杂并见，则治法可寒、热、补、泻并施。本章所列乌梅丸、升麻鳖甲汤、侯氏黑散、风引汤、泽漆汤等五方，都属于寒热补泻并用之剂。但由于病机不同，故用药各有不同，临证时应酌情选用。

乌　梅　丸

【原文辑录】 伤寒，脉微而厥，至七八日肤冷，其人躁无暂安时者，此为脏厥，非蛔厥也。蛔厥者，其人当吐蛔。今病者静而复时烦者，此为脏寒，蛔上入其膈，故烦，须臾复止，得食而呕，又烦者，蛔闻食臭出，其人常自吐蛔。蛔厥者，乌梅丸主之。又主久利。（338）

蛔厥者，当吐蛔，今病者静而复时烦，此为脏寒，蛔上入膈，故烦，须臾复止，得食而呕又烦者，蛔闻食臭出，其人当自吐蛔。（十九·7）

蛔厥者，乌梅丸主之。（十九·8）

【方药用法】 乌梅三百枚，细辛六两，干姜十两，黄连十六两，当归四两，附子六两（炮，去皮），蜀椒四两（出汗），桂枝六两（去皮），人参六两，黄柏六两，上十味，异捣筛，合治之，以苦酒渍乌梅一宿，去核，蒸之五斗米下，饭熟捣成泥，和药令相得，内臼中，与蜜杵二千下，丸如梧桐子大。先食饮服十丸，日三服，稍加至二十丸。禁生冷、滑物、臭食等。

【方证释义】 本方功能清热温脏，安蛔止痛。古人认为："虫得酸则静，得辛则伏，得苦则下。"故方以醋渍乌梅为主，酸以安蛔；蜀椒、细辛、干姜、附子、桂枝辛热散寒，温脏伏蛔；黄连、黄柏苦寒清热下蛔；人参、当归补养气血。全方合酸收、苦泄、辛开、甘补、大寒大热等诸药于一炉，共成清上温下、协调寒热、安蛔止痛之剂。本方证是以邪陷厥阴、寒热错杂、脏气亏虚、蛔虫扰动为主要病机的病证。症见气上撞心，心中疼热，饥不欲食，静而复时烦，须臾复止，得食而呕又烦，常自吐蛔；若痛剧时则四肢厥冷而脉微，痛止则安静如常；本方又可用于寒热虚实错杂之久利不止等证。

【验案精选】

1. 蛔厥（胆道蛔虫症）

（1）李某某，男，12岁。于1958年3月2日急诊入院。自诉上腹部剧痛已25天，疼痛呈阵发性，发作时患儿蜷伏呼号，痛苦万状；间歇时则无所苦，并见呕吐，有时吐出蛔虫。腹诊：腹部柔软，上腹部有明显压痛。诊断为"胆道蛔虫症"。即进行手术，从胆总管及两侧肝管中取出蛔虫共37条，并用"T"型管作胆总管引流。术后症状完全消失。第12天拔除插管。但至术后第14天又发生与手术前完全相同的症状，呕吐时又吐出蛔虫，诊为蛔虫再度钻入胆道，建议病人再次手术，为其家长拒绝，即延请中医会诊，给予乌梅丸治疗，每次1.5g，每天3次。服药第一天症状减轻，3天后疼痛完全消失。即行山道年驱虫，驱出蛔虫40余条，经半年追踪观察，患儿情况良好，无类似症状发生。（殷慕道，等《中医杂志》1958；10：687）

（2）缪某某，女，46岁。于1958年6月25日急诊入院。阵发性上腹部剧痛3天，3天前先出现恶寒，继而高热，上腹部阵发性剧痛，放射至右肩部，呕吐，次日即出现巩膜黄染。腹诊：右上腹部肌紧张，压痛明显，墨非征阳性，诊为"胆石症"。紧急手术治疗，从胆总管中取出大量黄褐色脆性结石，因胆囊发炎肿大，一并切除胆囊，并用“T”型管引流。手术后一般情况良好，于术后第 20 天拟拔除引流管，突然发生右上腹阵发性急剧疼痛，四肢厥冷，冷汗淋漓，“T”型管引流不出，用生理盐水冲洗，亦无法使其通畅。诊为胆道蛔虫症并蛔虫钻入“T”型管。即刻拔除“T”型管，有一条粗大蛔虫嵌顿在管内。除去“T”型管后，患者疼痛依旧存在，估计胆道内不止一条蛔虫，建议病人再次手术。病人拒绝手术，即用乌梅丸内服，每次 3g，每天 3 次。经 3 天治疗，症状完全消失而出院。追踪观察 1 个半月，无复发现象。（殷慕道，等《中医杂志》1958；10：687）

编者按　胆道蛔虫症颇似蛔厥。其发作时主要指征为：剑突下或右上腹发生剧烈阵发性绞痛，有钻顶感，或放射到右肩胛部，常伴有剧烈的恶心、呕吐，可吐出胆汁或蛔虫。用乌梅丸（汤）治疗本病的报道甚多，疗效甚佳。据 28 篇临床资料共 3406 例统计，治愈率在 60%~95% 之间。（《伤寒论汤证新编》）

古今方书皆视乌梅丸为治蛔虫病的主方。以上临床资料足以表明，乌梅丸确是一个治疗蛔厥的良方。若结合乌梅丸方义分析，本方主要适应于寒热错杂的蛔厥证，否则便当加减变通，以切合病情。

2. 蛔虫性肠梗阻　温某某，男，30 岁。于 1964 年 8 月 13 日入院。便闭 4 天，腹满胀痛拒按，口渴喜热饮，饮入即吐，曾吐蛔虫数条，汗出如淋，四肢厥冷，颜面苍白，肢体消瘦，小溲短少，舌苔黄腻，脉沉细数。西医确诊为“蛔虫性肠梗阻”。中医辨证：寒热虚实错杂之蛔厥。治以温通驱蛔，方选乌梅丸合小承气汤加味，处方：乌梅 9g，附子 9g，干姜 2.4g，肉桂末 2.4g，细辛 2.4g，川椒 4.5g，黄连 3g，生大黄 9g，厚朴 9g，枳实 9g，高丽参 4.5g。日服 1 剂半。配合针刺及输液。二诊：服上方 3 剂，大便下黏白液少量，腹痛减，呕吐止，自汗减少，精神转佳。惟手足欠温，腹仍胀，脘闷恶心，苔黄腻，脉沉细不数。上方加佩兰 9g，藿香 9g，高丽参改为党参 9g。日服 1 剂半。并用四季葱 250g，捣烂敷脐。三诊：连服 4 剂，大泄粪水，腹胀减轻，冷汗已止，四肢转温，稍进稀粥，惟觉烦热，渴欲热饮，右上腹痛而拒按，舌苔黄腻，脉象弦细。拟原方，并用四季葱捣汁，先服葱汁，1 小时后再服汤药，日服 1 剂半。四诊：连服 3 剂，腹痛减轻，舌脉同前。改进甘温健脾，芳化渗湿，佐以驱蛔……（林鹤和，等《江西医药》1966；5：250）

3. 泄泻（结肠炎）　阮某，男，32 岁。大便不正常 15 年，日 1~2 次，细如笔杆，食肥肉则便次增多至 3~4 次。近年来觉消瘦，曾多方治疗无效，经西医诊断为“结肠炎”。给予乌梅丸治疗，3 日后症状好转，每日大便 1 次，精神尚佳。继续服药 7 日，食欲增加，精神旺盛，腹部舒适。停药 40 天左右，一切正常，4 个月后随访，未见复发。（朱慎修《新中医》1959；4：165）

编者按　《伤寒论》指出乌梅丸“又主久利”，本案可为佐证。

4. 痢疾（急性细菌性痢疾）　万某，女，3 岁。患儿下痢 6 日，初起赤白相兼，日十数次，西医诊断为细菌性痢疾。曾服呋喃唑酮（痢特灵）、滴注氯霉素，病情未减。就诊时，仍下痢赤白，日数十次，体温 40.2℃，舌质红绛，有朱砂点，舌苔灰黑而腻，脉细数。证属湿热毒痢，邪尚盛，阴已伤，乃选用白头翁加甘草阿胶汤。3 日后复诊，仍下痢赤白不止。其父实言，因服药后未见显效，其母欲求速愈，易医服药 2 剂，下痢益甚。刻诊：热势较前为减，然面色㿠白，手足发凉，眼眶凹陷，眸失神光，舌暗红、苔灰黑中厚腻。此乃湿热毒邪未去，阴伤阳损，属正虚邪实，寒热错杂之重证。药用乌梅丸加减：乌梅 12g，花椒 1.5g，细辛、肉桂各 3g，黄连、黄柏各 5g，附片、木香各 2g，党参 6g，当归 4g。嘱速煎频服。次日复诊，痢大减，仍以前方再进 1 剂，痢止，然入夜则惊烦不能寐，察舌质红，中有少许灰黄腻苔，脉细数。遂改用黄连阿胶汤滋阴降火，只 1 剂，夜寐顿安，继用轻剂益气养阴略佐消导，调养周余得痊愈。（《陕西中医》1986；11：505）

编者按　用乌梅丸化裁治小儿菌痢寒热虚实错杂证获显效的缘由，实因小儿为稚阴稚阳之体，病后易寒易热，易虚易实，变化迅速，而乌梅丸扶正祛邪，寒热并用，且能坚阴止痢，恰对其证，故能挽此危局。据报道（《上海中医药杂志》1959；8：18），乌梅丸治慢性菌痢 60 例，取得较理想的疗效。

5. 腹痛（鞭毛虫性胆囊炎　肠蛔虫症）

（1）王某某，男，28 岁，工人。以阵发性腹痛 9 年，于 1956 年 9 月 3 日诊。患者从 1947 年开始出现阵发性右上腹部疼痛，向前胸反射，在饥饿、受凉和吃刺激饮食时疼痛发作，每次持续 1~5 个小时，无寒热，恶心呕吐，无黄疸，剧痛时全身大汗，难于忍受，有时进食可以缓解。开始每日发作 1~2 次，至 1955 年后，每 3~4 日发作 1 次，无厌油感。先后在三个医院作过多次十二指肠引流及胆囊造影，于胆汁中发现有鞭毛虫存在，诊断为“鞭毛虫性胆囊炎”，曾用奎宁、阿的平等治疗，无明显效果，乃来我院诊治。检查：右上腹及中腹部有轻度压痛，其他无异常发现。血常规：未见异常。尿常规：可见少量白细胞。粪检：有蛔虫卵。舌苔黄腻，脉象滑。印象：①鞭毛虫性胆囊炎。②肠蛔虫症。中医经调和胃气，理气止痛等法治疗，无明显好转。于 9 月 15 日改服乌梅丸加味：乌梅 15g，细辛 0.6g，党参 9g，乌附子 2.4g，川椒 6g，干姜 2.4g，黄连 6g，黄柏 6g，当归 9g，鹤虱 12g，雷丸 12g（打碎另吞）。服药 2 剂病情好转，再服 3 剂症状消失。患者于 10 月 4 日赴北京某医院作进一步检查，曾作十二指肠引流 2 次，未发现鞭毛虫。作胃肠透视 3 次，未见异常，乃出院还乡参加工作。（严绍武《江西中医药》1960；3：24）

（2）黄某某，女，22 岁，小学教师。1963 年 6 月 20 日邀诊。体质素弱，经常腹痛 1 年余，曾查大便中有蛔虫卵，服驱虫药未见排虫。至 1963 年 6 月腹痛加剧，持续半月，先后服小陷胸汤、大柴胡汤及行滞止痛药未效。诊见呻吟不止，呕逆黄涎，面色晦暗，呼吸迫促，胃部疼痛剧烈，身体不能转侧，不能伸直，喜按，虽天气炎热仍身披棉衣而畏寒，时时烦躁不安，几日未进汤饮，舌苔薄黄腻，脉象沉细。此乃脏寒蛔动而作痛，主以乌梅丸加白芍、使君子、川楝子、吴茱萸，以温脏安蛔，平肝定痛。处方：党参 9g，北细辛 3g，乌梅 6g，桂枝 4.5g，附片 9g，川椒 20 粒，干姜 6g，黄连 1.8g，炒黄柏 4.5g，使君子 7 枚，川楝子 5 枚，吴茱萸 1.8g。服药 2 剂，疼痛已止，呕逆亦停。仍予原方加减，1 周后能进饮食，可做家务劳动。（李月《中医杂志》1964；8：29）

6. 崩漏　乔某某，29 岁，干部。1964 年 1 月 22 日初诊。患者于 2 个月前足月顺产，至今阴道流血，淋漓不断。西医检查子宫复归良好。注射止血剂无效。近 2 天出血突然增多，有血块，腹痛较重，阵发性心悸烦乱，脐部跳动，干呕不能食，头晕目眩，手足发凉，面色苍白，胃脘及脐部压痛明显，舌质淡红、苔黄厚，脉象沉滑。辨证属正气虚弱、寒热错杂之候。宜温脏扶正，清热止血。方用仲景乌梅丸加味：党参 15g，当归 9g，黄柏炭 9g，黄连 9g，细辛 3g，乌梅炭 15g，姜炭 6g，附片 3g，桂枝 3g，川椒 9g，贯众炭 9g，仙鹤草 15g，阿胶 9g，生地 12g，参三七 1.5g（冲服）。水煎服。服药 2 剂血止，诸症大减，观察 5 个月，月经正常。（张子辉《中医杂志》1964；10：14）

编者按　丰富的临床资料表明，乌梅丸不仅是治疗蛔厥的主方，而且对于内、外、妇、儿等多种疾病表现为寒热错杂，虚实并见者，均有良效。

黄煌教授（《江苏中医》1982；7：301）总结叶天士运用乌梅丸的规律，足资借鉴，摘要如下：叶氏化裁乌梅丸是根据药物性味扩充演变的。乌梅丸中，酸能收能柔，苦能泄能降，辛能通能行，甘能补能缓。集四味于一方，适应厥阴病寒热虚实错杂的诸多症状。叶氏在化裁中始终以酸味药为主，旁及苦、辛、甘。酸味药除乌梅外，又增加了生白芍、木瓜、楂肉、萸肉；苦味药除黄柏不常用外，常用黄芩、川楝子、枳实、秦皮等；辛味药加吴茱萸、川朴、香附、木香、陈皮等；甘味药加石斛、麦冬、生地、阿胶、首乌等。叶氏如此化裁，应用于呕吐、胃痛、泄泻、痢疾、久疟、痞证以及温病等，扩大了本方的应用范围。

【临证指要】本方应用范围甚广，主要可治疗胆道蛔虫症、蛔虫性肠梗阻、慢性结肠炎、急性与慢性菌痢、感染性休克，以及妇科、眼科等诸多疾患符合上述病机者。

【实验研究】乌梅丸治疗胆道蛔虫病作用机制的实验报告结果，可以总结如下几点：①乌梅丸有麻醉蛔虫的性能，有抑制蛔虫活动的作用。②乌梅丸吸收后由胆汁排泄，并改变胆汁的酸碱度（pH 下降）。③服乌梅丸后能使欧狄括约肌弛缓扩张，推测其作用机制有二：一是，服乌梅丸后，使蛔虫麻醉，失去了蛔虫固有的附着肠壁的能力。由于胆汁量分泌增加，冲击这些没有活动能力的蛔虫，而退回十二指肠。二是，服乌梅丸后，改变了胆汁的酸碱度，使胆汁逐渐趋于酸性，蛔虫本来有喜碱恶酸的特性，此种改变，使胆道成为不利于蛔虫生存的环境，蛔虫即能通过弛缓扩大的欧狄括约肌退回十二指肠，而使胆道蛔虫病治愈。此外，乌梅丸并有较强的抗菌（尤其是抗痢疾杆菌）、抗真菌、抗过敏等作用。

升麻鳖甲汤

【原文辑录】 阳毒之为病，面赤斑斑如锦纹，咽喉痛，唾脓血。五日可治，七日不可治，升麻鳖甲汤主之。（三·14）

阴毒之为病，面目青，身痛如被杖，咽喉痛。五日可治，七日不可治，升麻鳖甲汤去雄黄、蜀椒主之。（三·15）

【方药用法】 升麻二两，当归一两，蜀椒（炒去汗）一两，甘草二两，雄黄半两（研），鳖甲手指大一片（炙），上六味，以水四升，煮取一升，顿服之，老小再服，取汗。

【方证释义】 本方功能解毒凉血行瘀。方中"升麻入阳明、太阴二经，升清逐秽，辟百邪，解百毒，统治温厉阴阳二病。如阳毒为病，面赤斑如锦纹；阴毒为病，面青身如被杖。咽喉痛，毋论阴阳二毒，皆已入营矣。但升麻仅走二经气分，故必佐以当归通络中之血，甘草解络中之毒，微加鳖甲守护营神，俾椒、黄猛烈之品，攻毒透表，不乱其神明。阴毒去椒、黄者，太阴主内，不能透表，恐反助厉毒也。《肘后方》《千金方》阳毒无鳖甲者，不欲其守，亦恐留恋厉毒也"（王子接《绛雪园古方选注》56页）。本方证是以时疫温毒，壅结营血为主要病机的病证。症见面赤斑斑如锦纹，咽喉疼痛，或面目青，身痛如被杖，或发热出疹，疹色鲜红或身有紫斑，舌红绛，脉数等。

【验案精选】

阳毒（红斑性狼疮） 一病人颜面发斑，在额部两颧特为明显，略显蝶形，其色鲜红，西医诊断为"红斑性狼疮"。诊其舌红少苔，脉滑数有力，问诊其患处奇痒难忍，有烧灼感，肢体疼痛，时发寒热，乃断为《金匮》之"阳毒发斑"。治宜解毒透斑，用《金匮》升麻鳖甲汤全方加银花一味，5剂而病减，后去蜀椒、雄黄，加生地、玄参10余剂而愈。吴师说阴阳毒皆当解毒活血，阳毒轻浅，利于速散，故用雄黄、蜀椒辛散之品，以引诸药透邪外出，观方后有云服之"取汗"，就可见本方透解的功效了。（邹学熹. 怀念吴棹仙老师《成都中医学院学报》1982；增刊：3-4）

【临证指要】 本方适当加减可辨证治疗猩红热、红斑狼疮、血小板减少性紫癜等发斑出疹性疾患。

【实验研究】 方中升麻具抗炎镇痛，解热降温等作用；当归能促进红细胞及血红蛋白的恢复，增强机体免疫功能，具抗菌消炎之功；蜀椒对多种革兰阴、阳性菌有抑制作用；鳖甲、雄黄亦能提高免疫力，且有抗菌作用。

侯氏黑散

【原文辑录】 侯氏黑散：治大风四肢烦重，心中恶寒不足者。（《外台》治风癫）。（五）

【方药用法】 菊花四十分，白术十分，细辛三分，茯苓三分，牡蛎三分，桔梗八分，防风十分，人参三分，矾石三分，黄芩五分，当归三分，干姜三分，川芎三分，桂枝三分，上十四味，杵为散，酒服方寸匕，日一服。初服二十日，温酒调服，禁一切鱼肉大蒜，常宜冷食，六十日止，即药积在腹中不下也。热食即下矣，冷食自能助药力。

【方证释义】 本方功能补虚清热，祛风化痰。方中重用菊花甘苦而凉为君，清热养肝以平木，木平则风息，配伍参、术补气，姜、桂助阳，归、芎养血，细辛通肾气，防风理肝脾，黄芩清肺火，桔梗利肺气，茯苓利脾湿，牡蛎潜降，白矾化痰，共奏扶正祛邪之功。本方证是以肝旺正虚，风痰阻络为主要病机的病证。症见头晕欲倒，或突发肢体麻木，半身不遂，伴心中恶寒有空虚感，苔白润，脉弦缓等。

【验案精选】

高血压病 赵某某，男，58岁，农民。患者以杀猪宰羊为业，平常喜食肥甘厚味，其身形胖大，腿粗腰圆，肌肉丰满，素无他疾。近日两腿疼痛而来院就诊，经检查发现血压 220/140mmHg，即住院治疗，给予西药降压，并配合服侯氏黑散汤剂，每日 1 剂。服药 4 剂后，血压降至 170/120mmHg。后因故停服中药 1 周，仅以西药治疗，血压则不再下降。又加服侯氏黑散 4 剂，血压则又再度降至 150/110mmHg，后又停用中药，尽管使用各种西药降压，则血压一直停留在此水平，不再下降。又复以侯氏黑散治疗，继续下降至 140/110mmHg，其两腿疼痛在住院期间，随着血压的降低，而逐渐减轻。出院时，两腿基本不痛。出院回家后，又将侯氏黑散制成散剂继服，每日 12g，血压一直稳定在 140/110mmHg。随访 5 个月再未复发。(《经方发挥》57 页)

原按　本例证实侯氏黑散确有降血压的作用，并且进一步证实了侯氏黑散在某些情况下降压作用还超过了西药。……高血压病是慢性疾患，很难根治。如高血压症状不太急迫时，可将本方研为散剂，日服 12~15g，缓缓收功，以资巩固疗疾。如病情严重，刻不容缓时，除配合西药降压外，将此方用水煎服，菊花量可用 60g，其他药按比例类推……对本方中药物的剂量比例，最好不要作无原则的更改，尽量保持原意，以便观察。

编者按　侯氏黑散的制方特点是重用菊花，《本草经疏》说："菊花专制肝木，故为祛风之要药。"有报道以侯氏黑散改用汤剂治疗高血压病 68 例。(王廷周《山东中医杂志》1985；5：45) 总有效率 91.1%。服药期间未发现有明显的副作用。

【临证指要】　本方可辨证治疗高血压病、高血压病伴有中风先兆或中风等。

【实验研究】　近年用本方治疗脑缺血病有较好疗效。脑缺血病与超氧阴离子自由基造成的组织损伤有关。为探讨侯氏黑散对脑缺血病的疗效机制，实验观察了该药对兔的心、肝、脑、肺、肾组织匀浆液脂质过氧化物的影响。结果表明，侯氏黑散可降低组织匀浆液脂氧化物的含量，与生理盐水组比较有显著差异，提示本品有较强抑制脂质过氧化反应的作用，故可减轻组织缺血造成的损伤，这可能是其治疗脑缺血病的机制之一。故可用本方治疗中虚湿停，风痰上扰所引起的高血压病、中风等。

风 引 汤

【原文辑录】　风引汤：除热瘫痫。(五)

【方药用法】　大黄、干姜、龙骨各四两，桂枝三两，甘草、牡蛎各二两，寒水石、滑石、赤石脂、白石脂、紫石英、石膏各六两，上十二味，杵，粗筛，以韦囊盛之，取三指撮，井花水三升，煮三沸，温服一升。(治大人风引，少小惊痫，日数十发，医所不疗，除热方。巢氏云：脚气宜风引汤。)

【方证释义】　本方为"下热清热之剂"(尤在泾)，功能清热降火，镇惊息风。《金匮》曰："风引汤除热瘫痫。"夫瘫既以热名，明其病因热而得也。其证原似脑充血也。方用石药六味，多系寒凉之品，虽有干姜、桂枝之辛热，而与大黄、石膏、寒水石、滑石并用，药性混合，仍以凉论(细按之桂枝干姜究不宜用)。且诸石性皆下沉，大黄性尤下降，原能引逆上之血使之下行。又有龙骨、牡蛎与紫石英同用，善敛冲气，与桂枝同用，善平肝气。肝冲之气不上干，则血之上充者自能徐徐下降也。且其方虽名风引，而未尝用祛风之药，其不以热瘫痫为中风明矣。……拙拟之建瓴汤，重用赭石、龙骨、牡蛎，且有加石膏之时，实窃师风引汤之义也。"(张锡纯《医学衷中参西录》)本方证是以肝阳化热，风热上扰为主要病机的病证。症见四肢瘫痪或惊痫，或小儿惊风抽搐而伴头晕心烦，面赤身热，舌红苔黄脉数等。

【验案精选】

内风　周某，年三十，一日与余求方。云患风证，发作无时，屡医不效，出方阅之皆普通去风药，令人喷饭。据述风作时，手足瘛疭，面皮震动，头晕眼花，猛不可当。风息则但觉口苦头晕，手足顽麻而已。审其面色如醉，舌苔黄厚不甚燥，尖露红点，切脉弦数。即授《金匮》风引汤，以便泄、风止为度。阅半月，以书来云，服药二剂，即便泄、风止，后屡发暂轻。(《二续名医类案》1669 页)

【临证指要】　本方可辨证治疗肝阳化风，风火上扰所致的高血压病、脑血管病、癫痫、狂证、神经官能症及小儿惊风等。

【实验研究】 风引汤中龙骨、石膏有镇静作用，石膏还有退热作用；大黄有泻下作用，配桂枝攻瘀泄热；滑石、赤石脂有吸附作用；紫石英、白石英、寒水石、生石膏、龙骨、牡蛎诸石类、贝类药，均含有钙成分，钙离子有降低神经肌肉兴奋性作用。故本方可以镇癫止痉、镇静降压等。

泽 漆 汤

【原文辑录】 咳而脉沉者，泽漆汤主之。（七·9）

【方药用法】 半夏半升，紫参五两（一作紫菀），泽漆三斤（以东流水五斗，煮取一斗五升），生姜五两，白前五两，甘草、黄芩、人参、桂枝各三两，上九味，㕮咀，内泽漆汁中，煮取五升，温服五合，至夜尽。

校勘：《金匮要略心典》为“泽漆三升”。

【方证释义】 本方功能逐水通阳，止咳平喘。方中泽漆逐水（魏荔彤说：泽漆与大戟“……有同性也，但性缓于大戟”），桂枝通阳，半夏、生姜散水降逆，紫菀、白前止咳平喘，水饮泛溢，中土必先损伤，故以人参、甘草扶正培土，土旺即能制水，水饮久留，每挟郁热，故又佐以黄芩清热。本方证是以咳喘痼疾而正虚邪盛为主要病机的病证。本条叙证过简，考《脉经·卷二》说：“寸口脉沉，胸中引胁痛，胸中有水气，宜服泽漆汤。”可参。现代研究《金匮》的著名医家金寿山教授（已故）说：“泽漆汤很可能是古代治肺部癌肿之方。泽漆俗称猫儿眼草，功能利水消痰，紫参今称石见穿，是否即仲景所用之紫参还需进一步考证，如属一物乃用其活血散坚。此二药都属攻破之品，今人有用于治癌，那么古人也治癌，亦在事理之中……”

【验案精选】

肺心病 张某某，女，72岁。患慢性支气管炎伴肺气肿10年，素日气短，劳则作喘。旬日前，贪食肥厚，复勉强作劳，遂扰动宿疾，咳痰肿满，气急息迫。某医院诊为肺源性心脏病，以西药治疗1周罔效。刻诊：面晦紫虚肿，咳逆气促，鼻张抬肩，膈间膨胀，不能平卧，痰涎壅盛，咯吐不爽，心慌不宁，颈静脉怒张，肝肋缘下3cm，伴明显压痛，剑突下上腹部动悸可见，下肢呈凹陷性水肿，小便不利，大便数日未行。唇青紫，口干不欲饮，舌质紫暗、苔白厚，脉沉有结象。辨属痰饮潴留，胸阳阻遏，气滞血瘀，肺病累心。治宜开结降逆，决壅逐水。拟泽漆汤原方：泽漆30g，紫菀、白前、生姜各15g，半夏、党参、桂枝、黄芩、炙甘草各10g。5剂，日1剂，水煎服。二诊：药后诸症明显好转，泻下黏浊物甚多，脉转缓，续予原方5剂。三诊：咳平喘宁，肿消痰却，肝大缩回，小便通利，纳谷馨，改拟金水六君煎调理，连进月余，病情稳定。经询访，年内未再反复。（海崇熙《国医论坛》1991；3：14）

原按 方中泽漆长于泄水，善治痰饮阻格之咳。本方虽为逐水之剂，但实际具培土生金之妙。邪却后，以金水六君煎善后，培土生金，金生水，肺脾肾三脏根本得固，故获长治久安之效。

【临证指要】 本方可辨证治疗慢性支气管炎、肺心病、臌胀等。并可试治肺癌。

【实验研究】 本方主药泽漆有效成分泽漆苷及金丝桃苷，临床观察有较好的镇咳作用。

经方类解

本章共5首方剂，根据其方药主治特点，归纳如下：

1. 寒温并用，以补为主的方剂 此类有乌梅丸、侯氏黑散2方。其中乌梅丸以人参、当归补养气血，附子、干姜、桂枝、细辛、蜀椒等温脏安蛔，方中虽有连、柏之苦寒，但大体属温脏散寒，安蛔止痛之剂，主治脏气虚寒，蛔虫上扰之寒热错杂证。侯氏黑散菊花用量最多，约占全方二分之一，可见本方以凉肝清补为主，并配以牡蛎、黄芩苦咸寒清热益阴，以及益气养血，化痰通络诸药。

2. 寒温并用，以泻为主的方剂 此类有风引汤、泽漆汤2方。其中风引汤用五种石类药配苦寒之大黄为主体药，本方虽寒温并用，但属清降泻火之剂，主治肝阳化火，风火上扰之“热瘫痫”。泽泻汤以泽漆逐水为主药，意在驱有形之痰水。方中人参、甘草虽属甘温益气，但药寡量少，意在佐制泽漆之峻，使驱邪而不伤正。本方主治肺病痼疾正虚邪盛者。

升麻鳖甲汤属滋阴活血，解毒化斑之剂，用治邪毒内结之发斑出疹性疾患。

第二十五章　其他内服杂疗方剂

本章内容是将不宜于归属前述一至二十四章的方剂，都罗列于此章。其中包括清热解毒、利肺化痰、活血化瘀、利咽解毒、化痰截疟、润燥通便、催吐、安蛔等多种方剂，故称之为杂疗方。其中疗效好而常用者，如白头翁汤、葶苈大枣泻肺汤、旋覆花汤等；亦有不常用者，如蜘蛛散、文蛤散、猪肤汤等；还有一些是有方无药或疗效存疑者，如杏子汤、烧裈散等。临证可酌情选用。

半夏散及汤

【原文辑录】 少阴病，咽中痛，半夏散及汤主之。（313）

【方药用法】 半夏（洗）、桂枝（去皮）、甘草（炙），上三味，各等份，各别捣筛已，合治之。白饮和，服方寸匕，日三服。若不能服散者，以水一升，煎七沸，内散两方寸匕，更煮三沸，下火令小冷，少少咽之。半夏有毒，不当散服。

【方证释义】 本方功能散寒化痰，开结通痹。《本经》云半夏主“咽喉肿痛”，桂枝主“结气喉痹”，故方中以半夏开咽喉之痹，桂枝散风寒之结，炙甘草和中缓急。三药相伍“甘辛合用，而辛胜于甘，其气又温，不特能解客寒之气，亦能劫散咽喉怫郁之热也”（尤在泾《伤寒贯珠集》）。方中半夏散及汤，指既可为散剂，亦可作汤服。本方证是以寒客于咽兼痰结于喉为主要病机的病证。症见咽痛，咽部红肿不甚，或色泽淡滞，痰涎较多，可兼有恶寒，咳痰气逆，音哑，舌苔白，脉浮缓或略滑等。

【验案精选】

咽痛　郑某某，女，家庭妇女。身体素弱，有痰嗽宿疾。因娶媳期届，心力俱劳，引起恶寒、发热、头痛等症，咽喉疼痛尤剧，卧床不起，吞咽困难，脉象两寸浮缓，咽部颜色不变。诊断：三阴中少阴主枢，少阴之经循于咽喉，枢机失常，邪气怫逆不能外达而发生咽痛。治以《伤寒论》半夏汤原方表里兼治。嘱徐徐咽下。服2剂，寒热、痰嗽、咽痛等顿消。继以扶正而愈。（游建熙《新中医》1962；7：36）

【临证指要】 本方可用于治疗某些上呼吸道感染、声带水肿、慢性咽炎、喉炎属风寒外束痰涎较多者。

苦　酒　汤

【原文辑录】 少阴病，咽中伤，生疮，不能语言，声不出者，苦酒汤主之。（312）

【方药用法】 半夏（洗，破如枣核）十四枚，鸡子一枚（去黄，内上苦酒，着鸡子壳中）上二味，内半夏苦酒中，以鸡子壳置刀环中，安火上，令三沸，去滓，少少含咽之。不瘥，更作三剂。

【方证释义】 本方功能涤痰开结，敛疮消肿，润燥止痛。方中苦酒解毒敛疮，活血消肿；鸡子白润喉清音，利窍通声；半夏涤痰涎，开喉痹，散结气。三药敛散和合，润燥互济，可使痰祛热消结散而病愈。少少含咽，有利于药物较长时间直接作用于病所。本方证是以痰火郁结于咽喉为主要病机的病证。症见咽痛，咽喉红肿或溃烂，吞咽困难，声音嘶哑，咳唾黄痰，舌红苔黄，脉略数等。

【验案精选】

失音　范某，男，52岁，陕西省咸阳市农民，1992年3月18日以“声音嘶哑，咽中不适月余”就诊。自诉春节前夕，患感冒，又常于田间呼喊，组织村民冬灌，而渐声音嘶哑，现感冒已愈，惟感咽中不适，声音嘶哑，不能言语，查其咽后壁暗红，舌红，脉细数。患者年过半百，感受外邪，酿生痰浊，复因冬灌高喊损伤肺肾，使少阴阴液亏耗，咽喉失调。治宜涤痰散结，滋阴润咽。方用苦酒汤：清半夏3g，鸡子1枚（去黄），苦酒适量。用法：先以苦酒浸泡半夏，后装入鸡蛋壳内，制一带把铁环，置鸡蛋壳于铁环上，火沸3次，去渣含服。共用6剂，咽中无不适，发音清晰不哑。停药观察半年，未见复发。（郭亚宁《陕西中医函授》1996；6：2）

【临证指要】 本方多用治痰热郁结咽喉之咽炎、喉炎、口腔溃疡及扁桃体炎等。

甘草汤

【原文辑录】 少阴病二三日，咽痛者，可与甘草汤……（311）

【方药用法】 甘草二两，上一味，以水三升，煮取一升半，去滓，温服七合，日二服。

【方证释义】 本方功能清热解毒，利咽止痛。方只用一味生甘草煎服，其性味甘平，善清客热。本方证是以邪热客于少阴经脉，火结咽喉为主要病机的病证。症见咽痛，咽中干涩，渴不多饮或轻微红肿，干咳，音哑，舌偏红，脉略数等。

【验案精选】

昔在山东时曾治一患者咽喉痛如刀刺，曾用西药未效，细察咽喉，局部不红不肿，诊断为少阴咽痛。病由少阴经气不能舒展所致，予服《伤寒论》甘草汤。生、炙甘草并用，以舒其痉挛。饮后二日，其痛若失。（《岳美中医话集》）

原按 甘草炙用温中，生用清热。《伤寒论》诸方甘草皆炙，惟本方与桔梗汤生用，旨在取其清热解毒，治少阴客热咽痛。

【临证指要】 有报道日本汉方医根据甘草汤具有缓急止痛，能直接作用于平滑肌及皮肤黏膜，对炎症轻、发赤肿痛不明显的急迫性疼痛和痉挛性疼痛有卓效的临床药理特点，认识到凡咽喉、食道、胃肠、肛门、皮肤黏膜等出现急迫性疼痛，均宜本方治疗。并认为本方内服外用皆可。内服以炎症和肿胀不明显者为宜；外用宜于皮肤或黏膜的疼痛。其具体运用如下：①口腔内痛：口腔炎、牙痛、咽喉痛、食道痛等。②用于声哑、失音。③用于胃痛、腹痛，以腹肌紧张或板状为应用指征。④胃溃疡、十二指肠溃疡，服镇痛剂无效，宜此方。⑤用于反射性或痉挛性咳嗽。⑥用于食物中毒：如菌类中毒等。⑦能减轻抗结核药、磺胺剂等药的副作用。⑧用于过敏性疾患：如过敏性湿疹、荨麻疹、皮肤瘙痒等。⑨适用于排尿痛、尿闭。⑩用于痔核、脱肛等肛门部痛甚与阴部瘙痒、肿痛，对跌打损伤、刺伤、虫螯引起的疼痛，宜外用，主要采用浓缩液湿布热敷。

【实验研究】 甘草有明显的抗炎作用，其抗炎的主要有效成分是甘草甜素、甘草次酸，以及某些黄酮类物质。甘草还有抗变态反应、提高免疫功能、抗消化性溃疡、解痉、护肝、抗病毒、镇咳祛痰，以及类肾上腺皮质激素样作用等。亦有报道甘草汤有抑制抗癌药物毒性的作用，使其副作用减低。

猪肤汤

【原文辑录】 少阴病，下利，咽痛，胸满，心烦，猪肤汤主之。（310）

【方药用法】 猪肤一斤，上一味，以水一斗，煮取五升，去滓，加白蜜一升，白粉五合，熬香，和令相得。温分六服。

【方证释义】 本方功能滋阴润燥，补脾和中。“猪水畜而肤甘寒，其气味先入少阴，益阴除客热，止咽痛，故以为君。加白蜜之甘以缓急，润以除燥而烦满愈。白粉之甘能补中，温能养脏，而泄利止矣”（尤在泾《伤寒贯珠集》）。本方证是以下利伤阴，虚火上炎于咽喉为主要病机的病证。症见下利，咽痛，心烦胸满，舌红少苔，脉细数等。

【验案精选】

1. 咽痛—阴虚多火 张路玉治徐君玉，素禀阴虚多火，且有脾约便血症，十月间患冬温，发热咽痛。里医用麻、杏、橘、半、枳实之属，遂喘逆倚息不得卧，声飒如哑，头面赤热，手足逆冷，右手寸关虚大微数。此热伤手太阴气分也，与葳蕤、甘草等药不应。为制猪肤汤一瓯，命隔汤顿热，不时挑服，三日声清，终剂病如失。（《续

名医类案·卷五·火》）

2. 口燥咽干——少阴客热，肾经虚燥　马元仪治周君开，病经一月，口燥咽干，胸满，不能饮食，二便俱闭，诊其脉，虚而且涩，此少阴客热，肾经虚燥也。肾开窍于二阴，肾阴既亏，窍不滑泽，所以二便俱闭。少阴之脉循喉咙，挟舌本，肾热则经络亦热，所以口燥咽干。肾者，胃之关也。关门不利，胃气亦为之阻，所以胸满不能饮食。当用仲景猪肤汤治之。夫猪，水畜也，其气先入肾，肤味咸，能解少阴客热，故以为君，加白蜜以润燥除烦，白粉以补虚益气，二剂热去燥除，便调食进而愈。（《续名医类案·卷五·燥》）

3. 原发性血小板减少性紫癜　毕某某，女，34 岁。2 年来自觉疲乏无力，牙龈出血，双下肢反复出现紫斑。近 2 个月来加重，月经增多，四肢紫斑增多，头痛头晕，惊悸失眠，少食，全身无力，不能参加体力劳动。既往健康。检查：全身有散在瘀点，双下肢有弥散性瘀斑。心尖区可闻及收缩期Ⅲ级吹风样杂音。脾在左乳下线肋下 1.5cm。出血时间 7 分钟，凝血时间 9 分钟；血红蛋白 70g/L，红细胞 3.2×10^{12}/L，血小板 4.2×10^{9}/L；毛细血管脆性试验阳性。诊断：原发性血小板减少性紫癜。服猪皮胶（猪皮胶 30g，烊化或做成胶胨，白开水送服，每天 2 次，28 天为 1 个疗程）2 个疗程后，临床症状全部消失，能参加劳动。心尖区闻及收缩期Ⅱ级吹风样杂音，脾未扪及，血液检查基本正常。随访 1 年无复发。（郭泗训《新中医》1979；4：33）

【临证指要】 本方可辨证治疗阴虚火旺之慢性咽喉炎、发热性疾患恢复期、老年性皮肤干燥症、血小板减少性紫癜、再生障碍性贫血及脾功能亢进等。

白头翁汤

【原文辑录】 热利下重者，白头翁汤主之。（371）（十七·43）

下利，欲饮水者，以有热故也。白头翁汤主之。（373）

【方药用法】 白头翁二两，黄柏三两，黄连三两，秦皮三两，上四味，以水七升，煮取二升，去滓，温服一升，不愈，更服一升。

【方证释义】 本方功能清热解毒，凉血止痢。方以白头翁清热凉血解毒，为治热毒赤痢之要药；黄连、黄柏清热解毒，燥湿止利；秦皮苦寒性涩，清热涩肠止利。本方证是以湿热疫毒下迫大肠为主要病机的病证。《伤寒论》叙其为热利下重，欲饮水。就临床看来，可见下痢脓血，腹痛，里急后重，肛门灼热，身热口渴，小便短赤，舌红苔黄，脉弦数等。此外，凡湿热毒邪下迫、上壅所致带下赤黄臭秽、小便涩痛短频、目中红赤涩痛眵多等症，亦可归于此证范围。

【验案精选】

痢疾（阿米巴痢疾　细菌性痢疾）

（1）焦某某，女，38 岁。1964 年 11 月 26 日入院。患者在 10 月上旬，无明显诱因出现腹泻，日 2~3 次，未就医服药，以后逐渐加重。10 月下旬大便增至日 4~5 次。11 月初增至日十余次，并发现大便呈酱色，有脓血。先后曾服合霉素、磺胺、黄连素等，病情仍时轻时重，缠绵不愈。脉弦数，舌质红，苔薄白。西医结合乙状结肠镜及大便检查，诊断：阿米巴痢疾。中医辨证：湿热痢。以湿热邪毒，蕴结肠中。治宜清热燥湿解毒，方取白头翁汤加味：白头翁 18g，黄连 6g，黄柏 15g，秦皮 18g，椿根白皮 24g。水煎服。鸦胆子 10 粒（装入胶囊另吞服）每日 3 次。药后大便次数减少，但仍痢下脓血，腹部微胀，时转矢气（鸦胆子仅服 1 次，因呕吐停服）辨证为肠中湿热，气机不利。治宜清热渗湿，理气导滞。处方：①白头翁 15g，秦皮 15g，椿根白皮 60g，当归 9g，白芍 12g，广藿香 9g，川朴 9g，茯苓 12g，茅术 9g，陈皮 12g，大腹皮 12g 炙草 6g。水煎服。②另用：白头翁 60g，苦参 60g，银花 60g，黄柏 60g，滑石 60g。浓煎 200ml，保留灌肠。每日 1 次。经以上中药灌肠及内服 14 天后，大便脓血消失，大便常规未见异常，乙状结肠镜检查，病变完全愈合，痊愈出院。（徐有玲《中医杂志》1965；7：32）

（2）姜某某，男，17 岁。入夏以来腹痛下利，一日 6~7 次，后重努责，下利急而又排便不出，再三努挣，仅屙少许红液。口渴思饮，舌苔黄腻，六脉弦滑而数。此为厥阴下利，湿热内蕴，肝不疏泄，下伤于肠。唐容川所谓“金木相沴，湿热相煎”也。疏方：白头翁 12g，黄连

9g，黄柏9g，秦皮9g，滑石15g，白芍12g，枳壳6g，桔梗6g。服2剂，大便次数减少，又服2剂，红色黏液不见，病愈。（《刘渡舟临证验案精选》106页）

原按 痢疾又称“滞下”，《内经》谓之“肠澼”，《伤寒论》称为“热利”。夫热性急而湿性缓，故有暴注下迫而又后重难通之状，这是湿热下利的一个主要特征。《素问·至真要大论》所谓“诸呕吐酸，暴注下迫，皆属于热”也。湿热郁滞，腐血伤肠，损伤脉络，则下脓血，或见红色黏液。热利辨证当抓住两个主症：一是下利时里急后重；二是伴有口渴欲饮。故用白头翁汤加减治疗。陈修园说：“病缘热利时思水，下重难通此方诊。”本方既能清热燥湿，又能凉血清肝，临床上用治阿米巴痢疾，效果理想。对湿热内蕴之下利，服之即效。如果湿热下利兼有阴血虚者，可加阿胶、甘草滋阴缓中，即白头翁加甘草阿胶汤。

【临证指要】 白头翁汤是治疗湿热疫毒痢的主方。古今临证以白头翁汤原方或适当加减治疗痢疾（急性菌痢、小儿中毒性菌痢、阿米巴痢疾）、肠炎（急性肠炎、溃疡性结肠炎、伪膜性肠炎）均有良效。特别要注重的是：白头翁治疗阿米巴痢疾有特效；白头翁汤与甲硝唑（灭滴灵）合用治疗某些肠炎有协同增效作用；白头翁汤对用抗生素、磺胺药疗效不佳的患者亦有效。根据“异病同治”的原则，以白头翁汤加减治疗妇人带下、崩漏、尿道炎及红眼病等，均取得疗效。取效的关键还是辨证论治，即取白头翁汤清热凉血解毒之功效。至于单味白头翁的治病功用有待深入研究。

【实验研究】 本方无论在体内或体外对志贺、宋内、施氏及福氏痢疾杆菌均有抑制作用，并能增强机体抗病能力。另外对于金黄色葡萄球菌、表皮葡萄球菌及卡他球菌等也有较强的抑制作用，其中黄连、秦皮作用最强，黄柏次之，白头翁最弱。由于白头翁对阿米巴原虫抑制作用较强，因而以本方治疗阿米巴痢疾时，宜加大白头翁用量，而治疗细菌性感染时，则应加重黄连的剂量，减小白头翁用量。此外，本方所含药物还能促进非特异性免疫功能、抗炎、抗毒、止泻、镇静、镇痛和抑制肠运动，既能消灭引起湿热下利之病原微生物，又能减轻或缓解肠道感染引起的局部炎症病变及不适，还能促进抗感染免疫功能，从多方面影响感染过程，从而取得良好疗效。

白头翁加甘草阿胶汤

【原文辑录】 产后下利虚极，白头翁加甘草阿胶汤主之。（二十一·11）

【方药用法】 白头翁、甘草、阿胶各二两，秦皮、黄连、柏皮各三两，上六味，以水七升，煮取二升半，内胶令消尽，分温三服。

【方证释义】 本方功能清热止痢，益阴和中。方以白头翁汤清热燥湿止痢，加甘草益气和中，阿胶补益阴血。本方证是以热迫肠腑，兼见阴血亏虚为主要病机的病证。症见产后下利或久利不愈，下利赤白，里急腹痛，气短乏力，舌质淡红，苔薄黄，脉虚数等。

【验案精选】

1. 妊娠下利 常某某，女，31岁，门诊病历26号。7月8日门诊。自诉：腹痛，腹泻，发烧，大便带脓血，四肢无力，已3天。检查：体温38.2℃。给予磺胺胍、苏打片，注射地亚净1支，经两天治疗，毫不见效，且一日重一日。病人怀孕7个月，有小产之虑。现头痛头晕发热较昨日更甚，恶心不食，腹痛，大便脓血，一日数次，里急后重。体温38.9℃，舌有白苔。因连用磺胺药2日不效，乃改用中药治疗。处方：白头翁6g，黄连、黄柏、秦皮、甘草各3g，阿胶6g。水煎服。……服药2剂诸症悉除，惟感身体虚弱，改投人参归脾汤1剂以善其后。（史文郁《上海中医药杂志》1958；4：20）

编者按 《金匮》本方原为产后热利阴伤者设，上述治例表明，妊娠下利用之得当，亦有良效。

2. 休息痢（慢性细菌性痢疾） 赵某某，女，54岁，家务。1960年9月5日初诊。1955年起，每年夏秋季节，痢疾反复发作，经中西药治疗，仅症状得到改善，但未能根治。近3天来痢下赤白，有黏胨，腹痛，里急后重，日行七八次，形体消瘦，纳谷减少，烦躁，手心灼热，口苦溲赤，舌质红绛、苔光剥，脉细数。久痢耗伤阴血，湿热挟滞，交阻大肠，乃休息痢之重症，治拟清化湿热，兼养阴血。白头翁9g，北秦皮

9g，川黄柏6g，川黄连4.5g，阿胶珠9g，全当归9g，广木香4.5g，炮姜炭3g，焦楂炭12g，制川军9g。2剂。9月7日二诊：腹痛后重略减，大便仍夹脓血，烦躁，手心灼热，口苦略减，小溲短赤。前方尚称合度，仍守原意，前方去制川军。3剂。9月10日三诊：腹痛后重已除，大便已无脓血，但尚有黏胨，烦躁渐宁，日晡手心微热，口仍苦，溲赤略淡，仍守原法。前方去炮姜炭。5剂。9月15日四诊：大便已无黏胨，每日1~2次，质软成形，烦躁、口苦等症大减，胃纳略增，舌红少苔，脉象细数。再从前方加减，以清余邪。白头翁9g，北秦皮6g，川黄柏6g，川黄连3g，阿胶9g，全当归9g，大生地9g，炒山楂9g，炒谷芽、炒麦芽各9g，广陈皮4.5g。5剂。1964年随访，痢疾未复发。（《医案选编》40页）

【临证指要】 本方多用治产后下利或久痢伤阴者，亦可用于素体阴虚而病下利者。

皂荚丸

【原文辑录】 咳逆上气，时时吐浊，但坐不得眠，皂荚丸主之。（七·7）

【方药用法】 皂荚八两（刮去皮，用酥炙），上一味，末之，蜜丸梧子大，以枣膏和汤服三丸，日三夜一服。

【方证释义】 本方功能涤痰利气，宣壅导滞。方中皂荚辛咸入肺，可祛痰浊，通关窍，酥炙蜜丸，可润其燥烈；饮以枣膏，以安其正。徐灵胎说："稠痰黏肺，不能清涤，非此不可。"可知皂荚丸是除陈痰痼结之良方。本方证是以痰浊壅肺，胶固难拔为主要病机的病证。症见咳嗽喘息，痰多胶黏，不易咯出，甚则胸中闷窒，不能平卧，舌苔腻，脉滑等。

【验案精选】

1.痰饮　肺胀（肺气肿）　余尝自病痰饮，喘咳，吐浊，痛连胸胁，以皂荚大者四枚炙末，盛碗中，调赤砂糖，间日一服。连服四次，下利日二三度，痰涎与粪俱下，有时竟全是痰液。病愈后，体亦大亏。于是知皂荚之攻消甚猛，全赖枣膏调剂也。夫甘遂之破水饮，葶苈之泻痈胀，与皂荚之消胶痰，可称鼎足而三。惟近人不察，恒视若鸩毒，弃良药而不用，伊谁之过欤？（《经方实验录》54页）

编者按　《经方实验录》以皂荚丸治案有四则，此案为其三。曹颖甫师徒反复议论皂荚之治证，言其"能治胶痰，而不能去湿痰"，亦"不能除水气也"。谈及炮制法说：皂荚"刮去皮者，刮去其外皮之黑衣也。酥炙者，用微火炙之，使略呈焦黄即得。勿成黑炭也。"以枣膏和汤服三丸，为安其本，保胃津。曹氏"代枣膏以砂糖，无非取其便捷，然其保津之功，恐不及枣膏。"皂荚究属峻品，无经验者初次试用，先用小量较为妥当。

另据报道（《中医杂志》1984；10：7）：用皂荚丸治疗肺胀22例。西医诊为支气管哮喘者6例，喘息性支气管炎者8例，肺心病者8例。均有不同程度的肺气肿。方药配制及用法：皂荚250g，刮去黑皮，涂以芝麻油，置火上烤焦黄，研为细末，炼蜜为丸。每丸重9g，每日服4次，每次服1丸，以枣膏和汤（大枣30g，煮烂去皮核）送服。结果：22例中显效（服药后痰液变稀，喘咳胸憋消失）12例，好转（服药后痰液变稀，咳喘胸憋明显减轻）10例。体会：本方主药皂荚，《本草求真》谓："其力能涤垢除腻，洁净脏腑"。因药性峻烈，必须掌握以下适应证：①喘咳胸憋，不能平卧为主症。②痰浊胶黏难咯，或咯出大量痰后喘息减轻。③胸廓圆隆如桶状。皂荚丸为涤痰峻剂，疗效确切，病人服皂荚丸后，痰液变稀易咯。大便溏，日2~4次不等。病人往往因之而喘憋减，腹胀，纳差等症亦除，全身情况好转，除个别病人有咽痒或轻度恶心外，未见损伤正气之弊病。肺胀为本虚标实之证，皂荚丸只治痰浊阻塞而致喘憋之标。病情缓解后需调补肺、脾、肾以固本善后，可选用参蛤散、金匮肾气丸、麦门冬汤等。

2.痹证（大骨节病）　马某，男，60岁，1971年春诊。患大骨节病已30余年，诸骨节增粗疼痛，十指骨短变形，痛势因外感、受寒、劳累而加重，未曾间断。膝、肘弯曲不能伸直，亦不能屈尽，臂举则手指难拈其同侧之耳，下蹲则臀不能近其脚跟。指、肘、膝关节皆肿大，诸肢萎短。乃施皂荚丸每服6g，日3次。3天后渐见痛减，食增，关节活动增强，服至1月，痛止，指可拈及脑后，腿亦能下蹲，劳动自如。自冀皂

荚丸以除根。连续服3月余，萎短之诸肢体略见伸长，20余年来关节疼痛未发。（颉克勤《中医杂志》1995；6：326）

原按　大骨节病系地方病，其症见身体四肢骨节对称疼痛肿大，重者肢体萎短，影响劳动，患者精神痛苦。我从20世纪70年代初用中药治疗大骨节病250余例，选用《本经》"主风痹，死肌"的皂荚作丸治疗，有效率为96.8%。方用大皂荚去皮弦子丝，碾细过箩，炼蜜为3g重丸，每服3~6g，每天3次，1个月为1个疗程。在治疗中，一般服药数天骨节疼痛即减轻，关节屈伸度增大，继而行动日渐灵便，饮食、面色、体力亦有改善。服药1个疗程后，172例患者疼痛消失，关节功能好转，其中82例关节屈伸大为好转，惟病重体弱患者其关节弯曲难于复原，但坚持服药2个疗程以上，能使痛止而恢复劳动。服药剂量根据患者体质，在3~6g之间（体弱者少用），儿童酌情用0.5~3g，未有不良反应。

【临证指要】　本方主要用于辨证治疗慢性支气管炎，支气管哮喘而见黏痰壅滞者。用本方治疗小儿厌食亦有疗效。

【实验研究】　方中皂荚有较好的祛痰作用，但镇咳作用不理想。

葶苈大枣泻肺汤

【原文辑录】　肺痈，喘不得卧，葶苈大枣泻肺汤主之。（七·11）

肺痈胸满胀，一身面目浮肿，鼻塞清涕出，不闻香臭酸辛，咳逆上气，喘鸣迫塞，葶苈大枣泻肺汤主之。（七·15）

支饮不得息，葶苈大枣泻肺汤主之。（十二·27）

【方药用法】　葶苈（熬令黄色，捣丸如弹子大），大枣十二枚，上先以水三升，煮枣取二升，去枣，内葶苈，煮取一升，顿服。

【方证释义】　本方功能泻水逐痰。葶苈子苦寒泻肺，善开泄肺气，清降逐痰；大枣甘温，安中扶正，缓和药性。本方证是以痰热壅肺，邪实气闭为主要病机的病证。症见咳嗽气喘，吐痰黄稠，胸胁满胀，甚则小便短少，面目浮肿，舌偏红、苔黄腻，脉滑数等。

【验案精选】

1. 肺痈　喻嘉言治陆令仪母，平日持斋，肠胃素槁，天癸已绝，复淋沥不止，治之久痊。值秋月燥金太过，湿虫不生，人多病咳。而血虚津槁之躯，受伤独猛，胸胁紧张，上气喘急，卧寐不宁，咳动则大痛，痰中带血而腥，食不易入，声不易出，寒热交作。申酉二时，燥金用事，诸苦倍增，脉时大时小，时牢伏时弦紧，服清肺药无进退。告以肺痈将成，高年难任，以葶苈大枣泻肺汤，先通肺气之壅。即觉气稍平，食少入，痰稍易出，身稍可侧，大有生机。喻曰："未也。因见来势太急，不得已取快一时，暂开者易至复闭，迨复闭则前法不可再用矣。今乘其暂开，多方以图，必在六十日后，交立冬节，方是愈期。盖身中之燥与时令之燥，胶结不解，必俟燥金退气，肺金乃宁。"后六十日间屡危屡安，大率皆用活法斡旋。缘病不可补，而脾虚又不能生肺。肺燥喜润，而脾滞又难于运食。今日脾虚不思饮食，则于清肺中少加参术以补脾；明日肺燥热盛咳嗽，则于清肺中少加阿胶以润肺。日复一日，挨至立冬之午刻，病者忽自云："内中光景，大觉清爽，可得生矣。"奇哉！天时之燥去，而肺金之燥遂下传大肠。五六日不大便，略一润肠，旋即解散，正以客邪易去耳。至小雪节康健加餐，倍于曩昔。盖胃中空虚已久，势必复其容受之常，方为痊愈也。（《续名医类案·卷三十二·外科·肺痈肺痿》）

编者按　此案主要提示两点：一是天人相应思想。《内经》曰："人以天地之气生，四时之法成"，自然界正常气候有益于人的生存，反常气候对人体有害。特别是体弱多病之人，气候反常，更易发病。二是急则治标法则的具体运用。此案"以葶苈大枣泻肺汤，先通肺气之壅"，但此乃"不得已取快一时……不可再用矣"。应乘其邪势受挫，调补正气，以利抗邪祛病也。

2. 水肿　治遍身浮肿，以手按之仍起者。葶苈四两炒为末，以红枣肉为丸，如梧桐子大，每服十五丸，桑皮汤下，日三服，试之立验。或用西瓜烧灰为散，服之亦效。（《串雅内编选注》55页）

原按　宋·《圣济总录》有此方治水蛊身肿喘满者。明·《普济方》水肿门载此方名散肿丸。方用桑白皮、西瓜皮（不必烧灰）汤下，于利水之中兼降逆气，从而可以解除水邪凌肺的上气咳喘，面目浮肿，凡肺胸积水以及肺源性心脏病皆可辨证选用。葶苈有苦甜两种，甜葶苈味甘淡而性较缓，苦葶苈味辛苦而性较峻。凡肺热咳喘多用甜葶苈；泻水多用苦葶苈。

3. 水肿　咳喘　浮肿咳喘，颈项强大，饮不得下，溺不得出，此肺病也。不下行而反上逆，治节之权废矣。虽有良剂，恐难奏效。葶苈大枣泻肺汤。（《增评柳选四家医案·尤在泾医案》25页）

诒按　此痰气壅阻之证，故重用泻肺之剂。

邓评　拟参风水治法。

4. 咳喘（慢性支气管炎合并肺气肿）　何某某，男，56岁。患喘咳已10年之久，时常萌发，秋冬两季尤甚。近1周来喘促，咳嗽，不得平卧，痰白而黏，胸部满闷，饮食减少。舌苔薄白而腻，脉弦滑。证属痰饮留恋于肺，肺失肃降。先为泻肺降气。处方：葶苈子18g，炒苏子12g，大枣6枚。水煎服。二诊：服药3剂后，喘咳减轻，原方继服3剂。三诊：气喘、咳嗽日渐轻减，已能平卧，白黏痰亦少。惟仍觉胸满，气短。原方去苏子，余药减量：葶苈子10g，大枣4枚。又服3剂，诸症均退，乃停药。（夏锦堂教授治验）

5. 咳喘　水肿（肺心病心衰）　朱某，男，55岁。患喘咳病已20余年，每值秋冬受凉或劳累后复发。近1个多月来加重，咳吐黄痰，后双下肢出现浮肿，渐延及全身，尿少，胸闷。现症：气喘，不能平卧，口唇紫绀，全身肿胀，两足胫尤甚，上腹部可扪及癥块（肿大的肝脏），舌暗红、苔黄腻，脉细数。证属水饮瘀血阻于胸膈，以致肺气不利。拟葶苈大枣泻肺汤。处方：葶苈子15g，大枣10枚。水煎，日1剂，2次分服。翌晨，喘息减轻，精神略有好转。上方葶苈子增至30g，续服2剂，喘减大半，能平卧，眼睑浮肿消退，足胫仍肿。上方配合五苓散、真武汤调理半月，浮肿全消，喘息已止。（王端岳《四川中医》1991；7：23）

编者按　现代药理研究葶苈子具有强心作用。故肺心病心衰所致的咳喘、心悸、浮肿等症，葶苈大枣泻肺汤有心肺同治之功。上述资料可为佐证。另据报道（《中医杂志》1961；4：27），用葶苈子治疗慢性肺源性心脏病并发心力衰竭10例，效果良好。治疗方法：北葶苈子末3~6g，每日分3次食后服，并配合一般处理和抗生素以控制感染。结果：10例患者多在服药至第4日开始尿量增加，浮肿渐退；心力衰竭到2~3周时显著减轻或消失。服药过程中未发现任何副作用。

【临证指要】　本方多辨证治疗痰浊壅肺所致的咳喘病证，如渗出性胸膜炎、胸腔积液、肺心病水肿及多种原因引起的心力衰竭等。

【实验研究】　本方能防治革兰阳性菌对动物支气管的感染。方中葶苈子含有芥子碱，有强心苷作用，可强心利尿。大枣有抗变态反应、保肝及强壮滋补作用，能提高机体免疫力。

奔豚汤

【原文辑录】　奔豚气上冲胸，腹痛，往来寒热，奔豚汤主之。（八·2）

【方药用法】　甘草、川芎、当归各二两，半夏四两，黄芩二两，生葛五两，芍药二两，生姜四两，甘李根白皮一升，上九味，以水二斗，煮取五升，温服一升，日三夜一服。

【方证释义】　本方功能疏肝泄热，降逆平冲。方以李根白皮配黄芩，下肝气清郁热；当归、川芎、芍药养血调肝，益肝体以制肝用；葛根、半夏、生姜升清降浊，和胃降逆。本方证是以肝郁化热，挟冲气上逆为主要病机的病证。症见气从少腹上冲胸胁，时作时止，伴少腹疼痛，往来寒热，或胸胁逆满，脘痞时吐，心烦口苦，急躁易怒，脉弦等。

【验案精选】

奔豚气病　肾水上逆之奔豚，见之最多，以桂枝加桂与之，百发百中。惟肝火上逆之奔豚，患者极少。一日，有妇人前来，云其媳患腹痛，口苦咽干，寒热往来，余曰：可取方往，不必临诊，意谓必小柴胡证也。其妇要求过诊，询之痛从少腹上冲胸及咽喉，顷之即止，已而复发如初，脉之弦数，舌苔白。谓曰，此证幸临视，否则方虽无妨碍，病必不除。此乃肝火上逆之奔豚，为生平所罕见，当用《金匮》奔豚汤，即疏方与之，一剂知，三剂已。（《循园医案》）

编者按　“寒热往来”为小柴胡汤之主症，而于奔豚汤则为兼症。主症抓不准，辨证不切，方证不合，治之无功。

临床有关奔豚气病的个案报道不少。以奔豚

汤原方或酌情加减治疗情志因素所致的奔豚气病，多能取得疗效。奔豚汤证后世称之为“肝气奔豚”，疼痛是本病的必具之症，而寒热往来是可有可无之症。奔豚汤中之李根白皮难得，据报道（《浙江中医杂志》1984；3：109）：刘子云老中医常以大剂量川楝子代之，能取桴鼓之效。川楝子苦寒降泄，理气止痛，善引肝火下行，故可用以代替李根白皮。

刘保和教授根据腹诊运用奔豚汤经验见“附翼”。

【临证指要】 本方多辨证治疗神经官能症或癔病而见有上症者。此外有报道本方加味尚可治疗胆囊炎、顽固性呕吐等。

旋覆花汤

【原文辑录】 肝着，其人常欲蹈其胸上，先未苦时，但欲饮热，旋覆花汤主之。（十一·7）

寸口脉弦而大，弦则为减，大则为芤，减则为寒，芤则为虚，寒虚相搏，此名曰革，妇人则半产漏下，旋覆花汤主之。（二十二·11）

【方药用法】 旋覆花三两，葱十四茎，新绛少许，上三味，以水三升，煮取一升，顿服之。

【方证释义】 本方功能行气活血，通阳散结。方用葱茎通阳，旋覆花下气，新绛活血通络，结散阳通，血气以和则诸症自愈。“旋覆花汤之新绛，《本经》未载，有的医家认为是绯帛，即将已染成大赤色丝织品的大红帽纬作新绛使用（有谓以茜草汁染或以猩猩血、藏红花汁、苏木染成者），而陶弘景则称绛为茜草，新绛则为新刈之茜草，用治肝着及妇人半产漏下属于有瘀血者，确有实效。以上新绛用法，可供参考”（《高等医药院校教材·金匮要略讲义》）。本方证是以肝经气血郁滞为主要病机。症见胸胁闷胀疼痛，欲捶打、按揉，或产后下血不止，经行淋漓不断，而伴胸胁满闷，下血色暗有块等。

【验案精选】

胁痛

（1）黎右。胁乃肝之分野，肝气入络，胁痛偏左，转侧不利，胸闷纳少，甚则泛恶，自冬至春，痛势有增无减。先哲云，暴痛在经，久痛入络，仿肝着病例治之。旋覆花4.5g（包），真新绛2.5g，大白芍6g，金铃子6g，左金丸2g（包），橘白、橘络各3g，炒竹茹3g，春砂壳4.5g，当归须4.5g，丝瓜络6g，川郁金4.5g，紫绛香1.2g。（《丁甘仁医案》）

编者按 丁甘仁为近代名医。从本案案语到处方，既效法仲景，又私淑天士，可谓学贯古今。如此学验俱丰者，虽不大谈疗效，而效果不言而喻。

（2）刘某某，女，24岁。素来情怀抑郁不舒，患右胁胀痛，胸满有2年之久，迭经医治，屡用逍遥、越鞠等疏肝解郁之药而不效。近几日胁痛频发，势如针刺而不移动，以手击其痛处能使疼痛减缓。兼见呕吐痰涎，而又欲热饮，饮后暂时心胸为之宽许。舌质暗、苔薄白，脉来细弦。刘老诊为“肝着”之证，投旋覆花汤加味。处方：旋覆花10g（包煎），茜草12g，青葱管10g，合欢皮12g，柏子仁10g，丝瓜络20g，当归10g，紫降香10g，红花10g。服药3剂，疼痛不发。（《刘渡舟临证验案精选》80页）

原按 “肝着”为肝失疏泄，气血郁滞，肝络瘀积不通所致。辨识本证当着眼于以下两点：一是“其人常欲蹈其胸上”；二是“但欲饮热”。本案患者胁痛欲以手击其胁间，且热饮后胸胁暂宽，符合“肝着”病之证候特点，故用旋覆花汤加味治疗。原方由旋覆花、新绛、葱白三味组成，功专下气散结，疏肝利肺，活血通络。新绛为茜草所染，药店无售，临床常以茜草或红花代之。本案加降香以助旋覆花下气散结；加当归、丝瓜络以助茜草活血化瘀通络；加合欢皮、柏子仁既能疏肝郁以理气，又能养肝血以安神。诸药合用，俾使肝升肺降，气机调和，血络通畅，则诸症可解。叶天士所用“通络法”，其基本方即为“旋覆花汤”，临床用于“久病入络”之证，每取良效。

【临证指要】 本方适当加减可治疗多种瘀血性胸胁疼痛，如慢性肝炎、肝硬化、冠心病、肋间神经痛等。亦可用治瘀血性痛经、漏下不止及不完全性流产等。此外，本方治疗慢性胃炎及肺心病之气喘胸闷症，亦有较好疗效。

【实验研究】 本方旋覆花中的有效成分旋覆花黄酮对组织胺引起的豚鼠支气管痉挛性哮喘有明显保护作用，对组织胺所致的豚鼠离体气管痉挛也有拮抗作用，但较氨茶碱慢而弱，对于急、慢性支气管炎有抗菌、止咳和平喘之效。葱白含有挥发油，为大蒜辣素，有较强的杀菌作用，特别是对痢疾杆菌及皮肤真菌抑制作用比较明显。大蒜辣素还能刺激汗腺，有发汗作用，并能促进消化液的分泌，有健胃作用。

土瓜根散

【原文辑录】 带下经水不利，少腹满痛，经一月再见者，土瓜根散主之。（二十二·10）

【方药用法】 土瓜根、芍药、桂枝、䗪虫各三两，上四味，杵为散，酒服方寸匕，日三服。

【方证释义】 本方功能通阳行滞，活血化瘀。方中土瓜根即王瓜根，其性味苦寒，“主内痹瘀血，月闭”（《本经》）。配䗪虫活血行瘀；桂枝、芍药通阳和阴；杵散以酒送服，可增强散结滞之功。本方证以血瘀气滞，血不归经为主要病机。症见少腹满胀疼痛，月经不畅，或月经后期，或经一月再见，色暗有块，舌质紫暗或有瘀斑，脉弦涩等。

【验案精选】

经水不利　某女，54岁。症见每日几乎都有少量的经血，妇科诊为更年期月经过多症，腹满便秘。脉见左关浮、两尺沉取有力，苔白，舌下静脉瘀滞。两腹直肌拘挛，左脐及少腹左右见有动悸和压痛。后颈、两肩、右背、左腰、小腿后等肌肉发硬。拇指及小指肚有红斑，手掌干燥。血、尿等检查无异常。治疗方法是每日早晚各服土瓜根蜜丸20粒，连续服用14天后，便秘缓解，大便一日一行，腹胀未作，经血停止。（渡边武，等《日本东洋医学杂志》1985；4：7）

【临证指要】 本方主要辨证治疗瘀血性痛经、月经不调、漏下不止，以及前列腺肥大、睾丸炎等。

【实验研究】 土瓜根散中芍药（赤芍药）内含芍药苷，具有良好的解痉、镇痛、镇静作用，并有降压及增加冠状血流量等功用。

蜘　蛛　散

【原文辑录】 阴狐疝气者，偏有小大，时时上下，蜘蛛散主之。（十九·4）

【方药用法】 蜘蛛十四枚（熬焦），桂枝半两，上二味，为散，取八分一匕，饮和服，日再服。蜜丸亦可。

【方证释义】 本方功能化瘀消肿，通阳宣郁。“蜘蛛破瘀消肿，昼隐夜出，为阴类之虫，取其下入阴部；桂枝通阳宣郁，能通达肝胆沦陷之气。破瘀则寒湿不凝，通阳则郁热外散，而偏坠可愈矣”（曹颖甫《曹氏伤寒金匮发微合刊》）。本方证是以肝寒气滞，瘀结厥阴为主要病机的病证。症见阴囊一侧偏大偏小，时时下坠，甚则痛引少腹，舌淡、苔白，脉弦等。

【验案精选】

狐疝（疝气）　曾治一张姓男童，7岁。生后数月，发现患儿哭啼时有物降入阴囊，哭闹更甚，卧时可还纳入腹，曾经多方治疗不效。家长惧怕手术而来求治。诊见右侧阴囊肿大，质软。嘱患儿平卧，即可推入腹中，站立后，旋即降入阴囊。处以蜘蛛散，服药1周，病愈。10余年未复发。（《河南中医》1984；1：41）

原按　笔者治疗疝气，不论老幼，皆用《金匮》蜘蛛散。以蜘蛛14枚，新瓦上焙干，肉桂15g，共为细末，为1剂。每服3g，日服2次。60年中，所治不下千例，疗效甚佳。尚未发现有中毒者。

编者按　另据麦氏报道（《湖南中医杂志》1986；2：22）：采用蜘蛛散治疗小儿腹股沟斜疝55例。其具体方法是：黑色大蜘蛛（去头足，焙干）10g，桂枝20g，共研细末，过筛，瓶装密封备用。每次每公斤体重0.25g，早晚各1次，用开水或稀饭送服。治疗2~4周，痊愈52例，好转1例，无效2例。

狐疝即西医学所谓的“疝气”。任何年龄均可发病。疝最多发生于腹部。腹部疝又以腹外疝为多见，临床有易复型、难复型、嵌顿型、绞窄型等类型。西医治疗本病以手术为主。上述治例表明，蜘蛛散治疗疝气确有疗效。关于疗效机制，《高注金匮要略》形象地解释说：“蜘蛛腹大，为下入少腹之专药，且性主提携束缚，以辛温生气之桂枝为配……以坚弛坠，阴狐疝病宁有不愈者哉。”关于蜘蛛的毒性问题，古人认识不一，如《本草衍义》认为“蜘蛛品亦多，皆有毒”。陶弘景说“蜘蛛类数十种”，有的有毒，有的无毒。上述报道尚未发现有中毒者。总之，蜘蛛散对小儿疝气效果较好。应用时要注意炮制法、用量及品种，以慎重为宜。

【临证指要】 本方用治腹股沟斜疝，效果尚佳。关于蜘蛛散中所用蜘蛛一味，因其品种不同，毒性大小不一，故临床运用时，对蜘蛛应加以选择。近人有提出宜用大黑蜘蛛，而不可用花蜘蛛；亦有认为当用袋蜘蛛者，临证可供参考。

紫参汤

【原文辑录】 下利肺痛（编者按：本条注家争议较大，有认为肺痛是腹痛之误），紫参汤主之。（十七·46）

【方药用法】 紫参半斤，甘草三两，上二味，以水五升，先煮紫参，取二升，内甘草，煮取一升半，分温三服。（原注：疑非仲景方）

【方证释义】 本方功能清热逐瘀止痛。清代医家黄宫绣说：紫参"逐瘀破血……仲景治下利腹痛，而用紫参汤以除，亦取散其积血之意"（《本草求真》）。然本品味苦性寒，单独用之，恐有苦寒败胃之虞，故又佐以甘草之甘缓，和中以护胃气。本方证以热郁血瘀为主要病机。症见胸痛或腹痛，或咳嗽咯血，或见下利等。

猪膏发煎

【原文辑录】 诸黄，猪膏发煎主之。（十五·17）

胃气下泄，阴吹而正喧，此谷气之实也，膏发煎导之。（二十二·22）

【方药用法】 猪膏半斤，乱发如鸡子大三枚，上二味，和膏中煎之，发消药成，分再服。病从小便出。

【方证释义】 本方功能润燥消瘀。方用猪膏补虚润燥，乱发（和膏中煎之，发消药成）入血和阴消瘀。本方证是以胃肠燥结兼瘀血为主要病机的病证。症见面色萎黄，大便秘结，腹部胀满；或阴吹等。

【验案精选】

1. 黄疸腹大 予友骆天游黄疸，腹大如鼓，百药不效，用猪膏四两，发灰四两，一剂而愈，仲景岂欺我哉？（《金匮要略论注》）

编者按 "一剂而愈"似乎言过其实，如此重症，此方有效就很可贵了。故"一剂而愈"应理解为效果明显。

2. 阴吹 患者林某，女，40 岁。自述近 1 年来随大便秘结而出现阴道排气有声，甚则频发不已。常服大黄类泻下药，待大便通则消失，余无所苦。舌质舌苔正常，脉细数。此为仲景所论之阴吹，用猪膏发煎治愈。随访 3 年，病未复发。（彭履祥，等《成都中医药大学学报》1980；1：26）

【临证指要】 本方可用治黄疸津亏便秘及阴吹症。

【实验研究】 方中血余的主要成分是一种优角蛋白，含水分 12%~15%，灰分 0.3%，脂肪 3.4%~4.58%，氮 17.4%，硫 5.0%，少量黑色素。灰分中含有金属钙、钠、钾、锌、铜、铁、锰、砷等。

文蛤散

【原文辑录】 渴欲饮水不止者，文蛤散主之。（十三·6）（编者按：《伤寒论》第 145 条亦记载文蛤散，但方证不合，疑应改用《金匮》第 17 篇第 19 条之文蛤汤为是）

【方药用法】 文蛤五两，上一味，杵为散，以沸汤五合，和服方寸匕。

【方证释义】 本方功能清热润燥，生津止渴。方中文蛤咸寒，可育阴清热、生津止渴。吴谦认为："文蛤即今吴人所食花蛤，性寒味咸，利水胜热，然屡试而不效。尝考五倍子亦名文蛤，按法制之名百药煎，大能生津止渴，故尝用之，屡试屡验也。"（《医宗金鉴·订正仲景全书·金匮要略注》）本方证是以热盛津伤为主要病机的病证。症见烦热口渴，饮水不止，舌红少津，脉细数等。

【验案精选】

消渴病（糖尿病） 患糖尿病，服药 100 余剂，常用方剂几遍服无遗，仍 1~2 小时渴饮一次，每日约饮 2000~3000ml，乃于原服方中加文蛤 9g 冲服，渴势竟明显减轻，大有半载沉疴，一旦豁然之势，遵照原方治疗而逐渐缓解。（《中医函授通讯》1965；11：19）

编者按 现代名医祝谌予善治糖尿病，其

"降糖基础方"（党参、麦冬、生地黄、茯苓、五倍子、生龙骨、生牡蛎、苍术、玄参、黄芪、山药）中有五倍子。（《实用中医内科学》483页）五倍子首载于《本草拾遗》，在《开宝本草》异名"文蛤"。而《本经》记载之"文蛤"与五倍子是两种药，功效不同。

【临证指要】 本方较少单用，加味后多用治肺胃有热之消渴、痰热咳喘等。

一物瓜蒂汤

【原文辑录】 太阳中暍，身热疼重，而脉微弱，此以夏月伤冷水，水行皮中所致也。一物瓜蒂汤主之。（二·27）

瓜蒂汤：治诸黄。（十五·附方）（方见病中）

【方药用法】 瓜蒂二十个，上剉，以水一升，煮取五合，去滓，顿服。

【方证释义】 本方功能祛湿散水。《本经》曰"瓜蒂味苦寒，主大水，人身面四肢肿，下水。"张志聪曰："瓜蒂蔓草，延引藤茂，其蒂最苦，其瓜极甜，乃从阴出阳，由里达表，用之主从经脉而散皮中之水，清太阳之热。散为吐剂，内有配合；汤非吐剂，内无配合，故加一物二字。"（《伤寒论集注》）本方证是以暑邪挟湿，阻遏阳气为主要病机的病证。症见暑病初起，发热恶寒，身痛无汗，烦闷欲吐；或见食停胃脘，痞闷欲吐，或见湿热黄疸等。尤在泾曰："暑之中人也，阴虚而多火者，暑即寓于火之中，为汗出而烦渴；阳虚而多湿者，暑即伏于湿之内，为身热而疼重。故暑病恒以湿为病，而治湿即所以治暑。瓜蒂苦寒，能吐能下，去身面四肢水气，水去而暑无所依，将不治而自解矣。此治中暑兼湿者之法也。"（《金匮要略心典》）

【临证指要】 瓜蒂散吹鼻法、口服法治疗急性传染性黄疸型肝炎效果颇佳，亦可用于防治肝硬化、原发性肝癌、乳腺癌等。详见《伤寒杂病论研究大成》之"瓜蒂汤治诸黄"的综述内容。

【实验研究】 瓜蒂含有葫芦素B、E、D、异葫芦素B及葫芦素B苷，以葫芦素B为主要成分。瓜蒂中的葫芦素具有抑制肿瘤、抗癌、增强细胞免疫等功效；葫芦素B能明显加速肝组织的修复，抑制受损肝脏纤维增生，有改善肝细胞合成载体脂蛋白的功能，从而使脂肪能以β-脂蛋白的形式排出肝外，达到护肝的作用。故该药有显著的退黄、降酶、降浊、抑制肝细胞变性坏死等作用。瓜蒂有毒，口服甜瓜蒂30个或9g以上可中毒或死亡，故临床运用时应谨慎。体弱、老年、心脏病患者及孕妇等忌用。

藜芦甘草汤（方未见）

【原文辑录】 病人常以手指臂肿动，此人身体瞤瞤者，藜芦甘草汤主之。（十九·2）

【方药用法】 原书方未见。（编者注：不少医家认为可能即藜芦、甘草两味，其中藜芦一般用3~6g，甘草6~12g。宜空腹服，不可一日再服。）

【方证释义】 本方功能涌吐痰涎，安中和胃。方中藜芦辛寒大毒，可吐久积风痰，通肢节，除癫痫；甘草和中安胃，并制藜芦之毒。本方证是以痰浊阻络为主要病机的病证。症见手臂肿胀，并作振颤，或肢体肌肉微微跳动，伴局部麻木不仁，舌苔白腻等。

【临证指要】 本方可治癫痫、疟疾等。

【实验研究】 藜芦所含之总碱具有明显而持续的降压作用，同时伴有减慢心率、抑制呼吸或使呼吸暂停等，用之宜慎。

白术散

【原文辑录】 妊娠养胎，白术散主之。（二十·10）

【方药用法】 白术、川芎、蜀椒三分（去汗），牡蛎二分，上四味，杵为散，酒服一钱匕，日三服，夜一服。但苦痛，加芍药；心下毒痛，倍加川芎；心烦吐痛，不能食饮，加细辛一两，半夏大者二十枚。服之后，更以醋浆水服之。若呕，以醋浆水服之；复不解者，小麦汁服之。已后渴者，大麦粥服之。病虽愈，服之勿置。

【方证释义】 本方功能健脾温中，祛寒除湿。方以白术健脾燥湿，蜀椒温中散寒，川芎行血气，牡蛎固胎元。本方证是以寒湿内生，胎元不固为主要病机的病证。症见妊娠胎动不安，或习惯性流产，伴呕吐清涎，腹痛便溏，纳呆食少，舌淡苔白，脉缓滑等。尤在泾曰："妊娠伤胎，有因湿热者，亦有因湿寒者，随人脏气之阴阳而各异也。当归散正治湿热之剂；白术散白术、牡蛎燥湿，川芎温血，蜀椒去寒，则正治寒湿之剂也。仲景并列于此，其所以诏示后人者深矣。"（《金匮要略心典》）

【临证指要】 本方可用治妊娠脾虚之胎动不安或习惯性流产。亦可用治肥胖型妇人妊娠羊水过多症。

【实验研究】 本方中牡蛎一味药，含有极丰富的钙质，与氯化钙、乳酸钙、葡萄糖酸钙同属钙盐类物质。钙质是人体构成骨骼牙齿的主要成分，而孕妇的需钙量又较普通人高。所以，孕期必须注意钙的补充，牡蛎正是起到了这种作用。方中的白术含有大量的维生素A、D，能促进无机盐中磷和钙的代谢，维生素D还能促进钙的吸收，并能减少从二便中的排泄。由此可见，白术和牡蛎起着一种化学的协同作用。因此，白术散养胎确有疗效。

蜀 漆 散

【原文辑录】 疟多寒者，名曰牝疟，蜀漆散主之。（四·5）

【方药用法】 蜀漆（洗去腥）、云母（烧二日夜）、龙骨各等份，上三味，杵为散，未发前以浆水服半钱。温疟加蜀漆半分，临发时服一钱匕。

【方证释义】 本方功能祛痰截疟。方中蜀漆为常山的嫩枝叶，功用与常山相同，治疟的效力很强；云母泄湿行痰；阳虚之体，恐蜀漆发散太过，故配合龙骨潜阳安神。张璐分辨说："方后有云：'湿疟，加蜀漆半分'。而坊本误作温疟，大谬。"（《张氏医通》）本方证是以阳虚痰盛，疟邪伏留于阴分为主要病机的病证。症见寒热交作，寒多热少，发作有时，伴胸闷，身痛少汗，苔白腻，脉弦滑等。

本条方后明确指出蜀漆散是"未发前"服药，这是很有实践意义的。此种服法于《素问·疟论》早有论述，历代医家均有经验。如赵献可在《医贯》中说："凡疟……正发之际，慎勿施治，治亦无效。必待阴阳升极而退，过此邪留所客之地，然后治之，且当未发前二三小时，迎而夺之。"现代用常山治疗疟疾的观察结果表明，于发作前4小时、2小时各服一次，治愈率为80%，其他时间服药效果则大为降低（傅吉亭《上海中医药杂志》1958；7：14）。总之，运用常山或蜀漆治疟疾，疗效显著，已为广大医务工作者所周知，惟在服用本方及含有蜀漆或常山之方剂时，必须注意要在未发前4~2小时服药，过早则达不到效果，过迟亦无效，甚或发作更为剧烈。所以古人提出"未发前"投药的方法，是提高治疗疟疾疗效的关键。

甘草粉蜜汤

【原文辑录】 蛔虫之为病，令人吐涎，心痛，发作有时，毒药不止，甘草粉蜜汤主之。（十九·6）

【方药用法】 甘草二两，粉一两，蜜四两，上三味，以水三升，先煮甘草，取二升，去滓，内粉、蜜，搅令和，煎如薄粥，温服一升，瘥即止。

【方证释义】 本方功能安蛔缓痛。方中甘草、蜂蜜缓急止痛，米粉安蛔。本方证是以蛔虫内扰，气机逆乱为主要病机的病证。症见脘腹疼痛，发作有时，伴呕吐清涎，或便下蛔虫等。

【验案精选】

蛔厥（胆道蛔虫病？）

（1）先母侍婢曾患此，始病吐蛔，一二日后，暴厥若死。治以乌梅丸，入口即吐，予用甘草五钱，先煎去滓，以铅粉二钱，白蜜一两调饮之，半日许，下蛔虫如拇指大者九条，其病乃愈。（《金匮发微》）

（2）刘某，女，30岁。患胆道蛔虫病合并感染，经用消炎、解痉及驱虫药，排出蛔虫数条，症状缓解，但3天后又发作，继用前法不效。改用中药治疗，就诊时上腹部钻顶样痛，阵发性加剧，面色苍白，汗多，口干喜饮，手足冷，舌红少津，苔微黄，脉弦。证属蛔厥，为气阴两虚夹热型。治宜益气养阴，安蛔止痛，兼清虚热。用甘草粉蜜汤主之：先煎生甘草21g，取沸汤适量，纳粳米粉21g，蜂蜜9g，搅匀，煎如薄粥，顿服。数小时后疼痛缓解，吐止。当晚再进 1 剂，痛止，眠佳纳增，精神好转，排大便 1 次，未见蛔虫。改以化虫丸加减：鹤虱、甘草、枯矾各 6g，槟榔 15g，苦楝根皮 12g，铅粉（布包煎）3g。煎液 400ml，再调入蜂蜜 15g，顿服，排蛔虫 5 条而病愈。（徐世祥《浙江中医杂志》1985；8：352）

编者按　上述两案，例一于甘草粉蜜汤中用铅粉，虽属经方之法，但用量较大；例二先用米粉而后用铅粉。两案治法、剂量有别，皆取得驱蛔虫之效。

关于本方所用之粉，有米粉、铅粉之争，大多主张安蛔用米粉，杀虫用铅粉，但后者有毒，用者宜慎，其具体用法：张家礼（《成都中医药大学学报》1986；4：9）根据《金匮》原文及临床经验教训，重申本方蜜、甘草、铅粉之用量比为 4∶2∶1。王廷富（《金匮要略指难》444 页）介绍本方的用量和用法：甘草 6g，铅粉 1.5g，蜂蜜 30g。煎煮时，应先煎甘草，取汁去渣，后纳铅粉、白蜜，再合煎 10 分钟左右即可。宜空腹一次服，不可一日再服。

【临证指要】　本方可治蛔虫性腹痛或胆道蛔虫病等。

鸡屎白散

【原文辑录】　转筋之为病，其人臂脚直，脉上下行，微弦。转筋入腹者，鸡屎白散主之。（十九·3）

【方药用法】　鸡屎白，上一味，为散，取方寸匕，以水六合，和，温服。

【方证释义】　本方功能清利湿热，导浊下行。鸡屎白性寒下气，可通利二便。本方证是以湿浊化热伤阴为主要病机的病证。症见上肢或小腿拘挛，难以屈伸，甚者可转筋入腹，伴小便黄赤，舌苔黄腻，脉弦有力等。

【临证指要】　单用鸡屎白为末烧酒冲服，或用鸡屎白合剂治疗破伤风，疗效颇佳。此外，亦有用本方治血吸虫腹水或其他湿热内蕴之腹胀者，可资参考。

烧裈散

【原文辑录】　伤寒，阴阳易之为病，其人身体重，少气，少腹里急，或引阴中拘挛，热上冲胸，头重不欲举，眼中生花，膝胫拘急者，烧裈散主之。（392）

【方药用法】　妇人中裈，近隐处，取烧作灰。上一味，水服方寸匕，日三服。小便即利，阴头微肿，此为愈矣。妇人病，取男子裈烧服。

【方证释义】　本方功能导邪外出。烧裈散之“裈”为有裆之裤。中裈即内裤。药取近隐处，即裤裆处。男病取妇人裈裆，妇人病则取男子裈裆。制作方法：烧灰取用。烧灰用者，取其通散而又取火净，亦有同气相求而导邪外出之义。成无已《注解伤寒论》云：“大病新瘥，血气未复，余热未尽，强合阴阳，得病者名曰易。男子病新瘥未平复，而妇人与之交，得病，名曰阳易；妇人病新瘥未平复，男子与之交，得病，名曰阴易。以阴阳相感动，其余毒相染著，如换易也。”本证若见阴虚有热的，可用白薇、花粉、竹茹等清热养阴之品送服烧裈散；若阳虚有寒的，多以四逆汤或理中汤送服烧裈散。烧裈散疗效如何，有验案为证。

【验案精选】

1. 阴阳易类

（1）程氏妇，乃夫殁于疫病，七日疫即至，大热头疼，口渴，胸胁并痛。医与小柴胡汤，夜忽梦夫交泄，而觉冷汗淫淫，四肢如解，神昏谵语，面如土色，舌若焦煤强硬。孙诊之，六脉沉弦而数，大小便俱秘，此亦阴阳易类也。疫后有是，危已极矣。与生脉汤加柴胡、黄芩、桂枝、甘草，煎成，将乃夫昔穿裤裆烧灰调下，两剂而神醒，体温汗敛，舌柔焦退。前方加枣仁、竹茹，四肢能运动，乃进粥汤。子女、妯娌、婢仆凡六人，次第而病，均以六神通解散，解汗而安。（《续名医类案·卷五·疫》）

（2）丁程川之宠，患疫而死。半月后丁自病，头痛身热，口渴烦躁。或与小柴胡汤，忽夜梦与亡宠交接，惊觉而精已泄，汗出如雨，不能转侧，神昏谵语。亟招陆诊之，其脉微细如丝，面色如泥，四肢厥冷，幸未过肘膝，而阳事尚自翘然。令剪其亡宠旧裈裆烧灰，以附子理中汤调灌之，两剂神清，阳亦收敛。后以人参、麦冬、五味、白芍、黄连、枣仁、知母、黄柏调理而安。（文田按："此柴胡扰动肝邪，故摇撼肾精，以致不守。"）《续名医类案·卷五·疫》

编者按　以上两则案例，皆凭脉辨证论治，并遵仲景书法，以亡夫或亡宠昔穿裤裆烧灰调服。如此治疗，是否"灰"之功效，尚难肯定。

（3）用烧裈散治疗新感劳复病人3例，年龄在28~34岁之间，2男1女。病起于新感初愈，强行房事后，症见面色苍白，汗出多，肢体酸楚，少腹拘急，头昏项软，眼内生花等，专用烧裈散一方治疗，病情缓解。（何复东《陕西中医学院学报》1983；1：36）

2. 阴阳易病　奔豚（癔病）　张某，女，24岁，1996年6月3日以身困乏力，四肢麻木10天为主诉入院。患者10天前在房事之后出现头晕，颈项困重无力，身疲体乏，少腹拘急，四肢麻木不适等症，严重时自感有一热气从腹部上冲至胸，同时伴心慌，气短，四肢拘挛不能舒展。在某医院经B超、胃电图、脑电图检查，均未见异常。服中西药物不效。刻诊：症状同前，舌淡红、苔薄白，脉弦细。实验室检查：血、尿、便常规；血钾、钠、氯、钙、镁；心电图均正常。西医诊断为"癔病"。中医诊为奔豚。先后予中药桂枝加桂汤、百合地黄汤及西药治疗1周，患者病情如故。遂请何复东主任医师会诊。何师经仔细询问病人，参合四诊后指出，患者发病于房事之后，根据临床症状，符合《伤寒论》所述阴阳易之病机，可用烧裈散治疗。即嘱患者丈夫剪下房事后的内裤前裆处，烧灰，开水冲服，日1次，并停服其他中西药。用药2天后，患者上述症状明显减轻，精神振作；4天后诸症消失，经调理痊愈出院。半年后偶遇患者，言出院后病情未再复发。（戴海安，等《国医论坛》1998；2：8）

原按　此患者症状繁乱复杂，曾先后多次服用中西药治疗无效，笔者初遇此病人，罔然不知所措，以奔豚论治而无功，后来在名老中医何复东主任医师指导下，按阴阳易使用烧裈散治疗竟获佳效。据何老云，在他几十年的临床实践中，曾用烧裈散治疗阴阳易患者数十例，皆收佳效，说明临床上确有阴阳易之病，烧裈散确为有效之方。仲景当时忠实地将它记录在《伤寒论》中，难能可贵。然用烧裈散治疗阴阳易，其作用机制尚不明了。故今实录此案，以求教于明者，亦说明仲景不欺人也！

编者按　李培生先生说：烧裈散所治之病名阴阳易。考《易》为古书名，有阴阳变易、交易之义（《参朱熹〈周易本义〉》）。此处之易，疑当作变易解，较为贴切。盖大病初愈，又犯房室，遂至引起身重，少气，少腹里急，或引阴中拘挛，热上冲胸，头重不欲举，眼中生花，膝胫拘急等症。从病候推断，当属肝肾阴亏，八脉皆空，形气俱虚之病。柯氏谓可宜六味地黄汤合生脉散，谅亦有鉴乎此。若作交易解，指为男病传女，女病传男，其说难通。

杏子汤（方未见）

【原文辑录】　水之为病，其脉沉小，属少阴；浮者为风。无水虚胀者，为气。水，发其汗即已。脉沉者宜麻黄附子汤；浮者宜杏子汤。（十四·26）

【方药用法】　原书缺。

【方证释义】　本条论述风水与正水的不同治法。水肿病，脉沉小，与少阴肾有关，属正水；脉浮与肺有关，属风水。两者皆可用发汗的方法治疗。其无水而虚胀者是"气"，虽与水病有相似之处，但属气病而非水病，就不可用汗法。正水脉沉，宜用麻黄附子汤，温经发汗，兼顾肾阳；风水脉浮，宜用杏子汤，此方未见，疑为麻杏甘石汤或前条甘草麻黄汤再加杏仁。

禹余粮丸（方未见）

【原文辑录】　汗家重发汗，必恍惚心乱，小便已阴疼，与禹余粮丸。（88）

【方药用法】　原书缺。

【方证释义】　本条论述汗家禁汗。

经方类解

本章共24首方剂，用药颇杂，现据其主治功效，大致归纳如下：

1. 利咽止痛剂　此类方剂4首。其中半夏散及汤、苦酒汤虽然均用半夏，但前者伍以桂枝、甘草，用治寒客痰结之咽痛，意在开痰结散郁滞；苦酒汤则配用鸡子白、苦酒，用治痰火郁结之咽喉痛。甘草汤与猪肤汤虽均治咽痛，但前者重在解毒缓急止痛；后者则偏重于滋阴润燥。

2. 清热解毒剂　此类方剂2首，即白头翁汤、白头翁加甘草阿胶汤，两方皆治热痢。白头翁汤以白头翁、黄连、黄柏等清热燥湿止利；兼阴血不足者再加甘草、阿胶补养阴血。

3. 利肺祛痰剂　此类方剂2首。其中皂荚丸中之皂荚为涤痰开窍峻剂，用治黏痰胶固于肺之咳喘；葶苈大枣泻肺汤之葶苈子性味苦寒，功专泻肺逐痰，用治痰热壅肺者。因两方皆为利肺之峻剂，故一用酥炙，一配大枣，以期祛邪而不伤正。

4. 调肝理血剂　此类方剂4首。其中奔豚汤、旋覆花汤、蜘蛛散均为治肝之剂。三方虽均有调肝和血之功效，但奔豚汤证属肝郁化火，冲气上逆，故方中主药为甘李根白皮配黄芩，苦寒下气平冲，归、芎、芍药益阴和血。旋覆花汤证属肝郁气滞血瘀，故用旋覆花配葱茎通阳散结，茜草活血定痛。蜘蛛散证属肝寒气滞，故用桂枝通阳散结，配蜘蛛活血通络。还有，土瓜根散以土瓜根配䗪虫、芍药、桂枝通阳和阴，活血化瘀，用治瘀血性月经不调。

5. 润燥生津剂　此类方剂2首。猪膏发煎可润燥行瘀，方治燥结发黄；文蛤散则属清热生津之剂，主治肺胃有热之消渴。

6. 其他　上述之外，还有10首方剂。其中藜芦甘草汤、一物瓜蒂汤、鸡屎白散、烧裈散4方临床很少应用；白术散、蜀漆散、甘草粉蜜汤3方，主治主药各不相同，临证可适当选用。紫参汤方证有待明确。杏子汤、禹余粮丸则有方无药，待考。

第二十六章　外用方剂

外治方法是治疗局部病变及全身疾病的重要方法之一。仲景此类方剂以坐药、导药、洗药为主，如矾石丸、蜜煎导方、苦参汤等，且多于前后二阴用药。盖此等黏膜部位，药物更易吸收，取效更为快捷。方虽外用，但临证仍需辨明寒热虚实，如法用药，方可取得预期效果。

蜜煎导方

【原文辑录】 阳明病，自汗出，若发汗，小便自利者，此为津液内竭，虽硬不可攻之，当须自欲大便，宜蜜煎导而通之；若土瓜根及大猪胆汁，皆可为导。(233)

【方药用法】 食蜜七合，上一味，于铜器内，微火煎，当须凝如饴状，搅之勿令焦著。欲可丸，并手捻作挺，令头锐，大如指，长二寸许，当热时急作，冷则硬。以内谷道中，以手急抱，欲大便时乃去之。

【方证释义】 本方功能润肠通便。"蜜煎外导者，胃无实邪，津液枯涸，气道结塞，燥屎不下，乃蜜煎导之，虽曰外润魄门，实导引大肠之气下行也"（王晋三《绛雪园古方选注》）。本方证是以津亏肠燥为主要病机的病证。症见腹微胀或时有便意，大便近于肛门而硬结难下，小便自利，苔薄少津，脉细涩等。

【验案精选】

津枯便秘　汪某，女，68岁。大便经常7~8日不行，甚至十几日便秘不行，往往脘腹胀满，饮食不思。服用泻药之后，每觉气短，心悸，食物更不消化，因此对泻药怀有戒心。诊其脉象细弱而尺沉涩，此是气血俱虚，阴津枯竭之证，下之不但伤胃，而且损津。处方：蜜煎导便，隔3日导便1次。用蜜煎后，隔半小时即溏泻1次，不但无胀满之患，而食欲逐渐好转，患者甚觉满意。以后经常使用，半年未断，而健康遂日渐恢复。(《伤寒论临床实验录》第207页)

【临证指要】 本方主要用治老人、产妇、小儿等津亏便秘及习惯性便秘等。

【实验研究】 蜂蜜具有抗菌、升高血糖、滑润性缓泻等作用。

土瓜根方（方未见）

【方药用法】 原书缺。

【方证释义】 本方功能宣气润燥通便。土瓜根苦寒性润，"宣气通燥"（吴谦，等《医宗金鉴》）可用治津液内竭之便秘。本方证是以津液匮乏，肠道失润为主要病机的病证。症见腹胀或痛，大便秘结，小便自利，舌淡红少津，脉弦细等。

猪胆汁方

【方药用法】 大猪胆一枚，泻汁，和少许法醋，以灌谷道内，如一食顷，当大便出宿食恶物，甚效。

【方证释义】 本方功能清热润燥通便。方中"猪胆汁，苦入心，寒胜热，滑润燥，泻肝胆之火，明目杀疳，沐发光泽。醋和灌谷道，治大便不通"（汪讱庵《本草备要》）。本方证是以胃肠燥热为主要病机的病证。症见发热烦躁，腹部胀满疼痛，大便秘结，舌红苔黄少津，脉弦数等。

以上三方（蜜煎导、土瓜根及大猪胆汁）列于一条之下，均治大便秘结，但蜜煎导方纯系甘缓润导之剂，用治肠燥便秘而无热者；土瓜根方以宣气通燥为主，主治气机不利而津亏便秘者；猪胆汁方清而兼润，以清为主，主治热盛津伤便秘者。临证当分别选用。

【验案精选】

1. 产后大便难　一产妇，大便不通七日矣，饮食如常，腹中如故。薛曰："饮食所入，虽倍常数，腹不满胀。"用八珍加桃、杏二仁，至二十一日，腹满欲去，用猪胆汁润之，先去干粪五七块，后皆常粪而安。（琇按：产后血燥大不便，便以二地、二冬、苁蓉、杞子，不三剂而润下矣。以八珍桃杏不效，仍用胆导，拙极。经曰："清阳出上窍，浊阴走下窍。"凡阴剂杂以阳药，则留中不转。）（《名医类案·卷十一·妇人症·产后》）

编者按　《金匮·产后病》篇论新产妇人三病之一，即"大便难"，多因"亡津液胃燥"所致。辨证"用八珍加桃、杏二仁"补益气血润肠可也；"以二地、二冬、苁蓉、杞子"滋阴补肾润肠亦可也。用猪胆汁"和少许法醋，以灌谷道内"润导通便，为局部用药治标之法。当今常用的"开塞露"，即古方现代用法，更简便实用。

2. 便秘　王某某，女，12岁。前患伤寒发热二候，经治得愈，热退已10多天，但9天来未解大便，无腹胀腹痛不适等感觉……因翻阅《伤寒论》有猪胆汁外导一法，即以大猪胆2枚，取汁盛碗中，隔汤炖透消毒，用时再加开水，以50%胆汁40ml灌肠，灌后并无腹痛，30分钟左右大便1次，下圆形结粪10多枚，隔5小时许又便出10多枚，腹中粪块消失而愈。（《江苏中医》1965；11：34）

3. 腹痛　呕吐（粘连性肠梗阻）　林某某，女，49岁，家庭妇女。1956年1月26日因腹痛及呕吐10余次而入院（病员于1954年3月3日在其他医院施行阑尾切除术，于手术后2周出院）。入院时体检：中度失水，腹部中度臌胀，鼓音，肠鸣音亢进，腹部有压痛，但腹肌无紧张。X线平片显示：腹部小肠充气及有液平面。临床印象为部分肠梗阻，手术后粘连所致。入院即使用胆汁灌肠2次以及一般支持疗法，灌肠后效果良好，症状逐渐消失，病人于6天后出院。（上海市立第十人民医院外科《中医杂志》1957；8：431）

编者按　据上文报道：自1955年11月至1956年3月初，共使用动物胆汁（胆汁经消毒处理）灌肠394次，包括内、外、妇、肺等科患者。大多数病人在灌肠后半小时左右达到排便目的，少数病例延长时间到2小时。通过病例分析，提出本法适应证为：①腹部手术后大便困难者。②产妇病人。③手术后气胀。④麻痹性肠梗阻。文中还指出胆汁之作用除助胰液消化外，为一种天然抗毒剂，能减少肠内腐败物，因胆盐是弱性抗毒剂。胆汁在大肠内刺激肠蠕动，同时用胆汁灌肠可代替甘油。在效果上，在国防上，在积累资金和加速社会主义建设以及为患者节约费用上都有一定的意义，值得推广使用。

【临证指要】　本方主要用治胃肠燥热之便秘。而习惯性便秘、老年性便秘及体弱便秘等均宜慎用。此外，猪胆汁灌肠可治疗胆道蛔虫症，或加赋型剂口服治疗肝炎、慢性气管炎、百日咳等，疗效亦佳。

【实验研究】　猪胆汁具有镇咳、平喘、抗炎、抗过敏、刺激胆汁分泌、增加肠蠕动及轻泻等作用。

苦　参　汤

【原文辑录】　蚀于下部则咽干，苦参汤洗之。（三·11）

【方药用法】　苦参一升（《金匮悬解》作"苦参一斤"），以水一斗，煎取七升，去滓，熏洗，日三。

【方证释义】　本方功能除热毒以杀虫。苦参苦寒，有清热解毒、祛湿杀虫之功。本方证是以湿热邪毒流注前阴为主要病机的病证。症见前阴黏膜蚀烂，或肿或痒，舌红苔黄，脉数等。

【验案精选】

阴痒（滴虫性阴道炎）　梁某某，女，35岁。患白带下注3年之久，近1年来加重，并发外阴瘙痒难忍，经妇科检查，诊断为"滴虫性阴道炎"。经用"甲硝唑（灭滴灵）"等治疗2个疗程，效果不明显。后用苦参汤熏，每晚1小时，兼服清热利湿之中药，2周后，带净痒止。又经妇科数次检查，阴道未见滴虫，而且炎症也愈。（《经方发挥》）

编者按　苦参汤洗剂为狐蟚病的外治法。近年来多篇报道以苦参为主治疗各种阴道炎以阴痒为主症者，取得良效。本病症为妇科常见病、多发病。阴道炎虽有滴虫性、霉菌性、细菌性、老年性等不同病因，而中医认为其病机多属于湿热下注及感染邪毒所致。《女科经纶》说：“妇人阴痒多属虫蚀所为，始因湿热不已。”仲景苦参汤确为治疗阴痒之专方要药。编者曾以苦参40g，蛇床子15g，水煎熏洗外阴，治一老年性阴痒，3剂而痒止。

【临证指要】 本方外洗或加味灌肠，可治疗白塞病、慢性结肠炎、直肠炎、滴虫性阴道炎等。本方与虎杖合用，可治疗小儿急性传染性黄疸型肝炎。本方加味内服，可治疗心律失常、银屑病及湿疹等。毒副作用：苦参有小毒，一般剂量可引起恶心、呕吐、便秘、头昏等轻微反应；量大可引起中枢神经抑制，致呼吸麻痹而死亡。

【实验研究】 苦参含苦参碱等7种生物碱，有一定的抗菌作用，能抑制痢疾杆菌、大肠埃希菌、变形杆菌、乙型链球菌及金葡菌的生长；且具解热、抗炎、抗过敏、抗滴虫及抗心律失常等多种功效，对免疫功能亦有一定影响。苦参碱对多种急性渗出性炎症有明显的对抗作用，这些作用与氢化可的松相似。

雄黄熏方

【原文辑录】 蚀于肛者，雄黄熏之。（三·12）

【方药用法】 雄黄，上一味为末，筒瓦二枚合之，烧，向肛熏之。

【方证释义】 本方功能解毒杀虫。《本经》谓“雄黄味苦平寒，主寒热鼠瘘恶疮……杀百虫毒”。本方证是以湿热邪毒下注后阴为主要病机的病证。症见后阴蚀烂，痛痒不止等。

【验案精选】

狐蜮病（白塞病） 主症特点是口腔溃疡，前阴或和肛门溃疡，发冷发热，皮肤损害等。《金匮》采取内外兼治法，内服以甘草泻心汤为主方，外治法蚀于前阴者，苦参汤洗之；“蚀于肛者，雄黄熏之”。王子和老中医内外兼治法治疗狐蜮病的宝贵经验，详见《伤寒杂病论研究大成》。

【临证指要】 本方外熏，与内服方兼用，可治疗白塞病。与他药合方外用，可缓解癌症疼痛、牙痛、头痛等；亦可用治牙周炎、带状疱疹、白癜风、疥疮等。配合其他药内服，可治疗结肠炎、支气管哮喘等。据报道：长期服用雄黄可引起砷性皮肤角化病及色素沉着（砷黑变病）。故用药以不超过2~3周为宜，外用亦不宜大面积涂搽及长期持续使用，以免吸收中毒。

【实验研究】 现代药理研究证实，雄黄有抗菌、抗寄生虫等作用，且对免疫功能有一定影响。

头风摩散

【原文辑录】（五，无原文）

【方药用法】 大附子一枚（炮）、盐各等份，上二味，为散，沐了，以方寸匕，以摩疾上，令药力行。

【方证释义】 本方功能散寒止痛。陈修园在《金匮要略浅注·卷二》中说：“此言偏头风之治法也。附子辛热以劫之，盐之咸寒以清之。内服恐助其火，火动而风愈乘其势矣。兹用外摩之法，法捷而无他弊。”本方证是以风寒阻络为主要病机的病证。症见头痛时作，遇风寒而加重等。

【验案精选】

偏头麻木 王某某，男，56岁。中风后偏瘫2年余，经治疗后肢体功能恢复，但左枕侧头皮经常麻木，时有疼痛，曾用补气活血通络方无效，改为头风摩散外用：附子30g，青盐30g，共研极细末。嘱剪短头发，先用热水浴头或毛巾热敷局部，然后置药于手心在患部反复搓摩，5分钟后，局部肌肤有热辣疼痛感，继续搓摩少顷，辣痛消失，仅感局部发热。共用3次，头皮麻木疼痛消失，未再发作。（侯恒太《河南中医》1988；2：20）

【临证指要】 本方外用可治疗偏头痛，亦可用治口眼㖞斜症。

【实验研究】 头风摩散中附子所含乌头碱有镇痛作用，对末梢神经有局麻作用；食盐能渗透络脉，去皮肤风邪，对接触生乌头、附子中毒所引起的皮肤瘙痒有止痒、消肿作用。

矾石汤

【原文辑录】 治脚气冲心。（五）

【方药用法】矾石二两，上一味，以浆水一斗五升，煎三五沸，浸脚良。

【方证释义】本方功能解毒收湿，消肿止痛。矾石“味酸涩性燥，能祛水收湿解毒。毒解湿收，上冲自止”（尤在泾《金匮要略心典》）。本方证是以脾虚伤湿，湿毒上攻为主要病机的病证。症见腿脚肿痛，挛急上冲，或伴寒热胸闷，泛泛欲呕，舌苔白，脉滑等。

【临证指要】矾石又名“白矾”“明矾”，煅之后称为“枯矾”。古人常以白矾外用治肿毒发背、痈疽疔疮、折伤肿痛、烧伤等。现代多用明矾注射液治疗内痔、脱肛、睾丸鞘膜积液等；枯矾混悬液用治烧伤感染，疗效甚佳。枯矾合乌贼骨、玄胡等内服，治疗胃、十二指肠溃疡，亦甚有效。白矾并可治妇人白带过多。

【实验研究】白矾有抗菌作用，对多种球菌和杆菌均有抑制作用，并有抗阴道滴虫作用，还具有收敛作用，可以止汗、止血等。

黄连粉（方未见）

【原文辑录】浸淫疮，黄连粉主之。（十八·8）

【方药用法】方未见。古代注家多认为即黄连一味，为粉外敷之。另据桂林古本《伤寒杂病论卷第十五·辨瘀血吐衄下血疮痈病脉证并治》记载，本方为：“黄连十分，甘草十分，右二味，捣为末，饮服方寸匕，并粉其疮上。”可参。

【方证释义】本方功能清心解毒燥湿。李彣在《金匮要略广注》中说：“浸淫疮生于湿热，经云：疮疡皆属于火，黄连入心经，性寒味苦，寒胜热，苦燥湿，故主之。”本方证是以湿热邪毒浸淫肌肤为主要病机的病证。《诸病源候论·卷三十五》曰：“浸淫疮，是心家有风热，发于肌肤。初生甚小，先痒后痛而成疮。汁出侵溃肌肉，浸淫渐阔及遍体。其疮若从口出，流散四肢者轻；若从四肢生，然后入口则重。以其渐渐增长，因名浸淫也。”

【验案精选】

湿疹 浸淫疮与今之湿疹相似，小儿易患之，多从口起蔓延于颈下、腋窝、腹股沟、阴囊及肘弯、膝弯等处，皮肤奇痒，搔之出水，如被感染，亦有化脓者，每用黄连、炉甘石为末扑之有效，预后多良。(《金匮要略浅述》357页)

编者按 《珍珠囊》言黄连“诸疮必用”。上述验案可知，黄连粉外用，对人体各部的疮疖、湿疹皆有良效。

【临证指要】本方外用可治疗黄水疮、湿疹及皮肤感染化脓等；喷粉或灌肠可治疗溃疡性结肠炎；内服可治疗多种疮疡。

【实验研究】黄连具很广的抗菌范围，对痢疾杆菌、伤寒杆菌、大肠埃希菌、白喉杆菌、百日咳杆菌、铜绿假单胞菌、结核杆菌、葡萄球菌、脑膜炎双球菌、肺炎双球菌等均有抑制作用。此外，对钩端螺旋体、阿米巴原虫、各流感病毒及各种致病性皮肤真菌有抑制作用。黄连单味使用时，细菌易对其产生耐药性，复方使用时则耐药性难以产生。黄连所含的小檗碱（又称为黄连素）在体内、体外均可加强白细胞的吞噬能力，有良好的利胆、扩张末梢血管、降压及和缓的解热作用。

矾石丸

【原文辑录】妇人经水闭不利，脏坚癖不止，中有干血，下白物，矾石丸主之。（二十二·15）

【方药用法】矾石三分（烧），杏仁一分，上二味，末之，炼蜜和丸，枣核大，内脏中，剧者再内之。

【方证释义】本方功能除湿热，止白带。“矾石酸涩，烧则质枯，枯涩之品，故《神农经》以能止白沃，亦涩以固脱之意也。杏仁者，非以止带，以矾石质枯，佐杏仁一分以润之，使其同蜜易以为丸，滑润易以纳阴中也。此方专治下白物而设，未能攻坚癖，下干血也”（程云来《金匮要略直解》）。本方证是以湿热蕴结于胞宫为主要病机的病证。症见经水不利，带下量多，黄稠臭秽，或外阴瘙痒，舌暗、苔黄，脉滑等。

【验案精选】

白带（宫颈炎） 苏某某，38岁。主诉白带增多，下腹坠痛，腰酸1年多。妇科检查：子宫颈肥大，糜烂占宫颈面积3/4，粗糙、充血、纳氏滤泡4粒，白带淡黄色，量多。诊断为宫颈炎

Ⅲ度。用明矾100g，鲜猪胆汁100ml，共制成粉剂（制法：明矾烧煅去其结晶水，研碎，用猪胆汁调成糊状，置60℃烘干，研碎过筛即可）。用法：以窥器暴露宫颈，用1/1000新洁尔灭溶液洗宫颈分泌物，用喷粉器将药粉撒于病变部位。初3天上药1次，后改为5天上药1次，共上药3次，症状消失。宫颈光滑，上皮已愈复，表面轻微充血，治愈。（《上海中医药杂志》1975；6：41）

【临证指要】 本方外用主要治疗生殖系统炎症，如枯矾为主药治疗宫颈糜烂、滴虫性阴道炎；白矾与雄黄合用外敷，治疗带状疱疹；白矾与珍珠粉等合用内服治疗囊虫病；白矾与葛根合用煎水外洗治疗脚汗等，均有较好疗效。另据报道，用生明矾一味，研粉装入胶囊，每服1g，日3次，用于治疗传染性肝炎、肝硬化引起的黄疸及阻塞性黄疸，有使症状很快改善，黄疸及早消退，肝功能迅速恢复等作用。但矾石有毒，内服尤当慎重。剂量大刺激性亦大，可引起口腔、喉头烧伤，呕吐，腹泻等毒副反应，甚至虚脱、死亡。中毒后可用牛奶洗胃，并用镁盐作为抗酸剂，虚脱者当对症治疗。

【实验研究】 矾石具有良好的抗阴道滴虫和抗菌作用。

蛇床子散

【原文辑录】 妇人阴寒，温阴中坐药，蛇床子散主之。（二十二·20）

【方药用法】 蛇床子仁，上一味，末之，以白粉少许，和令相得，如枣大，棉裹内之，自然温。

【方证释义】 本方功能祛寒暖宫，燥湿杀虫。尤在泾说："阴寒，阴中寒也，寒则生湿，蛇床子温以去寒，合白粉燥以除湿也。此病在阴中而不关脏腑，故但内药阴中自愈。"（《金匮要略心典》）本方证是以冲任虚寒，湿郁胞宫为主要病机的病证。症见阴中寒冷，带下绵绵，色白清稀，阴部瘙痒，或腰酸怕凉，舌淡，脉迟等。

【验案精选】

1. 交感阴痛　一宠妾，年三十余，凡交感则觉阴中隐痛，甚则出血，按其脉两尺沉迟而涩，用补血散寒之剂不愈，因思药与病对，服而不效，恐未适至其所也。后用蛇床子散，绵裹纳阴中，两次遂愈。（《名医类案》）

编者按　治疗外部疾病以内服之剂，虽"药与病对"，但药力难"适至其所"，故"服而不效"，治应采取局部用药，本案便是。编者曾治一例类似本案之患者，服胶艾汤数剂遂愈。治病要多掌握一些疗法，思路开阔，自能提高疗效。

2. 阴痒（滴虫性阴道炎）　韩某某，40岁，农民。1996年2月18日诊。白带多，阴部瘙痒，时轻时重1年余。近来白带增多，分泌物呈灰黄色、泡沫状，有腥臭味，偶尔白带混有血液，且外阴瘙痒、灼热，性交痛，并感周身乏力，食欲不振，脉缓少力，舌偏淡、苔白腻。妇科检查：阴道及宫颈黏膜水肿，并有散在红色斑点；阴道分泌物镜下检查找到滴虫。诊断：滴虫性阴道炎。治拟内外兼治法：①内服以完带汤加蛇床子10g；②外治法：蛇床子30g，水煎后熏洗阴部。治疗3天后带下、阴痒等症状减轻；10天后症状逐渐消失。复查滴虫已转阴。改用归脾丸善后调补。（吕志杰验案）

编者按　古今文献资料表明，蛇床子是一味治疗阴部"湿痒"的特效良药。据报道（《中医杂志》1956；5：250）：用蛇床子外治法治疗"滴虫性阴道炎"近百例观察，疗效很好。滴虫性阴道炎，以带下、阴痒为主症。其病因为湿，"湿生虫"，虫蚀则瘙痒不止。蛇床子之功用，早在《本经》即说主治"湿痒"。《本草新编》谓"功用颇奇，内外俱可施治，而外治尤良"。

【临证指要】 蛇床子与解毒杀虫之苦参、明矾、百部等相配，煎汤外洗，或制成坐药外用，可治疗宫颈炎、外阴瘙痒及多种阴道炎。临床亦常用蛇床子与温肾壮阳之品配伍，治疗阳痿，或宫冷不孕等病。

【实验研究】 蛇床子具有性激素样作用，可促进内生殖器官的发育。

狼牙汤

【原文辑录】 少阴脉滑而数者，阴中即生疮，阴中蚀疮烂者，狼牙汤洗之。（二十二·21）

【方药用法】 狼牙三两，上一味，以水四升，煮取半升，以绵缠箸如茧，浸汤沥阴中，日四遍。

【方证释义】 本方功能清热燥湿。“阴中，即前阴也，生疮蚀烂，乃湿热不洁而生䘌也。用狼牙汤洗之，以除湿热杀䘌也。狼牙非狼之牙，乃狼牙草也，如不得，以狼毒代之亦可”（吴谦，等《医宗金鉴·订正仲景全书·金匮要略注》）。本方证是以下焦湿热蕴结前阴为主要病机的病证。症见阴中蚀烂生疮，带下黄稠，或赤白相杂，或小腹疼痛，舌红、苔黄腻，脉滑数等。

【验案精选】

阴痒　阴蚀（女阴硬化苔癣——女阴白斑） 王某，36岁，女，农民。1993年10月12日就诊。外阴瘙痒，变白8年余，间断治疗6年多，其效果不佳。现感外阴干痒，入夜加剧，阴中灼热疼痛，头晕，口干，杂色带下。妇检：外阴皮肤粗糙有大量的抓痕，大小阴唇、阴蒂、会阴部变白，阴道分泌物减少。苔少舌红，脉弦细。投以狼牙汤加味：狼牙草30g（没有狼牙草可作狼毒15g代替），蛇床子15g，烟草20g，茯苓10g，白鲜皮10g，炒白术10g，地骨皮10g。水煎先熏后洗外阴30分钟左右，日1剂，如法熏洗3次。经期停药（此药方有毒不可入口，长期外洗无毒副作用）。患者半月后复诊，外阴瘙痒干痛明显减轻，其外阴皮色恢复正常，不粗糙，小阴唇两侧白色减少，药已中病，继用上方5剂。1个月后，会阴白斑、阴痒消失，外阴皮肤光滑而告愈。（高庄超《中医外治杂志》1996；2：43）

原按　此病与祖国医学阴痒、阴蚀相类似，多因肝经风热，脾虚蕴热，肾虚不荣，湿热邪毒入侵而成。狼牙汤加味能清热解毒，杀虫止痒，健脾燥湿，正中病机，故收效果（烟叶是家庭种植的一种烟叶）。

女阴硬化苔癣是以外阴干痒，小阴唇及肛门周围的界线分明的淡白色白斑，发生皲裂时有灼热痛感，兼有杂色带下为特征的妇科难治性疾病。笔者采用狼牙汤加味治疗本病15例取得较好的效果。

编者按　“外阴白色病变”长期以来称为“外阴白斑”。为统一认识，1975年国际外阴病研究会称为“慢性外阴营养不良”，并根据其组织病理变化的不同而分为不同类型。其分类方法如下：①增生型营养不良；②硬化苔藓型营养不良；③混合型营养不良。上述验案则属于本病的第二种类型。

验案方中所用“烟草”为茄科植物烟草的叶，具特异的香气，味苦辣。其性味辛温，有毒，功能行气止痛，解毒杀虫等。

现代名医叶橘泉先生经考证，认定狼牙即仙鹤草（根芽）。详见《伤寒杂病论研究大成》。

【临证指要】 本方煎汤外洗，多用于治疗阴道滴虫症，亦可用治其他阴部溃烂湿痒。

【实验研究】 现代名医叶橘泉先生经过详细考证（《黑龙江中医药》1983；3：51），认定狼牙即仙鹤草（根芽）。仙鹤草，是十足的民间草药，民间有的用治血证。由于止血有效，约在20世纪30年代，上海的一家药厂制成“仙鹤草素”注射剂及片剂。从此它的名称才为人们所熟悉。经过一系列的研究，阐明了药理作用除止血外，并有强心和强壮功能，以及抗菌、抗寄生虫等作用。在试管内对枯草杆菌及金黄色葡萄球菌有抑制作用，对人形结核杆菌有轻微的抑制作用，对草履虫有杀灭作用。约于20世纪70年代，有人发现了仙鹤草的根芽，对人的绦虫有驱除作用。体外试验3~4分钟内，即能抑制其头节的吸盘和顶突运动，使之很快丧失活动能力；十分钟后，颈节、体节亦停止活动，临床疗效与体外试验结果相符。仙鹤草的嫩茎叶煎剂，局部使用对阴道滴虫病亦有良好的效果。目前，本药正在引起人们的重视，并把它应用于临床，取得了较好的疗效，是一个很有开发前途的药物。

小儿疳虫蚀齿方

【原文辑录】 小儿疳虫蚀齿方。（二十二·疑非仲景方）

【方药用法】 雄黄，葶苈，上二味，末之，取腊月猪脂熔，以槐枝绵裹头，四五枚，点药烙之。

【方证释义】 本方功能解毒消肿杀虫。方中雄黄辛温，解毒杀虫，《本经》谓其“杀百虫毒肿”；葶苈子辛苦大寒，主寒热结气。“本方用雄黄、葶苈、猪脂、槐枝，主通气行血之品，点药烙之，如打摩之法，去积聚，调气血。点之亦即熏之之法也”（陈修园《金匮方歌括》）。本方证是以疳热上攻，蚀烂生虫为主要病机的病证。症见小儿牙龈蚀烂，或齿生蛀虫，或脘痞纳呆，口臭便干等。

【临证指要】 本方可用治小儿牙疳。

【实验研究】 方中雄黄水浸液有杀灭金黄色葡萄球菌、变形杆菌、铜绿假单胞菌等作用。对皮肤真菌及血吸虫，亦有一定抑制作用。

经方类解

本章共12首方剂。可分为治前阴方、治后阴方及其他外治方3类。

1. 治前阴方 共4首，坐药与外洗方各2首。坐药之矾石丸与蛇床子散均为纳入阴道中之方，矾石丸以矾石为主药，功在清热燥湿杀虫，用治湿热带下阴痒症；蛇床子散意在暖宫散寒，故用治寒湿在下之阴寒带下症。外洗方之苦参汤与狼牙汤均为清热解毒杀虫之剂，均可治湿热在下之前阴蚀烂症，但苦参汤偏于解毒燥湿杀虫；狼牙汤则偏于解毒凉血，二者略有区别。

2. 治后阴方 共4首。其中3首属润导方，皆用治肠燥便秘，但这3方同中有异，如蜜煎导方药性平和，纯属润导之剂；猪胆汁方为清热润导；土瓜根方则属生津润燥剂。雄黄熏方功在解毒杀虫，用治后阴蚀烂者，与前3方不同。

3. 其他外治方 共4首。其中头风摩散，药用温热之附子，主治风寒袭络之头风；矾石汤药性酸涩性燥，主治湿毒上攻之脚气；黄连粉方苦寒解毒燥湿，用治湿热邪毒浸淫肌肤之浸淫疮病。3方或摩，或洗，或敷，各不相同。小儿疳虫蚀齿方以解毒杀虫之雄黄为主，主治小儿牙疳。

附翼

仲景医学纵横研究选粹

导　言

附翼部分为本书第1版与第2版学术顾问、主审、主编、副主编及部分编委等50余人研究仲景医学的专题论文。附翼论文有四个特点：第一，学术层次高，多为国医大师、名医教授论文；第二，年龄跨度大，最高寿者年近百岁，如国医大师路志正老，而七八十岁、五六十岁者占多数，少数为年轻者；第三，参编单位多，应邀提供论文者为全国省级中医院、中医院校及个别基层单位30多家；第四，内容较丰富，以实用性文章为主。

在此说明：对“附翼”60篇论文的收录，编者做到了六认真：首先是认真学习，吸收大家之长；二是认真取舍，精选优秀之文；三是认真修饰，字斟句酌（大部分文章在谨守原意的前提下，对其内容适当删减或增补，对其文句精心修饰）；四是认真核对文中之引文，确保引用文献无差误；五是认真地对部分论文加入“编者按”，以评价作者之人格魅力、学术专长等，并体现了传统的师生（徒）情感；六是认真呈请作者复核、认可，方为定稿。如此认真负责选取的文章，达到文（文采）理（理论水平与学术价值）并茂，读之有味。其内容或为理论求索，或为临床经验，重在实用。其篇幅或长或短，短者求精辟，长者有必要，总要文中“有物”。为了便于读者对“附翼”内容有个大概了解，特从四大方面简要归类如下。

一、名医教授史略

了解本书“附翼”之名医教授的史略有三个方面：一是作者之正文；二是其简历；三是编者按。正文以刘渡舟先生的“我的学医经历……”一文最详细，李培生先生之正文亦有简略涉及，其他作者的正文中很少涉及。每位作者的简历中都或多或少有述及。本书全体参编人员绝大多数是主编吕志杰之故交或新友，所以在所加“编者按”中对相关作者的史略也有涉及。了解名医教授的成长经历、学术专长及成功阅历等史略，可从中受到启发，有所借鉴。

二、仲景理论求索

本书有关仲景医学求索的内容有：理论本源求索、学习方法求索、理论研究求索、脉诊舌诊求索。分述如下：

1. 理论本源求索　仲景于《伤寒杂病论》自序中说，他撰集之书乃“勤求古训，博采众方……”而成。仲景医学理、法、针灸之本源为《内经》《难经》，这于其“自序”已明确；经文献考证，其方药之本源为《本草经》与《汤液经》。相关论文如：李恩教授的“《黄帝内经》在世界医学史上的地位和贡献”；周衡教授的“从《素问·阴阳离合论》探讨仲景书三阳、三阴证治”；刘保和教授的“《难经》腹诊论与相应经方的临床应用”；许占民先生撰写的“《神农本草经》对我国药物学的贡献兼论经方用药遵于《本草》”；曹东义主任医师关于“《伤寒论》《汤液经》《辅行诀》关系求索”；朱良春先生“谈《内经》《伤寒杂病论》用动物药经验及其对后世影响”以及主编吕志杰“论仲景医学在中医学发展中的历史地位”等，都涉及仲景医学本源求索。读之“饮水思源”，会深刻品味到仲景医学之源远流长、博大精深的滋味。

2. 理法方药求索　张仲景在“勤求”“博采”《内经》《难经》《本草经》《汤液经》等许多典籍的基础上，结合自己的临证实践，将理论、治法、方剂、本草融为一体，开创了中医学“病脉证治”，即辨证论治的学术思想体系。他撰集的《伤寒杂病论》是一部承前启后、无与伦比的著作，故张仲景被尊称为“医圣”。本书“附翼”有关仲景书理法方药之理论研究的专文较多，诸如：郭忠印教授之“从《伤寒论》探讨张仲景辨证思维方法”；吴凤全教授之“论六经辨证理论体系的形成”；刘渡舟先生之“方证相对论”“古今接轨论”“论发汗解表法的片面性”三文；李培生先生之“漫谈一药之师”；刘方柏教授之“经方研究中的经方与时方关系之我见”“千古疑案厥阴病破解论”二文；蔡敏主任医师对“三种关系”的思考，以及专方专病研究之傅延龄教授剖析桂枝汤证及以桂枝汤法治儿科病、李赛美教授对消渴病（糖尿病）证治的探讨等，还有上述理论本源、下文学习方法求索之例文，都有关于仲景医学理法方药的求索，但有所侧重。认真学习之，融会贯通之，一定会在师医圣心法上有所提高。

3. 学习方法求索 在重视经典、重视仲景书的前提下，如何学好仲景书，提高学习效果呢？这就要讲究点学习方法。涉及这方面的有：刘渡舟先生“我的……学习《伤寒论》方法”；夏锦堂先生之“略谈《金匮要略》的写作特点”；主编吕志杰“论用好经方的十六大关系……”，以及诸位名医教授的医论与医案，都或多或少贯穿着仲景医学的学习方法。认真学习之，思考之，定会有所领悟。

4. 脉诊舌诊求索 诊脉望舌是中医学最具特色的诊法。看病不诊脉不是中医，不会诊脉不是好中医。当今中医院校毕业的学生到了临床，不诊脉者有之，不会诊脉者多矣！他们正如张仲景原序批评的那样：“省病问疾，务在口给；相对斯须，便处汤药……”如此不凭脉辨证，不四诊合参，失去了中医特色，怎能发挥中医优势呢？在秦汉“四部经典”上下过功夫者都知道，《内经》《难经》对脉诊有系统、精细的论述，仲景书诊病十分重视脉诊，书中各篇大标题都是辨某某“病脉证并治”，全部伤寒杂病原文之大多数都有脉象而凭脉辨证治之。本书“附翼”重点选录了有临床水平的名医教授、年轻才俊之医案医话，他们看病辨证都重脉。国医大师李士懋力倡“平脉辨证”，在脉诊方面有自己独到的见解与丰富的经验，请看先生之“脉诊研究与崇尚经方”一文。读了仲景书就会发现：条文中详于脉诊而略于舌诊。《内经》《难经》亦如此。我思考再三而得出结论：秦汉时期对脉诊的研究已经十分精细，而对舌诊的认识尚粗略。综合分析仲景书中为数不多的二十余条舌诊内容可知，张仲景通过望舌在审病求因、鉴别病情、确定治则、判断预后等方面已经有了正确认识，详见王彦田教授“张仲景舌诊探讨”。但欲知舌诊详细内容，必须参考历代文献特别是清代医家之名著。

比较而言，舌诊直观，掌握较易；脉理精微，掌握殊难。但天下无难事，只要肯努力。只要勤学深思，临证善悟，脉诊之技艺是可以掌握的。一旦脉诊上有了功夫，则中医诊断水平、治疗效果、中医优势就会显现出来。

三、经方运用发挥

注释《伤寒论》的第一家金代成无己说：“自古诸方历岁浸远，难可考评，惟仲景之方，最为众方之祖。”现今言经方者，专指仲景书之方。经方制方之严谨、用药之精当、化裁之灵活，乃万世之法门。经方用之得当，伤寒方可治杂病，杂病方亦可治伤寒，此异病同治之法也。时至今日，面临西医之病如何诊治的问题，我认为，原则上亦应在辨病（明确西医病名之诊断）的基础上辨证论治（辨证即指辨病机，辨病机要明确病性、病位或/和病势，即治病必求于本的那个本）。以病有不同，而病机相同，故亦可异病同治也。还有，时代的变迁，古今之自然气候、人文环境、生活习惯、饮食结构等诸多不同，特别是西医西药的广泛应用或“滥用”，这些新情况必然会产生新的病种而表现新的病情。怎么办？识时务者，理应与时俱进，接受新事物，研究新问题，古方新用。几千年、几百年，乃至当今几十年的历史经验雄辩证明，只要辨证准确，用之得当，善于变通应用，经方完全可以治今病，显示其神奇疗效。

本书“附翼”选录了运用经方有临床经验的名医教授及年轻才俊之医案，例如：国医大师路志正老治脾胃病验案；王云凯教授以《金匮》方治杂病验案20则；肾病专家赵玉庸教授以通络法治肾病经验；肿瘤克星刘亚娴主任医师师经方理法治疗疑难重病及绝症经验；杜惠兰教授及谭展望、班光国博士用经方治妇人病经验；张奇文老以经方治小儿病的宝贵经验及侯仙明博士治婴儿腹泻案；郭维琴、张家礼、杨博华、张建荣、张永杰、杨华、柴可夫、李俊莲、吕翠霞、钱占红、彭志国、王勉、秦杨、王强、惠慧等诸位教授、医师用经方之验案，都有独特疗效。另外，范秉均用抵当汤治杂病验案；马洪仕用小柴胡汤治伤寒杂病案例；张顺启用甘草泻心汤治西药“药疹”案例等，都是遵循异病同治、古方新用之理念而取得良效。特别是刘保和教授深入挖掘《难经》腹诊理论而指导临床，查腹诊用经方的独到诊治经验，值得重视。再就是刘文汉主任医师以大黄䗪虫丸治骨科、血管病、慢性感染和非感染性炎症等，切实可法。

尚须说明，在前述“仲景理论求索”中所例举的名医教授之专题论文也涉及经方医案内容。

四、仲景针灸疗法

人类社会从自然人到文明人，从原生态到人工创造经历了一个漫长的历史进程。中医学就是从自然、原生态发展而来。远古之人从食用草根花果充饥又可愈疾，发现了草药可以治病；从自然疗伤领悟到砭石可治病，进而改良为针刺；从温暖、火烤可御寒又可祛邪，发明了艾灸治病的疗法。上古有智慧的圣贤们将口传心授的疗法以文字记录下来，这就构成了中医药学最早的原始理论。

上述可知，人类从原始社会一路走来，发明、创建了中医药学之两大主要疗法：针灸与方药。张仲景撰集的《伤寒杂病论》，其疗法即方药与针灸并用，只不过是详于方药而略于针灸，但针药并用法是贯穿仲景全书的主导思想。其原文曰：“审脉阴阳，虚实紧弦，行其针药，治危得安……”（《金匮要略·妇人杂病》篇第8条）。具体原文如《伤寒论》第24条曰：“太阳病，初服桂枝汤，反烦不解者，先刺风池、风府，却与桂枝汤则愈。”再如《金匮要略》第六篇论血痹病证治，其轻证“针引阳气，令脉和紧去则愈”；重证以“黄芪桂枝五物汤主之”。后世诸家继承了仲圣针药并用的理念并指导临床，如孙思邈说：“若针而不灸、灸而不针，皆非良医也。针灸不药、药不针灸，亦非良医也……知针知药，固是良医。”孙氏根据临床经验，明确了良医之标准和成就良医的途径，即针灸与方药疗法优势互补，以提高疗效。

纵观历代医家之学术思想，他们都尊崇针药并用的理念，由于经历不同，或专精于方药，或长于针灸，但他们有一个共同点：突出中医特色，发挥中医优势诊治热性病、各科杂病及危急重症，皆疗效显著而成就功名。面对现实中国，凡坚信中医而掌握了中医“看病本事”，治病针药并用，或精于方药，或长于针灸，都会有所成就，获得广大患者的信赖与点赞！再放眼世界，随着我们国家国力的增强、声誉的提升以及全世界“地球村”的交融，中医药已经走向世界，并大有方兴未艾之势。世界人民认识了中医学，接受了源于自然的疗法，获得了神奇疗效，越来越相信中医，依赖中医疗法。我于2015年春节前后的两个多月去美国洛杉矶讲学，亲临其境了解到美国人相信中医，特别喜欢接受针灸疗法（针灸已纳入美国医保系统，获得法律上的承认）。总之，针药并用是提高疗效的好方法。

本书《附翼》选录的研究仲景针灸疗法的论文只有四篇，即河北省中医院高玉瑃主任医师“针药并用经验选粹”与王艳君博士后“治面瘫经验”；河北中医学院佘延芬教授以针药并用治“泛发型银屑病经验”；海南省中医院黄东勉主任医师针与灸并用“治头痛心得”。

结　语

以上根据《仲景方药古今应用》之附翼内容，综合讲了四个方面。这四点涉及的国医大师、名医教授及年轻才俊的经验各有独到之处，读者可博采众长、兼收并蓄，以增长自己的才干。学习本书应该将正编两大部分与附翼内容全面学习，对“正编”系统内容融会贯通，又将“附翼”之各家学术见解与临床经验掌握了，则肯定会在仲景医学的理论研究与临床水平上都有大的提高，为成为良医奠定坚实的基础。

刘渡舟先生医论医话四文

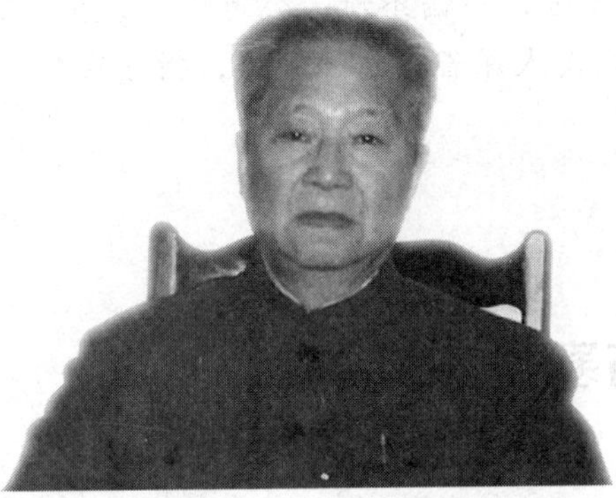

简介 刘渡舟（1917~2001），辽宁营口人。北京中医药大学终身教授。16岁正式拜师学医，凡七年之久，博学强记，孜孜不倦，对中医四大经典及后世名家医著内容娴熟于心。出师后悬壶大连，每以奇方愈顽疾沉疴，又宽厚仁爱，待人诚恳，故备受患者称颂，医名噪起。1950年，考入卫生部中医进修学校学习，学习西医基础知识及临床课程，毕业后在北京行医。1956年，调入北京中医学院（后更名为"北京中医药大学"），从事《伤寒论》的教学与研究工作。是我国首批中医硕士生导师和博士生导师之一。曾连续当选为第五、第六、第七届全国人大代表，兼任国务院学位委员会特邀成员、中国中医药学会常务理事、仲景学说专业委员会主任委员、北京中医药研究促进会名誉会长、《北京中医药大学学报》名誉主编等职。

刘老致力于中医教学、医疗、科研工作半个多世纪，上溯岐黄之道，下逮诸家之说，力倡仲景之学，博采众长，学验俱丰，逐步形成了独特的学术思想和医疗风格。刘老治病，胆大心细，高屋建瓴，圆机活法，知守善变，不落窠臼。推重经方，不薄时方，并提出"古今接轨"的新论点，主张方证相对，有证有方，在诊治许多疑难重症时，每能出奇制胜，化险为夷。刘老处方用药以精简灵验著称。在其长期的临床实践中，创制出许多行之有效的方剂，为中医临床医学做出了杰出的贡献。刘老临证之余，笔耕不辍，著述颇丰，曾在全国各中医刊物上发表学术论文逾百篇，出版著作二十多部，其中《伤寒论校注》一书，是宋代治平年以后一千年来又一次由中央政府组织校注的《伤寒论》，是目前学习和研究《伤寒论》的最佳版本，此项成果荣获1992年度国家科技进步二等奖。《伤寒论十四讲》和《伤寒论通俗讲话》在日本翻译出版，名为《中国伤寒论解说》。刘老教书育人，执教数十年，为国家培养了大批各种层次的中医人才，从1978年始，先后培养硕士、博士研究生30多人，其中大多数已成为中医事业的骨干力量。刘老还积极致力于中医学术交流，曾数次东渡日本讲学，并赴新加坡、澳大利亚、中国香港等地访问，弘扬了中医药学，令国外中医学者赞叹不已。

刘渡舟先生不但医术精湛，而且医德高尚，诊病不分贫富贵贱，皆以仁心相待，从不挟术而矜名索利，以治病救人为己任，深为病家所称道。

编者按 刘渡舟教授是我最为敬重的现代治伤寒大家。先生对晚生的提携令我终生难忘，先生的高风亮节感人至深。我感触最深的有两件往事：第一，我编著的第1部书，即《金匮杂病论治全书》完稿后，以十分崇敬的心情登门拜访刘老，师母接待了我，我把书稿与审稿费100元留下。意想不到的是，七八天后刘老回信了，为书题词盖上手章，"审稿费发还"，附赠《刘渡舟教授行医五十年纪念册》1本。这一切，让我激动不已！使我更深刻懂得"仁义"二字的含义，更明白了如何做一名为人师表的良师。第二，我主编的《仲景方药古今应用》于2000年完稿，请刘老写序，先生晚年谢绝为人题词写序了，但对我格外关照，欣然写了序文。这一年10月，我带着样书去中日友好医院探望住院的刘老，记得当时先生半卧在病床上，我说：刘老，学生看您来了。先生第一句话问：书出版了吗？我把刚出版的书敬献给刘老，先生双手捧书，喃喃自语将一句话重复了三遍：功德无量！这是在赞扬我吗？是也不是，这是心系中医事业的前辈们对新生代的厚望！为了中医事业建立“功德”，这是中医事业弘扬、发展的根本，我辈当努力为之。

《应用·附翼》收录刘老四篇论文，后三文为晚年撰写。这四文之首文，乃刘老回顾学医经历，谈如何学习《伤寒论》，如何学以致用。第二，“方证相对论”一文，乃求索经方的来源，对如何认识《伤寒论》的证，如何辨证，如何“方证相对”而用好经方等一系列问题加以阐述。第三，“古今接轨论”一文，以丰富的知识、缜密的思维、创新的胆识、形象的笔法，论述了经方（古）与时方（今）的关系以及二者接轨的重要性、必要性，还联系临床谈了接轨的思路。第四文，以发汗解表法为例，明辨了“伤寒”之义与寒温两派之源流是非。论文剖析入木三分，不偏不倚，公道中正，指导临床，读后令人心胸开朗，不禁拍案叫好！真大医也。先生文章读之发人深省，令人觉悟，指导实践，是难得的传世之作，故第2版皆再录之。

我的学医经历与学习《伤寒论》方法

应《山东中医学院学报》编辑室之邀，回忆自己求学的道路，多年来治学的经验，以启迪中医后学，诱掖一代新人成长。

一、学医经历

在旧社会，师带徒的方法因人而异，大致有两种形式：

第一种，老师采用浅显的读物，如《汤头歌》《药性赋》《濒湖脉学》《医学三字经》等教材，向学生进行讲授，并要求记诵。

据我了解，凡是用这种教材的老师们，几乎都有一个共同点，那就是偏重传授自己的经验为主，而对《内经》《伤寒论》等经典著作的讲授，则重视不够。因此，他们培养出来的学生，往往是侧重于临床，而忽于理论方面的研究。

第二种，与以上正好相反，老师在启蒙教学阶段，就以四部经典著作开始。他们的主张，和《千金方·大医习业第一》的精神遥相呼应。所以，他们培养出来的学生，一般地讲，理论水平较高，而且基础也打得牢固，有发展的潜力，故被历代医家所拥护。清代医学大师徐灵胎在《慎疾刍言》一文中指出：“一切道术，必有本源，未有目不睹汉唐以前之书，徒记时尚之药数种，而可为医者。”他说的汉唐以前之书，指的是《内经》《难经》等经典著作。可见，徐氏也主张先学经典著作为学医的根本。

我是怎样学起中医来的呢？因为我体弱多病，经常延医服药，而接近了中医，并以此因缘加入了中医队伍。我的学医老师，在营口行医，他收了三个徒弟，我的年纪为最小。当时我学的中医课程，现在回忆起来，大体上分为中医基础理论和临床治疗两个阶段，共花费了六年的时间。

在理论基础阶段，学了张、马合著的《黄帝内经》《本草三家注》以及《注解伤寒论》和《金匮心典》等著作。

由于我曾读过几年私塾，古文有点基础，所以，文字方面的困难不大。但对老师所讲的医理方面，就存在很大的难题。记得有一次老师讲《素问·阴阳应象大论》中的“东方生风，风生木，木生酸，酸生肝，肝生筋，筋生心……”的内容时，尽管老师讲得眉飞色舞，而我却像腾云驾雾一样了。

对中医理论基础，我学了整整三年。虽然对一些问题还有些朦胧，但把一些经典著作系统地学了一遍，这就对进一步学习中医打下了坚实的基础，也算是很大的收获。

学到第四年，老师为我讲授了《医宗金鉴》中的临床课程，如“杂病心法要诀”“妇科心法要诀”和“幼科心法要诀”等。由于这些内容是用歌诀格式编写的，因之老师要求一边学一边背，直到背得滚瓜烂熟时为止。背书对我来说虽不陌生，但它很压人，来不得半点虚假，必须每天早起晚睡，付出辛勤劳动。

关于背书的问题，历来也有争论。我的意见，倾向于应该背点书的。《医宗金鉴·凡例》中说："医者书不熟则理不明，理不明则识不清，临证游移，漫无定见，药证不合，难以奏效。"它指出"背"是为了书熟，书熟是为了理明，理明是为了识清，识清是为了临床辨证。由此可见，《金鉴》所写的大量歌诀体裁，是为了人们的背诵和记忆，这也就勿怪其然了。然而，中医的书浩如烟海，谁也不能一一皆读。因此，就有地区之所尚，或因师传之所异，而不能不有所选择。例如，南方的医家则多宗孟河派的费、马之学，而东北三省，则多把《医宗金鉴》奉为圭臬。

《医宗金鉴》这部书，原为清·乾隆太医院右院判吴谦的未成之著，后被政府发展，认为可以作国家的医典，仍指令吴谦、刘裕铎本着"酌古以准今，芟繁而摘要"的宗旨，在原书的基础上，进行了认真的修纂。大约又过了两年，于公元一七四二年方始告竣。全书共为九十卷，计分十一个科目。它与唐代的《新修本草》、宋代的《和剂局方》可以互相媲美而并驾齐驱。徐灵胎评价《医宗金鉴》有"源本《灵枢》《素问》，推崇《伤寒论》《金匮要略》以为宗旨，后乃博采众论，严其去取，不尚新奇，全无偏执"的美誉，也就说明了这部书的成就是非凡的。它不仅在东北三省发生影响，而且远及全国和东南亚各地。

在老师的指示下，我买了一部《医宗金鉴》。通过自己的学习，发现其中的《订正伤寒论注》搜集了诸家之长，参以己意，说理明畅，使人读之发生兴趣。于是，我如饥似渴地埋首于《伤寒论》的学习。从这开始，方由被动的学习变为主动的学习，而向自学迈出了新的一步。

二、自学问题

下面谈谈自学的问题。自学是每一位科学工作者的必由之路。因为我们不能跟老师一辈子，应该走自己的奋斗之路。但是，自学必须讲求方法，必须有一个切实可行的计划，必要时还得有人指点一二。

自学也需要条件，主要是要有时间保证，要争分夺秒，爱惜光阴，要有必要的工具书和参考书，如果有上图书馆的条件，那就再理想不过了。

自学有三忌。一忌浮：指自学之人，心不专一，不能深入书中，只是浮光掠影地浏览一下，当然这种学习是没有什么结果可言；二忌乱：指自学之人，没有一个完整的学习计划和步骤，一会儿看这本书，一会儿又看另一本书，好像蜻蜓点水，这种杂乱无章，没有系统的学习，也必然学无所成；三忌畏难：指自学之人，在自学过程中，有的内容看不进去，发生了困难。殊不知，凡是自己看不懂的地方，也正是知识贫乏的具体反映。如果不以钉子的精神向难处深钻以求解决，反而畏难自弃，必然枉费一番心机，半途而废。记得古人鞭策人们学习，说出许多的格言和警句，如什么"石杵磨绣针，功到自然成"啦，"精神一到，铁石为开"啦，"不经一番寒彻骨，焉得梅花扑鼻香"啦，都说明了一个真理，那就是只有坚持学习而不畏难的人，才能取得最后的胜利。

本着这种精神，我刻苦自励，寒暑不辍地学习中医知识。我阅读了很多的医学名著，如金、元四家和清代的伤寒注家和温病学家以及明、清其他有代表性的作品，使我眼界大开，学识随之不断提高。

三、学以致用

在这里，我谈谈学与用的关系。学中医理论，目的是指导临床去解决防病和治病的问题。因此，在学习中就贯穿一个理论与实践统一的问题。清人陈修园为什么主张白天看病、夜晚读书呢？不过是强调学以致用，学用结合罢了。我很喜欢《三国演义》舌战群儒时孔明对东吴谋士程德枢所讲的一段话，他说："若夫小人之儒，惟务雕虫，专工翰墨；青春作赋，皓发穷经；笔下虽有千言，胸中实无一策。……虽日赋万言，亦何取哉？"孔明在这里嘲笑了那些读书虽多，而不成其经济学问，尽管终日吟咏，而于事实无所补的人。学习中医也最忌纸上谈兵。应该看到，不论任何一家名著，也都有一分为二的问题，也都有待于在实践中检验和在实践中发展的问题。如果离开实践，就很有可能造成盲目地崇拜，或者粗暴地加以否定。对这种学风，我们是坚决反对的。

以《伤寒论》来说，它是一部公认的经典巨著，是中医临床的指南。但由于医学的不断发展，临床资料的大量总结，我们发现它在叙证方面有的则过于省略。例如，五个泻心汤的“心下痞”是以无痛为主，但从临床上来看，痛与不痛的两种情况皆有。这是事实，用不着大惊小怪。

另外，心下痞，还可出现心下隆起一包，形如鸡卵大小，按之则杳然而消，抬手则又随之而起。这个包起伏不定，中实无物，不过气的凝聚或消散。所以，也管它叫“心下痞”，而不能另叫其他的病名。关于这个特殊的心下痞证候，也没能写进书中。

我认为通过临床实践去验证理论的是非，是一个可行的办法。为此，我想把《伤寒论》存在争论的两个问题提出来讨论一下：

一个是六经的实质是否与经络有关；一个是桂枝去桂加茯苓白术汤，是去桂还是去芍。这两个问题向来争论不休，莫衷一是。究其原因，多是从理论上进行了辨论，而在临床实践上则很少有人加以说明。为此，应把理论和实践结合起来进行讨论，以求得到问题的解决。

1. 六经与经络是否有关 有一年，我在天津汉沽农场巡诊至北泊的一户农民家中，恰巧这家一个十五岁的男孩发烧而且头痛。试其体温39.6℃，切其脉浮，舌苔则薄白而润。乃直告其父：你的孩子患的是风寒外感，吃一服发汗的药就会好的。其父说村中无药，买中药须到总场。惟时已午后，且交通不便，只有俟于明日。他又说：“先生为何不用针灸治疗，而何必用药？”他不知道我对针灸并非所长，姑应其请，以慰其心。于是，为针大椎、风池、风府等穴，而实未料定能效，然令人惊奇的是针后患儿竟出了透汗，热退身凉而病愈。

我本不是针灸医生，因为到农村，诊箱内备有一套医针，以为偶尔之需。至于我的配方选穴，是遵照《伤寒论》的“先刺风池、风府”和“当刺大椎第一间”的精神进行的。

针灸发汗解表的事实告诉了我，太阳与经络的关系是多么的密切！再重温足太阳膀胱经络脑下项，行于腰脊和“太阳、三阳也，其脉连风府，故为诸阳主气”的一句话，是说得多么中肯。

循经取穴的方法，经在前而穴在后，所以有穴必有经络的存在。太阳主表的关键，在于它的经络行于背后而连于风府，故为诸阳主气。以此推论，则经府相连以及膀胱为水府，津液藏焉，气化则能出，故有“三焦膀胱者，腠理毫毛其应”，气津皆行于表的说法。由此可见，太阳，实际上是膀胱与经络的概括，并不是一个空洞的名称。这就是中医的传统理论。否则，那就违背了中医的理论，而实为中医之所不取。

2. 桂枝去桂加茯苓白术汤的争议 《伤寒论》第28条的桂枝去桂加茯苓白术汤，《医宗金鉴》认为去桂是去芍之误。从此，遵其说者大有人在，形成了去桂和去芍的两种观点而纠缠不清。我想通过以下两个病例，证实桂枝去桂加茯苓白术汤确实无误，使这个问题得到澄清。

陈修园在清·嘉庆戊辰年间，曾治吏部谢芝田先生令亲的病。症状是头项强痛，身体不适，心下发满。问其小便则称不利。曾吃过发汗解表药，但并不出汗，反增加了烦热。切其脉洪数。陈疑此证颇似太阳、阳明两经合病。然谛思良久，始恍然而悟，知此病前在太阳无形之气分，今在太阳有形之水分。治法，但使有形之太阳小便一利，使水邪去而气达，则外证自解，而所有诸证亦可痊愈。乃用桂枝去桂加茯苓白术汤，服一剂而瘥。

我校已故老中医陈慎吾，生前曾治一低热不退的患者，经他人多方治疗，而终鲜实效。切其脉弦，视其舌水，问其小便则称不利。陈老辨此证为水邪内蓄，外郁阳气，不得宣达的发热证，与《伤寒论》28条的意义基本相同。乃疏桂枝去桂加茯苓白术汤，三剂小便畅利，发热随之而愈。

通过这两个治例，完全可以证实六经和经络脏腑有关，桂枝去桂加茯苓白术汤也是没有错误之可言。

四、谈学习《伤寒论》的三个步骤

趁此机会，我想顺便谈谈如何学习《伤寒论》的问题。

学习《伤寒论》应先打好一定基础，其中包括学好《内经》中的阴阳辨证思想和方法，以及学好脏腑经络的生理病理知识。同时把《医宗金鉴·伤寒心法要诀》和陈修园的《长沙方歌括》学懂吃透，并要背诵如流，牢记不忘。这是第一步。

在这个基础上，再看白文（指不带注解的原

文）。《伤寒论》原文，是以条文形式写成。据赵开美复刻的宋本《伤寒论》有398条之多。《伤寒论》既然用条文表达辨证论治的思想方法，因此，学习《伤寒论》就有一个理解条文和条文之间相互关系的意义而为基本要求。应该看到，《伤寒论》398条是一个完整的有机体，在条文之间，无论或显或隐，或前或后，彼此之间都是有机的联系着。作者在写法上，充分运用了虚实反正、含蓄吐纳、参证互明、宾主假借的文法和布局，从而把辨证论治的方法表达无余。由此可见，学习《伤寒论》先要领会条文和条文排列组合的意义，要在每一内容中，看出作者组文布局的精神，要从条文之中悟出条文以外的东西，要与作者的思想相共鸣。这样，才能体会出书中的真实意义。白文最少看它四五遍，并对其中的六经提纲和一百一十三方的适应证都熟背牢记方有妙用。在这一阶段，可能感到枯燥无味，那也无关紧要，只要坚持下来就是胜利，这是第二步。

在熟读白文的基础上，然后就可以看注了。《伤寒论》的注家不下数百之多，看哪一家为好呢？在认识上也不一样。我以为先看成无己的《注解伤寒论》为好。因为成注的优点是在学术上不偏不倚，以经解论，最为详明，说理比较中肯。成氏写的还有《伤寒明理论》和《方解》两种书，同《注解伤寒论》鼎足而立，缺一不可。所以，在看成注之前，这两种著作也应认真地看一看，才能对它选写的五十个证候，在定体、分形、析证、辨非等环节上有所认识，以加强辨证论治的方法和运用。成氏三书读完后，可以看看徐大椿的《伤寒论类方》、柯韵伯的《伤寒来苏集》、尤在泾的《伤寒贯珠集》。以上的三位注家，在伤寒学中影响很深。他们的注解，或以方归类，或以证归类，或以法归类，角度不同，而殊途同归，可以开拓思路，实有破迷解惑的作用。柯注的优点，从原则上讲，他指出了《伤寒论》不专为伤寒一病而设，而六经辨证实能统摄百病。柯氏的真知灼见能与仲景的思想相共鸣。他的不足之处，误把经络解为经略；又别开生面地将《伤寒论》的太阳膀胱经当作心阳来论，未免牵强附会，有失仲景之旨。尤注的魄力似逊于柯，在文字方面也不及柯氏的笔墨纵横淋漓尽致。然而，尤氏得马元一先生的真传，构思精辟，言简意赅，对脏腑经络、气血荣卫之理与正邪变化之机，上逮《内经》《难经》，下历百家，而极见功夫。他比柯氏更为扎实，惜乎人之不识也。此外，如方有执的《伤寒论条辨》、钱潢的《伤寒溯源集》，皆是知名之著，亦可加以涉览。以上几个专著读后，可以再看一点综合性的作品，其中应以日人丹波元简著的《伤寒论辑义》为理想。这是第三步。

通过上述的三个步骤，而又能坚持到底，对《伤寒论》这部经典著作也就可以说学的差不多了。

我讲《伤寒论》已有二十多年的历史了，但现在备起课来，还有可学的东西，还可发现自己在认识上的错误，可见这本书的深度和广度是难以蠡测的。为此，对于读这本书的人来说，切不可浅尝辄止，亦不可略有所获，便沾沾自喜而停顿不前。

结　语

归纳一下我以上所讲的内容：那就是学中医先从学习经典著作入手，不要怕难，要有一点精神；二是对于中医学的原文和汤头、药性及歌诀，既要明其义而又要背其文。不背一点书，是没有工夫可言的；三是变被动学习为主动学习，从被动学习中解放出来，自学不是权宜之计，而是要一生奉行；四是要树立学用结合，学以致用的优良学风，这对中医来说更为重要。

（原载《名老中医之路·第一辑》第1版·山东科学技术出版社，1981：102）

方证相对论

研究学习《伤寒论》，须要讲求方法，然后得其门而入，才能事半功倍，登堂入室。因此，对学习来讲，就有远近之分，难易之别了。

记得子贡说过："夫子之墙数仞，不得其门而入，不见宗庙之美，百官之富。"

凡是一门科学，都具有一堵墙，必须设法寻到门径，穿墙而入，才有可能目睹科学的富美。

《伤寒论》这堵墙是很厚的，怎样才能穿入？这是一个至关重要的问题。

我不遗余力为此而上下求索，至晋皇甫谧的《针灸甲乙经》序，问题才得到了解决。

序文说："伊尹以亚圣之才，撰用《神农本草》以为《汤液》。……近世太医令王叔和撰次仲景遗论甚精，皆可施用。"是仲景本伊尹之法，伊尹本神农之经，得不谓祖述大圣人之意乎？

从这几句话中，我知道了张仲景乃是"本伊尹之法"，而是神农学派的传人。所以，要想穿入《伤寒论》这堵墙，必须从方证大门而入。

为此，我要先讲一讲《伤寒论》的方证大义：

《伤寒论》的方，叫作"经方"，来源于伊尹的《汤液经》，而被西汉的太仓公淳于意和长沙太守张仲景所继承而流传至今。"经方"的特点，药少而精，出神入化，起死回生，效如桴鼓而为方书之祖。

《伤寒论》的证，又叫"证候"，乃是反映疾病各种痛痒的一个客观"验证"，证有客观的规律性，又有其特殊性，它可供人分析研究，综合归纳等诸多妙用。

证是客观存在，附于病生，必然是有物质基础的，而不是医生们凭空想象出来的东西。

"证"不是捏造出来的，它是生理病理客观的产物，它同病可以分开，而又不能绝对地分开。所以证之于病，如影随形，从"取证"的意义来讲，它优于近代医学之上。

由于病不能离开证而了然独存，所以我不承认辨证而与辨病的距离有天渊之别。

"证"的精微之处，古人则称之为"机"，凡事物初露的苗头都带有机义。昔者"仲景见侍中王仲宣时，年二十余，谓曰：'君有病，四十当眉落，眉落半年而死。'令服五石汤可免。仲宣嫌其言忤，受汤勿服。居三日，见仲宣，谓曰：'服汤否？'仲宣曰：'已服。'仲景曰：'色候固非服汤之诊，君何轻命也！'仲宣犹不信。后二十年，果眉落，后一百八十七日而死，终如其言。"（《针灸甲乙经》序）

以上的记载，反映了张仲景预知生死，可谓神乎其神，但是他说出了"色候固非服汤之诊"，还是通过色脉之诊，而知其必然的。

古人说的"月晕而风，础润而雨"等"见微知著"的学问，似乎发在机先，令人难以揣摩。以中医来讲，实不能离开"证"的存在与反映。机之发不能无证也。

古之医家能通天地，决死生而百发百中，而皆善于识证知机，辨证之学岂可轻视之哉！

中医以辨证为先，惟《伤寒论》的辨证论治之法，祖述岐黄之学，发明汤液之旨，高出人表，独领风骚，而为中医之魂也。

《伤寒论》总结了六经辨证的规律，又厘定了主证、兼证、变证和夹杂证四个层次。

在临床辨证时，应先抓主证。主证是指决定全局而占主导地位的证候。所以主证是纲，纲举而目张，对附属于主证的兼证、变证、夹杂证等也就自然迎刃而解。

例如：太阳病中风的桂枝汤主证，是以汗出、发热、恶风为主；伤寒的麻黄汤主证，是以无汗、恶寒、身痛为主；少阳病的柴胡汤主证，是以口苦、喜呕、胸胁苦满为主；阳明病的白虎汤主证，则以烦渴欲饮、身热汗出、脉洪大为主；大承气汤的主证，则以不大便、腹满疼痛、潮热谵语为主；太阴病理中汤主证，而以吐利、腹满、饮食不振为主；少阴病的四逆汤主证，则以四肢厥冷、下利清谷为主；厥阴病乌梅丸主证，而以消渴、气上撞心、心中疼热、呕吐、下利、吐蛔为主。

六经的主证，是辨证的核心，只有先抓定主证，才能突出辨证的重点，这种宝贵的遗产是任何人都可以继承的。

至于兼证：是指附于主证的兼见之证，比如说在桂枝汤主证的前提下，而出现的“喘”，或者是“项背强几几”等证。

变证：是指医生误治之后，原来的主证一变而成另一种证候。如误发少阳之汗而变生的谵语，误下太阳而变生的下利。

夹杂证：其来源有二：一种是人的体质不同，感邪虽一，发病则异；一种是先有宿疾，后感伤寒，则使老病与新病，标病与本病，表病与里病交叉出现。

以上介绍的《伤寒论》证候之学，千姿百态，丰富多彩。说明证候的出现是无穷的，而古人遗留辨证的东西则是有限的。所以就有一个继承与发展，创新与开拓的问题摆在我们的面前。自仲景以后，后世医家在六经辨证的基础之上，涌现出脏腑辨证、三焦辨证、卫气营血辨证等许多的辨证方法，蔚成了辨证学的大观。扩大了辨证的范围，补充了六经辨证不逮之处。

应当为之指出的，中医的辨证方法，并不等于“照本宣科”，墨守成规，死气沉沉而毫无生意。古人说的“医者意也”，这个“意”字，就跳出了教条的框框，赋予了医人的独立思考，运用思维、理论、经验以及调查研究获得的材料，建立自己的“辨证观”，用自己的才智进行辨证论治，则天马行空，独往独来。纵观历代的医学家必有这种人物，而显示当时的医学成就和它的伟大之处。

总的来说：认识疾病就在于证，治疗疾病则在于方。方与证乃是伤寒学的核心问题，被历代医家所重视，因此，乃有“方证相对论”的提出。这对伤寒之学的发展光大起到了非凡的作用。

然而最早提出此说的既不是清初的“错简派”，更不是日本江户时期的“古方派”，乃是公元682年唐朝的伟大医家孙思邈先生。孙思邈在《千金翼方·卷九》中说：“论曰：伤寒热病，自古有之，名贤睿哲，多所防御，至于仲景，特有神功，寻思旨趣，莫测其致，所以医人未能钻仰。尝见太医疗伤寒，惟大青、知母诸冷药物投之，极与仲景本意相反。汤药虽行，百无一效，伤其如此，遂披伤寒大论；鸠集要妙，以为其方，行之以来，未有不验。旧法方证，意义幽隐，乃令近智所迷，览之者造次难悟，中庸之士，绝而不思，故使闾里之中，岁致夭枉之痛，远想令人慨然无已。今以方证同条，比类相附，须有检讨，仓卒易知。夫寻方之大意不过三种：一则桂枝，二则麻黄，三则青龙，此之三方，凡疗伤寒不出之也。……”孙氏在此重点讲述了如下的几个问题：

1. 对“方证相对论”的提出 经王叔和撰次的《伤寒论》条文，证与方而不上下相连，也就是“证”的下边没有“方”的衔接。这种格局不利于对《伤寒论》的学习和临床实践应用。有鉴方证相离，不能一气呵成，孙氏提出“旧法方证，意义幽隐，…… 览之者造次难悟”，所以他主张“方证同条，比类相附”，改为在证之下而载其方，使方随证立，证随方呈，方证由不相顺接，而变为“方证互相对应”，扭在一起，互不分离。

以上这种改进，为伤寒学带来了三大好处：①突出了方证的重点和优势；②促进了方证的集合与归纳；③加强了辨证论治的速度，打开了通向《伤寒论》的大门。

自从孙思邈提出“方证相对论”的改革方法以后，又上升为学习方法与捷径，它被认为是唐代伤寒学的一大发明。

2. 严厉批判了伤寒误用凉药的错误 《伤寒论》第一张方子是桂枝汤，第二张方子是麻黄汤，显示了伤寒者，乃风寒之邪伤人也。《阴阳大论》云：“从霜降以后，至春分以前，凡有触冒霜露，体中寒即病者，谓之伤寒也。”但是，人们对伤寒的认识，在寒、温之间，见解游移不定，节外生枝，概念混淆不清，反而违背了仲景著书本意。因此，以寒训温，指鹿为马的问题不时发生，以凉药治疗风寒则比比皆是。

今人学习《伤寒论》，我认为有三个难题：用经络学说一难也；用气化学说二难也；用桂麻治疗伤寒三难也。

孙思邈痛心疾首地提出：“太医疗伤寒，惟大青、知母诸冷药物投之，极与仲景本意相反，汤药虽行，百无一效”。批驳对用寒凉之药治疗风寒之误，铿锵有力，说得淋漓尽致。

陶渊明有“今是昨非”的惊句，惟喜用寒凉，诋毁温热，“矫枉过正者”，引以为戒。

3. 建立治疗风寒三方 孙思邈对《伤寒论》众多方证之中，提纲挈领，经过认真的筛选之后，他说：“夫寻方之大意不过三种：一则桂枝，二则麻黄，三则青龙。”并且具体地写出“太阳病，用桂枝汤法第一”（五十七证，方五首）；太阳病，用麻黄汤法第二（一十六证，方四首）；太阳病，用青龙汤法第三（四证，方二首）。

由此可见，在太阳病治疗风寒之方，皆为“正对之法”，至于柴胡等诸方，皆属吐下发汗后不解之事，则非是正对之法。

太阳病确立桂枝、麻黄、青龙三方，按类立阵，如大将建旗鼓，望之各归麾下，而使方证对应井然不紊。“凡疗伤寒不出之也”。

日本江户时期的古方派医家吉益东洞先生所著的《类聚方》是在孙思邈的“方证相对论”启发之下而形成的。这本书的质量较高，尤以临床价值不容忽视。国内医家多以为“方证相对”始于东洞先生之手，乃有“吾道东矣？”的说法，在此为之更正，以免讹误。（原载《北京中医药大学学报》1996；1：1）

附：读“方证相对论”有感（见吕志杰著《仲景医学心悟八十论》第四十四论）

古今接轨论

张仲景方，我们叫经方（古方），经方以后之方，我们叫时方（今方）。经方药少而精，疗效惊人，有鬼斧神功之力，起死回生之妙。而且方义隽永，药味精当，耐人寻味，不可思议。据梁·陶隐居云：“依《神农本经》及《桐君采药录》，上中下三品之药，凡三六五味，以应周天之度，四时八节之气。尚有圣相伊尹，撰《汤液经法》三卷，为方亦三百六十首。上品上药为服食补益方者百二十首；中品中药为疗疾祛邪之方，亦百二十首；下品毒药，为杀虫避邪、痈疽等方，亦百二十首，凡共三百六十首也。实万代医家之规范，苍生护命之大宝也。”由此可见，经方乃古之圣贤为济世活人而留传于世。

经方的实践性、科学性、创造性有无穷无尽的潜力，伤寒学问贵在其方。日本古方派的吉益东洞先生曾说：“张氏之为方，虽复稍后扁鹊，而其药剂之富，法术之存，盖莫古焉。而医之学也，方焉耳！吾亦何求？”东洞氏能于千军万马之中，独具卓识，不愧为大家风范。

中国之文化，上下五千年，历史悠久，英雄辈出，继仲景方之后，如雨后春笋，又产生了数以万计的“时方”而方剂学大兴。方有古今之异，格调不尽相同，它们都具有血缘内在关系，与不可分割的家族史。《伤寒论》为方书之祖，比做母亲，是方之源，时方比做子孙，乃是方之流也。有源才能有流，有流才能取之不尽。应当看到，时方之中不乏上乘之品，如《千金要方》《外台秘要》《本事方》《太平和剂局方》等，驰名医坛，而与经方分庭抗礼。

方虽有古、今之分，亦有同气连枝之义，都是我们伟大宝库中的珍什。我们应当兼收并蓄不分轩轾，同等爱护，使其古今相互补充，互相借鉴，因证制宜，把古、今之方，变成一个既有淳朴的古意，也有灵活的新态，切中病情，一针见血的达成“古今接轨”创举。切不要执古而轻今，更不要倡新而非古，主动而积极地创造古今接轨的新产品。

我认为用方要灵活，有随机应变之才，不要壁垒森严，不敢越雷池一步。大家看，当时的张仲景，就有两方合用的先例。如桂麻合方，桂柴合方等等。所以“经方”与“时方”接轨，应当视为“水到渠成”之事。但也有人，出于对古方的爱护，认为这样做，恐怕破坏了经方的完整性和独立性，降低了古方的精华之气，因此阻挠古今接轨的进行而不肯百尺竿头更进一步。我认为中西医能结合，实验室的动物也能与人相结合，为什么同气连枝，一脉相承的古方与今方而不能接轨呢？我们叫“接轨”而不叫结合，是从历史实际情况出发的，请看后世方的麻黄、桂枝、大黄、芒硝、柴胡、茯苓、白术等药所构成的各种方剂，无不从《伤寒论》的麻黄汤、桂枝汤、大小承气汤、小柴胡汤、五苓散等方发展演变而来，这就是古今接轨的内在联系，也可以说是骨肉相连不可分割的关系。何况“方”是“药”组成的，而“药”又是“证”所产生的，但是“证”受到客观影响，而又有灵活多变的特点。举例而言，古今人异，气候变迁，体质强弱，生活习惯，能左右“证”的变化。就拿张仲景的《伤寒论》来讲，当时是以风寒邪气伤人为主，治疗方面也是桂枝、麻黄、青龙三方鼎立而已。到了后世明清之季，由于寒少温多，治疗由辛温解表，一变为辛凉解表，而叶天士、王孟英、吴鞠通等温病大师在医坛相继崛起。从历史唯物主义来看，这个变化是客观存在的。客观的变化，促进了医学的不断发展，新旧事物才能不断地交替与更换。

然而“古今接轨”这一方剂学伟大变革，必须经医人之手，从临床出发，用实事求是的态度，把时方与经方进行巧妙地结合，有的用“时方”以补“古方”之不逮，有的用“古方”以补“时方”之纤弱。既对经方有深刻的认识，又对时方亦有扎实的工夫，把古方、今方、古今接轨方成为三足鼎立之势。所以看之似旧，而实是当今中医药学创新之壮举。“古今接轨”不是标奇立异，更不是哗众取宠，乃是一种伟大的科学构思，须投入大量的智力，呕心沥血，达到“炉火纯青”，能画龙点睛，一笔下去则破壁腾空。

此项工作千言万语，一时难于道尽。兹将个人的“古今接轨”方法和意境略说一二，仅供大家参考。

一、古方接轨时方

我在临床治疗湿温病，如果出现胸满心烦，夜不成寐，每在下午发热与心烦加重，而有“懊侬”之势，这是湿热上蕴，气郁火结，因而出现了“火郁”的心烦之证。此时如果只用三仁汤清利湿热邪气，因有火郁为援，而效果则差。为此，我选用了古方的栀子豉汤与三仁汤合方进行治疗。

《伤寒论》的栀子豉汤，以擅治“虚烦”证而著称。“虚烦”是一种特殊的心烦，仲景称之为“心中懊侬”，形容其心中烦乱，难以名状，口不能述，手不能指，使人无可奈何。由于是火郁气结，所以有时可兼见“胸中窒”，“心中结痛”或心烦腹满等气血郁滞不利的特点。

火当清之，郁当发之，所以用栀子豉汤清宣郁火。栀子苦寒清热，但因其体轻而上行，清而宣，与芩、连苦降直折不同。凡火热郁而烦者，非栀子不能清，所以丹栀逍遥散及越鞠丸的火郁都用栀子而不用其他。豆豉气轻味薄，既能宣热透表，又可和降胃气，宣中有降，善开火郁，同栀子合用治疗火郁虚烦甚为合拍。

湿温病出现心烦，乃是湿热之邪郁于胸的一种见证。除心烦症外，胸满为甚，三仁汤能清利三焦之湿热，而不能治疗胸中之火郁，而黄芩、黄连又因苦寒直折，带来了冰伏湿邪，郁遏气机之弊端。“古方”与“时方”接轨的三仁汤与栀子豉汤，既能清热除烦，开郁理气，而又不挠于湿热邪气，则有百利而无一害，发挥了“古今接轨”之作用。

我在临床治疗“湿热伤肺之咳嗽”，咳嗽频繁，痰多胸满，舌苔白腻，脉来濡缓，每用“甘露消毒丹”改成汤剂服之屡验。一日治一妇人，从舌、脉分析，属于湿热之邪，然除咳嗽外，又有气喘，“咳逆倚息不得卧”之症。三日来头不接枕，痰气辘辘有声，周身疲怠难支，西医按肺炎治疗而不效。切其脉浮濡，视其舌苔白厚不燥，因思此证属于“湿热咳”。然而肺失宣降，又出现气喘不卧，则又非甘露消毒丹所能治。根据仲景方义，治喘当用麻黄，有寒者配以干姜、桂枝；有热者则配以生石膏辛寒之品。今为湿邪所伤，欲用麻黄治喘，则配以何方何药为宜？思之良久，惟有《金匮》之麻黄杏仁薏苡甘草汤散寒除湿，宣肺平喘，而又切中湿咳病机，亦不发生助湿生热之弊。（按：后世之三仁汤方，实从麻杏苡甘汤变化而来）。

于是，我在甘露消毒丹方中，加入麻黄3g，杏仁10g，薏苡12g，炙草3g，甫服1剂，当夜则喘定能卧，熟睡一宵，翌日喘咳大愈。

我治食滞伤胃，中焦湿浊不化，食后胃胀痞满，嘈杂反酸，以及胃脘疼痛，舌苔白腻，脉来沉滑，每以古方之大黄黄连泻心汤，与时方之平胃散接轨则效果明显而无与伦比。某西医患胃病，反酸又吐苦水，胃中嘈杂，烧心作痛，百般治疗而无效可言。值余赴昌黎讲学之便，特邀余诊，切脉视舌，而为湿浊生热之证。乃用平胃散加黄连10g，大黄2g。服至7剂则酸水不泛，嘈杂与烧心皆愈。病人大喜过望，连说“中医药确是一个伟大的宝库。”

二、今方接轨古方

古方之芍药甘草汤，是治疗“脚挛急”的一张名方。一日同诸生门诊用之弗效，诸生哗然不知所措。余在原方加羚羊角粉1.8g，钩藤16g（为时方羚羊钩藤汤的主药），仅服3剂，而脚挛急全瘳。

芍药甘草汤，苦甘酸相合，平肝养血，缓急解痉，而用之不效者，病重而药轻也。今用时方之羚羊钩藤汤与之接轨，羚羊角与钩藤入厥阴肝经，而有清肝祛风，舒筋散血之专功。所以能匡芍药甘草汤之不逮。从病理来看两方之治有其统一性，从药味分析来看羚羊角与钩藤则大助芍药甘草汤一臂之力，此所以古今之方必须接轨，事实胜如雄辩也。

古方之小柴胡汤，治疗“胸胁苦满”肝胆气郁之证，向为医林所称道。余治妇女气郁而用此方，尚不尽如人意。于是余用时方之越鞠丸（汤）与之接轨，服之则心胸快然通畅。也可以说单用柴胡，或单用越鞠，皆逊于两方接轨之法。用药如用兵，兵贵神速，方能胜人一筹也。

又如古方之苓桂术甘汤，治疗水气上冲之“水心病”可谓举世无双。然水湿与痰热常可同行，临证除胸满心悸气冲之外，常常出现心烦、少寐、泛呕欲吐等症。一度用过加龙骨、牡蛎济饮镇逆之法，效果殊不足道，后来余用时方之温胆汤与之接轨，豁痰行饮，安心定悸，使人酣然入睡，诸症霍然而愈。

近读河南周世印先生提出古方四逆散可与时方之二陈汤、黛蛤散、五磨饮子、金铃子散等合方之法，所涉为广，妙义无穷。而上海潘文奎先生用古方之麻黄附子细辛汤，治疗心动过缓，认识到古今接轨其力为大，提出时方之菖蒲郁金汤、桃红四物汤、失笑散与之相合，取得了临床疗效，发挥了古今合方之优势。

可见“古今接轨”之法，在广大医人心目中，早有一种自发的趋势，把古方、今方有机地而又恰如其分的形成“古今接轨”，乃是伤寒学的新生力量，也是方剂学一大进步，实为发展中国医药学的伟大工程。

以上所论，错误难免，敬请大家指教。（原载《刘渡舟教授行医五十年纪念册·刘渡舟医论五则》）

论述发汗解表法中的片面性

发汗为邪气在表而设的一种治法。《内经》说：“善治者，治皮毛。”又说“其在皮者，汗而发之。”然而，“发汗解表”要先辨出风、寒、暑、湿等的具体情况，然后选用辛温发汗，与辛凉解热的相应方剂。这样做叫“辨证论治”，乃是克服主观片面的一个关键措施。

如果医者不从客观的辨证出发，而是从自己的主观愿望，以及思想感情的喜、恶出发，不能把发汗大法一分为二，而是局限于或温或凉的一个侧面，这就深深陷入“片面性”的泥潭。以上这种情况古时有，现在也有。因为它们是搞主观主义，偏离了辨证论治的要求，在临床上给病人带来了无穷无尽的危害。同时也限制了《伤寒论》的健康发展，所以才有讨论研究之必要。

那么，为什么产生了“片面性”的问题？为什么犯了“片面性”的人，又很固执地难于改正？提起此话，一言难尽。今不揣肤浅，作以下的讨论与分析，希望同道们不吝赐教。

一、在学术上的先入为主

人的知识来于学问，学问能使人眼界扩大，但也能使人心胸狭窄而产生自我与主观。

一般来讲，凡学伤寒者，惯用辛温发汗，而习温病之学，则动手便用辛凉发汗。他们师徒授受，先入为主，门户之见，积习日深，成其自然，而自以为是。天长日久，于不知不觉中，产生了“片面性”的思想，并且还用“片面性”攻击对方，让他们俯首称臣，纳入自己的一派。

二、“矫枉”与“过正”

崇寒与崇温两派，意见相左，而各是其说，互相争鸣。

论战之下，不是东风压倒西风，就是西风压倒东风。况且，学术之争，必有“矫枉”之论。由于意气用事，在真理面前，又多迈了一步，从一个极端又走到另一个极端，就会出现了“矫枉过正”的毛病。

我认为“矫枉”是对的，因为它把主观片面的思想，纠正到恰如其分的程度，所以属于“实事求是”的一种客观态度。

至于“过正”，则就离了谱，也就发生了错误。因为它从客观上“开倒车”，用偏激过分的思想，又把问题拉到主观片面的上头。

儒家讲：“致中和，天地位焉，万物育然。”凡属搞过了头的思想，就必然没有生机，也就不能欣欣向荣地向前发展。

三、要从历史上找原因

自从《伤寒论》问世以来，而为“方书之祖”的称号影响为广深。随之而来就产生了辛温发汗的片面性。

辛温发汗的习惯与思潮，一直到了金、元时期，出现刘完素遵《内经》之旨，阐发火热病机，才开始扭转了这种情况。

刘完素说：“余自制‘双解’‘通圣’辛凉之剂，不遵仲景法桂枝、麻黄发表之药，非余自衒，理在其中矣。故此一时，彼一时。奈五运六气有所更，世态居民有所变。天亦常火，人亦常动，动则属阳，静则属阴，内外皆扰，故不可峻用辛温大热之剂。”

刘完素本着“五运六气有所更，世态居民有所变”的天人相应之理，以及阳动过极，表里内外皆扰的理由，他成为公开反对张仲景用辛温发汗的翘楚。

刘完素《火热论》的学说，又经其门人穆大黄、马宗素、荆山浮屠等人的大肆宣扬，其声势所及，也就在所难免地产生了“矫枉过正”的片面性思想。

把辛温发汗压下去，把辛凉解表提上来。到了明末清初之际，又有叶天士、王孟英、吴鞠通等温病大师相继出现。他们著书立说，多所创新，至此，才有系统地产生温病学派。

叶天士擅用古方，又创立卫气营血辨治温病，而没有烟火之气，一经指点，便别有洞天，而光彩射人；王孟英才气横溢，对湿、温、疟、痢织出古“经”今“纬”而灿烂夺目；吴鞠通虽服膺叶氏之学，但创用三焦分证，别开生面，又有所前进。以上的几位医家，他们跳出刘完素的热药与凉药搭配的模式，而能改进创新，另辟蹊径，形成了一种自己的风格，同时也批判地纠正了动手不离麻桂的思潮。

对比之下，犯了辛温与辛凉的片面性而各有其徒，但其中的辛凉派占了上风，大有包打天下之势。这是因为，温病学在历史长河中，经历了金、元、明、清4个朝代，时间跨越为长，故其影响为深。况且，温病学说多出自南方，具有清新蕴藉的才气，很能吸引广大医务人员的钟爱，在思想上逐渐形成了统治的地位。

古人说“冰冻三尺，非一日之寒”，普天之下造成罢黜辛温麻桂，独崇辛凉银翘，习而不察，蔚然成风，长此以往，伊于胡底？故不能坐视而不加评论。

四、伤寒的“寒”是什么

温病学滥用辛凉以治风寒邪气，它们认为“寒”就是“温”，寒与温的界线，往往混为一谈。其实，寒是寒，温是温，两气各异，岂得混为一谈。

为了说明问题，请看张仲景所引的《阴阳大论》所云：“春气温和，夏气暑热，秋气清凉，冬气冰冽，此则四时正气之序也。冬时严寒，万类深藏，君子固密，则不伤于寒，触冒之者，乃名伤寒耳。”又说：“中而即病者，名曰伤寒，不即病者，寒毒藏于肌肤，至春变为温病，至夏变为暑病。”

由此可见，《伤寒论》所说的正局，乃是寒邪所伤，而属于六淫之先，至于温病、暑热等病，乃是《伤寒论》的变局，为继发之病，是伏邪所生，而居于伤寒之末。

我认为学习《伤寒论》，首先要抓住正局，要确切地承认伤寒的“寒”，就是寒冷之“寒”，不要把它当作温病来对待。

《伤寒论》的文章，有其独特的内涵，它能用“误治”造成的“变证”，在论伤寒的同时而又论“杂病”，它又将“不即病”的伤寒，而统论各种温病的发生，这种借舟抵岸的过渡文法，从文字上看，真真假假，虚虚实实，皆有可能，我们不要死抠字眼，斤斤计较，而难于自拔，只能从中吸收它的辨证论治的内核，才能得到海阔天空的大自在。

《阴阳大论》又说：“其伤于四时之气，皆能为病，以伤寒为毒者，以其最成杀厉之气也。”这就明确为我们指出：六淫之中，惟有“寒”邪伤人为最重，所以称之为“寒毒”。故其为病也而超出其他邪气之上。所以从历史唯物主义的眼光来看，伤寒在我国也曾有过大的流行。如《伤寒杂病论·序》说：“余宗族素多，向余二百，建安纪年以来，犹未十稔，其死亡者，三分有二，伤寒十居其七。”便能心领神会的对这个寒毒肃杀之邪，在我国发生发展的具体情况，“一锤定音”地确知为“寒”而非温。

古往今来，许多医家，对寒邪伤人的重要性，心无定见，忽而指为温，忽而指为疫，缺少“画龙点睛”之举。虽笔下千言，总不知“寒”为何物也。

也有人能够认识到“寒”，但又不知寒邪为病的严重程度与它的历史存在，轻描淡写不及仲景之心法，亦良可憾也。

伤寒既然是“寒”，而不是温，这应当用辛温之法，而不能用辛凉之法，可是在片面性的支配下，反用凉药而治伤寒。这岂不是咄咄怪事。

孙思邈曾说过：“尝见大医疗伤寒，惟大青、知母诸冷物投之，极与仲景本意相反。汤药虽行，百无一效。”这反映了在唐代就发生过以凉治寒的这一活生生的事实。现在还有人对我说过：“你还给学生讲麻黄汤么？你用过麻黄汤吗？”其言外之意，真让人啼笑皆非。

五、夏天也有伤寒

友人赵君对余曰：古人说的冬令肃杀之寒邪，到了今天，气候变暖，地气北移，水冰地坼之严寒已不复存在，君何苦执古人书不放，而大讲伤寒与麻、桂辛温发汗之法也？

我说：看问题不能只看一面，要看两面，《伤寒例》叫作“临病之工，宜须两审也。”

因为北京的暑热难捱，君不见“制冷设备”应运而生吗？最时髦的则属其中的“空调机”了。

空调机一开，则飒飒冷气扑面而来，沁人肌肤，一身暑汗，马上顿消。

在贪凉取冷之时，则就不免造成“非其时而有其气”。虽在夏天就得了“空调病”，也可以称之为“伤寒”吧？

老子云：“福兮祸所伏”，你能说北京的夏天没有伤寒病吗？

“空调病”据我临床观察，它有恶寒、发热、身痛、气喘、无汗等症。其脉则见浮弦，或者浮紧，其舌苔则白润不干。这同伤寒表实的“麻黄八证”极为相似，我叫它为“空调伤寒”，以资与正令伤寒互相区别。

对于这个病，西医见有高热气喘，痰声辘辘，湿性啰音，多按“肺炎”治疗。然而打针输液等治法，对临床收效甚微。转请中医会诊，因有畏惧麻、桂之片面性，对患者在体表束缚一层寒邪，得不到及时的温散之法。其惯用的辛凉之银翘、桑菊等方，则必然郁阳气，冰伏寒邪，始终得不到外出的机会。

张仲景说：“不汗出而烦躁”，这仅是其中的一例。推广其义而言，则有“不汗出而喘”；不汗出而“发热不退”；不汗出而“头痛不解”等等。

江西的万有生教授说过：“不少人以为流感是热性病，所以要用凉药治疗。初时还以辛凉为主，银翘、桑菊广为运用，后来渐至苦咸寒（如板蓝根）。理由是它们可以抑制病毒生长。至今国内感冒药市场为寒凉药占领。结果是，大量的可用辛温解表的麻黄汤（1~2剂）治愈的风寒感冒患者，却随意用寒凉药，令表寒闭郁，久久不解，酿成久咳不已，或低热不退，或咽喉不利等等后果，临床屡见不鲜，而医者、患者竟不知反省。”

以上万老之言，是由衷而发，反映了他对只知用辛凉，而不知用辛温的片面性，有一种焦急不安的心绪。

如果老年人患了“空调病”，因其抵抗力下降，“老怕伤寒”，虽然出现发热，而脉来不浮反沉，浮为阳，沉为阴，阳证见阴脉者为逆，此证危机四伏，死人最速。此证往往伴见痰鸣气喘、指凉不温、精神不振、侧头欲睡，这些证候，叫作“少阴伤寒”。必须当机立断，而急用温经补阳之法：附子12g，炙甘草10g，麻黄3g，急煎与服。方名叫“麻黄附子甘草汤”。使其外散太阳之寒，内温少阴之阳，附子力大气雄，助正匡邪，两治表里，既监麻黄之迅，又增甘草之补，服后多可转危为安。

如果出现心悸、头眩、气喘、背寒、小便不利、身肿腿沉、脉来沉弦、舌胖而苔水滑等证，这是寒伤少阴，心肾阳虚，不能化气行水之过。可用苓桂术甘汤与真武汤合方（附子、桂枝、白芍、茯苓、生姜、白术、炙甘草）温补心肾阳气，以化水寒之阴邪。

结　语

发汗解表，医之大事也。《伤寒论》辛温发汗，仲景之大法也。由于以寒训温，以温统寒，造成辛凉解表的片面性，而使仲景辨证论治之学受挫。读斯文也能鉴吾用心之苦则幸甚矣。

（原载《首届全国伤寒论金匮要略教学研讨会论文集》第1版．广东科技出版社，1996：1）

李培生先生医论医话二文

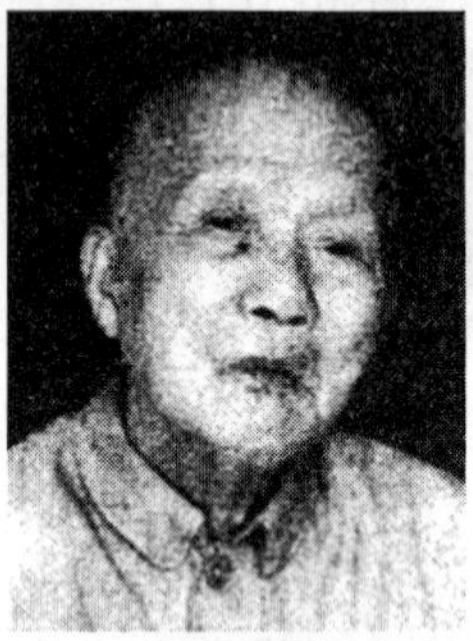

简介 李培生（1914~2009），字佐辅，湖北省汉阳县人。教授，著名中医学家，全国著名伤寒论专家，享受国务院政府特殊津贴。自幼随父李席之读书兼学医，父亲辞世后，18岁独自于汉阳县城乡应诊。1931年遥从上海名医恽铁樵授业两年。新中国成立初，先后供职于索河与柏林联合诊所。1957年到湖北省中医进修学校进修学习后留校执教，1958年转湖北省中医学院，担任过内经、伤寒论、温病学、内科学、医学史、方剂学等课的教学及临床工作。曾于两届全国伤寒师资班主讲伤寒论。为人师表，备课认真，讲授生动透彻，深受学生爱戴。临床擅长治疗内、妇、儿科疑难杂病。其治学严谨，学识渊博，通晓中医经典著作，尤精于《伤寒论》研究，对历代四百多家注释《伤寒论》中的二百多家著作做了探本析流的考究，可融贯理论，应用于临床。是全国著名的伤寒论专家。编著出版了《柯氏伤寒论翼笺正》《柯氏伤寒附翼笺正》《柯氏伤寒论注疏正》等著作。主编了全国西学中教材《伤寒论》、全国高等医药院校教材《伤寒论选读》和《伤寒论讲义》、全国高等中医药院校函授教材《伤寒论讲义》、全国高等医药院校《教学参考丛书·伤寒论》等。在全国各地的学术刊物发表论文80余篇。1974年1月参加中国共产党，1980年晋升教授。1986年被中共湖北省委科教部、省教委、省教育工会授予“湖北省教育战线劳动模范”称号，随后被中国教育部授予“全国优秀教师”称号。

毕生遵奉“勤学之、审问之、慎思之、明辨之、笃行之”的治学精神，行医治病，救死扶伤，不计名利得失，深受群众信赖。

编者按 本书第1版承蒙李培生教授提携而撰写“序文”与论文。第一次拜见李老是2009年［我参编研究生教材，编写会在湖北中医学院（今称“湖北中医药大学”）召开，期间陈国权教授带我拜访李老］，当时先生精神尚好。不意数月后仙逝！先生在研究《伤寒论》方面的成就举世公认。第2版再录第1版所选先生两文：第1文之简述求学经历、研究《伤寒论》心得、以经方为主治重病经验等，足供我辈学习；第2文“漫谈一药之师”，是一篇简短的医话，读之开启心扉，令人觉悟，可提高诊治水平。

崇尚仲景　师事百家　勤奋实践

我从医六十余年，平生热爱中医事业，对伤寒学说的理论与临床研究尤为注重。现就自己的治学方法和临床经验择要介绍于此，以飨同道。

一、精勤博览　师事百家

作为一名好医生，必须多闻博识，精通医理。要多闻博识，“精勤”乃是关键。我青少年时代，家境艰苦，但艰苦环境却磨炼了意志。白天外出应诊，无论贵贱长幼，满怀仁慈博爱之心；晚间挑灯夜读，手不释卷，寒冬酷暑，从无间断。真可谓“焚膏油以继晷，恒兀兀以穷年”。

我读书的方法是：基本书籍反复读；实用书

籍重点读；博大浩繁书籍选择读。

读中医书，要做到四到：即眼到、口到、脑到、手到。眼到、口到乃仔细阅读辅以背诵；脑到是将读过的内容反复思考，充分理解，加深记忆；手到为勤做笔记，略有心得，则眉批于字里行间，获一良方，辄记录于薄页，既备他日问难之资料，又为自习之章本。这“四到”学习方法，于临证、写作殊有妙用。

学习中医药学，不应囿于一家之言，而应师事百家，博采众长。在三十年代初期，上海名医恽铁憔招收函授弟子，遥从授业两年，收益很大。20世纪40年代初，中医名家冉雪峰、胡书诚等在武汉行医，我四处收集他们的病案和处方，录存研习，以求进益。即使后来服务于乡梓，亦不忘求教于走方医中有专长者。我认为，谦虚谨慎，不耻下问，是一个医生成功的重要因素之一。

二、崇尚仲景　诠解伤寒

在数十年的中医教学与临床生涯中，我于《伤寒论》的研究，殚精竭虑，不遗余力。针对《伤寒论》注家多的特点，我从历代《伤寒论》注本的数百家中，选取有代表性的二百余家悉心研究，然后择善而从，融会贯通，诠释伤寒，以广实用。其特点有：

1.重视辨证与辨病相结合　自古治伤寒者，大多强调辨证，而忽视辨病。我认为，《伤寒论》之研究，既应强调辨证，又应重视辨病。何谓病？即《伤寒论》中之太阳病、阳明病、少阳病、太阴病、少阴病、厥阴病也。如“脉浮，头项强痛而恶寒”，发热为太阳病。何谓证？在太阳病脉证的基础上，若无汗而喘，是风寒袭表束肺，为麻黄汤证；若无汗而烦躁，是表寒里热，为大青龙汤证；若无汗而干呕咳喘，是表寒里饮，为小青龙汤证，等等。临证之时，辨病必须审证，审证又须辨病。辨证与辨病相结合，是仲景诊治疾病之主要特色，亦是仲景“见病知源”之关键所在，这与庸医见症治症，头痛医头者不同。

2.六经传变不以日数拘　六经病证，病机变化错综复杂，证候表现多种多样。在复杂的病变中，《伤寒论》根据证候交替此起彼落之特点，有“传”与“不传”“转属”“过经”“转系”“转入”等形容之词。我认为，不应在各词上找问题，而应从证候中寻癥结。盖疾病之传变与否，从病因病机综合分析，取决于病邪的微甚，正气的盛衰，治疗的当否，以及护理是否周到，患者有无宿疾等等。如患者正气较旺，病邪轻微，虽得表病，亦不内传。故曰：“伤寒三日，三阳为尽，三阴当受邪，其人反能食而不呕，此为三阴不受邪也。”若在疾病发生发展过程中，治疗失当，则证候多变，病邪易于内传。故太阳病篇里，因误用汗、吐、下后转为变证的条文，实占绝大多数。如桂枝汤，“服已须臾，啜热稀粥一升余，以助药力。温覆令一时许，遍身漐漐微似有汗者益佳……”若治疗或护理失当，汗出“如水流漓，病必不除”，演变为种种变证，若是阳虚之体，则易漏汗亡阳，如桂枝加附子汤证；若属阳盛之躯，汗出过多，又能造成津伤而阳热更盛，如白虎加人参汤证。又如阳明蓄血证，病因“本有久瘀血”；阳明燥屎证，以“本有宿食故也”。这说明某种疾病之形成，又与宿疾有关。故欲知疾病传变与否，当从多方面考虑，而不可拘泥于日数。

3.气化学说有切实价值　自明代以来，注《伤寒论》者，不下数百家，师承不同，仁智之见各异。夫张志聪、陈念祖、唐宗海等宗气化学说，用天人交感之至理，揭躯体幽微之奥秘，对于深究仲景学说而期为世所用者，自有切实之价值。如从我所治疗的大江南北之肠胃疾患来看，实以湿热证居多；而肝胆疾患，则多从火化，故用药一涉辛温燥烈，则容易使病机向坏的方面转化。此与阳明、厥阴不从标本而从中见之化，有相暗合者。是知气化一说，求诸临床，征之可信，用事实可以说明。然探讨六经不能偏执一隅，须把六经证候与脏腑、经络、气化、部位等有机结合起来进行研究，方为全面。

4.伤寒方可以治疗杂病　《伤寒论》是论述外感疾病（包括某些杂病）的辨证论治专书。伤寒方不仅治疗伤寒，并且可以治杂病，其治病范围涉及内、外、妇、儿等各科。苟能深明此理，通达要妙，将伤寒方广泛运用于对杂病的辨证论治，自能处理裕如，应变于无穷。

三、潜心临床　精通辨证

学好中医，重在实践。一个中医学者，既是

书生又是医生。作为书生，应该多读书，多写书，能由博返约，食能消化；作为医生，就要学以致用，服务于临床，解决群众疾苦。医生要想对疾病采取正确的治疗，就必须首先掌握正确的辨证方法。辨出疾病的表现为何“证”，然后根据辨出的“证”确定恰当的治法，再根据所定治法的要求，选用方药。方证相合，必有良效。

辨证论治的具体体现是理法方药，在这四个方面，方药占的比重最大，方药的灵活运用在辨证论治中尤为重要。因为一证有一证之专方，一病又有一病之专药。如《伤寒论》太阳病有中风表虚证之桂枝汤；有伤寒表实证之麻黄汤。而茵陈、常山、白头翁分别是治疗黄疸、疟病、痢疾的专药。此即所谓“有是病者用是药，有是证者用是方”。但专方专药的应用，要注意专病的本质、特征及其阶段性，根据疾病进退缓急予以灵活变化，切不能只知套用专方专药，却忽视辨证论治，而应在辨证前提下选择专方专药，或创制新方。

如曾治严某，男，47岁，干部。1993年6月因患胸腺瘤做摘除术。术后出现眼皮下垂，四肢无力。经反复检查，几家大医院均诊断为“重症肌无力”。服中药益气之品后脘腹胀气；服升提之剂则烦冤不解；用西药地塞米松等又心胸不适。转延我诊治，刻诊：上睑下垂，四肢无力，吞咽不利，口流涎水，胸脘闷胀，不知饥饿，嗳气频频，睡不安寐，大便带血（有痔疮史），小便短黄，舌尖红、苔黄腻，脉细而略数。详审本案，证属胸阳受损，痰热内阻，阴津伤耗。治当通阳宣痹、清热化痰为主，佐以清热生津、健脾益气之法。处方：炒栝楼皮、薤白、法半夏、炒竹茹、香橼皮、陈皮、炒枳壳、炒黄连各10g，夏枯草、枇杷叶、茯神、炒二芽各15g，芦根20g。此方前后加减共服15剂，精神大振，心胸舒畅，纳食增进，二便通利，上睑下垂症消失。守方守法巩固调理而愈。

细析此案，病在胸阳损伤，气机郁滞，痰热内阻，热邪耗津，胸阳不能振奋，气机不得宣通，痰热不能清除，故病不去矣。治当从痰热立论，法从证出，方随法成，以经方栝楼薤白半夏汤合时方温胆汤为主，结合证情变化，灵活化裁用药，终取良效。

四、喜用经方　药取平稳

我行医60余年，临床治病喜用经方，但师古不泥，灵活化裁。如曾治程某，男，45岁，嗜烟，并有咳嗽宿疾。某年秋因外感咳嗽加剧，痰中见脓，有腥臭味，迭服中西药，咳唾脓痰时而小愈，时而增剧。困卧床第，已近1年，恳求处治。细询其症，胸闷异常，右胸疼痛，时唾腥臭浊痰，咽干不渴，苔黄脉数，与《金匮》所云之肺痈相符。阅前方，诸如苇茎汤、泻白散、排脓散等均已服过，但未彻底收效。病虽旷日持久，元气已损，然脉来有神，尚未至竭绝程度。惟肺部浊痰败脓，病久已成窠囊，必得攻坚拔积峻药，以冀转危为安。遂用三物白散方：桔梗、川贝母各10g，巴豆（去壳，炒黑存性）3g，共研细末，以白开水调下，作数次服。初服未见动静，约1小时后服用第2次，服后须臾，胸痛不舒，唾出顽痰败脓半升许，急令止药勿服，以米粥调养，和其胃气。此后胸膈畅快，唾出浊脓亦稀。改用扶土生金法，仿参苓白术散加化痰解毒药调理而愈。

我平生受张仲景、叶天士、吴鞠通及恽铁樵、曹颖甫等医家的影响最深，处方用药以轻灵平稳为主，为医者岂能滥投虎狼之剂而称道耶？

我临证喜用经方，亦用时方，或根据病情需要，将经方与时方熔为一炉。临床还根据自己的经验，创造新方，如治疗头痛的清上定痛汤；治疗食道病变的清化解郁汤；治疗肝胆疾病的疏肝利胆汤；治疗崩漏下血的寒凝止崩汤等，均具有较好的临床效果，为临床所常用。

（李家庚整理。原载《湖北中医杂志》1995；4：12）

漫谈一药之师

昔人评议文章，有增移一字而词句清顺，气势陡振，琅然可诵，即所谓“一字之师”。吾谓中医治病，若辨证既明，立法、遣方亦不误，惟用药不能丝丝入扣，设有贤达为之指点一二，加入对证之药，则疗效卓著，其作用当不亚于一字之功，此即吾所谓“一药之师”也。

忆余幼年学医时，此类事实而不能忘怀者有二。其一，某年端午后，同湾刘培义之弟患湿温，延龚某诊治，服药至十余剂而无效，刘来县请吾父一决，并度父年老而病不能远行，先请龚医将病情，脉象，舌苔经过一一笔录，请为斟酌。父审视毕，谓余曰：“照龚方（内有芩、连、半夏等药）加干姜一味可也。盖湿温痞、呕、泻利，有同于伤寒胃不和。湿郁热蒸，中焦不和，则湿热二者，愈益纠缠不解，故前人有抽茧剥蕉之喻。仲景半夏泻心汤，用芩、连清热，姜、夏燥湿，借用于湿温，可谓面面俱到。若今人只敢用寒凉药而不用辛热药，未免遗却一面，遂至不效矣。”刘持方归，服此方数剂，竟愈。以后愚临证时，对于湿温，有时施用此法亦有效验。然而患者舌苔黄燥，或中心带剥，或舌质红绛，应谨防胃阴受损，干姜辛热，仍不可用。清·张聿青《医案》治湿温，有此类型一案，可作殷鉴。至于人参、甘草、大枣等药，助湿酿热，如遇湿热蕴隆，亦宜斟酌。

其二，是岁秋，余由县回乡，探视三叔之疾，其人素嗜酒，其证有腹满时痛，不食而吐，大便溏泻，日行三五次，小便清白，脉缓弱，苔白厚，是太阴脏寒脾不健运，寒湿凝滞致病，当与温中之法，进理中汤二剂，无效。又加熟附子，服二剂，亦无显效。急归持方示父，父审视毕，谓余曰：“方尚与证相合，惟宜加理气药一两味，必有大效矣。”“前人如朱丹溪用参芪补药，必佐以橘皮。张石顽于理中汤内加青陈二皮，方名治中汤，甚有巧思。盖气行则水行，气为血之帅，故治疗水血痰食诸病，苟能于对证方中，加入行气散结之品，殊有加强疗效作用。”余遵其说，遂于前方加砂仁、煨木香、川朴、炒建曲等药，又服二剂，果愈。

自抗战爆发后，余避难回乡，悬壶于官桥李家集，适福兴杂货店店东李某某老丈，体素弱，素有咳喘之疾，某年冬天大发，延愚诊治。审视前方，均为疏肺化痰之剂。其证面部浮肿，恶寒腰痛，呼吸迫促而不能平卧，少腹部拘急不舒，大便尚可，小溲短少，舌质淡苔白，脉沉细而弱。断为久病咳喘，势必及肾。肾为真阳真阴之本，肾虚而不能温煦摄纳，故出现上列种种症状。《内经》谓“肾者水脏，主津液，主卧与喘”（《素问·逆调论》），是其明证。故从前治肺、治脾无效，此时当用温肾益阳固本补虚之法为宜。遂用八味肾气丸方作汤与服。数剂后，诸症少减，惟喘息仍存。又仿都气丸之意，将前方去肉桂，加五味子，服五剂，药有小效。又参都气丸合观音应梦散复方之意，用六味地黄汤加五味子、盐水炒补骨脂、胡桃肉、炒杜仲、煅磁石、怀牛膝、车前子与服。十剂后，患者精神渐振，诸症减轻，惟稍一动作仍感喘息不支。适老中医李某某在集上开位育堂药店，余持方请教。彼谓：此方温镇固摄，与证甚合。惟建议加沉香一味，以加强理气平喘作用。余从其说，将前方煎汤后每次用沉香粉数分，随药汤吞下。又五剂，喘息渐平，时至新春，已能起床，随即告愈。盖沉香一物，李时诊谓“治上热下寒，气逆急”。用于此证，自有良效。

某年秋，余暑假回乡休假，适邻村刘湾一吴姓壮年，患疟疾兼旬不愈。持前服方示之，为草果、黄芩等味。愚曰：间日疟发过多次，症状典型，可用截法。此方当加酒炒常山，疟发前两小时服，必效。服后，果愈。乡间医生以常山为下品毒药，不敢贸然轻用也。李士材云：“世俗畏常山发吐，不知其（治疟）有神功，但炒透则不吐耳。”可谓知言。昔清·康熙帝与曹寅书，推重金鸡纳治疟有神效，谓中土无治疟效药，并有疟疾不可妄服人参之说（见《红楼梦》附录）。

愚谓金鸡纳一名金鸡勒，清·赵学敏据慎行《人海记》所载，已收入在《本草纲目拾遗》卷六木部下，此药治疟有效，自是事实。惟中医治疟效方，如汉·张仲景之《金匮要略》用蜀漆散治牝疟、温疟，唐《千金方》《外台》以下方书用常山、蜀漆治疟之方，不胜枚举。因忆往时汉川县某小镇一药店，有治疟方多验。时至暑月，每日卖药数百剂，其药经铡过，不传方。愚托人购其药，细为检视，知为常山、草果、槟榔、乌梅、川朴、半夏、黄芩、陈皮等味，是从达原饮、截疟七宝饮诸方变化而来。故愚采用上法，泛治截疟，随证增损，极有效验。至于人参可否治疟，愚谓疟疾如挟暑湿纠缠，病邪势盛，虽露虚象，自不可服。曾见疟疾有误服人参补益，酿为臌证，以至不救者。若谓疟疾一概禁用人参，亦不尽然。曾治塾师李澍村，年逾花甲，患疟疾，服截疟药即好，但不断根，遇风冷即作，如是者两年。延诊：时方仲秋，衣尚重棉。愚视其舌苔白滑，脉象濡缓无力，肢冷恶寒，稍食生冷或油腻食物即腹痛吐泻。断为久疟中虚，虚多邪少之证。宜用露姜饮加味，治以温中固本为主而微兼散邪之法。遂与高丽参6g，苏红皮5g（愚在临床中凡用参芪白术等甘温补益中焦之药，必佐以陈皮、枳壳等理气快膈之品，如异功散用陈皮，枳术丸用枳实之例，则补而不滞，补而受益）。药炖好后，合入鲜生姜汁一匙，露一宿，服前加温，分两次服。服后精神即振，以后连服数次，疟不再作。是治虚疟久疟，人参间亦可用。故人参治疟之说，必须运用辨证的方法，审证而定，并非一概禁用。

中医治病，应以辨证论治的原则为指导，而其重要的一个环节，又在遣方用药方面。但时下风尚，多重医而轻药。岂知投剂不准，用药不当，不仅影响病情向好的方面转化，甚至能危及患者生命，是知一药之微，关系于临床至大。

夏锦堂先生医论医案二文

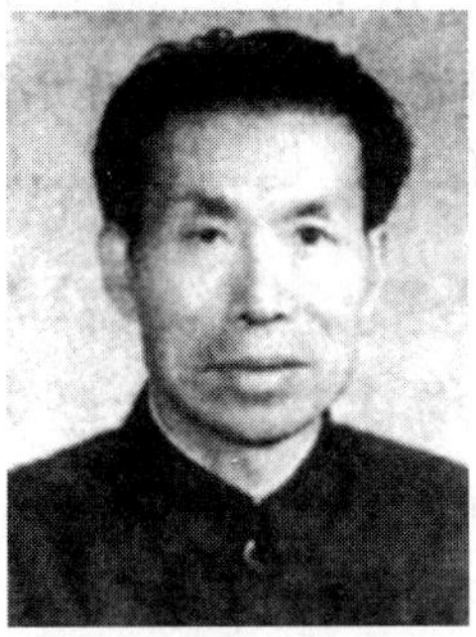

简介 夏锦堂（1924~2010），江苏丹阳人。曾任河北中医学院院长、教授、主任中医师，河北省中医学会副理事长、中华全国中医学会二届理事、《河北中医》杂志编委会主任委员、河北省高级教师职务评委会中医学科组组长、河北省高级中医职务评委会委员。1990年退休。1941~1945年从邑名医钱少青、包绥之、颜亦鲁等学习中医。1946年起，在本乡开业行医。1951年组建乡联合诊所，任所长。1956年考入江苏省中医学校医科师资班，毕业后应聘到河北从事中医教学工作。1965年以后，在天津中医学院、河北新医大学、河北医学院中医系任教，主讲《中国医学史》《中医内科学》《中医儿科学》和《金匮要略》等课程。同时带领学生临床实习，通过四诊、八纲，识别病性、病位与病因，培养独立工作能力。医、教之余，从事写作，担任《中医学问答》《中医自学丛书》的副主编，以及两部书中《〈金匮要略〉问答》和儿科分册的作者。发表学术论文10余篇，其中《从中医学术发展战略角度谈人才培养》一文，获河北省1983~1987年医学教育研究论文一等奖。

编者按 夏锦堂教授治学严谨，办事认真，为人谨慎。我1988年从河北省中医院内科调到河北中医学院《金匮要略》教研室任教，于1995年独自编著《金匮杂病论治全书》，敬请夏老审定。夏老为本书第1版学术顾问之一。我在夏老生病住院期间去探望，先生在"但欲寐"病态下见到我很高兴，说了不少话。不意半个月后病逝！

略谈《金匮要略》的写作特点

《金匮要略》论述四十多种疾病，记载二百零五方，为古代治疗杂病的典范。是书在写作上，无论是分篇、论脉、讲病理、论治法都有其特点。了解这些特点，对学习和研究该书是有益的。

一、酌情分篇

1. 几病合篇 是书所论四十多种疾病，大多是两种或三种疾病合成一篇。如痉湿暍病、百合狐蜮阴阳毒病、中风历节病、血痹虚劳病、肺痿肺痈咳嗽上气病、腹满寒疝宿食病、呕吐哕下利病等。几种病合篇，是鉴于这些病的病理、症状或病位有相似之处。如《痉湿暍病》篇："太阳病，发热无汗，反恶寒者，名曰刚痉""病者一身尽疼，发热，日晡所剧者，名风湿""太阳中暍，发热恶寒，身重而疼痛，其脉弦细芤迟"。三者都有太阳表证，因此合篇。百合狐蜮阴阳毒三者都与感受邪毒有关，某些症状也相似。百合病"意欲食复不能食，常默默，欲卧不能卧，欲行不能行……"；狐蜮病"默默欲眠，目不得闭，卧起不安……不欲饮食，恶闻食臭"；又，狐蜮病"蚀于喉"，阴阳毒"咽喉痛"，因此合为一篇。肺痿肺痈咳嗽上气三者证候各异，病理不同，但都属于肺的病变，病位相同，故也合篇。

只有第十九篇是一些不同病证的归类。

2. 一病成篇　一种病成篇的，有疟病、奔豚、痰饮、水气、黄疸等。它们病情比较复杂，独立性亦较强。如疟病发作，或多寒少热，或无寒但热；奔豚气发作，气从少腹上冲胸咽等有明显的独立性。痰饮分四种证型，其中又有饮迫于上、饮阻于下、饮溢于表、饮伏于里以及寒热错杂、虚实并见等不同病情；水气病除风水、皮水、正水、石水和黄汗外，又有"五脏之水"，还联系气分和血分；黄疸有谷疸、酒疸、女劳疸之分，重在湿热发黄，但又涉及火劫黄、燥结黄和虚黄等，这些都较复杂。所以无论是两三种病合篇或一病成篇，都是斟酌实际情形而定的，有利于临床鉴别诊断。

二、借脉论理

《金匮》对所论疾病的发病机制，许多地方是借脉象来阐述的：

1. 分表里　如《脏腑经络先后病》篇："师曰：病人脉浮者在前，其病在表，浮者在后，其病在里。"指出浮而有力之脉出现于寸部，主外感表证，浮而无力之脉出现于尺部，主内伤里证。

2. 别寒热　如《疟病》篇："师曰，疟脉自弦，弦数者多热，弦迟者多寒。"盖疟为少阳之邪，故弦脉为疟病之本脉。因证有偏寒偏热，则脉分弦迟、弦数。

3. 辨虚实　《脏腑经络先后病》篇："寸口脉沉大而滑，沉则为实，滑则为气，实气相搏，……此为卒厥。"《中风历节病》篇："寸口脉沉而弱，沉即主骨，弱即主筋，沉即为肾，弱即为肝。"前者脉沉大是血实，脉滑是气实，气血相并，因而发生猝然昏倒之证；后者脉沉为肾气虚，脉弱为肝血亏，肝肾俱虚，筋骨失养，为历节病之本。

4. 论内外合邪　如《中风历节病》篇："寸口脉浮而紧，紧则为寒，浮则为虚，寒虚相搏，邪在皮肤，浮者血虚，络脉空虚……"这是说，中风病以贼邪为外因，血虚为内因，由于络脉空虚，贼邪入中，经脉痹阻而发病。

5. 论本虚标实　如《胸痹心痛短气病》篇："夫脉当取太过不及，阳微阴弦，即胸痹而痛，所以然者，责其极虚也。今阳虚知在上焦，所以胸痹、心痛者，以其阴弦故也。"脉阳微是胸阳不足，脉阴弦是寒饮痰浊搏结。由于胸阳不足，寒饮痰浊乘虚侵居胸中，痹阻胸阳而发病。说明胸痹是本虚标实之候。

6. 论阳盛阴亏　如《五脏风寒积聚病》篇："趺阳脉浮而涩，浮则胃气强，涩则小便数，浮涩相搏，大便则坚，其脾为约。"趺阳脉浮为阳，主胃热气盛，按之涩为阴，主脾阴亏虚。所以脾约证为肠胃有热而津液不足，以致肠道失润。

脏腑之气通于血脉而作用于全身。脏腑有病变，必然会影响血脉。《金匮》借脉象来论证疾病的发病原理，正说明脉象的变化是内脏病变反应的一个重要部分。

三、证以方略

有关证治的条文，叙证多较简略，有的只提到一个症状，便出方药，这种"省文法"，即"证以方略"。如《痉湿暍病》篇："湿家身烦疼，可与麻黄加术汤发其汗为宜。"《肺痿肺痈咳嗽上气病》篇："咳而脉浮者，厚朴麻黄汤主之。""脉沉者，泽漆汤主之。"《胸痹心痛短气病》篇："胸痹缓急者，薏苡附子散主之。"《黄疸病》篇"黄疸病，茵陈五苓散主之。"《惊悸吐衄下血胸满瘀血病》篇："吐血不止者，柏叶汤主之"等等，皆属此类。原文叙证虽略，但依据所出方药，可以推断临床应具之脉证。如湿家身烦疼用麻黄加术汤：麻黄汤发汗解表，加白术以祛湿，可知这是风湿表实证，除身烦疼外，必见恶寒发热、无汗、脉紧等证。又如咳而脉浮用厚朴麻黄汤，即小青龙汤加减，不用桂、芍、甘草，是因内饮重而表证轻，加厚朴、杏仁利气宣肺，加石膏、小麦清热除烦。可知厚朴麻黄汤所治是寒饮迫肺，郁而化热之证，除咳而脉浮外，有气喘、胸膈满闷、痰鸣、烦躁、舌红苔白等证。

四、详于特殊

在几种病合篇中，对于熟悉的一般证治往往从略，而比较容易忽略的证候和治法则详加论述。如《痉湿暍病》篇的湿病，里湿证治从略，表湿证治甚详，既分虚实，又别轻重。风湿表实重证用麻黄加术汤，轻证用麻杏苡甘汤；在表而卫阳虚的用桂枝附子汤，里阳虚的用白术附子汤，表里阳气俱虚的用甘草附子汤。又如《血痹虚劳病》篇的虚劳，则详于阴阳两虚，《腹满寒疝宿食病》篇的宿食病，一般证治从略，而对宿食壅积胃肠，脾伤而滞，升降之机失常等皆当下之，用大承气汤，论述较详。所以详于特殊是本书写作上又一特点。

五、彼详此略

对于不同的疾病出现相同的证候和采用相同的方药时，往往是详于彼而略于此。

1. 脉证从略 如《腹满寒疝宿食病》篇："按之心下满痛者，此为实也，当下之，宜大柴胡汤。"此处脉证从略。因大柴胡汤为伤寒少阳阳明同病方剂，应有郁郁微烦、往来寒热、胸胁苦满、脉弦等症，而不仅仅"按之心下满痛"，《金匮》和《伤寒论》原系一部书，彼详则此略。《黄疸病》篇："男子黄，小便自利，当与虚劳小建中汤。"此处叙证亦从略。因小建中汤证已详见《虚劳病》篇。虚劳在前，黄疸在后，他如《痰饮咳嗽病》篇："病溢饮者，当发其汗，大青龙汤主之，小青龙汤亦主之。"《呕吐哕下利病》篇："呕而发热者，小柴胡汤主之。"这些条文的性质均相同。

2. 方药从略 如《水气病》篇："夫水病人，目下有卧蚕，面目鲜泽，脉伏，其人消渴。病水腹大，小便不利，其脉沉绝者，有水，可下之。"此处方药从略。因本条是水湿壅阻化热，湿热壅盛，三焦决渎不利之证，所谓"可下之"是当用攻逐之法，而攻逐水邪方药在《痰饮咳嗽病》篇中已作详细论述，如十枣汤、甘遂半夏汤、己椒苈黄丸等。水气与痰饮同源异流，痰饮病前，水气病后，彼处已详，则此处从略。

六、运用插笔

常常运用插笔方法对脉证进行比较、鉴别，以说明有关问题。

1. 说明异病同脉 如《血痹虚劳病》篇："夫失精家少腹弦急，阴头寒，目眩发落，脉极虚芤迟，为清谷、亡血、失精；脉得诸芤动微紧，男子失精，女子梦交……"其中"脉极虚芤迟，为清谷、亡血、失精"一句，就是插笔。这三种脉象均为虚象，说明它除见于失精患者外，也可见于下利清谷和失血的病人。

2. 指出病同而脉异 如《黄疸病》篇"趺阳脉紧而数，数则为热，热则消谷，紧则为寒，食即为满。尺脉浮为伤肾，趺阳脉紧为伤脾……"这条是借趺阳脉来论述谷疸病理的，但后面的"尺脉浮为伤肾，趺阳脉紧为伤脾"两句，则是指出女劳疸与谷疸脉象的区别，也是插笔。

3. 举虚以证实 《腹满寒疝宿食病》篇："病者腹满，按之不痛为虚，痛者为实，可下之……"文中"按之不痛为虚"一句是插笔。实热性腹满的辨证与治则，用按之痛和不痛来对比，使虚实更加分明。

4. 论实莫忘虚 《腹满寒疝宿食病》篇："腹满不减，减不足言，当须下之，宜大承气汤。"这"减不足言"四个字也是插笔。是强调说明腹满不减是实证，若见腹满时减，便是虚寒之象，治当别论。

5. 由此而及彼 如《水气病》篇："水之为病，其脉沉小，属少阴，浮者为风，无水虚胀者为气。水，发其汗即已……"在论述正水与风水的不同脉象和治法时，插入"无水虚胀者为气"一句，在于说明胀和肿的不同。

总之，通过脉象的比较，症状的鉴别，病情的互勘，举一反三，使人触类旁通。张仲景运用各种写作方法，总结出第一部诊治杂病的医书，今天我们应该深入研究，并吸收新的实践成果，加以整理提高。

（原载《浙江中医杂志》1981；5：194）

论内饮治肾及案例

饮者，水也。饮之与水，异名而同类。水液的正常代谢与肺之宣肃、脾之运化、肾之开阖密切相关。一旦肺脾肾功能失调，则水饮泛溢于周身而为水肿，或停留于局部而为痰饮。由于水肿与痰饮病性相类，故治疗方法大体相同。本文着重对“内饮治肾”谈点体会。

一、内饮与外饮

《金匮要略》论痰饮，依据痰饮停留于人体的不同部位分为四饮：饮停胃肠，沥沥有声，谓之痰饮；饮留胁下，咳唾引痛，谓之悬饮；饮流四肢，身体疼重，谓之溢饮；饮阻胸肺，咳逆倚息，谓之支饮。所谓内饮与外饮，是概括四饮而言。因为内和外，实际上是指的深与浅。这就是说，痰饮病在发展过程中，病势尚浅，病情较轻者为外饮；病势已深，病情较重者则为内饮。尤在泾在论痰饮病短气倚息时明确指出：“外饮治脾，内饮治肾。”（《清代名医医案精华·尤在泾医案》）可见内饮之名，实导源于《金匮要略》。

还应指出，饮与水同源。故痰饮又叫水饮，有时直称之为“水”。湿与饮亦然，均属阴邪。饮停体内，易伤阳气，湿病亦易伤阳。苓桂术甘汤是治痰饮的一个主方，尤在泾称其功能“温中去湿”（《金匮要略心典》）。木防己汤主治寒饮郁热、正虚邪实之证，而曹颖甫说是“寒湿久郁，则生里热”（《金匮发微》）。由此可知，湿即是饮。湿聚则为水，积水乃成饮，如此而已。

二、内饮治肾的依据

提出内饮治肾，是因为痰饮病发展到深重阶段，根源在于肾阳虚衰。

水饮内停的基本病机有两方面：一是阳气被郁，一是阳气虚弱。阳气被郁涉及肺与脾。由于外邪的侵袭，肺气被郁，失于宣降，不能通调水道；或因饮食生冷，脾阳被郁，失转输水液之常，均能导致积水为饮。阳气被郁所致的饮证为外饮。阳气虚弱所导致的水饮，关键在肾。肾主水液，肾阳有蒸津化气之能。由于痰饮病经久不愈，正气虚弱，累及肾阳；或年老体弱，阴阳失调，导致肾阳虚衰，不能蒸化水液，最终必致积水成饮。这种内饮虽然可由外饮反复发作，由脾阳虚发展为脾肾阳虚，但其重点在肾。水饮的病因病机示意图如下：

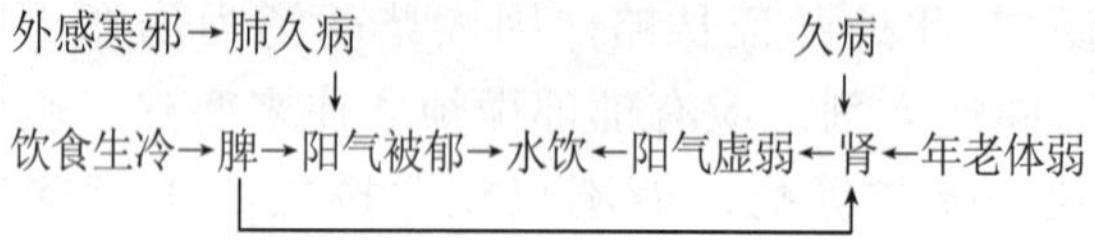

内饮也分发作期与缓解期。在其发作期，为使水有所主，饮有出路，自宜大力温肾行水。而在其缓解期，尽管外证不明显，但由于肾阳本虚，气化失职，内停之水饮未尽，在一定条件下难免复发。因此，要不失时机地温阳补肾，化气行水。《金匮要略·痰饮咳嗽病》篇所说的“夫短气有微饮，当从小便去之”，主张用肾气丸，即是指此。

三、内饮治肾的临床应用

肾阳虚弱，水饮内停，严重影响气机的升降和水液的代谢，从而引起咳嗽、喘证、心悸、呕吐、泄泻、水肿、臌胀等病证。对此，治肾是根本大法，但脏腑相关，在治肾的同时，又应兼顾他脏。常用方如真武汤、肾气丸、苓甘五味姜辛汤、附子粳米汤等等。

1. 温肾宣肺治咳嗽 内伤咳嗽，多是他脏先病而波及于肺。由于肾阳虚衰，水积为饮，上干于肺而成的痰饮咳嗽，肾为本而肺为标。治宜温肾行水为主。治例：张某，男，48岁。1993年4月7日诊。咳嗽3年余，遇劳或感寒即发。某医院诊为慢性支气管炎。近来咳嗽发作，痰多白沫，入夜尤甚，不得安眠，胸部满闷，气短神疲，两足不温，面色苍白，舌淡苔白，脉细滑。证属阳气不足，痰饮犯肺。处方：茯苓12g，细辛3g，干姜6g，五味子3g，熟附片6g，杏仁9g，苏子6g，炒白术6g，炙甘草3g。服3剂，咳嗽减轻，夜能安眠，白沫痰仍多。原方去杏仁、苏子，加党参9g、陈皮6g，继服15剂。咳大减，痰已少，两足转温，胸闷亦畅，乃停药。

2. 温肾纳气疗痰喘 久患喘证，肺病及肾，气虚失于摄纳，阳虚不主蒸化，水液变为痰饮，随气而上，阻碍气道，致使喘促反复发作。当温肾纳气，利水化饮。治例：王某，男，50岁。1981年12月6日诊。痰喘已10余年，时发时止。近年来病情加重，喘促难以平卧，喉中痰鸣，吐出大量白沫痰方觉轻松。某医院诊为慢性支气管炎合并肺心病。此次病发，全身浮肿，下肢尤甚，腹胀食少，大便溏，小便不利，两足冷，舌淡苔白，脉沉而细。阳虚水泛，气失摄纳之候。处方：熟附片12g，肉桂6g，补骨脂12g，干姜3g，五味子3g，泽泻9g，陈皮6g，连皮苓12g，大腹皮9g，法半夏6g。另，黑锡丹3g，每日1次，连服3日。汤、丹并进，3日后喘促稍减，小便增多，浮肿略退。原方去大腹皮，加炒白术6g、怀山药9g。连服20剂，喘大减，尿多肿退，吐痰亦少。前方去干姜、半夏、连皮苓，加熟地12g，砂仁6g，山萸肉9g，鹿角片9g。又服20剂，诸恙均退。

3. 温阳行水调心悸 肾失蒸化，脾失健运，水液停聚为饮，上凌于心，心阳被抑，心神失养，于是发为心悸、怔忡。治宜温肾行水以宁心神。治例：秦某，男，62岁。1993年3月12日诊。患肺心病已久，平素心悸，气短，咳嗽，下肢浮肿。近3日来因劳累病情加剧，心悸不安，动则气急，下肢肿甚，小便少，恶寒，肢冷，咳嗽多稀痰，舌淡苔白滑，脉沉小弦。肾阳亏虚，水饮上犯心肺之象。处方：熟附片10g，桂枝6g，炒白术10g，炙黄芪12g，连皮苓15g，猪苓12g，车前子12g，炙甘草6g，杏仁9g，炒苏子9g，生姜3片。服4剂，心悸、气急渐趋平安。按原方又服8剂，诸症均减轻，改服肾气丸，日2次，每次6g。

4. 温下和中愈呕吐 脾肾阳虚，水液的运输、蒸化皆失其常，变为痰饮停留肠胃，胃气不降，发为呕吐。其治法以温下为主，兼以和中。治例：李某，女，60岁。1992年10月28日诊。素有呕吐宿恙，一日饭后忽然犯病，始而肠鸣腹痛，继之恶心呕吐，吐出清水痰涎甚多，脘腹胀满，晚间尤甚，手足冷，神疲，形瘦。面色㿠白，舌淡胖苔白，脉细沉弦。阳虚生寒，夹水湿犯胃。处方：熟附片12g，吴萸3g，白芍9g，法半夏9g，茯苓12g，木香6g，生姜3片，大枣5个。服2剂，呕吐痰水已少，肢冷转温，仍肠鸣腹痛。原方继进3剂，呕吐腹痛大减，诸症亦轻。原方熟附片减为3g，去吴萸、白芍、半夏，加党参12g，炒白术6g，砂仁3g。服6剂，呕吐已止，即停药。

5. 益火补土医泄泻 肾阳不足，下焦失于温养，寒生于内；命门火衰，火不生土，腐熟水谷失职，寒气水湿逗留肠腑而成黎明泄泻。治当补益命火，兼以温脾涩肠。治例：赵某，女，46岁。1992年5月8日诊。五更泻时作时止，久而不愈。今因饮食不当，泄泻发作，大便稀水，夹有完谷不化，腹胀肠鸣，脐下阵痛，泻后痛减，腹部及下肢怕冷，胃纳不香，面色苍白，舌淡苔薄腻，脉沉细。脾肾阳虚，寒湿蕴结肠腑。处方：补骨脂12g，吴萸3g，煨肉果9g，五味子6g，炒白术10g，茯苓12g，木香6g，炙甘草3g，鸡内金12g。服药3剂，晨泻2次，腹痛肠鸣已减。原方继进，连服12剂，便泻1次，已非稀水，惟脐腹仍有隐痛。原方去五味子、鸡内金，加党参9g，怀山药12g，服6剂停药。

6. 温肾化气消水肿 水为阴邪，易伤阳气。水肿日久，由阳转阴，由脾及肾，肾阳虚衰，气化不行，水湿泛溢，腰以下肿甚。治宜温肾化气以行水。治例：李某，男，42岁。1988年9月10日诊。全身浮肿，时轻时重1年余，某医院诊为慢性肾炎肾病型水肿期。近来面浮肢肿，下肢为甚，按之如泥，腹胀，小便短少，畏寒肢冷，腰酸痛。舌淡胖苔白，脉沉细弦。尿检：蛋白(+)。此属肾阳虚之阴水证。处方：熟附片12g，肉桂6g，巴戟天9g，炒白术9g，连皮苓18g，猪苓12g，泽泻9g，商陆9g，椒目3g，生姜3片。服6剂，尿量增多，浮肿渐退，畏寒肢冷亦减。原方去商陆，加鹿角片12g，又服14剂，浮肿基本消退，腹不胀，乃以丸代煎剂。

7. 补肾利水消臌胀 臌胀病延日久，肝脾损伤，累及肾脏，肾阳衰既不能助脾运化，又失气化开合之职，水湿无以排泄，日益停积，气血为之壅滞，病势更深。治法重在温肾以行水。治例：吴某，男，51岁。1979年10月15日诊。患血吸虫病肝硬化腹水，腹大如鼓，朝宽暮急，久治效不显。小便短少不爽利，下肢浮肿，形瘦神疲，畏寒足冷，饮食减少，面色皖白，舌光少苔，脉沉细弦。肾虚阳衰，水聚不化。处方：熟附片10g，肉桂6g，熟地18g，山萸肉9g，怀山药12g，茯苓12g，泽泻9g，怀牛膝10g，车前子15g，陈葫芦30g，将军干（即蟋蟀）3对。服3剂，小便量增多，恶寒足冷已减，精神好转。原方继服12剂后，小便已爽，腹大渐消，下肢肿减轻。前方去将军干，加党参12g，炒白术10g。经治1月余，腹水全消，二便如常，改服肾气丸以善其后。

结　语

综上所述，内饮之根源在于肾阳虚，病势已深。饮停于内，随气流行，上犯于肺则为咳喘，凌心则为心悸，犯胃则为呕吐，留肠则为泄泻，泛溢周身则成水肿，停积不去则成臌胀。其治法虽因病而有异，但温肾助阳则同。肾阳振奋，生机旺盛，则正胜邪却，所谓“离照当空，阴霾自消”“大气一转，其气乃散”。

（原载《江苏中医》1997；4：3）

许占民先生论《神农本草经》对我国药物学的贡献

兼论经方用药遵于《本经》

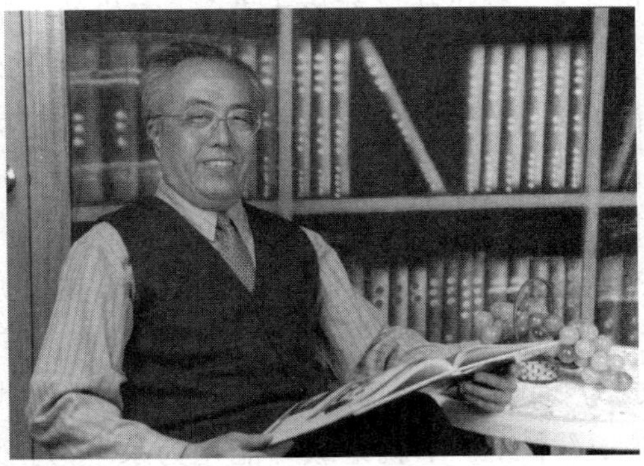

简介 许占民（1939~2009），出生于中医世家。天津人。1963 年天津中医学院本科毕业。河北医科大学中医学院教授、主任医师，曾任副院长，兼任中国中医药学会中成药分会副主任委员、中国中西医结合学会中药专业委员会委员、中国药学会河北分会理事、《河北中医》及《河北中医药学报》常务编委等。1993 年获国务院颁发的有突出贡献专家证书，并享受政府特殊津贴。1997 年被国家人事部、卫生部及国家中医药管理局批准为全国老中医药专家学术经验继承人导师。长期致力于中药学及方剂学的教学与研究工作，对中医经典著作——《神农本草经》深入研究，颇有造诣。在中医内科临床方面，继承了其父许子文及天津名医董晓初、邢锡波的学术思想及临床经验，以治疗心血管及消化系统疾病见长。同时，又长期从事中医药文献的研究工作，担任《中国药物大全·中药卷》主编、《中医药高级丛书·中药学》副主编、《中国医学百科全书·中医学》及《中医大辞典》编委，为编纂具有中国医学特色、代表中国医学水平的大型工具书做出了贡献。1995 年 1 月 13 日《河北日报》“燕赵之星”专栏，介绍了他的先进事迹，题为《让古医书走向春天》。他主编或参编著作 12 部，公开发表学术论文 22 篇。

编者按 许占民教授是我上大学时的中药学老师。许老师治学严谨，为人谦和，作风正派，做领导没有架子。我几十年与许老师保持密切的师生关系。曾合作立题对《神农本草经》进行研究。许老师一生从事中药教学与研究。以下选录的论文，体现了他对《中药学》典籍《本经》之精深研究。他不幸患了绝症，能坦然对待，仍不忘关心中医事业。

《神农本草经》为我国最早的药物学专著，大约成书于西汉至东汉时期。它总结了两汉以前药物学的成就，为我国药物学的发展做出了巨大的贡献，至今仍具有很大的实用价值。

一、《神农本草经》对我国药物学的贡献

1. 奠定了我国药物学总论的基础 《神农本草经》（以下简称《本经》）的“序录”部分，完整地反映了最早药物学总论的内容，为我国药物学奠定了理论基础。

在《本经》的“序录”中，首先提出了上、中、下三品药物的分类法。它将 365 种药物分为上、中、下三品，并指出：上品药物“主养命”（“命”指人的寿命而言，上品药物能使人强壮，延长寿命。这里也有发挥病人自愈力的意思）；下品药物“主治病”“多毒，不可久服”；中品药物介于二者之间。这种比较原始的中药分类法，虽然还很粗略，但在当时起到了一定的作用。

“序录”并指出了君、臣、佐、使的方剂配伍原则，在文中谈到“药有君、臣、佐、使，以相宣摄（“宣”有药物互相配合，起协同作用，以增强疗效的意思；“摄”有起制约作用的意思）。”这说明方剂按君、臣、佐、使的配伍原则组合，可以更好地发挥其治疗作用，克服其毒性、烈性、不良反应或副作用等。

“序录”且创立了“七情”，阐发“七情”药物的配伍规律。指出：药物“有单行者，有相须者，有相使者，有相畏者，有相恶者，有相反者，有相杀者”。在这7种不同的药物配伍情况中，相须、相使是常用的配伍方法，故文中提出“当用相须、相使者良”；相畏，相杀是应用毒、剧药物的配伍方法，故文中提出“若有毒宜制，可用相畏、相杀者”；相恶、相反是属于用药禁忌，故文中提出“勿用相恶、相反者”。

“序录”还完整的提出四气五味的药性理论。指出：“药有酸、咸、甘、苦、辛五味，又有寒、热、温、凉四气，及有毒无毒。”这里提出了有关四气五味及有毒无毒等药性理论，成为历代指导中药应用的原则。

关于剂型，“序录”中谈到：“药性有宜丸者，宜散者，宜水煮者，宜酒渍者，宜膏煎者。”这里指出了在制剂时，应根据药性及病情，而采用不同的剂型。

关于辨证用药的原则，“序录”中谈到：“疗寒以热药，疗热以寒药，饮食不消以吐下药……”这就揭示了在临床选药时，应以辨证为主。

关于服药的时机，“序录”中又指出：“病在胸膈以上者，先食后服药；病在心腹以下者，先服药而后食，病在四肢血脉者，宜空腹而在旦；病在骨髓者，宜饱满而在夜。”这里主要阐明了先食而后服药，使药效在上焦；先药而后食，使药效在下焦。清晨空腹服药，使药效迅速发挥作用；夜晚饭后服药，使药效徐缓发挥作用。

从“序录”中提出的以上论述，则不难看出，《本经》对我国药物学总论的贡献是很全面的，从分类、配伍、药性、剂型、用药原则，一直到服药方法，都一一论及，从而奠定了我国药物学总论的基础。

2. 奠定了我国药物治疗学的基础 《本经》所载药物的功效，为两汉以前用药经验的总结，为后世药物治疗学打下了基础。上、中、下三品药物，除有些药物所载功效存疑待考外，多数药物的记载，至今对临床用药，均具有重要的指导意义。如麻黄“发表出汗”“止咳逆上气”；大黄“荡涤肠胃”；吴茱萸“主温中下气止痛”；水蛭“主逐瘀血”；甘草“解毒”；黄连治“肠澼腹痛下利”；茵陈治“热结黄疸”；海藻“主瘿瘤气”等等，不仅为历代临床所沿用，并发挥了良好的疗效，有些也被现代药理实验所证实。

《本经》对我国汉代以后的药物学的发展产生了极为深远的影响。如南北朝时期的《神农本草经集注》、唐代的《新修本草》、宋代的《证类本草》、明代的《本草纲目》等重要著作，均是以《神农本草经》为基础而发展起来的。它奠定了我国药物治疗学的基础，同时对药物学的发展，起到了承先启后、继往开来的作用。

3. 为研究我国制药化学的滥觞 《本经》所载的无机药物的化学知识，当时已具有一定水平，成为我国制药化学的滥觞。如丹砂，历代应用甚广，《本经》早就记载“能化为汞”。丹砂是硫化汞（HgS），加热则发生化学变化，最后生成二氧化硫和汞。当时，对丹砂加热分解出汞的认识是很可贵的。

再如石胆（即胆矾），《本经》记载“能化铁为铜”“成金银”。石胆系含水硫酸铜（$CuSO_4 \cdot 5H_2O$），如将铁片放到硫酸铜溶液中，少许时间铁片就镀上了一层黄色的铜，这是铁离子把铜离子从硫酸铜中取代出来所致，故“能化铁为铜”。进而铜离子又可把金、银离子取代出来，故又能“成金银”了。

又如铅丹，历代应用亦多，《本经》也早记载它能“炼化还成九光”。即铅经过炼化，在不同的反应条件下（如不同温度），而生成各种不同颜色的铅的氧化物（如红色的 Pb_3O_4，橘黄色的 Pb_2O_3，深棕色的 PbO_2，黄红色的 PbO，灰色的 Pb_2O 等。所谓“九光”，乃泛指各种氧化铅的不同颜色，并非固定的九种）。

此外，《本经》还记载有空青“能化铜铁铅锡作金”，曾青“能化金铜”；石硫黄“能化金银铜铁奇物”；水银“杀金银铜锡毒，溶化还复为丹”；铁精“化铜”等等。从以上经文可以看出，《本经》对制药化学的认识，虽然较为原始，但确实为我国制药化学的起源。

二、《神农本草经》的实用价值

1. 对研究经方的指导价值 张仲景的经方，历代使用极为广泛，在临床上占有极为重要的地位。但在分析经方用药规律时，往往忽视《本经》对经方用药的指导作用。现论述如下：

经方用药，遵于《本经》。张仲景的《伤寒杂病论》（后经整理分为《伤寒论》与《金匮要略方论》二书）为东汉时期的作品，而《本经》成书则早于《伤寒杂病论》，故张仲景的经方用药之义必遵《本经》。徐大椿说："汉末张仲景《金匮要略》及《伤寒论》中诸方，……其用药之义，与《本经》吻合无间。"如大黄，《本经》载："主下瘀血，血闭寒热，破癥瘕积聚，留饮宿食，荡涤肠胃，推陈致新，通利水谷，调中化食，安和五脏。"在经方中，桃核承气汤、抵当汤、抵当丸、下瘀血汤中用大黄，即取"下瘀血"之功；鳖甲煎丸中用大黄，即取除"血闭寒热"之效，以治疟母；大黄䗪虫丸中用大黄，即取"破癥瘕积聚"之力；己椒苈黄丸中用大黄，即取祛"留饮"之义；大、小、调胃承气汤中用大黄，即取祛"宿食，荡涤肠胃，推陈致新，通利水谷"的作用。以上不难看出，仲景经方用药，悉遵《本经》。

《本经》对研究经方的指导价值在于：以《本经》原文去分析经方，则可深入了解经方用药的准确涵义。如人参，《本经》原文首提"主补五脏"，五脏属阴，其意思是主养阴。张仲景在《伤寒论》中用人参的方剂，多用于汗、吐、下后阴伤之症，以救津液。而回阳方中，如四逆汤、通脉四逆汤等均不用人参。但其中回阳方中也有用人参者，如四逆加人参汤用人参，这是用于利止而亡血者；茯苓四逆汤用人参，这是用于汗、下之后而阴液受伤者。这说明上述经方中用人参，是取其养阴的作用，而并非取其回阳的功效。

再如知母，具滋阴清热作用，而《本经》原文又指出："除邪气（这里指湿热水气而言），肢体浮肿，下水。"张仲景的桂枝芍药知母汤（治"诸肢节疼痛，身体尪羸，脚肿如脱"）中用知母，即取《本经》上述"下水"的作用，而并非单纯取其清热的功效。我们在临床中，治疗历节病日久，正虚较甚而湿热痹阻，其关节肢体浮肿者，选用该方往往获效。

又如干地黄，《本经》指出能"逐血痹"，《名医别录》载能"通血脉"，徐大椿在《神农本草经百种录》中指出：干地黄性质"滑利流通"，而有"行血之功"。故张仲景的大黄䗪虫丸及炙甘草汤中均重用干地黄，绝不是单纯取其滋阴的作用，而更重要的是取其行血、逐血痹的功效。上述方义的内涵，如不以《本经》原文去分析，则难以得到准确的解释。

我们在研究《本经》原文时，如用经方辨证用药的规律去印证，则又能进一步理解有关原文的准确涵义。以厚朴为例，《本经》说"主中风伤寒，头痛寒热"，根据有关经方的治症和方义分析，对上述原文不能理解为厚朴治伤寒中风之主症，而应是治疗伤寒中风之变症。也就是说，应用于伤寒中风，头痛发热之表证未解，且脾阳不振，湿阻气滞而致的其他变症。故用厚朴行气燥湿，以助其他解表药宣散邪气。如厚朴麻黄汤，为伤寒表邪不解，水饮上迫，导致"咳而脉浮"而设，方中用厚朴以降逆燥湿，顺气宣表，而助麻黄发散寒邪。再如桂枝加厚朴杏仁汤，为中风误下，表邪未解，肺气不宣而设，方中用厚朴行气降逆而平喘，以温通之性，并助桂枝解肌疏风。由此可见厚朴虽无发散作用，但在特定的条件下，能助解表药发散表邪。故周岩在《本草思辨录》中指出："厚朴苦温散寒满，其气向表。"邹澍在《本经疏证》中谈到："此厚朴不必治伤寒中风，而伤寒中风内外牵连者，必不可无厚朴，此所以推之为首功欤。"因此，根据上述经方加深对厚朴原文的理解，以治伤寒中风之变症（即表证未解，而内有湿阻气滞等变症）为准确。

再举白术为例，《本经》载能"止汗除热"。根据有关经方的治症和方义分析，此处所论汗出发热，绝不是桂枝汤证的自汗出发热，而应是治风湿相搏的发热汗出。属于后者才用白术以蠲除湿邪，而止汗除热。如防己黄芪汤，治风湿或风水，身重汗出恶风；甘草附子汤，治风湿相搏，骨节烦疼，汗出短气。根据上述经方的治症，对白术原文的理解，以白术治风湿相搏的汗出为准确。

再如麦门冬，《本经》主"胃络脉绝"。此处

"胃络"应为胃之大络，名"虚里"；"脉绝"应指脉有间歇状。周岩在《本草思辨录》中谈到"窃谓胃之大络，内通于脉，脉绝乃胃络不贯，……麦冬补胃阴以通络，而脉得所资则有之。"邹澍在《本经疏证》中也说："盖麦冬之功，在提曳胃家阴精，润泽心肺（心主血脉，百脉皆朝于肺），以通脉道。"《珍珠囊》言麦冬"生脉保神"。炙甘草汤主治心动悸，脉结代，方中用麦冬即证实了主"胃络脉绝"之原意，确有"生脉"之功。

以上可以看出，经方用药遵于《本经》，二者关系极为密切。在研究经方或《本经》时，如将二者互相印证，就能加深对经方及《本经》原文的理解，这对于临床辨证用药是具有指导意义的。

2. 对临床用药的实用价值　研究《本经》原文，掌握古代的用药特点，对深入了解一些药物的功效特长，有很大的临床实用价值。如玄参，具有清热养阴、解毒散结的作用，而《本经》又指出主"女子产乳余疾"。这里所谈的"产乳"，是指妇女产后的哺乳期；所谓"女子产乳余疾"，是指妇女产后多见的血虚有热等余疾。陈修园在《本草经读》中指出："以产后脱血，则阴衰而火无所制。治之以寒凉，既恐伤中；加之以峻补，又恐拒隔。惟玄参清而带微补，故为产后要药。"张锡纯通过临床实践，认为使用本品时，于"产后血虚生热，及产后寒温诸证，热入阳明者，用之最宜。"他又谈到："愚生平治产后外感实热，其重者用白虎加人参汤，以玄参代方中知母；其轻者拙拟滋阴养胃汤（玄参、当归、白芍、甘草、茅根）亦可治愈。诚以产后忌用凉药，而既有外感实热，又不得不以凉药清之，惟石膏与玄参《神农本草经》皆明载治产乳，故放胆用之。"张锡纯在《本经》原文的指导下，在临床上治疗产后热证，进一步发挥了玄参的特长，故取得了很好的疗效。

研究《本经》原文，有必要提起对被忽视的功效的再认识。如麻黄除"发表出汗""止咳逆上气"等作用外，还有"破癥瘕积聚"的功效，这是不被人们所重视的。徐大椿指出本品既"能透出皮肤毛孔之外，又能深入积痰凝血之中。凡药力所不到之处，此能无微不至。"故《外科全生集》的阳和汤，用于治疗阴疽等症，方中用麻黄，即取其"破癥瘕积聚"之意，并散寒通滞。再如大戟，功能泻火逐饮，《本经》"主蛊毒"，《百一选方》的紫金锭中用大戟，即取其解毒消肿的功效。因此，通过学习《本经》原文，全面发挥药物原有的功效，充分利用其应有的作用。

结　语

综上所述可知，《神农本草经》对我国药物学的创立，做出了巨大的贡献，为经方用药之源本，至今仍具有很大的实用价值。因此，我们在系统研究中药学时，决不能忽视对《本经》的研究工作。在高层次的中医教育中，如开办研究生班，即应开设有关《本经》选读的课程，为进一步继承和发展中医药学做出贡献。

（原载《河北中医学院学报 1994；1：16）

李士懋（国医大师）、田淑霄先生脉诊研究与崇尚经方案例

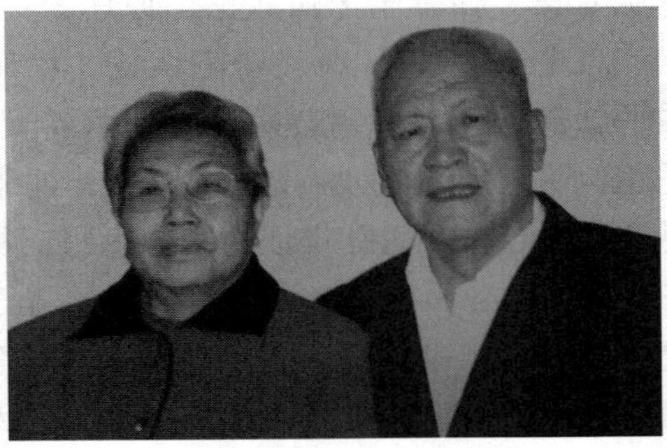

简介 李士懋（1936~2015），山东省黄县人。1956年毕业于北京101中学，1962年毕业于北京中医学院（现北京中医药大学）。曾任教授、主任医师、博士生导师、国家药品审评专家，第二、三、四批全国老中医药专家学术经验继承工作指导老师。2008年获河北“大名医”称号。2014年获“国医大师”称号，终身成就奖。

田淑霄（1936~2013），河北省蠡县人。1956年毕业于北京师大附中（现北京实验中学），1962年毕业于北京中医学院（现北京中医药大学）。曾任教授、主任医师、硕士生导师、中医临床博士生导师，享受政府特殊津贴。第三、四批全国老中医药专家学术经验继承工作指导老师。2008年获河北“大名医”称号。

夫妻相濡以沫，从医50余年来，一直从事临床、教学、科研工作。1962~1979年在大庆油田总院任中医师、主治医师，1979年之后任教于河北中医学院。李士懋擅长内科心脑血管病。学术上坚持中医理论指导下的辨证论治，尤重脉诊。已出版《脉学心悟》《濒湖脉学解索》《温病求索》《相濡医集》《冠心病中医辨治求真》《中医临证一得集》《李士懋、田淑霄医学全集》七部专著。

编者按 我与李士懋、田淑霄两位教授相识30年了。我与二老经常往来，从相识到相知，亦师亦友。我近十几年来出版的几本书，每本出版后都是登门呈请二老指教，他们也将新作回赠于我。每次登门，田老总是表扬我事业心强，这使我倍受激励。李老性格爽直，几次对我说：不要总写编著性的书，写就写自己的专著。我解释说：我是一边学习，一边写作，这样的编著，提高了自己，也取得了成果，等我达到二老的学术水平再写专著。我与二老几十年的师生情缘，他们的师德、医术、敬业精神令人敬佩，催我奋进。二老由大学同学到夫妻相濡以沫，在中医学术上取得了骄人业绩、丰硕成果。二老的成功经验，以其从事中医五十多年的路程轨迹，可以归纳为如下六点：一是拜名师（二老的大学老师是刘渡舟、秦伯未、任应秋等）；二是读经典（大学名师讲授经典与多年工作中研究经典）；三是做临床（大学名师临床带教与毕业后专事临床17年，以及转为任教期间坚持临床和退休后继续临床）；四是勤学深思善悟（终生钻研经典、博览名家，深入思考，善于领悟）；五是潜心著述（专著7部、合著12部、论文近100篇等）；六是献身事业（李老在讲座中说道：“我热爱中医，愿把毕生精力奉献给祖国的中医事业”）。我每年大年初一去给二老拜年，门上总贴着一幅自题春联。有一年的春联是这样的，上联：古稀未觉老皓首读岐黄。下联：秋实胜春华晨星著文章。横批：桑榆未晚。这幅春联正是二老“烈士暮年，壮心不已”的敬业心声！就是这样一代代中医精英的不懈努力，才使得中医事业千古传承，弘扬光大。

二老近二三年先后病逝，但他们的敬业精神与业绩留给了后人！以下选录二老对脉诊的研究成果。

一、以脉诊为中心的辨证论治方法形成过程

古云："中医难，难在识证。"而识证的关键在于脉诊，脉诊可以定性、定位、定量、定势。笔者在学习中医半个多世纪以来，在漫长的学习、实践过程中逐渐形成了以脉诊为中心的辨证论治方法。

临床中，常碰到一些疗效差，甚至久治不愈的病人，心中茫然不知所措，甚感愧疚，辨证论治水平不高，所以努力学习经典及名著，又难于一蹴而就，心中仍难了了，苦闷之情常萦绕心头。

如何提高辨证论治水平？临床前十几年，主要倚重舌诊。因舌诊比较直观，易于观察，且望舌能洞察五脏六腑，所以辨证中以舌诊为重。然临证既久，发现一些舌证不符的现象，如再生障碍性贫血患者舌淡胖大，怎么补也不好，改予凉血散血方愈；有的冠心病患者舌暗红或光绛，滋阴清热活血无效，改予温阳通脉而瘥；有的舌绛而裂，养阴反剧，温阳后舌反渐红活苔布；有的苔黄厚，清热化湿不愈，温阳化湿而瘳。舌证不符的医案，动摇了笔者以舌诊为中心的辨证论治方法，转而渐渐倚重脉诊。

临床辨证，虽曰四诊合参，但四诊的权重不同。自古皆云，望而知之谓之神，望什么呢？望神、望色、望形态。笔者现在接诊的患者，急性病及危重病较少，而慢性病及疑难病较多，病人的形、色、神常无显著变化，望舌又常出现舌证不符的现象，难以将望诊作为辨证的主要依据。闻而知之谓之圣，闻诊无非闻声、味，一些慢性病人亦很难出现声、味的显著变化，所以闻诊亦难作为辨证论治的主要手段。问诊，那是必须问的，要知道病人之所苦所欲。但是有的病人症状很少，如就是个头痛，没有其他症状，无法仅据问诊辨其寒热虚实；有的病人主诉一大堆，能说上半个钟头，甚至有些怪异的症状，如有一病人从腰至下肢，有流沙，或流粉条之感，从上到下无处不难受，使辨证茫然不知所措。可见仅据症状，也很难判定其病机，故问诊也有局限。常遇有人请笔者开个方子，治疗某病，或说的是一些症状，或说的是西医诊断，很是无奈，未诊脉，寒热虚实不明，确难拟方。

笔者倚重脉诊，首先是受大学恩师的影响，很多老师都强调脉诊。陈慎吾老师讲，一摸脉，就可知道病的性质。当时虽无体会，但印象颇深。在学习经典时，从《内经》到《伤寒》《金匮》，都非常重视脉诊。如《内经》云："微妙在脉，不可不察""气口成寸，以决死生"。很多疾病的性质、吉凶顺逆，皆以脉断，内容非常丰富。《难经》中论脉的篇幅约占全书的四分之一，确定了寸口诊脉，并予全面论述，为后世所宗。仲景于《伤寒论》开首即设《辨脉法》与《平脉法》论脉专篇。仲景于《伤寒论》原序云："撰用素问、九卷、八十一难、阴阳大论、胎胪药录，并平脉辨证，为伤寒杂病论合十六卷。"平者，凭也。古已有凭脉以辨证的专著，仲景引之，列平脉法专篇。凭脉辨证的指导思想，贯穿于《伤寒论》的各篇之中，每卷都将脉诊置于突出位置，曰"辨某某病脉证并治"。很多病都有大致相似的临床表现，但病机又各不相同，因而一病之中有若干证。证是如何确定的？仲景谓之"脉证并治"，是依脉的变化来确定证。证即疾病某一阶段的病机总和，法依病机而立，方依法而出，这就形成了完整的以脉为中心的辨证论治体系。纵观《内经》《难经》《伤寒》《金匮》及历代名家所论及医案，无不以脉为重。由于几十年专注于脉诊，窃有所悟，逐渐形成了在望、闻、问的基础上，以脉诊为中心的辨证论治方法。

这种以脉诊为中心的辨证论治方法逐渐形成后，曾多次反思，这个路子走得对不对？唯恐由于片面，钻进了牛角尖，像统计学说的，带来系统性误差。反复验证于临床，按这种方法辨证论治，多能取得预期效果。尤其对一些疑难久治不愈的病人，常有一些新的见解，另辟蹊径，取得突出疗效，因而更坚定了我们以脉诊为中心的辨证论治方法，且老而弥坚。

我们重视脉诊，但不赞成两种倾向。

一是夸大脉诊作用。……

二是否定脉诊的作用。……

当前讨论纯中医、铁杆中医问题，笔者自诩为铁杆中医。所谓纯中医，并不是拒绝现代科学的诊查手段，而是将其看成是中医四诊的延伸，西医可用，中医也可用，我从不拒绝，只是因学的不够而遗憾。西医的检查、诊断，对我们了解病情，判断疗效、预后，非常有益。但笔者辨证用药时，绝不用西医理论掺和，严格按中医理论

体系辨证论治，这就是纯之所在。

任继学先生曾云："不到六十不懂中医"，诚如所言。中医博大精深，确又难学，浅尝辄止，难以探其深奥。初品茶者只知苦，初饮酒者只道辣，弥久方知其甘醇芬芳，沁人心脾。中医更是如此，浅学难入奥堂。中医的巨大优势，首先在于深邃的理论优势，其次在于博大的实践优势。在急症以及慢性病、疑难病中，都凸显其巨大优势，我们是业医五十多年才逐渐品出了点滋味。中医的理论精华归结为一点，就是辨证论治。辨证论治水平愈高，则临床疗效愈好。所以，我们毕生追求的就是提高辨证论治水平。在不懈的追求中，形成以脉诊为中心的辨证论治方法，在以往发表的拙著中，也都体现了这一思想。

我们临床看病，归结起来，大致有五个特点：一是严格遵从以中医理论为指导；二是胸有全局；三是首辨虚实；四是以脉诊为中心辨证论治，方无定方，法无定法，动态诊治；五是崇尚经方。

这本是一个中医大夫应有的素养，算不得什么特点，但在学术异化的现今，这本非特点的特点，却也成了我们的临证特点。

所谓以脉诊为中心，即依脉为主来判断疾病的性质、病位、程度、病势，且以脉解症，以脉解舌及神色。具体运用，详见拙著《相濡医集》《冠心病中医辨治求真》《中医临证一得集》等书所载之医案。

二、对脉诊的认识

（一）脉诊的意义

脉诊，首先用于疾病的诊断。脉诊乃四诊之一，是诊断疾病、判断疾病转归及预后的重要依据，历来为医家所重视。

脉诊，在疾病的诊断中，起着决定性的作用。若用数字来估量，大约可占50%~90%。

或问，自古以来，四诊依其诊断价值来排列，当依次为望、闻、问、切，而本书认为脉诊起着决定性作用，岂不有违古训？不可否认，确与传统观点有差别。笔者认为，望闻问切是四诊在诊断过程中运用的顺序，而不是重要性的先后排列。医者看病，总是先望病人之神色形态，闻其气息音声，问其所苦，再诊其脉，以明确诊断。若论四诊的重要性，当以切诊为先。因为切诊对一个完整诊断的四个要素的判断，都起着重要作用。

中医的一个完整诊断，要有四个要素：一是病性，二是病位，三是程度，四是病势。这四个要素可概括为"四定"，即定性、定位、定量、定势。如患者喘，性质为热，病位在肺，热势较重，诊断就是"肺热壅盛"。而病势如何体现呢？热盛可伤津耗气，热盛可内传心包，可下传阳明，可烁液成痰等，要据脉明其病势，截断扭转，先安未受邪之地，防其传变。具备这四个要素，才算是个完整的诊断，但还未必是个正确诊断。因诊断正确与否，还要以临床实践来检验，主观与客观相符，取得了预期疗效，才能说这个诊断是正确或基本正确的。若越治越坏，主客观不符，虽然诊断是完整的，但未必是正确的。在明确诊断的这四个要素中，脉诊一般都起着重要的，甚至是决定性的作用。

1. 定性　关于疾病性质的判断，主要依据脉来判断，这在我国古代经典医籍中有很多记载。例如，《伤寒论》140条："太阳病下之，其脉促，不结胸者，此为欲解也。脉浮者，必结胸。脉紧者，必咽痛。脉弦者，必两胁拘急。脉细数者，头痛未止。脉沉紧者，必欲呕。脉沉滑者，协热利。脉浮滑者，必下血。"突出以脉为据。《金匮》肺痿病篇："脉数虚者为肺痿，数实者为肺痈。"《金匮》疟病篇："疟脉自弦，弦数者多热，弦迟者多寒。"《金匮》脏腑经络篇："病人脉浮者在前，其病在表；浮者在后，其病在里。"类似的记载，在经典医籍及历代文献中比比皆是，不胜枚举。据笔者50余年临床实践，对此有深切的体会，而且对脉诊也愈来愈倚重。疾病的性质，无非是寒热虚实，都可以在脉象上得到反映。反过来，可根据脉象以判断疾病的寒热虚实。就一般规律而言，证实脉实，证虚脉虚，热则脉数，寒则脉迟，这就是对疾病性质的判断。尤其对一些危重、复杂的病人，或症状很少，缺少足够辨证依据的病人，或症状特多，令人无从着手的病人，都要依据脉诊来判断。

2. 定位　关于病位的判断，也主要依据脉象，并结合经络脏腑的症状来判断。如寸部脉象有改变，又出现心经的症状，则可判断病位在心；若出现肺经的症状，则可判断病位在肺。余皆仿此类推。但有些病人，症状在上而病位在下，或症状在下而病位在上，这就更须依赖脉诊进行判断。如一人后头痛四日，别无他症。随诊的实习学生以为外感，予辛凉解表剂。余诊其脉尺浮，此为相火旺，淫于膀胱经，沿经上灼而后头痛，用知柏地黄丸而愈。

3. 定量 关于疾病轻重程度，这是个既模糊又确切的概念。说它模糊，是因为难以量化；说它确切，是指医者必须明确病情的轻重，以利处方用药。如肺热用石膏，究竟是用50g，还是10g，不明确病情的轻重，无法确定适当的药物及用量。病重药轻不成，病轻药重也不成。疾病的轻重程度，也可以从脉上来判断。如脉数有热，越数实有力，热就越重，而数轻则热轻。

4. 定势 关于病势的判断，主要依据脉诊判断。所谓病势，即疾病发展变化的趋势，这种趋势，无非是三种情况：一是逐渐好转；二是邪正相持；三是恶化，病情加重、传变，直至死亡。疾病不是静止的，有着性质、病位、程度的不断变化，这些变化，决定着疾病的转归和预后。首先，在疾病过程中，病因是不断变化的。例如外感病中，开始因感受寒邪，寒邪蕴久化热，热邪又可伤阴化燥。由寒到热、到燥的改变，是由于病因的改变，病的性质亦随之而变。这些改变，主要依据脉象的变化来判断。脉紧为寒，待寒邪化热，脉转浮洪数，待伤阴化燥，脉又转为细数。

（二）脉的从舍

历来都认为脉有假脉，所以出现“舍脉从证”与“舍证从脉”的问题。笔者认为脉无假，关键在于是否识脉。任何一种脉象的出现，都有其必然的生理、病理基础，都反映了一定的生理、病理改变……

（三）脉诊纲要

脉象确有很多不同的变化，医家将其分为24种脉、27种脉、34种脉等，另外还有怪脉、真脏脉……《医宗金鉴》明确指出：“三因百病之脉，不论阴阳浮沉迟数滑涩大小，凡有力皆为实，无力皆为虚。”沉取有力无力，此即诊脉之关键。不论脉分27种还是34种，皆当以虚实为纲。但必须指出，若脉过于强劲搏指，不得作实脉看，恰为胃气衰败，真气外泄之脉。

（四）脉诊原理

脉虽纷纭多变，但只要理解脉象形成的原理及影响脉象变化的因素，对诸脉也就能了然胸中，不为所惑了。

脉的形成原理，一言以蔽之，乃气与血耳。脉乃血脉，赖血以充盈，靠气以鼓荡。正如《医学入门》所云：“脉乃气血之体，气血乃脉之用也。”所有脉象的诸多变化，也都是气血变化的反映。气为阳，血为阴。气血的变化，也就是阴阳的变化。诚如《素问·脉要精微论》所云：“微妙在脉，不可不察。察之有纪，从阴阳始。”气血，是打开脉学迷宫的钥匙。倘能悟彻此理，则千变万化的各种脉象，可一理相贯，触类旁通，而不必囿于众多脉象之分，划地为牢，死于句下。恰如《脉学指南》云：“上古诊脉，如浮沉迟数等，名目不多，而病情无遁。后世胪列愈伙，指下愈乱，似精反粗，欲明反晦。盖求迹而不明理之过也。”

1. 气的变化对脉象的影响 ①气盛：气有余，则鼓荡血脉之力亢盛，气血必动数而外涌。气血外涌，则脉见浮、洪、实、大、长、缓纵而大等象。气血动数，则脉见数、疾、躁、促等象。②气郁：气为邪阻，气机不畅，或情志怫逆，气机郁滞，则气不能畅达以鼓荡血脉，脉见沉、伏、牢、涩、迟、细、短、结乃至厥。气机不畅，阳气不得敷布，经脉失去阳气之温养，致收引拘急，脉见弦、紧、细、涩等象。此等脉象，貌似不足，实则乃邪气亢盛所致。其与虚脉的鉴别，在于沉取有一种奔冲激荡，不肯宁静之象，与虚脉之按之无力者异，这就是以沉取有力无力分虚实。至于病机相同，为何脉象有沉、伏、涩、短、迟等不同？这是由于气机滞塞的程度、部位不同，引起气机滞塞的原因不同，因而同一病机，产生不同的脉象。脉虽各异，而理却相通。③气虚：气虚无力鼓荡血脉，则出现脉来无力的缓、迟、微、弱、濡、代、小、短、涩等脉象。气虚不能固于其位，气浮于外而脉浮，可见浮、虚、散、芤、微、濡、革等脉。气虚而自救，奋力鼓搏，脉乃数，然按之无力。愈虚愈数，愈数愈虚。若气虚极，脉失柔和之象，亦可见强劲坚搏之脉。此乃真气外泄，大虚之脉，不可误认作实脉。

2. 血的变化对脉象的影响 ①血盛：血为邪迫，则奔涌激荡，血流薄疾，则脉见滑、数、疾、促等象。血流奔涌于外，则见脉浮、洪、实、长等象。②血瘀：由于邪阻、气滞，血行瘀滞，脉道不利，则见沉、伏、牢、涩、细、小、短、促、结等。③血虚：血虚不能充盈血脉，则脉细、小、濡、短、涩等。血行不继，则脉歇止而见促、结、代等。血虚不能内守，气失依恋而外越，则脉见浮、虚、微、芤、革、散、动等。血虚经脉失于濡养，则脉拘急而弦。

为了论述清晰，故将气与血分别论述。气与血的病理变化，虽有所侧重，但往往相互影响，密不可分。气血是脉象产生和变化的基础。明白了这个道理，就可以“知其要者，一言而终”。

（五）脉象的动态变化

古人对各种脉象，作了很多规定、描述，而且列举了很多形象的比喻，使后人能对各种脉象有个清晰的概念，可谓用心良苦。我们学习脉诊，不但要了解各脉脉象的界定标准，准确地认脉，而且要掌握脉理及其所主的病证。既要正确地识脉，又要以辩证的观点动态地辨脉。各脉不是孤立的、静止的，而是互相联系，有着不断的动态变化。掌握了这种动态变化的规律，就可活泼地看待各种脉象，守绳墨而废绳墨，驾驭整个疾病进程及脉象的各种变化，随心所欲不逾矩，达到出神入化的境地。

例如风温初起，脉可沉而数，可用升降散、银翘散之类。随着郁热的亢盛，热郁极而伸，淫热于外，则脉由沉数变成浮数。若热邪进一步亢盛，激迫气血外涌，脉由浮数变为洪数，可用白虎汤治之。若热邪亢盛而伤津耗气，则脉由洪数变为芤数，可用人参白虎汤。若气被壮火严重耗伤，则脉由芤而转虚大乃至散，可用生脉散。若正气浮越而脱，则可由阳证转为阴证，脉转为沉微欲绝，可用参附汤、四逆汤回阳救逆。若热邪由卫分逆传心包，脉见沉数而躁急。若热传营血，阴亦耗伤，则脉见沉细数而躁急。温病至后期，邪退正衰，肝肾阴伤，脉转为细数无力。若阴竭阳越，脉又可变为浮大而虚。若阳越而脱，转为阴阳双亡时，脉又可沉细微弱。

再如气机郁滞，气血不能畅达以鼓荡血脉，随郁滞的程度不同，脉可逐渐转沉，进而出现沉、弦、迟、涩、细、短、结、伏乃至脉厥。这些各不相同的脉象，由于病机相同，可知上述诸脉是有联系的，是一种病机动态发展的不同阶段、不同程度所出现的不同变化。这样就可以将诸脉以一理而贯通之，就可由守绳墨而废绳墨，辨证地、灵活地看待各种脉象，而不必机械、刻板地死于句下。

欲达到守绳墨而废绳墨的境地，就必须了解脉理。理明自可判断各种脉象的意义，进而判断病证的性质、病位、程度。掌握脉理的关键，在于气血的相互关系及变化规律。

（六）脏腑分布

一种说法是，浮取以候心肺，中以候脾胃，沉以候肝肾。这种说法，临床不适用。难道心肺的病变都在浮候而不见于中候、沉候吗？肝肾的病变都在沉候而不见于浮候、中候吗？如病人喘而寸脉沉数，当知肺中蕴热，迫肺上逆而作喘。此证非于脉之浮候察得，而是于沉候诊知，何以言心肺之疾独于浮候诊之？

还有一种说法，以寸尺内外分候脏腑。寸口乃区区之地，细如麦秆，再过细地分为内外上下，难于掌握，且近于玄虚，临床也不这样用。

比较一致的意见，是以左右脉按寸关尺分布。左脉寸关尺分别为心、肝、肾；右脉寸关尺分别为肺、脾、命。心包在左寸。两尺有的认为都属肾。

关于腑的分配，胆在左关，胃在右关，膀胱在尺，诸家意见比较一致。大小肠的分布，分歧就比较大。约有三种意见：……各执己见，令学者莫衷一是。脏腑的分部，不宜过于机械刻板，不仅玄虚，也不适用。笔者判断脏腑病位，根据寸候上焦病变，包括心、肺、心包及胸、颈、头部；关候中焦病变，包括脾、胃、肝、胆、上腹；尺以候下焦病变，包括肾、膀胱、大小肠、女子胞及下腹、腰、膝、足等。至于判断属何脏何腑的病变，要结合该脏腑及其经络所表现的症状，综合分析判断。如寸数，症状咳嗽。寸数为上焦有热，上焦之热究竟在心、在肺、在胸、在头，尚不能单凭脉以断；察知病人咳嗽，咳嗽乃肺的症状，结合寸数，可断为肺热。若同为寸数，出现心烦不寐的症状，则可断为心经有热。考之于《脉经》，即以寸关尺分主三焦，而没有机械地将寸关尺与脏腑硬行搭配。《脉经》分别三关境界脉候所主曰：“寸主射（《增韵》：‘指物而取曰射。’‘射’引申为‘候’）上焦，出头及皮毛竟手（此句《备急千金要方》作‘头及皮毛竟手上部’。竟，作‘终’解）。关主射中焦，腹及胃。尺主射下焦，少腹至足。”这种定位的方法，简单、实用、确切，没有故弄玄虚或呆板、繁琐的弊端。

（七）脉象的删繁就简

《脉经》以前，虽提出了很多种脉，但缺乏对脉象准确、严格的描述，而且名称也不统一，随意性很大。《脉经》始对脉学作了专门的、系统的整理阐述，提出24种脉，并对脉象作了较严格的界定，对后世影响深远。《濒湖脉学》较《脉经》增加了长、短、牢三部脉。

（八）脉诊中的注意事项

关于脉诊中的注意事项，各脉书中都有很多论述，此处只谈一下未曾提及或有不同见解的几个问题。

1. 西药对中医诊脉辨证的影响 很多西药，尤其是中枢神经系统药物、循环系统药物、内分泌系统药物、液体疗法等，都可显著地影响脉象，干扰中医辨证。因而，在诊脉时，要充分考虑这些影响因素，尽量避免错误的判断。……中西结合共同治疗很多，当如何排除干扰，正确辨证论治，有待进一步研究探讨。

2. 下指法 历来强调诊脉当用指目，但对脉体稍阔者，指目难以诊得脉之全貌，莫如用指肚为好。所以我主张以指肚诊脉。

3. 双脉问题 有些病人一侧脉并列两根动脉，一根于寸口处浮弦细而劲，另一根略沉较粗且和缓，周学海称“二线脉”。两脉之取舍，当以稍粗大者为凭。

4. 指力 三指切脉，指力必须一样，亦即压强一样，否则辨不出三部脉之独弱独强、独大独小的变化。

5. 素体脉 人有男女老幼、强弱肥瘦之分，素体脉亦不同，诊病脉，必须考虑其素体的差异。

（九）脉象要素分解

脉象，是由脉位、脉体、脉力、脉率、脉律、脉幅、脉形七个基本要素所组成。由于这七个要素的变动，因而演变出纷纭繁杂的诸多脉象。若每种脉象都能从七要素入手，加以分解，并弄清影响这些要素变化的原因、机制，则有助于对各种脉象的掌握、理解和融会贯通，不致有如坠云雾之感。

1. 脉位 脉位可分浮中沉三候。何以脉浮？无非是气血搏击于外致脉浮。气血何以搏击于外？常脉之浮，可因季节影响，阳气升发而脉浮。病脉之浮，可因邪气的推荡，使气血鼓搏于外而脉浮。若正气虚弱，气血外越，亦可因虚而浮。同为浮脉，一虚一实，以按之有力无力分之。何以脉沉？常脉之沉，因于季节变化，阳气敛藏而脉沉。病脉之沉，一可因气血虚衰，无力鼓荡而脉沉；一可因气血为邪所缚，不能畅达鼓荡而脉沉。同为沉脉，一虚一实，以按之有力无力区别之。

2. 脉体 脉体有长短、阔窄之分。脉长而阔者，健壮之人，气血旺盛，或因夏季阳气隆盛，脉可阔长。病脉之阔而长，可因邪气鼓荡气血，使气血激扬，搏击于脉乃阔而长。正虚者，气血浮动，脉亦可阔长。两者一虚一实，当以沉取有力无力别之。脉体短而窄者，一因邪遏，气血不能畅达鼓击于脉，致脉体短窄。或因正气虚衰，无力鼓搏，亦可脉体短窄。二者一虚一实，当以沉取有力无力别之。

3. 脉力 脉之有力无力，当以沉候为准。无论浮取脉力如何，只要沉取无力即为虚，沉取有力即为实。沉而无力者，阳气、阴血虚衰也，无力鼓击于脉，致脉按之无力。沉而有力者，因邪扰气血不宁，搏击血脉而脉力强。若亢极不柔者，乃胃气败也。

4. 脉率 脉率有徐疾之别。脉疾者，儿童为吉。病脉之疾，可因邪迫，气血奔涌所致；亦可因正气虚衰，气血张惶，奋力鼓搏以自救所致。二者一虚一实，当以沉取有力无力分之。脉徐者，可因气血为邪气所缚，不得畅达而致；亦可因气血虚衰，无力畅达而致。二者一虚一实，当以沉取有力无力分之。

5. 脉律 脉律有整齐与歇止之分。气血循行，周而复始，如环无端，脉律当整。若有歇止，则或为邪阻，气血不畅而止；或为气血虚，无力相继乃见止。二者一虚一实，当以沉取有力无力分之。

6. 脉幅 脉来去（即脉之起落）之振幅有大小之别。常脉振幅大者，气血盛。病脉之振幅大，或因邪迫，气血激扬而大；或因里虚不固，气血浮越而脉幅大。二者一虚一实，当以沉取有力无力别之。脉幅小者，可因邪遏或正虚，致脉来去之幅度小。二者一虚一实，当以沉取有力无力分之。

7. 脉形 气血调匀，脉当和缓。因时令之异，阴阳升降敛藏不同，脉有弦钩毛石之别，此皆常也。若因邪扰或正虚，气血循行失常，脉形可有滑、涩、洪、微之殊……

脉之变化多端，无非是构成脉象的七要素之变动。七要素的变动，无非是气血的变动。气血之所以变动，无非邪扰和正虚两类。故气血为脉理之源，虚实为诊脉之大纲。倘能知此，则诸脉了然胸中，不为变幻莫测之表象所惑。

编者按 综上所述可知，李老对脉诊有深刻、系统的研究。若读者要问，李老如何认识脉诊与其他“三诊”等诊法之间的关系呢？李老对此有明确说明，他说：“吾辨证论治的特点之一，是在望闻问切的基础上，以脉定证，即平脉辨证。吾虽以脉定证，并非舍弃望闻问三诊独取于脉，而是在三诊基础上，尽可能掌握有关疾病的信息后，再诊脉以定证。”（引自《平脉辨证传承实录百例》例四气虚于上阴虚于下之“按”）

三、经方案例

编者按 李士懋、田淑霄二老脉学研究学宗仲景，师法历代名家，形成自己独到见解。李老临证诊病以脉诊为中心，治疗崇尚经方，旁及时方。举案例三则。

例 1 胡某，男，50 岁，连云港人。2004 年 4 月 19 日初诊：10 个月前突感胸痛、胸闷、短气，怵惕，惊悸，无力，畏寒，下肢凉。心电图：T 波广泛低或倒。血压：170/105mmHg。脉沉而拘紧，舌尚可。诊为寒痹心脉。嘱停全部西药。方宗：小青龙汤主之。用药：麻黄 4g，桂枝 9g，细辛 4g，干姜 4g，半夏 9g，白芍 10g，五味子 4g，茯苓 15g，炮附子（先煎）12g，红参 12g，炙草 6g。

上方加减，共服 110 剂，至 8 月 9 日来诊，症状消失。心电图正常。血压 130/80mmHg。10 月 4 日又诊一次，一直无任何不适，劳作如常人。

原按 为何诊为寒痹心脉？因脉沉紧，知为寒闭，出现胸痛、惊悸怵惕的心经症状，故断为寒痹心脉。何以知有内饮？因短气、惊悸，此乃阴盛，水液停蓄而为饮，或素有痰饮，外寒引动内饮，上凌于心而心悸怵惕。小青龙主“伤寒表不解，心下有水气”。若寒邪束表，麻桂自可解散表邪。而本案并无表证，小青龙尚可用否？俗皆以麻桂等为辛温解表之品，似无表本不当用。然寒凝于里，虽无表证，麻桂可照用。因麻黄解寒凝，发越阳气；桂枝解肌振心阳，通心脉，对寒凝于里者，用之何疑？经云：“肾合三焦膀胱，三焦膀胱者，腠理毫毛其应。”三焦为原气之别使，腠理为元真通行之处。肾之阳气，通过三焦、腠理充斥周身，上下内外，阳气无处不在，犹天运朗朗，邪无可遁，何病之有？此即“天运当以日光明”。若阳虚而阴凝者，麻桂可用否？当阳虚时，虚阳易动，本不当再用麻桂升散，宜以干姜、附子辛热回阳。然又有阴寒凝泣，理应以麻桂解之。在姜附回阳的基础上，虽用麻桂，亦不虑其耗散，此亦扶正祛邪，麻黄附子细辛汤深寓此意。若阳虚而脉虚浮涌动者，乃虚阳浮动之象，此时不可再用麻桂辛，而用附子伍以山萸，防阳暴脱、脉暴起，成阴阳离决，格阳、戴阳。若阴血虚而兼寒凝者，麻桂可用否？在补阴基础上，亦可伍以麻桂，散阴凝而不伤阴，如阳和汤之麻黄配熟地、鹿角胶。血压高时，麻桂可用否？皆云麻黄升压，视为禁忌。脉沉而拘滞，乃寒邪凝泣之象，以麻桂剂发其汗，寒去脉可起，血压反可降下来。此例就是高血压患者在停用降压药后，血压反恢复正常水平且稳定。麻黄可提高心率，皆云心率快者禁用麻黄。脉拘紧而数，乃寒凝阳郁，不散寒则郁热不得透发，此时麻桂仍可应用，寒散热透，心率反可降下来。以脉象言，拘紧而数者，数脉从紧，麻桂不仅不忌，反而必用。

编者按 李老临证基于《内经》、仲景之学，善用汗法治病，他说：“我在治疗冠心病、高血压、干燥综合征、类风湿及各种痛证等时，只要指征符合，就用汗法治之。我掌握的主要指征为脉沉而紧滞。寒主收引，寒主凝滞，寒邪羁留不去，故血脉拘紧凝泣。所以我将此脉作为汗法的主要指征。”以上案例可见一斑。

例 2 杨某，女，23 岁，社员。1987 年 7 月 23 日诊。时值暑伏，酷热难耐，我正袒胸读书，汗流浃背，突来一农妇，身着花布棉衣裤，头裹毛巾，裤腿怕透风以绳系之，俨然一身冬装。诉产后患痢，周身寒彻，肢冷，厚衣不解，虽汗出亦不敢减衣。腹满不食，恶心呕吐，溲涩少，便垢不爽。曾用多种抗生素，输液打针，中药曾予补益气血、健脾止泻、温补脾肾、温阳固涩等剂，终未见效，恙已一月半矣。诊其脉沉滑数，舌红苔黄厚腻，面垢。此湿热郁遏，气机不畅而腹满、呕吐、便垢不爽；阳郁不达而肢厥身冷。予升降散合葛根芩连汤加味：僵蚕12g，蝉蜕4g，姜黄9g，大黄4g，葛根12g，黄芩10g，黄连10g，茵陈15g，石菖蒲8g，藿香12g，苍术12g，川厚朴9g，半夏9g。7月27日二诊：服上药1剂即脱棉衣，又2剂腹胀、呕吐皆止。尚觉倦怠，纳谷不馨。予清化和胃之剂善后而愈。

原按　涩痢留邪，湿热蕴阻，阳气被遏而身寒肢冷。沉脉主气，气血被郁而脉沉有力。脉滑数为热郁，且苔黄腻舌红，据舌脉不难诊断为湿热蕴阻、阻遏不达之证。清化湿热，宣畅气机，透热外达，恶寒随之而解。肢冷、腹冷、周身冷等，乃临床常见之症。阴盛或阳虚固可冷，然阳郁而冷者亦不少见。若脉沉而躁数与舌红者，不论何处冷，甚至冷如冰，皆为阳郁所致，不可误用热药温阳。若脉虽沉数，然按之无力，当属虚寒。凡脉沉而无力者皆虚，且愈虚愈数，愈数愈虚，当予温补，不可误作火郁，犯虚虚实实之诫。

例3　姚某，男，21岁，学生。1982年6月4日诊。下利半月，日五六度，小腹冷如冰。曾以为寒利而服理中丸、四神丸等方无效。脉沉而躁数，此火郁迫津下泄而为利，予四逆散合葛根芩连汤，2剂而愈。

原按　恶寒一证，寒袭者有之，法当辛温散寒；阳虚者有之，法当温阳；然火郁者亦有恶寒者。气机内闭，火热内伏，阳遏不达，亦必恶寒。凡此，不可不辨，且不可一见腹冷辄予热药，乃实其实也。肢厥身寒，或局部觉寒，皆可因火郁而致，如痛经之小腹冷，胃脘痛之脘腹冷，肢体痹痛之肢冷等等，皆可因火郁阳气不达所致，其脉当沉而躁数，或沉而滑数，郁遏重者，脉亦可沉伏细小迟涩，然必有奔冲躁扰不肯宁静之象，此是辨识火郁之关键。

编者按　李老对《内经》“火郁发之”之大法在温病中的运用有独到见解。他说：“火郁的治疗，概括起来就是‘清透’二字，有热固当清，有郁固当透。”“清热透邪当贯彻火郁治疗的全过程”。上述两个案例以经方为主，或经方与温病方合用，以祛其壅塞，畅达气机，清透郁热（湿热），是对“火郁发之”大法的切实运用。

国医大师朱良春先生谈《内经》《伤寒杂病论》用动物药经验及其对后世的影响

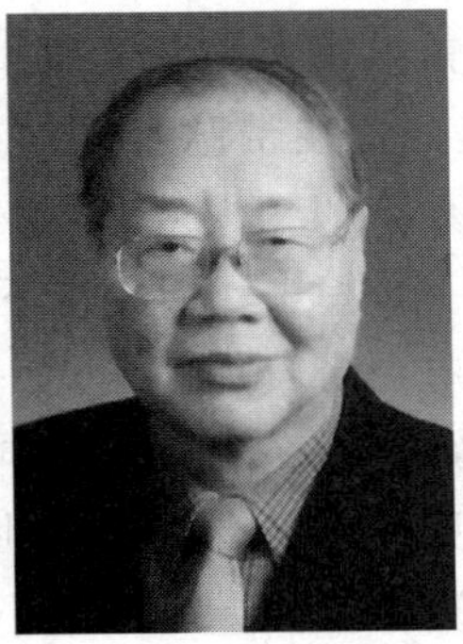

简介 朱良春（1917~2015），江苏镇江市人。早年拜孟河御医世家马惠卿先生为师。继学于苏州国医专科学校，并于1938年毕业于上海中国医学院，师从章次公先生，深得其传。历任南通市中医院首任院长（1956~1984），为主任中医师、教授、全国名老中医学术经验继承指导老师，首届国医大师，从医逾76载。由于他擅长用虫类药治疗疑难杂症，有“虫类药学家”之称。他尝取苏东坡“博观而约取，厚积而薄发”为座右铭，博采众长，治为一炉。章次公先生“发皇古义，融会新知”之主张及张锡纯之求实精神，对他启迪殊深。他治学严谨，勤于实践，师古不泥，锐意创新，颇多建树，是一位理论联系实际的中医临床家。

朱老是全国著名中医内科学家，治学严谨，医术精湛，对内科杂病的诊治具有丰富的经验，对时行热病提出“先发制病”，认为痹症具有“久病多虚、久痛多瘀、久痛入络、久必及肾”之特点，提出慢性久病“从肾论治”等论点。先后研制了“益肾蠲痹丸”“复肝丸”“痛风冲剂”等21个有自主知识产权的医院制剂，部分中药新药，获部、省级科技奖。主要学术著作有《虫类药的应用》《章次公医案》《医学微言》《朱良春用药经验集》《中国百年百名中医临床家丛书·朱良春》《现代中医临床新选》（日文版，合著）、《章次公医术经验集》《朱良春医集》等10余部，发表学术论文190余篇。曾先后应邀赴日本、新加坡、法国、马来西亚等国作学术演讲。

朱老多年来国内外兼职、荣获的高级奖励及荣誉称号众多，但他最关心中医药事业的兴衰，热心学术的继承、弘扬，应邀赴各地讲学，足迹遍及国内外，所培养的学术继承人遍布海内外。近两年因腰椎压缩性骨折后不能外出门诊，但对危重病人，仍参与会诊，或咨询指导；仍撰文、举办学术思想传承班，还带教名老中医继承人、博士后各两人，为培养后继人才做贡献。

朱老兢兢业业、持之以恒为中医事业做出的杰出贡献，受到国家和人民的高度敬重。

编者按 朱老近几年先后为我编著的《伤寒杂病论研究大成》《仲景医学心悟八十论》和主编的《中医经典名医心悟选粹》题词。如此提携晚生的大家风范，令我终生难忘。朱老以善用虫类药著名，这有其理论渊源。此文推本溯源，探讨了《内经》与仲景书中动物药的应用，并联系后世及自己的经验发挥了其临床应用。如此注释经典，与纸上谈兵者不同也。

令人意想不到的是，2015年12月12日，尊敬的朱老仙逝！我写了“悼文”，以寄托哀思，悼念先生提携之恩及为人师表的敬业精神。

中医学对动物药的应用，始于《内经》。张仲景更是一位善于运用动物药的大师。纵观《内经》《伤寒杂病论》中运用动物药的方剂，可谓理法俱备，法度严谨，寓意良深。这些宝贵的经验，对后世医学的发展，影响极为深远。兹撮其要，简述于此。

一、填精补虚，调理冲任

【原文】帝曰："有病胸胁支满者，妨于食，病至则先闻腥臊臭，出清液，先唾血，四肢清，目眩，时时前后血，病名为何？何以得之？"岐伯曰："病名血枯。此得之年少时，有所大脱血，若醉入房中，气竭肝伤，故月事衰少不来也。"帝曰："治之奈何？复以何术？"岐伯曰："以四乌贼骨一藘茹，二物并合之，丸以雀卵，大如小豆，以五丸为后饭，饮以鲍鱼汁，利肠中及伤肝也。"（《素问·腹中论》）

【阐释】此为《内经》关于血枯经闭之论治。其血枯之由，一是由于"年少时，有所大脱血"；二是因醉后入房，伤精耗气之故。夫精伤血去，肝肾亏矣，故经文将"肝伤"特意点出。月经之生理，在于任脉通和太冲脉盛，而奇经八脉隶于肝肾，冲任二脉又起于胞中，肝肾精血亏耗，则冲任虚衰，安望其经行？治疗经闭，大法有二：血滞者通之，血虚者补之。今肝伤血虚，故当填精补虚，润枯泽竭。四乌贼骨一藘茹丸旨意深矣！乌贼骨咸温下行，主女子赤白漏下及经闭血枯，又能涩精秘气；茜草既能止血治崩，又能补益精气；雀卵气味甘温，为补益精气之妙品；鲍鱼能通血脉，益阴气。于是精血得以滋填，化源不绝，冲任脉盛，经事自潮矣。

【浅识】我认为《内经》此方，实际上是一张通补奇经之组方。一般说来，奇经病变都是大病、久病所累及；冲任二脉的病变，除因直接损伤（如手术）所导致外，大多起于慢性久病之后，所谓肝肾损伤，累及奇经。《内经》此证，亦由肝伤所致，这一认识，先圣后贤，都是一致的。需要着重说明的，此方之组成，有两大特点：其一，选用了雀卵、鲍鱼等动物药来填补精血，既是养肝肾，又是益冲任。后世医家所谓"味腥气秽，善走奇经"，即是受其启示。其二，以补涩为主，涩中寓通。乌贼骨、茜草不仅能固涩下焦，而且能通利血脉，所以说二味能行能止。为何要通？盖非通经气不能行，非通不能入脉，这是调理奇经的一个重大法则，足以启迪后人。

《内经》此方之应用十分广泛，除用于伤肝经闭外，还适用于崩漏，特别是暴崩。盖暴崩冲任失守，下焦不固，证情最急。个人认为，尽管在辨证上可以分为肝不藏血、脾不统血等多种类型，但治肝、治脾总有鞭长莫及之虞，莫若固摄冲任为先，待崩止后，再调肝脾，以治其本。雀卵不易得，鲍鱼价昂，可取其意，代之以鹌鹑蛋、鹿角胶、龟甲胶、紫河车、淡菜、阿胶之类，但需根据证候阴阳之偏颇，随证选药。用茜草、乌贼骨固摄下焦，加入紫石英、龙骨、牡蛎等以补其不逮，可以收效。此方还适用于带下病，近代名医张锡纯善用之。张氏谓："带下为冲任之证，而名为带者，盖以奇经带脉，原主约束诸脉，冲任有滑脱之疾，责在带脉不能约束，故名为带也。"制"清带汤"（生山药、生龙骨、生牡蛎、海螵蛸、茜草）治"妇女赤白带下"。单赤带，加白芍、苦参；单白带，加鹿角霜、白术。张氏此方，即从四乌贼骨一藘茹丸引申而来。假使既有下元不足之见证，又有湿热瘀浊逗留之带下，张氏此方即欠熨帖。沪上名医朱小南先生对久病秽带用清润法，即以《内经》本方为主，除鲍鱼、乌贼骨、茜草炭外，加入味浊之品，如鱼腥草、墓头回、败酱草等，直达病所，殊堪效法。

此方合而观之如此，若就单味药而言，后人也不断扩大其应用范围。例如乌贼骨，不仅能收涩止血，而且能潜消宿瘀，是一味具有"通"与"涩"双重作用的良药。今人还用治咳喘，如姜春华教授用此药就有很多宝贵的经验。个人认为，乌贼骨治咳喘不仅取其能敛肺，同时还有溶痰之作用。但需注意，咳喘初期，表证较重者需慎用，否则应配合宣肺开表之品，方能无弊。

二、攻逐瘀血，荡涤邪热

【原文】太阳病六七日，表证仍在，脉微而沉，反不结胸，其人发狂者，以热在下焦，少腹当硬满，小便自利者，下血乃愈。所以然者，以太阳随经，瘀热在里故也。抵当汤主之。（124）

太阳病，身黄，脉沉结，少腹硬，小便不利者，为无血也；小便自利，其人如狂者，血证谛也。抵当汤主之。（125）

伤寒有热，少腹满，应小便不利，今反利者，为有血也，当下之，不可余药，宜抵当丸。（126）

【阐释】以上为《伤寒论》三条原文。前二条，均冠以“太阳病”三字，其有恶寒、发热等表证，不言而喻。后一条曰“伤寒有热”，则其表证当不及抵当汤证为重。蓄血证的成因，论中点出：“以太阳随经，瘀热在里故也。”当以热邪煎迫，引起络伤血溢而瘀结。瘀血证的临床表现，就论中所云，有发狂、少腹硬满、小便自利、身黄、脉沉结等，为瘀热互结，证情不轻。就瘀血与表证二者之轻重来权衡，当破瘀为急，下其瘀结，则郁于里之热邪自有出路，表证亦自解也。此所以有取于水蛭、虻虫、桃仁、大黄之属也。惟抵当丸较抵当汤为轻耳。

【浅识】《伤寒论》从小便利与不利，作为蓄水与蓄血辨证之重要标志。盖蓄水者，病在气分，气化不行，故小便不利；蓄血则病在血分，并不影响气化功能，所以小便自利。个人认为，这仅仅是言其常，而未能尽其变。假使瘀血阻滞，影响气化功能，不仅可见小便不利，还可见肿满之疾。从临床实际来看，风湿性心脏病、肝硬化腹水、肾衰竭等，均可见小便不利，或腹水，或肿满等证候。而此等疾患，均有不同程度之瘀血表现，假如仅就小便不利这一症状，从气分来处理，就难收到预期之效果，而有时采用破瘀药后，则可获得明显的功效，这是发人深省的。个人尝用水蛭粉治疗“风心病”症见心下痞坚、腹水、小便不利者，及“肺心病”而面浮、喘促、足肿、小溲短少者，其效较佳，可以佐证。

瘀血证可见“发狂”之神志症状，后世医家积累了不少用逐瘀活血法治疗癫狂、狂犬病之治验，就是受了仲景之启示。瘀血可致“身黄”，这是一个非常深刻的认识。《伤寒论》既阐明了“瘀热在里”“寒湿在里”可致发黄，又指明了“瘀血”致黄，三者鼎足，成为黄疸辨证的重要纲领。所谓瘀血发黄，是指瘀血内阻，致使胆失通降而言。经验证明，凡瘀血发黄，用茵陈则无效，非活血化瘀不能奏功。当然，在药物的选用上，并不拘于抵当汤、丸。《千金方》治身寒热发黄，用大黄、芒硝、归尾、桃仁、人参、桂心为末，酒服二方寸匕。此方很有特色：其一，治黄不用茵陈；其二，攻下化瘀，辅以益气扶正，庶几攻不伤正。凡瘀血发黄，此方可作借鉴。如瘀热较重，可去桂心加丹皮，余如三棱、莪术、刘寄奴等，均可因证而施。

水蛭是一味逐恶血瘀血、破血癥积聚之良药。现代药理研究证明，水蛭主要含有蛋白质，其新鲜唾液中含有水蛭素，水蛭素能阻止凝血酶作用于纤维蛋白原，阻碍血液凝固，每 20mg 水蛭素可阻止 100ml 人血之凝固。水蛭分泌的一种组胺样物质，能扩张毛细血管，缓解小动脉痉挛，降低血液黏着力。其活血化瘀作用，殆与此药理机制有关。可用于消癥瘕积聚，如张锡纯之“理冲丸”（水蛭、生黄芪、生三棱、生莪术、当归、知母、生桃仁），对于一切脏腑积聚及妇人血瘀经闭不行，或产后恶露不尽而结为癥瘕者，有比较显著之疗效。还可用于冠心病之心绞痛。个人体会，凡证属气滞血瘀，经脉挛急，血运不畅之心绞痛，甚则心肌梗死，而舌与口唇有明显瘀斑时，在一般活血化瘀、理气通阳之剂中，加用水蛭粉 1g（胶囊装，分 2 次吞服），每获佳效。此外，对门静脉高压脾切除后血小板增多症、食管癌等，也有不同程度的效果。虻虫破瘀之力尤著，对癥瘕积聚、血瘀经闭、跌仆瘀结有效。但服后易引起暴泻，停药即止，虚人宜慎用之。

三、缓中补虚，逐瘀生新

【原文】五劳虚极羸瘦，腹满不能饮食，食伤、忧伤、饮伤、房室伤、饥伤、劳伤、经络荣卫气伤，内有干血，肌肤甲错，两目黯黑。缓中补虚，大黄䗪虫丸主之。（《金匮要略·血痹虚劳病》篇第 18 条）

【阐释】虚极羸瘦，虚劳成矣；腹满不能饮食，则后天生化无权，虚劳一时难复。推究病因，盖因饮食失调，或忧思过度，或饮酒过量，或房室不节，或饥饿劳伤，或外邪损伤正气等，病始则伤气，继则血瘀，经络营卫因之湮塞，“肌肤甲错，两目黯黑”，即是瘀血之明征。宿瘀不去，则新血不生；经脉不通，则脏腑失荣。于是取干地黄、白芍等润剂以润血之干，以大黄及蠕动啖血之水蛭、虻虫、蛴螬、䗪虫等以行死血，俾宿瘀得去，营卫周流，虚劳渐复矣。

【浅识】仲景用虫类药治瘀血，《伤寒论》有抵当汤、抵当丸，《金匮》有下瘀血汤，二者均系内有瘀血，身体未虚，故纯用攻逐，取其急治；此系五劳虚极，内有干血，故宜攻补兼施，徐图效机。䗪虫具有活血散瘀、消癥攻坚、疗伤定痛等多种功效，其特点是破而不峻，能行能和。《长沙药解》说它“善化瘀血，最补损伤”，故虚人亦可用之。如仲景治疗产后腹痛之“下瘀血汤”，以及治疗疟母痞块之“鳖甲煎丸”，均用之，可资佐证。大黄䗪虫丸以破瘀药为主，养血之润剂为辅，虽云“缓中补虚”，但毕竟是以祛瘀为主之方剂，此方之应用，关键在于审证要明确，但虚劳羸瘦确属瘀血为患者方可应用，否则每致偾事。故前人谓此方是治疗干血劳之良剂，当三复斯言。应用大黄䗪虫丸之标准，必具备肌肤甲错、两目黯黑、腹满不能食这三症，方不致误。许州陈大夫之“百劳丸”（当归、乳香、没药、虻虫、人参、大黄、水蛭、桃仁），治一切痨瘵积滞，立意与此方仿佛，均为祛瘀生新，治虚劳因干血为患之良剂。

吾师章次公先生对仲景之学有很深的造诣，善用虫类药治疗沉疴痼疾。如对慢性肝炎和肝硬化之肝脾肿腹胀等，善用攻补兼施之法，尝取䗪虫、蜣螂虫、蝼蛄机会难得、将军干等，配合益气养血、补益肝肾之品，多能迅速控制症状。姜春华教授亦喜用下瘀血汤治疗肝硬化，屡奏殊功。个人曾根据章师之经验，制订“复肝散”（红参鸡内紫河广郁广姜参三地鳖炮山甲）治疗慢性肝炎及早期肝硬化，大能消癥破积，缩小肝脾，改善肝质，恢复肝功，增加食欲，并有提高血浆蛋白、纠正白蛋白/球蛋白比例倒置之功。

以上仅就《内经》《伤寒杂病论》中运用动物药的部分方剂作了粗略探讨，不尽全面，如治疗疟母之鳖甲煎丸，治疗阴狐疝气之蜘蛛散，即未道及。但从上述举例，我们仍然可以从古人那里学到不少宝贵经验，对提高我们的辨证论治水平，丰富治疗手段，有着重大的现实意义。

（《朱良春医论集》第9-13页）

国医大师路志正老调治脾胃病验案

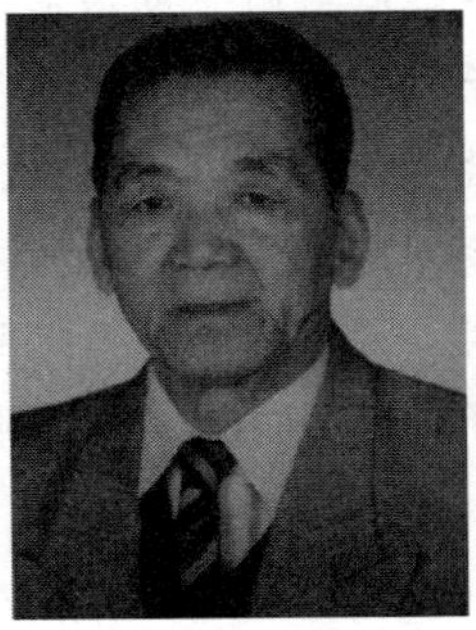

简介 路志正（1920~），男，河北藁城人。著名中医药学家，现任中国中医科学院广安门医院主任医师、教授，全国名老中医药专家学术经验继承工作指导老师、师承博士后导师，首批获政府特殊津贴专家。兼任多项国家级职务。2009年被授予首届“国医大师”“首都国医名师”。路志正幼承家学，毕业于河北中医专科学校，1939年步入杏林。1951年北京中医进修学校进修西医。1952年受聘卫生部从事中医技术管理，开展乙脑、血吸虫病等中医防治调研，支边包钢医院以温病火毒论治重症烧伤，中西医合作取得满意疗效。1973年重返广安门医院临床一线，专心治学，创办内科研究室，开展中医急症与疑难病研究。近几十年来，承担、指导、参与完成多项国家级课题的研究。培养硕士、博士（含博士后工作站）20人、学术继承人22人，带教徒弟、进修、实习人员100余人。编著《中医内科急症学》《路志正医林集腋》《实用中医湿病学》，组织编著《实用中医心病学》《中国针灸学概要》等，发表论文百余篇。获数种高级奖项。

编者按 我承蒙路老信任，协助整理了《路志正医学丛书》，对路老的学术成就有了深入了解。原以为，路老不是研究仲景医学的大师，而是杂家。读了路老关于仲景书研究内容及其以经方为主的验案后才认识到，路老同古今名医一样，其临床成就根源于仲景医学。正如路老所说：“读仲景书、寻仲景所思，就能达到运用中医思维方法独立分析问题，解决问题”和“培养中医高级人才”。你想成为“中医高级人才”吗？那就从“读仲景书”入门吧。路老的高明，缘于师仲圣四诊合参、辨病求因、治病求本之方法，以经方为主，随证化裁治之。路老的成功，乃潜心经典，博览群书，勤于临证，久而久之，千锤百炼，才成就名副其实的“国医大师”。路老善治脾胃病，以其善师仲圣调治脾胃之大经大法也。选验案两则于下。

例1 痞满 嗳气 杨某，女，51岁，2008年12月17日初诊。主诉胸部痞满4年余，伴形体消瘦，面色萎黄，胸脘痞或胀痛，食欲正常，按揉后嗳气则舒，生气及着凉后加重，甚者逆气上冲胸咽，伴烧心，大便溏日行1次，小便可。近因母亲去世，心情波动，多虑心烦，入睡困早醒，善太息，体力尚可。近期体检正常。舌质苔白稍厚而干，脉弦濡寸滑。辨证为脾虚失运，湿热中阻；治以调节升降，健脾利湿。处方：旋覆花10g（包煎），代赭石15g（先煎代水），太子参15g，姜半夏12g，炮姜8g，黄连10g，黄芩10g，厚朴花12g，煅瓦楞30g（先煎），娑罗子10g，生谷芽、生麦芽各20g，炒神曲12g，炙甘草6g。14剂，水煎服。药后胸中憋闷顿失，睡眠改善，心情舒畅，原方再进7剂，诸症好转。

原按 脾胃同居中焦，脾主升清，胃主降浊，共司水谷的纳运和吸收，清升浊降，纳运如常，则胃气调畅。此案患者素体脾胃虚弱、中气不足，饥饱不匀、饮食不节，久病多思，损及脾胃，纳运失职，升降失调，胃气壅塞，而生痞满；伴消瘦，面色萎黄，眠差，善太息，多虑心烦，舌质红、苔白稍厚而干，脉弦濡寸滑等，均为素体脾虚，思虑过甚，中焦失运所致。故选用旋覆代赭汤合半夏泻心汤加减，调节升降，健脾利湿。药用太子参、炙甘草健脾补虚；姜半夏、炮姜、黄连、黄芩辛开苦降；旋覆花、代赭石、厚朴花、娑罗子调达中焦气机、消痞散结；煅瓦楞、生谷芽、生麦芽、炒神曲制酸和胃消导。诸药共奏健脾补虚、辛开苦降、消痞散结、降逆和胃之功，故效果良好。（苏凤哲协助整理）

编者按　旋覆代赭汤证之主症是“心下痞硬，噫气不除”（161）。半夏泻心汤主症是心下痞满，《伤寒论》第149条：“……但满而不痛者，此为痞，柴胡不中与之，宜半夏泻心汤。”本案主症为心下“痞满，按揉后嗳气则舒”，具两方证之主症特点，故合方治之适当加减，取得良效。

例2　腹满　便溏　马某，女，55岁，已婚，天津市人，2008年9月3初诊。患者近2个月来，出现腹满，以晨起为重，受凉后大便溏泄，神困疲乏，畏寒，手指关节痛，纳可，近来大便干燥而日1次，食冷凉后便溏，舌质暗红苔薄白，脉弦细滑。证属脾胃虚寒，运化失常，气血不足，湿浊内蕴而致；治以温中健脾，行气化湿。处方：党参12g，炒白术18g，炮姜10g，淡附片6g（先煎），厚朴12g，陈皮10g，娑罗子9g，炙甘草8g，生谷芽、生麦芽各20g，神曲12g，黄连3g。12剂，水煎服。药后，腹胀减轻，大便正常，仍乏力，上方加黄芪10g，再进15剂而愈，随访3个月未发。

原按　痞满是由表邪内陷，或饮食不节，痰湿阻滞，或情志失调，木不疏土等，导致脾胃功能失调，升降失司，胃气壅塞而成。以胸脘痞塞，满闷不舒，按之柔软，压之不痛，视之无胀大之形为主要临床特征。路老认为脾气虚弱是其本，饮食不节、寒凉无度是其主要诱因。治疗以健脾补气为主，行气化痰为辅，待脾气健运，则痞满自除。《伤寒论》第386条：“霍乱，头痛发热，身疼痛，热多欲饮者，五苓散主之。寒多不用水者，理中丸主之。”396条：“大病瘥后，喜唾，久不了了，胸上有寒，当以丸药温之，宜理中丸。”该方温中散寒，健脾补虚，主要应用于中焦虚寒证的治疗。原方人参配甘草补益脾气，和中扶正；干姜合甘草温中散寒，振奋中阳，人参伍白术益气健脾，散寒燥湿，共具补、温、燥之用，使太阴之虚可补、寒可温、湿可燥，是治疗中焦虚寒的有效方剂。本患者因饮食不节，过食生冷，劳倦过度而脾胃虚寒。运化失常，湿浊内蕴而致痞满、大便不调，进凉食后便溏腹胀；因日久不愈，反复发作而致气血不足，表现为倦怠乏力；阳气不升，不能通达四末，而畏寒怕冷，手指关节痛；舌质暗红，苔薄白，脉弦细滑均为气血不足，阳气不升之候。治疗以理中丸加味，方用党参、白术、炮姜温中健脾；附子助炮姜温中散寒；厚朴、陈皮、娑罗子化湿除胀；生谷芽、生麦芽、神曲健脾和胃；少佐黄连燥湿清除蕴热，甘草调和诸药。药后脾气健运，湿浊祛除，则痞满、便溏好转，考虑其脾虚日久，故二诊加黄芪巩固治疗，以防后患，取得很好的疗效。（苏凤哲协助整理）

编者按　脾气虚与脾气虚寒仅一字之差，表达了脾虚程度之轻重，重证是由轻证加重发展而来。《素问·异法方宜论》曰：“脏寒生满病”，脾气虚寒，寒性凝滞，故现脘腹痞满，“当以丸药温之，宜理中丸”（396）；“……腹中未热，益至三四丸，然不及汤”（386）。虚则补之，寒则温之，理中丸为温中补虚之良方，但丸剂药力较缓，在适当加大用量仍疗效不佳时，应改为汤剂温服之。这告诫我们一条经验：同一病情，既可用丸剂，又可用汤剂；轻证可用丸剂，重证应用汤剂。如此法中有法，方中有方，为仲景圣明之方与法，此细微之处见功夫也。还应探讨的是，脾胃虚寒之典型舌象与脉象为：舌淡胖、苔白水滑或白腻，脉沉迟少力。上述案例“舌质暗红（郁热之象），苔薄白（正常者如此），脉弦细滑”，如何理解呢？如此四诊不相符合，正反映了疑难杂病之复杂性的特点。这也是考验一个临床医生理论水平、临证经验的地方。路老四诊合参，善于抓住反映病情本质之主症，以理中汤加味治疗而愈。再看当今各学科讲义，每种病的四诊表现都很典型，这难免有纸上谈兵之疑问。如此脱离实践，读之无益，诚不如下功夫读读经典为善也。

李恩教授论《黄帝内经》在世界医学史上的地位和贡献

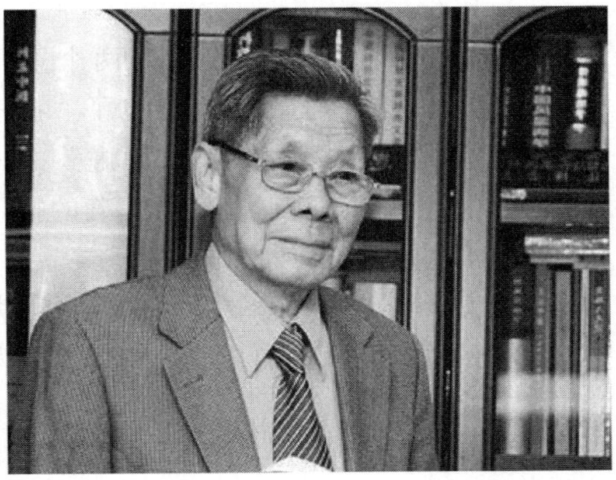

简介 李恩（1929~ ），原河北省武清县（现为天津市武清区）人。1957 年毕业于河北医学院医学系，先后任河北医科大学生物化学教研室主任、教授，中西医结合博士生导师，中西医结合研究所所长，中西医结合博士点和博士后科研流动站学科带头人，省管优秀专家，澳门科技大学荣誉教授，享受政府特殊津贴。

曾先后任中国中西医结合学会常务理事，基础理论研究专业委员会主任委员，教育工作委员会主任，中国科协“三大”“五大”代表，河北省科学技术协会常务委员，河北省中西医结合学会会长，河北省医学辩证法研究会理事长。《现代中西医结合杂志》名誉主编和《疑难病杂志》顾问。

曾受聘国家自然科学基金委员会第五、六届中医中药学科评审组成员，原卫生部医学视听教材高等医学教育中医学学科专家组组长，河北省专家献策服务团顾问，河北省食品专家咨询委员会顾问。先后任《中国中西医结合杂志》《生物化学与分子生物学学报》《中医研究》《中国中医基础医学杂志》等杂志编委，《河北中医》杂志顾问。

50 年来，主要从事中西医结合思路与方法和理论研究，提出了中西医结合内涵和中西医结合医学模式为“生物—自然—社会—心理—个体”医学模式，进行中医肾本质有关“肾主骨生髓，髓生血，髓通脑，脑为髓之海”的“肾—骨—髓—血—脑”一体论相关疾病基础与临床研究，培养硕士生 26 名、博士生 28 名和博士后 3 名；主编、编写专著和科普等书目 35 种，4000 余万字；热心于科学普及工作，1983 年获河北省科协颁发的“河北省科普奖章”；2008 年获“河北省科普事业贡献奖”。

编者按 李恩教授 50 多年来在中西医结合事业上持之以恒的奋斗取得了突出业绩，受到业界与同行专家的普遍称赞，“被誉为我国中西医结合的理论家、哲学家、教育家和科普作家”。李恩教授是我上大学期间的生物化学老师。几十年来，我多次聆听李老师充满激情的学术讲座。李老师在教学上高尚的师德、在科学上执着的追求、在事业上奋斗不止的敬业精神，令人敬佩，催人奋进！他年逾八旬，壮心不已，组织同行，历经五六年，编纂《黄帝内经理论传承与现代研究》，本文就是该书“绪论”的内容节录。

大约在公元前 460 年至公元前 355 年期间，相当于中国战国时代初期，在东西方文化还没有交流的历史情况下，先后诞生了两部医学经典巨著，一部是《黄帝内经》（以下简称《内经》），另一部是《希波克拉底文集》（以下简称《文集》），这两部著作在世界医学史上分别成为东西方医学的代表作。《内经》经过两千多年来的传承，作为传统医学，已成为东方文化的重要组成部分，它蕴藏着丰富的哲学思想和人文精神，是中国文化软实力的重要体现。希波克拉底和他学生所完成的《文集》，在西方一直享有很高的声望，希波克拉底被西方医学界誉为“医学之父”。

在即将出版的《黄帝内经理论传承与现代研究》绪论中，再把两部东西方医学经典，从认识论和方法论，做了一番认真的客观比较和评价，说明了其共性的内容和各自的特点，有助于全面认识两部巨著在世界医学史上的地位和所起的重要作用。

关于《内经》与《文集》比较，陈全功先生于20世纪90年代所著《黄帝内经在世界医学史上的地位》一书中，做了详细的比较，现就其中主要内容进行整理和补充，做一综合性介绍。

一、《内经》与《文集》中的哲学思想

1.《内经》以阴阳五行、精气神运动认识世界。《内经》中的哲学思想是以阴阳、五行、精气神的运动规律，认识整个世界和人体，构成了《内经》的哲学思想体系。

2.《文集》认为，世界是由四种不同元素之间的动荡，并由四种不同元素构成人体和体质。人体是由气、土、水、火四种元素构成，如配合得当，完善混合，人则健康，否则为病。人体内还有血液、黏液、黄胆、黑胆四种元素，构成人的体质。

3.《内经》与《文集》比较：通过两部巨著的比较，有共性之处，也有各自的特色。①《内经》以五行哲学思想来认识世界。认为世界上一切物质都具有金、木、水、火、土五种物质属性，五行包括了世界万物，并以五行生克理论说明物质互相依存和制约的关系。②《文集》只提出人是由四种元素组成，未说明其中之间的关系，缺乏普遍的指导意义。所谓“四种不同元素之间的动荡”思想，没有说明四种元素是什么，以及是如何动荡的。

二、《内经》与《文集》中对自然与人体关系的认识

1.《内经》认为，人是大自然阴阳运动、四季气候变化等运动作用下的产物。人依赖自然而生存，生命运动必然受到自然条件变化的影响和制约。提出了“人与天地相参，与日月相应”，人体“阴阳系日月”的宏观认识。

2.《文集》认为，在一定地点所发生的疾病，与它的气候季节有关。

3.《内经》与《文集》比较：两部著作都强调了地理环境、气候条件对人体的影响。但《内经》远比《文集》认识深刻的多，且系统而完整。

三、《内经》与《文集》中对体质病理学的认识

人为什么会得病？与人的体质有什么关系？社会因素对人健康和发病有什么影响？从认识上对二者进行比较。

1.《内经》抓住了疾病发生的两个重要因素——“正”与“邪”的关系。提出了“正气存内，邪不可干”“邪之所凑，其气必虚”的体质病理辩证法思想，为病理学奠定了正确的指导思想，说明了得病之内因与外因的关系。

2.《文集》在《论圣病》一篇中，提出类似体质与发病的关系，认为白皮肤、宽肩膀的人容易患肺痨。

3.《内经》与《文集》比较：《内经》抓住了人体与外因“正与邪”之虚实情况是发病的根本原因，具有指导性的意义；《文集》只有个例类似的认识。关于社会因素，《文集》中没有记载，而《内经》充分认识到社会因素在致病中的作用，这无疑是世界医学史上最早的社会医学的开端。

四、《内经》与《文集》中对心理和人格体质病理学的认识

《内经》和《文集》中关于心理学的论述，包括心理活动过程和特征、人格类型等，分别体现了东方和西方心理学发展的源头。

1.《内经》论述了人的心理活动过程与意识的形成，以及人格产生的体质类型。①心理活动过程：产生德、气、生、精、神、魂、魄、心、意、志、思、虑、智等，为天地阴阳运动和相互作用的结果。《内经》的这些思想，正确地反映了一个正常、全面的心理过程，是人类心理活动与情感意志等比较完整的理论总结，正确地反映了客观世界与主观意识之间的关系，形成了正确的理念，对事物处理做出理性的判断。②心理特征与人格类型：根据金、木、水、火、土，而提出五型之人，即金型之人、木型之人、水型之人、火型之人、土型之人。根据阴阳形态不同，又分

为：太阴之人、少阴之人、太阳之人、少阳之人和阴阳和平之人。根据五色的不同，又把金木水火土五型之人，型中又分为五型。成了阴阳二十五人。

2.《文集》提出“体液”学说，把人分为四种类型：“多血质”“黏液质”“黄胆质”“黑胆质”。

3.《内经》与《文集》比较：《内经》全面地提出了符合客观实际的“阴阳五行人格体质病理学”，以及心理治疗等重要思想，世界著名心理学家墨菲感叹说：“世界心理学第一故乡是中国。”《文集》只提出“四液学说”，没有形成体系，在心理活动过程方面是空白，无法与《内经》相比较。

五、《内经》与《文集》中的无鬼神论思想

《内经》认为任何疾病皆有其因，并非鬼神作怪，体现了无神论思想。即使在《内经》中尚有祝由（画符念咒）活动，但其科学价值有待研究。

《文集》在《论圣病》一篇中反对癫痫是一种“圣病”，认为该病的产生有其原因，与神灵鬼怪并无关系。

总之，《内经》与《文集》中的无神论思想在当时的历史条件下，都是难能可贵的。至于《内经》中提出的“祝由”活动，可以两点论：一方面，反对迷信鬼神；另一方面，对心理治疗亦有所启发。

六、《内经》与《文集》中对人体自然痊愈代偿功能的认识

1.《内经》从整体认识疾病。认为“亢则害，承乃制，制则生化”。当一脏阴阳失衡而表现出疾病时，必然受到其他脏腑的调节或制约，当这种调节或制约发挥了作用时，疾病不再发展或得到自愈。《内经》认为“病为本，工为标，标本不得，邪气不服”。说明在治疗时，病人起主导作用，而医生只起辅助作用。提倡药食结合，认为“大毒治病，十去其六；常毒治病，十去其七；小毒治病，十去其八；无毒治病，十去其九；谷肉果菜，食养尽之，无使过也，伤其正也”。说明任何药物都有毒副作用。药物是治病的，食物才能养人，应正确认识二者的关系，以“毒药攻邪”，而“五谷为养，五果为助，五畜为益，五菜为充，气味合而服之，以补益精气”。

2.《文集》对机体自愈能力的认识。在《论瘟疫》《论营养物》中认为：“是自然自己找到的方法，虽然没有人教育训练，但自然所行的是正确的”“自然无师自行”。此处所说的“自然”，就是来自机体本身的一种天生的本能，即自愈的功能，自我调节的代偿能力。

3.《内经》与《文集》比较：《内经》与《文集》都认为人体有一种自我调节的自愈能力，治疗疾病的手段只是帮助自然痊愈功能而促进康复。《内经》对于机体的自然痊愈功能的认识，是在认识事物的运动规律的基础上产生的，所以从思想认识到具体方法整套系统的方方面面都比《文集》要完整、全面和清晰。

七、《内经》与《文集》中的治病原则和方法

1.《内经》中的治疗原则与治法。①治疗原则：“正治”法和“反治”法。“正治”又称“逆治”，如“高者仰之，下者举之，有余损之，不足补之”“寒者热之，热者寒之”，“燥者濡之，急者缓之”。还有“反治”法，“反治”又称“从治”，如“热因热用”“寒因寒用”等。②具体治疗方法：计有砭石、灸焫、九针、灸刺、灸熨、刺焫、导引、按跷、熨引、按摩、甘药、毒药、醪醴（浊酒与甜酒，概指酒药疗病）、食养等，其中以针灸疗法论述最多。如此众多的治疗方法，都是上古先贤治病方法的总结。

2.《文集》在《箴言》和《论人之部位》中都有论述。①治疗原则：“凡是因多血而造成的病，应当用泻下法治疗；凡排泄过多的病，应当用补充法治疗；一般对其他疾病也应当施以相反的方法”（《箴言》）。②治疗方法：重视饮食、锻炼、按摩、海水浴等。

3.《内经》与《文集》比较：凡《文集》中有的，《内经》都有。而《内经》中独有的为“反治”、针刺、气功、导引、砭石、熨引等诸法。《内经》中的治疗原则和方法，从思想认识到具体方法已经形成为一个完整的理论体系，也是《文集》中所不及的。

八、《内经》与《文集》中对疾病预后的认识

对疾病预后的认识，实际上是建立在对疾病治疗后其发展趋势的一种判断，说明病的转归，决断病人的生死存亡，这应当是每个医生所具备的。

1.《内经》曰："凡诊者，必知终始，有知余绪。"判断预后的诊察方法有多种方法：①从望诊知善恶；②从闻诊判断；③从脉搏判断；④从正邪虚实判断。

2.《文集》论述了具体病症预后转归。在《文集》中对个别病症的预后有所描述，对一些具体疾病出现特定症状时可能的转归和预后也有论述。

3.《内经》与《文集》比较：《内经》对预后的认识更多的是体现在望形、色、神、气及切脉等，以了解正邪虚实，五脏六腑强弱等广而深的理论体系，这些丰富的理论和辩证法思想，体现了中医学的完整性和深刻性。《文集》对疾病的预后，完全着眼于某些疾病发展到一定时期表现出来的一些特定症状来进行预防，从临床积累的经验来看也是很可贵的，但对整体辨证预测的手段，远不如《内经》。

九、《内经》与《文集》中关于医生应具备的条件和道德品质的论述

《内经》和《文集》中均认为医生是一个高尚的职业，应具有必要的条件和医德医风，在《内经》中至少有七篇论述，而《文集》中论述的内容，可用著名的《希波克拉底誓言》作为概括。

《内经》重视修养和品德；《文集》强调诚实忍让，谦和稳重，承诺"誓言"。

《内经》与《文集》这两部古代东西方经典著作，都极其重视一个医师应具备的条件和医德医风，十分可贵。医学发展至今，现代科学虽面临着许多新问题，但对一个医生的知识结构、行医规范和医德等，两部伟大的古典医著之高尚精神仍具有指导意义。

十、《内经》中所独有的重要内容

通过上述比较可以看出，《内经》中内容极其丰富，许多极其重要的思想和方法，是《文集》中所没有的。《文集》主要侧重于临床医学，特别是对外科疾病的治疗是《文集》中所独有，这为后来西医外科学的发展起到了很大的推动作用。

以下仅就《内经》中独有的内容简要论述。了解这些内容对全面认识《内经》在世界医学史上的地位和作用必有所裨益。这些内容可归纳为如下10点：

1.《内经》对人生命起源的认识。《内经》用天地阴阳升降运动的规律认识世界和人。很早就提出了"天覆地载，万物悉备，莫贵于人。人以天地之气生，四时之法成"。

2.《内经》对人体血液循环运动的发现。《内经》从阴阳运动的规律，观察和阐释了人体血液的生成，并发现了人体的血液循环运动。"精专者行于经隧，常营无已，终而复始""经脉流行不止，环周不休"。

3.《内经》中的预防思想。《内经》中提出的"不治已病治未病"之预防疾病思想，这在世界医学史上为首次，并提出预防疾病的具体方法。

4.《内经》对脉诊的观察研究。《内经》中的脉学是世界医学史上最具特色的内容，是中国医学对世界医学的伟大贡献之一。

5.《内经》中的疾病分类方法。疾病的分类是为了更好地认识疾病之发生发展变化的规律，从而采取预防措施和有效的治疗。在世界医学史上，第一次将人体疾病进行分类的就是《内经》了。

6.《内经》对经络系统的发现。《内经》对人体经络系统的发现是世界医学史上的首创，是对世界医学发展最伟大的贡献，举世瞩目。其深奥的内涵，仍是现代医学研究的重要内容。

7.《内经》对针灸疗法的发明。《内经》经过长期的研究和实践，证实了人体存在着一个经络系统，以及在经络循环的路线上，存在着一些对于外部刺激特别的敏感点，当在这些点施以针刺、艾灸等刺激后，机体的局部气血运行和整体阴阳运动会发生明显的变化，从而取得治疗疾病的效果，开创了医学史上一种独特而疗效神奇的

疗法，即“针灸疗法”。

8.《内经》对疾病潜伏期的观察。疾病的发生、发展变化有不同的特点和形式，有的疾病感而即发，有的则感而不发，在适当的条件下才发病。这就是常说的疾病潜伏期。《内经》中最早揭示了某些疾病具有潜伏期，对于预防疾病和治疗有着重要的指导作用。

9.《内经》中有关疾病的鉴别诊断。《内经》很重视对疾病的鉴别诊断，曰“善为脉者，必以此类奇恒，从容知之”。就是说，高明的医生，一定要掌握类似证候的不同特点和本质区别，这样才能从容地知道如何采取不同的治疗方法。

10.《内经》融哲学、人文学、应用医学于一体。《内经》中具有丰富的哲学思想和人文精神，并与临床紧密融合在一起，为自然科学和社会科学结合树立了典范。这不仅促进了医学的发展，并且对人类科学的发展也起到了示范作用。

结　语

以上10个方面的论述，对《黄帝内经》和《希波克拉底文集》做了概要的介绍和比较，说明在古代科学技术和方法都比较原始的条件下，古圣先贤们以他们特有的智慧，观察人类的疾病与自然界、人类社会的复杂关系，构建了东方与西方两大古代医学体系，奠定了东西方医学之基础。如此开创性的典籍，垂训千古，昭示未来。

高玉瑃主任医师针药并用经验选粹

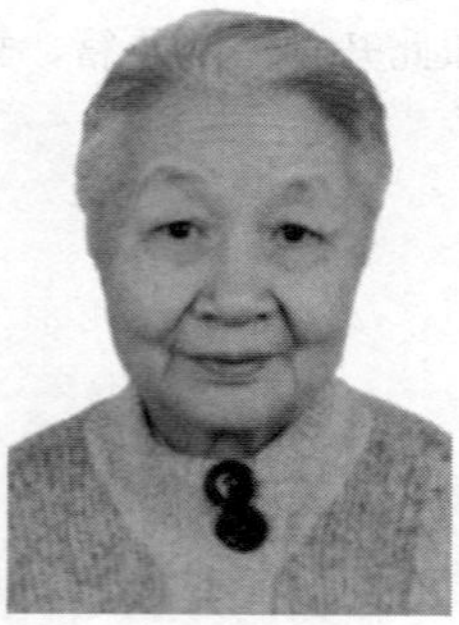

简介 高玉瑃（1930~ ）教授是燕赵高氏针灸学术流派的主要继承人，16岁起跟随父亲学习中医。其父亲高季培（1908~1987）先生，早年师从京津名医肖龙友、郭眉臣、王春园，尽得其传，擅长采用针灸治疗中风等内科病及各科常见病多发病，疗效显著，在长期的临床实践中逐渐形成“燕赵高氏针法”。高季培先生曾任天津中医学院针灸教研组组长，附属医院针灸科主任，1969年随校迁至石家庄，任河北新医大学6.26门诊部针灸科首任主任。

高玉瑃教授，继承父业，1953年考取卫生部中医师资格证书，独立应诊。她在继承高季培师、父多年针灸临床经验的基础上，勤求古训，研读《内经》《难经》《伤寒论》《金匮要略》等，汲取历代学术思想精华，博采众长，深入思考，勤于临床。1960年起从事针灸教学及临床工作。1979年，河北新医大学在6.26门诊部基础上成立河北省中医院，高玉瑃教授任针灸科主任，1983年任河北中医学院针灸系主任，并曾任河北省针灸学会副会长。高老从事临床与教学工作60多年，临床经验丰富。对于“针灸时间医学”造诣很高，擅长以针灸与方药结合治疗内、妇、儿、外各科多种病症，是一位德高望重的老教授。

高玉瑃老教授今年已经86岁，仍然坚持针灸门诊工作。现将高老在张仲景针药并用之学术思想指导的治病经验总结如下。

编者按 高玉瑃教授是我上大学时的针灸老师。高老师体姣心秀，和蔼可亲，讲课动人，深受学生爱戴。我工作后从事内科，兼治妇人病，但回乡、下乡，用药不便，曾用针灸，简便廉验，方便乡民。40年后拜读高老针药并用经验，格外亲切。高老八十有六，精神矍铄，仍在为病人服务，令人敬重。但愿高老保重贵体，学生之幸、病人之福也。下面学习高老的宝贵经验。

一、仲景针药并用学术思想探析

医圣张仲景所著的《伤寒杂病论》（包括《伤寒论》和《金匮要略》）开创了中医辨证施治的先河。仲景既精于汤药，又善用针灸。在仲景书中，涉及针灸疗法的条文共计22条（详见吕志杰著《经方新论·第一章》附：针灸疗法），论中明确提出的穴位有风池、风府、期门、肝俞、肺俞、大椎、关元、劳宫、巨阙等。这都说明医圣不仅长于方药，而且常常针药并施。如《伤寒论》第24条：“太阳病，初服桂枝汤，反烦不解者，先刺风池、风府，却与桂枝汤则愈。”此为太阳中风证，邪气阻滞经络，药不胜病，反增闷乱烦躁，因此调整治疗方案，先刺风池、风府以疏泄邪气，再趁势服桂枝汤以解肌祛邪，针药并用，则病可愈。再如231条：“……刺之小瘥，外不解，病过十日，脉续浮者，与小柴胡汤。”本条属三阳合病，邪热郁闭证，因病情复杂，解表攻里均非所宜，药治诚为棘手，故先用刺法宣泄阳热，“刺之小瘥”说明病已减轻，“病过十日，脉续浮者”提示病有向外之机，故与小柴胡汤疏利而和解之。又如妇人中风，热入血室证，可视病情之需要，“当刺期门，随其实而取之”（143），或以扶正祛邪的“小柴胡汤主之”

(144)。这是针药并用之例文。而《伤寒论》第304条："少阴病，得之一二日，口中和，其背恶寒者，当灸之，附子汤主之。"此乃阳虚阴盛之证候，若仅用方药难以胜病，独用灸法亦难奏效，故内服附子汤温阳散寒，外用灸法助阳消阴，温灸与热药并用，救治沉疴。此灸与药并施之例文。

《金匮要略·妇人杂病》篇第8条明确指出："妇人之病……审脉阴阳，虚实紧弦；行其针药，治危得安。"强调了针灸药合用的重要性。仲景书针灸与方药并用的例文，提示了"针药"合用的重要性。临床上应谨守仲景针药并用之法则，根据具体病情，灵活运用如下：有的病应该针灸药物并用，或以针灸治疗为主，药物治疗为辅；或以药物治疗为主，针灸治疗为辅。而有的病也可单用针灸或者只用汤药。总之以辨证论治为总则，以发挥综合疗效而治好病为目的。

二、高玉瑨教授针药并施验案举例

例1　针药并施治疗小儿咳嗽　胡某某，女，3岁半，于2006年12月11日上午因咳嗽半年，加重1个月就诊。半年前患儿外感后咳嗽，初起时咳嗽重，曾给予抗生素、止咳糖浆等口服，近1个月咳嗽减轻，但仍天天咳嗽，以晨起、夜间较重，痰少，纳差，夜汗较多。查：精神好，营养中，咽红，双侧扁桃体Ⅰ度肿大，微红，耳后淋巴结稍大，舌嫩红苔少，脉细数。诊断：小儿咳嗽。辨证：肺阴不足。处方：列缺、照海、大椎、定喘。并给予沙参麦冬汤加减口服。隔日复诊，家属自述咳嗽减轻，处方：大椎、定喘、合谷、太溪。继续口服中药。针刺隔日1次，共治疗5次后，患儿咳嗽等诸症尽除。

原按　本案辨证为肺阴不足咳嗽，以沙参麦冬汤养阴清肺。首诊针刺列缺、照海、大椎、定喘，列缺为手太阴肺经络穴，具有疏风解表、宣肺理气、止咳平喘之功效；照海具有滋阴清热、通调三焦之功效，二穴乃八脉交会穴，相配共奏滋阴清肺、止咳平喘之功。大椎、定喘合用泻热定喘止咳。二诊选用合谷为大肠经原穴，具有宣泄中焦之热、升清降浊、疏风散表之功；太溪为肾经之输穴、原穴，既为肾经经水的传输之处，又具彰显肾经气血本源的特性，二穴合用以滋阴清热。以上治疗无论针、药皆以滋阴清热，宣肺止咳为大法，谨守病机，治疗得当，病自去也。小儿之肠胃娇嫩，用药力求平和，切不可应用猛峻有毒之药，以免对小儿身体造成伤害，即《育婴家秘》曰："小儿用药择其良，毒药毫厘不可尝，邪气未除真气损，可怜嫩草不耐霜。"临床治疗小儿咳嗽中常选用银翘散、桑菊饮、定喘汤与麻黄汤等平和之剂。另其还强调治疗过程中，无论针、药，皆中病即止，不可过用，以防伤正。在临床小儿疾病治疗中，应谨守治疗三法即初期采用攻法，以攻病之药去之，不可恶攻而爱补，反助其邪，为儿之害；中期应用攻补相济，病久不除，乳食必少，脾胃失养，于补脾药中加攻病药，看儿强弱加减；末期则用补法，儿病既久，久则成疳，只以补脾胃为主，正气充则邪气自尽矣。

例2　择时针药结合治疗老年咳嗽　李某某，女，66岁，于2015年6月11日上午因反复咳嗽半年，加重1个月就诊。干咳、无痰，咽部刺痒难忍，夜间较重。查：患者面红，舌红无苔有裂纹，脉细数。胸部X线片正常。诊断：咳嗽。辨证：肺肾阴虚。处方：大椎、定喘、肺俞、天突、尺泽、太溪，隔日针刺，并给予百合固金汤加减。5天后复诊，6月15日10点，患者自述咽部刺痒难忍缓解，咳嗽稍轻，针刺取穴同上，同时按照灵龟八法择时选用列缺、照海穴。继服中药。共治疗12次后，患者咳嗽等诸症尽除。

原按　咳嗽病位在肺，与肝、脾有关，久则及肾。高教授治疗内伤咳嗽，区分本虚标实的主次，同时结合灵龟八法，择时治疗。总以祛邪或扶正补虚为度。本案辨证为肺肾阴虚证咳嗽，首诊针刺大椎、定喘、肺俞、天突、尺泽、太溪，留针期间，患者出现咽部刺痒难忍，在天突穴施以捻转泻法，旨在止咳利咽，以治标。复诊，患者咳嗽减轻，咽部刺痒症状消失后，此时重在补虚以治本。高老根据患者来诊时间，采用灵龟八法取穴针刺，按时开穴，根据患者病情需要，选择使用针刺气血旺盛之穴，列缺穴，乃手太阴肺经络穴，此时用补法以补肺本；照海穴，既属足少阴肾经，又为阴跷脉所生，为阴气汇聚之所，针刺照海穴用补法，可滋肾阴，降虚火。二者相配，金水相生。配合服用百合固金汤滋养肺肾，止咳。正如《素问·五常政大论》中所言："故治病者，必明天道地理，阴阳更胜，气之先后，人之寿夭，生化之期，乃可知人之形气矣。”高教授因时制宜，择时而治，在辨证论治的基础上结合运用时间医学，使针刺效果达到最佳，疾病痊愈。

例3　针、灸、药并用治疗痛经　卢某某，女，28岁，于2014年6月24日就诊。患者痛经10余年，平素神疲乏力，面色萎黄，纳差。每遇经期劳累及遇寒症状加重，行经第一天时疼痛剧烈，伴小腹及腰骶部疼痛，痛时面色发白，四肢冷凉，舌质淡暗苔薄白，脉弦。就诊时正值经期痛经发作。诊断：痛经。辨证：气血不足，寒邪凝滞。处方：气海、足三里、三阴交、关元（艾条温和灸法），并给予八珍汤加减口服。

原按　痛经是妇科常见病和多发病，中医学认为其发病与冲、任二脉以及胞宫的周期生理变化密切相关，与肝、脾、肾三脏也有关联。如若经期前后冲任二脉气血不和，脉络受阻，导致胞宫的气血运行不畅，“不通则痛”，或胞宫失于濡养，“不荣则痛”。此外，情志不调、寒湿之邪、气血虚弱、肝肾不足等均可使胞脉不通而引起痛经。痛经的病位在胞宫，胞宫位于小腹部，其经络主要与任脉、冲脉和足太阴经、足厥阴经、足少阴经有关；高教授强调治疗痛经以针、灸、药同用，把握标本缓急，先以针刺调补气血，温养冲任，取穴以足太阴脾经、足阳明经穴为主，针刺气海、足三里、三阴交等穴，留针20分钟，同时艾条温和灸关元20分钟，温通经络，通则不痛。针灸并施，旨在急则治标而缓解疼痛，之后辨证论治，服用八珍汤加减口服，以补益气血，治病求本。此外高教授嘱患者回家后注意休息、保暖，并饮温姜糖水300ml。在每次月经前1周进行针灸，平素服用中药。由此辨证论治、切中病机、把握标本缓急，治疗3个月后痛经痊愈。

例4　针、灸、药并用治疗崩漏　张某某，女，27岁，未婚。于2015年9月12日就诊。患者自述月经周期常常延后7天以上，经量正常。因月经淋漓不尽20余天来诊，月经量多，经色淡红，经质稀薄挟有血块，面色萎黄无华，口唇色淡，倦怠乏力，头晕，心慌气短，舌质淡苔薄白，脉细弱。诊断：崩漏。辨证：脾虚。处方：中脘、天枢、三阴交、合谷，并给予归脾汤加减口服。隔日1次，第3天复诊：血块减少，其余症状仍存在，故针灸处方改为中脘、下脘、天枢、阳陵泉（重灸）、阴陵泉、隐白（重灸），治疗3次后阴道出血停止，诸症减轻。

原按　高教授治疗崩漏多从气血论，患者以脾虚证为主，但病程较长，久漏致瘀，若瘀血不去，新血难安。故首诊高教授治疗重在祛瘀，气血相互依存，凡伤于血者，必耗其气，伤于气者，亦损其血。故针刺合谷施以补法，补气调气，三阴交施以泻法，活血祛瘀，以塞流止血；配合使用中脘、天枢，以正本澄源。复诊时，瘀血去则重在止血，针刺中脘、下脘、天枢、阳陵泉、阴陵泉、隐白的同时配合使用艾条重灸双侧隐白与阳陵泉20分钟。隐白为足太阴脾经的井穴，《神应经》曰：“隐白，妇人月事过时不止，刺之立愈。”又曰：“夫灸取火，取艾之辛香作柱，能通十二经脉，入三阴，理气血，治百病，效如反掌。”故艾灸隐白穴可温通经络，使脾的阳气振奋，统血之功得以恢复，达到固崩止血的效果。灸之阳陵泉，阳陵泉为胆经腧穴，肝胆互为表里，肝主藏血，因此灸之阳陵泉能够加强固摄血液的作用。如此脾之统血、肝之藏血功能正常，针灸并施，则固崩止血。《景岳全书》曰：“有形之血不能即生，无形之气所当急固。”所以，高教授此时的治疗选择以灸法为主，扶助虚脱之阳气，作为止血的关键。配合服用归脾汤以达到“澄源、复旧”之调养的目的。高教授适时的引入灸法，灵活地使用塞流、澄源、复旧三法，诸法合用来促成疾病的尽快痊愈。

结　语

高玉瑃老教授在仲景针药并用学术思想指导下，对上述之小儿咳嗽、老年咳嗽、妇人痛经与崩漏四病均给予针、灸、药综合治疗，皆获良效。对于咳嗽而言，除按照辨证论治，针药并施外，并注意择时针刺，区分不同年龄、体质，因人制宜；对于痛经，善用针灸止痛，以急则治标，针、灸、药并施，标本兼顾。对于崩漏针、灸、药并用，特别是重灸隐白，以利于健脾统血之功。总之，高教授于临床诊治之时，为了提高疗效，准确把握仲景针、灸、药并用的法则，审病求因，辨证论治，因人制宜，择时治疗，这诸多宝贵经验值得临床推广应用。

（王艳君　王晔博　协助整理）

张奇文主任医师循六经用经方治小儿病验案8则

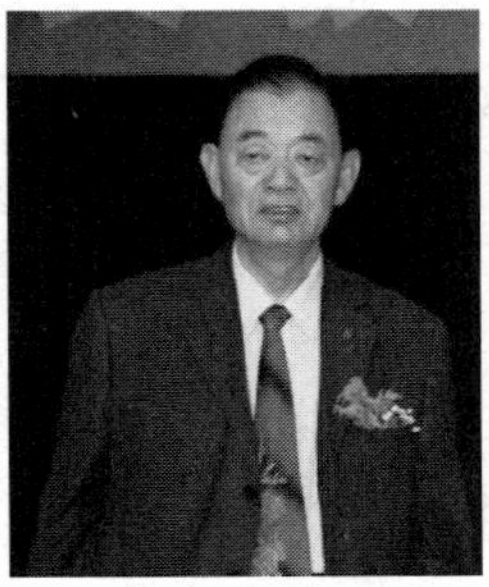

简介 张奇文，1935年生。主任医师、教授。现任世界中医药学会联合会儿科分会名誉会长、中国中医药促进会名誉会长。历任潍坊市中医院院长、山东中医学院（今山东中医药大学）中医系主任、山东省中医药研究所所长、山东中医学院党委书记、山东省卫生厅副厅长（正厅级）。出身于中医世家，从10岁始跟祖父学习中医，毕业于潍坊医校，为中华中医药学会儿科分会创始人之一。临证50余年，笔耕不辍，发表学术论文81篇；主编的《幼科条辨》，获得山东科技进步一等奖；主编的《实用中医儿科学》，获全国“康莱特杯”全国中医药优秀学术著作评选一等奖；主编的《实用中医保健学》，获全国“康莱特杯”全国中医药优秀学术著作评选三等奖；主编的《中医养生法》，获首届中医科普图书评选二等奖；主编的《中国灸法大全》，获北方十一省市优秀科技图书一等奖。

张奇文教授始终坚持“为医者，临床乃第一生命，不可一日无临床”的信念，体恤患者，与患者交朋友，“见彼有疾，如己有之”，为群众所爱戴和拥护，被评为全国劳动模范、全国卫生科技先进工作者，受到党和国家领导人的多次接见。1996年被英国剑桥名人中心收录于《世界名人辞典》；2003年被评为山东省名中医药专家；2011年被评为中华中医药学会终身理事并获得中华中医药学会特殊贡献奖；2013年3月被公布为全国名老中医药专家，成立传承工作室，广收弟子；2014年被评为山东省十大名老中医。20年前，辞去正厅级行政职务，回到故乡潍坊，先办“本草阁”“慈幼堂”，后办“百寿堂”。他心系民生，治病救人，经常废寝忘食，通宵达旦；著书立说，孜孜不倦，可谓著述等身；深入社区，问病乡里，被群众称为“厅级郎中”。

为使中医药走向世界，先后7次应邀去澳大利亚讲学，被澳洲全国中医药针灸联合会聘为名誉会长及学术顾问至今，被誉为“澳洲中医药立法的有功之人”。

编者按 我与张奇文张老初次相识与本书第1版密切相关。那是在2001年，中华中医药学会主办的“全国中医药优秀学术著作评选”会上，我主编的《仲景方药古今应用》与张老主编的《实用中医儿科学》均获奖。在北京颁奖会期间，与张老相识，互赠主编之书。此后不久，张老在与我的通信中专门咨询：仲景书有儿科内容吗？经方的小儿剂量如何掌握为好？我对张老这种干到老、学到老的求知欲及谦逊精神十分敬重。回复说，《金匮要略》中有三篇3条论及小儿相关内容：①第三篇第15条之升麻鳖甲汤方后注曰：“……顿服之，老少再服，取汗。”即该方“煮取一升”，一次服完，而老人、小儿则减半分两次服。②第七篇第14条之小青龙加石膏汤方后注曰：“……煮取三升。强人服一升，羸者减之，日三服。小儿服四合。”是说小儿患咳喘病，亦可辨证选用该方，但服用剂量应适当减少，可服成人量的十分之四（汉代一升约折合现今200毫升，“四合”约80毫升）。③第二十二篇，即妇人杂病证治之最后载有“小儿疳虫蚀齿方”，但“疑非仲景方”。上述可知，仲景书相关原文虽仅仅两条，但十分重要。这足以说明：小儿患病，辨证治之，经方适合者，皆可应用，但由于小儿年幼质薄，应适当减少服用量。之后十几年来，我与张老交往不断，他虽年事已高，但壮心不已，心系中医事业的传承与发展，在20世纪《名老中医之路》三辑的基础上，又主编《名老中医之路续编》，其一至四辑于近年来陆续出版。做梦也没有想到的是，我被列入其《续编》第四辑。自己把这看成是激励、是鞭策，努力为之吧。

《素问·举痛论》云："善言天者，必有验于人；善言古者，必有合于今；善言人者，必有厌于己。"（厌，合的意思。《国语》周语："克厌于心。"注："厌，合也。"）这说明，善于谈论天道的，必能应验于人事；善于谈论历史的，必能应和于今事；善于谈论人事的，必能结合自己的情况。唯有这样，才能是明达事理的人。

中医学强调天人相应，故常以自然界变化的道理来解释人体生命活动的机制。自然界的阴阳更迭、消长胜复，可在人体的生理病理变化中得到印证。古今事理相通，借古可以鉴今。对医学来说，古代医家的学术经验，必须要求能为今人所用，方才可贵。

《伤寒论》首创六经辨证，经得起临床的检验，历经1800年而长久不衰。清代伤寒大家何秀山曰："病变无常，不出六经之外，《伤寒论》之六经，乃百病之六经，非伤寒所独也。"柯琴亦谓："仲景之六经，乃百病之六经，不专为伤寒一科，伤寒杂病，治无二理，咸归六经之节制。"所以，从名义上来讲，六经辨证为伤寒而设，实乃统治百病也。

观当今之世，环境污染、气候变化以及各种传染病流行，带来了一些新的病种，给现代医学带来了新的考验。传统的六经辨证立足于证候的研究，讲究方证对应，头痛还是那个头痛，腹泻还是那个腹泻，咳喘也还是那个咳喘，千变万化，不离其宗，统一于六经辨证当中。所以，现在研究六经辨证、研究《伤寒论》，还是具有现实意义的。

小儿属"稚阳、稚阴"之体，伤寒论中多用温热药，故世人多不敢用。伤寒论方不独治伤寒，还可扶阳，比如四逆汤之类方。对其扶阳抑阴、中气升降等法则，同样用于小儿疾病的治疗。余与卢崇汉、李可等"火神派"名家过从甚密，精研刘止唐、郑钦安、颜龙臣等学术著作，改变着当前的一种不良倾向，即治疗小儿病盲目地用寒凉药，将清热解毒与灭菌消炎划等号。如此这般，势必挫伤小儿稚阳之体，后患无穷！余针对小儿的生理病理特点，结合自己的临床经验，提出"阳主阴从"的观点，并以此为指导思想，贯穿于临床实践之中。重视阳气，在人身各种阳气中，又特别推重肾阳。对小儿病的治疗中，结合温病学说，循天之道，冶伤寒与温病于一炉，融扶阳气、存阴液于一体，取得显效。

余专重儿科病的研究，临床中深深体会到，经方治小儿病，方证相对，疗效快捷。这足以与当今盛行滥用的西医疗法"三素一瓶"相争雄！以下将小儿常见病感冒发热咳嗽、泄泻腹痛等8则验案，由弟子协助整理，供同道参阅。

1. 感冒发热

（1）李某，男，9个月。2015年6月9日诊：主诉发热3天。从前天下午发热，不流鼻涕，发热上午轻，下午3~5点时体温高，体温最高达39.7℃，今天上午38℃，呕吐，大便稀，指纹青紫。张老辨为少阳阳明合病，用小柴胡汤加石膏汤加减。处方：柴胡10g，酒黄芩6g，薄荷6g（后下），法半夏6g，焦山楂10g，炒谷麦芽各10g，生石膏25g（先煎），甘草3g，生姜2片，大枣2枚。水煎服，3剂而愈。

原按 此患儿发热，下午体温最高达39.7℃，呕吐，大便稀，此为少阳阳明合病。用小柴胡汤加石膏汤清除少阳、阳明之热。指纹青紫是患儿有食积之象，故用焦山楂、炒谷麦芽消食化积，生姜、大枣调和脾胃，因方与证合，故3剂而愈。

（2）王某，男，1岁4个月。2015年5月17日就诊：主诉反复发热1个月，腹泻3天。4月14日因咳嗽喘憋8天、发热1天到潍坊人民医院住院，诊断为"支气管肺炎"。经美洛西林、热毒宁等输液药物治疗后，患儿咳嗽减轻，喘憋消失而出院，但患儿体温不稳定，反复发热，体温37.5~38℃，汗出。3天前出现腹泻，水样便，夹有不消化的食物。患儿家长诉说患儿自出生以来反复感冒、反复输液。脸色发青，指纹青紫，张老辨为太阳太阴少阴合病，以桂枝汤合理中丸、四逆汤加减。处方：生黄芪30g，太子参15g，桂枝6g，白芍10g，熟附子10g（先煎15分钟），焦白术10g，炒谷芽、炒麦芽各10g，焦山楂7.5g，干姜6g，炙甘草6g，生姜1片，大枣2枚。水煎服，8剂而愈。

原按 患儿反复发热，汗出，此为太阳病不解；腹泻，水样便，夹有不消化的食物，此为太阴病；患儿自出生以来反复感冒、反复输液，脸色发青，此为伤阳气，少阴病也。张老在临床实践中，精研清代潍坊市昌邑名医黄元御医学著作13种，对其扶阳抑阴、中气升降等法则，同样用于小儿疾病的治疗之中。张老重视阳气，在人身各种阳气中，又特别推崇肾阳。此为太阳太阴少阴合病，故用桂枝汤合理中丸、四逆汤加减。患儿反复感冒，故加黄芪益气固表；指纹青紫，有食积，故用炒谷芽、炒麦芽、焦山楂消食化积，因方药对证，故8剂而愈。

2. 发热咳嗽

（1）侯某，女，4岁。2015年4月15日初诊：主诉发热、咳嗽1天。患儿昨天下午开始发热，体温最高达39℃，咳嗽，有白痰，咯痰困难。患儿家长诉说患儿自1岁以来经常反复咳嗽、发热，一发热就到39℃。平时不欲饮食，大便干，2~3天一次。舌质红，脉数。张老辨证为少阳阳明合病，以小柴胡汤合调胃承气汤加减。处方：柴胡6g，酒芩10g，法半夏6g，焦三仙各15g，炒杏仁10g，炙枇杷叶10g，炙冬花15g，炙紫菀10g，酒军9g（后下），芒硝3g（分2次冲服），甘草3g。6剂，日1剂，水煎服。2015年4月19日二诊：药后体温在37.5℃左右，咳嗽大减，大便每天2次，舌质红，脉缓。再以小柴胡汤加减。处方：柴胡15g，酒芩10g，荆芥穗10g，炒杏仁10g，生石膏30g（先煎），小松贝10g，法半夏6g，青蒿10g，焦三仙各15g，甘草3g，生姜3片，大枣2枚。水煎服，服5剂而愈。

原按 《伤寒论》第96条小柴胡汤证方后注加减法曰：“……若咳者，去人参、大枣、生姜，加五味子半升、干姜二两。”此患儿自1岁以来经常反复咳嗽、发热，平时不欲饮食，此为少阳病，大便干，2~3天一次，此为阳明病，辨证为少阳阳明合病。小柴胡汤合调胃承气汤加减治之，加焦三仙增强消食之力，患儿反复咳嗽、发热，有白痰，咯痰困难，故用炒杏仁、炙枇杷叶、炙冬花、炙紫菀来润肺化痰止咳。二诊后病大减，故用小柴胡汤去人参加石膏清少阳阳明余热，加炒杏仁、小松贝止咳化痰，加青蒿、荆芥穗增强清透之力，再服5剂而愈。

（2）徐某，女，5岁。2013年5月16日诊：主诉咳嗽20天。20天前感冒后咳嗽，夜间躺下咳重，吐白黏痰，不易咯出，时时清嗓，睡觉蹬被子，大便有时干，舌淡苔白，脉浮数。查体：两侧扁桃体Ⅰ度大，高低不平。张老辨为太阳少阳阳明合病，小柴胡汤合麻杏甘石汤加减。处方：①咽门缩桃丸150g，每服4g，日服2次。②柴胡10g，酒芩10g，法半夏6g，炙麻黄6g，炒杏仁10g，生石膏30g（先煎），炙冬花12g，炙紫菀12g，乌梅9g，炙甘草3g。水煎服，6剂而愈。

原按 本案张老辨为三阳合病，用小柴胡汤合麻杏甘石汤，清解三阳之邪，加炙冬花、炙紫菀、乌梅润肺化痰止咳。方与证合，故6剂咳止而愈。

3. 泄泻腹痛

（1）李某，男，8个月。2013年5月4日就诊：主诉泄泻1周。大便先是绿色，后变黄，质黏，一天6~7遍，味臭。指纹青紫。张老辨为太阳阳明合病，与葛根黄芩黄连汤加减。处方：①小儿止泻暖脐贴6贴。②葛根10g，川连4.5g，酒芩6g，茯苓10g，焦山楂6g，炒谷芽10g，白芍10g，甘草3g。水煎服，3剂泻止。

原按 第34条：“太阳病，桂枝证，医反下之，利遂不止，脉促者，表未解也，喘而汗出者，葛根黄芩黄连汤主之。”表证未解，邪陷阳明而引起热利。张老辨为太阳阳明合病，用葛根黄芩黄连汤解表清热；加芍药调和营血，配甘草缓急止痛；指纹青紫可见食积之象，加茯苓、焦山楂、炒谷芽健脾消食化积。

（2）于某某，男，14岁。2015年8月31日初诊：主诉腹痛7年，加重4个月。7年前从上小学后出现腹痛，今年4月份始腹痛比较频繁，穿衣不慎或进食凉物，即可引发腹痛，得暖缓解，大便正常，不思饮食。在医院检查示：肠胃痉挛。舌淡苔腻微黄，脉缓。张老辨为寒热错杂证，为太阴厥阴合病，与桂枝加芍药汤合乌梅丸法治疗。处方：桂枝10g，白芍30g，炒苍术10g，姜厚朴10g，辽细辛3g，乌梅10g，川连6g，酒芩10g，干姜10g，焦山楂15g，炒谷芽、炒麦芽各15g，炒莱菔子15g，炙甘草10g，大枣3枚，生姜3片。水煎服，6剂。2015年9月14日二诊：腹痛止，舌淡苔薄，脉趋和缓，上方加太子参15g，继服6剂，以巩固疗效。

原按 第279条：“本太阳病，医反下之，因尔腹满时痛者，属太阴也，桂枝加芍药汤主之；大实痛者，桂枝加大黄汤主之。”胡希恕胡老认为此条所论为“本来是太阳病，误下引邪入里，这个腹满是实满，不是虚满；这个痛也是实痛，也不是虚痛……”总之为外邪内陷于里，故曰病属太阴。张老辨为太阴厥阴合病，治用桂枝加芍药汤合乌梅丸法，以祛寒清热、缓急止痛。方中以桂枝汤重用白芍和中止痛；取乌梅丸部分药物酸温苦寒并用以调之；因苔腻，不思饮食，故用炒苍术、姜厚朴燥湿健脾，焦山楂、炒谷芽、炒麦芽、炒莱菔子消食化积。方与证合，故服药6剂腹痛止，二诊加太子参扶助正气以巩固疗效。

（3）张某，男，11岁。2015年6月28日诊：主诉腹泻腹痛2年。2年前出现腹泻腹痛，日3~4次，吃了凉物腹泻加重，晚上睡觉蹬被子，查咽部扁桃体Ⅰ度大，左手脉大，舌光亮无苔。此为寒热错杂证，为太阴厥阴合病，师乌梅丸法，改用汤剂加减。处方：乌梅10g，桂枝10g，白芍20g，干姜6g，焦三仙各15g，茯苓15g，鸡内金15g，酒黄芩10g，炙甘草6g，生姜3片，大枣3枚。服6剂泻止病消。

原按　乌梅丸在《伤寒论》第338条主治“蛔厥”“又主久利”。此患儿腹泻腹痛时日较久，吃凉物腹泻加重，为寒象；咽部扁桃体大，左手脉大，则为热象，此为寒热错杂之久利，故用乌梅丸法清热祛寒止痢，加白芍重用缓急止腹痛。方与证合，故6剂而愈。

4. 重听　王某，男，11岁。2013年3月31日初诊：主诉听力下降半年。半年前感冒后引起“中耳炎”，两耳流水，曾服中西药无效，听力逐渐下降，老师讲课听不清楚。扁桃体已切除，咽后壁腺样体增生，无发热，食多则出现腹泻，舌红苔黄微腻，脉弦。张老辨为少阳病，以小柴胡汤合龙胆泻肝汤加减。处方：①耳底散30g，每用少许吹入两耳，日2次。②咽门缩桃丸150g，每服5g，日两次。③柴胡10g，酒芩10g，法半夏10g，葛根15g，酒炒龙胆草7.5g，生地15g，川木通6g，炒山栀10g，泽泻15g，石菖蒲15g，车前草15g，甘草6g。水煎服，10剂。2013年4月20日二诊：两耳不流水，已能听清楚老师讲课，原方继服6剂以巩固疗效。

原按　第264条曰：“少阳中风，两耳无所闻……”即外感“邪气因入”（97），循经上扰于耳而致病。本案患儿两耳流水，听力逐渐下降，为少阳病肝胆湿热证，用小柴胡汤合龙胆泻肝汤以和解少阳，清泻肝胆湿热。加石菖蒲化湿开窍，葛根升清阳以开窍，方与证合，10剂而愈。

周衡教授论三阳为屏障，三阴主封藏

——从仲景辨治反窥阴阳离合论

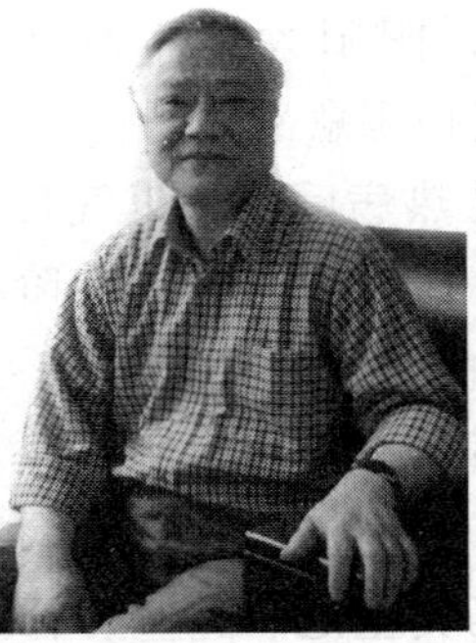

简介 周衡，1937年3月出生，湖南株洲人，湖南中医药大学资深教授，湖南省首批名中医、省优秀教师，全国仲景学术专业委员会委员、顾问，国务院政府特殊津贴专家。周教授自1963年本科毕业后，即从事《金匮要略》教学与临床，已50余年。曾协助谭日强院长整理其《金匮要略浅述》专著，该书是新中国成立后最早的《金匮》全注本，已在国内与日本出版。参与刘渡舟、陈亦人等大师发起成立的中华全国中医学会仲景学术专业委员会，为首任委员，后为顾问。主校《金匮玉函经二注》，并从中挖掘整理出版《金匮》首注本《金匮方衍义》。此外主编中南五省改革教材《中医防治学总论》，首次依据中医经典内容，提出包括未病先防、已病防变、瘥后防复共三级十四项的中医治未病体系，多次为国内学者采用。还多次参与全国《金匮要略》规划教材、教学参考书及高级丛书《金匮要略》编写，任编委、副主编，为研究、传播仲景学说殚精竭虑，不遗余力。现周教授已近80高龄，仍在临床一线应用经方为患者服务，并应邀为历届全国优秀中医临床人才研修班讲授《金匮》学术专题，受到广大患者与学员欢迎。

编者按 周衡教授是我十分敬重的全国研究仲景医学的老专家之一。周老治学严谨，待人和善，有长者之风范。周老提携后学不遗余力，我深受其恩惠，他审订我编著的《伤寒杂病论研究大成》，提出了许多中肯意见。这次又应邀审订本书，并为《附翼》撰文。此文求索《内经》理论，深入解析了阴阳离合理论对研究三阳、三阴之生理功能、病理变化及其在辨证论治中的指导作用，是一篇难得的研究仲景书的论理性论文。关于周老运用经方的丰富经验，有待本书出版后组织相关学术会、研修班，再请周老讲座。

《素问·阴阳离合论》篇幅不大，却是《黄帝内经》的重要理论，是开启仲景书《伤寒论》三阳、三阴证治的一把钥匙，并可解析杂病证治之方法。

一、我赞成关阖枢

“阴阳离合”是《内经》的一个重要理论，有很大的临床价值。它的核心是阴和阳的可再分性及其统一性。以人身阴阳而言，外之阳再分为三，即太阳、阳明、少阳；内之阴再分为三，即太阴、少阴、厥阴，这就是相离。而三阳为一阳所化，三阴为一阴所化，都各具有统一性，这就是相合。对于相合，历代并无歧义，而于相离的理解，究竟是“开阖枢”？抑为“关阖枢”？却争论不休。我赞成关阖枢的说法，理略如下：

1. 从词的指向来看 三字都与门有关，以名词析之，关即门栓，阖为门户，枢是门轴，三者指向一致，于门不可或缺。倘易关字为开，则词性应指动态，开与阖虽意为启闭，枢字不可表动作，总的指向不一，难以相合。考《灵枢·根结》篇有“折关”“败枢”“开阖”之说，似可为三字指门之各部的依据。

2. 从注家及传本来看　关阖枢出自隋·杨上善《太素》，它较王冰的注本更早。且杨氏校注谨严，纵或有疑，亦不辄易正文，因而可信度较大。

3. 从临床运用来看　读经析义，惟实可从，这应当是不可违背的原则。仲景既撰用《素问》《九卷》立论，则可据其辨治而反窥之，似亦以门——关阖枢为是。详具下文。

二、三阳离合为屏障

人身以躯体为外，阳气出入其间，以为护卫之屏障，则五脏安焉。这个“门”又由三部构成：太阳为关，阳明为阖，少阳为枢，所谓三阳离合，即此三部功能既分工又合作，同司御邪抗暴之用。故《灵枢·根结》篇说：“暴病者取之太阳”“痿疾者取之阳明”“骨繇者取之少阳”。可见病由暴发而起，递次所伤者为皮毛、肌肉、筋骨，皆三阳所主之地。其临床意义在于：

1. 三阳相离　在卒发的外感热病中，外邪欲肆其性自皮毛深入，而正气则递次发挥屏障作用，于是整个过程便显出阶段来。据此，仲景辨治有：发热恶寒者属太阳，治宜汗解，以麻黄汤、桂枝汤类主之，吐下则禁之；但热不恶寒者属阳明，治宜清下，以白虎汤、承气汤类主之，汗则禁之；寒热往来者属少阳，治宜和解，汗吐下皆禁之。这种界畔分明的层次辨治，直接指导着攻病之所在，越过它，就会诛伐无过。显然，这就是基于三阳相离的运用。不仅对伤寒，于温病亦然。叶天士说过：“卫之后方言气，营之后方言血。”“论卫气营血”与伤寒同。可见，热病辨治主要应遵从三阳相离的规律。

2. 三阳相合　在《伤寒论》中，除了多数依三阳相离分经辨治外，也有少数二阳或个别三阳合病、并病的例子，这是因邪气过盛或正气虚弱所致。则又宜从阳之相合而治。如太阳阳明合病用葛根汤，太阳少阳合病用柴胡桂枝汤等是。最具典型的三阳合治，则见于《金匮要略》虚劳病兼有外感。殆此类病是杂病中正气最弱者，虚懈之地甚多，故极易招来“风气百疾”。仲景特设薯蓣丸一方，是方以培实气血为基础，复以桂枝宣太阳，防风发阳明，柴胡走少阳，共奏三阳屏障之功，开后学三阳解表之路。方后又注明百日为一剂，显示其能防能治。后人以此用于多种免疫低下之病，皆效，此无他，三阳合璧，殆无疏懈也。

三、三阴离合主封藏

五脏居人身之内，藏精而起亟，故封藏不密，实为生命之大患。脾藏营，太阴者脾也；肾藏精，少阴者肾也；肝藏血，厥阴者肝也，三阴关阖枢各有所主，是为相离。而营、精与血互生互化，同为生命之基质，是为相合。概言之，所谓三阴离合，即寓有脾肾肝分工合作同主精液封藏之意。故《灵枢·根结》云：“五脏六腑、折关、败枢、开阖而走，阴阳大失，不可复取。”皆言封藏不密之病。其临床意义在于：

1. 三阴相离　急性热病后期，正气日弱，病即离阳入阴，其发展一般也可分为三个阶段，即太阴、少阴、厥阴。由于封藏失职，几乎三阴皆可见吐利之证，仲景辨治，病属太阴者，理中汤类主之；病在少阴者，四逆汤类主之；病在厥阴者，乌梅丸、吴茱萸汤类主之。这些，皆宗三阴相离立法。不过，因内脏间关系极密切，故无论热病后期或一般杂病，这种界畔较三阳为模糊罢了。

2. 三阴相合　内脏病久，往往一损俱损，有人统计，杂病确以累积二三脏者居多。故内伤日久，经血虚衰，常需考虑三阴并治。如虚劳肾病，仲景以肾气丸主之。该方除桂附温复少阴外，有一个公认的“三补”结构，即以地黄补少阴肾，山药补太阴脾，茱萸补厥阴肝。肾虚补肾，理固必然，何以又并补肝脾？这就须从三阴相合来理解。诸如先天与后天的互补关系、精血同源，以及肾藏、脾统、肝秘等，都是其理论基础。它如脾气虚损，除直补脾气外，亦往往与温肾、柔肝之法同用，也是三阴相合的例子。

四、阳予之正，阴为之主

上文分别就三阳离合与三阴离合而论，此外，在辨治中尚须考虑阳与阴两个方面的离合关系。我认为，这就是《素问·阴阳离合论》中“阳予之正，阴为之主”的引申之义。换言之，即体表阳气的施化与布散，全赖内脏精气作基础，为主持。例如，太阳之用，以少阴为之主；阳明之用，以太阴为之主；少阳之用，以厥阴为之主。总之，三阳之用，以三阴为之主。这种

“阴阳各其经，表里同其气”的情况，张景岳即明确称之为水土木脏阴阳之离合，其临床意义也是很显著的。仅就《伤寒论》而言，麻黄附子细辛汤证是针对太阳少阴两感而治的；脾约麻仁丸证是兼顾阳明与太阴而治的；而小柴胡汤外解少阳、内达肝郁，则是热入血室之方。前述《金匮》薯蓣丸一方，除三阳经药外，更有阿胶、地黄、人参、白术、薯蓣、当归、芍药等滋补三阴之品，充分体现了“三阳之用，以三阴为之主”的立法原则。由此可见，对《内经》阴阳离合的全面运用，应当是三维的：即从三阴之间、三阳之间以及阳与阴之间三个方面统筹考虑，才能周到燮理，极尽阴阳离合之妙用。

郭忠印教授从《伤寒论》探讨张仲景辨证思维方法

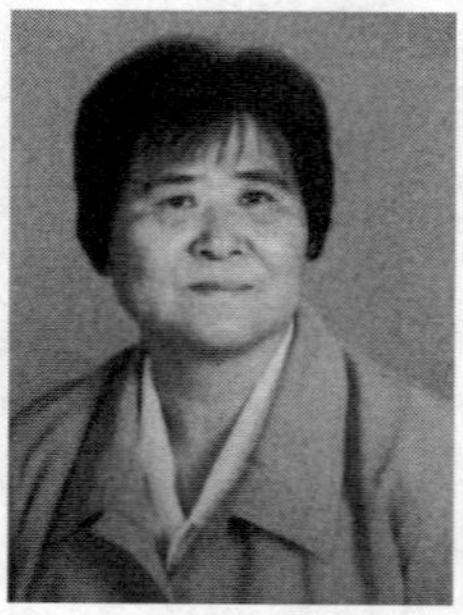

简介 郭忠印，1938年12月生。河北省文安县人。河北医科大学中医学院伤寒教研室主任、教授。系中华中医药学会仲景学术专业委员会委员，河北省仲景学说研究会主任委员。1962年毕业于天津中医学院，长期致力于中医经典著作《伤寒论》的教学工作、理论研究和临床研究，参编、主编学术著作7部，发表论文40篇，获省厅级科技奖2项。由于郭教授在教学中成绩卓著，1986年9月获河北省教育工会"教书育人先进教师"称号；1989年被国家教委授予全国优秀教师称号；1993年获政府特殊津贴。

编者按 郭忠印教授是我上大学时的《伤寒论》老师。她讲课娴熟，十分认真，深受学生爱戴。郭老师待人热情，忘我工作，为名副其实的"优秀教师"。我几十年来与郭老师保持联系，1995年编著出版《金匮杂病论治全书》时，敬请夏锦堂与郭老师审定，她对全部书稿做了认真修饰，令我这学生感激不已！郭老师为本书第1版主审之一。郭老师在《伤寒论》上的研究水平，以下选文可见一斑。

从《伤寒论》可以看出张仲景在临床诊疗过程中，自觉不自觉地遵循了一套逻辑思维规律，运用了多种分析方法，正确表述了认识疾病客体过程中的思维形式和思维内容。客观病证的复杂性需要科学的思维分析。没有分析便不能正确地确定病性，明了病位，把握病机，以致使治疗无从下手。只有科学地分析，才能把握构成现象的本质，使治疗有的放矢。笔者仅就《伤寒论》中认识客观病证的思维方法，试加论述，不妥之处敬请同道斧正。

一、定性分析，知病属性

定性分析是决定研究对象属于什么性质的一种分析方法。《伤寒论》对疾病的定性主要有定阴阳与定虚实。如《伤寒论》第7条（条文编号按《伤寒论》上海科学技术出版社，上海中医学院伤寒温病学教研组校注本）："病有发热恶寒者，发于阳也；无热恶寒者，发于阴也……"则是分析外感病在同时都具备恶寒的情况下，以有无发热定阴阳属性。发于阳，则是指发于三阳（以太阳病为代表）；发于阴，则是指发于三阴（以少阴病寒化证为代表）。六经病尽管涉及许多脏腑经络的病变，证候表现也错综复杂，千差万别，但都可用"阴证""阳证"加以概括。仲景在辨证中首先运用了阴阳定性的分析方法，将外感病分为三阳病、三阴病两大类，这是提纲挈领，执简驭繁的一种科学分类方法，是辨证论治的纲领。诚如《素问·阴阳应象大论》所说："善诊者，察色按脉，先别阴阳"。从外感病病机特点上看，三阳病均属阳气偏盛，虽有邪气挫伤正气的恶寒之象，然仍能奋起抗邪，故以发热为主。三阴病均属阳气虚衰，阳气无力奋起抗邪，少有发热，以恶寒为主。这吻合《内经》"阳胜则热""阴胜则寒"的病机。由此可见仲景在认识外感病上，首先是在众多的症状中抓发热、恶寒这两个关键性的主症。正如周禹载所说："此条以有热、无热证阴病、阳病之大端"。程郊倩亦云："经虽有六，阴阳定之矣；阴阳之理虽深，寒热见之矣。"

以上是仲景思维的第一步——辨阴阳之性的

一般规律。但因疾病错杂纷繁，千姿百态，所以在掌握辨阴阳之性一般规律的同时，还示人通常达变，分析其特殊表现以定其性。如太阳病为阳证，当有发热，但病值初起，也可有短暂不发热的时期（参看原文第3条），患者之所以“未发热”，是因寒邪凝敛，卫阳被遏，热不遽发，但当卫阳郁遏到一定程度，自然也会发热，因此就不能将尚“未发热”当成“病发于阴”。又如少阴虚寒证本不应有发热，但当阴寒极盛，阳气大衰，发生虚阳外越，阴盛格阳时，亦可出现发热；阳明病热邪深伏，阳失布达，亦可导致手足厥冷的里真热外假寒现象。以上情况均不能以有热、无热定阴阳之性，而应透过现象看本质，依据本质定性。由此看来，定性分析不单是抓寒、热主症，亦要通常达变而辨寒热真假。

仲景除以阴阳定性以外，有些地方还进一步抓主症以定虚实，用以辨别正邪盛衰。如第70条：“发汗后，恶寒者，虚故也；不恶寒，但热者，实也……”此条指出了发汗后有转虚转实之异。“恶寒者”为转虚之象；“不恶寒，但热者”为转实之征。虚，是指正气不足；实，是指邪气有余，从而阐明了病有虚实两种不同的转归。

第7条与第70条结合起来，前者是以有无发热定阴阳属性；后者以有无发热定正虚邪实，虽角度不同，但均属定性范畴。

二、定位分析，知病所在

定性分析是由抽象向具体上升的起点，一旦弄清了阴阳属性，正邪盛衰，接着就要确定所在病位，这是由抽象向具体思维迈进的第二步。在《伤寒论》中病位涉及的面很广，很具体。如病在六经（非经络之经），病在表在里，病在上、中、下三焦，病在脏在腑、在经络、在胸中、在心下、在关元、在项背、在胁肋……无一不是指病位而言。下面摘其主要述之：

1. 厘定六经病位　仲景在系统总结前人认识疾病经验和个人体会的基础上，借用《素问·热论》六经病之名，将外感病分为六个不同的证候类型，这是正确认识外感病的需要。六经辨证是《伤寒论》的辨证纲领，将六经所系脏腑、经络、气化等方面的病理变化，依其感邪后所出现的证候归纳为六个方面加以概括，这样就将错综复杂的外感病理出了头绪，找出了规律，为辨病认证找到了一条捷径。概括地说，就是以脏腑为本，经络为标，气化为用。临床证候为脏腑经络气化功能异常的表现。因此只要把握六经病主要脉证，就能厘定所在六经病位。从《伤寒论》六经辨证的六篇来看，每一篇之首均有提纲一条。提纲揭示了各经病的主要脉证或病机，对六经病有一定的概括性或代表性，因此成为厘定六经病位的主要纲领。正如柯韵伯所说：“仲景六经病各有提纲一条，犹如大将立旗鼓，使人知有所向。”

2. 据发病形式定位　六经病发病有两种情况，一是独经发病，可根据提纲厘定六经病位，如前所述。这种独经发病均是由病邪直接侵入而成，因此病情比较单纯，容易定位。二是两经或三经共同发病，此种发病形式，或由于邪气较盛，一经发病为主同时波及他经，或一经之证未罢，部分病邪已传入他经，前者无先后次第之分，称为合病，如太阳阳明合病、太阳少阳合病、少阳阳明合病、三阳合病等。后者有先后次第之分，称并病，如太阳阳明并病（亦称二阳并病），太阳少阳并病、少阳阳明并病。至于合病与并病的确定，有时可单独运用六经辨证厘定病位，有时则需六经辨证与脏腑辨证相结合。例如32条：“太阳与阳明合病者，必自下利，葛根汤主之。”其中太阳病病位的确定是依据太阳病提纲（属省文法），而阳明病病位的确立则是依据大肠所主病证。这个“下利”虽与“胃家实”无关，但“下利”是大肠传导功能失常的表现，所以病位也可以定在阳明，称太阳与阳明合病。

3. 厘定病在脏在腑　对于外感病仲景主要以六经病提纲作为厘定六经病位的指标，但对书中的各种变证则广泛运用了脏腑辨证的思维方法，以确定病在何脏何腑，从而为脏腑辨证的建立开了先河。

《伤寒论》虽为研究外感病辨证治疗的一部经典著作，但其中误治后变证——杂病颇多。这些杂病在书中称之为“坏病”，大多由外感病失治、误治演变而来。因误治方法复杂，变证纷繁，不仅不受六经病传变规律的约束，而且也已脱离了六经病的范畴，故不以六经病称其名，而是以主症发生的部位判断病在何处。如64条：“发汗过多，其人叉手自冒心，心下悸，欲得按者，桂枝甘草汤主之。”在这里仲景就是通过望诊和问诊得到的主症，考虑病位在心，再结合

“发汗过多”，诊断为心阳虚，心失所主。又如157条：“伤寒解之后，胃中不和，心下痞硬，干噫食臭，胁下有水气，腹中雷鸣，自下利者，生姜泻心汤主之。”亦是根据其主症，断定病变在胃（《灵枢·本输》篇：“小肠、大肠皆属于胃”），即由胃肠功能失调，引起胃中积滞蕴热，气机痞塞，肠中水谷不别，下趋大肠。诸如此类，不胜枚举。

4. 厘定病在上、中、下三焦之位　仲景根据《内经》关于上、中、下三焦部位划分的概念，进一步用来分析疾病的部位。如243条：“食谷欲呕，属阳明也，吴茱萸汤主之。得汤反剧者，属上焦也。”则是根据食谷欲呕，服吴茱萸汤后呕吐增剧的情况，考虑到病在上焦。因吴茱萸汤具有温中和胃，降逆止呕的作用，如“食谷欲呕”属胃中虚冷，浊阴上逆，用之无不收效。然而服药后呕吐反剧，故知药不对证。此为上焦有热，得吴茱萸汤辛温之剂，以热治热，势必造成拒而不纳。又如159条：“伤寒，服汤药，下利不止，心下痞硬。服泻心汤已，复以他药下之，利不止。医以理中与之，利益甚。理中者，理中焦，此利在下焦，赤石脂禹余粮汤主之。”也是根据服理中汤利益甚而分析出此下利病在下焦，属下焦不固，大肠滑脱不禁，故改用赤石脂禹余粮汤涩肠固脱止利。诸如124条“以热在下焦”、282条：“以下焦虚有寒”等，均是从上、中、下三焦定其病位。

三、因果分析，结合体质，有助辨证

因果分析是确定某一现象的发生或变化原因的分析，主要解决“为什么”而导致“什么”的问题。《伤寒论》中的疾病现象是唯物主义的决定论。它认为一切疾病均是由物质性的致病因素所引起。六经病及其变证的致病因素，一是六淫之邪，二是各种误治方法（包括具体方药及各种火法）。这些统统可以看作是外在因素，而内在因素是个体差异。《伤寒论》不但揭示了内外因素复杂的致病关系，而且特别强调内在因素的重要性。如301条麻黄附子细辛汤证，就是在素体心肾阳虚的基础上感受外邪，形成阳虚外感。303条黄连阿胶汤证为真阴素亏，感邪之后，邪从热化形成的少阴阴虚火旺证。尤其是太阳病变证诸条，其因果关系更为显著。如117条：“烧针令其汗……必发奔豚，气从少腹上冲心者……与桂枝加桂汤，更加桂二两也。”其中“烧针令其汗”损伤心阳是因，而心阳受损下焦阴寒之气乘势上冲“必发奔豚”是果，故仲景提出以桂枝加桂汤温通心阳，平冲降逆。类似的例子很多，可见有什么样的原因，往往出现什么样的结果。但其体质因素是决定结果的关键。即不同体质的人，即使是同一种发病原因，亦可导致不同的结果，所以仲景在16条指出：“观其脉证，知犯何逆，随证治之。”

四、动态分析，预测传变

《伤寒论》许多条文都反映出外感病的动态变化规律。即由表入里，由热转寒，由寒化热，由虚转实，由实致虚，由阳入阴，由阴出阳等运动变化形式。

以六经病动态变化而言，当个体受到内外致病因素干扰时，就会使阴阳失去平衡，出现阴阳偏盛、偏衰的热证或寒证。而寒证，热证也并非一成不变，若失治、误治也会使病情发生变化。如太阳病化热可转化为阳明病，阳明病用寒凉药太过，可转化为太阴病。疾病的这种演变是由量变到质变的过程。

尽管疾病有传与不传两种情况，但不变是相对的，而动态变化是绝对的。即使不发生传变，它也处在动态变化之中。如23条桂枝麻黄各半汤证就是一例，指的是“太阳病，得之八九日”因循失治，病虽未发生传变，但邪已渐衰，正气亦受到了耗伤，所以其临床表现与患病之初已有不同，由发热恶寒，头项强痛，体痛，无汗而喘，脉浮紧，变为“如疟状，发热恶寒，热多寒少，一日二三度发……面色反有热色……身必痒。”

总之，疾病总是处在运动变化状态之中，可进，可退，可顺，可逆，错综纷繁，掌握外感病的动态变化规律，可以及早判断疾病的转归，做到“截断病势”，不治已病治未病，达到缩短病程，早期治愈的目的。如20条：“太阳病，发汗，遂漏不止，其人恶风，小便难，四肢微急，难以屈伸者，桂枝加附子汤主之。”就是太阳中风发汗过多，在原有脉证基础上变的漏汗不止，恶风加重，并出现了小便难、四肢微急等阳虚之象，斯时可迅速采用桂枝加附子汤扶阳解表，避免病传少阴。诸如此类，比比皆是，不再赘述。

五、要点分析，鉴别诊断

《伤寒论》中要点分析，主要体现在对研究对象结构中关键性主症的分析。主要通过“有什么”的问题，解决“是什么”的问题。如56条：“伤寒，不大便六七日，头痛有热……”既可见于里证，也可见于表证，要解决是表证还是里证，其关键就是要问小便情况。如小便短赤则可判断为里热实证；若小便清利，虽几日不大便，结合“头痛发热”“知不在里，仍在表也，当须发汗”。可见，小便在这条中就起到了关键性的辨证眼目的作用。又如127条：“太阳病，小便利者，以饮水多，必心下悸；小便少者，必苦里急也。”则也是以小便利与不利，结合主症产生的部位辨水停中焦抑或水停下焦。在同样饮水多的情况下，如小便通利，症见心下悸，为脾胃输化水湿的功能失调，水停中焦；若小便不利，又见小腹部窘迫胀满，欲小解而不得，则知水蓄下焦，为膀胱气化失司。由此看来，小便的利与不利，及症在心下还是在小腹，则成为鉴别诊断的关键，对于判断水停部位至关重要。总之，要点分析，在《伤寒论》中运用也较多，属于辨证中鉴别诊断的一个重要方法。

六、定量分析，权衡用药

定量分析在《伤寒论》中表现在许多方面，但其中最引人注意的要算药量上的变化。仲景根据病情遣方用药，酌定药量，同一处方，往往随着药量的增减、制剂的不同、服法的改变而功能主治迥异。以桂枝汤、桂枝加桂汤、桂枝加芍药汤三方为例，如桂芍剂量相等配姜草枣，结合温覆啜粥，则具有疏风解表、调和营卫的功效，主治太阳中风，这就是桂枝汤。如将桂枝的剂量加大2/3服法上不温覆不啜粥，这就是桂枝加桂汤，具有温通心阳、平冲降逆的功效，主治心阳虚下焦寒气上冲引发的奔豚证。如将芍药的剂量加大一倍，则为桂枝加芍药汤，具有温中扶虚、缓急止痛的效果，主治太阴病“腹满时痛”。诸如桂枝去芍药加附子汤与桂枝附子汤；桂麻各半汤与桂二麻一汤；半夏泻心汤与甘草泻心汤等，均系主要药物剂量有变化，功效便发生变化的例子。此外，还有同一类病证，但因证候表现有轻有重而改变药量。如四逆汤与通脉四逆汤，二方皆由附子、干姜、炙甘草三味组成，同为少阴阳虚阴盛之证而设，但四逆汤是用附子一枚，干姜一两半。当病情进一步发展为格阳证时，则将原来四逆汤中的干姜加倍，且附子量用大者一枚，而更名为通脉四逆汤。

以上从六个方面总结了张仲景辨证施治的思维方法，虽不能概括其全部思维规律，若能真正掌握，触类旁通，无疑对初学者学习和掌握六经辨证有一定意义，也可使临床医师在运用六经辨证施治时，从“必然王国”迈向“自由王国”，从而缩短临床诊治时间，提高诊治质量。

（原载《河北中医药学报》1997；1：4）

王云凯教授用经方治验20则

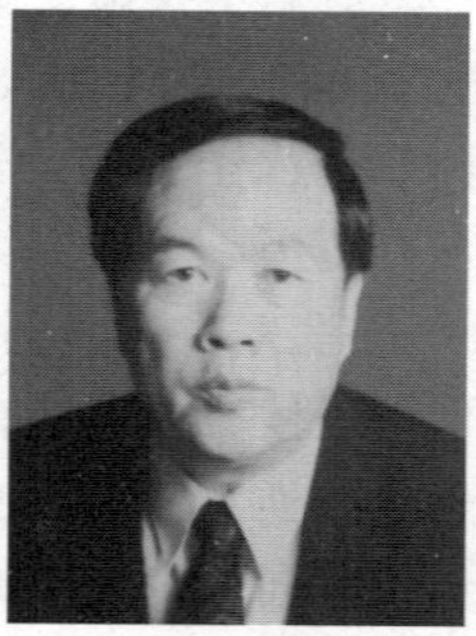

简介 王云凯（1939~ ），河北省唐山市人。天津中医学院针灸系顾问、教授、硕士生导师，唐山市百名名医、首届名老中医。1965年河北中医学院毕业。历任天津中医学院妇科教师，河北新医大学中医系内科副主任，河北中医学院金匮教研室主任及学报主编，天津中医学院针灸系主任。曾兼任河北省中医学会常务理事、基础理论研究会主任委员，中华全国高等中医教育针灸教育研究会常务理事。主要从事中医内科、妇科、针灸教学与临床，对消化、内分泌、泌尿系统疾病颇有研究。自1978年以来，发表论文13篇；参编《中医大辞典》《中医百科全书》，主编《新编中医学》《中华名人名著名方》《内科危重症》《疾病诊治大典》等35部著作，校勘出版《金元四大家医学全书》《医学衷中参西录》等5部医籍。1984年被评为石家庄市卫生系统先进工作者，1993年被评为天津市教卫系统优秀共产党员，1997年被国务院批准享受政府特殊津贴。1993年10月赴韩国汉城讲学，1996年7月赴德国明斯特市讲学和医疗工作1年半。2000年6月退休，受聘于河北省唐山市丰南区中医院，从事内科临床工作。

编者按 王云凯教授是我学习经典课《金匮要略》时的授业恩师。王教授是本书第一版主审之一。在我的心目中，王教授是一位善于讲课、善于著作、善于临床的中医全才。今请王教授将他运用经方的宝贵经验总结成文刊于本书《附翼》。我先读为快，获益匪浅。这20个经方案例，为“读经典，拜名师，做临床”的具体教材。读之如同随侍名医临证而相与语对，真乃快哉！

余曾从事《金匮要略》教学10余年，兼顾临床。退休十几年来经常门诊看病，以内科杂病为主，常以经方大法治之，颇感得心应手，疗效满意。下列案例以《金匮》诸篇内容先后为序述之，即历节病1例、血痹虚劳病及远血5例、咳嗽上气病及伏饮3例、奔豚气病1例、胸痹心痛病1例、腹满寒疝病2例、水气病3例，脾约、惊悸、蛔厥、脏躁各1例，共20例。

例1　历节病（风湿性关节炎合并颈椎骨质增生） 许某，女，45岁。患风湿性关节炎2年，近又因颈椎骨质增生，不能上班工作。现症见颈项强直，两肩及肘关节疼痛剧烈，尤以左肩为重，不能解系衣扣、梳头，并觉冷风习习。舌质淡，苔白中厚，脉紧弦有力。辨证治疗初用蠲痹汤或用独活寄生汤化裁治疗，虽有小效，但药后诸症依然，痛苦非常。后思《金匮》有“病历节，不可屈伸疼痛，乌头汤主之”之训，遂拟乌头汤方：制川乌10g，麻黄10g，白芍15g，黄芪15g，炙甘草15g。因病在上加桑枝15g，姜黄10g，秦艽15g。川乌先煎10分钟，后下余药，水煎2次，早晚分服。服2剂，上肢稍能活动，疼痛亦轻，因觉“舌头麻硬”而来询问，切脉如常，此属“瞑眩”之象，嘱其照服，又3剂，疼痛若失，颈项强直亦有好转。后以散寒祛湿，活血通络之剂，调理旬余而安。

例2　血痹（末梢神经炎） 董某，男，57岁。右大腿肌肉麻木已近1年，有时以针刺之仍不感疼痛，如睡热炕则觉舒服。西医诊断为“末梢神经炎”。曾服维生素B_1及B_{12}治疗，效果不著，因转诊中医。局部肌肉无异常改变，约

25cm×12cm 一块痛觉迟钝，除偶有咳嗽吐痰外，全身无其他不适。舌质淡，苔中厚色白，脉沉缓。辨证治疗：据此脉症，病属血痹，而苔厚、脉沉缓、吐痰，当属痰湿偏重之象，故治以温阳行痹，佐以化痰通络为法，方用黄芪桂枝五物汤加味：黄芪 20g，桂枝 12g，白芍 15g，当归 15g，白芥子 9g，橘络 6g，生姜 5 片，大枣 5 枚。水煎服，日 1 剂；局部梅花针打刺，日 1 次。经治月余，顽麻消失。

例 3　梦交遗精　李某，男，29 岁。年少无知，误犯手淫，婚后恣情纵欲，不知珍惜，初遂身疲腰酸，但不甚觉，渐渐夜不安寐，寐则交合遗精，头晕耳鸣，动则汗出，短气心悸。舌质淡红，苔薄少，脉轻取厥厥动摇，按之微而紧急。辨证治疗：服药多时，用滋阴剂遗泄反剧；投温补类反增梦扰。后思仲景"脉得诸芤动微紧，男子失精，女子梦交，桂枝加龙骨牡蛎主之"，正与本证脉象相合，遂拟：桂枝 10g，白芍 15g，炙甘草 10g，龙骨 25g，牡蛎 25g，茯苓 15g，合欢花 12g，生姜 3 片，大枣 10 枚。水煎服，每日 1 剂，连进 15 剂，遗泄已止，诸症渐减，后用左归丸滋填收功。

例 4　胃脘痛（十二指肠球部溃疡）

（1）耿某，男，45 岁。胃脘疼痛有年，经上消化道钡剂造影诊断为"十二指肠球部溃疡"。其脘痛喜温喜按，空腹痛甚，得硬食疼重，得软食痛减，因而终日只食稀软饮食，形体消瘦，周身畏寒。舌淡少苔，脉弦细无力。辨证治疗：据此脉症，病属脾胃虚寒，营卫不和，治宜甘温调中，方用小建中汤加味：桂枝 10g，炒白芍 15g，炙甘草 10g，砂仁 6g，木香 6g，生姜 3 片，大枣 5g，饴糖 60g（兑入）水煎服，每日 1 剂。以本方出入，服 30 余剂，病未再作。

（2）齐某，男，56 岁。胃痛多年，经 X 线钡剂造影诊为"十二指肠球部溃疡"，初服解痉止痛药疼痛吐酸可缓解，后时愈时发，再服无效。疼痛逐年加重，空腹尤甚，进食则缓，遇寒加重，得温略减。近月来，大便正黑，时溏，面色萎黄，心悸乏力。舌淡脉弱。辨证治疗：据脉症所见，病属脾胃虚寒，血失统摄。故用仲景治远血法，以黄土汤减附子之辛烈，合柏叶汤去艾叶，再加黄芪等温中摄血为治。处方：黄芪 15g，白术 12g，阿胶 12g（烊化），地黄 6g，黄芩 6g，炮姜 10g，侧柏叶 12g，甘草 10g。每日 1 剂，以灶中黄土 200g 滤水煎药，早晚分服。共服 9 剂，大便转为软黄，潜血试验阴性。

例 5　不寐（神经衰弱）　李某，男，24 岁。失眠多年，西医曾诊断为神经衰弱，给予地西泮（安定）、利眠宁等镇静药治疗，时有小效。近因毕业考试，思虑过度，心血耗伤，病证加重，昼则头晕头疼，昏昏欲睡，神思恍惚；夜则清清不寐，往事联翩，思绪不断，痛苦非常，口苦，心烦，小便赤。舌红苔薄黄，脉弦细而数。辨证治疗：病属阴血不足，神魂不安本宅，治当养阴血以复本，清虚热以安神魂，方用酸枣仁汤加味：酸枣仁 20g，茯神 15g，知母 12g，川芎 10g，生地 15g，白芍 15g，栀子 6g，朱砂 1.5g（冲服），竹叶 5g。水煎服，每日 1 剂。服本方 6 剂，睡眠稍好，头疼头晕亦减，又进 9 剂，睡眠已正常。后服天王补心丹，每晚两丸，调理善后。

例 6　咳嗽上气病（慢性支气管炎）

（1）王某，女，45 岁。喘咳多年，稍劳辄发，遇寒凉加重，常用氨茶碱、麻黄碱苯海拉明片（百喘朋）、青霉素、链霉素等治疗。初则小效，继则虽加重用量亦效果不著，故多年为喘咳所苦。近因外出着凉，喘咳大发，遂来就诊。入室则闻喉间痰鸣如拽锯，胸满气逆，咳吐白沫痰，吐痰量多则喘满略平，身冷背寒，关节酸楚。苔白润，脉浮紧若弦。辨证治疗：统观脉症，本病当属内有寒饮停积胸膈，外有寒邪侵袭于表，内寒外饮互相搏击，肺气上逆所致，病属《金匮》第十二篇第 11 条所述"伏饮"证候。治当外解表邪，内化寒饮，小青龙汤恰为合拍，遂增损拟方：麻黄 10g，桂枝 10g，干姜 5g，地龙 10g，细辛 3g，半夏 15g，五味子 10g，前胡 10g，苏子 15g，枳壳 12g，厚朴 10g，甘草 10g，水煎服。服药 3 剂，身冷拘紧消失，痰吐较易，喘满亦减。后于方中加杏仁 10g，又服 6 剂，诸证皆平。

（2）陈某，男，72 岁。素有喘咳，近因感冒风寒，恶寒发热，头疼身痛，咳嗽痰稠，气喘憋气，喉间痰鸣，口干心烦，但饮水不多。舌苔白干，脉弦滑略数。辨证治疗：内饮外感，寒热错杂，治宜解表化饮，兼清里热，小青龙加石膏汤恰合病意，遂拟：麻黄 9g，桂枝 6g，干姜 5g，细辛 2g，五味子 9g，法半夏 10g，生石膏 20g，白芍12g，杏仁15g，厚朴10g，甘草6g，水煎服，每日1剂。服3剂，寒热即平，咳喘亦减。又3剂，诸症基本消失。后用二陈汤加黄芩、苏子、杏仁等调理而安。

（3）刘某，男，24岁。久患支气管炎，既往多在冬春季节发作，近年来则无季节之分。发作轻时，可不药而自行缓解；发作重时，喘咳痰多，喉间痰鸣，服麻黄素、麻黄碱苯海拉明片（百喘朋）可减缓。近因上山采药，天热劳累而病作，发热头痛，咳嗽痰黄，稠黏难出，喘息痰鸣，声如拽锯，两目胀突，伏椅倒坐，不能平卧。经注射安痛定、青霉素，口服喘息定，热稍减，而咳喘依然，遂改服中药。诊见口苦，苔黄，脉浮滑而数。辨证治疗：久患喘嗽，肺卫御邪无力，又加劳累，风热外客，内外合邪，饮热上迫，故见诸症。治疗当解表清里化痰降逆，以《金匮》越婢加半夏汤扩充：麻黄10g，生石膏30g，半夏15g，葶苈子10g，黄芩10g，生姜3片，大枣10枚，水煎服，每日1剂。服2剂气息渐平，发热亦减。后以原方加海浮石12g，栝楼15g，又服2剂，热退喘平。

例7　奔豚气病（神经官能症）　韩某，男，62岁。脐下悸动多年，入夜尤剧，甚则惕动不安，难以入睡。半月前因家务纠纷，心情不快，不仅脐下悸动加剧，且有气从小腹部“上撞”，腹部遂突起如拳大一块；冲至胸则烦乱闷极，坐卧不安；冲至咽喉则感梗塞不通，喘息唾沫，两耳作响，痛苦难耐，若有人以两拳重按脐下悸动之处，症状稍减，每次发作约3~5分钟，每日发作少者1次，甚者2~3次。曾去某县医院就诊，按“神经官能症”治疗，服镇静药不效，亦服“汤药”数剂，症状不减，遂来我院就诊。苔中黄，脉弦硬而数。辨证治疗：据此脉症，当为肝热奔豚气病，治当养血清肝，平降冲逆，方用奔豚汤化裁：黄芩15g，龙胆草12g（因无李根白皮故加），葛根12g，生姜6g，当归15g，川芎10g，白芍20g，茯苓15g，合欢皮30g，酸枣仁30g，每日1剂，水煎2次，分4次服。服1剂，冲气即低，2剂冲气即止，后以酸枣仁汤加减调理而安。

例8　胸痹　心痛（冠心病心绞痛）　吴某，女，49岁，铁路局职工，1974年4月13日诊。患冠心病已近2年，常感胸膺痞闷，憋气，甚则不能平卧，服栝楼薤白半夏汤加丹参、鸡血藤、降香等多剂，证情已趋和缓，但今日突然心胸疼痛，痛连脊背，呻吟不已，口唇青紫，手足冰冷，额汗如珠，家属遂来邀诊，舌暗水滑，脉弦迟极沉。辨证治疗：询其原因，系由洗头劳累受凉所致。此属寒甚而阳衰，痹甚而血阻，若疼痛不解，阳将脱散，生命难保。急以薏苡附子散合独参汤救治：薏苡仁90g，熟附子30g，人参30g，参三七25g。先煎参、附，后纳薏苡仁、三七，浓煎频呷。只2剂，疼痛即缓解，厥回肢温，额汗顿止。

例9　腹满（肠梗阻）　刘某，男，1岁，1977年10月初诊。患儿近3天来，哭闹不乳，吮乳则吐，无大便，腹胀满不能触及，经西医诊断为“肠梗阻”，予行手术治疗。家长考虑孩子太小而惧怕手术，故请中医会诊。腹胀膨隆，中空似鼓。舌苔白厚而黄，指纹紫滞。辨证治疗：此乃阳明里实，腑气不通，急宜通腑导滞，拟厚朴三物汤加莱菔子治疗：厚朴6g，枳实6g，大黄5g，莱菔子6g，水煎频服。初服得药尚吐，后则能受，肠鸣而转矢气，2剂后大便通利，腹胀呕吐全失而出院。

例10　寒疝　范某，男，年逾七旬。腹痛历年，时发时止，休止时除大便不畅外，别无所苦，发作时便秘不通，腹冷痛连胁，服香砂理中汤虽有小效，转瞬如故。近日夜卧着凉，腹痛转剧，大便秘结，3日未行，气喘胸满。舌润，苔白腻，脉弦而紧。辨证治疗：年高阳衰，风冷外客，寒食凝滞故病证发作。寒非温不散，积非下不除，正属大黄附子汤所主治证候，处方：制大黄12g，附子9g，细辛3g，加枳实10g，木香10g。水煎温服，2剂后大便通利，腹痛亦减。嗣后减大黄3g，加干姜6g，又2剂，腹痛消失。

例11　水气病（慢性肾小球肾炎）

（1）徐某，男，42岁。患慢性肾小球肾炎多年，腰酸痛，两膝软弱，全身疲乏无力，时有浮肿，晨起头面明显，午后足跗转甚，小便不利，头晕心悸。舌淡苔薄，脉沉微。尿常规：蛋白（+++）。辨证治疗：肾气不足，外府失荣，气化不利，水湿泛溢，治宜温肾阳，化水气，方用肾气丸加味：熟地15g，山药20g，山茱萸15g，茯苓20g，丹皮10g，泽泻12g，熟附子6g，肉桂6g，车前子15g（包煎），党参15g，黄芪20g，杜仲15g。水煎服，每日1剂。以本方出入，连服50余剂，诸症消失，尿蛋白转阴。

（2）陈某，男，62岁。患慢性肾小球炎近3年，有时颜面及下肢浮肿，小便量少，怕冷。近因天气转寒，感受风冷，身冷、面目浮肿加重，午后下肢肿甚，按之没指，鞋不能穿，小便不利，苔白而润，脉沉缓。尿蛋白（+++），白细胞（+）。辨证治疗：患者本以脾阳不足，运化力微，复被风冷所伤，新旧合邪，阳气更虚，因而水湿无制，肿势加重。治应温阳补脾，解表除湿，方用《金匮》防己茯苓汤加味：防己15g，茯苓20g，黄芪30g，桂枝10g，白术15g，防风10g，车前子20g（包煎），炙甘草12g。水煎服，每日1剂，连服4剂，肿消小便通利。后以本方去防风加山药、山茱萸、五味子、芡实、莲子等，调治月余，肿消尿蛋白消失。

例12　皮水（神经性水肿）　李某，男，36岁。浮肿5年余，时愈时发，发时一身悉肿，皮薄光亮，两腿按之如泥，小便不利。除此之外，余无所苦。有时服药肿消，有时不服药浮肿亦退，肿消一如常人。尿常规检查正常。曾经某医学院附属医院诊为“神经性水肿”。近10多天来，浮肿又作，面目肿甚，两眼微开一缝，小腿肿剧，小便不利，虽药而症不减。脉沉绝难辨，苔白舌润。辨证治疗：先用五苓散3剂无效，继用五皮饮3剂亦无效。思忖再三，忽忆《金匮》“里水者，一身面目黄肿，其脉沉，小便不利者，越婢加术汤主之”，此显属皮水之证，系由水湿壅盛，停留肌肤，郁而化热所致。水壅热郁，则一身悉肿，皮薄光亮；水阻气滞，则小便不利；小便不利水无去路，则肿势加重；水停皮中脉络被遏，则脉沉难辨。遂拟越婢加术汤：麻黄10g，白术15g，生石膏30g，生姜3片，大枣10枚，浮萍10g，蝉蜕10g，防己15g。水煎热服，温覆取汗，服药2剂，即觉身微汗出，小便量多，又服2剂浮肿全消。后改防己茯苓汤增损，健脾除湿，10余剂后，肿未再发。

例13　脾约　李某，男，52岁，1976年6月初诊。患者体壮形丰，但常感口臭，时时嗳气，饭后尤著，大便艰难，常2~3日一解。排便时，因大便坚结难下，用力努责而肛门裂伤，血包粪外，便后仍涓滴不止，肛门疼痛，苔黄厚。舌尖赤，脉大略数。辨证治疗：综观脉症，显属胃热气盛，脾阴被伤，即《金匮》“脾约”之证。《内经》谓“留者攻之”，“燥者濡之”，因此治疗本证当润燥通便，攻濡并施，遂用麻子仁丸作汤加味：大黄10g，厚朴12g，枳实10g，火麻仁20g，杏仁15g，白芍15g，生石膏25g，竹茹6g，栝楼仁15g，生地15g。服2剂，便难即除。后以本方3日一剂，调治月余，口臭、嗳气亦除。

例14　惊悸　张某，男47岁。患者热病之后，体力未复，常感气短乏力，口淡食少，夜寐欠佳，多梦易惊，曾服健脾化湿剂，食欲稍振，余症不减。近因遇事不遂，而觉心中惊惕不安，梦寐呼叫。舌淡苔薄，脉动而弱。辨证治疗：此属热病之后，心气未复，复因情志不遂，郁而生痰，心虚痰乘，故作此证。治应温复心阳，潜镇豁痰，方用桂枝去芍药加蜀漆牡蛎龙骨救逆汤化裁：桂枝10g，龙骨20g，牡蛎20g，菖蒲10g，合欢皮15g，郁金10g，茯苓15g，甘草10g，大枣5枚。每日1剂，水煎2次，早晚分服。以本方出入，共服20余剂，病获痊愈。

例15　蛔厥　董某，女，37岁。既往有胃疼吐蛔病史，近因在田间劳动，吃生胡萝卜而胃疼发作，并发烧，故住院，诊断为“胆道蛔虫症”，曾用青霉素、链霉素、溴丙胺太林片（普鲁本辛）、盐酸哌替啶（杜冷丁）治疗，体温虽下降，但痛呕不减，而转请中医治疗。患者神情疲惫，脘痛窜顶，连及肩背，呻吟转侧，难以成寐，甚则呕吐酸苦，汗出肢冷，口苦不食，食则吐，大便秘结，三日未行。苔黄腻中褐，脉动大小不定。辨证治疗：详审脉症，乃属蛔厥。仲景早有明训：“蛔厥者，乌梅丸主之”，遂书：乌梅15g，细辛3g，花椒9g，黄连12g，黄柏10g，当归12g，川楝子10g，苦楝皮12g，使君子15g，枳壳12g，槟榔10g，大黄9g（后下），水煎，先食醋一杯，而后服药。服1剂痛有安时，再1剂痛缓呕止，3剂后大便下蛔虫27条，疼痛基本停止。后以本方去细辛、大黄，又5剂，痊愈出院。

例16　脏躁　张某，女，27岁。平素心胸比较狭窄，常有失眠多梦，后因与他人口角，病情加重，时而喜笑，时而悲伤哭泣，喜独居暗处，喃喃自语，如闻声响，即如人将捕之，心中惕惕，因此不能工作，曾有自杀之念。同事陪同来诊，声低力微。舌淡红少苔，脉动而弱。辨证治疗：盖抑郁之体，脏阴已亏；情志所伤，神志不宁，故脏躁乃作。治宜甘缓，方用《金匮》甘麦大枣汤加味：甘草15g，浮小麦30g，大枣15枚，百合15g，当归12g，龙齿30g，柏子仁15g，水煎服。服本方30余剂，并加精神开导，后一切恢复正常。

郭维琴主任医师用经方治疗胸痹、心水案例

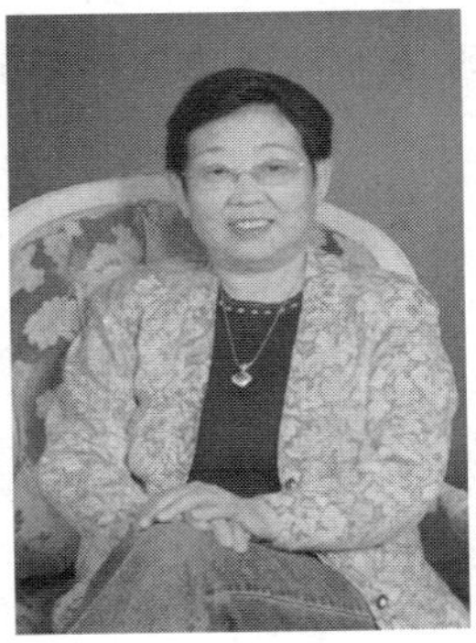

简介 郭维琴，1940年出生于北京。教授、主任医师、博士生导师，北京中医药大学东直门医院首席专家、原北京中医药大学东直门医院院长。出身于中医世家，自幼随父郭士魁先生（著名中医心血管病专家）学习。曾任第一届原卫生部进口天然药专家委员会副主任委员、第七届卫生药典委员会委员、第四届北京中西医结合会副主任委员、原卫生部药物保护品种委员会委员。先后主持局级以上课题2项，作为主要成员参与部局级以上课题3项，获部、市级科技进步奖2项，北京中医药大学科技成果奖4项。主编参编著作7部，在国内外发表论文30余篇。现被授予北京市中医药薪火传承3+3工程郭维琴名医传承工作站及国家中医药管理局郭维琴名医工作室。

例1　胸痹心痛（冠心病、心绞痛、支架植入术后） 项某某，男，52岁，2014年10月19日初诊。主诉：胸部不适1年余。现病史：因胸部不适于阜外医院住院，行介入治疗，植入3枚支架（具体位置不详）。刻下症：时有胸闷、胸痛，手足凉，食欲好，二便正常。舌淡暗苔白腻，脉沉弦。辅助检查：阜外医院冠脉CT结果提示左主干远段斑块，前降支近段狭窄60%，原支架通畅；回旋支近段狭窄80%，右冠状动脉狭窄70%。中医诊断为胸痹，属气虚血瘀，胸阳不振证。西医诊断：①冠心病、心绞痛；支架植入术后。②高血压病。③血脂异常。治则：益气活血，宣痹通阳。方以益气通脉方合栝楼薤白半夏汤。处方：黄芪15g，党参15g，丹参20g，红花10g，三棱10g，莪术10g，昆布10g，浙贝10g，全栝楼30g，薤白10g，法半夏10g。水煎服，每日1剂，分2次服。复诊：连续服药28剂后，胸闷、胸痛发作次数明显减少，继服益气活血通脉止痛中药巩固治疗。

原按 本案患者以心前区疼痛为主，属于中医“胸痹”范畴。患者表现为心前区疼痛，病位在心，病性为本虚标实，胸阳不振为本，瘀血阻络为标，综合四诊为气虚血瘀，胸阳不振，治以益气活血，温通心脉为法。本案以薤白、栝楼温通心阳，党参、黄芪益气，丹参、红花活血化瘀，三棱、莪术破血消瘀，增强活血之力。郭教授认为介入治疗确实为冠心病的治疗开创了崭新的局面，然而临床上有很多患者在进行介入治疗之后，生活质量仍然得不到明显的改善。究其原因，胸痹的主要病机以瘀血阻滞为标，心气亏虚为本。“急则治标，缓则治本”，血瘀症状明显时，应以活血化瘀为主治标，治本则以益心气、温心阳为主，标本兼顾为基本大法。

例2　真心痛（冠心病、心绞痛、心梗） 陈某某，女，75岁，2014年6月18日初诊。主诉：胸闷胸痛30年，喘憋不能平卧半年。现病史：30年前因反复发作胸闷胸痛，于阜外医院经心电图、超声心动图等检查，住院诊断为“冠心病非S-T段抬高性心梗、陈旧广泛前壁心梗、心功能Ⅳ级、高血压”等。多年来胸闷、乏力、气短反复发作，口服拜阿司匹林肠溶片、氯比格雷等药物，未见明显好转。半年前因感受风寒，出现咳唾喘憋，严重时不能平卧。刻下症：面色不华，神态疲倦，乏力气短，畏寒肢冷，不能平卧，夜间阵发性呼吸困难，坐起可缓解，白黏痰，量多，易咳出，食欲欠佳，恶心呕吐，呕吐物为胃内容物，二便正常。舌暗胖有齿痕苔白腻。脉沉无力。血压110/70mmHg。既往史：高

血压、2型糖尿病、高尿酸血症。中医诊断：真心痛。辨证为阳虚血瘀。西医诊断：①冠心病，非S-T段抬高性心肌梗死，陈旧广泛前壁心肌梗死，室壁瘤，心功能不全。②高血压。③2型糖尿病。④高尿酸血症。治法：益气活血，温阳利水。治拟苓桂术甘汤合栝楼薤白半夏汤加味，处方：党参15g，生黄芪20g，桑白皮12g，葶苈子15g，茯苓15g，桂枝6g，白术10g，薤白10g，全栝楼30g，川芎10g，丹参20g，红花10g，连翘15g，杏仁10g，浙贝10g，半夏10g，甘草10g，白酒适量。水煎分2次温服。复诊：服药14剂后，自觉乏力、怕冷明显好转，咳嗽咯痰显著减轻，胸憋闷、阵发性呼吸困难有所缓解，余诸症均有不同程度好转。

原按 本案心肌梗死属于中医学不典型“真心痛”范围。患者年老气虚，胸阳不振，日久推动血行无力而导致血瘀；瘀血阻络，不通则痛，故胸痛；血瘀则气滞，气机不畅，故胸闷；气虚日久导致阳虚，心阳不足，心病及肺，故喘憋、咳嗽咳痰；阳虚温煦失司，故畏寒肢冷；痰浊中阻，胃气上逆，故恶心呕吐。综合四诊，证属心阳虚衰，血脉瘀阻。故采用苓桂术甘汤、栝楼薤白半夏汤温化痰饮、宽胸通阳的基础上加益气行气、活血、利水平喘等药，心肺脾兼治，扶正与祛邪兼顾，气血水兼调而取得较好疗效。

（东直门医院郭维琴教授、王亚红教授指导，北京市宣武中医医院王倩整理）

赵玉庸教授运用仲景医学络病理法指导治疗慢性肾脏病经验

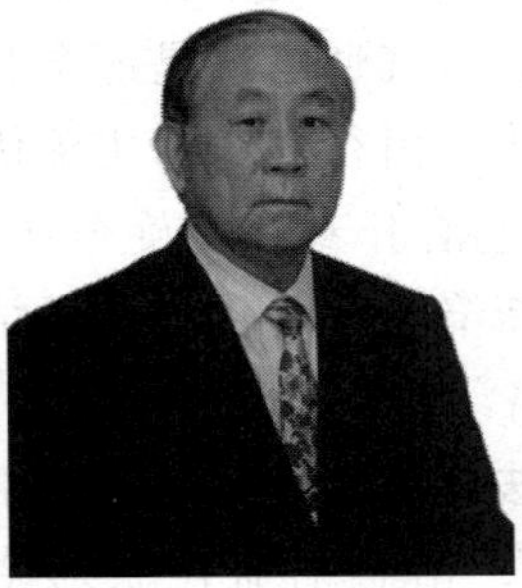

简介 赵玉庸（1940~ ），天津市人。河北中医学院中医内科学教授、主任医师、博士生导师。曾任河北中医学院附属医院内科主任、中西医结合系主任、中西医结合医院院长、中西医结合学院内科教研室主任等职务。享受国务院颁发的政府特殊津贴，河北省首届“十二大名中医”，曾任中华中医药学会理事、内科及肾病分会委员，河北省中医药学会副会长、秘书长、内科及肾病专业委员会主任委员等职。

先后担任第2~5批全国老中医药专家学术经验继承工作指导老师。主编国家级规划教材《中西医结合内科学》《内科临床指南》等著作20余部；发表“略论中医痛证病理”“肾络瘀阻病机学说及临床意义”等论文50余篇；主持多项省厅级科研课题，获河北省科技进步三等奖5项。

在长期临床经验与理论研究的基础上，总结出痛证病机：不通则痛，不荣亦痛。几十年来对慢性肾脏病诊治研究，提出了“肾络瘀阻”病机学说，善用益气化瘀通络法与虫类方药治疗慢性肾脏病，创立了通络系列自拟方剂，如“肾络通”（黄芪、丹参、川芎、当归、蝉蜕、地龙、僵蚕、乌梢蛇、龟甲等）；“慢肾消”（黄芪、玄参、银花、土茯苓、积雪草、地龙、蝉蜕、龟甲等）；“癸水清”（水牛角丝、焦术、茯苓、土茯苓、积雪草、六月雪、龟甲、蝉蜕、乌梢蛇、地龙、大黄等）等。

编者按 赵玉庸教授是我最亲最近的恩师。早在我上大学第2年的1年期间，我们一个小班20多人去唐山市一边学习中医临床课，一边临床实习，赵老师是内科主讲和带教老师之一，朝夕相处（我与赵老师同宿舍住了半年），手把手地教，结下了师生友谊。大学毕业后，我与赵老师形影不离，先是在河北省中医院内科病房共同工作数年（赵老师是内科主任），后是都调到河北中医学院任教，我从事《金匮要略》教学，赵老师为中西医结合学院内科教研室主任。几十年的相处，师生感情日益深厚，赵老师工作认真，对学生、对同事、对病人都十分和善，是一位可亲可敬的师长。赵老师主攻中医内科，特别擅长肾脏病的诊治，倡导中西医结合。赵老师长期以来既教学，又临床，退休后仍坚持临床，并带高徒。他在肾病方面丰富的诊治经验详见下文。

络病研究在目前受到重视，追根求源，其理论认识源于《内经》。《内经》提出了络脉的概念，描述了络脉的循行和分布，记载了络脉的生理功能及病理变化，提出了诊络方法与络病治法，奠定了络脉与络病的理论基础。仲景书论述了络病有关病证的病机、治法和方药，补《内经》有论无方之不足，对络病学说的形成具有较大的影响。清代叶天士提出了“久病入络”和“久痛入络”的观点，强调“初为气结在经，久则血伤入络”，认为络病分虚实，总以络脉阻滞为特点，并创立了辛香通络诸法，从而形成了较系统的络病理论。近现代医家对络病理论进行了有益的补充，络病理论日臻完善。

笔者运用络病理论，指导肾脏病的临床实践，提出了慢性肾脏疾病为“肾络瘀阻”共有病机学说，采用通络法治疗各种慢性肾脏疾病，取得了很好的疗效。现将《金匮要略》中有关络病的论述进行探讨，并将笔者运用其理论指导肾病临床实践的情况做一介绍。

一、《金匮要略》有关络病病因病机认识

1. 新病邪气入络　外邪伤及体表之络脉，与络中气血相搏，可致络脉痹阻而发病。如《金匮要略·中风历节病脉证并治》曰："寸口脉浮而紧，紧则为寒，浮则为虚；寒虚相搏，邪在皮肤；浮者血虚，络脉空虚；贼邪不泄，或左或右；邪气反缓，正气即急，正气引邪，㖞僻不遂。"说明了气血虚弱，络脉空虚，营卫不固，邪风入络，阻闭体表经络而发为中风面瘫。再如《血痹虚劳病》篇之血痹"外证身体不仁"，乃"卧出而风吹之，血凝于肤者为痹"(《素问·五脏生成》)。治以"针引阳气"，或用黄芪桂枝五物汤通阳益气，和血通络以治血痹。还有，《伤寒论》太阳病中风桂枝汤证，亦为外邪乘虚侵入体虚皮肤腠理之络脉，以桂枝汤解肌发汗，即疏通肌肤络脉而祛邪外出也。

2. 久病伤血入络　"久病入络"思想，《内经》即有论及，如《素问·痹论》曰："病久入深，营卫之行涩，经络时疏，故不通。"《金匮要略》则进一步明确揭示了中风虚劳、疟母、肝着、积聚等多种疾病，久病不愈，伤及血分，导致络脉瘀滞。例如：①中风"邪在于络，肌肤不仁……"此乃久病之人，体内（脑）络脉不通而导致的中风先兆特点，或为中风微梗死。②虚劳病日久，因虚致瘀，久瘀络脉不通的"干血劳"证候，治用大黄䗪虫丸。养阴活血通络。③疟疾病久不愈，正气渐衰，疟邪与气血凝结，结成痞块，居于胁下而成为疟母，治用鳖甲煎丸软坚通络。④"肝着，其人常欲蹈其胸上，先未苦时，但欲饮热，旋覆花汤主之"，说明此病初期，病在气分，热饮可使气机通利，则感轻快，而病久入络，病及血分，经脉凝瘀，虽与热饮亦无益，当以旋覆花汤活血通络。⑤《金匮要略》有关积聚的论述则更明确揭示了疾病日久不愈，由气到血，久病入络的演变规律。

总之，《金匮要略》有关络病的病因病机有"新病入络"和"久病入络"之别，新病入络，多伤及体表之络脉，常为疾病的初始阶段，以外感六淫、疫疠之邪为主，其病程短，病位浅，病情较轻，其治疗应以祛邪为要；久病入络，是与新病相对而言，指一些病情缠绵、日久不愈或未及时治愈的慢性疾病，以正虚、瘀阻、痰凝为主，多病及深部脏腑的络脉，其病程长，病位深，病情较重且复杂，可引起突发病变，其治疗应以通络，攻补兼施为宜。

二、《金匮要略》有关络病的治法和方药

《金匮要略》首创了络病多种治法及方药，奠定了络病证治基础，至今仍是临床中常用的治法和方药。

1. 行气通络方法　气滞络痹是络脉主要病理变化之一，气行则络通，行气通络法是《金匮要略》中常用的方法，其药物由行气药为主配伍活血化瘀药，代表方剂为主治肝着病的旋覆花汤，方用旋覆花下气散结，新绛（茜草代之）通络活血，葱白通阳而有利通络活血。

2. 活血化瘀通络方法　络为聚血之所，络脉阻滞，血瘀为主要病机，治宜活血化瘀通络之法，代表方是大黄䗪虫丸。本方证乃由于虚劳病日久不愈，正气虚衰，不能推动血液运行，从而产生瘀血，瘀血日久，络脉阻痹，不能化生新血而导致的"干血劳"证候，诸如"虚极羸瘦，腹满不能饮食……肌肤甲错，两目暗黑"等。方以大黄、干漆、桃仁化瘀通络；并用天上飞之虻虫，地下跑之蛴螬、䗪虫，水里游之水蛭等诸多虫类药透上达下，搜表剔里而通络；取芍药、地黄、甘草养血补虚，杏仁理气，黄芩清瘀热，共奏化瘀通络而生新之功效。

3. 虫蚁搜剔通络方法　张仲景首创了虫类搜剔通络法，此法对后世络病的治疗有很大的影响。病久痰瘀等病邪交结并阻于络，非表非里，一般的汗、吐、下等攻法难以奏效，故借助虫类蠕动之力和啖血之性，走窜攻冲，搜剔络中痼结之痰瘀，常用鳖甲、水蛭、䗪虫、虻虫、蜣螂、蛴螬、蜂房之属。学承仲景，善用虫类通络法的叶天士于《临证指南医案·积聚》曰："考仲景于劳伤血痹诸法，其通络方法，每取虫蚁迅速飞走之诸灵，俾飞者升、走者降，血无凝著，气可宣通，与攻积除坚，徒入脏腑者有间。"

4. 消痰利水通络方法　张仲景运用消痰利水通络法治疗癥瘕积聚，方如主治疟母之鳖甲煎丸中，不仅使用了桃仁、丹皮、芍药、大黄等化瘀之品，还配伍了石韦、半夏、葶苈子、瞿麦等利水化痰药物，再如积聚为病，络脉不通，气血瘀

阻，津液运行失其常度，水湿无以出路，留聚成痰成饮，《金匮要略·水气病》篇所谓的“血不利则为水”。治此应活血化瘀通络法与消痰化饮利水法并用，方治既活血又利水。

5. 辛甘发散通络方法 瘀血、痰浊阻络而络脉痹阻者，仲景选用辛甘发散的桂枝、薤白、葱白及酒类等，盖辛能宣、能散，使壅塞不通之络脉宣而散之。例如：《胸痹心痛短气病》篇曰：“胸痹之病，喘息咳唾，胸背痛，短气，寸口脉沉而迟，关上小紧数，栝楼薤白白酒汤主之。”“胸痹心中痞，留气结在胸，胸满，胁下逆抢心，枳实薤白桂枝汤主之。”《妇人产后病》篇曰：“妇人六十二种风，乃腹中血气刺痛，红蓝花酒主之。”此乃妇人经后和产后，外邪侵袭胞宫，血络瘀滞而痛，治用红花辛温活血通络，酒能行血以“助药势”。

综上所述，《金匮要略》有关络病治疗方剂中运用的行气通络、活血化瘀通络、虫蚁搜剔通络、消痰利水通络、辛甘发散通络等治法，体现了“络以通为用”之络病治疗的基本大法，同时，又体现了治络方剂的一条规则——各种治法常相互交叉配合运用。

三、“肾络瘀阻”为慢性肾脏病的共同病机探索

慢性肾脏病属中医“尿浊”“水肿”“尿血”“肾劳”“关格”等病证范畴。笔者基于《内经》《金匮要略》及清代医家叶天士等有关络病理论，在多年临证的基础上，参照现代医学肾脏生理病理认识，提出“肾络瘀阻”为慢性肾脏病的共同病机见解，并指导临床实践，在辨证施治的基础上，重视“通络”治法，收到了很好的临床疗效。探索如下：

1. 慢性肾脏病之病因病机概述 当今学者对慢性肾脏病之中医病机的认识，有“肾虚血瘀”“肾虚湿瘀”“脾肾亏虚”“湿热血瘀”“虚瘀湿毒”“湿热蕴结”“肾风”等不同观点，虽然存在着认识上差异，但皆来源于实践，是从病因、病性、病位等不同角度或不同发病阶段来认识和反映了肾病病机。

慢性肾病病程长，病情复杂，不同阶段病性、病位不同，但其发病、发展及演变有一定的规律。其病因不外内外两因，外因有风、寒、湿、热、疮毒等不同，内因有内伤七情、饮食失调、妊娠劳伤、房劳伤肾等因素。外因常是发病与复发的主要因素，内因则为导致脏腑功能失调、正气亏虚的基础。脏腑虚损，邪气乘虚内侵，发为本病，且外因常通过内因起作用。慢性肾脏病病机特点为本虚标实，虚实夹杂，本虚常以肾虚为主，涉及肺、脾、肝、膀胱等脏腑。肾脏病主要表现为藏精、主水、主骨生髓、主一身之气化功能的失常，其他脏腑常表现为肺通调肃降、脾运化转输、肝主疏泄、膀胱气化等功能失常。标实以风寒湿热等外感病邪、水湿、湿热、瘀血、湿浊毒邪等多见。不同病理阶段标本虚实轻重缓急有所不同，而且虚实具有相因性，本虚和标实相互影响，互为因果，共同致病，循环往复，不断进展，导致肾病长期反复，缠绵难愈。对于一个病人来说，既有本虚证，又有标实证，往往数证同时存在，可见慢性肾病之病机的复杂性。所以，肾病的诊治应处理好本虚证与标实证的关系，其治疗应全面兼顾的基础上突出重点，把握治疗关键。

2. 络脉与肾络之关系探微 络者，络脉也。络脉是由经脉支横别出、逐层细分、遍布上下内外、广泛分布于脏腑组织间的网络结构。络脉是气血会聚之处，其生理功能为聚、流、通、化，具有贯通营卫、环流经气、渗透气血、互化津血等功用，是内外沟通的桥梁纽带。

络脉分布于体表和皮肤黏膜的为阳络；循行于体内，布散于脏腑区域的为阴络。阴络根据其分布的脏腑不同，进一步可分为心络、肝络、肾络等。根据其功能，络脉又分为运行经气的经络之络和运行血液的脉络之络。脉络之络与现代医学中的小血管、微血管（包括微循环）具有同一性，肾的脉络相当于分布在肾脏区域中的小血管、微血管（包括微循环），尤其是肾小球的毛细血管袢，其血液运行的特点为血流量大、面性弥散、末端连通，津血互换，这种津血互换的过程是在肾络的终端孙络及其循环通路缠绊（类似现代医学的微循环）之间完成的，正常情况下，肾脏在此排除血液中多余的水分及代谢废物，完成分清泌浊的功能。络脉是气血、水精、津液、营卫运行的基本通道，肾之络脉，除运行血液外，同样具有运行经气、水精、精液、营卫之

作用。

3.“肾络瘀阻”为慢性肾病之基本病机求是

络脉是内外之邪侵袭的通路与途径，邪气犯络或久病入络，损伤络脉，可表现血行不畅、络脉失养、气滞、湿阻、痰结、热毒蕴结等病理变化。肾络细小，但全身气血皆流经肾络，极易导致“肾络瘀阻”，阻碍全身气化功能，进一步则可能导致肾体受损、肾用失司，导致肾主藏精、主水、主气化等一系列功能的失调，以及心、肺、肝、脾、膀胱等脏腑功能失常。因此，“肾络瘀阻”为慢性肾脏疾病病变的核心和关键，为多种肾脏疾病发生、发展、转归之必经途径，故“肾络瘀阻”可视为慢性肾脏病的基本病机。

“肾络瘀阻”不仅仅指瘀血阻络，还应包含气滞、津凝、痰结、湿热、浊毒等病邪蕴结。而瘀血阻络是“肾络瘀阻”的主要病变，其他多种致病因素可形成瘀血，瘀血也可继发多种病理产物，互为因果，相因而致病。多年临证，深入思考，归纳总结瘀血成因有以下几点：①正虚可致瘀。气为血之帅，正气不足，推动无力，血行不畅而瘀滞。正如《读医随笔·虚实补泻论》谓：“叶天士谓久病必治络，病久气血推行不利，血络之中必有瘀凝……”②气滞可致瘀。气为血之帅，气行则血行，气机郁滞，不能推动血液运行，可导致血瘀。故《直指附遗方论》谓：“气有一息之不运，则血有一息之不行。”③湿阻可致瘀。水湿泛溢，气机阻滞，水道运行不利，血行迟缓而成瘀，如《血证论》即有“病水者未尝不病血”之说。④浊毒可致瘀。湿浊毒邪入络，与血相搏，血液因邪毒蕴遏郁滞而为瘀；毒邪耗气，气虚血瘀，以致毒瘀互结，瘀毒阻络，气血运行不畅而成瘀。此外，阳虚寒凝、热盛津亏也可致瘀。

四、慢性肾脏病“肾络瘀阻”证常用方药与案例

根据“肾络瘀阻”为慢性肾脏病的基本病机以指导临床实践，提示我们在辨证论治以益气、活血、理气祛湿、泄浊等治法的同时，应重视“疏通肾络”类药物的应用。肾络瘀阻得以畅通，气化功能得以恢复，能升能降，能开能合，能出能入，能收能放，各种精微物质得以施布于全身内外，诸病自愈矣。

通络方法常用的药物有六类：①草木类活血化瘀药物，如川芎、当归、红花等。②破血逐瘀药物，如三棱、莪术、鬼箭羽等。③具有搜风通络功效的虫类药，如蝉蜕、僵蚕、地龙、乌梢蛇等。④甲壳类软坚散结药，如鳖甲、龟甲、牡蛎等。⑤具有祛风胜湿功效的藤类药物，如青风藤、海风藤、雷公藤等。⑥具有解毒泄浊功效的通络药，如水牛角、土茯苓、大黄等。

遵循《素问·汤液醪醴论》所谓“去宛陈莝”治则，结合本病病机和“络以通为用”的特性，以益气活血通络为法，组成了“肾络通”方：黄芪、丹参、川芎、当归、蝉蜕、地龙、僵蚕、乌梢蛇、龟甲等。临床加减应用于系膜增生性肾小球肾炎、膜性肾病、局灶节段肾小球硬化、IgA肾病等多种慢性肾脏病，具有降低蛋白尿、减少尿中红细胞排泄、保护肾功能及延缓肾病进程功用。

【医案举例】

于某某，男，15岁。学生，2012年6月10日初诊。

主诉：恶心、呕吐，纳差，少尿1个月。

现病史：患者1个月前劳累后出现发热、咳嗽，伴恶心呕吐，就诊于当地医院，查血肌酐（Scr）810μmol/L、血尿素氮（BUN）17.1mmol/L，血红蛋白（Hb）63g/L，诊断为“慢性肾衰竭，尿毒症期”并有急性支气管炎。予以抗炎、降压、输血等对症治疗，并予血液透析，每周3次，症状好转出院。

现主症：恶心、呕吐，反酸，纳差，轻度咳嗽，少痰，面色萎黄，身体乏力，偶有头晕，小便量少，850ml/24h，大便正常，未见浮肿，舌淡苔薄白，脉弦细。

检查：尿常规示：尿蛋白（PRO）（+++）、潜血（BLD）（+++）、尿糖（GLU）（+），尿蛋白定量：3.78g/24h，肾功能（透后）：BUN 18.2mmol/L、Scr 524μmol/L，血常规：红细胞（RBC）3.02×10^{12}/L、Hb 89g/L，彩超示：双肾炎性改变，右肾105mm×43mm、左肾110mm×39mm，实质回声增强，窦部结构紊乱。

西医诊断：慢性肾衰竭，尿毒症期。

中医诊断：关格。

中医辨证：脾肾亏虚、湿浊内蕴、瘀血阻络。

治法：健脾益气，和胃降逆，利水泄浊解毒、化瘀通络，佐以化痰止咳。

方药：肾络通加减。

水牛角丝15g（先煎），茯苓15g，白术10g，黄芪20g，当归15g，土茯苓15g，陈皮10g，清夏10g，砂仁10g，晚蚕沙15g，乌贼骨30g，炒枳壳10g，僵蚕10g，龟甲15g，乌梢蛇10g，熟大黄10g，前胡10g，杏仁10g，炙枇杷叶15g，大贝母15g。7剂，水煎服。

二诊：2012年6月17日。咳嗽、呕恶消失，纳差好转，24h尿量增至1200ml，舌淡苔薄白，脉弦细。前方去前胡、杏仁、杷叶、贝母，加积雪草30g，金雀根30g，冬瓜皮15g。21剂，水煎服。

三诊：2012年7月8日。未诉明显不适，舌淡苔薄白，脉弦细。肾功能检查：透前BUN 18.52mmol/L、Scr 566μmol/L，尿酸（UA）456μmol/L，前方去陈皮、砂仁，加萆薢15g，薏米30g，灵仙15g。35剂。血透改为5次/2周。

四诊：2012年8月19日。未诉明显不适，大便1~2次/日，舌淡苔薄白，脉弦滑。肾功能检查：透前BUN 19.08mmol/L、Scr 451μmol/L，UA 415μmol/L，前方去萆薢、薏米、灵仙，加倒扣草15g。35剂。血透改为2次/1周。

五诊：2012年9月23日。偶有嗳气，舌淡苔薄黄，脉弦细。肾功能检查：透前BUN 26.96mmol/L、Scr 342μmol/L，UA 555μmol/L，尿蛋白PRO（+++），继服前方21剂。血透改为1次/1周。

六诊：2012年10月14日。未诉明显不适，肾功能检查：透前BUN 20.06mmol/L、Scr 326μmol/L，UA 548μmol/L，前方去晚蚕沙，加鬼箭羽15g。21剂。血透改为1次/10天。

七诊：2012年11月4日。偶有嗳气，舌淡苔薄黄，脉弦滑。肾功能检查：透前BUN 21.95mmol/L、Scr 271μmol/L，UA 520μmol/L，尿蛋白：PRO（++），血常规：RBC 4.41×10^{12}/L、Hb 122g/L，血透改为1次/15天。处方如下：水牛角丝15g（先煎），茯苓15g，白术10g，黄芪20g，当归15g，土茯苓15g，陈皮10g，砂仁10g，乌贼骨15g，炒枳壳10g，僵蚕10g，龟甲15g，乌梢蛇10g，熟大黄10g，生大黄6g（后下），灵仙15g，苡米30g，萆薢15g，鬼箭羽15g，车前草15g。21剂，水煎服。

八诊：2012年11月25日。偶有嗳气，舌淡苔薄黄，脉弦滑。肾功能检查：透前BUN 18.78mmol/L、Scr 234μmol/L，UA 483μmol/L，前方乌贼骨改30g，28剂，血透改为1次/18天。

九诊：2012年12月23日。咽痒，咳嗽，舌淡苔薄黄，脉弦滑。肾功能检查：透前BUN 21.64mmol/L、Scr 235μmol/L，UA 513μmol/L，前方去砂仁，28剂，另取荆芥10g，前胡10g，杏仁10g，炙枇杷叶15g，7剂，水煎服。停血透。

期间多次复诊，以肾络通为基本方加减治疗，2015年10月10日复诊时检查结果为：尿常规PRO（+）、BLD（+）、尿蛋白定量0.74g/24h，肾功能血常规RBC 4.22×10^{12}/L、Hb 129g/L，肾功能BUN 16.35mmol/L、Scr 175μmol/L，UA 489μmol/L。

原按 上述案例属虚实夹杂之证，脾肾亏虚、浊毒内蕴、瘀血阻络为病机之关键，病情复杂，故应大方复治。病人以咳嗽、呕恶为主要表现，急则治其标，应以止咳化痰、和胃降逆、泄浊解毒为要务，所以治疗上健脾益气，和胃降逆，利水泄浊解毒、化瘀通络，佐以化痰止咳为法。方用前胡、杏仁、炙枇杷叶、大贝母，宣肺化痰止咳；二陈汤、砂仁、晚蚕沙（药理研究有改善贫血之效）、乌贼骨化湿和胃降逆；水牛角丝、茯苓、焦术、椒目、冬瓜皮等解毒利水，使浊毒从小便而去；生、熟大黄通腑泄浊，使浊毒从大便而去；土茯苓、积雪草、萆薢、苡米、倒扣草等清热利湿解毒；当归、金雀根等活血化瘀，配以鬼箭羽、蝉蜕、僵蚕、龟甲、乌梢蛇等搜风通络；黄芪配当归，取当归补血汤之意，益气生血行血。对此复杂病情，故以复方治之，守方守法，随证加减，坚持治疗半年，在血液透析递减的情况下，病情逐渐改善；停血透坚持多次复诊治疗，历经3年多时间，肾衰痼疾转危为安，多种检查结果接近正常。

张家礼教授用经方验案8则

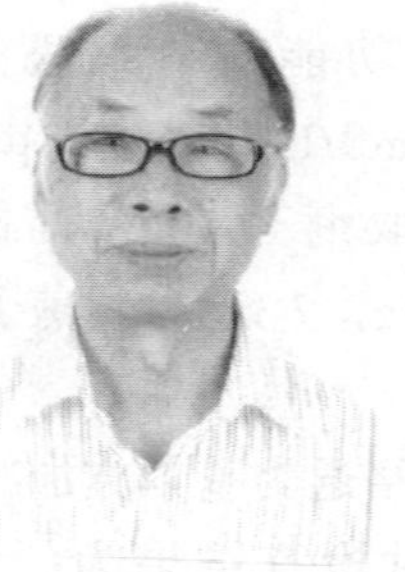

简介 张家礼，1941年出生，重庆万州人。教授、硕士研究生导师，曾任成都中医药大学仲景学说研究室主任。1965年8月毕业于成都中医学院，1976~1977年曾参加全国中医研究班学习并结业，受业于岳美中、方药中、王文鼎等中医名家，并长期随师李克光、彭履祥、王廷富从事《金匮要略》的教学、科研及临床工作。多年来，先后为全国中医院校规划教材《金匮要略》数版讲义之编委、副主编、主编，相关编著10多部。并致力于对中医古典医籍的整理和对《金匮要略》哲学思想以及道家养生的研究。发表论文60篇。获四川省中管局科技进步奖一项。2007年获成都中医药大学教学名师奖。退休后主要从事临床工作。

编者按 张家礼教授为全国著名的研究《金匮要略》的专家。我对张教授敬重已久，有幸应张教授主编《新世纪全国高等中医药院校七年制规划教材·金匮要略》之邀参编。在教材会上，我提出《金匮要略·中风历节病》篇第1条"但臂不遂"属中风的见解，与会的廖世煌等几位教授赞同之，张家礼教授作为主编主持会议肯定之，并写入新教材。张教授这种学术民主的学风更让我敬重。以下收录了张教授活用经方治伤寒杂病8则，确能启发临床思路。

1. 抓主症，审病机，治面瘫案 1972年，余在成都中医学院附院门诊，一小伙子携一女青年求治。男曰："我们刚从西昌乘车到成都，途中因开窗受风，她病了，我则平安无事。"视其女口向左边歪斜，自述恶风寒，无汗，头痛，望其舌苔白滑，舌质淡胖，切脉弦而缓。断为阳气不足，风寒中经之面瘫，用温经复阳，祛风散寒法。处方：桂枝12g，制附片15g（先煎），川芎12g，麻黄12g，党参15g，白芍12g，防风12g，杏仁12g，黄芩10g，木防己12g，炙甘草3g。2剂。此方乃《金匮》附方《古今录验》续命汤之化裁。3天后复诊谓面瘫痊愈。

2. 既识病，又辨证，小方治眩晕案 1985年10月，余治广安县某女教师，年近50。自述患高血压病已10余年，舒张压100mmHg，曾服用不少天麻、龙胆草、夏枯草、菊花之类的清热平肝药，效亦不佳，乃求诊治。症见头晕闷重且目眩，舌苔水滑，舌体大而胖嫩，切脉弦而缓。乃忆及《金匮》所云："心下有支饮，其人苦冒眩，泽泻汤主之。"重用泽泻60g、白术30g利水健脾，合二陈汤温化痰饮。药后2剂，复诊时患者欣然谓曰："服药多年，从未感到如此头目清爽。"余用泽泻汤加石菖蒲、甲珠等开窍药，治水饮性老年耳鸣甚效。

3. 明辨虚实，麻杏甘石汤加味治遗尿案 1985年10月，广安县中医院何院长介绍一11岁男孩，患遗尿5年，曾投六味地黄汤、缩泉丸之类无效。余诊其脉象洪数有力，望其舌质红苔薄白乏津，患者又兼纳呆食少，思饮凉水，小便色黄，时有咳嗽稠痰。四诊合参，断为郁热在肺，兼胃肾阴虚，乃用清肺热，滋胃肾，开上固下法，以麻杏石甘汤加味治之，处方：麻黄6g，杏仁6g，生石膏20g，生甘草3g，北沙参15g，生谷芽20g，石斛10g，生地15g，玄参10g。嘱服2剂。复诊时，患者母亲说："服药后，白天解小便次数明显增多，计约10次，晚上仅解2次，已不尿床了。”嘱再进原方巩固之。

4. 通补兼施，猪苓汤加味治慢性前列腺炎案 胡某，男，39岁，四川省农科院中心实验室副研究员。1984年9月，因附睾疼痛到省级某医院泌尿科就诊，确诊为慢性前列腺炎。曾以八正散清热泻火，利水通淋，效不显。求治于我。症见尿急尿频尿痛，色黄如茶，睾丸及右附睾隐痛，腰酸，舌苔黄腻、质红、体瘦小，脉细弦而数。断为血淋，为下焦湿热伤阴，拟滋阴清热、解毒通淋，佐以利气止痛，猪苓汤加味：猪苓12g，阿胶12g（烊化兑服），泽泻12g，滑石15g，蒲公英20g，鱼腥草30g，赤芍20g，茯苓12g，黄柏15g，橘核12g，荔枝核12g，生甘草3g。服药6剂，症状大减，持续服药30剂，复查前列腺液、小便常规转为正常。患者大悦，曾赠锦旗致谢。余治前列腺肥大（增生），辨证以猪苓汤加活血散结之品（丹参、红花、没药、川楝子、王不留行、甚则三七、甲珠、琥珀、土鳖虫之类），效亦佳。

5. 不可拘泥“药理研究”，小青龙汤治支饮咳喘案 单味麻黄中的麻黄碱 能使心率加快，外周血管收缩，血压上升，作用类似肾上腺素。故患高血压病或心脏病患者，禁用麻黄。1976年冬，余在全国中医研究班进修，曾观察治一60余岁男性高血压心脏病患者，症见恶寒发热，流清涕不止而鼻塞，头痛身痛，喘咳气促（兼肺气肿），吐大量清痰，苔白滑质偏淡，脉象浮紧而弦数。血压：舒张压105mmHg。断为支饮咳喘，外寒内饮所致也，故应解表化饮，书小青龙汤原方1剂，其中麻黄用12g。次日查房，测舒张压95mmHg，诸症大减。日本汉医将小青龙汤用于急性肾炎初期，症见浮肿，血压偏高……总之，小青龙用之得当亦可降压，麻黄用于复方若对证并不升压。

6. 舍脉从症，桂枝去芍药加麻辛附子汤治痛痹案 1992年，余在成都中医学院抚琴门诊部曾治某男（35岁）患痛痹证，自述肘膝及四肢关节冷痛，切其脉却洪数有力，观其舌苔黄厚而质甚红，问其喜恶则酷嗜辛辣厚味，乃舍脉舍舌从症，断为阳虚寒湿痹阻经脉之痛痹，投桂枝去芍药加麻辛附子汤原方6剂而痊愈。余思之再三，患者关节冷痛且嗜辛辣，是主要矛盾，故用温阳散寒、通经止痛法取效。

7. 治急性病要有胆有识，大柴胡汤治胰腺炎案 陈某，女，47岁，1987年7月4日晚9时发病，病前因食少许卤肉、西瓜，当风受凉，恶心呕吐，剧烈腹痛腹胀，急送某院。呕吐物带有血色，疑为“胃出血”，乃转送某院住院。查血清淀粉酶超过500单位、白细胞总数超过一万，确诊为“水肿型胰腺炎”并兼有“腹膜炎”，且正向坏死型胰腺炎转化。准备手术，胃肠减压、输液输氧、抗菌消炎及导尿，但剧烈腹痛未能缓解，乃邀余会诊。当时（7月6日晚6时）病人已呈半昏睡状态，两目紧闭，以手轻触中上腹部，即皱眉呼叫疼痛，腹肌紧张，腹胀如鼓，按压两胁及全腹部，反跳痛明显，面色红赤，肌肤灼热（体温38.5℃），大便已3日未行，舌苔黄而厚腻，舌质红，切脉浮数弦滑有力。四诊合参，断为少阳阳明腹痛。病乃少阳邪热传入阳明之府，食积成实，胆胃上逆，经腑壅塞所致，当用和解攻里法，泄里实而和少阳;《金匮》有云：“按之心下满痛者，此为实也，当下之，宜大柴胡汤。”药用：柴胡12g，黄芩12g，法夏10g，枳壳10g，酒军10g（后下），银花20g，连翘12g，白芍12g，焦楂15g。余亲自煎药，将药液用注射针管打入鼻饲管内200ml，3小时后，即闻患者肠鸣音，并矢气，再隔半小时，即排出燥矢五六枚，继泻腐臭大便约200ml，腹痛腹胀顿减，并解黄赤小便，体温遂降，呻吟渐停，神志清醒。后以原方出入调理，配合输液，1周后痊愈出院。

8. 脑积水痼疾，五苓散加味治之有奇效案 吴某，4岁。因头颅增大曾多方求医诊治。患儿1个月前曾来诊治，以五苓散加味治之，服药后病情好转。本次为复诊：患儿舌质淡苔白润，脉道狭小，细直而软，形态消瘦，面色㿠白，头颅较大，目无神采，眼睛有太阳落山之象（这是脑积水患儿所特有的体征之一）。患儿以前小便黄少，食欲不佳，表情呆滞，经常感冒，服药后小便量、次明显增加，食欲增强，神志与智商均有改善，且很少感冒，只是最近一两天有些轻微咳嗽和流涕，大便还有些干燥。效不更方，守方：桂枝8g，茯苓10g，泽泻10g，猪苓10g，白术10g，法半夏10g，白芷8g，葶苈子6g，杏仁10g，石菖蒲10g，炙甘草3g。中医认为，脑积水可由肾气亏损、脾虚水湿停滞等所致。五苓散温阳化气，利水渗湿。加上葶苈子强心利水消肿，降低颅内压；法半夏燥湿化痰；白芷通窍，兼活血引经，兴奋中枢神经；石菖蒲开窍醒神，改善智力低下；杏仁宣肺，提壶揭盖，诸药加强了五苓散的功效。《金匮要略》曰："假令瘦人脐下有悸，吐涎沫而癫眩，此水也，五苓散主之。"现代医家经验以五苓散治疗水痫，余用之治脑积水，这些扩展，加深了对《金匮要略》中条文的理解，拓宽了五苓散临床运用的思路。

刘方柏主任医师医论医案二文

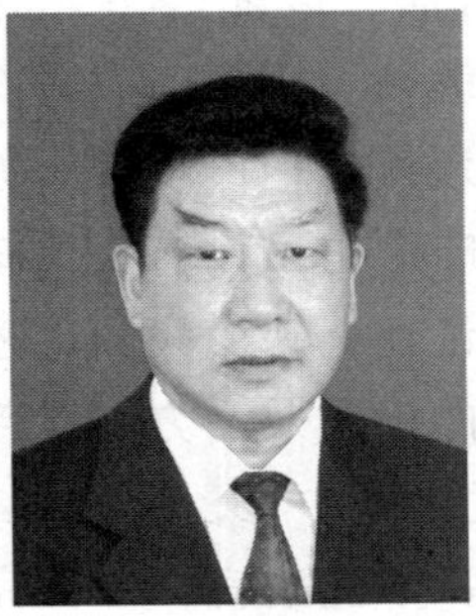

简介 刘方柏，生于1941年，主任中医师。四川省十大名中医，全国中医药专家学术经验继承工作导师，广州中医药大学经典研究所客座教授，西安交大附院客座教授，燕山大学生物医学工程研究所特聘教授，海南省中医院特聘专家，广东省中山市中医院“全国精英工程”特聘导师，马来西亚中医公会特聘学术顾问。全国优秀科技工作者，中国优秀工作者，四川省干部保健专家。从事中医临床50余年，累计诊治病人70余万。长期从事仲景学术研究，近30多年来，致力于疑难病的系统研究。对重急奇顽病证具有独特的理论认识和丰富的治疗经验。发表学术论文80余篇，编著、参编专著10余部。代表著作有《刘方柏重急奇顽证治实》《刘方柏临证百方大解密》《刘方柏疑难证治20法》等。2014年获乐山市科技杰出贡献奖。现供职于四川省乐山市中医医院。

经方研究中的经方与时方关系之我见

编者按 刘方柏刘老此文与现代善用经方的大家刘渡舟先生晚年的论文之一“古（经方）今（时方）接轨论”，都是论述经方与时方关系的论文。二文彼此互参，令读者更加明确“古今接轨”方是提高临证水平的必由之路之一。

经方时方如何在最佳层面上联用，直接影响着临床疗效总体水平。这种水平和医者临证视野、思维状态、学术涉猎面以及学术涵养度等密切相关。因而，是一个不可不研究的问题。

我们研究经方，是因为经方是群方之祖，是方剂所成之圭臬，是蕴含着无数密码之神秘体，当然，更因为它是疗效可靠乃至疗效神奇的方药。但要使经方发挥可靠的疗效，需要医者在掌握方证相应的同时，把握好病机、气化、药量、专用方、拓展使用、联合用方等一系列经方遣用的相关问题。而除这些以外，经方与时方如何巧妙的结合使用，不能不说是一个至今未引起人们足够重视的重要问题。

学术上长期存在寒温之争，但从临床实用的角度，经方与时方可以互补、兼施，不可偏废。这就要求临证时将仲景学说同包括温病学说在内的各家学说综合考虑，加以应用。以下仅从临证遣方角度谈谈个人的思路。

一、寒温辨证可互补

伤寒是温病的源头，温病是对伤寒的补充和发展。二者治疗各有侧重，临床消除囿限，熔寒温于一炉，可极大地提高疗效。

如刘某，女，48岁。双下肢浮肿及全身皮下胀硬10余年。手指疼痛，伸屈受限，近2年来更增双足底发烧胀硬。先后辗转于多家大型知名医院就治，诊为特发性水肿，而数次住院治疗却毫无效果。脉迟细，舌苔黄。考虑本患有二证：

一为风邪夹水湿之仲景防己黄芪汤证；二为湿热蕴阻经络之吴鞠通的中焦宣痹汤证。故二方合施，药用：黄芪 30g，白术 15g，防己 12g，滑石 30g，杏仁 15g，苡仁 30g，连翘 12g，蚕沙 30g，栀子 10g，赤小豆 30g，半夏 12g，生姜 10g，水煎日 1 剂。仅服 2 剂，肿胀即减，水肿减退，感全身轻松。原方坚持服用 10 余剂，水肿尽退，脚心热烫及全身皮下胀硬消失。10 余年痼疾仅服药 10 余剂即痊愈。

二、经方与时方据证可以兼施

经方与时方都有“证”，有是证则用是方不仅言经方，也言时方；不仅适用于经方与时方分别应用，也适宜于联合应用。尤其在治疗某证时，若担心某经方力薄，可据证酌选时方同用，可显著增强效果。如一黄姓 8 岁患儿，心烦意乱，满床翻滚，彻夜不眠，哭叫不止，如是已连续 1 周。其母是西医，已用大剂安眠镇静药毫无效果。脉细，苔黄。断为痰热扰心。乃据“虚烦不得眠，若剧者必反复颠倒，心中懊憹”用栀子豉汤。但恐力逊，加用黄连温胆汤。药用：栀子 10g，淡豆豉 10g，黄连 10g，竹茹 10g，半夏 10g，茯苓 15g，陈皮 10g，枳实 10g，枇杷叶 12g。令立即煎服，当日晚 9 点前服尽。服完当晚即安然入睡，次日诸症若失。这种据证将经方时方合用是方证对应的用法，而从病机角度也可经方与时方并用。如一中年女子，近日来呵欠频频，昨日起，呵欠不仅加频加重，而尤其难受的是，呵欠每打至中途即不能续完，致产生气回憋胸中，感到憋阻至心痛难受，似欲用刀刺破胸腔引出憋郁之气方感舒适。仔细研究本证，首先是气陷，张锡纯针对胸中大气下陷立升陷汤，治气短不足以息，或努力呼吸有似乎喘，或气息将停，危在顷刻。而本证尚有胸中气憋难耐，属气陷而又气郁，脾肺亏虚而虚中夹郁。总之，中气亏虚，升降失调为其病机。治宜疏补兼施，调达气机。调畅气机以经方四逆散为最佳，补益气虚以时方补中益气汤为最良。乃二方合用，处以：柴胡 10g，白芍 30g，枳实 10g，炙甘草 10g，人参 10g，黄芪 30g，白术 12g，当归 10g，陈皮 10g，升麻 10g，桔梗 10g。仅服 1 剂，症状顿消。

三、经方与时方不可偏废

经方选药精纯，配伍精当，主证精确，疗效可靠，为世人所公认。而时方对方剂学的巨大发展是毋庸置疑的。我把具有上述特点的时方视同经方，临床辨证遣方时，从不偏废。而少数经方热爱者，以“经方派”自居，以非经方不用为荣，这其实是过犹不及的表现。因为，时方对经方不仅是补充发展，很多还是空白的填补。如治痰之方，仲景在《金匮要略》中虽设有痰饮咳嗽篇，而病机基本是对饮的论述，缺少痰的论述及治痰之方。时方完善了痰的论述及治方。我曾治一张姓女子，35 岁。一氧化碳中毒，深度昏迷，经抢救复苏，而神志痴呆，不能语言，二便完全失禁，全身瘫痪不能坐立，经某三甲医院高压氧等综合治疗近 2 个月，毫无进展。西医明确告知，患者严重缺氧性脑病所致的痴呆和运动障碍，二便失禁等，可能成为终身残疾，再无他法治疗。家属一人推车，一人扶着病人身躯缓缓推来我诊室请求救治。患者面色苍白无华，脉濡迟，舌质胖大，苔白（不配合，捏双颊后勉强得见）。辨为毒气伤脑，痰迷心窍。处以礞石滚痰丸合二陈汤加味。药用：礞石 15g，黄芩 10g，沉香 10g，远志 10g，茯苓 20g，半夏 12g，陈皮 10g，炙甘草 12g，胆南星 10g，天竺黄 10g，安息香 10g。服药 3 剂，精神好转，能配合自行张口伸舌，又服 6 剂，不仅大小便恢复正常，且能下轮椅缓慢行走 100 米，坚持服药 20 余剂，完全恢复健康。

经方时方的关系是一个比较宽泛的话题。而以上事实说明，临床掌握经方与时方并用的基本方法，采用经方与时方并用的遣方思路，不仅会使经方的疗效得到高度发挥，而且会使经方临床治疗的覆盖面得到极大拓展。

“千古疑案”厥阴病破解论

编者按 编者撰著《伤寒杂病论研究大成》，在研究《伤寒论》厥阴病篇时，确实有难度和疑点。读了刘方柏教授此文，起到了一定的释疑解惑作用。

厥阴病被称为“千古疑案”，可见从古至今对其内容争议之甚。而细究引起质疑的原因不外三点：一是提纲与篇中其他内容的关系不明确；二是所出方药与主证关系不明确；三是临床证候不明确。加上一些条文与《金匮》重复，因此有的学者认为是《金匮》的错抄，这实际是否认了厥阴病的存在。其实，《伤寒论》由“辨太阳病脉证并治”等六篇（后人称为“六经”）组成，那么，分析其他五篇的构成要素，再与之进行对照，具备这些要素则成，不具备则弃，这就从逻辑上可以作出证明。《伤寒论》的六篇被称为六经，这是古今学者赞同和沿用的，那么，我们首先就从六经开始进行分析。

何谓六经？自晋人皇甫谧最先使用“六经”二字以统括伤寒后，朱肱在《类证活人书》中直以“太阳经”“阳明经”等称之，汪琥更说“伤寒书止分六经”。自此以下，历代医家对《伤寒论》的研究都是在以六经为纲的前提下进行的。而六经的实质是什么呢？六经中每经都有手足两经，并固定有两脏腑与之联系。所谓脏腑，除指实质脏器外，更多的是指其功能活动。而经脉则“内属于脏腑，外络于肢节”，它网络全身，运行气血，既有独自的功能，又从属于脏腑功能。而气化则是脏腑经络生理功能和病理变化的概括。脏腑经络是物质基础，气化是表现形式，分而言之，脏腑为本，经络为标，气化为用，合而言之，三者的综合涵义即是六经。由于病邪侵犯人体未有不作用于某脏腑经络，扰乱其功能，并通过气化形式反映于外以成证候，因此，抓住脏腑经络气化综合反映，也就抓住了疾病的本质。这是仲景辨证方法的基本精神，也即后世从仲景这种辨证方法中概括出的“六经”的内涵和底蕴。

那么，厥阴病是否具有脏腑经络气化这三大要素呢？破解如下：

一、从厥阴的生理病理而论

厥阴处在“两阴交尽，一阳初生”的阴气衰少并向阳转化的生理阶段。此种转化正常过程如何，异常时又有何表现，需要结合六经的“欲解时”看。太阳病的欲解时是从巳至未上（约等于9至15点）；阳明病为从申至戌上（约等于15至21点）；少阳病为从寅至辰上（约等于3点至9点）；太阴病为从亥至丑上（约等于21点到凌晨3点）；少阴病为从子至寅上（约等于23点至凌晨5点）；厥阴病为从丑至卯上（约等于凌晨1点到7点）。六经“欲解时”是指本经经气自旺之时，正常时无所谓“欲解”。从“欲解时”排列顺序上，至少可以领会到以下三点：①一阳初生之气在少阳主令之寅时即已萌发，到厥阴主令的后两个时辰（寅卯）逐渐发展，终于导致了经气的从阴出阳；②厥阴虽为阴经，但同少阳交叉主令达两个时辰，受少阳影响，这种影响正常时可使阴阳冲和调达，异常时则可出现阴阳的极偏，导致或寒或热证；③厥阴处于由阴向阳过渡的骨节眼上，此时少阳一线阳气初生（故少阳又称嫩阳，稚阳），一阴之阴气最少（故称阴尽），阴阳气均处在低水平的变化阶段。这是厥阴生理上较脆弱，病后变化较多，且多虚证或阴阳混淆、寒热错杂证的生理因素。可见厥阴病的要害是阴阳失调（当然百病皆可谓阴阳失调，但那是从广义而论，不似厥阴病之紧系于阴阳）。人体阳气受太阳影响，病后可得太阳之助而解，也可因正气衰微，外界阳气不助正反助邪而加重，这就是六经“欲解时”疾病变化的关键原因。而太阳升起的时间，虽九州之大，亦大体恒定在丑至辰间。而厥阴主令正处在这个由阴出阳的关键时刻，故病之则阴阳必乱，这是厥阴病的病理关键。

二、从厥阴与少阳的关系而论

“厥阴中见少阳”，这说明，少阳火气对厥阴生理的平衡有着重要作用。如前所述，厥阴风气行令的三个时辰中，少阳即有两个时辰与其同时主令，可见风中必兼少阳之火，才是和风。此和风乃阴阳调和的象征，唐容川称之为“少阳之冲气”。人体阴阳的消长平衡与之密切相关，故曰“厥阴不从标本，从乎中也”。若一阳之气当至而不至，病后则为寒风，若至而太过则热化而为热风，这是少阳病进可成厥阴病、厥阴病退可转化为少阳病的原因。

厥阴病虽复杂，但不外阴阳错乱、肝脾不和两端。前者反映两阴交尽，一阳初生的生理特点遭到破坏而出现的证候，后者则反映风木肝脏疏泄失常，或挟肾水侮土等病变。

三、从厥阴的脏腑经络而论

厥阴包括手厥阴心包和足厥阴肝经。两经在循行上联系了肝、胆、心包、脾、肺、胃等脏器，通过了少腹、膈、胸中、喉咙、颃颡、目系、头颅、巅顶等部位，与十条经络发生了联系。可见厥阴经生理上联系特别广，涉及面特别宽，这是其病后症状复杂、难于简单概括的一个原因。

厥阴禀风木而寄相火，下连寒水为乙癸同源，上接心火为母子相应，这是厥阴病多寒热错杂的脏腑病理基础。邪入厥阴，或心包火邪上炎而为上热，或火不下达暖肾而为下寒，或肝阳上亢而成风火，或肝阴上逆而为水饮，或挟肾水而为寒厥下利，或挟心火发为热利脓血。上述种种表现尽管复杂，但总是以脏腑为病变基础的。

如上所述，厥阴的生理病理是朗若须眉的。那么，厥阴病的证候特点与主方为何？破解如下。

四、厥阴病证候特点与主方论

人们多认为提纲是讨论上热下寒证的，且既无主方而临床又不易见到，与篇中内容联系不大。但若结合338条看，则理明而义彰矣。338条所谓“蛔上入其膈，故烦”，可理解为提纲之“气上撞心，心中疼热”的变异提法；“得食而呕”即“饥而不欲食”；“又烦者”可看作对“气上撞心，心中疼热”阵发性发作的描记；“蛔闻食臭出，其人常自吐蛔”，可简述“食则吐蛔”；“又主久痢”与提纲之“下之利不止”为互文见义之词。如上理解，就会从论脏厥与蛔厥鉴别的条文里看到提纲的主方当指乌梅丸，从而反推出厥、利、呕、烦为厥阴病的主要临床表现，进而确认乌梅丸是厥阴病的代表方。不仅如此，上述认识还可从其他篇先出主方的出方规律得到证明：太阳病先出桂枝汤，阳明病先出承气汤，少阳病出小柴胡汤，太阴病出一桂枝汤鉴别条后，即出“四逆辈”，少阴病先出麻辛附子、麻甘附子两鉴别条后，接着出热化证之黄连阿胶汤，寒化证之附子汤。厥阴篇与上述出方规律完全一致，即先针对阴阳混淆，寒热错杂的基本病机出主方乌梅丸后，再针对热厥出白虎汤，寒厥出当归四逆汤，以及邪结胸中厥、水停心下厥……一一出方。这个规律不仅说明乌梅丸是厥阴病的主方，同时说明本篇的写作体例也同于前五篇。

明确了提纲的主方是乌梅丸后，根据“下利不止”“饥而不欲食”是下寒证，“消渴、气上撞心，心中疼热”是上热证，从而可进一步领会到，仲景将其列为提纲，确是教人认识厥阴病是以阴阳混淆、寒热错杂为特点的一类疾病。这样，我们就可通过该篇条文和厥阴的生理病理特点，得出厥阴病的证型当包括阴阳混淆的寒热错杂证，阴阳偏极的或寒或热证，阴阳气不相顺接的厥证（包括阴阳消长的寒热胜复）和肝脾不和的下利吐哕证，从而使厥阴病提纲与全篇的关系，厥阴病的证型和主要症状被充分揭示。

厥证在少阴病也有，不重点讨论之，是因为少阴病不能很好地概括厥的病机。337条云：“凡厥者，阴阳气不相顺接。”说明阴阳气之失调，是导致厥的总体原因。而阴阳失调，寒热错杂正是厥阴病的病理特点，故厥阴病篇集中讨论了厥证。换言之，厥乃厥阴病的主证，凡厥阴病未有不存在厥逆症状者。造成厥的原因约有四个方面：即阳气衰无力布散；阴血衰火化太过，阴精不能载阳以行，阳气伏郁于内失于布散；阴阳错杂，疏泄功能失常；邪气（水饮、食积，虫证）阻滞，致阳气不能布达。

结　语

综上所述可以明确三点：一是厥阴病有其脏腑病位——肝与心及其所属经络；二是有其气化变异——风气失常及其从化反映；三是有其主证主方——阴阳失调，寒热错杂证候，乌梅丸主之。同前五篇一样，厥阴病篇完全具备了独立成篇诸要素。“千古疑案”可解乎？

刘保和教授医论医案二文

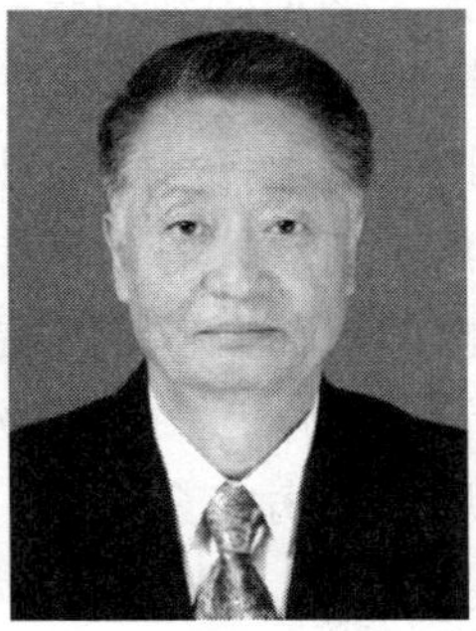

简介 刘保和，男，1941年生，天津市人。河北中医学院教授、主任医师。第五批全国老中医药专家学术经验继承指导老师，第三批全国优秀中医临床人才研修项目学员指导老师。从事中医临床工作53年。1962年本科毕业于河北中医学院。1980年作为全国首届中医研究生毕业于北京中医药大学。著有《刘保和〈西溪书屋夜话录〉讲用与发挥》。具有扎实的中医理论基础和丰富的临床经验。提出人体气运动的基本模式是"'枢轴—轮周—辐网'协调运转的圆运动"理论。擅长脉诊与腹诊，主张运用方剂应"抓主症"，从而使方剂的疗效经得起重复，较大程度地提高了中医辨证论治水平。治疗多种内、妇、儿科疾病均有显著疗效。目前着重研究癌症的治疗，不使用一般所谓的"抗癌"中药，而是在《金匮》"大气一转，其气乃散"理论指导下，采取斡旋气机、升降阴阳的方法，对各类中晚期癌症单纯用中药治疗取得了满意疗效。

编者按 刘保和教授是我在接受继续教育之经典学习班（1984年）授课老师之一。我三十年来与刘老师交往较多，是探讨经典、经方的知音。刘老师讲课声如洪钟，娓娓动听，他深入浅出的精彩演讲令人叫好！刘老师一直坚持临床，他对《难经》腹诊理论的研究及其相应经方的临床应用颇有独到之处，很值得大家学习。在此强调说明，刘老师说腹诊对于血分病证的诊断更有价值。

《难经》腹诊论与相应经方的临床应用

《难经·十六难》曰："假令得肝脉……其内证：脐左有动气，按之牢若痛；……有是者肝也，无是者非也。""假令得心脉……其内证：脐上有动气，按之牢若痛；……有是者脾也，无是者非也。""假令得肺脉……其内证：脐右有动气，按之牢若痛；……有是者肺也，无是者非也。""假令得肾脉……其内证：脐下有动气，按之牢若痛；……有是者肾也，无是者非也。"经十几年研究，这是我依据腹诊运用以下五首经方的理论根据。

一、四逆散证腹诊——肚脐左侧压痛

四逆散证的腹诊特点是肚脐左侧，中指同身寸0.5寸处出现压痛。

【病案举例】

例1 紫癜 某患者，男，19岁，学生。元旦以后下肢出现大量紫癜，呈点状、小片状，按之稍微疼痛，不痒不热。曾服过防风通圣丸和西药，无效，我检查后，发现他具有四逆散证的腹诊特点，用四逆散加金铃子散7剂，紫癜完全消失，再未复发。

例2 入睡难、头胀昏蒙 这个病人躺下后，两三个小时睡不着觉，已经1个月了，白天巅顶和太阳穴发胀，病人有血不下去的感觉，头昏蒙，两腿烦扰不宁，喜欢捶打。我检查后，发现他具有四逆散证的腹诊特点，用四逆散配合二陈

汤，服7剂后，头昏蒙和血不下去的感觉消失，两条腿烦扰和入睡难减轻十分之六七，夜间仍然感觉有点烦热，在这方子上加丹皮、山栀、知母，服后痊愈。

例3　尿频　某患者，19岁，学生。7岁开始就尿频、尿不尽，每节课后必须要排尿，但是到了厕所又等尿，尿不出来，也尿不干净。腹诊具有四逆散证的腹诊特点，用四逆散原方7剂。吃后可以两节课后排尿，但仍有不尽感，再吃7剂，能憋住尿，可以3节课后排尿了，尿不尽和等尿等症状完全消失。

例4　痤疮　某患者，女，26岁，工人。两个面颊满布痤疮5年余，心烦急躁多梦，两条腿烦扰不宁，夜间睡觉两个脚灼热难忍，要把脚伸到被子外头去。平常咽部黏滞不爽，觉得有东西在咽部，但是又没有东西咳出去，大便干五六年。我检查后，发现她具有典型的四逆散证的腹诊特点，用四逆散加川楝子、元胡、当归、大贝、苦参、生大黄，吃7剂后，痤疮大减，没有再生，腿烦消失，夜间睡觉脚也不伸到外头去了，只是嗓子还觉得发黏，在这方子上加牛蒡子、射干、知母，吃14剂后所有症状完全消失。

例5　病人常呼叫　某患者，男，50岁，农民。他4年前跟儿子生大气，留下个毛病，必须每隔10~20分钟，要大叫一声才舒服。到承德医学院附属医院看过病，毫无起色。我知道他肝气太旺，给他检查，发现恰好是典型的四逆散证的腹诊特点，就开了四逆散原方2剂。吃1剂后就不叫了，就痊愈了。

原按　为什么四逆散有如此大的作用？我给大家讲一讲：少阴病四逆是说手脚凉，同时病人或咳，或悸，或小便不利，或腹中痛，或泻痢下重。这些或然症都是肝气的冲击，冲到肺就咳，冲到心就悸，冲到脾就腹中痛，冲到肾就小便不利，冲到自己的本经就泻痢下重。肝气把大量的气都往别处冲，剩下的元气就不能到达末梢，于是出现四逆。所以不让肝气集中冲到一处，让它缓慢地散到全身各处，病就好了。

二、旋覆花汤证（经验方：化瘀灵）腹诊——脐上1寸压痛

“肝着，其人常欲蹈其胸上，先未苦时，但欲饮热，旋覆花汤主之。”就三味药：旋覆花、葱和新绛。叶天士常用这个方子，是辛润通络的代表方剂。我把这个方子略加调整，一共7味药：旋覆花、当归、郁金、桃仁、茜草、泽兰、柏子仁，把它命名为“化瘀灵”。用于腹诊为脐上一寸处压痛（水分穴）。临床上只要见到这个腹诊特点，这个方子一概有效。

【病案举例】

例1　胸痹（冠心病？）　某患者，女，57岁。心前区憋闷，头痛憋胀，感觉必须出一身汗才舒服。平时心前区刺痛，这病有20多年了。我怀疑她有旋覆花汤证，按她脐上一寸处，出现明显压痛，就用这个方。吃7剂后，心前区就不再憋闷和疼痛了，但是上楼气短而且喘，于是这个方子就配生脉饮，交替隔日服用，一直到疾病痊愈。这个方法用了2个月，疾病完全治愈。所以治冠心病不一定必须活血化瘀，健脾、补肾、理气、清热、化痰都行。如果兼症有瘀血的话，只要把肚脐上这块瘀血拿掉，心脏疾病立刻好转，甚至消失。证明疾病没在心脏本身，而在脐上部位瘀血。把脐上部位瘀血去除了，心脏本身问题随之解决。

例2　嗳气　某患者，男，72岁。经常嗳气达5年，夜间睡眠因为乱心而醒，醒来以后，必须嗳气连连，而且声音很大。10年前因为用力猛拽一棵树，不慎摔倒于地，证明是外伤5年后发病。5年以前右大腿疼痛剧烈，西医认为有血栓，用脉通。我按他脐上部位，有压痛，用化瘀灵7剂。夜间睡觉不乱心了，还嗳气1~2声，再服10剂，各种症状完全消失。

例3　呃逆　某患者，男，80岁。曾经患十二指肠溃疡，经中药治愈后，一直遗留呃逆，9年不愈。呃声断续呈无力状，每天发作十余次，同时呕吐痰涎黏沫，每天晚上还要从嘴里把那些黏痰掏出来之后才能睡觉，经常感觉有气从剑突下上冲，憋闷欲死，呃逆一发作，流眼泪。腹诊检查具有脐上一寸处压痛症状，用化瘀灵加半夏、杏仁3剂。服1剂后呃逆停止，到复诊的时候没有发作，但是仍然感觉有气从两胁下向肚脐这个方向聚集，随后就觉得脐腹部有气散开的感觉。再服5剂后呃逆一直没有发作，停药后再没有复发。

例4　口腔溃疡　某患者，女，21岁，学生。3年来经常长口腔溃疡，这次已经长2天了，

下唇至齿龈红肿，并且破溃疼痛。近2个月来，每喝水就迅速排尿，尿频，尿后更渴，再喝再尿。摁她脐上一寸处，果然存在压痛。用化瘀灵3剂，口腔溃疡痊愈，但是仍然口渴欲饮，喝了水还要尿，尿后还渴，而且饮不解渴，证明是太阳蓄水证。仿照刘渡舟教授的苓桂茜红汤，用五苓散加茜草、红花，服7剂后，“饮水即尿，尿完即渴”的症状完全消除，口腔溃疡也没有再发作。

三、当归芍药散证腹诊——当脐中压痛

《金匮要略》在《妇人妊娠病脉证并治》中曰：“妇人怀妊，腹中疞痛，当归芍药散主之”；在《妇人杂病脉证并治》中曰：“妇人腹中诸疾痛，当归芍药散主之。”本方由当归三两，芍药一斤，茯苓四两，白术四两，泽泻半斤，川芎半斤组成，共杵为散，取方寸匕，酒和，日三服。

我认为，探讨本方应从方剂的药物组成入手。本方基本上分为两组药物，一组是当归、芍药、川芎，一组是白术、茯苓、泽泻。前者养血兼以活血，后者健脾兼以利湿。可见，本方适用于妇人妊娠在脾虚的基础上兼见血虚、血瘀而湿阻者。因其脾虚而湿阻，其病位应居于中，对应《难经》理论，应在“当脐”，因其血瘀，故按之痛，且有动气。因其血虚并兼脾虚，患者自觉“疞痛”，即绵绵而痛，而非如寒疝之绞痛，亦非纯粹血瘀之刺痛。

据临床体会，本证不论男女均可出现。就妇人妊娠而言，亦与孕妇在怀妊前的体质有关。此类患者大多在平时即当脐压痛，但并不自觉。由于脾虚而血瘀、湿阻，患者每于行经时虽瘀血得下，但脾虚尤甚，故多见经行腹泻一症。湿阻亦与阳气不运、不通有关，故患者平时即觉脐腹间喜暖而畏寒，经期尤甚。

总之，运用本方并非仅限于怀妊之妇女，而是广泛用于男、妇具脾虚、血虚、湿阻、血瘀证候者。其主症即为脐中压痛。育龄期妇女，并可兼见经行脐腹喜暖畏冷及经行腹泻。均不以是否腹痛为辨证要点。换句话说，只要具有上述主症，不论男女，亦不论患者是否自觉腹痛，皆可用之。

【病案举例】

例1　闭经　刘某，女，28岁，住石家庄市高柱小区。2009年4月15日初诊。患者已婚3年。2006年怀孕1次，用药物使其流产。此后1年来又服紧急避孕药2次。后即渐致月经不调，月经由40~50天1次渐至2~3个月1次。近1年半以来，更致闭经，必用西药黄体酮才能来月经。而且2年以来，虽未避孕亦未受孕。末次月经在4月11日，由服用黄体酮而至，今已净。省级某医院诊其为“子宫内膜薄”，并且“不排卵”。以往经行时大便偏稀，纳、眠尚可，只觉腰酸腿软，站久腰痛，膝以下至两足凉感明显。2年以来当性生活时觉阴道发干，平时尚有少许白带色黄。诊其脉弦细无力而尺弱，舌暗红，边尖有瘀点，中有裂纹，苔薄白腻。据其脉症诊为肾虚、血虚、血瘀。嘱其停服西药，仅用中药调理。先后予四物汤、六味地黄汤、五子衍宗丸及活血化瘀等品，服至5月13日二诊时仍未来经，并诉仍腰痛，阴道内干，仍有少许黄带。遂予腹诊，按其脐中明显疼痛，重按更痛，而他处压痛则不明显。据此而拟下方：当归、白芍、川芎、白术、茯苓、泽泻、杜仲、川断、桑寄生、枸杞子、菟丝子、沙苑子、女贞子、旱莲草、巴戟天、仙灵脾各10g，黄柏6g。7剂。5月20日四诊：诉经仍未至，但觉乳房有些胀感，阴道稍觉湿润，白带如前。嘱其继服原方7剂。5月27日五诊：诉5月21日即来月经，但量很少，仅相当于正常量的1/3，共经行5天，阴道内湿润多了，白带如前。嘱其继服原方14剂。6月10日六诊：诉阴道内已不干了，黄带已无，目前仅有腰痛，当后仰时腰阳关处痛，余症已无。予原方加熟地15g。嘱其继服14剂。6月24日七诊：诉近10天来小腹阵痛，并伴乳胀，大便常觉有不净感，日2次，量少。上方加枳实10g。7剂。7月1日八诊：诉6月26日来经，经行共6天，与正常量相同，乳已不胀，大便每日1次，已净，阴道不干，腹痛、腰痛均除。嘱其原方继服至下次来月经。10月28日来诉，上方服至8月10日来经。经量如常，即未再服药。现已怀孕2月，欲诊胎儿情况。诊其脉滑数如珠，右大于左，可能是女胎。嘱其勿用任何药物，注意休养保胎。2010年9月29日陪同他人来看病，诉足月顺产一女婴，现健康。

原按　脐中压痛为应用当归芍药散主要指征。本病月经不调以致闭经而不孕，乃由药流及其后滥

用避孕药物留瘀并伤及脾肾所致。脾虚则津液转输不利而湿阻，故虽阴道发干却仍有黄带。其腰酸腿软并膝以下冷感明显则为肾精亏损所致。故主方予当归芍药散健脾化湿，养血行血，并加补肾益精之品而取效，方中稍加黄柏，乃治其兼挟湿热之黄带也。

例2　汗证　张某，女，16岁。中学生，住石家庄市学院路。2009年10月4日初诊。诉易出虚汗已半年，两手心汗出尤多，甚则能滴下水珠，两腋下及脚心亦汗多。触摸其两手掌有湿凉感。月经来潮已1年余，末次月经在9月17日，经行4天，行经时觉小腹凉痛，大便较平日偏稀。虽知饥但稍多食则脘腹不舒。入睡难，易醒，睡不实。尿频，每1节课后必须排尿。诊其脐中明显压痛，脉弦略涩偏迟缓，舌淡润苔薄白腻。予当归芍药散原方：当归、白芍、川芎、白术、茯苓、泽泻各10g。7剂。10月11日二诊：腋下及脚心汗大减，手汗少了，仅触之潮湿，较前手已觉温。但诉手凉时仍出汗，热时汗更多。再予原方7剂。10月18日三诊：腋下汗已除，手脚心汗大减，已如常人。余症均除。嘱其继服原方14剂。11月1日四诊：病未复发，已愈。停药。

原按　此患者经行大便偏稀，乃素体脾虚挟湿所致，其小腹凉痛则与血瘀有关。脾虚则水液转输失常，而致手足心及腋下汗多且尿频。以其脾胃运化失调，故稍多食即脘腹胀满不舒。胃不和则寐不安，故难入睡易醒。方以当归芍药散健脾化湿，并养血和血，诸症自愈。

例3　过敏性鼻炎　邓某，男，41岁，住石家庄市中华大街。1998年1月18日初诊。患过敏性鼻炎已6年，现每天晨起必频繁打喷嚏，流清水鼻涕，起床后虽不开窗亦发作不止，常至中午才得以缓解，伴颜面不定处发痒，两目内眦发红且痒。纳、眠、二便正常，只是有时食冷物后胃胀难受，甚则可继发腹泻。夜卧并可见交替鼻塞，但白天鼻通气正常。脉寸沉，关浮弦，尺沉紧。舌质正常，中有裂纹，苔薄白腻。按其腹部，仅脐中压痛明显。方以当归芍药散加味：当归、川芎、白芍、白术、茯苓、泽泻、荆芥、防风、藿香、厚朴各10g，黄连6g。7剂。2月1日二诊：患者自服上方14剂，第1周仅有2天出现喷嚏、流涕，近1周未再发作，面痒及目内眦赤痒均减，但夜卧交替鼻塞未除。上方加苍耳子、辛夷各10g。7剂。2月15日三诊：患者又自服14剂，夜睡时鼻塞已除，晨起喷嚏、流涕及面痒、目痒诸症均未再发。为巩固疗效，以上方配成丸药，蜜丸，每丸重10g，早晚各服1丸，连服2个月。后知其未再复发。

原按　过敏性鼻炎为一种难治性疾病。李东垣曰："九窍不和，皆属胃病。"患者打喷嚏、流鼻涕始终不愈，一因鼻窍部位的风邪留恋不去，一因水液上泛，乃脾虚而导致的祛邪无力和水液转输失常。因此予当归芍药散，方中当归、川芎、白芍养血活血，有治风先治血，血行风自灭之意。白术、茯苓、泽泻健脾以利水液的正常输布，更加荆芥、防风直接驱除所恋之风邪，藿香、厚朴以助脾胃之运化。伍以黄连以除内蕴之湿热，与荆、防为伍更取火郁发之，对继发面痒、目赤痒均有效果。至于苍耳子、辛夷，则不过寻常通鼻窍之品，在其中并不起主要作用。其辨证要点则在于脐中压痛也。由本案可知，当归芍药散乃男、妇杂病均可适用之佳方。

四、奔豚汤证腹诊——脐右侧肓俞穴压痛

《金匮要略·奔豚气脉证并治》曰："奔豚，气上冲胸，腹痛，往来寒热，奔豚汤主之。"本方由甘草、川芎、当归各二两，半夏四两，黄芩二两，生葛五两，芍药二两，生姜四两，甘李根皮一升组成。上药以水二斗，煮取五升，温服一升，日三服，夜一服。

由于甘李根皮药房不备，可以桑白皮代之。

对于本方证病机，古今医家多认为乃肝气上逆。如尤在泾曰："此奔豚气之发于肝邪者，往来寒热，肝脏有邪，而气通于少阳也。肝欲散，以姜、夏、生葛散之；肝苦急，以甘草缓之；芎、归、芍药理其血；黄芩、李根下其气。"

我认为对本方的认识还应当深化。《神农本草经》曰：葛根"主消渴、身大热、呕吐"，证明本方重用葛根是清胃热，降胃逆。本方黄芩与桑白皮相伍，有清肺热、降肺气作用；与白芍相伍，具有黄芩汤意，有清胆热，从而使胆气下降的作用。总之，本方葛根、桑皮、黄芩、白芍四味药，其实是清肺、胃、胆热，使肺、胃、胆气从右而降，从而抑制肝气从左之过升，并有归、芎行血，半夏、生姜化痰行津液，甘草和中，廓清气机升降的道路，以疏利肝气，使其上逆之气

分散于周身。由此佐金制木，则肝气上逆引起的奔豚自愈。以其病本在肺，而肺气及胆气、胃气均从右而降，故其主症应是脐右肓俞穴压痛。依此主症，临床不论何病，均能以奔豚汤取得良好疗效。

【病案举例】

例 1　奔豚　田某，女，21岁，襄樊职业技术学院学生。2005年8月21日初诊。患者14岁月经初潮，后即常发痛经。近2年以来，平时即常发脐下痛，并有气从脐下上冲于剑突下，甚则可致不省人事达10~15分钟。每月可发1~2次。其发时并伴频繁早搏，西医云"心律不齐"。口苦、性急、常憋闷气。其母诉，其祖父亦有此疾。平时大便前半部分干燥，下之不爽。夜卧难以入睡，睡后易醒，再难睡，并觉两胁下胀满。常晨起觉咽中痰滞不爽，咯之难出。脐右肓俞穴压痛明显，舌红绛，苔薄黄，中后有1块剥苔，脉弦细偏数，关沉紧涩。予奔豚汤原方：当归、川芎、白芍、黄芩、葛根、半夏、桑皮各10g，炙甘草6g，生姜3片。3剂。8月24日二诊：未发气冲，夜睡已正常。原方7剂。2006年1月13日三诊：上方服后，气冲之症一直未发。今因右下腹觉有抽痛感而来就诊。诉此症发作已达半月，每1~2天发作1次，每次发作30秒左右自止，多于饭后出现。多食觉胃发胀，饭后即欲大便，却便不出，便干。咽部仍有痰滞之感，常不自觉地发出"吭吭"之声。两腿觉烦扰不宁，喜捏揉。夜卧将醒时常有"魇住"，即自觉胸部被重物压住，身体有动弹不得之感。诊其脉弦细偏数，舌红绛，舌根苔少，脐左、右均压痛。方以四逆散、奔豚汤、金铃子散合方，即上方加柴胡、枳实、川楝子、元胡各10g。7剂。1月20日四诊：除昨夜仍有"魇住"之感外，余症均大减。原方7剂。1月27日五诊：右下腹抽痛未发，魇症已除，睡眠正常，仅脐右仍有压痛。再予奔豚汤原方治疗。后知诸症已愈，未再发。

原按　此虽属肝气上逆之象，而其因则由肺气不降，痰瘀阻滞。经云："左右者，阴阳之道路也"，道路壅塞，气机受阻，昼则气冲于上而便下不爽，夜则将醒魇住而身不能动，其主症一在脐右压痛，一在痰滞于咽，均为肺气不降之征。肺气不降则肝气乘势上逆，乃木反侮金也。故以奔豚汤佐金制木而效。

例 2　多动症　王某，男，10岁。河北省武邑县人。2001年11月6日初诊。今年春节后感冒，愈后继发自觉气从脐腹部位上冲至咽，先觉咽痒，继则咳嗽，每次连续达7~8声，无痰，同时伴四肢抖动，至今已10个月。西医诊为"多动症"，但治疗无效。近来发作尤为频繁，每天可发4~5次，患者及家属甚为苦恼。诊其脉浮滑数，舌边尖红苔白腻，脐右压痛明显。予奔豚汤原方：当归、川芎、白芍、桑皮、黄芩、葛根、半夏各6g，炙甘草4g，生姜3片。2剂。11月8日二诊：已基本不咳不抖。原方5剂。11月13日三诊：上症未发，已愈。停药。后随访，知未再复发。

原按　此亦肝气上冲并迫肺气上逆，予奔豚汤佐金制木而效。

例 3　食道裂孔疝　高某，男，68岁，河北经贸大学退休职工。2009年8月6日初诊。患者1994年患膀胱癌，术后因前列腺增生只有等尿与尿不净之感。但烧心已2年，烧心感可上达于膻中处，夜间1~2点常因烧灼疼痛而醒，但不吐酸，不嗳气。省级某医院8月2日胃镜诊为"慢性浅表性胃炎伴糜烂，食道裂孔疝"，嘱其服"奥美拉唑"，患者恐有副作用而未服，故来就诊。现剑突下觉钝痛，每天昼夜均不舒，但与饥饱和进食冷热无关，随时都有此症状。有时头晕，但血压正常。诊其脉寸关间浮弦，重按关尺沉而有力，脐右压痛甚于脐左。拟奔豚汤与四逆散合方加味：柴胡、当归、川芎、白芍、半夏、黄芩、桑皮、葛根、枳实、大贝、百合、乌药、川楝子、元胡、旋覆花、丹参各10g，乌贼骨、煅牡蛎各15g（先煎），炙甘草6g，生姜3片。7剂。8月13日二诊：上方服3剂，剑下钝痛即消失，夜间1~2点未再发烧灼疼痛，睡眠已转正常，现在胃脘部仅有轻微的烧心感，原有之等尿与尿不净感亦除。原方再服7剂，诸症均除而停药。

原按　本病因"食道裂孔疝"而发烧心感已2年，夜间1~2点恰逢肝气偏旺之时，肝气上逆，则此时食管反流尤甚，故烧灼疼痛而醒。方以奔豚汤降肺气以佐金制木，并伍以四逆散疏肝理气，百合汤（百合、乌药二味药。陈修园方）、金铃子散和胃清热，旋覆花、丹参化瘀，乌贼骨、牡蛎制酸，终获良效。

五、金匮肾气丸证腹诊——脐下气海穴压痛

肾气丸一方，在《金匮要略》中凡五见，其中在《中风历节病脉证并治》篇有“崔氏八味丸，治脚气上入，少腹不仁”；在《血痹虚劳病脉证并治》篇有“虚劳腰痛，少腹拘急，小便不利者，八味肾气丸主之”。所列处方均为“干地黄八两，山药、山茱萸各四两，泽泻、丹皮、茯苓各三两，桂枝、附子（炮）各一两。上八味末之，炼蜜和丸如梧桐子大，酒下十五丸，加至二十丸，日再服。”这两条原文中最需要重视的症状就是“少腹不仁”与“少腹拘急”。证明肾气丸主治的原发病位在于“少腹”。那么，应当在少腹何处呢？《难经·六十六难》曰：“脐下肾间动气者，人之生命也，十二经之根本也，故名曰原。”可见，此脐下肾间动气即为肾的原气，联系前述“假令得肾脉，……其内证脐下有动气，按之牢若痛，……有是者肾也，无是者非也”，此处应在“气海”穴。“气海”者，原气之海也，乃肾原之气的发生地，于此处按之痛，是辨病位在肾的主症。我在临床中，查知此处压痛，予肾气丸加减治疗，常获良效。并且发现，由肾气丸变化而来的六味地黄丸，其应用范围更为广泛。用六味地黄丸进行加减，较应用《金匮》肾气丸的机会更多。

【病案举例】

例1　口腔溃疡　江某，男，49岁，石家庄市24中学教师。2005年11月24日初诊。患口腔溃疡已6年，现每周均发作，此起彼伏，常年不断。今两颊、下唇各有1块溃疡。诉吃西红柿、苹果等物更易发作。此病乃遗传。虽然其父母均无此病，但其姐、其女均患。此外，并且舌尖痛，常觉口干舌燥，喝水后口干舌燥更甚。且喝水后即不停地排尿，就更想喝水。患前列腺炎13年，有等尿、尿分叉且尿不净。干活儿弯腰痛，坐久腰骶部痛，但睡醒则觉腰舒服。上楼腿发软。膝以下发凉，诉肚子稍遇凉必大便稀。现1天大便3~4次，偏稀，却觉便下不畅。夜尿3次。脉弦紧，右关沉弦，左关尺无力，舌淡胖润，苔薄白。脐下气海穴压痛明显。方予《金匮》肾气丸加味：熟地30g，山萸肉、生山药各20g，茯苓、泽泻、丹皮、楮实子、怀牛膝、杜仲、川断、桂枝各10g，肉桂6g，制附片6g（先煎）。7剂。12月1日二诊：口腔溃疡已愈。腰痛已减，膝以下仍凉。大便转为日1~2次，较稠且顺畅了。夜尿2次。口干舌燥减，喝水仍多，排尿次数仍多。上方加肉桂、附片各4g。7剂。12月8日三诊：口腔溃疡未发。腰痛续减，膝以下仍凉，但上楼有劲了。喝水明显减少，不太想喝水了，排尿次数减少。夜尿1次，排尿始已不分叉，但尿到最后仍分叉。晨起仍有口干舌燥感，舌尖仍稍痛，有时口苦。上方加麦冬、生地、黄芩各10g。7剂。12月22日四诊：患者自服上方至14剂。口腔溃疡未再发。膝以下凉感及口干舌燥、舌尖痛、口苦诸症均除。大便日1次，性状正常。饮水与排尿均恢复正常。原方继服14剂。复诊知口腔溃疡未复发。除尿仍有分叉外，诸症均已消失。停药。

原按　本病口腔溃疡已6年，几乎无有平复之时。口渴欲饮，饮不解渴，饮后且不停排尿，乃消渴之象。其伴腰痛腿软，便稀畏冷，证明上述诸症显为肾阳虚衰，水气不化，龙火升腾之象，其脐下压痛更为此证之特征，故以《金匮》肾气丸温肾利水、引火归原而效。

例2　吃饭不能移动　陈某，女，75岁，住石家庄市维明大街。2005年4月3日初诊。患者1年前血压偏低，但近1年来却收缩压偏高，今测血压160/66mmHg。目前尤感痛苦的是吃饭时不能移动地方，只要盛饭移动地方，就觉胃脘胀饱而不能再吃，此症已发2年。但饥饿时又觉心中发空，稍吃一点即除，又不可多吃。走路时亦觉胃脘部胀满不舒。头晕2年以上，并发前额、太阳穴、脑后疼痛，遇凉风吹反觉舒适。颈筋板滞，活动后舒服。腰痛，躺卧后可减。两膝亦酸痛达10年以上，走后加重，休息可减。虽入睡可，但睡3小时即醒，醒后必须起来再干点活儿，然后可再睡，如此1天可断续睡6~7小时。脉弦硬而涩，舌暗红，苔黄腻，脐下压痛。方以六味地黄丸加味：生熟地、山萸肉、生山药各20g，茯苓、泽泻、丹皮、杜仲、川断、桑寄生、怀牛膝、菊花、枸杞子、丹参各10g，砂仁6g，生黄芪30g，生龙牡、龟甲、鳖甲、生石决各15g（先煎）。7剂。4月10日二诊：上方仅服2剂，吃饭移动地方胃脘胀满之感即除。后再以上方加减，服14剂后，血压即转正常，自测稳中血压130/70mmHg。未再服药。

原按 吃饭时不能移动地方，确实令人费解。从脐下压痛及其他肾虚症状看，此或可解释为肾元之气虚损，动则冲气不摄并挟胃气上逆所致。此与肾虚病人动则吸气费力而上气不接下气一样，均属肾不纳气，故以六味地黄丸加味，滋肾平肝并镇冲降逆而效。

例3 胸痹（冠心病） 王某，女，46岁，河北财贸学院教师。1990年12月17日初诊。西医诊其为“冠心病，心肌供血不足”已5年余，现血压154/100mmHg。心悸，气短，胸闷，胸痛牵及后背。时觉脐腹部位有热气上冲于胸脘，一旦发作即觉心中空虚，此时如正当进食，即立刻不能再食。平时畏冷，尤以下肢为甚。脉右大于左，左关浮弦，左寸尺弦细，舌淡苔白，脐下压痛。予六味地黄丸加味：熟地30g，山萸肉、生山药各20g，茯苓、泽泻、丹皮、怀牛膝、枣仁、远志、五味子、柏子仁各10g，龙齿30g（先煎）。7剂。12月24日二诊：上述诸症均减，血压140/90mmHg，热气上冲之症已除。现觉生气时左胸部可呈放射性痛如针刺之感，并觉胸膺间有异物充塞感。上方加丹参15g，檀香3g，栝楼15g，薤白10g。7剂。12月31日三诊：血压140/85mmHg。上述诸症除有时心悸、气短外均已消失。今予上方配成丸药，再服3个月。后来诊，知诸症未复发。

原按 六味地黄丸乃平补之剂，而非滋阴降火之品，其热气上冲于胸脘，乃肾虚冲气上逆所致。气冲于上则虚于下，故下肢反觉冷甚，以六味地黄丸加养心安神、平冲降逆之品而效。左胸部如针刺样痛并伴胸膺间之异物充塞感，乃痰瘀相结于胸间，故加入活血化痰之品而效。实践证明，凡脐下压痛者，六味地黄丸较《金匮》肾气丸应用的机会更多。

据临床所见，常有脐中、上、下、左、右或并见压痛者，则当归芍药散、化瘀灵、金匮肾气丸（或六味地黄丸）、四逆散、奔豚汤诸主方可以兼用化裁。

编者按 为了让读者了解《难经·十六难》全文内容，将其引录如下，并在正文括号内加上注脚。

《难经·十六难》曰：脉有三部九候，有阴阳，有轻重，有六十首（历代注家有不同解释，久已失传），一脉变为四时，离圣久远，各自是其法，何以别之？

然：是其病，有内外证（此盖答辞，然与前问所提问题不相符合，似有缺文。滕万卿说：“此篇所言内外证，非谓病证表里，即谓诊候内外。所谓外证者，医坐病人之侧，以为望闻也；内证者，亲逼病人，按腹诊脉，以为问切也。……言证据之证，而非病证之证也。”）。

其病为之奈何（问内外证之详也）？

然：假令得肝脉，其外证：善洁（马莳说：“胆为清净之府，而肝与胆为表里，故从而善洁也。”可理解为患胆之病症），面青，善怒；其内证：脐左有动气（草刈三越曰：“《十六难》内证动气之候，此腹诊之祖也。后世之医者，不知腹诊之要，何以切脏气乎？”），按之牢若痛（徐大椿说：“牢者，气结而坚；痛者，气郁而滞。”）；其病：四肢满（按“四”字衍。“肢”应作“支”。“支”与“榰”同。《广雅·释言》：“榰，柱也。”肝气作胀，其胸胁间若有物支柱于中，而为之满，故曰“支满”。），闭淋，溲便难，转筋。有是者肝也，无是者非也。

假令得心脉，其外证：面赤，口干，喜笑；其内证，脐上有动气，按之牢若痛；其病：烦心，心痛，掌中热而啘（丹波元胤说：“啘即哕字。《说文》曰：‘哕，气牾也。’《本义》以哕为干呕，非。”）。有是者心也，无是者非也。

假令得脾脉，其外证：面黄，善噫（《说文·口部》：“噫，饱食息也。”），善思，善味；其内证：当脐有动气，按之牢若痛；其病：腹胀满，食不消，体重节痛，怠惰嗜卧，四肢不收。有是者脾也，无是者非也。

假令得肺脉，其外证：面白，善嚏，悲愁不乐，欲哭；其内证：脐右有动气（《素问·刺禁论》：“肺藏于右。”徐大椿说：“脐右，脾之位也。肺主气，气逆则喘咳。”），按之牢若痛；其病：喘咳，洒淅（寒栗貌）寒热。有是者肺也，无是者非也。

假令得肾脉，其外证：面黑，善恐欠（按“欠”上脱“善”字）；其内证：脐下有动气，按之牢若痛；其病：逆气，小腹急痛，泄如（“如”作“而”字解）下重，足胫寒而逆。有是者肾也，无是者非也。

上述《十六难》所述可知，病人之病证的证据有外证与内证，外在证候的诊查靠医生的望诊、闻诊，内在证候的诊查靠医生的问诊、切诊。仲景书继承了《难经》运用四诊对“内外证”的诊法。仲景对“内证”诊法有脉诊、有腹诊，而详于脉诊。

以上刘保和教授对《难经·十六难》腹诊的挖掘，与相应五个经方的运用，以及后文小柴胡汤证，还有栀子豉汤证、桂枝茯苓丸证（见下部）腹诊特点，应引起重视，并学以致用。

谈用经方如何“抓主症”与小柴胡汤证腹诊论及案例

编者按　刘老师此文启迪心扉者至少有三处：首先是对病、证、症三者关系的论述；二是对“抓主症”的见识；三是对小柴胡汤证腹诊的独到经验。刘老为人大度，赞成学术争鸣。因此，我作为学生辈，才敢于畅所欲言，在文中加入“编者按”。

今天我讲的题目是两个方面，这两点密切相关，先谈用经方如何“抓主症”。按照关键词，一个是“经方”，一个是“抓主症”，中间还有一个“如何”。

我认为经方之不易学，就在于方证的主症不明。所以要想提高辨证论治水平，使经方容易学、容易用，就必须把经方的主症挖掘出来。我们都有这个责任，把它挖掘出来，再告诉其他人，这才是中医学家应尽的责任。

我先讲“病”“证”“症”的定义。当阴阳失去平衡时，人体出现不正常反应的过程就是病。这里面的关键词是“过程”，它有一个时间段。“证”是“当医生面对病人时，医生对病人疾病本质的概括”，完全是医生的意志，跟病人没关系。同样，“病”跟病人也没关系，病人不知道“我得什么病”，要靠医生判断。“症”是指“在疾病过程中，病人出现的不正常反应”。这个完全是病人的意识、病人的感觉，因此它不以人的意志为转移，也不以医生的意志为转移。所以我说因“症”而知“病”，从“症”而识“证”，“病、证、症”三者之中，只有“症”不以人的意志而存在，因而这三者当中“症”最重要。

下面我就谈什么是主症。顾名思义，主就是主要的意思，在病人的所有症状当中，要把它提炼出来，找出最重要、最主要的症状。最重要是因为它决定了疾病的本质，最主要是说它不应当多。主症一般要求1~3个，绝对不能超过3个。

编者按　编者原则上赞同刘老师对主症的见解。但认为：刘老师说“某个方证的主症绝对不能超过3个”的说法是否太绝对了？例如，典型的小柴胡汤证就是“四大主症”。

长期工作于临床的人都知道，用方子要抓住主症。如补中益气汤和归脾汤怎么分辨？饿的时候心里空、胃有下坠感就用补中益气汤；饿的时候胃里空、有心慌的感觉就用归脾汤。这就是抓主症。主症为什么不能超过3个？因为我们辨证是辨病因、病位、病性，病因1个、病位1个、病性1个就足够了，不能超过3个。

编者按　初发而单纯之病的病因、病位、病性可能是一个，而病程日久的复杂之病就不一定“三者”都只有一个了。

主症是病人感觉最痛苦的症状吗？恰恰相反，病人感觉最痛苦的症状，恰恰不是主症，他感觉最痛苦的症状是标不是本。比如这个人头疼，头痛剧烈是主症吗？不是，经过医生检查，绕脐痛、多日不大便、脉沉实有力才是主症。因为这些才代表疾病的本质，头痛剧烈是标不是本。

编者按　刘老此段所论大意是强调：良医治病不能“头痛医头，脚痛医脚”，只看枝叶，不顾根本，而是见水思源，“治病必求于本”。治病不可“扬汤止沸”，应“釜底抽薪”才是良策。

这里谈到主症是只有医生才能查知出来，是每个临床医生的独得之秘，体现了辨证论治的水平，所以把它叫作“秘诀”或者“诀窍”，一般不轻易告诉别人。张仲景也没完全告诉别人。有些告诉了，如桂枝汤主症是“汗出、恶风、脉浮缓”，但是大部分秘诀他没说。

如《伤寒论》有一条最著名的条文，曰：“伤寒中风，有柴胡证，但见一证便是，不必悉具。”张仲景说小柴胡汤证的症状一共是九个，叫作柴胡九症，见到其中一个，就可以用小柴胡汤，这是不可能的事。

例如其四大主症：一是“往来寒热”，逍遥散证有之，达原饮证有之；二是“胸胁苦满”，四逆散证有之，柴胡疏肝散证有之，肝气不舒的人都有之；三是“嘿嘿不欲饮食”，逍遥散证三大主症的其中一个就是厌食；四是“心烦喜呕”，此乃温胆汤证主之。还有提纲三症——口苦、咽干、目眩，这三症绝非仅见于少阳病。“口苦”者，龙胆泻肝汤证有口苦，大黄黄连泻心汤证也有口苦；“咽干”者，阴虚的病人都咽干，麦味地黄汤证、知柏地黄汤证都有咽干；“目眩”者，肝阳上亢的病人目眩，天麻钩藤饮证、镇肝息风汤证都有目眩。最后说“脉弦”，张仲景说水饮、受寒的病人都脉弦。所以《伤寒论》说“伤寒中风，有柴胡证，但见一证便是，不必悉具”这句话是错误的。

编者按 “但见一证”这个话题，是历代研究《伤寒论》的医家们热议的话题。议论的焦点是：这“一证（症）”究竟是小柴胡汤证“四大主症”与少阳病“提纲三症”的哪一症呢？结论是各抒己见，见解不一。编者认为，破解“一证”的辨证法是：不要刻板地认定“一证”就是一个症，而应理解为“一部分症状”。这一部分可以是二个症状，或是三个症状，如此二三个症状再结合脉诊、舌象，只要是少阳病柴胡证，就应该用柴胡剂。有经验者都有体会，临床上典型的方证并不常见。故善用古方者在于善于识病认证，认证的关键则如刘老师上述所说：“抓主症”。但任何方证一般不会是“一证（症）”，而是“一部分症状”，经方如此，时方亦此，概莫能外。总之，所谓“一证”不可刻板地在“一”字上做文章，正确理解了《伤寒论》第101条全文，就会有所领悟。若欲更具体了解编者见解，详见拙著《伤寒杂病论研究大成》。

下文接着求索小柴胡汤证腹诊特点。

张仲景谈到小柴胡汤证“往来寒热，胸胁苦满，嘿嘿不欲饮食，心烦喜呕”等以外，下一条文就说“血弱气尽，腠理开，邪气因入，与正气相搏，结于胁下。正邪分争，往来寒热，休作有时，嘿嘿不欲饮食，脏腑相连，其痛必下，邪高痛下，故使呕也，小柴胡汤主之”。这里“往来寒热，休作有时，嘿嘿不欲饮食”于上文都说了，那么在那九个症状当中，还有什么没说呢？下句“脏腑相连，其痛必下，邪高痛下，故使呕也”，出现两个“痛”字。在此之前还说“与正气相搏，结于胁下”，那证明痛在胁下，这才是主症。

为什么痛在胁下呢？“血弱气尽，腠理开”，这是说病位在三焦，在气血不足的情况下，三焦所主的腠理开泄了。三焦和腠理的关系是“三焦膀胱者，腠理毫毛其应”（《灵枢·本脏第四十七》）。膀胱对应毫毛，三焦对应腠理。所以在气血不足的情况下，病邪从毫毛进入腠理，进入手少阳三焦经。手少阳三焦经和足少阳胆经在人体的颈部和肩部相交，结果病邪随之进入足少阳胆经，再通过缺盆，络肝属胆，进入胆了。胆在什么地方？如果论解剖部位，确实在右边，但是中医不讲解剖部位，中医讲究竟是左侧肋弓下疼，还是右边肋弓下疼。因为胆经有两条，为什么偏偏右边疼？原来右边疼的原因，是因为肺气从右而降。肺主皮毛，病邪随肺气通过上焦，从右边降下，结于胁下，因此是右肋弓下疼，而不是左肋弓下疼。

编者按 以上二段将上下文联系起来分析，此是学好《伤寒论》的正确方法。刘老师的认识深入，见解独到，切中要点。

因此在临床上，只要见到疑似小柴胡汤证的病人，医生可以用手敲击他的右胠胁，病人感觉右肋弓下疼痛，同时右肋弓下也有压痛者，百分之百是小柴胡汤证。

如果病人平时强壮，就去掉党参；如果病人兼有剑突下压痛，就用柴胡桂枝汤；如果病人中脘压痛，就用大柴胡汤；如果病人吃饭后在中脘部位有停滞感，就用小柴胡汤配平胃散，如此等等。

下面我列举的6个病例，有的似乎与《伤寒论》原文所述小柴胡汤之主症没有关系，而由于都具有小柴胡汤证的腹诊特点，故用小柴胡汤或适当加味，都取得良效。分述如下：

例1　产后发热　某患者，26岁，女。产后第3天开始高热，体温达39~40℃，在河北医科大学第二医院住院，住了1个月，仍高热不退，但是有时候在一天中热会退下去，然后又上来。我出诊时，她没有发热，但凭腹诊特点我怀疑她是小柴胡汤证，就开了小柴胡汤原方，正开方时她又热起来了，测体温是40℃，服小柴胡汤1剂后就再也不发热了。

例2　耳聋　某患者，76岁，女。感冒1个月，左耳聋，患有纳呆、干哕、口苦、咽干、烘热，确实有小柴胡汤证腹诊特点，用小柴胡汤原方，加通草、枳壳、牛蒡子、蝉蜕、川芎、连翘，4剂痊愈。

例3　闭经　某患者，29岁，女，农民。婚后4年，已经4个月没来月经，检查没有怀孕，确有小柴胡汤证腹诊特点，用小柴胡汤原方加香草汤。香草汤里有香附、益母草、鸡血藤、当归、泽兰、川芎，是上海一个妇科名家陈筱宝的方子。吃4剂后，月经就来了，此后转为正常。我在临床上单纯用香草汤，有时有效，有时无效，但是如果病人具有小柴胡汤证的主症，配小柴胡汤肯定有效。因为，虽然香草汤调和气血，但更重要的则在于小柴胡汤通畅三焦。

例4　头痛、头晕　某患者，15岁，女。头痛、头晕2个月，左太阳穴及耳上部头疼，平常大便偏干，2~3天1次，已经3~4年了。检查有小柴胡汤证的腹诊特点，以小柴胡汤加当归、川芎、大黄，7剂痊愈，再也没有复发。

例5　尖锐湿疣　某患者，女，30岁，工人。外阴患尖锐湿疣5年，中西医治疗无效，痒感明显，带多黄稠，大便干，3天1次，大便拉不尽，早晨口苦、口干。虽然有口苦症状，但是我认为这并不是主症。发现有小柴胡汤证腹诊特点，同时摁她左少腹有压痛，这是桂枝茯苓丸证的腹诊特点。于是以小柴胡汤合用桂枝茯苓丸，加土茯苓、金银花、炮山甲、荆芥、防风、生大黄，连服14剂痊愈，再没有复发。

例6　早泄、阳痿　某患者，男，30岁，军人。1988年底怀疑他患了病毒性脑炎，医院抽脊髓后就出现腰疼，躺久、站久了，腰脊部有顶胀感，但是活动后有所减轻。性生活中出现早泄、阴茎疲软不坚，虽然能进入阴道，但是一分钟就排精。一星期能性交1~2次，性欲还可以。20岁以前有手淫，白天尿频，夜尿2~3次，有尿不尽的感觉。这种情况像肾虚又像肝郁，用过六味丸、逍遥散、补中益气汤，但丝毫没有效果。后来我就敲打病人右肚胁，果然右肋弓下有疼痛，而且脐上一寸的部位有压痛。我以小柴胡汤合用化瘀灵，加茯苓、泽泻、车前子，吃7剂后，阳痿、早泄改善。原方继续服，阳痿、早泄痊愈。

以上6个案例都证明，敲击右肚胁引右肋弓下疼痛这一腹诊特点，是用好小柴胡汤的个人“秘诀”。今公布于众，供大家验证。

刘亚娴主任医师循经方理法治疗疑难重病及绝症经验

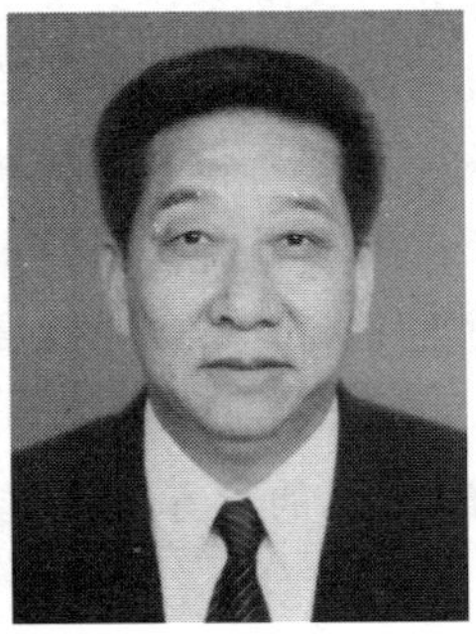

简介　刘亚娴，河北霸州胜芳人，1944 年 6 月出生于中医世家。1962 年考入中国医科大学（8 年制），在北京大学生物系医预专业学习，后因病退学，随父习医（中医学徒）。1965 年重考入天津中医学院，毕业后留校。1978 年考入陕西中医学院《伤寒论》研究生，为河北最早的中医硕士。现为河北医科大学第四医院、河北省肿瘤医院教授、主任医师、博士生导师。为河北省有突出贡献中青年专家，省管优秀专家，享受国务院政府津贴专家，全国带徒中医药专家，并获首届中医药传承特别贡献奖。为河北省十二大名中医之一。刘亚娴名医工作室获全国首届“先进名医工作室”称号。在全国、河北省有很多兼职，并聘为国家第二批国医大师评审专家。从事中医与中西医结合临床、教学、科研数十年，精研经典，博采众长，识练结合，积累了丰富的经验。集几十年医疗、教学、科研成果，著《刘亚娴医论医话》《刘亚娴中医辨治晚期癌略例》等，多年来还主编及参编著作 22 部，并任新世纪全国高等医学院校规划教材《中西医结合肿瘤病学》及《中西医结合肿瘤病学习题集》主编，发表论文 106 篇、获省厅级成果奖 15 项。

编者按　我与刘亚娴教授相识相知 20 多年，刘教授深厚的中医功底、良好的临床疗效与高尚的医德令人敬重。刘教授赠我《刘亚娴医论医话》（2008 年）、《刘亚娴中医辨治晚期癌略例》（2013 年），我认真拜读，受益良多。2015 年全国中医学派学术研讨会在石家庄市召开，刘教授虽年过七旬，但他那声如洪钟的精彩演讲给我留下深刻的印象。读之专著，听其演讲，用一句话总结就是：刘教授善师经方理法治疗疑难重病及绝症。疑者，病情稀奇，令人疑惑难解；重者，病情危重，令人生畏；绝者，癌肿之类绝症，令人绝望。三者之难，皆难于良方奏效。刘教授治之，能使疑者明朗可治；重者转危为安；绝者可绝处逢生。我拜读了刘教授的《治晚期癌略例》，对他以中医药平常之剂治绝症之奇特、良好疗效敬佩不已！故称他为“肿瘤克星”并非过誉。以下选录刘教授师经方理法所治案例。

一、骤发太阳伤寒 2 则

赵某某，女，54 岁，河北省石家庄市某院校教员。初诊：2012 年 10 月 9 日。家属代诉：今日上午起床后偶感脊背发凉，并无其他不适，早饭乃一般进食（稀饭、馒头），进食不多，9 点后突发战栗、怕冷并频繁呕吐，始则呕吐物不多，继之恶心频作，自试体温不高，血压正常，适值国庆长假之后赴医院就诊不便，加之卧床不敢起坐，因与笔者为同乡，故求治疗方法。询知除上述症状外，无发热，无头晕、头痛，无心悸气短自汗出等。乃辨为邪客太阳经。治以解表发散以和胃降逆，正柴胡饮加味：柴胡 10g，赤芍 10g，陈皮 10g，防风 10g，清半夏 15g，神曲 10g，生姜 3 片。急煎服之，并注意体温变化。服药 1/2 剂，呕吐未作，战栗减轻，稍恶寒，下午 2 点多试体温 38℃，嘱继服原方 1/2 剂，药后身有微汗，体温渐至正常。2012 年 10 月 12 日复诊：服上方翌日，诸症好转，战栗发烧呕吐未作。追访 2 年多，病未再作。

本例治疗的难点在于起病急、症状重。但细分析其治疗并不难，何以言之？解难之钥匙乃中医理论。《伤寒论》第3条曰："太阳病，或已发热，或未发热，必恶寒，体痛，呕逆，脉阴阳俱紧者，名为伤寒。"此条有两点值得推敲，其一：内含中医"热型"，即恶寒，或已发热或未发热。其二：条文中或已发热之"已"字及或未发热之"未"字要分析，已发热乃已经发热，未发热不是"不"发热，乃尚未发热，恶寒之后就可能由"未发热"而至"已发热"，本病例之突发战栗（乃恶寒甚之表现）为辨证关键，虽无发热仍断为太阳病，而频繁呕吐、恶心，又与条文之"呕逆"相符，症状表现又无心脑血管病及脾胃病征象，故按太阳伤寒施治，当予麻黄汤，考虑麻黄汤稍猛一些，故处以正柴胡饮，仍为辛温发散太阳之邪以解表，以半夏合生姜、神曲和胃降逆，服药1/2剂后，呕吐止、战栗减轻而发热乃现（体温：38℃），此即"未发热"变为"已发热"，仍与《伤寒论》条文相符，故仍服原方之1/2剂，服药一日而诸证好转，足征经文运用得当，则效如桴鼓。家属曰：发病真吓人，好的又真快！

本例初诊即辨为太阳伤寒，乃源于既往之经验。1980年9月中旬某日，笔者邻居，王某某，女，40余岁，乃石家庄市某厂工人。下午下班回家，进屋不久，无任何诱因先觉身冷继之寒战，逐渐至战栗不止，牙齿相扣，盖厚被不解，邻居中一高年资西医视之，始则恐为急症，经视触扣听诊之，无明显异常，体温正常，又疑为癔病，而请笔者诊之，察脉有力舌正红苔白。考虑：一则高年资西医已排除急症，再则考虑病人突然发病表现与上述《伤寒论》条文相仿（笔者攻读《伤寒论》研究生才毕业，此条文之印象尚未淡化），治当辛温解表，乃嘱家属取生姜如核桃大小切片，红糖一小勺，水煎煮沸约10分钟，趁热饮之，饮后不久，战栗稍减，身有微热而测体温39℃，时已近夜半，家属稍有畏惧色，笔者曰：勿紧张，再按上方加大葱一根取葱白（取较大之葱带须者，切葱之下半截）水煎，少量频服之。因患者未吃晚饭，嘱家属熬小米粥备用，待服上方后趁热食粥，吃少许咸菜，注意饮水。按上法用之，身汗出，体温渐降而身爽体舒。至第二日，诸证霍然而愈。

原按　通过上述两个案例，不仅获得了临床经验，且体会到两点：一是学经典必须要应用。曾见有背《伤寒论》朗朗而用之寥寥者，如此则难得其真奥。还有一种情况，对《伤寒论》条文的学习兴趣越来越淡化，学得不多，忘得很快，其原因亦是没能应用，没应用的原因之一，还在于对经方的疗效不放心，而恰恰是，应用得当，经方的疗效常有出人意料者。二是学习经典贵在深思善悟。应用中要思考，比如：对上述《伤寒论》条文的"已发热"、"未发热"的思考，即源于临床应用。再者，服葱姜红糖方后趁热食粥源于桂枝汤服后啜热稀粥。笔者认为，啜热稀粥，有两个字很关键，其一为"啜"，其二为"热"，前者乃急服大饮之意，后者乃趁热服之，实为一种"促"汗的方法。鉴于此，稀粥、米汤、面片汤等趁热啜之皆可帮助出汗（促使汗出）。学习经典，贵在善思才有悟性，此为笔者带研究生（硕士、博士生）及国家级中医高徒时反复重点强调的一点。

编者按　上述案例留给人们的启示至少有四点：①欲用好经方必须熟悉其原文。②学经文、用经方贵在深思善悟。③用经方应师其大法，善于化裁运用，如两个案例本来都是太阳病伤寒麻黄汤证，而王某某仅用了家庭常备的生姜、大葱、红糖、小米粥，起到麻黄汤之功及桂枝汤之法的功效；赵某某则师麻黄汤之法而不用其方，取正柴胡饮之稳妥也。④自己的临床经验更可贵，正是有了王某某治例之经验，才有了赵某某临证之决断。

二、胸痹心痛短气病（心肌炎重症）二则

例1　王某某，男，40岁，已婚，干部。初诊：1989年3月9日。主诉：胸闷痛、气短、心悸，加重10天。现病史：患者1981年至1989年胸闷痛间断性加剧先后10次住院治疗。本次住院已10日，诊为病毒性心肌炎（后遗症期），病态窦房结综合征。现证：胸痛憋闷，气短有欲绝之感，心悸阵作，心悸时心率可达180次/分，心悸缓解时心率在38次/分左右，但胸闷痛难忍，每于夜间11时症状加重，心率最低可达30次/分，经西药治疗症状控制不理想，于1989年3月9日动员患者安置永久性心脏起搏器，患者及其家属犹豫不决而请中医会诊。诊查：胸痛憋闷，气短有若欲绝，脉迟，舌淡红苔白。辨证：心阳不足，阴阳不和，气血乖戾。治法：温通心阳，缓急和中，调和阴阳。处方：薏苡仁40g，炮附子10g，柴胡10g，清半夏15g，生黄

芪 20g，知母 10g，桂枝 10g，生甘草 10g，茯苓 15g，降香 6g，赤芍 10g，水煎服，每日 1 剂分 2 次服。二诊：3 月 13 日，服上方 4 剂诸症大减，已决定不安置心脏起搏器，脉缓，舌正红苔薄白，原方继服半月，诸症若失（心率稳定在 50~70 次 / 分），随访十余年病情平稳，工作如常人。

原按 该病病情可谓急而重，据证分析：患者胸闷痛而急迫，当缓之；子时为阴阳交替之时，此时症状加重，当和之；脉迟无力乃心阳不足，心阴亏损；心悸阵作，心率快时达 180 次 / 分，慢时仅 30 次 / 分，呈阴阳不和、气血乖戾之状，当调之。尤在泾曾言："求阴阳之和必求于中气，求中气之立者必建中也。"因"中者四运之轴，阴阳之机也。"但病情紧迫，遵"胸痹缓急者，薏苡附子散主之"之意，取薏苡附子散缓急，而以小柴胡汤和之，黄芪建中汤调之。以知母代小柴胡汤中之黄芩并与黄芪相配，取张锡纯用黄芪之意，而获捷效。可见危重证的治疗更需坚持中医理论指导，灵活变通，而辨证论治，尤为重要。

例 2 项某，女，39 岁，已婚，工人。初诊：1990 年 10 月 6 日。主诉：胸闷痛间断发作 15 年，加重 2 周。现病史：患者 15 年前患扁桃体炎后月余出现心慌气短胸闷，反复发作心前区疼痛，向左肩部放射，发作时症状可持续 15~20 分钟，每于夜间及劳累后发病。近 2 周来胸部憋闷感及疼痛频作并逐渐加重，严重时有如气绝之感。入院后心电图检查：Ⅱ、Ⅲ、avF 导联 ST 段压低，T 波倒置；心肌酶 CK-MB（+），血 LDH29.5，大于正常值；心功能检查提示心缩功能受损，心肌运动协调性差。先后予硝酸甘油、硝酸异山梨酯片（消心痛）、盐酸地尔硫䓬片（合心爽）及心肌营养剂治疗，病情未能控制。多次于夜间 3 时左右症状加重，口唇青紫，指尖厥冷，胸闷痛难忍。经超声心动检查发现主动脉窦瘤，疑主动脉右瓦窦瘤破裂，因而进行内科病例讨论：根据：① 15 年前患扁桃体炎后 4 周出现胸闷心慌，劳累后加重；②心电图有缺血性改变；③心肌酶检查异常，心功能受损等，诊断为"慢性心肌炎（心肌损伤型）"。根据：①患者身材瘦高，指趾细长，X 线检查掌骨指数大于正常人；②超声心动检查见主动脉窦瘤；③其母亲、姐姐、外甥女心电图均有与其同样的改变；④心脏听诊第二心音分裂、肺动脉瓣听诊区闻收缩期杂音。疑"马凡综合征"。患者因症状重，胸闷痛发作频繁，脉缓，舌暗红苔薄白。辨证：心阳不足，气血失和。治法：温通心阳，调理气血。处方：薏苡附子散合桂甘龙牡汤加味：薏苡仁 30g，炮附子 9g，桂枝 10g，炙甘草 10g，生龙骨 15g，生牡蛎 15g，生黄芪 30g，知母 10g，柏子仁 15g，茯苓 15g，丹参 10g。

二诊：1990 年 10 月 11 日，服上方 4 剂，胸闷痛明显减轻并能下床活动，口唇青紫亦减轻。继以上方化裁服药至 11 月 5 日诸症好转出院。出院 3 个多月追访，除劳累后稍有气短外，一般情况好，并能日常工作，十几年来追访，一如常人。

原按 该例病情亦可谓重而急，且西医治疗乏效，以薏苡附子散加味治之，在短期内收到确切的"缓急"之效。《金匮要略》曰："胸痹，缓急者，薏苡附子散主之。"周扬俊曾言："胸痹缓急者，痹之急证也。"可见，该方对某些心脏疾患确实是一救急之方，值得重视。另：该例尚配以桂枝甘草汤、桂枝甘草龙骨牡蛎汤。桂枝甘草汤为治"发汗过多，其人叉手自冒心，心下悸，欲得按者"，乃补益心阳之方。桂枝甘草相伍，辛甘化阳，可使心阳得复。而桂枝甘草龙骨牡蛎汤治心阳虚之烦躁者，以桂枝甘草补益心阳，龙骨牡蛎潜敛心神。该方补益心阳，镇潜安神，有交通阴阳之妙。该例患者有叉手冒心及心烦之征，故用之合拍，亦可证仲景方之奇妙也。至于生黄芪、知母之配，乃取张锡纯补益大气之用意，丹参、柏子仁、茯苓则养心而行血，以使大气得助气血得调而收功。有谓"中医不能治急症"者，可谓差矣！

编者按 以上二案皆病之"重而急"者。刘教授熟识仲圣原文，正确理解，将经方及近贤张锡纯用药经验合化用之，取得令人赞叹之良效。谁说"古方不能治今病"？谁又说"中医不能治急症"？这些案例可令其反省也。

三、最难攻破的"顽固堡垒"——胰腺癌案

李某某，女，79 岁，河北省石家庄市某单位退休职工。初诊：2013 年 12 月 11 日。主诉：腹痛、疲乏无力、食欲不振 2 个多月。现病史：患者于 2013 年 9 月出现脘腹痛胀，乏力，腰酸痛，食欲不振，恶心欲呕，体重下降，于 2013 年 9

月23日在石家庄市某医院行CT检查，示：胰头可见囊性低密度影，边界清楚，其内可见分格，大小约3.3cm×2.9cm，CT值约13HU，盆腔内可见积液影。查CA-199：1900U/ml，拟诊胰腺癌。发病以来症状逐渐加重而就诊于中医。证候：脘腹痛胀、右胁胀满稍痛，食欲不振，恶心欲吐，乏力，腰酸痛，大便二三日一行，脉弦，舌红苔白厚微黄。辨证分析：肝（胆）脾（胃）失制，气血郁滞不行，带脉失约。治则：调“木”、“土”，行气血，益带脉。处方为甲乙煎（自拟方：茵陈、茯苓、薏苡仁、佩兰、泽泻、郁金、柴胡、连翘、生甘草）、旋覆花汤、温胆汤化裁：茵陈30g，茯苓30g，薏仁30g，佩兰10g，泽泻10g，郁金10g，柴胡10g，连翘10g，生甘草10g，陈皮10g，清半夏10g，竹茹10g，枳实10g，旋覆花10g（布包），茜草10g，杏仁10g。水煎服，每日1剂，分2次服，每周服6剂。

胰腺癌是一种恶性程度高、发展迅速的肿瘤，预后甚差，被国际医学界列为“21世纪的顽固堡垒”，有报道5000例胰腺癌患者确诊后平均存活时间仅为6个月。面对如此重症，中医如何治疗？笔者认为：仍应坚持中医理论指导辨证论治，但更需要思维活跃。

从该病证候表现看，以肝（胆）脾（胃）症状居多，故当调之。脘腹胁痛乃气血郁滞不行，故当行气血，而症状涉及胁、腹、腰，有如带脉之环绕一周，故治当益带脉。

如何调治“木”“土”失制？则应当推敲。王旭高有“疏木培土”和“泄木和胃”之法，因木有甲木（胆），乙木（肝）之分，土有阳土（胃）阴土（脾）之别，“疏木培土”法治乙木（肝）乘阴土（脾），为木横土虚而设；“泄木和胃”法乃甲木（胆）乘阳土（胃），治当辛开苦泄、和降胃气。“疏木培土”“泄木和胃”同为木土间的生克制化关系失常，但前者重在肝脾，为肝旺戕贼脾阴，肝气上逆，脾气下陷，后者重在胆胃，为木升土逆，胃失和降。患者病情复杂，故以经方、时方及经验方等复合方化裁治之。

胰腺癌的治疗要考虑带脉，这是笔者的一个学术观点，乃源于胰腺癌的症状特点（胁腹腰痛为环周）引发的一个思考。中医理论中，对带脉之论述语焉不详，关于其循行只言“带脉者，起于季胁，回身一周”（《难经·二十八难》）。丁德用《补注难经》说：“季胁下一寸八分，其带脉之穴也，迴身一周，是奇经之四脉也。”杨玄操曰：“季胁在肋下，下接于髋骨之间是也，迴，绕也，绕身一周，犹如束带焉，此奇经之四脉也。”关于带脉之功用，杨玄操曰：“带之为言束也，言总束诸脉，使得调柔也。”带脉之约束诸经，总束诸脉，不是制约，而是协调，譬犹木制圆桶，要有纵行之板，又要有绕周之“箍”，才得坚实而成为一体。另一方面，带脉犹如“悬空”在体，应有所“提携”，否则就易“陷落”，而提携者，气也，大气、中气皆可提携之，尤以中气更为重要。考虑此点，在于调治中，要时时注意调中气，中气和才会“总束诸脉，使得调柔”，且应注意虽有胀痛，不宜破气攻伐，以免气陷而带脉不举。笔者曾分析《金匮要略》中的甘草干姜茯苓白术汤，方治“肾着之病，身体重、腰中冷、如坐水中……腹重如带五千钱”。徐忠可解释说：“盖肾有邪，则腰间带脉常病，故溶溶如坐水中，其不同之状，微胀如水也。”而尤在泾则认为：“其治法不在温肾以散寒，而在燠土以胜水。”带脉与脾胃之联系隐含其中。胰腺癌患者的一些症状，也有类似“肾着”之腹重、腰酸痛者。

从上述诸点思考，决定了处方用药。对胰腺癌这一重症，从中医理论入手去分析探讨，则可在一定程度上化难寻易。

以上法加减施治，从初诊（2014年12月11日）至2014年9月3日复诊，历经9个月，诸证减轻。现证候：腰酸胀沉重，偶有咳嗽，胸闷，脘腹坠胀，脉滑，舌红苔白。辨证分析：用药以来，木土失和得调，气血郁滞得行。目前证候有带脉失约之征。治则以前法合肾着汤化裁：茵陈30g，茯苓30g，薏仁30g，佩兰10g，泽泻10g，郁金10g，柴胡10g，连翘10g，生甘草10g，清半夏10g，陈皮10g，竹茹10g，紫菀10g，地龙10g，炒麦芽30g，神曲10g，焦楂8g，白术30g，干姜6g，当归10g，浙贝母10g，石菖蒲10g，知母10g。水煎服，每日1剂，分2次服，每周服6剂。本次处方合用肾着汤，意如前述，其中重用白术乃取其“利腰脐间血”（《名医别录》），加浙贝母、知母、石菖蒲、紫菀、地龙化痰宽胸，用焦三仙时重用麦芽则取其升发兼具条肝之性（此作用本以生麦芽为优，但因缺药，笔者以为重用之则可补炒麦芽升发条肝之不足）以辅肾着汤。

2014年10月31日复诊：腰酸胀、沉重减轻，胸闷咳嗽未作，脉滑，舌红苔薄黄，据证处方：茵陈30g，茯苓30g，薏仁30g，佩兰10g，泽泻10g，郁金10g，柴胡10g，连翘10g，生甘草10g，白茅根10g，炒麦芽30g，神曲10g，焦楂6g，独活10g，怀牛膝10g，水煎服，每日1剂，分2次服，每周服6剂。此次治则处方因诸症减轻而据胰腺癌这一原发病木土同调之。

2014年11月28日复诊：证候：小腹不舒（子宫脱垂Ⅱ度轻），少寐，近日纳差，脉弦，舌红苔白。辨证分析：中气虚，带脉失约，心神失养。治则：益中气，疏肝气，益带脉，安心神。处方：柴胡10g，当归10g，白芍10g，茯苓30g，白术10g，生甘草10g，枳实15g，浮小麦30g，山药15g，鸡内金10g，生黄芪120g，荆芥10g。水煎服，每日1剂，分2次服，每周服6剂。以逍遥散配山药、鸡内金、荆芥疏肝气、益中气，甘草、浮小麦取甘麦大枣汤意，缓肝之急而养心安神，重用生黄芪以补中气、益带脉而升陷。用枳实之意，一者配白术乃枳术汤，有“补”（补脾胃）“运”（运气机）相辅之意；再者，笔者认为，一些脏器下垂之症，如子宫脱垂、脱肛等，习惯多以中气下陷治之，但不一定皆为中气下陷，应注意辨证论治（亦有肝气郁而脾虚者），对于气虚下陷者用益气升提药时，可少佐枳实。

2014年12月23日复诊：子宫脱垂减轻，仍有少寐，近来大便二日一行，脉弦，舌红苔白，仍以原法治之，加合欢皮10g以解郁安神、炒莱菔子10g以理气通肠。

其后2015年1月16日、2月4日、3月6日复诊，诸症均减轻，而继续遵木土同调之意治之，2015年3月6日复诊后诸症若失。2015年6月1日复查CT：胆囊、胰腺、脾脏及双肾未见异常，未见盆腔积液，双侧附件区囊性低密度影，考虑卵巢囊肿可能性大。复查肿瘤标记物CA-199、CA-125均无异常（CA-199：21.4U/ml，CA-125：7.88U/ml）。

至此纯中药治疗1年半，疗效甚佳，医患皆悦，仍以木土同调（自拟甲乙煎为主化裁）以巩固之。

原按 西医认为，由于胰腺癌早期症状隐匿，缺乏特异性表现，故早期诊断十分困难。该例影像学检查异常，CA-199异常增高（按有关资料，胰腺癌血清中含量异常增高，其阳性率可高达78.7%，而胰腺良性病变CA-199最高为68U/ml，阳性率约17.6%），因此可诊断为胰腺癌。胰腺癌当出现典型症状时，多已属晚期，治疗效果也不理想，病死率很高，各国统计5年生存率仅2%~10%，且化疗、放疗均不敏感。本例纯中药治疗，疗效尚佳，而治疗的一些思考及治则，则值得进一步临床验证及研讨。笔者经治数例胰腺癌，有出现梗阻性黄疸者，有术后复发出血者，有体质极度衰竭无法进行西医治疗者，经中药治疗，初步体会均可提高生活质量，延长生存期，但最终疗效均不如该例。因此，尚有一些问题值得进一步研究。此例的治疗可以说明：“木郁达之”“土郁夺之”之法尚有广阔的研究空间。

编者按 刘亚娴教授具有多年治癌的丰富经验，他敢于攻坚克难，对最难于攻克的癌肿“顽固堡垒”发起攻击，取得了意外疗效。这疗效的取得，编者认为重要启示有三：首先，西医判了死刑的不治之病，中医药不一定不能治。因为，中医学有其独特的诊疗方法。第二，凡病，西医诊断明确了，中医治之，则必须遵循中医辨证论治法则，“观其脉证，知犯何逆，随证治之”（16）。第三，师经方之理法，针对具体病情，既可采取某一个经方，又可将几个经方合方用之，或经方与时方合用化裁治之，或结合自己的经验方综合治之，总以方证相对，切合病情，取得疗效为要。以上三点，刘教授上述治例都做到了，所以取得攻克绝症之神奇疗效。

吴凤全教授论六经辨证理论体系的形成

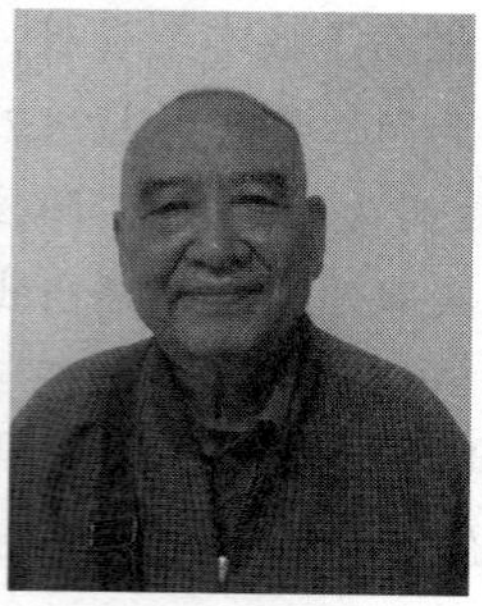

简介　吴凤全，1944年11月出生，河北省石家庄市人。1969年毕业于天津中医学院，先后在河北省赞皇县、石家庄地区卫校从事临床及教学工作。1979年考入北京中医学院（现北京中医药大学），师从著名中医学家刘渡舟教授，1981年毕业获硕士学位。河北医科大学中医学院教授、硕士生导师，曾任中医临床基础教研室主任。首届河北仲景学说研究会副主任委员兼秘书、河北省第二届高徒指导老师。从医从教30多年来，发表论文40余篇，主编和参编专著8部，获省厅级科技进步奖三项。

编者按　吴凤全教授是刘渡舟先生的高徒。吴教授沉静心秀，他编著的《经方用药研究》一书，本书第1版的上编重点参考之。以下选录的吴教授之文，深入解析了《伤寒论》如何辨方证、辨六经（病）、辨阴阳。

《伤寒论》中的六经是历代医家争论的一个焦点，可谓见仁见智。其实，把它作为一个概念，明确一下它的内涵和外延，这个问题并不难解决。考查《伤寒论》中的六经，会发现它有广义和狭义之分。广义的六经，即指手足脏腑十二经。诚如刘渡舟教授所说："六经是手足十二经的统称。由于经脉分别络属于相关的脏腑，经脉与脏腑在生理病理上是相互联系、相互影响的，所以，六经病证就是脏腑经络病变的具体表现。"广义的六经辨证，实际上是脏腑辨证的雏形，后世形成的脏腑辨证即滥觞于此。狭义的六经，则仅代表伤寒病的一种病变类型或发展过程中的一个阶段。

任何理论体系的形成，都必须经过由"感性具体"到"科学抽象"的过程。考查《伤寒论》六经辨证理论体系的形成，可分为三个阶段：初级从具体到抽象的过程是确立方证，这是形成六经病证辨证理论体系的基础；第二级是确立六经病证纲领，这是六经辨证理论体系的骨干；第三级是对六经病证纲领再抽象，确立三阴三阳之大纲，达到抽象的顶点，建立六经辨证理论体系。

一、确立方证

中医理论基本上是经验的总结，它与现代医学不同。现代医学具有科学实验，因此，它的理论经常走在临床实践的前边。而中医缺乏实验手段，所以它的理论总是走在临床实践的后边。其理论，尤其是各种辨证理论的产生，经常是临床治愈某种病证之后，先确立方证，尔后对方证进行总结而形成的。如《伤寒论》中的太阳伤寒证与太阳中风证，就是仲景对前人麻黄汤类与桂枝汤类方证进行研究比较，找出差别，然后通过类比的方法而形成的。把自汗出的桂枝汤类证候称为中风，因为风性开泄；把无汗的麻黄汤类证候称为伤寒，因为寒性收敛。再对两类方证进行抽象，即形成太阳病的概念。因此，方证是形成各种辨证理论的基础。

张仲景所处的时代，正值连年战争，疾疫流行。广大医家在与疾疫斗争中，创立了大量行之有效的方剂，积累了许多宝贵的经验，也总结了不少失败的教训。丰富的医疗经验为仲景确立方证，完成初级阶段的认识，奠定了基础。

《伤寒论》除禹余粮丸阙失外，共计112方。

仲景第一个历史功绩就是确立与这些方剂相对应的证候，即方证。使方剂的运用指征规范化。仲景确立方证的过程，就是由“感性的具体”到“科学的抽象”的过程。

桂枝汤是《伤寒论》中的第一方，被称为“群方之魁”，其方证的确定，从条文中可以看出其梗概。原文12条云：“太阳中风，阳浮而阴弱，阳浮者热自发，阴弱者汗自出，啬啬恶寒，淅淅恶风，翕翕发热，鼻鸣干呕者，桂枝汤主之。”说明桂枝汤可用于伤寒病的初期。这就是感性的具体。但是，伤寒病初期可以因为体质之强弱，邪气之轻重而表现各异，这就需要抽象出桂枝汤的适应范围，使“感性的具体”上升到“科学的抽象”。13条：“太阳病，头痛，发热，汗出，恶风，桂枝汤主之。”就是桂枝汤证的科学抽象，它舍去了鼻鸣干呕之类的非本质证候。因此，柯韵伯曰：“此条是桂枝本证，辨证为主，合此病即用此汤，不必问其为伤寒、中风、杂病也。”

“科学的抽象”又称“思维中的具体”，它是具有许多规定的多样性的统一。桂枝汤证反映疾病在上、在表，正邪相争，荣卫失和的本质。比如头痛发热，不是什么样的头痛发热都可以使用桂枝汤进行治疗，它必须符合桂枝汤的具体规定。56条：“伤寒，不大便六七日，头痛有热者与承气汤；其小便清者，知不在里，仍在表也，当须发汗，若头痛者，必衄，宜桂枝汤。”头痛发热，如表现为小便黄赤，就不能使用桂枝汤，只能应用清泻里热的承气汤类方剂；只有小便清，里无热者，方可使用桂枝汤治疗。由于对桂枝汤的应用做出了科学的抽象，而形成了桂枝汤证，它的应用范围就扩大了。236条、242条是将桂枝汤用于阳明病；276条是桂枝汤用于太阴病；54条则用于杂病；386条是用于霍乱病愈之后。此外，太阳病误治之后，只要病理趋势未变，仍可使用桂枝汤，如15条指出：“太阳病，下之后，其气上冲者，可与桂枝汤，方用前法……”正确地把握了桂枝汤的适应证后，还能根据证候的变化，适当增减药物。22条：“太阳病，下之后，脉促胸满者，桂枝去芍药汤主之。”便是其例。可见，由应用桂枝汤的经验，到抽象出桂枝汤方证，认识更加深刻了，对桂枝汤的运用也更加得心应手了。其他如麻黄汤证、小柴胡汤证、白虎汤证等等，无不如此，方证确定之后，建立六经辨证理论体系的第一期工程便告结束了。

二、确立六经提纲病证

方证确定后，我们对方剂的运用已经基本成熟，但是它们仍然比较零散。既然它们都可以用于伤寒病，那么，它们之间就必然存在着内在联系。对这些方证进行分类排队，概括与抽象，使之条理化、系统化，便进入第二级抽象过程。仲景继承了《素问·热论》六经分证这一成果，把收集和筛选的方证分成六大类。将麻黄汤类方证与桂枝汤类方证、白虎汤类方证与承气汤类方证、柴胡汤类方证、理中汤类方证、四逆汤类方证、乌梅丸等方证分别进行概括抽象，便形成了第1、185、264、273、281、326条的六经病提纲证。所谓六经辨证提纲，实质是方证的概括，然后配上六经名称而形成的。由于方证是广大医家多少代人反复实践的结晶，因此，六经作为概念被抽象出来后，就在一定层次上反映了疾病的本质。

古人由于科技水平的限制，只能直观地观察自然界的运动，发现自然界的运动大量地呈现周期圆周式循环。

仲景在圆周式循环思想影响下，认为在伤寒病的发展过程中，人体阳气与寒邪的搏斗，必然也要经历一个圆周式的循环过程，即渐长，盛极，渐消；始衰，衰极，渐复的过程。于是将麻桂汤证排在太阳，以说明阳气渐长；把白虎、承气汤类证候排在阳明，以说明阳气盛极；柴胡汤类方证放在少阳，以说明阳气渐消；把理中汤类方证放在太阴，以说明阳气始衰；把四逆汤类方证放在少阴，以说明阳气衰极；把乌梅丸等方证放在厥阴，以说明阳气衰极，但有恢复的希望。当然每一个具体的伤寒病人，并不一定都要经历这六个阶段。

可见，六经病提纲证的建立，是在当时科技与哲学认识水平的制约下，以方证为基础建立起来的伤寒病发展过程的理想化模型。这个模型不是伤寒病发展过程的摄影与录相。因此，它就不可能囊括所有治疗伤寒的方证，在骨干方证之间，尚存在着一些中介方证，即合病、并病方证与过渡性方证。如太阳与阳明之间的大青龙汤证与栀子豉汤证。甚至有些方证与六经根本无涉，仲景称之为坏病。坏病变证的出现，正说明六经存在着局限性。

对六经的认识，历代医家众说纷纭。其原因，除未能区分广义与狭义之外，另一个重要的原因，就是未能从认识规律上去考查。他们颠倒了认识的过程，不是以感性的认识为出发点，而是从概念出发，随便从《内经》某篇找到一点根据，便往《伤寒论》六经上套。因为六经是以方证为基础的，而方证的含义是多方面的，因此，他们又都能从中找到一点证据。于是气化说、经络说、脏腑说等，应运而生。然而，他们要想用自己的认识贯串全书，往往是此通彼不通，彼通此不通。若从认识规律上去认识，把六经看成是方证的概括，就能深悟经旨，一通百通。

三、确立三阴三阳之大纲

六经提纲病证，既然反映了阳气与邪气斗争的消长盛衰。那么，它就可以进一步抽象为阳气的偏盛与偏衰。阳气是抗御病邪的主要力量，它在与邪气斗争中必然发生偏盛与偏衰的变化。阳气偏盛与偏衰的主要标志，就是发热与恶寒。发热是正气抵抗邪气的反映，恶寒是邪气伤正的表现。六经病证尽管涉及许多脏腑与经络，证候也表现的错综复杂，但三阳病属阳气偏盛，三阴病属阳气偏衰。三阳病虽然有邪气侵袭损伤正气的恶寒表现，但正气强盛能够奋起与邪气抗争。因此，太阳病是恶寒发热并见，少阳病是往来寒热，阳明病则但发热不恶寒，其为阳气偏盛更是显而易见。三阴病正气已衰，正邪抗争无力，所以但见邪伤正之恶寒，不见或微见正气抗邪之发热。可见抓住发热与恶寒这两个证候，于六经辨证确能执简驭繁，正如程郊倩所说："经虽有六，阴阳定之矣，阴阳之理虽深，寒热见之矣。"

《素问·阴阳应象大论》曰："善诊者，察色按脉，先别阴阳。"在这一思想指导下，仲景抓住发热恶寒这两个反映阳气偏盛与偏衰的主要证候，对六经提纲病证再进行概括与抽象，进一步提出第七条："病有发热恶寒者，发于阳也；无热恶寒者，发于阴也……"此条对全篇三阴三阳具有高屋建瓴之势，当为六经病证之总纲，应冠于六经之首。如钱潢所说："此一切提纲挈领，统论阴阳，当冠于六经之首。"日本山田正珍亦认为："此条三阴三阳大纲领，寒热虚实之本原。"林亿等校定的《伤寒论》由于没有认识到这一点，把本条放在第七条位置，结果黯然失色，光辉顿掩。《玉函经》的编辑者，认识到了这一点，因此，将本条放在第一条位置，冠于六经之首，使本条焕然生色，可谓明眼之人。

总之，把三阴三阳抽象为阴阳两纲，完成了六经辨证的认识历程，建立了六经辨证理论体系。

结　语

综上所述，人们的认识总是从直观和表象开始，通过对感性具体材料的分析获得一般的概念。这些概念又拿到实践中去检验是否正确。这种从感性具体到思维抽象，又回到实践的不断的循环往复，贯串于对任何一个事物的认识过程。六经辨证理论体系之所以能够成为我们与疾病斗争的有力武器，就是因为它的形成符合人们的认识规律，经过多次的循环往复建立起来的。

（原载《中医杂志》1986；4：52）

王彦田教授对仲景书舌诊探讨

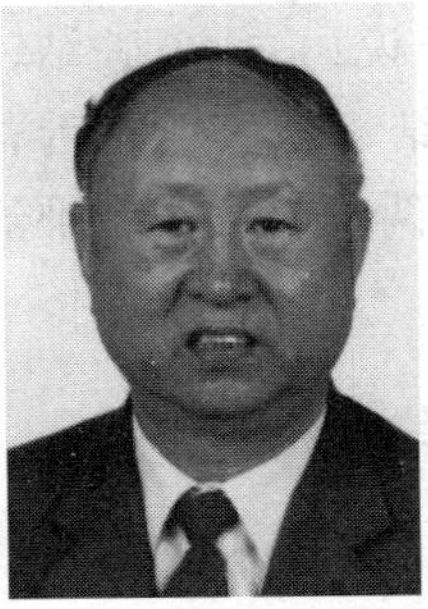

简介 王彦田，1945年11月出生，河北省巨鹿县人。教授、硕士生导师。河北医科大学副校长，兼河北医科大学中医学院党委书记。1973年毕业于河北新医大学中医系，留校任教至今，任方剂教研室助教、讲师、教授。多年来先后担任河北中医学院中医系副主任、教务处副处长、副院长等行政职务，但始终坚持业务、行政两手抓，教学、医疗、科研兼顾。擅治内科杂病，特别对肝胆脾胃病的治疗有深入研究。发表学术论文20多篇，主编与参编著作10部，获省科委与省教委科技进步奖各一项。

望、闻、问、切四诊是中医学诊察疾病的基本方法。通过切脉与望舌以诊病，更是中医学区别于西医学的两大特色。熟读《伤寒论》与《金匮要略》以后，便会留下这样的印象，即张仲景是详于脉诊而略于舌诊，两书只有二十多条论及舌诊内容。仲景舌诊虽然简略，却对舌诊的应用与研究起到了承前启后的作用，故有必要对仲景书中关于舌诊的内容加以探讨。

《伤寒杂病论》自序的开首说："余每览越人入虢之诊，望齐侯之色，未曾不慨然叹其才秀也。"这说明，张仲景对望诊十分重视。舌诊是望诊的重要组成部分，仲景书中有关舌诊的内容可以归纳为以下五个方面：

一、察舌求因

《金匮》第十六篇第10条说："病人胸满唇痿舌青……为有瘀血。"以舌青紫作为瘀血证的诊断指标，至今具有临床指导意义。第二篇第16条说："湿家……舌上如苔者，以丹田有热，胸上有寒……"苔腻确为诊断湿浊内蕴的可靠依据。又《伤寒论》第133条说："脏结无阳证，不往来寒热，其人反静，舌上苔滑者，不可攻也。"本条从舌苔滑之象，分析到脏结的成因为阳气虚衰，寒湿凝聚，故不可施攻下之法。

二、辨别病情

同一疾病，可以见数种不同的舌象，而同一舌象，又可在多种不同的疾病中出现。仲景很重视这一点，如《伤寒论》第226条说："阳明病，脉浮而紧，咽燥口苦，……心中懊侬，舌上苔者，栀子豉汤主之；若渴欲饮水，口干舌燥者，白虎加人参汤主之……"同为阳明经证，因舌、苔有异，所以立法用药也就不同。咽燥口苦而兼白苔，为热邪留扰胸膈之证，当以栀子豉汤清热；而口干舌燥则是热盛津伤的表现，所以需用白虎加人参汤以清热生津。又如《伤寒论》第141条说："太阳病，重发汗而复下之，不大便五六日，舌上燥而渴，日晡所小有潮热，从心下至少腹硬满而痛不可近者，大陷胸汤主之。"第173条说："伤寒，若吐若下后，七八日不解，热结在里，表里俱热，时时恶风，大渴，舌上干燥而烦，欲饮水数升者，白虎加人参汤主之。"《金匮》第十二篇第29条说："腹满，口舌干燥，此肠间有水气，己椒苈黄丸主之。"此三条其舌干燥虽同，治法则不同，但其基本精神则均属"治病必求于本"。白虎加人参汤证系热盛伤津所致"舌上干燥"，故大渴引饮，自当以清热生津为急务。己椒苈黄丸证则系水气阻于肠间而致的"舌干燥"，是一种反常现象，其病机乃因水阻肠间，脾阳被抑，失其输布精微之职，使津气不能上呈，无渴饮见证，故采用从二便分消水饮之法。两者之舌，一真一假，鉴别之点，就在于渴与不渴。至于大陷胸汤证“舌上燥”之成因，则介乎二者之间，既有热邪内舍而胃津已伤的一面，故也有口渴见症，又有停饮内结的一面，故渴饮不甚，与渴欲得水数升或舌干不渴均有不同。故用涤热逐饮之法，可谓恰对病机。

三、确定治则

根据舌诊以确定治疗原则方面，仲景也找到了一些规律。如《伤寒论》第233条说：“阳明病，胁下硬满，不大便而呕，舌上白苔者，可与小柴胡汤。上焦得通，津液得下，胃气因和，身濈然汗出而解。”本条因有不大便，故列于阳明篇，实际当是少阳、阳明合病。不大便为阳明见证，胁下硬满则属少阳。呕虽为少阳症状之一，但阳明病也有兼呕者，根据这些见证，照理应予阳明、少阳同治，似可选用大柴胡汤，但仲景却用小柴胡汤主治。这是因为邪偏于半表半里，其辨证关键是“舌上白苔”，如果舌苔黄燥而干，是燥屎内结，里证为多，那么小柴胡汤就不对证了。由此可见，在症状夹杂，病情疑似之时，仲景重视察舌辨证，决定治则。又如《金匮》第十篇第2条说：“病者腹满，按之不痛为虚，痛者为实，可下之。舌黄未下者，下之黄自去。”临床见腹满按之痛（拒按）者，不论是杂病或热病，若见舌苔黄，均可运用下法来治疗。

四、判断预后

仲景还根据舌象以判断疾病的预后吉凶转归。如《伤寒论》第132条说：“……脏结，舌上白胎滑者，难治。”病邪结于内脏，若舌苔白滑，是中阳衰败之象，攻补两难，故云“难治”，此实为判断预后之词。

结　语

中医舌诊，起源很早，《黄帝内经》已有记载，有简单的舌体（舌纵、舌强、舌卷、舌萎、舌烂、舌干、舌转等）、苔色（舌上黄、舌焦）及舌觉（舌本痛）变化的观察。张仲景总结了汉代以前的舌诊经验，在《内经》的基础上有所发展。其内容虽然简略，但功在开创了将舌诊与辨证（病）论治结合起来，影响深远。舌诊经过历代医家不断地总结经验，逐步完善，成为中医诊察疾病、指导治疗的一大特色。

刘文汉副主任医师医论医案三文

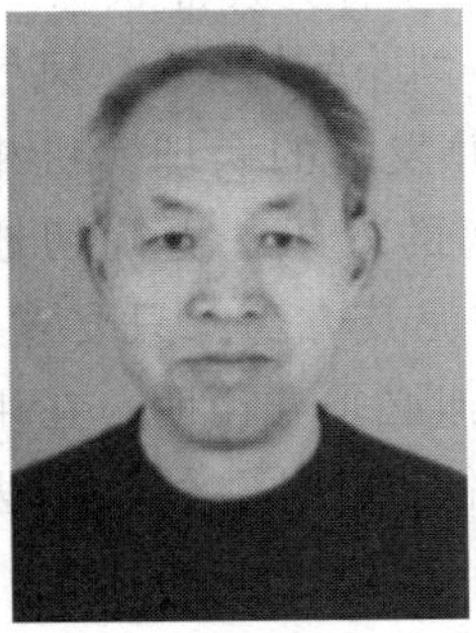

简介 刘文汉，男，1949年出生于河北省平山县。1977年毕业于河北新医大学中医系。副主任医师。获河北省科技进步二等奖2项、石家庄市科技进步3等奖1项。参编《仲景方药古今应用》第1版，发表学术论文70篇。多年来一直埋头基层医疗工作，自嘲为乡土医生。退休后在“石家庄市弘仁中医院”开展工作。几十年来，积累了不少糖尿病、心脑血管病、退行性骨关节病等多种疑难杂病的诊治经验，注重经方与专方专药的研究。

编者按 我与刘文汉是大学同窗，性格相投，几十年来交情日厚。文汉同学生在山区，天生淳厚，外表土气，内里才秀。他为了研究中医不遗余力，不惜生命，曾亲尝“中药十八反”而中毒。文汉同学对疑难杂病的研究见解独到，疗效奇特。下面为其医论医案三则。

以经方合方之法与饮食疗法治疗糖尿病及其并发症的经验

先简述三则病案，再谈临床心得。

例1　Ⅱ型糖尿病、糖尿病足、糖尿病末梢神经炎 郜华山，男，60岁，河北省平山县郜家庄人。于2015年7月入院。自述：患Ⅱ型糖尿病15年，注射胰岛素1年，每日用量58U，口服阿卡波糖2片/日，空腹血糖控制在6.0mmol/L。近两年来乏力气短，双下肢冷、凉、麻、痛伴抽筋。检查：患者黑瘦，精神欠佳，行动迟缓，双下肢干瘦、足趾紫暗，足背动脉无搏动，皮温低。舌淡暗苔薄白，脉沉细。证属：气血不足、阳气虚弱、寒凝瘀滞。治疗：仿薯蓣丸、大黄䗪虫丸、当归四逆汤之意，处方为汤剂、散剂与粥剂并用，①汤剂方：当归10g，桂枝10g，炒白芍10g，细辛10g，炙甘草6g，通草6g，川芎10g，炒白术10g，桃仁10g，枣仁10g，黄芪30g，绞股蓝30g，神曲10g，大枣10枚，鸡内金10g。水煎服，日1剂。②散剂方：䗪虫3g，水蛭5g，蛴螬4g，土鳖虫4g，天麻10g，黄精10g。共研细粉，为1日量，用臭氧消毒后（用臭氧消毒药粉10~15分钟，药量大者消毒20分钟），分日3次温水（40℃）冲服。③粥剂方：山药25g，生地5g，人参5g，麦冬5g，云苓10g，阿胶3g，干姜5g，苦荞麦30g，全麦面20g，麦麸10g，共为末，为1日剂量，分2次煮粥食。血糖正常后，逐步减少、停用胰岛素、降糖药，连续治疗3个月后诸症悉除，血糖维持5.0mmol/L左右，跟踪观察1年余，血糖一直稳定在5.0mmol/L左右。

例2　Ⅱ型糖尿病、末梢神经炎、冠心病、腰椎间盘突出、膝关节退行性变、肥胖、白内障 付森，男，76岁，住址：平山县温塘镇神池小区。2013年5月初诊。自述：确诊糖尿病5年，共住院治疗6次。曾服用多种降糖药，病情渐重。于2011年5月开始注射胰岛素至今，每日用量多者80U，并同时服用阿卡波糖，空腹血糖仍在8.0mmol/L左右。5年来先后发生手足、下肢麻木，胸闷气短，活动加重，视力下降，形体日胖，小便频数无力。查体：身高1.67m，胸围1.43m，体重106kg，面色黄，口唇淡紫，舌淡暗，脉沉无力。证属：气血两亏、心肾阳虚、痰瘀内阻。取薯蓣丸、大黄䗪虫丸、肾气丸之意，处方为汤剂与散剂并用，汤剂方：山药30g，当归10g，桂枝10g，神曲10g，熟地15g，炙甘草10g，党参10g，川芎10g，炒白芍10g，生白术10g，麦冬10g，云苓15g，阿胶（烊化）5g，干姜10g，山萸肉10g，桃仁10g，肉桂5g，黑附子10g。水煎服，日1剂。散剂方：土鳖虫3g，蛴螬3g，水蛭5g，炒大黄5g，共为细面，为1日用量，臭氧消毒后，分日3次冲服（温水）。治疗30天后停所有西药降糖药与胰岛素。空腹血糖5.8mmol/L左右。气短大减，手足麻木消失，视力明显好转，已能开车，体重88kg，空腹血糖5.4mmol/L左右，除小便无力外，其他症状都基本消失。舌脉正常，达临床治愈。观察1年余，身体较出院时更有进步。

例3　医源性糖尿病　卢杰，女，63岁，住址：平山县温塘镇神池小区。于2013年8月入院。5年前因十二指肠、胆囊炎周围感染行切除术时将部分胰腺切除，致医源性糖尿病。多家医院评定须终生注射胰岛素。入院时每日胰岛素用量24U，同时口服瑞格列奈片（诺和龙）2mg，1次/日。空腹血糖5~8mmol/L之间。处方：山药20g，当归5g，桂枝5g，神曲3g，生地5g，炙甘草3g，党参10g，白芍5g，白术5g，麦冬5g，茯苓5g，黄精10g，肉苁蓉5g，阿胶3g，干姜3g，大枣5枚，鸡内金5g，苦荞麦30g，全麦面20g，麦麸10g，共为细末，为1日用量，分2次煮粥服。治疗1个月后停服西药口服药，胰岛素用量减为10IU。3个月后停用胰岛素，出院后，每日继续用山药20g，黄精10g，党参5g，茯苓5g，鸡内金5g，分2次煮粥食，以巩固治疗，至今已2年余，血糖5.0~7.0mmol/L之间。

【临床心得】

糖尿病的病理实质是细胞内各种营养都不足，细胞外高糖不能被利用。各种并发症更是因细胞内诸营养缺乏和细胞外高糖及其病理产物的损害而使然。即使是Ⅱ型糖尿病早期多食、易饥的肥胖阶段，也仍然是因细胞饥饿而发生易饥多食致细胞外脂肪过剩现象，即表现为实证，本质为内虚羸的表实内虚的身体状况。

当此病理现象发展到一定程度时，就会发生各组织器官器质性损害，功能失调，免疫力低下，酸碱失衡等百病俱生的多种并发症状态。

薯蓣丸所主之病证是“虚劳诸不足，风气百疾”，这正与糖尿病及其并发症的病理病机相契合，所以具有一方治多病的效果。更确切地说是，笔者用其方意而不拘泥其方药，只要意通，灵活组方用药均能奏效。但必须要说明，在用中药的同时必须配合科学的饮食疗法。饮食疗法有三点：①严格控制（体胖者禁止）油、肉、蛋黄、奶、糖、酒的摄入。②粮食类主食每日控制在50g之内（体瘦者可适量增加）。③进食以生的新鲜蔬菜、水果为主，要多样化，每日品种10~15种，每种20~30g，若食量大者可增加品种，调味品以少量香油、芝麻酱、酱油、醋、盐为主。以上三点可保证患者的营养供给充足和胰腺的充分休息，便能达到预期的疗效。还要在临床治愈后仍能坚持预防性生活疗法，就能使其永不复发。

笔者对经近千名糖尿病患者研究观察证明：以薯蓣丸方随证加减，或者根据病情合用其他方施治，配合上述饮食疗法，对糖尿病及其并发症有99%的疗效。若能配合袪除病因的方法和措施，就会有多数能治愈的把握。如并发毛囊炎，易感冒发烧，上呼吸道感染者本方即可奏效。若与大黄䗪虫丸合方可治疗骨质疏松、骨折、骨关节退行性变、心脑血管病、糖尿病足、高脂血症、糖尿病肾病等并发症；与小柴胡汤合方加味对白内障、黄斑水肿、视网膜炎等并发症有效；与黄芪桂枝五物汤并施可治疗神经炎之类并发症。

总之，糖尿病及其诸多并发症多可在仲景书中找到解决的答案。一本《伤寒杂病论》中的三四首方剂与科学的生活习惯就能消灭糖尿病这类时代病，挽救一次人类灾难。

大黄䗪虫丸治难治杂病述要

多年来，笔者以大黄䗪虫丸治疗多种难治杂病取得了很好疗效，感叹该丸功效之神奇，举案例如下：

例1　骨质疏松症、左股骨陈旧性骨折　王某某，男81岁，河北省平山县洪子店村。自述5年前因坠床后致左股骨骨折，县医院骨科认为：患者年龄较大，又并发严重骨质疏松，接骨效果恐难如愿。本人选择先回家治疗骨质疏松症，择期行接骨术。因骨质疏松症治疗无效，故一直未返院接骨。查：体质瘦弱，面色萎黄，无力架拐，只能勉强爬行，连翻身都需他人帮助。左股骨上段肿胀，皮下有瘀血，骨折处外侧有畸形，呈外翻状改变，触痛明显，双侧相比左侧比右侧短了3cm。拟活血祛瘀生新法，每日予大黄䗪虫丸20g，另用地龙粉3g，蚂蚁粉5g（功效等见下文），黄瓜籽粉20g，分日3次冲服。半个月后疼痛、肿胀均明显减轻。连用8个月后疼痛、肿胀完全消失。骨折处外翻畸形存在，但已能架拐行走，也可弃拐走几步。X片示：骨质疏松消失，骨折处已有骨痂形成，并连接愈合。

例2　坐骨神经炎　齐某某，男，65岁。平山县东黄泥村人。自述右臀部和腿后侧至足背持续痛3年，夜间尤甚，遇凉加重。查：腰椎无畸形和肌紧张，无叩击痛和按压痛，环跳穴和腿后侧有多处压痛点。腹部增压试验阴性。诊断：坐骨神经炎。予活血通络，化瘀止痛法。方用大黄䗪虫散（改丸为散，去方中干漆，加蚂蚁粉而成，其主治病症及用法见下文），每次10g，日2次。服1个月后疼痛基本消失，继服1个月以巩固疗效，随访1年无复发。

【临床心得】

数年来，笔者在临床上对大黄䗪虫丸情有独钟，以上两则验案只是举例。我的整体认识是：本方具有治疗多种疾病、多系统疾病，以及抗衰老、逆转衰老、维护人体年轻态和细胞代谢平衡的功能。本方药性平和，没有任何毒副作用，仅有个别病人大便偏稀，减量则止。古人认为本方中多数攻瘀破血之药，似有猛峻之虞，在我看来是平和之剂，无凝血障碍的出血之弊。古人用丸不用汤确系匠心独用，若以汤剂不仅疗效大减，而且一些病定归于无效。

笔者用大黄䗪虫丸的病种有如下三类：①骨科：如骨质疏松症、陈旧性骨折、骨关节退行性变、股骨头坏死、椎管狭窄、椎间盘突出等。推断其功能为促进骨质代谢，逆转骨质生理老化现象。②血管科：调节血脂和血液黏稠度，软化血管，恢复血管弹性功能。曾治疗多例动脉硬化、血压黏稠、高脂血症、心脑梗死后遗症、心绞痛、高血压病、脉管炎、静脉炎、静脉曲张等皆有疗效。③慢性感染和非感染性炎症：如慢性肝炎、肝硬化、慢性前列腺炎、腹部术后肠粘连等，说明此方有调节免疫的功能。此外，还有很多个案和不具备评估数量条件的少量案例，疗效也很奇特，如癫痫、精神病、肝血管瘤、肝脏膨胀瘤（性质不明）以及子宫内膜异位性痛经等，曾有意料之外的效果。在我主办的医院，治疗上述骨科、血管科病种已成为常规专方用药。对个别患者情况特殊者，则应辨证，或对症、对病合用其他方药治疗，疗效会更好。

当归生姜羊肉汤与特效专药（蚂蚁）治疗血小板无力症解析

山东潍坊市12岁女孩，因“血小板无力症”致鼻腔出血，在当地市级医院住院治疗已3个月，每日输血200ml维持生命。经熟人推荐，其父亲于2015年7月3日来电咨询。如何治之呢？真的缺乏经验。忽然想起近几天看到的《伤寒杂病论研究大成》中有经方之当归30g，鲜生姜30g，羊肉100g治其病症，加入自己的经验用药：炙甘草15g，大黄炭10g，灶心土50g，黑蚂蚁3g冲服，加水炖半小时频服，日1剂。恐有记误，随后查书，果然记误。《大成》记载当归生姜羊肉汤是治疗“血小板减少性紫癜”案例。而“血小板无力症”案例是在《仲景方药古今应用》理中汤下（查附录：西医各科病症索引）。后悔自己太不认真了！3日后来电告知结果：上药服1剂即出血减少，2剂血止，询问服完第3剂后如何办？遂示效不更方，继服上方。1周后来电告知痊愈出院，共服上方7剂。1个多月后随访，病情稳定。

此后反复揣摩，这歪打正着的结果是出自偶然巧合，还是疗效的必然呢？是全方配伍的效果，还是方中某1味药使然？终不得其解，所以我既不敢以疗效公示同道，又不愿因个例的偶然而搁置，为了不埋没1个济世救人的效方，思考之后，决定原例刊示同道，供共验求真可能是上策。

编者按 上述案例是绝对真实的。从辩证法来讲，偶然性存在于必然性之中。既然取得了偶然的奇效，就必然有其科学道理。编者以为，其道理有四点：①“血小板无力症”所致鼻衄是虚证，当归生姜羊肉汤加味方以补虚为主，故治疗大法是对的。②虽然记忆有误差，但又有两点巧合：一是“血小板无力症”与“血小板减少性紫癜”是相类的血液病；二是当归生姜羊肉汤与理中汤方虽有所不同，而功效相类，即都是温补法，且加味之灶心土、炙甘草，取法于温脾摄血的黄土汤方意，更增强了温补之功效。③加味之大黄炭，乃是一味具有活血与止血双重作用的神奇良药。④蚂蚁更是一味医者们忽视不用，却有特殊功效的神奇药物。特将刘文汉医师运用蚂蚁的宝贵经验附录于下。

附：蚂蚁功效与用法述要

有关蚂蚁论述颇多，经科学研究证明：蚂蚁以独有的蚁酸、蚁醛物质异于一切生物。此物质也正是治疗疾病的重要成分。蚁酸具有较强的消炎止痛、调节免疫和广谱抗生素作用。蚁醛有修复细胞和解毒功能，尤其对肝细胞作用显著，故蚂蚁有治病谱广和治疗难治病的特点。笔者临床经验如下：

适应病种：①对传染性肝炎尤其是乙肝的大小三阳，常服能恢复肝功能，甚至还能转阴。②对免疫反应类疾病，如类风湿、风湿、牛皮癣（银屑病）、红斑狼疮、湿疹、过敏性紫癜等均有较好的疗效。这些疾病在医学上都属未攻克的难治病。③对慢性感染，如前列腺炎、老慢支等常服有效。④有促进性兴奋功能，故对性冷淡、阳痿者有效。

注意事项：因蚁酸、蚁醛均属酶类物质，极易分解挥发，在高温下易失活，所以炮制和用法是保证疗效的关键。因此炮制和应用要注意以下五点：①要生用，熟用则无效。②用低温干燥法加工。③药密闭保存以防挥发。④因本品属皮骨动物，其有效成分全在头胸段部位的腺体中，破不开头胸其有效成分就不能被利用。⑤蚁骨中也含有很多治病的成分，故粉碎时务求研细才能充分发挥作用。

用法用量：蚂蚁的用量应掌握在每日3~10g之间，分3次服，但因蚁酸对胃肠有刺激作用，所以应先服小剂量、饭后服，以避免胃肠道反应。过敏者停用。

最后强调：蚂蚁一物谓为医药界之瑰宝，它以单味药的功效叩开了医疗界多个未曾打开的门，解决了医界数十个难题，如慢性肝炎、免疫性疾病、慢性顽固性炎症，各种微量元素缺乏症，多种维生素缺乏症等，是单味药多功能的典范。其治病一品俱足，无须配伍，自然君臣佐使全备，可谓一药一方能治百病之誉并不为过。本药单用有奇效，与他药他方合用有协同作用。其治病毋需分辨阴阳、寒热、虚实，凡对病（无论中医病、西医病）即可使用。其美中不足的是部分患者有胃肠道反应（如胃痛、吐酸、腹泻、食欲增加等）和过敏。

蚂蚁作用如此奇特，为何至今未被医界重视呢？原因有二：一是医生没有掌握其功用特性；二是错误炮制影响和破坏了其药效，使其不能正常发挥作用。笔者以上所述，明确解答了这些问题。这些经验，有的是学来的，多数是自己多年摸索的。若秘而不传就是秘方。今应志杰同学的热情约稿公之于众。请大家重视并应用，以造福于患者。

蚂蚁粉治白疕（银屑病）案例

编者的一个侄女患银屑病多年（该病属于中医学“白疕”“松皮癣”等皮肤病范围），曾多方求治于中医、西医，内服与外用药都用过，病情轻轻重重，始终不愈。已年过二十，求愈心理可想而知。2015年8月，文汉同学说治此病有经验，他免费送我蚂蚁粉500g，我装入胶囊，以便于服用，送给老家的侄女服之。今年（2016年）清明节见到侄女，她说服了2个多月，头皮、四肢、胸部等银屑病明显减轻，至今半年了并未复发加重。特如实将蚂蚁粉之神奇疗效介绍给读者，以转告期盼求治的患者。

西医学认为：银屑病是一种常见的慢性复发性炎症性皮肤病。基本损害为红色丘疹及斑块上覆有多层银白色鳞屑。银屑病的确切病因尚未清楚。目前认为银屑病是遗传因素、环境因素等多种因素相互作用的多基因遗传病，其发病机制是一种免疫介导性疾病。该病临床上分为寻常型、脓疱型、关节病型、红皮病型四种类型，但寻常型银屑病占99%以上。我侄女即为寻常型。目前，针对银屑病的各种治疗只能达到近期疗效，不能防止复发。该病多为冬重夏轻，我侄女服药后经过冬季尚未复发。据文汉同学说，欲保证远期疗效不复发，应坚持服药1年以上。

杨博华教授用五苓散加味治疗下肢静脉性水肿案例

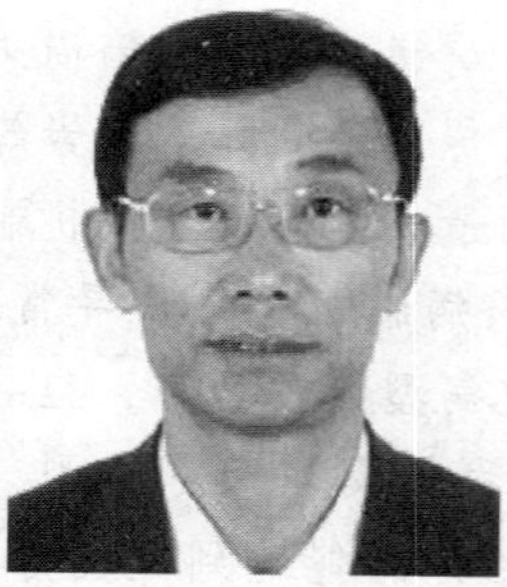

简介　杨博华，1951年9月生于北京，教授、主任医师、医学硕士。中医外科专业博士生导师，北京中医药大学中医外科教研室主任，北京市中医血管疾病治疗中心主任，国家中医药管理局重点专科负责人，中国中西医结合学会血管专业委员会主任委员。擅长于血管外科、普通外科的中西医结合治疗。致力于难治性溃疡的临床与实验的研究，主持参与周围血管疾病课题和溃疡研究的课题3项。发表学术论文30余篇，其中国家一类杂志20余篇、国内外学术会议交流5篇；著作6部，代表作有《中医血管外科学》《中医辞海》《常见血管病的家庭诊疗与护理》等；承担和负责部级及校级2项科研课题，其中《中医药治疗血栓闭塞性脉管炎的临床与实验研究》获省级科技进步三等奖。

西医据血流动力学变化认为，下肢静脉性水肿有两大原因：第一，为血液反流性疾病，如下肢静脉曲张，主要是指静脉中的瓣膜失去单项开放的生理功能，造成静脉瓣膜关闭不全不能有效阻止血液反流；第二，为血液回流障碍性疾病，如下肢深静脉血栓形成，主要指静脉血液回流通道受阻，血液无法正常回流入心脏。中医认为，下肢静脉性水肿属于“水肿”范畴。杨博华教授根据《金匮要略·水气病》篇“血不利则为水”的成因，以及《血证论》“瘀血化水”之言。遵循“诸有水者，腰以下肿，当利其小便；……”的原则，治疗下肢静脉性水肿以温阳化气利水兼顾活血化瘀治则。在选择处方时，杨教授认为仲景之五苓散为温阳化气利水的经典方，在此方基础上加活血化瘀之药。治疗主方为五苓散适当加味。

病例　刘某，男，65岁，2013年8月，主因“反复左下肢肿胀2年”前来就诊，就诊症见：下肢肿胀，乏力，口干，纳可，二便调。查体：左下肢胫前指凹性水肿，左小腿内侧可见曲张静脉团，局部色素沉着，无皮肤破溃。舌淡体胖大苔薄白，脉沉。辅助检查尿常规、肾功能无异常。下肢静脉B超：下肢大隐静脉瓣膜功能不全，下肢深静脉瓣膜功能不全。予方药如下：茯苓15g，猪苓15g，泽泻15g，白术20g，桂枝10g，川牛膝15g，黄芪15g，天花粉15g。14服，每日1剂，分2次服用。患者坚持服药1个月后复诊，诉左下肢水肿减轻，疗效明显，要求继续汤药治疗。

临证心得：大隐静脉及其属支发生曲张性病变之隆起、迂曲，属于中医“筋瘤”范畴。杨教授认为筋瘤并非真正的“瘤体”，故在临床中杨教授并不主张使用软坚散结类药物，而是以温阳化气、利水渗湿类药物为主。随着疾病的发展，静脉血液长期淤于下肢，患肢皮肤萎缩，颜色褐黑，易伴发臁疮，治疗时应在上方基础上重用黄芪，加当归以补气活血，推动血液运行。若疮面脓液色黄稠厚，应在上方的基础上加金银花等清热解毒的药物。若下肢深静脉血栓形成，其急性期以手术和抗凝治疗为主。发展至后遗症期，由于血栓形成导致静脉血液回流通道受阻，血液长期淤滞于患肢，则形成恶血。对此后遗症期的治疗正好发挥中医药特色，在温阳化气、利水消肿的基础上加活血化瘀，软坚散结药，以增加患肢侧支循环、加速血栓机化进程。方药以五苓散温阳化气，利水渗湿消肿为基础方，配以赤芍通顺血脉而散恶血，当归养血和血，夏枯草、玄参软坚散结，川牛膝引药下行。以上只是以五苓散加味治疗下肢静脉性水肿的经验。临床上还可辨证以五苓散方法为主治疗心源性、肾源性、肝源性等多种水肿病症。

（东直门医院东区羿雷、北京市宣武中医医院王倩协助整理）

张建荣教授用桂枝茯苓丸验案 4 则

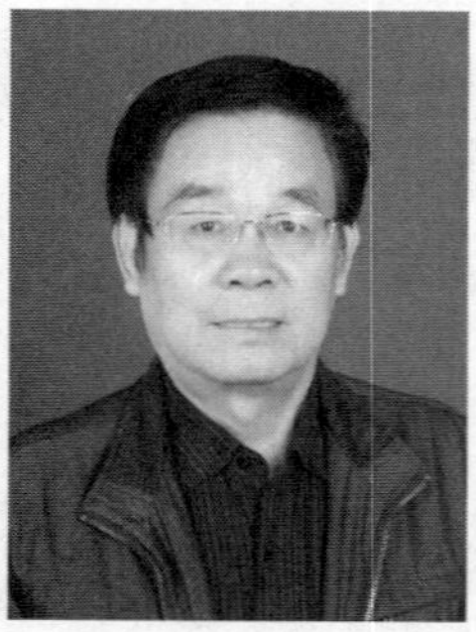

简介 张建荣，男，1951 年 10 月 17 日生，陕西彬县人，教授，硕士研究生导师，前陕西中医学院经方研究室主任。从事《金匮要略》教学、医疗、科研工作。在《金匮》讲坛传道、授业、解惑三十余载，课堂突出重点、特点、难点的“三点”讲授法，受到学生好评。对《金匮要略》中风、胸痹、痰饮、瘀血、妇人病及仲景辨证思维有深入研究，临床善用经方加减化裁治病，自拟化痰消瘀方治心脑痰瘀病证疗效满意。代表著作有《金匮证治精要》《金匮妇人三十六病》；参编著作有原卫生部十二五中医本科生、研究生规划教材《金匮要略讲义》《金匮要略理论与实践》等。曾被评为学院“教书育人先进个人”；被学生评为学院“我最喜爱的老师”。

《金匮要略》桂枝茯苓丸用于治疗妇人癥病。妇人癥病包括现代医学的子宫肌瘤、卵巢囊肿等疾病。桂枝茯苓丸组成：桂枝、茯苓、牡丹、芍药、桃仁。该方将活血化瘀与化痰利水之品融于一方，具有化瘀积、消痰浊、通血脉之功，可痰瘀并治，消除癥积。临证凡痰瘀互结所导致的癥积等疾病，皆可用此方随证加减化裁治疗。笔者临证将桂枝茯苓丸变丸为汤，随证加减，治疗囊肿、心脑血管等疾病，有显著疗效。就此举验案四则如下。

例 1 癥瘕（前庭大腺囊肿） 张某某，女，38 岁，2008 年 10 月 10 日诊。患“前庭大腺囊肿”已 10 余天，病初疼痛明显，在其他诊所静脉点滴先锋针（具体药名不知）1 周，疼痛减轻，囊肿未好转。自述囊肿约拇指大。平时纳呆，口苦。舌淡苔黄，脉沉细略数。治宜消瘀化癥，给予桂枝茯苓汤加味试治，以观疗效可否。处方：桂枝 10g，白芍 10g，赤芍 10g，桃仁 10g，丹皮 10g，茯苓 10g，三棱 10g，莪术 10g，炙甘草 10g，山药 10g，败酱草 15g，薏苡仁 15g，红藤 30g。6 剂，水煎服，药滓布包外敷囊肿处。越 2 周遇患者，问及服药情况，言药后囊肿即消失，并慨叹曰：早知中药能治，就不该用西药。余亦未料到该方有如此疗效。

原按 本案用桂枝茯苓汤化瘀消癥，加三棱、莪术、败酱草、薏苡仁等，以增强活血化瘀、排泄湿浊的作用，故疗效显著。

例 2 腰腹痛（肾囊肿、肾结石） 樊某某，男，62 岁，干部。2012 年 6 月 1 日初诊。患肾囊肿、肾结石，于 5 月 23、25 日行碎石术，5 月 31 日彩色多普勒复查提示：双肾囊肿、双肾结石伴积水。现腰腹疼痛较甚，呈胀痛样，饮食及二便正常。舌淡苔中略腻，脉沉略滑。双肾区叩击痛。患者要求用中药治疗，不愿再去碎石。处以活血利水行气之法治之，方用桂枝茯苓汤加减：桂枝 10g，茯苓 15g，桃仁 10g，赤芍 15g，丹参 20g，木通 10g，滑石 30g（包煎），益母草 15g，泽泻 15g，木香 15g，枳壳 15g，延胡索 15g，半夏 10g，薏苡仁 30g。7 剂，水煎服。6 月 9 日复诊：服上方 3 剂，腰腹胀痛好转，药尽痛失。观其舌脉，舌淡薄水滑，脉沉略弦。治疗续用前方去益母草，加金钱草 30g，海金沙 15g（包煎），鸡内金 10g。10 剂，水煎服。6 月 27 日三诊：腰腹已无不适，但劳累后自觉下肢发软。舌淡苔薄白，脉沉弦。续用前方去木通、半夏，加杜仲 15g、续断 15g。10 剂，以作善后处理。1 年后回访，病未再犯。

原按 本案虽行碎石术，但结石与积水未去，故用桂枝茯苓汤化瘀利水，通行管道，并加行气降下消石之品以增强疗效。

例3　水肿（下肢深部静脉血栓） 何良，男，23岁，家住铜川耀县黄埔。2015年1月24日初诊，右下肢大腿内侧疼痛，并伴见双下肢浮肿20余天。患者于2014年12月1日突然左下肢小腿肌肉疼痛，在西京医院住院，诊断为“下肢深部静脉血栓症”，行手术治疗，好转出院。于2015年1月1日，又出现右下肢疼痛，继见双下肢浮肿。来诊右下肢大腿内侧疼痛明显，双下肢浮肿甚，脚肿不能穿鞋，小便通利。检查：舌淡苔薄，脉沉细，双下肢呈凹陷性水肿Ⅲ度。中医诊断水气病（类似血分病），证属血瘀水阻，治宜活血通脉利水，处方用桂枝茯苓汤加减：桂枝15g，茯苓20g，白术10g，桃仁10g，丹皮10g，川芎10g，丹参20g，红花10g，土鳖虫10g，益母草15g，泽兰15g，粉防己10g，黄芪30g，蜈蚣1条。水煎服。

2015年2月6日复诊，前方共服20剂，水肿好转，踝关节活动灵活，脚能穿鞋，走路轻松，右下肢凹肿Ⅱ度，舌脉同前。治疗续用上方加王不留行10g。2015年3月7日三诊，前方共服25剂，服至最后2剂，有轻度恶心。现在上下肢不痛不肿，活动良好，下肢已无凹肿，病痊愈。患者打算回单位上班，要带药巩固疗效，防止复发。故续用上方加减，并缩减其量，以作善后处理。桂枝10g，茯苓10g，桃仁10g，丹皮10g，炒白芍10g，红花10g，土鳖虫10g，益母草15g，陈皮10g，半夏10g，黄芪30g。10剂，水煎服。已遇半年，病未再发。

原按　本案发病机制类似水气病中的血分病，即“血不利则为水”，因先患下肢深部静脉血栓，血行不利，引起水液停蓄，致下肢重度水肿。方用桂枝茯苓汤既能活血通脉，又能利水消肿，但其方作用和缓，故再添加活血利水通脉之品以增效，重用黄芪补气，取意“气为血之帅，气行则血行”之理。

例4　中风（脑梗死） 耿某某，女，71岁，彬县人，农妇。2011年5月14日初诊。右半身肢体痿软2年余（2009年2月发病）。现右腿走路软弱无力，向前迈步极度困难，每次向前移步约寸余，但频率较快。服某医院“抗栓丸”，疗效不明显。现症流涎较多，记忆力差，头不晕，饮食二便正常。检查：精神一般，语言流畅，思维正常，口眼㖞斜不明显，舌体胖大苔薄，舌下络脉青紫结块，脉沉弦。右手握力极差。心率90次/分，血压150/100mmHg。2011年4月8日西安某医院CT检查示：双侧基底节区及侧脑室体旁多发性腔隙性脑梗死；左侧基底节区软化灶；双侧半卵圆中心区侧脑室体旁缺血性改变；脑萎缩。诊断：①脑梗死；②高血压。中医辨证：痰瘀互结颅脑。处方：桂枝茯苓汤加味：桂枝10g，茯苓15g，赤芍15g，桃仁10g，丹皮10g，川芎10g，丹参15g，石菖蒲20g，泽泻15g，草决明12g，地龙15g，牛膝15g，钩藤15g（后下）。7剂，水煎服。5月22日二诊：服上药症状无明显改变。血压110/70mmHg。舌同前，脉沉弦细略数。处方续用上方去钩藤，加黄芪15g，7剂，水煎服。5月29日三诊：服上药症状明显好转，流涎减少，行走步态略能迈大。舌淡苔白，脉沉弦细。血压122/80mmHg。已停服西药降压药2天。处方继用前方加僵蚕10g，7剂，水煎服。6月6日四诊：服上药步态较前迈之更大，右腿较前走路轻而不沉，右手握力与左手相等有力。舌淡苔白，脉沉弦细。血压130/90mmHg。处方续用前方加钩藤15g（后下），7剂，水煎服。6月13日五诊：服上方病情基本好转。舌淡苔薄滑，脉沉细弱。患者要求多带药回老家服用。处方继用6月6日方，续服20剂，以巩固疗效。

原按　本案从痰瘀互结颅脑立论辨治，用桂枝茯苓汤活血化痰通脉为基本方，加石菖蒲、泽泻、地龙、牛膝等药以通脑窍，降痰浊，获得满意疗效。

吕志杰教授医论医案二文

论仲景医学在中医学发展中的历史地位

中国医药学历史悠久，源远流长，博大精深。在其发展过程中，东汉医家张仲景撰著的《伤寒杂病论》起到了承前启后的历史作用。以下从三点讨论之。

一、中医学古说“四部经典”与其关系

近代之前，中医界前贤认定的中医学“四部经典”是《黄帝内经》《八十一难经》《神农本草经》《伤寒杂病论》。张仲景自序说其著作“乃勤求古训，博采众方，撰用《素问》《九卷》《八十一难》《阴阳大论》《胎胪药录》，并平脉辨证，为《伤寒杂病论》，合十六卷”。由此可以得知三点信息：第一，仲景是一位“勤求”“博采”的文献学家；第二，他研究的典籍有现存的《内经》《难经》等；第三，他的著作是理论联系实践之作。

关于“四部经典”之本源与其相互关系：据《汉书·艺文志》记载，汉代及之前的中医学为两大学派：一为“医经七家”，而《黄帝内经》为其一；一是“经方十一家”，而《汤液经法》为其一。前者着重理论研究，后者侧重经方应用研究。《难经》是传承《内经》之作。《难经》运用问答的笔法，以解说《内经》之微言奥旨为主，并有不少理论建树。据文献考证，《本经》的成书年代由来久远，最早始于“商、周间”，历经秦汉而代有增益。仲景书乃学承《内经》《难经》《本经》等典籍而作。仲景书理论、治法及针灸之本源是《内经》《难经》；方剂之本源是《汤液经法》等；药物用法之本源是《本经》。也就是说，张仲景撰集的《伤寒杂病论》乃“勤求”“博采”《内经》《难经》《本经》及《汤液经法》等典籍，密切联系实践而创作的一部融理、法、方、药为一体的杰作。仲景之书，构建了中医学比较完整的学术思想体系，创立了伤寒杂病诊治之典范，其历史地位无与伦比，故被尊称为“医圣”。

二、中医学今说“四部经典”与古说之异同

新中国成立后，全国各省陆续创建了中医学院，近年来又陆续升格为中医药大学。中医院校根据教学的需要，编写了一系列从基础到临床之教材。其教材包括了《内经》《伤寒论》《金匮要略》《温病学》，即当今认定的“四部经典”。彼此对照不难看出，古今之说认定的相同的中医经典为《内经》、仲景之书（《伤寒杂病论》一分二，则为《伤寒论》《金匮要略》），不同点是今说少了《难经》《本经》，多了《温病学》。相同者不必再说，不同者分析如下：

先说《难经》，《难经》是《内经》羽翼之作，不认真研习之，自然不能吸取其精华。

二说《本经》，《本经》是中药学源头之典籍，不认真研习之，自然对中药的研究缺乏了根基，特别是学习仲景书，研究经方之用药本义，更是不可不读《本经》。

三说《温病学》，《温病学》乃源于古说之“四部经典”。温病学说的沿革：秦汉时期的四部经典是温病学说的奠基之作；自汉代之后至明代是温病学不断发展时期；到了清代，温病学趋于成熟，其代表作是温病四大家叶、薛、吴、王的著作。如果给温病学家们定位：他们是传承、弘扬、创建温病学说的功臣、贤者，但他们与医圣张仲景不是一个“辈分”。是否可以这样下定义：秦汉时期的“四部经典”为原创性经典，而温病学为创新性经典。从创新而论，汉代之后不少有

建树的医家都在中医学的发展过程中有所创新。

三、仲景书术以载道的思想境界

中华民族创建了光辉灿烂的古代文明成果，诸如儒家之《论语》、道家之《道德经》、兵家之《孙子兵法》等，都是光照千秋，永垂青史，在当代已走向世界。孔孟之道、孙子兵法、老子哲理与仲圣医书的一个共同点，都是达到了术以载道的完美境界。何谓“术”与“道”呢？术者，知识也；道者，规律也。古圣贤哲的学术著作都是术之与道完美结合的杰作，所以古而不朽、老而不衰，青春永驻。故而古今尊之，中外皆可通用之，为放之四海而皆准的真理。对如此术以载道的中华瑰宝，我们中华儿女理当尊重之，研习之，应用之，弘扬光大之。

总之，中医学之经典著作是秦汉时期的《内经》《难经》《本经》与医圣张仲景撰集的《伤寒杂病论》等四部经典。仲景医学在中医学发展过程中起到了承前启后、继往开来的历史作用。温病学家以及历代有建树的医家都是传承经典，学贯古今，勤于实践，有所创新的功臣，从而丰富了中国医药学这个伟大宝库。

论用好经方的十六大关系及案例

首先说明，这篇文章的成文经历了几十年的过程，其初文是三十年前撰写的，名曰“用经方须知”，载于《河北中医学院学报》创刊号上。几年前将“初文”作了较多补充，成为《经方新论》第五章“经方关系”。这次修改主要是加入了许多案例。

几十年来，我潜心研究经典与经方，经过多年的理论研究和临床实践，我深刻领悟到，欲用好经方，涉及方方面面。以下探讨用好经方的十六大关系，这是用好经方必须明确和做到的，其中穿插医话医案，以理论联系实践，加深对理论的理解。

一、经方与原文的关系

仲景“辨某某病脉证并治”之思想，贯穿于原文之中。所以，要用好经方，首先要熟悉其原文。只有把原文背熟，胸有成竹，临证时面对病人才能触发思路。《金匮要略方论·序》说：“尝以对方证对者，施之于人，其效若神。”这是对当时医生应用经方疗效的客观总结。笔者亦有同感：临证用经方，常常是由于患者所述病情与某条原文的方证正合或相类，而后想到用某方。方证相对，常能取得意想不到的神奇疗效。案例如下：

几十年来，看过的病例（古今名医的医案与自己的治例）难以计数，而印象最深的还是初步临床的两个案例，都是在河北省中医院内科病房工作期间治过的。一个是67岁患者，以冠心病、心绞痛、左心衰竭收入院。住院半个月以来，中西医多种药物治疗，病情不减，心病频繁发作，日趋危重，下了“病危”通知。这是我主管的病人，一次查房时详问发病情况，诉说每次发作先是感觉胃脘憋闷，轻时几分钟自行缓解，甚则上连胸部闷痛，以及向左肩、臂、背、颈部传导，20~30分钟后方能缓解。从其心痛初发时症状特点，想起《伤寒论》一个条文：“心下痞，按之濡，其脉关上浮者，大黄黄连泻心汤主之。”再四诊合参，诊断为痰热中阻，浊气攻心证。请示上级医师同意，处方为大黄10g，黄连、黄芩各10g，用麻沸汤（滚开水）渍之待温，分次服，1剂发作轻，7剂后心病发作控制。此心病通腑成功案例。另一个患者26岁，主诉间断性发热、关节病5年，伴周身浮肿半年，加重7天，以“狼疮性肾炎”收入院。住院半个月后，又复发热，体温39℃上下，用中西退热药而发热反复不退。几天来详细观察病情，时至初夏五一节前后，虽发热而喜衣被，并阵阵筋肉跳动，头晕欲倒等。因思患者发热特点即《伤寒论》11条所述的“病人身大热，反欲得衣者，热在皮肤，寒在骨髓也；……”其肌肉瞤动即《伤寒论》所述的“头眩，身瞤动，振振欲擗地”等真武汤证候（82、316），请示“肾病研究组”专家名老同意，以真武汤治之，1剂即汗出热退。这些案例激发了我背条文的积极性，认识到经典原文在临床上的指导作用及其重要性。

笔者以为，仲景书条文的创作，是他在“勤求古训，博采众方……并平脉辨证（即临床实践）”的基础上，将千变万化、错综复杂的热病与杂病，经过精心分析及系统归纳，根据其规律性，总结出证候群，以条文成书。因此，熟悉原文是用好经方的基本功与出发点。

二、经方与治法的关系

中医学诊治疾病的基本思路是辨证论治，辨证论治主要体现在理、法、方、药四个环节。即在中医理论指导下诊断疾病→明确辨证→立法→选方→用药。反过来说，药据方选，方从法出，法随证立。具体来说方与法的关系，《医宗金鉴·凡例》说得好：“方者一定之法，法者不定之方也。古人之方，即古人之法寓焉。立一方必有一方之精意存于其中，不求其精意而徒执其方，是执方而昧法也。”这是对方与法两者关系的精辟论述。治法是制方遣药的准则，《内经》论之甚详，仲景用之最精。仲景治法的精要之处，可以从具体条文中求之。经方之法，有的寓于方名之中，如白虎汤、大小青龙汤、大小承气汤、大小建中汤、通脉四逆汤、肾气丸、下瘀血汤等。有的条文中已自注明，如《伤寒论》第16条说：“桂枝本为解肌”，可知桂枝汤虽为汗剂，乃通过调和营卫以解肌发汗。何谓“解肌”？方有执说：“肌，肤肉也。”解肌指发肌肉之汗以祛风（寒）邪，与麻黄汤发皮肤之汗不同。三十年前的一个案例让我记忆犹新，那是1985年，我的大学同窗来省中医院进修，感冒服药后，汗出而寒热稍减仍病不解，病已4日，上午到门诊找我，意欲服汤药治疗，我们两人商量，根据《伤寒论》原文第57条所说：“伤寒发汗，已解，半日许复烦，脉浮数者，可更发汗，宜桂枝汤。”开了桂枝汤：桂枝、白芍、生姜各30g，炙甘草20g，大枣12枚。我中午回家为同学煎了一剂，并熬一锅粥，一起送到宿舍，告之分3次温服（“半日许令三服尽”）。同学为求速效，竟1次服下，过了一会儿把玉米粥喝了，盖被入睡，大约2小时后醒来，周身热乎乎、暖烘烘的，已微微汗出，周身酸软、头痛等诸症消失，体温基本正常，惟稍感咽干微痛。吃点水果，清淡饮食以善后调养。从此领会到桂枝汤之神奇及其方后注的重要性，学会了用桂枝汤。

上述可知，临证运用经方，理解其制方之法很必要。仲景制方法则，不只是已自说明处，寓于方名中，还需要从全书条文中去悟，于无字处求之。真正掌握仲景治法及依法制方的思路，是用好经方的重要方面。

三、经方与辨病的关系

张仲景撰集的《伤寒杂病论》包括伤寒病与杂病两大类。伤寒病是以外感热病为主的病证；杂病是以内伤杂病为主的各科病证。根据伤寒病的发病规律，仲景将其分为太阳病、阳明病、少阳病等三阳病与太阴病、少阴病、厥阴病等三阴病。杂病包括了大约40种内科病、“三大类”妇科病及“四类”外科病。这诸多热病与杂病之某一种病，都有其特有的发病原因、发展过程、传变规律、治疗法则及卓有成效的方药。仲景对伤寒病六大系统病辨证论治的篇名皆曰“辨某某病脉证并治”；将各科杂病分为22篇，每篇之篇名皆曰“某某病脉证并治”。上述可知，仲景诊治疾病首先是辨病，然后辨证、立法、处方、选药。这就是说，仲景创立的诊治疾病的思想体系，首要的是辨病，然后围绕着这个病进行辨证论治。

以发热为例：首先要分辨是外感热病之发热，还是内伤杂病之发热。如果疾病不明，内外不分，真伤寒与“类伤寒”不辨，势必迷失了治病的主攻方向。

下面举一个案例。我于2014年9月18日在海南省中医院门诊（周四下午），接治一例发热50天持续不退的病人，64岁。诊治过程如下：农历7月14日“鬼节”（公历8月9日）回老家文昌（市）午前烧纸，烧的时间有1个小时，出了很多汗，当即冲澡后感觉头晕，没有食欲，振寒发抖，当天下午回到海口市，到白龙社区医院就诊，体温高达39.8℃，经西医肌内注射、输液治疗2天后体温仍高，第3日住入某省级医院病房呼吸科。住院后作了多种检查无异常，经抗感染等多种西医疗法及中药治疗，体温不退，高热时采取冰敷降温与激素治疗而体温降后复升。由于发热持续不退，故住院11天后，转到海南某省级西医院感染科病房。又是多种检查，并脊椎穿刺抽骨髓检查等，均无异常。治疗方案同前，仍是输液，高热时冰敷、用激素，住院 24 天，发热不退，最高达 41℃。医院让做一种德国刚进口的新仪器检查，费用达八千多元。因不能承受如此高费检查，故出院。如上所述，病因清楚，就是劳累、大汗冲澡后受风着凉，外邪束表，本可扶正祛邪，“必蒸蒸而振，却发热汗出而解”（《伤寒论》第 149 条）。西医治疗，未经发汗，或发汗不当，或发汗太过，都达不到祛邪作用，高热时冰敷疗法则冰伏其邪，激素发汗降温或可取效，却并非良善、万全之策。总之，外邪不去，伤及正气，正气日虚，外邪乘虚内侵气分，影响血分，正邪相争，邪盛而高热，正胜则热减（患者说在出院前高热时拒绝冰敷及用激素，自行用自备的犀角（现一般用水牛角代）磨水内服，高热也能稍降）。我初诊时体温 39℃，脉沉滑有力略弦（心率 100 次 / 分），舌暗红苔薄腻微黄，大便日 1 次不成形，口干，疲乏不欲睁眼。诊断：外感热病。辨证：汗出受风，施治不当，病邪入里，波及血分，正气日衰，邪热稽留不去。治法当清热透邪，扶助正气。处方以白虎加人参汤再加解毒及“透热转气”药。用药：生石膏 30g，知母 10g，山药 20g，炙甘草 10g，西洋参 5g，党参 10g，金银花 10g（后下），连翘 15g，牡丹皮 10g，赤芍 10g。2 剂，水煎每日分 3 次温服。9 月 20 日（周六上午）二诊：服上方后体温下降至 38℃以下，振寒消除，精神好转，食欲增加，两目有神，脉象较前缓和，心率减少至 90 次 / 分。效不更方，守方 5 剂。9 月 25 日三诊：继服上方，体温已降至 37℃以下，舌略红苔微黄，脉略滑，面带笑容，言语间饱含感激之情！改拟竹叶石膏汤清补法。9 月 27 日四诊：体温正常，病情日渐恢复，仍有点疲乏，易汗出，以桂枝加龙骨牡蛎汤合生脉散，和营敛汗，益气养阴而善后调理。

以上案例所述可总结四点：①中医辨病有自己的思想体系，辨证更具特色。②中医强调治病求本，亦强调治病求因，中医病因学亦具特色。③中医治疗方法与西医不同，具有自己独特的理论及高妙的技巧，④真正掌握了中医学辨病辨证、病因病机等理论，运用好其独特的治疗方法，则中医就能治疗西医治不了、治不好的病，上述治例便是范例。

四、经方与辨证的关系

在此首先要明确“辨病”与“辨证”的联系与区别。所谓“辨病”，是指要了解某种病的全过程。所谓“辨证”，是指要明确某种病某个阶段病情之关键点，即《内经》反复强调的“治病必求于本”的那个“本”，亦即“谨守病机”（《素问 · 至真要大论》）之“病机”。要治病求本，明辨病机，则必须明确三个要点：一是病性，即疾病的性质，如气虚、血虚、血瘀、气滞、气血两虚、气滞血瘀等；二是病位，如心气虚、肝血虚、肾阴虚、肝气郁滞、血脉瘀阻等，此乃“病性 + 病位”；三是病势，如心火亢盛、肝气上逆、中气下陷、肾水上泛、木火刑金等，此乃“病位 + 病性 + 病势”。上述病机的二个或三个要点明确了，治病就有了目标，就抓住了根本。“辨证”之“证”结所在明确了，处方才能“有的放矢”，我们追求的“方”与“证”相对才能有望实现。举例如下：

有一个 42 岁的男性患者，体态较胖，嗜食厚味，近 2 年查体有脂肪肝、高脂血症，近三四个月阵发气短，并感胸骨后有点憋闷，几分钟可自行缓解，曾请西医专家诊治，查胸片、心电图及心脏彩超均无异常，只给予降脂治疗。诊脉弦滑，舌暗偏红苔薄黄腻。此何病？《金匮要略 · 胸痹心痛短气病》篇第 2 条曰：“平人无寒热，短气不足以息者，实也。”第 3 条曰“胸痹之病，喘息咳唾，胸背痛，短气，寸口脉沉而迟，关上小紧数，栝楼薤白白酒汤主之。”联系条文综合分析可知，患者为胸痹病之轻证。病情属实，病位在心，为痰瘀交阻心脉（心脉不畅，故胸闷；心病及肺，故气短）。处方：栝楼 40g，薤白 15g，丹参 20g，川芎 10g，以黄酒 100ml 与水同煎。日 1 剂，告之一定要饮食清淡，加强经常性运动。服药 1 个月，气短、胸闷不再复发。隔日 1 剂再服半月，以泻实务尽。

总之，“证”是热病与杂病发展过程中的不同证候群，“辨证”即根据六经辨证与脏腑辨证等辨证方法，明确病机，进而施以相对应的方药。

五、经方与主症的关系

许多伤寒学家都强调一点：抓主症。我理解，所谓“抓主症”的含义有三：第一，抓主症就是上面讲的辨病机，即“辨证”之“证”；第二，指的是善于抓住病人的主要“症状”，以“对症用药”；第三，以上二者兼顾。在此所讨论的主要是第二个含义。这就要问，张仲景也“对症治疗”吗？回答是肯定的。以桂枝汤证为例，《伤寒论》第2条：“太阳病，发热，汗出，恶风，脉缓者，名曰中风。”所述“三症”“一脉”就是太阳病中风的主症特点。太阳病之“中风”与“伤寒”鉴别的要点是有汗与无汗。再以桂枝汤加减法为例：桂枝汤证候，兼见“项背强几几”之经输不利者，加葛根以疏通经脉；兼见“汗出，遂漏不止”等卫阳不固者，加附子以顾护卫阳；兼见“腹满时痛者”，倍用芍药以缓急止痛；兼见“大实痛者”，再在桂枝加芍药汤方中加大黄（桂枝加大黄汤）以通腑泄实。桂枝汤类还有不少随症加减之方，不再全述。通读仲景书可知，不仅桂枝汤证如此，诸如麻黄汤证、白虎汤证、承气汤证、柴胡汤证、栀子豉汤证、四逆汤证等十几类方证皆如此。

需要明确，仲景针对“主症”所用之药，是因为该药对某症有特殊疗效，即“专药”之功。而如此“对症用药”绝不违背“辨证”论治的原则。例如，《本经》记载芍药“治邪气腹痛……止痛”。仲景书在许多方证之方后注曰“腹痛”者加芍药。而在《伤寒论》第279条（本太阳病，医反下之，因尔腹满时痛者，属太阴也，桂枝加芍药汤主之；大实痛者，桂枝加大黄汤主之。）之后的第280条曰：“太阴为病，脉弱，其人续自便利，设当行大黄、芍药者，宜减之，以其人胃气弱，易动故也。”这告诫医者，脾胃虚弱之人，腹痛便溏者，在使用芍药“止痛”时应慎用为宜。因为，芍药为阴柔之品，易伤胃气而动大便也。

在此可做个小结：仲景治病处方的最高境界，是将“辨病”“辨证”及“抓主症”三者联系起来，以发挥方药之最佳疗效。

六、经方与剂量的关系

人们都感叹：“中医不传之秘在于剂量。”高深莫测、妙不可言的处方剂量可以从仲景书中探索之。

我们还以芍药为例：仲景书治腹痛及身痛的许多方子中都用芍药，而有的是倍用或重用。如“腹满时痛者”（279），用桂枝加芍药汤，即倍用芍药；小建中汤治“虚劳里急……腹中痛”（《金匮要略》第六篇第13条）亦倍用芍药；治“妇人怀妊，腹中㽲痛”之当归芍药散中，芍药剂量最大。由此可知，在方证相对的前提下，适当加大剂量，可提高疗效。不仅芍药如此，再举两例：一是大小承气汤。两方相同的三味药为：大黄、厚朴、枳实，大承气汤中剂量依次为四两，半斤，五枚；小承气汤中是四两，二两，三枚。大承气汤取其峻下，故重用厚朴、枳实，大黄后下，并用芒硝，取大其制，功专力宏；小承气汤取其缓下，故厚朴、枳实减量，与大黄同煮，取小其制，泻下之功力缓也。二为四逆汤与通脉四逆汤。两方用药相同，只是剂量不同：四逆汤中炙甘草二两，干姜一两半，附子一枚；通脉四逆汤依次是二两，三两，大者一枚。很显然，后者之干姜倍用，附子大者则剂量更重。所以然者，以通脉四逆汤证病至“脉微欲绝……或利止脉不出”（317）之衰竭状态，阴盛阳衰至极，故用重剂以回阳复脉，可望脉“微续者生”（315）。

下面讲述我为老母亲用四逆汤的经过。母亲高寿，94岁而终。去世前半年不慎跌倒，骨头虽未受伤，但从此卧床。3~4个月后老家长兄电话说，近几天母亲不吃不喝，懒言声微，渐至两目闭合，病情重危，要我尽快回去。我心念老母，但自己不只是儿子，又是医生，应尽力救治，我想四逆汤是中医回阳救逆首方，人参是挽救危证主药，又基本了解母亲身体状况，便开了四逆加人参汤，处方：炮附子30g，干姜20g，炙甘草15g，人参20g。3剂，每剂煎取3次。取药后坐长途汽车，约3个多小时于下午5点赶到家。母亲盼儿归来，心生欢喜，睁开眼睛，我取出汤药，还温和可口，当即慢慢喂服一袋，晚上精神好转，又服了一袋，第二天清晨更好转，上午与下午各服药一袋，竟进食并坐起来了！并且与来探亲的外孙女们有说有笑了。

需要明确，处方用药以中病为宜，并非越大越好，若不加辨证，盲目加大剂量，会适得其反。有些方剂，特别是丸剂（如桂枝茯苓丸）、散剂（如五苓散），常以小剂量取得良效。治疗内伤杂病、久病痼疾，常常是“王道无近功”，应遵守“治慢性病如相”的原则，以适当的处方剂量治之。

总之，临床治病，在辨证准确，处方遣药得当的前提下，其方药用量是否恰到好处，至关疗效。关于经方用药剂量大小的规律，详见《经方新论》第一章。

七、经方与剂型的关系

在《伤寒论》与《金匮要略》前22篇，共计经方总数252首。经方剂型，以汤剂最多，散剂次之，丸剂更次之。①在252首方剂中，汤剂189首。当年张仲景宗族死于“伤寒十居其七”（原序），可见其治病以伤寒为多。“卒病贼邪，须汤以荡涤”（《千金要方·方例》），故多用汤剂。②散剂35方。散剂有节约药材、携带方便、便于服用等优点。③丸剂20方。张仲景使用丸剂是为了使峻药缓攻、顾胃、护胎，或治疗虚证、痼疾，或抢救急症。丸剂类型不仅有蜜丸，还有枣膏和丸、姜汁糊丸、酒煎为丸等丸剂。服法上除常规服法外，根据病情，还有空腹酒服、饭后服，以及先服少量，不知稍增之等法。这些内容至今仍为医者所借鉴。此外，尚有其他剂型方法，如外洗、外敷、外擦、外导、阴道坐药、烟熏、扑粉法、点药法、含咽法、搐鼻法以及舌下用药法、脐疗法等12种，这种种剂型，各有讲究，详见《经方新论》。

需要探讨和明确的是，同一个方中的同一味药，其剂型不同，则剂量及其功效等亦有所不同。以大黄、细辛为例。张锡纯《医学衷中参西录》中说：大黄“若轧作散服之，一钱之力可抵煎汤者四钱”。这的确是经验之谈。笔者曾主研过几个科研项目，其中以大黄为主药，经过一定的制药工艺，做成散剂，装入胶囊，主治高血压病、高脂血症。每次服其1~3g，每日2~3次，当日就会出现大便次数增多。

说到细辛，大家自然就想到“细辛用量不过钱”这句话，为何不能过钱呢？过了一钱又会如何？追根求源，细辛不过钱始于宋代陈承《本草别说》，原书已散佚。《本草纲目》记载“承曰：细辛若单用末，不可过一钱，多则气闷塞不通者死”。这就明确规定，细辛不过钱是指“单用末”，即单味用，作散剂服。若用于汤剂加入复方，则另当别论。需要说明，目前的细辛商品多为全草，而古人用细辛是用其根部。上述可知，所谓“细辛不过钱”应有三个先决条件：一是用单味；二是用散剂；三是用根部。如果是用细辛的全草并加入汤剂复方中，则不必受“细辛不过钱”的限制。为了进一步明确这个问题，有必要对经典医籍进行探讨。仲景书用细辛的方剂共19首，有3种剂型。一是入复方汤剂，用量1~3两；二是入复方丸剂；三是入复方散剂。其中以汤剂居多，共15方，丸与散各2方。关于汉代与现代药物用量的折合量，考证说法不一，有汉代一两折今3g、10g、15g等不同认识。以最小折合量计算，汤剂在汉代用1~3两，当今用3~9g，亦并非“细辛不过钱”。而仲景所制丸、散剂之细辛用量，经折算后均少于3g，可见其丸剂与散剂确实是“细辛不过钱”。说到此，问题有的明确了，有的还不清楚，即为何丸、散剂与汤剂用量不同呢？现代药理研究证实，细辛所含挥发油具有明显的镇痛、镇静、解热、抑菌、抗炎、抗惊厥、局部麻醉等多种作用，但其挥发油中的有毒成分黄樟醚（根末中的成分明显高于全草煎剂）用之过量，则会导致呼吸中枢麻痹等不良反应，甚至死亡。由此可见，古人“细辛不过钱”的戒律与剂型密切相关。

下面举两个方中用细辛的案例。先说成功的，这是一个十四五岁的男孩子，有过敏性支气管哮喘病史，每因感冒发烧而哮喘复发，喉中痰鸣，鼻涕不断，多次发病。曾请几位名医教授诊治。我从河北省中医院调到中医学院不久，与孩子父母相识，这次发作由我诊治，两肺听诊有哮鸣音。联系病史，结合现在四诊表现，病情符合《伤寒论》讲的“伤寒表不解，心下有水气……小青龙汤主之”（40）。又符合《金匮要略》讲的“肺胀，咳而上气，烦躁而喘，脉浮者，心下有水，小青龙加石膏汤主之”（七·14）之大体病机。遂处方以小青龙加石膏汤原文剂量的十分之一，即细辛用了三钱，也就是9g或10g。其父亲略知中医，接过处方看后生畏，说：吕老师，怎么细辛用这么大量？不是都说“细辛不过钱”吗？我根据上述讲过的作了解释，他理解了就去取药了。服了一剂即见效，三剂显效，汗出表解，热退喘止，诸症缓解。他父亲说，这个方子的效果比以前几位医生开的方子都较好。我说，不是我比其他医生高明，而是我用的是医圣张仲景之经方。

另一个是服了细辛中毒的案例。这是一个大四学生，经常跟我随诊。他在2013年夏天，因为牙痛自行诊脉（沉紧），并自己开了一个方子，即麻黄附子细辛汤加味，处方：麻黄6g，炮附子10g，细辛6g，桂枝10g，当归10g，荆芥、防风、川芎各8g。在个体门诊取药1剂代煎，12：30左右将一剂药一次喝完，觉得药物难喝，有细辛的辛辣味。下午跟我到了门诊，说有点不舒服到内屋休息，大约3：30出现恶心而呕不出，腹中不适，入厕而无大便，蹲了大约10分钟后吐出，大便泄泻，共吐了三四次，泻了五六次，自己诊脉沉数。以上服药与中毒情况我并不知晓。约5：00知道后赶紧打车回他实习医院，路上观察其面色苍白，痛苦表情，恶心欲吐等。到了医院未作处理而回到宿舍，我回家将甘草、绿豆、生姜三味熬汤送去，当时恶心，难以下咽，勉强喝下，又吃了点梨，大约晚上8点胃中稍微舒服，逐渐缓解。幸运的是，第二天牙不痛了（以上情况由患者张晓雷同学提供）。上述中毒过程有惊无险，其教训应总结记取。问题是：方中细辛用量并不大，又是水煎剂型，为何中毒呢？我想可能原因有二：一是煎的时间短，没有起到解毒作用；二是用量6g一次顿服，剂量较大。还有，方中附子虽然炮制了，但仍有毒性，附片很硬，没有泡软，煎的时间短，10g一次顿服剂量亦较大。如此“二味毒药”之毒性相加，方中其他药也都是辛温药，又增加了热毒之性，故发生了如上中毒表现。

八、经方与炮制的关系

炮制又称炮炙、修治，是对中药原药材适当加工，制成饮片供处方使用。中药炮制技术是中医药学的重要组成部分。经方非常重视药物的炮制，以提高药效、减低毒性和副作用，凡方中需要炮制者，均一一加以注明。

经方之药物炮制方法，可分为火制（炮、炙、炒、烧、熬、煨）、水制（洗、浸、渍）、非水火制（㕮咀、切、擘、去皮、去尖、去心、去毛、去节、碎）三类，详见《经方新论》第一章。

九、经方与煎法的关系

经方汤剂，煎法不同，其中法度，不可忽视。徐灵胎说得好：“煎药之法，最宜深讲，药之效不效，全在乎此。”（《医学源流论》）徐氏如此强调煎药之法，意在说明煎法的重要性。经方煎法，十分讲究，关系疗效。例如，大承气汤是先煮枳、朴；去滓，纳大黄；去滓，纳芒硝。柯韵伯解释本方煎法说：“生者气锐而先行，熟者气钝而和缓。仲景欲使芒硝先化燥屎，大黄继通地道，而后枳、朴除其痞满。”现代研究表明，参照大承气汤的原始煎法比大黄后下法及群药混煎法疗效为优（详见笔者主编的《大黄实用研究·总论》）。再说炙甘草汤，《本草经集注》说：生地得“清酒良”。《本草纲目》说：生地“酒制则不碍胃”。笔者临床观察到：炙甘草汤确实为辨证治疗“心律失常”的良方妙剂。但其中生地黄用至40~50g，服之后可见大便次数增多而便溏，或/和胃中不适。采用原文说的水与酒合煎法，加入黄酒100ml，则上述副作用减缓。诸如煎煮过程中的溶媒（栝楼薤白白酒汤之“白酒”）、容器（忌用铜、铁、锡等金属容器，崇尚砂锅）、火候（文火、武火）、时间（包括先煎、后下）等，都会影响药物效能的发挥而直接影响疗效。关于经方的具体煎法，详见《经方新论》。

十、经方与服法的关系

经方服法，灵活多变，丰富多彩，对后世影响深远。徐灵胎说：“方虽中病，而服之不得其法，非特无功，反而有害。”实践正是如此，即使理、法、方、药各个环节处理的都很得当，若服药不得法，便会影响疗效，或出现不良反应等。经方具体服药法，可以归纳为十二个方面，详见《经方新论》。

十一、经方与禁忌的关系

禁忌之法，可分为服食之禁与服药之禁。服食之禁，如桂枝汤“禁生冷、黏滑、肉面、五辛、酒酪、臭恶等物”。乌梅丸“禁生冷、滑物、臭食等”。服药之禁，有麻黄汤、桂枝汤、大青龙汤、小建中汤、瓜蒂散等禁例。如大青龙汤本为发汗峻剂，“若脉微弱，汗出恶风者，不可服之；服之则厥逆，筋惕肉瞤，此为逆也”（38）。又如桂枝汤本为解肌发汗而止汗之方，“若其人脉浮紧，发热汗不出者，不可与之也。常须识此，勿令误也”（16）。上述可知，服药之禁实际上是强调临床治病必须要方与证相对，若方不对证，则难免误治成“坏病”。而服食之禁则是强调饮食护理问题，护理不当，便会影响疗效，或瘥后食复。

十二、经方与护理的关系

以上所述11个方面，前8点主要是医生的职责，后3点则需要护理者的配合，医护合作十分重要。医生开出了方子，下了医嘱，下一步则需要精心而适当的护理。若护理不当，就是好医生开出的好方，也难以取得好的疗效，或导致医疗事故。仲景书在“方后注”中讲了许多护理内容。讲的最详细的是《伤寒论》第一方桂枝汤方后注。如“啜热稀粥……温覆……半日许令三服尽”，让患者全身微微发汗，以及饮食禁忌等，都需要护理人员去完成。许多条文的方后注中曰：“如桂枝汤法将息及禁忌。”不止桂枝汤类解表剂需要精心护理，还有许多经方的应用，都需要密切观察病情变化及服药反应。例如，大承气汤的用法是：一剂药“分温再服。得下，余勿服”。小承气汤亦是一剂药“分温再服。初服汤当更衣，不尔者更服之，若更衣者勿服之”。《金匮要略》之乌头桂枝汤的方后注是：“……令得一升后，初服二合；不知，即服三合；又不知，复加至五合。其知者，如醉状，得吐者为中病。”以上所述的“得下”“更衣”，是应用承气汤之泻下法“中病”的反应，不可过剂，过用泻下则伤正。“如醉状，得吐者”，是服了乌头桂枝汤之后“中病”的“瞑眩”反应。《尚书·说命》：“药弗瞑眩，厥疾勿瘳。”服了乌头桂枝汤之后的“瞑眩”反应实际上是方中乌头的中毒现象。古人在长期临床实践的经验教训中观察到，乌头这样的毒性药，只有用到一定的“中毒现象”，才能达到最佳疗效。为了在使用乌头时既能取得良效，又不至于发生中毒事故，古人采取了十分慎重和讲究的用法，这从《金匮要略》中使用乌头的“五个方剂”可以体现出来，其科学的乌头减毒法可归纳为以下六点：①久煎；②与蜜、甘草、姜同煮；③从小剂量开始逐渐加量；④根据不同体质掌握剂量之大小；⑤饭后服药；⑥适当炮制。

以上所述服了承气汤之后的“中病”反应与服了乌头桂枝汤之后的“瞑眩”反应，需要医生与护理人员各尽其责，即医生明确的医嘱与护理人员密切的观察。仲景书中有关护理的内容，十分丰富，可以总结成一本《仲景护理学》。

十三、经方与预后的关系

一个医生是否高明，不但在于他该治好的病能够治好，而且在于对病入“膏肓”者能够判断预后。例如：《伤寒论》所述少阴篇之“欲愈”“可治”“不死”“难治”“不治”“死”。《金匮要略》所述水气病之“水病脉出者，死”；黄疸病之“腹满者难治”“腹如水状不治”，等等，均为判断病情预后之词。若不知其死，焉知其生？不明生死，盲目处方，焉为良医？

预后之测，还有一层意思，就是辨服药之预后。例如，服大青龙汤后，“一服汗者，停后服。若复服，汗多亡阳遂虚，恶风，烦躁，不得眠也”。服五苓散后，“多饮暖水，汗出愈”。服白通加猪胆汁汤后，“脉暴出者死，微续者生”。服小柴胡汤后，“必蒸蒸而振，却发热汗出而解”。上述皆判断服药之预后，非学验俱丰者，难有如此真知灼见。

此外，《伤寒论》第58条曰：“凡病，若发汗，若吐，若下，若亡血，亡津液，阴阳自和者，必自愈。”第59条曰：“大下之后，复发汗，小便不利者，亡津液故也，勿治之，得小便利，必自愈。”此皆判断病情之预后，非良医莫为。

《医宗必读·卷九·喘》有一个病案，体现了明代医家李中梓判断预后之真知灼见，引录如下：“社友孙某某令爱，久咳而喘，凡顺气化痰、清金降火之剂，几于遍尝，绝不取效。一日喘甚烦躁，余视其目则胀出，鼻则鼓煽，脉则浮而且大，肺胀无疑矣。遂以越婢加半夏汤投之，一剂而减，再剂而愈。余曰：今虽愈，未可恃也，当以参术补元，助养金气，使清肃下行。竟因循月许，终不调补，再发而不可救药矣。”此案发人深省，示人以大法及预后于案语之中。潜心读之可知，此案病机必属上盛下虚，本虚标实，故以越婢加半夏汤治标救急，缓则“当以参术补元，助养金气”，以固根本。急则治标，缓则治本，医者皆知，但施治不当，仍然无效。如此案前医治法亦属治标，为何“绝不取效”？关键在法不妥，方不专，方证不对，故而无效。

十四、经方与时方的关系

这个题目的探讨已超出了仲景书的范围。但是，为了与时俱进，为了明确经方与时方的关系，为了更好地用好经方与时方，这个题目有必要谈一谈。

经方是医圣张仲景之方，时方乃汉代之后至清代诸贤之方。刘渡舟先生晚年发表“古今接轨论”一文，探讨的就是经方（古方）与时方（今方）的关系以及二者如何“接轨”，很值得我们学习。

经方与时方的关系如果比作“母子”，则经方是母（方），时方是子（方）。如果比作“树干与树枝”的话，则经方是树干，时方是树枝。汉代之后至清代的历代中医学家在长期的临床实践中，以经方大法为根本，发挥他们的聪明智慧，创立了自己的经验方，这诸多名医的经验之方，我们称之为“时方”。

上述可知，经方与时方具有密不可分的“血缘关系”。这种关系从一个经方——“黄芪桂枝五物汤”与一个时方——补阳还五汤之联系可体现出来。黄芪桂枝五物汤（黄芪、芍药、桂枝各三两，生姜六两，大枣十二枚），载于《金匮·血痹虚劳病》篇，主治血痹，成因是营卫不足，外邪乘虚痹于肌肤血络，而表现“身体不仁，如风痹状”。补阳还五汤（生黄芪四两，归尾二钱，赤芍一钱半，地龙、川芎、桃仁、红花各一钱）载于《医林改错》，主治“元气亏五成”所致的“半身不遂，口眼㖞斜，语言謇涩，口角流涎，大便干燥，小便频数，遗尿不禁”等。这两方无疑一是经方，一是时方，创制的年代相隔一千多年，有无联系？有何联系？《医宗金鉴·杂病心法要诀》之相关论述说：“黄芪（桂枝）五物汤，治因虚卫风，中人经络而病半身不遂者。然审其人若舌强难言，神气不清，则是痰火为病，不宜此方。若心清语謇，舌软无力难言者，乃是营卫不足之病，宜用此方。……此方屡试屡效者，其功力专于补外，所以不用人参补内，甘草补中也。”这就清晰地表明，吴谦等医家发挥了黄芪桂枝五物汤的临床应用，用之治疗中风“中人经络而病半身不遂者……屡试屡效”，真良善之方也。晚于吴谦时代的王清任创制补阳还五汤，王氏是否师经方（黄芪桂枝五物汤）之大法，是否了解吴氏对黄芪桂枝五物汤的发挥应用，《医林改错》未见表述，故不得而知。王清任著书行文特点是：直述经验，不引经据典。并强调说：“余著《医林改错》一书，非治病全书，乃记脏腑之书也。”（见《自序》）“……因前人创著医书，脏腑错误”（《上卷·医林改错脏腑记叙》）。这说明，王氏之“改错”，改的是前人对脏腑认识之错误。但综上所述可以得出结论：经方黄芪桂枝五物汤与时方补阳还五汤之制方大法基本相同。这体现了中医学之大经大法的临床指导意义——垂训千古。只要下一番功夫，真正掌握了中医学经典精华，临证可与古圣先贤神灵相通，达到不谋而合之境界。

十五、经方与现代药理研究的关系

近半个世纪以来，随着现代科学的发展，以现代科学手段研究中医中药越来越深入，取得了某些成果。对方药的研究，开始是单味药的研究，逐步提高到复方的研究。复方研究主要是经方，取得了成果，开发了市场。在这方面日本、韩国走在了我们前头，不可等闲视之，要有危机意识与历史责任感！

广州的陈纪藩教授说：“经典名方以其多途径、多环节、多靶点的作用特点和较少的毒副作用，引起高度重视，经方研究热潮正在世界范围内方兴未艾。……中医药走向世界已是大趋势。……随着科技的进步和研究的不断深入，经方必将为人类健康事业做出更大的贡献。”（《经方临床应用》第41页）这是对经方科学内涵的肯定与开发前景的展望。

借助现代科学技术研究经方取得的成果，展示了经方的科学性，显示了中医药学古而不朽、老而不衰的无限生命力。这使我们增加了学好经方、用好经方的积极性。

需要明确的是：仅凭借药理研究能不能用好经方呢？我的回答是：不能。药理研究只能作为认识、运用经方的参考，用好经方必须以正确理解原文为主。我曾经有过教训，走过弯路。那是几十年前在省中医院病房工作期间，有一个从省二院转过来的发烧病人，已经1个多月了，由于低热不退、病因不明转来我院。我当时正热衷于中药的药理研究，就选择具有清热解毒作用的中药组方治之，却低热如故。细心观察患者，舌红嫩少苔，脉细略数。辨证给予甘寒养阴佐以益气方而低热渐退。这使我领悟，中医治病，关键是辨证。再有前面讲述的“初步临床”用经方的成功案例，便转向在经典经方上下功夫，例如：抓紧上班之前在病房凉台上背条文，下班后回家的路上背条文。总之，发扬古人“三上”精神，努力学习中医经典。

十六、经方与西医西药的关系

经方乃至整个中医药学，是自古以来中华民族防病治病的主要方法。随着现代医学的崛起，西医西药输入我国，打破了中医“一统天下”的局面。目前，面对中西医并存，中西药并用的现实，如何接受新事物，研究新问题，接受“挑战”，继续发挥中医药的优势，显示经方新奇的疗效，为中国人民乃至世界人民的健康服务，这是我们作为现代中医的神圣职责！公平而论，对于疾病的诊断与治疗，中医与西医各有优势，也各有不足。面对这样的现实，我们要不断地学习，既要像医圣张仲景那样“勤求古训，博采众方”“精究方术”，吸收古今名医大家及“走方郎中”各家之长，又要吸取现代科学、现代医学优秀成果，为我所用，“扬长避短”，以利于救治病人。有临床经验者都会有这样的体会：西医西药治不了、治不好的疑难杂病与危急重症，我们中医治疗可能会有“山重水复疑无路，柳暗花明又一村”的奇迹！这峰回路转而脱离绝境的“诀窍”是什么？就是中医药学蕴藏的智慧，就是辨证论治，就是方证相对，就是经方的神奇！这样的例子何止一二，何止成千上万！在我编著的《伤寒杂病论研究大成》之“验案精选”一项，收录了古今医家、现代学者及笔者大量的运用经方的案例，请参考。

下面我简述2013年春节前后在海南诊治的一个发热案例。患者61岁，是一位老干部，发热数天，邀中医会诊，我看到病人，诊脉望舌，询问病情，患者已经用过几天西药治疗，体温38℃上下，肌肤微热，扪之湿润，微微咳嗽，咽干隐痛，咽部紫红，脉滑略弦，舌暗红苔少微黄。辨证治法如下：病因外感，加之公务繁忙不得休养，外邪犯咽影响及肺，化热伤阴，蕴热不解。治当清热透邪，宣肺利咽，佐以养阴。处方以麻杏甘石汤加味：麻黄10g，生石膏30g，炒杏仁10g，生甘草10g，金银花10g（后下），连翘15g，玄参10g，麦冬10g。1剂，水煎后当日下午始分3次温服（服药约间隔3小时），汗出热退止后服。在我会诊的同时，西医专家组也在会诊。第二天大年初一的上午二诊：患者说昨天服药两次，夜间出了很多汗，发烧已经退了，今晨体温36℃多点，稍感咽部不适，有些疲乏。保健医介绍说，昨天西医会诊为了尽快退热，用了点激素等治疗。我听了上述情况，既松了一口气，又有些担心。担心的是中药+激素，出汗太多，伤了正气阴液，恐怕体温再升高。处方：银翘散以清解残余热毒，佐甘寒益气养阴以扶正。庆幸的是，初二上午三诊时说，体温昨晚略有上升，37℃上下，今晨36℃多，守二诊方略作加减，数日病趋恢复，因其舌红少苔，咽部不适，望之咽部发红充血，有慢性咽炎病史，故最后以麦门冬汤收功。这个病人的治疗经过有何经验教训呢？经验是：中西药并治，效果好，退热快。教训是：本来中医清透之方就有发汗作用，再用激素发汗退热，使之大汗伤阴，如此中西医缺乏沟通，应引以为戒。再联系前面讲过的那个发热50多天以白虎汤治愈的案例可以说明，中医治外感热病有一定优势及特色。激素退热要慎用，必要时应用要适当配合西药。激素配合中医中药治疗如何，这是需要深入研究的课题。

结　语

本文乃根据笔者几十年的经典研究与临床经验，全面探讨了用好经方涉及的方方面面，这诸多方面可总结、归纳为十六大关系，即经方与原文、与治法、与辨病、与辨证、与主症、与剂量、与剂型、与炮制、与煎法、与服法、与禁忌、与护理、与预后、与时方、与现代药理以及与西医西药等。这十六大关系，体现了中医工作者研究经典的功夫与临床运用经方的水平，有的方面，如煎法、服法、禁忌等，需要护理人员的密切配合，最后三个方面需要有学贯古今的学识和与时俱进的意识。

总而言之，仲景书之方，不论小方、中方、大方，均配伍严谨，各有法度。“药有个性之特长，方有合群之妙用”。药物经过有法度的配伍后，则不止是各个单味药的作用，也不止是各药作用简单的相加之和，而是“许多力量融合为一个总的力量而产生的新力量”（马克思语）。而经方的“精”就在于此。正因为经方是古圣先贤智慧的结晶，我们才有必要下一番功夫研究它，融会贯通之，学以致用，提高疗效，服务于民众。

张永杰主任医师运用经方大法治疗杂病验案5则

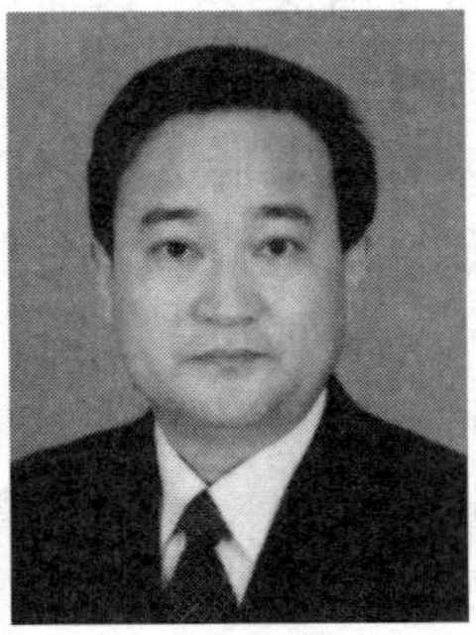

简介 张永杰（1956~），汉族，山东省海阳市人。主任中医师、教授、海南省中医院党委书记。享受国务院特殊津贴专家，海南省有突出贡献优秀专家，全国老中医药专家学术经验继承工作指导老师，广州中医药大学硕士研究生导师。兼任中华中医药学会常务理事，海南省中医药学会常务副会长，海南省药学会副理事长。曾先后荣获“中国首届百名杰出青年中医”及“全国中青年医学科技之星”荣誉称号；2007年被评选为“海南省最具社会价值十大杰出医疗卫生专业技术人才”；2010年荣获“中国医师奖”。从事中医药临床与科研工作三十余年，擅长治疗内科疑难杂病，尤其对冠心病、心律失常、病毒性心肌炎、高血压病、糖尿病、风湿性疾病以及神经内分泌失调、亚健康综合征等病症的诊治具有丰富的临床经验，疗效显著。在临床工作中，秉承张仲景“勤求古训，博采众方”的精神，致力于传承和学研好《伤寒论》和《金匮要略》等经典。

笔者几十年来在临床中深深体会到：秦汉时期的经典为中医药学之根，仲景书是从事临床的必读之书。临床学习看病处方，不得不从经方开始。经方大法用之得当，疗效显著。以下例举验案5则。

一、头痛（神经性头痛）

戴某，男，41岁，工人。2013年7月18日初诊。患者自述巅顶头痛1年余，服用多种药物治疗无明显效果，头部CT及MRI检查无异常。西医诊断为“神经性头痛”。现巅顶部头痛，持续不休，并经常胃脘隐痛伴紧缩之感，泛恶、呕吐痰涎，纳差，二便正常，舌淡红苔薄白而水滑，脉沉弦。诊断：头痛。辨证：肝胃虚寒，浊阴上逆。治则：温肝暖胃，祛寒降逆。处以吴茱萸汤：吴茱萸10g，党参10g，生姜20g，大枣6枚。3剂，日1剂，分3次服。二诊：2013年7月22日。服药后感觉巅顶头痛减去大半，胃脘亦感舒适，惟仍时发泛恶，效不更方，原方加砂仁6g以和胃。三诊：2013年7月26日。再服药3剂后，头痛消失，偶发干呕，水滑苔消失，守方适当加减，瘥后调理3剂而愈。

原按 吴茱萸汤证于《伤寒论》凡三见：一是阳明病篇第234条；二是少阴病篇第309条；三是厥阴病篇第378条。还见于《金匮要略·呕吐哕下利病》篇第8、9条。本案即谨遵《伤寒论》所曰“干呕，吐涎沫，头痛者，吴茱萸汤主之（378）”而处方。因足厥阴肝经与督脉会于头顶，肝胃虚寒，饮停于内，循经上逆而诸症频作，故取吴茱萸汤原方并参考其原剂量施治取得良效。

编者按 本案验证了林亿等所说：“尝以对方证对者，施之于人，其效若神。”（宋版《金匮要略方论》序）方证相对，即用原方；用之得当，必有良效。这是古今医家用好经方的宝贵经验，也是用好经方的捷径。而走上这条“捷径”的方法就是熟读背诵仲景书原文。背原文是学好仲景书、用好经方的基本功。因此，有志于用好经方，成为良医者，必须下点苦功夫记诵条文。

二、汗证（自主神经功能失调）

林某某，女，64岁。2014年1月9日初诊。汗出2年，加重1个月，白昼汗出，动者更甚，恶寒怕风，夜晚盗汗，出汗前阵发性潮热后汗出，甚者汗出如洗，汗出后自觉热退，伴全身困倦，便秘2~3天一次，睡眠稍差，舌淡红苔薄黄少津，脉沉细。平素易感冒。西医诊断：自主神经功能失调。中医诊断：汗证之自汗、盗汗。辨证：寒热错杂。治则：调其寒热，收敛止汗。处方以乌梅丸加减：乌梅20g，黄连10g，黄柏5g，附子10g，细辛5g，干姜5g，桂枝10g，黄芪20g，当归10g，白芍10g，浮小麦30g，仙鹤草40g，防风10g，甘草5g。3剂，日1剂，水煎服。二诊：2014年1月13日。服上方后汗出无明显变化，但恶寒怕风稍改善。本案患者病情比较复杂，初诊只是试探用药，因患者服后无不适，守方7剂继服。三诊：2014年1月21日。患者自汗明显减少，且恶寒怕风消失，阵发性发热亦明显减轻，但盗汗稍改善，大便稍干硬难解，仍守方重用乌梅30g，当归20g，仙鹤草60g；加知母20g，地骨皮20g。再服7剂。四诊：2014年1月29日。患者汗出如常，诸症消失而愈。

原按　自汗者气（阳）虚，盗汗者阴虚，乃医道之常识。此患者白昼汗出，恶寒怕风，乃气（阳）虚而卫外不固；夜晚盗汗，出汗前阵发性潮热后汗出，乃阴虚盗汗无疑。患者既有气虚自汗，又有阴虚盗汗，故辨为寒热错杂证。乌梅丸为医圣张仲景治疗蛔厥之名方，但历代医家根据该方的药物组成，认为该方所治寒热错杂者，既有上热下寒，又有里热表寒，或昼寒夜热之证。故试用乌梅丸，稍事加减，竟获治愈。另外仙鹤草性味苦、涩、平，常用量为10~15g，能收敛止血，止痢，杀虫。现代药理研究用之大剂量30~60g能收敛止汗。熟读王叔和，不如临证多。读经典，做临床，确是临床提高辨证能力之根本。

编者按　乌梅丸酸、苦、辛、甘四味兼备，寒热补泄并施，以适合厥阴病寒热错杂之基本病机。历代善用乌梅丸的医家首推叶天士，叶氏化裁乌梅丸是根据其方药性味而扩充用之，以治疗许多杂病及温病，扩大了本方运用范围。乌梅丸之酸能收能柔，苦能泄能降，辛能通能行，甘能补能缓，集四味于一方也。叶氏在化裁中始终以酸味药为主，辅以苦、辛、甘。本案以乌梅丸方重用乌梅，并加白芍之酸，以及加黄芪、小麦、甘草之甘，防风之辛等，随证加减，故两年汗证取得良效。

三、历节病（类风湿关节炎）

余某，女性，48岁。首诊日期：2012年11月22日。反复关节疼痛、肿大变形6年余，加重3个月。患者于6年前开始反复出现双下肢踝关节交替性红肿疼痛，起初不予重视，服用醋氯芬酸肠溶片、依托考昔等止痛药，热水沐足后可缓解。1年前患者病情加重，两手腕、食指关节亦相继疼痛、肿胀变形、展伸不开，活动受限。曾多次寻求西医治疗。近3个月来关节疼痛反复发作，遇冷加剧，给予消炎止痛、激素类药物服用后症状减轻不明显。现双踝关节肿大、疼痛拒按，两手腕、食指关节僵硬、略有畸形，平素怕冷，纳食欠佳，小便尚调，舌质暗苔白腻，脉沉。实验室检查：血沉36mm/h、RF阳性，补体C3 1.74g/L、免疫球蛋白M 0.46g/L。X线检查可见软组织肿胀、关节间隙变窄、关节周围骨质疏松。西医诊断：类风湿关节炎。中医诊断：历节病。治法：祛风除湿，通阳散寒，佐以清热。处方以桂枝芍药知母汤加减：桂枝12g，白芍9g，知母12g，附片（制）10g，白术15g，防风12g，草乌5g，骨碎补25g，徐长卿15g，蜈蚣10g（冲服），乌梢蛇10g（冲服），甘草10g。7剂，日1剂，水煎服。熏洗方：制川乌20g，草乌20g，桂枝15g，桃仁30g，红花20g，苏木30g，细辛30g，大黄20g，威灵仙30g，伸筋草30g，鸡血藤30g。水煎外洗，布包药渣外敷患处。二诊，患者无中毒症状。服药7剂后疼痛明显减轻，守方加鸡血藤25g活血通络。继予熏洗方外用。三诊，再服药7剂，肢体活动、疼痛好转，行走较前明显利索。予上方加黄芪30g，黄精20g。仍配合熏洗方。四诊又服药7剂，腕、踝关节肿胀亦有好转，关节处按压疼痛不明显，四肢关节外观虽然仍变形，但活动尚可，能劳作。先后共诊12次，服药80多剂，配合中药熏洗，病情逐渐好转。嘱继续内外兼治以资巩固。避风寒、注意保暖，半年后随访未见复发。

原按　笔者从医数十年，对痹证的诊治积累了一定的经验。来海南工作20多年，观察海南地理因素，地处亚热带地区，四周环海，常年湿热，故认为海南地区痹病多是以湿为主（《说文解字》："痹，湿病也"）。其人素体亏虚或腠理开泄，湿邪夹风、寒、热、痰、瘀等致病因素，乘正气亏虚侵袭人体。病之初期在皮肤、腠理，入于肉则不仁，入于皮则寒；袭人经络，入于骨则重而不举，入于脉则血凝不流，入于筋则屈而不伸。病至晚期，失治误治日久不已则肢体关节变形、肿胀，形如“天鹅颈”“鹤膝风”“尻以代踵，脊以代头”等，以及邪入内脏证候。总之，痹证以湿邪为主，贯穿始终，久病必虚，久病入络，久病及肾。故对痹证日久者治疗大法为祛邪与扶正兼顾，祛邪针对风、寒、湿、热之兼夹而治之；扶正以肝、脾、肾何脏虚为主而治之，但以祛除湿邪与扶助阳气为主。本案就是辨证论治，以祛邪与扶正为大法，以桂枝芍药知母汤为主方，加入虫类通络药，内外兼治，守方守法，坚持治疗而取效。

编者按 本案之理论见解与治疗经验很有参考价值。盖痹证之理论渊源为《内经》及仲景书。《内经》有“痹论”专篇；仲景书有湿病、历节病之诊治。本案证候特点，颇似历节病之桂枝芍药知母汤证。此方证以病程日久，正虚邪痹为基本病机。所谓正虚，为气血阴阳俱不足；所谓邪痹，为风寒湿热诸邪兼夹而为痹。杂合之病，则需要杂合之方施治，故仲师创制了桂枝芍药知母汤。本案师法仲景，善于变通，融纳新知，切合病情，故取得较好疗效。

四、水气病

1. 特发性水肿 闫某某，女，68岁，2014年8月2日初诊。患者自述20年前无诱因出现全身水肿，诊断不明，经治疗后症状消失。20年未复发，近半年来无诱因出现全身水肿、肿胀，以右半身明显，曾到海南省人民医院及海南农垦总医院住院检查，排除肝源性、肾源性、心源性及甲状腺疾病等原因，且四肢血管检查未见病变。给予利尿剂可缓解，但停药又复发，持续半年时轻时重，给患者心理造成极大负担，自以为患不治之症。现全身浮肿，以右半身明显，四肢僵硬，双下肢膝关节以下指凹性水肿，怕冷，全身困倦乏力，舌淡暗苔薄白，脉沉细。血压正常。诊断：水肿之阴水。辨证：脾肾阳虚，水湿内停，瘀水内阻。治则：温肾化气，活血利水。处方以真武汤加减：附子20g（先煎1小时），茯苓20g，白术20g，白芍10g，桂枝15g，泽泻30g，猪苓20g，益母草50g，泽兰20g，牛膝20g，丹参20g，蝉蜕10g，防风10g，苍术10g，甘草5g。3剂，水煎服，日1剂，并给予心理疏导，增强信心，嘱患者治疗前后称体重。二诊：2014年8月7日。患者服药3剂后，全身浮肿明显减轻，精神好转，全身轻松，尿量增加，怕冷好转，但稍感腹胀。体重减轻2.5kg左右，信心大增。守原方加莱菔子10g，茵陈20g。三诊：2014年8月19日。再服药10剂后，颜面水肿消失，双上肢关节活动轻松，双下肢踝关节以下轻度水肿，困倦乏力改善，无怕冷，舌质转为淡红。仍守首方，略微加减，继服15剂以巩固疗效。电话随诊无复发。

原按 水肿病治疗方法颇多，而发汗、利尿、泻下三大法则为其治标的基本治法。这三法源于《素问·汤液醪醴论》中所谓的“平治于权衡，去宛陈莝……开鬼门、洁净府”。张仲景《金匮·水气病篇》第18条曰“诸有水者，腰以下肿，当利小便；腰以上肿，当发汗乃愈”。第11条曰：“……病水腹大，小便不利，其脉沉绝者，有水，可下之。”这是对《内经》三法的发挥论述。后世医家又不断充实和发展，如朱丹溪将水肿分为阴水、阳水；唐容川认为：“须知痰水之壅，由瘀血使然，但祛瘀血，则痰水自消。”张景岳说“治水者必先治气”。先贤所论使治疗水肿的方法日臻完善。该患者的治疗，就是以先圣后贤的理论为指导，方选真武汤加减，配合健脾、祛湿、活血之品治之而肿消病除。

编者按 本案例突出的学术价值，是在辨证以真武汤温阳健脾利水的基础上重用活血药。这里涉及一个很值得重视的理论之解析，即《内经》所谓的“去宛陈莝”。《内经》之最早注本是隋·杨上善《黄帝内经太素》，若据《太素》之文，则应在“去宛陈”（宛，通郁，郁结；陈，陈久）处断句，“莝”（斩草）字疑为衍文。《太素》注云：“宛陈，恶血聚也，有恶血聚刺去也。”那么要问：血与水是何种病理关系呢？仲景书曰“血不利则为水”（《金匮要略·水气病》篇第19条），是讲女子经水不通可致水病。引申其义，凡血分病日久可演变为水气病，而水气病日久也可造成血分病。再联系本病案，患者乃阳虚水停，影响血分而致瘀。故以真武汤为主方治本，加入益母草、泽兰、丹参、牛膝等活血化瘀药，特别是益母草与泽兰二味，即活血又利水，一药两用，并切合病情，再重用之，疗效更著。

如此方证相对之方，治必取效也。

2. 甲减性心脏病　陆某，女，59岁，2014年1月28日浮肿逐渐加重而就诊。患者10年前有甲亢病史，行^{131}I治疗，自称甲亢治愈，未复查甲状腺功能。半年前患者开始出现浮肿，开始时以眼睑浮肿为主，未予重视，逐渐出现双下肢浮肿，伴畏寒、乏力，毛发脱落，记忆力减退。现全身浮肿，神疲乏力，心悸，胸闷，活动后气促，小便短少，大便干硬，舌暗苔白滑，脉沉涩。经甲状腺功能、超声心动图检查：心包少量积液，双侧胸腔积液等。西医诊断：甲减性心脏病。中医诊断：水肿之阴水（阳虚饮瘀）。治则：温补肾阳，健脾利水，温心通脉，活血化瘀。予真武汤加味：附子10g，白术10g，茯苓15g，白芍10g，生姜10g，桂枝10g，猪苓15g，泽泻10g，泽兰15g，黄芪20g，防己10g，肉苁蓉20g，仙灵脾10g，葶苈子10g，益母草30g，甘草5g。每日1剂，水煎服。同时每日晨起顿服左甲状腺素片50μg。嘱患者每周用鲤鱼加入黄芪20g煮汤，食疗2~3次。2周后患者浮肿、乏力、畏寒等症状减轻。继续巩固治疗1个月后浮肿消失，诸症状明显改善。复查甲状腺功能：促甲状腺激素由131.47μIU/ml下降至10.10μIU/ml。停服汤剂改用金匮肾气丸，晨起顿服左甲状腺素片剂量不变，每日早上食服生姜片。2个月后复查甲状腺功能未见异常。

原按　甲状腺功能减退性心脏病（简称甲减性心脏病）是在甲状腺激素分泌、合成缺如或生物效能不足的基础上，引起机体新陈代谢率低下并伴随心脏受损为特点的疾病。该病由于多见浮肿、心悸等，故归属“水肿”“心悸”等范畴。其发病原因有禀赋不足、久病失治、年老体弱、劳倦内伤等。笔者认为甲减性心脏病的基本病机是肾阳亏虚，而心脾阳虚是其演变证候，其饮瘀互结贯穿于甲减性心脏病发病始终。结合临床，从早、中、晚三期对该病进行辨证论治。甲减性心脏病晚期以心脾肾阳虚、饮瘀互结为主要病机；以“温补肾阳，健脾利水，温心通脉，活血化瘀”为基本治疗大法。上述案例予真武汤温先天之肾阳并能利水祛寒；苓桂术甘汤温补后天之脾阳，同时运化水湿，该方中又蕴含着桂枝甘草汤辛甘化阳以温心阳，通血脉；防己黄芪汤益气健脾利水。如此三方联用药专力强，共同温阳利水。另外因饮瘀互结贯穿于甲减性心脏病病程始终，尤其是在该病中、晚期水饮与瘀血证候突出时，宜用葶苈子以清泻胸中之水饮（现代研究葶苈子有加强心肌收缩之功），并选用既能活血又能利水的泽兰和益母草等。如上复方诸药治之，施治得当，故取得疗效。

编者按　中医与西医并存的现代，打破了古代中医“一统天下”的局面。作为现代中医工作者，必须审时度势，与时俱进，接受新事物，研究新问题。如何发挥中医学传统的优势与特色，以诊治西医学诊断的疾病，特别是西医西药治无良策，治不了、治不好的棘手之病，这是现代中医随时面临的现实课题，也是衡量中医水平，考察是否中医良医之标准。上述5则案例，特别是后3则，就彰显了中医之优势、特色与良医之水平。

曹东义主任医师对《伤寒论》《汤液经》《辅行诀》关系求索

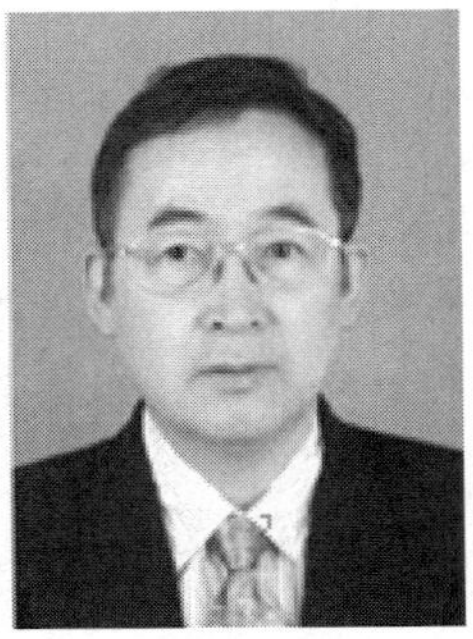

简介 曹东义，男，生于1958年，主任中医师。现任河北省中医药科学院副院长、河北中医学院硕士研究生导师、河北省第四批师带徒指导老师。兼任中国哲学史学会中医哲学分会常务理事、中华中医药学会亚健康分会副秘书长、河北省中医药文化交流协会副会长、中医学会常务理事、中西医结合学会呼吸专业常务委员，以及《燕赵中医药丛书》执行主编、《中医药与亚健康》杂志主编、《国医年鉴》副主编。国医大师邓铁涛、朱良春先生的徒弟。主持省和国家多项课题，发表论文180多篇，出版《中医外感热病学史》《中医群英战SARS》《回归中医》《捍卫中医》《关注中医》《中医近现代史话》《永远的大道国医》《中医大智慧》等著作18部。善于治疗呼吸道疾病、风湿病，调理亚健康。

编者按 曹东义医师，当今中医界后起之秀也。他以弘扬中医事业为己任，为了中医振兴，针对中医时弊，奋笔疾书，呐喊疾呼！其热爱中医的赤子之心可圈可点。本文长达万字，本书只是节录了部分内容。

皇甫谧《针灸甲乙经·序》说："伊尹以亚圣之才，撰用《神农本草》，以为《汤液》。"这是说《汉书·艺文志》所收载的《汤液经法》为商朝宰相伊尹所作；他又说："仲景论广《伊尹汤液》为数十卷，用之多验。近代太医令王叔和撰次仲景遗论甚精，皆可施用。"这就为人们揭示了一个千年难解之谜：《汤液经》的内容是什么？它与张仲景《伤寒论》有何关系？为什么张仲景自己不说撰用《汤液经》？

这一系列的难题，我们难以一下子解开。但是可以看看《辅行诀》是如何被发现的，可信吗？它有哪些内容值得重视？

不足一万字的《辅行诀脏腑用药法要》，在世人不断质疑的声音里，艰难而顽强地走过了40年，并且以其独特的学术价值，具备了穿越时空的能力，既植根于历史，也将影响未来。或许它将成为未来流行的经典，只是我们这些局中人身陷谜团而不知罢了。为了解开这个"谜团"，中国中医研究院及北京等许多医史文献专家（王雪苔、马继兴等）、中医药学专家对其进行了艰难曲折的调查、求证及研讨工作。今年陆续出版了相关研究著作（《辅行诀五脏用药法要传承集》《辅行诀五脏用药法要研究》等）。

我们说《辅行诀》有价值，不仅仅是因为其中保留了《汤液经》的部分内容，是与张仲景《伤寒杂病论》同源而异流的传本，更重要的是它与《黄帝内经》看待人体的角度不一样，它更鲜明地体现着道家的医学思想，是道家医学的典型代表，或者属于道家医学的经典。

《黄帝内经》之中虽然有道家影响，其中有270多处提到"道"字，但是道家思想只占《内经》的一部分，而《辅行诀》之中关于人体的认识，完全被道家思想所统领。

《内经》面对病患人群，把健康作为最高追求目标，治病是很重要的过程；道家引领时尚人士，认为"入真景""得永年"是终极目标。没病容易达到道家的理想境界，有病则难以实现其终极目标。

陶弘景远离尘世，在茅山修行，为的是达到道家的"永年"境界，也就是俗话说的长生不老。

《辅行诀》卷子的开头，有伏羲、神农、黄帝之像，也有二十八宿之图，把人放在天地时空之间进行论述，人体与生命都是高度时空化的整体。它在治病方面重视脏腑虚实辨证，无非是重视阴阳五行学说对人体的统辖作用，其“五行体用互含”学说，也是把人体与天地万物融为一体的基本法则。

《辅行诀》虽然是源于陶弘景的一部著作，晚出于南北朝时期的梁代，但是由于作者的世界观深受道家思想影响，其著作就具备了道家医学“开宗立派”的独特价值，称其为一部经典也不为过。

《易经》《老子》《论语》等流传百世的经典，都只有五千言左右。《辅行诀》九千多字，也是一部百读不厌的经典，其中道术并重，有方有论，所包含的思想博大精深，值得研究与传承。

傅延龄教授谈导师刘渡舟先生经验并解析桂枝汤证及其在儿科病中的应用

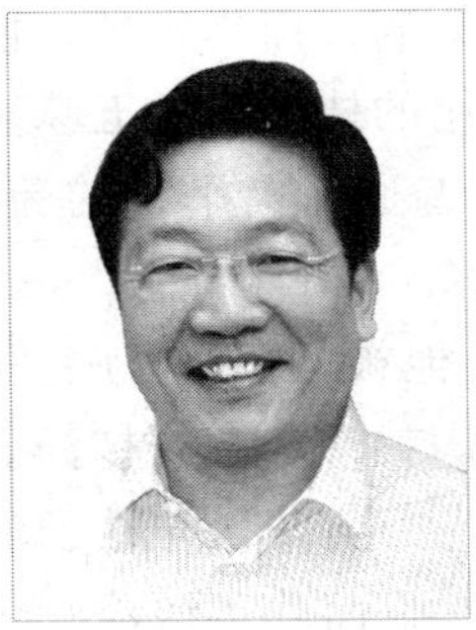

简介 傅延龄，1959年5月生，湖北省监利县人。医学博士，北京中医药大学教授，主任医师，博士研究生导师，继续教育学院院长，享受国务院特殊津贴专家。兼任中华中医药学会方药量效研究分会副主任委员、中华中医药学会对外交流分会副主任委员、世界中医药学会联合会方药量效专业委员会副主任委员、世界中医药学会联合会经方专业委员会副主任委员、中华中医药学会张仲景学说分会常委、世界中联考试与测评委员会常委、北京市中医药学会对外交流委员会副主任委员、中国老年保健学会理事、英国密德萨斯大学客座教授、欧洲中医基金会执行委员、马来西亚英迪大学客座教授，等。

傅延龄教授出生于中医世家，为我国著名中医学家刘渡舟教授的学术继承人，获得原国家人事部、卫生部和中医药管理局颁发的出师证书，是我国少数既有中医家学，又接受了从本科到硕士和博士完整大学教育，并且是完成国家级师徒式培养的中医专家，长期从事中医临床医疗、科学研究及教学，具有近30年的临床诊疗经验。曾主持多项国家级、省部级科研课题，编写出版50多部医学论著、译著，发表论文150多篇，包括主编我国第一部《伤寒论》研究辞书——《伤寒论研究大辞典》、我国第一套全面反映张仲景医学研究成果的《张仲景医学全集》共10册500万字。培养了近百名硕、博研究生和徒弟，桃李遍布世界各地；先后到30多个国家和地区进行中医药学术交流，在CCTV数台以及BTV等地方电视台、高校、企业、机关、社区及社会团体做中医养生保健讲座、中华传统文化讲座，深入浅出，融合古今，汇通中西，科学性、通俗性、生活性俱佳。

编者按 傅延龄教授为我国现代研究伤寒的著名专家李培生、刘渡舟先生的研究生，并为刘老高徒。编者我十分羡慕其师从名师的经历，但机会已失，时不再来，只能发奋自强。人们常说“名师出高徒”。用这句话评价傅教授恰如其分。屈指算来，我与傅教授相识已20多年，密切合作是始于协力编著《仲景方药古今应用》，本书“下篇”参考了他主编的《伤寒论研究大辞典》。傅教授为《应用》“附文”提供了医论三则：①论《伤寒论》研究重点的战略转移；②《伤寒论》医学现象；③对《伤寒论》麻黄剂的认识与应用体会。这次《仲景方药古今应用》修订再版，傅教授又应邀贡献新的论文。本文是一篇深入浅出、引人入胜、学以致用的好文章。

首先，我先跟大家讲一个故事，也是一个医案。这个医案是刘渡舟教授的一个医案。刘渡舟教授是我们中国当代最著名的中医学家之一。有一次，他的门诊来了一位年轻的女性患者，这位患者的症状是全身的肌肉、关节疼痛。她是辽宁人，长时间在日本生活和工作。她在日本得了这个病，多次看医生，得不到确切的诊断，治疗也没有效果。后来因为医疗费用的问题，她在日本没有买保险，再也承受不了沉重的医药费用，就回到中国来治疗。刘老给她看过舌脉以后，开了一个方子。大家知道刘老是经方大家，他对经方的运用是炉火纯青、出神入化的。他开的方子一般都很简单，寥寥几味药。刘老给这辽宁女青年开的处方仅仅六味药。老实告诉大家吧，我当时没有看出来老师开的是一个什么方子。患者吃了1周的药以后，疼痛大减。吃完2周的药以后，疼痛基本上就消失了。这么简单的一个处方，这么迅速的疗效，让我惊醒过来，赶快看看老师开的是一个什么方子。大家猜猜是什么方子？这就是我们大家都不会陌生的《伤寒论》中的方子——桂枝新加汤，全称是桂枝加芍药生姜各一两人参三两新加汤。桂枝新加汤主治什么病？它主治的病症就是身疼痛。《伤寒论》说："伤寒，发汗后，身疼痛，脉沉迟者，桂枝加芍药生姜各一两人参三两新加汤主之。"这个医案给我留下了十分深刻的印象。

再讲刘老治疗的一则医案。前面我已经讲过，桂枝汤是一个补剂。这则医案可以进一步告诉我们，桂枝汤是一个补剂。"刘某，男，18岁，农民，早婚。平素体弱气怯，婚后半年，出现腰酸腿软，头晕耳鸣，小便频数而短，淅淅恶寒，双下肢有冷麻感，夏伏天裹棉衣仍感肢冷，动则汗出，纳差腹胀，口中甜腻，夜寐多梦，思色欲动，体质日衰。"大家看看这个病怎么治疗？如果这个病例由我们来治，我们会怎么治疗？"为此，其妻暂住娘家，让患者在家静心疗养，用人参、鹿茸培补无效。"我想多数医生都可能会用参、茸培补。参、茸培补无效，患者便去找刘老治疗。刘老见其人形瘦气怯，面色萎黄，神衰，语声低微，切两脉沉细而弱，舌质红嫩，苔少。刘老判断"此因房劳过度，耗气伤精，阴阳亏损"。阴阳亏损该怎么治疗呢？一般人都会想到六味地黄丸。告诉大家吧，刘老曾经给我讲过，有些医生一见腰痛，便用六味地黄汤，但多数都收效甚微。刘老说，他的老师传授给他一条经验，腰痛用五苓散治疗，效果很好。我在临床上发现，相当大一部分腰痛病例，用五苓散的疗效确实比六味地黄汤好。现在这个病例是阴阳两虚，如果你是医生，你会怎么治疗？你会不会用六味地黄加味？比如像这个医案里讲的那样，加人参、鹿茸培补元气？刘老没有用六味地黄，没有用参、茸，而是用桂枝汤调理阴阳。刘老说的"调理"，依我看就是调补。刘老的处方是桂枝15g，白芍15g，炙甘草6g，生姜6g，大枣10枚。5剂。这里我特别说明一下，刘老用大枣的用量比较大，用了10枚，而不是像其他医生那样只用2~3枚。患者吃了5剂，效果怎么样呢？我想一般人看到刘老用这么简单一个方子，都不会相信它会产生疗效。"5剂，诸症大减。再诊加怀山药15g、白术12g培中焦之土，促后天生化之源。7剂，病去十之七八。"患者服药12剂，就好了百分之七八十。

以上例举的刘老的两个医案使我们体会到，不要以为大方子就一定能治病，小方子就一定不能治病。我们也不要以为只有很贵的、很特别的、很难寻找的药物才会治病，而平常的、便宜的药物就不能治病。刘老用的桂枝汤的五味多是药食同源的食品，都是极普通、极平常的药物，它们能治病，而且效果很好。

上海的董廷瑶先生，他被人们称为上海的"小儿王"，他治疗儿科疾病就喜欢用桂枝汤。我师承、效法刘老、董老等先师前辈以桂枝汤治疗各科病的经验，确有良效。下面着重谈谈我用桂枝汤治疗儿科病。

一个周姓男孩，5岁。咳嗽3日。虽然这个孩子这次的咳嗽只有3天，但是长期以来，他总是不断地咳嗽。近2年来反复发生上呼吸道感染，伴有咳嗽、流涕、发热、不食、腹痛，夜寐出汗等症状，每一次的发作，出现的症状都是大同小异。察看他的面色，黄白不华。舌苔白，脉小数。我给他的诊断是："脾胃虚弱，营卫虚弱，外感风邪"。用桂枝汤补益脾胃，增强营卫，患儿吃了3剂，不仅仅咳嗽好了，而是身体状况也得到改善，夜汗少了，饭量也增加了。

再就是一个小女孩，发热近10日，伴自汗，头痛，身体疼痛，饮食、二便、睡眠无异常，脉缓、舌白、面无热色。此风邪袭表，营卫不和。无里证，用桂枝汤。处方：桂枝10g，白芍10g，生甘草6g，生姜10g，大枣20g。3剂，水煎服，每日1剂。初服3日无效，仍然发热，小姑娘很胖，体重是同龄孩子的二倍，觉察到药量不够，我就用《伤寒论》桂枝汤用量控制方法，加大药量，让她一天吃3剂药，结果当天就好了。

大家注意了没有，为何"加大药量"就很快好了？这就是桂枝汤"方后注"的奥妙，我称之"桂枝汤用量控制方法"。我把桂枝汤的用量控制总结了一下，可以称之为“桂枝汤服量控制三法”：

第一法：不要过量，汗出愈，停后服。如果已经出汗了，烧也退了，就不要服药了。如果还有些低热，也可以减量再服，这是张仲景桂枝麻黄各半汤、桂枝二越婢一汤、桂枝二麻黄一汤三个小方子所体现的原则。

第二法：增加服药次数。如果服了一剂药以后，没有见到效果，而我们在分析了情况以后，认为诊断和辨证是正确的，那就可以通过增加服药次数来增加药量。这是一个很有智慧的办法。张仲景并不是把桂枝汤单剂药量增大，而是增加一剂、二剂。我再说得具体和清楚一些，张仲景为什么不是把桂枝、芍药、生姜、甘草和大枣的用量分别增大二倍甚至三倍，分为3服，而是仍然采用原方剂量，增加服药次数，缩短服药间隔时间呢？这是因为，如果单剂药量大幅度提高，药物的不安全性也增加了。而采用增加服药次数的办法，便把药物安全性和有效性牢牢把握在医生手中。

第三法：缩短服药间隔时间。缩短服药间隔时间与增加服药次数密切相关。增加服药次数的时候，服药间隔时间也缩短。间隔多长时间呢？最短可以每两小时服一次药。我最近治疗了一位老年患者，肺部感染，发热，用抗生素无效，我用中药给他治好了。我采用的就是缩短服药间隔的办法，每隔两个小时就给一次药。希望大家今后在临床上碰到重症病例时，好好学习应用张仲景的这个方法。

下面，我将自己对仲景书通篇，即《伤寒论》《金匮要略》全部条文有关桂枝汤的研究，重点谈两点：一是桂枝汤的四种功用；二是桂枝汤的五种适应证。

归纳、总结桂枝汤的主要功用，可以概括为以下四点：

（1）解肌祛风。方剂学把桂枝汤放在“汗剂”里面。汗、吐、下、和、温、清、消、补八剂，它属于汗剂。从桂枝汤在《伤寒论》里最主要的应用来讲，它是一个汗剂，是一个发散表邪的方子。桂枝汤里有桂枝，有生姜，都是发散的，它第一位的功用是解肌祛风。

（2）调和营卫。什么是调和营卫？卫气属于阳气，它的主要功能是“温分肉，肥腠理，司开阖”，也就是温养机体的皮肤肌肉，营养和固护腠理，控制皮肤的开合。但卫气这些功能的实现，离不开营气。因为它不仅需要营气来维系它，还要营气来滋养它，否则它就会散发、减弱。另一方面，如果卫气不能正常控制皮肤的开合，皮肤开而不合，营气就可能会溢出身体。这就是营卫关系的最为基本的内容。桂枝汤能维护、改善、调和营卫关系。比如它能够把引起卫气不和的邪气发散掉，使卫气恢复正常。它也能补养营阴，收敛营阴。

（3）补益脾胃。桂枝汤既是一个汗剂，也是一个补剂。什么是补剂？就是能够补益人体正气的方剂，独参汤、归脾汤、补中益气汤、四物汤、八珍汤、大补阴丸，它们都是补剂。桂枝汤怎么会是补剂呢？它是发散风寒邪气的方剂啊。这就是桂枝汤非常有趣，而且也有一些神奇的地方。当你把它用于风邪在表的病症的时候，它能够解肌祛风，它起着一个汗剂的作用。而当你把它用于脾胃虚弱的病症的时候，它能够调补脾胃，这个时候它又成为了一个补剂。马上我还要讲到，当你把它用于阴阳不足的病症的时候，它还可以调补阴阳。大家会问，桂枝汤是汗剂还是补剂？我可以这样告诉你，它既是汗剂，也是补剂。桂枝汤的确能够补益脾胃。我在临床上经常接诊脾胃虚弱的病例。对于脾胃虚弱，我们可以用四君子、六君子一类的方子去治疗，但是还有一个方子，也确实很好用，这就是桂枝汤。

（4）桂枝汤第四个方面的作用就是益阴和阳，滋阴养阳。桂枝汤是一个阴阳双补的方子。为什么呢？上面我分析了桂枝汤的结构，它里面有桂枝和甘草，能够辛甘化阳，它能够补益阳气，它不仅仅补心阳，也能够补脾胃之阳，其实桂枝、甘草合用也能够补肾阳。大家知道，肉桂有什么作用？肉桂能温补肾阳。由此而言，桂枝甘草汤辛甘化阳，是能够补肾阳的。另一方面，桂枝汤里面有芍药、甘草，芍药甘草合用酸甘化阴，能够补阴。所以桂枝汤能够阴阳双补，补脾胃阴阳，补肾阴肾阳。

需要说明，桂枝汤的君药桂枝在汉唐医学的古书里面只写“桂”，或“桂心”，并注明要“去皮”。去皮就是刮去表面的粗皮，因为表面粗皮是无用部分。请注意去皮不是去掉桂枝的皮质部，只留下桂枝的木质部。只写“桂”可能是简称，也可能是并不要求用桂的枝或皮。桂心可能指的就是刮去了粗皮的桂或桂枝。总之，桂枝、桂、桂心，它们的植物基源相同。再就是方中用的芍药究竟是赤芍，还是白芍？因为在秦汉年代，芍药不分赤芍、白芍。那么，桂枝汤的芍药应该是赤芍，还是白芍？我们现在用桂枝汤，都是用白芍。赤芍和白芍植物基源都是相同的，如何区分使用呢？我注意到有一种观点，很不错的一种观点，说如果患者的体质比较强壮，邪气偏重一些，那就用赤芍。而如果患者的体质比较虚弱，正气偏虚的问题突出一些，那就用白芍。芍药"赤泻白补"，赤芍的功能偏于泻，白芍的功能偏于补。医生在用桂枝汤的时候，可以根据这里所说的"赤泻白补"，按照病证偏实偏虚的具体实际情况，区分使用。如果用白芍又怕它偏寒致泻（白芍用多了可致便溏腹泻），就用炒白芍。

下面接着说桂枝汤的五种适应证：

桂枝汤在仲景书中应用非常广泛，其首要的适应证是"太阳中风"，这方面大家比较熟悉，就不说了。

在仲景书中，桂枝汤用于祛邪的另一种适应证就是"太阳伤寒"。大家肯定会有疑问：太阳伤寒应该用麻黄汤治疗，怎么可以用桂枝汤治疗呢？可是我问你们，太阳伤寒用麻黄汤治疗，如果吃了麻黄汤，出汗了，但病没有好，表邪还在，仍然发热、恶寒，身体疼痛，头痛，那么下一步应该怎么治疗？这个时候应该用桂枝汤。这是什么道理？因为麻黄汤是一个发汗峻剂，你用麻黄汤，患者身体上的寒邪，已经发掉了很大一部分，腠理已经打开了，但还有表邪，这个时候就不能再用发汗峻剂的麻黄汤去治疗。由于还残留风邪、寒邪，就应该改用桂枝汤发汗。这就是太阳伤寒已经发汗，其表已开，应该用桂枝汤治疗。

张仲景用桂枝汤的第三种适应证是太阳病兼里虚。虽然患者得的是太阳病，即使不是表虚，但患者素体里虚，或者脏腑虚弱，或者气血阴阳不足，这时就不宜用麻黄汤发汗，而应该用桂枝汤。为什么？因为桂枝汤不仅发汗力缓，而且在发散的同时，能够补益正气。让我把太阳病兼里虚的内容再展开一下。什么叫作兼里虚？在《伤寒论》和《金匮要略》里有六种情况：①素体虚弱的人感受了风寒。是不是所有的人，他们感受了风寒，风寒在表，一定要用麻黄汤发汗？当然不是。虚人感受风寒就不能发汗。为什么？因为体虚。虚人发汗会损伤正气，有一定的危害性和危险性。有一条很好的临床经验，张仲景有两个方子很适合虚人感受外邪的表证，一个是桂枝汤，一个是小柴胡汤。小柴胡汤适合治疗虚人感邪之偏于热者，因为小柴胡汤里面用的柴胡是辛凉的，黄芩是苦寒的。为什么小柴胡汤适合治疗虚人感邪的表证？因为小柴胡汤里有人参、甘草、大枣扶助正气。还有一个方子就是桂枝汤，也适合治疗虚人感邪的病证，但它适合治疗偏于寒的病证。道理在哪里？因为桂枝汤的君药是桂枝，桂枝是辛温的。为什么桂枝汤适合治疗虚人感邪？因为与小柴胡汤一样，桂枝汤也能补益正气。请记住虚人感受风寒，不能够用峻剂发汗，可以用桂枝汤。②太阳病经过发汗，或者误用攻下，导致了里虚。比如有的病例，曾经采用汗、吐、下等方法治疗，导致了正气虚弱，如果表邪还在，或者在疾病过程中，再一次感受了外邪，那么接下来的治疗，就不要再用峻剂发汗，而应该改用桂枝汤解肌发汗，调和营卫，扶正祛邪。即使疾病表现无汗，也应该用桂枝汤治疗。③太阴病里虚寒，或者少阴病里虚寒，如果在外还有表邪，即使没有汗出，也应该用桂枝汤治疗。④少阴病里虚寒，同时又有太阳表证。⑤霍乱病又有表证。霍乱以上吐下泻为突出表现，正气虚损，即使有表证，发热、头身疼痛，也不可用强有力的发汗攻邪方子，应该用温和的桂枝汤。⑥产后中风，产妇刚分娩过，气血不足。此时如果感受了风寒之邪，身体疼痛，即使无汗，也不要用麻黄汤治疗，应该用桂枝汤治疗。

仲景用桂枝汤的第四种适应证是杂病自汗。这种自汗不是由外感风邪引起的，而是由于某种原因出现了自身营卫不和，其突出的表现是自汗，有可能兼见发热，一般也就是低热。这种情况可以用桂枝汤调和营卫。

在仲景著作中，桂枝汤的第五种适应证是妊娠恶阻，详见《金匮要略·妊娠病》篇第1条。

以上谈了桂枝汤的四种功用和五种适应证，下面还应该明确的是桂枝汤灵活加减运用。因为，我们在临床上使用桂枝汤，并不总是在使用原方，往往需要对原方进行加减、化裁。怎么样加减，怎么样化裁呢？我把人们对桂枝汤的加减情况做一个归纳，不外两个方面。桂枝汤一方面能祛邪，一方面能扶正。所以人们在对桂枝汤进行加减时，也是顺着这两个方向，或者加强它祛邪的力量，或者加强它扶正的力量。就是这样两个方面。或加麻黄、加葛根，或加黄芩，加厚朴、杏仁等，都是为了祛邪。如桂枝加葛根汤、桂枝加厚朴杏子汤等。另一个方向，桂枝汤的主治证，多有正气虚弱的病机，用桂枝汤有补虚的考虑，辛甘化阳，酸甘化阴，补益阴阳。如果考虑桂枝汤的补益力量需要加强，那就再加上一点补虚的药物，如人参、芍药、当归、黄芪、栝楼根、附子等。

最后，还有一点必须和大家说清楚、讲明白，那就是经方的剂量问题。临床医生首先要会辨证，证辨准了要立法，立了法要选择最合适的相应方子。即使辨证、立法、选方都对了，如果药物的用量控制不好，临床疗效也可能大打折扣，所以中医有一句话，即"中医不传之秘在于剂量"。这就必须要明确了，张仲景那个时代经方的剂量，现在用多少合适呢？这个问题我通过研究基本上搞清楚了。我承担的国家 973 课题主要研究任务之一是考证经方本原剂量。我们的研究结果表明，从张仲景时期，一直到唐代，方药用量的计算单位，1 两都是约合今日 13.8g。桂枝汤的桂枝用了三两，合今约 41.4g。这个用量是现在大多数人都接受不了的。人们会说，桂枝用 41.4g，这能用吗？大青龙汤的麻黄还用了六两，约 82.8g；小柴胡汤的柴胡用了半斤，约 110g。张仲景用大枣，一般都用 12 枚。大家说 12 枚有多重？陶弘景在《本草经集注》中说"大枣以三枚准一两"，就是说三枚大枣折合一两，一两重约 13.8g，由此可见那个时候，一枚大枣重 4g 多。张仲景的桂枝汤用大枣 12 枚，折合成今天的单位应该是约 50g。大枣这么大的用量，与桂枝、芍药、生姜的用量是匹配的。这是经方桂枝汤的本原剂量。

下面让我们仔细看一看《伤寒论》桂枝汤的煎法、服法。第一，加水量。按照汉唐时期的要求，药材和水的比例一般是 1∶7。用今天的计量标准，100g 的药材，加 700g 的水。第二，煮药时间。大概是 30 分钟。一定要注意用微火，也叫小沸。第三，服药。一定要温服，不能服凉的。第四，一次服量。每次服 1L，也就是 200ml，一天服 3 次。《伤寒论》还要求，服过桂枝汤以后，要大口喝一碗热粥，要盖上被子捂汗，既要让患者全身都微微出汗，又不能让患者出太多的汗。第五，服药次数。如果病情较轻，可能吃 1 次药就痊愈了。但如果病情重，《伤寒论》说，若"病重者，一日一夜服，周时观之"。如果是重症病例，那就需要增加服药次数，缩短服药时间。只要病没有好，那么就需要白天服药，夜晚也要服药。一天最多可以服 3 剂药，服 9 次药。以每剂药的桂枝重 41.4g 计算，3 剂药的桂枝用量达到了 120g 以上。

我们知道今天很少医生用这么大的量，很少有医生这样给药，医生们都是一天给 1 剂药，即使是急性发热的住院病例，即使重症病例，比如急性重症肺部感染、急性肠梗阻、重症上呼吸道感染、急性重症黄疸型肝炎，人都住进了医院，医生也还是一天给 1 剂药，让患者一天服 2 次，上午 1 次，下午 1 次。如果没有见到疗效，医生一般也不会加大药量，也不会增加服药次数。今天的 2 次药吃完了，只有等到第二天再给药。往往有这样的情况：我们医生的辨证、用方、加减化裁都正确，但由于药量不够，缺少这"临门有力的一脚"，所以不能取得效果。这里我要特别强调的是，使用经方用大剂量时还有许多学问需要深究。诸如地域有南北之分，形体有赢盛之别，病情有轻重之异，以及 1 剂分为数次服，或初始服小剂，视病情适当加量，中病即止，不可过剂，等等，都是达到治病而不伤人的目的。

总之，要想用好桂枝汤，就要深入研究仲景全书，正确把握桂枝汤的功用、适应证、加减法及方药剂量。这四方面我都讲了，大家明白了，学以致用，就一定能提高临床水平。

杨华主任医师用柴胡剂等经方治杂病重症验案 12 则

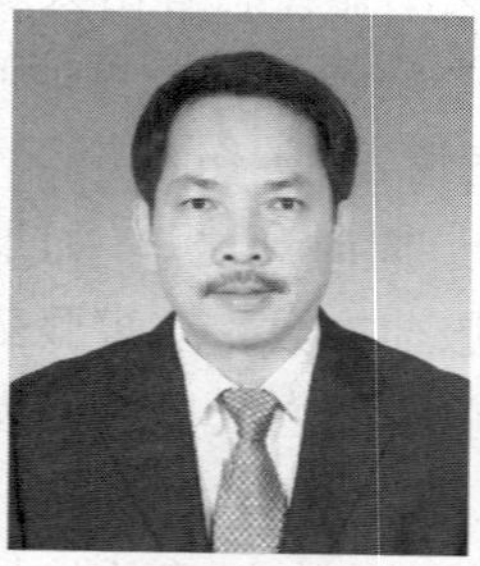

简介　杨华，1959 年 10 月生，海南万宁人。海南省中医医院副院长，中西医结合主任医师、教授、博士生导师、第五批全国名老中医药专家学术经验继承工作指导老师及杨华全国名老中医工作室负责人。兼任中国中西医结合医师学会理事、海南省中西医结合学会会长及名誉会长。临床工作 40 年，有丰富的临床经验，发表专业论文 10 多篇，主持省级自然科学基金项目 1 项，参与省级自然科学基金和厅级科研项目多项，获得中国中西医结合贡献奖。

经方的临床应用是历代医家各显神效的经验写照。经方应用得当，疗效显著。由于经方具有非凡的魅力，故吸引着我们去学习、借鉴、研究。以下是我多年来应用经方治疗杂病重症举隅。

一、柴胡剂验案

（一）小柴胡汤主治验案 5 则

1. 时间节点发病案例

（1）半夜磨牙　王某某，女，42 岁。半夜 12 点左右开始磨牙，闹得家人都很烦，白天口臭难闻，到西医医院找过口腔科医生、内科医生，治疗效果欠佳，现口干渴、口苦、口臭，大便干结。上牙是足阳明，下牙是手阳明，磨牙、口干渴、口臭是胃热，口苦为胃或胆火上炎，到晚上 12 点左右出现是阴阳不相顺接的表现，用小柴胡汤（柴胡 20g、制半夏 10g、黄芩 15g、太子参 25g、甘草 10g、大枣 10g、生姜 10g）加生石膏 40g。治疗 1 周后上症明显缓解。

（2）半夜气短　林某，女，25 岁。硕士毕业，分到一家政府单位工作半年，能写能干，深得单位领导器重，她也自感心理压力很大。就诊前 1 周某个晚上，准备入睡时，突然感觉气短明显，尔后连续几个晚上均在 11~12 点左右出现气短，查心脏彩超、24 小时动态心电图均未见异常，治以小柴胡汤合四逆散（枳壳、赤芍各 15g）加龙骨、牡蛎各 30g，治疗 10 天症状完全消失。

（3）清晨胃痛　韩某，男，45 岁。电信工程师。以胃脘痛就诊，西医诊断为“红斑渗出性胃炎”。以饭前、后及清晨为重，治以四逆散加四君子汤合乌贝散（柴胡 15g、枳壳 15g、赤芍 15g、甘草 10g、乌贼骨 20g、浙贝 15g、白及 15g），治疗 10 天后，饭前、后的胃痛明显缓解，但清晨疼痛未见减轻，考虑是否为时间节点病证，用小柴胡汤加枳壳 15g，赤芍 15g，治疗 5 天后，清晨疼痛明显缓解。

原按　一年四季有阴阳消长变化规律，人体一天之中也有阴阳消长，早上 6 点、中午 12 点、晚上 6 点和半夜 0 点，是四个阴阳交接关键。其最明显的转折点是子时和午时 12 点，如果阴阳出现不平衡，最容易在这两个节点上出现问题，所以往往会导致一些病症的出现。在治疗一些疾病时，某些病症出现时间节点发作时，用常规治疗效果不好，可考虑用小柴胡汤调节或顺接阴阳来治疗，常取得意想不到的佳效。小柴胡汤为《伤寒论》少阳病之主方，少阳相火主枢，居“人身之半表半里”，为水火气机升降出入之道。凡是涉及水火气机病候而发作有定时者，均可考虑以小柴胡汤为主方治之。

编者按　编者曾治疗“手足心刺痛，子夜加重”与“晨起后两手肿胀，1 个多小时后缓解”各 1 例，均用小柴胡汤数剂而愈。还有“定时发病”的许多案例，均以小柴胡汤为主方治愈，详见《伤寒杂病论研究大成》。

2. 燥证（口眼干燥综合征） 黄某，女，53岁。因反复口干渴、眼干、双腮部肿痛、低热2年多，到省某三甲医院就诊，诊断为“口眼干燥综合征”，用糖皮质激素治疗1年多，上症明显缓解，但因糖皮质激素的副作用而呈满月脸、双下肢浮肿而停药2个月，由于上症加重而到我院就诊。症见：口干渴、口腔黏膜发黏、眼干、双腮部肿痛、低热、大便干结、舌红苔干燥少津，脉细数。诊断：“燥证”，属燥热阴虚证候，用小柴胡汤合大补阴丸加减（龟甲30g、熟地15g、黄柏15g、知母15g、玄参20g、连翘30g）治疗，3周后症状明显缓解。

原按 口眼干燥综合征，是一个主要累及外分泌腺体的慢性炎症性自身免疫性疾病，目前西医尚无根治方法，用肾上腺皮质激素和免疫抑制剂治疗，需长期使用，副作用大，病人难于忍受。此病例基于双侧唾液腺、泪腺、腮腺病变为少阳经循行之处，口干为水火气机病候，辨证为燥热阴虚。用具有调节自身免疫功能的小柴胡汤合大补阴丸加减治疗而收效。

3. 热入血室证（精神分裂症） 黄某，女，22岁，因低热、畏寒3天住院，住院治疗后第二天，体温正常，无明显恶寒，当晚出现癔病样哭笑无常，给予葡萄糖酸钙静脉推注治疗后能安静入睡，次日上午和其母亲沟通，得知近期该女和男朋友分手，情绪易于波动。次日傍晚患者站在病床边指着对面房屋说有一男人在窥探她；第三天傍晚突然全裸在病区内奔跑，当时肌内注射地西泮（安定）并强制卧床后，慢慢安静入睡；第四天请安宁医院的主任会诊，诊断为“精神分裂症”，转院到省级安宁医院，给予奋乃静等抗精神分裂药治疗4天，躁狂症状日见加重。安宁医院的医生让患者家人请中医会诊，当时请我父亲会诊，我知道该病人原是我科转诊到安宁医院的病人，便随父亲到安宁医院。症见：病人多在黄昏之时胡言乱语，神志异常，但白天神志清醒如常人，询问其月经情况，得知病人这次经期初来时患有感冒，曾有恶寒、恶热伴有下腹不适感2天，舌红苔黄燥，脉略数，诊为“热入血室证”，首施安宫牛黄丸2粒分2次黄酒冲服，并用小柴胡汤加赤芍20g，丹皮15g，茜草20g，5剂，每天1剂煎2次服，1周后病人痊愈出院。

原按 “热入血室”最早记载于《伤寒杂病论》中，为妇女在经期血室（子宫）空虚，感受外邪所致。本病患者住院之初，询问病史不详细，观察病情不深入，导致误诊。热入血室虽然热郁胞宫，但所影响的却是肝经和胆经，临床表现有两种，一种是“胸胁胀满”，此为肝经的循行部位出现气滞血结，胀满疼痛，难于忍受；另一种是肝不藏魂的精神症状，故表现“昼日明了，暮则谵语如见鬼神状”。小柴胡汤为治之专方，用之得当而获佳效。

（二）大柴胡汤主治验案1则

腹痛（胆石症） 符某某，女，53岁，因上腹部疼痛到省某三甲医院就诊。B超显示：胆囊内有一个可移动的0.8cm×0.9cm大小的强光团，诊断为“胆石症”。因病人害怕手术，而到我院就诊，要求保守治疗。当时病人除大便稍硬外，无明显自觉症状，舌红苔厚微黄，脉弦细，用大柴胡汤加减[柴胡20g，黄芩15g，赤芍10g，制半夏20g，枳实15g，大黄15g（后下），虎杖15g，金钱草50g，郁金30g，厚朴30g]，5剂，每天1剂水煎2次，合之分2次空腹服。同时嘱在服药前1个多小时食用油煎鸡蛋2个，每天2次。5剂药服用过程中曾有明显的右上腹部疼痛。第6天复诊，B超显示胆囊内原有的强光团消失。

原按 大柴胡汤为主治少阳病不解，热结于里的要方，以往来寒热，胸胁胀满或心下满痛，呕吐心烦，大便秘结为主症。在临床上胆石症病人没有急性期发作，就没有“按之心下满痛”，这时用大柴胡汤是无效的，只有在“按之心下满痛”的情况下才有效。故用大柴胡汤前，需要人为地制造一个大柴胡汤证，即食用油煎鸡蛋每次2个，病人出现“按之心下满痛”时用药才能取得最佳效果。

编者按 此案人为造成大柴胡汤证的思路很有创意。因为，只有在促进胆汁分泌、胆囊收缩的情况下用大柴胡汤因势利导之，才会更有可能排出胆结石。此案5剂即排出结石，证实了其经验是可行的。

（三）柴胡加龙骨牡蛎汤主治验案2则

1. 郁证（抑郁症） 李某，女，48岁。3个多月来失眠、消瘦、怕冷、疲乏、记忆力下降，时有眩晕、口干苦，舌红苔厚黄，脉弦。交谈中双眼有神、有轻生倾向。中医诊断：“郁证”，辨证为阴阳失调，痰热内结，精神抑郁。用柴胡加龙骨牡蛎汤加减（柴胡15g，制半夏15g，黄芩20g，党参15g，茯苓30g，生龙骨30g，生牡蛎

30g，桂枝10g，珍珠母30g，大黄5g，大枣10g，甘草10g，枳壳15g，赤芍10g，郁金20g），治疗半个月后，失眠等诸症明显减轻，情绪有所好转。

原按 柴胡加龙骨牡蛎汤内外兼治，燮理阴阳，祛痰调气，定志安神，是健脑、调神方。人身不外乎“精、气、神”，如果“神”乱了，就会出现脑部问题，这个方能够改善睡眠，睡眠质量提高，睡眠的时间延长，自然就精神振奋了，抑郁的情绪自然也就减轻。善后配合心理疏导，以利于更好地发挥药物作用及愈后的稳固。

2. 痴呆（脑外伤后遗症） 邓某某，男，31岁。2014年7月18日“威马逊”台风当中，被刮倒的树击伤左侧头部，当时昏迷，送到某三甲医院抢救治疗，脱离危险后一直在该院康复治疗，但康复效果不如人意。请我于2015年7月25日第一次会诊，当时病人刚从CT室检查回病房，出现了癫痫大发作，病情稳定后诊之，病人神情痴呆，失语，尿失禁，右侧肢体肌力Ⅰ度，肌张力亢进，舌红苔厚偏黄，脉弦微涩。CT显示：左侧脑室扩大，脑水肿。左侧脑室导管引流，由于脑水肿不稳定，左侧颅骨仍未修补。因视之神情痴呆，当天早晚各服1粒安宫牛黄丸后，用柴胡加龙骨牡蛎汤合五苓散加减[柴胡15g，制半夏15g，黄芩20g，党参20g，茯苓30g，生龙骨30g，生牡蛎30g，桂枝15g，大黄5g，大枣10g，甘草10g，猪苓20g，泽泻15g，白术10g，熊胆粉2g（另冲）]，每天1剂，水煮2次喂服，治疗5天后仍按原方减去熊胆粉继续治疗。8月20日告知脑水肿消失，能行颅骨修补手术，病人神志反应有所改善，能勉强伸舌，张口吃饭。8月29日再诊：病人可以观看电视，但由于失语无法交流，改用柴胡加龙骨牡蛎汤合桂枝茯苓丸加减（首诊方去猪苓、泽泻、白术，加牡丹皮10g，赤芍15g，桃仁15g）治疗。9月4日上午，病人父亲高兴地到诊室说：他儿子可以说话了，和他母亲说了一夜话，问以前的一些事。隔一天到医院看病人时，能说医生好！但右侧肢体肌力恢复得不好，未见明显好转，肌张力稍有缓解。管房医生对病人家属说：没想到中医效果这么好！

原按 病人脑外伤后遗症，经1年的康复治疗及左侧脑室导管引流，仍有脑水肿、左侧脑室扩大，由于颅内压不稳定，1年未能行颅骨修补术。中医的介入，使用柴胡加龙骨牡蛎汤合五苓散治疗约25天，病人颅内压能够稳定，可行颅骨修补术，且1年多的神志呆板、失语用柴胡加龙骨牡蛎汤合桂枝茯苓丸加减治疗后患者能够说话了，这不能不说是中医的神奇！先用安宫牛黄丸醒脑开窍，后用柴胡加龙骨牡蛎汤健脑、益智，五苓散利水消脑水肿，桂枝茯苓丸消除陈旧的脑瘀血。以柴胡加龙骨牡蛎汤治疗失语症，是受到已故的台湾名老中医张步桃先生治疗一氧化碳中毒所致的失语症之病案启发。

编者按 “心主神明”是中医学的学术思想。西医学认为人之精神活动的中枢在“头脑”。记得李时珍说过“脑为元神之府”。总之，心脑相通，中西医理论并不相悖。以上验案“原按”提出柴胡加龙骨牡蛎汤“健脑、调神”的见解，颇有新意。这为该方的良好疗效以及治疗其他精神异常病患者提供了理论依据。

二、其他经方验案4则

1. 面瘫（复发性面神经麻痹） 林某某，男，58岁。20年前第一次出现面瘫，经针灸治疗后完全恢复。5年前因感受风寒后再次出现面瘫，经用中药和针灸治疗后仍遗留左侧口角歪斜，右前额纹变浅。2个月前因工作疲劳后，出现第三次同侧面瘫，经在综合医院治疗半个月，疗效欠佳而转到我院治疗。症见：面色萎黄不华，少气懒言，口角向左侧歪斜，右侧眼裂扩大、额皱纹消失，面部麻木感，畏风、出汗、疲乏，舌淡红苔薄白、脉缓无力，用黄芪桂枝五物汤加葛根合牵正散（黄芪30g，桂枝15g，赤芍15g，生姜10g，大枣10g，葛根50g，白附子10g，僵蚕15g，全蝎5g），并施针灸（针刺阳白、承浆、下关、地仓、颊车等穴），治疗20天后病人左口角歪斜、右眼裂扩大均恢复正常，右面部麻木感消失，面色有华，畏风、出汗、疲乏明显改善，精力较前明显充沛。

原按 面瘫属外风中络之证，俗称“吊线风”，病机特点是络脉空虚，贼邪外袭。复发性面瘫是指特发性面神经麻痹反复出现在同侧或对侧面部两次或以上。复发性面瘫相对少见，成人复发率在2%~11.8%。本病人素体虚弱，卫阳不足，汗出腠理空虚，风邪乘虚入络而反复出现面瘫。治疗的关键为明确患者反复发病之本在于表虚营弱，立足补气调营，温经通络，以防再次复发。

2. 癃闭（急性肾衰——少尿症） 陈某某，女，73岁。因肺部感染而在海南某家医院住院治疗，因对许多抗生素耐药，选用妥布霉素治疗6天后出现急性肾功能损害，出现少尿，而转入ICU病房。请我去会诊时，患者仍有咳嗽、咳黄痰量多，少汗，便秘，舌红苔厚黄，脉弦滑。体温38.5度，双肺底有湿性啰音。少尿（24小时0.25L）为痰热阻肺，肺气闭塞，通调失职，膀胱气化功能失司所致。用麻杏甘石汤合五苓散加味（炙麻黄10g，杏仁15g，生石膏30g，甘草15g，桂枝10g，茯苓30g，猪苓20g，泽泻10g，白术5g，栝楼仁15g，葶苈子10g），每天1剂，水煮2次服，第三天尿量增加到24小时0.72L，咳嗽、咯痰减少，大便改善，体温在37~38℃左右。患者第四天转出ICU到普通肾病区。

原按 肺主气为水道上源，喝的水到胃后再经脾的升清到肺，肺通过宣发肃降，一部分宣发到皮肤变为汗，另外一部分肃降到膀胱里随尿排出。此病案为痰热阻肺，膀胱气化功能失司所致小便不通或减少，采用提壶揭盖法（膀胱是壶，肺是盖），通过清热祛痰宣肺而达到通利小便，但如小便过少，通一下下面的“壶嘴”，用五苓散加强膀胱气化功能以达到通利小便作用。本案病人以宣肺与利尿之复方治疗，取得转危为安之良效。

3. 眩晕、水肿案例2则

（1）急进型高血压病　莫某某，女，65岁。因眩晕、心悸、双下肢浮肿，于1985年9月到海南某大型综合医院住院，当时血压为210/120mmHg，诊断：“急进型高血压”。联合多种降压药治疗，血压维持在170~180/100mmHg，医院将急进型高血压的预后告诉给病人家属，1个月后病人转到我院治疗。入院症见：面色苍白、精神萎靡、声低息微、懒言但易惊、身重、恶寒、眩晕，全身浮肿，舌淡苔厚白、脉象沉迟弱。血钾轻中度增高、血肌酐189μmol/L、尿蛋白（+），血压在170~180/100~105mmHg。入院后采用多种西药降血压和中药治疗，其效果均不好；血钾轻、中度增高时用葡萄糖酸钙、胰岛素等静脉用药治疗，只是暂时降低。中医辨证：心肾阳虚，阴寒内盛，用四逆汤合金匮肾气丸加味（炮附子20g，干姜15g，甘草15g，熟地黄15g，山药20g，山茱萸15g，茯苓30g，牡丹皮10g，桂枝10g，牛膝10g，车前子15g），每天1剂，水煮2次服，治疗半个多月，上症明显缓解，血钾恢复正常，血压降到150~160/90~95mmHg左右。病情稳定1个多月后出院，出院后病人时有血压偏高在门诊治疗，最后延寿至86岁。

原按 理论上急进型高血压预后较差，一年存活率仅10%~20%。该病人常规用降血压、降血钾药未能达到稳定的效果。患者心肾阳虚，恶寒、面色苍白、易惊、全身浮肿，身体处应激状态，外周血液收缩，血压很难降到理想值状态，其血压持续升高，势必造成肾脏的损害，其肾源性血钾偏高也难于恢复。辨证用四逆汤合肾气丸治疗半个多月，上症明显缓解，血钾恢复正常，血压下降。此病例说明：重视病-证-症之三位一体的辨证施治方法，会取得意想不到的临床疗效。多年临床观察，中西医结合治疗急进型高血压等重症之疗效、预后、存活率、生存期等都比单纯西医西药疗法好得多。

（2）慢性肾炎　王某某，女，53岁。反复眩晕、水肿2年就诊。症见：眩晕、全身水肿、肩背腰部冷痛，甚则夜间难于入睡，面色苍白、精神萎靡、少气懒言，身重恶寒，脉沉微。血压182/100mmHg（一直服用厄贝沙坦），尿蛋白3+，尿红细胞5个/高倍视野。病人自诉有一身阴气，痛苦难堪，此为典型的肾阳虚病例，给四逆汤合肾气丸及黄芪桂枝五物汤加减（上述例一方重用炮附子30g，加赤芍15g，黄芪40g），治疗15天，病人水肿、肩背腰部冷痛减轻，已无明显恶寒，面色有华，声调高了，也肯交流了。效不更方，按原方再服半月，上症明显好转，血压恢复正常，尿蛋白（+~++），尿红细胞5个/高倍视野。

原按 慢性肾炎的临床表现为蛋白尿、血尿、水肿、高血压。如血压控制不好，肾功能恶化较快、预后较差。临床上将这“四项表现”及肾功能作为临床疗效评价。此病人严重身体冷痛、全身水肿、痛苦难堪、心情郁闷，对治疗疾病没有信心，整个身体的功能低下。在这种情况下，减轻病人的痛苦、增强病人的治病信心、激发病人身体功能极为重要。选用经方三方合用治疗，重用炮附子（首10剂附子用量30g，久煎50分钟；后20剂减为20g）。病人治疗半个月后水肿减轻，1个月后明显好转，显示了经方之神奇。

编者按 以上用经方复方治疗的案例有三点启示：第一，若充分发挥中医辨证论治的特色与优势，完全可以治疗急症重病；第二，为古方治今病提供了可靠的佐证；第三，证实了中医可以治疗西医治不了、治不好的急重病人。这三点足以提高大家学好中医、干好中医的信心。

杜惠兰教授用桂枝茯苓丸治疗“癥瘕”验案心得

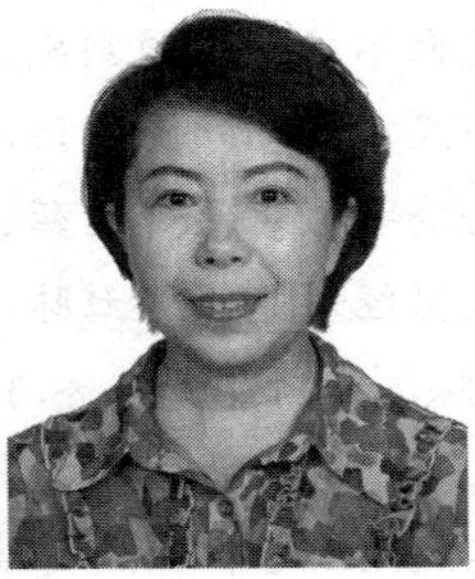

简介 杜惠兰，1960年2月出生，甘肃省永昌县人，医学博士，二级教授、主任医师，博士研究生导师，河北中医学院副院长，河北中医学院中西医结合学院院长。分别于1982、1988、1993年毕业于河北医学院、天津中医学院和成都中医学院，获医学学士、硕士和博士学位。师承全国著名中医妇科专家顾小痴、哈荔田和国医大师刘敏如教授。2000~2001年在日本做访问学者研究生殖内分泌。先后在石家庄铁路医院中医科、天津中医学院一附院妇科、河北中医学院、河北医科大学工作。30余年来，一直从事中医、中西医结合妇科的临床、教学及科研工作。对功能失调性子宫出血、不孕症、子宫内膜异位症、多囊卵巢综合征、外阴白色病变及妇科寒证等进行了深入系统的研究，有独特的疗效及治疗心得。为国家中医药管理局和省重点学科负责人，省精品课程负责人，省教学名师，省优秀教师，为全国首届杰出女中医师。兼任中国中西医结合学会常务理事、妇产科专业委员会和生殖医学专业委员会副主任委员；中华中医药学会妇科分会副主任委员；世界中医药学会联合会妇科专业委员会副会长等。

桂枝茯苓丸出自张仲景《金匮要略·妇人妊娠病脉证并治》，本方由桂枝、茯苓、桃仁、丹皮、芍药五味组成，主治妇人素有癥块，致妊娠胎动不安或漏下不止之证。后世医家在临床实践中不断摸索后，对此方的临床应用有了更深刻的认识，扩大了其临床应用范围。本人跟随导师杜惠兰教授出诊学习近1年，杜教授擅用本方加减治疗妇科疾病，取得了良好的效果。以下仅介绍杜教授运用桂枝茯苓丸加味治疗两种妇科病的验案。

例1　腹痛、癥瘕（卵巢囊肿） 患者耿某，女，71岁，退休工人，2015年1月5日初诊。主诉：右下腹间歇性疼痛5年余，近两年来症状进行性加重。既往史：于5年前B超检查示双侧卵巢多房囊性占位。现病史：右下腹疼痛，时轻时重，偶有抽掣感，偶腰酸痛，纳可，入睡困难，眠浅，大便不成形，1次/日，舌胖大苔白水润，边有齿痕，脉沉缓。超声检查：子宫后位3.2cm×2.5cm，前后边界清，宫内回声尚均，子宫内膜厚约0.3cm。右卵巢可见3.7cm×2.5cm囊性占位，内呈无回声区并可见多个分隔，左卵巢可见2.7cm×2.3cm囊性占位，内呈无回声区并可见多个分隔。其他检查：甲胎蛋白、铁蛋白、癌胚抗原、糖类抗原125均未见异常。西医诊断：卵巢囊肿。中医诊断：腹痛；癥瘕。辨证为脾虚痰瘀互结证。治宜活血消癥，健脾祛湿。以桂枝茯苓丸加味。处方：桂枝9g，茯苓9g，丹皮9g，赤芍9g，桃仁9g，益母草12g，丹参10g，牡蛎20g，夏枯草10g，薏苡仁30g，山药15g，泽泻10g，泽兰10g，生白术10g，炙甘草6g。7剂，水煎服，1剂/日，分早晚2次温服。2015年1月12日二诊：服药后右下腹疼痛较前减轻，睡眠症状明显好转，现小腹凉，大便仍不成形，1次/日，余可，舌胖大苔薄白，脉沉迟。上方去丹皮、泽兰，加荔枝核10g，橘核10g，山慈菇10g，小茴香15g，艾叶10g，生蒲黄12g（包煎），28剂，服法同上。2015年3月1日三诊：现无任何不适，舌淡红苔白，脉滑。复查B超示：右卵巢可见2.0cm×1.9cm囊性占位，左卵巢可见1.6cm×1.2cm囊性占位。上方去小茴香，加山药15g，28剂，服法同上。2015年4月2日四诊：现无任何不适，舌淡红苔薄白，脉滑。B超复查显示卵巢囊肿已经消失。嘱服中成药桂枝茯苓丸2个月，巩固疗效。

原按　卵巢囊肿属于中医学“癥瘕”范畴，是临床常见的妇科杂病之一。患者年事已高，脏腑功能减退，脾胃虚弱，健运失司，水湿不化，湿聚成痰，痰滞胞络，胞络瘀阻，痰瘀互结，积久成癥。胞脉壅塞，不通则痛，所以患者临床表现为右下腹疼痛。其大便不成形，舌胖大苔白水润，边有齿痕，脉沉缓等，皆由脾虚所致。治之以桂枝茯苓丸活血化瘀，软坚散结，缓消癥块。加丹参、牡蛎、夏枯草、山慈菇、荔枝核、橘核散结消癥；益母草、泽兰、生蒲黄活血化瘀并利水；白术、山药健脾益气；薏苡仁、泽泻淡渗利湿降浊。总之为师桂枝茯苓丸制方之大法，适当加味，最终达到活血消癥，健脾祛湿的效果。

例2　痛经、癥瘕（子宫肌瘤）　患者靖某，女，25岁，未婚（自述3年性生活史），职员，2013年12月30日初诊。主诉：小腹坠痛，伴带下量多色黄近1年。现病史：近1年来小腹坠痛，呈进行性加重，自感带下量增多且色黄，但无异味，无外阴及阴道瘙痒。平素月经规律，7天/28天，量可，色暗红有血块，伴经行小腹坠痛，甚则恶心，虚汗，需服用止痛药缓解。纳寐可，二便调，舌暗红苔薄黄，脉细滑数。妇科检查：宫颈中度糜烂，白带量多，色黄。B超检查：子宫黏膜下肌瘤2.0cm×1.8cm。西医诊断：子宫肌瘤。中医诊断：痛经；癥瘕。辨证为气滞血瘀兼湿热内结证。治宜行气活血，清利湿热。以桂枝茯苓丸加味。处方：桂枝9g，茯苓9g，丹皮9g，赤芍9g，桃仁9g，夏枯草10g，荔枝核10g，川楝子15g，公英30g，土茯苓30g，丹参10g，黄柏10g，元胡20g，制没药10g。7剂，水煎服，1剂/日，分早晚2次温服。2014年1月7日二诊：服药后小腹坠痛较前减轻，带下量较前减少，色白，舌暗红苔薄白，脉细数。继服上方21剂，服法同上。2014年2月1日三诊：复查B超子宫肌瘤消失，上述症状也均有明显缓解。嘱服中成药桂枝茯苓丸3个月后，上述症状均消失，病告痊愈。

原按　子宫肌瘤亦属中医学“癥瘕”范畴，为生育期妇女多发病。患者气血瘀结，阻滞胞宫冲任，积结日久而成癥块。气血不畅，不通则痛，遂小腹坠痛，尤经行加重，而经前经期气血下注冲任胞宫，胞脉瘀阻加剧，故坠痛明显。湿热内蕴，则带下量多且色黄。方中桂枝温经通阳，促血脉运行而散瘀；赤芍、丹皮、丹参、桃仁活血化瘀消癥；茯苓健脾益气，与桂枝同用，通阳开结。加夏枯草、荔枝核散结消癥；公英、土茯苓清热解毒利湿；黄柏清热燥湿；元胡、制没药活血化瘀止痛；川楝子行气止痛。全方配伍合理，切合病情，最终达到祛瘀消癥而病愈。

【体会】卵巢囊肿与子宫肌瘤虽病名不同，病位各异，皆属于祖国医学“癥瘕”范畴，其病机皆以妇人冲任胞宫气血瘀结为主。上述两个案例的疗效体现了中医学“异病同治”的特色，更深刻理解了仲圣“观其脉证，知犯何逆，随证治之”之法则的重要性。但尚应明确的是：并非所有的卵巢囊肿、子宫肌瘤都能用中医方药治愈，应首辨善恶，明确诊断，选择理想疗法。作为现代中医，如何充分发挥中医药的优势与特点，辨病与辨证相结合，提高疗效，是我们必须思考的问题。

（硕士研究生谷向向协助整理）

柴可夫教授用经方验案3则

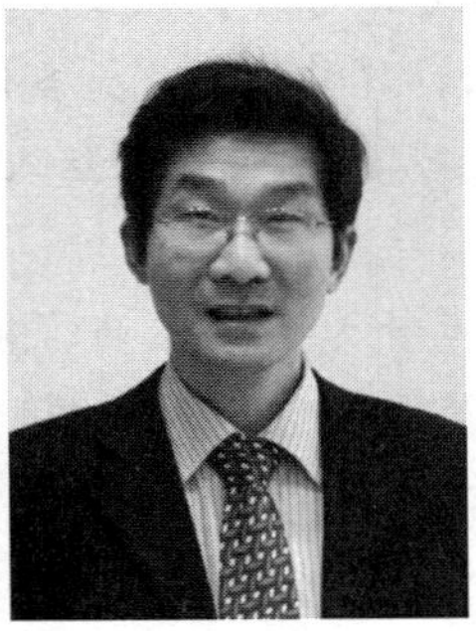

简介　柴可夫（1960~），浙江省杭州市人。1983年毕业于浙江中医学院（现浙江中医药大学）中医专业本科。尔后分别师从张伯讷教授、范永升教授攻读硕士、博士。浙江中医药大学教授，主任中医师，博士生导师，博士后合作导师。曾任浙江中医药大学外事处处长、国际教育学院院长、基础医学院院长。现任世界中医药学会联合会糖尿病专业委员会常务理事，中华中医药学会药膳分会副会长，中华中医药学会糖尿病分会常务委员，浙江省中医药学会理事，浙江省中医药学会糖尿病分会主任委员，浙江省中医药学会脾胃病分会委员，浙江省医学会医学鉴定专家，为浙江省新世纪“151人才”第一层次。

长期从事《金匮要略》、中医老年病学教学与科研等工作，临床擅长诊治胃肠疾病、肝胆病、糖尿病等内科疾病。主持国家级课题2项、省部级课题10余项，主编教材、著作10余部，获省、厅级科技进步奖10余项，国家、省级教学成果奖3项，国家发明专利、实用新型专利8项，发表论文200余篇。已培养国内外硕、博士研究生70余名，在国内同行中享有较高的声誉和影响力。

例1　静脉曲张阴阳两虚案　王某某，男，41岁，2014年7月17日初诊。自诉双侧小腿酸胀不适伴行步无力3月余，来诊前经杭州某西医院诊断为“下肢浅表静脉曲张”。刻诊：双侧小腿酸胀不适，站立稍久则症状加重，且夜眠时有小腿抽筋；行步无力，行走较多时感觉明显，双侧小腿肚浅表静脉轻度曲张，色青，双足觉冷。纳眠一般，口渴不显，二便尚可，舌暗淡，苔薄，脉略弦，尺部偏弱。据脉证，考虑为阴阳两虚，血行不畅。治以阴阳双补，通痹活络。处方：生白芍60g，炙甘草15g，炮附子15g，川牛膝15g，丹皮10g。3剂，水煎服，日1剂，分3次温服。21日，电话随访，患者喜告诸症已消。

原按　《伤寒论》第68条：“发汗，病不解，反恶寒者，虚故也，芍药甘草附子汤主之。”此乃汗后致阴阳两虚使然，故以芍药甘草附子汤阴阳双补治之。实际上，此方由芍药甘草汤加炮附子而成，故具有芍药甘草汤之功。（《伤寒论》第29条曰：“伤寒脉浮，自汗出，小便数，心烦，微恶寒，脚挛急……，作甘草干姜汤与之，以复其阳。若厥愈足温者，更作芍药甘草汤与之，其脚即伸。”）芍药甘草汤原为仲景救误之方，具酸甘化阴、柔肝缓急之功，后世多据此条文所述，用于治疗由肝阴不足，不能濡润筋脉所致的“脚挛急”，即小腿肚抽筋。《朱氏集验方·卷一》又称芍药甘草汤为“去杖汤”，主治脚弱无力，行步艰辛。近代著名经方大家曹颖甫在《经方实验录》中阐发桂枝汤之药理时云：“桂枝能活‘动脉’之血者也，芍药能活‘静脉’之血者也。动脉为阳，故曰桂枝为阳药；静脉为阴，故曰芍药为阴药。动脉之血由心脏放射，以外达于微丝血管，其地位由小而大，桂枝助之，故曰桂枝发散为阳；静脉之血由微丝血管收回，以内归于心脏，其范围由大而小，芍药辅之，故曰芍药收敛为阴。”因此，芍药敛阴即是活静脉之血，促进下肢静脉回流，《神农本草经》所谓“除血痹”者是也。

余所治患者之病情：双侧小腿酸胀，久站加重，行步无力，即去杖汤（芍药甘草汤）主治之“脚弱无力、行步艰辛”；夜间小腿抽筋，乃肝阴不足，筋脉失于濡润；小腿浅表静脉曲张，乃静脉血行回流不畅；色青、足冷为阳虚失于温煦。诊断为阴阳两虚，血行不畅。以大剂芍药甘草汤酸甘化阴而柔肝缓急，炮附子温阳以促进血行，加牛膝引药下行，直达病所，并联合丹皮活血化瘀，辅助芍药敛阴之功。全方共奏阴阳并补、通调血脉、促进静脉回流之功，契合病机，故收效迅捷。需要说明的是，原方为芍药、炙甘草各四两，笔者认为重用芍药疗效更好。

此外，由于芍药甘草附子汤中芍药并能止腹痛（仲景常加芍药治腹痛），笔者于临床对于妇科月经不调的治疗，凡属于阳虚血寒，血行不畅之经期延后、痛经等证，往往收效甚好。每至于此，不禁赞叹经方治病之神奇功效，实为临床攻克疑难杂病之法宝。

例2　外感咳嗽营卫失和案　李某某，女，19岁，2014年9月25日初诊。患者诉夜眠受凉，因而咳嗽，喉中痰少难咯，无喘息，伴恶风、汗出，自觉无明显发热，口不渴，纳稍差，眠时有咳嗽，汗出，大便偏干，2日一行，小便可。舌淡苔白，脉浮，右寸上寸脉。诊罢，余思《伤寒论》第18条曰："喘家作，桂枝汤加厚朴杏子佳。"第43条曰："太阳病，下之微喘者，表未解故也，桂枝加厚朴杏子汤主之。"证之此例患者之咳嗽，系夜眠受凉引起，患者无内伤病史，属外感无疑。伴随症状之恶风，汗出，显系此处辨证眉目之关键，属太阳表虚之中风证。其病因风寒之邪侵犯肌表，营卫失和，肺卫不舒，肺气失于宣降上逆以致咳嗽，肺气之宣降失常，津液不布，凝而为痰，因汗出津伤，气机不利，故而痰少而黏难咯，大便偏干亦在情理之中。舌淡苔白，脉浮，右寸上寸脉，皆为外邪扰肺，肺气上逆之象。处以桂枝加厚朴杏子汤原方：桂枝15g，生白芍15g，生姜15g，炙甘草10g，大枣12枚（擘），厚朴10g，杏仁10g。3剂，水煎，每剂分3次温服，并嘱其药后覆取微汗，避风寒，清淡饮食，余禁如仲景将息法。如1剂病不愈者，可继服第2~3剂，病愈即止后服，不必尽剂。28日上午，患者来电，告知药剩一剂，诸症已除，因嘱以小建中汤强健脾胃以善后。

原按　药简力宏是经方的特色，然前提须是辨证精当，方证契合。此例患者，余据上述病因病机分析，而径处桂枝加厚朴杏子汤原方，桂枝汤以解肌调营卫、扶正并祛邪外出，厚朴降逆气，杏仁兼具祛痰、润肺、降肺之功，方证相对，丝丝入扣，故而取效甚捷。

编者按　一般认为，厚朴为行气主药，须知《本经》曰"厚朴苦温，无毒，治中风伤寒，头痛，寒热……"《名医别录》始曰厚朴有"下气"功用。关于经方以厚朴兼治表里同病的分析，详见《仲景方药古今应用·上部》之厚朴条。

例3　外邪犯肺，邪气客咽案　张某某，女，23岁，感冒后遗留咳嗽，并觉喉中痰阻，咳吐不畅，甚是不爽，痰少色白，纳眠及二便尚可，舌质淡，苔白润，脉右寸上寸，右关小紧。查其已无寒热之表证，证候表现为痰气郁结于咽喉所致，实乃中医之"梅核气"，即《金匮要略·妇人杂病脉证并治》所云："妇人咽中如有炙脔，半夏厚朴汤主之"之证。此文并未涉及咳嗽一症，然仲景之作，意在使医者能够"见病知源"，余本着"异病同治"法则，处半夏厚朴汤原方：法半夏20g，厚朴12g，紫苏叶10g，茯苓15g，生姜20g。5剂，水煎服，日1剂，分3次温服。时过1周，学生随访，告知诸症已愈。

李赛美教授对消渴病（糖尿病）证治的探讨

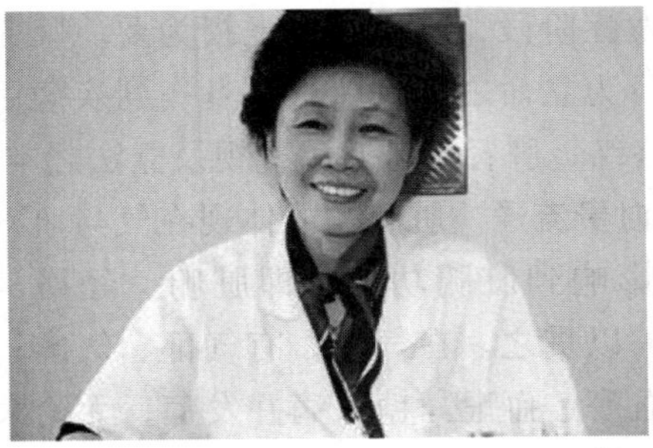

简介 李赛美，1962年4月出生于长沙市。医学博士，享受国务院特殊津贴专家。广州中医药大学二级教授，主任医师，博士生导师，博士后合作教授，伤寒论教研室主任，第一临床医学院经典临床研究所所长。兼任世界中医联合会经方专业学会副会长、方药量效研究学会副会长，中华中医药学会仲景学说分会副主任委员、方药量效关系学会副主任委员，广东省中医药学会仲景学说专业委员会主任委员、广东省中西医结合学会内分泌专业委员会副主任委员。国家重点学科（中医临床基础）学科带头人，国家中医药管理局重点学科（伤寒论）学科带头人，国家精品课程、国家精品资源共享课程“伤寒论”负责人，国家教学团队“中医临床基础”核心成员。荣获全国模范教师，全国教育系统巾帼建功标兵，全国三八红旗手，全国首届杰出女中医师；广东省高校教学名师，南粤巾帼十杰，羊城十大杰出女性，羊城好医生，广州中医药大学首届教学名师。

李赛美教授长期从事中医临床经典理论教学与临床研究，擅长运用经方辨治糖尿病、肝病、甲状腺功能亢进症、抑郁症及疑难病症；在糖尿病与心脏病研究、经方运用与推广领域取得显著成绩，在海内外具有积极影响；主持的“全国经方班”成为享誉海内外继续教育品牌项目。主持国家及省部级课题18项。发表论文200余篇，主编研究生、本科生及住院医师国家规划教材、著作31部，副主编15部，荣获国家科技进步二等奖。培养博士57名，硕士34名，博士后1名；访问学者2名；中医优秀临床人才15名。常应邀赴日本、韩国、马来西亚、新加坡及港澳台地区讲学，并出席法国巴黎第18届国际糖尿病大会。

编者按 李赛美教授为《仲景方药古今应用》第1版副主编之一。我敬重李教授的敬业精神与骄人业绩！李教授又乐于助人，我编著《伤寒杂病论研究大成》时她给予了很大的支持！李教授此文对消渴病（糖尿病）证治的思考，确有独到见解。

笔者从事《伤寒论》教学与糖尿病专科临床20余年，近年来应患者纯中医药治疗之要求，经临床不断探索，取得一定疗效。《金匮要略》第十三篇论述了消渴病与消渴症之证治。从病因病机、证候特点及预后转归而论，中医学所说的消渴病与西医学所述的糖尿病基本是一种病。现将治疗实践中关于糖尿病发病原因、病机、治疗思路、组方用药简析如下。

一、糖尿病发病原因

根据西医学种子、土壤学说，糖尿病与遗传因素相关，但发病与否更在于后天环境，包括年龄、生活方式与习惯，如睡眠、饮食、运动、情绪等。中医学对消渴病的认识，除三消学说外，近年还提出痰湿、湿热、瘀热、气郁、瘀血、阳虚、脾虚等学说。从脏腑分析，脾主运化、脾主四肢，故饮食、运动与脾虚有关；糖尿病一般多见于老年人，而与肾虚有关；糖尿病发病与心理压力、情绪密切相关，而肝主疏泄、主调畅情志，故相关因素与肝郁相应。总之，糖尿病发病为不良生活方式、饮食结构、心理压力及自身功能减退等综合因素所为，病位以脾、肾、肝三脏为主。

二、对糖尿病病机的认识

近年持热毒学说者认为：临床发现，血糖升高的患者，多表现为邪盛之热毒证候；疾病后期，尤其肾功能衰竭、心力衰竭阶段，血糖一般不高，甚至可不用服降糖药。例如，1型糖尿病合并酮症酸中毒者，除气阴虚外，多呈阳明三急下症表现；2型糖尿病高血糖阶段又多呈现局部湿热、燥热、风热之征象，如胃肠湿热、肝胆湿热、下焦湿热、肺卫蕴热、胃肠燥热、皮肤热毒等。

血糖，作为机体重要热能与功能转化原料，其性质为甘温，以平为期，以求“少火生气”，若聚多则生热，热甚则毒生。西医学认为糖尿病是由于胰岛素分泌相对或绝对不足，并伴胰岛素抵抗，致葡萄糖利用障碍而成，即全身缺糖、局部高糖。从中医学而言，患者全身表现为不足或虚损，而局部则呈现火毒亢奋状态。其发病过程可分为阳郁不达、热毒积聚、脾肾亏损三阶段，三者既可顺传，也可逆传，且常错杂为患，临床多呈现寒热错杂，虚实相兼，表里同病，甚至阴阳逆乱。

三、糖尿病治疗思路

1. 降糖不远寒　糖为人体功能活动的重要能量来源，正常生理的血糖状态表现为少火，“少火生气”“气食少火”；血糖为饮食水谷所化生，是脾主运化功能的具体体现，也与肾之元阳气化与推动密切相关，即“先天生后天，后天养先天”。

从疾病全程纵向观察，血糖与阳热具有一定相关性。若气不布达，聚集过多则表现为壮火，或亢阳，“亢则害，承乃制”。在发病早期，血糖高多表现为阳证、热证；疾病中、后期，则表现为全身虚馁而局部阳热之寒热错杂证；疾病终末期，多表现为寒证、虚证，一般血糖不高。在低血糖时，表现为疲乏、心悸、大汗淋漓，甚至手颤、头晕、昏迷，即出现气虚、阳虚，终至阳脱之候。

若血糖高与阳虚状态共存，多表现为寒热错杂证，温阳可以改善整体状态，而扶正，适当佐用寒凉之品，则能提高疗效。根据笔者临床经验，临床常有难治性糖尿病虽口服降糖西药三联、四联或配合胰岛素治疗，但空腹血糖仍大于10mmol/L，且持续1年而不降者，经中医辨治治疗一段时间，多阴证转阳，脏病还腑，出现如黄连阿胶汤证、葛根芩连汤证、大柴胡汤证或小陷胸汤证，一举而病证解，且血糖同步获得良好控制。

2. 扶正重脾肾　糖尿病为内分泌、代谢性疾病，与中医脾、肾息息相关。疾病早期以火热为证，但从体质言，也与脾虚痰湿有关；疾病中、晚期，并发症阶段，则以肾气虚损为要。脾为后天之本，肾为立命之根，无论从发病到疾病后期至生命之终结，脾肾均是必须重视及立法之本。

3. 气血贵流通　脏腑功能体现在气与血，而气血反之影响到脏腑功能，即脏腑、经络、气血、表里一以贯之。在气者，有气郁、气虚；在血者，多血瘀、血虚。糖尿病并发症，无论大血管或是小血管，均关乎血液，故并发症产生与防治关键点在气与血，而气血之要贵在流通，正如《金匮要略》所言：“若五脏元真通畅，人即安和。”气血畅通，全身得以滋润，消渴病可除矣。

四、糖尿病组方用药述要

笔者认为，重视挖掘经典方药，复方合法，依证模块组合，不失为可推广的简约模式。具体包括清、开、补、通、化五组：①清火，用黄连类方，如葛根芩连汤、白头翁汤、黄连阿胶汤、黄连汤、大黄黄连泻心汤。②开郁，用柴胡类方，如四逆散、大柴胡汤、小柴胡汤、柴胡桂枝干姜汤、柴胡加龙牡汤，柴胡桂枝汤等。③温补，主方是肾气丸，或用四逆类方，如四逆汤、理中汤、真武汤、附子汤。④通脉，以大黄䗪虫丸为主方，偏虚寒合用黄芪桂枝五物汤、当归四逆汤等，偏实热合用桃核承气汤、桂枝加大黄汤等。⑤化浊，即化痰与利湿，化痰用小陷胸汤、苓桂术甘汤以及时方温胆汤；利湿用五苓散、麻黄连翘赤小豆汤、茵陈蒿汤以及时方三仁汤、甘露消毒丹。

运用要点：以降糖扶正、降糖不损正为立方之本、调理之要。随病机不同，适当合用上述五组方药。仲圣“观其脉证，知犯何逆，随证治之”之大法，亦为治疗糖尿病之指南。

当病情稳定后，坚持服用中成药并适时减量。平时以生活调理为主，改变不良生活方式，坚持适度运动、控制饮食、定期动态观察，是值得关注的治疗理念与环节。良好的依从性，患者对中医、对医生、对疗效的信赖，也是能坚持纯中医治疗获效的关键。

五、验案举例

患者，男，52岁，2013年2月26日初诊。患者6天前体检发现血糖升高，糖化血红蛋白11%，空腹血糖11.47mmol/L。平素口干多饮，易饥饿，1年来消瘦8斤，纳眠可，二便调，舌红苔白腻、有齿痕，脉细。方以温胆汤合葛根芩连汤、生脉散，重在健脾化痰，清热燥湿，兼养阴生津。处方：茯苓20g，炙甘草6g，陈皮10g，法半夏10g，枳壳10g，竹茹10g，黄连20g，粉葛30g，黄芩10g，米炒党参20g，苍术30g，何首乌30g，山楂15g，决明子15g，生地黄20g，麦冬30g。7剂，每日1剂，水煎早晚分服。另予中成药：降糖三黄片每次8片、每日3次，黄连素片每次0.3g、每日3次，温胆片每次4片、每日3次，饭后服。并嘱患者完善糖尿病专科检查。

二诊（2013年3月2日）：查空腹血糖12.45mmol/L，餐后0.5小时血糖21.61mmol/L，餐后1小时血糖26.2mmol/L，餐后2小时血糖26.76mmol/L，餐后3小时血糖19.9mmol/L；查胰岛素释放：空腹17.7μIU/ml，餐后0.5小时11.96μIU/ml，餐后1小时23.12μIU/ml，餐后2小时19.19μIU/ml，餐后3小时20.69μIU/ml。患者服上方后口干多饮症状好转。刻诊：轻微口干口苦，胃纳佳，易饥，大便干，每日1次，小便微黄、量不多，眠可，舌暗红苔薄白，脉弦。守初诊方加减：茯苓20g，炙甘草6g，陈皮10g，法半夏10g，枳壳10g，竹茹10g，黄连30g，粉葛45g，米炒党参20g，苍术30g，何首乌30g，决明子15g，生地黄20g，麦冬30g，虎杖30g，天花粉15g，干姜6g。每日1剂，水煎早晚分服。中成药同一诊。

三诊（2013年3月16日）：查空腹血糖7.6mmol/L。服上方后口干口苦、易饥等症状消失。刻诊：视物模糊，面部烫感，余无不适。舌红苔薄白，脉弦。效不更方，继续守上方并加枸杞子、密蒙花、青葙子以养肝明目。处方：茯苓20g，炙甘草6g，陈皮6g，黄连20g，粉葛30g，米炒党参20g，苍术30g，何首乌30g，生地黄30g，麦冬30g，虎杖30g，天花粉15g，枸杞子15g，密蒙花15g，青葙子15g。每日1剂，水煎早晚分服。中成药同一诊。

四诊（2013年4月20日）：查空腹血糖7.1mmol/L。刻诊：面部烫感消失，仍有视物模糊，大便干、每日1次，小便黄，纳眠可，舌红苔薄黄，脉浮弦。效不更方，继续三诊治疗。

五诊（2013年5月25日）：查糖化血红蛋白7.0%。刻诊：患者无明显不适，纳眠可，小便黄，大便干，每日1次，舌暗红苔薄黄，脉弦。方用小柴胡汤、茵陈蒿汤、葛根芩连汤合方，以和解少阳，畅达三焦，清利湿热。处方：北柴胡10g，黄芩10g，法半夏10g，米炒党参30g，黑枣10g，炙甘草6g，粉葛30g，黄连10g，淫羊藿15g，砂仁6g，白芍15g，虎杖30g，天花粉15g，玉米须30g，茵陈20g，丹参10g。每日1剂，水煎早晚分服。中成药同一诊。

六诊（2013年6月29日）：查空腹血糖6.3mmol/L。服上方后大便干消失，小便黄消失。刻诊：纳眠可，无明显怕冷怕热，无口干口苦，舌淡红苔薄白黄，脉细。效不更方，继续五诊治疗。

七诊（2013年7月30日）：查空腹血糖5.67mmol/L。服上方后自觉无明显不适。刻诊：视物模糊，佩戴老花镜后视物清晰，无头晕、胸闷、四肢麻木，二便调，睡眠可，控制饮食，舌淡红苔薄白，脉细。方以柴芍地黄汤加味，以滋补肝肾，养肝明目。处方：北柴胡10g，白芍10g，枸杞子15g，菊花10g，熟地黄20g，山药30g，山萸肉15g，牡丹皮10g，茯苓15g，泽泻10g，密蒙花15g，千里光15g，茺蔚子15g，淫羊藿15g，砂仁6g。每日1剂，水煎早晚分服。予降糖三黄片每次8片、每日3次，黄连素片每次0.3g、每日3次，杞菊地黄丸每次8粒、每日3次，饭后服。后患者每月定时复诊，每月7剂中药，隔3天服1剂。守柴芍地黄汤滋养肝肾，2013年11月16日复查糖化血红蛋白5.9%。随访至2014年10月，患者血糖一直控制在正常范围。每3个月复查一次肝肾功能，均无异常。

原按 本案为新发糖尿病患者，在整个治疗过程中未服用任何降糖西药，仅以中药汤剂配合降糖三黄片、黄连素片等中成药治疗，经10个月的治疗，糖化血红蛋白由11.1%下降到5.9%，疗效显著。本案患者病之发生发展，因于痰湿较重，痰湿壅滞脾胃，中焦升降失职，气机阻滞，则易化热生湿，日久热伤气阴，口干多饮、消瘦饥饿等症丛生。痰为病之主因，因而健脾化痰清热、去滞除壅为治疗的主轴，故以温胆汤合葛根芩连汤为主方，并合何首乌、山楂、决明子健脾消积；痰湿壅滞较甚，则加虎杖通腑除壅；热耗气阴，则加生地黄、麦冬、党参滋阴益气。若血糖较高则重用黄连降糖，如本案二诊时黄连重用至30g，是其关键。七诊患者血糖控制稳定，除视物模糊外，无明显不适，治疗重在滋阴养肝、健脾温肾以固本，以柴芍地黄汤为主方滋养肝肾，并合淫羊藿、砂仁温肾健脾，因视物模糊为主要不适症状，故加青葙子、千里光、枸杞子等养肝明目。虽病之初期痰湿热为患，然考虑患者“年四十，阴气自半也”，故健脾养肝温肾、扶正固本，防病复发。

王艳君博士后论“针引阳气”，以阳明经为主论治面瘫

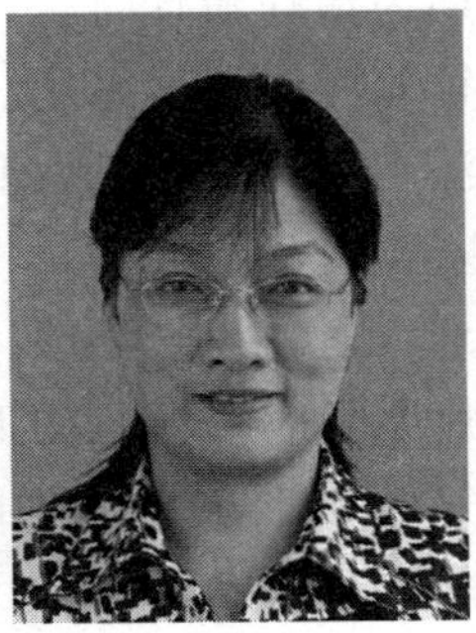

简介　王艳君，1962年5月，河北省邢台市人。医学博士，中西医结合博士后，主任医师，教授，硕士生导师，现为河北省中医院副院长。1985年毕业于河北中医学院后留校任教。1998年毕业于上海中医药大学，获博士学位。全国首届杰出女中医师，河北省省管优秀专家，河北省有突出贡献中青年专家，河北省优秀科技工作者。主要社会兼职：中国针灸学会理事，中国针灸学会减肥美容专业委员会常务委员，河北省针灸学会副会长。主要从事针灸、中药治疗中风、高血压病等临床研究，是“十一五”国家中医药管理局针灸重点专科学术带头人，“十二五”中西医结合临床学科后备学科带头人，负责“中风病及血管性痴呆的临床研究”。先后承担了国家中医药管理局课题1项、省级课题5项。获省部级奖励2项、厅局级奖励3项。发表中文核心论文50多篇。参编全国高等医药院校规划教材4部。

“针引阳气”一语见于《金匮要略·血痹虚劳病》篇，是针对表虚而受风导致的血痹病，以“针引阳气，令脉和紧去则愈”。即采用针刺引动阳气，祛除外邪。如此针法，不仅治血痹病，亦为以针刺治疗诸病的一大法则。笔者以此法为指导，以阳明经为主治面瘫，取得良效。

面瘫于西医《实用内科学》全称“面神经炎”，亦称“面神经麻痹”。中医学经典医籍《内经》称之为“卒口僻”；《金匮要略》名曰“喎僻不遂”。俗称“口眼喎斜”（实为口喎而眼不斜）。此文中一般表述称“面瘫”。

一、理论探讨

面瘫是临床多发病，其主症特点为患侧额纹消失，不能皱眉，眼睑闭合不全，流泪，口角歪向健侧，患侧鼻唇沟变浅，可伴有耳后疼痛。本病一年四季均可发生，但在气候寒冷的冬季最为多见。发病年龄从婴幼儿到老年人均可患病。西医认为其病因多由病毒感染、耳源性疾病、肿瘤、中毒、面部外伤等引起面神经及周围组织的炎症、缺血、水肿，致面神经受压，神经功能紊乱而发病。目前西医对该病尚无很好的疗法。中医学把面神经麻痹称为“口眼喎斜”或“口僻”，这是根据本病的主要表现为口向一侧歪斜为主症而命名。中医学认为本病的病因是感受风邪，风邪入中经络而发病。故历代中医典籍均将其归入风门。

手足阳明经循行均上行头面。当风邪侵袭面部经络，导致气血阻滞，手足阳明经脉功能失调，即可表现一侧面肌瘫痪而发生面神经麻痹。十二经筋属于十二经脉的外周连属部分，是十二经脉的气血濡养筋肉骨节的系统。所以经筋具有约束骨骼，运动关节的作用，如《素问·痿论》云：“宗筋，主束骨而利机关也。”面瘫的发病与手足阳明经筋关系密切，多因素体虚弱，加之过劳，正气不足，络脉空虚，此时若防护不慎，风邪乘虚侵入面部经络，导致经脉气血痹阻，尤其影响到阳明经筋的功能，使局部筋肉失于约束，而表现口眼喎斜，发生面瘫。《灵枢·经筋》云：“足阳明之筋……上颈，上挟口，合于頄，下结于鼻，上合于太阳，太阳为目上网，阳明为目下网，其支者，从颊结于耳前”，“其病……腹筋急，引缺盆及颊，卒口僻，急者目不合，热则筋纵，目不开。颊筋有寒则急，引颊移口，有热则

筋弛纵缓，不胜收故僻。”以上所述，颇似面瘫之病机。而更切近面瘫之病因病机及证候特点者为《金匮要略·中风历节病》篇第2条所述，曰：“寸口脉浮而紧，紧则为寒，浮则为虚；寒虚相搏，邪在皮肤；浮者血虚，络脉空虚；贼邪不泻，或左或右；邪气反缓，正气即急，正气引邪，㖞僻不遂。”关于面瘫治法，《素问·痿论》云：“治痿者，独取阳明何也？岐伯曰：阳明者，五脏六腑之海，主润宗筋，宗筋主束骨而利机关也。”阳明的功能正常与否，决定着颜面的气血旺衰、局部经筋肌肉的正常功能活动，这也是以手足阳明经治疗面瘫疗效独特的理论依据。

二、治疗方法

1. 把握病机，内外兼顾　《内经》所谓“正气存内，邪不可干”“邪之所凑，其气必虚”，亦为面瘫之病因病机。所以，治疗面瘫就不能单纯从局部着眼，必须内外兼顾，针药并施。治疗除用祛风通络药以治标外，还要根据《伤寒论》阳明病证治规律，辨明病位、病性，从内调理阳明失调以治其本。只有这样内外兼治，才能收到更快、更好的疗效。针刺是中医最传统的疗法，历史悠久，疗效神奇。它既可调节全身脏腑经络的阴阳失衡，气血失调，又可疏通局部经络气血，祛除风邪，内外兼顾，点面结合。如针刺“牵正穴”能够祛风散邪，通经活络，可以调节局部经络气血，改善气血阻滞状态，使气血通畅，经筋得以濡养。经脉所过，主治所及，通过针刺手足阳明经穴（如头维、四白、迎香、地仓、颊车、合谷等）可使面部经络气血畅通，瘀滞消散，风邪得解。如《玉龙歌》说：“口眼㖞斜最可嗟，地仓妙穴透颊车。”合谷为手阳明经原穴，为循经远端取穴，《四总穴歌》说：“面口合谷收。”另外，配合手足少阳经丝竹空、阳白，足太阳经之攒竹、经外奇穴鱼腰、夹承浆等穴，则三阳经之穴配合应用，更能增加疗效，缩短疗程。总之，诸穴配伍调治，可使脏腑经络功能恢复正常，局部经筋皮毛得以濡养，肌肉纵缓消除，则面瘫诸症得愈。

2. 分期论治，综合治疗　面瘫在临床上一般分为3期：急性期、静止期、恢复期。急性期一般指发病后1~7天，此时因其症状有逐渐加重的趋势，故又可称为发展期；1周后症状开始逐渐稳定，所以发病后7~20天称为静止期；20天以后，症状逐步缓解，统称为恢复期。因各期病机特点不同，证候表现也不一样，所以治疗必须谨守病机，辨证论治，制订出合理的治疗方案。

（1）急性期　风邪初入经络，尚属轻浅，正气虚损亦不甚重，此时正邪相争激烈，辨证以实证为主，故治疗以祛风邪、通经络为法则。方药如防风、葛根、羌活、川芎、当归、赤芍药、首乌藤等。针灸取穴如合谷、翳风、风池、阳白、牵正等祛风通络穴位。此期为治疗最佳时机，因面瘫治疗越早越好，尤其针刺应该尽早采用。错过了最佳治疗时期，或方法不当，都会给后期治疗带来麻烦，增加难度，甚至遗留后遗症。

（2）静止期　此期外邪入里，正气渐虚，经气衰惫，气血瘀滞，故治疗原则应祛邪与扶正并重，法予活血通络、调养气血。处方中可酌用活血通络药，尤其加用虫类药，如川芎、牡丹皮、赤芍药、白附子、僵蚕、全蝎等；针灸取穴可在原有取穴的基础上加用天枢、足三里等以健运脾胃，助行气通络之效。

（3）恢复期　恢复期的特点是正气渐复，邪气留恋，治疗时祛邪之力可以加大，但一定不忘顾护正气，应采取综合治疗的方法。临床我们不仅运用中药、针灸，还配合闪罐、外敷、熏洗、穴位注射、食疗等疗法，综合调治，祛除余邪，以防疾病缠绵，邪气久滞，而成痼疾。

最后强调说明，在应用针刺疗法治疗面瘫时，急性期一般都用浅刺、轻刺激，而且以健侧取穴为主；静止期针法予平补平泻，取局部取穴（四白、地仓、颊车等）配合远端取穴（天枢、足三里等）；恢复期可偏重泻法，必要时加用电针以增加针刺的刺激强度，促进经络气血流通，局部神经、肌肉功能尽快恢复，避免遗留后遗症。

三、典型病例

赵某，男，50岁。2013年12月9日初诊。1周来因工作压力大，劳累，出现情绪烦躁，胸部满闷，夜间不能入寐，严重时辗转反侧，彻夜不眠。3天前因防护不慎，外出受风而出现左侧面部麻木，口角歪斜，左眼不能闭合，故求治于中医。刻诊：口角歪斜，左侧面部麻木，左眼不能闭合、流泪，左耳后疼痛感，精神欠佳，烦躁，胸部满闷，失眠，纳差，口苦，大便偏干，小便黄，舌质红苔黄而干，脉浮滑有力，右寸关尤甚。中医诊断：面瘫。证属胸胃郁热，风袭经络。治宜清宣郁热，祛风通络。用栀子豉汤合牵正散加减，处方：栀子 15g，淡豆豉 10g，白附子 6g，僵蚕 10g，全蝎 6g，连翘 15g，防风 10g，葛根 15g，羌活 10g，茯神 15g，首乌藤 30g，生甘草 6g。日 1 剂，水煎取汁 300ml，早晚分服。2013 年 12 月 12 日二诊：服 3 剂后，胸部满闷、烦躁明显减轻，夜间亦能入睡，面部症状无明显变化。原方继服，同时配合针刺治疗，取阳明经四白、地仓、颊车、合谷等穴，加用翳风、风池、牵正等穴以祛风通络。手法均用浅刺、轻刺激，日 1 次。同时注意休息，避风寒，清淡饮食。经综合治疗 15 天，口角歪斜已不明显，左眼能闭合，面部麻木感消失，纳可，寐安，病情已基本痊愈。

原按 《伤寒论》第 76 条：“发汗吐下后，虚烦不得眠，若剧者，必反复颠倒，心中懊侬，栀子豉汤主之。”此乃热邪郁于阳明胸胃的栀子豉汤证。本病例先有阳明胸胃热郁之内因，而表现胸部满闷、烦躁辗转不能入眠。继而感受风邪，侵袭面部阳明经络，致口角歪斜诸症。治疗当内外兼顾，把握阳明病内在之病位、病性，故用栀子豉汤清宣阳明胸胃郁热以治本，配合牵正散及防风、葛根、羌活等祛风通络以治标。同时针刺手足阳明经穴祛风散邪，疏通气血，促进局部功能恢复。因标本兼治，针药并调适当，故收到了良好的疗效。

李俊莲教授用经方治疗痹证案例

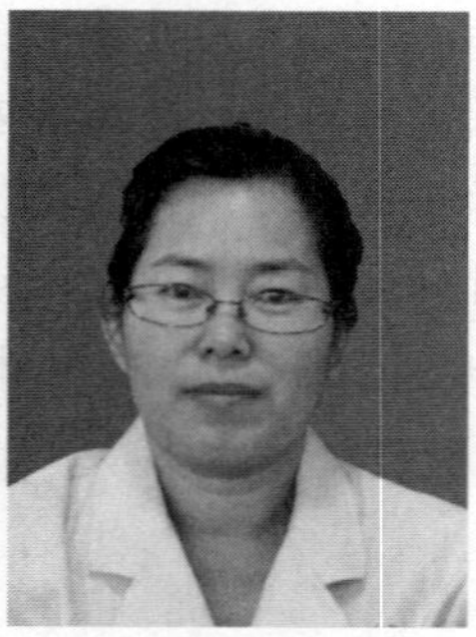

简介　李俊莲，1963年出生，山西永济人。1988年毕业于北京中医药大学（原北京中医学院）中医专业。2001年就读于湖北中医药大学（原湖北中医学院）中医临床基础专业，获医学博士学位。山西中医学院教授，主任医师，硕士生导师。曾任基础医学院院长，现任山西中医学院傅山学院常务副院长。为中华中医药学会仲景学说分会常务委员。从事仲景医学教学及临床研究28年，主讲《金匮要略》。获2014年山西省教学名师。临床着重从事经方治疗风湿、类风湿及自身免疫性疾病研究。参加和主持国家级、省级科研课题10余项，获山西省教学成果奖3项。参与编写著作、教材18部，发表论文30余篇。

痹证是由于风、寒、湿、热等邪气闭阻经络，影响气血运行，导致肢体筋骨、关节、肌肉等处发生疼痛、重浊、酸楚、麻木，或关节屈伸不利、僵硬、肿大、变形等症状的一种疾病。常见于现代医学中的风湿性关节炎、类风湿关节炎、痛风、系统性红斑狼疮、强直性脊柱炎、未分化脊柱病等，为临床常见病、多发病。举验案2则。

例1　王某，女，45岁，2013年5月8日诊。双手指关节晨僵伴腕关节疼痛，中指、食指小关节憋胀1个月，汗出，乏力，记忆力减退，月经错后，纳差，便调，查类风湿因子、抗链O、血沉、CCP均正常（风湿病非活动期，上述检查可以正常）。舌淡苔薄白，脉沉迟。病属阳气不足，外受风寒，痹阻肌肤所致。治以温阳行痹，方以防己黄芪汤合防己茯苓汤加减。处方：防己6g，黄芪30g，桂枝9g，苍白术各6g，茯苓12g，白芍9g，鸡血藤30g，甘草6g，5剂，水煎服，煎药时以姜枣为引，温服令微汗，余药再煎泡手泡足，每日1次。5剂后症状减轻，10剂后活动自如。

例2　韩某某，女，78岁，2014年3月19日诊。主诉全身关节不定处疼痛，钻风伴有口干、咽干、眼涩3年余。在当地医院服用中西药疗效不佳，经熟人介绍来太原就诊。诊时周身关节钻风、疼痛，背恶寒，口干唾液少，吃干饭需要汤送，时口苦。饮食时好时差，大便干。问及血糖、血压不高，舌淡苔花剥，少津，脉弦细略数。病属年老肝肾阴虚，肌腠不固，治以百合地黄汤合黄芪桂枝五物汤加减。处方：百合12g，生地9g，黄芪15g，桂枝6g，白芍12g，山茱萸12g，山药9g，丹皮6g，远志9g，白及9g，怀牛膝12g，山楂9g，生白术9g，栝楼9g，甘草6g。水煎服。身痛重时加生龙牡、威灵仙、白芷；腰困重时加杜仲、仙茅；咽干重时加桔梗、玄参等，加减调治半年，身痛、钻风、口干明显减轻，精神渐好。

讨论：笔者在临床中观察到：痹证兼表阳虚者，多见于女性更年期风湿性关节炎、老年性骨关节病、产后身痛、类风湿关节炎等；兼里阳虚者多兼有脾胃消化功能不良、自身免疫力低下、溃疡病等。临床多以黄芪桂枝五物汤、防己黄芪汤、"三附子汤"、小建中汤等加减治之。当然，仲景书对痹证类病症以辨证论治为主，其扶助阳气之外的其他方证另当别论。

对于痹证的治疗，《金匮》比较重视扶助阳气，如治疗风湿身重的防己黄芪汤；治疗湿病的三附子汤；治疗血痹病的"针引阳气"、黄芪桂枝五物汤；治疗肾着腰冷重的甘姜苓术汤等，均以温运阳气为主。

吕翠霞教授论厥阴病特点与乌梅丸治失眠验案

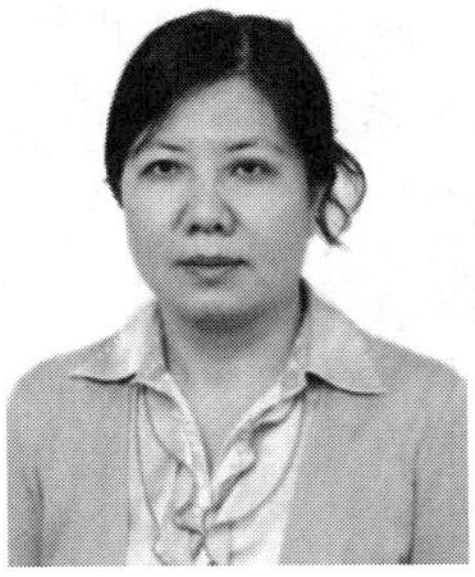

简介　吕翠霞，女，1963年出生，山东文登人。1987年毕业于山东中医药大学（原山东中医学院）。攻读硕士师从陶汉华教授，攻读博士师从姜建国教授。现为山东中医药大学教授，博士生导师，金匮教研室主任。国家中医药管理局重点学科《金匮要略》学科带头人，省级精品课、省级特色课程《金匮要略》课程负责人。主要从事中医经典《金匮要略》教学、临床、科研工作。研究方向：仲景杂病证治规律研究，体质与病症关系及证治规律研究。国家中医药管理局课题中医学术流派传承工作室“齐鲁伤寒流派传承工作室”建设项目主要参与者。是2项国家自然基金课题、3项山东省中医药管理局课题主要参与者，参编十一五、十二五、十三五《金匮要略》本科及研究生教材，主编著作5部，副主编著作5部，发表论文30余篇。

一、厥阴病之病机证候特点探索

厥阴病的性质，因“两阴交尽”阴气最少，又具阴尽阳生、阴中有阳的特点，故厥阴为病，极为复杂，或寒，或热，或虚，或实，或寒热错杂，或厥热进退，故厥阴病有两极转化、病机复杂的特点。

笔者总结自己2014年6月至2015年10月近1年临证中用乌梅丸者80例，所治疗的病症：失眠38例、胃脘胀痛20例、咳嗽10例、夜间诸症5例、腹泻4例、口腔溃疡2例、痛经1例。服药6剂后有效率57.5%；6剂后未复诊者37.5%；6剂后无效者5%。

笔者潜心理论研究与细心临床观察，领悟了用乌梅丸应抓住以下要点：①抓住病症发生的时间特点，即一天之中的厥阴当令之时子时，或厥阴欲解时的丑、寅、卯三个时辰；一年中的阴尽阳生的冬春交际之时；人之一生中的转折期，即妇女的“七七”、男子的“八八”之时。此时正是肝肾竭乏，阴阳易虚，容易发生寒热错杂证候之时。②熟悉厥阴病特征及肝的生理病理特点，如肝经所过之脏腑经络，相生相克的关联脏腑，以了解治从厥阴的常见病位。③明确厥阴病的病机，把握乌梅丸所主寒热错杂之证候特点。④应用乌梅丸以原方原量为宜，但可因人、因时、因地制宜，适当化裁方中药味与用量。⑤因为厥阴病多病位深、病机复杂、病程较长，用乌梅丸后即使起效快，也不宜见效便骤然停药，宜改汤为丸，巩固疗效，防止复发。

编者按　作者以上总结的乌梅丸证之五个要点，确能启发思路，很有学术价值，值得重视，可临证参考。

二、乌梅丸治疗失眠验案

例1　张某某，男，30岁，2014年11月2日就诊。主诉：失眠7年余。曾背部外伤，导致后背冷痛，影响睡眠。11~12点入睡，2~3点即醒，再难入睡，甚则彻夜不眠，鼻塞不通。各项检查未见异常。排除工作压力，饮食尚可，二便正常。舌淡嫩苔薄白，脉沉。中医辨证属厥阴肝经气血失调。治以寒热并用、调补气血。处方：炒乌梅20g，炮附子10g，干姜10g。桂枝10g，当归10g，川椒（炒）6g，细辛3g，党参15g，五味子10g，黄连5g，黄柏5g，五味子10g，炙甘草10。6剂，日1剂，水煎服。11月9日复诊：服上方症状减轻，背部有热感，冷痛减轻，睡眠时间延长至5小时，10点睡，3点醒，四肢回温，手心汗减少，鼻塞好转。舌淡红苔薄，脉沉细。守方再服6剂。11月15日三诊：服上方病情稳定，诸症进一步减轻。以原方6剂，打水丸，每次10g，日2次。

例2　卢某某，女，58岁，2015年3月4日就诊。主诉：失眠5~6年。入睡困难，0时易醒，梦多，情绪急躁，纳可，大便尚可，夜尿1~4次，舌淡苔黄腻略干，脉弱。辨证属厥阴肝经气血失调。治以寒热并用、调补气血。处方：乌梅35g，炮附子5g，干姜5g，桂枝10g，当归10g，川椒（炒）5g，黄连15g，黄柏6g，党参10g，夜交藤30g。6剂，日1剂，水煎服。3月8日复诊：服药后睡眠改善，舌苔黄腻已去，舌质较红润，脉弱但前有神。处方：上方党参加至15g，乌梅加至45g，去炮附子，川椒减为3g，黄连减为10g，加细辛3g。6剂。尔后又复诊两次，处方略加减，又服药30剂，睡眠明显改善，偶有反复，上方7剂打水丸，每次10g，日2次。

原按　一日之中，丑时为肝经当令，正如《内经》所言“卧则血归于肝”，夜间所生病症常生于厥阴。故夜间诸症，如失眠、盗汗、夜间口干等常治从厥阴。

编者按　辨证以乌梅丸治失眠，颇有参考价值。清代名医刘鸿恩善用乌梅（取其敛肝养肝之功）为主药，治疗多种内科杂病，详见“上部”乌梅条。

彭志国主任医师用经方治心水、心痛重病案例

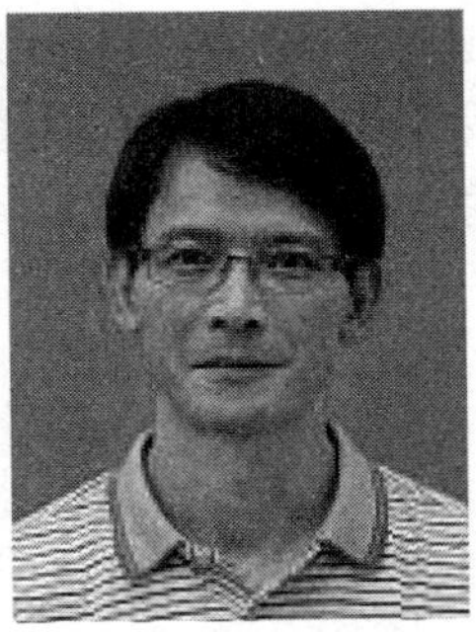

简介　彭志国，1965年12月生，安徽宁国人。海南省中医院主任中医师、教授。毕业于安徽中医药大学。全国优秀中医临床人才。兼任中国中西医结合学会活血化瘀专业委员会常委、中国中西医结合学会心血管专业委员会委员以及海南省医学会相关职务。曾多次赴北京、上海三甲综合性医院心血管专业进修学习。擅长高血压病、冠心病、心律失常、心力衰竭、糖尿病等疾病的中西医诊疗，主要从事动脉粥样硬化、心电生理等的临床研究。完成海南省卫生厅科研课题2项，主持海南省科技厅自然科学基金资助课题3项，以及主持、参与海南省各级科研课题多项。举办省级继续教育项目3项（项目负责人），承办中国中西医结合学会学术会议1次（大会执行主席）。发表学术论文30余篇。

例1　心悸、心水（冠心病、心绞痛、房颤、心衰）　李某，男，67岁，湖南人，退休干部。2011年3月31日初诊。反复胸闷、心慌7年，加重伴气促、下肢浮肿10天，形寒肢冷，舌淡暗苔白滑，脉弦滑而促。曾查心电图示快速心房颤动，缺血性ST-T改变。西医诊断：冠心病、不稳定型心绞痛、心房颤动、心衰Ⅲ度等。曾间断给予抗炎、抗心衰等药物治疗，病情稍有减轻。患者为心肾阳虚，血运不畅，气化不利，饮阻胸中，水气外溢，上凌心肺证候。治当通阳蠲饮、宣畅气机、利水消肿、活血化瘀。方拟桂枝茯苓丸与葶苈大枣泻肺汤、茯苓杏仁甘草汤合方加减治之。处方：桂枝10g，茯苓20g，赤芍10g，桃仁10g，丹皮10g，葶苈子30g，杏仁10g，猪苓20g，白术10g，甘草5g，大枣10枚。日1剂，水煎取汁分服。复诊：服用5剂后，胸闷、短气不能平卧、咳嗽、浮肿好转，效不更法，原方续服。三诊：共服原方10剂后，患者胸闷、短气不能平卧、咳嗽进一步好转，浮肿消失，惟心动悸，脉结代明显，炙甘草汤证具。此乃心之阴阳两虚，心失所养，脉道不利所致，并有阳虚水泛，上凌心肺。宗《伤寒论》："但见一证便是，不必悉具"之论，给予炙甘草汤加减，处方：炙甘草20g，人参10g，桂枝15g，生地50g，麦冬15g，大枣10枚，生姜10g，茯苓20g，白术10g，白酒25ml。服10剂后，患者心悸、胸闷、短气明显好转。复查心电图示心房颤动（心室率78次/分），缺血性ST-T改善。

原按　本患者病情由心肾阳虚，血运不畅，气化不利，饮阻胸中，水气外溢，上凌心肺所致。治当通阳蠲饮、宣畅气机、利水消肿、活血化瘀。桂枝茯苓丸为仲景治疗妇人病之方，但本人发现其组方非常切合胸痹病机，并屡用屡效。本案以桂枝茯苓丸等3方复方治之而取效。病程中根据"心动悸，脉结代"，以炙甘草汤为主方。方证相对，疗效显著。

编者按　《金匮要略·痰饮咳嗽病》篇第27条曰："支饮不得息，葶苈大枣泻肺汤主之。"联系临床，结合西医学分析，所谓"支饮不得息"，很可能是心衰及肺，肺气上逆之病候。葶苈子之功，古人认为其"泻肺"，现代药理研究有"强心"作用。故此案首方之功效与重用葶苈子有关。该药泻肺强心，而又通便，故便溏者应慎用。

例2　胸痹心痛（冠心病、心绞痛）　陆某，女，65岁，退休，海南人。2011年1月10日初诊。反复胸闷痛10年，诊断为冠心病、不稳定型心绞痛。曾服用"美托洛尔、拜阿司匹林、奥

美拉唑及复方丹参滴丸”等药物治疗，病情反复发作。现症见：胸闷冷痛且彻背，心窝部疼痛，短气，畏寒，倦怠乏力，语声低微，食少，舌质暗淡、舌体胖大、边有齿印、苔白腻，脉沉而滑。查心电图示：缺血性ST改变。中医诊断为“胸痹心痛病”。辨证乃痰浊壅盛，痹阻于胸，胸阳失展，气机阻遏。治当涤痰除湿、宣通胸阳，以栝楼薤白半夏汤治之，处方：全栝楼60g，薤白10g，清半夏20g。日1剂，水煎取汁150ml，加米醋30ml频服。复诊：服用前方3剂后，胸痛大减，惟感心窝部冷痛且胀，胸中恶寒，似有冷气直入胸中，食少，手足厥冷。此乃心脾阳虚，不能健运，寒凝经脉，经气不通使然，法当温中补虚、散寒通脉与涤痰除湿、宣通胸阳并举，方用人参汤加味治之，处方：党参30g，干姜10g，白术10g，炙甘草10g，桂枝10g，全栝楼20g，薤白10g，枳实10g。服用20剂后，病情缓解。

原按 老年女性，阳气已虚，痰浊之邪乘上焦阳虚，痹阻于胸，胸阳不展，气机阻遏而发病。初诊用栝楼薤白半夏汤治之而邪盛标证大减，但本虚证候显露，故复诊用人参汤温补为主而取功。

编者按 《金匮要略·胸痹心痛短气病》篇第5条针对胸痹病本虚标实证候，指出“……枳实薤白桂枝汤主之，人参汤亦主之”之先后缓急治法。本病例之初诊、复诊不同主方，即仲景治法的实践验证及典型案例。

蔡敏主任医师对“三种关系”的思考

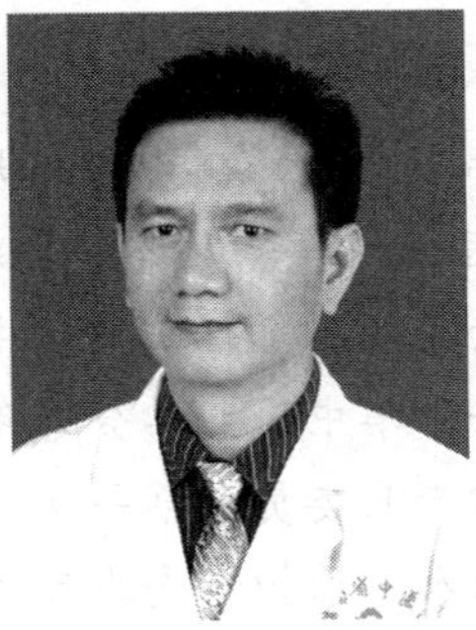

简介 蔡敏，1966年1月生，海南乐东人。1988年毕业于广州中医药大学医疗系本科，2009年毕业于广州中医药大学在职研究生班。海南省中医院主任中医师、副院长，广州中医药大学教授，硕士生导师，海南省有突出贡献的优秀专家，海南省515优秀人才，海南省优秀科技工作者。现为海南省医学学术交流管理中心主任，海南省医学会副会长兼秘书长，《海南医学》杂志社社长兼主编，以及中华中医药学会、海南省学术组织等多种兼职。第1负责人完成“十一五”国家科技支撑计划课题一项，主编专著1部，参编多部，发表论文10余篇。

在我20多年的临床工作与行政管理工作中，常常面临着如何处理的三种关系，即中医与西医的关系；理论与实践的关系；经方与时方的关系。近年来，吕志杰教授退休后被聘来我们海南省中医院工作，在与他的交谈中以及即将再版的《仲景方药古今应用》中，对这三种关系都有论及。下面，根据吕教授的启发与自己多年来的思考，谈谈对这三种关系的认识。不妥之处，请同行批评。

一、中医与西医的关系

近一百多年来，西医传入我国，逐渐冲破了中医“一统天下”的传统局面。在中医与西医并存的现代，我们中医既不能唯我独尊，又不能妄自菲薄，应当审时度势，衷中参西，认清中医学与西医学各自的优势与不足，充分发挥中医药治病的优势与特色，立足于治好病，治好西医西药治不了、治不好的病。吕教授在“用好经方的十六大关系及案例”一文中，记述的治疗发热的两个案例，就体现了中医在治疗外感热病方面的优势，并引发了中西医如何加强沟通的思考。

二、理论与实践的关系

中医学在几千年的历史发展过程中，积累了丰富的实践经验，进而升华为独具特色的中医理论。这些理论需要下一番功夫去学习，并通过临床实践加深理解，才能学会看病，再经过长期的“干中学”，才有望成为良医。目前中医界有三种不良倾向：第一，中医院校的部分教师下临床不多，讲课只是纸上谈兵，如此这般，难以教育好学生。第二，从事临床的中医工作者，其部分人员不注重理论学习，临床水平难以提高。第三，中医院的不少中医人员有意无意地西医化，这难以发挥中医特色与优势。这三种不良倾向得不到切实解决，势必影响中医的发展和提高，也影响着中医在人们中的良好声誉。

三、经方与时方的关系

在《仲景方药古今应用·附翼》中收录了刘渡舟先生“古（经方）今（时方）接轨论”一文，读之令我心中豁然开朗！使我更加领会了经方与时方的关系，明确了如何将经方与时方巧妙地结合。吕教授在《仲景方药古今应用·再版绪论》讲了五点：其中一点是“经方运用法则”，这使我进一步认识到如何将经方用好用活。将以上学习收获指导临床，就能提高临床水平。

中国改革开放的总设计师邓小平说过：“发展才是硬道理”。对于我们中医工作者来说：治好病才是硬道理。处理好中医与西医、理论与实践、经方与时方的三种关系，是继承和发展中医的基础。在此基础上传承中医精华，发挥中医优势，再创中医辉煌，这是历史赋予我们的使命。

老年病科“热结旁流”案与“肺部感染”西药过敏案

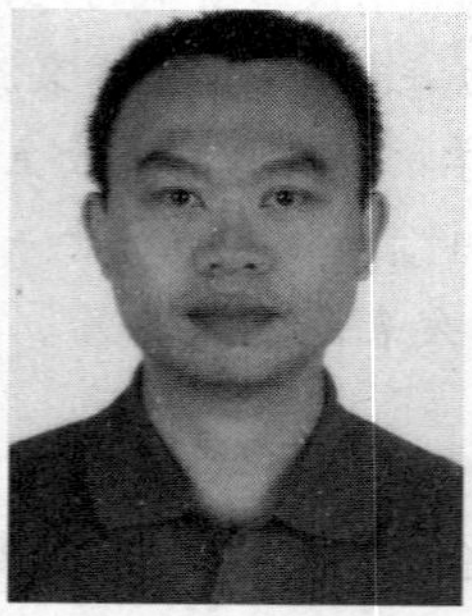

简介　王勉，1969年1月生，海南琼海人。1992年毕业于广州中医药大学中医医疗系本科；2009~2010年参加广州中医药大学中医内科学专业研究生课程进修班学习。海南省中医院中医内科学主任中医师、老年病科主任，广州中医药大学中医内科学教授，海南医学院内科学教授。兼任中华中医药学会老年医学分会第四届委员会委员与海南省中医药学会老年病学专业委员会第一届主任委员等职。为第四批全国名老中医药专家学术经验继承人。承担海南省厅级主研项目1项，参研5项，发表论文21篇。

陈晓燕，1983年9月生，海南海口人，主治中医师，在海南省中医院老年病科工作。2007年6月毕业于广西中医学院中医学专业；2009~2010年参加广州中医药大学中医学专业研究生课程进修班1年；2013年脱产进修半年。近几年跟随院外聘名老中医吕志杰教授出门诊与查房。现为海南医学会全科医学专业委员会及海南医学会老年病医学会委员。

吕志杰教授为海南省中医院特聘专家。吕老近3年来我院工作，开展学术讲座，定期门诊与查房，活跃了我院学术气氛，特别每周1~2次来我们老年病科查房，提高了我科中医诊治水平。以下案例可见一斑。

例1　麦某某，男性，81岁，主因腹胀下利不禁10日，于2014年5月28日入院。患者于入院10天前一次性食入新鲜荔枝（约1斤）后出现腹胀，解稀烂便，排便不能自控，大便溏薄如黏液状、次数多、量少、秽臭。考虑“急性胃肠炎”，给予抗炎、止泻等治疗后上症未见明显改善。于5月28日请吕志杰教授会诊。查体：腹部鼓胀明显，全腹压痛，无反跳痛，肝脾未触及，肠鸣音减弱，叩诊鼓音。舌紫暗苔少，脉略弦滑。吕老查看病人后分析病情说：据病因，抓主症，此为“宿食病”。辨证乃阳明腑实证而“热（屎）结旁流”者。治疗大法宜“通因通用”，常规应用大承气汤或小承气汤。但考虑到患者为高龄老人，恐其体虚不能耐受虎狼之药，稳妥起见，遂以《伤寒论》葛根芩连汤与《素问病机气宜保命集》芍药汤法主治。处方：葛根15g，黄芩10g，黄连10g，白芍20g，当归10g，木香5g，槟榔5g，大黄5g，甘草10g。2剂，日1剂，分4次服。

吕老再次查房：患者服2剂后病无改善。吕老详细询问病情后说：上次辨证处方无误，嘱其继续守方服药，嘱其再服3剂。强调煎服方法，宜空腹服药，且服药期间宜稀饭淡粥（海南人习惯煮粥加入肉食、海鲜等），不可进油腻、辛辣饮食。

吕老第三次查房：值夜班医生介绍病情，患者家属一大早高兴地说：病人今晨解大便1次，量多“有一盆”（约1500ml），伴有不消化食物，开始成条，后为稀烂样。再无既往频繁的便意感。查体：腹胀已明显消退，腹部压痛消失。吕老看过病人后，据脉缓略弦，舌暗红苔薄黄，更方为保和丸与增液汤法，处方：焦三仙各10g，莱菔子10g，连翘10g，太子参10g，生白术30g，鸡内金10g，玄参10g，麦冬15g，生地15g。服3剂后，患者正常排便，无腹胀。停药出院调养。

【病案讨论】

请吕老参加，组织全科医生对该病例进行了讨论。各位医生各抒己见，畅所欲言，通过充分讨论，明确了以下4点：①荔枝致病问题。患者为顿食大量荔枝后出现的腹胀下利，荔枝为闽南之物，味甘、酸，性热，入心、脾、肝经，多食易上火，并可引起“荔枝病”。李时珍《本草纲目》说：“荔枝气味纯阳，其性微热。鲜者食多，即龈肿口痛也。”本患者即因顿服大量荔枝，邪热内迫，大肠传导失司，故下利臭秽。②西医疗法不佳原因。入院后针对频频下利采用抗炎、止泻，不能去除病根（屎结），故疗效不佳。③中医药疗效分析。针对大家提出的问题，吕老对诊治经过分析说：患者暴食荔枝，病因清楚，下利不止当然可考虑为“肠炎”。但审病求因，治病求本，以《伤寒论》经典理论指导辨证，四诊合参，诊断为阳明腑实证热结旁流。所谓“热结”，实质为宿食阻结。大法应“通因通用”。具体该病人取葛根芩连汤者，用葛根意在升清阳以利降浊，用黄芩、黄连取其清除过食荔枝所致之肠热；合用芍药汤（芍药、当归、黄芩、黄连、槟榔、木香、大黄、甘草、官桂），取其行气和血通腑，该方脱胎于《伤寒论》治下利的黄芩汤。方中所以敢用大黄泻下，取法于《伤寒论》曰“若有宿食者，纳大黄”（393）。守方守法，服药5剂后泻下屎结而愈。④疗效不快的反思。有的医生提出，患者虽然治愈了，但疗效较慢，是否就依照《伤寒论》而用大承气或小承气汤呢？吕老说：这确实是一个值得反思的问题。患者高龄体虚，大承气峻下，用之宜慎。但根据“急则治标”的法则，患者邪实致泻，以腹胀为主，可以考虑用《金匮要略》的厚朴三物汤以行气通腑，邪实（屎结）得去，再着重补虚。

讨论结束了，大家表示：这样的病例讨论开拓了思维，确能提高中医诊疗水平，希望经常定期开展才好。

例2　咳嗽（肺部感染） 庞某，女性，88岁，以“反复胸闷心悸13年余，再发伴咳嗽咳痰1天”于2015年10月12日由门诊拟“冠心病”坐轮椅入院。症见：精神疲乏，心悸胸闷，咳嗽痰白难以咳出，气短喘促，在活动及咳嗽后加重，时有头晕，周身乏力，纳差，少寐，二便尚调。患者舌质暗红少苔，脉弦细。胸片及CT检查提示：肺部感染。因患者对多种抗生素过敏，对某些中药也有过敏反应，故针对其肺部感染情况，考虑中药治疗，请吕老查房。吕老四诊合参并进行肺部听诊。经详细诊查后说：患者年近九旬，身体必虚，舌脉及症状特点为肺阴虚之象；辨病与辨证相结合，其“肺部感染”表现可考虑为痰热蕴肺证。法当甘寒之味滋养肺阴以扶正，清热解毒宣肺化痰以祛邪。可以《金匮要略》第七篇附方之治肺痈的《千金》苇茎汤加味治疗。处方：芦根30g，薏苡仁30g，冬瓜仁20g（碎），桃仁10g（碎），杏仁10g（碎），地骨皮20g，薄荷10g（后下），麦冬30g，沙参10g，蒲公英30g。此方以苇茎汤加公英清热解毒涤痰为主药，桃仁、杏仁相合行气活血，地骨皮与薄荷相配善于清透虚热，麦冬、沙参甘寒以养阴清热。10月14日开始用药，用药第3天患者诉咳嗽有所好转，哮鸣音减少，仍咳痰，量少质黏。续用原方3剂，再听诊哮鸣音、双肺湿罗音明显减少。患者诉咳嗽等诸症明显好转。

吕老再次查房后指示：原方效果较理想，患者痰少难以咳出，在其基础上加桔梗15g，甘草10g，以加强止咳排痰功效。10月26日查房：诉仅晨起微咳，痰少，听诊未闻及哮鸣音，少许湿啰音，再予上方3剂巩固治疗。10月30日查房：患者咳嗽消失，听诊未闻及干湿啰音及哮鸣音。

11月4日请吕老第三次查房：患者主诉口干，咽燥，无其他不适，精神尚好，脉大按之无力，舌嫩红无苔。改拟滋养肺胃及肾阴法巩固疗效，以经方与时方化裁：麦冬30g，沙参、石斛、玉竹、百合、生地黄、桑叶、生甘草各10g。

【查房心得】

此患者高龄，心肺同病，其“肺部感染”为当务之急，但抗生素过敏，西医西药束手无策！请吕老查房，详细辨证论治，以《千金》苇茎汤加减，先后服用12剂后治愈，彰显了中医中药之优势与特色。

（王　勉　陈晓燕　杜　琳）

钱占红教授应用金匮肾气丸临床验案

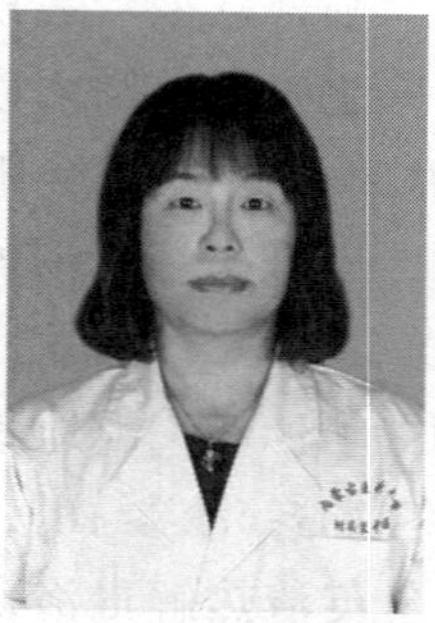

简介 钱占红，1969年11月出生。教授，硕士研究生导师。为中医临床基础教研室主任。承担中医、中西医、养生康复、针推专业中医本科的金匮要略、伤寒学、温病学、中医食疗学四门课程的讲授。国家中医药管理局“十二五”重点学科伤寒学后备学科带头人。兼任中华中医药学会仲景学术分会委员；内蒙古中医药学会仲景学术分会委员兼秘书。主要研究方向：中医经方理论教学临床与实验研究。主持和参加国家级、省级、校级课题10项，参编国家规划教材3部，参编著作5部，发表学术论文20余篇。毕业以来在教学之余坚持从事临床工作，运用经方为主治疗常见病和多发病，深受患者的好评。

金匮肾气丸为补肾的代表方。由熟地、山药、山萸肉、丹皮、泽泻、茯苓、桂枝、附子8味组成。笔者在临床中加减使用，疗效甚佳，举3例如下。

例1　痹证　李某某，男，20岁，2013年7月4日就诊。症见：关节疼痛4年，近日左膝关节疼痛明显，平素肩、背、手指关节均疼痛，双下肢发凉，腰背疼痛，舌胖大，脉偏弱，尺脉尤甚。辅助检查：膝关节X线未见异常；抗链O、类风湿因子阴性；血沉：24mm/h。处方：熟地黄24g，山萸12g，炒山药12g，茯苓9g，牡丹皮10g，泽泻10g，桂枝9g，制附子9g（先煎），补骨脂10g，白芍12g，白术12g，牛膝12g，独活12g。3剂，日1剂，水煎400ml，分3次温服。7月8日二诊：服药期间，适逢下雨，既往每逢变天则关节疼痛明显加重，此次仅感觉右手食指关节疼痛，其母甚是高兴。效不更方，守方加狗脊15g，再服3剂。三诊7月12日。服药后关节疼痛基本缓解。守方继服10剂，以巩固疗效。

原按　此患者关节疼痛4年，既往医者考虑生长痛，补充钙质治疗，屡不见效。笔者四诊合参，从肾虚论治，取得佳效。

例2　五更泻　付某，男，50岁，2014年7月8日初诊。晨起腹泻10余年，伴有畏寒怕冷，双下肢发凉，耳鸣，舌淡苔白滑，脉弱。处方：熟地黄24g，炒山药12g，山萸12g，泽泻10g，茯苓10g，牡丹皮10g，桂枝6g，制附子6g（先煎），肉豆蔻6g，补骨脂12g，五味子6g，吴茱萸6g。3剂，日1剂，水煎400ml，分早晚2次温服。7月11日二诊：晨起腹泻有改善。守方5剂继服。

原按　五更泻常因肾虚，四神丸主之，此患者年龄较大，腹泻日久，兼症及舌脉特点皆肾阳虚证候，故以肾气丸合用四神丸取得疗效。

例3　痢疾　武某某，女，43岁，2013年7月2日初诊。症见：腹痛，便脓血20余日。面色苍白，精神不振，疲乏无力，舌淡胖苔白，有齿痕，脉细弱，尺脉极弱，曾服用西药、中药治疗，效果不佳。大便常规：外观有脓，未见白细胞。处方以肾气丸（汤）合白头翁汤合方，适当化裁，先后三诊，用药10余剂而缓解。

原按　本案患者前期服用大量抗生素等寒冷性药物，中阳受损，损及肾阳。用肾气丸与白头翁汤标本兼治而取效。

编者按　以上三个案例以肾气丸（汤）为主方治之，疗效较好的关键是辨证准确，方法得当。方中制附子6g皆要求“先煎”，这值得探讨。首先考虑经方用附子，其生用和炮制者，皆不标明“先煎”，就是剂量最大的附子汤用炮附子二枚、通脉四逆汤用生附子大者一枚（有学者称量附子一枚约20~30g），皆为全方用水同煮，而不要先煎。只是注明“去皮，破八片”。而目前医生开方用附子，不论用量多少，一般注明“先煎”。中药店取药者，见到方中有附子，不论医生是否注明“先煎”，都是单包后告诉病人要“先煎”。究其缘由，以附子有毒（乌头、附子确实含有毒成分乌头碱等），先煎为了解其毒性。须知附子经过炮制其毒性已较低，若用量得当，再经合理配伍，适当煎煮，其毒性可丧失殆尽（乌附减毒法详见《仲景医学心悟八十论·乌头、附子减毒论》)。编者临床用附子5~10g，不要求“先煎”，只是告之必须将所开方药共同浸泡半小时以上，煮开锅后再煎煮的时间不少于30分钟。如此煎法治病几十年，无一例有中毒表现。

佘延芬教授运用针药并用法则治疗泛发型银屑病

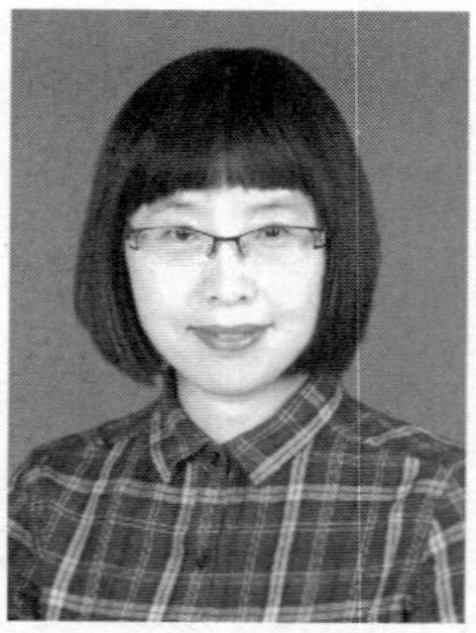

简介 佘延芬，1971年生，河北省邯郸市人。1995年毕业于河北中医学院针灸系。尔后攻读硕士、博士，获双医学博士学位，教授、硕士生导师、河北中医学院门诊部主任。为国家中医药管理局针灸学重点建设学科后备学科带头人。国家第四批名老中医田淑霄教授经验继承人。中国针灸学会耳穴专业委员会常务委员，中国针灸学会针灸技术评估专业委员会委员，中华中医药学会内病外治专业委员会委员，河北省针灸学会刮痧专业委员会主任委员，河北省针灸学会减肥与美容专业委员会副主任委员。目前承担及参与国家级课题3项，主持省部级课题2项。获省厅级科技进步一等奖3项、三等奖2项。主编新世纪全国高等中医院校创新教材《刮痧疗法》。发表学术论文30余篇。发明耳穴刺络针专利。擅长针灸和药物结合治疗妇科病、皮肤科病、内科病、五官科病症等。

仲景著述治病的方法详于方药，而针灸简略。但针灸与药治并举，为张仲景治病的一大特色。如《伤寒论》第24条："太阳病，初服桂枝汤，反烦不解者，先刺风池、风府，却与桂枝汤则愈。"《金匮要略》妇人杂病证治第8条："妇人之病，审脉阴阳，虚实紧弦，行其针药，治危得安。"后世医家也提倡针灸与药物并用，唐·孙思邈说："若针而不灸，灸而不针，皆非良医也。针灸不药，药不针灸，亦非良医也……知针知药，固是良医。"总之，针灸和方药是祖国医学治病的两大支柱。古代医家往往既攻针灸又精汤药，从而达到提高疗效，缩短病程的目的。

笔者以仲景"针药结合"与"阳证宜针"的思想为指导，治疗泛发性银屑病取得满意疗效，案例如下。

例1 王某，女，12岁。2012年暑假期间参加游泳班，在同年10月份身上出现红疹，2013年4月，身上的皮损急剧加重，扩散至四肢，前胸、后背以及头颈等周身各个部位，并伴随瘙痒。在河北医科大学第二医院住院治疗，诊断为"泛发型脓包型银屑病"。在住院期间用糖皮质激素进行治疗，包括注射剂、口服药以及局部外用的药膏等。皮损症状得到缓解，但停药后出现复发现象。2013年6月来我门诊就诊，希望中医药治疗。就诊时皮损分布在四肢、头皮、前胸、小腹及后背等部位，痒甚，周身红肿，脓疱型斑点分布在全身各处，并纳呆、乏力、心慌、便溏，脉滑数而寸关无力，舌质红无苔。实验室检查血尿常规、肝肾功能及微量元素有异常（见后）。辨证热入血分。处方：金银花30g，连翘30g，紫草30g，槐花30g，生地10g，赤芍10g，丹皮10g，白蒺藜10g，白鲜皮10g，虎杖10g，蛇皮10g，僵蚕10g，蝉蜕6g，地肤子10g，蛇床子10g，黄芪10g，党参10g，当归10g，水牛角30g（先煎），玳瑁20g（先煎）。日1剂，水煎分2次服，另外用羚羊角丝20g煎汤代茶饮。针法选用耳穴刺络耳尖、耳背静脉以及皮损在耳朵上的相对应区域，对耳穴神门、热穴、风溪、肝、脾、胃、内分泌、三焦以及肾上腺进行耳穴贴压。背部大椎穴、双侧的肺俞穴和双侧的膈俞穴进行刺血拔罐，每周1次。经过3个月的治疗，上述症状痊愈，且实验室检查血尿常规、肝肾功能及微量元素等指标均恢复正常。治疗前后检查指标变化如下：中性粒细胞百分率：治疗前（49.9%），治疗后（69.6%），参考值（50.0%~70.0%）。血小板计数：治疗前（378），治疗后（284），参考值（100~300），单位（$\times 10^9$/L）。白蛋白/球蛋白：治疗前（1.45），治疗后（1.50），参考值（1.50~2.50）。磷：治疗前（1.61），治疗后（1.02），参考值（0.80~1.60），单位（mmol/L）。半年、1年及3年后随访没有复发。

例2 王某，女，53岁。2014年1月7日来我门诊就诊：泛发性银屑病20余年，时轻时重，前期中西药治疗疗效均不明显，感冒和生气后病情加重。现为全身泛发，周身痒痛，入睡困难，气短，纳呆，脉滑数沉取无力，舌质红苔薄白。省二院诊断为“泛发性银屑病”，辨证热入血分兼气血不足。处方：黄芪15g，党参15g，当归10g，金银花30g，连翘30g，紫草30g，槐花30g，生地15g，赤芍15g，丹皮15g，白蒺藜10g，白鲜皮10g，虎杖10g，蝉蜕6g，地肤子10g，蛇床子10g，水牛角丝30g（先煎），玳瑁20g（先煎）。日1剂，水煎分2次服。随后取上方中水牛角丝和玳瑁另煎汤代水饮。针灸选用耳穴刺络耳尖、耳背静脉以及皮损在耳朵上的相对应区域，对耳穴神门、热穴、风溪、肝、脾、胃、内分泌、三焦以及肾上腺进行耳穴贴压。背部大椎穴、双侧肺俞穴和双侧膈俞穴进行刺血拔罐，每周1次。经过4个月的治疗，上述症状痊愈，半年及1年后随访没有复发。

原按 银屑病属于中医“白疕”“蛇风”等范畴，该病多由气郁不畅，郁而化热，热入血络，或久病阴血不足，化燥生风，外发肌肤而致。根据长期的临床观察认为，血热、血瘀为本病的主要病机。所以治疗以清热解毒、活血祛瘀为主，佐以扶正为大法。以上两个案例，均是以犀角地黄汤为主方适当加味。处方可以分为三类药物：一是清热解毒药，如金银花、连翘、虎杖、玳瑁、羚羊角丝；二是清热凉血药，如赤芍、丹皮、生地、槐花、水牛角丝；三是祛风止痒药，如白鲜皮、白蒺藜、地肤子、蛇床子、蛇皮、蝉蜕、僵蚕。另外，还辨证采用补气活血的药物，如黄芪、党参、当归等扶正祛邪。由于犀牛是珍稀保护动物，所以笔者用玳瑁、水牛角丝、羚羊角丝来代替犀牛角。针刺采用耳穴刺络、耳穴贴压以及背部腧穴刺络拔罐等方法，以起到清热泻火、疏通经络、化瘀消斑等作用。以上案例表明，仲景针药并用法则对泛发型银屑病的治疗确能提高疗效、缩短病程、减少复发。

秦扬主任医师用白虎加人参汤治疗消渴病案例的思考

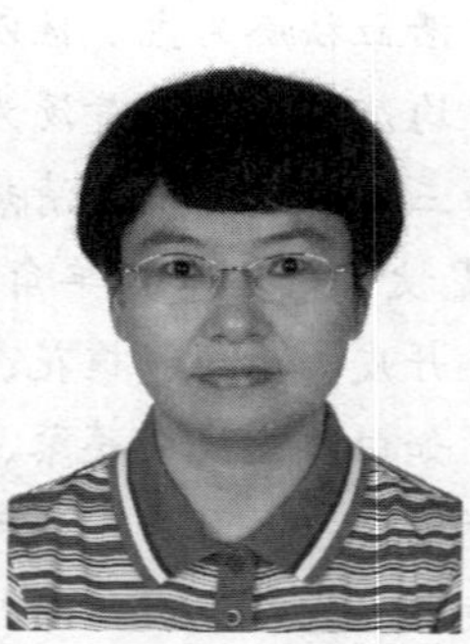

简介 秦扬，1971年3月生，重庆人。主任中医师，海南省中医院科教部主任，广州中医药大学及海南医学院中医内科学教授。毕业于广州中医药大学中医专业，广州中医药大学中医内科学硕士研究生课程班结业。兼任中华中医药学会老年医学分会第四届委员会委员，海南省中医药学会老年医学专业委员会副主任委员，海南省医学会科研管理专业委员会副主任委员等职。从事中医内科临床工作20余年，在运用中医经典理论指导治疗内分泌疾病、老年疾病等方面积累了丰富的临床经验。主持研究海南省自然科学基金资助项目1项，参与省厅级科研课题3项，发表学术论文10余篇。

案例 陈某，女，62岁，退休干部。因口渴多饮、多食、多尿半年，加重1周，于2013年9月25日就诊。患者于2013年3月出现口渴多饮、多食、多尿，经查空腹血糖为16.1mmol/L。中医诊断：消渴病；西医诊断：2型糖尿病。服用消渴丸、二甲双胍片以及中药治疗后，诸症好转，但口渴多饮、多食、多尿等症时轻时重，血糖波动较大。1周前自行减少服用降糖药，又致“三多”症状加重，而收入我院老年病科。入院时病人除“三多”主症外，汗出较多，喜冷饮，唇干咽燥，胃脘灼热，视物昏花，伴双下肢麻木疼痛，神疲乏力，大便干结，三四日一行，舌质红苔薄黄，舌下静脉青紫，脉弦数。查空腹血糖为14mmol/L，尿糖（+++）。为中医之“消渴病”无疑，证属胃热炽盛，瘀热互结，气阴两虚。治以白虎加人参汤加味，处方：生石膏30g，知母15g，人参6g，炙甘草6g，天花粉30g，生山药30g，葛根30g，丹参15g，生地15g，玄参15g，粳米1把。服药1周后，“三多”症状明显改善，大便通畅，每日1次，余症亦好转。复查空腹血糖为10mmol/L，尿糖（++）。继用前方出入半月余，口渴已平，饮食、小便正常，其他症状亦基本消失。复查空腹血糖6mmol/L，尿糖（–）。后续以上方略化裁巩固治疗，配合二甲双胍片口服维持，1个月后随访病情稳定，查血糖基本控制在正常范围，尿糖阴性。

原按 白虎加人参汤出自仲景书，《伤寒论》太阳病篇第26、168、169、170条与阳明病篇222条均论述了该方证特点，《金匮要略·痉湿暍病》篇与《金匮要略·消渴小便不利淋病》篇亦论之。该方由生石膏、知母、人参、粳米、甘草组成。方中生石膏味辛甘，性寒，善清阳明气分热盛，能除烦解渴；知母微苦寒质润，寒可助石膏清热，润能生津，上清肺金而泻火，下润肾燥以滋阴；粳米、甘草和中益胃，既可防石膏、知母寒凉伤中，甘草又能调和诸药，四药合用善清阳明病气分热盛证候。热盛不除难免伤及气阴，故加人参益气养阴生津。

根据中医学异病同治的法则，当今以白虎加人参汤为主治疗糖尿病有良效，这已为熟知的共识，但必须辨证准确，用之得当，适当加味，才能发挥良方之良效。此病案诊治结果可谓例证。患者为“2型糖尿病”，表现了典型的阳明气分热盛伤津证候，但服用西药与中成药后血糖控制不佳。笔者辨证以白虎加人参汤清热泻火润燥、益气生津止渴，加天花粉、玄参、生地及葛根，加强养阴清热生津之功；加丹参取和血之意；加山药乃师法张锡钝以之代粳米经验。方证相对，加味得法，疗效满意。

编者按 异病（包括中医之病与西医病名）同治（病不同而病机相同，即可采取相同的方法治之），这是指导临床的普遍法则。上述所治消渴病（糖尿病）取得良效，就是遵循了异病同治法则与活用经方取得的结果。现代药理研究表明：白虎加人参汤之五味的单味药，有的的确有降血糖作用，有的没有降血糖作用，而五味药之原方则有明显的降糖作用，这足以说明经方配伍的科学性。但必须明确：用经方必须方证相对，辨病与辨证相结合，辨证准确，方药得当，才能取得经方神奇之功效。

王强主任医师师承李士懋先生用汗法和下法治疗高血压病经验

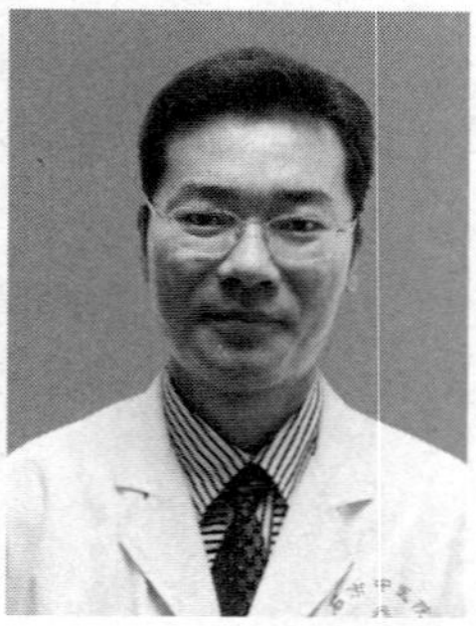

简介　王强，1972年出生，河北省衡水故城人。石家庄市中医院中西医结合高血压科主任，主任中医师，教授，硕士研究生导师。第四批全国名老中医药专家学术经验继承人，师承国医大师李士懋李老。从事心血管病中西医结合临床、科研、教学工作18年。曾求学于北京安贞医院，拜高血压病专家余振球教授为师，并在北京阜外心血管病医院进修冠心病介入治疗技术，在心脑血管病的诊治方面积累了丰富的临床经验，擅长运用中医传统综合疗法解决疑难疾病。参加国家"十一五"课题1项，参加和完成省市级科研课题4项，发表论文20篇，主编参编著作6部。

高血压被称为"无形杀手"，是导致心脏病、肾脏病、脑血管病、眼底动脉疾病的独立危险因素。高血压有原发、继发之分，西医治疗除了少数继发高血压可以应用手术治疗外，其大多数需要终生药物控制。中医对高血压的诊治散见于"眩晕"等许多病症之中。笔者传承李士懋教授平脉辨证、随证治之学术思想，以经方之下法、汗法治疗高血压，并确立了其应用标准和方法，现交流如下，恳请同道斧正。

例1　汗法治疗高血压病　李某，女，74岁，2012年9月11日初诊。高血压病20余年，10余年常服用尼群地平控制血压。近2个月来血压不稳，反复调整多种降压药物仍效果不好，血压波动在90~170/60~100mmHg。现面晦、头晕、畏寒、颈酸拘紧，颈汗、寐差，舌淡苔白，脉沉小无力。笔者追问得知患者2个月前空调吹拂后诱发上述症状，此《伤寒论》所谓"太阳病，项背强几几，反汗出恶风者，桂枝加葛根汤主之"之证候。故以原方加防风、羌活加强祛风除湿、散寒止痉之功。并注重桂枝汤将息法（喝热稀粥；温覆保暖；取周身微微持续汗出；汗出脉静病解，停用汗法）。处方：桂枝12g，白芍10g，炙甘草6g，生姜5片，大枣5枚，葛根15g，羌活10g，防风10g。服如桂枝汤将息法取汗。二诊：服上方3剂，头晕减轻，汗出已减少，夜寐转佳，仅服用尼群地平，血压2日来稳定在100~130/60~80mmHg，仍畏寒、颈酸拘紧，脉沉无力，嘱上方继续服用。2012年9月20日三诊：诉应用上方7剂后畏寒、自汗等症缓解。当时血压平稳，且尼群地平减量，血压稳定在100~120/60~80mmHg。近来感寒，上证又作，同初诊，诊其脉仍沉小无力，仍以初诊药方再服3剂，又取得疗效。之后予以益精养血膏方调养。2个月后随访病情稳定。

例2　通腑治疗高血压病　王某，女，80岁。高血压病史30余年。入院后予以硝苯地平等降压药物治疗，血压控制不平稳，波动在120~180/70~100mmHg。头晕、头痛、胸中窒闷、脘腹胀满、大便秘结，三五日一行、口干、口苦、纳少、寐差，舌红苔黄厚腻，脉弦滑数有力。辨证：痰热壅滞，三焦不畅，上扰清空。治法：清热豁痰，降浊通腑。方宗小陷胸汤合厚朴三物汤加味。处方：栝楼20g，清半夏9g，黄连6g，枳实18g，厚朴18g，大黄10g，莱菔子10g，火麻仁20g，茯苓10g，白术10g，陈皮10g，干姜3g。共服3剂，腹胀消失，大便通畅，血压逐渐平稳。

原按　一般对高血压病多采用平肝潜阳、镇肝息风之法。本案何以通腑泄浊？以脉弦主气滞，滑数有力为痰热邪实之候。由此可知，胸中窒闷、脘腹胀满、大便秘结为痰热壅滞于中下焦之症，其口干苦、头晕、头痛，皆因邪热上蒸而致。故以小陷胸汤清热化痰、宽胸散结，祛除中焦壅滞。厚朴三物汤行气除满、去积通便，加莱菔子、火麻仁以助泄浊之力，并以苓、术、陈皮健脾化痰，佐干姜顾护脾阳，防止寒凉药伤正。诸药合用，通腑泄浊，使清气得升，浊气得降，气机升降有度，眩晕等诸症自除，血压自然趋于平稳。

笔者应用下法治疗高血压、心绞痛、心肌梗死、心力衰竭、脑梗死、肺部感染、皮肤病等，总结出一套自己的经验，即不论病久、病急，应用下法不拘于便秘一证，凡符合以下标准，皆可考虑用攻下之法：①腹痛腹胀，和/或排气减少、排便不畅、甚至便秘，或者每日进食不减，却排便量少，矢气频传，或虽然每日排便，但燥如羊粪；②口气臭秽，嗳气吞酸，面红油光，痰黏尿黄，口干舌燥，心烦易怒，乱梦缭绕，发热汗出；③立位腹平片或CT：小肠有阶梯状气液平面，和/或结肠积气、粪块影。上述3点，临床不必悉具，凡具有腑气不通的部分证候，即可考虑用下法。但尚须诊脉望舌明辨寒热虚实：脉弦滑有力，舌红苔黄或腻，用寒下法；脉弦虚无力，舌淡胖苔白或腻，用温下法；脉弦细数、舌嫩红少苔，用滋水行舟法。用下法应中病即止，注意善后调理。

编者按 以上总结的治疗心脑血管病等用下法三点经验很有实际意义，值得借鉴。若溯本求源，这三点经验实际上是源本仲景之书，是对仲圣下法的发挥。以大柴胡汤为例，《伤寒论》第103条曰："与大柴胡汤下之则愈。"所谓"下之"，陈修园解释说："下其邪气而不攻其大便"；尤在泾更明确说："以下里热则愈"。关于大柴胡汤方用大黄之功，许叔微解释说用"大黄荡涤蕴热"；吴谦说"少加大黄，所以泻结热也"。总之，攻下之法不仅通便泄燥屎，并可荡涤里热及一切阻结之病邪。下法适合的具体症状特点，以上总结的翔实可参。

范秉均副主任医师用抵当汤治杂病验案

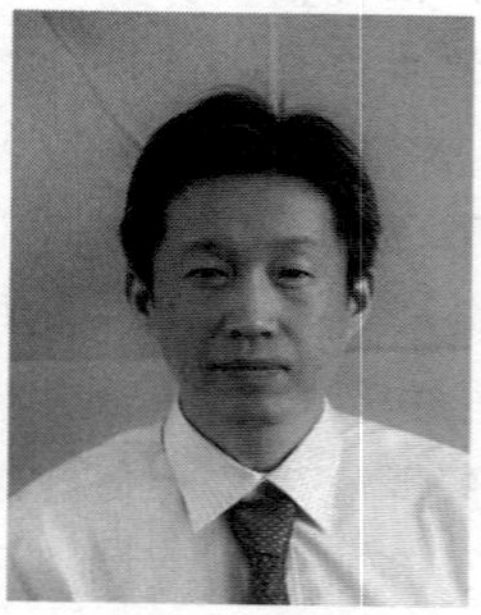

简介 范秉均，1972年4月出生，河南省卫辉人。硕士，副主任医师。1995年7月毕业于河北医科大学中医学院。参加工作以来，始终从事中医临床工作，以经方为主治疗外感热病、疑难杂病及危急重症，尤擅脾胃病及心血管病的治疗。发表学术论文10余篇。参编《中医新生入门》和《中医经典名医心悟选粹》。2013年获石家庄"社区知名中医"称号。

编者按 范秉均是我的研究生。秉均为人忠厚，学习认真，尊老敬师。第2版之下部"验案精选"所选《名医类案》《续名医类案》之医案，皆秉均通读"两书"而选录其中以经方为主的医案1000多例，我从中精选了约1/5，加上"编者按"，再与原书医案核对无误后而定稿。秉均此文将治热病蓄血证及妇人瘀血经水不利之抵当汤，用于治疗内科杂病阳痿、便秘取得良效，确有古方新用之义。

抵当汤于《伤寒论》第124、125条为治疗太阳蓄血证的方剂。在《金匮要略·妇人杂病》篇主治"妇人经水不利下"属瘀血者。笔者取之主治内科杂病取得疗效，举2则如下。

例1　阳痿病　郭某某，男，50岁。2012年5月初诊。主诉：阳痿2年。有性要求，但每于房事时则不能成功，遍服补肾壮阳药不效。既往史：高血压病史5年（服用氨氯地平片、卡托普利等），患者2年前曾患"多发性腔隙性脑梗死"，此后出现阳痿、阳事不举，并遗留左侧肢体麻木、间断性活动不利。现阳痿，自觉四肢发胀，肢体活动可，夜尿增多（每晚5~6次），舌质暗红发紫、舌下络脉瘀滞，苔厚，脉弦细。血压：150/88mmHg。多普勒示：阴茎动脉血流下降。西医诊断：勃起功能障碍；高血压（3期）；脑梗死后遗症。中医诊断：阳痿；中风（中经络）。辨证：瘀血阻络，肾气亏损。以补阳还五汤合抵当汤补肾活血通络。处方：黄芪30g，当归15g，赤芍30g，川芎15g，地龙30g，桃仁10g，虻虫6g，水蛭粉3g（冲服），生大黄5g。每日1剂，水煎，早晚分服。服7剂后出现晨勃，但举而不坚，夜尿次数明显减少（每晚1~2次）；服25剂后有成功性生活，遂改上方为丸剂，连服半年后随访一切正常。

原按 阳痿病多从肾虚、肝郁论治。本例根据叶天士提出的"久病入络"之说，从络辨治，结合辨证治以补气活血通络。络病为病邪深入脏腑血络，以络脉阻滞、闭塞为特点。患者中风后出现阳痿，乃因肝肾不足、肝阳上亢致卒中后，气虚鼓动无力，血液瘀滞于经脉，虚、瘀互结，痹阻于络脉，络脉失去气血的温煦、滋养，导致"宗筋弛纵"。多普勒报告阴茎动脉血流下降，说明与动脉硬化有关。抵当汤以搜邪剔络、疏通络脉；合用补阳还五汤益气活血。全方攻补兼施，重在通络，切中病机，故取效甚捷。

例2　便秘　牛某，男，47岁，半年前因车祸导致肋骨骨折，L4椎压缩性骨折，L3~L4椎间盘突出。外伤痊愈后出现经常性便秘。现3天未排便，伴腹痛、腹胀，略烦躁，汗出，口干，舌紫红，舌下络脉瘀滞，苔黄，脉弦细略数。中医诊断：便秘。辨证：血脉瘀阻，肝郁气滞。治以活血逐瘀，疏肝理气。用抵当汤加味，处方：桃仁10g，虻虫6g，水蛭粉3g（冲服），生大黄10g，炒枳壳15g，甘草6g。服药6小时后排便，头干结后为软便，第2天又排便1次，腹痛、腹胀消失，改以麻仁滋脾丸合逍遥丸调理善后。

原按 便秘的病位虽在肠腑，但久病涉及多个脏腑为病。无论何种原因影响到大肠“传导……变化”失常，都会导致便秘。患者外伤导致瘀血内阻，血瘀碍气，肠腑不通，故以抵当汤加味治之而取效。

马洪仕医师用小柴胡汤治疗伤寒杂病案例 7 则

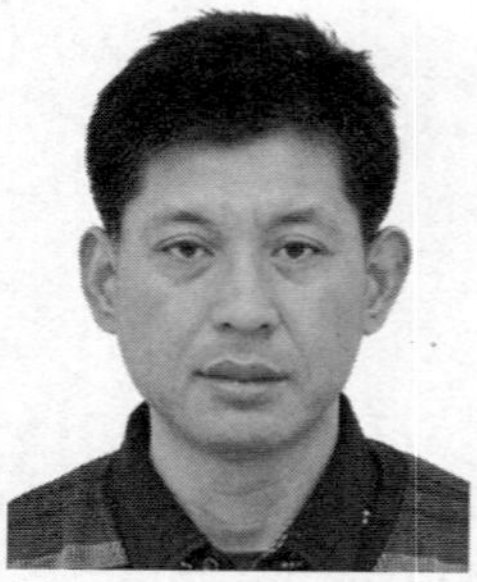

简介 马洪仕，1972 年 4 月出生于河北省平泉县，现籍河北省清河县。1996 年毕业于河北医科大学中医学院。毕业后一直从事中医临床工作。自办中医门诊，服务于县城及农村患者。在省级医学杂志上发表医学论文 2 篇，国家级医学杂志上发表医学论文 1 篇。毕业后一直远师母校恩师吕志杰、张鸿声两位教授，深得其传。在临床实践中主张辨证与辨病相结合，中西结合，优势互补。用现代医学的检测手段弥补中医微观诊断的不足，并探讨用中医辨证论治的方法改善现代医学所检测到的微观指标。崇尚经方，不薄时方，治病以简便廉验为追求，深受患者好评。

编者按 马洪仕是我的得意弟子之一。他在上大学之前就有扎实的文学基础，对诗词格律有研究。上大学期间学习刻苦，主动随诊。毕业后长期在乡村工作，自办“中医诊所”，发挥中医特色与优势，以中医药优良的疗效，广受患者好评。如果有马洪仕这样的一大批中医优秀人才扎根乡村工作，中医在乡村的阵地不会像当今这样萎缩！树立典型，加以扶植，推广开来，这是一种责任。若能如此，中医之振兴有望矣。

少阳主枢，为三阳经之枢纽，处半表半里之位，当邪犯少阳经脉，邪进正退则恶寒，正盛邪退则发热，故现往来寒热；邪阻经气运行则胸胁苦满；胆汁排泌不足消化无力则嘿嘿不欲饮食、心烦喜呕。若少阳病经证失治误治，而邪热郁于胆腑，则表现恩师吕志杰教授所谓的少阳病腑证（大柴胡汤证）之呕不止，心下急等证候。若仅有邪热循经上逆则口苦；邪阻三焦而津液分布受阻则咽干；邪气循经上扰则目眩。如果外邪不解，经气郁结，胆液分泌不畅，津液敷布受阻还可出现“胁下硬满，不大便而呕，舌上苔者”之类似阳明病的情况（230）。如果本为少阳病，医者误用下法，少阳不仅未解，还可引邪内入阳明，从而出现“胸胁满而呕，日晡所发潮热”之柴胡加芒硝汤证（104）。如果外邪同时侵犯太阳和少阳二经还可出现“发热微恶寒，肢节烦疼，微呕，心下支结”之柴胡桂枝汤证（146）。如果本为少阳病患者而平素肝火旺盛，心气心阳不足，或经误下损伤心之气阳，影响水液转输，还可出现“胸满烦惊，小便不利，谵语，一身尽重，不可转侧”之柴胡加龙骨牡蛎汤证（107）。

总之，少阳病具有如下特点：①正气和邪气的相互交争而现往来寒热；②邪气影响少阳经气的升降出入而出现经络循行部位的疼痛；③邪气对胆腑的影响进而影响消化功能；④邪气对三焦的影响而导致水液的敷布失常；⑤邪气对心包的影响而出现神志症状。少阳病之主方小柴胡汤具有扶正与祛邪；调整气机，燮理阴阳；利胆安中；调节水液，畅利三焦等功用。举案例七则如下：

例 1　虚人外感　郎某某，女，46 岁，下岗职工。2009 年 3 月 21 日初诊。主诉：反复发热恶寒伴乏力 2 年发作 2 周。自诉自 2 年前即感觉体弱，不耐天气冷热之变，动辄低热乏力，鼻塞流涕，晨起喷嚏不断，迁延难愈。2 周前外出受凉又出现上述症状，每到下午 2 点左右便感形寒肢冷，测体温多在 37.1~37.8 ℃之间。伴头痛乏力，鼻塞，流清涕，肌肉酸痛。刻诊：症如上述，且面白不华，形瘦神疲，语声无力，纳呆，口苦，咽干，睡眠质量差，二便正常，舌淡，苔边白中微黄，脉细弱。诊为：气虚外感，正邪交争。治宜扶正祛邪，疏风解表。治用小柴胡汤加味。处以：柴胡 12g，黄芩 10g，党参 12g，清半夏 10g，生甘草 10g，生姜 15g，大枣 15g，紫苏叶 15g，白芷 10g，防风 10g。3 剂，每日 1 剂，水煎 2 次，分 2 次饭后 30 分钟温服。药尽 3 剂，体温降至 36.4℃。余症皆好转，守方继服 3 剂而安。后以小柴胡汤合玉屏风散加当归白芍调理 1 周。半年后电话随访，体质良好，未复发。

原按 本例患者的成因符合"血弱气尽，腠理开，邪气因入"的特点。《伤寒论》第 97 条中的这句表述，明确了少阳病的内在发病条件，即气血虚弱，抵抗外邪的正气不足了。现代人因为生活方式、饮食结构的变化，以及抗生素和糖皮质激素的滥用，加之环境的恶化，人们的体质有弱化的趋势，"血弱气尽，腠理开"成为临床的常见病机，而这些叠加的因素使外感病很少具纯风寒或纯风热者，多数是寒热虚实错杂。又因嗜食肥甘厚味，多有蕴热，或贪凉饮冷，易生宿寒。而小柴胡汤恰是扶正与祛邪兼顾，寒温并用之的对方剂，当引起医者足够重视。

编者按 此案发病证候为比较典型的柴胡桂枝汤证，但以小柴胡汤加苏叶、白芷、防风，亦收得良效。为何？所加"三味药"皆为发表祛邪药，亦符合了柴胡桂枝汤之太阳与少阳并治法。"方者，不定之法；法者，不定之方也。"师经方大法，灵活用之，自创新方，这是历代医家善用经方的轨迹之一。原按对现代人之小柴胡汤证的剖析颇有新义，为小柴胡汤新用开拓了新的认识。所谓"古方不能治今病者"，不善于变通矣。

例 2　妊娠恶阻 高某某，女，26 岁，工人。2010 年 10 月 8 日初诊。主诉：怀孕 1 月余，恶心呕吐 1 周。自诉停经 20 天后在医院做 B 超示：早孕。1 周前晨起出现恶心，呕吐苦水，初未在意。但此症状与日加重，以至于近 3 日饮食不能稍容于胃，不食则恶心，食则旋吐。刻诊：面容憔悴，萎黄不泽，声低气弱，口苦，咽干，乏力，时晕眩，大便 5 日未解，小便黄赤，舌边尖红，苔黄厚而干，脉弦滑。诊为：胆胃不和，脾虚湿阻。治宜利胆和胃，化湿平冲。治以小柴胡汤加味，药用：柴胡 12g，黄芩 12g，党参 8g，姜半夏 12g，生甘草 6g，生姜 15g，大枣 10g，砂仁 10g（后下），生薏米 30g，炒芡实 30g，竹茹 15g，生赭石 30g（打碎先煎 30 分钟）。3 剂，每日 1 剂，水煎 2 次兑在一起，均成 4 份，每 6 个小时服 1 次。同时嘱到西医门诊输液治疗，以维持水电解质平衡，防止酸中毒。药尽 3 剂，恶心呕吐好转，稍能饮食，饮食后能安 1 小时左右，虽有呕吐，但口苦好转，所吐物量亦明显减少。精神体力转佳，昨日已大便，初干燥后黏滞不爽。舌转淡红，苔转薄白，脉象同前。药已中病，守方继服 3 剂。1 年后得知，共服药 6 剂，诸症皆除，足月顺产一健康男婴。

原按 妊娠恶阻是妇科常见病，一般均认为是脾虚湿阻、冲气上冲所致。笔者临床发现，妊娠恶阻患者多有恶心呕吐，厌油腻，轻则口苦，重则呕吐黄绿色苦水（胆汁），认为具备胆胃不和的特点。仲景明言："伤寒中风，有柴胡证，但见一证便是，不必悉具。"此不惟外感病适用，也适合其他疾病的辨证，所谓抓主症是也。笔者临床常以此方化裁治疗妊娠恶阻，屡试不爽。古人曾把半夏和代赭石列为妊娠禁用药，但近贤张锡纯和当代诸多名医皆用之治疗此病，并未见不良反应，谓之"有故无殒，亦无殒也"。

编者按 仲景书治妊娠病恶阻者，以"桂枝汤主之"（二十·1）。医圣诊治诸病的灵魂是："观其脉证，知犯何逆，随证治之。"此案即以辨证论治之大经大法为指导，对妊娠恶阻"有柴胡证"者，"随证治之"之案例。

例 3　泥沙样胆结石 赵某，男，48 岁，青银高速维护工人。2012 年 6 月 16 日初诊。自诉今年 3 月单位组织健康体检，B 超示：胆囊泥沙样结石。刻诊：面色晦暗少泽，形体瘦弱，乏力纳差，常有嗳气反酸，大便溏薄，不喜油腻，心烦易怒，失眠多梦，舌红少苔，脉弦细。诊为：肝胆火旺，煎熬津液，炼液成石。治以：清肝利胆，溶石排石。方用小柴胡汤加味。处以：柴胡 15g，黄芩 15g，党参 12g，清半夏 12g，炙甘草 6g，生姜 15g，大枣 15g，金钱草 30g，滑石 30g（包煎），海金沙 15g，生鸡内金 15g。7 剂，每日 1 剂，水煎 2 次，分 2 次服。上方服 7 剂后，自诉食量增加，身体较前有力，睡梦减少，入睡时间缩短，情绪平和。舌转淡红，脉转和缓，药已对症，守方继服。上方总共服用 4 周，嘱其停药

1周后到医院复查。B超示：肝胆未见异常。

原按 结石病临床常见者为胆结石和泌尿系结石，近年发病率有增高趋势。中医中药溶石排石确有疗效，关键是早期发现、早期治疗。本例患者发现于健康体检，及时用小柴胡汤疏肝利胆，用排石溶石专药取得了良效。现代药理研究证实，金钱草、海金沙、滑石、鸡内金具有溶石排石作用，辨证与辨病相结合，也是提高中医疗效的一条捷径。

编者按 此案的经验是：善用经方者，必须与时俱进。仲景时代认识的中药只有几百种，到了明代李时珍著《本草纲目》则增加至几千种。当代中药，包括外来者，总数何止上万种！对历代新发现的中药特效良药，用经方时应选择用之，以提高疗效。不可墨守经方古药，忽视新药的合理应用。

例4 变异性咳嗽 葛某某，女，50岁，农民。2009年11月12日初诊。主诉：阵发性咳嗽1月余加重3天。自诉1个月前外出受凉而发热，时测体温38.6℃。伴咽痛，流涕，咳嗽。经村卫生室予输液治疗（用药不详），3天后发热，咽痛，流涕好转，但咳嗽转剧，睡前加重，先感觉咽后壁痒不可忍，继则咳嗽，声音重浊，少痰，无喘息。自购复方甘草片，每次服6片，始得安睡。3天前再服前药不仅无效，反而转剧，故来就诊。刻诊：症如前述，听诊无痰鸣音和喘鸣音，细询则口苦，咽干，头昏沉，咳嗽前先有喷嚏流涕，继则咽痒而咳，舌红无苔，脉弦紧。诊为：肺有郁火，外感风寒，宣肃失职。治以扶正祛邪，宣肺止咳。方用小柴胡汤加味。处以：柴胡15g，黄芩15g，党参10g，清半夏12g，生甘草10g，生姜15g，大枣15g，前胡15g，炒苦杏仁15g，荆芥12g，薄荷10g（后下），紫苏叶15g，知母12g，浙贝12g，麦冬12g，北沙参15g，炒牛蒡子15g。3剂，每日1剂，水煎2次，分2次温服。并嘱停服所有西药镇咳药。药尽3剂，咳嗽大减，夜能安睡。守方继服3剂而安。

原按 变异性咳嗽，现代医学认为是一种炎症变态反应性疾病。近年有增加趋势，可能和大气污染影响人们呼吸系统免疫功能有关，初起多和上呼吸道感染有关，导致咽部咳嗽感受器过于敏感，不耐刺激而呈阵发性干咳。西医不仅无特效药，传统的镇咳药反而可导致病情迁延。盖肺主气，司呼吸，主宣发肃降，感受外邪首当宣肺，过早镇咳则犯闭门留寇之诫。此类患者用小柴胡汤加味而取效，说明小柴胡汤有调节免疫功能的作用，而咳嗽也是仲景方后注的或然证之一，此方治疗此病的经验来源于黑龙江中医药研究所张琪教授之书，验之临床，效果可靠。

编者按 编者临床认识到，有一种咳嗽为“咽源性咳嗽”，其引发咳嗽的病位在咽，不在肺。咽喉部为肺胃之门户，咽痒不利，肺失宣肃则咳也。叶天士曰“温邪上受，首先犯肺”。实际上外邪上受，首先犯咽，病邪深入则犯肺也。叶氏言简而省略之，善读者，应心领神会也。此案虽然病位在咽，而病因外感，具有少阳病提纲证之三症，故以小柴胡汤加利咽宣肺药而取良效。此又师“但见一证便是”（一证应理解为一部分症状）精神之案例。

例5 胆汁反流性胃炎 徐某某，男，47岁，农民。2013年2月8日初诊。主诉：胃脘胀满疼痛3年，加重10天。自诉3年前因生气而现胃脘胀满疼痛，初起右胁胀痛，晚饭后胁痛及脘，恶心欲吐，自己购买舒肝丸服用而缓解。后每遇情志变化即发作，1年前在县中医院做胃镜示：胆汁反流性胃炎。迭服中西药而时轻时重，10天前又因生气而发作，特来就诊。刻诊：面色黧黑，形瘦神疲，胃脘胀满疼痛及胁，倦怠乏力，纳差，时嗳气，口苦，呕恶吞酸，心烦易怒，夜睡不安，多梦，舌淡红，苔白微厚，脉左弦右沉弱。诊为：肝失疏泄，脾虚失运。治以：利胆和胃，健脾助运，方用小柴胡汤化裁。处以：柴胡15g，黄芩12g，党参12g，姜半夏15g，炙甘草6g，生姜12g，大枣12g，白芍30g，炒川楝子15g，醋元胡15g，麸炒白术12g，焦三仙各12g。5剂，每日1剂，水煎2次，分2次服。嘱忌食生冷，辛辣，油腻，并保持心态平和。服完5剂复诊：服药后频转矢气，脘胁胀满疼痛明显好转，食欲增强，除饭后偶有吞酸外，余症皆好转，舌淡，苔转薄白。药已中病，于上方中加煅瓦楞子30g，续服5剂，不适症状基本消除，后又以香砂六君子汤加养阴理气之品调理3周，复做胃镜检查，未见异常。

编者按 现代科技成果之检查手段，为中医识病辨证，用好经方提供了新的思路，印证了中医经典理论、经方之科学性。此案成因为怒气伤肝，肝病及胆，影响于胃，则形成肝胆胃同病证候。处方以小柴胡汤加味，标本兼治，并合理饮食，去除发病成因而收功。

例6　流行性腮腺炎　赵某某，男，18岁，学生。2000年2月24日初诊。主诉：两腮颊肿胀疼痛伴高热3天。自诉3天前晨起双腮颊部出现酸胀疼痛，并忽冷忽热，时测体温39.5℃。到县人民医院门诊就诊，诊为：流行性腮腺炎。予输液治疗（具体用药不详），历3天而热不退，从今晨起开始出现睾丸坠胀疼痛，故来就诊。刻诊：双腮颊以耳垂部为中心漫肿，面红目赤，测体温38.2℃。自诉口渴，咽干，头晕目眩，恶心欲吐。先有恶寒，随后便发热，发热以午后3点前后为甚，服用解热止痛药，通身汗出而热到38.0℃便不再下降。大便4日未解，小便黄赤。舌红赤，苔黄微厚，脉象洪大而弦。诊为：痄腮，少阳阳明合病。治宜清热解毒。方用柴胡白虎合剂，药用：柴胡25g，黄芩20g，党参15g，清半夏12g，生姜15g，大枣15g，生甘草10g，生石膏100g（先煎20分钟），知母15g，夏枯草30g，薄荷15g（用煎好的药液趁热密闭浸泡30分钟滤渣），金银花30g，连翘30g。3剂，每日1剂，水煎3次兑在一起，均为4份，6个小时服1次。外用生大马齿苋各100g，打粉过180目筛，取药粉适量用米醋调成稀糊状外敷患处。干后便换新药，不拘次数。上药服2次后，遍身微有凉汗，头晕眩减轻，尽1剂通身持续汗出，体温降到37.6℃，3天后热退肿消，腮颊和睾丸已不痛。因急于上学，嘱服板蓝根冲剂和银翘解毒丸以清余毒。寒假时特来告知，服上中成药后5天，诸症皆愈，无睾丸后遗症。

原按　流行性腮腺炎是常见的传染病，属于病毒感染，西医除对症处理外无特效药。笔者根据腮腺为少阳经经脉循行部位，而所并发的睾丸炎和卵巢炎均为肝经所过之处，少阳厥阴互为表里，并且症状和柴胡证十分吻合，故把小柴胡汤作为本病的基本方，随症加减，取得了良好的疗效。

编者按　此案取效之关键，为汇通中西，辨证准确，用药得当，视病情以重剂大量治之，并采取了内服与外敷合用法。

例7　急性肾盂肾炎高热不退　张某某，55岁，农民。1997年7月5日初诊。主诉：肉眼血尿伴高热2周。自诉于2周前在田间劳动时便口渴，汗出，身热，回来后测体温39.6℃。当时在村卫生室予静脉滴注青霉素和地塞米松（用量不详），是夜汗出热退，但第2天晨起发现小便如洗肉水样，但无尿频尿急尿痛，遂到县人民医院就诊，收住院，诊为：急性肾盂肾炎。予进口头孢曲松钠（菌必治）和环丙沙星静脉滴注（用量不详），到下午，复发高热，体温最高39.8℃。用解热止痛药和糖皮质激素可汗出但体温到38℃上下便不退，待到第2天下午3~4点钟复恶寒，乏力，随后体温上升至39.8℃上下，反复发作10余日，家属甚惶恐，准备到省会医院转诊。当时笔者刚从学校毕业不久，家属知道我是学中医的，转诊之前便约我去看看，问能否给想个办法临时退热。我去的时候是中午，按以往还不到发热的时候。时见患者：面容憔悴而污秽不洁，但语声尚有力，问之大便尚通，但黏滞不爽，味酸腐而臭，小便黄赤，纳呆，厌油腻，时呕恶，舌质红绛，舌体胖大，边有齿痕，舌苔黄厚而腻，脉濡数。当时刚毕业，临床经验还很少，但对伤寒温病条文记忆尚清晰，况当时正读张锡纯书，向患者家属解释此为湿热蕴结少阳，即吴鞠通所谓邪伏膜原，当清热化湿，分解湿热。在家属的要求下为疏：生石膏200g（打碎先煎20分钟），薄荷15g（后下），草果6g，常山6g，柴胡25g，白花蛇舌草100g。患者家属看到所开药方后甚迟疑，虑药量太大，恐有不测。便嘱家属先抓1剂，水煎2次兑在一起，匀成4份，先服1份，感觉稳妥后再续服，服药后我定来亲自看护患者。或是医病心切，家属同意了我的办法。药煎好时，下午3点许，患者已经感觉到恶寒了，知道要发热，便嘱服药。服药约半小时后，患者感觉周身异常寒冷，身体冷战能震床，牙齿打颤如三冬沐雪，添衣加被不能缓解其寒。家属皆惊慌，责我为祸端并视以白眼，看当时场景，确令人惊异。但知此为战汗前兆，成败在此一举，嘱家属当以米饮助其发汗，当时未有米饮，便喝热水以代之。1刻钟后患者不恶寒反觉大热，随后蒸蒸汗出，衣被尽湿。又1刻钟后测体温37.6℃。患者也神气清爽，惟觉全身乏力，昏昏欲睡。嘱家属令其安心静养，备米饮待醒来后当茶饮，以恢复胃气，防止食复云云。家属转以青眼相看，我的心也落了地，交代所剩药液服法后便告辞。后来家属告知，当天夜里将所剩药液又服了1/4，第二天凌晨测体温35.6℃。带着所剩药液，在去往省会的路上分数次喝完，从此体温未再上升。在省级医院门诊观察室输液1周，已痊愈。

原按 此案例系我刚毕业不久所经历的一个重症案例，至今仍记忆犹新，也见证了中医药在治疗危急重症方面的独特疗效。这个病例给我的启示有以下几点：①辨证的重要性。首先，患者虽然发热数日，仍有往来寒热，病涉少阳无疑。其次，不论是退热药的作用也好，还是病机使然也好，具备汗出而热不退的特点，说明病涉阳明，又反复发作，发有定时，面目污秽，大便黏滞不爽，说明兼夹湿邪。②面临重病要有胆有识。在辨证有据的情况下，要敢于用药，重症面前要有胆有识，去繁就简，有的放矢，量足药专，采取少服频服的方法，既可避免猛浪，又可避免杯水车薪。③辨证与辨病相结合。本案方子中重用白花蛇舌草100g，是针对泌尿系感染专病用的专药，现代药理研究认为，此药对泌尿系感染有特效，验之临床，亦屡试不爽，一般用量30~60g，此例为重症患者又久用抗生素不效，故放胆用至100g，并取少服频服的方法，胆大心细是也。这点是受益于吕师的谆谆教诲，吕师曾撰文《古今处方遣药剂量研究》，告诫我们，在确信辨证的情况下，如果疗效不理想，就要从药物间的比例和药物的数量上开动脑筋。受此影响，笔者曾治疗一例因颅压高而引起的中枢性发热昏迷的脑出血患者，用安宫牛黄丸每次2丸，4小时灌服1次，一昼夜共服12丸而热退神苏。④将经文烂熟于心的重要性。此例患者，是我从事临床所见的惟一1例战汗的患者。当时见此情形，便想到“伤寒中风，有柴胡证，但见一证便是，不必悉具。凡柴胡证而下之，若柴胡证不罢者，复与柴胡汤，必蒸蒸而振，却复发热汗出而解”（第101条）。有医圣的告诫在胸，当时也就心中有数，而采取了服热汤以扶助正气的做法，为病愈创造了有利的条件。⑤专病专药的作用。《金匮要略·疟病》篇附方以柴胡剂治疟病类或发病如疟者，故上述案例重用柴胡是有根据的。还有此例中除了上述的白花蛇舌草外，并以常山截疟，草果化痰湿，都是专药，读者不可不知。

编者按 此案是学了《伤寒论》，以其“辨少阳病脉证并治”为指导，活用柴胡剂治疗急症之案例。我于2014年在海南省中医院曾接治一例寒热往来（高热时达40℃）为主症的患者，发病过程及特点与此案所述颇类似。病初西医诊断不明，住院检查后印象“急性肾盂肾炎”。我虽也认定为“柴胡证”，用小柴胡剂为主方，虽有效，但无此案之疗效快捷。想必是没有重用生石膏以及不识白花蛇舌草为“特效”药为遗憾也。《荀子·劝学》云：“青取之于蓝而青于蓝。”这是为师的最大愿望。此案及以上诸案的见识与疗效，作为老师的我，看后甚感欣慰。

说明一下，弟子洪仕还有几个以柴胡剂为主的案例，录于“下部”相关方剂之后。

黄东勉主任医师宗仲景针灸并用法治疗头痛心得

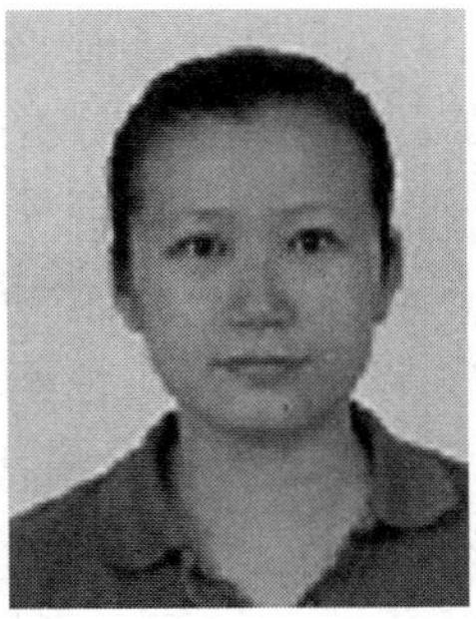

简介 黄东勉，1972年10月出生，海南海口人。海南省中医院主任医师、教授、副院长，1995年毕业于北京中医药大学针灸专业。为海南省有突出贡献专家、国家教育部公派访问学者。兼任海南省针灸学会会长、海南省中医院九三学社主任委员。主要从事痛证、瘫证的针灸治疗及研究。先后承担了国家级课题研究2项、省级课题4项。发表论文10余篇。

笔者为针灸学专业毕业，临床工作20余年来，诊疗患者，以针灸治疗为主，或针药并用。针灸理论源自秦汉时期的医学经典，《黄帝内经》《难经》等论述甚为详细。仲景《伤寒杂病论》详于方药，对针灸疗法也有简要记述。以下就学习仲景针灸治疗大法，谈谈自己以针与灸并用治疗头痛的临床心得。

一、张仲景针灸方法求索

我工作以来，在临床工作中，常遇到疑难病例疗效欠佳，深感带着疑问进行学习，收获更大。中医针灸理论是中医学理论的一部分，其理论精深，可挖掘的内容无限。仲景记述针灸疗法虽然简略，但探求其规律，对临床指导意义巨大。吕志杰教授应邀至我院工作以来，曾将其专著《经方新论》进行系列讲座，听后收获很大。《经方新论》第一章经方概论所附"针灸疗法"，对仲景所论针灸内容做了总结。我专门向吕教授求教该书中讨论的针灸内容，更加深了理解，将收获总结如下。

仲景针灸疗法内容共计22条，其中针法15条，《伤寒论》中有10条：8、24、108、109、142、143、171、216、231、308；《金匮要略》中有5条：一·2、四·1、六·1、十九·1、二十·11。灸法7条皆见于《伤寒论》，即117、292、304、325、343、349、362。仲景针灸疗法不多用穴较少，但有规律可循，对临床思维很有启迪。其针刺与艾灸的规律总结如下。

1. 针刺方法

（1）主治三阳病或者三阴病实证。《伤寒论》针法10条主要治疗三阳病，只有308条曰："少阴病，下利，便脓血者，可刺。"但108条曰："肝乘脾也，名曰纵，刺期门。"109条曰："肝乘肺也，名曰横，刺期门。"这两条虽然在太阳病篇，但实质为杂病三阴实证。

（2）针刺与方药并用法。例如《伤寒论》第24条曰："太阳病，初服桂枝汤，反烦不解者，先刺风池、风府，却与桂枝汤则愈。"第231条为三阳合病，对"耳前后肿，刺之"。以泄少阳经郁闭之热；"刺之小瘥，外不解"，再辨证"与小柴胡汤"或"与麻黄汤"。《伤寒论》第六篇之血痹病证治，轻证"宜针引阳气，令脉和紧去则愈"；重证"黄芪桂枝五物汤主之"。

（3）笼统言"针灸"。《金匮要略》第一篇第2条对于早期治疗指出："四肢才觉重滞，即导引、吐纳、针灸、膏摩，勿令九窍闭塞。"第四篇第1条对于疟病治疗曰："弦紧者，可发汗刺灸也。"

（4）其他。如《伤寒论》第8条对太阳病的治疗，"……若欲作再经者，针足阳明"。此为截断病势疗法。《金匮要略》第二十篇论妇人妊娠病证治，其第11条曰："妇人伤胎…… 此心气实，当刺泻劳宫及关元……"这有待研究。

总之，仲景采取针法的目的与作用：发汗解

表、截断传经、疏通经络、引动阳气、刺实泻热、舒筋活血、行血解郁等。

2. 艾灸法 仲景艾灸疗法仅7条（292、304、325、343、349、362、117），皆见于《伤寒论》。其中3条乃灸治少阴虚寒证；3条虽见于厥阴病篇，却未明文是厥阴病，其2条是伤寒虚寒证，而第349条很可能“乃阳之郁而不通也，灸之所以引阳外出”（尤在泾），第117条病情特殊，“乃灸其核上各一壮”，为的是救治“烧针令其汗，针处被寒，核起而赤者”，以散其邪。此外，《伤寒论》还有2条（115、116）乃本为热证、实证而误用灸法之“火逆”证候，告诫后人不可对实热证乱施灸法。

综上所述可知，仲景运用针法与灸法的规律，即要点为：针法适宜于三阳病及三阴病之实热证或郁证；灸法适宜于三阴病之虚寒证。若虚实寒热错杂证，则应视病情而定，或针，或灸，或针灸并施。

二、针与灸并施治疗头痛案

头痛是临床常见病之一，病因有外感与内伤两大因素，目前的《针灸治疗学》教材将头痛分为阳明头痛、少阳头痛、太阳头痛、厥阴头痛、全头痛五种。治疗以毫针针刺，并根据疼痛部位循经取穴为主，或辅以皮肤针、三棱针、耳针穴位注射等方法。

笔者治疗头痛采取针灸并施的方法，是从一名头痛患者的治疗中获得的经验。这是一名女性患者，平日劳累后常诱发头痛，病史数年，每遇外感，引起剧烈全头痛，反复多处求诊，疗效欠佳，至我院求诊时。外感再次诱发头痛，针刺治疗缓解。次日复诊，头痛再作，经此反复，疗效欠佳。为求诊治方法，带着疑问，读医籍医案。读到《伤寒论》第8条曰：“太阳病，头痛至七日以上自愈者，以行其经尽故也；若欲作再经者，针足阳明，使经不传则愈。”为求理解本文，阅读了与该条相关的注解及论文，得出仲景“三阳经病宜针，三阴经病宜灸”的治疗原则。根据这一原则，考虑该患者仅以针刺治疗效果欠佳，因此对其施以针刺外，增加了麦粒灸治疗，三次后头痛止。随访半年，患者头痛未作。从这位患者的治疗疗效中获得经验，此后，治疗头痛患者，先辨别阴阳，确定施治方法，选用针刺法，或艾灸，或二者兼施；再辨脏腑、经络以确定治疗选穴；最后辨虚实以确定补泻方法。从以上三个方面综合考虑，形成完整的针灸治疗处方。如此治疗头痛，疗效得到了提高，举例如下。

例1 神经性头痛 谢某，女性，12岁。反复右头痛4个月求诊。曾在综合医院行头颅CT及脑电图等检查，未见异常，考虑为“神经性头痛”。患者家长代诉：患儿4个月前无明显诱因，突发右头痛，疼痛剧烈难忍，持续约10分钟，休息后缓解。随后反复发作，有一次痛至晕厥，疼痛始以右耳后固定部位，局部胀挤压感，向头顶部放射，伴有头疲惫，胃纳欠佳，面色不华，舌暗淡苔薄白，脉沉细，左关脉弦细。痛无定时，发作约每周2次。中医诊断：头痛，证属气虚血瘀。治宜补气活血，针灸处方如下：毫针针刺足临泣（双）、蠡沟（双）、外关（双）、百会，施以捻转泻法，留针30分钟；气关完骨（右）、耳后痛点阿是穴麦粒灸，每穴一炷。每周治疗2次，10次为1个疗程。患者自治疗日开始，头痛未再发作，随访半年，头痛未发作。

原按 本例患者头痛，固定不移，舌质暗为血瘀特点；头晕、易疲惫，脉沉细，为气虚表现，总之为虚实夹杂证；疼痛部位以耳后为主，向巅顶部放射，以耳后为足少阳胆经经脉循行所过，巅顶为肝经与督脉循行所过。故本患者乃阴阳俱病。根据“三阳宜针，三阴宜灸”的治疗原则，阴阳并治，针灸并用，针以行气化瘀，灸以益气活血，共奏止痛之功。分析针灸取穴处方：取八脉交会穴足临泣、外关治疗少阳经巡行所过部位之疼痛；蠡沟为足厥阴之络穴，一穴络二经，肝胆病兼治；百会为督脉经穴，治疗一切头痛之效穴。完骨及耳后阿是穴是局部取穴，局部施灸以温通止痛。灸气海、关元为任脉经穴，均为补益之要穴。

例2 血管性头痛 黄某，女性，41岁，反复头痛头晕，伴心悸半年来诊。自诉半年前因连续劳累数日诱发头痛头晕，疼痛难忍。外院就诊，查头颅CT、心电图，未见异常，无高血压病史，诊断为“血管性头痛”。给予口服药物治疗，治疗后头痛头晕缓解。随后，每因工作过劳诱发头痛头晕，疼痛为全头空痛，伴心悸，恶心欲呕，平日夜卧难入睡，多梦易醒。舌淡苔薄白，边有齿痕，脉沉细。中医诊断：头痛，证属心脾两虚，治宜健脾养心。针灸处方如下：毫针针刺合谷（双）、太冲（双）、阴陵泉（双）、少海（双）、百会，平补平泻，留针30分钟；中下气关元施麦粒灸各3炷。10次为1个疗程，每周治疗2次。患者治疗3次后，头痛头晕未再作，夜间睡眠改善；治疗1个疗程结束，心悸症状亦消失。

原按 患者头痛以全头部空痛为特点，常因劳累诱发，综合诸症及舌脉，证属心脾两虚，气血乏源，不能上养清窍所致；疼痛半年之久，为虚实夹杂证。故针法取四关穴合谷、太冲调气机之开合；百会镇静安神，通气机；少海、阴陵泉为心脾两经之合穴，主本经本脏之一切虚证，五穴共施，以调气和血止痛。据“三阴宜灸”的原则，本例患者在针刺的同时采取灸法：中脘、下脘、气海、关元四穴，施麦粒灸各3炷，重用艾灸以温补气血，达到治病求本的目的。施治得宜，半年头痛针灸而愈。

编者按 中医针灸疗法历史悠久，起源于战国时期，是世界医学史上的奇迹！经络至今仍未能“解密”，但我国开展针刺麻醉手术震惊了世界。中医学走向世界始于针灸疗法，至今越来越多的国家认识了针灸，人们惊叹针灸疗效的神奇，愿意接受针灸治疗。学习针灸，前途无量；用好针灸，弘扬国粹。上述医案，银针数支，艾绒一撮就治好了头痛，何其乐哉！古圣先贤以超常智慧，发明了针灸疗法，这份宝贵遗产，我辈当努力为之。

张顺启医师用甘草泻心汤治西药“药疹”案疗效分析

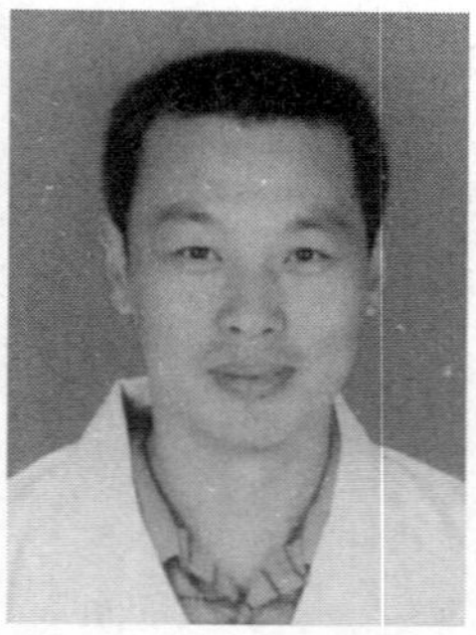

简介　张顺启，1973年9月出生，河北省任丘市人。1992年毕业于河北中医学院杏林分院三期。有缘随吕志杰教授侍诊抄方，随后独自致力于基层医疗诊治工作，自办“中西医诊所”。几次参加继续教育培训班学习。每年参加市卫生局乡村医生培训及考核。本人受吕教授影响，潜心仲景学说，好用经方，兼用时方，辅以现代医学知识诊治内科与妇科常见病、多发病及部分疑难杂病。发表学术论文3篇。为医原则：“不挟术而矜名索利，以治病救人为己任”。

编者按　张顺启乃我的外甥。顺启天生淳厚，自幼仁义，礼貌待客。单传独子，倍受宠爱。生在农村，条件所限，学业一般。中学毕业，受我影响，自费学医。成家立业，自办门诊，热情服务，苍生赞许。下文以经方治新病，确有价值。

《金匮要略》第三篇第10条：“狐蜮之为病，状如伤寒，默默欲眠，目不得闭，卧起不安，蚀于喉为蜮，蚀于阴为狐，不欲饮食，恶闻食臭，其面目乍赤、乍黑、乍白。蚀于上部则声喝，甘草泻心汤主之。”本方由甘草四两，黄芩、人参、干姜各三两，黄连一两，大枣十二枚，半夏半升等组成。方中重用生甘草四两为君以解毒，取黄芩、黄连之苦寒泄热，半夏、干姜之辛温以调理中焦，配人参、大枣以补脾胃虚，益气健脾，和胃扶正。诸药共奏清化湿热、健运中焦、安中解毒之功。此条论述的是狐蜮病的证治，现代医学所述的药疹与狐蜮病之“状如伤寒”（类似外感风寒的恶寒发热而非外感）及变幻不定的证候有类似之处。受此启发，辨证以甘草泻心汤加减变通治疗药疹，其疗效优于西药。举药疹验案并分析如下。

例1　蔡某某，男性，10岁，学生。2000年10月7日初诊。1周前因腹泻、腹痛、恶心及发热，当地医生诊断为“胃肠型感冒”，给予静脉滴注氨苄青霉素3.0g，次日出现四肢皮肤瘙痒，起红色斑丘疹，渐及周身，面部焮红灼热，奇痒难忍，微热，溲便正常，经口服泼尼松、苯海拉明等激素和抗过敏药及静脉滴注葡萄糖酸钙等治疗5日效果不佳，遂求服中药。刻诊：全身皮肤大片红色斑丘疹，面部焮红灼热、浮肿，瘙痒无度，心中烦杂无奈，进食不馨，舌质红绛，苔薄白，脉细数。体温37.4℃。证属：药毒内中，热入营血。治宜：清热凉血，解毒消肿。治宜：甘草泻心汤加味，处方：甘草20g，黄芩、黄连、赤芍药各9g，干姜、党参、大枣、清半夏各6g，生地黄、蝉蜕各10g，生石膏24g。日1剂，水煎两遍合汁约400ml，日3次饭后温服。服药1剂，瘙痒大减，颜面潮红水肿消退，纳增，舌红苔薄白，脉弦细，体温36.7℃。药中病所，继服2剂，诸症消失而病蠲。

原按　本例静脉滴注氨苄青霉素后全身泛发红色斑丘疹，瘙痒无度，颜面焮红灼热、水肿。结合舌脉，四诊合参，显系药毒内中，内迫营血，发于肌肤。章虚谷说：“热闭营中，故易成斑疹。”方用甘草泻心汤解毒清热，酌加生地黄、赤芍药清营凉血，透达营分之热毒；生石膏辛甘寒清热，使热邪由里达表；蝉蜕之功，《本草纲目》谓“治皮肤风热，痘疹作痒……疔肿毒疮，当用蝉蜕”。据中医取象比类之法，蝉蜕疏散风热，质轻上浮，性善走表，含脱褪之意，取其“以皮治皮”之法，起到除斑疹消瘢痕之功效。全方共奏清热凉血、解毒消肿之效。

例 2 徐某某，男性，69 岁，农民。2000 年 11 月 3 日初诊。1 日前因牙痛就诊于某卫生所，给予复方磺胺甲噁唑片（复方新诺明）、甲硝唑、布洛芬、泼尼松等药口服，次日出现阴囊瘙痒灼痛，随即肿胀、糜烂、渗液，未做任何处理遂求诊。刻诊：龟头紫红，糜烂渗液，糜烂面约 0.9cm × 1.0cm 大小，胸微闷，心中愦愦然烦杂无奈，进食不香，口淡无味，二便正常，舌质淡苔薄黄腻，脉弦数。证属：药毒内中。治宜：清热解毒，凉血消肿。《金匮要略》治疗狐蜮病以甘草泻心汤为主方外，第 11 条曰：“蚀于下部……苦参汤洗之。”治宜：甘草泻心汤合苦参汤内服及外治。处方：甘草 30g，清半夏、党参、黄芩、黄连、赤芍各 10g，干姜、大枣各 6g，苦参 15g。用法：上药凉水浸渍约 30 分钟，水煎 2 遍合汁约 600ml，日 3 次饭后温服；第 3 遍煎取约 1000ml，熏洗外阴，除湿热以治其本，日五六次，每次约 30 分钟。用药 3 日后，水肿渐消，瘙痒大减，糜烂面范围减小，约 0.6cm × 0.8cm 大小，已无渗液，药已中病，守方继服。又 3 日，溃烂面干燥结痂，但干枯疼痛，舌淡苔薄略腻，前方加当归、玄参各 10g，以解毒养阴；继续熏洗外阴，并于熏洗间歇期于患部涂擦红霉素软膏以润肤。再 3 日，外阴皮损处脱痂，新皮生长，舌脉如常而告恙除。

原按 本例口服复方磺胺甲噁唑片（复方新诺明）等西药后出现外阴肿胀、溃烂、渗液、奇痒、灼痛等严重的药疹皮炎反应。师仲景对狐蜮病内外兼治之大法。用甘草泻心汤合苦参汤内服外洗治之，取得意外之捷效。

【疗效分析】

药疹是药物通过内服、注射等途径进入人体所引起皮肤黏膜之急性炎症反应，几乎所有的西药都有可能引起皮炎，但最常见的有磺胺类药、解热镇痛药及青霉素等。中医文献称药毒，是指药物引起的以皮肤斑疹、水疱、瘙痒等为主要表现的皮肤反应，多因湿热蕴蒸，郁于肌肤，或火毒炽盛，内迫营血，发于肌肤所致。治宜清热凉血，解毒化湿，甘草泻心汤为的对之方。据现代药理研究：甘草的主要成分甘草素，是甘草酸的钾盐及钙盐，甘草酸经水解产生葡萄糖醛酸及甘草次酸，葡萄糖醛酸有解毒作用，甘草次酸与肾上腺皮质激素化学结构相仿，故甘草有类似脱氧皮质酮的作用，可以稳定生物膜，减少炎症物质释放，并可以缓解黏膜刺激，保护黏膜，修复黏膜溃疡，可视作一种激素和一种免疫抑制解毒剂；黄芩和黄连有抗炎、抗过敏的作用；人参和大枣有抗过敏和增强机体免疫力的作用。从现代药理学和上述案例疗效来看，笔者以甘草泻心汤为主方，重用甘草以治疗药疹是有科学道理的。但药疹并非一方一法所能统治，辨证论治才是至臻之策。

编者按 上述以甘草泻心汤内服，或合用苦参汤外洗治疗药疹取得可靠疗效。如此与时俱进，“接受新事物，研究新问题”，古方新用的积极态度，值得大力提倡。

本文之外，还选录张顺启医师用真武汤验案 5 则；桂枝加附子汤验案 2 则；小柴胡汤与旋覆代赭汤验案各 1 则，录入下部相关经方之下。

侯仙明博士用经方治疗婴儿腹泻与痤疮验案

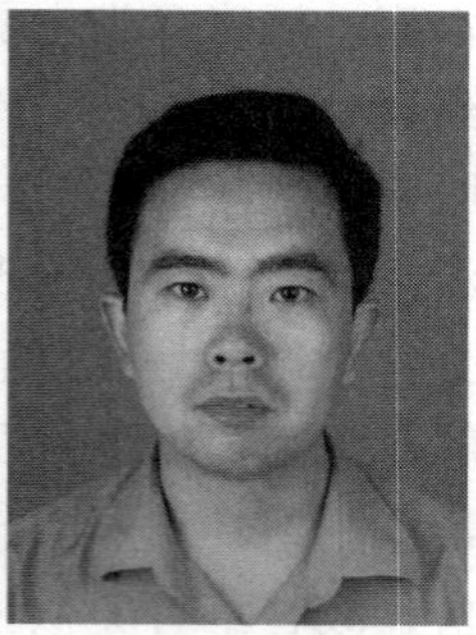

简介 侯仙明，1976年出生，河北泊头市人。河北中医学院副教授、医学博士。2001年毕业于河北医科大学中医学院（今为河北中医学院）。先后攻读本校硕士、博士。主讲《内经选读》和《中医基础理论》，并从事临床、科研工作。重视经典研究，参与编译多部经典著作，如《黄帝内经灵枢译注》《中医十大经典——金匮要略》《脉经译注》等，并参编普通高等教育“十二五”规划教材《内经选读》。

例1 婴儿腹泻 白某某，男，7个月。2012年10月2日诊。患儿腹泻1个月，经多方诊治无效（用过的药有蒙脱石散，余不详），来余处就诊。查患儿精神状态可，无哭闹。因患儿年幼，未重其舌脉，重点了解其平时身体状态、饮食、睡眠情况，未发现明显异样。细询大便日2~3次，甚至4~5次，便稀不成形，但臭味甚重。近来略有外感，微有清涕而黏。患儿腹泻始因不明，但现为外有表邪未解，内有郁热之象，故应外疏内清，表里同治。用葛根芩连汤治之。处方：葛根1g，黄芩1g，黄连1g，炙甘草1g。煎三汤匙的量即可。每次服1汤匙，隔2小时1次，温服。后其家人反馈，1剂而愈。

原按 葛根芩连汤用于协热下利证，为解表清里剂。该患儿有明显大便臭，符合内热之机，同时鼻流清涕，又有外感之情，符合葛根芩连汤的应用原则，故效如桴鼓。

编者按 婴儿稚阴稚阳，生机旺盛。一旦发病，反应灵敏，而治之得当，疗效亦快捷。上述验案就是例证。但面对现实，目前小儿患病，以传统的中医疗法治之者越来越少了，惜哉！当今儿科名老中医张奇文老与我通信中说：“越来越感到小儿病应用经方的重要性。目前抗生素、激素滥用，小儿不耐‘三素一瓶’之折磨。”张老之慨叹若能引起同道们的反思与觉悟，珍惜我们的“国宝”，则为天真可爱的幼童之幸矣。

例2 痤疮 张某某，女，20岁，2011年8月16日诊。患者面部自初中始常发痘疹，时轻时重，未予重视，故至今满面痘痕，影响观瞻。刻下，面黑（非本人皮肤较黑，与手颈部皮肤对比明显黑而无泽），散布新起之痘疹数个，色微红，底盘紧而坚，微有白头，舌质淡暗苔白厚微腻，脉缓滑，平素不喜饮，大便可，余无不适。患者舌脉症所见有阳不化气，水湿上泛之象，故选五苓散加味治之。处方：茯苓30g，猪苓12g，桂枝15g，生白术20g，泽泻10g，薏苡仁30g，白芷10g，三棱15g，莪术15g。因患者为在校生，煎药不便，故将上方按比例打粉口服，每次6g，日2次。坚持服用。1年后因月经不调又来就诊时，述及痤疮及满脸痘印在连续服药3个月后完全消失，当下确实面色红润，皮肤光滑，与以往面黑、痘坑满布之象迥异。

原按 痤疮多因饮食不节，过食辛辣及肥甘厚味，复感外邪，使内热不得透达，致使血热蕴蒸于面部，或肺经蕴热，外感风邪，或脾胃湿热，内蕴上蒸于面部而形成。所以，痤疮多以清肺热、祛风热、凉血活血之中药内服为主。但本案患者并无明显热象，而是以湿气偏重为主微兼瘀象，因此，以五苓散为主温阳化气，利湿行水，兼佐三棱、莪术理气活血治之，方证相应，故收良效。

编者按 此案取得良效，体现了辨证论治功夫。刘渡舟先生谈小青龙汤证“六辨”说：“第一，辨气色：寒饮为阴邪，易伤阳气，胸中阳气不温，使荣卫行涩，不能上荣于面，患者可见面色黧黑，称为‘水色’……”（详见《伤寒杂病论研究大成》第89页）。上述案例望诊面“黑而无泽”，即水气之色。其处方“打粉”小量服之，为五苓散之剂型特点。可知师仲景心法，应在细微处着眼。

班光国博士用乌梅丸治疗妇科病验案举隅

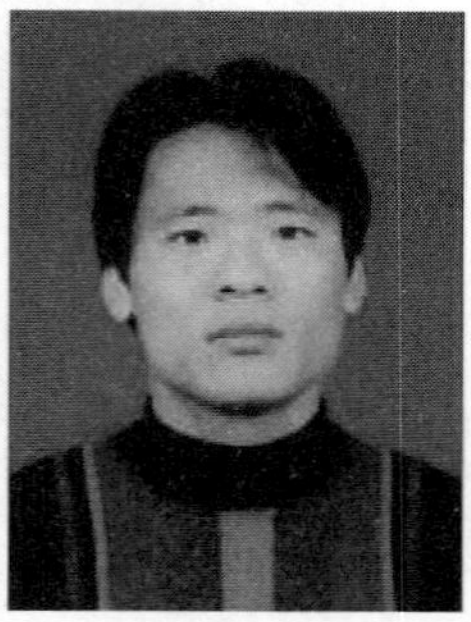

简介 班光国，1978年12月出生，河北省盐山县人。2003年毕业于张家口医学院中医系，获得学士学位；2006年、2015年先后师从吕志杰教授、杜惠兰教授，获得硕士、博士学位。2006~2012年任教于河北医科大学中医学院中医系中医临床基础教研室，主讲《金匮要略》。2013年至今在重新恢复独立建制的河北中医学院主讲《金匮要略》。先后发表学术论文及学术会论文20篇，主编参编著作8部，参编教材1部。主持科研课题2项，参与科研课题4项。任河北省中医药学会仲景学说分会常务委员，河北省中医药学会青年中医专业委员会常务委员兼秘书。

编者按 班光国为我的硕士研究生。该生家教有方，品行端正，尊师重道，学习刻苦。他毕业后留校在我退休前的《金匮要略》学科任教。授课受到学生普遍欢迎！我作为老教师，能为教研室培养了得意接班人，足矣。班光国在研与毕业后工作期间，与我建立了亦师亦友、亲如父子般的关系（自古师徒如父子），我近10年来编著、出版的《研究大成》等6部著作，他都参与、参谋了，任劳任怨地做了大量的具体工作。我拙手电脑，他为我储存了大量的书稿、论文等，又是我对外联系的得力“秘书”。我常常为有这样的得意弟子而欣慰。光国此文以乌梅丸治疗妇人带下、月经病，发挥了乌梅丸的临床应用，确有参考价值。

乌梅丸方首见于《伤寒论》338条，主治蛔厥，又主久痢，亦可用于治疗厥阴病之提纲证候（326）。笔者于七八年前硕士研究生毕业后，即积极独立应诊，运用乌梅丸治疗内科、外科疾病属肝气虚寒、相火妄动证候者，屡屡取得良效。近两年运用乌梅丸治疗妇科疾病逐渐增多，亦疗效确切，择其两例如下。

例1 带下黄稠如豆腐渣样 任某某，女，50岁，工人。2013年4月16日初诊。主诉：带下量多1年。已绝经2年。1年前无明显诱因出现带下量多，色黄，质稠如豆腐渣样，饮水多，不饮水则咽痒，易怒，食欲正常，但食后干呕，食凉胃中不适，二便尚调，舌质淡齿痕苔薄白，脉细滑左关按之无力。曾多方服药（具体不详）无效。拟方：乌梅20g，细辛2g，当归8g，黄连8g，黄柏8g，桂枝8g，党参20g，蜀椒8g，干姜8g，炮附子8g。3剂，水煎，于食后30分钟分2次温服。二诊：2013年5月5日。诉服用上方3剂，食后干呕、食凉胃不适消失。自行继服3剂，带下较前明显减少，豆腐渣样基本消失，色由黄变白，舌质淡红苔薄白，齿痕消失，脉细滑左关重按略少力。药已中病，脉力增强，上方减量以巩固疗效，处方如下：乌梅15g，细辛1g，当归5g，黄连5g，黄柏5g，桂枝5g，党参15g，蜀椒5g，干姜5g，炮附子5g。7剂，服法同前。后经电话随访，服用上方7剂后，诸症消失，生活如常。

分析：本案诊断为乌梅丸证，主要依据是左关脉按之无力。肝气虚寒，肝寒犯胃，故不能食凉及干呕；脾气尚健，故大便正常。肝虚疏泄不及，肝气郁结，故易怒；气虚阳浮，相火妄动，炎上熏咽，蒸耗津液，则饮水多，不饮水则咽痒；肝失疏泄，气机不利，津聚成湿，与相火相搏结，湿热下注，则带下异常。治用乌梅丸温肝寒，降相火，气机畅通，津液得行，黄带自消。

例2　月经延期、痛经、量少　李某某，女，22岁，学生。2013年2月10日初诊。主诉：月经延期，量少，伴小腹疼痛4年。月经17岁初潮，第1年1个月一行，行经5日，量色质均可。后因大怒而致1个月两行，量多，服用西药（药名与剂量不详）后，月经反4~5个月一行，行经2日，量极少，伴小腹痛甚。上次月经：2012年8月12日，情况同前。平时易怒，食凉或食稍多则恶心、胃痛，口干多饮，大便日1次而不成形，手足冷，带下可，舌质淡有齿痕苔薄白，脉弦细偏滑左关按之少力。拟方：乌梅15g，细辛1g，当归5g，黄连5g，黄柏5g，桂枝5g，党参15g，蜀椒5g，干姜5g，炮附子5g。5剂，水煎服，于食后30分钟分2次温服。二诊：2013年2月22日。诉2月12日开始服药。服用5剂后，矢气增多，其他未见变化。继续服用5剂，矢气已不明显，大便已成形，胃亦未见不适。月经未至。因汤剂难服，上方当归改为10g，取3剂研末吞服，每次5g，每日2次。三诊：2013年3月28日。诉2月25日开始服用散剂，3月14日月经至，经行4天，量较前增多，但仍偏少。腹痛未作，亦无其他不适，散剂继服。四诊：2013年5月1日。诉上次月经：4月14日，经行5天，量较前增多，无腹痛。停药观察。2013年6月20日电话随访，诉5月、6月月经均如期来潮，行经5天，量已正常，腹痛未作。

分析：本案诊断为乌梅丸证，主要依据亦为左关脉按之少力。大怒伤肝，疏泄太过，故月经一月两行且量多；服用西药后，影响肝脏，肝气虚寒，疏泄不及，故月经延期而量少；肝寒犯胃，故食凉或食稍多则恶心、胃痛；肝寒犯脾，故大便不成形；肝乘脾胃，气血生化乏源，故月经量少；阳气不足不能达于四末，故手足冷；肝气虚寒，温煦失职，气随血失，阳气亦伤，不荣则痛，寒凝气滞，不通亦痛，均可导致经行腹痛；肝喜条达疏泄，肝气郁滞，故易怒；相火妄动，蒸耗津液，故口干多饮。以乌梅丸温肝阳，散阴寒，降相火，则疏泄司职，且脾胃恢复生化气血之功，血气得以滋养胞宫，故月经转为正常。其阳气恢复，阴寒消散，则腹痛自止。

【讨论】

肝藏血，主疏泄，体阴而用阳。肝之病变，常见于肝体（阴血）不足证候，亦可见肝用（阳气）不足证候，以及肝体与肝用并病或累及他脏之复杂证候。乌梅丸即为以肝病为主的复杂证候而设。肝主疏泄一身之气机，促进全身血液与津液的运行，促进其他脏腑的功能活动。阳虚则疏泄不及，血液停滞则为瘀血，津液停滞则为水湿痰饮，影响全身，则会出现相应证候；影响其他脏腑功能活动，则脏腑功能减退，表现各自相应的证候，所以肝一病，则全身受累，乌梅丸均可治疗，方证相应，效如桴鼓。

乌梅丸方中乌梅酸甘温，既为君药直接补肝，又为引经药引诸药以入肝，为有制之师；蜀椒、干姜、附子、细辛、桂枝温肝阳、散肝寒；人参补气以助阳；当归补肝体以助疏泄；黄连、黄柏降相火。全方共奏温肝阳、散肝寒、降相火之功。本方对于肝气虚寒，疏泄不及、相火妄动之病机，为的对之方。

笔者查阅相关文献，发现应用乌梅丸治疗妇科疾病的报道并不少见，但纵观现今几种版本的中医或中西医结合妇产科学教材，却并没有将“肝气虚寒证”列入基本证型中。笔者上述两个病例，包括了妇科疾病之带下病、月经病两大类，其中月经病涉及了月经周期的异常、月经量的异常及经行伴随症状三个方面。近6年的临床观察发现，乌梅丸证在临床上是比较常见的，在妇科疾病治疗中的推广应用也应引起重视。

谭展望博士用王不留行散治疗产后恶露不绝验案

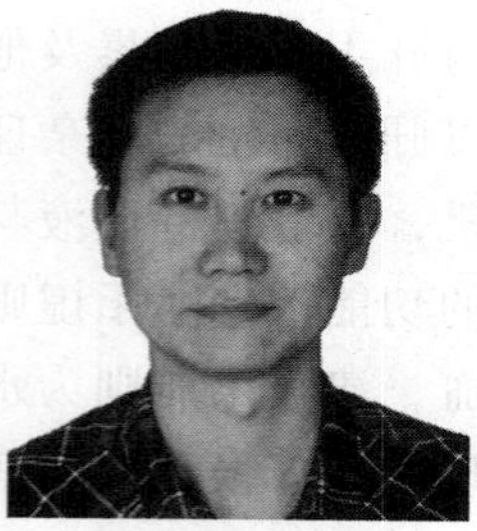

简介　谭展望，1979年10月出生，河北石家庄人。出身于中医世家，2003~2014年先后在河北医科大学中医学院、黑龙江中医药大学、湖南中医药大学攻读学士、硕士、博士学位。2014年9月至今，在河北医科大学中西医结合学院任讲师，主讲《伤寒论》《金匮要略》《温病学》《中医妇科学》等中医课程。临床重视经典理论，病证结合，衷中参西，长于中医妇科、男科及内科。研究方向：生殖健康与生殖障碍的中医药研究。目前主持河北省厅局级及本校科研项目各1项。近年发表学术论文10篇，参编学术论著1部。

笔者在攻读学士、硕士、博士学位期间，曾跟随多名经方专家侍诊学习，受他们的影响，对仲景医学也格外留心，虽专业从事中医妇科，但时常翻阅《伤寒》《金匮》，读之有味，历久弥新。更睹近现代多位医家谙熟经典、运用经方治疗妇科疾病，药味虽简，确有"四两拨千斤"之功，视经方疗效卓然，有意欲发扬之心。因此常把中医经典放在案头，反复思考琢磨，验之于临床，则每每出乎意料，令人称奇。

笔者临床用经方最值得和同道交流的是，以主治"金疮"的王不留行散用于妇人病。这是受了方后注"产后亦可服"之启发而治之，疗效称奇，举两例如下。

例1　剖宫产后恶露不绝　初诊：李某，33岁，2012年12月1日。2012年10月1日剖宫产后，恶露至今2个月未净，出血量少，血色鲜暗间现，无腰腹疼痛，无带下，二便正常。B超检查：子宫三径55mm×31mm×56mm，子宫内膜纤细，未见胎物残留。舌淡红，苔薄白，脉细。治法：活血行瘀，清热止血。方剂以王不留行散（参照原方剂量）加味：炒王不留30g，桑白皮30g，甘草10g，花椒6g，黄芩10g，炮姜6g，赤芍10g，厚朴6g，益母草30g，贯众炭30g，马齿苋30g，3剂。二诊：2012年12月5日。进药当天起，恶露即未再出现，无任何不适，舌脉如上。改拟养血和血，清利湿热法。处方：清白散加减。当归15g，白芍15g，生地15g，川芎10g，黄柏10g，椿皮10g，甘草6g，败酱草15g，红藤15g，地榆15g，马齿苋20g，贯众炭20g，7剂。三诊：2012年12月13日。抱养孩子劳累之后，从12月8日开始阴道又出现少量出血，伴腰部酸痛，头晕，纳便正常，舌脉如上。再用首方，但以白芍易赤芍，5剂。四诊：2012年12月19日。进药1剂，阴道出血即净，带下微黄，舌脉如上。中药守12月5日方，续进7剂。

例2　药流清宫后恶露不绝　初诊：2013年11月21日。王某，29岁，10月26日因过期流产行药物流产术，1周后恶露不绝，又行清宫术，至今恶露不绝，量少，咖啡色。B超检查：宫腔内见一15mm×7mm×15mm絮状回声，边界不清，彩色多普勒检查，无明显血流信号。舌淡红苔薄白，脉细。治法：活血通经，化瘀止血。方剂：以例1之首诊方加减，即去了贯众炭、马齿苋，改赤芍15g，加土鳖虫10g，4剂。二诊：2013年11月27日。服药当天，恶露即净，至今未再出血，带下不多，腰倦，阴痒，舌脉如上。治法：益肾兼清湿热。方剂：知柏地黄汤加味。熟地15g，生地15g，山药15g，山萸肉15g，丹皮10g，茯苓10g，泽泻10g，知母10g，黄柏

10g，椿皮 10g，地肤子 15g，白鲜皮 15g，5 剂。三诊：2013 年 12 月 7 日。阴道出血未再出现，B 超复查，宫腔内絮状回声已经消失，子宫内膜厚度 3mm。

【心得】

《金匮要略》第十八篇第 6 条曰："病金疮，王不留行散主之。"沈明宗说："此金刃所伤皮肉筋骨，故为金疮。"魏念庭详解方义说："王不留行为君，专走血分止血收痛，而且除风散痹，是收而兼行之药，于血分最宜也；佐以蒴藋叶与王不留行性共甘平，入血分清火毒，祛恶气；倍用甘草以益胃解毒，芍药、黄芩助清血热，川椒、干姜助行血瘀，厚朴行中带破，惟恐血乃凝滞之物，故不惮周详也；桑根白皮性寒，同王不留行、蒴藋细叶烧灰存性者，灰能入血分止血也，为金疮血流不止者设也。小疮则合诸药为粉以敷之，大疮则服之，治内以安外也。产后亦可服者，行瘀血也……此金疮家之圣方，奏效如神者也。"方中蒴藋为何物者不详。一般药房不备此药，笔者常常去掉而代之以益母草。益母草性微寒，味苦辛，可祛瘀生新、活血调经、利尿消肿，是历代医家治疗妇科疾病之要药，尤为产后良药。现代医学研究证明，益母草浸膏及煎剂对子宫有强而持久的兴奋作用，不但能增强其收缩力，同时能提高其紧张度和收缩率。对于产后，无论是正常分娩，还是剖宫产，抑或流产，都可以考虑在产后服用以益母草为主要成分的药品或保健品。

例 1 为剖宫产后恶露不绝。剖宫产致病，实与金刃所伤无异。金刃所伤者，留瘀不容置疑，夹有湿热则更为常见。由于条文中称王不留行散用于"病金疮"，且"产后亦可服"，故以此方治疗该病，真是天造地设。王不留行散加益母草、贯众炭、马齿苋，可以活血行瘀，清利湿热，止血缩宫，对该案病情十分合拍，故有药到病除之功。此后虽然反复，再投辄效。例 2 恶露不绝缘于过期流产行药物流产术及清宫术，病因病理与案 1 相似，且 B 超发现宫内积血，恶露量少，咖啡色，则血瘀之象昭然若揭，以王不留行散加土鳖虫、血余炭活血通经，化瘀止血，效如桴鼓相应。

根据王不留行散的药物组成，以及"产后亦可服"一句，可以推断仲师取该方活血止血等功用，以治疗产后诸疾。该方可与时方生化汤并举而辨证选取之，以开拓思路，提高疗效。

惠慧医师谈吕志杰教授心病查房心得

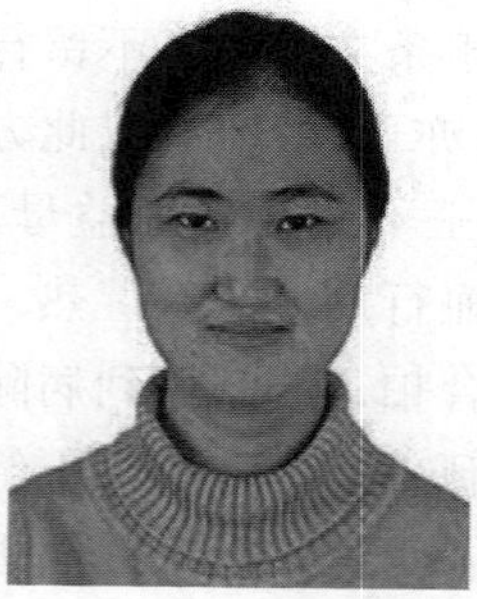

简介 惠慧，1981年11月生。浙江省余姚市人。海南省中医院主治医师。2005年于赣南医学院临床专业毕业。2012年于广州中医药大学中西医结合专业硕士研究生毕业。工作中主要从事难治性高血压病、顽固性心力衰竭及冠心病的治疗。发表论文1篇。

吕志杰教授是海南省中医院特聘专家。吕老近3年来在海南期间，每周1次来心血管病区查房、指导工作，这确实提高了大家的中医诊疗水平。我作为吕老的助手，受益良多。以下例举3则住院病人的查房记录与查房心得。

例1 心悸（慢性心衰，心律失常，扩张型心肌病） 孙某某，男，49岁。主因"活动后心悸气促2年，加重伴双下肢浮肿1周"于2014年8月28日急诊拟"慢性心力衰竭"收住院。入院症见：精神疲乏，心悸，气促，胸闷，半卧位，夜间阵发性呼吸困难，腹胀，双下肢浮肿，头晕，纳寐差。口唇轻度紫绀，颈静脉轻度充盈，双肺呼吸音稍粗，可闻及湿性啰音，叩诊心界向左扩大，心率106次/分，心音低钝，律不齐，呈奔马律。双下肢浮肿。舌红少苔，脉结。胸部CT示：右侧胸腔少量积液。动态心电图示：①窦性心律；②房性早搏；③短阵房性心动过速；④频发室性早搏，部分呈二联律，部分呈三联律；⑤部分短阵室性心动过速；⑥ST-T改变；⑦异常Q波。西医诊断：①慢性心力衰竭、心功能IV级；②心律失常；③扩张型心肌病。患者入院后以减轻心肌氧耗、利尿、抗心肌重塑等为治疗原则。

9月10日吕老查房：患者舌紫暗红苔黄，脉时结时代或时促。其舌象为阴虚夹瘀的表现，不宜选用温补剂。脉象心律失常，可用炙甘草汤合葶苈大枣泻肺汤加减。患者舌质红，宜用生甘草，苔黄则显示有热，故用抗心律失常之苦参清热，方药如下：甘草15g，党参10g，桂枝5g，生地40g，麦冬30g，大枣20g，葶苈子10g，苦参10g。日1剂，水煎服。

9月17日吕老二诊查房：患者服上方7剂，病情逐渐好转，已无明显心慌、气促、胸闷，且能平卧，无夜间阵发性呼吸困难，头晕明显好转，睡眠改善，食欲增加，二便调。查体：双肺未闻及干、湿性啰音，患者的病情较前明显好转。守方将苦参加量至20g，同时将大枣加量至30g，以佐制苦参，防其极苦伤中，再服7剂。

9月24日吕老三诊查房：患者诉大便稀溏，稍腹胀，舌暗红少苔。病情稳定，守方加减，去葶苈子、苦参之泻肺滑肠，以治本为主，巩固疗效，方药如下：炙甘草15g，党参15g，桂枝10g，生地40g，麦冬30g，大枣30g，桑寄生20g，丹参20g。水煎服，日1剂。

【查房心得】吕老治心病善用炙甘草汤。他说：《伤寒论》第177条曰"伤寒，脉结代，心动悸，炙甘草汤主之"。此条所述成因、脉症特点，很像是西医学讲的病毒性心肌炎。《金匮要略》第六篇附方之《千金翼》炙甘草汤所"治虚劳不足，汗出而闷，脉结悸，行动如常，不出百日，危急者十一日死"等证候特点，很像是冠心病、心绞痛、心律失常及发生心肌梗死之不良预后。临床上外邪引起的心肌炎或杂病之冠心病、心律失常、心力衰竭等。凡是辨证为气阴两虚为主，兼夹痰、瘀、热等病邪，皆可以炙甘草汤加减化裁治之。加减法有以下4点：①虚热明显者，减少桂枝、人参（党参）用量，改用生甘草，守原方之意而重用生地、麦冬；②脉律异常，有房早或室早，甚至形成联律者（代脉），加用桑寄生（补肝肾以益心，现代研究寄生能改善心律失常）。若心律失常，舌象为黄腻苔者，苦参为专治良药（善清湿热，亦能改善心律，特别是快速性心律失常）；③患者纳差者去阿胶，无便秘者去麻仁；④方后注“以酒七升，水八升”煮药，古人认为“地黄得酒良”。以酒之热性能制约大量生地黄性寒凉滑肠之弊，故煎煮此方之药，加入黄酒 100~150ml 为宜。此患者之方未加黄酒，因煎药室不备。总之，吕老用炙甘草汤治心病之上述经验很值得参考。

例 2　胸痹（急性心衰，肺部感染） 吴某某，男，77 岁。因“喘息气促 2 小时”于 2012 年 12 月 20 日入院。入院时症见：喘息，气促，胸闷，端坐呼吸，咳嗽，咯痰量少色白。有高血压性心脏病病史，长期服用左旋氨氯地平片、贝那普利片降压。有脑梗死病史多年。查体：脉搏 103 次 / 分，血压 199/80mmHg，口唇轻度紫绀，双下肺可闻及湿性啰音，双下肢轻度凹陷性浮肿。舌暗红苔腻，脉弦滑。心电图：①窦性心律；②房性早搏；③ ST-T 改变；④左室高电压。患者于 2013 年 1 月 3 日因心力衰竭转入我科继续治疗。转入诊断：中医诊断：心力衰竭（痰浊蕴肺）；西医诊断：①急性左心衰；②肺部感染；③高血压病 3 级（极高危）、高血压性心脏病、心功能 IV 级；④脑梗死。西医常规治疗之外，中医暂拟以宣肺化痰，蠲饮平喘之三子养亲汤合真武汤加减治疗。

2013 年 1 月 8 日吕老查房：患者舌暗红苔黄腻，脉弦滑时结，大便黏稠。方以栝楼薤白半夏汤：栝楼 40g，薤白 15g，半夏 40g。水煎服，日 1 剂。服药 3 剂后，患者精神较前明显好转，无明显喘促，稍有咳嗽，纳差，夜寐可，大便尚可。

【查房心得】吕老查房时说，当今临床上明确了西医疾病诊断之后，要想取得中医应有的疗效，就要回到中医学传统的先辨病后辨证论治之思路上来。从仲景书中找方法，其证候特点颇似胸痹病。《金匮要略·胸痹心痛短气病》篇第 3 条曰：“胸痹之病，喘息咳唾，胸背痛，短气，寸脉沉而迟，关上小紧数，栝楼薤白白酒汤主之。”第 4 条接着说：“胸痛不得卧，心痛彻背者，栝楼薤白半夏汤主之。”吕老特别指出：第 3 条所述脉象，很可能是心律失常（详见《仲景医学心悟八十论》之《金匮要略》第九篇第 3 条脉象论）。学过《伤寒论》的都知道炙甘草汤治心律失常，还应该知道，辨证准确，栝楼薤白剂也能治疗心律失常。再看病人的舌脉特点，为典型的痰瘀互结心胸而化热证候。栝楼薤白半夏汤为的对之方，所以见效迅速。吕老进一步解析说：经方的特点是“精专力宏”。此方栝楼实一枚按现代称重约 40~70g；薤白三两可用 10~30g；半夏半升约 50g。参考这个折合量，此案病人处方的剂量只是取了中等量。名医学者们都感叹一句话：“中医不传之秘在于剂量。”这个“秘”可解，那就是从仲景中求之。吕老还特别说明了上述两方以酒煮药的机制，他说：此方以酒煎药之宝贵经验，已经被现代研究证实。实验研究表明，酒煮能使方中薤白之不溶于水的部分有效成分溶于水。如此“媒介”之功，则酒不仅如古人说的“行药势”（《名医别录》），并且能“增药效”。方中白酒可改用黄酒 100ml，因医院不备而未加之。

例 3　胸痹，心悸（冠心病，心绞痛） 吕某某，男，85 岁。主因“反复胸闷、心悸 17 年，复发加重伴气短 3 天”于 2014 年 5 月 16 日由门诊拟诊为“冠心病、不稳定型心绞痛”而入院。入院症见：精神疲倦，胸闷、心悸，气短，时有咳嗽、咯痰，色黄白相间。舌淡暗苔薄白，脉滑细。患者分别于 5 月 18 日及 5 月 20 日晚两次阵发胸闷、气促，呼吸困难，予对症处理后症状改善。

5 月 21 日吕老查房：根据症状，四诊合参，立通阳利水法，以木防己汤加茯苓：桂枝 10g，防己 10g，党参 20g，太子参 10g，石膏 15g，茯苓 40g，水煎服，日 1 剂。服药 3 剂后，胸闷、心悸、气短，咳嗽改善，继续服药。

5 月 29 日吕老第二次查房：患者精神可，胸闷、心悸等症状已不明显，患者正虚为本，于原方去石膏加石斛 10g，以滋养胃阴、肾阴，巩固治疗。

【查房心得】吕老说，仲景书治心病内容不限于《金匮要略》第九篇，其他许多篇中有论及。此例病人治法源自《金匮要略》第十二篇第

24条，所述证候特点，中西医结合分析颇似心病及肺，肺病及肝表现（详见《伤寒杂病论研究大成》）。治心病求学于仲景书，应系统研究，全面掌握，才能思路开阔，临证不惑，提高疗效。

附

对吕志杰教授《甲午抒怀》的赏析

吕志杰教授，不惟是我的授业恩师，还是我的临床启蒙第一师，他的言传身教对我的影响极其深远。我曾撰文《德以育才，术以载道》录于恩师出版的《仲景医学心悟八十论》卷尾，以述恩师在“传道、授业、解惑”等方面对弟子及社会产生的影响。

吕师修订、再版其十几年前主编的宏著《仲景方药古今应用》，付梓之前，将书稿发给我，供我学习并校对。此书曾对我的临床影响颇深，临证每有疑难不解，多能于书中得到启发和教益。今借此机会，细细品读，读到删补增益衍义内容，收获良多。每当看到吕师一往情深的《甲午抒怀》时，便对恩师多年来对中医事业的执着感慨万端！以下为弟子的欣赏心得，以解师心，以飨读者。

甲午抒怀

幽微经意万千寻，更向三坟问古音。

执笔不知华甲岁，登坛每抱墨丁襟。

人间难得壶公药，灯下唯求医圣心。

自许百年扬国粹，相携同道力同任。

从整体上看，这是一首七言律诗。全诗立足现在，回顾过去，展望未来，通过精炼的笔法、细腻的情感，表达了一种把毕生精力都奉献给了自己所热爱的中医事业的真切心绪。读之令人敬仰、深思、动容……现按律诗的基本结构首联、颔联、颈联和尾联四部分以分述之。

一、幽微经意万千寻，更向三坟问古音

中国中医药学源远流长，为中华民族的繁衍昌盛做出了不可磨灭的贡献，其文献典籍，浩如烟海，汗牛充栋。然为医者，欲成大器，必于经典入手，溯本求源，探微索隐。

吕师立足仲景之学，从《伤寒杂病论》（今之《伤寒论》和《金匮要略》）入手，焚膏继晷，兀兀穷年地研究仲景之学，几十年如一日，可谓硕果累累。先后著有《金匮杂病论治全书》《仲景方药古今应用》（第1版）、《伤寒杂病论研究大成》《经方新论》《仲景医学心悟八十论》等专著。众所周知，仲景书至今已历1800多年，因战乱、散佚、脱简之损，加之朝代更迭，文化背景变迁等原因，致使这部医学经典虽经历代仁人志士不断探微索隐，仍有未发明处，给弘扬仲景医学带来了障碍。要想让仲景之意大昭天下，造福苍生，不仅要从原著上下功夫，更需旁参经典，以明经意。对此，吕师提出了“以论解论”（即伤寒部分与杂病部分彼此互参）、“以经解论”（即从《内经》《难经》《本经》求索圣心本义）等研究思路，故云“更向三坟问古音”。

需要说明的是，诗中的“三坟”指“上古三坟”，具体所指，历代有所不同，而就医界来说，比较一致的说法是：伏羲、神农和黄帝。这里泛指古代医学典籍。自然包括《黄帝内经》《难经》《神农本草经》《汤液经法》等。

通过这一联，可以领会到良医的必经之路，亦即吕师的成功之路，那就是立足医圣著作，旁参经典，融会贯通，千思万寻，才能有所发明，有所创新。因为，相对于其他经典来说，仲景书是和临床联系最为紧密的专著，它蕴含着辨证论治的基本方法，承载着治病救人的术与道。通览历代临床大家，无不从仲景书入手而勤学、深思、笃行，此为中医万世不易之法门。

二、执笔不知华甲岁，登坛每抱墨丁襟

和吕师有过深度交往的人都知道他的生活四重奏——读书、临证、教学、著述，几十年如一日。按说，自退休后，虽不至于刀枪入库，马放南山，但也该放缓一下节奏，略享天伦之乐了。然而，吕师却把此际看作自己的第二春天，为自

己制定了更加宏伟的计划，笔耕不辍，以至于忘记了自己已过花甲（花和华是通假字）之岁。那种壮心不已的情怀不经意间便流露于文字之中。

任何一门学科，当深入其中之时就会发现，“吾生也有涯，而学也无涯”。一方面会有时间的紧迫感，一方面会把自己置身于学问的海洋中，从而越发感觉自己的渺小，小到如“沧海一粟”。所以，自古以来，越是大学问家，越觉得自己渺小，因而造就了这些伟人谦逊的美德。一句“登坛每抱墨丁襟”，足以让读者产生无数联想，一位师者，站在三尺讲坛上“传道、授业、解惑”，到底是衣襟上沾满了墨点，还是穿着打着黑色补丁的衣服，抑或把自己看作一介墨丁？但不论如何，一位辛勤、朴素、谦逊的师长就在眼前，就在那神圣的三尺讲坛上。登坛二字，又给人多少神圣感、使命感和责任感？寄托了几许“先天下之忧而忧，后天下之乐而乐”的儒家情怀呢？

三、人间难得壶公药，灯下唯求医圣心

悬壶济世，相信大家都不陌生，好多患者送给医生的锦旗上常有此四字。这里有必要说一下这个典故的渊源。《后汉书·方术列传·费长房》记载：“壶公谢元，历阳人，卖药于市，不二价，治病皆愈，与人曰：服此药必吐某物，某日当愈，事无不效。日收钱数万，施市内贫乏饥冻者。”诗用此典说明一种济世情怀。可是，空有济世情怀，人间哪有壶公的灵药啊？所以“灯下唯求医圣心”，只有埋下头来，从医圣的著作里探寻治病救人之术之道，才能将济世情怀落到实处。

诗中用“唯求”二字，对于有过临床经历的人都会有深刻的体验，浏览古今名医医案也会得出如下结论：临床上在辨证准确的情况下，能取得良效者，多为经方或师经方之法。想必吕师理论和临床结合后，对这点更有深刻的认识，才潜心研究仲圣处方用药的规律，主编这部《仲景方药古今应用》。

四、自许百年扬国粹，相携同道力同任

吕师自大学毕业后工作至今已近40年，此间，他心无旁骛，日复一日，年复一年，为了中医事业默默地奉献着。面对中西医并立的当代，中医生存、发展并非一帆风顺；面对商业社会一切向“钱”看等不良倾向，吕师身居业内，他不但独善其身，许下诺言，立志将人生百年交付给振兴中医事业，而且还团结一批志同道合的尊师老者、同龄挚友以及我们这批同门弟子等，同心协力，共图中医事业。故以“相携同道力同任”作结，为弘扬国粹拼尽全力之心于此可鉴！

综上所言，这首简短的七律虽然仅仅五十六个字，却以真挚的情感表达了自己的中医之路，有经验心得，有感慨理想，有行动成果，有责任担当，有音容笑貌，有踽踽独行，更有携手共进。作为他的学生弟子，知心知己的我，看到这首诗，想到吕师这么多年的辛勤付出，不由得想起了儒家所信奉的做人“三立”，即立德、立功和立言。单从立言来讲，吕师迄今为止先后在国内外多种医学杂志上发表学术论文近百篇，独著、主编著作十余部。这许多论文、论著，我们这些“近水楼台”的弟子们受益匪浅，其刊发于国内，行销到国外，居功可谓伟矣。其字里行间贯穿着深思熟虑的理论求索，还传承着仁者爱人的高尚情怀。这就不仅仅是立言了，而立德、立功亦在其中。这一切，就是一位学者、一位有志者、一位践行者、一位为了壮丽事业而忘我贡献者的归宿。在“力同任”的感召下，让我们为了中医事业的传承和发展尽一己之力。

弟子
马洪仕

精益求精著华章

——参校《仲景方药古今应用》感悟

一个阳光明媚的周六上午，吕志杰老师来到我们扁鹊医学社，他先是站在我社的书架前查看。我们每一个同学（大三：管媛媛、薛晔佳、高广明、梁彦闯、郭甘霖、赵欣然、刘东明、赵琦悦、蒋利梅、李媛媛；大二：王志芳、王亚娇、姚亚宏、曹璐畅、谢田、黄沛森、张鑫微、杨冉冉、王俞铧、焦健伟、高菲、段子博）都注目着这位清瘦、儒雅而倍受尊敬的老师。很早以前就知道吕师著作等身，这次老师来到我社，是约我们帮助老师校对一部将要出版的书稿。有幸参与老师新书书稿的校对工作，这对我们来说是一顿学术上的饕餮盛宴！能提前拜读老师的新作，是何等的荣幸！我们利用10天的课余时间认真拜读，从“鸡蛋里面挑骨头”。我们越看越对老师心生敬意，大家议论说，老师主编这样大部头著作，要花费多少时间与心血啊！我们分别看了一部分，虽如“盲人摸象”，但集体讨论后，对本书之上部、下部、附翼三大部分之大体内容与学术价值有了大概了解，收获良多。简要谈点感悟如下：

一、中药撷英

本书“上部”以药为主，遵从《神农本草经》《名医别录》等中药经典著作原意，从《伤寒杂病论》角度，对经方所用的165味药之每一味药进行了详细的考究，示人以法。还收录了古今大家的用药经验，博而不繁，详而有要，让读者能深刻地领会到医圣经方用药的精髓，明白其用药加减之理，使我们不再拘泥于课本上的应用。《伤寒杂病论》处方用药的一大特点是善于运用破血逐瘀消癥虫类药。仲景运用虫类药物很有讲究，这些于老师书中均有体现。例如，水蛭攻逐瘀血，虻虫破血通瘀，两者均善食血液，水蛭善食人血，虻虫善吸食牛马之血，化瘀之力更为显著。然水蛭咸苦性平，性迟缓善入，迟缓则生血不伤，善入则坚积易破；虻虫为苦凉有毒之品，可凉血破瘀，其破血逐瘀之力胜于水蛭。证属瘀热互结而能耐受攻逐者，则水蛭、虻虫并用，如抵当汤。又如䗪虫之药性特点为攻破而不峻，能行能和，虚人亦可用，故大黄䗪虫丸可用治五劳七伤所致的久瘀正虚者。本书中老师总结经方用药之奥义并著作成书供学者学习，我们首先拜读实乃幸运。

经方的多数方剂药味较少，这就要求辨证的准确性。本书深究经方用药之巧妙，总结经方用药之规律，彰显了经方之严谨，故为“方书之祖”。

本书上部还收录了大量古今单方治验，如生石膏治高热（石膏辛甘寒而无味，更适宜小儿服用）、大黄治宿食、药食同源的许多药物煮粥饮用于治病。其用药之精准，令人敬佩，也令我们更趋之向往，动手尝试，以观疗效。

二、经方探微

本书“下部”以经方的理论分析为主，收录历代医家学术思想及经验，集大家思想，博采众长。仲景书以法统方，方从法出，法随证立。《仲景方药古今应用》下部按功用将经方252首分为26章，分门别类，娓娓道来，以应对复杂多变的各种病症，使读者得以领悟仲圣方义之精妙要旨。每首方子首列原文辑录，将经方原文悉列于前，体现了十分重视原著；方证释义对理法方药诠解，丝丝入扣，深入浅出；实验研究乃学贯中西之内容；验案精选为选录古今医家之医案，品味其辨证之巧妙，用药之精准，令人拍案叫好！临证指要是提纲挈领，把握精髓，明确要点，指导临床。每章之最后的“经方类解”更是精心创作的成果。

三、名医荟萃

本书“附翼”部分是参编这部书的国医大师、名医教授及年轻老师之经验论文。认真拜读，每一篇都有宝贵的临床经验、独到的理论见解，使我们受益匪浅，难以尽述。如老师查房对一老人“热结旁流”之证的诊疗。在治疗后针对此病例的讨论过程中，老师强调了“审症求因”的诊病思路，并且当众反思取效时间长的原因，强调“急则治标”“缓则治本”法则的具体运用，即这个患者可先考虑用厚朴三物汤急下之，便通后再以补虚的方法为主。此次案例的诊治过程，老师不仅传授辨证方法、诊疗思路，更可贵的是，他教给吾辈学子如何在临证中总结经验与教训，以利不断提高。如此谦逊、严谨、求真求实求精之治学精神，令人敬重！

四、感念师恩

老师不仅让我们校书稿，还为我们开设了《仲景方药古今应用》选修课。在课堂上，老师为了鼓励同学们积极进取，对校书稿的同学进行了奖励，将他多年来编著的10本专著赠给我们扁鹊社团，每本书都写上赠言，其中《伤寒杂病论研究大成》的赠言是“潜心经典，博览群书，勤奋实践，志为良医”。老师说这四句格言也是他自勉之方向。《经方新论》的赠言是“退休之作退而不休，焕发青春献身百年”。老师在用行动践行着他的诺言。老师还将他的《经方新论》每人（22人）赠一本。并许诺说：“《仲景方药古今应用》出版后，每人赠1本。”我们扁鹊社团的每个同学无不感恩老师赠书，激动不已！我们想，老师赠的不仅是书，还寄予了对中医事业的希望、对莘莘学子的热爱。老师称我们“可爱的弟子”，我们发自内心地说：“吕师是十分可爱的老师。老师退休了，只能为我们上选修课，我们就以老师的赠书为师吧，‘一本好书就是一位良师’。”

我们深信，老师著书立说不求名利相得，但求中医事业的传承千秋万代，长盛不衰。老师年已花甲，仍退而不休，进而济世救人，退而寻求古训，博采众方，著书育人。此实乃孙真人所云“苍生大医”也。吾辈将以老师为楷模，时时激励自己，无论做学问还是做人做事，积极向上，持一恒心，严谨认真，永不懈怠！

结语

《仲景方药古今应用》系统而翔实地对仲景书之用药与用方进行了深入的探讨与挖掘，极具学术价值。其中对仲景书252首方与165味药的系统阐述，既综合了古今诸多医家观点，又结合了中西医两方面的研究成果，并有老师与全体编委会成员多年来独特临床经验和思想观点，可谓集大成之书。如此著作实为学习与践行仲景之学不可不读的好书！期待大作早日付梓，以兴中医事业！

河北中医学院扁鹊医学社

管媛媛执笔

2016年4月

中医各科病证索引

四画

五画

六画

七画

八画

九画

十画

十一画

十二画

十三画

十四画

十五画以上

西医各科病症索引

五画

六画

七画

八画

九画

十画

十一画

十二画

十三画

十四画

十五画以上

主要参考文献

《伤寒论》注释类

书　名	编著者姓名（字）	出版社（出版时间）
注解伤寒论	金・成无己	人民卫生出版社（1963）
伤寒论条辨	明・方有执（中行）	山西科学技术出版社（2009）
张卿子伤寒论	明・张遂辰（卿子）	上海卫生出版社（1956）
尚论篇	清・喻昌（嘉言）	湖南科学技术出版社（2013）
伤寒缵论	清・张璐（路玉）	
伤寒绪论	清・张璐（路玉）	中国中医药出版社（2015）
伤寒论后条辨	清・程应旄（郊倩）	湖南科学技术出版社（2014）
伤寒方论	清・徐彬（忠可）	上海科学技术出版社（1959）
伤寒来苏集	清・柯琴（韵伯）	中国中医药出版社（2008）
伤寒论三注	清・周扬俊（禹载）	
伤寒论辨证广注	清・汪琥（苓友）	上海卫生出版社（1958）
伤寒论集注	清・张志聪	上海校经山房书局（民国25年）
伤寒六经辨证治法	清・沈明宗（目南）	山西科学技术出版社（2011）
伤寒溯源集	清・钱潢（天来）	上海科学技术出版社（1959）
伤寒论直解	清・张锡驹（令韶）	中国中医药出版社（2015）
伤寒论本义	清・魏荔彤（念庭）	上海科学技术出版社（1959）
伤寒贯珠集	清・尤怡（在泾）	人民卫生出版社（1982）
医宗金鉴・订正仲景全书・伤寒论注	清・吴谦（六吉），等编	人民卫生出版社（1988）
伤寒集注	清・舒诏（驰远）	人民军医出版社（2009）
伤寒悬解	清・黄元御（坤载）	人民卫生出版社（1988）
伤寒论类方	清・徐大椿（灵胎）	人民卫生出版社（1956）
伤寒分经	清・吴仪洛（遵程）	
伤寒论纲目	清・沈金鳌（芊绿）	中国医药科技出版社（2014）
通俗伤寒论	清・俞根初（肇源）	上海科学技术出版社（1959）
伤寒论浅注	清・陈念祖（修园）	湖南科学技术出版社（2013）
伤寒论本旨	清・章楠（虚谷）	中国医药科技出版社（2011）
伤寒论浅注补正	清・唐宗海（容川）	学苑出版社（2012）
伤寒论辑义	日本・丹波元简	人民卫生出版社（1983）
伤寒论述义	日本・丹波元简	人民卫生出版社（1983）
伤寒论释义	成都中医学院主编	上海科学技术出版社（1964）
伤寒论通俗讲话	刘渡舟	上海科学技术出版社（1980）
伤寒论译释	南京中医学院伤寒教研组	上海科学技术出版社（1980）
伤寒论十四讲	刘渡舟	天津科学技术出版社（1982）
冉注伤寒论	冉雪峰	科学技术文献出版社（1982）
伤寒挈要	刘渡舟　聂惠民　傅世垣	人民卫生出版社（1983）
伤寒论临床研究	王占玺主编	科学技术文献出版社（1983）
新编伤寒论类方	刘渡舟	山西人民出版社（1984）
伤寒论临床实验录	邢锡波编著　纪民育　邢汝雯整理	天津科学技术出版社（1984）
伤寒论汇要分析（修订本）	俞长荣	福建科学技术出版社（1985）
高等医药院校教材・伤寒论讲义	李培生主编	上海科学技术出版社（1985）

续 表

书　名	编著者姓名（字）	出版社（出版时间）
《伤寒论》求是	陈亦人	人民卫生出版社（1987）
伤寒论研究大辞典	傅延龄主编	山东科学技术出版社（1994）
伤寒论临床应用五十论	裴永清	学苑出版社（1995）
伤寒论集解	聂惠民　王庆国　高飞编集	学苑出版社（2001）
李培生医学文集	湖北中医学院主编	中国医药科技出版社（2003）
伤寒实践论	陈瑞春	人民卫生出版社（2003）
刘渡舟伤寒论讲稿	刘渡舟著录　王庆国　李宇航　陈萌整理	人民卫生出版社（2008）

《金匮要略》注释类与仲景方药研究类

书　名（简称）	编著者姓名（字）	出版社（出版时间）
金匮方论衍义（《衍义》）	元明·赵良仁（以德）　周衡　王旭东点校	中国中医药出版社（1993）
金匮要略论注（《论注》）	清·徐彬（忠可）	上海校经山房印行（民国3年）
金匮要略直解（《直解》）	清·程林（云来）	中国中医药出版社（2015）
金匮要略广注（《广注》）	清·李彣（珥臣）　杜晓珍点校	中国中医药出版社（1992）
金匮要略编注（《编注》）	清·沈明宗（目南）	
金匮要略方论本义（《本义》）	清·魏荔彤（念庭）	
金匮要略心典（《心典》）	清·尤怡（在泾）	上海人民出版社（1975）
医宗金鉴·订正仲景全书·金匮要略注（《金鉴》）	清·吴谦（六吉），等编	人民卫生出版社（1982）
金匮要略浅注（《浅注》）	清·陈念祖（修园）	北京市中国书店（1985）
高注金匮要略	清·高学山（汉峙）	上海卫生出版社（1956）
金匮要略浅注补正（《补正》）	清·唐宗海（容川）	学苑出版社（2012）
金匮玉函要略辑义（《辑义》）	日本·丹波元简	人民卫生出版社（1983）
金匮玉函要略述义（《述义》）	日本·丹波元坚	人民卫生出版社（1983）
金匮要略五十家注	近代·吴考槃（隐亭）	上海千顷堂书局（民国20年）
金匮要略今释（《今释》）	近代·陆渊雷（彭年）	人民卫生出版社（1957）
金匮发微（《发微》）	近代·曹家达（颖甫）	上海科学技术出版社（1959）
金匮要略简释	近代·秦伯未（之济）	人民卫生出版社（1958）
金匮要略方略集注	黄竹斋	人民卫生出版社（1957）
金匮要略释义	湖北中医学院主编	上海科学技术出版社（1963）
金匮要略学习参考资料	南京中医学院金匮教研室编	人民卫生出版社（1965）
金匮要略浅述（《浅述》）	谭日强	人民卫生出版社（1981）
中医自学丛书·金匮	杨医亚主编　王云凯编写	河北科学技术出版社（1985）
高等医药院校教材·金匮要略讲义	李克光主编	上海科学技术出版社（1985）
金匮诠释	金寿山	上海中医学院出版社（1986）
金匮篇解	程门雪原著　何时希整理	人民卫生出版社（1986）
读金匮札记	何时希	学林出版社（1988）
高等中医院校教学参考丛书·金匮要略	李克光主编	人民卫生出版社（1989）

续 表

书　名(简称)	编著者姓名(字)	出版社(出版时间)
金匮杂病论治全书	吕志杰	中医古籍出版社(1995)
金匮要略校注语释	郭霭春　王玉兴	中国中医药出版社(1999)
中医药学高级丛书·金匮要略	陈纪藩	人民卫生出版社(2000)
金匮要略注释	吕志杰	中医古籍出版社(2003)
金匮要略研究	夏锦堂	上海中医药大学(2005)
绛雪园古方选注	清·王子接(晋三)　李飞点校	上海科学技术出版社(1982)
经方用药研究	王永庆　吴凤全	黑龙江科学技术出版社(1991)
经方中药研究集成	林乾良　王贵淼	中医古籍出版社(1992)
实用经方集成	杨百弗　李培生主编	人民卫生出版社(1996)
张仲景方剂实验研究	彭鑫主编	中国医药科技出版社(2005)
张仲景方剂学	吕志杰	中国医药科技出版社(2005)

医案、医话类

书　名	编著者姓名(字)	出版社(出版时间)
名医类案	明·江瓘(民莹)	人民卫生出版社影印出版(1957)
续名医类案	清·魏之琇(玉横)	人民卫生出版社影印出版(1957)
临证指南医案	清·叶桂(天士)	上海科学技术出版社(1959)
洄溪医案	清·徐大椿(灵胎)	人民卫生出版社(1988)
古今医案按	清·俞震(东扶)	上海科学技术出版社(1959)
吴鞠通医案	清·吴瑭(鞠通)	人民卫生出版社(1960)
回春录新诠	清·王士雄(孟英)　周振鸿重按	湖南科学技术出版社(1982)
增评柳选四家医案	清·柳宝诒(谷孙)选评 邓养初 孙梓文增评	江苏科学技术出版社(1983)
遁园医案	近代·萧琢如	湖南科学技术出版社(1960)
重印全国名医验案类编	近代·何廉臣(炳元)	上海科学技术出版社(1959)
经方实验录	近代·曹家达(颖甫)　姜佐景辑录	上海科学技术出版社(1979)
治验回忆录	近代·赵守真	人民卫生出版社(1962)
丁甘仁医案		上海科学技术出版社(2001)
蒲辅周医案	高辉远等整理　中医研究院主编	人民卫生出版社(1972)
岳美中医案集	中医研究院主编	人民卫生出版社(1978)
吴佩衡医案	吴佩衡著　吴生元　吴元坤整理	云南人民出版社(1979)
李聪甫医案	李聪甫	湖南科学技术出版社(1979)
湖南省老中医医案选	湖南省中医药研究所编	河南科学技术出版社(1980)
赵锡武医疗经验	中医研究院西苑医院编	人民卫生出版社(1980)
伤寒论方医案选编	高德	湖南科学技术出版社(1981)
汉方治疗百话(日本·矢数道明)摘编	于天星　王征编译	科学技术文献出版社(1981)
岳美中医话集	中医研究院西苑医院主编	中医古籍出版社(1981)
经方发挥	赵明锐	山西人民出版社(1982)
经方临证集要	张有俊	河北人民出版社(1983)

续　表

书　名	编著者姓名（字）	出版社（出版时间）
李斯炽医案（第二辑）	成都中医学院主编	四川科学技术出版社（1983）
范中林六经辨证医案选	谢永新等编	辽宁科学技术出版社（1984）
名医特色经验精华	陈泽霖　宋祖�主编	上海中医学院出版社（1987）
当代名医临证精华	史宇广　单书健主编	中医古籍出版社（1992）
张琪临证经验荟要	张琪著　张佩清，等整理	中国中医药出版社（1992）
刘渡舟临证验案精华	陈明　刘燕华　李芳编著	学苑出版社（1996）
二续名医类案（上下册）	鲁兆麟　杨思澍　王新佩　严季澜主编	辽宁科学技术出版社（1996）
焦树德临床经验辑要	焦树德	中国医药科技出版社（1998）
任继学经验集	任继学撰著　高光晨校订	人民卫生出版社（2000）
蒲辅周学术医疗经验　继承心悟	薛伯寿	人民卫生出版社（2000）
医案助读	黄煌	人民卫生出版社（2001）
相濡医集	李士懋　田淑霄	人民军医出版社（2005）
范文甫专辑	浙江省中医研究所等编	人民卫生出版社（2006）
冉雪峰医案	冉雪峰	人民卫生出版社（2006）
刘亚娴医论医话	刘亚娴著　周计春　刘羽协编	学苑出版社（2008）
银屑病经方治疗心法	张英栋	中国中医药出版社（2012）
中国百年百名临床家胡希恕	冯世伦	中国中医药出版社（2013）

其他经典著作等书目与工具书

书　名	编著者姓名（字）	出版社（出版时间）
神农本草经辑注	马继兴　主编	人民卫生出版社（1995）
黄帝内经素问校释	山东中医学院　河北医学院校释	人民卫生出版社（1982）
灵枢经校释	河北医学院校释	人民卫生出版社（1982）
难经校释	秦越人（扁鹊）　南京中医学院校释	人民卫生出版社（1979）
名医别录（辑校本）	梁·陶弘景集　尚志钧辑校	人民卫生出版社（1986）
脉经校释	晋·王叔和　福州市人民医院校释	人民卫生出版社（1984）
诸病源候论校释	隋·巢元方　南京中医学院校释	人民卫生出版社（1980）
备急千金要方	唐·孙思邈	人民卫生出版社影印（1955）
千金翼方诠译	唐·孙思邈　钱超尘，等译注	学苑出版社（1995）
外台秘要方	唐·王焘　高文铸校注	华夏出版社（1993）
许叔微医学全书	宋·许叔微（知可）　刘景超，等主编	中国中医药出版社（2006）
本草纲目（校点本 1—4 册）	明·李时珍（东壁）	人民卫生出版社（1975~1981）
本草经疏	明·缪希雍	中国中医药出版社（1997）
本经疏证	清·邹澍	学苑出版社（2009）
本草求真	清·黄宫绣	学苑出版社（2011）
本草正义	清·张山雷	山西科学技术出版社（2013）
医宗必读	明·李中梓（士材）　徐荣斋　范永升点校	上海科学技术出版社（1987）
医门法律	清·喻昌（嘉言）	上海科学技术出版社（1983）